心 电 学 新 进 展

New Advances In Electrocardiology

主　编　方丕华　张　澍

副主编　张海澄　浦介麟

主　审　王方正　黄从新　郭继鸿

中国协和医科大学出版社

图书在版编目（CIP）数据

心电学新进展／方丕华，张澍著. —北京：中国协和医科大学出版社，2008.10
ISBN 978 – 7 – 81136 – 071 – 4

Ⅰ．心…　Ⅱ．①方…②张…　Ⅲ．心电图 – 研究　Ⅳ．R540.4

中国版本图书馆 CIP 数据核字（2008）第 126720 号

心电学新进展

主　　编：方丕华　张　澍
责任编辑：李春宁　谢　阳　左　谦

出版发行：中国协和医科大学出版社
　　　　　（北京东单三条九号　邮编 100730　电话 65260378）
网　　址：www.pumcp.com
经　　销：新华书店总店北京发行所
印　　刷：北京丽源印刷厂

开　　本：889 × 1194 毫米　　1/16 开
印　　张：66
彩　　页：1
字　　数：2100 千字
版　　次：2008 年 9 月第一版　　2008 年 9 月第一次印刷
印　　数：1 – 4000
定　　价：160.00 元

ISBN 978 – 7 – 81136 – 071 – 4/R·071

主 编 简 介

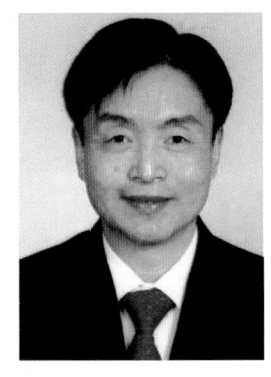

方丕华，男，1958年3月生，医学博士，籍贯湖南。中国协和医科大学阜外心血管病医院心律失常诊治中心 教授、主任医师、博士生导师。兼任阜外心血管病医院功能检测中心主任，中华医学会心电生理和起搏分会无创心电学组副组长，中国心电信息学分会 副主任委员。1982年毕业于湖南医科大学医学系，获医学学士学位。毕业后一直从事临床医疗工作，先后在中国协和医科大学获得硕士和博士学位。1998年至2001年先后在意大利著名的帕维亚大学和美国的威克林大学医疗中心从事博士后研究3年，主攻心律失常的标测和介入治疗。2001年底学成回国后专门从事心脏起搏和心律失常的介入治疗。先后承担有首都医学发展基金、北京自然科学基金和国家科技部等省部级科研任务6项，发表在国内外医学杂志的专业论文60余篇。已主译和主编专著多部。

专业特长：室上性心动过速、室性心动过速、房性心动过速、心房颤动、心房扑动等电生理检查和射频消融、起搏器植入和随访、无创心电学检查的诊断及心血管内科疾病的诊治。

主要研究方向：各种心律失常的机制和介入治疗，以及用无创心电学方法对心脏性猝死进行危险性分层研究。

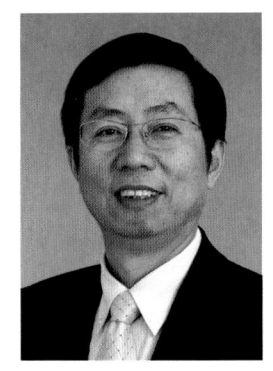

张 澍，男，1959年5月出生，医学博士，主任医师，博士生导师。阜外心血管病医院心律失常诊治中心主任，学会任职：中华医学会心电生理和起搏分会候任主任委员，中华医学会心电生理和起搏专科医师培训中心主任。并担任美国JCE杂志中文版主编，欧洲心脏起搏杂志（Europace）国际编委，亚太心律协会（APHRS）杂志 Journal of Anhythmia 国际编委，中华心律失常学杂志副主编，以及中国循环杂志、中国介入性心脏病杂志、中国心脏起搏和电生理等多个杂志的编委。社会任职：全国政协委员和北京市政协委员。

1982年毕业于苏州医学院医学系获医学学士学位，1987年、2004年分获中国协和医科大学和武汉大学医学硕士和博士学位。自1995年5月起赴美国进修学习，先后在纽约州立大学布鲁克林医学中心心内科、阿拉巴马州大学伯明翰医学中心心内科做博士后研究工作，发表论文多篇。多年来一直从事心内科、心律失常的临床、科研和教学工作。牵头完成国家"十五"攻关课题2项，承担国家自然科学基金2项。"973"2项、卫生部、教育部研究课题多项。国内外发表论文150余篇，主编专著5部。2003年和2004年分别荣获国家科技进步二等奖两项、2007年中华医学科技奖二等奖。

作者单位 （以姓氏拼音为序）

蔡尚朗	教授，主任	青岛大学医学院附一院
曹东芳	硕士	中国医学科学院（阜外心血管病医院）
陈灏珠	教授，院士	复旦大学附属中山医院　上海市心血管病研究所
陈柯萍	教授	中国医学科学院阜外心血管病医院
陈琪	博士	北京解放军总医院
陈清启	教授，主任	青岛大学医学院附属医院
陈若菡	博士	中国医学科学院阜外心血管病医院
程显声	教授	中国医学科学院阜外心血管病医院
楚英杰	教授，主任	河南省人民医院
崔长琮	教授，主任	西安交通大学医学院第一附属医院
崔俊玉	教授，主任	北京军区总医院
戴研	博士，副主任医师	中国医学科学院 阜外心血管病医院
党爱民	教授	中国医学科学院阜外心血管病医院
邓华	主任医师，院长	北京蕙兰医院
丁燕生	教授，主任	北京大学第一医院
董建增	教授	首都医科大学北京安贞医院
樊朝美	教授	中国医学科学院阜外心血管病医院
方丕华	教授，主任	中国医学科学院阜外心血管病医院
方全	教授，主任	中国医学科学院北京协和医院
方祖祥	教授	上海复旦大学信息科学与工程学院
冯莉	博士	中国医学科学院阜外心血管病医院
高连君	教授	大连医科大学附属第一医院
耿仁义	副主任医师	北京解放军总医院
巩燕	教授	厦门大学附属中山医院
郭成军	主任医师	首都医科大学附属北京安贞医院
郭继鸿	教授，主任	北京大学人民医院
何秉贤	教授	新疆医科大学一附院
何国祥	教授，主任	第三军医大学附属西南医院
洪葵	教授，所长	南昌大学第二附属医院（南昌大学心研所）
侯煜	硕士	中国医学科学院阜外心血管病医院
侯翠红	副主任医师	中国医学科学院阜外心血管病医院
胡大一	教授，主任	北京大学人民医院
胡立群	教授，主任	安徽省立医院
华伟	教授，主任	中国医学科学院阜外心血管病医院

黄从新	教授，院长	武汉大学人民医院
黄定九	教授	上海交大附属仁济医院
黄永麟	教授	哈尔滨医科大学附属第一医院
黄元铸	教授	南京医科大学第一附属医院
黄织春	教授，副主任	内蒙古医学院附属医院
江 洪	教授，主任	武汉大学人民医院
黎 辉	主任医师，院长	大庆油田总医院
李春雨	教授，主任	济宁医学院附属医院
李广平	教授，主任	天津医科大学第二医院
李 莉	教授	第二军医大学长海医院
李 琳	主治医师	中国医学科学院阜外心血管病医院
李为民	教授，院长	哈尔滨医科大学附属第一医院
李 卫	教授	中国医学科学院阜外心血管病医院
李小梅	教授	北京大学第一医院
李晓枫	硕士	中国医学科学院阜外心血管病医院
李学斌	教授	北京大学人民医院
李毅刚	教授，主任	上海交通大学医学院附属新华医院
梁 岩	博士	中国医学科学院阜外心血管病医院
林治湖	教授	大连医科大学附属第一医院
刘 旭	教授，主任	上海市胸科医院
刘德平	教授，主任	卫生部北京医院
刘国树	教授	北京解放军总医院
刘仁光	教授，主任	辽宁医学院附属一院心血管病研究所
刘少稳	教授，主任	上海交通大学第一附属医院
刘 盛	博士	中国医学科学院阜外心血管病医院
刘文玲	主任医师	北京大学人民医院
刘 霞	教授，主任	上海交通大学医学院附属瑞金医院
刘兴鹏	教授	首都医科大学附属北京安贞医院
刘志敏	博士	中国医学科学院阜外心血管病医院
卢才义	教授，主任	北京解放军总医院
卢喜烈	教授，副主任医师	北京解放军总医院
鲁 端	教授	浙江医科大学附属邵逸夫医院
马 虹	教授，主任	中山大学附属第一医院
马长生	教授，主任	首都医科大学北京安贞医院
马克娟	博士	中国医学科学院阜外心血管病医院
牛国栋	副主任医师，博士	中国医学科学院阜外心血管病医院

牛红霞	博士	中国医学科学院阜外心血管病医院
浦介麟	教授，主任	中国医学科学院阜外心血管病医院
齐国先	教授，主任	中国医科大学附属第一医院
曲秀芬	教授，主任	哈尔滨医科大学第一临床医学院
权薇薇	副主任医师	上海交通大学医学院附属瑞金医院
任晓庆	副主任医师	中国医学科学院阜外心血管病医院
任振芳	副主任医师	中国医学科学院阜外心血管病医院
单其俊	教授	南京医科大学第一附属医院
商丽华	教授，主任	清华大学第一附属医院
宋云虎	教授，主任	中国医学科学院阜外心血管病医院
宋治远	教授，主任	第三军医大学西南医院
孙英贤	教授，主任	中国医科大学第二临床学院
谭琛	副主任医师	北京军区总医院
陶晓娟	主管技师	中国医学科学院阜外心血管病医院
滕思勇	副主任医师	中国医学科学院阜外心血管病医院
万征	教授，主任	天津医科大学总医院
汪康平	教授	苏州大学附一院
王斌	教授，主任	北京大学航天临床医学院
王方正	教授，主任	中国医学科学院阜外心血管病医院
王红宇	教授，主任	山西医科大学第二医院
王建安	教授，院长	浙江大学医学院附属第二医院
王玉山	主管技师	中国医学科学院阜外心血管病医院
王志毅	副主任医师	天津医科大学总医院
韦丙奇	博士	中国医学科学院阜外心血管病医院
魏经汉	教授，主任	郑州大学第一附属医院
吴书林	教授，所长	广东省心血管病研究所
吴祥	教授	浙江大学医学院附属二院
武留信	教授，主任	北京空军304医院
熊长明	教授	中国医学科学院阜外心血管病医院
徐亚伟	教授，主任	同济大学附属第十人民医院
许玉韵	教授	北京大学第一医院
许原	副主任医师	北京大学人民医院
严激	教授，主任	安徽医科大学附属省立医院，安徽省心血管病研究所
杨虎	副主任医师	北京大学第一医院
杨杰孚	教授，主任	卫生部北京医院
杨钧国	教授	华中科技大学同济医学院协和医院心血管病研究所

杨平珍	教授，主任	广东省人民医院心血管病研究所
杨天伦	教授，主任	中南大学湘雅医学院湘雅医院
杨新春	教授，主任	首都医科大学附属北京朝阳医院
杨延宗	教授，院长	大连医科大学附属第一医院
姚述远	博士	中国医学科学院阜外心血管病医院
叶绍东	主治医师	中国医学科学院 阜外心血管病医院
殷跃辉	教授，主任	重庆医科大学附属第二医院
尹彦琳	主管技师	中国医学科学院阜外心血管病医院
于 波	教授，院长	哈尔滨医科大学附属第一医院
张 萍	副主任医师	北京大学人民医院
张 澍	教授，主任	中国医学科学院阜外心血管病医院
张海澄	教授，主任	北京大学人民医院
张 健	教授，主任	中国医学科学院阜外心血管病医院
张竞涛	博士	中国医学科学院阜外心血管病医院
张赛丹	教授，主任	中南大学湘雅医院
张树龙	教授	大连医科大学附属第一医院
张兆国	副主任医师	北京大学人民医院
郑良荣	教授，主任	浙江大学第一附属医院
钟杭美	教授，主任	第三军医大学新桥医院全军心血管病研究所
周金台	教授	天津医科大学总医院
周胜华	教授，院长	中南大学医学院附二院

参与编写人员：

蔡思宇	陈广元	陈良华	陈太波	陈 珊	邓晶萍	杜 娟	樊晓涵	高 磊
龚丁旭	顾佳宁	顾 晴	韩 昊	何 佳	洪 丽	胡海强	荆晓丽	李浩杰
李晶洁	李 康	李 智	刘伯芹	刘长乐	刘 俊	刘 丽	刘 莹	刘增长
路长洪	吕纳强	孟 丽	孟 亮	孟培娜	彭龙云	冉玉琴	宋 雷	宋卫华
孙 健	唐 恺	陶 军	陶永康	田 颖	仝识非	汪 凯	王家宏	王劲风
王培宁	王 勇	肖明虎	徐 亮	徐秀莉	许 莉	鄢定红	曾学寨	曾志宇
赵智慧	钟敬泉							

学术秘书：

李晓枫　侯　煜　曹东芳　任振芳　冯　莉

序　一

  自 100 余年前 Einthoven 首次记录人体心电图以来，心电图学及其相关研究不断发展，现已形成包含多个分支专业，涵盖心脏病研究许多领域的心电学。静态心电图、动态心电图和运动心电图已成为各级医院最常用的诊断手段。远程心电监测、心电管理系统等新技术发展迅速，微伏级 T 波电交替、窦性心率震荡等新概念不断涌现。从最初心电图技术发展起来心脏电生理和心脏起搏技术在心律失常的研究中更是取得了众多瞩目的成果。这些研究进展反过来又促进了心电图技术的发展及相关理论和知识的更新。中国是一个发展中国家，对心电学的基础研究相对薄弱。我相信方丕华教授和张澍教授盛邀全国众多医学院校的一百多位知名教授共同编写的这本《心电学新进展》一书，将会对广大的心电图工作者、内科医师和心血管医师了解心电学的新进展，提高心电学方面的水平有很大的帮助，同时也有助于促进我国心电学方面的深入研究。

中华医学会心电生理和起搏分会　名誉主任委员

中华心律失常学杂志　主编

阜外心血管病医院　教授

2008 年 8 月

序　二

在医学发展的长河中，由于循证医学证据的不断丰富、指南的相继推出、微创治疗的迅猛发展，心血管领域一直处于领跑的第一方阵。新理论、新概念、新技术和新方法泉涌喷发，令人目不暇接。而心律失常领域的诸多新进展更是让人眼花缭乱。

心律失常的诊断不再是被动地依赖于体表心电图的"守株待兔"式被动记录，食管电生理和心内电生理的主动出击令许多疑难复杂的心律失常不再扑朔迷离，导管消融的根治更是让其无处藏身，冷盐水灌注消融、冷冻消融、微波消融、超声消融、三维电解剖标测技术日新月异，对于千古难题——心房颤动也已经进入攻坚阶段，从点状肺静脉消融到环肺静脉隔离，再到 CFAE 电位消融和三维电解剖标测指导下的消融，乃至对于持续性心房颤动这个以前公认的难治性心律失常的巅峰也发起了冲锋，取得了令人鼓舞的初步成效。

因为有了 ICD，猝死高危患者得到了及时有效的治疗，AED 的推出与普及，更为人类战胜猝死这个恶魔吹响了冲锋号。T 波电交替、窦性心率震荡等预测猝死高危的无创心电学新技术的不断涌现和成熟为猝死高危患者的筛检提供了越来越多的工具。

Brugada 综合征、长 QT 综合征、短 QT 综合征、致心律失常性右室发育不良、儿茶酚胺敏感性室性心动过速等遗传性心律失常逐步被解读，相应的基因异常和离子通道异常不断被揭示，这其中也有我们众多华人学者的杰出贡献，如严干新、张莉、王擎、洪葵等，为人类征服遗传性心律失常猝死迈出了坚实的第一步。

这部《心电学新进展》集国内心血管病学之大家，荟萃了近年内国内外心脏病，特别是心律失常领域的心电学研究的最新进展，不仅包括常规体表心电图、无创性心电学检测技术，还涵盖了猝死、心电相关疾病、心电生理及起搏等前沿内容，并汇集了近年国外心电学领域最新进展的译文，为广大读者打开了一扇知识更新的大门。

学不厌多，开卷有益。学以致远，乐为作序。

中华医学会心血管病分会　候任主任委员
北京大学人民医院心脏中心　主任
2008 年 8 月

前　言

　　回顾心电学的历史，可以说是人类医学发展史上的一段辉煌的篇章。自 1903 年荷兰生理学家 Einthoven 发明弦线式心电图机，并于 1905 正式应用于临床以后，心电图为心脏病学的发展起到了任何其他方法都无法取代的关键作用。早在 1911 年，英国的 Thomas Lewis 就发表了第一部心电图专著《The Mechanism of The Heart Beat》，至 20 世纪 50 年代，通过 Lewis、Wiggers、Katz、Langendorf、Pick、Schamroth 等医学先哲和众多学者们的研究和实践，心电图学已成为一门成熟的学科。伴随着科技的进步，医学技术不断推陈出新，古老的心电图学跨越了 100 多年的历史长河，经历了冲击和洗礼，却仍然焕发着勃勃生机。如今，心电图学已经发展得枝繁叶茂，并由最初单纯的体表心电图发展成为包含多个分支专业的心电学。静态心电图、动态心电图、运动心电图和监测心电图等已成为各级医院最常用的诊断手段；远程心电监测、心磁图、心电管理系统等新技术发展迅速；T 波电交替、窦性心率震荡等新概念不断涌现；各项无创心电学技术在心脏病诊断、预后和心脏性猝死分层研究中发挥着重要的作用。特别是由心电图技术发展而来的心电生理和心脏起搏技术在心律失常的研究中取得了许多突破性进展。心电学的研究涵盖了心脏病的许多领域，或者说心脏病的研究在许多领域都离不开对心电的研究观察。为了让广大的心电图学工作者和临床医师了解心电学的新进展，提高心学方面的水平，我们邀请全国高等医学院校的 100 多位知名教授共同编写了这本《心电学新进展》。

　　全书分 12 篇，有近 120 个专题，9 个国际指南解读和 10 个国内心电学规范。第 1 篇和第 2 篇主要介绍心电图和无创心电学技术的相关进展；第 3 篇至第 6 篇介绍心脏性猝死、离子通道病、心律失常和心房颤动方面的诊断、治疗、预后和危险分层的研究进展；第 7 篇介绍冠心病、心肌病、肺栓塞等相关心脏病的心电学、循证医学和基础研究；第 8 篇和第 9 篇介绍心脏电生理和心脏起搏的新进展；第 10 篇和第 11 篇介绍有关的国际指南解读和国内心电学规范；最后，第 12 篇集萃了约 50 篇国外近年来有关心电学研究新进展的摘要译文。

　　当广大的临床医师和心电学工作者阅读此书时，一定和我们一样激动不已。除了部分参与翻译等编辑工作的中国协和医科大学心血管专业的研究生和心电学的新秀外，绝大多数作者都是我国心电学和心血管病学的知名专家。他们当中有年逾古稀、德高望重的医学泰斗，有学贯中外、成就卓著的院士，有多位中华医学会心血管病分会、心电生理和起搏分会及中国心电学会的掌门人——现任或候任的主任委员，更多的是各个医学中心、医科大学和各个学会年富力强、硕果累累的学术带头人。在我们编纂此书时，读大师名家之佳作，收获良多，同时深感自己才疏学浅，惟有感激之情在胸中澎湃。感谢各位医学前辈对中国心电学发展所作的卓越贡献和对后辈的勉励与支持，感谢众多专家教授为此书付出的艰辛劳动与无私奉献。我们希望，在中华民族的百年奥运梦想终于实现的今日，这本由百余名专家教授撰写的《心电学新进展》一书也将促进中国心电学的进一步发展和腾飞。

方丕华　张　澍

2008 年 8 月 8 日

目 录

第 一 篇

常 规 体 表 心 电 图

 心电图各波发生机制的现代观点

一百多年的实践证明：心电图是应用最普遍、简单实用、无创价廉、有助于诊断并能指导治疗的一项技术。近年来，随着细胞电生理研究的深入和分子生物学离子流机制的研究进展，对心电图产生的离子机制和临床应用价值有不少新的认识。本文重点讨论心电图各波形成的离子流机制及其临床意义。

一、正常心电图波的形成和记录

心电图是心肌细胞跨细胞膜动作电位在体表综合电位的记录图。窦房结、房室结心肌细胞除极以钙电流为主，是慢反应细胞，具有自律性，调控心房心室顺序激动。心房、心室肌细胞和普肯野纤维心肌细胞除极以钠电流为主，是快反应细胞，具有收缩性，心房心室顺序激动后大约 $40 \sim 50ms$ 顺序收缩，实现心脏泵血功能。

心肌细胞大约有 $1 \sim 9$ 百亿个，每个细胞除极、复极动作电位的综合电位代数和形成了体表心电图。在体表将这些心电信号通过探测极（－极）和无关极（＋极）传入到心电图机，经过滤波（$50 \sim 200Hz$）和放大（30×10 倍）后记录为 P－QRS－T 的心电图波。

二、心电图 P 波和窦性心律发生机制的联系

（一）窦性心律

窦房结自律性最强，控制心脏传导系统，依次激动心房心室，产生如图 1 所示的不同的动作电位图和心电图，称为窦性心律。由于窦房结 P 细胞是慢反应细胞，数量比心房心室肌少，窦房结激动产生的综合电位特别小，体表心电图记录不到窦房结电位，就是说体表心电图上没有窦房结电活动的直接表现。

窦性心律是根据窦房结激动后，下传到高位右心房产生的 P 波的形态进行诊断的。高位右心房 P 波的向量由右前上指向左后下，因此 P_{II} 直立而 P_{avR} 倒置时，诊断为窦性心律。

（二）心肌快反应和慢反应细胞

两类心肌细胞的电生理特征如表 1-1-1。

表1-1-1　快反应和慢反应心肌细胞电生理特征的对比

电生理特征	快反应细胞（纤维或电位）	慢反应细胞（纤维或电位）
1. 心肌类型	普通心肌与传导纤维	窦房结、房室结的结细胞
2. 激活与失活	快	慢
3. 离子活动	钠电流（I_{Na}）	钙电流（I_{Ca}）
4. 阻滞剂	河豚毒素	维拉帕米
5. 激活阈值	-60 ~ -75mV	-30 ~ -45mV　高
6. 静止膜电位	-80 ~ -95 mV	-50 ~ -65 mV　高
7. 传导速度	0.5 ~ 5 m/s　快	0.01 ~ 0.1m/s　慢 = 1/50
8. 超射	+20 ~ +40 mV　大	0 ~ +10 mV　小 = 1/5
9. 0 相最大除极速度	100 ~ 1000V/s　快	1 ~ 10 V/s　慢 = 1/100
10. 动作电位幅度	100 ~ 130 mV　高	35 ~ 75 mV　小 = 1/3
11. 对刺激的反应	全或无规律	非全或无规律
12. 应激性的恢复	较快，随着复极而恢复	较慢，延续到复极完毕之后
13. 自主神经影响	是	是

（三）窦性心律的离子流机制

窦房结是慢反应细胞，细胞的自律性强，4 相自动除极达 -60 ~ -40mV 时，依次 I_{Ca-T} 和 I_{Ca-L} 钙通道激活开放，以 I_{Ca-T} 为主，十分缓慢地除极，形成 0 位相。复极的特点是 1、2 相很短，形成类三角形曲线的动作电位图（图 1-1-1）。窦房结 4 相自动除极受自主神经的影响很大，交感神经兴奋 - 肾上腺素增加 - 增加舒张期钙内流和起搏电流而减少钾外流 - 4 相自动除极变快 - 心率增快；反之副交感神经兴奋 - 胆碱物质增加 - 减少舒张期钙内流和起搏电流而增加钾外流 - 4 相自动除极变慢 - 心率减慢（图 1-1-2）。

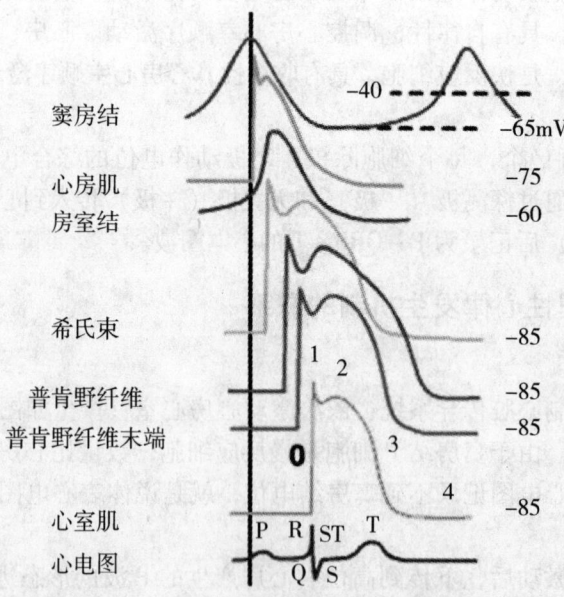

图 1-1-1　窦房结、心房、房室结、希氏束 - 普肯耶纤维、心室肌细胞顺序激动的动作电位图和体表心电图 P - QRS - T 波的相关性

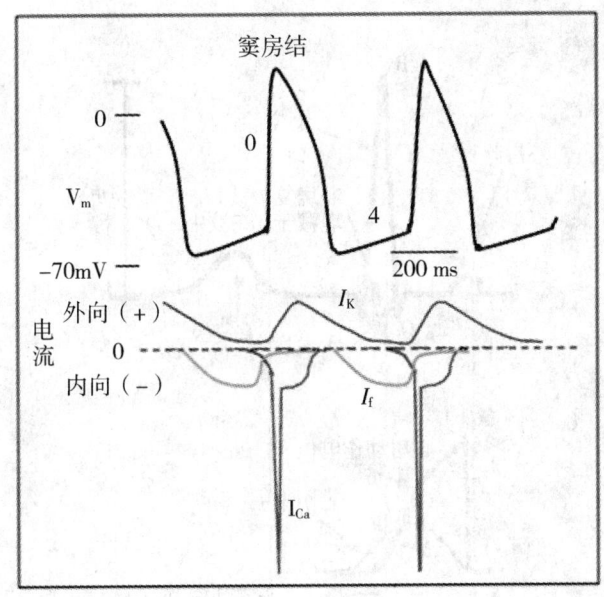

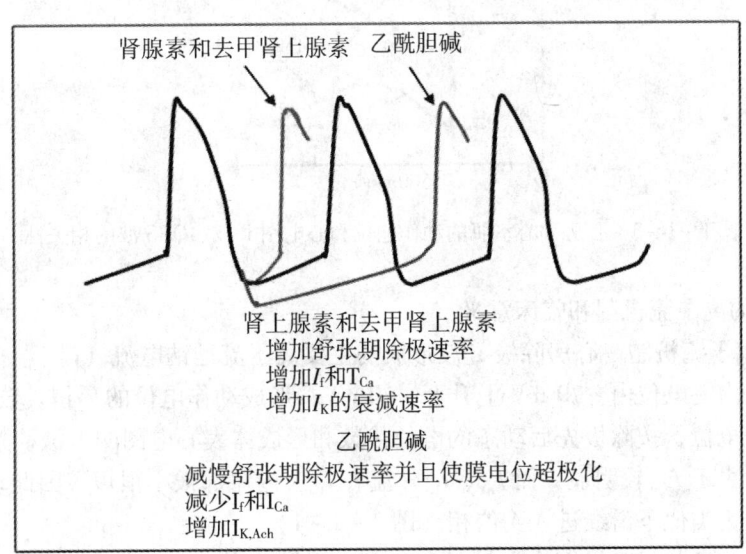

图 1-1-2　窦房结动作电位的离子流机制（上图），和交感副交感神经对心率的影响（下图）

三、心电图 P-R 间期和房室起搏、传导功能的离子流机制

房室功能指房室交界区的起搏和传导功能。房室交界区（ANJ）包括心房－房室结区、房室结、希氏束、左右束支和普肯野网。ANJ 的起搏功能正常为 40~60 次/分的结性逸搏或结性心律。ANJ 的传导功能在心电图上为 P-R 间期，正常为 120~200ms。临床上对 ANJ 的传导功能更为重视，将房室传导功能分为正常、一度阻滞、二度阻滞和三度阻滞。

房室传导功能的新认识：①区分希氏束近端阻滞和希氏束远端阻滞，判断预后和指导治疗；②房室传导加速，是指房室传导功能的文氏阻滞点超过正常的最高 160 次/分，甚达 180 次/分。加速性房室传导功能是构成房室折返性室上性心动过速或快速房颤时异常的心动过速的一个部分。

四、心电图 P 波、QRS 波和心房、心室除极的离子流机制

心电图 P 波和 QRS 波分别代表心房和心室的除极，QT 间期代表心室复极。心房和心室肌细胞是

快反应细胞，除极的离子流都是钠电流，其细胞电生理、离子流基础和心电图的关系如图 1-1-3。

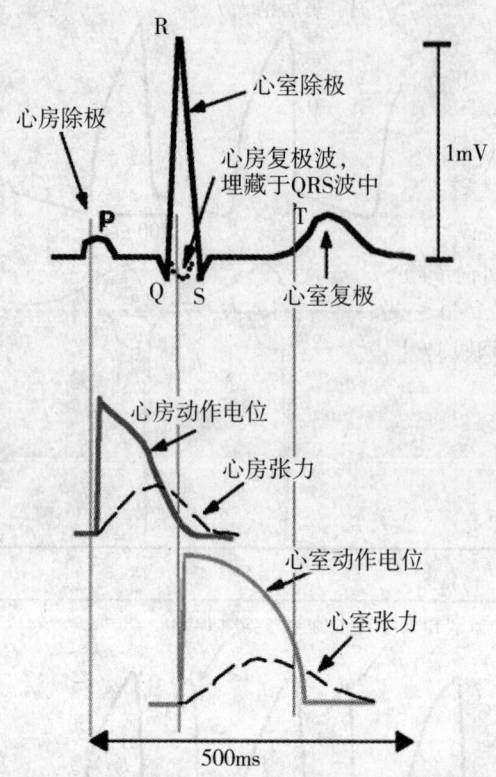

图 1-1-3　心房和心室肌的动作电位和心电图 P 波、QRS 波的相关性

（一）P 波形成的离子流机制和临床意义

1. P 波形成的离子流机制　心房除极 P 波形成的主要离子流是钠电流（I_{Na}）。心房肌的 I_{Na} 在 -70 mV 时激活，大量 I_{Na} 内流电位由 -70 mV 上升至 +10 mV，形成动作电位的 0 相。数以千万计的心房肌细胞的综合除极 0 相电位，按除极先后动态的电位代数和形成体表心电图的 P 波。

但是心房复极时由于 I_{Kur} 较明显，而 I_{Kr}、I_{Ks} 外流和 I_{Ca-L} 内流都很小很短，因此动作电位的 1、2 相短而小，和 3 相融合为类似下滑线进入 4 位相（图 3-1-1）。

P 波的形态取决于探查电极与心房电轴的相互位置。除极前进的方向对向探查电极，为正向波；除极方向背向探查电极，为负向波。正常心房除极电位是指向左下方，因此窦性心律时正常的心房 P 波在标 Ⅱ 导联直立，aVR 导联为负向波。心房的复极波较小与 P 波的方向相反，埋没在 QRS 波群之中。

2. P 波临床意义　P 波在心律失常诊断中的具有十分重要的意义。分析心律失常首先要分析 P 波与 QRS 波的相关性，因此记录到清晰的 P 波十分重要。通常当 P 波不容易识别时，可以进行 P 导联或称右房导联进行记录。P 导联的记录方法是将 Ⅰ 导联的正极（红色）置于胸骨上窝，负极（黄色）置于胸骨下窝。定标电压为 1mV = 10 小格或放大为 20 小格。如果 P 导联的 P 波仍不清晰时，则考虑进行食管导联记录，方法参见食管调搏。

右心房增大形成肺型 P 波，心左房增大形成二尖瓣 P 波，心功能不全在 V_1 出现 Ptf。P 波的形态异常和 P 波的离散度有一定临床意义。

（二）QRS 综合波和 0 位相形成的离子流机制和临床意义

1. QRS 综合波和 0 位相　心电图 QRS 综合波是心室肌细胞动作电位除极 0 位相的综合电位形成的。一个心肌细胞的 0 位相只有 1~2 ms，大约数百亿个心室肌细胞（有人计算心室肌细胞数大约为 [（1~9）× 10^{11}]，按先后激动顺序，产生了大约数百亿个心室肌细胞除极的 0 位相，共同形成心电图的 QRS 综合波。

2. 0 位相形成的离子流机制 心肌除极 0 位相的主要离子流是内向快钠电流（区别于复极期失活或关闭的缓慢钠电流）。钠通道在电压依赖性激活门（*SCN5A* 基因的 S4 区）和失活门的控制下，形成巨大的内向钠电流，使心肌细胞除极，形成动作电位的 0 位相。

心肌细胞是快反应细胞。慢反应细胞的窦房结细胞，自律性强，4 相自动除极。快反应细胞的心房、心室肌 0 位相除极特别快而电压高；但心房肌的 2 位相短而心室肌长，因为心房肌的 I_{Kur} 特别大，而心室肌的 I_{Kr}、I_{Ks}、I_{Ca-L} 特别大，持续时间长，如图 1-1-4。

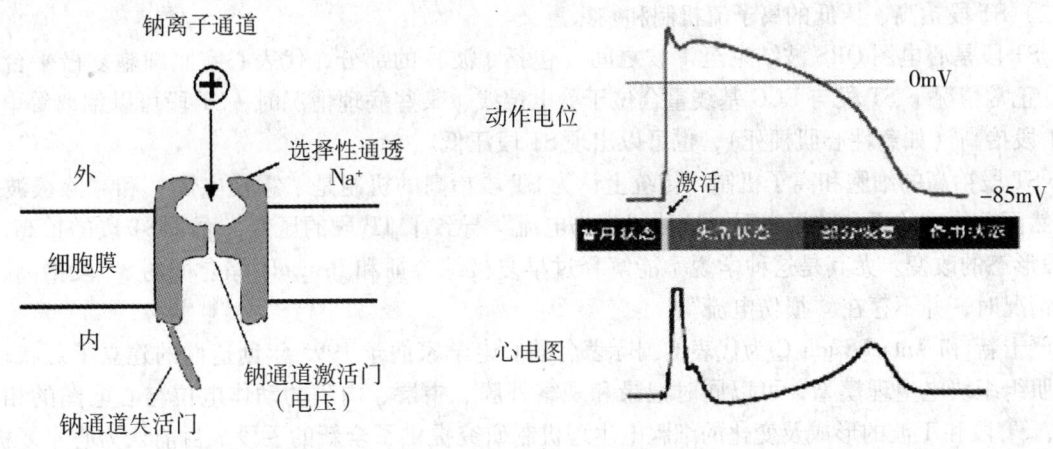

图 1-1-4 钠离子通道和其激活、失活、备用状态与动作电位、心电图的关系

2. 形成 0 位相的钠通道离子流机制

（1）0 位相除极的离子流主要是钠电流，钠通道开放，钠电流内流形成心肌细胞动作电位的 0 位相。心肌细胞的总数大约为 $(1～9) \times 10^{11}$。心肌细胞膜的各种离子通道中，钠通道的密度最大，一个细胞膜上大约有一百万个左右钠通道，比钙通道的二万个左右高 50 倍。钠通道的密度大、活性度高、电化学梯度大等决定内流钠电流的非常大。实验测量到心肌细胞动作电位中的电流密度：钠电流的电流密度是 -380 微安（μA，10^{-6} 安培）/微法（μF，10^{-6} 法拉第），比钙电流（I_{Ca}）的 -6.3μA/μF 大 60 倍，比钾电流（I_K）2μA/μF 大 190 倍，比钠钙泵 0.6～-1.2μA/μF 大 300 多倍。但是钠通道激活失活极快，只有 1～2ms，电压上升快，达 100～130V。0 位相除极的离子流除了钠电流外，当电压由 -90～-70mV 上升到 -60mV 左右 I_{Ca-T} 通道开放，上升到 -40mV I_{Ca-L} 也开放，但是钙内流的流量较小。

（2）钠电流和 0 位相上升速率和幅度是影响激动传导的主要因素，所以钠通道阻断剂抑制钠电流后，激动传导减慢。心肌细胞的四大电生理特性是兴奋性，自律性，传导性和收缩性。传导性主要决定于钠电流的大小，钠电流大、上升速度快，激动传导速度。

（3）0 位相和钠电流对动作电位的影响：同样钠电流的大小对动作电位的复极的 1、2、3 位相也有影响。

3. 形成 QRS 波电生理机制的临床应用和意义

QRS 波形成机制和意义的一些新认识：

1）室壁激动时间（ventricular wall activation time，VWAT）及其临床意义：室壁激动时间是指 QRS 波的起始点至 R 波的顶点，正常小于 60ms。如果 VWAT 大于 60ms 表示心室激动传导障碍，最常见于急性心肌缺血和慢性心肌缺血，或者左心室肥厚和心室肌纤维化，因此认识和诊断室壁激动时间是否延长对临床有一定的指导意义。

2）心室激动时间的离散度（dispersion of ventricular activation time，VAd）及其临床意义：心室激动时间的离散度是指：同步十二导心电图记录时，测量十二导联上 QRS 波的起始点最早和最晚的离散程度。正常人最早激动与最晚激动的差值为 10～20ms，如果 VAd 大于 40ms 提示室壁激动时间离散度增大，其临床意义是：容易诱发室性心律失常

3）QRS 增宽的室内传导阻滞：QRS 波增宽而且没有典型的左束支－右束支图形，其值≥110ms 但 <120ms 称为不完全性室内阻滞；≥120ms 则称为完全性室内阻滞。室内阻滞的临床意义是：容易诱发室性心律失常，同时对心功能有一定影响。

五、心电图 J 波、ST 段、T 波、QT 间期和心室复极波的离子流机制

（一）J 波形成的离子流机制和临床意义（详见本书 J 波综合征）

（二）ST 段抬高、压低的离子流机制和临床意义

1. ST 段是心电图 QRS 波结束至 T 波之间（包括 J 波）的部分，代表心室肌细胞复极平台期（2 位相）。正常情况下 ST 段与 ECG 基线重合位于等电位线，某些病理情况时，ST 段可以偏离等电位线，出现 ST 段抬高（如急性心肌梗死），也可以出现 ST 段压低。

2. ST 段抬高的细胞和离子机制 传统上认为 ST 段抬高的机制是"损伤电流"和"除极波受阻"学说。然而动物实验研究结果表明，这种"损伤电流"导致了 TP 段的压低，而非 ST 段的抬高，不伴有 ST 段形态的改变。尤其是这种学说不能解释过早复极综合征和 Brugada 综合征的 ST 段抬高，因为在这些情况时，并不存在"损伤电流"。

以严干新 和 Antzelevitch C 为代表的国际著名的心电学家们于 1995 年创造性的建立了冠状动脉灌注的心肌组织块电生理模型，可以同时记录和观察外膜、中层、内膜的动作电位与心电图的相关性，为 J 波、ST 段和 T 波的形成及变化的细胞电生理机制研究提供了全新的手段。目前认为心室复极平台期心内膜和心外膜间的电位差是 ST 段抬高的重要机制。采用钾通道开放剂（pinacidil）灌注时，外膜层心肌动作电位 1 期末的"圆顶"消失，APD 显著缩短。在跨壁心电图表现为 ST 段抬高；"圆顶"部分恢复时，ECG 抬高的 ST 段有所下移；"圆顶"完全恢复时，ST 段回到基线。

上述结果提示"ST 段的升降变化是由动作电位平台期跨室壁电压梯度形成的"。给予 pinacidil 灌注后，外膜 Ito 电流密度明显加大，甚至导致了平台期消失，内膜→外膜电压梯度呈非线性升高，在 ECG 表现为 ST 段抬高；内膜→外膜电压梯度降低，ST 段回落。因此凡能引起内膜→外膜平台期跨壁电压梯度增加的因素即可导致 ST 段抬高，反之引起 ST 下移。

（三）T 波形成的离子流机制和临床意义

正常 T 波和 QRS 波群的主波方向相同，振幅不低于同导联 QRS 波主波振幅的 1/10，升支缓，降支陡。病理情况下，T 波可以出现低平、高耸、倒置、增宽、切迹、Tp－e 增大及 T 波交替等异常。多数与 QT 间期的异常同时存在，常伴心室复极跨壁离散（TDR）增大。

T 波形成的离子机制是决定 2、3 位相的外向 I_{K1}、I_{Kr}、I_{Ks} 和内向 I_{Na}、I_{Ca} 等离子流。由于内向电流减少和外向电流增加，使 3 位相迅速达 -90mV 左右，进入 4 位相。维持 4 位相激化状态的离子机制是外向 I_{K1} 和内向 I_{Na-Ca} 交换。心电图 T 波形成机制，概括一句话就是心外膜、中层和心内膜三层细胞复极二位相，特别是三位相电位的代数和。心内膜（或/和中层）与心外膜的电位差为正，T 波直立；为负 T 波倒置。心外膜复极先结束，相当于 T 波的顶点；心内膜稍后结束，M 细胞结束最晚，相当于 T 波的终点，因此 T 波的顶点至终点的间期（Tp－e）可以代表复极离散度（TDR）。

（四）决定 HT 间期长短的离子流机制和临床意义（详见本书 J 波综合征）

（崔长琮）

参 考 文 献

1. Yan GX, Antzelevitch C. Cellular basis for the electrocardiographic J wave. Circulation, 1996, 93：372－379.

2. Yan GX, Antzelevitch C. Cellular basis for the Brugada syndrome and other mechanisms of arrhythmogenesis associated with ST－segment elevation. Circulation, 1999, 100：1660－1666.

3. Kalla H, Yan GX, Marinchak R. Ventricular fibrillation associated with prominent J waves and ST segment elevation in the inferior ECG leads: A Brugada syndrome variant? Journal of Cardiovascular Electrophysiology, 2000, 11:95 - 98.

4. Hlaing T, DiMino T, Kowey PR, Yan GX. ECG Repolarization Waves: Their Genesis and Clinical Implications. Annals of Noninvasive Electrocardiography, 2005, 10:211 - 223.

5. Yan GX, Shimizu W, Antzelevitch C. The characteristics and distribution of M cells in arterially - perfused canine left ventricular wedge preparations. Circulation, 1998, 98:1921 - 1927.

6. Yan GX, Antzelevitch C. Cellular basis for the normal T wave and the electrocardiographic manifestations of long QT syndrome. Circulation, 1998, 98:1928 - 1936.

7. 崔长琮. 体表心电图的细胞电生理和分子遗传学基础（一）、（二）. 西安交通大学学报医学版, 2004, 25（5）:417 - 421; 25（6）:522 - 425.

8. 崔长琮. 心电生理学. 见：郭继鸿. 心电图学. 北京：人民卫生出版社, 2002, 13 - 52.

 早期复极变异与临床

　　早期复极变异（early repolarization variant，ERPV）系指外观健康和无症状人群出现 ST 段抬高的心电现象[1,2]。其中既包括正常心电图变异，又与某些心脏疾患相关，故 ERPV 的临床意义、发生机制、与众多的 ST 段抬高心电图的鉴别诊断在近年来受到关注[2~4]。

一、ERPV 的发生率和流行病学[2、3、5、6]

　　ERPV 在健康体检中有较高的发生率，其中以青年男性较为常见，且呈区域性分布。据 Hiss 等[2]报道，6014 名美国空军中的健康军人，年龄 16~58 岁，其中 91% 心电图出现 ERPV，表现为 ≥1 个胸导联 ST 段抬高 0.1~0.3mV。Surawicz 等[5]报道，心电图正常者的 ERPV 现象（表现为 V_1~V_4 中 ≥1 个导联 ST 段抬高 ≥0.1mV）有明显的性别差异（$P < 0.001$），其中男性（529 名）在 17~24 岁组 ER-PV 现象发生率可高达 93%，但随着年龄的增长发生率逐渐下降，≥76 岁时约 30%，至年龄最老组（达 96 岁）仅 14%。而女性组（544 名）ERPV 现象发生率约 20%，且从青春期至老年较为恒定。Klatsky 等[6]报道，在健康体检中 ERPV 总体发生率为 0.9%（670/73088），其中男性为 1.8%（583/32047）较女性 0.2%（87/41041）多见，男性 ERPV 者年龄较心电图完全正常者年轻（37±13 岁：46±16 岁，$P < 0.001$）。ERPV 似乎呈区域性分布，以黑人最常见（可高达 78%），其次在亚洲、拉丁美洲、印度东部和美国西部的印第安人、东欧等地区也有较高的发生率[3]。

二、ERPV 的心电图特点和类型[1~4、7]

　　（一）ERPV 的心电图特点
　　①不同形态和导联分布的 ST 段抬高，胸导联较肢导联常见；②明显的 J 波；③无左心室肥大时 QRS 波群振幅增高和时限缩短；④主波向上的 QRS 波群不对称，起始部缓慢粗钝、上升支坡度降低和类本位曲折时间缩短；⑤短期内较少动态改变等。以上特点第 1 条为必备条件（图 1-2-1）。
　　（二）ERPV 的类型
　　1. 按心电图表现分型　①心尖部 ST 段抬高型（V_3~V_5 导联）；②前间隔 ST 段抬高型（V_1~V_2 导联）；③下壁 ST 段抬高型（Ⅱ、Ⅲ、aVF 导联）；④复合型。
　　2. 按预后分型　①良性 ERPV；②病理性 ERPV。

三、ERPV 的发生机制[1、6~9]

　　ERPV 的发生机制至今尚未完全阐明，据文献报道与以下因素有关：
　　（一）心室除极不同步
　　从动物（狗）实验中发现，心室游离壁的除极顺序是从心内膜向心外膜，而乳头肌区域心肌除极顺序是从心肌中层同时向心内膜和心外膜扩展。后者与普肯耶纤维穿透心内膜后大量地分布于心肌中层有关[1]。这种除极不同步导致了复极不同步与部分心肌"提早"复极。
　　（二）部分心肌"提早"复极
　　在 1 例伴有 ERPV 患者的心脏表面 36 个部位进行同步电位标测发现：①左室前壁和后壁的广阔区域除极化较早（50~60ms），而左室侧壁和后壁基底部以及右室除极化较迟（>60ms）；②优势 J 波的分布区域不一致，在左室前壁激动时间为 51~54ms 等区域较明显，且每个 J 波均发生于心外膜除极完成以后；③从跨膜激动记录可见前壁除极从心内膜向心外膜单向进行，而后壁除极从心肌中层同时向

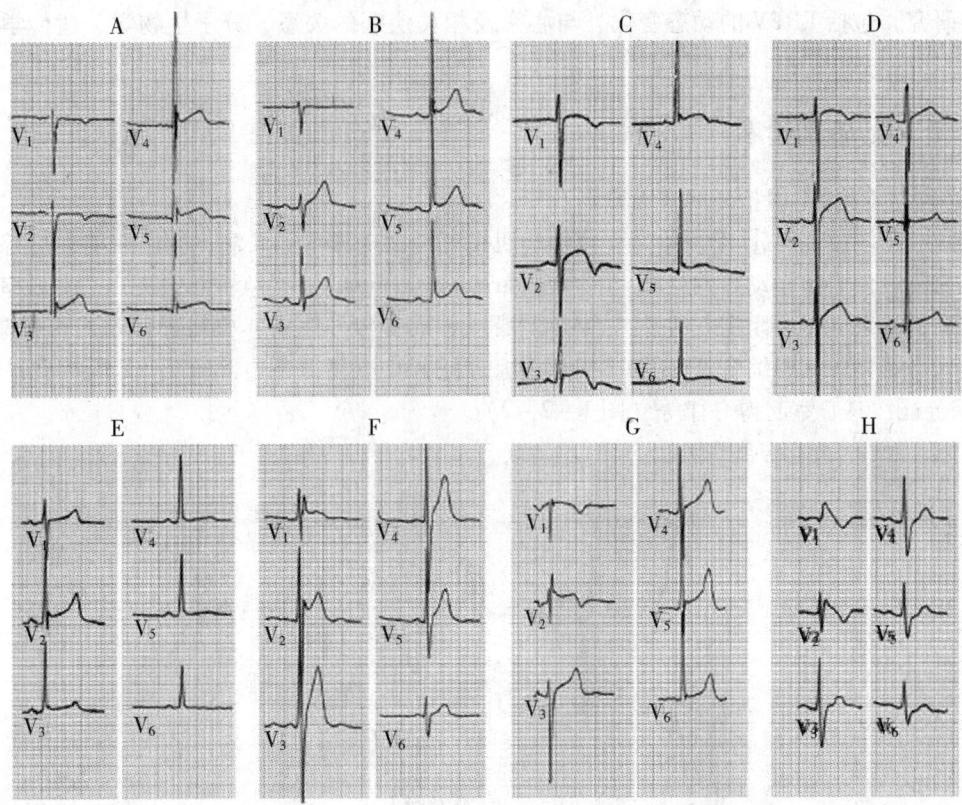

图 1-2-1 不同类型 ERPV 的胸导联心电图

A~D 显示 ST 段抬高和 J 波在 V$_3$~V$_5$ 导联最显著,QRS 波群和类本位曲折时间缩短。E~H 显示 S-T 段抬高和 J 波在 V$_1$、V$_2$ 导联最显著。其中 A 显示最常见的 ERPV 图形,V$_3$~V$_5$ 导联呈马鞍型 J 波、ST 段抬高和 T 波直立;B 显示 QRS 波群起始部缓慢粗钝;C 显示穹隆(圆顶)状 ST 段抬高和 T 波倒置;D 显示 J 波不明显;E 显示 V1、V2 导联 R 波递增最显著,F、G 显示 V$_1$、V$_2$ 导联 J 波呈尖峰状,与 QRS 波群形成不完全性右束支阻滞图形;H 显示 ST 段呈下斜形抬高,呈 Brugada 综合征样改变。(引自参考文献[1])

心内膜和心外膜双向进行,由此后壁除极结束(42ms)早于前壁(59ms)。Boineau[1]认为,部分 ER-PV 者 QRS 波群起始部缓慢粗钝与左室前壁、间隔的除极向量受到后壁除极向量的相反作用有关。以上表现也说明了 ERPV 与除极不同步导致了复极不同步以及部分心肌"提早"复极相关。

(三)离子流的区域性差异

Gussak 等[7]报道,心外膜下心肌细胞的动作电位平台期 I$_{to}$、I$_{kr}$、I$_{ks}$、I$_{Ca}$、I$_K$-ACH、I$_K$-ATP 增强和内向 I$_{Na}$ 减弱导致电位降低,而内膜下心肌细胞无类似变化,引起了动作电位 2 相和 3 相跨膜电压梯度增大,可使 ERPV 时出现较明显的 ST 段抬高。

(四)其他因素

自主神经张力的改变、过度的运动、脊髓损伤、遗传性基因变异等也与 ERPV 相关。如 Bianco 等[8]报道,ERPV 样改变发生率在一般运动员中为 10%,而在耐力型训练(endurance-trained snbjects)运动员中可高达 100%。且此种 ST 段抬高的程度可由运动和应用 β 受体激动剂(如异丙肾上腺素)后减轻或消除,而在应用 β 受体阻滞剂后增著,提示自主神经系统在其发生机制中起重要作用。Marcus 等[9]报道,ERPV 样改变发生率在高位胸 5 以上脊髓损伤组、低位胸 6 以下脊髓损伤组和强壮男性军人对照组分别为 19%~24.5%、6.5% 和 13%,且前两组有显著性差异(P < 0.001),提示脊髓损伤时中枢交感神经支配心脏活动能力丧失,而迷走神经张力增高或交感神经张力消失与 ST 段抬高相关。

必须引以注意的是：以上与 ERPV 相关的发生机制是从有限的实验和资料推理所得，其确切机制尚待进一步研究，包括 ERPV 的动态变化、与心率及相关疾病的关系、分子生物学、遗传学的相关研究等[10,11]。

四、ERPV 的鉴别诊断[4,8~17]

ERPV 必须与下列 ST 段抬高的病因鉴别：

1. 心源性 ST 段抬高　①ST 段抬高型急性心肌梗死；②变异型心绞痛；③心肌梗死后综合征；④心室壁瘤；⑤节段性心室运动障碍（dyskinetic ventricular segment）；⑥急性心包炎；⑦左心室肥大；⑧肥厚型心肌病；⑨束支传导阻滞（左束支传导阻滞、右束支传导阻滞、非特异性室内传导阻滞）；⑩预激综合征（包括短 P-R 综合征）；⑪Brugada 综合征；⑫电复律和电除颤后 ST 段抬高；⑬特发性 ST 段抬高综合征；⑭心室起搏心律等（图 1-2-2）。

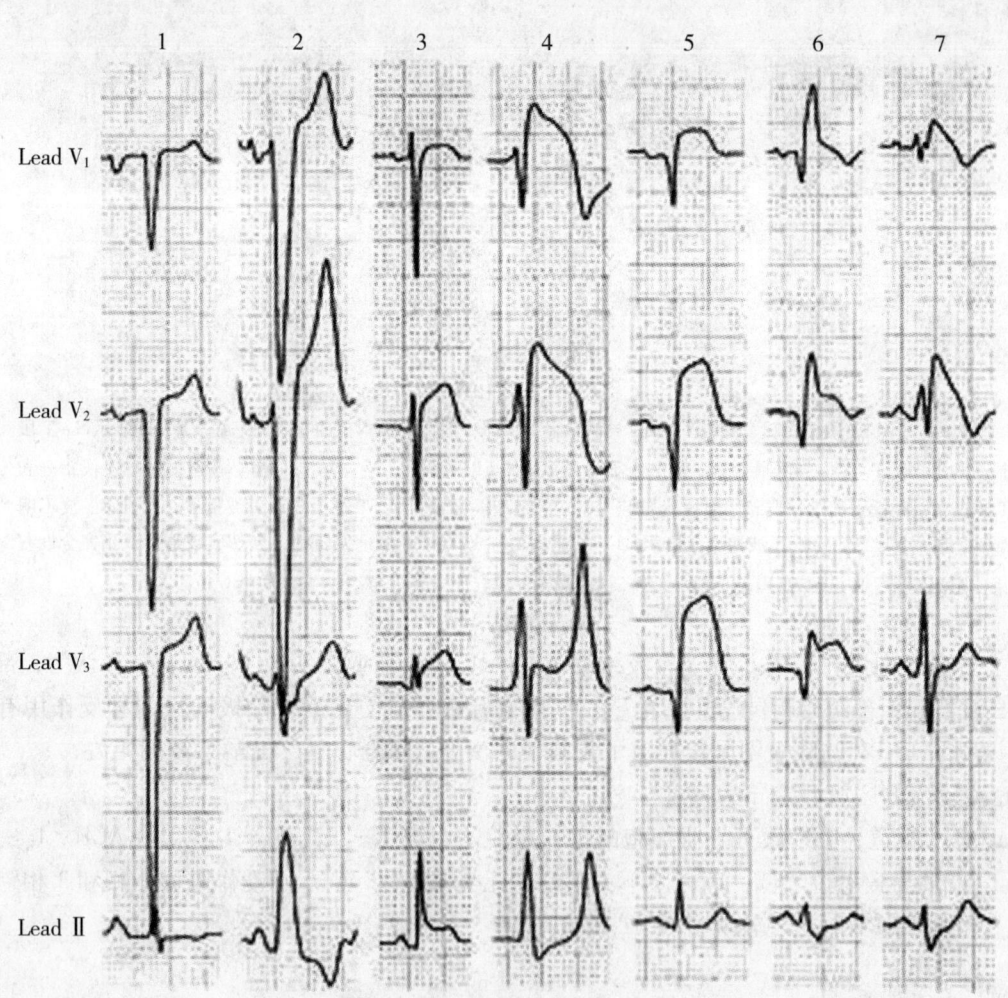

图 1-2-2　常见病理性 ST 段抬高的心电图

1 为左心室肥大；2 为完全性左束支传导阻滞；3 为急性心包炎；4 为高钾血症；5 为急性前间壁心肌梗死；6 为完全性右束支传导阻滞伴急性前间壁心肌梗死；7 为 Brugada 综合征。（引自参考文献[4]）

2. 心外内脏病性 ST 段抬高　① 急腹症（急性胰腺炎、急性胆囊炎、急性腹膜炎等）；②中枢性神经系统出血（脑出血、蛛网膜下腔出血等）；③ 急性肺栓塞（图 1-2-3）；④脊髓损伤等。

3. 代谢性 ST 段抬高　① 高钾血症；② 低温性 ST 段抬高（伴 Osborne 波）；③ 过度换气综合征等。

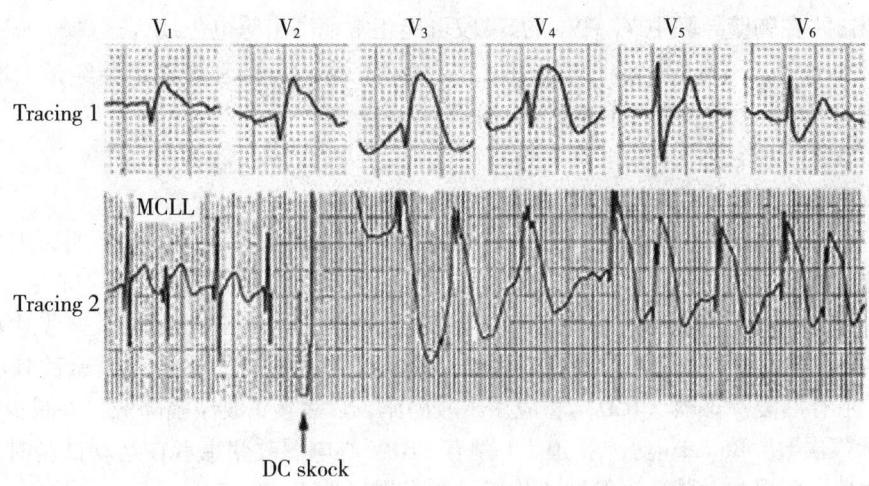

图 1-2-3 急性大面积肺栓塞（上）和心脏电复律后（下）ST 段
抬高的心电图（引自参考文献[4]）

4. 其他原因 ST 段抬高 ① 药物性 ST 段抬高（Ⅰ类抗心律失常药、异丙肾上腺素、可卡因等）；
②运动员性 ST 段抬高；③体质性（body habits）ST 段抬高；④伪差性 ST 段抬高（图 1-2-4）；⑤ 正
常变异性 ST 段抬高等。

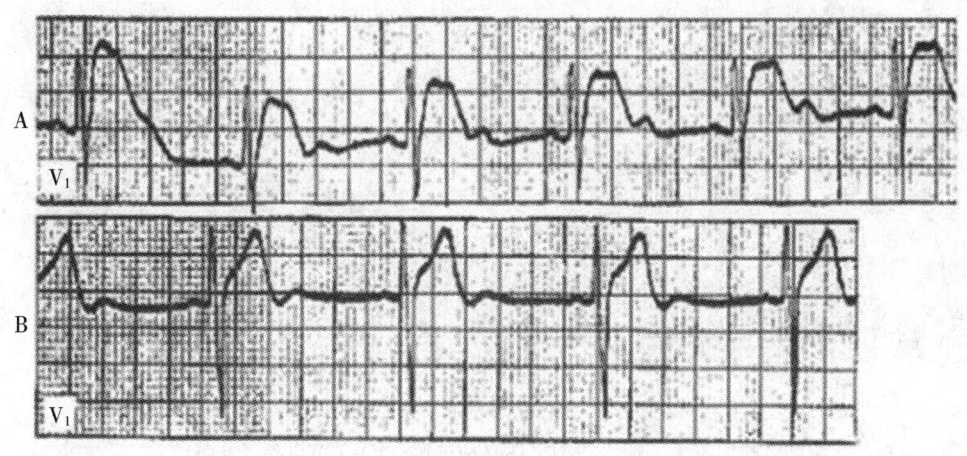

图 1-2-4 伪差性 ST 段抬高的心电图（引自参考文献[12]）
A 为基线设置过高，由"线性效应"产生伪差性 ST 段抬高，B 为基线降低后 ST 段回复正常。

五、ERPV 的临床意义[1、3、18~25]

ERPV 的出现对心内科医师、急诊科医师和心电图医师等提出了挑战，特别是如何确定 ST 段抬高
患者的病因、是否要进行及时的溶栓或介入治疗、正确地判断预后等实非易事。

（一）ERPV 者极大多数属于良性改变[1,2,18]

一般良性 ERPV 者运动后 ST 段可回复至等电位线。Klatsky 等[6]报道，在 73088 健康体检者中，
ERPV 者 670 人（0.9%），15 年后再评估，ERPV 组与其余人群比较，两组的高血压、冠心病、心力
衰竭和心血管症状发生率无显著性差异（$P = 0.2 \sim 0.5$）。心律失常的发生率在 <40 岁人群中两组无差
异性，而在 >40 岁人群中，ERPV 组较其余人群略高（4.4%：0.8%，$P = 0.03$）。因心血管疾病或非
心血管疾病的住院率两组无显著差异性（P 分别为 0.1 和 0.5），调整死亡率（adjusted mortality ratio）

为 0.8，两组间无显著性差异（$P = 0.2$）。此外，ERPV 的心电图表现与部分正常心电图变异相重叠。黄宛教授[14]指出，"在胸壁导联中 V$_1$ ~ V$_3$ 的 ST 段可能正常地高出等电位线，达 0.3mV，在 V$_4$、V$_5$ 导联中便很少高于 0.1mV。"Luna 教授[15]也指出，"在某些正常人，特别是迷走神经张力增高者，ST 段在肢导联可上抬 1 ~ 2mm，胸导联可上抬 3 ~ 4 mm"。

（二）少数 ERPV 与心脏疾患等相关

近年来少数 ERPV 与心脏疾患相关性受到关注。

1. ERPV 与猝死　如 Boineau 等[3]报道，1 例健康的黑人职业运动员发生不明原因猝死，其猝死前数月的心电图呈 ERPV 改变，而尸体解剖中未发现冠心病、肥厚型心肌病和其他心脏疾患。

2. ERPV 与恶性室性心律失常　Kalla 等[18]报道，1 例 29 岁男性越南患者反复发生心室颤动，其心电图下壁导联有明显的 J 波和 ST 段抬高，经临床检查未发现低温、血电解质紊乱和心肌缺血等异常，随后植入了心律转复除颤器（ICD）和应用了胺碘酮，后者使 J 波振幅降低，并减少了心室颤动的发作和 ICD 的除颤次数。Boineau 等[3]报道，1 例有 ERPV 心电图改变患者在运动试验时发生了尖端扭转型室性心动过速，而冠状动脉造影等检查均无异常发现（图 1 - 2 - 5）。

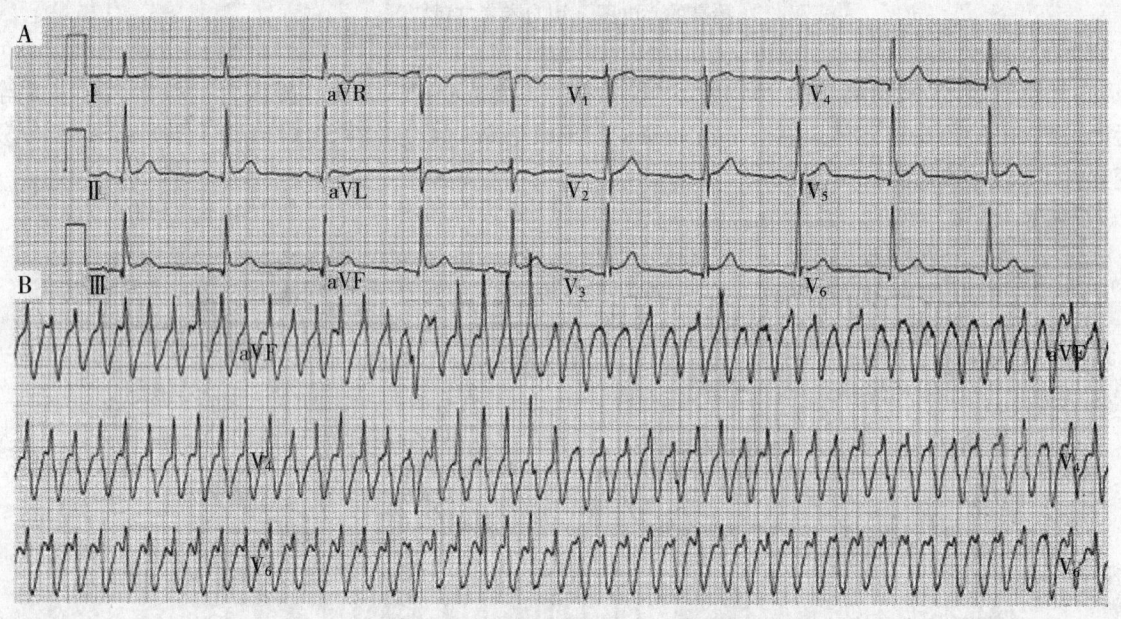

图 1 - 2 - 5　基础心电图显示下壁型 ERPV（A），
运动试验引发了尖端扭转型室性心动过速（B）（引自参考文献[3]）

3. ERPV 与心肌病　Khan 等[20]报道，持续性 ST 段抬高是肥厚型心肌病一个新的心电图表现。1 例 62 岁的无症状女性患者，因心电图异常（提示急性心肌梗死）由诊所转至某院急诊室进一步评估，其心电图显示 II、III、aVF、V$_4$ ~ V$_6$ 导联 ST 段抬高，但体检、多次血心肌酶谱（q8h × 3 次）、电解质、肝肾功能、凝血功能和血常规等检查均在正常范围，而心电图一直无动态改变，且与患者次日找回的 15 个月前的心电图（15 - month - old ECGs）中的 ST 段抬高相似，该患者后经超声心动描记术确诊为梗阻性肥厚型心肌病。Boineau 等[3]亦有类似报道，1 例 37 岁男性 ERPV 样改变的患者经超声心动描记术检查证实为非梗阻性肥厚型心肌病，而冠状动脉造影等检查阴性，因而有作者提出 ST 段抬高是肥厚型心肌病患者常见的心电图表现之一。本院近遇 1 例 17 岁男性患者有晕厥和晕厥先兆史，其心电图呈 ERPV 样改变，经超声心动描记术检查证实为非梗阻性肥厚型心肌病。

4. ERPV 与 Brugada 综合征　Kalla 等[18]、Letsas 等[19]和 Ogawa 等[21]报道下壁导联 ST 段抬高型 ERPV 可能与变异型 Brugada 综合征相关，因此类患者常有恶性室性心律失常发作史、心脏停搏史、晕厥史和/或有猝死或 Brugada 综合征家族史等。

5. ERPV 与冠心病 据 Brady[16] 报道，因胸痛为主诉的患者约占急诊病人的 2%，成人胸痛患者经心电图检查约 22% 伴有 ST 段抬高，其中约 15% 最终诊断为 ST 段抬高型的急性心肌梗死；约 13% 为 ERPV。另有 Sharkey 等报道约 11% 接受溶栓治疗的患者并非患有急性心肌梗死，其中 ERPV、左心室肥大和心室内传导性障碍约各占 30%。另一方面，Alimurung 等[21] 报道，16 例心电图显示 ERPV 表现的成人患者均进行分级运动试验和冠状动脉造影等检查，其中 13 例休息时抬高的 ST 段在运动后下降至等电位线，冠状动脉造影也均阴性。而在运动试验时出现缺血型 ST 段下降（阳性）其余 3 例中，2 例冠状动脉造影证实患有冠心病，另 1 例冠状动脉造影阴性，但在超声心动描记术检查中显示左室舒张末压中度升高，病因不明。王润华等[22] 报道，18 例早期复极患者经平板运动试验检查 4 例阳性，后者经冠脉造影确诊为冠心病 2 例，而运动试验阴性的 14 例经冠脉造影均阴性。说明运动试验对鉴别 ERPV 是否由冠心病所致有一定价值。

（三）ERPV 必须与其他非缺血性或缺血性 ST 段抬高鉴别

除以上 ERPV 的鉴别诊断所述以外，Turnipseed 等[22] 报道，急诊科医师和心脏病学专家对伴胸痛的 ST 段抬高心电图误诊率分别达到 19% 和 10%，说明必须要重视 ERPV 与其他原因所致 ST 段抬高的鉴别诊断。

此外，虽然对 ERPV 的临床地位尚有争议，但就目前而言，ERPV 与早期复极综合征、恶性 J 波综合征等可能尚属不同的临床谱（表 1 - 2 - 1），施行进一步深入研究实属必要。

表 1 - 2 - 1 ERPV 与早期复极综合征、恶性 J 波综合征

	ERPV	早期复极 S	恶性 J 波 S
报道时间	1980	1936	1953
J 波幅度	小	小	大
ST 段↑导联	Ⅱ Ⅲ aVFV$_1$ ~ V$_6$	V$_4$ ~ V$_6$	Ⅱ Ⅲ aVFV$_1$ ~ V$_3$
ST 段改变	较少	运动后↓	心率慢↑
QRS 波群	增高、缩短	-	-
伴心脏病	少见	-	缺血性等
恶性 VA	少见	-	多见
基因突变	有	无	SCN5A

注：报道时间系指首次提出该诊断名称年份；VA 指室性心律失常。

总之，虽然 ERPV 多数为良性改变，但少数与心脏疾患等相关。作为临床医师和心电图工作者，对 ERPV 既不能草木皆兵，亦不能掉以轻心。对于有晕厥、胸痛等症状和/或猝死家族史等的 ERPV 患者应予以足够的重视，为了与其他 ST 段抬高的病因和诱因鉴别，除了结合临床认真分析心电图特点和动态观察 ST 段演变外，酌情选择血心肌酶谱、肌钙蛋白等标志物、动态心电图、平板运动试验、超声心动描记术、心脏放射性核素检查、冠状动脉 CT 检查、冠状动脉造影或心脏电生理检查等，是完全必要的。

（鲁 端）

参 考 文 献

1. Boineau JP. The early repolarization variant – an electrocardiographic enigma with both QRS and J – STT anomalies. J Electrocardiol, 2007, 40 (1):3. el – 3. el0.

2. Birnbaum Y. The burden of nonischemic ST – segment elevation. J Electrocardiol, 2007, 40 (1):6 – 9.

3. Boineau JP. The early repolarization variant – normal or marker of heart disease in certain subjects. J Electrocardiol, 2007, 40（1）:3. e11 – 3. e16.

4. Wang K, Asinger RW, Marriott HJL. ST – segment elevation in conditions other than acute myocardial infarction. N Engl J Med, 2003, 349（22）:2128 – 2135.

5. Surawicz B, Parikh SR. Prevalence of male and female patterns of early ventricular repolarization in the normal ECG of males and females form childhood to old age. J Am Coll Cardiol, 2002, 40（10）; 1870 – 1876.

6. Klatsky AL, Oehm R, Cooper RA, et al. The early repolarization normal variant electrocardiogram: correlates and consequences. Am J Med, 2003, 115（3）:171 – 177.

7. Gussak I, Antzelevitch A. Early repolarizaton syndrome: clinical characteristics and possible cellular and ionic mechanism. J Electrocardiol, 2000, 33（4）:299 – 309.

8. Bianco M, Bria S, Gianfelici A, et al. Does early repolarization in the athlete have analogies with Brugada syndrome ? Eur Heart J, 2001, 22（6）:504 – 510.

9. Marcus RR, Kalisetti D, Raxwal V, et al. Early repolarization in patients with spinal cord injury: prevalence and clinical significance. J Spinal Cold Med, 2002, 25（1）:33 – 38.

10. irnbaum Y, Wagner G. Pseudo – ST – elevation acute myocardial infarction. J Electrocardiol, 2007, 40（1）:s45 – s46.

11. Lux RL. Early repolarization variant: interesting electrocardiographic anomaly or marker of arrhythmognic risk ? J Electrocardiol, 2007, 40（1）:4 – 5.

12. 吴晔良, 龚仁泰主编. 临床心电图鉴别诊断. 南京: 江苏科学技术出版社, 1999, 90 – 98.

13. Brady WJ, Chan TC. Electrocardiographic manifestations: benign early repolarization. J Emerg Med, 1999, 17（3）:473 – 478.

14. 黄宛主编. 临床心电图学. 第5版. 北京: 人民卫生出版社, 2003.

15. Bayes de Luna A, ed. Clinical electrocardiography: a textbook. 2nd, Mount Kisco: Future Publishing Company, 1993, 94 – 95.

16. Brady WJ. Benign early repolarization: electrocardiographic manifestations and differentiation form other ST segment elevation syndromes. Am J Emerg Med, 1998, 16（6）:592 – 597.

17. Madias JE. Early repolarization associated with accelerated atriovenyricular conduction（short PR interval）and incomplete right bundle brunch block: postulated mechanisms. J Electrocardiol, 2007, 40. ［Epub ahead of prit］

18. Kalla H, YanGX, Marinchak R. Ventricular fibrillation in a patient with prominent J（Osborn）waves and ST segment elevation in the inferior electrocardiographic leads: a Brugada syndrome variant ? J Cardiovasc Electrophysiol, 2000, 11（1）: 95 – 98.

19. Letsas KP, Efremidis M, Pappas LK. Early repolarization syndrome: is it always benign? Int J Cardiol, 2007, 114（3）: 390 – 392.

20. Khan IA, Ajatta FO, Ansari AW. Persistent ST segment elevation: a new ECG finding in hypertrophic cardiomyopthy. Am J Emerg Med, 1999, 17（3）:296 – 299.

21. Ogawa M, Kumagai K, Yamanouchi Y, et al. Spontaneous onset of ventricular fibrillation in Brugada syndrome with J wave and ST segment elevation in the inferior leads. Heart Rhythm, 2005, 2（1）:97 – 99.

22. Alimurung BN, Gilbert CA, Felner JM, et al. The influence of early repolarization variant on the exercise electrocardiogram: a correlation with coronary arteriogram. Am Heart J, 1980, 99（6）:739 – 745.

23. 王润华, 易发井, 刘其春, 等. 早期复极综合征冠状动脉造影结果评价. 中国介入心脏病学杂志, 2002, 10（2）: 75 – 76.

24. Turnipseed SD, Bair AE, Kirk JD, et al. Electrocardiogram differentiation of benign early repolarization versus acute myocardial infarction by emergency physicians and cardiologists. Acad Emerg Med, 2006, 13（9）:961 – 966.

EASI 导联与常规 12 导联心电图在心肌缺血诊断中的比较

常规 12 导联心电图（stECG）是评估心肌缺血和心律失常的一个重要的无创方法。将心前区 6 个电极放置在准确部位是获取标准 12 导联心电图的基本条件。如果电极位置偏离标准位置 10～20 mm，QRS 波形就能发生显著改变。stECG 记录仪需要 4 个肢体导联电极和 6 个胸前电极，因 stECG 需将 4 个肢体导联电极放置于四肢末端，不适于持续心电监护，故临床上用于持续监测的设备多采用 Mason - Likar 导联系统。采用 Mason - Likar 导联的心电监护系统（ML - ECG）需要 3 个或 5 个导联。还有一种 120 导联 ECG 系统，采用在心前区和后背区分别放置 60 个导联电极，但实用性差，仅用于有关的心电图研究。急诊室和监护病房常用 ML - ECG。为了降低噪音，将肢体导联电极位点放置在 Mason - Likar 位点而不是手腕和脚腕。临床实践中发现常用的导联系统存在以下缺点：①10 个电极很难保证稳定定位，如果一个电极与皮肤接触不良，产生的多导联 ECG 势必受影响，并触发错误报警；②为了保持电极位置，对易出汗的患者常常需要反复更换电极片，增加费用和时间消耗；③在下垂乳房的女性和多胸毛的男性保持前胸区电极位置也比较困难，并且干扰心电描记的记录位点；④多个电极增加皮肤刺激和皮肤破损几率；⑤胸前多个电极和导线干扰心脏急救、床旁胸片、记录 stECG 和除颤等临床操作。Dower 等[1]人应用准正交 EASI 导联系统（EASI - ECG）成功地解决了以上问题。最近的研究表明：EASI - ECG 与 stECG 和 ML - ECG 一样，具有同等准确性，甚至在某些方面具有更多的优势。

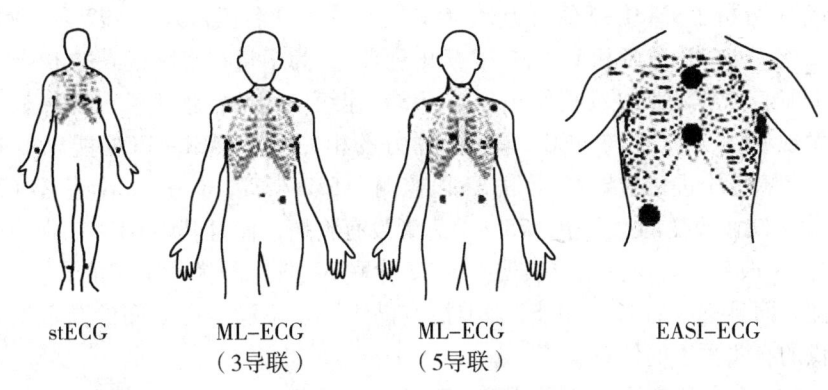

stECG　　ML-ECG　　ML-ECG　　EASI-ECG
（3导联）　（5导联）

图 1 - 3 - 1　EASI 导联系统

一、EASI 系统原理

EASI 导联系统基于心电向量双极理论，采用 4 个 EASI 导联电极位点推导 12 导联心电图和其他想要位点的 ECG。4 个记录电极分别为 E、A、S、I 和一个接地电极。E 电极放置在胸骨下段，A 和 I 电极分别放在左右腋中线与 E 电极同一水平的位置，S 电极放置在胸骨柄（图 1 - 3 - 1）。这个系统的电极放置的解剖位点非常容易标识，而且能避开其他心前区操作。它的信号输出为三个向量（水平、垂直和矢状方向）的类 xyz 信号，即 x'y'z'，通过转化成 xyz 信号，形成一个由 EASI 导联构成的矩阵。通过相应的数学公式运算［Lderive = a（A - I）+ b（E - S）+ c（A - S）］，其中 AI、ES 和 AS 分别反映心电向量在冠状面、矢状面及额状面的变化，这三个双极导联构成一立体心电向量环（a、b、c 为相关系数），转换后得出 12 导联心电信息。

与 Mason – Linkar 12 导联相比，EASI 导联系统在左右腋中线各应用 1 个电极，不易受肌电干扰。Welinder A 等[2] 比较 EASI – ECG 和 ML – ECG 在体力活动时的信号质量（基线摆动和肌电干扰幅度），结果显示：在抗肌电干扰方面，EASI 导联系统在不同的活动中表现出更好的肢体导联信号。

二、EASI 导联系统推导的 12 导联心电图的精确性

不同导联心电图对心肌缺血的敏感性不同，正确显示和记录缺血相关导联的 ECG 变化对临床诊断和治疗至关重要。动态心电图中最常用的双极导联是 CM5、CM3 和改良下壁导联。CM5 是检出心肌缺血敏感性最高（89%）的单一导联。加上 CM3 可使敏感性增加到 91%，加下壁导联可使敏感性增加到 94%。而 EASI – ECG 对缺血的敏感性更高。Horácek BM 等[3] 对 ECG 检测急性心肌缺血的最敏感的心电图导联进行了研究。该研究用 120 导联数字化 ECG 记录三组球囊扩张的单支血管患者（LAD, 32 名；LCX, 23 名；RCA, 36 名）。测量缺血期所有导联 ST 段偏离基线水平程度（△ST）。分别用 stECG、EASI – ECG、Frank 正交系统、最敏感单极导联、最敏感双极导联的导联位点分析缺血敏感的 △ST。结果显示与 LAD 相关的缺血最敏感部位是 V_3（+）和低 V_8（-）；RCA 相关的缺血最敏感导联部位是：左髂峰（+）和在第三肋间隙 V_3 上方（-）；LCX 相关最敏感导联部位是：V_8（+）下和 V_2 上在第三肋间隙（-）。这些记录位点检测三支血管缺血最敏感的双极电极（LAD、RCA、LCAX）的平均 △ST ± SD 分别为为 232 ± 89，245 ± 96，158 ± 91μV。在 stECG 中只有 V_3 导联接近 LAD 相关缺血导联上 ST 的偏离程度（最佳 △ST = 187 ± 61μV）；Ⅲ 导联接近 RCA 相关缺血导联（最佳 △ST = 191 ± 76μV）。从 stECG 或 EASI – ECG 通过 3 个最敏感血管特异性导联能够鉴定与 LAD, LCX 和 RCA 相关缺血的平均敏感性（SE）和平均阳性预测值（PPV）分别为 94.7/92.8%、78.7/80.9% 和 81.5/80.9%。其中 stECG 可以获得血管特异的 ECG 同样的表现（93.0/93.4%，76.6/82.0%，76.8/83.2%）和 EASI – ECG 为（97.8/88.4%，78.0/80.2%，76.8/83.2%）。由此可见，EASI 系统对缺血的敏感性优于 stECG。

Horácek BM 等[4] 分析了 EASI – ECG 的诊断精确性。在 290 名正常人和 497 名 OMI 患者（包括 36 名非 Q 波 MI，282 名 Q 波 MI 患者和 179 名 VT 病史患者）。为了量化实际记录的 12 导联心电图和推导 12 导联心电图，该研究根据心肌梗死损伤积分（CIIS）连续应用两组诊断性分类 – 从正常患者中分为几个亚组；结果发现 EASI – ECG 与 stECG 具有非常好的相关性。EASI – ECG 能忠实再现 CIIS 需要的诊断特点。在 250 名患者中进行推导 12 导联 ST 段监测 11532 小时，其中 55 个患者（22%）有 176 次缺血发作。55 个发生缺血改变的患者中，75% 的患者没有胸痛，而且其中 64% 在常规心电图导联监测中没有发现缺血性 ST 改变。该研究结果表明推导 12 导联 ST 段监测优于常规的导联 V_1 和 Ⅱ 导联对短暂心肌缺血的监测。而且推导的 12 导联 ST 段监测有助于识别不稳定心电图的高危患者和提供一般的临床方法不能提供的有关预后的信息。

另外，Martínez JP 等[5] 研究比较了同时记录 EASI – ECG 和 stECG 的 QT 间期，证实两种方法获得的 QT 间期一致性是可以接受的，可忽略的均差和相关系数在 0.91 ~ 0.98 之间。通过多导联 QT 间期的测量比单导联更加稳定，并且两种方法具有更好的一致性（相关系数：0.98；QT 差别，1.1 ± 9.8ms）。在应用多导联划定方法时，EASI – ECG 对 QT 的检测是可信的。

三、EASI 导联系统评价心肌缺血的优越性

监测所有 12 导联 ECG 的 ST 段改变对急性冠脉综合征患者发生的心肌缺血是非常必要的。许多研究证明，如果不应用动态心电图进行评估，有 80% 发生在日常生活中的无症状缺血事件不能被诊断。ACC 指南认为应用动态心电图监测心肌缺血可以识别高危患者。而对于稳定型冠心病患者，动态心电图监测的心肌缺血事件与将来冠脉事件和心脏性猝死发生率高度相关。Drew BJ 等[6] 比较研究了 12 导联 ST 段监测与单导联最大 ST 段心电监测在检测急性冠脉综合征患者发生心肌缺血的作用。在 422 名发生心肌梗死或进行导管介入治疗患者，应用 EASI 导联系统持续监测直到患者离开监护病房。结果发

现：312 名（74%）患者可以发现有最大 ST 段偏离导联，剩余 110 名（26%）可以发现无 ST 段抬高的非 Q 波心肌梗死或在球囊扩张时无 ST 段改变。在 18394 小时 12 导联 ST 段监测中，312 名患者中有 118 名（28%）患者发生总共 463 次缺血事件，其中 80% 都无症状。在检测有最大 ST 段偏离导联的 377 次缺血事件中，159 次（42%）在这个导联中未被发现（敏感性，58%）。常规监测导联 V_1 和 II 导联只能发现 463 次事件中的 152 次（敏感性 33%）；因而作者认为对于不稳定冠心病患者，要检测正在发生的心肌缺血，采用 12 导联心电图监测是必要的。

Sejersten M 等[7]比较了 stECG 和 EASI - ECG 在诊断冠脉血管成形术诱导的心肌缺血中的作用。在 PCI 中 207 名患者持续监测 EASI - ECG。在 PTCA 过程中 171 名（83%）有典型的 ST 段改变。EASI - ECG 的 ST 段偏离幅度与那些临床上无症状心肌缺血一致（平均 ST 偏离峰值 225μV）。stECG 和 EASI - ECG 记录到的 151 名患者中 150 名在有或无缺血症状中的一致率 >99%。把 stECG 作为金标准，EASI - ECG 没有假阳性结果，仅有 1 例假阴性结果。而且，在前后壁缺血方面两种方法有近乎完美的一致率。Sejersten M 等还比较了[8]EASI - ECG 和 ML - ECG 在诊断临床工作中获取的 12 导联 ML - ECG 在检测急性缺血方面的相似性。通过应用 120 导联体表电位标测记录 88 名患者在球囊扩张成形术球囊扩张前后的电位变化，将其分为应答组和无应答组。在心前区放置 60 导联电极，记录每一个患者缺血状态和非缺血状态：ML - ECG、EASI - ECG 和 stECG 分布在 60 个设置点。统计所有 12 个导联获得 ΣST，应用辅助程序方法，确定在不同 ΣST 阈值定义心肌缺血的平均敏感性和特异性。结果提示 EASI - ECG 和 ML - ECG 一样，能准确地检测心肌缺血。

与传统的心前区电极相比，添加胸骨和腋中线的 EASI 导联电极应用更加方便，尤其在女性患者。Feldman CL 等[9]比较了在院前应用 EASI - ECG 和 ML - ECG 的区别。该研究比较了 200 个序贯因胸痛转移到 3 个医院接受 2 种不同急救服务（EMS），患者同时接受 EASI - ECG 和 ML - ECG。EMS 同时提供 EASI - ECG 和 stECG。尽管这两个系统在发现相关的心电图异常中没有差别，但对参与急救的人员进行问卷调查发现 EASI 系统更容易被接受，特别对女性患者更易于接受。

Wehr G 等[10]比较了 EASI - ECG 和 stECG 在诊断急性冠脉综合征方面等效作用。在 203 名因胸痛住院的患者急救人员到达现场时和 4~8 小时后同时记录 EASI - ECG 和 stECG。177 名患者获得一致的最后诊断。应用 stECG 作为金标准通过 EASI 正确的诊断或排除 STEMI 的特异性为 94%，敏感性为 93%。两种方法在发现心肌损伤具有同样的特异性和敏感性。因此认为 EASI - ECG 在诊断心肌缺血方面与 stECG 具有同等价值。

四、EASI 系统在急救和重症监护中的优势

尽管 12 导联 ECG 是一个重要的评估心肌缺血和心肌梗死的无创性方法，而记录所有 12 导联心电图经常会有困难。持续应用 12 导联 ECG 监测可能遇到电极数过度、运动伪像、患者不舒服和患者抗拒等干扰，但 EASI 导联系统因用更少的导联电极解决了这些问题.

在急诊室经常可见监测导联电极松脱导致准确性降低，所以精确的心前区导联电极放置往往比较困难。准正交 EASI 导联系统提供了一个可行的解决方法。Sejersten M 等[11]进行了 EASI - ECG 心前区波形与 stECG 和 ML - ECG 之间的比较研究。该研究认为急救人员在急救情况下和非急救情况下放置心前区电极位置与电极的标准解剖位置存在明显差别。与标准导联相比，急救人员 6 个心前区电极位置放置错误不是随机的，多数偏下或偏右，V_1 和 V_2 导联经常放置比较高和间距比较宽，V_4 和 V_6 放置偏下和偏左。V_3 ~ V_5 在女性与男性平均差别较大。这种差别的可能原因是急救人员放置临近乳房的 V_4 和 V_5 导联经常偏下，而并未放置在解剖学第五肋间乳房组织上。在体重指数（BMI）>30 的受试者并未观察到均差偏离的趋势，这是因为在这些患者的电极放置部分是依靠体表标记而不是骨性标记。回顾分析 8 个有差别的病例发现 EASI 系统在 V_4 和 V_5 导联 ST 段偏离和 V_6 导联 T 波波幅更加接近 stECG，而 ML - ECG 在 V_6 导联 T 波波幅、V_1、V_2、V_4 导联 Q 波波幅和 V_1 导联 ST 段偏离更加接近 stECG。结果提示 EASI - ECG 能提供一个可以替代 stECG 的心前区心电图，且资料获得更容易，并能

节省急诊室的宝贵时间。在波形诊断精确性比较中，EASI-ECG 与 stECG 一样，能准确诊断 PR、QRS、QT 间期、心电轴及左右束支传导阻滞、分支阻滞、陈旧心肌梗死、宽 QRS 心动过速、心源性心律失常、ST 抬高和心肌缺血等。

Chantad D 等[12]对 282 名进入冠心病监护病房的患者同时进行了 EASI-ECG 和 stECG 监测对比研究。应用 Kappa 分析统计发现，在心律失常和多形性室早形态学方面，两种方法的检测结果一致。在急性冠脉综合征患者中分析 ST 段偏离，结果发现这两种方法在阐释心源性心律失常有完全的一致性（$\kappa = 1$）。在分析 ST 段偏离时，两者具有显著相关性（相关系数从 I 导联的 0.62 到 aVF 的 0.823，在所有导联 $P < 0.001$）。因此，EASI-ECG 在重症病房评价 ST 段偏离和心律失常方面的结论是准确、可信的。

Rautaharju PM[13]等比较了在急诊室和重症监护病房用 EASI-ECG 和 stECG 诊断急性心肌缺血和陈旧性心肌梗死（OMI）的可比性。对于缺血研究，记录了在进行冠状动脉腔内成形术（PCI）的 40 个患者在球囊扩张前和球囊扩张的高峰期的 ECG；对于陈旧性心梗的研究，采用了 382 例非心肌梗死患者和 472 名已经酶学证实的 OMI 患者的 ECG。由二位富有经验的 ECG 阅读者作为独立的标准分别进行各导联比较，同时应用 Philips ECG 分析程序进行分级。结果显示无论是心电图阅读者还是计算机程序在检测球囊扩张时心肌缺血或 OMI 方面 EASI-ECG 和 stECG 没有差别。在心电阅读者和导联系统之间对检测心肌缺血亦没有显著差异。因而认为通过 EASI 导联推导的 12 导联心电图在急诊情况下可以替代标准 12 导联心电图进行监测。Drew BJ 等[14]的一个前瞻性研究在 250 名因不稳定心绞痛或心肌梗死治疗患者用 EASI-ECG 和常规心电图 V_1 和 II 导联检测短暂性心肌缺血的情况。在 11532 小时的 EASI-ECG 监测中，250 名患者中的 55 名（22%）有 176 次缺血事件发生。在这些患者中 75% 患者没有症状，而 64% 在常规心电监测中没有缺血改变。在 5 个进展为经血管造影证实的由于斑块破裂并接受 PCI 的患者，在 EASI-ECG 监护中有缺血发现（敏感性 100%）。在缺血事件发生的心绞痛患者中 17% 发生严重并发症，而在没有缺血事件发生中只有 3%。

五、EASI 系统带来的新发现

常规 Holter 为模拟二导联（II 和 V_5）或模拟 3 导联（II、V_1 和 V_5），其反映的心电信息量明显少于标准 12 导联心电图，对于某些复杂的心律失常如室上性心动过速伴差异传导和室速的鉴别以及心肌缺血的定位则显不足。Holter 监测被广泛应用于发现，诊断和评价心律失常的治疗。Denes P 等[15]在研究了 Holter 记录的心律失常中用 EASI 推导的 12 导联心电图在鉴别诊断中的重要性。与传统 3 通道 Holter 相比，EASI-ECG 在检测 P 波和 ST 段偏离、评估 QRS-T 变化和室性异位搏动及室上性搏动并差异性传导中的价值。而且 EASI-ECG 能提供比一般 3 通道 Holter 更多的有关心律失常的额外信息。Denes P[16]还应用 EASI-ECG 监测系统研究了冠心病相关的非持续性室速多形性特点。通过 24 小时 EASI-ECG 心电监测获得 22 名患有冠心病患者的非持续性室速的多形性图形。总共记录到 60 个非持续性室速发作。在这其中，20 个是单形，40 个是多形。单形性 VT 的平均频率比较快（140 ± 32 vs 124 ± 16bpm；$P < 0.01$），发作间期长 [（5.3 ± 2.0 vs 4.0 ± 1.0 跳；$P < 0.02$）]。大多数多形性 VT 发作图形（87%）只有 2 种不同的 QRS 波形。亦可见到 4 种不同的独立的非持续性室速发作，这 4 种波形可能与非持续性室速的发生机制有关（折返性或自律性）。发生多形性非持续性室速患者在发作期经常发生形态学变化。这些发现的临床价值需要进一步研究评价。

综上所述，与传统 12 导联心电图相比，EASI 系统在心肌缺血诊断中具有更高的准确性和有效性，更易为临床所接受。

（方丕华　刘　俊）

参 考 文 献

1. Dower GE, Yakush A, Nazzal SB, et al. Deriving the 12-lead electrocardiogram from four (EASI) electrodes. J Electro-

cardiol, 1988, 21 Suppl: S182 - 187.

2. Welinder A, Sörnmo L, Feild DQ, et al. Comparison of signal quality between EASI and Mason - Likar 12 - lead electrocardiograms during physical activity. Am J Crit Care, 2004, 13 (3): 228 - 234.

3. Horácek BM, Warren JW, Penney CJ, et al. Optimal electrocardiographic leads for detecting acute myocardial ischemia. J Electrocardiol, 2001, 34 Suppl: 97 - 111.

4. Horácek BM, Warren JW, Stóvícek P, et al. Diagnostic accuracy of derived versus standard 12 - lead electrocardiograms. J Electrocardiol, 2000, 33 Suppl: 155 - 160.

5. Martínez JP, Laguna P, Olmos S, et al. Assessment of QT - measurement accuracy using the 12 - lead electrocardiogram derived from EASI leads. J Electrocardiol, 2007, 40 (2): 172 - 179.

6. Drew PJ,. Pelter MM, Adams MG, et al. 12 - Lead ST - segment Monitoring vs single - lead maximum ST - segment monitoring for detecting ongoing ischemia in patients with unstable coronary syndromes. (American Journal of Critical Care, 1998, 7: 355 ~ 363

7. Sejersten M, Pahlm O, Pettersson J, et al. Comparison of EASI - derived 12 - lead electrocardiograms versus paramedic - acquired 12 - lead electrocardiograms using Mason - Likar limb lead configuration in patients with chest pain. J Electrocardiol, 2006, 39 (1): 13 - 21.

8. Sejersten M, Wagner GS, Pahlm O, et al. Detection of acute ischemia from the EASI - derived 12 - lead electrocardiogram and from the 12 - lead electrocardiogram acquired in clinical practice. J Electrocardiol, 2007, 40 (2): 120 - 126.

9. Feldman CL, Milstein SZ, Neubecker D, et al. Comparison of the five - electrode - derived EASI electrocardiogram to the Mason Likar electrocardiogram in the prehospital setting. Am J Cardiol, 2005, 96 (3): 453 - 456.

10. Wehr G, Peters RJ, Khalifé K, et al. A vector - based, 5 - electrode, 12 - lead monitoring ECG (EASI) is equivalent to conventional 12 - lead ECG for diagnosis of acute coronary syndromes. J Electrocardiol, 2006, 39 (1): 22 - 28.

11. Sejersten M, Pahlm O, Pettersson J, et al. The relative accuracies of ECG precordial lead waveforms derived from EASI leads and those acquired from paramedic applied standard leads. J Electrocardiol, 2003, 36 (3): 179 - 185.

12. Chantad D, Krittayaphong R, Komoltri C. Derived 12 - lead electrocardiogram in the assessment of ST - segment deviation and cardiac rhythm. J Electrocardiol, 2006, 39 (1): 7 - 12.

13. Rautaharju PM, Zhou SH, Hancock EW, et al. Comparability of 12 - lead ECGs derived from EASI leads with standard 12 - lead ECGS in the classification of acute myocardial ischemia and old myocardial infarction. J Electrocardiol, 2002, 35 Suppl: 35 - 39.

14. Drew BJ, Adams MG, Pelter MM, et al. ST segment monitoring with a derived 12 - lead electrocardiogram is superior to routine cardiac care unit monitoring. Am J Crit Care, 1996, 5 (3): 198 - 206.

15. Denes P. The importance of derived 12 - lead electrocardiography in the interpretation of arrhythmias detected by Holter recording. Am Heart J, 1992, 124 (4): 905 - 911.

16. Denes P. Morphologic characteristics of nonsustained ventricular tachycardia detected during Holter monitoring associated with atherosclerotic coronary artery disease. Am J Cardiol, 1993, 71 (1): 57 - 62.

 # 心电图导联与心电图图形

心电图图形取决于记录导联的电极位置，通常采用标准 12 导联来记录静息常规心电图。随着心电图记录技术的不断发展，已经不再局限于静息心电图、动态心电图和运动心电图（运动试验），且已经广泛用于临床。

标准 12 导联由肢体导联和胸前导联组成。双极肢体导联临床应用已有百年历史，单极加压肢体导联和单极胸前导联临床应用也有 65 年历史。随着心电图广泛应用和应用面的扩大，以及心电图技术的发展，尤其是数字心电图的发展，沿用了百年的导联系统正在发生变化。

一、标准 12 导联

标准 12 导联中 I、II 和 III 导联为双极肢体导联，而 aVR、aVL 和 aVF 导联为单极加压肢体导联，$V_1 \sim V_6$ 导联为单极胸前导联。标准 12 导联的电极位置见图 1-4-1。历史上，肢体导联的电极分别安放在手腕或脚踝处。1975 年美国心脏病学会（AHA）推荐肢体电极可以安放在上肢或下肢的远段即可，而非必须在手腕或脚踝处（图 1-4-1）。尽管普遍认为心电图上的振幅、时间间期和电轴，与电极在肢体上的位置无关，但电极的位置仍可能改变心电图的图形，尤其是肢体导联的图形。在四个肢体中，左上肢电极的位置，对图形的影响最大[1]，原因是左上肢与心脏之间的距离最近。电极在肢体上的位置改变后，心电图图形改变程度，是否足以要改变心电图的诊断标准，仍是未被肯定的问题。

二、改良 12 导联

通常肢体导联的电极，放置在手腕或脚踝处。然而在运动试验中，肢体运动将给心电图记录带来很大的影响。为了降低运动试验中，肢体肌肉运动对运动心电图的影响，1966 年 RE Mason 和 I Likar[2] 提出了改良 12 导联，将安放在肢体的电极，改良为安放在躯体。具体电极位置分别为：上肢的电极移至锁骨下窝（三角肌边缘，锁骨下 2cm），下肢的电极移至腋前线，肋缘与髂前上棘之间的中点（图 1-4-2）。该改良 12 导联又称为 Mason - Likar 导联。随着运动试验广泛用于临床，Mason - Likar 导联也被广泛应用。除了用于运动试验外，Mason - Likar 导联已经逐步推广用于其他类型的心电图记录中。首先为了在急诊中便于记录，1993 年 Fesmire[3] 建议将 Mason - Likar 导联，用于长时间 12 导联心电监护；同样为了便于记录，1995 年 Takuma[4] 建议在急诊采用 Mason - Likar 导联记录静息心电图。2007 年 4 月召开的国际计算机化心电图年会上，提出用 Mason - Likar 导联常规记录静息 12 导联心电图[5]。随着 12 导联动态心电图进入临床，为了便于日常活动和缩短导线长度，Mason - Likar 导联也被用于 12 导联动态心电图记录中。尽管研究认为 Mason - Likar 导联是良好的改良导联，由电极位置改变而产生的心电图误差是在被允许的范围内，但不少的比较研究，结果仍显示二类导联所记录的心电图存在差异性。

对于肢体导联心电图的改变，目前公认的改变是 QRS 波电轴右偏、II、III 和 aVF 导联中 R 波振幅增加和 I 和 aVL 导联 R 波振幅降低[4,6~8]，同时有 ST 段和 T 波的改变。这些图形的改变，可以使 36% 的正常心电图，成为"异常心电图"[8]。通常认为 Mason - Likar 导联的误差在胸前导联中微小[9]。

在中国人群中这方面的研究较少，本院曾在正常中国人中进行比较[10,11]，结果发现与标准肢体导联相比，Mason - Likar 肢体导联心电图的差异包括：①电轴右偏，平均增加 23.3 ± 26.7 度；②II、III 和 aVF 导联中 R 波和 QRS 波振幅显著增加，ST 段显著压低，III 和 aVF 导联伴 T 波振幅降低或 T 波转为倒置；③I 和 aVL 导联 QRS 波振幅显著增加，ST 段显著抬高伴 T 波振幅增加；④QRS 波形态改变

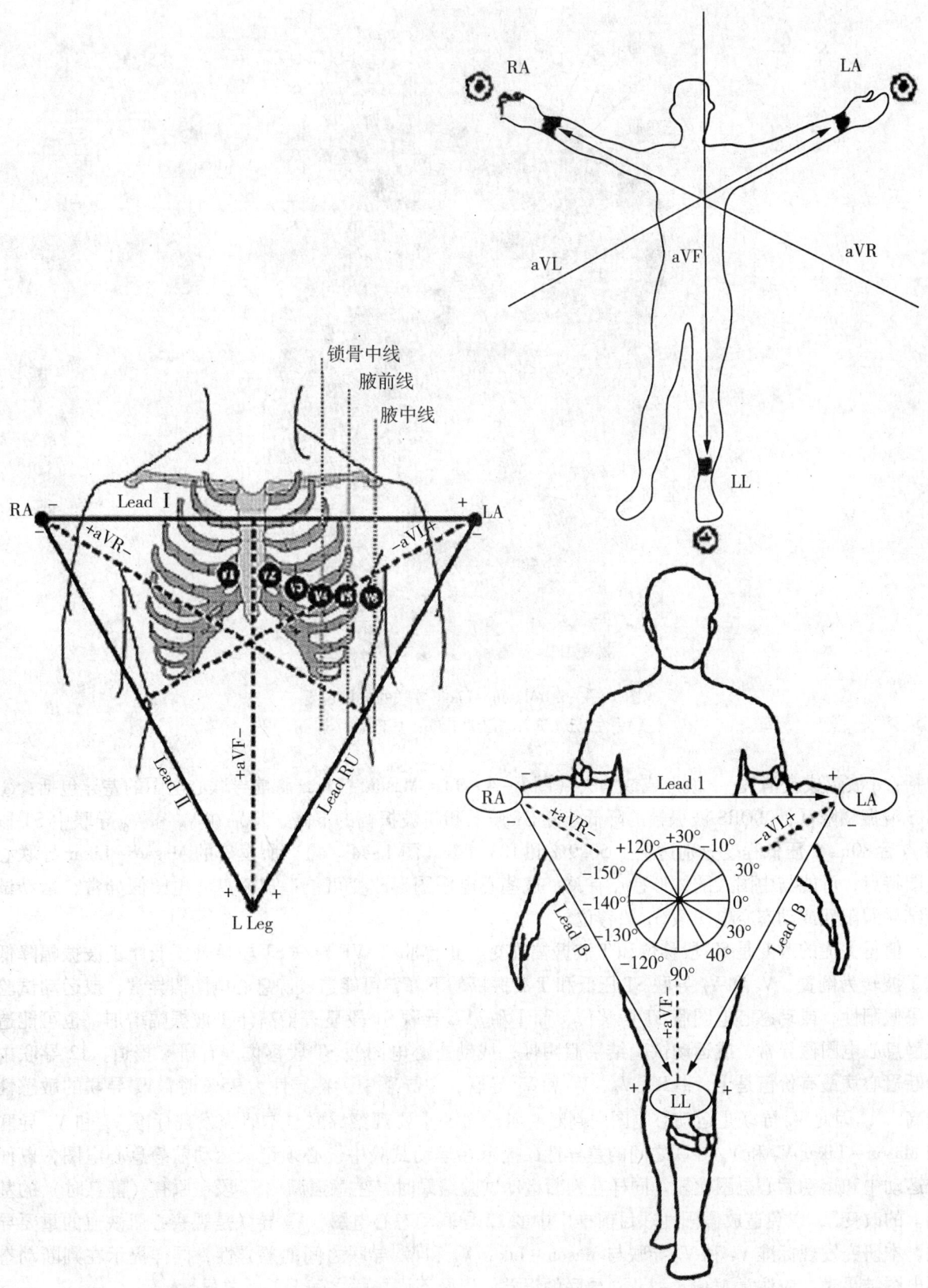

图 1 - 4 - 1　标准 12 导联的电极位置

Lead：导联；LA：左上肢；RA：右上肢；LL 或 L Leg：左下肢。左图：标准 12 导联的电极位置的模式图；右
上图：肢体导联的电极分别安放在手腕或脚踝处；右下图：肢体电极可以安放在上肢。

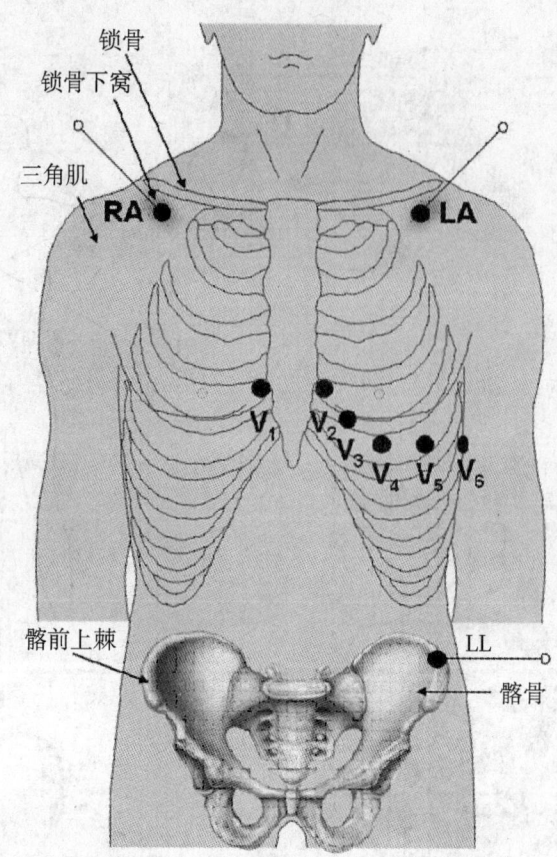

图 1 - 4 - 2　Mason - Likar 导联的电极位置
LA：左上肢；RA：右上肢；LL：左下肢。

包括：q 波形成或消失，s 波形成或消失（图 1 - 4 - 3）。Mason - Likar 胸前导联心电图的差异包括：① QRS 波振幅降低；②QRS 波振幅的降低伴随 ST 压低和 T 波振幅的下降，特别在 V₅ 和 V₆ 导联中 ST 段（J 点后 80ms）压低程度分别达到了 50.9% 和 103.4%（图 1 - 4 - 4）。所发现的 Mason - Likar 导联心电图特点，可能与中国人的体形特点有关。这些心电图图形改变可能造成静息心电图假异常，运动试验结果假阳性或动态心电图假 ST 段移位。

值得关注的改变是 ST 段移位和 T 波振幅改变。Ⅱ、Ⅲ 和 aVF 导联 ST 段显著压低伴 T 波振幅降低或 T 波转为倒置，V₅ 和 V₆ 导联 ST 压低和 T 波振幅的下降，可能造成静息心电图假异常，或运动试验结果假阳性，或动态心电图假 ST 段移位，而 Ⅰ 和 aVL 导联 ST 段显著抬高伴 T 波振幅增加，也可能造成静息心电图假异常，或运动试验结果假阴性，或动态心电图假 ST 段移位。有研究报道，12 导联中诊断冠心病最有价值是 Ⅰ、aVR、V₄、V₅ 和 V₆ 导联，单导联中，特异性为 95% 时，V₅ 导联的敏感性最高[12]，因此 V₅ 导联是运动心电图中判断心肌缺血的重要观察导联。本研究发现标准 V₅ 和 V₆ 导联与 Mason - Likar V₅ 和 V₆ 导联之间的差异性，提示在运动试验中，必须记录运动前静息心电图，以便与运动中和运动后心电图比较。同样在判断运动试验结果时，注意强调"ST 段在原有（静息时）的基础上的改变"，以免造成假阳性。目前推广中的 12 导联动态心电图，V₅ 导联是观察心肌缺血的重要导联，本研究发现标准 V₅ 和 V₆ 导联与 Mason - Likar V₅ 和 V₆ 导联之间的差异性，同样提示在判断动态心电图结果时，应注意 Mason - Likar 导联的误差，以及不同导联之间误差的差异性。

国际计算机化心电图学会推荐建议[13]：Mason - Likar 导联不能被认为等同于标准导联。二类导联记录的心电图，不能交替用于连续比较观察。坐位或立位所记录的心电图，不能等同于卧位标准导联心电图。

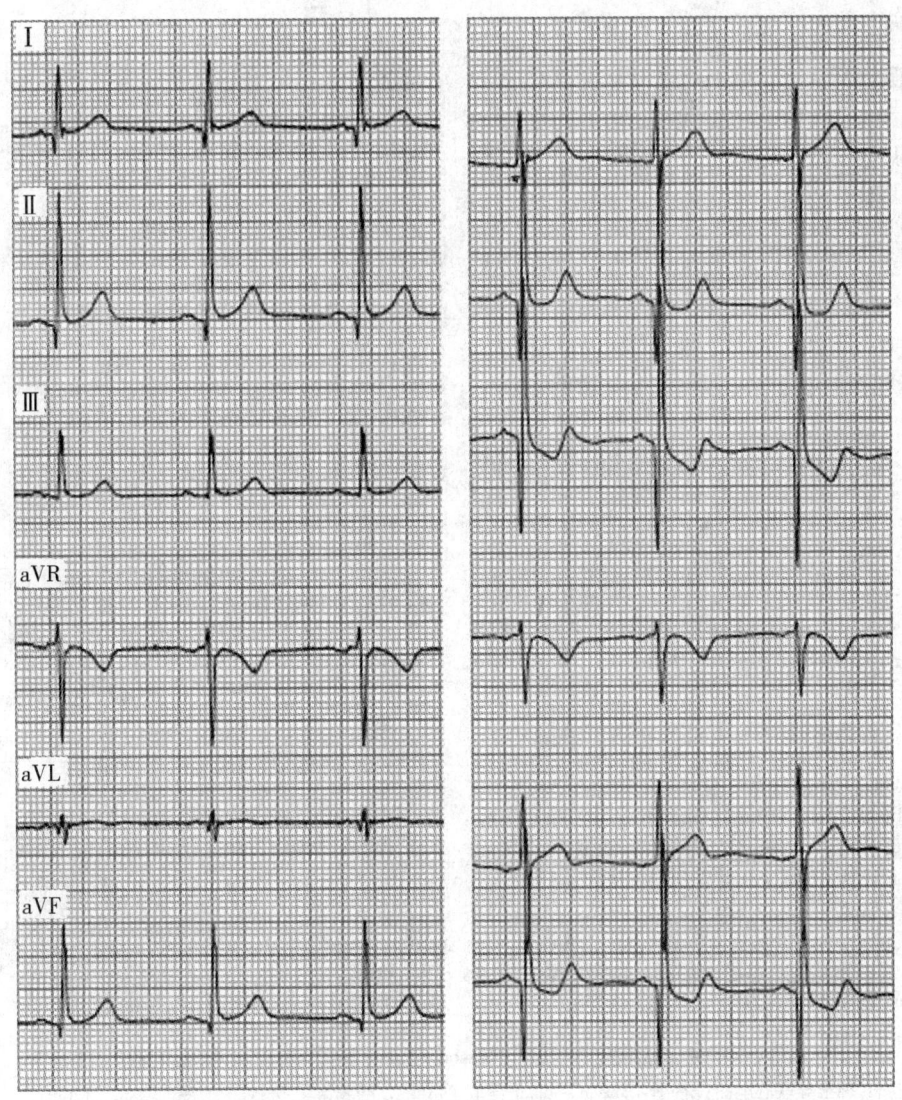

图 1 - 4 - 3　标准肢体导联与 Mason - Likar 肢体导联的心电图比较

左图：标准导联心电图；右图：Mason - Likar 导联心电图。受检者：男性，45 岁。身高：165cm，体重：63kg。图中可见 Mason - Likar 导联心电图中，Ⅱ、Ⅲ 和 aVF 导联中 R 波和 QRS 波振幅增加，ST 段压低，Ⅲ 和 aVF 导联伴 T 波振幅降低，其中Ⅲ导联变化最大；Ⅲ 和 aVF 导联异常 Q 波；Ⅰ 和 aVL 导联 QRS 波振幅增加，ST 段抬高伴 T 波振幅增加。心电图诊断由"正常"变成"异常"。

三、衍生导联

运用数学推导方法，可以从少数几个导联所记录的心电数据合成 12 导联心电图，由此而形成衍生的 12 导联心电图。衍生的心电图可以近似于但不完全等同于标准 12 导联心电图。EASI 导联是最常用于衍生 12 导联心电图的导联。EASI 导联是在 Frank 导联基础上改良的导联。Frank 导联是用于记录心向量图的正交导联（X、Y 和 Z 导联），由 7 个电极组成（图 1 - 4 - 5）。X 导联：正极（A）：左腋中线第五肋间，负极（I）：右腋中线第五肋间；Y 导联：正极（F）：左下肢，负极（H）：后颈近躯干处；Z 导联：正极（E）：前正中线第五肋间，负极（M）：后脊柱第五肋间；C 点：左前胸 A 和 E 之间的中点。EASI 导联由 5 个电极组成（图 1 - 4 - 6），沿用了 Frank 导联的 E、A 和 I 电极，另加了 S 点电极，位置是胸骨体中央上端，无关电极的位置是右肋弓处或其他任何位置[14]。EASI 导联的优点是电极数少，安放简单，在肢体上无需安放电极，便于患者的活动，同时也避免了乳房对心电记录的影响。

运用数学转换系数和转换算法，由 EASI 三导联心电图衍生 12 导联心电图的研究始于 20 世纪 80

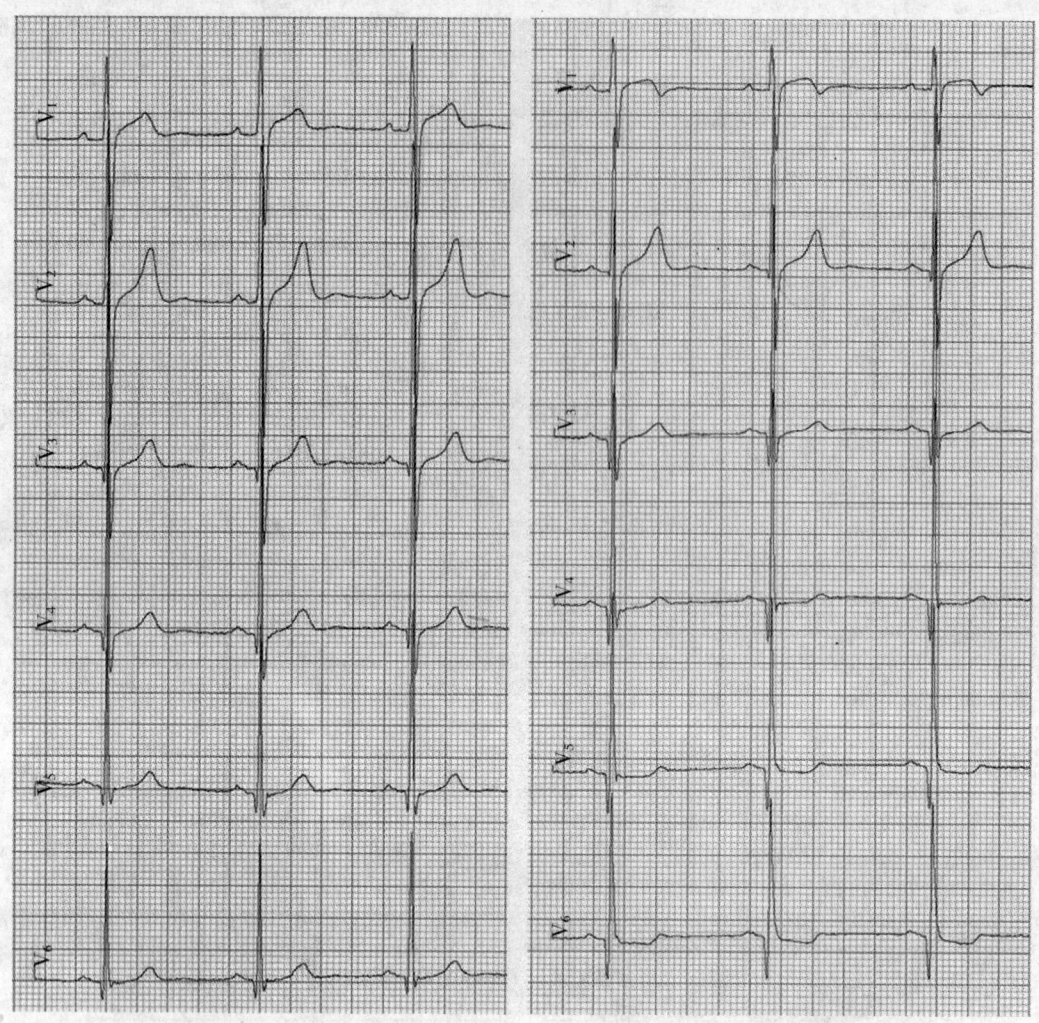

图1-4-4 标准胸前导联与Mason-Likar胸前导联的心电图比较

左图：标准导联心电图；右图：Mason-Likar导联心电图。受检者：男性，41岁。身高：170cm，体重：77kg。图中可见Mason-Likar导联心电图中，V_1导联QRS波振幅降低，V_5和V_6导联中ST段压低，T波振幅的下降。心电图诊断由"正常"变成"异常"。

年代末[14]。由于长时间的监护已广泛用于临床，从EASI导联衍生12导联心电图的运算方法，在临床医疗中应用和被验证。早期的研究在于对心律失常的诊断价值[15]，对急性心肌缺血与陈旧性心肌梗死的评定价值[16]。在这期间的一些研究发现，EASI导联衍生的12导联心电图与标准12导联心电图之间，存在有价值的相关性[17~19]。尽管如此，在图形的振幅和时间间期上，衍生的12导联心电图仍不同于标准12导联心电图，同时这些转换系数受到个体差异的影响。尤其值得关注的是衍生导联的ST段移位能否代替标准导联的ST段移位[20]。新近的研究，衍生导联ST段的测值与标准导联的ST段测值之间，所有导联都存在显著相关性，相关系数在0.62（Ⅰ导联）~0.832（aVF导联）之间[21]；用衍生导联心电图检出标准导联心电图中ST段压低或抬高，平均敏感性和特异性分别89%和99.5%（除V_2导联外）[21]。衍生导联心电图对ST段抬高的急性心肌梗死的诊断，敏感性93%（95%的可信区限：86%~97%），特异性94%（95%的可信区限：89%~97%）[22]。

　　以上所有的研究主要集中在北美人群，在北美人群中导出转换系数和转换算法。在亚洲人群中尚未进行较大样本的研究。由于北美人群和亚洲人群之间，在身高和体重方面存在差别，因此有必要在亚洲人群中进行研究。本院曾在627例住院者中，进行12导联心电图和EASI导联心电图的比较研究[23,24]。结果显示，二种导联系统之间的转换，亚洲人群与北美人群无显著性差异；导联之间的转换并不受年龄，性别和身高体重的影响。EASI导联衍生的12导联心电图与标准12导联心电图之间，尽

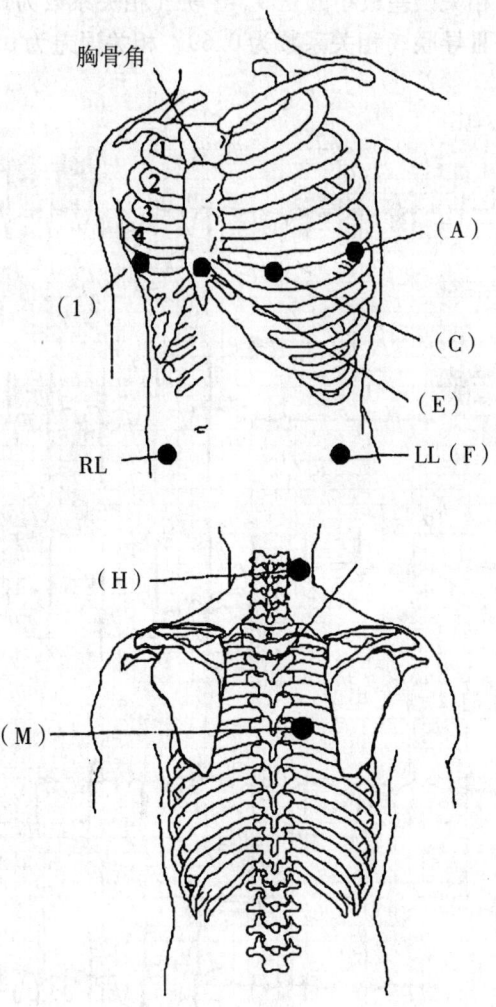

图 1 - 4 - 5 Frank 导联的电极位置
LA：左上肢；RA：右上肢；LL：左下肢；RL：右下肢。

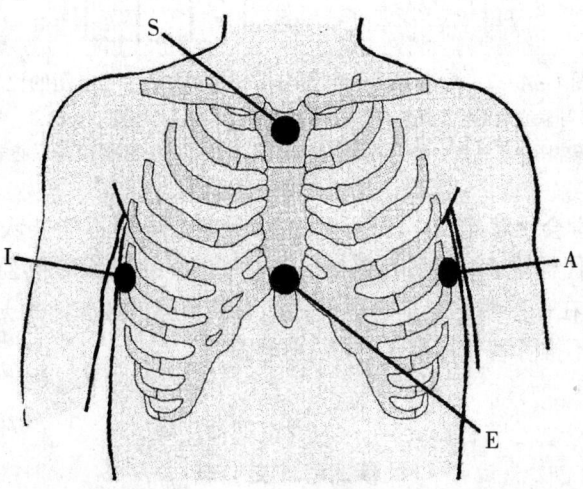

图 1 - 4 - 6 EASI 导联的电极位置

管存在良好的相关性（相关系数介于 0.69 ~ 0.98，相关误差介于 0.17 ~ 0.73），但各导联之间仍存在一定的差别，相关系数最大、相关误差最小的是 V_6 导联（相关系数为 0.98，相关误差为 0.17），相关系数最小、相关误差最大的是Ⅲ导联（相关系数为 0.69，相关误差为 0.73）（图 1 - 4 - 7）。

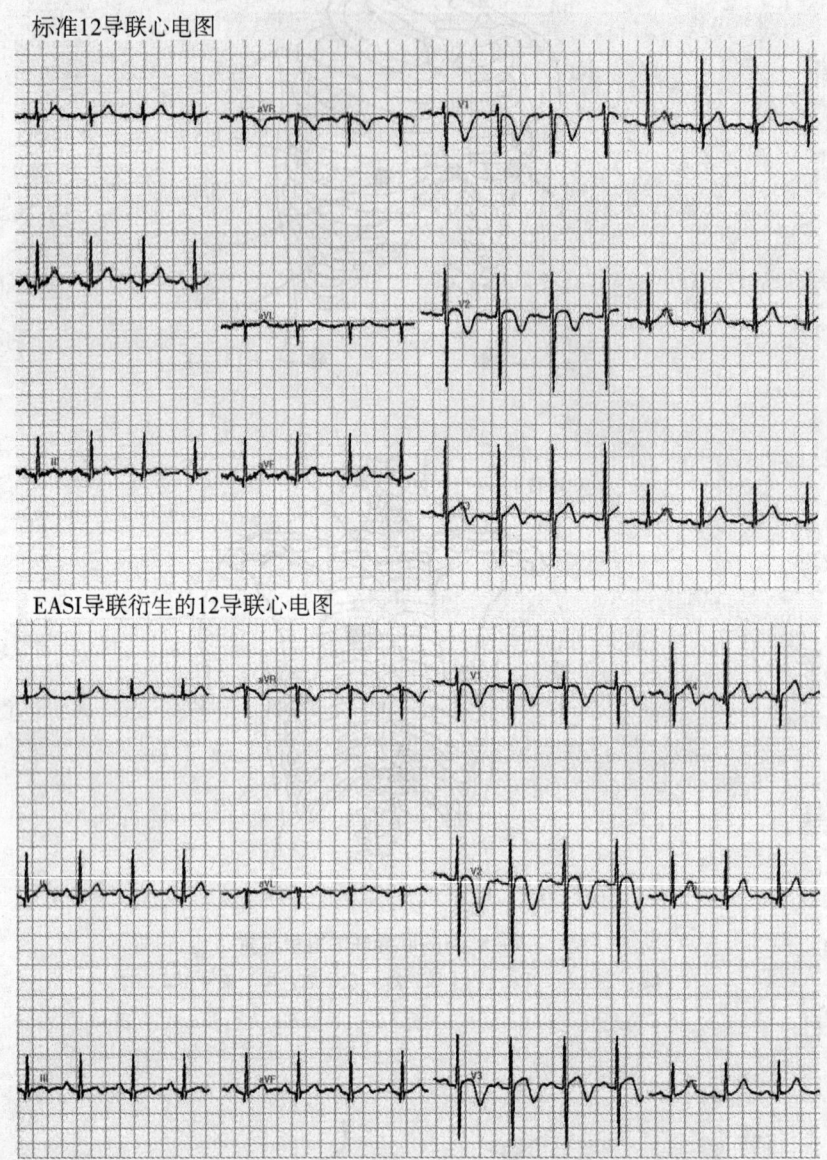

图 1 - 4 - 7　标准导联心电图与 EASI 导联衍生心电图的比较

上图：标准 12 导联心电图；下图：EASI 导联衍生的 12 导联心电图。受检者：男性，52 岁。身高：175cm，体重：75kg。图中可见衍生的心电图近似于但不完全等同于标准 12 导联心电图。

　　国际计算机化心电图学会推荐建议[13]：衍生的 12 导联心电图不能被认为等同于标准 12 导联心电图，常规应用中不推荐替代标准 12 导联心电图。衍生的 12 导联长时间监护中，应要明确标明。由 EASI 导联衍生的心电图，在一些用途中是合适的，如心脏节律的监护，但是不能被认为等同于标准 12 导联心电图或常规应用中不推荐替代标准 12 导联心电图。

（刘　霞）

参 考 文 献

1. Pahlm O, Haisty WK Jr, Edenbrandt L, et a. Evaluation of changes in standard electrocardiographic QRS waveforms recor-

ded from activity compatible proximal limb lead positions. Am J Cardiol, 1992, 69：253 – 257.

2. Mason RE, Likar I. A new system of multiple lead exercise electrocardiography. Am Heart J, 1966, 71：196 – 205.

3. Fesmire FM, Smith EE. Continuous 12 – lead electrocardiograph monitoring in the emergency department. Am J Emerg Med, 1993, 11：54 – 60.

4. Takuma K, Hori S, Sasaki J, et al. An alternative limb lead system for electrocardiography in emergency patients. Am J Emerg Med, 1995, 13：514 – 517.

5. Macfarlane PW. The Future of Electrocardiography. Anatol J Cardiol, 2007, 7 Suppl 1：1 – 4.

6. Edenbrandt L, Pahlm O, Sornmo L. An accurate exercise lead system for bicycle ergometer tests. Eur Heart J, 1989, 10：268 – 272.

7. Papouchado M, Walker PR, James MA, et al. Fundamental differences between the standard 12 – lead electrocardiograph and modified (Mason – Likar) exercise lead system. Eur Heart J, 1987, 8：725 – 733.

8. Jowett NI, Turner AM, Cole A, et al. Modified electrode placement must be recorded when performing 12 – lead electrocardiograms. Postgrad Med J, 2005, 81：122 – 125.

9. Papouchado M, Walker PR, James MA, et al. Fundamental differences between the standard 12 – lead electrocardiograph and modified (Mason – Likar) exercise lead system. Eur Heart J, 1987, 8：725 – 733.

10. 刘霞, 金琳, 郭芳等. 正常人标准肢体导联和 Mason – Likar 肢体导联心电图波段定量比较. 临床心电学杂志, 2007, 6：437 – 441.

11. 王鸿珍, 刘霞, Zhou SH. 正常人标准胸导联和 Mason – Likar 胸导联心电图波段定量比较. 临床心电学杂志（待发表）.

12. Viik J, Lehtinen R, Turjanmaa V, et al. Correct uitilization of exercise electrocardiographic leads in differentiation of men with coronary artery disease from patients with a low likelihood of coronary artery disease using peak exercise ST – segment depression. Am J Cardiol, 1998, 81：964 – 969.

13. Kligfield P, Gettes LS, Bailey JJ, et al. Recommendations for the standardization and interpretation of the electrocardiogram. J Am Coll Cardiol, 2007, 49：1109 – 1127.

14. Dower GE, Yakush A, Nazzal SB, et al. Deriving the 12 – lead electrocardiogram from four (EASI) electrodes. J Electrocardiol, 1988, 21 Suppl：S182 – 187.

15. Drew BJ, Pelter MM, Wung SF, et al. Accuracy of the EASI 12 – lead electrocardiogram compared to the standard 12 – lead electrocardiogram for diagnosing multiple cardiac abnormalities. J Electrocardiol, 1999, 32 Suppl：38 – 47.

16. Rautaharju PM, Zhou SH, Hancock EW, et al. Comparability of 12 – lead ECGs derived from EASI leads with standard 12 – lead ECGS in the classification of acute myocardial ischemia and old myocardial infarction. J Electrocardiol, 2002, 35 Suppl：35 – 39.

17. Horácek BM, Warren JW, Stovicek P, et al. Diagnostic accuracy of derived versus standard 12 – lead electrocardiograms. J Electrocardiol. 2000；33 Suppl：155 – 160.

18. Feild DQ, Feldman CL, Horácek BM. Improved EASI coefficients：their derivation, values, and performance. J Electrocardiol, 2002, 35 Suppl：23 – 33.

19. Horácek BM, Warren JW, Feild DQ, et al. Statistical and deterministic approaches to designing transformations of electrocardiographic leads. J Electrocardiol, 2002, 35 Suppl：41 – 52.

20. Sejersten M, Pahlm O, Pettersson J, et al. The relative accuracies of ECG precordial lead waveforms derived from EASI leads and those acquired from paramedic applied standard leads. J Electrocardiol, 2003, 36：179 – 185.

21. Chantad D, Krittayphong R, Komoltri C. Derived 12 – lead electrocardiogram in the assessment of ST – segment deviation and cardiac rhythm. J Electrocardiol, 2006, 39：7 – 12.

22. Wehr G, Peters RJ, Khalifé K, et al. A vector – based, 5 – electrode, 12 – lead monitoring ECG (EASI) is equivalent to conventional 12 – lead ECG for diagnosis of acute coronary syndromes. J Electrocardiol, 2006, 39：22 – 28.

23. Liu X, Zhou SH, Liu J, et al. Synthesis of 12 – lead ECG from 3 EASI leads：Investigation of Asian Population – specific Coefficients. Advances in Electrocardiology, 2004, 675 – 678.

24. 刘霞, Zhou SH, 邱慷等. EASI 3 导联衍生 12 导联心电图的应用研究. 临床心电学杂志, 2006, 15：430 – 433.

 Epsilon 波的特征、鉴别诊断及临床意义

Epsilon 波是 1977 年由 Guy Fontaine 在"致心律失常性右室发育不良（ARVD/C）"患者中正式报告并命名[1,2]的。当时 Guy Fontaine 在给一位"ARVD/C"伴有"持续性室性心动过速"病人行心外科手术过程中进行心外膜标测时，在整个心室除极之后记录到延迟的电位。Guy Fontaine 证实，这些晚来激动波由患者右心室游离壁延迟除极产生，这是 Epsilon 波的首次记录。

为何将其取名叫 Epsilon 波？第一：根据希腊文字母顺序：前五位字母表顺序分别是：ΑΒΓΔΕ（αβγδε）。Δ 已经用于代表预激综合征中旁道前传预先激动的心室波，Ε 则用来代表部分右室延迟激动波。第二：根据波形形态：在数字符号中，Ε 表示小的意思，而 Epsilon 波的确很小。

一、Epsilon 波特征

（一）心电图特征

Epsilon 波是位于 QRS 波之后，ST 段起始，呈高频、低振幅的小棘波或震荡波，持续几十毫秒，该波多见于右胸前 V_1、V_2 导联（图 1 - 5 - 1），也可出现在 V_3、V_4 或其他导联。当 $V_1 \sim V_4$ 导联均可见到 Epsilon 波时，V_1、V_2 导联该波持续时间较长。

（二）Epsilon 波的记录手段

1. 常规心电图 常规心电图对 Epsilon 波检出率在 30% 左右，如能充分进行皮肤准备、减少基线干扰、心电图机信号增益设置 20 mm/ mV、纸速设置 50 mm/ s，可提高检出率。

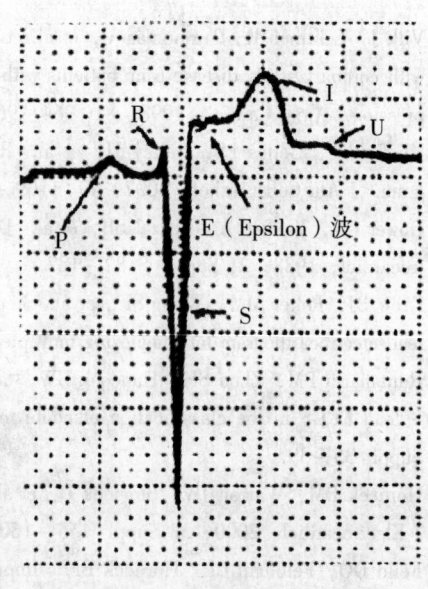

图 1 - 5 - 1 Epsilon 波

2. Fontaine 双极胸导联系统 Fontaine 提出增加 Epsilon 波检出率的记录方法：该导联系统应用常规导联系统的肢体导联线：红色肢体导联线电极放在胸骨柄处为阴极，黄色肢体导联线电极放在剑突处为阳极，绿色肢体导联线电极放在原胸导联 V_4 部位为阳极，将心电图机设置在 Ⅰ、Ⅱ、Ⅲ 导联位置，可记录出三个双极胸导联，分别称为 FⅠ、FⅡ、FⅢ 导联。将心电图机信号增益提高二倍后，可使 Epsilon 波更加清楚。与常规心电图相比，记录 Epsilon 波的敏感性提高了 2 ~ 3 倍。

3. 信号平均心电图（SAECG） 是一种用于放大体表心电图不易识别的心电信号，同时又除去由于肌电干扰而形成噪音的一种记录技术，但并不能明确分辨 Epsilon 波（右室晚电位），因为记录晚电位亦包括左室晚电位。Mehta[3] 等报道对于右室室速患者如果 SAECG 阳性，高度怀疑 ARVD/C。

4. 心外膜标测心电图 Guy Fontaine 采用该法首次记录 Epsilon 波，但是为有创检查，应用受到限制。

二、Epsilon 波发生机制

主要系右心室部分心肌细胞除极延迟所致。正常情况下，左右心室心肌细胞除极迅速而且几乎同步，除极产生的 QRS 波持续 60 ~ 100ms，在某些病理性情况下（如：ARVD/C），右心室部分心肌细胞

萎缩消失，被纤维或脂肪组织替代，产生了脂肪组织包绕的岛样存活心肌细胞，形成脂肪瘤样改变，使得右室部分心肌细胞除极延迟，在左室和右室大部分心肌除极后才出现，延迟的除极波出现在 QRS 波后、ST 段初始部分。因此 Epsilon 波在 V_1 和 V_2 导联记录最清楚，Epsilon 波也被称之为：后激动电位，右室晚电位。

三、Epsilon 波的鉴别诊断

（一）心电图的鉴别

体表心电图 Epsilon 波位于 QRS 波之后、ST 段起始，所以在 QRS 波和 ST 段交界处的波形都应被作为鉴别的对象。Epsilon 波主要和 J 波以及右束支传导阻滞在 V_1 导联形成的 R′波鉴别，也应注意 Epsilon 波和右束支传导阻滞有共存的情况。

1. J 波　又叫 Osborn 波，是位于 QRS 波与 ST 段最早部位之间一个十分缓慢的波，常起始于 QRS 波的 R 波降支（图 1 – 5 – 2），呈圆顶状或驼峰形，呈频率依赖性（心率慢时，J 波明显，心率增快时，J 波可以消失）。J 波大多出现在心电图的 V_3、V_4 导联，幅度变异较大，体温、血液 pH 值等因素都可影响 J 波的出现和形态。J 波的振幅持续时间无明确标准。可分为生理性（早期复极综合征），病理性（低温损伤，高钙血症、颅脑损伤和高血压），以及特发性 J 波（特发性室颤）。病理性 J 波：ST–T 呈现继发性压低，T 波倒置，多见于 Ⅱ，Ⅲ，V_5，V_6 导联。特发性 J 波出现预示室性心律失常发生的可能，预后较差。当明显直立的 J 波出现在 V_1 导联时，亦需和右束支传导阻滞鉴别。

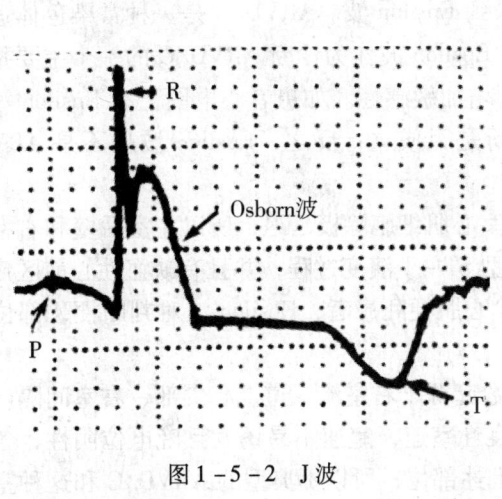

图 1 – 5 – 2　J 波

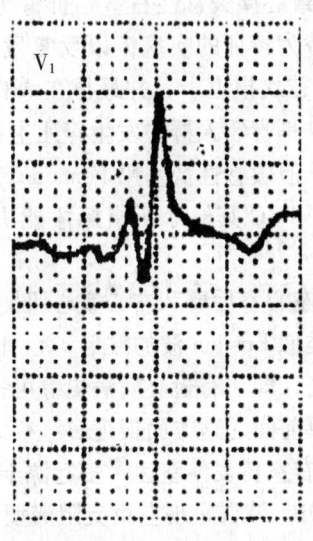

图 1 – 5 – 3　右束支传导阻滞

2. 右束支传导阻滞（RBBB）　是由于右束支传导障碍而产生一个向右前的终末向量，以致在 V_1、V_2 导联有 R′波（图 1 – 5 – 3），并出现继发性复极异常。Epsilon 波的出现往往也有 T 波倒置。但右束支阻滞心电图同时在其他导联也有相应改变，例如：V_5、V_6 导联有粗钝 S 波形。另外，心电向量图可以鉴别。同时也应强调，在 ARVD/C 的患者，Epsilon 波常常和右束支传导阻滞共存。

Hugh Calkins[4] 等一共入选了 50 例 ARVD/C，根据心电图特征是否有 RBBB 分为两组，11 例有 RBBB 的患者，Epsilon 波 3 例阳性（27%）；39 例无 RBBB 患者，Epsilon 波阳性 13 例（33%），无统计学差异。进一步对无 RBBB 的 39 例 ARVD/C 病人分析，发现右室弥散性受累 19 例，其中 Epsilon 波 10 例阳性（53%）；局部受累 20 例，Epsilon 波 3 例阳性（15%），两组比较有显著性差异（P = 0.01），显示 Epsilon 波和右室受累的范围显著相关。

Epsilon 波，J 波，右束支传导阻滞的鉴别见表 1 – 5 – 1

表 1-5-1 Epsilon 波、J 波、右束支传导阻滞鉴别

	Epsilon 波	病理性 J 波	右束支传导阻滞（RBBB）
形成机制	右心室细胞除极延缓	J 点病理性偏移	右束支阻滞产生的终末向量
极性	V_1、V_2 导联多数朝上	V_1、V_2 导联多数朝下 V_5、V_6 导联总是向上	终末向量在 V_1、V_2 有宽大的 R 波，V_5、V_6 导联有粗钝 S 波形
形状	高频、低振幅的棘波	呈圆顶形或驼峰状	终末向量宽大、粗钝
伴随状况	可伴有 RBBB	可伴有 RBBB	可伴有 Epsilon 波
其他因素的影响	少	温度，pH 值	少
频率依赖性	无	有	无
临床意义	致心律失常性右室心肌病（ARVD/C）左室后壁心肌梗死，右室心肌梗死	常见机体低温状态，中枢神经病变及原因未明者	见于器质性心脏病如风湿性心脏病，冠心病，高血压病，心肌病等，也见于正常人

（二）临床疾病的鉴别

1. 致心律失常性右室心肌病（ARVD/C）　ARVD/C 是一种以右心室心肌不同程度地被纤维脂肪细胞代替为特征的疾病，以反复发作右室起源室性心律失常和猝死为主要临床特点。1977 年由 Guy Fontaine 首次报道[5]，并最早在 ARVD/C 病人中记录到 Epsilon 波。ARVD/C 是一种常染色体遗传性桥粒疾病，是青年人群中发生猝死主要原因之一[6~8]。Epsilon 波作为诊断 ARVD/C 的一个主要指标，特异性高，但敏感性低。用 Fontaine 双极胸导联记录会增加敏感性。如患者心电图上有 Epsilon 波，还要结合 ARVD/C 其他诊断指标才能决定 ARVD/C 诊断是否成立；反之，Epsilon 波也不是 ARVD/C 所特有。

2. 左心室后壁和右心室心肌梗死　由于存在右室心肌细胞除极延迟，所以左室后壁和右室梗死也可产生类似 Epsilon 波的波形。心肌梗死时因为有典型 ST-T 演变过程，并且有缺血性心前区疼痛，血清酶升高，即往有冠心病病史等可资鉴别。对于确诊心肌梗死患者，Epsilon 波对判断梗死部位可能有帮助，目前尚无这方面报道。

3. 右室特发性室速　多起源于右室流出道，少数起源于右室流入道、心尖部、右室间隔。心电图特征为 QRS 波群呈现左束支阻滞型，属原因不明的良性室速，室速不易诱发且晚电位阴性，各种检查显示右室无异常。因为 ARVD/C 的受累部位也多在上述部位，所以不典型的 ARVD/C 和这种室速有时很难鉴别。曾有学者对 2 例右室特发性室速行随访，15 年后才出现典型 ARVD/C 表现[9]。

Hugh Calkins[4] 等将其入选的无 RBBB 39 例 ARVD/C，28 例右室流出道室速，50 例正常对照作了对比，Epsilon 波的检出率分别为 13 例（33%），0，0，前者与后两者有显著性差异。

4. Brugada 综合征　1992 年西班牙 Brugada P 和 Brugada J[10] 两兄弟在特发性室颤中，发现一群有特殊心电图表现的患者，1996 年日本学者 Miyazaki[11] 等首次将此独特的临床电生理病征称之为 Brugada 综合征。该病男女发病率为 10:1，常有家族史，往往以晕厥或猝死为首发表现。Brugada 综合征有两种表现形式：隐匿性形式——无任何症状，具有典型心电图表现；间歇性形式——有典型心电图表现，呈异常—正常—再异常变化过程。

其主要特征是心电图右胸导联 ST 段抬高，T 波倒置，伴或不伴右束支阻滞，ST 段抬高呈现下斜型和马鞍型两种，需和 Epsilon 波鉴别。首先：Brugada 综合征的心脏结构没有病理性变化，而具备 Epsilon 波的病理过程心脏结构往往存在病理性变化。第二：Brugada 综合征的心电图有一过性正常，氟卡因（flecainide）使用后可使正常心电图再次出现典型 Brugada 样心电图表现。第三：Brugada 综合征的

ST 段抬高的程度与心动周期长度有关。

5. 早期复极综合征 是正常的心脏变异，常见于正常年轻人，随着年龄的增大有逐渐下降的趋势。其诊断主要靠心电图，表现为 J 点抬高，伴有 ST 段凹面向上的抬高，T 波直立，多见于 $V_2 \sim V_5$ 导联，以 V_3 或过渡区导联最为显著，抬高幅度一般为 2mm，最高不超过 4mm，活动后 J 点及 ST 段抬高幅度可下降或恢复正常。

6. 特发性室颤 无明显器质性心脏病，但有室颤和猝死危险性，12 导联均可出现特发性 J 波，下壁和左胸导联最为明显，不伴有 ST 段的抬高，$V_1 \sim V_2$ 导联 J 波极性朝下。

7. 不定型室内传导阻滞 当心肌弥漫性病变时可引起室内传导障碍，QRS 波宽大畸形，时限增宽，一些导联 QRS 波挫折形成不定型室内传导阻滞。由于心脏各部位病变程度不同，因而各导联 QRS 波形态各异，表现为挫折、顿挫、尖峰，部位也不固定，可出现在 QRS 波起始、中部、或者末梢，他的出现提示心肌病变广泛，预后较差。

四、Epsilon 波的临床意义

1. Epsilon 波首次在 ARVD/C 患者记录，就疾病诊断而言，Epsilon 波的临床意义主要表现在 ARVD/C 患者。目前对 Epsilon 波的研究几乎都围绕 ARVD/C。特别当患者有反复室速室颤发生时，Epsilon 波有重要的病因学诊断价值。

Schalij MJ[12] 等研究了 60 例 LBBB – VT 的患者，他们伴有 ARVD/C 诊断中一个或以上的主要标准或次要标准（包括 Epsilon 波），随访 47 ± 39 月后再评价，最初心电图有 33 例病人（55%）异常的全部被诊断 ARVD/C。其中有 Epsilon 波 11 例。说明 Epsilon 波伴有 LBBB – VT 患者有高度怀疑 ARVD/C 的可能。

2. 为了提高 Epsilon 波的检出率，随之出现 Fontaine 双极胸导联系统的应用。Peters S[13] 等收集了 343 个 ARVD/C 患者（男性 210 例，平均年龄 46.0 ± 13.7 岁），使用普通心电图记录 Epsilon 波发生率是 76 例（23%），Fontaine 导联记录 159 例（77%）显示用 Fontaine 导联可以提高 Epsilon 波检出率。本院对收集 54 例 ARVD/C 患者分析：常规心电图 Epsilon 波检出率在 24%，Fontaine 导联检出率增加到 44%（图 1 – 5 – 4）。

用 Fontaine 导联会增加 Epsilon 波检出率，同时 Fontaine 导联对 Epsilon 波还有验证作用，也就是说，如果伴随右束支阻滞，在分辨 Epsilon 波有困难时，Fontaine 导联对识别 Epsilon 波很有帮助。

3. Epsilon 波的存在，可使 QRS 波增宽，有时会达到 220ms 以上。造成右胸导联 QRS 宽于左胸导联。Peter[14] 分析了 256 例 ARVD/C 患者，发现 98% 的右胸导联/左胸导联 ≥ 1.2。Guy Fontaine 认为，

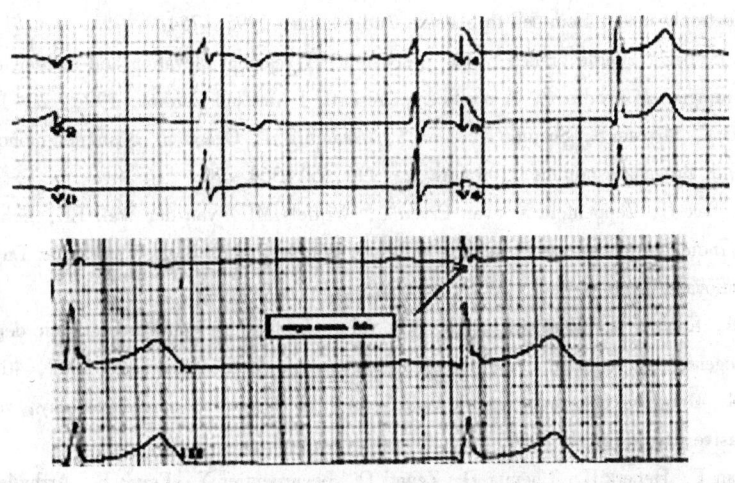

图 1 – 5 – 4 男性，65 岁，致心律失常性右室心肌病

A 在常规心电图没有检测到 Epsilon 波。B Fontaine 导联检测到 Epsilon 波。

Epsilon 波的辨认有时不很容易，只要 V_1，V_2，V_3 导联比 V_6 导联 QRS 波宽 25ms 以上[15]，就可以认为 Epsilon 波的存在。

　　总之，Epsilon 波是由右室部分病态心肌细胞延迟除极产生，出现在 QRS 波后、ST 段初始的一个小棘波，是 ARVD/C 心电图较为特异的一个指标。用 Fontaine 双极胸导联记录会增加敏感性。但 Epsilon 波也不是 ARVD/C 所特有，引起右室心肌细胞除极延迟的病理过程都可产生 Epsilon 波，Epsilon 波和 ARVD/C 并不是互为充分必要条件。Epsilon 波和其他心电指标以及在基因层面相关性研究值得探讨。

（吴书林　王培宁）

参 考 文 献

1. Marcus FI. Electrocardiographic features of inherited diseases that predispose to the development of cardiac arrhythmias, long QT syndrome, Arrhythmogenic Right Ventricular Cardiomyopathy/Dysplasia, and Brugada syndrome. J Electrocardiol. 2000, 33 (Suppl): 1 - 10.

2. Yoshioka N, Tsuchihashi K, Yuda S, Hashimoto A, Uno K, Nakata T, Shimamoto K. Electrocardiographic and echocardiographic abnormalities in patients with Arrhythmogenic Right Ventricular Cardiomyopathy and in their pedigrees. Am J Cardiol, 2000, 85: 885 - 889.

3. Mehta D, Goldman M, David O, Gomes JA. Value of quantitative measurement of signal - averaged electrocardiographic variables in arrhythmogenic right ventricular dysplasia: correlation with echocardiographic right ventricular cavity dimensions. J Am Coll Cardiol, 1996, 28 (3): 713 - 9.

4. Nasir K, Bomma C, Tandri H, Roguin A, Dalal D, Prakasa K, Tichnell C, James C, Spevak PJ, Marcus F, Calkins H. Electrocardiographic Features of Arrhythmogenic Right Ventricular Dysplasia/Cardiomyopathy According to Disease Severity. A Need to Broaden Diagnostic Criteria. Circulation, 2004, 110: 1527 - 1534.

5. Fontaine G, Frank R, Vedel J, Grosgogeat Y, Cabrol C, Facquet J. Stimulation studies and epicardial mapping in ventricular tachycardia: study of mechanisms and selection for surgery. In: Kulbertus HE (eds) Reentrant Arrhythmias. MTP Publishing Lancaster, 1977, pp: 334 - 350.

6. Thiene G, Nava A, Corrado D, Rossi L, Pennelli N. Right ventricular cardiomyopathy and sudden death in young people. N Engle J Med, 1988, 318: 129 - 133.

7. Corrado D, Thiene G, Nava A, Rossi L, Pennelli N. Sudden death in young competitive athletes: clincopathologic correlations in 22 cases. Am J Med, 1990, 89: 588 - 596.

8. Forne P, ratel S, lecomte D. Pathology of Right ventricular cardiomyopathy/ dysplasia an autopsy study of 20 forensic cases. J forensic sci, 1998, 43: 777 - 783.

9. Zipes DP. Cardiac Electrophysiology from cell to bedside. 2nd edition, 1995, 754.

10. Brugada P, Brugada J. Right bundle branch block, persistent ST segment elevation and sudden cardiac death: a distinct clinical and electrocardiographic syndrome. A multicenter report. J Am Coll Cardiol, 1992, 20: 1391 - 6.

11. Shimada M, Miyazaki T, Miyoshi S, Soejima K, Hori S, Mitamura H, Ogawa S. Sustained monomorphic ventricular tachycardia in a patient with Brugada syndrome. Jpn Circ J, 1996, 60: 364 - 70.

12. Kiès P, Bootsma M, Bax JJ, Zeppenfeld K, van Erven L, Wijffels MC, van der Wall EE, Schalij MJ. Serial Reevaluation for ARVD/C Is Indicated in Patients Presenting with Left Bundle Branch Block Ventricular Tachycardia and Minor ECG Abnormalities. J Cardiovasc Electrophysiol, 2006, 17: 586 - 93.

13. Peters S, Trümmel M, Koehler B, Westermann KU. The value of different electrocardiographic depolarization criteria in the diagnosis of arrhythmogenic right ventricular dysplasia/cardiomyopathy. J Electrocardiol, 2007, 40: 34 - 7.

14. Peters S, Trümmel M. Diagnosis of arrhythmogenic right ventricular dysplasia - cardiomyopathy: value of standard ECG revisited. Ann Noninvasive Electrocardiol, 2003, 8: 238 - 45.

15. Fontaine G, Fontaliran F, Hébert JL, Chemla D, Zenati O, Lecarpentier Y, Frank R. Arrhythmogenic right ventricular dysplasia. Annu Rev Med, 1999, 50: 17 - 35.

 J波和J波综合征

——心电图猝死高危预警的新指标

一、J波和J波综合征概述

心电图上J点抬高≥0.2mV、时程≥20ms的圆顶状或驼峰状波称之为J波。心电图具有J波特征的临床综合征：包括Brugada综合征、特发性室颤、急性冠脉综合征的超急期和早期复极综合征，统称为J波综合征[1~13]。J波的发生率在正常心电图中约2.5%~18.2%左右，多见于早期复极综合征。

近10多年来，尤其2004年以来对急性心肌缺血早期猝死机制的研究进展，以严干新等为代表的电生理学家们（包括本研究室）的研究证明：急性冠脉综合征、急性心肌梗死的超急期出现J波时，容易诱发室速和心脏性猝死。

（一）J波的历史回顾

1920年，Kraus报道了高钙血症时可出现J波。1938年，Tomashewski报道了低温患者可出现J波。1953年，Osborn对低温时出现的J波进行了系统的动物实验研究和详细的论述[1]，因此，许多学者将J波又称为Osborn波。Osborn观察到低温条件下的J波与室颤发生相关，是预后不良的表现。80年代在东南亚国家，尤其在泰国已经注意到年青男性在夜间睡眠时发生猝死（美国心脏性猝死注册登记中在80年代就有120例）。1992年Brugada兄弟首先报告了8例心电图$V_1 \sim V_3$右胸前导联的J点和ST段抬高，类似右束支传导阻滞和发生心脏猝死的不明原因的一组症候群。1996年美籍华裔学者严干新教授在研究J波形成机制时首先将该症候群命名为Brugada综合征，并证明该综合征J波形成的离子流机制是瞬时外向钾电流（I_{to}）增加，其心电图特点是J点抬高，伴有ST段抬高，并且抬高的J点与ST段与T波的上升支融合为一体，呈弓背向下型，但QT间期正常或偏短[2]。从此J波和J波异常与恶性室性心律失常的关系的研究进入新时期。

（二）J波综合征研究进展

2004年急性心肌缺血早期猝死机制研究证明[3]：急性心肌缺血后3~10分钟，由于急性心肌缺血犬的心肌细胞I_{to}增加，心电图出现J波，跨壁复极离散度（TDR）增大，诱发二位相折返，发生室速或猝死。J波综合征在国内也备受重视[4~9]，并从离子流[6~8]、计算机仿真研究[12]，到临床特征[13]进一步进行了系统研究，认为急性冠脉综合征超急期的急性心肌缺血是猝死的重要原因之一，可认为是一种J波综合征[3-10]，或特别称为缺血性J波[11]。

二、J波形成的离子流机制

J波形成的离子流基础都是Ito明显增加，电生理基础都是心外膜与心内膜（包括M细胞）电位差增大和产生2位相折返。Yan GX等[2,4,5]在经冠脉灌注的犬心肌组织块电生理模型基础上，同步记录了跨心室壁内、中、外三层心肌细胞跨膜动作电位和跨壁心电图，并比较了跨壁三层心肌细胞跨膜动作电位和在体ECG、跨壁ECG，得到以下结果：

1. ECG的J波和外膜心肌复极1期"切迹"同步出现（图1-6-1左上）；

2. 将组织块灌流液温度由正常36℃降低到29℃时，外膜层心肌动作电位切迹更加突出，同时ECG的J波明显增高、增宽；当温度升至34℃后，J波和外膜"切迹"恢复到近于正常水平（图1-6-1右上）。

3. 应用I_{to}通道阻滞剂4-AP灌注10分钟后，J波和外膜心肌"切迹"同时削减（图1-6-1左

下）。以上表明 J 波源自外膜心肌的切迹，其离子基础为 I_{to}。

4. 除/复极顺序对于 J 波的影响：当正常的内膜→中层→外膜除极顺序发生翻转时，外膜心肌复极 1 期切迹和 QRS 波群同步，J 波和 QRS 重合，J 波消失（图 1-6-1 右下）。

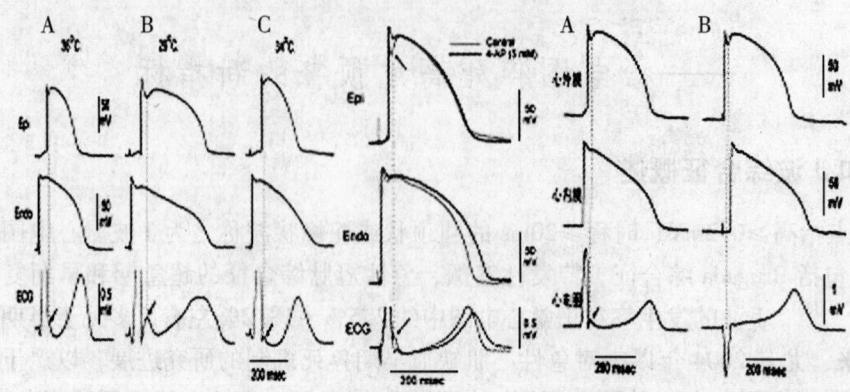

图 1-6-1　J 波发生的细胞电生理和离子流机制

图左示 ECG 的 J 波和外膜（Epi）心肌复极 1 期的"切迹"同步出现，低温 29℃（B）

时最显著；图中为用 I_{to} 通道阻滞剂 4-AP 后，J 波和外膜心肌"切迹"同时削减，表明 J

波源自外膜的切迹，其离子基础为 I_{to} 增大；图右 A 为内（Endo）中→外膜正常的除极顺序

时有 J 波，B 为心外膜起搏时，除极顺序发生翻转，外膜 1 期切迹和 QRS 重合，J 波消失。

三、J 波和 J 波综合征的临床诊断和应用

（一）J 波的诊断和鉴别诊断

J 波诊断标准是 J 点抬高大于 0.2mV，持续时间大于 20ms，可诊断为 J 波。通常形成 J 波时常伴有 ST 段起始部的抬高。

临床上 J 波的诊断，一定要严格标准，紧密结合临床患者的具体情况进行鉴别诊断。①在体温过低、高钙血症、脑外伤或蛛网膜下腔出血时，J 波明显增宽、增高，预示可能发生致命性的恶性心律失常，称为"病理性 J 波"；②但是，临床最多见的是无症状的青壮年健康人，是"功能性 J 波"，可诊断为早期复极综合征；③对 40 岁以上的男性，有症状的患者，要特别警惕急性冠脉综合征超急期的可能性，唯一办法是严密监护，每 5-10 分钟复查心电图；④有症状的患者还可能有 Brugada 综合征、特发性室颤，急性心包炎，心肌病，食管炎，各种感染等等[6]。

（二）J 波综合征

2004 年以来，严干新和本研究组研究证明：急性心肌缺血早期发生心室颤动的触发机制是由瞬时外向钾电流（I_{to}）增大导致的二位相折返，并提出 J 波综合征的概念。心电图有 J 波特征的症候群，如 Brugada 综合征、特发性室颤和急性冠脉综合征超急期时的离子流基础都是 I_{to} 明显增加，电生理基础都是心外膜与心内膜（包括 M 细胞）电位差增大和产生 2 位相折返，容易诱发室速、室颤和心脏性猝死。过早复极综合征，在临床表现为一种良性过程，其 J 波形成和 ST 段抬高的离子机制也是 I_{to} 电流增大，受心率和自主神经影响，可能 L 型钙电流等离子机制也参与。我们的研究认为[7]：过早复极综合征主要是 I_{to} 电流增大，是 J 波综合征的一个预后良好的类型，常见于健康男性青壮年，但在交感极度异常和特殊情况时，个别报道可发生室速、室颤，甚而猝死。

J 波综合征的患者，常有 ST 段改变。传统上认为 ST 段抬高的机制是"损伤电流"和"除极波受阻"学说。然而动物实验研究结果表明，这种"损伤电流"导致了 TP 段的压低，而非 ST 段的抬高，不伴有 ST 段形态的改变。尤其是这种学说不能解释过早复极综合征和 Brugada 综合征的 ST 段抬高，因为在这些情况时，并不存在"损伤电流"。1995 年创造性的建立了冠状动脉灌注的心肌组织块电生

理模型，可以同时记录和观察外膜、中层、内膜的动作电位与心电图的相关性，为J波、ST段和T波的形成及变化的细胞电生理机制研究提供了全新的手段。目前认为"ST段的升降变化是由动作电位平台期跨室壁电压梯度形成的"。给予pinacidil灌注后，外膜I_{to}电流密度明显加大，甚至导致了平台期消失，内膜→外膜电压梯度呈非线性升高，在ECG表现为ST段抬高；内膜→外膜电压梯度降低，ST段回落。因此凡能引起内膜→外膜平台期跨壁电压梯度增加的因素即可导致ST段抬高，反之引起ST下移。

四、心电图异常J波和J波综合征是心脏性猝死高危预警的新指标

心脏性猝死是危害人类的最大的死亡原因，占心血管病死亡总数的64%。心脏性猝死的心电图高危预警的指标有：QT间期延长（≥460/480ms），QT间期缩短（≤350/330ms），QT离散度增大（≥80/100ms），T波交替（TWA），和Holter的心率变异、心室晚电位等。

近年来特别重视T波顶点（T-peak）-T波终点（T-end）间期（Tp-e）增大（≥80/120ms），和J波异常。因为Tp-e是目前唯一的心电图可反映心室复极跨壁离散（TDR）的指标，TDR增大是公认的最能预警的指标，TDR只有在冠脉灌注的心肌组织块的细胞电生理研究时才能获得，因此心电图Tp-e间接反映TDR具有十分重要的临床意义[14]。T波形成的离子机制是决定2、3位相的外向I_{K1}、I_{Kr}、I_{Ks}和内向I_{Na}、I_{Ca}等离子流。心电图T波形成机制，概括一句话就是心外膜、中层和心内膜三层细胞复极二位相，特别是三位相电位的代数和。心内膜（或/和中层）与心外膜的电位差为正，T波直立；为负T波倒置。心外膜复极先结束，相当于T波的顶点；心内膜稍后结束，M细胞结束最晚，相当于T波的终点，因此T波的顶点至终点的间期（Tp-e）可以代表复极离散度（TDR）。

五、心电图异常J波和J波综合征是心脏性猝死高危预警的新指标

心脏性猝死是由心脏原因引起的、骤然的和不可预测的、从出现症状或症状加剧1小时内发生的自然死亡。心脏性猝死发生的主要（还有其他）机制是跨室壁离散度（TDR）增大诱发的2相折返性室速、室颤。

心脏性猝死的2相折返和心电图特点，可按离子流机制、心电图和临床特点区分为如下二类[9,10]：

一类是以长QT综合征为代表的，I_{kr}、I_{ks}等外向钾电流外流减少或钙超载，后除极触发机制诱发的2位相折返，心电图表现为QT间期延长、QT长短交替、T波交替、Tp-Te延长和QT离散度增大等，临床常见于心室肥厚、陈旧性心梗、慢性心衰和各种药物所致的QT间期延长等。

另一类以Brugada综合征为代表，心外膜瞬时外向钾电流（I_{to}）增加，穹隆消失与心内膜的电位差增大，诱发2位相折返性室速、室颤。心电图特点是J点抬高、J波形成，ST段抬高，且与T波的上升支融合为一体弓背向下，但QT间期正常或偏短，可同时有T波交替、Tp-Te延长和QT离散度增大等。临床常见于急性冠脉综合征超急期的J波形成和Brugada综合征、特发性室颤等J波综合征。

因此，心电图异常J波和J波综合征是心脏性猝死高危预警的一个新指标。

（崔长琮）

参 考 文 献

1. Osborn JJ. Experimental hypothermia：respiratory and blood pH changes in relation to cardiac function. Am J Physiol, 1953, 175：389-398.

2. Yan GX, Antzelevitch C. Cellular basis for the electrocardiographic J wave. Circulation, 1996, 93：372-379.

3. Yan GX, Joshi A, Guo D, et al. Phase 2 Reentry as a Trigger to Initiate Ventricular Fibrillation During Early Acute Myocardial Ischemia. Circulation, 2004, 110：1036-1041.

4. 崔长琮，陈新. 积极开展心血管离子通道病的基础和临床研究. 中华心律失常学杂志, 2004, 8（6）：325-327.

5. 严干新，王东琦，崔长琮. J波与J波综合征. 中华心律失常学杂志, 2004, 8（6）：360-365.

6. 崔长琮，严干新. 是 Brugada 综合征？还是 Brugada 波或者 J 波综合征？中华心血管病杂志，2004，13（10）：960.

7. Shu J，Zhu T，Yang L，et al. ST – segment elevation in the early repolarization syndrome，idiopathic ventricular fibrillation，and the Brugada syndrome：cellular and clinical linkage. J Electrocardiol，2005，38（4）：26 – 32.

8. 苏显明，王东琦，崔长琮等. 急性心肌缺血犬心肌细胞瞬时外向钾电流和跨壁复极离散度变化致心律失常机制研究. 临床心血管病志，2006，22（3）：140 – 144.

9. 崔长琮. 重视心电图在心脏性猝死防治中的价值. 临床心电学杂志，2007，16（1）：1.

10. 王东琦，苏显明，崔长琮. J 波和 J 波综合征. 中国心脏起搏与心电生理杂志，2008，22（1）：4 – 5.

11. 郭继鸿. 猝死高危预警的新指标. 中国心脏起搏与心电生理杂志，2008，22（1）：6 – 10.

12. 王东琦，舒 娟，金印彬，等. 急性心肌缺血瞬时外向钾电流和跨壁复极离散度的变化及其计算机仿真研究. 中国心脏起搏与心电生理杂志，2008；22（1）：24 – 27.

13. 王东琦，苏现明，李红兵，等. 急性心肌梗死超急期 J 波综合征的临床特征. 中国心脏起搏与心电生理杂志，2008，22（1）：31 – 33.

14. Dongqi Wang（王东琦），Chinmay Patel，Changcong Cui（崔长琮），Gan – Xin Yan（严干新）. Preclinical Assessment of Drug – induced Proarrhythmias：Role of the Arterially Perfused Rabbit Left Ventricular Wedge Preparation. 2008，in press.

 PCI 术后心电图变化的意义及对预后的影响

冠心病心绞痛患者经皮冠状动脉介入治疗（PCI）前心电图通常无明显变化，PCI 手术本身也对 ECG 影响极小。PCI 术后 ECG 改变多发生在有急性严重病变或并发症的患者。陈旧性心肌梗死或慢性闭塞性病变的患者 PCI 术后通常没有明显 ECG 变化。目前对 PCI 术后心电图变化的研究尚少，本章依次阐述 PCI 术后心电图 P 波、QRS 波群、ST 段、QT 间期及 T 波的变化。

一、PCI 术后 P 波的变化

PCI 术后 P 波的变化主要体现在心房颤动（简称房颤，atrial fibrillation，AF）的发生和 P 波离散度变化。

（一）PCI 术后房颤的高危因素

1. 年龄　有研究表明，PCI 术后发生房颤的患者比窦性心律的患者年龄普遍偏高。在 GRACE 研究中，85 岁以上的 ACS 患者 PCI 术后房颤发生率（19.5%）远高于 45 岁以下患者（0.5%）（$P <$ 0.0001），提示年龄可能是预测患者 PCI 术后能否发生房颤的重要因素。

2. 性别　女性患者 PCI 术后房颤发生率（13%）略高于男性患者（8.7%）。

3. 冠心病的类型　ST 段抬高型心肌梗死的患者罹患房颤的风险要高，尤其是下壁心肌梗死的患者，而且多支血管病变的患者也易罹患房颤，这说明心肌的急性梗死或缺血对房颤的发生至关重要。

4. 左心室射血分数　PCI 术后房颤的患者左心室射血分数明显低于 PCI 术后窦性心律的对照组，而保持良好的左心室收缩功能则能有效降低 PCI 术后房颤的发生率。

5. 再灌注的及时性　PCI 术后房颤患者中，从始发症状到球囊扩张的时间明显多于对照组，说明及时的再灌注治疗可能减少心肌梗死患者房颤的发生率。

6. PCI 术的质量　成功的 PCI（TIMI 血流 2 级或 3 级）可以有效降低术后 1 天乃至 1 个月的房颤发生率。即使术前有房颤病史的患者，通过有效的 PCI 治疗也可避免术后 6 个月内复发。

7. 其他　高血压病史，低血压，心率增快，Killip 分级 Ⅱ 级以上，新近出现的心脏停搏，心肌坏死等[1]。

（二）PCI 术后房颤的诱发因素

心律失常是 PCI 术后的常见并发症，其诱因主要包括过度的心导管操作、造影剂因素、新的缺血灶形成以及再灌注损伤等。PCI 术后房颤也与心导管操作有关，特别是在导管进入或离开右心房的时候，最易发生房颤。其他因素还有心房功能不全（常源于心房缺血或心衰中心房被拉伸）、窦房结和房室结缺血、充血性心力衰竭、交感神经兴奋、医源性因素等。

（三）心电图 P 波变化对预测 PCI 术后房颤的意义

房颤的典型心电图表现为：P 波消失，代之以一系列大小不一，间隔不等、形状各异的 f 波（f 波以 V_1 导联最明显），频率 350~600 次/min，心室律绝对不规则。

P 波离散度（P wave dispersion，P_d）是 1998 年 Dilaveris 等提出的反映心房内存在部位依从性非均质电活动的概念。近十年来的研究表明，P 波离散度是预测房性心律失常尤其是心房颤动发生的体表心电图指标。P 波离散度是指同步记录的 12 导联心电图中，不同导联测定的 P 波最大时限与 P 波最短时限间的差值。在多数人中，该数值 <40 ms。

由于不同导联的 P 波时限受心房不同局部激动时间的影响，即心房内除极的局部延迟可能对各导联 P 波时限的影响不均一，因此 P 波离散度反映心房电传导的不均一性。但也有学者认为，是 P 波向

量在不同方向的投影造成了各导联P波时限的差异，而不是房内的不均一性传导所致。究竟P波离散度是由于心房电传导的异质性所致，还是P波除极向量在不同导联的投影不同，抑或是由于P波振幅及起止点不清所致的测量误差，至今仍无定论。

有研究表明，孤立性阵发性房颤组P波离散度明显大于对照组（分别为49±15 ms和28±7 ms，P<0.0001），以40 ms为界值，其敏感度为83%，特异度为85%，对于孤立性阵发性房颤患者的阳性预测值为89%。且一年内P波离散度>40 ms组房颤复发的相对危险度为2.37。而对于孤立性阵发性房颤患者，P波离散度是一项敏感和特异的预测指标。有研究证实了P波离散度对冠状动脉旁路移植术（俗称冠脉搭桥术）后发生房颤的预测作用。冠脉搭桥术后发生房颤的47名患者的P波离散度明显大于60名术后未发生房颤的患者（分别为49±12 ms vs 41±12 ms，$P=0.0009$），提示P波离散度是术后发生房颤的预测指标。PCI术后房颤患者的P波离散度显著高于窦性心律者（53±8 ms vs 29±10 ms，P<0.001）[2]。

（四）PCI术后房颤对心肌梗死患者的预后价值

1. PCI术后房颤对患者住院期间并发症和死亡率的影响 PCI术后发生房颤的患者罹患心源性休克、心力衰竭、心脏破裂、室性心动过速和/或室颤、脑卒中的机会大于未发生房颤者，而心肌再梗死或再缺血的发生率则无明显差别（表1-7-1）。尽管房颤患者的院内死亡率明显增加，但若去除患者的临床特征如年龄、性别、高血压史、吸烟史、糖尿病史等因素的影响，发现PCI术后房颤与院内死亡率无关（表1-7-2）。另外PCI术后房颤的发生时间与患者的临床特征有关，下壁心梗、左室射血分数相对较高、右房压力高、右冠状动脉病变者房颤多在PCI术后24小时内发生；前壁心梗、左室射血分数相对较低、二尖瓣反流、左前降支或多支血管病变者房颤多在PCI术后24小时以后发生。虽然房颤不是PCI术后院内死亡的独立预测因素，但是PCI术后房颤的患者罹患多种并发症的机会明显增多，临床上应予以有效的干预[3]。

表1-7-1 PCI术后房颤对患者住院期间并发症和死亡率统计

事 件	心房颤动		P 值
	+ (n=297)	− (n=2178)	
死亡	16.0%	6.7%	<0.001
心源性休克	15.7%	6.1%	<0.001
充血性心力衰竭	34.8%	16.6%	<0.001
再发心梗	5.0%	3.3%	0.129
再发心梗	2.3%	2.7%	0.756
心脏破裂	3.0%	1.4%	0.042
急性二尖瓣反流	1.3%	0.6%	0.146
室性心动过速/室颤	27.3%	14.7%	<0.001
脑卒中	2.3%	0.6%	0.002

表1-7-2 PCI术后房颤与院内死亡率相关性统计

死亡率	未调整的 HR (95% CI)	P	未调整的 HR (95% CI)	P
院 内	2.08（1.48~2.91）	<0.001	1.42（0.88~2.31）	0.153
一年内，所有患者	2.82（2.09~3.80）	<0.001	1.64（1.05~2.55）	0.030
一年内，出院后存活患者	3.29（1.64~6.58）	0.001	3.05（1.22~7.62）	0.017

2. PCI 术后房颤对患者一年死亡率的影响　Kaplan - Meier 曲线（图 1 - 7 - 1）显示了 PCI 术后房颤患者和窦性心律患者一年死亡率分别为 18.9% 和 7.9%。常见的死亡原因为心血管性死亡、心力衰竭、猝死、心肌再梗死、心脏破裂、脑卒中等（表 1 - 7 - 3）。Cox 回归分析表明房颤患者一年死亡率的危险比为 2.82，即使去除患者的临床特征、人口统计学特征、出院后抗心律失常药的应用等因素的影响，房颤患者一年死亡率仍较窦性心律患者高。住院期间发生的房颤是患者一年死亡率的独立预测因素（危险比 3.04，95% 可信区间为 1.24 ～ 7.48），而入院前发生的房颤则与一年死亡率无关（危险比 1.87，95% 可信区间为 0.45 ～ 7.57）。

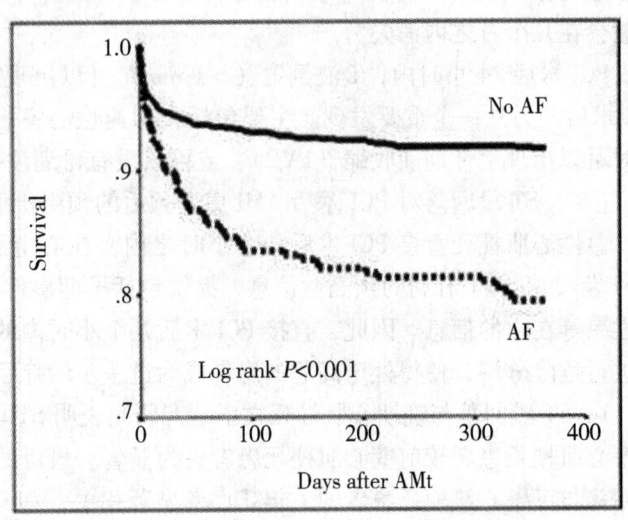

图 1 - 7 - 1　Kaplan - Meier 曲线

房颤导致的长期心率增快、心室周期长度多变、房室活动不一致，从而导致血流动力学的不稳定和心功能不全[4]。

表 1 - 7 - 3　PCI 术后房颤患者和窦性心律患者一年死亡率

常见死因	心房颤动		P
	+ (n = 297)	- (n = 2178)	
心血管性死亡	17.2%	7.3%	< 0.001
心力衰竭	13.1%	4.7%	< 0.001
猝死	1.0%	0.8%	0.678
再发心梗	1.3%	0.6%	0.108
心脏破裂	1.3%	0.6%	0.180
脑卒中	0.3%	0.3%	0.799
心脏操作	0.0%	0.1%	0.601
其他心血管因素	0.0%	0.1%	0.423
非心血管性死亡	1.7%	0.6%	0.054
肿瘤	0.7%	0.1%	0.019
其他	1.0%	0.6%	0.339

二、PCI 术后 ST 段变化的意义

（一）急性心肌梗死后 ST 段的变化

通常，急性心肌梗死的自然进展病程包括：超急性期、急性期、亚急性期和陈旧期。每一阶段通常伴有特征性的 ECG 变化。AMI 患者 PCI 术后 ST 段迅速回落是突出的心电图变化。但有时 ST 段可能仅有轻微变化或无变化，甚至还可以再次抬高。冠脉的再灌注也会影响到 AMI 患者心电图上 QRS 波群。尽管 PCI 术并不能阻止绝大多数患者心电图上出现病理性 Q 波，但是成功的冠状动脉再灌注治疗

能够缩短 Q 波进程，降低 Q 波的振幅和宽度，并减少 Q 波累及导联数目。在某些患者中，病理性 Q 波可能会在几个月之内消失。

PCI 术后 24 小时内，T 波倒置（>1 mm）可以出现在 ST 段抬高的导联上。再灌注性心律失常是 PCI 术后的另外一个重要发现。主要包括：加速性心室自主心律（AIVR）及严重的缓慢性心律失常。有时可以出现室性期前收缩（PVC），或可以没有再灌注性心律失常出现。

（二）ST 段回落对 PCI 术后 AMI 患者预后的预测价值

急性心肌梗死直接 PCI 术后几个小时之内，在心电图 ST 段抬高幅度最大的单个导联的 STR（ST 段回落），提供了有利的预测性信息，提供包括早期事件、梗死大小、左心室功能的恢复、晚期心脏性死亡率等在内的信息。因此，直接 PCI 术后几个小时内的 12 导联心电图提供一种非常简单的方法对患者进行危险分层，使得处于高危的患者成为进一步治疗目标。

1. ST 段回落与晚期心脏性死亡率　有研究表明 ST 段回落与晚期心脏性死亡率之间的相关性在非前壁心肌梗死患者较前壁心肌梗死患者更为显著。最近的 CADILLAC 研究[5]也发现，直接 PCI 术后 ST 段回落与下壁心肌梗死患者的 1 年死亡率显著相关，而与前壁心肌梗死不相关。原因尚不清楚，一种可能性是前壁心肌梗死可能存在有残余性 ST 段抬高，后者更经常地与早期复极或左心室肥厚相关，二者可能会混淆 STR 的测量，并因此损害前壁心肌梗死患者 STR 的预测价值。或者，ST 段回落以外的其他因素，如濒危心肌及梗死相关动脉的开通，可能在决定前壁心肌梗死患者的晚期死亡率方面起到更为重要的作用。CADILLAC 研究[5]也发现，ST 段回落与 1 年后再梗死率增加有关。微循环再灌注的受损可能是机制之一。或者，ST 段回落不良可能是更为广泛动脉粥样硬化性疾病的一个标志，预示着再梗死。

2. ST 段回落与心肌再灌注和再血管化　ST 段抬高的早期回落被证实是心肌组织水平再灌注和再血管化成功的一个标志。溶栓过程中上抬的 ST 段回落是血管成功再通的标志，链激酶可使 25% 患者 ST 段完全回落，组织型纤维蛋白溶酶原激活物可使 40% 患者 ST 段完全回落。ST 段完全回落患者梗死区有未闭动脉的可能性 >90%。但是大量 ST 段无回落或部分回落患者在梗死区也有开通的动脉。这些患者具有正常心外膜血流，由于受损微血管再灌注导致 ST 段居高不下。急性心肌梗死患者进行 PCI 术后，梗死相关动脉再通，ST 段改变可提供术后再灌注信息和预测患者预后。

3. ST 段回落与梗死面积和左室射血分数　研究提示 ST 段回落越完全，梗死面积越小，左室射血分数越大。少数研究显示 ST 段可用于评估心肌受损范围。一个研究中用正电子发射断层扫描术研究少数溶栓或 PCI 治疗患者的心肌梗死面积，结果非常令人失望，发现与心电图 ST 段回落无关。尚没有结果探讨 ST 段与支架术后辅以阿昔单抗（抗血小板凝聚单克隆抗体）患者预后的关系。人们认为 ST 段回落可能是由于微血管和组织再灌注引起。ST 段参数和梗死面积以及左室射血分数间的联系被多个研究所证实。ST 段可用来预测患者预后的好坏。与之前溶栓研究一致，ST 段可用来预测成功 PCI 术后梗死面积和左室射血分数。

急性心肌梗死患者成功进行直接血管内成形术后，出现不完全 ST 段回落（STR）提示预后不良。对于 AMI 患者来说，成功应用支架进行直接血管内成形术后，STR <50% 意味着严重而且短暂的微循环功能失调，并可能出现更为广泛的心肌损伤。AMI 患者在直接血管内成形术后出现快速的 STR，提示长期存活率有所改善，且左室功能有所保留。

考虑到单一应用 ST 段回落识别心外膜再灌注具有局限性，人们开始考虑其他可以预测梗死相关动脉（IRA）开放的非创伤性检查。一些研究将心肌标记物、ST 段回落及其他一些临床数据结合起来，以提高非创伤性检查识别急诊 PCI 患者的精确性。最近发现，将 ST 段回落、胸痛减轻及血清肌红蛋白浓度结合起来可以预测心外膜再灌注的成败。3 个标准可以判定心外膜再灌注失败：90 分钟内 ST 段回落 50%；90 分钟以内的持续性胸痛；60 分钟时的肌红蛋白与基线时肌红蛋白的比率。12% 满足这 3 个标准的患者，有 76% 的可能在溶栓治疗后 90 分钟梗死动脉没有恢复 TIMI3 级血流，57% 的可能梗死动脉堵塞；60% 满足 0 或 1 项这些标准的患者，只有 6% 或更低的可能性出现 IRA 堵塞，20% 的可能恢复

TIMI3 级血流，30 天内的死亡率约为 1%。即使将这些非创伤性标准结合起来，仍会对失败的心外膜再灌注出现假阳性诊断，但是将这些标准结合还是比独立的指标的预测价值更大。

（三）持续性 ST 段抬高对 PCI 术后 AIM 患者预后的预测

1. 持续性 ST 段抬高与室壁瘤　在溶栓前和溶栓时代，12 导联心电图持续性 ST 段抬高被发现与心肌梗死后室壁瘤的形成相关，通常是再灌注治疗失败的结果。目前，在直接 PCI 或挽救性 PCI 时代，ST 段抬高在成功 PCI 术后仍然屡见不鲜。Galiuto[6] 首次报道了与持续性 ST 段抬高相关的心肌和微循环结构和功能异常。研究中，持续性 ST 段抬高与 30% 的左心室室壁瘤形成相关；且预示着更大的冠脉微循环损伤和功能障碍性心肌危险区域。

最近，在溶栓时代，持续性 ST 段抬高尚未被认为与 LV 室壁瘤形成严格相关，但更为可能的是 ST 段持续性抬高与阶段性收缩功能障碍有关。最近，成功 PCI 术后持续性 ST 段抬高被发现与 LV 射血分数较低及住院期间、出院后长期的死亡率、心力衰竭发生有关。微循环损害的存在可能与 PCI 术后持续性 ST 段抬高存在病理生理关联，而不良的患者预后仅仅是推测。

2. 持续性 ST 段抬高与 LV 重构　最近的临床数据证实，微循环损害的广泛程度与 AMI 后 LV 重构相关。研究表明，出院时 ST 段抬高可能是早期鉴别 AMI 后心室扩大、持续性功能障碍危险的一个有力工具。持续性 ST 段抬高可以被解释为广泛性心肌坏死的一个 ECG 标志，而 LV 重构是一个复杂的现象，其中坏死的广泛程度起一定作用，但它不是唯一决定因素。另一方面，微循环损伤的广泛程度，尽管不是独立的，与持续性 ST 段抬高有关，是 LV 重构的最好决定因素，可能因为它不仅表现为梗死的大小，而且也反映了广泛性微循环障碍。

总之，体表心电图是我们临床工作中最常用的常规检查，其内含的信息量很大，需要我们充分挖掘，ΣST 段在 STEMI 患者再灌注治疗后是否很快下降，结合冠状动脉血流的恢复情况可协助对 AMI 患者的病情有更好的了解和对预后的更准确判断。体表心电图 ΣST 段的下降可能比 TIMI 血流能更好地反映心肌再灌注情况，是评价血管再通后心肌再灌注的更好指标之一。

三、PCI 术后 QT 间期离散度的变化

QT 间期离散度（QT Interval dispersion，QTd）为体表 12 导联心电图（ECG）上最大 QT 间期（QTmax）与最小 QT 间期（QTrain）之差值，反映心室肌复极不均一性或电活动不稳定性。

（一）QT 间期和 QT 间期离散度的测量

QT 间期的测量从 QRS 波起点至 T 波终点，T 波终点的位置确定按下列几种方法：①T 波下降支最陡峭处的切线与基线的相交点；②当 T 波的下降支较直时，取 T 波回到基线的转折点；③U 波明显时，取 T 波与 U 波之间的谷底；④当 U 波与 T 波部分融合时，作 T 波下降支的延续线，取延长线与基线的交点。当某一导联 T 波明显低平，无法判断 T 波终点时，则放弃该导联，但总的测量导联数不应少于 9 个，每个导联取 3 个心动周期测量，取其均值。12 导联中最长 QT 间期与最短 QT 间期之差，即为 QTd；用 Bazett 公式计算出 QTc（$QTc = QT/RR^{1/2}$），最长 QTc 与最短 QTc 之差，即为 QTcd。

（二）QT 间期、QTd 的电生理基础

1. T 波的产生与离散度　QT 间期包括心室除极和复极的时间（<400 ms），由于除极时间占总时间的 20%~25%，对 QRS 波时限正常的 QT 间期，主要反映心室肌的复极状态。因室内传导阻滞和心率可影响 QT 间期，故有人主张采用 JT 离散度（JTd）或心率校正的 QTd（QTcd）。从心肌细胞单相动作电位（MAP）分析，除极时间仅占 1 ms，而 ECG 上的 QRS 波却占时 80 ms 以上。而复极过程较缓慢，一般持续 50~100 ms，其长短决定于动作电位时限（APD）2，3 相变化的时程。钾电流（包括缓慢激活的整流钾电流 I_{ks} 和快速激活的整流钾电流 I_{kr}）减少，晚期钠电流（Late I_{Na}）或 L 型钙电流（I_{Ca-L}）增加或促进钠—钙交换电流（I_{Na-Ca}）均可造成细胞膜复极延缓和复极不完全，使 APD 和 QT 间期延长。ECG 上的 T 波是心室复极的直接反映，相当于 3 相，90% 动作电位时限（APD_{90}）代表复极终点。Surawicz 等在 1987 年提出 T 波宽度可以粗略反映心室肌不应期离散度。

　　体表 ECG 上的 T 波是心室肌复极过程中电压梯度变化所产生，这种电压梯度瞬间变化反映细胞在时间上和空间上的复极离散。绝大部分心室复极离散度可以在 T 波上反映出来，仅小部分发生在 T 波终末部，甚至在 T 波之后。这是因为此时仍有少量细胞在复极，微小电压持续存在，而在一些导联上观察不到。

　　2. 跨室壁离散度与 T 波　近年来研究证明心室壁中层 M 细胞对 T 波的产生起着决定性的作用。带有冠状动、静脉的动物左室壁组织块研究，显示心外膜下心肌细胞（EPi）复极最早，其 APD 与 ECG 上 T 波峰点（T_p）一致；M 细胞复极最晚，其 APD 与 T 波终点（T_e）一致。M 细胞的 APD 最长，决定了 QT 间期长短。心室壁三层心肌细胞间 APD 的差异，造成了心室壁复极的跨壁梯度，在 $T_p - T_e$ 间期提供了一个跨室壁复极离散度（TDR）指数，正常人为 62.4 ± 7.5 ms，此指数可能成为一个有价值的预测指标。

　　（三）QTd 与冠心病（CHD）

　　1. QTd 与心肌缺血　Romans 等[7] 报道严重心肌缺血与 ST 段抬高时，QTd 显著增加。以 QTd > 60 ms 为标准，诊断 CHD 心肌缺血的敏感性、特异性及准确率均在 95% 以上。对缺血性心脏病（IHD）患者的心脏负荷试验［活动平板、双密达莫（潘生丁）、多巴酚丁胺试验等］前后 QTd 变化的研究表明：缺血组负荷试验后 QTd 显著增加，而对照组负荷试验前后 QTd 变化无明显差异。为了消除心率快慢对 QTd 的影响，故应测定心房起搏前后 IHD 患者和正常对照组 QTd 的变化。结果显示静息条件下两组 QTd 无显著差异，心房起搏后 IHD 患者 QTd 增加 38 ms，而对照组变化不显著。冠状动脉造影对 QTd 与心肌缺血和冠脉病变程度关系的研究发现 CHD 患者 QTd 较正常对照组显著增加；不稳定型心绞痛患者 QTd 显著大于稳定型心绞痛患者；三支病变 QTd > 双支病变 > 单支病变。说明 QTd 变化对心肌缺血和冠脉病变程度具有一定诊断价值。

　　2. QTd 与心肌梗死　急性心肌梗死（AMI）患者体表 ECG 上 QT 间期延长，对动物和患者的研究资料均证明心肌缺血时低灌注区复极时间缩短，梗死区则延长，从而引起 QTd 增加。许多小规模研究证实正常人 QTd 值在 30 ~ 60 ms，AMI 后第 1 天与正常组相比 QTd 显著增加，第 2 ~ 3 天达峰值，然后迅速下降，至第 5 天后缓慢下降，第 4 周接近正常。QTd 与梗死面积正相关，有报道 40 例 Q 波心梗（QMI）和 69 例非 Q 波心梗（NQMI）患者的 QTd 变化，两型心梗后的 QTd 均显著增加，而 NQMI 的 QTd 大于 QMI，这是 NQMI 的梗死面积较大、坏死深度较浅之故。有报道 AMI 患者入院时 QTd 与梗死面积大小及 MI 时、入院前是否曾用过阻滞剂等无关；前壁和下壁 AMI 的 QTd 比较无差异，也有报道前壁与下壁或侧壁 AMI 的 QTd 相比有显著差异。因此，AMI 时由于心室肌电不稳定性可表现为 QTd 增加，但 QTd 与梗死部位及面积大小的关系尚难确定。

　　（四）QTd 对急性冠脉综合征患者 PCI 术后预后的影响

　　1. QTcd 与 PCI 术后心肌再灌注　研究发现冠脉血管成形术可使 QT 离散度下降。有研究选择 140 个急性心肌梗死后直接 PCI 治疗患者（平均年龄 61.6 ± 12.9，其中 69% 为男性），分别在 PCI 术前、PCI 术中、PCI 术后 24 h、PCI 术后 3 天进行 12 导心电图检查，测量 QTcd。结果显示 97 个再灌注成功患者 QTcd 相对 PCI 术前明显下降，无再灌注患者 QTcd 与术前相比无明显改善。故 QTcd 下降提示 PCI 术后再灌注成功。

　　2. PCI 术前 QTcd 与 PCI 术后患者预后　研究比较 128 例接受 PCI 治疗的 ACS 患者 PCI 术前 3 天 QTcd（pre - PCI QTcd）和术后 QTcd（post - PCI QTcd）变化，根据术后较术前变化趋势将 128 例患者分为上升和下降两组。发现下降组住院期间心源性死亡率和 pre - PCI QTcd 均高于上升组，心源性死亡患者 pre - PCI QTcd 和室性心律失常发作频率均高于未发生心源性死亡患者。提示 QTcd 下降可能是 PCI 治疗后急性冠脉综合征患者住院期间心源性死亡的一个危险因素，这与之前研究发现 QTcd 下降提示 PCI 术后成功再灌注结果相矛盾。

　　另有研究选择 142 个成功完成 PCI 手术的急性心肌梗死患者，测量 PCI 术前 QTcd（pre - PCI QTcd）和术后 QTcd（post - PCI QTcd）。在共计 4477 例患者随访中，有 21 例严重心脏意外事件

（MACE）发生。多变量分析显示 pre – PCI QTcd 是 MACE 和死亡率的独立预测因素，post – PCI QTcd 与 MACE 和死亡率无关。pre – PCI QTcd 每增加 1 个标准差（SD），MACE 增加 2.24，死亡率增加 2.71。提示 pre – PCI QTcd 与成功 PCI 后 AMI 患者的 MACE 和死亡率有关，这样就可以解释先前研究出现的矛盾。

　　局部缺血导致的心室复极不均一使 QT 间期离散度明显增大，PCI 打通闭塞冠脉、心肌成功再灌注后 QT 间期离散度降低，故 QT 间期离散度降低是 PCI 术后成功再灌注的标志；再狭窄时 QT 间期离散度再度升高，故 QT 间期离散度再度升高是再狭窄的标志；而术前 QT 间期离散度则与 PCI 成功后的 MACE 和死亡率相关。

四、T 波电交替

　　T 波电交替（T wave alternans，TWA）指在规则心律时，体表心电图上 T 波振幅、形态甚至极性的逐搏交替变化，它与恶性室性心律失常的发生密切相关。然而体表心电图可见到的 TWA 十分罕见。近年来，随着先进信号处理技术的发展，能在常规运动试验中无创地测量微伏级 T 波电交替（microvolt T wave alternans，MTWA）。MTWA 即指普通心电图不能发现的需经特殊心电信号处理技术才能记录到的 T 波电交替。研究表明，MTWA 是快速性室性心律失常及心性猝死的独立预测因子，其预测价值优于心室晚电位、射血分数（EF）、QT 间期离散度（QTd）、信号平均心电图（SAECG）、心率变异性（HRV）等其他无创电生理检查方法，其预测可信度至少等同甚至优于经典的心内电生理检查。

　　（一）TWA 的形成机制

　　1. T 波电交替的电生理机制　T 波是心室复极波，T 波电交替也就是复极交替的反映。复极交替是心肌细胞的特性之一，即在超过一定阈值的快速固定频率下，每搏的复极时间并不完全相等，而是呈长、短交替，总有一部分复极时间较长的心肌不能再次除极或完全除极。它们休息一个心动周期后才能恢复正常应激性，表现为 APD 的逐搏交替变化和心电图上相邻心搏的电交替。这种复极交替在中层细胞中表现最为突出，因此在跨室壁三层心肌复极离散形成 T 波的基础上，出现了内、中、外三层心肌复极交替的不均一性，势必影响到中层和外层及中层和内层两个电流之间的净效应并形成心电图上的 TWA。

　　Shimizu[8] 等报道 TWA 典型的 T 波的逐搏正、负向交替，但事实上 TWA 的可视性还受到诸多其他因素的影响。在对相邻心肌细胞间复极交替的研究中发现，不同空间部位的心肌细胞复极交替有两种变化形式：一种为协调性交替，即不同部位的心肌细胞的复极时间随每搏的变化趋势是一致的（同向性），仅表现为 APD 或都延长或都缩短；另一种为非协调性交替，即不同部位的心肌细胞的复极时间随每搏的变化趋势不一致或者为反向，呈"各向异性"，表现为有的 APD 延长，有的 APD 缩短。有研究认为，TWA 的根源就在于上述心肌细胞的复极交替中首先出现协调性交替，继之出现不协调交替，室速和室颤与不协调性交替有着直接的联系。据此推断，心肌细胞复极的不协调性交替所致的 APD 变化应该是不确定的，全部心肌细胞的 APD 变化综合效应即使仍按内、中、外三层心肌分别计算，表现在心电图上的 T 波变化也应该是不确定的，这与我们在临床研究中观察到的体表心电图上 T 波或三层心肌 APD 相对有规律的逐搏交替现象大相径庭。研究者认为相邻心肌细胞间的这种复极不协调交替产生的效应可以互相抵消。因此，若将内、中、外三层心肌分别视为整体，取其全部心肌细胞的 APD 效应，就可能与在体表心电图上观察到的现象一致。

　　TWA 的产生呈频率依赖性，但二者并非线性关系。在健康个体或正常心肌，提高心率（或刺激频率）达到一阈值后即可见复极交替幅度明显增大并有与之对应的 TWA 出现，在后续一定的频率范围内，这种现象持续存在。在病理状态下，在相对较慢的心率或刺激频率时就可以见到 TWA，这是因为器质性心脏病的病变（如心肌缺血、心肌肥厚等）影响了心肌细胞离子通道的功能以及心肌间的连接功能。目前认为 TWA 的这种频率依赖性是有其离子基础的。

　　2. T 波电交替的离子基础　已知 Ca^{2+} 是产生电交替和机械交替的核心，每一个心动周期 Ca^{2+} 均要经历钙通道开放→肌质网钙离子释放→产生电效应→钙离子重摄取→钙离子转运的循环，所消耗的时间主要相当于 APD 中的复极时间。与此同时 Ca^{2+} 还有自身调节功能并维持一种稳态，它的变化（即钙瞬变）会同时影响到 APD、兴奋收缩耦联、心肌内激动的传导以及心肌细胞间连接等。当心率增快时，舒张期缩短，心肌细胞复极不完全，Ca^{2+} 不能完成其循环，扰乱了 Ca^{2+} 的稳态并发生钙瞬变，钙瞬变值整复性的变化可导致 APD 交替，即为 TWA 形成的基础。除此之外，K_{ATP} 通道在心肌不同部位的敏感性差异、心肌细胞内 ATP 的代谢障碍、心肌细胞膜上连接蛋白的表达异常以及心肌细胞间的失交联都可能引起复极离散的增大，参与电交替的形成。

3. T 波电交替的神经机制　结扎冠状动脉左前降支时，如果同时切除交感神经状神经节或给予 β 肾上腺素剂，均可减低后抑制 T 波电交替的出现，交感神经张力升高引起 T 波电交替可能是因为改变了心肌细胞电生理特性，使动作形态与幅度发生改变，使复极不均一性加重并引起折返及单向阻滞，从而出现室性期前收缩（早搏），并极易引起"R on T"现象，以致发生室性心动过速及猝死。缺血时，肾上腺素能系统起主要作用，迷走神经兴奋在心肌缺血时可抑制 T 波电交替，具有抗室颤作用，但不能抑制再灌注时的 T 波电交替的室颤。

（二）TWA 可作为急性心梗危险分层的指标

Ikeda 等[9]对 834 例心梗后患者平均随访 25 个月，TWA 阳性患者猝死的危险性是阴性患者的 11.4 倍，其灵敏度及特异度均超过任何其他无创的检测手段。Armoundas 等[10]对 119 例心梗后患者进行 TWA、晚电位、射血分数（EF）与室速/室颤/猝死关系的研究，结果表明，TWA 阳性患者危险高达 16.8，晚电位阳性及 EF <0.40 的危险度仅为 5.7 和 4.7；TWA 的敏感性为 93%，晚电位及 EF 分别为 53% 和 6%；TWA 阳性患者一年内室速/室颤/猝死的发生率高达 28%，如果伴有 EF 值≤0.40，恶性心律失常的发生率可达 39%；而 TWA 阴性患者一年内室速/室颤/猝死的发生率仅为 2%，晚电位阴性及 EF >0.40 分别为 9% 和 8%。

Verrier 等[11]应用动态心电图检测 TWA 的方法，研究了 1284 例心梗患者，随访 21±8 个月，分析有室颤或心律失常死亡记录的 15 例患者，选择 29 例（在性别、年龄、心梗部位、LVEF 和治疗均与研究组一致）作对照，在最大心率、早晨和最大 ST 段偏移时检测 15 s 的 TWA，以这三个时间点之前 5 min 的 TWA 作为基础对照。研究发现两组在最大心率和早晨 8 时的 TWA 测量结果有显著性差异，而在最大 ST 段偏移时的 TWA 检测结果没有显著性差异。应用动态心电图分析系统检测 TWA，可以为急性心梗患者对日常活动引起的心律失常进行危险分层，也可以为不能进行平板运动试验或不能达到目标心率的患者做 TWA 检测。

（三）PCI 术后 T 波电交替

Oliveira MM[12]等选择了 51 例成功 PCI 治疗的 AMI 患者，测量术后 <1 月（早期）和 6 月（晚期）MTWA 值，发现 6 月内 MTWA 值变为阳性者发生严重心脏事件（MACE）的几率明显增大。提示 PCI 治疗后 6 月内 TWA 性质的变化可作为 MACE 危险预测指标。

Wita K 等[13]选择 115 个（86 男、平均年龄 57.7±11 岁）初次前壁心肌梗死患者，给予 PCI 治疗。术后 30 天做 TWA 试验。从术后开始随访 6 月观察 MACE（死亡、再次心肌梗死、持续性室性心动过速和心衰住院）的发生率。结果发现阳性 TWA 是前壁心肌梗死 PCI 术后 6 月内 MACE 发生的独立预测因子。

Batur MK 等[14]采集了 97 例急性心肌梗死患者 PCI 术前，术中和术后 24 h TWA 值，发现术后 24 h TWA 值明显低于术前和术中球囊扩张时的 TWA 值，提示局部缺血可触发 T 波电交替，T 波电交替可用来预测 PCI 术后再灌注。

以上临床试验均说明心梗发生时由于局部缺血导致 T 波电交替，成功 PCI 术后由于心肌再灌注使 TWA 值降低，故 PCI 术后 TWA 值降低预示术后再灌注成功；术后 1 月左右 TWA 值阳性或 6 月内 TWA 由阴性转变为阳性，则提示 6 月内有 MACE 发生危险，TWA 阳性是急性心肌梗死 PCI 术后 6 月内 MACE 发生的独立危险因素。

（李为民）

参 考 文 献

1. Kudaiberdieva G, Gorenek B. Post PCI atrial fibrillation. Acute Card Care, 2007, 9 (2): 69 – 76.

2. Kinjo K, Sato H, Sato H, et al. Prognostic significance of atrial fibrillation/atrial flutter in patients with acute myocardial infarction treated with percutaneous coronary intervention. Am J Cardiol, 2003, 92 (10): 1150 – 1154.

3. Sakata K, Kurihara H, Iwamori K, et al. Clinical and prognostic significance of atrial fibrillation in acute myocardial infarction. Am J Cardiol, 1997, 80 (12): 1522 – 1527.

4. El – Omar MM, Dangas G, Mehran R, et al. Usefulness of atrial fibrillation as a marker of outcome after percutaneous coronary intervention. Am J Cardiol, 2003, 91 (2): 232 – 234.

5. McLaughlin MG, Stone GW, Aymong E, et al. Prognostic utility of comparative methods for assessment of ST – segment resolution after primary angioplasty for acute myocardial infarction: the Controlled Abciximab and Device Investigation to Lower Late Angioplasty Complications (CADILLAC) trial. J Am Coll Cardiol, 2004, 44 (6): 1215 – 1223.

6. Galiuto L, Barchetta S, Paladini S, et al. Functional and structural correlates of persistent ST elevation after acute myocardial infarction successfully treated by percutaneous coronary intervention. Heart, 2007, 93 (11): 1376 – 1380.

7. Romans M. Effects of exercise on QT dispersion in ischemic heart disease. Am Heart J, 2000, 139: 556 – 562.

8. Shimizu W, Antzelevith C. Celluar and ioic basis for T wave alternans under long – QT conditions. Circulation, 1999, 99: 1499 – 1507.

9. Ikeda T, TakamiM, Kondo N, et al. Combined assessment of T2wave alternans and late potentials used to p redict arrhythmic events after myocardial infarction. J Am Coll Cardiol, 2000, 35: 722.

10. ArmoundasAA, OsakaM, Mela T, et al. T2wave alternans and dispersion of the QT interval as risk stratification markets in patients suscep tible to sustained ventricular arrhythmias. Am J Cardiol, 1998, 82: 1 – 127.

11. Verrier RL, Nearing BD, LaRovere MT, et al. Ambulatory ECG – based tracking of T wave alternans in post2myocardial infarction patients to assess risk of cardiac arrest or arrhythmic death. J Cardiovasc Electrophysiol, 2003, 14: 705.

12. Oliveira MM, Fiarresga A, et al. Temporal variations in microvolt T – wave alternans testing after acute myocardial infarction. Ann Noninvasive Electrocardiol, 2007, 12 (2): 98 – 103.

13. Wita K, Filipecki A, et al. Prediction of adverse cardiac events in patients with acute anterior wall myocardial infarction treated with PCI. Pol Arch Med Wewn, 2006, 116 (1): 648 – 657.

14. Batur MK, Oto A, et al. T wave alternans can decrease after coronaryM revascularization. Angiology, 2000, 51 (8): 677 – 687.

　冠状动脉左主干病变的心电图改变

冠状动脉左主干（简称左主干）病变危险程度大、死亡率高，曾被称为"寡妇制造者"。随着冠状动脉造影和介入治疗的日益普及，对左主干病变的心电图改变也有了更深入的认识。

一、心电图与冠状动脉解剖

正常冠状动脉包括左冠状动脉和右冠状动脉，而左冠状动脉的主干又可分为左前降支（LAD）和左回旋支（LCX）。因此，冠状动脉总的可分为三支：左前降支、左回旋支和右冠状动脉（RCA）。因此，左主干冠状动脉实际上相当于左前降支和左回旋支两支冠状动脉。多数情况下，心脏血流分布呈右优势型，左心室供血中，左主干占60%～70%（图1-8-1）。而在左优势供血的冠状动脉中，左主干对左心室的供血可达到90%～100%。

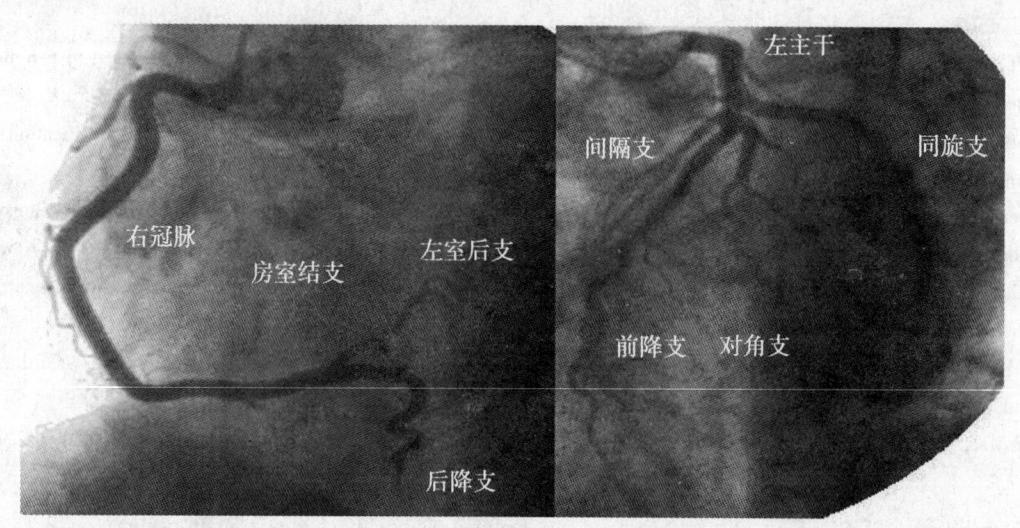

图1-8-1　正常左右冠状动脉

正常情况下，冠状动脉三支病变的关系见表1-8-1。

从表1-8-1可以看出，能够独立反映左前降支病变心电图部位为前间壁和前壁导联；独立反映右冠状动脉的心电图导联是右室导联，而回旋支缺乏独立表现的部位导联。因此，在这三支冠状动脉中，左前降支病变最好判断，而回旋支病变在心电图上最难判断。因此，当心电图出现前壁或前间壁缺血或梗死时，我们要设法确定左回旋支受累及的证据。

在2007年AHA/ACC的急性心肌梗死指南中指出，根据心脏磁共振（CMR）成像技术定位的结果，提出了新的定位诊断术语，心电图上正后壁心肌梗死位于左室侧壁，表现为V_1和V_2导联异常增高的R波（等同于Q波）；高侧壁心肌梗死的Ⅰ和aVL（但不包括V_6）上的异常Q波表示中-前壁心肌梗死。

表 1-8-1 冠状动脉与心电图心脏节段关系

导联	前间壁	前壁	前侧壁	高侧壁	下壁	后壁	右室
I			+	+			
II					+		
III					+		
aVR							
aVL				+			
aVF					+		
V_1	+					−	+
V_2	+	±				−	±
V_3	+	+	±			−	±
V_4		+	+				
V_5		+	+				
V_6			+				
V_7			±			+	
V_8						+	
V_9						+	
V_3R							+
V_4R							+
V_5R							+
V_6R							+
左主干　前降支							
回旋支							
右冠状动脉							

二、左主干闭塞引起急性心肌梗死的心电图特点

当患者表现为急性前壁心肌梗死时，多数是由左前降支病变引起，少数由左主干病变引起。在前壁或广泛前壁心肌梗死的基础上，下列几项提示病变部位在左主干：

- 直接证据

  1. 合并正后壁心肌梗死（ST 段 $V_{7\sim9}$ 抬高）；

  2. 合并心房梗死（PTa 段的改变）；

  3. 合并下壁导联 ST 段抬高时，$ST_{II}\uparrow > ST_{III}\uparrow$，或 $ST_{III}\uparrow - ST_{II}\uparrow < 0.03mV$。

- 间接证据

  1. 伴随 aVR 导联 ST 段抬高 >0.05mV，且 $ST_{aVR}\uparrow > ST_{V_1}\uparrow$；

  2. 右胸前导联 ST 段抬高不明显 < 0.05mV。

（一）直接证据

由于左回旋支在左心室供血的范围变异较大，因此其闭塞引起的急性心肌梗死在心电图上变化也比较多。一般情况下，心电图的正后壁（$V_{7\sim9}$）和左心房常常由左回旋支供血，变异比较少；而高侧壁即可由回旋支也可由前降支供血，而下壁即可由右冠状动脉、左回旋支供血，也可由左前降支供血。

1. 合并正后壁梗死 在冠状动脉供血上，心电图的正后壁由左回旋支供血，少部分由右冠状动脉供血。因此，左主干急性闭塞时，除了前壁心肌梗死外，应存在正后壁心肌梗死。反过来说，当心电图上出现前壁合并正后壁心肌梗死时，提示除了左前降支的病变外，还有另外一支冠脉闭塞，以回旋支多见。如果从"一元论"出发，更应该考虑是左主干的病变。

值得注意的是，心电图的正后壁（$V_{7\sim9}$）与前间壁（$V_{1\sim3}$）大致形成镜像关系。当左回旋支闭塞引起正后壁、下壁心肌梗死时，$V_{1\sim3}$导联 ST 段的对应性压低可以超过 ST 段抬高的程度。因此，左主干闭塞时，正后壁的 ST 段抬高会抵消前间壁的 ST 段抬高，呈现不典型的前壁心肌梗死，表现在 $V_{1\sim3}$导联 ST 段抬高的程度明显小于 $V_{4\sim6}$导联。而左前降支闭塞引起的前壁心肌梗死，ST 段抬高最明显的部位是 V_3、V_2导联。因此，在急性前壁心肌梗死患者的 12 导联心电图上，如果以 $V_{4\sim6}$导联 ST 段抬高为主，不应单纯考虑是前壁心肌梗死，还可能存在左主干病变引起的广泛前壁心肌梗死 + 正后壁心肌梗死。此时，应该加做 $V_{7\sim9}$导联的心电图可以进一步明确诊断。

2. 合并心房梗死 绝大多数情况下，左房的供血动脉来源于冠状动脉的左回旋支（LCX）。因此，前壁或前间壁心肌梗死合并心房梗死时，应该高度怀疑左主干病变。

心房梗死的心电图变化主要表现为 PR 段偏移。Schamroth[zz1=x2]的建议，PR 段抬高 ≥0.5mm 或 PR 段压低 ≥0.8～1.0 mm，特别呈水平型改变，提示心房梗死的存在，如出现对应性 PR 段改变，则诊断更属可靠，如 I 导联 PR 段抬高 ≥0.5mm，伴有 II、III 导联 PR 段压低；V_5、V_6导联 PR 段抬高 ≥0.5 mm 伴有 V_1、V_2导联 PR 段压低。我们的体会是，左房梗死时，aVL 导联和 aVR 导联 PT 段抬高比较明显，多在 0.5mm，往往伴下壁导联 PR 段压低。此外，心房供血的动脉发出部位均较高，因此一旦出现心房梗死则反映心肌梗死面积较大，并可合并快速性房性心律失常甚至肺栓塞等并发症。

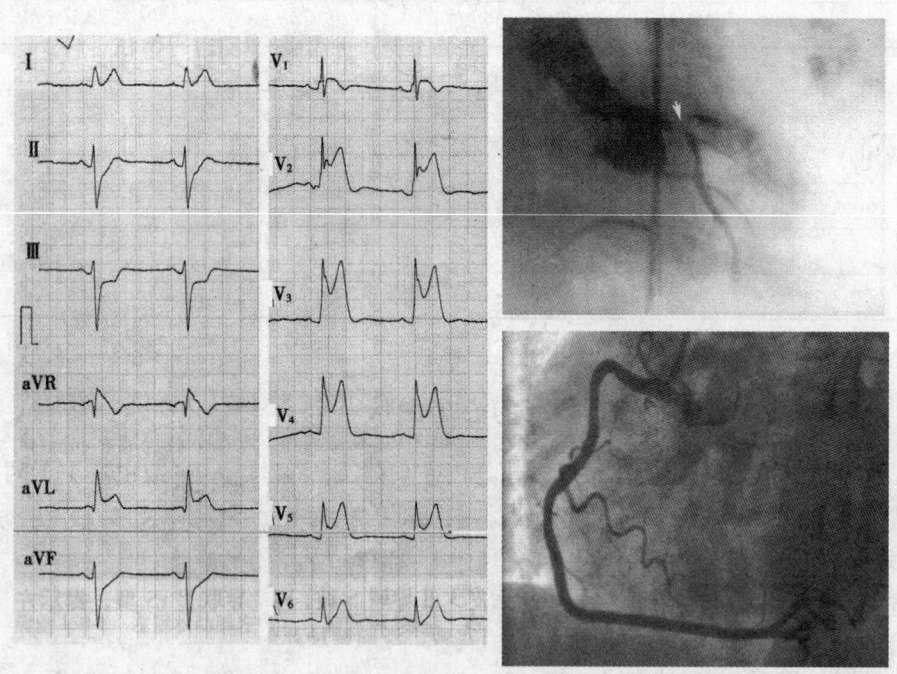

图 1-8-2 男性，55 岁，因胸痛、胸闷、视物模糊半小时入院，
既往有高血压、高血脂和吸烟史。造影显示左主干病变

图 1-8-2 显示，$V_{1\sim4}$、I、aVL 导联 ST 段抬高提示前壁、高侧壁心肌梗死，同时 aVL、aVR 导联 PR 段抬高 0.5mm，而其他导联 PR 段压低，尤以下壁导联明显，提示同时合并左房梗死。图 1-8-3 显示，除了 III、aVR 导联外，其他导联广泛 ST 段抬高，且 $V_{4\sim6}$导联 QRS 波群与 ST-T 形成单相曲线，提示广泛前壁（前壁 + 前间壁）、高侧壁、下壁心肌梗死。同时 aVL、$V_{4\sim6}$导联 PR 段抬高，$V_{1\sim3}$

导联 P 波呈双峰，而下壁导联 PR 段压低，提示同时合并（左）心房梗死。图 1 - 8 - 3 显示胸前导联 V$_3$ ~ V$_5$、Ⅰ、aVL 导联 ST 段抬高伴 T 波高尖，但是Ⅱ、Ⅲ、aVF 导联 PR 段压低 ≤ 0.5mm，aVL 和 aVR 导联 PR 段没有抬高，与图 1 - 8 - 1 和图 1 - 8 - 2 形成明显对比。

3. 合并其他部位心肌梗死　前壁心肌梗死时可以合并下壁心肌梗死。但是，由于心电图的下壁多数由右冠状动脉供血，少数由左回旋支、左前降支供血，因此表现比较复杂。在临床上，当左回旋支比较粗大尤其是冠状动脉呈左优势分布时，才会出现前壁合并下壁心肌梗死（图 1 - 8 - 3）。前壁合并下壁心肌梗死时，如果要确认由左主干病变引起，最主要的是确认下壁心肌梗死是由左回旋支受累及引起。如果出现①ST$_Ⅱ$↑ > ST$_Ⅲ$↑、②Q 波时限Ⅱ/Ⅲ > 1 时提示下壁心肌梗死是由左回旋支闭塞引起（图 1 - 8 - 3）。

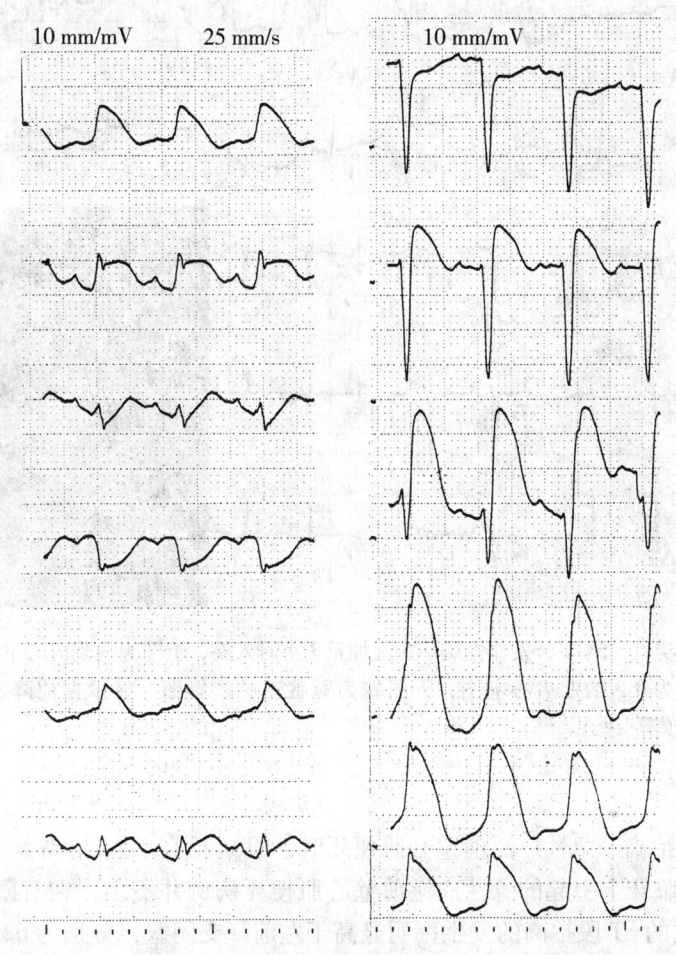

图 1 - 8 - 3　男性，22 岁，反复发作胸痛 5 小时入院，入院前曾发生阿 - 斯综合征，
入院 1 小时后死亡。既往有吸烟史。

从临床上来看，左主干引起的前壁心肌梗死梗死范围大，患者一般情况差，常常合并低血压甚至休克、急性左心衰、窦性心动过速。因为多数患者死于院外，所以，临床上很少见到左主干闭塞引起的急性心肌梗死。左优势型的左主干闭塞病例几乎更见不到，因为这些患者无法生存。因此，临床上能够见到的左主干闭塞患者，常常有以下原因：①左回旋支比较小；②已经形成侧支循环（从右冠状动脉）；③左主干闭塞为间歇性，即一会闭塞，一会自行部分开通（图 1 - 8 - 1 造影所示）。临床上，左主干闭塞引起的急性心肌梗死并不多见。由于这类患者的缺血、梗死范围广，病情危重，因此能够进入医院并接受抢救的例数并不多，更多的病例可能在院外死亡。Hori 等回顾性调查了 13 例由左主干闭塞引起的急性心肌梗死患者，其中有 6 例存活，存活组中有 5 例冠脉造影见到有较好的供应左前降

支的侧支循环，而死亡组未见到该侧支血管。

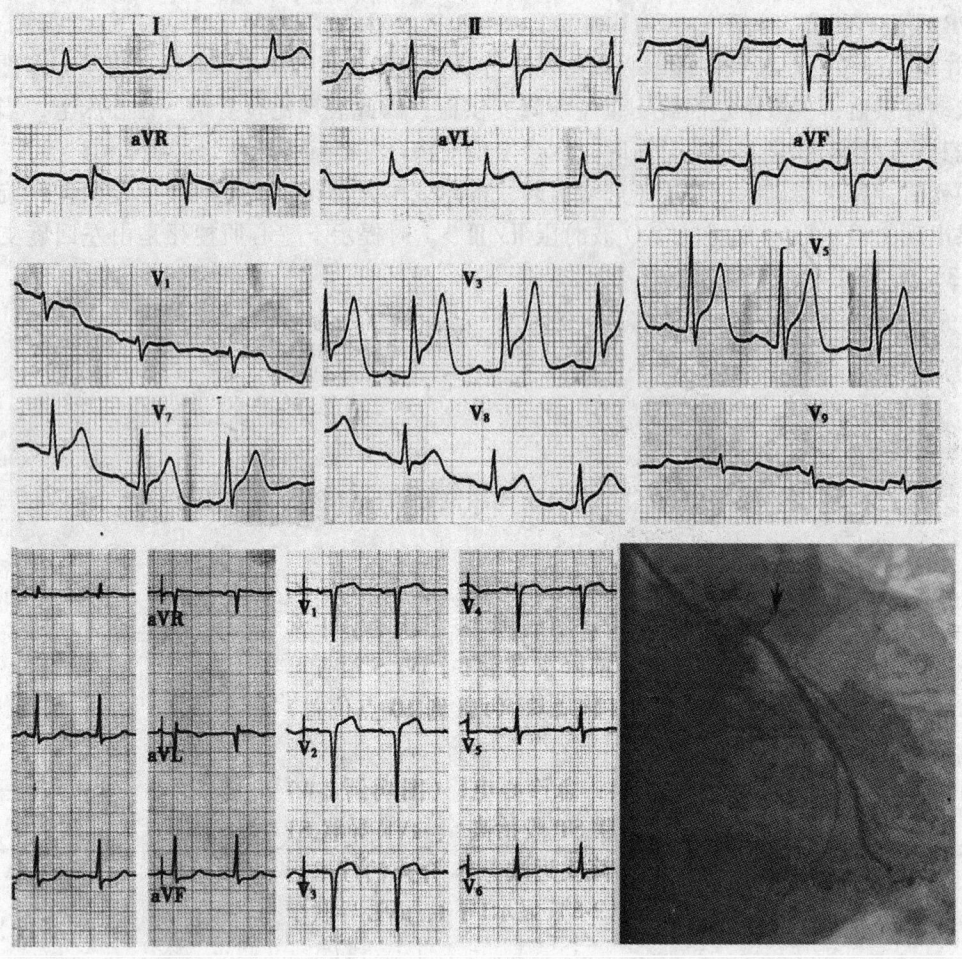

图 1-8-4　男性，54 岁，发作性胸痛 3 天加重 3 小时入院，上图为入院时心电图，下图左
　　　　为介入治疗后心电图，下图右为冠状动脉造影图，显示左前降支近端闭塞
　　　　（箭头处）。

（二）间接证据

1. aVR 导联 ST 段抬高　急性广泛前壁心肌梗死时，ST_{aVR} 抬高/ST_{V_1} 抬高 ≥1 有助于判断左主干闭塞。由于左主干闭塞在临床上引起的急性广泛前壁心肌梗死病例并不多，在有限的病例报道中，左主干闭塞引起的 aVR 导联的 ST 段抬高的发生率明显高于左前降支闭塞，分别为 62.5 ~ 90.0 % 和 8.33 ~ 42.9%，特异性为 80%，两组之间具有明显统计学差异（$P < 0.05$）。Yamaji 发现，88% 左主干闭塞患者的 aVR 导联 ST 段明显抬高，但仅有 43% 前降支近端病变也出现 aVR 导联 ST 段的抬高。

除了 aVR 导联 ST 段抬高的发生率较高以外，两者 ST 段的幅度也有显著性差异。在一组包括 50 例患者的临床研究中，左主干闭塞组的 aVR 导联 ST 段抬高程度（0.15 ± 0.12）显著大于 LAD 组（0.04 ± 0.08，$P < 0.05$），相比之下，V_1 导联 ST 段抬高程度（0.00 ± 0.19）显著小于左前降支组（0.15 ± 0.10，$P < 0.05$）。因此，aVR 导联 ST 段抬高大于 V_1 导联 ST 段抬高幅度可作为左主干闭塞引起急性前壁心肌梗死患者的一个指标。

Hori 等回顾性调查了 13 例由左主干闭塞引起的急性心肌梗死患者，7 例死亡，其中 5 例 aVR 导联和 aVL 导联 ST 段同时抬高，提示 aVR 和 aVL 导联 ST 段同时抬高是左主干闭塞的心肌梗死患者的一个重要的死亡预测因子。左主干闭塞时 aVR 导联 ST 段抬高比较明显的机制并不清楚。有人认为，aVR 导联捕获右心室流出道和室间隔底部即心脏右上部的电活动，而左主干病变通过影响第一间隔支

（LAD 近端）血流，引起室间隔底部缺血，导致 aVR 导联 ST 段抬高，左回旋支急性闭塞通常产生后壁缺血，后壁缺血的电活动可能会抵消前壁（$V_{1～3}$ 导联）缺血的电活动（对应性改变），使得左主干闭塞时 V_1 导联 ST 段抬高程度低于左前降支闭塞时。

2. V_6/V_1 导联 ST 段改变的临床意义 与左前降支近段阻塞引起的前壁心肌梗死心电图改变相比，左主干闭塞引起的急性心肌梗死中，除了 Ⅱ、Ⅲ、aVF 导联的 ST 段下移较明显外，V_1、V_2 导联的 ST 抬高不太明显。因此 $STv_6\uparrow/STv_1\uparrow\geqslant1$ 对左主干病变引起的急性前壁心肌梗死也有一定的诊断价值。一项研究发现，18 例左主干闭塞引起的急性前壁心肌梗死中，ST_{V6} 抬高/ST_{V1} 抬高 $\geqslant1$ 占 75%，而左前降支闭塞引起的急性前壁心肌梗死中仅 11.1%（4 例），两组有明显统计学差异（$P<0.05$）。另外，与心电图 ST_{aVR} 抬高/ST_{V1} 抬高 $\geqslant1$ 相比较 $STv_6\uparrow/STv_1\uparrow\geqslant1$ 对左主干病变的灵敏性、阳性预测值、阴性预测值、诊断符合率更高，但特异性稍低。ST 段抬高的急性广泛前壁心肌梗死在心电图表现中 ST_{V6} 抬高/ST_{V1} 抬高 $\geqslant1$ 预测左主干病变更敏感，ST_{aVR} 抬高/ST_{V1} 抬高 $\geqslant1$ 亦提示左主干病变，而二者均 $\geqslant1$ 时预测左主干病变的特异性、阳性预测值将进一步提高。

研究显示，左主干闭塞致前降支、回旋支缺少血液供应，病变更为广泛，甚至影响后壁，而 ST_{V6} 抬高与回旋支闭塞所相关。V_1 导联捕获右间隔旁区的电活动，后者由前降支间隔支和右冠脉圆锥支供血（双重供血）。因此急性广泛前壁心肌梗死患者 2/3 没有 V_1 导联 ST 抬高，故 $STv_6\uparrow/STv_1\uparrow\geqslant1$ 可以用来判定左主干病变。

3. QRS 波群增宽 对有典型的心肌梗死的症状，同时发生增宽的 QRS 波（QRS>0.12s）伴急性左心功能障碍的患者要高度怀疑有否左主干的急性闭塞，有人报道可达 60%。

三、左主干病变引起心肌缺血心电图特点

左主干病变引起的心肌缺血与其闭塞引起的急性心肌梗死有相似之处。左主干病变引起的心肌缺血包括了左前降支和左回旋支闭塞引起的缺血表现，因此，其临床情况更严重，表现为心绞痛发作的时间较长，程度较重。但是，由于缺血引起的 ST 段压低比 ST 段抬高的定位诊断更有不确定性，因此，其临床表现与左主干闭塞引起的急性心肌梗死又有所不同。其次，应该注意的是，尽管有左主干病变，但是其狭窄程度没有左前降支、左回旋支或右冠状动脉病变重，这种左主干病变的心电图改变也不一定能够表现出来。另一方面，多支病变的心电图表现可以与左主干病变的表现相同，无法准确鉴别。

左主干病变的心绞痛发作时心电图表现有以下特点。

（一）广泛导联的 ST 段压低

左主干病变引起心肌缺血发作时，心电图主要表现为 Ⅰ、Ⅱ、$V_4～V_6$ 导联 ST 段压低。由于 V_{4-6} 代表前侧壁，Ⅰ 导联代表高侧壁，Ⅱ 导联代表下壁，因此提示心肌缺血广泛。因此，这些改变对左主干病变或三支病变的诊断具有一定的意义。一些研究显示，ST 段压低的导联数 $\geqslant5$ 时对左主干病变的诊断具有一定的价值，占 73%，而对照病例仅占 13%。图 1-8-5 显示，运动时 Ⅰ、Ⅱ、Ⅲ、aVF、$V_{3～6}$ 导联 ST 段水平压低 0.5～2.5mm，休息后迅速恢复。

在这种广泛 ST 段压低的导联中，常常以 $V_{4～6}$ 导联的 ST 段压低更为明显。一般认为，发作时或运动试验时 $V_{4～6}$ 导联的压低至少 $\geqslant2$mm，如果 $\geqslant4$mm 更有意义。

（二）aVR 导联 ST 段抬高

以前，aVR 导联被认为代表心腔的电活动，因此意义不大。近年来发现，aVR 导联不仅在左主干闭塞病变引起的急性心肌梗死的诊断上具有较大的价值，对左主干狭窄引起的心肌缺血同样有重要的诊断价值。Atie 发现，左主干病变的患者做运动试验时，99% 的患者出现了 aVR 导联 ST 段的抬高。国内一项研究显示，左主干病变组中有 11 例 ST_{aVR} 抬高（62.5%），而左前降支组中有 3 例 ST_{aVR} 抬高（8.33%，$P<0.05$），分析其机制可能为左主干狭窄通常影响左回旋支血流而产生后壁缺血，导致 ST_{aVR} 抬高和或 V_1 导联的 ST 段抬高。对 120 例冠状动脉造影结果为左主干病变患者的研究显示，56.7%（68/120）的左主干病变患者出现了典型的 aVR、V_1 导联心电图表现，即典型"左主干"心

电图对左主干病变诊断的敏感性为 56.7%。除了左主干病变外，前降支近端的病变也可引起 aVR 导联 ST 段的抬高。在一组 83 例有冠状动脉造影结果的研究中，心电图表现为 aVR 和 V₁ 导联 ST 段抬高的病例，37.3%（31/83）为左主干病变，如果把左主干加前降支病变占 97.6%（81/83）。Yamaji 发现，88% 左主干闭塞患者的 aVR 导联 ST 段明显抬高，43% 前降支近端病变也能出现 aVR 导联 ST 段的抬高，说明虽然典型 aVR、V₁ 导联 ST 段抬高对左主干病变具有一定的诊断价值，但是特异性并不是很高。

另外一些研究显示，虽然左主干病变的 aVR 导联 ST 段和 V₁ 导联 ST 段都抬高，但 aVR 导联 ST 段抬高的幅度大于 V₁ 导联。aVR 导联 ST 段的抬高 > V₁ 导联 ST 段抬高对判断左主干闭塞的敏感性为 81%，特异性为 80%（图 1 - 8 - 5）。

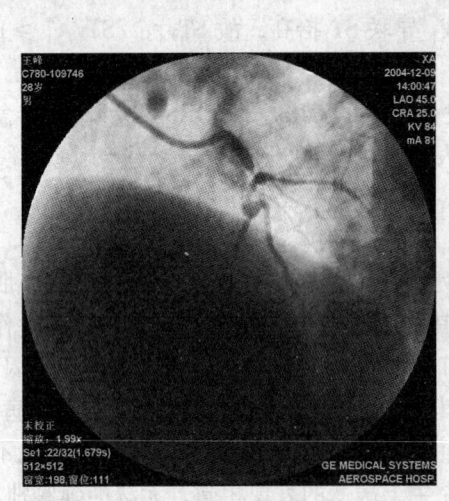
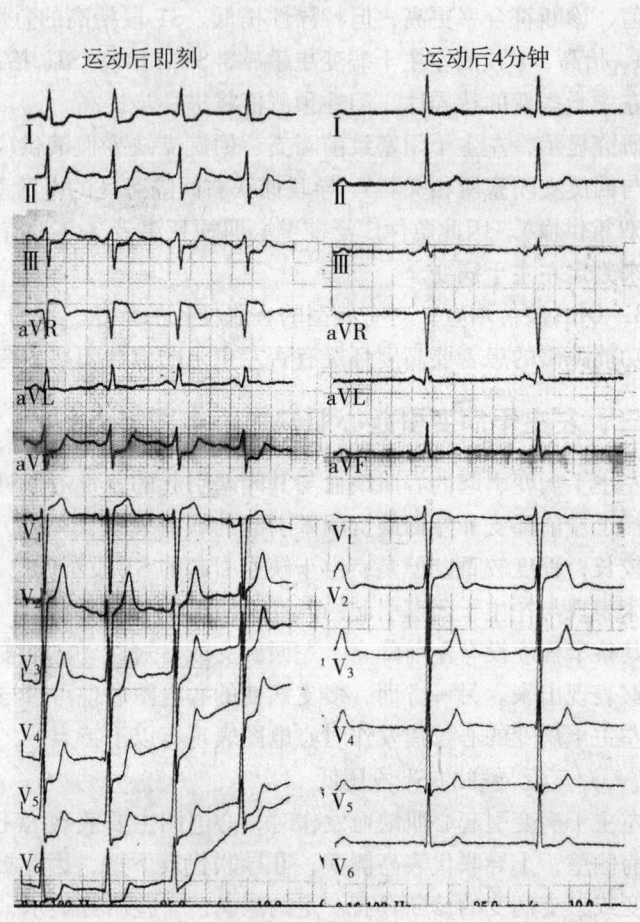

图 1 - 8 - 5　患者男性 28 岁，发作性劳力性胸痛半年

中图为运动试验心电图，右图为运动恢复后心电图，左图为冠状动脉造影图，示左主干远端 95% 狭窄，前降支近端 80% 狭窄伴狭窄后扩张。右冠状动脉第三段 60% 狭窄（未显示）。

（三）其他

除了上述的心电图改变外，左主干患者在心肌缺血发作时常常还有其他表现，如心绞痛症状明显、血压降低、心功能不全、心律失常等等。对于慢性的严重的左主干病变，常常合并严重的左心功能不全。一组 8 例左主干或等同病变的患者，运动试验时均出现心绞痛，而且 6 例出现各种室性心律失常。

在另外一项临床研究中，13/14 例左主干病变患者均有静息的心电图异常，在 3 ~ 11 个导联（平均 5.71 个导联）中出现 ST - T 异常，但是与 23 例三支病变患者没有明显的差异。因此，临床上要准确地鉴定出左主干病变与三支冠脉病变或累及左前降支和左回旋支的两只病变是困难的。

四、小结

左主干病变在临床上占冠脉造影的 1% 以下，但其危险性却很大，因此是一组需要高度关注的病人群。通过心电图及时地做出判断至关重要。胸前导联广泛 ST 段抬高，再加上正后壁心肌梗死（$V_{7\sim9}$ 导联 ST 段抬高）、心房梗死（PR 段改变）和 aVR 导联 ST 段抬高提示左主干闭塞。广泛 ST 段压低（$V_{4\sim6}$ 导联、Ⅰ、Ⅱ 导联）再加上 aVR 导联的 ST 段抬高对左主干病变引起的心肌缺血具有较高的诊断价值。

（王　斌）

 9 二联律法则与长短周期现象

室性或房性期前收缩（俗称早搏）可以形成二联律，而这些早搏又经常容易出现于长心动周期之后，并且一些恶性室性心律失常或快速性房性心律失常也易发生在较长的间期之后。人们通过对这些现象的观察和总结提出了二联律法则与长短周期现象的概念。了解其含义及机制，有助于认识某些心律失常的发生原因并指导治疗。

一、二联律法则

1955 年，美国心电学大师 Langendorf 在研究房颤患者室性早搏二联律时发现，室性早搏与基础心动周期的长短密切相关，原发性室性早搏仅在前 RR 间期超过 600ms 时出现，随后室性早搏能规律出现并形成二联律，此后这一现象被称为二联律法则（rule of bigeminy）[1]。

（一）定义

二联律法则是指某些期前收缩（房性、房室交界性、室性）容易出现于长的心动周期后，这些早搏引起的长代偿间歇又易于下一次早搏的出现，如此重复下去，即形成期前收缩二联律。Schamroth 于 1965 年对多源性室性早搏进行长时间记录时发现早搏呈两种类型：一种不服从二联律法则，经常单独发生于任何长度的 RR 间距之后，称为原发性早搏（primary extrasystoles）；另一种服从于二联律法则，不会单独发生，经常跟随在原发性早搏代偿间歇之后，称为继发性早搏（secondary extrasystoles），并形成二联律（图 1 - 9 - 1）[2]。

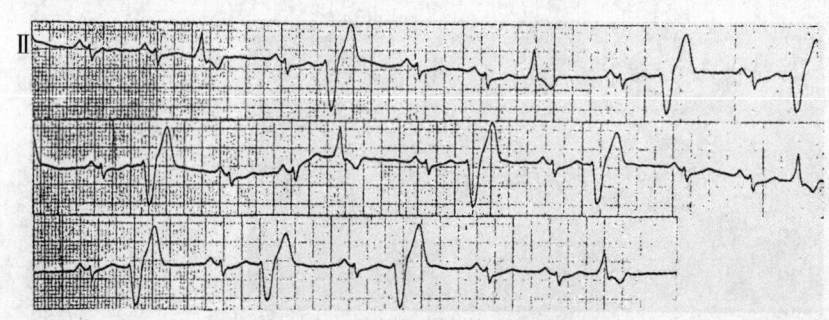

图 1 - 9 - 1 多源性室性早搏二联律法则

图为Ⅱ导联连续记录，窦性节律，可见频发的多源性室性早搏。QRS 主波向上者为原发性室性早搏，发生于正常的窦性 RR 间期之后，联律间期为 0.46s；另一种形态为主波向下的室性早搏，联律间期为 0.44s，均继发于原发性早搏形成的代偿间歇之后，并可形成二联律，为继发性室性早搏，其发生始终遵循二联律法则（引自：陈新．临床心律失常学——电生理和治疗．人民卫生出版社，2000）

造成较长心动周期的原因很多，包括显著的窦性心律不齐、心房颤动的长 RR 间期、窦房阻滞、房室传导阻滞、原发性早搏形成的代偿间期等（图 1 - 9 - 2）。

（二）心电图表现

符合二联律法则的早搏前一个心动周期一般都是长周期，当没有原发性早搏时，在心率变化较大的心房颤动或显著窦性心律不齐的慢相上都可表现出来。早搏可以是室性、房性或房室交界性早搏（图 1 - 9 - 3）。

原发性期前收缩与前周期的关系通常不固定，并可引发继发性期前收缩形成二联律。继发性早搏很少无规则的单独出现，通常在原发性早搏之后形成二联律。

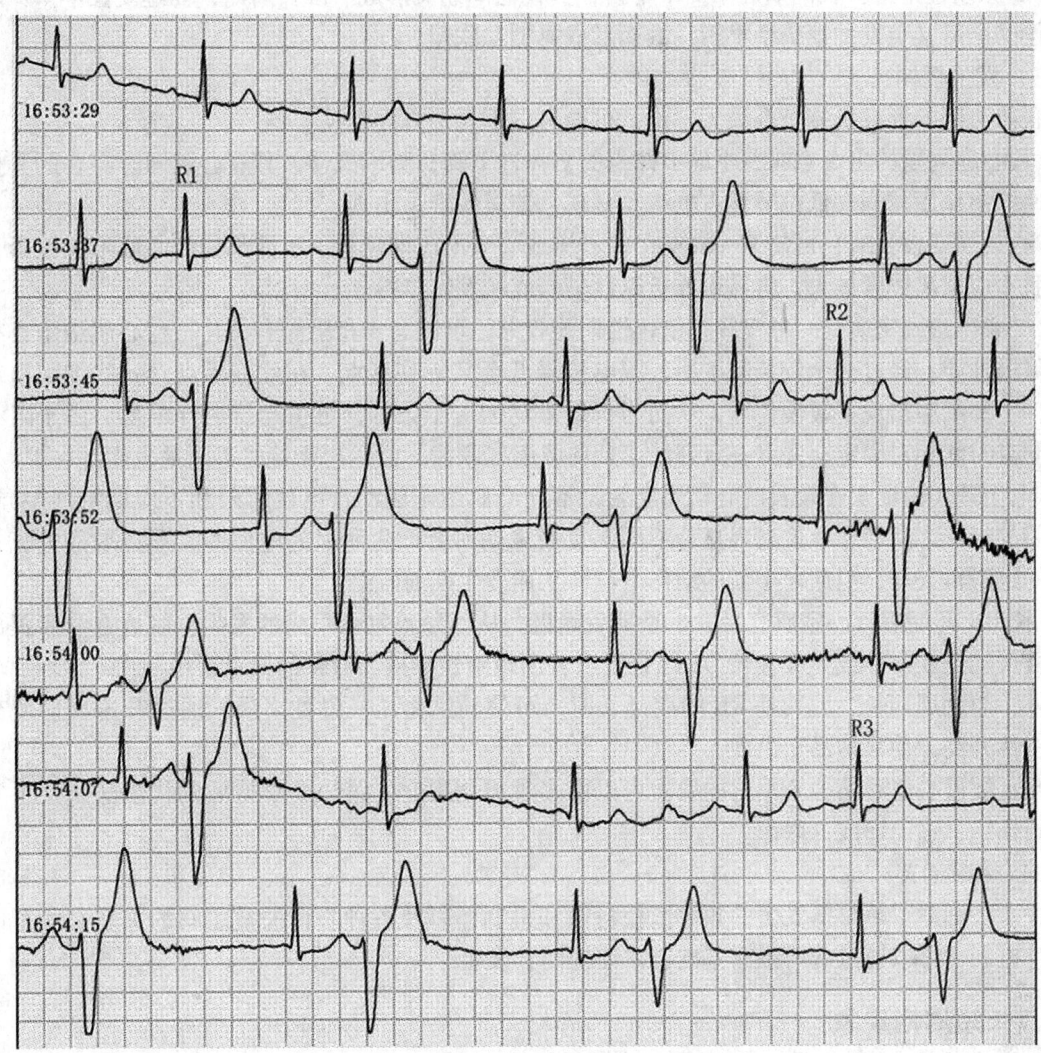

图 1-9-2　房性早搏后的代偿间期引发室性早搏二联律

　　图为动态心电图 Ⅱ 导联连续记录，窦性节律，基本窦性 RR 间期 1120ms。R₁、R₂、R₃ 为 3 次房性早搏下传引起的心室激动，其后的代偿间期为 1200~1250ms，长 RR 间期之后发生了室性早搏二联律。该患者的 24 小时动态记录中可见频发的室性早搏二联律，绝大多数继发于房性早搏的代偿间期之后。该图还可见室性早搏后出现了交界性逸搏。

Rhythm [11]　5mm/mV（Auto）

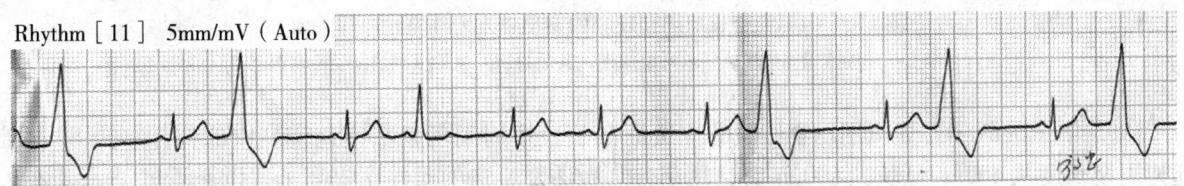

图 1-9-3　室性早搏二联律法则 1 例

　　图中发生了 2 组室性早搏二联律。其中第 5 个 QRS 波为房性早搏下传与室性早搏形成的心室融合波，并产生了不完全代偿间歇，R₅R₆ 间期为 760ms，室性早搏终止；第 8 个窦性搏动发生较晚，心动周期（R₇R₈）延长为 880ms，室性早搏又再次出现并形成二联律，符合二联律法则。

　　总结二联律法则的心电图表现有：①心电图出现长间期：表现为长 PP 或 RR 间期，长间期至少 >600ms；②原发性早搏：长间期后第 1 个早搏，其代偿间期又形成一次长间期；③继发性早搏：原发性早搏代偿间期后又引发的第 2 个早搏，继而形成典型二联律。

　　（三）发生机制

　　二联律法则的形成机制至今尚无定论，可能与以下几个方面有关[3]：

　　1. 长心动周期的出现意味着主导节律点的自律性下降，频率减慢，其对心脏同时存在的其他节律点的超速抑制作用减弱，低位节奏点电活动显现，使早搏容易出现。

　　2. 心动周期较长时，可使下一周期中的心房或心室不应期延长。不同部位的心肌不应期延长不均衡，心肌不应期离散度加大，容易形成折返性早搏或触发性早搏。

　　3. 二联律法则实质是一种慢频率依赖性期前收缩，可能与 4 相阻滞有关。一些心肌细胞具有舒张期自动除极性能，经过一个较长间歇后，膜电位降低至某一临界点，在此临界点，一些细胞出现了单向传导，一些细胞出现了缓慢传导，从而为折返激动创造了条件，可引起折返性早搏。由于阻滞部位固定，配对时间相对固定；并且一旦开始了期前收缩二联律，就趋向于持续不断地发生。

　　4. 电生理实验证明在较长的心动周期后，不同心肌细胞的动作电位时限和不应期特性差异增大，如果相邻的组织之间动作电位时限显著不同，复极末期时会产生明显的电位差，形成局部电流，使较早复极的组织再兴奋，引起一个新的动作电位，从而发生期前收缩。

　　5. 长 RR 间期后，心室肌容易发生早期后除极，从而导致室性早搏的发生。晚近有学者提出，早期后除极可能是获得性或先天性长 QT 综合征患者出现室性早搏二联律的最重要机制[4,5]。

　　另外，心动周期长，尤其是 RR 间期延长时，可使动脉血压一过性下降，通过升压反射使交感神经的兴奋性升高，使早搏易于出现。

　　因此，缓慢心率后第一个早搏的发生可以由多种机制引起。第一个早搏后的代偿间期又引发了上述的等同作用，进而形成二联律。

　　（四）临床意义

　　二联律法则对了解早搏发生的频率依赖特性和机制，以及各种心律失常之间的关系有所帮助。根据其发生机制，可以通过起搏提高基础心率而抑制其发生。

二、长短周期现象

　　近年来临床与电生理资料发现并证明，某些恶性室性心律失常以及快速性房性心律失常的发生也与"二联律法则"密切相关（图 1 - 9 - 4），并称之为长短周期现象（long - cycle - short - cycle phenomenon）。

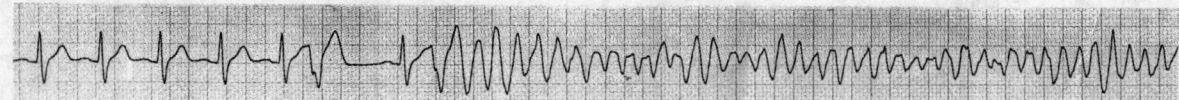

图 1 - 9 - 4　符合长短周期现象的室早诱发恶性室性心律失常

1 个室早后的代偿间期形成了长心动周期，其后再次发生的室早诱发了心室颤动。

　　1985 年，Denker 首先应用动物试验的方法证实了长短周期现象在室速诱发中的作用，当 S_1 基础起搏周期长度从 400ms 延长到 600ms 时，用期外刺激诱发室速的阳性率提高了。Rosenfeld 进一步在人体实验中也证实了这一结论，他给一位心肌梗死伴有慢性房颤的患者用联律间期固定为 310ms 的心室 S_2 刺激进行诱发，患者的 RR 间期随机并且不等，结果持续性或非持续性多形性室速只能在大于 700ms 的心动周期后被诱发[6]。

　　自长短周期现象的概念提出以来，其与恶性室性心律失常的关系备受关注，这一理论已有效地应用于恶性室性心律失常的预防性起搏治疗中。近几年人们又注意到长短周期现象在心房颤动、心房扑动的启动中也显示重要作用（图1-9-5）。

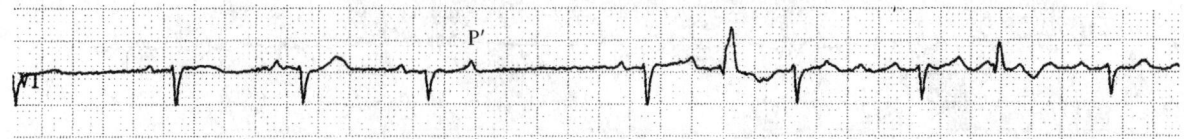

图1-9-5 长短周期现象诱发心房颤动

1次未下传的房性早搏（P′）产生的代偿间期构成了长心动周期，其后再次发生的房性早搏诱发了心房颤动

（一）定义

多种原因可引起心电图中出现较长的心动周期（构成长周期），而长周期后的期前收缩联律间期较短（构成短周期），两者前后形成长短周期相邻，此种情况下，期前收缩容易诱发快速性心律失常，包括室性或房性快速性心律失常，此现象称为长短周期现象。

（二）心电图表现

长短周期现象中的长周期可以是窦性心动过缓、窦性静止、窦房阻滞、房室阻滞、期前收缩（房性、交界性或室性）形成的长代偿间期以及房颤时的长 RR 间期等；短周期是指期前收缩与前一心动周期间的偶联间期。

发生在心室的长短周期现象表现为长 RR 间期后的室性早搏可引发室性心动过速、心室扑动甚至心室颤动（图1-9-6）；发生在心房者表现为长 PP 间期后的房性早搏引起心房扑动或心房颤动（图1-9-7）。

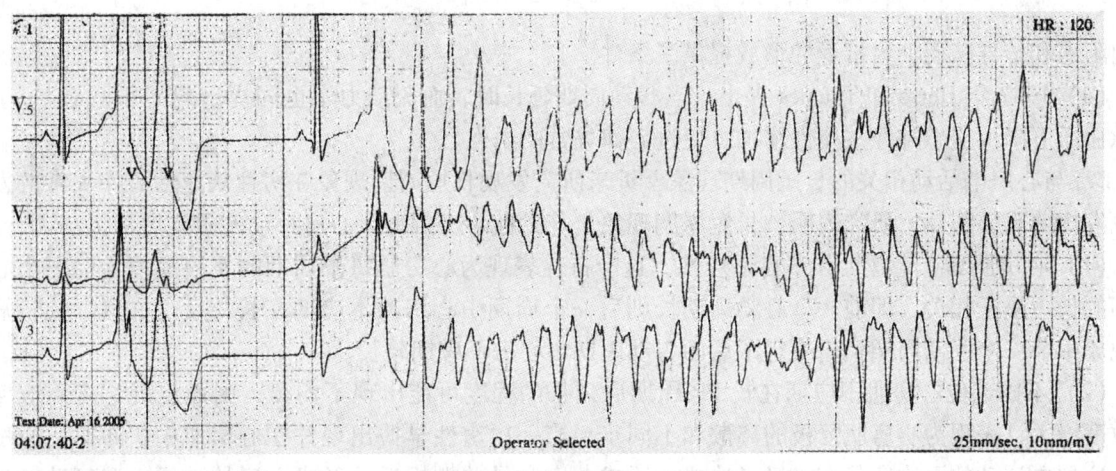

图1-9-6 长短周期现象诱发多形性室性心动过速

图为 V₁、V₃、V₅ 导联同步记录，成对室早后形成了较长的代偿间期，再次发生的室早诱发了多形性室性心动过速。

（三）发生机制

1. 与心室电活动相关的长短周期现象 长短周期现象的发生机制仍不肯定，但与以下因素有关[7]：

（1）心动周期延长时，对不同部位的心室肌纤维电生理特性影响不同，并随心动周期长度的增加这种离散度也相应增加，这种心室肌除极的不同步以及复极离散度的增加是折返性心律失常的促发因素。

（2）浦肯耶纤维与心室肌不应期的长短均受心动周期明显影响，但两者相比对浦氏纤维的影响更大，结果造成了局部组织之间不应期的离散，易于折返和心律失常的形成。

（3）心动周期延长时，心肌细胞舒张期自动除极的时间延长，膜电位可降低至临界水平，易引起

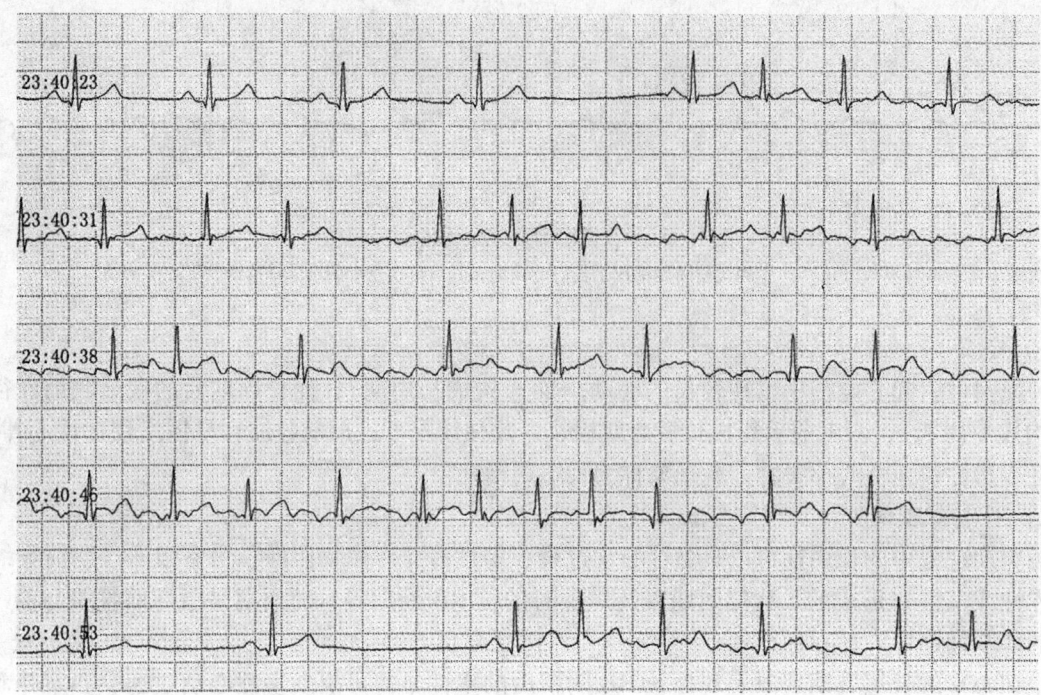

图 1 - 9 - 7　长短周期现象诱发阵发性心房颤动

图为动态心电图的 II 导联连续记录。患者有显著的窦性心律不齐，在较长的窦性 RR 间期之后，一次较早
发生的房性早搏即诱发了阵发性心房颤动。

单向阻滞和传导障碍，为折返的形成提供了条件。

（4）1987 年 Herre 和 Thames 提出，当心动周期延长时，血流动力学也同样出现"长间歇"，引起
动脉血压下降，交感神经兴奋性增加，促进心律失常的诱发。

2. 与心房电活动相关的长短周期现象　近来研究发现长短周期现象在房性快速性心律失常的发生
中也发挥着重要作用，研究表明，长短周期现象是阵发性心房颤动、心房扑动的重要启动机制[8,9]。

（1）心房肌具有生理性频率自适应性，这个特性表现为心房肌每个周期的不应期值与前一个心动
周期的长短呈正相关，即前一个心动周期长则后一个周期中心房的不应期亦长，反之亦然。故长短周
期现象中前一个心动周期长，决定了后面心动周期中心房不应期较长。

（2）不同部位心房肌不应期在长 PP 周期后延长的程度可能出现不均衡，因而出现心房不应期的
离散度增大，表现为心房肌复极的离散和不同步。当一次房性早搏出现并在心房肌中扩布时，心房肌
处于这种电活动的不均衡状态，极易造成折返或一定数量的微折返，形成心房扑动或心房颤动发生的
启动因素。

（3）心房不应期的延长和缩短与心房肌的兴奋性有关，其对心房的传导性也有重要影响。不应期
延长的同时传导性也相应下降，心房肌的传导性降低时更容易发生传导延缓和单向阻滞，也增加了心
房颤动和心房扑动的发生机会。另外，不应期延长时心房肌的有效不应期、相对不应期、易颤期都相
应延长，而易颤期的延长，则可以增加房性早搏诱发心房颤动的几率。长短周期现象中的短周期（房
性期前收缩与前面心动周期的 P 波间的偶联间期）较短时，说明房性早搏出现较早，因而易落入心房
肌的易颤期或折返窗口中而诱发心房颤动或扑动。

（四）临床意义

1. 与心室电活动相关的长短周期现象

（1）动态心电图及临床心脏电生理资料表明，室速与室颤的发生常与长短周期现象有关。进而有
人估计一半以上的心脏性猝死与该现象有关。除此，在长短周期现象发生前，常有平均心率的增快

现象。

（2）长短周期现象中诱发的恶性室性心律失常多为多形性室速、尖端扭转型室速，很少诱发单形性室速。

（3）运动诱发的室速与此现象有关。

（4）起搏器治疗时，稍快的心室起搏可以消除这种长短周期现象，因而可以预防和治疗这种恶性心律失常。

2. 与心房电活动相关的长短周期现象 长短周期现象启动的阵发性心房颤动或心房扑动可经心房起搏预防和治疗。较快的心房起搏频率可以消除这种过长的周期，避免长短周期现象的出现，因而可以预防心房颤动的发生。

需要注意的是，心房起搏频率宜高不宜低，常需程控在 80 次/min 以上，而在 60 次/min 以下时疗效下降。起搏在改善心动过缓引起的血流动力学改变的同时，还可使早搏数量减少或房性早搏出现后也不能构成长短周期现象，进而避免诱发心房颤动。另外可选用具有抑制房早或房早后反应或具有模式转换功能的起搏器来控制长短周期现象。对于长短周期现象引发的阵发性心房颤动，起搏器植入后，可明显减少阵发性心房颤动、心房扑动的发作，如仍有发作并影响患者生活质量时，还需同时服用抗心律失常药物治疗。

（高连君 洪 丽）

参 考 文 献

1. 陈琪. 心电图二联律法则. 临床心电学杂志，2006，15（6）：470.

2. 陈新主编. 临床心律失常学——电生理和治疗. 北京：人民卫生出版社，2000，509 – 513.

3. 郭继鸿主编. 心电图学. 北京：人民卫生出版社，2002，1163 – 1168.

4. Lerma C，Lee CF，Glass L，et al. The rule of bigeminy revisited：analysis in sudden cardiac death syndrome. J Electrocardiol，2007，40：78 – 88.

5. Chiang CE. Congenital and acquired long QT syndrome. Current concepts and management. Cardiol Rev，2004，12：222.

6. 郭继鸿主编. 新概念心电图（第三版）. 北京：北京大学医学出版社，2007，182 – 188.

7. 郭继鸿. 二联律法则与长短周期现象. 临床心电学杂志，1998，7（1）：38 – 39.

8. 郭继鸿，许原，李学斌. 长短周期现象与心房颤动和心房扑动. 心电学杂志，2000，19（1）：20 – 23.

9. 柳茵. 心房颤动与长短周期现象. 临床心电学杂志，2003，12（4）：213 – 215.

 **遗传性心律失常的心电图特征**

自 Willem Einthoven 首次描记心电图 100 多年来，常规心电图检查作为一种简便，无创的方法被广泛应用于临床，为心脏疾患的诊断做出了巨大的贡献。心电图的波群主要可分为除极和复极波群两组。QRS 波群为心室除极所产生，而代表心室复极的波群主要为：J 波（Osborn 波）、T 波及 U 波。遗传性心律失常综合征（inherited arrhythmia syndromes）是一组因离子通道功能异常而导致恶性室性心律失常发生的疾病，临床多表现为特征性心电图改变、恶性室性心律失常发生、心脏结构正常及具有家族分布性和遗传倾向等特征，亦称为遗传性离子通道疾病（inherited ion channelopathies）。主要包括：长 QT 综合征、Brugada 综合征、短 QT 综合征等。近年来随着遗传性心律失常发生机制研究的深入，心电图中各波群产生的细胞电生理机制被进一步阐明，使得通过心电图形态特征判断心肌细胞电生理异常成为可能。由于常规心电图的某些表型差异直接与基因型有关，可为遗传性心律失常综合征基因型判断提供线索，指导临床治疗。

一、长 QT 综合征

先天性长 QT 综合征（congenital long QT syndrome，LQTS）系编码心肌细胞离子通道蛋白基因突变而导致心室复极明显延长的心电生理疾患。根据临床表现和染色体不同可分为两个亚型：以常染色体隐性遗传，伴听力障碍的 Jervell – Lange – Nielsen 综合征和常染色体显性遗传不伴耳聋的 Romano Ward 综合征。目前已发现 9 种基因突变与 LQTS 的发生相关：LQT1（KCNQ1 或 KvLQT1）、LQT2（KCNH2 或 HERG）、LQT3（SCN5A）、LQT4（Ankyrin – B）、LQT5（KCNE1 或 Mink）、LQT6（KCNE2 或 MiRP1）、LQT7 或 Andersen syndrome（KCNJ2）、LQT8 或 Timothy syndrome（CACNA1C）、LQT9（CAV3）LQT10（SCN4B）。以上致病基因除了锚蛋白 Ankyrin – B 和小凹蛋白 3（caveolin – 3）间接影响离子通道外，均直接影响 K^+、Na^+ Ca^{2+} 通道功能，导致心肌细胞复极延长，其中 KCNH2 和 KCNQ1 突变所至 LQTS 约占所有发病者的 90%[1]。心电图主要表现为 QT 间期的延长以及心室复极波形态异常；心律失常为尖端扭转型室性心动过速及心室颤动。临床表现为晕厥、心脏性猝死。

LQTS 诊断的主要心电图依据为 QT 间期的延长，但 QT 间期变异较大，约 10% 的致病基因携带者心电图中 QT 间期正常，而在健康人群中 QT 间期延长者占约 2.5%[2]。且 QT 间期又受到年龄、性别以及心率的影响，故心电图测定 QT 间期后必需经过 Bazett 公式校正，诊断时亦应考虑到性别的影响。目前认为男性 QTc > 470ms；女性 QTc > 480ms 对 LQTS 诊断的阳性预测值达到 100%，男性 QTc < 390ms 以及女性 QTc < 410ms 对 LQTS 诊断的阴性预测价值达 100%[3]。

常规心电图除可以在复极时限延长方面为 LQTS 的诊断提供依据，其复极波形的异常亦可作为 LQTS 诊断的线索。1989 年，Merri 等首次对心电图中心室复极波（T、U 波）进行了定量分析，提出了 6 个与 T 波形态相关的参数：时限、频率、对称性、曲线下面积、异质性、晚期复极波形态[4]。此后随着基因检测技术的发展，发现不同基因型 LQTS 患者心电图 T 波形态存在明显的差异：LQT1 患者 T 波呈单峰状，基部宽大，上升及下降支光滑；LQT2 患者表现为多导联双峰 T，且 T 波电压偏低；LQT3 患者为晚发尖锐/双相 T 波及非对称高尖 T 波（图 1 – 10 – 1）[5]。Zhang 等进一步概况了不同基因型 LQTS 患者心电图 T 波形态，发现依据典型心电图改变对 LQT1、LQT2 突变预测的敏感性分别达到 61% 和 62%[6]。2005 年该研究组对 LQT7 型患者进行了心电图分析发现，该综合征患者心电图不是 QTc 而是 QUc 的延长，表现为 T 波下降支延长，T – U 波融合、双相宽大的 U 波（图 1 – 10 – 2）[7]。这种通过心电图复极波形态对基因型预测的方法可以使患者尽快得到治疗（图 1 – 10 – 3）。

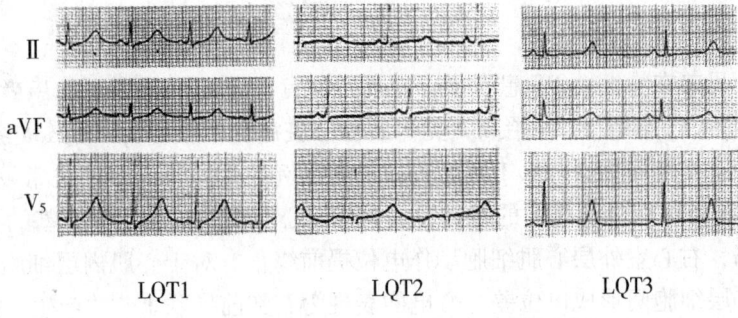

图 1 – 10 – 1　LQT1、LQT2、LQT3 典型心电图特征

LQT1：女性，31 岁，QTc：573ms，伴早发宽大 T 波，突变基因 KCNQ1；LQT2：女性，21 岁，QTc：583ms，伴 T 波低电压，突变基因 KCNH2；LQT3：男性，15 岁，QTc：570. ms，伴晚发 T 波，突变基因 SCN5A[5]。

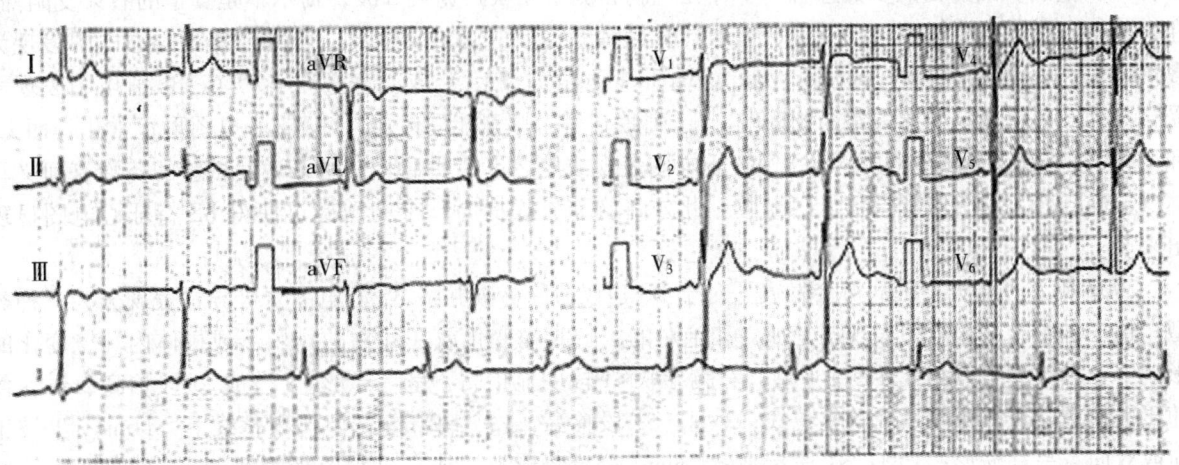

图 1 – 10 – 2　LQT7 典型心电图特征

男性，50 岁，QTc：440ms，QUc：660ms；T 波降支延长，肢体导联 U 波双向，胸导 U 波巨大。突变基因：KCNJ2[7]。

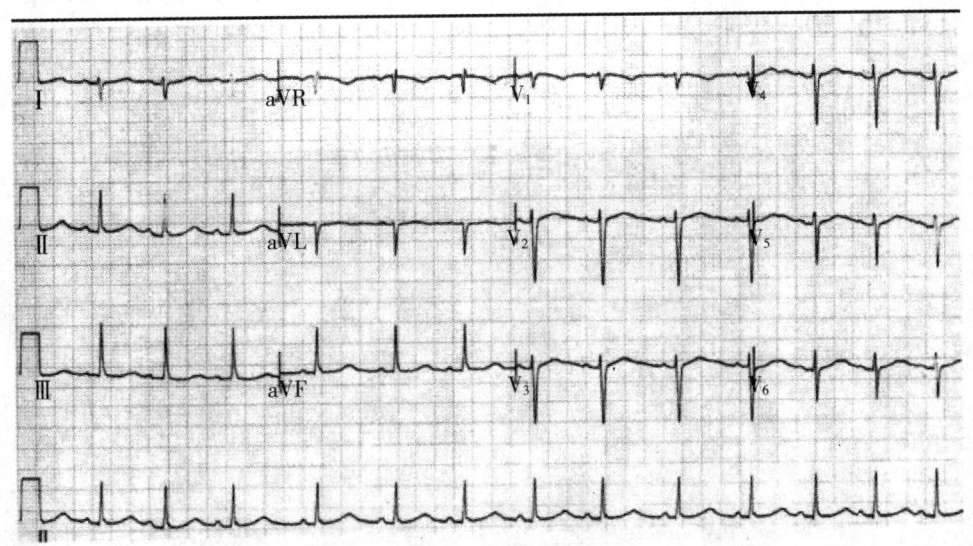

图 1 – 10 – 3　LQT9 心电图

女性，13 岁，QTc：532ms. 突变基因 CAV3 [Vatta M, Ackerman MJ, Ye B, et al Mutant caveolin – 3 induces persistent late sodium current and is associated with long – QT syndrome. Circulation, 2006, 114 (20)：2104 – 2112.]

二、Brugada 综合征

1992 年 Brugada 兄弟在特发性 VF 患者中，发现一群有特殊心电图表现的患者，QT 间期正常. 但呈右束支阻滞型及 $V_1 \sim V_3$ 导联 ST 段抬高，无器质性心脏病变，被称为 Brugada 综合征[8]。该综合征为常染色体显性遗传，发生率为 5 ~ 66/10000 人；男女比例约为 8：1；心律失常发生的平均年龄为 44 岁[9]。目前已知与 Brugada 综合征相关的基因异常为编码心肌细胞钠通道 a 亚基的 SCN5A 突变[10]，引起快钠通道电流减弱，右心室外层心肌细胞动作电位提前终止。对于心肌内层细胞动作电位影响较小，因而在心肌内层和外层细胞间形成电位差。心电图表现为右胸前导联 J 波的产生、ST - T 抬高并可因 2 相折返导致多形性室速。Brugada 特征性心电图表现为 V_1 导联呈近似右束支阻滞形态，实际为增高的 J 波所致。$V_1 \sim V_3$ 导联 ST 段抬高，形态可呈穹隆状（coved type）或马鞍状（saddle—back type），前者是更具特征性的 BS 表现，这些表现可以持续存在或间断出现。因 QT 间期正常，很容易与长 QT 间期综合征相鉴别。因为在大多数患者中不存在左胸和侧壁导联的宽大 S 波，提示不是真正的右束支阻滞。在一些患者可以看到额面电轴左偏，提示同时存在的左前分支传导阻滞。晕厥或猝死时心电图表现为多形性室性心动过速（polymorphic ventricular tachycardia，PVT）或心室颤动（VF）。BS 心电图表现可受自主神经系统或抗心律失常药物影响[11]，刺激 β 肾上腺素能受体可以使 BS 心电图形正常化，而 1A 和 1C 类抗心律失常药物可以激发出 BS 心电图表现或使之更加明显。常用于激发试验的药物有阿义马林（ajmaline），氟卡胺和普鲁卡因酰胺。此外将胸前导联提高一个肋间亦可使得 BS 特征心电图显现出来。

2002 年 8 月欧洲心脏病协会发表了对于 BS 建议诊断标准并将 BS 心电图复极异常表现分为三种类型。这三种类型的心电图表现不是孤立和绝对的，随时间变化或在药物的作用下或机体内环境变化的影响下三种类型可以相互转变。1 型：右胸导联 ST 段明显抬高，呈穹隆形，J 波或 ST 段抬高 2mm，伴随 T 波倒置，其间极少或无等电位线；2 型：ST 段抬高，J 波 ≥2 mm，但仍在基线上 ≥1 mm，T 波正向或双向，呈马鞍形；3 型：ST 段抬高 <1 mm，呈穹隆形及（或）马鞍形（图 1 - 10 - 4）[9]。在分析 Brugada 综合征患者的心电图时应该切记其心电图改变可呈间歇性、有动态变化；典型的心电图改变可时而呈现时而消失。$V_1 \sim V_3$ 导联 ST 段抬高，与心动周期长短有关，长周期的心搏抬高明显，而短周期的心搏抬高减轻。因此对可疑 Brugada 综合征患者应该多次采集心电图，注意动态改变，必要时进

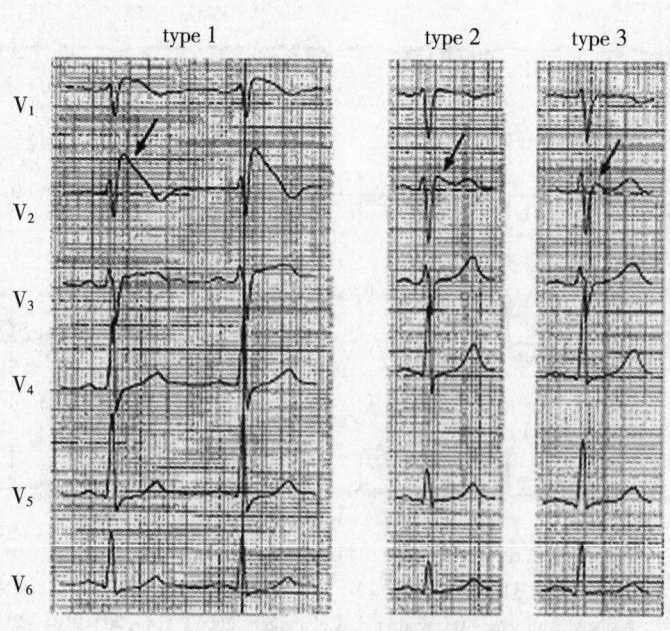

图 1 - 10 - 4 Brugada 综合征心电图特征

行药物诱发。常规心电图不仅可以用于对 Brugada 综合征的诊断，还可进行危险性评估。近年来的研究显示虽然 BS 患者 QT 间期大多正常，但 QTc > 460ms 者其发生 VT 或 VF 的危险性明显增加[12]。

三、短 QT 综合征

1993 年，Algra 等对 6693 名患者 24 小时动态心电图随访分析后发现不仅 QT 间期的延长是心脏性猝死发生的高危因素，当 QT 间期 < 400ms 亦容易发生猝死事件[13]。2000 年，Gussak 等首次报道了一个家系 3 名成员心电图均表现为 QT 间期缩短伴阵发性心房颤动，提出了短 QT 综合征（short QT syndromes，SQTs）的概念[14]。SQTS 被定义为遗传性心律失常的一种，是以短 QT 间期、阵发性心房颤动和（或）室性心动过速及心脏性猝死为特征的离子通道疾病。截止目前先后有三个基因被发现与 SQTs 的发生相关：SQT1（KCNH2）[15]、SQT2（KCNQ1）[16]、SQT3（KCNJ2）[17]。分别引起快速延迟整流钾通道（I_{Kr}）、缓慢延迟整流钾通道（I_{Kr}）以及内向整流钾通道（I_{Kr}）功能增强、外向电流加大，使得心肌复极加速，动作电位时限缩短，最终在心电图上呈现 QT 间期缩短。由此引起心房、心室有效不应期缩短，容易发生房颤、室速及室颤。SQTs 典型的心电图表现为 QT 间期明显缩短，ST 段几乎消失，T 波窄而高尖；QT 间期随心率变化不明显或心率减慢时 QT 间期反而缩短（图 1 – 10 – 5，6，7）。然而，对 SQTs 目前还没有一个公认的诊断标准，通常是根据 Bazett 公式校正的 QTc < 300ms 为诊断标准。由于 SQT 者 QT 间期不随心率变化，当心率较快时计算出的 QTc 值相对较大，故一般只在心率 < 80 次/分时进行心率校正。另一种诊断标准是根据 QT 间期预测值（QTp）来确定，Rautaharju 等[18] 测量了 14379 例健康人的 QT 间期，提出 QT 间期可用下列公式预测：QTp（ms）= 656/（1 + 心率/100）。在这一研究中，QT 间期短于预测值 88% 的发生率为 2.5%（360/14379），而 QT 间期短于预测值 80% 者仅为 0.03%（4/14379）。由于低于均值两个标准差时正好是 QTp88% 的数值，便确定了 QT 间期 < QTp 的 88% 时为 SQT。由于 QT 间期还受心外因素的影响，如发热、低氧血症、低血钾血症、高钙血症、交感神经兴奋、洋地黄类药物作用等均可使 QT 期间缩短，诊断 SQTS 必须排除这些因素。

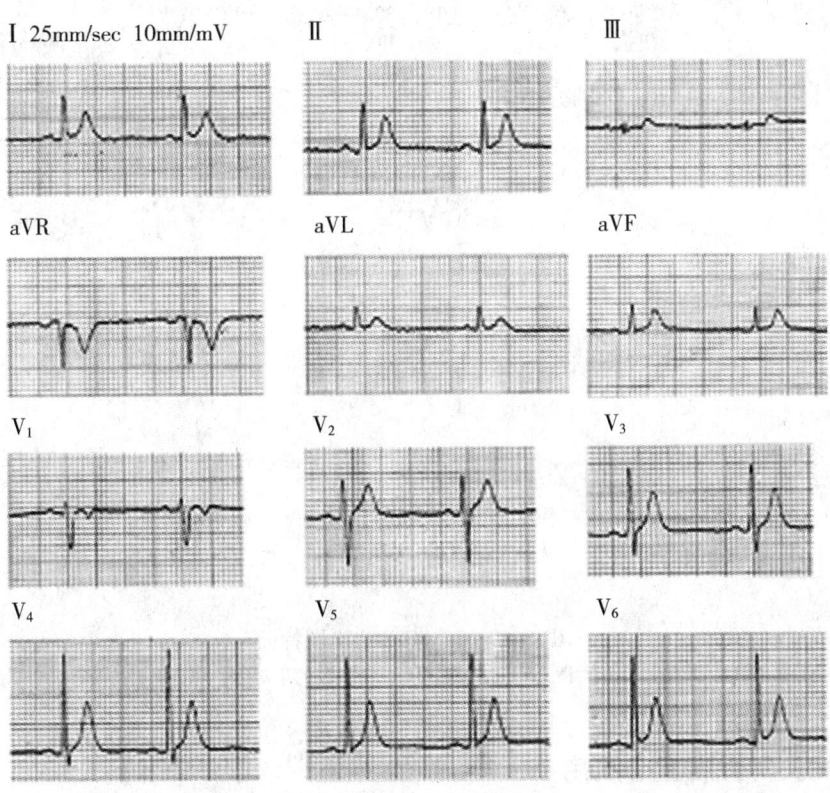

图 1 – 10 – 5　SQT1 心电图特征

女性，30 岁，QTc：270ms，突变基因 KCNH2[19]。

2005 年 Priori 等[19] 报道的 SQT3 心电图特征除 QT 间期缩短外还显示 T 波的不对称，降支更为陡峭的特点，这是[18] 电流增大的缘故，提示在 SQTs 不同基因型间心电图表型亦各具特点。值得进行 SQTs 心电图表型与基因型关系的大样本研究。

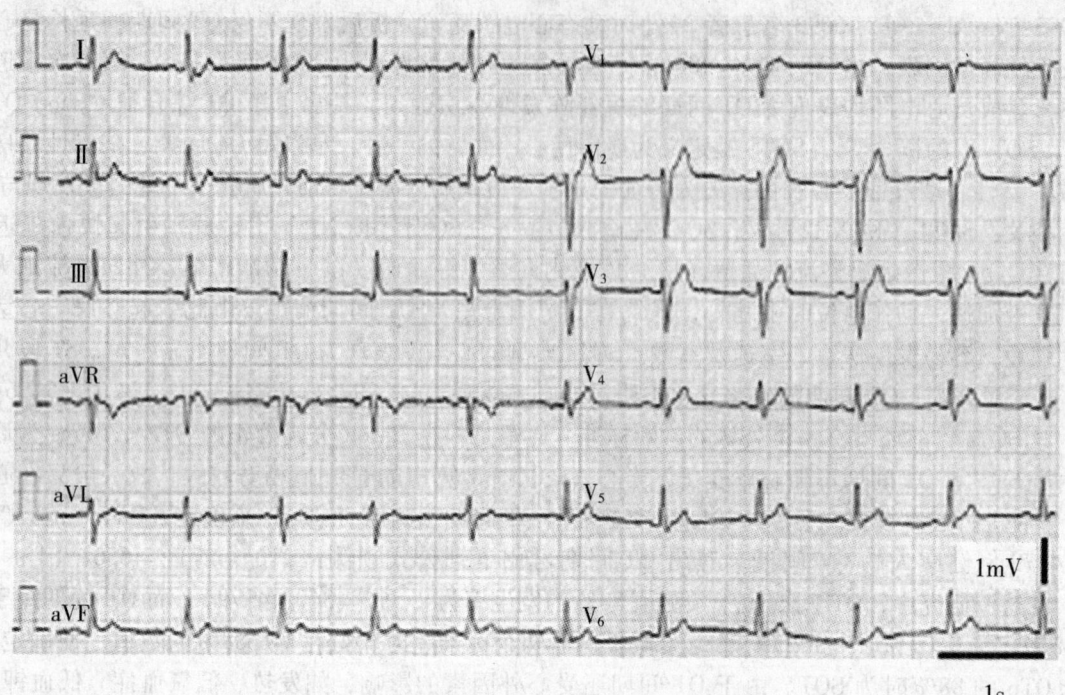

图 1 - 10 - 6　SQT2 心电图特征
男性 70 岁，QT：290ms，QTc：320ms；突变基因 KCNQ1[16]。

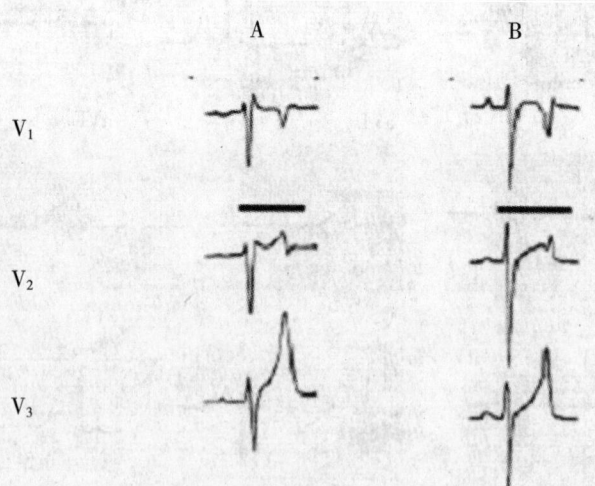

图 1 - 10 - 7　SQT3 心电图特征
A：男性，35 岁，QTc：320ms；B：女性，5 岁，QTc：315ms　T 波的不对称，降支更为陡峭；突变基因 KCNJ2。

四、致心律失常性右室心肌病

致心律失常性右室心肌病（arrhythmogenic right ventricular cardiomyopathy，ARVC）虽不属于离子通道病，但具有遗传特性且伴有明显的心电图异常特征。ARVC 属心肌病范畴，主要组织病理学表现为以右心室为主的局部或大面积心肌组织被脂肪或纤维组织取代[20]。这一解剖学改变导致 ARVC 患者心肌除极、复极及传导的异常[21]。临床表现为受累心室结构和功能异常、早期表现为心电图异常伴室性心动过速或者猝死。晚期可表现为心力衰竭。该病多见为常染色体遗传，具体基因异常尚未完全阐明，根据染色体定位可分为 9 型：14q23 - q24（ARVD1），1q42 - q43（ARVD2），14q12 - q22（ARVD3），2q32（ARVD4），3p23（ARVD5），10p12 - 14（ARVD6），10q22（ARVD7），6p24（ARVD8），以及 12p11（ARVD9）[22]。根据欧洲心脏病学会制定的 ARVC 诊断标准，其心电图异常主要包括：①V$_1$ ~ V$_3$ 导联 T 波倒置；②V$_1$ ~ V$_3$ 导联 QRS 波时限≥110ms；③出现 Epsilon 波；④出现心律失常：左束支传导阻滞型室性心动过速或频发室性早搏[23]。近年来有很多研究提出了 ARVC 心电图的一些新特征如 QRS 时限在 V$_1$ ~ V$_3$ 导联比 V$_6$ 导联延长大于 25ms[24]；QRS 时限 V$_1$ + V$_2$ + V$_3$/V$_4$ + V$_5$ + V$_6$ > 1.2[25] 以及不存在右束支传导阻滞的情况下 V1 - V3 导联 S 波升支≥55ms[26] 等。在我院经确诊的 31 例 ARVC 的临床研究中亦验证了上述心电图参数对 ARVC 的诊断价值（图 1 - 10 - 8）[27]。

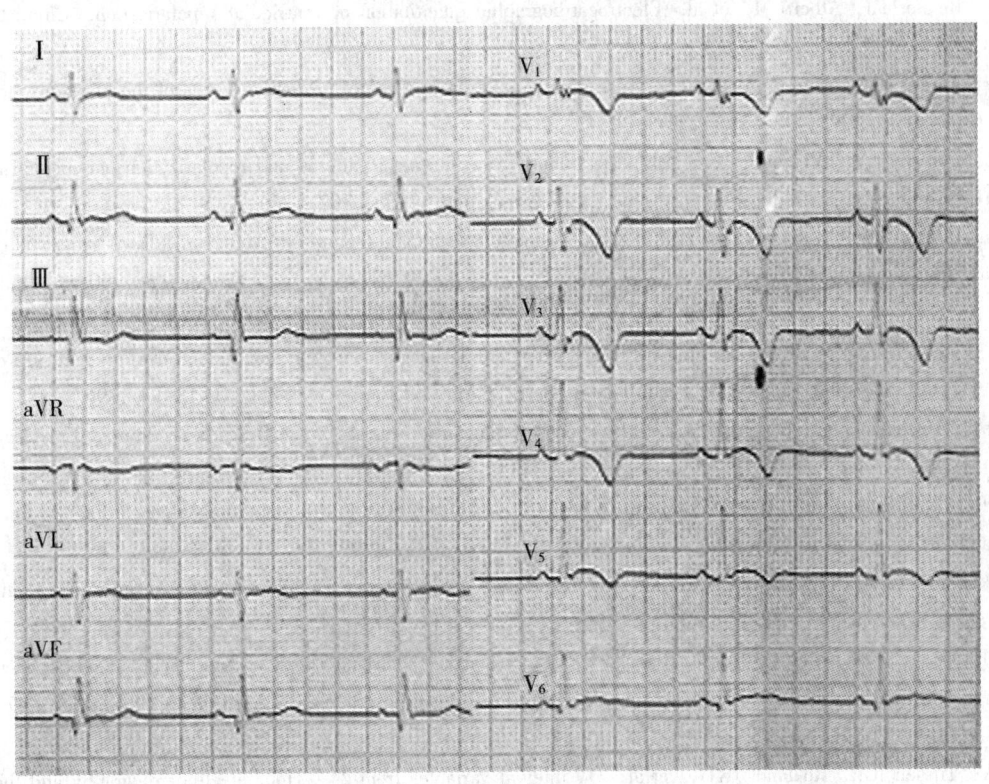

图 1 - 10 - 8　ARVC 典型心电图特征

男性，24 岁，心电图可见 epsilon 波，胸前导联 T 波倒置。心脏磁共振确诊为 ARVC。

五、儿茶酚胺敏感性多形性室性心动过速（catecholaminergic polymorphic ventricular tachycardia，CPVT）

CPVT 是指发生于运动时的恶性室性心律失常，首发年龄多在 10 ~ 15 岁左右，呈常染色体显性遗传。心律失常绝大多数表现为多形性室速或室颤，少数（约10%）仅表现为双相性室速，而后者具有特征性。目前认为其发病原因为心脏 ryanodin 受体（RyR2）[27] 或 GASQ2[28] 突变引起心肌细胞兴奋收缩偶联时细胞内钙离子超载，由延迟后除极触发室性心律失常。患者静息心电图显示正常，无心脏结构异常；运动（100%）或给予儿茶酚胺（75%）可诱发双向或多形性室速，程序心脏电刺激则不能诱发。常规心电图诊断价值有限，运动心电图诊断价值很大。

遗传性心律失常综合征常表现为致死性心律失常，危害性大，早期诊断极其重要。以遗传学方法进行候选基因检测进行诊断还不能用于临床。因此，以心电图特征进行诊断具有现实意义，在基层医院尤为重要。另一方面，心电图表型与基因型的关系至今仍不很明确，这方面的研究应该列为今后的重点。

（冯 莉 浦介麟）

参 考 文 献

1. Priori SG, Bloise R, Crotti L. The long QT syndrome. Europace, 2001, 3 (1): 16 - 27.

2. Kanters JK, Graff C, Andersen MP, et al. Long QT syndrome genotyping by electrocardiography: fact, fiction, or something in between? J Electrocardiol, 2006, 39 (4 Suppl): S119 - 122.

3. Vincent GM, Timothy KW, Leppert M, et al. The spectrum of symptoms and QT intervals in carriers of the gene for the long - QT syndrome. N Engl J Med, 1992, 327 (12): 846 - 852

4. Merri M, Benhorin J, Alberti M, et al. Electrocardiographic quantitation of ventricular repolarization. Circulation, 1989, 80 (5): 1301 - 1308

5. Moss AJ, Zareba W, Benhorin J, et al. ECG T - wave patterns in genetically distinct forms of the hereditary long QT syndrome. Circulation, 1995, 92 (10): 2929 - 2934.

6. Zhang L, Timothy KW, Vincent GM, et al. Spectrum of ST - T - wave patterns and repolarization parameters in congenital long - QT syndrome: ECG findings identify genotypes. Circulation, 2000, 102 (23): 2849 - 2855.

7. Zhang L, Benson DW, Tristani - Firouzi M, et al. Electrocardiographic features in Andersen - Tawil syndrome patients with KCNJ2 mutations: characteristic T - U - wave patterns predict the KCNJ2 genotype. Circulation, 2005, 111 (21): 2720 - 2726.

8. Brugada P, Brugada J. Right bundle branch block, persistent T segment elevation and sudden cardiac death: a distinct linical and electrocardiographic syndrome: a multicenter eport. J Am Coll Cardiol, 1992; 20: 1391 - 1396.

9. Wilde AA, Antzelevitch C, Borggrefe M, et al. Proposed diagnostic criteria for the Brugada syndrome. Eur Heart J, 2002, 23 (21): 1648 - 1654.

10. Rook MB, Bezzina Alshinawi C, Groenewegen WA, et al.. Human SCN5A gene mutations alter cardiac sodium channel kinetics and are associated with the Brugada syndrome. Cardiovasc Res, 1999, 44 (3): 507 - 517.

11. Miyazaki T, Mitamura H, Miyoshi S, et al. Autonomic and antiarrhythmic modulation of ST segment elevation in patients with Brugada syndrome. J AmColl Cardiol, 1996, 27 (5): 1061 - 1070

12. Castro Hevia J, Antzelevitch C, Tornés Bárzaga F, et al. Tpeak - Tend and Tpeak - Tend dispersion as risk factors for ventricular tachycardia/ventricular fibrillation in patients with the Brugada syndrome. J Am Coll Cardiol, 2006, 47 (9): 1828 - 1834.

13. Algra A, Tijssen JGP, Roelandt JRTC, et al. QT interval variables from 24 - Hour electrocardiography and the 2 - Year risk of sudden death. Br Heart J, 1993, 70: 43 - 48.

14. Gussak I, Brugada P, Brugada J, et al. Idiopathic short QT interval: a new clinical syndrome? Cardiology, 2000, 94: 99 - 102.

15 Brugada R, Hong K, Dumaine R, et al. Sudden death associated with short - QT syndrome linked to mutations in HERG. Circulation, 2004, 109 (1): 30 - 35.

16. Bellocq C. Vail Ginneken AC, Bezzina CR. et al. Mutation in the KCNQ1 gene leading to the short QT - interval syndrome. Circulation, 2004. 109 (20): 2394 - 2397.

17. Priori SG, Pandit SV, Rivolta I, et al. A novel form of short QT syndrome (SQT3) is caused by a mutation in the KCNJ2 gene. Circ Ras, 2005, 96 (7): 800 - 807.

18. Rautaharju PM, Zhang ZM. Linearly scaled, rate invariant normal limits for QT interval: eight decades of incorrect application of power functions. J Cardiovasc Electrophysiol, 2002, 13 (12); 1211 - 1218.

19. Lu LX, Zhou W, Zhang X, et al. Short QT syndrome: a case report and review of literature. Resuscitation, 2006 Oct; 71 (1): 115 - 121.

20. Marcus FI, Fontaine GH, Guiraudon G, et al. Right ventricular dysplasia: a report of 24 adult cases. Circulation, 1982,

65 (2): 384 – 389.

21. Fontaine G, Umemura J, Di Donna P, et al. Duration of QRS complexes in arrhythmogenic right ventricular dysplasia: a new non – invasive diagnostic marker. Ann Cardiol Angeiol, 1993, 42: 399 – 405.

22. Danieli GA, Rampazzo A. Genetics of arrhythmogenic right ventricular cardiomyopathy. Curr Opin Cardiol, 2002, 17: 218 – 221.

23. McKenna WJ, Thiene G, Nava A, Fontaliran F, et al. Diagnosis of arrhythmogenic right ventricular dysplasia/cardiomyopathy. Task Force of the Working Group on Myocardial and Pericardial Disease of the European Society of Cardiology and of the Scientific Council on Cardiomyopathies of the International Society and Federation of Cardiology. Br Heart J, 1994, 71 (3): 215 – 218.

24. Fontaine G, Fontaliran F, Hébert JL, et al. Arrhythmogenic right ventricular dysplasia. Annu Rev Med, 1999, 50: 17 – 35.

25. Peters S, Trümmel M. Diagnosis of arrhythmogenic right ventricular dysplasia – cardiomyopathy: value of standard ECG revisited. Ann Noninvasive Electrocardiol, 2003, 8: 238 – 245.

26. Nasir K, Bomma C, Tandri H, et al. Electrocardiographic features of arrhythmogenic right ventricular dysplasia/cardiomyopathy according to disease severity: a need to broaden diagnostic criteria. Circulation, 2004, 10 (12): 1527 – 1534.

27. 浦介麟，王洪涛，刘同库等. 31 例致心律失常性右室心肌病的临床研究. 中华心血管病杂志, 2007, 35 (1): 24 – 27.

28. Swan H, Piippo K, Viitasalo M, et al. Arrhythmic disorder mapped to chromosome 1q42 – q43 causes malignant polymorphic ventricular tachycardia in structurally normal hearts. J Am Coll Cardiol, 1999, 34 (7): 2035 – 2042.

29. Lahat H, Pras E, Olender T, et al. A missense mutation in a highly conserved region of CASQ2 is associated with autosomal recessive catecholamine – induced polymorphic ventricular tachycardia in Bedouin families from Israel. Am J Hum Genet, 2001, 69 (6): 1378 – 1384.

 # 心电图对室性心律失常良恶性判断的价值

室性心律失常是临床上常见的心律失常，心电图表现多种多样，治疗及预后也大相径庭。面对室性心律失常，非常重要的一项工作是要分析其危险程度，即辨别其究竟属良性心律失常还是属恶性心律失常，如此，才能选择并采取正确的治疗措施，才能对预后做出正确的评估。与许多临床情况一样，辨别室性心律失常的良恶性，一般要综合临床多种信息和资料来确定。但鉴于心电图在心律失常诊断方面独特的价值，其在室性心律失常良恶性辨别中的价值也值得重视。本文就此予以探讨。

一、对室性心律失常良恶性的认识

有些室性心律失常可能会造成严重的后果，如室扑和室颤可以迅速致死；有些也可能无严重后果，如室性期前收缩（早搏）。早年，人们认为所有室性心律失常都有临床意义且预后不佳，因此，都需要予以治疗。然而，CAST 试验的结果推翻了这种观点，同时揭示了抗心律失常药物的致心律失常作用，引起了人们对辨别室性心律失常良恶性程度的重视。

在各种辨别室性心律失常良恶性程度的方法中，Lown 分级影响较为深远。1971 年，Lown 和 Wolf 对 220 位心肌梗死后 1～24 个月的患者进行连续 12 小时的心电监测，根据监测结果，结合其在冠心病监护病房中处理急性心肌梗死心律失常的经验，按危险性将这些患者的室性早搏形式分为六级（0～Ⅴ级）。认为室性早搏形式分级越高，患者的预后越差，猝死的机会就越多。这种分级方法一经公布，就为临床广泛接受。然而，随着临床应用的不断深入，也发现其有着明显的局限性：首先，该分级只重视室性早搏的频发程度，忽略了心脏和全身的整体情况，比如：有无器质性心脏病？心功能如何？有无可纠正的原因？有无抗心律失常药物的致心律失常作用？其次，Lown 和 Wolf 的观察对象是特定的患者群（急性心肌梗死患者），没有理由将其推广到其他类型的心脏病患者，更没有理由将其运用于无心脏病基础的功能性室性早搏患者。再次，多项研究均未证明 Lown 分级级别高的警告性心律失常、复杂性心律失常在预示严重室性心律失常中的价值。

现在，人们越来越重视室性心律失常的危险度和预后价值，不再过于囿于其本身的特征。比如，同样是非持续性室性心动过速，发生于陈旧性心肌梗死合并心功能不全的患者和发生于无器质性心脏病的患者，两者的临床意义就截然不同，前者应为有预后意义的室性心律失常，需要确切地干预，后者则为良性心律失常不需要干预或不需要过度干预。1998 年和 2002 年，ACC/AHA 专家组两次修订其心律转复除颤器（ICD）的植入指南，核心思想就是强调对恶性室性心律失常所带来的结果的重视，与抗心律失常药物相比，ICD 对恶性室性心律失常治疗效果的明显优势。

因此，如何正确鉴定室性心律失常的良恶性程度成为临床工作的重要关切。目前较为统一的认识是，根据室性心律失常的预后意义、相关症状及血流动力学状态而分为三类：A 类，良性室性心律失常：对生命安全不构成威胁，并非治疗的重点，主要指的是无器质性心脏病的室性早搏或非持续性室速；B 类，有预后意义室性心律失常：对生命安全构成潜在威胁，需要进行预防性治疗，主要指的是器质性心脏病患者的室性早搏或持续性室速；C 类，恶性或致命性心律失常：对生命安全构成现实威胁，需要马上采取针对性治疗，主要指有血流动力学后果的持续性室速、室扑和室颤。这种分类方法立意是科学的，也比较严谨，问题是操作性稍差，容易受到来自患者和医生两方面的主观因素的干扰。

心电图在心律失常诊断方面的价值勿庸置疑，在室性心律失常诊断方面也是一样。事实上，由于能提供很多指向恶性室性心律失常的信息，只要认真分析，仔细捕获之，就会发现，心电图对室性心律失常良恶性的辨别也是非常有用的。

二、室性心律失常相关临床心电图概念

室性节律的固有频率为 30~40 次/分，称为心室自搏心律。如果心室自身心律的频率低于上述范围，则称为过缓性室性心律失常，常见的有过缓性室性逸搏心律、过缓性室性自主心律和心室停搏等；反之，则称为快速性室性心律失常，常见的有室性早搏、室性心动过速、心室扑动和心室颤动。根据心电图室性早搏的形态，室性心动过速可大致分为：单形性、多形性、尖端扭转型、双向性、紊乱性、并行性和加速性室性心动过速。另外，由于部分室性心律失常的发生与特殊的心电活动有关，因此，在心电图上尚可发现一些特殊的心电信息，如：异常 J 波，异常 T 波，Episilon 波及长、短 QT 间期等（图 1-11-1，2，3）。

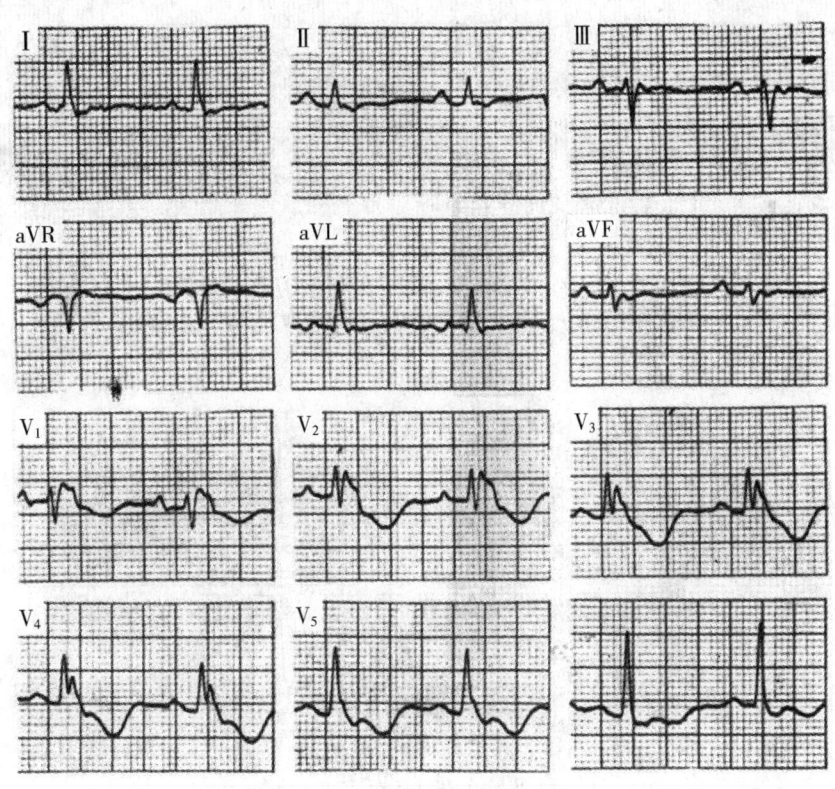

图 1-11-1　Brugada 波

三、室性心律失常良恶性的心电图判断

心率低于 30~40 次/分的心室节律，其良恶性还用过多讨论吗？显然应视做恶性的。心室扑动和心室颤动（图 1-11-4）属恶性室性心律失常则更无须任何争论。事实上，在室性心律失常方面，仅室性心动过速和室性早搏的良恶性需要一些甄别。

（一）单凭心电图即可判断为恶性的室性心动过速

有些室性心动过速的良恶性可以单凭心电图做出判断，无须其他临床资料。首先，紊乱性室性心动过速、多形性室性心动过速、尖端扭转型室性心动过速和心率逐渐加快有蜕变为室颤趋势的室性心动过速属恶性室性心律失常是毋庸置疑的（图 1-11-5、6）。其次，心率过快（大于 230 次/分）的持续性单形性室速，由于其多数会影响血流动力学状态，将其列入恶性室性心律失常范畴也是恰当的。

（二）可以判断恶性室性心律失常的心电图信息

合并一些标志心电基质不稳定的心电信息的室性心动过速，可以认为属恶性范畴，这些心电信息包括：急性缺血性 ST-T 变化，QT 间期延长或缩短，异常 J 波（Brugada 波，缺血性 J 波，巨大 J

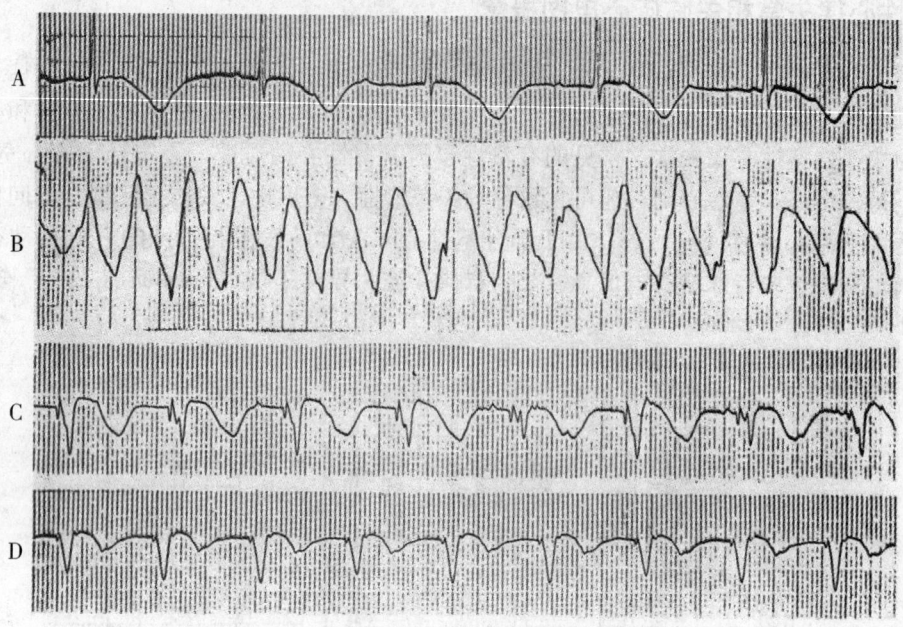

图 1 - 11 - 2   A 条示Ⅲ度房室阻滞并 QT 间期延长;
B 条示室性心动过速;C、D 两条示心室起搏后 QT 间期缩短。

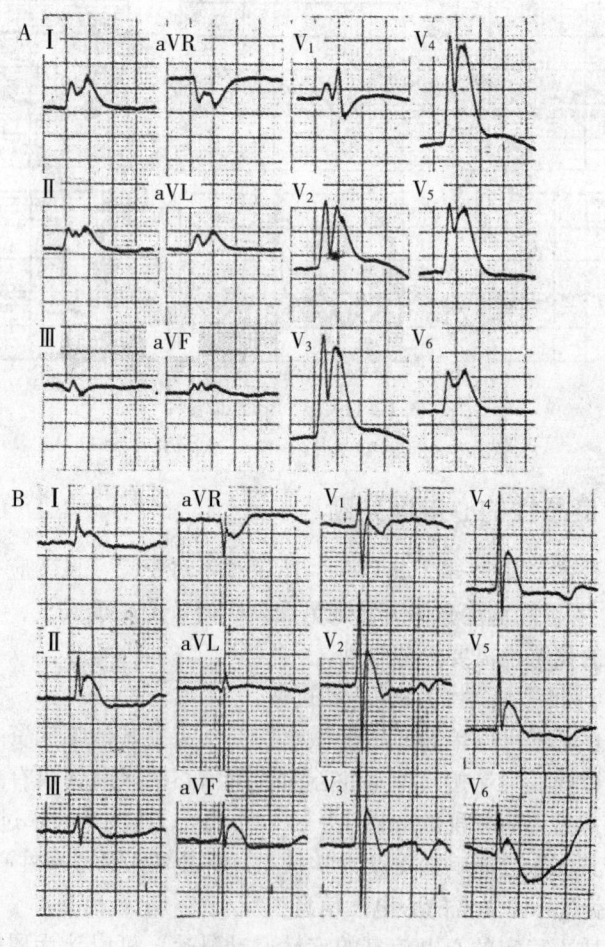

图 1 - 11 - 3   巨大 J 波

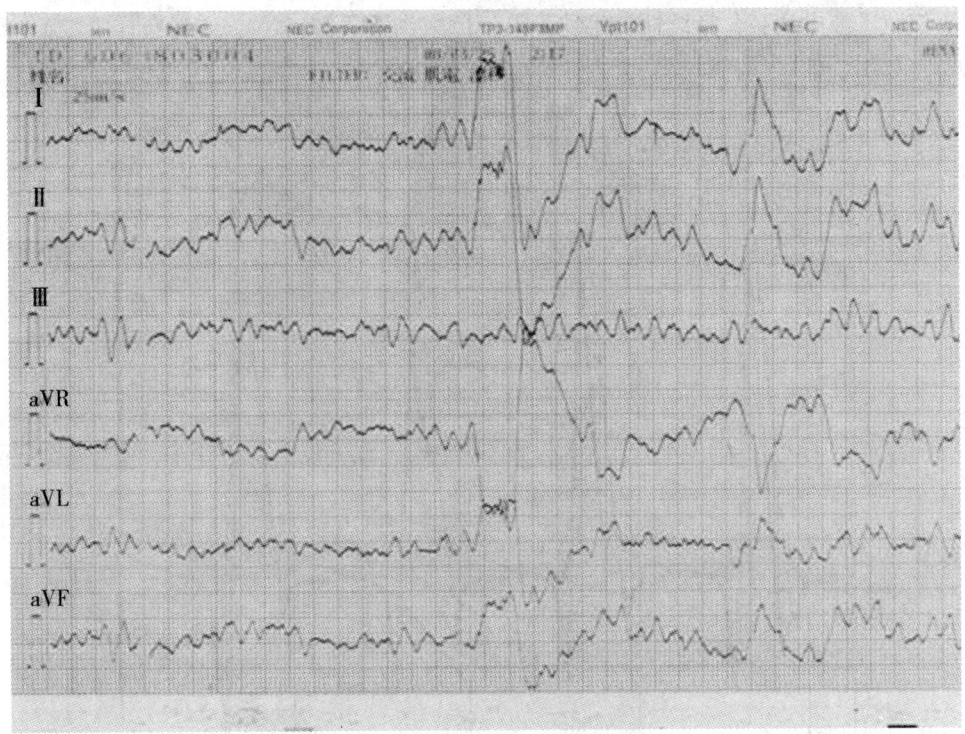

图 1 - 11 - 4 心室颤动

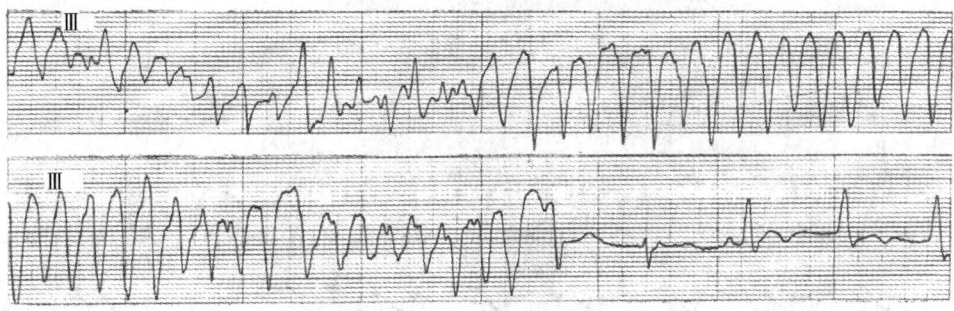

图 1 - 11 - 5 尖端扭转型室性心动过速

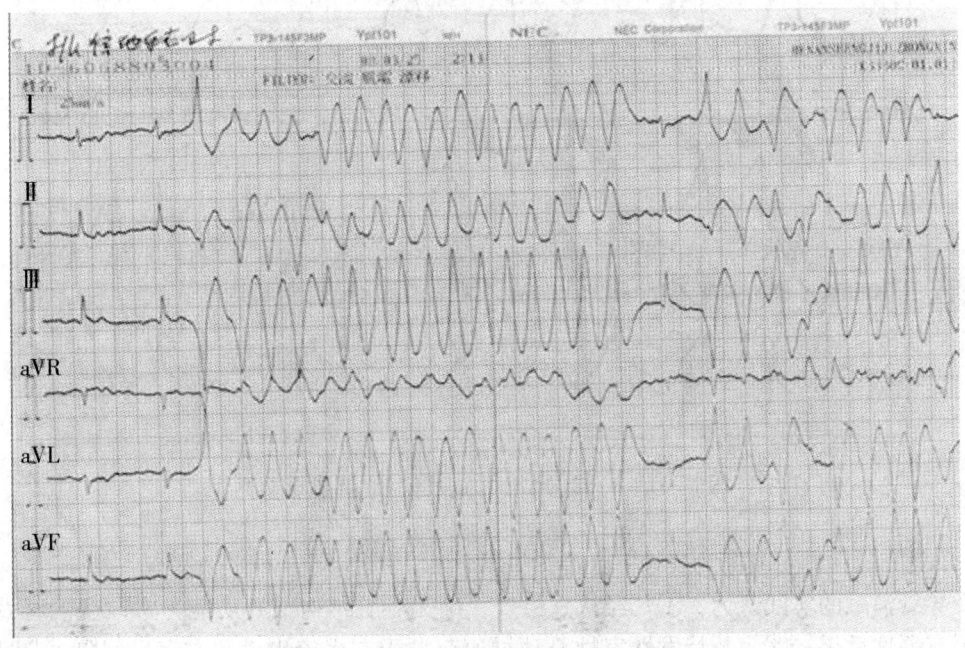

图 1 - 11 - 6 多形性室性心动过速

波），异常 T 波（T 波电交替，持续性幼年性 T 波，巨大倒置 T 波，Niagara 瀑布样 T 波），Episilon 波，等位性 Q 波等（图 1 – 11 – 7、8）。

心肌梗死

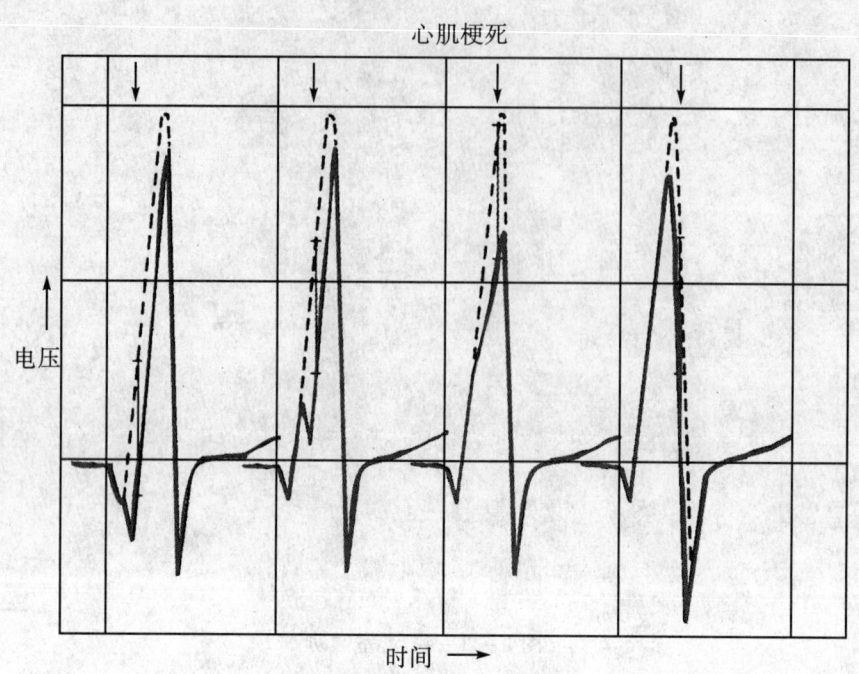

图 1 – 11 – 7　等位性 Q 波

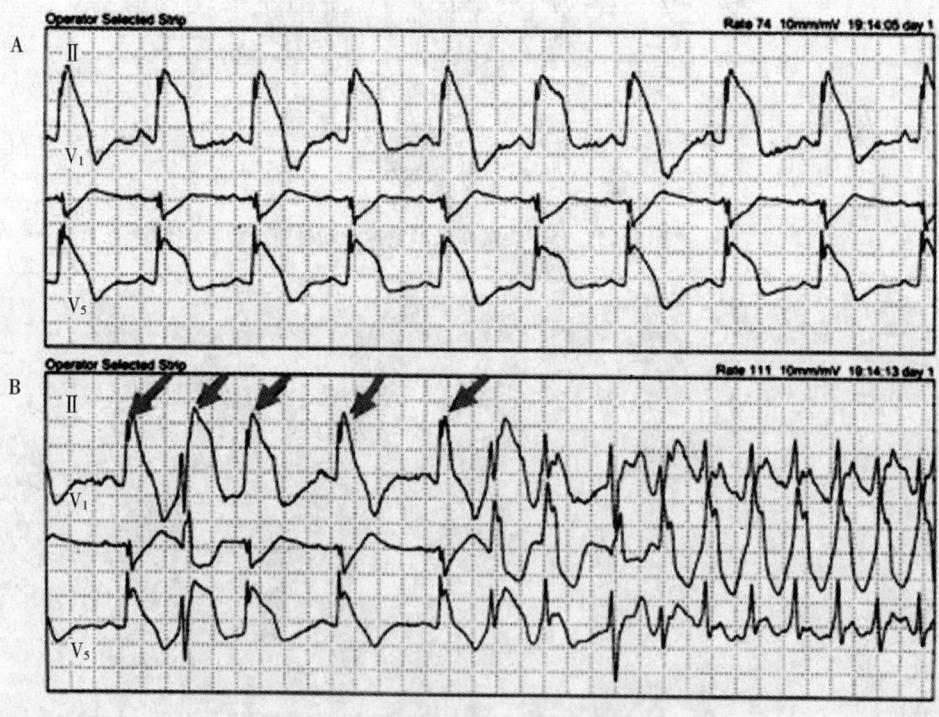

图 1 – 11 – 8　变异型心绞痛过程中的 T 波电交替

（三）单凭心电图即可判断为良性室性心律失常

临床及导管消融的实践认为：①凡经认真检查，确无心脏结构或心功能异常改变的特发性室性心动过速，鲜有恶性后果；②多数特发性室性心动过速起源于右室流出道和左室后间隔（图 1 – 11 – 9、

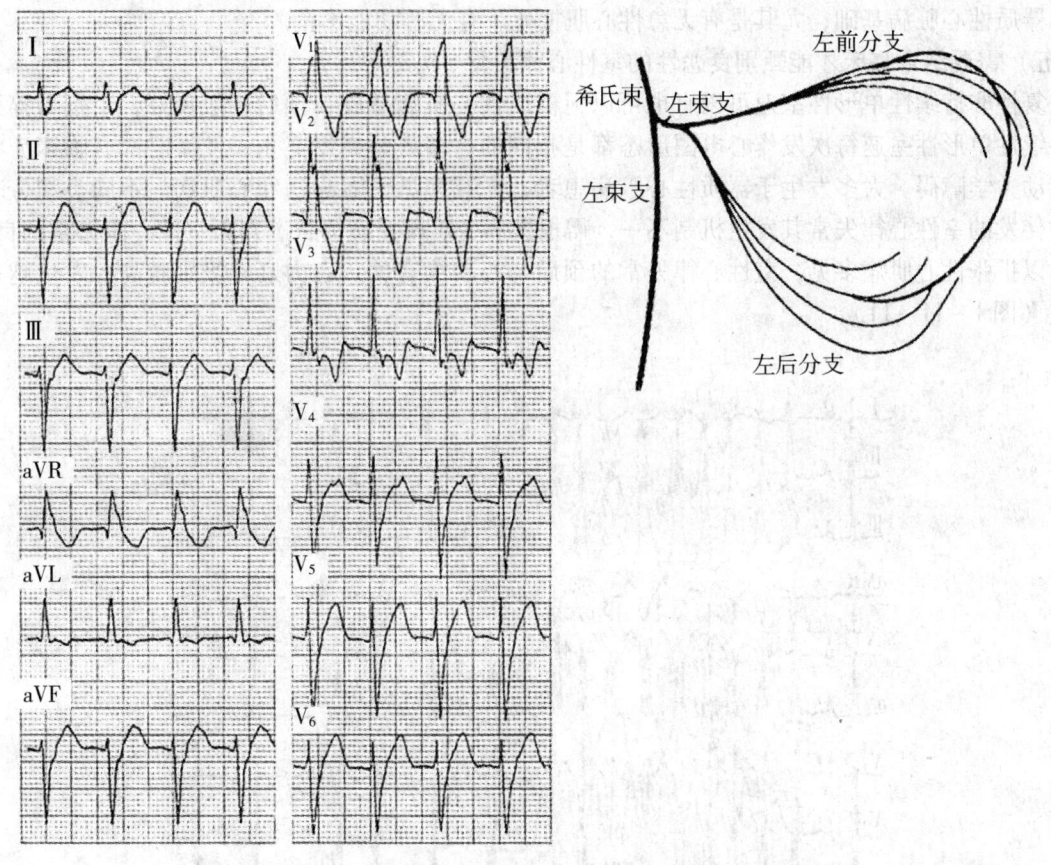

图1-11-9　起源于左室后间隔的特发性室性心动过速

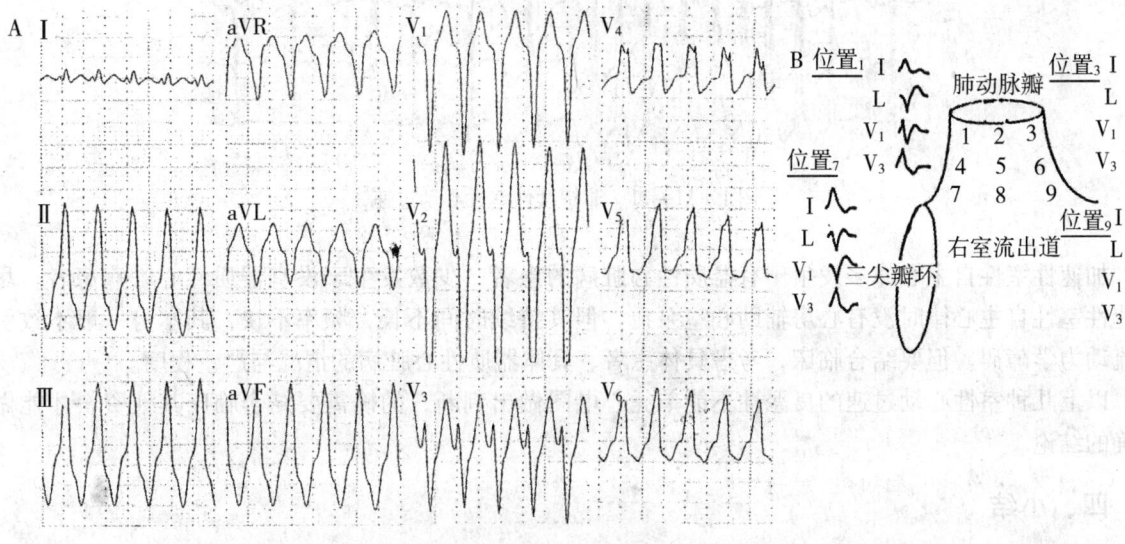

图1-11-10　起源于右室流出道的特发性室性心动过速

10)，并有典型的心电图特征。因此，符合特发性室性心动过速心电图特征者，可以辨别为良性室性心律失常。

（四）有争议的良性室性心律失常

随着心律失常临床实践的不断深入，越来越多的学者同意绝大多数室性早搏是良性心律失常，也同意多数并行性室速是良性心律失常，同时，反对在没有证据证明这些心律失常的确是恶性的情况下将其视为恶性或有预后意义的心律失常而予以过度的治疗。当然，这方面是有争议的，需要结合临床，看有无器质性心脏病基础，尤其是有无急性心肌梗死、有无心功能不全。

（五）需要结合临床才能甄别良恶性的室性心律失常

反复性非持续性单形性室速可以有也可以无器质性心脏病基础，预后一般良好，个别可猝死。反复性持续性单形性室速每次发作心电图形态都是相同的，多数是突发突止，发作时都有临床症状，甚或血流动力学障碍。大多发生于器质性心脏病患者，尤其多见于冠心病和心肌病。不同类型、时期的冠心病伴发的室性心律失常其发生机制不一，需根据病变阶段及病情状态判断室性心律失常的良恶性。心肌病以扩张性心肌病多见，室性心律失常的预后与心功能有关，心力衰竭级别越高、发生越多、预后越差（图1-11-11）。

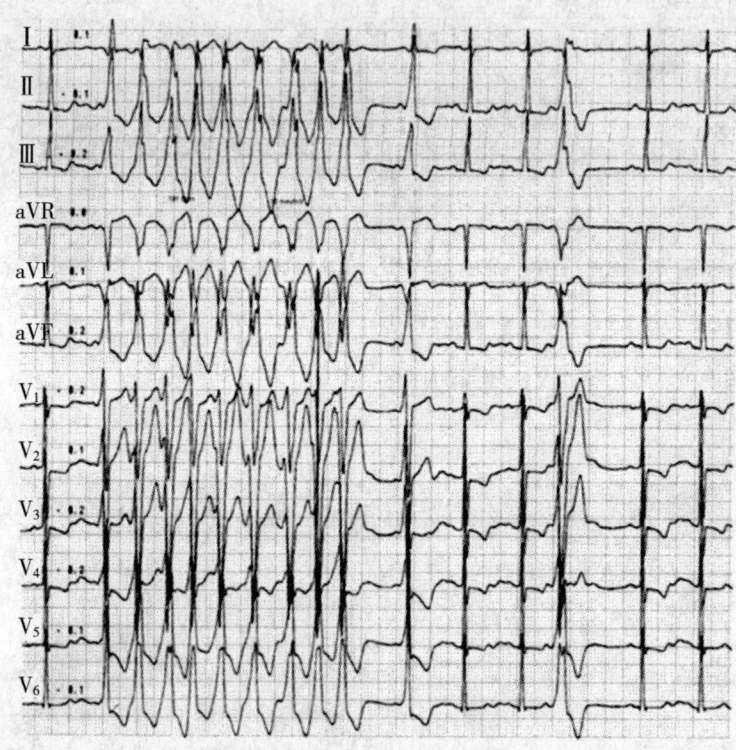

图1-11-11　非持续性室性心动过速

加速性室性自主心律多发生于有器质性心脏病的患者，少数发生于没有器质性心脏病患者。尽管加速性室性自主心律时没有心房辅助心室泵血，但其持续时间不长，频率不快，其本身一般不致引起血流动力学障碍。但要结合临床，考虑具体患者、具体器质性心脏病的情况与严重程度。

以上几种室性心动过速的良恶性不能单凭心电图做出判断，的确需要结合临床其他资料才能做出正确的结论。

四、小结

综上所述，通过对心电图的详细分析，可以对绝大多数室性心律失常的良恶性做出正确的判断，个别情况，的确需要全面分析患者的血流动力学状态、心脏功能及基础心脏病等情况，才能作出正确的判断。通过心电图就可对室性心律失常的良恶性进行判断，不是否认结合临床的重要性，而是对包括心电图在内的众多临床信息进行深入思考后得出的结论。

（楚英杰）

第 二 篇

无 创 心 电 学 技 术

 **无创心电检测在评价心血管病死亡风险中的作用**

已知心脏病死亡中 50% 为心脏性猝死，对于心脏性猝死危险的充分评估可以使低危的心脏病人避免过度检查和过度治疗。无创心电检测的危险评估在判断患者有无死亡的高度危险性方面，已经有了不少方法和研究进展。

现就这一方面的内容，作一简要介绍。

一、静息心电图

在多年前，Scottish Heart Health Study 研究即用 Minnesota 码分析静息心电图中的某些常见的异常与突发心脏性猝死（sudden cardiac death，SCD）的相关性。经过 4 年的研究，未校正的相对风险依次是：Q 波 4.0；左室肥厚 1.6；ST 下降 3.5。经典的 Framingham 研究也评价了静息心电图异常与发生 SCD 的风险之间的相关性，结果显示：男性中 ST 段下移伴左室肥厚风险最高（相对风险比 5.0），而女性中风险最高的指标为室内传导阻滞（相对风险比 7.3）；有意义的心电图异常对于心脏性猝死短期风险（2 年）的预测价值高于长期风险（28 年）的预测价值。

Manitoba 研究包括了近 4000 例病例，随访 30 年。其中发生 SCD 的患者中，有 70% 既往没有心脏疾患；31% 有明显的 ST 段改变和 T 波异常；16% 伴有室性早搏（PVCs）；13% 有左室肥厚；7% 有 LBBB，6% 有明显的电轴左偏。除了电轴左偏，其他所有异常所见都是 SCD 的预测因子，而且出现一项以上异常其预测意义显著增加。

（一）室性早搏

Gregory 等共分析了 42330 份退伍军人的常规心电图。结果：1726（4%）人有室性期前收缩（早搏），室性早搏（室早）对所有全因死亡和心血管病死亡（cardiovascular death，CVD）的风险指数经年龄校正后为 2。在器质性心脏病患者中，动态心电图监测室性早搏多于 10 次/小时及复杂室性早搏有更高的风险。

相似的结果是，Massing 等对 15000 例健康受试者记录 2 分钟体表心电图，室早有 8.2%，观察 10 余年，发现有室早组其死亡人数比无室早组多出 3 倍。Sajadieh 等观察到 55 岁以上健康人，即使是多次发生的单个室早，也是复杂室早以及各种原因死亡及急性心梗的预测因素。

另外有意思的是，Engel 等观察退伍军人 45402 人的 12 导心电图，有室早者占 3.8%，观察 12 年，经校正后死于心血管病者，有室早组为 20%，无室早组仅为 8%。但频发、多形室早并非是死亡的影响因素，而与心率有密切关系，同年龄组无论有无室早，心率增加者死亡率增加。

近年来，有学者特别注意到心率增快对预后的影响。在急性心梗、心力衰竭病例中，心率快者死亡率明显增加。即使在普通人群中，心率 >75 次/分者较心率 60 次/分者，死亡相对风险为 1.89，其中 SCD 为 3.46。心率增快是自主神经失衡的结果，血管的张力增高，更易加剧动脉硬化及其并发症。

近年来有关正常人室性早搏的资料，引起了人们的注意，对无害的"功能性室早"应重新认识，尤其是高龄患者，积极而稳妥的高度关注，仍是必要的。

（二）QRS 时限

一些研究认为 QRS 时限可以判断急性心梗的预后。Brilakis 等发现没有束支传导阻滞的 QRS 时限是独立的相关于住院率和非 ST 抬高型心梗死亡率的因子。而在另一个全球性开通闭塞冠脉（OOCA）的试验亚组分析中，QRS 时限对于 ST 抬高型心梗是强烈的预测因子。Greco 等经过 10 年研究心梗后患者的 QRS 时限，存活者中 55% QRS 时限 <120ms、24% QRS 时限 120～140ms、4% >140ms。42% 猝死者中有明显的 QRS 时限延长。Dasai 认为，在一般患者中，QRS 时限是强的独立的心血管病死亡预测因素之一，QRS 时限每增加 10ms，心血管病死亡率就增加 18%。

Freedman 等分析了 15609 份经冠脉手术患者中的心电图，LBBB 相对风险为 5，RBBB 则为 2。

LBBB QRS 时限≥120ms，是左室严重病变的标志，易发生猝死，而且非同步收缩更使心功能恶化。长期随访发现此类病例发生严重房室传导阻滞，猝死率增加 4 倍。这常是心肌结构上病变逐渐进展的后果，如特发性心肌病或是其他心血管疾病。

（三）QT 间期

Straus 等观察的 55～68 岁组心脏性猝死与 QT 间期相关，男性 >450ms，女性 >470ms，是独立的预测心脏性猝死指标，2/3 的猝死者显示有明显的 QT 间期延长。

有趣的是，Mozaffarian 等报道，经常食用金枪鱼及其他鱼类者，心率较低，房室传导时间较慢，其 QT 间期较短。

1. 长 QT 间期

长 QT 间期综合征是心脏性猝死的常见病因，学者们建议无论有无症状，都应长期监测 QT 间期，一旦发现 QT 间期 >500ms，常导致严重高危的室性心律失常。

LQT1 型、LQT2 型，两型发生室性心律失常的机制可能不同，应用 β 受体阻滞剂对 LQT1 型有效，可见其 T 顶峰至 T 终端的时限缩短，其波幅的相关比值也减小。笔者认为，这是代表复极离散及心室早期后除极的减轻，这也是 β 受体阻滞剂的作用并使 LQT1 型患者的心血管事件减少的机制。

2. 短 QT 间期 Giusetto 等首先报道短 QT 间期致心脏性猝死，伴家族性房颤史。

现已证实，有三种心脏基因及离子通道异常（KENH2，KCNQ1，KCNJ2），QT 间期常 300～320ms。心率增快时，QT 间期也未见变化。

3. QT 间期的变异性 有学者认为应用 RTp 间期（R 的顶点至 T 波的顶点），可以更好代表心肌复极的变化，并排除 T 波后半部分存在的波动和测量上的误差，但在窦性心律时，RTe（R 的顶点至 T 波的终点）仍认为有临床意义。

为了消除 RR 对此影响，可采用变异指数：

$$RT_{VI} = Log\left[\ (RTv/RTm^2)\ /\ (RRv/RRm^2)\right]$$

（四）QT 离散度（QT Dispersion，QTD）

Lay 于 1990 年提出应用体表 12 导心电图测定 QT 离散度（QT Dispersion，QTD），尽管争议不断，一些学者仍然使用这一方法来判断 QTD 的存在。

正常心脏复极时，由于心肌各层各部位离子通道的不同，以及其连接间隙的不同，存在放射性离散（心肌各层间）及空间性离散（各心室、各部位间）。当药物、缺血等使心肌离子通道异常，延长动作电位的程度不同时，复极离散增加，如还有原有心肌的瘢痕组织、心力衰竭等因素存在，很易诱发心律失常。

这一复极离散的现象，临床上常用体表心电图 QTD 来判断。一些研究认为（CAMP 指南）QTD 的基础值 40～60ms，100ms 以上或超过基础值 1 倍，是临床上的危险信号。但这一技术一直被质疑，如认为 QT 间期的 T 波终末部分不易判定，认为 T 环终了在各导联上的投影应该相同，QT 间期不应有实质上的差异。但人们仍然在一些具有危险因素的患者中测得 QTD 明显增大。我国冯梅等观察了 QT 离散度与急性心肌梗死合并室性心律失常及近期预后的关系。结果显示 QTD 延长愈明显，室性心律失常发生率也愈增加，QTD≥60ms 可作为预测急性心肌梗死早期室性心律失常的一项敏感指标。结果还显示死亡组 QTmax 和 QTD 均高于存活组，与急性心肌梗死近期预后具有良好的相关性。

最近，有学者利用 Carto 等技术，证明心腔内测得的 QTD 与体表心电图测得的大相径庭。一些学者指出，以往一些预测结果，可能与心率的变化有关，也可能是 T 波形态的异常或是 QT 延长所致。

Hansen 等应用胸前 6 个导联检测 QTD，资料显示在 50 岁以上的正常人，其 QTD 在晨起 4～5 点为最高值，而在夜间 QTD 较低。说明晨起离散度较大，易于发生心血管事件。

总之，由于离散只见于复极时段，体表心电图上已放弃以 QT 为基础的离散度判断，而着重在 T 波的形态、时限、不同 T 波成分的比较，来探索复极离散的参数和意义。

（五）运动试验中的变时性功能障碍

Jouven 观察 5713 例无症状工人，随访 2.3 年，发现运动后最大心率值 <89 次/分，是心血管事件的危险因素。Franminghan 资料观察 1575 例，随访 7 年，运动后未达标者，其心血管死亡及事件高出 2 倍，说明心脏变时性功能已有障碍，即自主神经已失去平衡。

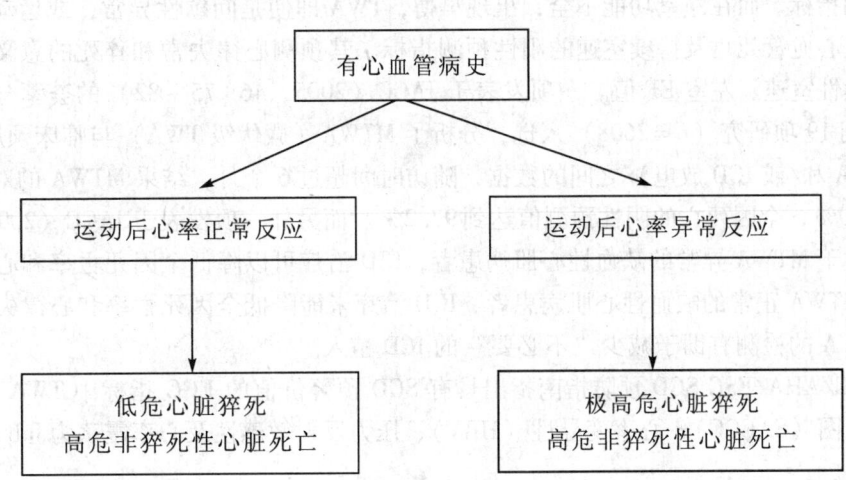

目前已确定，运动后第 1 分钟，心率增快 >12 次/分，运动恢复后 2 分钟心率减慢 <22 次/分，都是变时性功能障碍的具体指标，与死亡和心血管事件均有相关性。

（六）T 波异常

T 波振幅：Jacobsen 等检查了 468 名急性冠脉综合征患者的 T 波振幅，发现当 ST 段下降与 T 波异常并存时，T 波异常并没有预后判断价值。James 等分析了 31074 例数字化记录的退伍军人的 ECG，发现：经 Cox 回归模型校正年龄和心率因素后，多变量分析结果显示 I 导联的 T 波振幅是心血管病死亡最强的预测因子，强于 ST 段下降、左室肥厚和 QRS 时限。T 波下降 1mm 死亡率增加 32%。

T 波电轴：Rotterdam Study 研究检查了 2352 份 ECG，随访 4 年。T 波电轴额面偏移者心血管病死亡的风险为 4。Cardiovascular Health 研究共包括 4173 名老年病例，其中 12% 有明显的 T 波电轴偏移，矫正临床危险因子和其他 ECG 异常外，心血管病死亡额外风险接近 2 倍。

另外一个方法是计算 T 波向量和 QRS 向量的空间角度（QRS－T angle）。理论上，健康成人 T 波向量和 QRS 向量应该是一致的。Rotterdam 研究分别分析了正常、边界值和异常 QRS 向量的空间角度，异常 QRS 向量的空间角度的心血管病死亡风险为 6，任何传统的心电图的预测指标也没有这么高。Gregory 等分析了 31074 例退伍军人的心电图，经年龄、心率校正后，QRS 向量的空间角度是心血管病死亡最有意义的预测因子，甚至超过所有其他的心电图指标。

近年来，已认识到 T 波的向量更能反映复极离散的异常。PCA（principal component analysis）指数是很有价值的一种分析方法。学者们认为，T 向量的第一部分代表主要的复极能量，并以第二部分的 T 向量与第一部分 T 向量之比即 PCA 指数，作为复极异常的判定参数。在三维 T 向量环上，其 T 环的短轴与长轴之比，亦即 T 波的宽度和高度之比，与 PCA 值相当，宽的 T 波有较高的 PCA 值。例如男性 PCA > 24.6%（$P = 0.01$），女性 PCA > 32%（$P = 0.001$），心血管死亡事件有极显著差异。

二、T 波电交替

许多以电生理检查结果作对照的试验表明，运动试验时的 T 波电交替（T wave alternans，TWA）预测意义明显，其预测心血管病死亡、室速、室颤等的相对风险为 11，而信号平均心电图的相对风险为 5。Ikeda 等对 102 例心梗后患者的研究中也得到了相似的结果，其 TWA 阳性患者危险性最高16.8%，1 年内发生心血管病死亡、室速、室颤的发生率高达 28%。Shusterman 等观察到 VT 发作前 30分钟 TWA 增大 10%，发作前 10 分钟，增大 25%。

TWA 在心脏事件后测定可预测其预后，而且 Oliveira 等经动态的测定 TWA，发现在心梗后及 6 个月后测定的 TWA，互有变化，阳性转阴性，阴性转阳性。因此认为 TWA 在临床变化时应及时测定以发现异常或正常，有助于对预后的判定。

对心梗后，EF 值正常，危险因素较低的患者，其 TWA 如有异常，是心脏性猝死及危重心律失常高度敏感的预测指标。而在左室功能不全，出现早搏，TWA 即使是间歇性异常，或运动试验心率随之相应增快，都是心血管死亡及持续室速的阳性预测指标。其预测心律失常和猝死的意义高于信号平均心电图、非持续性室速、左室 EF 值。一项发表于 JACC（2005，46：75 - 82）的荟萃分析，共包括了1990 ~ 2004 期间 19 项研究（n = 2608）入选，分析了 MTWA（微伏级 TWA）与临床预后（包括 SCD、心源性死亡、VA 和/或 ICD 放电）之间的数据，随访时间超过 6 个月，结果 MTWA 的对于心律失常的阳性预测值为 50%，全因死亡的阴性预测值达到 97.2%。而另外一项发表于 JACC（2007；49：50 - 8）的研究表明，对于 MTWA 异常的缺血性心肌病患者，ICD 治疗可以降低全因死亡率和心律失常所致的死亡率，对于 MTWA 正常的缺血性心肌病患者，ICD 治疗未能降低全因死亡率和心律失常所致的死亡率。因此，MTWA 的检测有助于减少"不必要"的 ICD 植入。

2006 年 ACC/AHA/ESC SCD 预防指南指出具有 SCD 预警价值的 ECG 指标中 TWA 是 Ⅱa 级建议，而信号平均心电图（SAECG）、心率变异性（HRV）、压力反射敏感性及心率震荡为 Ⅱb 级建议。

三、心室晚电位

心室晚电位代表了心室激动的延迟。许多研究说明室性心律失常与心室晚电位关系密切，与许多因素相关：室性心律失常、心肌梗死和缺血、射频消融术、抗心律失常药物、左室功能不全和束支阻滞等。

（一）心肌梗死后的评价

Kanovsky 等认为：信号平均心电图中的心室晚电位可以用来判别心肌梗死后室速的发生，心室晚电位阳性和 100 次/小时以上的室性早搏是心肌梗死后室速的独立预测因子。另一项 171 例急性心肌梗死患者的队列分析，其中 6% 患者发生持续性室速或心脏性猝死，左室晚电位与心律失常事件的相对风险为 7.7。最近 MRFAT（心肌梗死后研究）研究了 700 例急性心肌梗死患者，表明心室晚电位是心脏性猝死的预测因子。

（二）心力衰竭患者的评价

许多关于心力衰竭患者心室晚电位的研究，MUSTT 试验（multicenter unsustained tachycardia trial）（缺血性心肌病、充血性心力衰竭的研究）中 1925 例患者利用信号平均心电图追踪得到结果：QRS 时限大于 114ms 是预测心律失常性死亡、心脏性猝死、心血管病死亡的独立于临床症状之外的预测因子，

射血分数 <30%、信号平均心电图异常是心律失常性死亡、心源性死亡的高危因素。

四、心率变异

ATRAM 试验（automatic tone and reflexes after myocardial infarction trial）是迄今最大规模的前瞻性、多中心的 1284 例 MI 的研究，均进行危险分层评估。24h 动态心电图记录分析结果表明：与其他 HRV 测量值的患者相比，较低的 HRV（<70ms）患者心性死亡风险高出 5 倍。

Makikallio 等评价了 325 名年龄大于 65 岁的老年人的 24h 动态心电图，随访 10 年，结果发现：在所有的指标中，HRV 是全因死亡的最好的单变量预测因子。在 Framingham Heart Study 中，没有心脏疾患的 2501 名健康人中，平均随访 3.5 年，结果表明除了 LF/HF 之外，HRV 的其他指标都与心脏事件的危险明显相关。

应用心率变异（heart rate variability，HRV）分析，定量的判断自主神经平衡或失平衡状态已有公认。阵发性房颤、变异型心绞痛等发作显著受自主神经的影响，但发作前到底是何种自主神经兴奋性增高却未有定论。

近年来，国外学者［Dr. Tan Japan，Jbke. 2003，36（2）：117］应用 Wavelet transform（WT）技术，较之 Fourier 转换有很多优点。

傅立叶转换技术是在静态条件下回顾性分析，而且伴有窦房结功能的影响。而 WT 技术对信号分析是实时的局部的连续动态的分析，即非静止的分析 HRV，不受窦房结固有功能的影响，质量更高。Dr. Tan 观察了变异型心绞痛发作前的 WT 转换的 HRV，每 10 秒 1 次，或每分钟 1 次。在变异型心绞痛发作，ST 段抬高之前 30 分钟至 15 分钟开始记录，在发作前 5~10 分钟，交感神经张力降低，而在发作前 4 分钟，迷走神经张力增高，前 2 分钟交感神经张力增高，且 LF/HF 比值增大，同时伴有 RR 缩短（心率增快）。

五、心率震荡现象

一个室性早搏后，受自主神经的影响，窦性心律先加速，随之减速，1999 年首次命名此种窦律先快后慢的变化，称之为心率震荡现象（heart‐rate turbulence，HRT）。但近来有一些学者发现，心脏严重病变的患者，这种室早后 HRT 可以减弱乃至消失，故认为室早后 HRT 是判定器质性心脏病预后的重要指标。并以特定公式分析其心率变化。主要指标包括震荡初始（TO）、震荡斜率（TS）等。

我院对无器质性心脏病患者的室早及心力衰竭患者的室早进行心率震荡分析，确定无器质性心脏病的室早 TO<0（53 例 TO = −0.021±0.04）；TS>2.5ms/RR（53 例 TS = 12.7±8.10）。EMIAT 研究观察 614 例心梗后室早患者，随访 2 年，其存活率与心率震荡结果密切相关，TO<0 及 TS≥2.5ms/RR 的正常患者，存活率为 91%，TO/TS 一项不正常为 82%，TO/TS 均不正常的存活率为 66%。ATRAMI 研究心梗 1200 病例，随访 3 个月，认为各种无创检查的阳性预测度依次为 TS、EF、HRV、BRS（压力反射敏感性）。

计算 HRT 有意义的样本量至少应为 30 例，TS 和 TO 两者联合预测死亡率敏感度为 30%，阳性预测准确值接近 30%，阴性预测值精确度达到 90%，作为一种无创、可重复、简便易行的检查方法，具有一定的临床意义。

六、总结

总之，尽管许多试验的结果不尽相同，但是综合迄今为止的临床试验，以下无创心电图检测指标，结合临床所见，应考虑是心脏性猝死的预测因子：

1. Holter 监测 PVCs>10 次/小时（在器质性心脏病中）；或复杂室性早搏。
2. QRS 时限≥120ms。
3. HRV 中 SDNN <70ms。

4. 常规 ECG 中：左室肥厚伴劳损、左束支传导阻滞，QRS – T angle > 50 度，QRS 时限 > 120ms。

此外，LVEF < 40%、非持续性室速、伴有心脏病的心率增快、运动试验中出现变时性功能障碍都是心脏病死亡有价值的预测因素，值得关注。

（黄永麟　王家宏）

参 考 文 献

1. Smith WC, Kenicer MB, Tunstall – Pedoe H, et al. Prevalence of coronary heart disease in Scotland. Scottish Heart Health Study. Br Heart J, 1990, Nov; 64 (5):295 – 298.

2. Rabkin SW, Mathewson FL, Tate RB. Electrocardiographic abnormalities in apparently healthy men and the risk of sudden death. Drugs, 1984, Oct; 28 Suppl 1:28 – 45.

3. Gregory Engel, James G, Victor F. Froelicher, et al. Electrocardiographic Arrhythmia Risk Testing. Curr Pro in Cardiol Curr Probl Cardiol, 2004 Jul, 29 (7):365 – 432.

4. Brilakis ES, Mavrogiorgos NC, Kopecky CL, Rihal CC, et al. Usefulness of QRS duration in the absence of bundle branch block as an early predictor of survival in non – ST elevation acute myocardial infarction. Am J Cardiol, 2002 May 1, 89 (9): 1013 – 1018.

5. Hathway WR, Peterson ED, Wagnar GS, et al. Prognostic significance of the initial electrocardiogram in patients with acute myocardial infarction. JAMA, 1998 Feb 4, 279 (5):387 – 391.

6. Shenkman HJ, Pampati V, Khandelwal AK, et al. Congestive heart failure and QRS duration：establishing prognosis study. Chest, 2002 Aug, 122 (2):528 – 534.

7. Shamin W, Yousufuddin M, Cicoria M, et al. Incremental changes in QRS duration in serial ECGs over time identify high risk elderly patients with heart failure. Heart, 2002 Jul, 88 (1):47 – 51.

8. Fang MR, Zabel M. Electrophysiological basis of QT dispersion measurements. Prog Cardiovasc Dis, 2000 Mar – Apr, 42 (5):311 – 324.

9. Liang Y, Kongstad IO, Luo J, et al. QT dispersion failed to estimate the global dispersion of ventricular repolarigation measured using monophasic action polential mapping technique in Swine and patients. J Electrocardiol, 2005 Jan, 38 (1):19 – 27.

10. Shah RR. Drug – induced QT dispersion：does it predict the risk of torsade de pointes? J Electrocardiol, 2005 Jan, 38 (1):10 – 18.

11. Okin PM, Devereux RB, Fabsitz RR, et al. Principal component analysis of the T – wave and prediction of cardiovascular mortality in American Indians. The Strong Heart Study. Circulation, 2002 Feb 12, 105 (6):714 – 719.

12. Gold MR, Bloomfielsd DM, Anderson KP, et al. A comparison of T – wave alternans, signal averaged electrocardiography and programmed ventricular stimulation for arrythmia risk stratification. J Am Coll Cardiol, 2000 Dec, 36 (7): 2247 – 2253.

13. Huikuri HV, Tapanainen JM, Lindgren K, et al. Prediction of sudden death after myocardial infarction in the beta – blocking era. J Am Coll Cardiol, 2003 Aug 20, 42 (4):652 – 658.

14. Gomes JA, Caine ME, Buxton AE, et al. Prediction of long – term outcomes by signal – averaged electrocardiography in patients with unstained ventricular tachycardia, coronary artery disease, and left ventricular dysfunction. Circulation, 2001, 104:436 – 441.

15. La Rovere MT, Bigger JT Jr, Marcus FI, et al. Baroreflex sensitivity and heart – rate variability in prediction of total cardiac mortality after myocardial infarction. ATRAMI (Autonomic Tone and Reflexes After Myocardial infarction) Investigators. Lancet, 1998 Feb 14, 351 (9101):478 – 484.

16. Fauchier L, Douglas J, Babuty D, et al. QT dispersion in nonischemic dilated cardiomyopathy. A long – term evaluation. Eur J Heart Fail, 2005 Mar 2, 7 (2):277 – 282.

17. 赵进军，赵继义，毕亚艳，等. 心衰患者窦性心率震荡检测及多因素影响分析. 中国实用内科, 2005, 25 (1):46 – 73.

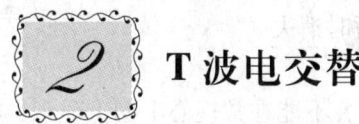

2 T 波电交替

一、引言

心脏电交替是心电图 QRS 波群、ST 段或 T 波振幅的逐搏交替，一般分为两种基本类型：一是去极化波交替，亦即 QRS 波群电交替；一是复极化波交替，主要包括 ST 段电交替与 T 波电交替。

随着 T 波电交替测定技术的不断发展，有关 T 波电交替的研究亦不断深入。T 波电交替已逐渐发展成为一种无创评定发生恶性室性心律失常及猝死危险性的极有用的技术，对提高恶性室性心律失常的防治水平、降低猝死率具有重要意义。

T 波电交替可分为毫伏级和微伏级。

（一）毫伏级 TWA

毫伏级是肉眼可见的，比较少见，但一旦出现常是恶性心律失常发生的前兆，是十分危险的心电预测指标（图 2-2-1，2，3 所示）。

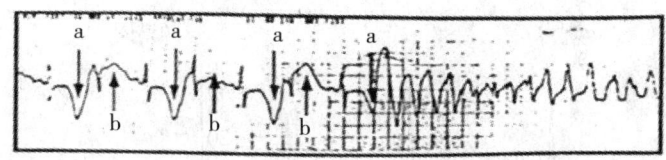

图 2-2-1 毫伏级 TWA

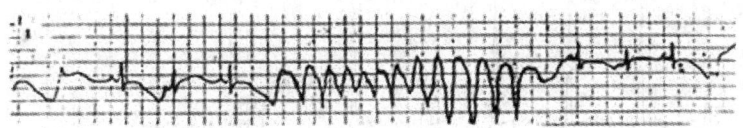

图 2-2-2 毫伏级 TWA

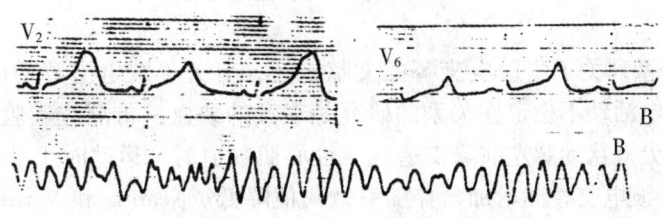

图 2-2-3 毫伏级 TWA 伴 LQTS

（1）常规心电图可见的 TWA。

（2）常在左心导联出现。

（3）窦性心律时，HR≤110 次/分，逐跳心搏的 T 波振幅差 >0.1mV 或 T 波极性相反。

Navarro - Lopez2007 年提出 T 波电交替特征［Europace，2007，9（6）：442 - 446］

（1）常在左胸导联发生，伴有巨大倒置 T 波。

（2）T 波电交替常伴 QTc 间期延长或长短交替。

（3）深呼吸、心率突然增快（＞100 次/分）可使 T 波电交替明显。

（4）刺激颈动脉窦、体位改变暂时消失。

（二）微伏级 TWA

临床上更常见的是肉眼看不见的，不能在常规心电图上显示，幅度为微伏级（μV）的交替，又称微伏级 T 波电交替，需借助特殊的仪器和方法才能检测出。

1988 年 Smith 等报告应用频谱分析方法检测微伏级水平的 T 波电交替，具有很高的敏感性和可靠性。2002 年，Verrier 和 Nearing 用时域法测定 TWA，Kaiser 等报道时域法测量 TWA 用于运动平板试验检查中，其敏感性为 92.0%，特异性为 91.0%，动态心电图检查其敏感性为 88.2%，特异性为 90.0%。

二、历史回顾

电交替首先是在 1872 年由 Traube 发现，当时观察到心律规则时强弱心搏的交替，称之为"脉搏交替"。1909 年 Herring 报道了这一心电现象。1913 年 Mine 首先记录到了 T 波电交替，"是窦性心律时不伴随 QRS 波群变化的 T 波形态、振幅和/或极性的逐搏交替变化"。之后，Taussig 于 1928 年也记录到 T 波电交替。也就是在心电图应用于临床后不久，就有数百篇关于电交替的实验及临床研究文献陆续报道。研究者们开始认识到了复极化波交替，与室性心律失常的发生有着密切关系。

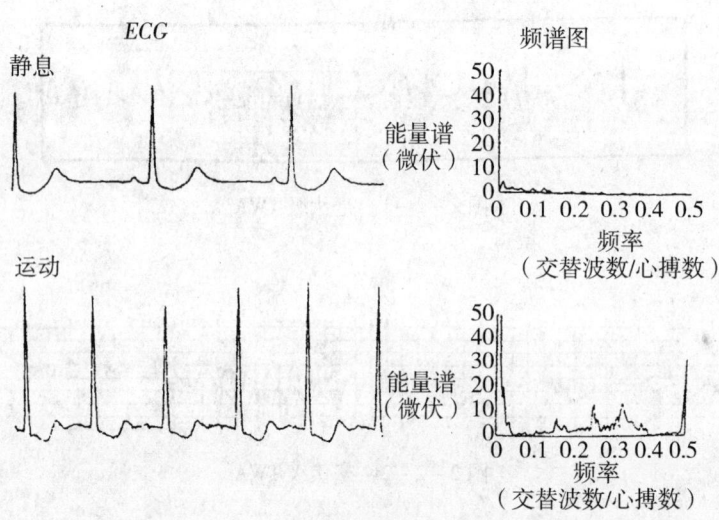

图 2-2-4　微伏级 TWA。运动时明显增大

1981 年开始出现一系列关于 T 波电交替的文献报道，有关 T 波电交替的研究引起人们极大的兴趣。最早关于电交替与电活动不稳定性关系的研究是在犬的缺血－再灌注实验模型上进行的。119 次重复实验均显示，结扎犬冠状动脉左前降支造成急性心肌缺血时，运动时 T 波电交替立即增加（图 2-2-4），再灌注时，T 波电交替亦增加，伴随室颤阈值降低。Nearing 和 Verrier 在犬的缺血－再灌注实验研究中也证实 T 波电交替与自发的室速和室颤之间具有显著相关性。缺血时，T 波电交替显示单向，再灌注时则呈双向，即在等电位线的上下振荡（图 2-2-5）。大量的动物实验表明，T 波电交替是实验性心肌缺血动物发生室速、室颤的标志。临床研究发现 T 波电交替这种异常心电现象与室速和室颤的发生关系密切，是室性心律失常的前兆。在先天性 QT 间期延长综合征及由心肌缺血、代谢紊乱、药物等引起 QT 间期延长的情况下往往出现 T 波电交替。在变异型心绞痛、心肌梗死、血管旁路术、心肺移植术等发生心肌缺血的情况下均观察到了 T 波电交替，并发现在缺血性心脏病、儿茶酚胺增多症及多种电解质紊乱的情况下 T 波电交替促进恶性室性心律失常的发生。

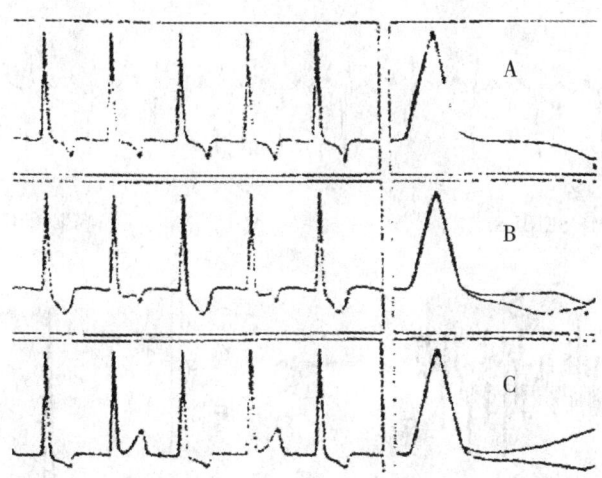

图2-2-5　A为对照。B为缺血时，T波电交替显示单向。
C为再灌注时则呈双向，即在等电位线的上下振荡。

最初的研究是直接观察体表心电图上的T波电交替，存在不少局限性，因为T波电交替非常微小，许多T波电交替不能在常规心电图上显示出来，因而极大地限制了T波电交替的深入研究。1988年Smith等报告应用频谱分析方法检测微伏级水平的T波电交替，具有很高的敏感性和可靠性。但这些研究中T波电交替的测量均是应用心房或心室起搏的方法来控制心率，以消除心率或逐搏心率间的差异对电交替的影响。为了使T波电交替的检测能够在临床工作中常规应用，1993年，研究者们开始致力于不使用起搏而采用生理运动负荷的方法检测T波电交替的技术的研制工作。1994年，由美国马萨诸塞州技术研究所（Massachusetts Institute of Technology，MIT）和剑桥心脏中心（Cambridge Heart）改进频谱分析方法及信号平均技术，联合研制出CH2000心脏诊断系统，已通过美国食品与药物管理局（The U. S. Food & Drug Administration，FDA）认证的用于检测T波电交替的仪器设备，可检测活动平板或踏车运动试验中、药物负荷试验及心房起搏时微伏级水平的T波电交替。

2002年，Verrier和Nearing用时域法测定TWA，无需心率限制，无需特殊电极，使用标准12导联电极采集信号，对每次心搏的信息进行分析，从而在屏幕上显示趋势图和/或模板心率，通过分析程序来减少噪音、伪差、异位心搏等的干扰，从而提高分析的准确性，可以在动态心电图与运动平板试验中记录连续的TWA变化（图2-2-6）。

人们认识T波电交替现象迄今已有90年了，学者们从心电图的演绎推理到动物实验和临床研究，做了大量的工作。T波电交替的测定技术不断改进和发展，人们对T波电交替的认识也在不断深入，并在继续研究如何使用T波电交替作为对心脏性猝死具有强有力的预测价值的无创检查技术，这同时亦将带来临床医师对心脏病患者处理方式的改变，降低心脏性猝死率。

三、发生机制

人们对T波电交替的兴趣也是源于这样的假设：即T波电交替反映了心室复极的离散度，而后者是公认的折返性室速的电生理基础。在有或无器质性心脏病的广泛的人群中，T波电交替与室性心律失常有着密切关系，这也提示人们认识T波电交替的发生机制将有助于对心脏性猝死病理生理机制的理解。T波电交替确切机制还不清楚，目前认为可能有多种发生机制，比较集中的观点有以下几个方面。

（一）T波电交替的电生理机制

在先天性QT间期延长综合征及由心肌缺血、代谢紊乱、药物等引起QT间期延长的患者中T波电交替发生率高，提示T波电交替与QTc延长、复极延迟有关。目前较多的学者一致认为缺血时动作电

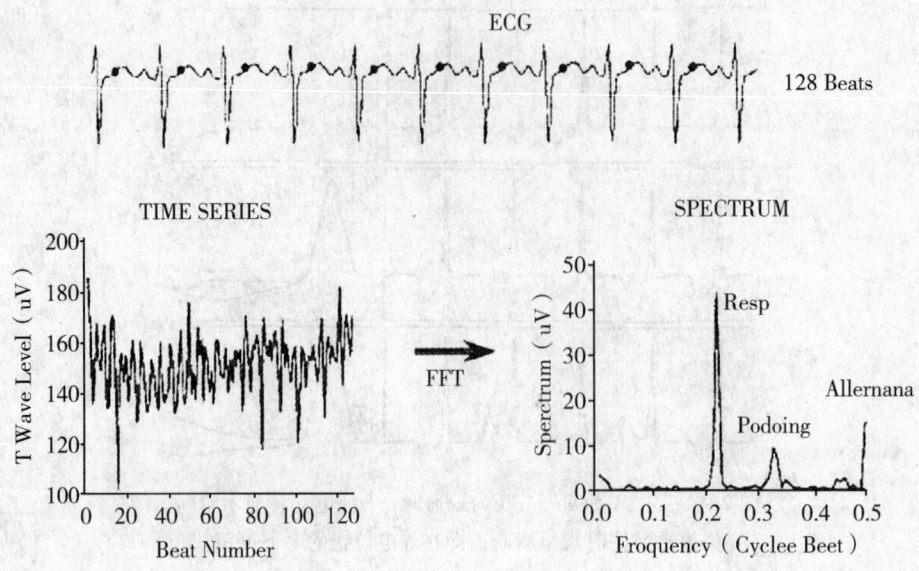

图 2 - 2 - 6　微伏级 TWA 测定方法

位形态和/或时程改变，复极不一致的增加以及由此引起的不应期的离散导致单向阻滞和折返是产生 T 波电交替的电生理基础。而再灌注时，加剧的复极不一致及早期后除极 2 : 1 传导阻滞则是 T 波电交替产生的重要电生理机制。心外膜层心肌动作电位 2 相折返是急性心肌缺血时 ST 段抬高及 T 波电交替的主要原因。在每次兴奋的穹顶完全消失之前，常常是先有穹顶的间歇性消失，即兴奋时穹顶的存在和消失交替出现，并由此导致动作电位时限（APD）长短的交替出现而形成 T 波交替。

（二）T 波电交替的离子基础

关于 T 波电交替产生的离子基础亦有各种不同的观点。胞内钙水平、胞质钾、Na^+/K^+ 交换的逐搏变化，其中从肌质网释放入胞内的 Ca^{2+} 可能在 T 波电交替的产生中起主要作用。Ca^{2+} 水平的逐搏变化调节着心脏的复极化电流产生 T 波电交替。钙通道阻滞剂如维拉帕米、地尔硫草可抑制 T 波电交替的发生。研究也证实，缺血区心肌的 T 波电交替与－过性钙离子流变化有关，跨膜动作电位 2 相时由钙离子穿膜能力交替改变所致。由于离子化钙减少，使钙离子、钾离子的膜转运率改变引起 T 波电交替，在造成实验犬低血钙的情况下，可产生 T 波电交替，同时有单相动作电位时程的交替。

同时，低钾、低镁亦可引起 T 波电交替。临床上由低钙、低镁引起 T 波电交替，经输入钙、镁得以纠正的现象，也证明了上述观点。酗酒者往往有低血镁，并常发生恶性室性心律失常及猝死。早期静脉补镁治疗有助于消除室性心律失常及 T 波电交替。Reddy 等曾报告一例 57 岁男性冠心病、高血压病患者，因酒精中毒、晕厥而入院。反复发作 12 次室速及室颤，起搏器超速抑制并增大抗心律失常药物剂量效果均不佳，当时患者血清镁 0.8 mg/dl，经静脉补充 50% 硫酸镁 60ml 后，T 波电交替消失，室性心律失常得到控制。图 2 - 2 - 7 为该患者补镁治疗前后的心电图。

病理情况下离子通道异常亦可能降低诱发 T 波电交替的心率阈值。可部分解释为什么在低温条件下 T 波电交替往往增加，以及有心脏猝死危险的患者在相对较慢的心率下即可出现 T 波电交替。而在正常心脏，心率很快时方可诱发出 T 波电交替。至于疾病状态如何使出现 T 波电交替的心率阈值降低从而增加心律失常危险性，需要进一步研究。

（三）T 波电交替的神经机制

一些学者认为交感及副交感神经系统对 T 波电交替的发生亦产生重要影响。动物实验发现，犬冠状动物闭塞前刺激星状神经节（颈胸神经节）可引起 T 波电交替增加。冠脉闭塞时 T 波电交替亦显著增加，此时切除星状神经节，则 T 波电交替的发生显著减少。而冠脉再通时，由于切除星状神经节反射性引起细胞释放物增加，T 波电交替亦明显增加。实验性电刺激猫心脏交感神经可诱发 T 波电交替，

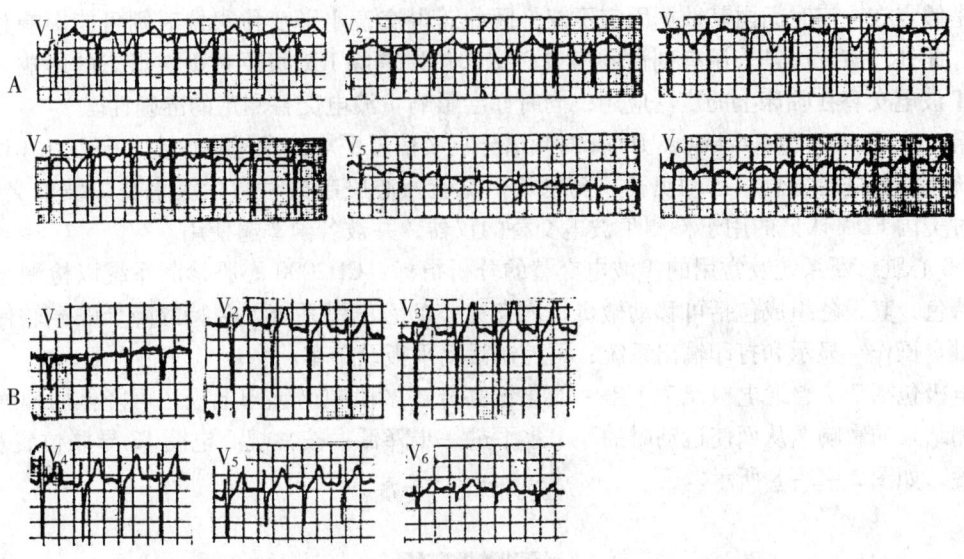

图2-2-7　A为补镁前，可见明显的T波电交替（单向）；B为补镁后，可见T波电交替消失

认为与心脏交感神经介质释放突然失调有关。Verrier等在犬冠状动脉左前降支闭塞前及闭塞时激怒犬也诱发T波电交替，并可被静脉给予美托洛尔所抑制。至于交感神经活性增高如何引起T波电交替及心律失常危险性增高，其机制较复杂，可能由于交感神经活性增高使儿茶酚胺增多，通过瀑布反应引起胞内钙水平变化，使心肌复极不一致增加，从而增加发生心律失常的危险性。

但亦有不同意见，认为交感神经系统对T波电交替的产生并无影响，Euler等通过动物实验发现，在严格控制心率的情况下，刺激交感神经实则降低T波电交替的发生。Mackall等采用静脉给予异丙肾上腺素的方法研究肾上腺能刺激对人类T波电交替的影响。27例患者，在给予异丙肾上腺素时T波电交替并未增加；进行亚组分析，12例有持续性室速和室颤发作史、具有发生心律失常危险性的患者中，5例静息时无T波电交替的患者在给予异丙肾上腺素时出现T波电交替，但该变化未达统计学显著性水平。Mackall据此得出结论：肾上腺能刺激并不介导T波电交替的发生。T波电交替作为心律失常危险性的标志，是独立于交感活性增高这一机制的。

研究尚发现，迷走神经兴奋在心肌缺血时可抑制T波电交替，具有抗室颤作用，但不能抑制再灌注时的T波电交替及室颤。

T波电交替的确切发生机制尚有待深入探讨。

四、测定方法

以前T波电交替的测定是直接观察体表心电图上T波的逐搏交替变化，存在不少局限性，许多T波电交替不能在常规心电图上显示出来。普通的动态心电图监测系统准确重现低频心电信号的性能差，ST段和T波记录效果不理想，故均不利于电交替的测定。

1988年出现了频谱—时间标测技术，2002年，Verrier和Nearing用时域法测定TWA。目前TWA的测定可分为频谱法和时域法测定。

（一）TWA测定的频域法

1988年Smith等改进了T波电交替的检测方法。采用Frank导联系统记录，将心电图上ST-T波形的变化转变成能量谱，应用快速傅立叶变换（fast Fourier transform，FFT）进行数据处理，借助现代计算机技术发展而成频谱-时间标测技术，可检测微伏级的T波电交替，显著优于以前在心电图上的肉眼观察。FFT是从电交替信号中滤除噪声的有力手段。

Smith的频谱分析方法经临床应用证实，具有很高的敏感性和可靠性，能够从噪声或呼吸产生的大量波动中高选择性地分辨出电交替波动。但该技术也有潜在的局限，即采用 FFT 计算 T 波振幅的振荡时，前提是假定在一定时间内其数据固定不变，因此若电交替水平变化很快时则可能影响其测定结果的可靠性。此外，该方法是采用有创性心房或心室起搏以消除 RR 间距对 T 波形态的影响，很大程度上限制了 T 波电交替在临床上的广泛应用，同时亦会影响 T 波电交替测定的准确性。

1994 年，美国 MIT 和 Cambridge Heart 对频谱分析及信号平均技术进行改良，研制出 CH2000 型心脏诊断系统，能够进行静息、运动负荷、药物负荷试验及心脏起搏时微伏级水平 T 波电交替的测定，目前已通过美国 FDA 认证的用于检测 T 波电交替的仪器，并被各国普遍使用。

CH2000 心脏诊断系统及常用的 T 波电交替的分析指标：CH2000 心脏诊断系统以检测运动时 T 波电交替为特色，其设备组成包括可移动微机，内存完整的心电图系统、独特的降低噪声软件和信号平均软件；键盘操作、显示和打印输出系统；可控制活动平板及踏车。

记录电极包括 7 个普通电极及 7 个银 - 氯化银高分辨多段频谱感知电极，可降低肌肉噪声及基线漂移对检测结果的影响，从而使运动时的噪声水平进一步降低。按常规心电图 12 导联位置及 Frank 导联位置放置，如图 2 - 2 - 8 所示。

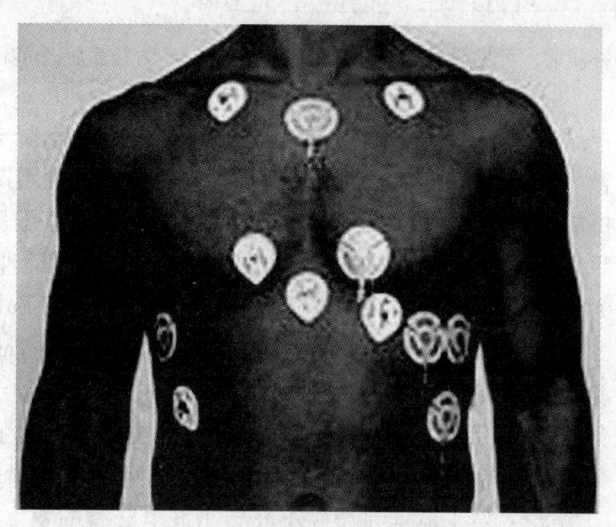

图 2 - 2 - 8　示 12 导联位置及 Frank 导联位置放置

采用踏车或活动平板运动试验使患者心率增快至 105bpm 检测 T 波电交替，与通常的运动负荷试验一样，需要 30～45min。通常取 X、Y、Z 导联、胸前导联 V_4 及向量图（VM）分析 T 波电交替，在早搏数 < 10%、VM 上噪声不超过 1.5μV 时的分析结果是有效的。

（二）TWA 测定的时域法

2002 年，Verrier 和 Nearing 用时域法测定 TWA。无需心率限制，无需特殊电极，使用标准 12 导联电极采集信号。对每次心搏的信息进行分析，从而在屏幕上显示趋势图和/或模板心率，通过分析程序来减少噪音、伪差、异位心搏等的干扰，从而提高分析的准确性，可以在动态心电图与运动平板试验中记录连续的 TWA 变化。目前也已取得美国 FDA 认证。

Kaiser 等报道时域法测量 TWA 用于运动平板试验检查中，其敏感性为 92.0%，特异性为 91.0%。动态心电图检查其敏感性为 88.2%，特异性为 90.0%。时域法测定 T 波电交替阳性预测室速（室颤）的敏感性 88.2%～92%，特异性 90%～91.2%。

五、诊断标准及适应证

（一）体表心电图上 T 波电交替的诊断标准

体表心电图上同一导联 T 波形态、振幅、极性出现逐搏交替变化，窦性心律时，HR ≤ 110 次/分，逐跳心搏的 T 波振幅差≥1mm 或 T 波极性相反即可视为 T 波电交替,但须排除心外因素的影响,诸如仪器因素、呼吸性变化、电源不稳定和基线漂移所致的振幅改变等。

心电图上出现 T 波电交替的同时,可伴或不伴有左胸前导联巨大倒置 T 波、QTc 间期延长,QTc 间期长短交替,其变化范围为 0.05~0.28s$^{1/2}$之间,平均 0.10s。

(二)频谱图上 T 波电交替的诊断标准

1. 静息心率≤110bpm 时 X、Y、Z 或在心前任一导联或向量图(VM)上 Valt≥1.0μV,K≥3 且持续≥1min 为 T 波电交替阳性;或运动心率 105bpm 左右时 Valt≥1.9μV 及 K≥3,持续≥1min 为 T 波电交替阳性。

2. 心率≥105bpm 时,运动负荷试验中无持续≥1min 的 Valt>1.9μV 的 T 波电交替为阴性。

3. 未达到上述阳性或阴性诊断标准者为不确定型。

(三)时域法检测 TWA 的阳性参考值

目前建议时域法检测 TWA 的阳性参考值为频域法的阳性参考值的 4 倍。

下列情况可诊断微伏级 T 波电交替阳性:

1. 发作心率≤110bpm 时存在持续性电交替

2. 休息时有持续性电交替,即使此时的发作心率超过 110bpm,TWA > 7.6μV,信噪比≥3,持续 1min 以上,T 波电交替阳性预测室速(室颤)的敏感性 88.2%~92%,特异性 90%~91.2%

(四)适应证

在已知、可疑有发生室性心律失常及猝死危险性的患者均可检测 T 波电交替。T 波电交替检测适用于以下临床情况:

1. 协助诊断 LQTS 并发现 LQTS 的高危患者。

2. 发现冠状动脉疾病患者中的高危患者,为陈旧性心肌梗死患者进行危险分层。

3. 识别心肌病患者中发生室速和猝死的高危患者。

4. 追踪抗心律失常药物疗效。

5. 为晕厥患者提供诊断提示和预后评估。

6. 预测接受 ICD 治疗患者再发心律失常的危险性。

7. 对拟做电生理检查患者预测电生理检查结果及无心律失常生存率。

8. 血管旁路术术中监测及预后评估。

ACC/AHA/ESC 2006 年 SCD 预防指南明确提出:在已知或可疑有发生:室性心律失常;猝死危险的患者,均应检测 T 波电交替。对于停用 β 受体阻滞剂仅 24 小时或者持续性心房颤动或扑动的患者,T 波电交替的检测结果可能不可靠。

六、临床意义及应用

在许多临床情况下如缺血性心脏病、先天性 QT 间期延长综合征、儿茶酚胺增多症及多种电解质紊乱的情况下 T 波电交替发生率高。研究表明,T 波电交替,是多数临床情况下患者发生室性心律失常及猝死的强有力的预测指标。因而,检测 T 波电交替对识别具有发生恶性室性心律失常及猝死高危险性的患者,加强猝死的一级预防及二级预防,降低心脏性猝死率具有重要的临床意义。

目前,世界各国组织大规模多中心临床研究,已经发表的多中心临床试验资料:1994~2000 年有 10 个大型研究(PACE,2000,23:1407);Cambridge Heart Trial;MADIT - II 亚组试验(Second Multicenter ICDTrial 多中心植入 ICD 研究);ABCD(Alternans Before Cardioverter Defibrillator);非冠心病的充血性心力衰竭患者(ALPHA Study);REFINE study;the Finnish Cardiovascular Study 亚组试验等,已能可靠证明 T 波电交替:

1. 能检测对识别具有发生恶性室性心律失常及猝死高危险性的患者。

2. 可作为需安装 ICD 的指证。

3．能较可靠评定抗心律失常药物疗效的方法。

4．对降低心脏性猝死率，加强猝死的一级预防及二级预防具有重要的临床意义。

5．T波电交替在评定发生恶性室性心律失常及心脏性猝死危险性方面，优于其他无创性心电信息检查技术如动态心电图、心室晚电位、QT离散度、心率变异性等，并具有与有创性心电生理检查同等的预测价值。

6．T波电交替是预测恶性室性心律失常和心脏性猝死的独立指标。T波电交替在预测室性心律失常上和电生理检查有同等价值。2006年的几个研究认为T波电交替（相对危险度10.92）比电生理检查（相对危险度7.07），对发生室性心律失常及猝死危险，具有更高的预测价值。

因此，ACC/AHA/ESC 2006年SCD预防指南提出：室性心律失常或有致命性室性心律失常风险的患者均需进行TWA协助诊断和危险分层（证据级别：A）；TWA是识别MI后和缺血或非缺血心肌病高危患者的有效方法；这一方法独立于EF值，对缺血和非缺血心肌病患者预后的预测强度相同；TWA似乎有较高的阴性预测准确性。目前FDA认可的仅有2项技术可用于心脏猝死危险分层的评估：T波电交替和信号平均技术（心室晚电位，SAECG）。

综上所述，临床医师对T波电交替阳性患者，应高度警惕，加强原发病的治疗，消除各种诱发因素，加强猝死的一级预防和二级预防；我们应高度重视T波电交替检测，应大力宣传TWA的重要临床意义，尽快开展TWA检测和研究，积极防治SCD，降低我国SCD的发病率。

（杨钧国）

3　心室晚电位

一、概念

1961 年 Durrer 等在实验犬缺血心肌心内膜下梗死区记录到 QRS 波末端存在高频低幅的电位，即心室晚电位（ventricular late potential，VLP），这是有关 VLP 最早的报道。Berbari 等和 Fontaine 等于 1978 年分别在实验动物和室性心动过速（室速）患者中首先用信号叠加平均技术自体表记录到 VLP。简言之，VLP 是指出现在 QRS 波群终末部和 ST 段上的高频、低振幅的碎裂电位，代表心室局部的缓慢传导，表明心室内有潜在的折返路径。这种电信号频率一般在 20 ~ 120 Hz 范围，电压在 25 微伏（μV）以下，常规心电图无法捕捉，需要通过信号平均心电图（signal – averaged electrocardiograph，SAECG）进行检测。

VLP 绝大多数出现于心肌梗死（myocardial infarction，MI）后患者。梗死区及其边缘有变性、坏死、纤维化病灶与岛状存活心肌混杂交错，存活的心肌为间质纤维化所分隔，导致冲动沿着心肌纤维束所形成的曲折迂回路径传导，传导延迟缓慢和不同步，因此该区心肌除极电位出现较晚，落在 QRS 复合波之后且振幅很低，表现为不规则的碎裂波。用电极直接接触心外膜或心内膜描记局部电图，可记录到这些局部心肌的电活动，位于 QRS 波主波以外，分布于心电舒张期，称为延迟电活动（delayed activity），或者呈连续杂乱的碎裂电波，称为碎裂电活动（fragmented activity），这些局部电位很微弱，只有微伏级强度，与体表心电图的噪声很相近，所以常规心电图记录不到这些局部电位。应用信号平均技术，可以记录到这种微小信号。把相同的心电周期 100 ~ 200 个，对准起点叠加在一起，有规律的信号越加越大，无规律的信号叠加后并不相应增大，由此原来淹没于噪声中的规则信号就能显现出来。

二、诊断标准

VLP 阳性判断标准因所采用的仪器性能不一，选用的滤过频率不同，其阳性标准有一定差异。目前对于时域分析，采用最多的是美国心脏病学院（ACC）推荐的标准：在 40Hz 双向高通滤波条件下，QRSD（滤波后 QRS 波时限）> 114 ms，$RMSV_{40}$（滤波后 QRS 终末 40 ms 的平方根电压）< 20 μV，$LASD_{40}$（滤波后 QRS 终末电压低于 40 μV 的持续时间）> 38 ms。这三项指标中，以 $RMSV_{40}$ < 20 μV 作为基本指标，如果该指标为阴性，便判断 VLP 阴性（图 2 – 3 – 1）。如果该指标阳性，加上其他两项指标中的一项或两项阳性，则诊断 VLP 阳性（图 2 – 3 – 2）。完全性右束支阻滞时域分析不能诊断 VLP 阳性。完全性左束支阻滞时有研究者认为可以识别，提出的诊断标准为 $LASD_{40} \geqslant 45$ ms，$RMSV_{40} \leqslant 17$ μV。对于 VLP 的阳性判断，有些学者采用另外的诊断标准，比如以在 25 Hz 和 40 Hz 滤波条件下，$RMSV_{40}$ 低于 25 μV 或 16 μV 的 VLP 阳性标准。这些标准对 VLP 的测定价值因所采用的标准不同和测试人群患病率不同而改变。因此，专家委员会认为，每个实验室应制定自己的正常值标准。而对于频域分析、时频域分析、小波变换分析方法和人工神经网络方法，目前尚无统一规范化诊断标准。

三、临床意义

（一）VLP 与室性心律失常、猝死的关系

VLP 的主要临床意义在于它与室性心律失常有着密切的关系。MI 患者的猝死往往是由室速或心室颤动（室颤）导致的，而 MI 患者往往 VLP 阳性，与室速或室颤的易发倾向性间存在密切关联。许多研究证实，VLP 可以独立预测 MI 后患者发生室速的危险性。对于 MI 患者，Kucher 等研究显示，VLP

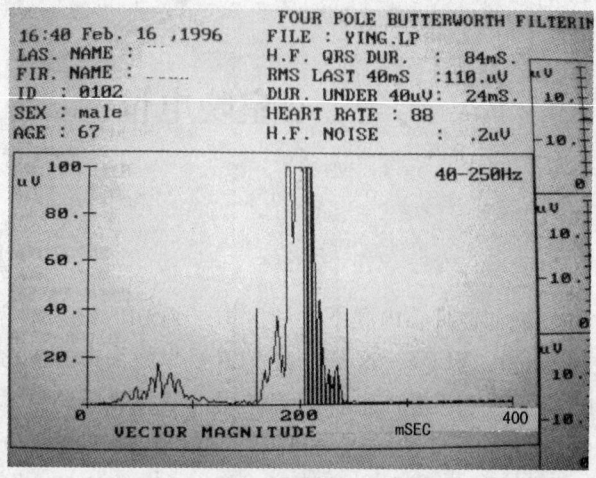

图 2-3-1 晚电位阴性

QRSD（滤波后 QRS 波时限）84 ms，RMSV40（滤波后 QRS 终末 40 ms 的平方根电压）
110μV，LASD40（滤波后 QRS 终末电压低于 40 μV 的持续时间）24 ms。

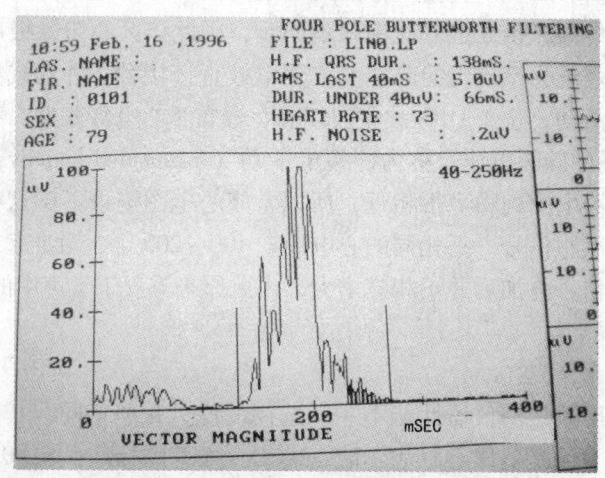

图 2-3-2 晚电位阳性

QRSD（滤波后 QRS 波时限）138 ms，RMSV40（滤波后 QRS 终末 40 ms 的平方根电压）
5μV，LASD40（滤波后 QRS 终末电压低于 40 μV 的持续时间）66 ms。

预测不良事件（室速或猝死）的敏感性为 92%，特异性为 62%，阳性预测值为 17%，阴性预测值为 99%。我们也观察研究了未经溶栓以及其他早期介入性干预治疗的急性心肌梗死（acute myocardial infarction，AMI）患者 VLP 的发生率，并探讨了 VLP 与 AMI 早期以及随访 3~12 个月过程中发生室速和室颤的关系，综合结果显示，VLP 在 AMI 中的检出率为 23.8%~27%，AMI 不伴室速或室颤患者 VLP 的发生率为 20%~24%，AMI 伴室速或室颤患者 VLP 的发生率为 60%，说明 VLP 较易发生于 AMI 伴室速或室颤的患者，其敏感性为 60%，特异性为 76%~80%。我们对 254 例 AMI 患者进行 VLP 检测并随访 1 年的结果显示，VLP 预测猝死的敏感性为 56%，特异性为 77%，阳性预测值为 15%，阴性预测值为 96%，当把 VLP 阳性与肌酸激酶显著升高或心功能 killip 2 级以上结合起来，阳性预测值显著提高，分别为 22% 和 25%。Kucher 等对 210 例陈旧性 MI 患者，结合多种无创手段综合预测严重室性心律失常的发生，多因素回归分析发现 VLP、射血分数（ejection fraction，EF）值、Holter 检出的复杂性室早均为独立预测严重室性心律失常的危险因素，其中 EF 值预测能力最强，其次为 VLP。三者结合可大大提高预测的敏感性、特异性和准确度。Kanovsky 等研究发现，VLP、EF 值、Holter 检出的复杂性室早和室壁瘤对室速均有独立预测意义。Worlry 等也指出 VLP 与心肌梗死后猝死有密切的关系，VLP 的检出可以预报猝死。Brellnardt 等通过对 511 例 MI 患者的研究，证实了 VLP 存在时间越长，则室性心律失常存在的可能性也越大，猝死的几率也就越高。然而需要指出的是，偶发室早、频发室早、非持续性室速与 VLP 无明显关系。VLP 与室颤的关系不如室速密切。

（二）VLP 在冠心病患者预后评估中的价值

1. MI 患者中 VLP 的检出率　冠心病特别是 MI 患者的预后与残余心肌缺血、心肌重构、心功能以及心电稳定性密切相关。对于冠心病患者 VLP 的检测，尤其是 MI 患者室性心律失常的预测受到较广泛重视。国外报道 MI 后检出率为 20%～40%，国内报道检出率为 15%～55%。AMI 后 3 小时 VLP 即可阳性，大多数出现于 MI 后 14 天左右，此时检测 VLP 可提高阳性检出率，MI 后 1～2 年，30% 患者原有 VLP 消失，而原来无 VLP 的患者若不发生再梗死，则极少发生新的 VLP。我们观察了 370 例 AMI 急性期第 1～3 天、4～6 天、7～10 天以及随访期 3、6、12 个月的 VLP 变化。急性期 89%～90% 患者保持前一次 VLP 阴性或阳性的结果不变，7%～8% 前一次 VLP 阴性后一次转为阳性，2%～4% 前一次 VLP 阳性后一次转为阴性，急性期 SAECG 参数前后两次比较无显著差异，所以可以认为 AMI 急性期 VLP 检查重复性很高。随访期与出院前一次相比，原来 VLP 阳性者 57% VLP 自然消失，$QRSD$、$LASD_{40}$ 减低而 RMS_{40} 增加，原来 VLP 阴性者仅 8% 转为阳性，$QRSD$、$LASD_{40}$、RMS_{40} 无显著变化。

2. 冠心病患者预后评估中 VLP 的地位　VLP 阳性提示日后发生致命性心律失常的可能性大。我们研究发现，VLP 与 MI 急性期患者发生室速或室颤也有密切关系。在 AMI 进院当时记录到 VLP 的患者与未记录到 VLP 的患者相比，在未来几天内发生室速或室颤的机会明显增加，这说明 VLP 能预测 MI 急性期出现的恶性室性心律失常，这同时也表明 MI 急性期患者发生室速或室颤的机制是折返。Gomes 等观察了 1925 例非持续性室速、左室功能不全的冠心病患者，VLP 阳性与阴性相比较，5 年内发生致死性心律失常或心脏骤停的分别为 28%、17%，心源性死亡分别为 37%、25%，总死亡率分别为 43%、35%，差异均有统计学意义。结合 VLP 阳性及 EF ＜30%，则发生致死性心律失常和心源性死亡的比例提高到 36% 和 44%。Masui 等研究也提出，MI 合并左室功能不全者，VLP 检出率明显增高，经治疗改善后可转阴。由此可见，VLP 检测是 MI 患者危险度分层的有用指标。冠心病尤其是 MI 患者出院前进行 VLP 检测有助于冠心病二级预防方案和随访策略的制订。

3. MI 患者中 VLP 检出率的影响因素　关于 AMI 患者中哪些因素影响了 VLP 的检出率，国内外学者均作了相关研究。我们的研究结果显示，VLP 阳性组肌酸激酶峰值、3 支血管病变数、心电图病理性 Q 波数目、心电图梗死分数、静息心肌核素严重缺损节段数目均显著高于阴性组，而多元回归分析显示，与 VLP 相关的独立变量为肌酸激酶值及病变冠脉血管数。其他也有研究报道，MI 的范围大、EF 值低、室壁瘤形成的患者 VLP 阳性率高。多数研究发现下壁 MI 患者 VLP 阳性率高于前壁。其原因可能是下壁激动晚而前壁较早，故前壁的 VLP 被淹没在 QRS 中不易检出。而广泛前壁梗死 VLP 阳性率高于前（间）壁，与下壁相近，可能与广泛前壁梗死多伴有室壁瘤有关。另外重要的是，溶栓治疗成功与否对 VLP 的检出率也有显著影响。我们对 AMI 接受溶栓和没有接受溶栓患者 VLP 的检出率进行了比较，结果显示溶栓成功的病例无一例记录到 VLP，而在没有接受溶栓的患者中 VLP 检出率为 24%～25%，两组患者的基线资料完全一致。这一研究结果第一次从心电稳定性的角度证明了溶栓治疗的优越性，AMI 溶栓成功能显著提高患者的心电稳定性。此外，这一研究也提示，接受溶栓治疗患者如果仍然能记录到 VLP，表明溶栓没有成功。我们也观察了 AMI 患者冠状动脉自发再通对 VLP 发生率的影响，结果显示，冠状动脉自发再通可以显著降低 VLP 的发生率。对于接受溶栓治疗的 AMI 患者，VLP 预测心律失常事件发生的作用，有关文献报道结果不一致。Malik 等研究显示，在接受溶栓治疗的 AMI 患者，VLP 的预测价值明显降低。相似地，Hohnloser 等对 173 例 AMI 患者的随访研究（其中一半患者接受了溶栓治疗）结果未能显示 VLP 预示心律失常事件发生的作用。而另一方面，Savard 等则报道了不同的结果，他们综合评价了 15 个前瞻性研究中 AMI 患者心律失常事件（包括心律失常性死亡、持续性室速和室颤）的发生率，其中7个研究是在溶栓前时代完成的，8个研究是在溶栓时代完成的。结果显示，AMI患者心律失常事件发生率从溶栓前时代的9.6%下降到溶栓时代的5.8%，VLP的敏感性和特异性在两个时期是相似的。结合相关文献总体看来，溶栓治疗后，VLP的预测心律失常事件发生的效力降低。而对于接受PCI（经皮冠状动脉介入术）治疗的AMI患者，有关VLP预测心血管事件发生的价值，目前相关研究少。Bauer等研究显示，VLP仅与心脏性死亡、猝死有相关趋势。Ikeda等研究则提示，VLP没有预测价值。而接受CABG（冠状动脉旁路移植术）的AMI患者，术后VLP可以消失。另外，AMI的一些现代治疗药物包括β受体阻滞剂、血管紧张素受体拮抗剂和他汀类调脂药均能降低VLP的发生率。

（三）VLP在不明原因晕厥鉴别诊断中的作用

临床上常可见到不明原因的晕厥患者，对晕厥原因做出正确的诊断，采取相应的治疗措施，无疑是十分重要的。Gang等对24例原因不明的晕厥患者进行电生理检查及VLP检测，9例能诱发出室速或室颤者中，8例VLP阳性，15例未能诱发出室速或室颤者中，无一例VLP阳性，差异具有显著性。因此作者提出，对于原因不明的晕厥患者，VLP可以作为一种有效的非创伤性筛选手段。VLP阳性患者有必要进一步接受有创电生理检测。而对于VLP阴性患者，进一步接受有创电生理检查的必要性不大。

（四）VLP与其他一些心脏疾病预后的关系

扩张型心肌病患者室性心律失常发生率比较高，其VLP阳性率在30%左右。Ohnishi等报道VLP预测扩张型心肌病猝死的敏感性、特异性和准确性分别为71%、66%和67%。对于致心律失常性右室心肌病，Nava等研究显示，VLP阳性率可达57%，VLP阳性者持续性室性心动过速的发生率高。他们还对31例致心律失常性右室心肌病患者长达8年的随访研究，结果显示，VLP有助于识别发生持续性室性心动过速的患者，而且在随访过程中可发现VLP的有关参数发生进行性变化，并且独立于心脏超声所显示的心室结构的变化。然而，VLP在致心律失常性右室心肌病预后评价中的作用尚存在争议。QT间期延长可能由于左、右两侧交感神经系统张力不对称，以致心肌复极不均匀所致，心室肌纤维变性也可能影响心室肌复极的一致性，故VLP阳性率很高，但是由于这一疾病的临床特征较典型，VLP检测意义不大。心力衰竭与VLP无直接相关性，但是心力衰竭VLP阳性者有发生室性心律失常的可能。因此，心力衰竭患者VLP阳性的临床意义不在于心功能的进一步恶化，而在于预示患者可能发生心律失常事件。对于高血压左室肥厚，VLP有助于其室性心律失常、猝死的预报。Takayama H等研究显示，小波变换分析方法有助于预测肥厚型心肌病患者心律失常的发生。对于Brugada综合征，Ajiro Y等研究显示，VLP是有用的危险分层指标。Yodogawa K等研究提示，小波变换分析方法有利于Brugada综合征的发现与诊断。对于无症状的Brugada综合征，VLP预测电生理刺激所能诱发心室颤动的敏感性和特异性均较高。Perloff JK等对242例先天性心脏病术后患者作了8年的前瞻性调查研究，结果显示，VLP能够较好地预示单形性室速的发生。

四、检查方法

VLP是一种高频、低幅、碎裂微弱信号，其幅值一般小于25μV，能量主要集中在40Hz-250Hz的频带上，并且混杂在肌电、电源和电极接触噪声中，采用常规心电图检测很困难。在心脏直视手术中将电极置于心外膜，直接记录或使用导管法于心内膜描记，实时每搏记录，可靠性高，但只能用于少数患者，且受条件限制，难以普及。自从1978年Berbari等和Fontaine等首次采用信号叠加平均技术从体表记录VLP以来，研究人员已提出了多种处理方法，这些方法总体上分空间叠加信号平均和时间叠加信号平均两种。前者理论上可以实现VLP的逐搏检测，但由于对采样系统要求很高，硬件设备复杂，因而时间叠加信号平均心电图法得到了更广泛应用。时间叠加信号平均又分时域分析和频域分析。目前时域分析应用更广，频域法在临床上因为其频率分辨率不高，还只是作为一种临床参考。另外，还有时频域法、小波分析法以及神经网络分析法等。时频域法已经显示出一定的应用前景，其中三维频谱标测也逐渐应用于临床。

（一）VLP 的时域分析

VLP 的时域分析就是叠加平均后的心电信号经过高通滤波后合成矢量复合波 VM，观察 VM 上的电压随时间变化的特征，并根据变化是否达到 VLP 标准来判断是否存在 VLP。时域分析主要包括心电图（electrocardiogram，ECG）信号高通滤波、形态近似数据段选择、QRS 波段对齐、信号叠加、带通滤波和 VLP 指标计算。

原始 ECG 信号包含各种噪声，比如有肌电噪声、环境噪声、接触噪声以及其他瞬时随机噪声，信号检测中的基线漂移也会对心电信号的处理产生影响，所以必须首先对 ECG 信号进行高通滤波。选择形状相似、长度相近的信号段，可以提高信噪比，一般通过聚类算法对形态相近的 QRS 综合波段进行选择。比较常用的特征量是计算这段信号与模板的相关系数，而 H. Rix 等人用分布函数方法（DFM）进行聚类分析，认为这种方法较相关系数方法更有优势。QRS 波段的对齐方法有单阈值法（SL）峰位法（PE）双阈值法（DL）时间延迟积分法、高精度定位法（high - resolution alignment）以及匹配滤波器法（MF 法）等。前三种方法计算简单，但是精度不高。时间延迟方法对信噪比要求不高。在某些形态的 ECG 中，匹配滤波器方法比时间延迟积分方法的对齐效果更好，最后得到的 VLP 的幅度更大。高精度对齐方法采用频域对齐方法，对齐误差能够小于采样间期。为了提高信噪比，一般需要较多的 ECG 片段数。由于噪声水平并不是恒定的，更合理的做法是采用加权平均的方法。通常采用 $25 \sim 250$ Hz 或者 $40 \sim 250$ Hz 的带通滤波器消除低频信号。在滤波后矢量复合波上测定计算的 VLP 指标包括：①滤波后 QRS 终末 40 ms 的均方根电压（$RMSV_{40}$）；②滤波后 QRS 终末 $<40mV$ 的低幅信号（low amplitude signal，LAS）的持续时间（$LASD_{40}$）；③滤波后 QRS 时限（QRSD）。这些指标可由肉眼观察测定，也可由计算机自动分析计算显示。通常使用的高通滤波器存在的一个问题是大振幅波突然终止时，滤波器出现振铃（ringing）现象。VLP 就是恰恰发生在振幅较大的 QRS 波群之后，延展至 QRS 后数十毫秒。滤波器振铃现象影响 VLP 的检测，对于该问题的解决可采用双向滤波，计算机处理信号叠加心电图时，首先从前向后，直至到达 QRS 波的中部，再反过来从 T 波终点自后向前反向处理信号波形，因而消除振铃，可靠地记录出 VLP。

VLP 时域分析法已经较广泛应用于临床，并且在大多数情况下都有较高的灵敏度和可靠性，但也存在着一些不足，比如 VLP 三个时域指标都与 QRS 波终点位置定位密切相关，而 QRS 波终点因噪声影响而难以准确确定；束支传导阻滞时 QRS 宽大畸形会导致 VLP 假阳性；高通滤波器的类型和转折频率（25Hz 或 40Hz）的选取都影响到 VLP 阳性指标中各参数阈值的选取；基于信号平均技术 VLP 时域法提取的是 VLP 在每搏心电周期中的平均信息，它不能反映 VLP 的动态变化情况；三个导联合成矢量幅值波时，会丧失在单个导联中含有的重要信息，已有研究表明综合矢量图上 VLP 信号不如单导联敏感。因此 VLP 时域检测法的精确性受到很多的限制。

（二）VLP 的频域分析

VLP 的频域分析是与时域分析相对应的一种分析方法。SAECG 有 3 个变量：电压（振幅）时间和频率。时域分析是观察电压随时间的变化（QRSD、$RMSV_{40}$、$LASD_{40}$），涉及频率的仅是使用不同频带的高通滤波器。分析 SAECG 的另一途径就是观察电压如何随频率而变化，这就是频域分析，也称频谱分析。VLP 是小块有病心肌细胞除极化所产生的延迟高频电位，其频率一般高于 20 Hz，复极化电位（ST 段和 T 波）是低频的。由于 VLP 中存有大量的高频成分，并常落在 QRS 末端与低频复极化的 ST 段上，因此对 QRS 波末端至 ST 段上的高频成分进行分析和观察以期检测 VLP。频域分析方法的基本过程如下：首先用信号叠加平均方法对心电信号进行叠加平均，得到 X、Y、Z 三导联未经滤波的叠加平均信号，然后选择适当的窗函数和窗口长度，在经过信号叠加平均后的心电信号的 QRS 波群至 ST 段上截取信号段，并进行 FFT 变换，含有 VLP 的 ST 段与正常 ST 段相比，含有较多的高频率成分。目前所说的频域分析是指二维频谱分析。二维频谱分析通常把 QRS 波终末部及 ST 段进行加窗后作 FFT，观察其包含哪些高频分量及在频谱中所占的比重，以此作为诊断依据。频域分析的定量指标有：①各个频率的电压峰值；②不同频带电压总和的比率，以各频带曲线下面积的比率来表示。

与时域分析相比，频域分析不需进行高通滤波，减小了波形失真及信号的丢失，克服了时域分析的一些缺陷，如对束支传导阻滞患者更有效。频域分析也有其缺陷，包括：①因 VLP 出现时间短，致使其频率分辨率不高，而通常的 FFT 频谱方法频域精度又比较低；②信号的截取分析会使频谱丢失，窗函数又可能会削弱我们感兴趣的信号；③采用不同的窗函数和窗口长度，其分辨率和检测结果亦不相同，不能进行对比；④ 可重复性差，分析方法的规范性还不成熟。因此频域分析目前在临床上使用不多，仅作为时域分析的一种辅助手段。为了克服频域法存在的缺陷，提高其临床应用价值，需要对频域分析中的信号截取、窗函数的选取和优化、诊断指标的确定等方面进行研究，以期不断改进 VLP 的频域分析。

（三）VLP 的时频域分析

VLP 的时域分析揭示了 VLP 的低幅特性，频域分析揭示了 VLP 的高频特性，把这两种方法结合起来对 VLP 进行检测就是 VLP 时频域分析，研究表明其有助于提高 VLP 诊断的准确性和可靠性。

1988 年 Haberl 等人在比较了时域和频域分析方法后，把这两者结合起来，提出了频谱时间标测方法。首先把信号平均心电图分析段的直流成分去掉，然后对 QRS 终点前 20ms 并延伸到 ST 段共 80ms 的时段，每间隔 3ms 进行一次快速傅立叶变换，绘出各瞬时频谱曲线，最后形成整个分析时段的频谱–时间标测图，可以在频谱–时间标测图上直接观测 VLP。这种方法使时域和频域特征参数能同时得到处理并以三维立体频谱图进行显示。由于它不需要高通滤波，克服了时域分析或者频域分析的一些缺点，但它仍然没有消除频域分析法存在的频率分辨率不足、频谱丢失等缺陷。另外，在目前的定量分析和自动检测时，特征参数的提取还是受到信号平均心电图的分析时段选取以及 QRS 波终点定位准确度的影响。近年来，对于 VLP 的检测，人们发展了较多的时频域分析法，比较突出的有短时傅立叶变换（short time Fourier transform，STFT）和 Winger 分布（Wigner – Ville distribution，WVD），这些方法克服了时域法中存在的一些缺陷，但仍然存在不足。

（四）小波变换分析方法

小波变换分析方法是一种特殊的时频分析方法。不管是时域分析、频域分析还是时频域分析，所得到的谱图一般时频分辨率不高，因为使用了一个固定长度的窗函数。窗函数不能取得过长，否则平稳性的假定不成立，而且时域的分辨率变差。窗函数也不能取得过短，否则频域的分辨率变差。用与低频信号匹配的窗函数来分析高频信号是不妥的，反之亦然。而小波变换分析方法能够根据信号频率高低来调节窗口大小。小波变换分析方法时频特性可以得到时频精度更高的谱图，提取有用信息。小波变换分析方法还能很方便地把信号分割成不同频带，从而在各子带内处理 VLP 信号。Meste O 等对心电信号进行连续小波变换，在变换得到的时间–尺度图提取感兴趣的低尺度即高频信号活动区域进行观察，可以观察到 VLP 阳性患者在这个区域有很多的碎裂波，并采用了碎裂因子对其进行了量化，对 VLP 进行了定量分析。这种方法可以克服时域法中束支传导阻滞患者导致的 VLP 假阳性。在他们的随后研究中还进行了指数分布的 VLP 提取与连续小波变换的 VLP 提取比较分析，结果表明了小波变换的分析法较优。虽然小波分析应用于 VLP 的检测较晚，但是小波变换分析已在 VLP 的检测中显示出了独特的优越性。

（五）人工神经网络方法

人工神经网络已经广泛应用于生理信号的分类、探测和识别，诸如肌电信号分类、脑电信号棘波识别研究、心电信号识别，并且取得了很好的效果。人工神经网络可以直接把信号波形输入进行识别分类，也可以先提取波形的特征参数后输入进行识别。VLP 分析中使用人工神经网络的类型以及计算方法很多，如前馈神经网络、竞争学习的神经网络、自组织神经网络等。从对信号的处理过程来看也可以分成两类。一类是提取 VLP 信号的时域频域等信息特征作为神经网络的输入。比如先计算 VLP 信号的 wigner – ville 分布，或者进行小波变换等处理，再把处理后的信息作为神经网络的输入。另一类则是直接用神经网络对 VLP 的原始信号（本质上也可以看成是时域特征）形态进行识别。Xue 先用信号平均方法处理原始心电数据，把通过高通滤波后的 VLP 数据直接送入神经网络，除了用这些数据作为神经网络的输入外，还结合了三个时域特征量（QRSD、$LASD_{40}$、$RMSV_{40}$）共同作为输入层。研究结果表明，这种具有波形与特征值组合的人工神经网络模型其识别能力要优于基于传统三个时域特征值的贝叶斯（Bayesin）分类的结果。说明了采用具有附加波形信息的人工神经网络检测 VLP 具有一定的优势。

　　总之，VLP 是指在受损心肌区域的心肌除极化延迟产生碎裂电活动，它反映了部分受损心肌的缓慢和不同步传导，这种缓慢、不同步传导是诱发折返性室速的必要条件，因其发生在舒张期，落在体表心电图的 QRS 波终末端，甚或延伸至 ST 段，因此称之为 VLP。VLP 与恶性室性心律失常、心脏性猝死的关系密切，对于冠心病尤其是 MI 患者预后评估有重要意义，尽管对于接受 PCI 治疗的患者 VLP 的预测效力降低。VLP 的敏感性和阴性预测值高，但其阳性预测值低。因此，对于冠心病尤其是 MI 患者，VLP 可以作为预后评估的一个筛选指标，与其他检查指标结合作综合性判断其价值会进一步提高。然而，需要指出的是，对于心室功能降低、严重冠状动脉疾病、复杂室性心律失常以及交感和迷走神经张力失平衡的患者，VLP 阴性并不能排除进一步行有创电生理检查和积极治疗（例如使用 β 受体阻滞剂、安装植入型心律转复除颤器）的必要性。而对于其他各种心脏病和具有相关危险因素者，VLP 的临床意义有限。

　　20 世纪 80 年代末和 90 年代早中期，人们对于 VLP 的研究展现出了很高的热情，VLP 在临床实践中也得到了较广泛的应用。但此后，由于 VLP 对心脏性猝死危险的阳性预测值不高，有关心肌梗死/心力衰竭患者心脏性猝死防治指南中对 VLP 用于预测猝死为 ⅡB 类推荐，因此 VLP 逐渐不被研究人员和临床医生所关注。目前对于心脏性猝死的危险评估以及是否选择安装 ICD（植入型心律转复除颤器）作为一级预防手段，LVEF（左室射血分数）占据重要地位。然而 LVEF 降低是否足以完全识别心脏性猝死的高危患者，目前尚不清楚。我们可能需要重新审视 VLP 在心脏性猝死风险评估中的作用，采用新的识别和分析手段，并与其他一些重要的检测方法和指标结合起来，提高 VLP 的识别准确率与临床应用价值。

（马　虹　彭龙云）

参　考　文　献

1. Berbari BJ, Scherlag RJ, Hope RR, et al. Reccordings from body surface of arrhymogenic ventricular activity during the ST segment. Am J Cardiol, 1978, 41：697 – 702

2. Fontaine G, Frank R, Gallais – Hamonno F, et al. Electrocardiography of delayed potentials in post – excitation syndrome. Arch Mal Coeur Vaiss, 1978, 71（8）：854 – 864

3. 孙瑞龙. 什么是心室晚电位. 中国循环杂志, 1991, 6（2）：38.

4. ACC Expert Consensus Document：signal – averaged electrocardiography. JACC, 1996, 27：238 – 249.

5. Kuchar DL, Thorburn CW, Sammel NL. Late potentials detected after myocardial infarction：natural history and prognostic significance. Circulation, 1986, 74（6）：1280 – 1289.

6. 王方正, 马虹. 369 例急性 MI 患者信号叠加心电图的临床分析. 中国循环杂志, 1990, 5（3）：190 – 193.

7. 马虹, Eli Gang, 王方正, 等. 急性 MI 心室晚电位检出率及其与梗塞早期室性心律失常的关系. 中华心血管病杂志, 1990, 18（6）：331 – 332.

8. 马虹, Eli Gang, 王方正. 提高心室晚电位对 AMI 后一年内猝死的阳性预测值的研究. 临床心血管病杂志, 1993, 9：140 – 142.

9. Kuchar DL, Thorburn CW, Sammel NL. Prediction of serious arrhythmic events after myocardial infarction：signal – averaged electrocardiogram, Holter monitoring and radionuclide ventriculography. J Am Coll Cardiol, 1987, 9（3）：531 – 538.

10. Kanovsky MS, Falcone RA, Dresden CA, et al. Identificattion of patients with ventricular tachycardia after myocardial infarction：signal averaged electrocardiogram, Holter monitoring and cardiac catheterization. Circulation, 1984, 70（2）：264 – 270.

11. 马虹，Eli Gang，王方正，等. 心室晚电位的自然演变——MI 急性及一年随访观察. 中华心血管病杂志，1993，21（5）：303.

12. Hong M, Peter T, Peters W, Wang FZ, et al. Relation between acute ventricular arrhythmias, ventricular late potentials and mortality in acute myocardial infarction. Am J Cardiol, 1991, 68 (15): 1403 – 1409.

13. Gomes JA, Cain ME, Buxton AE, et al. Prediction of long – term outcomes by signal – averaged electrocardiography in patients with unsustained ventricular tachycardia, coronary artery disease, and left ventricular dysfunction. Circulation, 2001, 104 (4): 436 – 441.

14. Masui A, Tamura K, Tarumi N, et al. Resolution of late potentials with improvement in left ventricular systolic function in patients with first acute myocardial infarction. Clin Cardiol, 1997, 20 (5): 466 – 470.

15. 马虹，Eli Gang，王方正. AMI 中影响心室晚电位发生因素的研究. 心电学杂志，1993，12：165 – 167.

16. Gang ES, Lew AS, Hong M, Wang FZ, et al. Decreased incidence of ventricular late potentials after successful thrombolytic therapy for acute myocardial infarction. N Engl J Med, 1989, 321 (11): 712 – 716.

17. 马虹，王方正，徐毓秀，等. 组织型纤溶酶原激活剂治疗急性 MI 与心室晚电位观察. 中华内科杂志，1990，29（5）：274 – 276.

18. 马虹，Eli Gang，Allan Lew，等. AMI 冠状动脉自发再通对心室晚电位的影响. 临床心电学杂志，1993，2（3）：108 – 110.

19. Malik M, Kulakowski P, Odemuyiwa O, et al. Effect of thrombolytic therapy on the predictive value of signal – averaged electrocardiography after acute myocardial infarction. Am J Cardiol, 1992, 70: 21 – 25.

20. Hohnloser SH, Franck P, Klingenheben T, et al. Open infarct artery, late potentials, and other prognostic factors in patients after acute myocardial infarction in the thrombolytic era. Circulation, 1994, 90: 1747 – 1756.

21. Savard P, Rouleau JL, Ferguson J, et al. Risk stratification after myocardial infarction using signal – averaged electrocardiographic criteria adjusted for sex, age and myocardial infarct location. Circulation, 1997, 96: 202 – 213.

22. Bauer A, Guzik P, Barthel P, et al. Reduced prognostic power of ventricular late potentials in post – infarction patients of the reperfusion era. Eur Heart J, 2005, 26: 755 – 761.

23. Ikeda T, Saito H, Tanno K, et al. T – wave alternans as a predictor for sudden cardiac death after myocardial infarction. Am J Cardiol, 2002, 89: 79 – 82.

24. Santarelli P, Lanza GA, Biscione F, et al. Effects of thrombolysis and atenolol or metoprolol on the signal – averaged electrocardiogram after acute myocardial infarction. Am J Cardiol, 1993, 72: 521 – 531.

25. Junker A, Ahlquist P, Thayssen P, et al. Ventricular late potentials and left ventricular function after early enalapril treatment in acute myocardial infarction. Am J Cardiol, 1995, 76: 1300 – 1302.

26. Kayikcioglu M, Can L, Evrengul H, et al. The effect of statin therapy on ventricular late potentials in acute myocardial infarction. Int J Cardiol, 2003, 90: 63 – 72.

27. Gang ES, Peter T, Rosenthal ME, et al. Detection of late potentials on the surface electrocardiogram in unexplained syncope. Am J Cardiol, 1986, 58 (10): 1014 – 1020.

28. Ohnishi Y, Inoue T, Fukuzaki H. Value of the signal – averaged electrocardiogram as a predictor of sudden death in myocardial infarction and dilated cardiomyopathy. Jpn Circ J, 1990, 54 (2): 127 – 136.

29. Nava A, Folino AF, Bauce B, et al. Signal – averaged electrocardiogram in patients with arrhythmogenic right ventricular cardiomyopathy and ventricular arrhythmias. Eur Heart J, 2000, 21: 58 – 65.

30. Folino AF, Bauce B, Frigo G, et al. Long – term follow – up of the signal – averaged ECG in arrhythmogenic right ventricular cardiomyopathy: correlation with arrhythmic events and echocardiographic findings. Europace, 2006, 8: 423 – 429.

31. Takayama H, Yodogawa K, Katoh T, et al. Evaluation of arrhythmogenic substrate in patients with hypertrophic cardiomyopathy using wavelet transform analysis. Circ J, 2006, 70 (1): 69 – 74.

32. Ajiro Y, Hagiwara N, Kasanuki H. Assessment of markers for identifying patients at risk for life – threatening arrhythmic events in Brugada syndrome. J Cardiovasc Electrophysiol, 2005, 16 (1): 45 – 51.

33. Yodogawa K, Morita N, Kobayashi Y, et al. High – frequency potentials developed in wavelet – transformed electrocardiogram as a novel indicator for detecting Brugada syndrome. Heart Rhythm, 2006, 3 (12): 1436 – 1444.

34. Morita H, Takenaka MS, Fukushima KK, et al. Risk Stratification for Asymptomatic Patients With Brugada Syndrome – Prediction of induction of Ventricular Fibrillation by Noninvasive Methods. Circ J, 2003, 67: 312 – 316.

35. Perloff JK, Middlekauf HR, Child JS, et al. Usefulness of post – ventriculotomy signal averaged electrocardiograms in congenital heart disease. Am J Cardiol, 2006, 98：1646 – 1651.

36. Haberl R, Jilge G, Pulter R, et al. Spectral mapping of the electrocardiogram with Fourier transform for identification of patients with sustained ventricular tachycardia and coronary artery disease. Eur Heart J, 1989, 10 (4)：316 – 322.

37. Meste O, Rix H, Caminal P, et al. Ventricular late potentials characterization in time – frequency domain by means of a wavelet transform. IEEE Trans Biomed Eng, 1994, 41 (7)：625 – 634.

38. Xue Q, Reddy BR. Late potential recognition by artificial neural networks. IEEE Trans Biomed Eng, 1997, 44 (2)：132 – 143.

39. Lanza GA. The Electrocardiogram as a Prognostic Tool for Predicting Major Cardiac Events. Progress in Cardiovascular Diseases, 2007, 50 (2)：87 – 111.

40. Santangeli P, Infusino F, Angelo SG, et al. Ventricular late potentials：a critical overview and current applications. Journal of Electrocardiology, 2008, 41：318 – 324.

 心率变异性的临床应用进展

人们逐渐认识到自主神经系统对正常及异常心脏的功能及电生理活动起着重要作用，它在许多心血管疾病的进程中起着至关重要的病理生理作用，反映它功能状态的一些参数异常已被证明是疾病不良预后的标志。近二十年来，自主神经功能障碍在心血管疾病中的重要作用越来越受到人们的重视，业已证明，心率变异性（heart rate variability，HRV）是评价自主神经系统功能状态的较好定量指标，正是由于临床对自主神经系统的高度重视，才促使了人们对 HRV 的研究热情不断提高，近年，人们在许多心血管领域广泛研究了 HRV 的临床意义并已取得了大量的临床资料。

1978 年 Wolf 等首先发现窦性逐次心跳 RR 间期之间存在着微小的差异或微小涨落现象，并将其命名为"心率变异"，提出 HRV 的变化反映了窦房结水平的自主神经调节状况。1987 年，Klieger 等对一组急性心肌梗死后患者随访 3~4 年，证明 SDNN（standard deviation of NN intervals）降低亚组为发生心律失常事件的高危人群。至此，HRV 的研究引起了心血管医师广泛的重视。

对 HRV 的分析，也就是从无创的角度研究自主神经对心脏的影响。HRV 通常以时域或频域的方法计算，时域分析是对采集到的 R – R 间期的时间序列信号，按时间顺序直接进行统计学或几何学分析，可对自主神经系统对心率的调控作用做出总的概括性评价。频域分析能在频谱曲线上比较细微地分别观察交感神经和迷走神经对心脏的影响，低频成分主要反映交感神经活性，亦有一部分迷走神经的影响；高频成份几乎排除了迷走神经的影响；低频/高频比率可以反映心脏的交感、迷走平衡情况，LF/HF 增高表明交感活性增加，迷走活性降低。有研究报道，低频段 RR 间期功率谱和/或血压波动的特定分布，与该频段总的功率谱相比，能够提供更多的信息。曾有多种方法用于描述这一现象，包括来源于自回归模型的中心频率，以及源自低频带傅立叶分析的正中频率等。发现其中一些参数在识别健康个体和患者，如糖尿病、高龄、临界高血压和冠心病时，优于传统的 HRV 参数。多项研究结果提示与健康对照组比较，患者的低频段 RR 间期或血压振荡趋于向低频段中较低频率方向移动，且随器质性心脏病程度加重该趋势呈进行性增加。心率低频振荡（prevalent low – frequency oscillation，PLF）是新近提出的一种 HRV 的分析方法。优于 HRV 的其他参数，PLF 可以对动态的、瞬时的 RR 间期变化定量。PLF 的方法学：Holter 记录的心电图，以 5 分钟为单位，分为相互之间无叠加的若干片段。在 1/60Hz 频率分辨率，低频段包括 7 个频谱值，分别是 0.033、0.050、0.067、0.083、0.100、0.117 和 0.133Hz。将较其他相邻功率谱密度均高的光谱位置确定为局部峰值，用于 PLF 的计算。计算出的全部片段最高峰频率的平均值为 PLF 值（每 5min 片段≤1）。有效的 PLF 值计算，要求每个 Holter 记录在至少 10 个片段中有可探测到的峰值。Wichterle D 等研究发现 PLF 几乎与所有已知的危险分层指标均不相关，是心梗患者强有力的独立的危险预测因子。以上两种方法都是把自主神经对心率的调控系统看成是一个线性系统来进行分析，但实际上，心率调控的过程是很复杂的，是一个非线性系统。采用非线性数学方法及模型对 HRV 进行分析和描述称为 HRV 非线性分析方法。非线性分析方法目前仍在发展中，需要更多的临床研究进行验证。

一、HRV 对心脏性猝死的预测价值

心肌细胞的电稳定性依赖于交感神经、迷走神经和体液调节之间的平衡。交感神经兴奋可降低室颤阈，迷走神经兴奋可提高室颤阈。一旦自主神经对心脏的调节能力降低，特别是迷走神经活性降低，则心肌细胞电不稳定性增强，室颤阈降低，易发生猝死。Yoshioka 等发现，刺激交感神经可使部分失神经支配心脏复极离散度进一步扩大，这与失神经支配的心肌组织中有部分心肌可对附近交感神经释

放的去甲肾上腺素产生高敏反应有关，从而引起心肌细胞自律性增加，出现后除极电流和心律失常。因此，自主神经系统失调对于启动室性心动过速性心律失常，最终导致猝死至关重要。

Algra 等对心血管疾病患者进行 HRV 分析，在 2 年的随访中发生心脏性猝死 245 人，他们发现 HRV 可作为显示心脏性猝死高危因素的独立指标，SDNN < 25ms 者较 > 40ms 者猝死危险性增加 4.1 倍。AMI 患者伴自主神经功能失衡易发生心脏性猝死，Shusterman 等观察心肌梗死患者在室性心动过速发作前 30min 有自主神经变化，表现为 HRV 异常和平均心率增快。Tsuji 等研究进一步证实，HRV 减低与心脏性猝死密切相关。

二、HRV 与心肌缺血

对心肌缺血发作时 HRV 变化的研究，似可部分阐明自主神经失调对冠状动脉的影响。研究发现自主神经对缺血的耐受性很差，在动物实验中由冠脉狭窄造成的心肌顿抑可引起自主神经的分布减少，这说明神经比心肌细胞对缺血的耐受性更差。临床研究发现在不伴有心肌梗死的冠心病患者中，自主神经已存在分布异常现象，冠心病患者的短暂缺血发作能够诱发有意义的 HRV 变化。冠心病患者对自主神经控制表现出异常的心率反应：例如，32% 的稳定性冠心病患者，在深吸气时表现出低的心率反应；在冠脉成形术的手术过程中，冠脉的短暂闭塞亦可诱发出 HRV 的变化，表现为心率及 LF/HF 增加，HF 降低，且这些变化出现在短暂缺血发作以前。有研究报告，HRV 降低与冠脉疾病的严重程度相关，但这一观点未被其他研究证实。单支病变的冠心病患者接受冠脉成形术手术后，在左心室功能明显改善的患者，其 HRV 很快恢复，这表明 HRV 变化受心脏局部状况的影响。

变异型心绞痛是由于冠状动脉痉挛导致心肌灌注不足，它的临床特征是静息时反复发作心绞痛，伴随心电图一过性 ST 段抬高。静脉注射自主神经递质或刺激 α 受体可引起实验性冠状动脉痉挛，这说明自主神经功能异常在变异型心绞痛的发病机制中起重要作用。既往研究发现变异型心绞痛患者在症状发作前产生有意义的 HRV 变化：Yoshio 等观察 7 例变异型心绞痛患者发现在缺血发作前 30 分钟即出现有意义的 HRV 改变，HF 成分于缺血前 10 分钟显著增加，继而 LF 成分于缺血前 5 分钟增强。Kubota 等观察 10 例患者，发现在缺血发作前 50 分钟 LF 和 LF/HF 均增加。Miwa 等报道，18 例患者缺血发作前 60 分钟 RR 间期缩短，LF/HF 比值增加。这些研究表明在变异型心绞痛患者缺血发作前存在交感和/或迷走神经活性增强现象。以上研究都是通过傅利叶转换完成 HRV 分析的，傅利叶转换要求所获得的信号稳定且受窦房结功能的影响，近年研制成功一种新的通过微波转换方式分析心率变异性的方法，它不受窦房结功能的影响，不需要傅利叶转换，可以可靠地分析动态心电信号，因而能够获得任意时段的 HRV 数据。Bihua Tan 等应用这一技术研究 21 例变异型心绞痛患者 ST 段抬高前 30 分钟的 HRV 变化情况，他们每间隔 10 秒钟计算一次 HRV 指标，发现在患者 ST 段抬高前 4 分钟时 HF（0.15 ~ 2.00Hz）成分增高；5 ~ 10 分钟时 LF（0.004 ~ 0.15Hz）成分降低，但在最后的 2 分钟时 LF 成分出现增高现象；3 ~ 10 分钟时 LF/HF 出现有意义的降低，但在最后的 2 分钟时亦增高，且 RR 间期在 ST 段抬高前的最后 2 分钟降低，这些结果表明，变异型心绞痛患者自发性冠状动脉痉挛与自主神经功能的急性变化密切相关，交感神经活性降低及随后的迷走神经活性增加可能触发冠状动脉痉挛，当交感神经再次激活时，促使冠脉痉挛情况加重，引起心绞痛发作。

三、HRV 与心肌梗死

在心肌梗死的早段，机体的自主神经系统常发生复杂的功能紊乱现象：迷走神经占优势时，出现心动过缓，伴或不伴低血压状态；交感神经活性增强时，特别是前壁心肌梗死的患者，常出现心动过速发作，且伴一过性高血压状态。自主神经系统的这些早期变化，被认为是梗死区局部化学、机械感受器的直接反射作用或肾上腺髓质分泌肾上腺素的作用引起的。心梗后及时纠正患者的自主神经功能紊乱，可显著提高其生存率。急性期后，由于传入、传出神经失支配及压力感觉神经末梢的激活导致自主神经的持续受损，失神经超敏反应及神经重构使自主神经功能障碍更加复杂。动物实验证明，心肌梗死可以引起有意义的 HRV 降低，心梗患者亦被证明 HRV 降低，尤其在梗死后几小时到 2~3 周时最明显，在梗死后 6~12 月的时间内，HRV 有所恢复，但仍低于正常。研究认为：HRV 减小是估测预后不良的一个独立良好指标。Kleiger 等随访 808 例 AMI 后存活的患者，平均 2.5 年，发现 SDNN < 50ms 者是 SDNN >100ms 者死亡率的 5.3 倍。Bigger 等对 715 例心梗后患者研究发现，HRV 频域减低者的病死率相对危险度增加 2~5 倍。Caetano 等用 Holter 监测 329 名近期 AMI 存活患者，并随访 6~54 个月，结果显示：HRV 和 AMI 存活者的死亡率有显著相关。Farrell 等证明，HRV 降低不仅能预测心肌梗死后的死亡率，而且能预测患者心律失常事件的发生率（包括：心脏性猝死、持续性室性心动过速）。HRV 的短程、长程预测价值都已得到大量临床实验的证实。目前认为，β 受体阻滞剂正是通过提高 HRV 才降低了缺血或梗死后室颤的发生率，有的研究结果表明，HRV 降低不仅可以反映出心梗后心肌损害的严重程度，且与室颤或室速的发生率密切相关。

目前对心肌梗死后患者 HRV 变化与程序控制诱发心律失常之间的研究不多。Kuikuri 等通过研究证明，AMI 后伴有持续性室速、心脏骤停史或电生理诱发出室速的患者其 HRV 的低频成分，尤其是极低频成分显著降低。

四、HRV 与心力衰竭

传统的观点认为，心衰患者的高发病率与死亡率的病理基础是由于心输出量的降低，导致交感神经活性增强与迷走神经活性降低，循环血浆去甲肾上腺素浓度与死亡率和症状的严重程度密切相关，但近期的基础研究及临床观察表明：自主神经失衡的机制相当复杂且个体差异很大。对缺血性左室功能障碍的犬进行研究发现，在左室损害程度相似的情况下，交感神经功能亢进仅发生在猝死组的犬，因此可以认为心衰的自主神经反应代表了一个复杂的病理生理机制，它还包括其他神经 - 内分泌的影响。

有关 HRV 在中度及重度心力衰竭的预测价值的研究给人们以深刻的印象，1991 年 Ponikoski 对 102 例心力衰竭患者观察 584 ± 40 天，19% 死亡。心力衰竭程度、EF、最大耗氧量、室性心动过速等都对死亡有预测价值，但发现 HRV 中 SDNN（$P = 0.004$），SDANN（$P = 0.003$），LF（$P = 0.03$）是独立于上述危险因素的更为敏感的危险指标。HRV 对心衰患者的预后判定有重要价值，但由于技术的限制以往对 HRV 的测量很难获得超过 48h 的稳定可靠的数据。近年随着技术的进步，人们可以利用心衰患者体内永久性植入设备，通过遥测获得生理数据。Philip 等对接受心脏再同步治疗的患者进行研究，利用植入再同步设备对患者的 HRV 进行连续监测，这是一种很优越的方法，因为该设备是通过心房感知功能计算 HRV 的值，未进行心房起搏，能可靠排除非窦性干扰。应用这种长期连续的 HRV 监测，就可以跟踪自主神经对心脏的控制，判断出何时处于稳定期，何时处于降低期。这使得 HRV 成为了一种更加实用的临床工具，通过它可获得慢性心衰患者的可靠临床信息。利用心脏再同步设备监测 SDAAM 的长程 HRV 可以准确反映出心率的极低频振荡，这种极低频振荡是迷走神经变化的反映，它还受肾素 - 血管紧张素系统的影响。在心衰患者临床失代偿期阶段表现出的 SDAAM 减低很可能是交感神经激活、迷走神经活性降低及肾素 - 血管紧张素系统激活的综合反应，哪一种因素起主要作用，还不能得出结论。慢性心衰患者存在一个稳定的自主神经活性状态，在出现临床症状以前这种神经稳定状态首先被打破，这种神经内分泌激活常发生在患者出现临床失代偿需要住院治疗的前几天至几周的时间，这种失代偿可被 SDAAM 减低所反应。心脏再同步装置可监测 SDAAM 通过遥测设备可了解心衰患者重要的病理生理信息，协助控制临床症状的发生。研究表明，心脏再同步治疗可增加患者所有的时域 HRV 指标，这些指标代表了交感及迷走的双重支配，尽管在短期双心室起搏的电生理实验中，交感神经活性降低，心脏再同步的长期治疗不影响循环儿茶酚胺含量，这些发现表明心脏再同步治疗对自主神经的影响主要作用于迷走神经系统。

五、HRV 与心肌病

不合并心力衰竭的扩张型心肌病（DCM）患者的 HRV 也较正常人明显为低。Fauchier 发现 DCM

患者的诸如 LVEF、最大氧耗指数等与预后有关的参数，均与 HRV 关系密切，DCM 是各种心脏病中 HRV 下降最显著的一种。Binkly 曾认为 DCM 合并心力衰竭时高频及高/低频的降低，是迷走神经减弱而交感神经兴奋之故，但事实上，并不能简单地认为 HRV 是显示交感神经与迷走神经的活力，而只是反映其能力的变异和可能存在的相互间调节的功能，心力衰竭时由于血浆去甲肾上腺素增加而使交感神经活性增加，使 HRV 的变异性减少，但有时一些交感神经兴奋如运动量增大时，其兴奋性并不能被其他调节机制所影响。因此，心肌病并无心力衰竭时 HRV 下降，乃至合并心力衰竭时 HRV 的下降，其机制可能还涉及除自主神经以外的其他因素。

六、HRV 与糖尿病

Kataoka 等对 3 089 例 2 型糖尿病患者及 5828 名非糖尿病个体进行观察，随访 5.2 年时共 56 人发生心脏性猝死，发现心率变异系数（CVRR）减低的 2 型糖尿病患者心脏性猝死发生率显著增高，提示 HRV 减低是 2 型糖尿病患者心脏性猝死的危险因素之一。Gottsater 等对 61 例 2 型糖尿病患者的研究显示，LF 成分和颈动脉粥样硬化的程度及其进展相关，LF 减低可预测 2 型糖尿病患者动脉粥样硬化的进展程度。

Frontoni 等研究发现自主神经功能受损与胰岛素抵抗有关。Perciaccante 等的研究亦显示，与对照组比较，胰岛素抵抗患者的 SDNN 显著降低，夜间 LFnu 显著增高，提示胰岛素抵抗与交感神经过度激活有关，尤其是夜间。研究还发现随着糖代谢功能的降低，胰岛素抵抗可以引起自主神经功能的进行性损害。

七、药物对 HRV 的影响

β 受体阻滞剂可降低心血管传入交感神经对血流动力学及机械刺激的反应能力，并增加中枢及心脏传出迷走神经的张力，从而调整交感 – 迷走神经系统的平衡，应用 β 受体阻滞剂可以显著增加 HRV，减少心肌梗死后心脏性猝死的发生，降低心血管事件的危险。交感神经突触前膜上有 Ang Ⅱ 受体，血管紧张素转化酶抑制剂通过阻断 Ang Ⅱ 的作用，能抑制中枢及外周的交感神经张力，增加迷走神经张力，改善 HRV。

总之，HRV 检测分析作为一种间接测定心脏自主神经调节功能的手段，对了解病情进展、指导临床用药及疾病预后的判断提供了客观依据，目前有关 HRV 的研究还在不断深入，它必将成为一种有价值的临床检测工具。

（曲秀芬　李晶洁　刘　丽）

参 考 文 献

1. Nolan J, Batin PD, Andrews R. Prospective study of heart rate variability and mortality in chronic heart failure: results of the United Kingdom heart failure evaluation and assessment of risk trial (UK – heart). Circulation, 1998, 98 : 1510 – 1516.

2. Mortara A, La Rovere MT, Pinna GD. Arterial baroreflex modulation of heart rate in chronic heart failure: clinical and hemodynamic correlates and prognostic implications. Circulation, 1997, 96 : 3450 – 3458.

3. Kobayashi H, Ishibashi K, Noguchi H. Heart rate variability: an index for monitoring and analyzing human autonomic activities. Appl Human Sci, 1999, 18 (2) : 5359.

4. Kleiger RE, Miller JP, Bigger JT, et al. Decreased heart rate variability and association with increased mortability after acute myocardial infarction. Am J Cardiol, 1987, 59 : 256 – 263.

5. Yoshioka K, Gao DW, Chin M, et al. Heterogeneous sympathetic innervation influences local myoxardial repolarization in normally perfused rabbit hearts. Circulation, 2000, 101 : 1060 – 1066.

6. Makikallio TH, Seppanen T, Airaksinen J, et al. Dynamix analsis of heart rate may predict subsequent ventricular tachycardia after myoxardial infarction. Am J Cardiol, 1997, 80 (6) : 779 – 783.

7. Luisi AJ Jr, Fallavollita JA, Suzuki G, et al. Spatial inhomogeneity of sympathetic nerve function in hibernating myocardium. Circulation, 2002 Aug 13, 106 (7) : 779 – 781.

8. Bulow HP, Stahl F, Lauer B, et al. Alterations of myocardial presynaptic sympathetic innervation in patients with multi –

vessel coronary artery disease but without history of myocardial infarction. Nucl Med Commun, 2003 Mar, 24 (3): 233 -239.

9. Yoshio H, Shimizu M, Sugihara N, et al. Assessment of autonomic nervous activity by heart rate spectral analysis in patients with variant angina. Am Heart J, 1993, 125: 324.

10. Kubota N, Lee JD, Shimizu H, et al. Disturbed autonomic activity precedes ischemic episodes in patients with variant angina. Ann Noninvasive Electrocardiol, 1997, 2: 313.

11. Miwa K, Igawa A, Miyagi Y, et al: Alterations of autonomic nervous activity preceding nocturnal variant angina: Sympathetic augmentation with parasyspathetic impairment. Am Heart J, 1998, 135: 762.

12. Bi-Hua T, Hiroki S, Kenji H, et al. Wavelet transform analysis of heart rate variability to assess the autonomic changes associated with spontaneous coronary spasm of variant angina. Journal of Electrocardiology, 2003, 36 (2): 117.

13. Lanza GA, Guido V, Galeazzi M, et al. Prognostic role of heawt rate variability in patients with a recent acent acute myoxardial infarction. Am J Cardiol, 1998, 82 (11): 1323 - 1328.

14. Packer M. The neurohormonal hypothesis: a theory to explain the mechanism of disease progression in heart failure. J Am Coll Cardiol, 1992, 20: 248 - 254.

15. Cohn JN. The management of chronic heart failure. N Engl J Med, 1996, 335: 490 - 498.

16. Cohn JN, Levine TB, Olivari MT, et al. Plasma norepinephrine as a guide to prognosis in patients with chronic congestive heart failure. N Engl J Med, 1984, 311: 819 - 823.

17. Cohn JN. Sympathetic nervous system in heart failure. Circulation, 2002, 106: 2417 - 2418.

18. Adamson PB, Vanoli E. Early autonomic and repolarization abnormalities contribute to lethal arrhythmias in chronic ischemic heart failure: characteristics of a novel heart failure model in dogs with postmyocardial infarction left ventricular dysfunction. J Am Coll Cardiol, 2001, 37: 1741 - 1748.

19. Ponikowski P, Anker SD, Chuo, TP. Depressed hesrt tate variability as an independent predictor of desth in chronic congestive heart failure secondary to ischemic or idiopathic dilated cardionyopathy. Am J Cardiol, 1997, 79: 1645 - 1650.

20. Adamson PB, Kleckner K, VanHout WL, et al. Cardiac resynchronization therapy improves heart rate variability in patients with symptomatic heart failure. Circulation, 2003, 108: 266 - 269.

21. Adamson PB, Magalski A, Braunschweig F, et al. Ongoing right ventricular hemodynamics heart failure: clinical value of measurements derived from an implantable monitoring system. J Am Coll Cardiol, 2003, 41: 563 - 567.

22. Philip B, Andrew L, William T, et al. Continuous autonomic assessment in patients with symptomatic heart failure. Circulation, 2004, 110: r39 - r44.

23. Taylor JA, Carr DL, Myers CW, et al. Mechanisms underlying very - low - frequency RR - interval oscillations in humans. Circulation, 1998, 98: 547 - 555.

24. Malik M, Camm AJ. Components of heart rate variability: what they really mean and what we really measure. Am J Cardiol, 1993, 72: 821 - 822.

25. Ataoka M, Ito C, Sasaki H, et al. Low heart rate variability is a risk factor for sudden cardiac death in type 2 diabetes. Diabetes Res Clin Pract, 2004, 64: 51 - 58.

26. Ottsater A, Ahlgren AR, Taimour S, et al. Decreased heart rate variability may predict the progression of carotid atherosclerosis in type 2 diabetes. Clin Auton Res, 2006, 16: 228 - 234.

27. Frontoni S, Bracaglia D, Baroni A, et al. Early antonomic dysfunction in glucose - tolerant but insulin—resistant offspring of type 2 diabetic patients. Hypertension, 2003, 41: 1223 - 1227.

28. Perciaccante A, Fiorentini A, Paris A, et al. Circadian rhythm of the autonomic nervous system in insulin resistant subjects with normoglycemia, impaired fasting glycemia, impaired glucose tolerance, type 2 diabetes mellitus. BMC Cardiovasc Disord, 2006, 6: 19.

29. Stein PK, Domitrovich PP, Huikuri HV, et al. Traditional and nonlinear heart rate variability are each independently associated with mortality after myocardial infarction. J Cardiovasc Electrophysiol, 2005, 16: 13 - 20.

30. Stein PK, Domitrovich PP, Huikuri HV, et al. Traditional and nonlinear heart rate variability are each independently associated with mortality after myocardial infarction. J Cardiovasc Electrophysiol, 2005, 16: 13 - 20.

31. Vikman S, Lindgren K, Makikallio TH, et al. Heart rate turbulence after atrial premature beats before spontaneous onset of atrial fibrillation. J Am Coll Cardiol, 2005, 45: 278 - 284.

 窦性心律震荡研究进展

窦性心率震荡（heart rate turbulence，HRT）是指一次伴有代偿间歇的室性期前收缩（早搏）后出现的窦性心率先加速随后心率减速的现象。它是通过单次室性期前收缩这样一个微弱内源性刺激所引起心电节律的变化，进而判断受检者体内自主神经系统功能的完整性和稳定性。它通过无创性心电检查的方法，定量测定 HRT 的不同参数，许多研究证实各个参数的异常改变可以预测心肌梗死后的患者发生猝死的危险性。

一、窦性心率震荡溯源

窦性心率震荡是 1999 年由德国慕尼黑流行病和医学技术学院以及英国圣乔治医学院的学者对室性期前收缩后心率的双相变时性变化开展临床试验研究后提出，并认为这是一项心肌梗死后死亡高危患者可靠的预测方法，Schmidt 的文章刊登在著名的 Lancet 杂志上。之后，国外关于窦性心率震荡 TO、TS 指标对各种疾病致死性、或非致死性的风险预测，以及对心脏性猝死的风险预测的价值都有报道。2004 年以后，国内开始陆续发表关于窦性心率震荡的研究论文，对其临床意义和测定方法等进行报告。

研究发现 TS 有昼夜节律的变化，受心率的影响很大，为此有新的排除或不受心率影响的指标 TD、TT 的研究。还有突破时域方法，应用频域进行研究的报道。目前，关于 HRT 的研究发表了数百篇文献，HRT 的基础和临床研究揭示了其发生机制与压力反射作用、房室结与窦房结震荡耦联作用及自主神经紧张性变化有关；HRT 在各种临床疾病过程中变化的研究已经涵盖了心血管、内分泌代谢、治疗（溶栓、介入、植入埋藏式自动复律除颤器、冠状动脉旁路移植及药物）等范围，甚至外延到心理疾病（抑郁症）评价和监测中。

许多专家、学者经过 10 年的深入研究和实践，目前，对其不同的指标、测定方法、正常参考值、应用范围及临床意义有些已达成共识，如窦性心率震荡检测在冠心病，特别是急性心肌梗死患者的长期死亡预测、危险分层中的应用得到一致的认同；有些还有争议，如测定方法、正常参考值等。

二、窦性心率震荡发生机制

目前，大部分科学研究认为室性期前收缩的直接作用及压力反射是产生窦性心率震荡现象的重要机制。室性期前收缩提前发生，心室收缩时室内充盈量下降，心搏量锐减，因此室性期前收缩后的动脉血压将下降，室性期前收缩后动脉血压的下降引起颈动脉窦、主动脉弓及其他大动脉外膜下的压力感受器兴奋，压力感受器的兴奋经传入神经到达延髓，引起迷走中枢的兴奋性抑制，交感中枢兴奋性增强，进而使心脏交感神经兴奋性增高，心迷走神经的兴奋性下降，使窦性心律暂时增加，上述过程即压力反射。而室性期前收缩代偿期长，心室的充盈期长，其后第一个窦性周期的动脉血压将上升，根据 Starling 定律，其后的心排出量也会增加，并使动脉血压上升，经压力反射作用，使窦性心律减速。即：一次室性期前收缩→动脉血压下降→压力反射→窦性心律加速→代偿间歇→动脉血压上升→压力反射→窦性心律减速。

室性期前收缩后动脉血压下降可使窦房结动脉压力下降，对其自律性产生直接的正性频率作用，而随后的动脉压的升高也能引起负性频率作用。室性期前收缩除经动脉压力的变化直接作用于窦房结外，其收缩时的机械牵张力对心房肌及窦房结区域也可发生直接作用，影响其自律性。室性期前收缩对窦性心律的直接影响还可能是室性期前收缩后可一过性增加窦房结的血液供应，提高其自律性的

结果。

当人体自主神经功能完好时，这种短暂的变化会以心率震荡形式立即得到表现；当人体自主神经功能受损时，这种变化会减弱或消失。如果患者心肌扩张、重构、坏死、凋亡、纤维化，使感受器末端变形、受损，交感和迷走神经传入的紧张性冲动异常，则可能造成压力反射的迟钝，从而使部分器质性心脏病患者窦性心率震荡现象减弱甚或消失。压力反射作用、房室结与窦房结震荡耦联作用及自主神经紧张性变化均参与了窦性心率震荡现象。

三、窦性心率震荡检测方法及各个指标

所有窦性心率震荡的检测指标都是基于室性期前收缩，心电图记录到窦性心率背景下的室性期前收缩其前有 2 个窦性心搏，其后有 20 个窦性心搏即可以计算窦性心率震荡指标的值。

（一）窦性心率震荡的检测手段

最常用的设备是动态心电图（Holter）仪，通常连续记录 24h，选择有单个室性早搏且早搏前后均为窦性节律的连续记录，根据室性期前收缩前后 RR 间期值的变化进行测量与分析。其次，监测心电图可以长时间的记录心电信号，其捕捉住到单个室性期前收缩的几率高，也可以应用。常规心电图常不能满足单个室性期前收缩之后要连续记录 20 个正常心搏的要求，一般只能计算加速指标，不能反映减速情况。并不是每个人都可以测定 HRT，没有记录到室性期前收缩的心电图不能进行测定，对于长时程 24 小时动态心电图依然有 10% 的患者没有记录到一个室性期前收缩。但是有房性期前收缩的心电图，可以分析房性期前收缩后的房性 HRT，我院的研究显示房性 HRT 与室性 HRT 的 TO、TS 的显著相关；或者采用心内起搏电生理、食管调搏的方法，人工刺激后测量 HRT，甚至可采用 ICD 记录的心电图。尽管如此，还有少数非窦性心律者不能进行此项检查，如心房颤动。

（二）窦性心率震荡的检测指标

临床应用最广泛、研究最多的测量指标为震荡起始（turbulence onset，TO）和震荡斜率（turbulence slope，TS）。其他新指标还有动态心率震荡（turbulence dynamics，TD）、震荡斜率的起始时间（turbulence timing，TT）、震荡频率下降（turbulence frequence decrease，TFD）、震荡跳跃（turbulence jump，TJ）和震荡斜率的相关系数（correlation coefficient of TS，CCTS）。

1. TO　代表室性期前收缩后的窦性心率出现加速，可用室性期前收缩后前 2 个窦性 RR 间期的均值减去室性期前收缩前的 2 个窦性 RR 间期均值，两者之差再除以后者（图 2 - 5 - 1）。其判定标准为 0%，TO ＜ 0%，表示室性期前收缩后初始窦性心率加速；TO ≥ 0%，则表示室性期前收缩后初始心率减速。

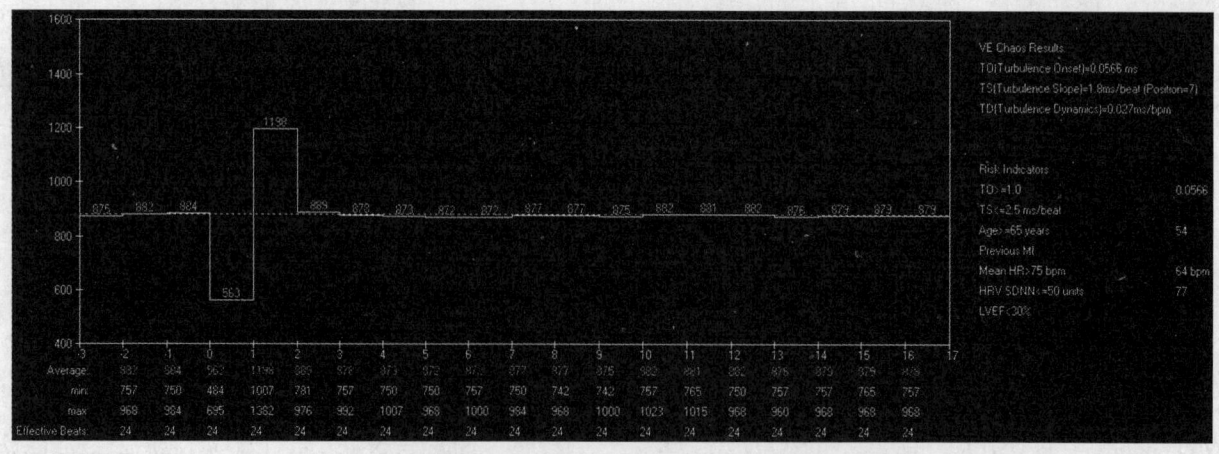

图 2 - 5 - 1　窦性心率震荡震荡起始室性期前收缩后前 2 个窦性 RR 间期

2. TS 定量分析室性期前收缩后是否存在窦性心率减速现象，首先测定室性期前收缩后前 20 个窦性 RR 间期值，绘制 RR 间期值分布图（以 RR 间期值为纵坐标，RR 间期序号为横坐标），依次以任意连续 5 个窦性心律的 RR 间期值计算并做出回归线，其中正向最大斜率即为 TS 的结果。

3. TD 指震荡斜率（TS）随心率（HR）变化而变化的程度，反映了震荡斜率与室性期前收缩前心率的关系。计算方法 TD = TS/ HR。德国 Bauer 报告了 608 例急性心肌梗死患者，随访 21 个月，死亡 120 例。结果证实大部分急性心肌梗死患者 TS 与 HR 呈负相关；TD 排除心律的影响后，单因素分析为次强危险预测因素（相对危险度 2.4，95%的可信区间 1.6 ~ 3.6，$P < 0.001$）；多单因素分析为第三强危险预测因素（相对危险度 1.7，95% 的可信区间 1.1 ~ 2.7，$P < 0.01$）。动态心率震荡指标可以作为 AMI 独立的、较强的危险预测因子，提供排除 HR 影响的与 TS 相关的其他信息。

4. TT 指达到最大正向回归直线斜率指标（即 TS）时所对应的 5 个连续窦性心搏中第 1 个心搏序号，该指标反映窦性心率减速现象出现的时限。慕尼黑大学报告危险性室速发生前 HRT 的研究，其中应用了 TT 参数，结论是危险性室速发生前 TS 的均值和标准差都减低，TT 无显著性差异。波恩大学研究健康人年龄和基础心率与 HRT 的关系证实，随着年龄和/或基础心率的增加 TO、TS 降低，TT 无明显改变。我院研究显示 AMI 患者，合并恶性室性心律失常组 TT 高于非合并恶性室性心律失常组，随访 19.20 ± 11.97 个月，事件组 TT 高于非事件组；TT 测量时不受年龄、平均心率等因素影响，当以 TT 的中位数 9 作为危险分层界定点时，TT 与终点事件的发生相关。震荡斜率起始时间指标相对独立，受其他因素干扰小。

5. TFD 为心率震荡频域变化指标，是将代偿间期后的 RR 值代入正弦曲线波的公式计算后获得的，有报道该指标对慢性心脏病是预测心脏性死亡的独立指标。

6. TJ 是将相邻 RR 间期之间的最大差异量化后得到的指标，研究发现该指标可以预测扩张型心肌病患者置入埋藏式自动复律除颤器后室速与室颤的复发率。

7. CCTS 指达到最大直线斜率的 5 个连续 RR 间期的回归直线的相关系数，该指标对心肌梗死后患者的死亡率有独立预测价值，但其危险度较 TO 与 TS 低。

目前为止，有关 HRT 研究 TO、TS 指标的文献有百余篇，其他指标的研究尚少。

（三）窦性心率震荡指标检测要求及注意事项

检查标准尚没有明确规定，但是有价值的结果要求选用完整的心电图和合格的室性期前收缩。

完整的心电图要求包括：①受检患者必须存在室性期前收缩，且须排除其他持续性心律失常例如房颤等；②引起心率变化的一定为单次室性期前收缩，排除成对室早、房早、人工伪差、T 波等因素；③室早后 20 个心搏必须是窦性心律，而不是房性、结性或其他类型的心律紊乱。

德国的生物信号分析工作小组提倡定量计算 HRT 时，计算机应当滤过或者排除具有以下特征的 RR 间期：<300ms 者；>2000ms 者；与前一窦性间期相差 >200ms 者；与参照间期相差 >20%者（参照间期指前 5 个窦性节律间期的平均值）；合格的室性期前收缩要求联律间期提前最小量应该为正常窦性 RR 间期的 20%，一个早搏之后的间期至少比正常窦性 RR 间期长 20%。

对于每一个满足条件的室早我们都可以计算出相应的 HRT，但患者在一段时间内可以出现多个室早，我们可以先计算出 RR 间期的平均值，后再测算 TO、TS（图 2 - 5 - 2），也可以先测算出 TO、TS 值，后再计算 TO、TS 的平均值，前者可以提高信噪比，这样可以更好的预测死亡危险度；手工计算一般可取 2 ~ 5 个室性期前收缩，计算机自动采样分析一般要求每个受试者室性期前收缩样本数 5 个以上。没有室性期前收缩的心电图记录的研究对象只能剔除掉。

四、窦性心率震荡在冠心病中的研究进展

文献荟萃中出现的研究内容有：

（一）急性心肌梗死患者死亡率的预测价值

欧洲心肌梗死后胺碘酮治疗试验（EMIAT）和心肌梗死后患者多中心程序性研究（MPIP）两项多

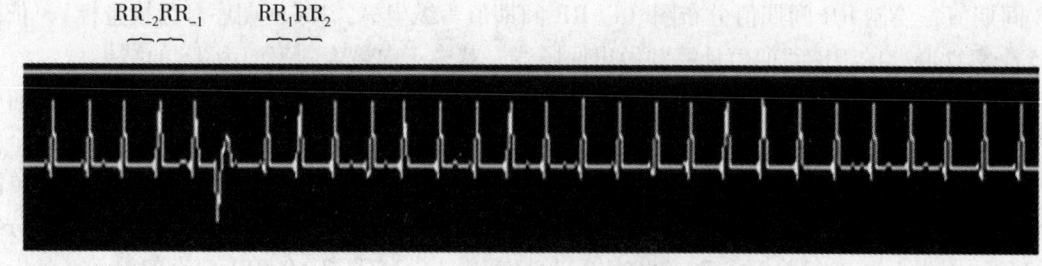

$$RR_{-2}RR_{-1} \qquad RR_1RR_2$$

窦率序号　　−2 −1 0 1 2 3 4 5 6 7 8 9 10 11 12 13 14 15 16 17 18 19 20

图 2 − 5 − 2　计算机统计窦性心率震荡指标

中心临床试验，分别对 614 例、577 例急性心梗患者进行了接近两年的随访，取患者心肌梗死 1～3 周后的动态心电图资料进行窦性心率震荡的回顾性分析，同时测量 TO、TS 及传统高危预测指标（室性期前收缩频度、LVEF、HRV 指数及平均心率等），并进行各指标的单、多因素分析，观察和评价这些指标对心肌梗死患者死亡率的预测价值。单因素分析显示，EMIAT 研究中 TS 对总死亡相对危险度的预测价值最高；MPIP 研究中 LVEF 的预测价值最高，TS 其次。而无论单因素及多因素分析，两项研究结果均一致表明，TO 和 TS 均异常是死亡率最敏感的预测指标。

Ghuran 等在心肌梗死后自主神经张力及自主神经反射研究（ATRAMI）中，对窦性心率震荡与其他死亡预测指标进行了比较。该研究包括 1212 例心肌梗死患者，平均随访 20.3 个月。结果显示，TS 是死亡预测最强的单因素指标。在敏感性为 40% 时，与 HRV 指数、平均心率、压力反射敏感性及 LVEF 相比，TS 的阳性预测精确度最高（PPA = 12.5%）。

国内学者就有关窦性心率震荡现象对急性心肌梗死后患者死亡的预测价值也进行了研究。研究结果显示，单因素分析，TS 是极强的风险预测因子（RR = 11.46，$P < 0.01$），TO 预测价值较低，TO 与 TS 均异常时对死亡具有最强的预测价值（RR = 26.70，$P < 0.01$）；多因素分析，TS ≤ 2.5ms/RR 间期及左室舒张末期直径 ≥ 5.6cm 是仅有的两个独立风险预测变量，且 TS 的预测价值最高（RR = 9.49，$P < 0.01$）。上述结果与国外报道结论相符，进一步肯定了窦性心率震荡指标对急性心肌梗死后死亡高危患者的独立预测价值，尤其 TO 与 TS 指标均异常时对死亡危险性的预测价值最高。

（二）急性心肌梗死患者的危险分层

Barthel 等通过对 1942 例急性心梗患者的研究，首次提出根据窦性心率震荡检测结果对急性心梗后患者进行危险度分层。该研究将入选患者分为四级：TO 和 TS 均正常（0 级）；TO 或 TS 一项异常（1级）；TO 和 TS 均异常（2 级）；未记录到室早（3 级）。研究中结合患者的左室射血指数 LVEF（< 30% 或 ≥ 30%）糖尿病（伴或不伴）及年龄（≥ 65 岁或 < 65 岁）等变量，以死亡为研究终点，平均随访 22 个月。多变量分析结果显示，有五个变量与病死率密切相关，其中 HRT2 级是患者死亡的最强预测因素，死亡危险度 OR 为 5.9，优于左室射血指数（LVEF）< 0.03（OR = 4.5）。

（三）急性冠状动脉综合征患者 HRT 的变化

为探讨急性冠脉综合征患者 HRT 的变化及其临床意义，国内学者对 32 例动态心电图记录有室性期前收缩的典型心绞痛或心肌梗死患者及 34 例有室性期前收缩但无器质性心脏病患者的 HRT 进行了比较研究。结果显示，两组患者 TO 值分别为（0.014 ± 0.030）% 和（− 0.024 ± 0.028）%（$P < 0.0001$），TS 分别为（0.024 ± 0.028）和（10.385 ± 5.236）ms/RRI（$P < 0.0001$），两者差异均有统计学意义，提示急性冠状动脉综合征患者 HRT 明显异常，HRT 异常可作为心肌存在严重缺血的一个新的有价值的心电学指标。

（四）筛选应当植入埋藏式自动复律除颤器（ICD）的患者

美国心脏病杂志 2004 年发表的两项研究结果提示，窦性心率震荡检测结果可用于筛选适宜植入埋藏式自动复律除颤器（ICD）的猝死高危患者。一项研究对心律失常抑制试验（CAST）中有动态心电图资料的 744 例患者进行窦性心率震荡检测的回顾性分析，发现心梗后有频发室性期前收缩者，TS 是独立于 LVEF 值的强有力死亡预测指标。另一项研究中，Sestito 等对冠心病合并频发室早及伴频发室早而无器质性心脏病者的心率震荡指标值进行了比较。结果显示，两组患者 TO 与 TS 值差异均有统计学意义，且此差异独立于年龄、左室射血指数（LVEF）值及有无心梗病史等变量；提示导致 HRT 变化的原因为异常的冠脉血供而非频发室性心律失常。这些研究结果提示，窦性心率震荡指标异常可以作为需要植入埋藏式自动复律除颤器患者的筛选指标。

（五）缺血再灌注疗效的评价

心肌梗死后心肌再灌注的治疗技术包括溶栓治疗及经皮穿刺腔内冠状动脉成形术，这些治疗能够明显改善心肌梗死患者的预后。患者预后取决于冠状动脉能否持续达 TIMI Ⅲ 级（血流分级）的再通，不完全的组织灌注（TIMI ≤ Ⅱ 级）可导致微血管功能不全，使患者预后不良。

窦性心率震荡指标能否反映成功的再灌注治疗呢？一项研究选择了 110 例心肌梗死患者，在入院后 1h 内做动态心电图，胸痛 6h 内进行溶栓治疗或直接进行冠脉成形术，根据术后冠脉造影进行 TIMI 血流分级。结果显示，TS ≥ 1.5ms/RR 间期时，能够预测冠状动脉血运恢复结果达到 TIMI Ⅲ 级，而 TO 则不能预测 TIMI 血流的恢复情况。此外，Bonnemeier 等对接受经皮腔内冠脉成形术的急性心肌梗死患者，分别在术前后 2h 内、术后 6 ~ 24h 内及 10 天后做 Holter 测量 TO、TS，结果表明，成功再灌注后 2h 时 TO、TS 值明显改善，血流恢复到 TIMI Ⅲ 级者，TS 增高，TO 值降低，窦性心率震荡指标明显改善；而 TIMI Ⅱ 级者 TO、TS 无明显改善。冠状动脉成形术后血流改善程度与 HRT 指标的改善有显著的相关性，说明 HRT 指标可以反映成功的缺血再灌注。

近期，Ortak 等对 100 例成功接受 PCI 术的首发急性心肌梗死患者亚急性期（心肌梗死后 10 天）与慢性期（心肌梗死后 12 个月）的 HRT、HRV 及心率指标变化情况进行了分析比较（术后按照医疗实践指南给予患者 β 受体阻滞剂和 ACEI），结果表明，心梗后的慢性期与亚急性期相比 HRV 指数明显提高，但 HRT 指标无显著变化，提示急性心肌梗死患者成功缺血再灌注后的亚急性期与慢性期 HRT 无显著变化，在对心肌梗死后患者进行危险分层时应考虑到这一点。

（六）冠状动脉搭桥术后的疗效评价

国内刘斌等对 40 例冠状动脉旁路移植（俗称搭桥术）后 2 ~ 7 天的心肌梗死患者 HRT 进行测量，同时选取 23 例正常人进行对照研究。结果显示，冠状动脉搭桥术后的心肌梗死患者 TO、TS 阳性检出率均高于正常对照组（$P < 0.01$，$P < 0.05$）；平均随访 6 个月，冠状动脉搭桥术后 TO、TS 两项阳性者中 3 例发生猝死，一项阳性者和两项阴性者中无死亡病例。以上结果提示对于冠状动脉搭桥术后早期的心肌梗死患者 HRT 是一项独立的猝死高危预测指标。

另有 Kumar 报道了 HRT 与 T 波电交替结合起来，能够进一步提高对急性冠脉综合征危险性预测的准确性。对 146 例行冠状动脉搭桥术后 2 ~ 7 天的患者进行 Holter 记录分析，测量 TO 与 TS 值，并按 TO 和 TS 均正常、TO 或 TS 一项异常、TO 和 TS 均异常将这些患者分成三组，应用 Kaplan – Meier 进行生存分析。结果表明，TS 异常是冠脉搭桥术后患者死亡的独立预测因素，其预测价值优于年龄和 LVEF 等变量，而 TO 无明确预测价值。

（七）经皮冠脉介入术及冠脉成形术后 HRT 的长期预测价值

以往的研究表明经 PCI 治疗后的急性心梗患者，术后再灌注成功，血流恢复到 TIMI Ⅲ 级者，TO、TS 明显改善。Goernig 研究了经 PCI 术后再狭窄的患者 HRTO（阈值 > 0）异常，联合 LF/P（阈值 > 0.2）参数，预测再狭窄的敏感度为 83.4%，这为我们提供了一个非侵袭性监测的新方法。

Kerpesa 研究了 96 例经冠脉成形术治疗的患者，在术后 3 天和 1 年分别测定了 HRV 和 HRT，建议自主神经昼夜节律曲线正常者应长期随访，重复测量 HRT。

五、窦性心率震荡在其他疾病中的研究进展

（一）成人和儿童扩张型心肌病

以往有多项研究证实成人扩张型心肌病患者，HRT 明显异常，TO、TS 与心源性死亡密切相关。22 个月前瞻性的研究发现，尽管 HRT 在心梗的预后地位显著，但是扩张型心脏病患者危险分层中，HRT 不如射血分数和压力反射的预测可靠。有报道慢性心力衰竭伴有短阵非持续性的室性心动过速的患者 HRT 阳性值比单发室性早搏高。

新近，Karakurt 报告了 24 例儿童扩张型心肌病患者，随访 3.4 个月 5 例死亡（20%），应用 24 小时动态心电图检测并计算分析得出结论为 HRVI、TS、年龄和室速是影响预后的因素。

（二）先天性心脏病

HRT 对先天性心脏病的预测价值由 Lammers 提交了一份研究报告。43 例患者随访 27 个月，5 例死亡，2 例成功复苏。单变量分析中，脑钠肽水平，HRV，HRT 与预后相关。多变量分析中，HRT 为最强烈的独立危险分层。

（三）原发性高血压

原发性高血压患者比对照组 TT、TO 增大，TS 减小；随着高血压级别的增高，TT、TO 增大，TS 减小；高血压合并 AMI 组较单纯高血压组 TT 增大，TS 减小；高血压伴恶性室性心律失常组较不伴恶性室性心律失常组 TT 增大，TS 减小；TO 与年龄呈正相关，与平均心率、SDNN 无明显相关性。TS 与平均心率呈负相关，与年龄、SDNN 无明显相关性。TT 与各指标均无明显相关性。TO、TS、TT 各指标间也无明显相关性。

HRT 与高血压患者密切相关，HRT 的检测可能对原发性高血压患者的病情进行一定的评价，从而有利于临床医师早期采取积极有效的干预措施，制定个体化的治疗方案，降低患者心脏事件的发生率并改善其预后。

（四）房性心律失常的 HRT

房性心律失常的 HRT 参数研究显示：TOA、TSA 在心房颤动前一小时比心房颤动后一小时显著增高，晚上比早上高。我院的研究显示房性心律失常的 HRT 参数与室性心律失常的 HRT 参数高度相关。

（五）糖尿病与 HRT

2 型糖尿病患者心脏神经病变严重程度与 HRT 的异常显著相关。合并原发性高血压患者比对照组 HRT 的异常更明显。

（六）甲状腺功能亢进症

16 个月前瞻性的研究证实：无器质性的心脏病的甲状腺功能亢进症患者病情好转后，异常的 HRT 也随之正常。

（七）肌强直性营养不良（MD）患者危险性预测

MD1 型是成人最常见的肌营养障碍，累及心脏可发生房室传导障碍，室性心律失常和猝死。Casella 研究了 29 例 MD1 患者，在诱发出持续性室速的 6 个患者与其他患者相比 TO 有显著性差异（0.88 ±1.95% 和 −2.49 ±1.43%），TS 无差异。作者认为 TO 可能是一个有用的预测 MD1 患者发生心律失常危险性的指标。

（八）判定二尖瓣狭窄手术的新的参考指标

传统的二尖瓣狭窄是否需要外科手术治疗有标准可依。今年土耳其 Yaltak 报告了超声确诊的 46 例二尖瓣狭窄患者，其中较严重的（心功能 3~4 级）一组 22 例，较轻的（心功能 1~2 级）一组 24 例。一组的 TO 比二组的显著高，其敏感性、特异性分别为 81.9%、83.3。在通过症状或超声识别有困难时，TO 可能在区分和确认二尖瓣狭窄机械性障碍严重性方面有帮助。

另有 Gundus 报告二尖瓣脱垂的患者 TO 与 TS 明显低于对照组，TO 更为显著。

（九）评价肥胖患者自主神经功能

一般人们认为肥胖是一种疾病，可能各种生理功能会出现异常。但是，Avsar 研究了 90 例肥胖患者和 112 例健康人，结果 TO、TS 差异无显著性（TO −1.6 vs −2.0；TS 8.2 vs 10.1；$P > 0.05$），显示在没有合并症的肥胖患者中 HRT 看起来似乎正常。

（十）抑郁症与 HRT 的关系

是否精神抑郁的患者更容易发生 HRT 异常？急性心梗后发生抑郁的患者是否与 HRT 异常有关？Carney 的研究回答了此问题。在 660 例近期急性心梗的患者中，316 例合并抑郁症，498 例有室性早搏，测量了 HRT，其中 86 例 HRT 异常，平均随访 24 个月，结果抑郁症的患者比非抑郁症的患者 HRT 减低，生存率更低。说明自主神经功能失调一定程度上间接增加了急性心梗后频发室早伴随精神抑郁的患者的死亡率。

六、药物对 HRT 的影响

（一）哌仑西平

哌仑西平（pirenzepine）对 HRT 的影响：Vukajlovic 对 30 例做心电生理检查或射频消融术者静脉注射 Pirenzepine 1.3 mg，阿托品 0.04mg/kg，比较基础及用药后 HRT 的变化。结果静注 Pirenzepine 后 TO 基础均值由 $-3.6 \pm 2.9\%$ 改变为 $-5.99 \pm 5.6\%$（$P < 0.01$）。TS 基础均值由 18.6 ± 10.1ms/RR 间期改变为 26.8 ± 19.9ms/RR 间期（$P < 0.05$）。阿托品的作用与之相反，这与以前的研究结果是一致的。研究结果提示，心脏的迷走神经分布是产生 HRT 现象的必要前提条件。

（二）贝那普利

贝那普利（benazepril）对扩张性心肌病患者的 HRT 的影响：对正常对照组、扩张性心肌病（DCM）患者组以及服用贝那普利药物的扩张性心肌病患者组三组进行研究分析。结果显示：在 DCM 组中，TO 增大，TS 减小，而服用贝那普利药物后降低了这些改变。这表明了贝那普利改善了扩张性心肌病患者的 HRT 参数。

（三）氯沙坦

氯沙坦（losartan）HRT 的影响：有研究证实氯沙坦对缺血性心肌病且伴轻中度心力衰竭的患者的 HRT 有显著改善。

（四）卡维地络

卡维地络（carvediol）对 HRT 的影响：目前报道卡维地络对 HRT 的影响不显著。

七、HRT 昼夜节律性

人体生物钟有昼夜节律性的改变。研究 HRT 的昼夜节律性是比较困难的，原因是并非所有的受试者每个小时都有室性早搏。但是美国 Watanabe 进行了尝试。选取了两个心肌梗死的动态心电图数据库，心律失常抑制试验病例 684 份，心律失常危险分层试验病例 327 份，每个病例每小时室早 >4 个，测定 TO、TS，计算自相关函数。结果两者的节律曲线不相同，自相关函数卡方值心律失常抑制试验病例组为 10，心律失常危险分层试验病例为 3（两者 $P < 0.0001$），表明正常人存在 HRT 的昼夜节律。同期，Nattel 也发表了文章认为 HRT 的昼夜节律性是心脏的一个基本生物节律。

我院采用圆形分布的统计方法研究最新发现，正常对照组 TS 值在 24 小时分布上有明显的集中趋势，高峰时点为 04：34，集中时段为 21：25 ~ 11：41；AMI 组 TS 值在 24 小时分布上无明显集中趋势。正常对照组心率与 TS 呈显著负相关关系；AMI 组心率与 TS 不存在直线相关关系。国内昼夜对比研究也显示正常人 TS 值有昼夜节律性，明显受心率的影响。作为心脏的一个基本生物节律，其主要受自主神经的调控。而急性心肌梗死患者的这种生物节律性消失，可能与自主神经功能紊乱有关。Trcka 分析了无器质性心脏病患者的 HRT 的昼夜节律性效应，结果显示 TS 有昼夜节律性，而 TO 无昼夜节律性。Sepsi 报道了心肌梗死后伴有左室功能障碍的患者的 TS 有昼夜节律性，TO 无昼夜节律性。

由此而来的问题是 TS 正常参考值是否需要按时间段制定，不是每个时间段都能发生室性期前收缩。结合不受心率影响的 TT 指标与 TO、TS 结合对 AMI 后再发心脏事件的预测应该有其价值。

在心肌梗死心律失常死亡危险分层中需要做的工作很多，无创心电是易于接受，可以重复的方法之一。今天对心血管最重要的一个挑战是找到更特异、更准确的危险分层策略，对猝死的患者进行初级预防，窦性心率震荡的研究无疑又进了一步，但是达到终极目标需要我们更加努力创新、求实地工作。

（王红宇）

参 考 文 献

1. Schmidt G, Malik M, Barthel P, et al. Heart – rate turbulence after ventricular premature beats as a predictor of mortality after acute myocardial infarction. Lancet, 1999, 353：1390 – 1396.

2. Mrowka R, Persson PB, Theres H, et al. Blunted arterial baroreflex causes "pathological" heart rate turbulence. Am J Physiol, 2000, 279：R1171.

3. Lin LY, Lai LP, Lin JL, et al. Tight mechanism correlation between heart rate turbulence and baroreflex sensitivity：sequential autonomic blockade analysis. J Cardiovasc Electrophysiol, 2002, 13：427 – 431.

4. 郭继鸿. 窦性心率震荡现象. 临床心电学杂志, 2003, 12（1）：49 – 54.

5. Roach D, Koshman ML, Sheldon R. Turbulence：a focal, inducible, source of heart period variability associated with induced, transient hypertension. PACE, 2000, 23：709.

6. Bauer A, Malik M, Barthel P, et al. Turbulence dynamics：an independent predictor of late mortality after acute myocardial infarction. Int J Cardio, 2006, 107：42 – 47.

7. Watanabe MA, Marine JE, Sheldon M, et al. Effects of ventricular premature stimulus coupling interval on blood pressure and heart rate turbulence. Circulation, 2002, 106：325.12.

8. 董京, 王红宇, 汪红霞等. 急性心肌梗死患者心率震荡斜率起始时间的研究. 山西医科大学学报, 2007, 38（2）：147 – 149.

9. Schneider R, Rock A, Barthel P, et al. Heart rate turbulence：Rate of frequency decrease predicts mortality in chronic heart disease patients. PACE, 1999, 22：879.

10. Berkowitsch A, Guettler N, Neumann T, et al. Turbulence jump—a new descriptor of heart rate turbulence after paced premature ventricular beats. A study in dilated cardiomyopathy patients. Eur Heart J, 2001, 22（Suppl）：547.

11. Schmidt G, Schneider R, Barthel P. Correlation coeficient of the heart rate turbulence slope：New risk stratifier in postinfarction patients. Eur Heart J, 2001, 22（Suppl）：72.

12. 董京, 王红宇, 王瑞英等. 窦性心率震荡检测方法及影响因素的研究. 临床心电学杂志, 2007, 16（1）：11 – 14.

13. Ghuran A, Reid F, La Rovere MT, et al. Heart rate turbulence – based predictors of fatal and nonfatal cardiac arrest（The Autonomic Tone and Reflexes After Myocardial Infarction substudy）. Am J Cardiol, 2002, 89：184 – 190.

14. 张德强, 黄捷英, 方业明等. 窦性心率震荡现象对急性心肌梗死后患者死亡预测价值的临床研究. 中华心血管病杂志, 2005, 33（10）：903 – 906.

15. 汪红霞, 王瑞英, 王红宇等. 心率振荡对急性心肌梗死后高危患者预测价值的研究. 中华心血管病杂志, 2006, 34（6）：557 – 558.

16. Barthel P, Schneider R, Bauer A, et al. Risk stratification after acute myocardial infarction by heart rate turbulence. Circulation, 2003, 108：1221 – 1226.

17. 王昭军, 孙广辉, 侯建民, 等. 急性冠状动脉综合征患者窦性心率震荡的变化. 实用心电学杂志, 2005, 14（5）：340 – 341.

18. Sestito A, Valsecchi S, Infusino F, et al. Differences in heart rate turbulence between patients with coronary artery disease and patients with ventricular arrhythmias but structurally normal hearts. Am J Cardiol, 2004, 93（9）：1114 – 1118.

19. Bonnemeier H, Wiegand UK, Friendlbinder J, et al. Reflex cardiac activity in ischemia and reperfusion：heart rate turbulence in patients undergoing direct percutaneous coronary intervention for acute myocardial infarction. Circulation, 2003, 108：958 – 964.

20. Ortak J, Weitz G, Wiegand UK, et al. Changes in heart rate, heart rate variability, and heart rate turbulence during evolving reperfused myocardial infarction. Pacing Clin Electrophysiol, 2005, 28：S227 – 232.

21. 刘斌, 许原, 刘同库, 等. 心肌梗死患者搭桥术后窦性心率震荡的临床研究. 临床心电学杂志, 2005, 14（2）：97 – 98.

22. Kumar K, Kwaku KF, Verrier RL. Treatment options for patients with coronary artery disease identified as high risk by T - wave alternans testing. Curr Treat Options Cardiovasc Med, 2008 Feb, 10 (1):39 - 48.

23. Goernig M, Gramsch M, Baier V, Figulla HR, Leder U, Voss A. Altered autonomic cardiac control predicts restenosis after percutaneous coronary intervention. Pacing Clin Electrophysiol, 2006 Feb, 29 (2):188 - 191.

24. Kurpesa M, Trzos E, Rechcinski T, Krzeminska - Pakula M. The relationship between heart rate variability and heart rate turbulence dynamics after primary coronary angioplasty. Ann Noninvasive Electrocardiol, 2007 Jan, 12 (1):50 - 58.

25. Klingenheben T, Ptaszynski P, Hohnloser SH. Heart rate turbulence and other autonomic risk markers for arrhythmia risk stratification in dilated cardiomyopathy. J Electrocardiol, 2008 Mar 13.

26. Flevari P, Georgiadou P, Leftheriotis D, Livanis E, Theodorakis G, Th Kremastinos D Heart rate turbulence after short runs of nonsustained ventricular tachycardia in chronic heart failure. Pacing Clin Electrophysiol, 2007 Jun, 30 (6):787 - 795.

27. Karakurt C, Aytemir K, Karademir S, Sungur M, Oguz D, Ocal B, Senocak F. Prognostic value of heart rate turbulence and heart rate variability in children with dilated cardiomyopathy. Acta Cardiol, 2007 Feb, 62 (1):31 - 37.

28. Lammers A, Kaemmerer H, Hollweck R, Schneider R, Barthel P, Braun S, Wacker A, Brodherr - Heberlein S, Hauser M, Eicken A, Schmidt G, Hess J. Impaired cardiac autonomic nervous activity predicts sudden cardiac death in patients with operated and unoperated congenital cardiac disease. Thorac Cardiovasc Surg, 2006 Sep, 132 (3):647 - 655.

29. 冯军霞, 王红宇, 董京. 心率震荡在原发性高血压中的变化及其临床意义. 中国药物与临床, 2008, 8 (1):33 - 35

30. Voss A, Baier V, Schumann A, et al. Postextrasytolic regulation patterns of blood pressure and heart rate in patients with impathic dilated cardiomyopathy. J Physiol, 2002, 538:271.

31. Poreba R, Derkacz A, Silber M, et al. Assessment of cardiac arrhythmias in patients suffering from essential hypertension [J]. Pol Arch Med Wewn, 2004 Feb, 111 (2):183 - 189.

32. 白梅, 赵三明, 张琳, 等. 高血压伴恶性室性早搏患者心律振荡分析的意义. 中华内科杂志, 2005, 44 (12):925 - 926.

33. Related Articles, LinksQu XF, Liu L, Guo XN, Piao JY, Gao GY, Huang YL. Investigation of heart rate turbulence after atrial premature beats before onset of paroxysmal atrial fibrillation. Zhonghua Yi Xue Za Zhi, 2007 Oct 30, 87 (40):2840 - 2842. Chinese.

34. Related Articles, LinksBalcio? lu S, Arslan U, Türko? lu S, Ozdemir M, Cengel A. Heart rate variability and heart rate turbulence in patients with type 2 diabetes mellitus with versus without cardiac autonomic neuropathy. Am J Cardiol, 2007 Sep 1, 100 (5):890 - 3. Epub 2007 Jun 26.

35. 冯军霞, 王红宇, 李俊伟, 等. 高血压合并 2 型糖尿病患者心率震荡的分析. 实用心电学杂志, 2008, 17 (2):99 - 100.

36. Wustmann K, Kucera JP, Zanchi A, Burow A, Stuber T, Chappuis B, Diem P, Delacrétaz E. Activation of electrical triggers of atrial fibrillation in hyperthyroidism. J Clin Endocrinol Metab, 2008 Mar 18.

37. Casella M, Dello Russo A, Pace M, Pelargonio G, Ierardi C, Sanna T, Messano L, Bencardino G, Valsecchi S, Mangiola F, Lanza GA, Zecchi P, Crea F, Bellocci F. Heart rate turbulence as a noninvasive risk predictor of ventricular tachyarrhythmias in myotonic dystrophy type 1. Cardiovasc Electrophysiol, 2006 Aug, 17 (8):871 - 876.

38. Yalta K, Erdem A, Yilmaz A, Turgut OO, Yilmaz MB, Yontar C, Tandogan I. Heart rate turbulence: an additional parameter in determining the need for mechanical relief of mitral stenosis? Heart Valve Dis, 2007 May, 16 (3):255 - 259.

39. Gunduz H, Arinc H, Kayardi M, Akdemir R, Ozyildirim S, Uyan C. Heart rate turbulence and heart rate variability in patients with mitral valve prolapse. Europace, 2006 Jul, 8 (7):515 - 520.

40. Avsar A, Acarturk G, Melek M, Kilit C, Celik A, Onrat E. Cardiac Autonomic Function Evaluated by the Heart Rate Turbulence Method was not Changed in Obese Patients without Co - morbidities. J Korean Med Sci, 2007 Aug, 22 (4):629 - 632.

41. Carney RM, Howells WB, Blumenthal JA, Freedland KE, Stein PK, Berkman LF, Watkins LL, Czajkowski SM, Steinmeyer B, Hayano J, Domitrovich PP, Burg MM, Jaffe AS. Heart rate turbulence, depression, and survival after acute myocardial infarction. Psychosom Med, 2007 Jan, 69 (1):4 - 9. Epub 2006 Dec 13.

42. Vukajlovic DD, Guettler N, Miric M, Pitschner HF. Effects of atropine and pirenzepine on heart rate turbulence. Ann

Noninvasive Electrocardiol, 2006 Jan, 11 (1):34 – 37.

43. Zhong JH, Chen XP, Zeng CF, Yun ML, Yang XW, Chen YF, Yao Z. Effect of benazepril on heart rate turbulence in patients with dilated cardiomyopathy. Clin Exp Pharmacol Physiol, 2007 Jul, 34 (7):612 – 616.

44. Ozdemir M, Arslan U, Türko? lu S, Balcio? lu S, Cengel A. Losartan improves heart rate variability and heart rate turbulence in heart failure due to ischemic cardiomyopathy. J Card Fail, 2007 Dec, 13 (10):812 – 817.

45. Nessler J, Nessler B, Kitliński M, Libionka A, Kubinyi A, Konduracka E, Piwowarska W Sudden cardiac death risk factors in patients with heart failure treated with carvedilol. Kardiol Pol, 2007 Dec, 65 (12):1417 – 22; discussion 1423 – 1424.

46. Watanabe MA. Heart rate turbulence slope reduction in imminent ventricular tachyarrhythmia and its implications. Cardiovasc Electrophysiol, 2006 Jul, 17 (7):735 – 740.

47. Nattel S, Comtois P. Teasing out circadian variability in heart rate turbulence: A new approach to detecting biorhythms underlying cardiac function. Heart Rhythm, 2007 Mar, 4 (3):301 – 303.

48. 刘丽, 曲秀芬, 郭晓宁, 等. 健康人心率震荡的昼夜节律及其与心率变异性的相关性分析. 中华心律失常学杂志, 2007, (11) 3:225 – 226.

49. Trcka P, Kozák M, Sepsi M, Krivan L, Vlasínová J. Analysis of the effect of circadian rhythm on the heart rate turbulence in patients without evidence of organic heart disease Vnitr Lek. 2007 Oct, 53 (10):1071 – 1076. Czech.

50. Sepsi M, Kozák M, Trcka P, Krivan L, Vlasínová J, Kyr M. Analysis of circadian rhythm influence to heart rate turbulence in patients post myocardial infarction with left ventricular dysfunction. Cas Lek Cesk, 2007, 146 (9):712 – 717. Czech.

51. 王红宇, 曾秋棠, 董京, 等. 心率震荡在急性心肌梗死患者中的变化及与传统预测指标相关性. 山西医科大学学报, 2008, 39 (1):41 – 45.

 # 压力感受器敏感性测定及应用

在不同的体位及生理情况下，各器官组织的代谢水平不同，对血流量的需求也不同。这依赖于心血管系统完整的调节功能，心脏的自主神经调节功能的正常与否相当重要。而心血管反射，对于机体适应当时所处的状态和环境的变化显得更为突出。颈动脉窦与主动脉弓压力感受器统称为动脉压力感受器（baroreceptor reflex），其敏感性（baroreceptor reflex sensitivity，BRS）对于维持机体直立功能很重要，同时在短时（几秒钟至几分钟）血压控制中也是最重要的机制之一。自从 FINAPRES 技术的出现，BRS 研究取得长足的进步。本文仅就压力感受器的机理、测定方法与应用进行简单的阐述。

一、心血管压力感受器反射

（一）心血管压力感受器分类及作用：

主要分为六类：颈动脉窦与主动脉弓的感受器、心肺压力感受器、颈动脉体和主动脉体化学感受器、躯体感受器、内脏感受器和脑感受器等。

颈动脉窦与主动脉弓压力感受器又统称为动脉压力感受器，主要感受动脉血压的升高或降低变化对血管壁的机械性牵张程度变化，由主动脉弓压力感受器所引起的反射活动主要参与外周血管阻力的调节，由颈动脉窦压力感受器引起的反射活动则主要参与心率调节，其对肌肉交感神经活动水平的影响作用较弱，仅在血压瞬态变化时起作用。

心肺压力感受器则主要感受中心血容量的变化。其反射活动引起的效应是交感神经紧张度降低，心脏迷走神经紧张度加强，最终导致心排出量减少，外周血管阻力降低，血压下降。其主要参与肢体肌肉血流量的调节，对内脏、皮肤血流量的调节作用较动脉压力感受器为弱，对心率变化影响不大。

颈动脉窦和主动脉体化学感受器在平时对心血管活动并不起明显作用，只有在低氧、窒息、大量失血等情况下才发生作用。躯体感受器主要是感受肌肉活动、皮肤温度变化及各种伤害性刺激，从而引起相应的心血管反射。

二、动脉压力感受器反射的测量方法

（一）测量方法

目前测量人体压力感受器的主要方法有：药物学方法、颈套法、Valsalva 试验法、自发性压力感受器—心率反射反应性评定方法等。

1. 药物学方法　即用静脉注射血管活性药物引起体循环血压改变，来评价压力反射器功能。这种方法被受试者一般较难接受，在应用时容易受到其他因素影响，如血管活性药物对动脉压力感受器的反射调节功能本身有影响。此外当被检者身体衰弱或有急病发作时，这种方法有一定的危险性。

2. 颈套法测量技术　由 Eckberg 等发展起来，已被广泛用于运动、航天医学等研究领域；但该方法有一定的危险性，并且其颈部压力传递关系尚不清楚，还对气管有压迫刺激，且在评定颈动脉窦压力感受器反射调节功能时不能排除主动脉弓压力感受器的拮抗作用影响。

3. Valsalva 试验法　通过分析 Valsalva 动作Ⅳ期血压和心率的变化来推断动脉压力感受器的敏感性。由于 Valsalva 动作所涉及的生理学机制比较复杂，所以从 Valsalva 动作的血压、心率反应来推断压力感受器—心率反射的反应性，可能有更多影响测量结果准确性的因素介入。

4. 自发性压力感受器—心率反射反应性评定方法　通过在平静或倾斜状态下对于心率与血压自发性变化的连续监测，寻找心率与血压同步变化的时间阶段来推算 BRS，称为自发性压力感受器敏感性。

由于这种方法仅需一台能够连续记录心率和血压的设备（通常是通过一个指套传感器获取），不需要注射药物或有创测量，因此得到了广泛的应用。

（二）自发性压力感受器敏感性的计算方法

1. 斜率法　主要用于头高位倾斜试验，试验中当床体旋转至头高位时，从心电图 RR 间期减小点开始，直到收缩压达到最大减少值，做收缩压和 RR 间期的回归线，该回归线的斜率即为 BRS 值。

2. 采用序列法（the sequence method）　由逐搏血压与心电数据计算 BRS。当收缩压和 RR 间期朝同一方向增大或减小且相邻两次心跳收缩压差值≥1mmHg、RR 间期差值≥3ms，如果连续增大或减小达到 3 次或 3 次以上心跳时，则计算 RR 间期值与 SBP 值序列对的回归线，如果回归线具有统计学意义且序列对之间达到显著相关程度（$r \geq 0.85$），则将回归线斜率值作为一次自发性 BRS 的值。

3. 频谱法（the spectral method）　通过对自发性收缩压和 RR 间期的傅利叶变换后进行频域分析法估算 BRS。这种方法建立在收缩压和心率在呼吸频率为 0.3Hz 和 0.1Hz 时有高度的线性相关，且这种相关是由于自发性压力反射所引起。RR 间期和收缩压在这两个频率的功率比的平方根称为 a 系数，这即是 BRS 的估计值。

三、动脉压力感受器反射的应用

（一）航空航天中的应用

国外的学者对于飞行员自主神经功能失调与晕厥及立位耐力不良的评定（结合倾斜床和 HRV、BPV 分析）进行了大量的研究工作，普遍认为 BRS 对于晕厥和立位耐力不良具有很好的预测价值，在血流动力学指标发生改变之前，BRS 已经有了显著的变化。

此外，在航天中，长时间的缺失地球引力和不进行有效的体育锻炼，会造成宇航员 BRS 的降低，这种作用可以持续至回到地面两周或更久。俄罗斯的学者在多天航天飞行后心血管失调发生机制及对抗措施研究中对 BRS 进行了大量的研究工作。也将 BRS 作为宇航员失重训练效果评定和头低位倾斜试验的评价指标之一。

（二）心血管危险分层中的预测价值

BRS 作为心血管自主神经功能失调与猝死风险分层的有效指标之一，BRS 降低对心肌梗死和充血性心力衰竭预后判断有一定价值。结合 HRV、心率震荡（HRT）等可以提高预测心脏猝死风险的价值。

急性卒中（acute stroke）后的 HRV 和 BR 减低，往往能导致心律失常和心脏性死亡。心肌梗死后的 BRS 降低与增加的心脏危险性有关联。

（三）结合倾斜试验评价晕厥及立位耐力不良

令人惊奇的是，在大部分中年或更老的健康个体中，BRS 的降低并不产生明显的不利结果。虽然 BRS 减小了，但在老年正常血压者中，发生直立性低血压者却依然较少。然而，压力感受器功能的减低，改变了老年个体对于血管舒张药物对血管的作用效果，反射性心动过速和每搏射血量（对于血管舒张药物的效果）是减低的，这导致了血压明显下降，也增加了老年个体的药物所致直立性低血压的风险。这些临床发现已被一些很好设计的研究（与相似心血管情况的老年和中年个体作对比）所证实。其他一些压力感受器功能减小的不利影响现在正被日益认识。BRS 功能的减低可能就是血管迷走性晕厥的潜在病理生理学异常的基础。休息期间和倾斜初期的血流动力学指标参数不能预测倾斜所致晕厥，BRS 的减小作为短暂的自主神经系统功能紊乱指标，可以预测这种晕厥的发生。

（四）在评价指导健康人群体育锻炼中的应用

有资料表明年龄是影响血压正常人群 BRS 的主要因素，随着年龄的增长，BRS 逐渐下降，但在超过 40 岁时，这种趋势变得不很明确，但如果坚持适量的有氧运动可使其改善。但也有人认为有氧运动对受试者（久坐不运动的中年人群）的心率变异性和 BRS 没有影响。纵观有影响与没有影响的研究，发现其锻炼方案、强度与持续的时间、实验设计均有一定的差别，因此具体结果可能还有待于进一步的研究证实，但大部分的学者认为，过度的有氧运动对受试者的 BRS 影响是消极的，即 BRS 降低。

超重、肥胖或久坐不运动者是影响 BRS 降低的另外一些因素（对比试验分析得出），如果能够通过有效的减肥和增加体育锻炼，则能明显地改善心血管调节能力及 BRS。

青少年的 BRS 与女性、年龄和肥胖呈现负相关。肥胖少年的 BRS 下降，对今后心血管健康有一定的预警作用。

（五）其他应用

BRS 的测量在高血压、糖尿病、慢性疲劳等的研究中也得到了广泛的应用，但高血压的水平与 BRS 大小并不是简单的一个线性关系。资料表明，在 2 型糖尿患者中进行体育训练，能有效的提高其 BRS 和对血糖的控制。

（武留信）

参 考 文 献

1. 姚泰，乔健天，刘远谋等. 生理学 - 心血管活动的调节第五版. 北京：人民卫生出版社，2001，115 - 128.

2. Mader SL, Josephson KR, Rubenstein LZ. Low prevalence of postural hypotension among community dwelling elderly. JAMA, 1987, 285：1511 - 1514.

3. Thomson HL, Wright K, Frenneaux M. Baroreflex sensitivity in patients with vasovagal syncope. Circulation, 1997, 95：395 - 400.

4. Robinson TG, James MA, Youde J et al. Cardiac baroreceptor sensitivity is impaired after acute stroke. Stroke, 1997, 28：1671 - 1676.

5. Bowman AJ, Clayton RH, Murray A et al. Effects of aerobic exercise training and yoga on the baroreflex function in healthy sedentary normotensive elderly persons. Eur J Clin Invest, 1997, 27：443 - 449.

6. LaRovere MT, Bigger JT Jr, Marcus FI et al. Baroreflex sensitivity and heart - rate variability n prediction of total cardiac mortality after myocardial infarction. ATRAMI Investigators. Lancet, 1998, 351：1436 - 1437.

7. Tomi Laitinen, Juha Hartikainen, Esko Vanninen et al. Age and gender dependency of baroreflex sensitivity in healthy subjects. J Appl Physiol, 1998, 84：576 - 583.

8. Suzanne L, Dawson, Thompson G et al. Older subjects show no age - related decrease in cardiac baroreceptor sensitivity. Age ageing, 1999, 28：347 - 353.

9. Editorial. Ageing and the baroreflex. Age and Ageing, 1999, 28：337 - 338.

10. J. Freitas, S. Pereira, P. Lago et al. Impaired arterial baroreceptor sensitivity before tilt - induced syncope. Europace, 1999, 1：258 - 265.

11. Antti Loimaala, Heikki Huikuri, Pikka Oja et al. Controlled 5 - mo aerobic training improves heart rate but not heart rate variability or baroreflex sensitivity. J Appl Physiol, 2000, 89：1825 - 1829.

12. CA Carrington, C. Ubolsakka, MJ White. Interaction between muscle metaboreflex and mechanoreflex modulation of arterial baroreflex sensitivity in exercise. J Appl Physiol, 2003, 95：43 - 48.

13. Antti Loimaala, Heikki V Huikuri, Tiit Koobi et al. Exercise training improves baroreflex sensitivity in type 2 diabetes. Diabetes, 2003, 52：1837 - 1842.

14. Tomi Laitinen, Leo Niskanen, Ghislaine Geelen et al. Age dependency of cardiovascular autonomic responses to head - up tilt in healthy subjects. J Appl Physiol, 2004, 96：2333 - 2340.

15. Ingo Fietze, Dietrich Romberg, Martin Glos et al. Effects of positive - pressure ventilation on the spontaneous baroreflex in healthy subjects. J Appl Physiol, 2004, 96：1155 - 1160.

16. Craig D. Steinback, Deborah D. O' leary, Jason Bakker et al. Carotid distensibility, baroreflex sensitivity, and orthostatic stress. J Appl Physiol, 2005, 99：64 - 70.

17. Gianfranco Parati, Giuseppe Mancia, Marco Di Rienzo et al. Point: Counterpoint：cardiovascular variability is/is not an index of autonomic control of circulation. J Appl Physiol, 2006, 101：676 - 682.

18. 郑军，张立藩，王兴邦等. 有氧锻炼对心血管自主神经调节的影响. 中国运动医学杂志，2001，20（2）：154 - 157.

7 QT 间期离散度研究进展

心室复极异常是室性心律失常发生的重要机制，其心电图改变是临床研究的重点。心电图中 QT 间期异常以及 T 波、U 波形态的改变可提示心室复极异常，但特异性不佳，很难对心室复极障碍做出精确的诊断，更不能够提示预后。临床心电图报告只能笼统地概括为"ST - T 改变"。

1985 年 Campbell 首次提出心电图不同导联之间 QT 间期存在着差异，并于 1990 年首次将其概括为 QT 间期离散度（QT dispersion，QTd）。认为心电图的不同导联可反应不同心室部位信息，导联间 QT 间期的差异所传达的信息即为不同心室各部位复极的差异，QT 间期离散度即心室复极离散程度，是能够反应室性心律失常发生的心电学指标，对心血管病患者室性心律失常事件的发生有预测价值。此后，涌现出大量有关 QT 间期离散度的临床及基础研究，但各家报道结果不一。导致 QT 间期离散度这一概念被质疑和争议，临床应用受到限制。本文将就 QT 间期离散度近年相关研究结果做简要综述。

一、QT 间期离散度产生机制

对于 QT 间期离散产生的生理机制目前看法不一。一般认为 QT 间期离散产生的生理机制为不同部位心室肌复极的不一致，另有不同看法认为 QT 间期在导联间的差异只是空间 T 向量环在不同导联间投影的差异所致。

在正常心电活动中心室肌的除极和复极即为不同步的过程，最先除极的部位是室间隔的下部，心底部最后除极；室壁除极的顺序由内膜到外膜，复极的过程完全相反，外膜复极在先。不同部位除极和复极的差异表现在心电图中的特点即为不同导联间 QT 间期的差异。1995 年 Zabel 等应用离体灌注兔心实验首次证明了心脏表面单相动作电位时程的离散与 12 导联心电图记录到的 QT 间期离散程度显著相关，表明 QT 离散度可反映心脏复极离散，1998 年这一现象在开胸手术患者再次被证实，心外膜及心内膜记录到的单相动作电位时程离散程度与体表心电图测定 QT 离散度相关系数达 0.67。

1999 年 Kors 等在分析了 1220 份心电图与心电向量图关系后发现 QT 间期离散度会受到心电向量图 T 环形态、方向的影响。各导联 QT 间期的长度主要由 T 环终末向量与导联轴之间的角度决定，角度越大该导联 QT 间期则越大。当 T 向量环电压越大、越宽大时心电图中测定 QT 离散度越大。同时发现心电图中 T 波终末的清晰程度明显的受到了 T 向量环形态及终末向量与导联轴角度的影响。提出心电图中各导联间 QT 间期的差异仅是由于 T 向量环投影不清，导致的 QT 间期测量误差。

尽管争论不断，对于 QT 离散度的研究并没有中断。近年来越来越多的研究发现 QT 离散度大小与自主神经系统活动相关，并存在冬天增大、夏天减小以及日间节律性的特点。依据细胞电生理学，心电图中 T 波产生系由于三层心肌细胞复极时程的差异所产生，而决定 QT 间期的主要是复极时程最长的中层细胞（M 细胞）。M 细胞于心室分布的不均一是 QT 间期离散度产生的原因。M 细胞动作电位时程主要受交感神经调节，QT 离散度随自主神经活性变化的特点进一步说明其产生与 M 细胞密切相关。目前为止尚没有完善的实验来直接证实 QT 离散度产生的细胞学机制。心肌复极离散的存在已经在很多实验中被证实，但是利用心电图 QT 间期的离散准确反映心肌复极离散是十分困难的。心脏形态变异、胸廓形态，心脏与胸壁的相对运动无不影响着体表心电信号对心脏表面心电信号的真实反映，因此体表心电图 QT 间期离散度只能够粗略的反映心室复极的离散。

二、QT 间期离散度测量方法及计算

QT 间期离散的测量方法主要包括目测法和计算机测量法。目测法应用较为广泛，但准确性差。测

量误差主要来源于 T 波终点确定的困难，特别是当 T 波电压较低时。T 波终点的判定有三种方法：①T 波等电位线交点；②T 波与 u 波之间的切迹；③T 波降支切线与等电位线的交点。计算机测量 QT 间期的方法有 5 种：①技术阈值法（TH）：T 波与阈值水平的交点；②微分阈值法（DTH）：T 波的微分与阈值水平的交点；③技术斜率交点法（S1）：T 波最大斜率和等电位线交点；④技术峰斜率交点法（PS1）：T 波高峰和 T 波最大斜率的连线与等电位线的交点。在 TH 和 DTH 中，阈值一般分别取 T 波高度或 r 波微分的 0.05 ~ 0.15 范围内。

根据 QT 离散度定义，QT 离散度计算公式为：

$$QTd = QTmax - QTmin$$

由于 QT 间期受心率影响，因此出现了心率校正 QTd 离散度（QTcd），计算公式为：$QTcd = QTcmax - QTcmin$

其中 $QTcmax = QTmax / \sqrt{RR}$，$QTcmin = QTmin \sqrt{RR}$（QTcmax 为心率校正最大 Q ~ T 间期，QTcmin 为心率校正最小 QT 间期）。

Zabel 等动态记录了 35 名患者运动状态和心房起搏状态心电图，结果显示心电图 QT 间期明显与心率呈负相关，但 QT 离散度与心率无任何相关关系，故 QT 离散度的计算无需心率校正。QT 离散度的测定一般要求同步 12 导联心电图记录，当某些导联由无法测量而放弃时，可能导致最大或最小 QT 间期丢失，使 QT 离散度减小，为克服此误差，有人提出测量导联数校正 QT 离散度（QTad）$QTad = QTmax - QTmin / \sqrt{测量导联数}$。但比较 150 体表标测电极测得 QT 离散度与普通 12 导联心电图测得 QT 离散度结果并无明显差异，故认为导联校正意义不大。目前一般要求分析导联不得 < 8 个，其中且胸导不得 < 3 个。每导联连续测定 3 个、RR 和 QT 间期，取其均值。

目前认为 QT 间期离散度的正常值于 30 ~ 60ms 之间；但其正常值与异常值间明显的重叠。65ms 是 QT 离散度的正常上限。QT 离散度 > 40ms 对于心内电生理检查可诱发持续性室速的预测的敏感性 88%，特异性达 57%。

三、关于 QT 间期离散度的临床应用

（一）QT 离散度与心血管疾病

自 QT 离散度概念提出以来有大量的临床研究探讨了 QT 离散度在临床的应用价值。结果显示多种心脏疾病可以使得 QT 间期离散度增大，如：冠心病（急性心肌梗死、陈旧心肌梗死）高血压病、左室肥厚、肥厚型心肌病、扩张型心肌病、心力衰竭、长 QT 间期综合征等。但增高的 QT 离散度范围与正常值之间有较大的重叠，且比较各疾病间 QT 间期离散度值无显著差异，故对各类心血管疾病的诊断及鉴别诊断无意义。进一步的比较发现 QT 离散度在不同心血管疾病中变化具有一定特点。冠心病急性心肌梗死者 QT 离散度增大较陈旧心肌梗死者明显，急性心肌梗死后 QT 离散度呈现先升高再下降的特点，高峰出现于心肌梗死后第三天，QT 间期离散度增大程度可提示冠脉病变严重程度、间接反应心肌梗死面积。成功的溶栓治疗和及时的冠脉介入再通均能够降低升高的 QT 离散度。左室肥厚者 QT 离散度较正常人明显增大，Lonati 等测定了高血压源性左室肥厚者、运动员左室肥厚者以及对照组各 17 人心电图 QT 间期，结果提示两种原因引起的左室肥厚均会引起心电图 QT 间期增大，但 QT 离散度仅于高血压源性左室肥厚者增大，提示 QT 离散度可用于鉴别病理性左室肥厚及生理性左室肥厚。在扩张型心肌病患者 QT 间期离散度可呈现明显的动态变化，与正常人相比峰值 >100ms。QT 离散度的下降能够反映心血管疾病的治疗效果，ELITE 研究结果发现氯沙坦能够较卡托普利明显降低心力衰竭患者死亡率，同时观察到氯沙坦组患者 QT 离散度显著小于卡托普利组；成功的溶栓和有效的冠脉再通均能降低冠心病患者 QT 间期离散度；高血压患者 QT 离散度随有效的降压治疗而下降；长 QT 间期综合征者 QT 离散度可反映患者对 β 受体阻滞剂治疗的敏感性。

（二）QT 间期离散度对心血管病预后的评价作用

QT 离散度概念提出的目的是期望能够利用这一指标检出室性心律失常高危患者，多年来就 QT 离

散度对心血管病患者预后评价作用的研究层出不穷。Marek 等总结了 2000 年前关于 QT 离散度预测价值临床研究共 23 篇，其中 490 名患者发生室性心律失常，1314 名无室性心律失常。仅较少数研究得到了阳性结果，且其中心律失常组无心律失常组间 QT 离散度范围明显重叠。从最早的对于陈旧心肌梗死患者的观察研究到 ELITE 研究、UK – HEART 研究，QT 离散度在各类心血管病中对心律失常事件、猝死及总死亡率预测价值报道结果不一。回顾近年文献，Kearney MT 等对 553 名心力衰竭患者随访 5 年结果显示 QT 离散度大于 37ms 对心脏性猝死有预测价值。Brendorp B 等对 1518 名心力衰竭患者的观察则得到了阴性的结果，随访 18 个月后发现 QT 离散度大于 102ms 对总死亡率无预测价值。

　　Fauchier L 等对于扩张型心肌病患者的观察亦提示 QT 离散度对于心脏性猝死及心律失常事件均无预测价值。故目前 QT 离散度尚不能作为提示心血管病患者预后的有效指标，原因可能为 QT 离散度并不能够精确的反映心室复极离散程度所致。

　　（三）QT 间期离散度与抗心律失常药物

　　尽管 QT 离散度临床应用争议较多，但 QT 离散度对评价抗心律失常药物疗效、检测其安全性的作用报道结果较为一致。早在 1992 年 Hii 等就观察到胺碘酮和 Ⅰa 类抗心律失常药物均可引起心电图 QT 间期延长，但仅有 Ⅰa 类药物增大 QT 离散度。在同样应用 Ⅰa 类药物的患者中，出现尖端扭转型室速（TDP）者 QT 离散度明显较无 TDP 者大。提示 QT 离散度的增大高度提示 Ⅰa 类抗心律失常药物致 TDP 的风险。Gillis AM 等的观察发现，在冠心病心内电生理检查可诱发室早患者中凡对抗心律失常药物有反应者 QT 离散度明显下降，表明 QT 离散度可提示抗心律失常药物的疗效。在先天性长 QT 间期患者中亦观察到，凡对 β 受体有良好反应者 QT 离散度明显下降。故 QT 离散度是评价抗心律失常药物疗效的有效指标。

　　综上所述，QT 离散度仅是一个粗略的反映心室复极离散的指标，但其临床使用方便，无需特殊仪器以及复杂计算过程。仍有一定临床使用价值，但必需经过严谨的方法学的校正并了解其临床特性，限定其应用范围，以求更好地利用这一便于获得的指标。就目前研究结果，较为肯定的是 QT 离散度可评价心血管病病情变化，可用于抗心律失常药物疗效评价及安全性检测。

（冯　莉　方丕华）

参 考 文 献

1. Day CP, McComb LM, Campell RWF. QT dispersion：an indication of arrhythmia risk in patients with long QT intervals. Br Heart J, 1990, 63：342 – 344.

2. Zabel M, Portnoy S, Franz MR. Electrocardiographic indexes of dispersion of ventricular repolarization：an isolated heart validation study. J Am Coll Cardiol, 1995 Mar 1, 25（3）：746 – 752

3. Zabel M, Lichtlen PR, Haverich A, et al. Comparison of ECG variables of dispersion of ventricular repolarization with direct myocardial repolarization measurements in the human heart. J Cardiovasc Electrophysiol, 1998 Dec, 9（12）：1279 – 1284.

4. Kors JA, van Herpen G, van Bemmel JH. QT Dispersion as an Attribute of T – Loop Morphology. Circulation, 1999 Mar 23, 99（11）：1458 – 1463

5. Bilan A, Witczak A, Palusiński R, et al.. Circadian rhythm of the QT interval dispersion in healthy subjects. Correlation with heart rate variability circadian pattern. J Electrocardiol, 2005 Jan, 38（1）：36 – 42.

6. Kose S, Aytemir K, Can I, et al. seasonal variability of QT dispersion in healthy young males. Ann Noninvasive Electrocardiol, 2003 Jan, 8（1）：8 – 13.

7. Bonnemeier H, Wiegand UK, Braasch W, et al. Circadian profile of QT interval and QT interval variability in 172 healthy volunteers. Pacing Clin Electrophysiol, 2003 Jan, 26（1 Pt 2）：377 – 382.

8. Antzelevitch C, Shimizu W, Yan GX, et al. Cellular basis for QT dispersion. J Electrocardiol, 1998, 30 Suppl：168 – 175.

9. 周惠云，兰曦. QT 离散度与心自主神经的关系中国病理生理杂志 Chinese Journal of Pathophysiology, 2000, 16（11）：1236 – 1239.

10. Murray A, McLaughlin NB, Bourke JP, et al. Errors in manual measurement of QT intervals. Br Heart J, 1994 Apr, 71 (4): 386 – 390.

11. Zabel M, Franz MR, Klingenheben T,. et al. Rate – dependence of QT dispersion and the QT interval: comparison of atrial pacing and exercise testing. J Am Coll Cardiol, 2000 Nov 1, 36 (5): 1654 – 1658.

12. Day CP, McComb JM, Matthews J, et al. Reduction in QT dispersion by sotalol following myocardial infarction. Eur Heart J, 1991 Mar, 12 (3): 423 – 427

13. Maron BJ, Leyhe MJ 3rd, Casey SA, et al. Assessment of QT dispersion as a prognostic marker for sudden death in a regional nonreferred hypertrophic cardiomyopathy cohort. Am J Cardiol, 2001 Jan 1, 87 (1): 114 – 115.

14. Grimm W, Steder U, Menz V, et al. QT dispersion and arrhythmic events in idiopathic dilated cardiomyopathy. J Am Coll Cardiol, 1985 Mar, 5 (3): 625 – 631.

15. Malik M, Batchvarov VN. Measurement, interpretation and clinical potential of QT dispersion. J Am Coll Cardiol, 2000, 36: 1749 – 1746

16. Zaidi M, Robert A, Fesler R, Dispersion of ventricular repolarisation: a marker of ventricular arrhythmias in patients with previous myocardial infarction. Heart, 1997 Oct, 78 (4): 371 – 375.

17. Goldner B, Brandspiegel HZ, Horwitz L, et al. Utility of QT dispersion combined with the signal – averaged electrocardiogram in detecting patients susceptible to ventricular tachyarrhythmia. Am J Cardiol, 1995, 76: 1192 – 1194

18. Glancy JM, Garratt CJ, de Bono DP. Dynamics of QT dispersion during myocardial infarction and ischaemia. Int J Cardiol, 1996 Nov 15, 57 (1): 55 – 60.

19. Yilmaz R, Demirbag R, Gur M. The association of QT dispersion and QT dispersion ratio with extent and severity of coronary artery disease. Ann Noninvasive Electrocardiol, 2006 Jan, 11 (1): 43 – 51.

20. Ilkay E, Yavuzkir M, Karaca I, et al. The effect of ST resolution on QT dispersion after interventional treatment in acute myocardial infarction. Clin Cardiol, 2004 Mar, 27 (3): 159 – 162.

21. Papadopoulos CE, Zaglavara T, Karvounis HI, et al. QT dispersion is determined by the relative extent of normal, hibernating, and scarred myocardium in patients with chronic ischemic cardiomyopathy. A dobutamine stress echocardiography study before and after surgical revascularization. J Electrocardiol, 2006 Jan, 39 (1): 103 – 109.

22. Tamura A, Nagase K, Mikuriya Y, et al. Relation of QT dispersion to infarct size and left ventricular wall motion in anterior wall acute myocardial infarction. Am J Cardiol, 1999 May 15, 83 (10): 1423 – 1426

23. Lonati LM, Magnaghi G, Bizzi C, et al. Patterns of QT dispersion in athletic and hypertensive left ventricular hypertrophy. Ann Noninvasive Electrocardiol, 2004 Jul, 9 (3): 252 – 256.

24. Alonso JL, Martínez P, Vallverdú M, et al. Dynamics of ventricular repolarization in patients with dilated cardiomyopathy versus healthy subjects. Ann Noninvasive Electrocardiol, 2005 Apr, 10 (2): 121 – 128.

25. Brooksby P, Robinson PJ, Segal R, et al. on behalf of the ELITE study group. Effects of losartan and captopril on QT dispersion in elderly patients with heart failure. Lancet, 1999, 534: 395 – 396.

26. Priori SG, Napolitano C, Diehl L, et al. Dispersion of the QT interval. A marker of therapeutic efficacy in the idiopathic long QT syndrome. Circulation, 1994 Apr, 89 (4): 1681 – 1689.

27. Day CP, McComb LM, Campbell RWF. QT dispersion: an indication of arrhythmia risk in patients with long QT intervals. Br Heart J, 1990, 63: 342 – 344.

28. Brooksby P, Batin PD, Nolan J, et al. The relationship between QT intervals and mortality in ambulant patients with chronic heart failure. The united kingdom heart failure evaluation and assessment of risk trial (UK – HEART) Eur Heart J, 1999 Sep, 20 (18): 1335 – 1341

29. Kearney MT, Fox KA, Lee AJ, et al. Predicting sudden death in patients with mild to moderate chronic heart failure. Heart, 2004 Oct, 90 (10): 1137 – 1143.

30. Brendorp B, Elming H, Jun L, et al. Qtc interval as a guide to select those patients with congestive heart failure and reduced left ventricular systolic function who will benefit from antiarrhythmic treatment with dofetilide. Circulation, 2001 Mar 13, 103 (10): 1422 – 1427.

31. Fauchier L, Douglas J, Babuty D, et al. QT dispersion in nonischemic dilated cardiomyopathy. A long – term evaluation. Eur J Heart Fail, 2005 Mar 2, 7 (2): 277 – 282.

32. Hii JT, Wyse DG, Gillis AM et al. Precordial QT interval dispersion as a marker of torsade de pointes. Disparate effects of class Ia antiarrhythmic drugs and amiodarone. Circulation, 1992 Nov, 86 (5):1376 - 1382.
33. Gillis AM, Traboulsi M, Hii JT, et al. Antiarrhythmic drug effects on QT interval dispersion in patients undergoing electropharmacologic testing for ventricular tachycardia and fibrillation. Am J Cardiol, 1998 Mar 1, 81 (5):588 - 593.

 # 动态心电图诊断心肌缺血的作用

动态心电图是美国物理学博士 Norman J. Holter 于 1957 年发明的，故又称 Holter 心电图，简称为 Holter。现在一般称为动态心电图（ambulatory electrocardiogram，AECG）。AECG 检测的心电信息量远大于普通心电图，尤其对短暂性心律失常的捕捉和一过性心肌缺血的检出有独到之处。1961 年 Cilson 首先应用 AECG 技术对受检者在各种不同情况下的心电图改变进行观察和分析。20 世纪 60 年代后期，AECG 已广泛应用于临床诊断，尤其是用于研究冠状动脉粥样硬化性心脏病（简称冠心病）的心律失常与预后和猝死的关系。70 年代末期，应用 AECG 观察 ST 段的价值得到确认，因而对其在研究心肌缺血，特别是无症状性心肌缺血中的价值受到日益重视。

一、心肌缺血的动态心电图表现

ST 段下移是动态心电图监测缺血时常见的心电图改变。偶尔可以表现为一过性的 ST 段抬高（特别是变异型心绞痛患者和主干近端狭窄的患者），这种改变提示存在透壁心肌缺血。有时动态心电图监测也能发现 T 波方向和形态的变化，然而，目前没有证据表明这种改变对心肌缺血有特殊的提示意义。

二、心肌缺血的动态心电图诊断标准

1. 1999 年 ACC/AHA 指南规定动态心电图诊断心肌缺血至少达到下列条件　①ST 段水平或下斜性压低≥1mm（0.1mV），逐渐出现并消失；②持续时间最少 1min；③每次短暂缺血发作的间隔时间至少为 1min（指南推荐的发作间隔时间为 5 min），在此期间 ST 段回到基线（即 3 个 1 标准）。但健康人 ST 段降低达到上述指标者约 <2%。

2. 心率对 ST 段变化的影响及校正　正常心率时，ST 段下移点（L 点）在 J 点之后 80 ms，当心率增快至 120 bpm 以上时，L 点应自动变为 J 点后 50 ms；并以 ST/HR 的比值消除心率的影响。ST/HR ≥1.2μV/bpm 为异常（ST 段单位为 μV，1.0mm=100 μV，HR 的单位为 bpm）。

3. 动态心电图对心肌缺血的监测和诊断有一定的局限性。除心肌缺血外，其他许多原因也可引起 ST 段的改变。这些原因包括过度通气、高血压、左室肥厚、左室功能不全、传导异常、体位改变、快速心律失常、预激综合征、交感神经系统异常、抗心律失常药物、洋地黄、药物水平变化和电解质异常等。因此动态心电图监测心肌缺血时必须预先排除这些情况的影响。

为减少假阳性，Voller 等提出采用"3 个 1"标准诊断心肌缺血时应附加补充的排除条件：①ST 段下移前 10 个 R 波的平均幅度高于 ST 段压低最明显时的 R 波幅度的 20% 时，则不考虑 ST 段压低为病理性改变，可能由体位改变所致；②突然发生的 ST 段下斜型下移，可能属伪差或体位所引起；③伴随 PQ 段压低的 ST 段压低，也不考虑病理性改变，常因心动过速所致。

三、动态心电图诊断心肌缺血所需的导联数

虽然部分专家认为 12 导联动态心电图在诊断心肌缺血和定位时优于普通 3 导联动态心电图，能提供更多的信息。但 1999 年 ACC/AHA 指南认为动态心电图中最常用的双极导联是 CM5、CM3 和改良下壁导联。CM5 是检出心肌缺血敏感度最高（89%）的单一导联。加上 CM3 可使敏感度增加到 91%，加下壁导联可使敏感性增加到 94%。动态心电图所有 3 个导联联合应用的敏感性为 96%，比联合应用 2 个导联（CM5 和下壁导联）敏感性只提高 2%。因此，指南认为常规鉴别心肌缺血可能只需要 2 个导联。

四、对冠心病的诊断价值

(一) 对冠心病的早期诊断

随着技术的进步，动态心电图监测可以提供冠心病患者心肌缺血的准确而有临床意义的信息。没有证据表明动态心电图可以提供关于无症状的未诊断冠心病患者出现缺血的可靠信息。目前，由于动态心电图仪器性能及电极质量的提高，使之对冠心病早期诊断的可靠性增加。Tzivoni 等对 201 例典型或不典型心绞痛患者进行 AECG 检查，并与冠状动脉造影对比，结果发现 AECG 对冠心病心肌缺血的敏感性为 87.0%，特异性为 95.3%。检出心肌缺血并对缺血发作进行量化的最理想和最可行的记录时间是 48h。动态心电图变异对判断治疗效果的影响很大，如患者治疗前后监测 48h，缺血事件需减少 75% 才能达到统计学意义。

(二) 与运动试验的比较

运动试验对冠心病心肌缺血的诊断价值早已得到公认，但也存在一定的假阳性和假阴性。AECG 监测不受日常活动的限制，尤其是对于年老体弱及行动不便者更为适合。Raby 等的研究证明疑有冠心病而运动试验未能做出诊断的患者中，应用 AECG 监测 ST 段下移可以检出一部分有心脏事件危险的患者。运动试验不是心脏事件的预报因素，它不能完全反映原有的心肌缺血，并且有较高的假阳性率。AECG 监测有 ST 段压低是心脏事件最好的独立预报因素，而 AECC 监测无 ST 段压低，即使有冠心病，心脏事件发生率也很低。结果提示 AECG 监测 ST 段下移和心脏事件主要发生在冠心病患者，说明 AECG 的假阳性率较低。Samniah 等对 29 例冠心病（运动试验阳性）和 19 例非冠心病（运动试验阴性）患者进行 AECG 监测，研究发现，48 例患者中有 47 例两项检测结果相似，提示 AECG 对心肌缺血的诊断及其严重程度的评定，与运动试验 12 导联心电图的准确度相近。

(三) 与其他无创性检测技术的联合应用

近年来，AECG 监测和运动试验的联合应用，日益受到人们的关注，它可明显提高冠心病诊断的敏感性、特异性及准确性，减少假阳性率和假阴性率。尤其是变异型心绞痛和自发性心绞痛患者运动试验可以阴性，因其发生机制主要与冠状动脉痉挛有关，故运动试验难以诱发出 ST - T 改变，加上这类心绞痛常在夜间或休息时发作，且持续时间长、程度高，对于这些患者，联合应用运动试验和 AECG 可提高诊断率。

五、动态心电图诊断心肌缺血的优势

由于心绞痛发作历时短暂，常规心电图难以捕捉到心绞痛发作时的 ST - T 改变。许多研究证明，如果不应用动态心电图进行评估，有 80% 发生在日常生活中的无症状缺血事件不能被诊断。AECG 可证实心绞痛发作时伴有缺血性改变，还可观察到 ST - T 变化有无形态变化、程度、起止和持续时间、频率分布及其与日常活动的关系。根据其发作特点可确定心绞痛类型及程度，对劳累性、变异型、自发性心绞痛作出判断。也可观察到缺血诱发的心律失常、快速性心律失常，特别是快速室性心律失常也可诱发和加重心肌缺血。应用动态心电图监测心肌缺血可以识别高危患者，对于稳定型冠心病患者，动态心电图监测的心肌缺血事件与将来冠脉事件和心脏性猝死的高发生率相关。

六、有关的重要概念

(一) 无症状性心肌缺血

是指有心肌缺血的客观证据而无胸痛或心肌缺血相关的主观症状的临床现象。近年来，随着 AECG 的广泛应用，发现无症状性心肌缺血广泛存在于各种类型冠心病的病程中，据初步统计，冠心病稳定型心绞痛患者无症状性心肌缺血的发作约占所有缺血发作的 75%，而不稳定型心绞痛患者无症状性心肌缺血的发作可高达 84%。应用 AECG 能及早检出冠心病患者无症状性心肌缺血的存在，尤其是老年人冠心病发病率高而临床症状常不典型，则更具有其独特的应用价值。

无症状性心肌缺血的发生机制目前尚未明了，一般认为与下列因素有关：①心肌疼痛阈或者心肌疼痛的中枢感觉存在异常；②"疼痛警报系统"的功能改变或缺陷；③缺血裂隙；④缺血心肌的代偿调节作用。

无症状性心肌缺血的发作特点包括：①常在日常生活中发生，多发生在轻体力活动和脑力活动后，亦可发生在剧烈活动时；②发作持续时间可以较长，有时超过 20 min；③发作时心率多不增快，大部分低于当日最高的窦性心率水平；④发作频繁者，可能预后不良；⑤发作有昼夜规律，以上午 6～12 时发生率最高，0～6 时发生率最低。此规律与老年人较青年人急性心肌梗死易在早上发生有密切联系。

目前已认识到，胸痛不是心肌缺血的敏感指标。对于心绞痛患者而言，无症状缺血性 ST－T 改变的发生率远高于心绞痛发作。在临床上，提出治疗不仅针对有症状性心肌缺血，而且也要治疗无症状性心肌缺血即缺血"总负荷"的新概念。据报道，药物治疗如长效硝酸盐、β 受体阻滞剂和钙拮抗剂对心绞痛和无症状性心肌缺血均有效果。

（二）心肌缺血总负荷

AECG 对日常生活中心肌缺血，特别是无症状性心肌缺血的定量分析有极为重要的临床价值。目前已肯定无症状性与有症状性心肌缺血发作具有同等的意义，而且所有的冠心病患者无症状性缺血总是多于有症状性缺血发作，因此提出缺血总负荷的概念作为缺血的定量指标。

根据 ST 段异常改变的幅度、阵次、持续时间可以计算心肌缺血总负荷：

$$心肌缺血总负荷 = ST 段下降幅度 × 发作阵次 × 持续时间$$

此外，在描记 ST 段趋势图曲线的基础上，可计算 ST 段下移的面积（mm × mm）。

（三）心肌缺血阈（MIT）

近年来在"心绞痛阈"的基础上衍生出 AECG 检测心肌缺血阈的概念。心绞痛阈以三数据乘积（triple product）表示：三数据乘积 = 心率平均动脉血压（或收缩压）心肌收缩射血时间。如果平均动脉压及心脏射血时间二个参数的变化很小时，患者发生缺血的阈值可用心率表示。可以引起患者心绞痛或缺血发作的最小的三数据乘积的值称为"心绞痛阈"。MIT 是指冠心病患者在 AECG 监测中发生短暂心肌缺血时的心率水平。最高心肌缺血阈（HMIT）是指同一次 AECG 监测中发生心肌缺血时的最高心率水平；最低心肌缺血阈（LMIT）是指同一次 AECG 监测中发生心肌缺血时的最低心率水平。心肌缺血阈变异 =（HMIT－LMIT）/LMIT 100%。

心肌缺血阈的临床意义主要是：①研究心肌缺血发生的不同机制；②检测 HMIT 可以了解心肌缺时心肌耗氧量水平，测定 LMIT 可以间接了解交感神经系统的活性，测定心肌缺血阈变异性可以反映冠状动脉张力的高低及稳定性；③心肌缺血阈变异性在不同患者间变异度较大，常在 2%～59%。此值偏低时提示心肌缺血的发生主要与心肌耗氧量增加相关，相反则提示与冠状动脉张力异常有较大关系，此时提倡用钙拮抗剂或硝酸盐类药物降低冠状动脉张力。

七、存在问题及展望

目前多数 Holter 仅有 2～3 个导联，不能反映心脏电活动的全貌。对急性心肌梗死患者不能准确定位，不能反映心脏各个部位心肌的缺血情况。同步 12 导联连续记录 AECG 可以反映出不同部位心肌缺血、损伤、坏死的图形变化，对诊断与鉴别诊断都有极大帮助。与普通的 AECG 相比，用专用软件对即时动态心向量图进行分析的优势是诊断心肌缺血更敏感，有完全的实时能力，允许长时间的监测，结果立即可得，而不必耗时分析。另外，应建立正常值及正常变异的大型数据库：以使诊断标准统一、规范，减少误差。

（方丕华　曹东芳）

参 考 文 献

1. 郭继鸿 真正将动态心电图诊断心肌缺血的功能应用于临床. 见郭继鸿 张海澄主编. 动态心电图最新进展. 北京：北京大学医学出版社，2005，120.

2. 方丕华. 1999 年 ACC/AHA 动态心电图应用工作指南解读. 见：郭继鸿，张海澄主编. 动态心电图最新进展. 北京：北京大学医学出版社，2005，302.

3. 钟杭美等. 动态心电图. 见张开滋等主编. 临床心电信息学. 长沙：湖南科学技术出版社，2002，680.

 12 导联动态心电图一定优于 3 导动态心电图吗

动态心电图是连续长时间记录的动态变化的心电图，因其易于发现常规心电图难以记录到的一过性、间歇性的心律失常、心肌缺血等，已被广泛用于临床。随着动态心电图技术的发展，其记录通道也由初始的 1、2 个通道增加到 3 个通道，以后又出现了 12 通道甚至 18 通道。12 导联动态心电图是否一定优于 3 导联动态心电图是人们关注的问题，以下就此做一比较。

一、12 导联动态心电图与 3 导联动态心电图导联构成比较

（一）12 导联动态心电图

12 导联动态心电图也称 12 导联 Holter，主要指 12 导联同步、连续记录的心电图，是真实的 12 导联记录仪。

同步 12 导联 Holter 按照 Mason – Likar 改良的 12 导联系统连接记录心电图，共有 10 个电极。系将常规 Wilson 12 导联系统的Ⅰ、Ⅱ、Ⅲ标准导联及单极加压肢体导联 aVR、aVL、aVF 依次改置在右肩上部（RA）左肩上部（LA）右下胸部（RL）左下胸部（LL），构成改良的Ⅰ、Ⅱ、Ⅲ、aVR、aVL、aVF，反映的是额面心电活动。胸导联 $V_1 \sim V_6$ 电极安放位置同常规心电图，反映的是横面心电活动。改良的 12 导联体系是由标准 12 导联体系即 Wilson 导联体系衍化而生的，它获取的心电信息与运动心电图图形一致，描记的波形与 12 导联心电图十分相似。12 导联 Holter，可同步整体地观测各导联波形，使心电图各波形及时间间期测量更为合理、准确，有助于心律失常的诊断和鉴别诊断、预激综合征旁路定位的判断、心肌缺血及心肌梗死的定位诊断以及 QT 离散度检测等。

（二）3 导联动态心电图

3 导联动态心电图也称 3 导联 Holter，是 3 通道连续实时检测记录的心电图。所采用的导联系统是双极导联体系，临床常用 7 根（或 5 根）导线组成 3 个双极导联及 1 个无关电极，同步记录三通道心电信号。3 导联动态心电图电极安放有多种形式，图 2 – 9 – 1 是常用的 7 条导线的三通道双极导联位置，CM1 导联（模拟 V_1 导联）：正极位于 V_1 位置，负极位于左锁骨下窝中外 1/3 处。CM2/CM3（模拟 V_2/V_3 导联）：正极位于 V_2/V_3 位置，负极位于右锁骨下窝中外 1/3 处或胸骨柄右缘。CM5 导联（模拟 V_5 导联）：正极位于 V_5 位置，负极位于右锁骨下窝中外 1/3 处或胸骨柄右缘。MaVF 导联：正极位于左腋线第 9~10 肋间，负极位于胸骨柄。MX 导联（胸骨柄垂直导联）：正极位于胸骨下端剑突上，负极位于胸骨柄。该导联可获得有较大振幅 P 波的心电信号，并可减少肌电及呼吸运动的干扰。7 条导线中的 3 对正极和负极分别配对组成上述各双极导联，无关电极通常放在 V_5R 或胸骨下端。由于双极导联描记的动态心电图图形，与常规心电图或 12 导联同步心电图进行比较，存在着或多或少的差别，因此，将双极导联称为模拟导联。CM1 导联，记录的 P 波较清楚有利于心律失常分析，CM5 导联模似 V_5，反映前壁的心电活动；MaVF 导联模拟 aVF 导联，反映下壁的心电活动。在双极导联的任意组合中，CM5 + CM3 + CM1（模拟 V_1、V_3、V_5 导联，主要反映心室前壁的导联）以及 CM5 + CM1 + MaVF（模拟 V_5、V_1、aVF 导联，主要反映左心室前壁和下壁的导联），是 3 导联 Holte 最常用的导联记录方式。

由此可见，12 导联动态心电图，利用 10 根导线，描记的是 12 导联图形；3 导联动态心电图，利用 7 根导线，描记的是 3 导联图形。两者比较：少了 3 根导线，但缺了 9 个通道，这主要漏检了Ⅰ、aVR、aVL、V4 等。因此，三个导联记录的心电图，不可能反映心脏电活动的全貌，对急性心肌梗死、房室肥大、束支阻滞、室性期前收缩等心电图的改变不能准确定位，对心肌缺血诊断的阳性率也

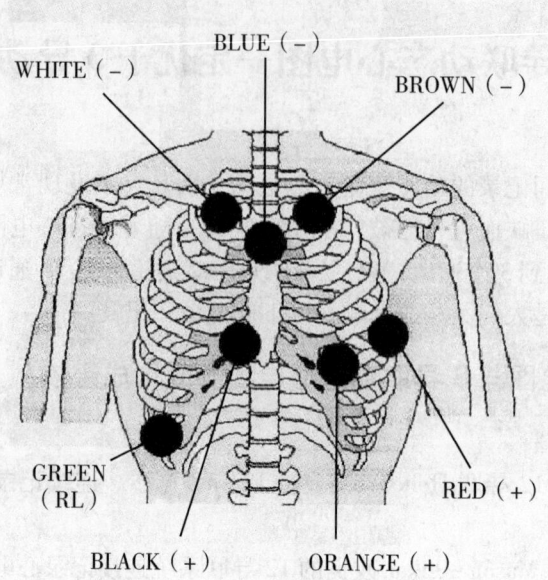

Three-Channel（7-Lead）Configuration

图 2-9-1　7 条导线三通道双极导联 CM5 + CM1 + MaVF 电极位置图

较低。

二、12 导联 Holter 与 3 导联 Holter 诊断能力比较

1. 3 导联 Holter，没有模拟Ⅰ、aVL 导联，对侧壁心肌缺血和梗死就易漏诊。

另外文献报道，急性下壁心肌梗死中 aVL 导联 ST 段压低对右室梗死的诊断有较高的敏感性（85% ~ 100%）和特异性（87% ~ 93%），12 导联心电图 aVL 的 ST 段压低 ≥0.1mV 诊断右室梗死敏感性甚至高于 V_{4R} 的 ST 抬高。模拟 aVL 导联的缺乏，也降低了右室梗死的识别率。

2. 3 导联 Holter，没有模拟 aVR 导联，对 aVR 导联的特殊作用就显示不出来。

近年研究发现，当 V_4 ~ V_6 导联和Ⅱ、Ⅲ、aVF 导联 ST 段压低，而 aVR 导联 ST 段抬高 > V_1 导联 ST 段抬高时，高度提示左主干及前降支开口处有严重病变。aVR 导联 ST 段抬高 > V_1 导联 ST 段对判断左主干闭塞的敏感性 81%，特异性 80%。越来越多的资料证实，aVR 导联 ST 段抬高在冠脉左主干病变的诊断中具有重要价值。Yamaji 发现 88% 左主干闭塞患者的 aVR 导联明显抬高，43% 前降支近端病变也出现 aVR 导联 ST 段抬高。Engelen 的资料表明，急性心肌梗死出现 aVR 导联 ST 段抬高，V_1 导联 ST 段抬高 >0.25mV，又伴Ⅱ、Ⅲ、aVF 导联 ST 段压低时，高度提示前降支近端病变。急性前壁心肌梗死患者伴发 aVR 导联 ST 段抬高时，发生心脏性猝死或心功能不全的几率较高。故急性心肌梗死时，aVR 导联抬高不仅具有诊断价值，而且有预后的意义；对常规 12 导联心电图不易发现的单纯右室梗死，aVR 导联 ST 段抬高可以起到警示的作用。对心室肥大，右位心 aVR 都有诊断价值。因此 aVR 导联的作用不容忽视。

3. 3 导联 Holter，没有模拟 V_4 导联。目前认为 V_4 导联在心肌缺血、心肌梗死中对前壁、广泛前壁的定位有较大价值，因此 3 导联 Holter 的判断就不够精确，可能造成漏诊。

三、12 导联 Holter 与 3 导联 Holter 诊断心肌缺血的比较

12 导联 Holter 能够敏感地检测出不同部位心肌缺血。

12 导联 Holter 与常规 12 导联心电图反映的导联一致，可以确定心脏不同部位的心肌缺血，特别是心脏前壁、侧壁、下壁及间壁等部位（图 2-9-2）。12 导联 Holter 系统提供符合人性化设计的 ST 段

趋势图对比扫描技术，可动态的根据 ST 段趋势图的变化情况，观察到心肌缺血发生时各导联之间 ST 段抬高或下降的形态及相互关系，从而进一步确定心肌缺血发生的部位和程度。国内外有学者发现 12 导联 Holter 检测心肌缺血的敏感性高于三通道 Holter。导致敏感性不同的主要原因是由于三通道 Holter 对无症状心肌缺血以及下、后壁心肌缺血的诊断率较低。文献报告冠心病患者约 25%～50% 存在无症状性心肌缺血。Cohn 将无症状性心肌缺血和有症状性心肌缺血的总和称为心肌缺血总负荷，即 24h 内患者症状性和无症状性心肌缺血的 ST 段压低幅度，总阵次和总时间的乘积。实际就是 ST 段趋势曲线图中 ST 段压低总面积，以此判断心肌缺血的程度、预后、评价治疗的效果，对冠心病心肌缺血能给予定量分析。12 导联 Holter 有此功能，它既可以发现无症状的心肌缺血，也对不同部位心梗和心绞痛合并的心肌缺血有明显诊断价值，从而弥补了三通道 Holter 的不足。

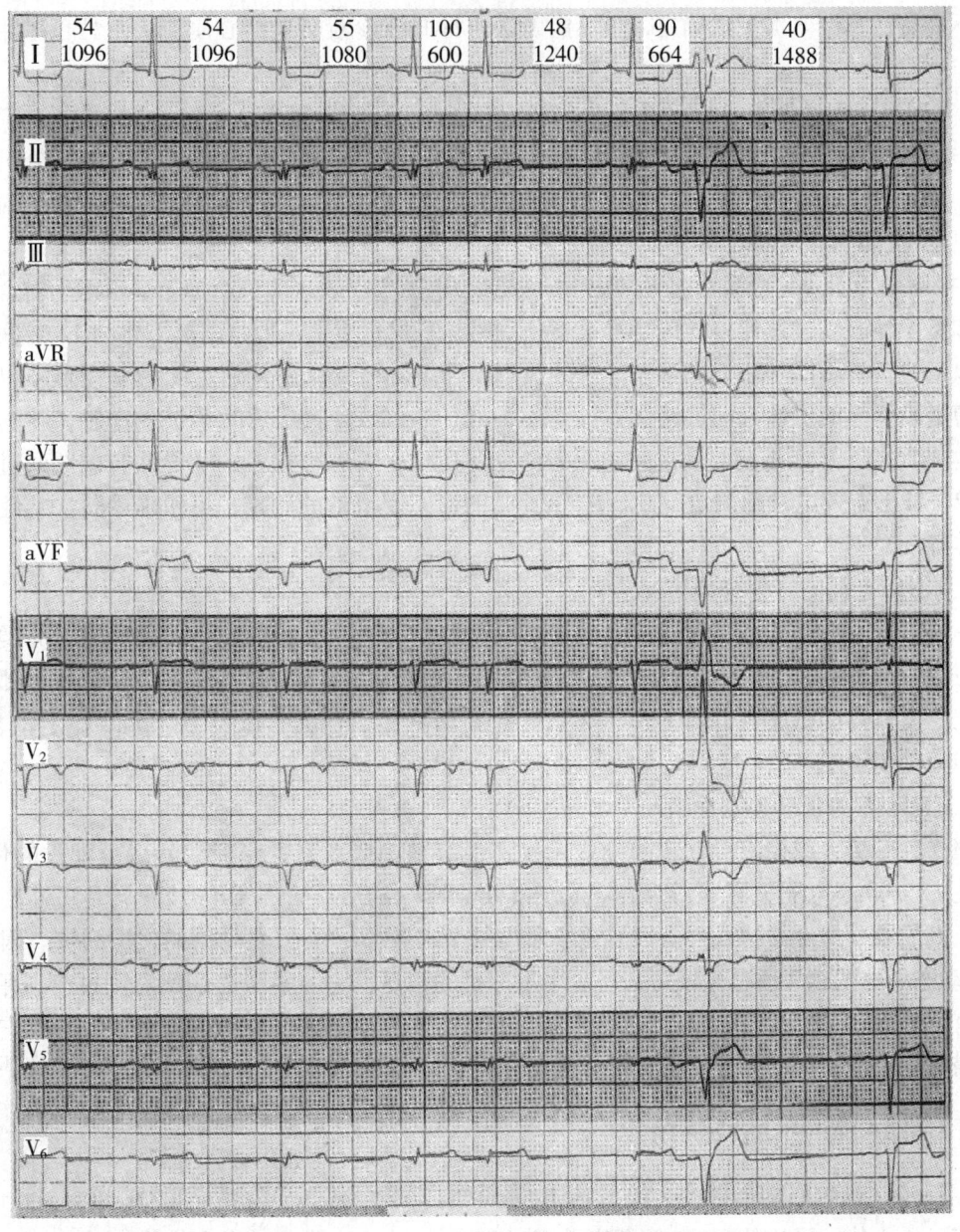

图 2-9-2　3 导联与 12 导联动态心电图上心肌缺血 ST 段改变检测比较

3 导联动态心电图（图中加黑部分，Ⅱ、V₁、V₅ 导联）未能发现 Ⅰ、aVL 导联 ST 段明显下移，而 12 导联动态心电图则能显示 Ⅰ、aVL 导联 ST 段明显下移等异常改变。

四、12 导联 Holter 与 3 导联 Holter 检出和评价心律失常作用比较

12 导联 Holter 可对心律失常做出准确的定性和定量分析，为患者的病情判定、预后判断及治疗选择提供重要依据。

（一）检出 P 波的能力及对心律诊断优势的比较

动态心电图中由于 P 波振幅低而小，P 波测定一般不很清楚。采用同步 12 导联能够提高心律失常时 P 波的识别率和基线漂移或干扰时 R 波的识别率。因为 12 导联中 P 波在某些导联振幅是较大而清楚的，即使存在基线漂移和干扰波形时，总能找出 1、2 个波形较平稳的导联。3 导联 Holter，无标准肢体导联，其最佳导联组合是 CM1 + CM5 + MaVF，尽管都检出 P 波，相对而言以 CM1 导联检出的 P 波较清楚，但此 3 个导联均为模拟导联，不可能较真实的反映出 P 波，又因基线漂移或干扰等，造成 P 波失真或不清楚，窦性 P 波无法确定，也不能确认逆行 P 波诊断交界性心律，从而对心律性质的判定存在缺陷。

（二）对房性、室性期前收缩起源定位比较

12 导联 Holter，由于它不漏搏，能完整记录期前收缩频度、等级，它具有重叠 QRS 分析功能，故容易检出。通过多通道分析，依据期前收缩（早搏）在 12 导联中的波形推测其起源部位，对心律失常起源点做出定位，3 导联 Holter 则不能定位。

Denes 报道利用 Holter 检测心律失常患者，如果心电图形仅表现为三个原始通道图形时，某些复杂心律失常如室上性心动过速伴差异传导将很难和室速、室早相鉴别，但将图形衍化为 12 导联时，这些差别就可以通过分析不同导联 P 波形态、QRS 波形态和电轴的变化来鉴别。12 导联图形不仅可以诊断由房性早搏触发引起的房性心动过速伴 2∶1 房室传导，还可以计算房速时 P′波的电轴，将其与窦性心律时 P′波电轴比较，从而推测心动过速起源的位置及其与窦房结的关系。12 导联心电图通过对引起房性早搏的 P′波形态及电轴的测定及其下传 QRS 波的形态及电轴的测定，可明确诊断室上性心动过速伴差异性传导。

（三）预激综合征的定位分型

Tomkin 提出，依据 δ 波在 QRS 波群起始向量（预激波向量）为起点 40ms 的极性为分类标准，推测旁路的位置。Adam 提出程序定位法，此法能在 QRS 波群时间 >0.10s 条件下，区分 8 个部位的房室旁路，其定位有较高的敏感性、特异性，为指导射频消融提供依据。12 导联 Holter 能定位、能分型；而 3 导联 Holter 则不能。

（四）复杂心律失常的鉴别诊断

文献报告，一患者原始三导联 Holter 显示：窦性心律，成对室性早搏，其后呈较长的代偿间歇。这一图形在 12 导联心电图上证实，所谓"成对室性早搏"的后一个宽 QRS 波实质是窦性心搏合并差异性传导，其后有一房性早搏或心房回波重整窦房结节律产生了类似室早后的代偿间歇。因此作者认为 12 导联动态心电图较 3 通道记录可获得更多更准确的信息。它能鉴别宽 QRS 心动过速，评价与恶性心律失常有关的 ECG 改变，评价复杂的心律失常。对左前分支阻滞、左后分支阻滞、右束支阻滞 + 左前分支阻滞、左前分支阻滞 + 侧壁心梗等诊断帮助很大，而 3 导联 Holter 则不能。

五、12 导联 Holter 的特殊功能

1. 记录和分析 QT 间期离散度　12 导联 Holter 可自动测量任一心搏各导联 QT 间期，并计算出 QT 间期最大值、最小值、平均值和 QT 间期离散度（QTd），对 QTd 进行动态变化分析。

2. 诊断睡眠呼吸暂停低通气综合征　利用 HRV 方法进行睡眠呼吸暂停低通气综合征（OSAHS）的初筛。

3. 检测微伏级 T 波电交替，心率震荡等　现代 12 导联 Holter 可检测微伏级 T 波电交替，心率震

荡等，在预测和诊断恶性室性心律失常，防病于未然的功效方面更加突出和实用。

六、12 导联 Holter 国外应用动态

Emmel 等采用 12 导联 Holter 对 24 例青少年（12 例疑有快速性心律失常，12 例疑有长 QT 综合征）的心律失常进行评价。结果在快速心律失常组，4 例发现室上速、7 例室速。室上速组中一例为单个折返环路的房内折返性心动过速，其余因多种 P 波形态表明有多个折返环路，2 例有隐匿性房室旁路。室速组 4 例为单形性室速，3 例多形性室速。一例长 QT 综合征者有显著 T 波交替，另两例有间断性长 QT 和 T 波切迹。单形性室速者用心内起搏标测与 12 导联 Holter QRS 形态比较指导下行射频消融术，单一 P 波形态的室上性折返性心律失常也行消融治疗，而有多个折返环路的房内折返性心动过速者接受了起搏器治疗。长 QT 综合征有 T 波交替的进行了相应的药物治疗。作者认为 12 导联 Holter 为心律失常的消融治疗提供了重要信息。对长 QT 综合征患者，12 导联 Holter 可提供动态 T 波改变，有助于明确诊断并指导药物治疗。

Molnar 等用 12 导联 Holter 进行 QT 间期评价。采用全屏幕手工阅读（MOR）及 Holter 系统自动分析（AQA）QT 间期两种方法，在不连续的两周内对所有记录测量 2 次。结果在首次和二次分析中，系统自动测量的 QT 值是一致的，但 QT 测量有明显的错误。MOR 与 AQA 相比所测 QT 值较大，两者都有较好的重复性。5min 平均 QT 间期与每小时平均 QT 间期相关性好（$r = 0.994$，$P < 0.001$），二者的节律变异相似。作者认为 Holter 系统自动分析 QT 间期并非是合理的方法，而 MOR 不失为敏感且重复性好的方法。

Hansen 等利用 12 导联 Holter 检测 QT 离散度（QTd）的节律变异。选用三种不同的导联测定 QTd 即所有 12 导联（QTd12）6 个胸前导联（QTd6）和 2 个导联（QTd2）。从每 4 小时获得的 QTd 值的分析表明正常人 QTd12、QTd6 有明显的节律变异，QTd2 未见有节律变异。作者认为导联的选择对 QTd 的重复测量有重要意义，特别是 12 导联。同样方法也发现在冠心病患者中 QTd12、QTd6 有明显的节律变异。心力衰竭患者各种导联都未见到 QTd 的节律变异。非心肌梗死的冠心病患者 QTd12 有节律变异，而心肌梗死者无 QTd12 的节律变异。作者认为所选择的导联数目对于揭示 QTd 的节律变异是重要的。

12 导联 Holter 虽可提供较为丰富的心电信息，但因所需电极和导联较多，不仅记录信号干扰大，而且增加患者的经济负担，同时在监测状态下因多个电极的粘贴不能为患者提供舒适的日常生活，并影响临床的其他诊治。近年来人们在致力于寻找一种导联数较少但可以准确替代 12 导联动态心电图的描计方法，EASI 导联就是其中的一种。它由 4 个单极电极和一个无关电极组成，记录出 3 导联心电图，根据向量原理，经过导联转换利用计算机推导衍生出 12 导联心电图形。目前通过大量的临床研究证实，其所获得的心电信息量和标准 12 导联无明显差异，利用这一原理制造的 Holter 可以持续纪录患者的心电变化。Drew 等研究发现推导 12 导联动态心电图和标准 12 导联心电图对心律失常诊断的符合率为 100%。Chantad 等利用推导的 12 导联心电图和标准 12 导联心电图同时监测了 282 例因急性冠脉综合征住 CCU 的患者，用 Kappa 分析检验这两种导联系统对心律和室性早搏形态的一致性，结果对所有出现的窦性心律、心房颤动、心房扑动、交界性心律，莫氏 I 型二度房室阻滞，完全性房室阻滞，起搏心律等，两种监测方法记录的心电图结果完全一致（k = 1），对于室早的形态分析也有非常好的一致性（k = 1）。

Drew 等研究发现，推导 12 导联和标准 12 导联心电图，两者对前壁和下壁心肌梗死的诊断符合率分别为 95% 和 99%，而且 EASI 推导 12 导联对前壁心肌梗死诊断的敏感性要高于 12 导联心电图（59%/55%），对于心肌缺血所表现出的 ST 段改变，两导联系统同样具有相关性。通过对急性心肌梗死和血管成形术中球囊扩张造成的短暂心肌缺血患者的研究发现，推导和标准 12 导联持续监测对心肌缺血诊断的符合率分别为 100% 和 95%。同样 Rautaharju 和 Horacek 等也发现推导和标准 12 导联心电

图一样可以准确反映血管成形术中一过性的心肌缺血,对陈旧性心肌梗死患者两者也有很好的相关性。

七、3 导联 Holter 临床应用优点

随着动态心电图技术的发展,记录导联从单导、双导到 3 导、12 导以至 18 导联。从理论上讲导联数目越多,提供心电信息量越大;但动态心电图是在日常生活状态下对心电活动的实时监测,导联越多,日常活动对记录的干扰也越大,给分析和诊断带来的误差也就越大。3 导联动态心电图因电极和导联数较少,干扰少,费用低,患者舒适,操作便捷。并且随着动态心电图技术的提高,采样率增加,描记的波形误差减小;分辨率增加,测量振幅的精确度提高;频响范围扩大,记录波形的失真度变小;记录心电图的信号也由片断记录到近似全息记录,以及随着计算机传输和接口技术的改进,记录盒的心电数据下载到分析系统的速度明显加快,这些可与 12 导联动态心电图媲美。新一代 3 导联动态心电图分析软件中应用的全览图,心搏模板,直方图,计算心肌缺血总负荷等多种新技术加快了分析速度,改变了分析方法,获得准确的心电信息,具有很好的临床实用性。

最近一项在运动平板试验的同时进行 3 导联 Holter 与 12 导联心电图的研究证实,CM5 是检出心肌缺血敏感性最高(89%)的单一导联,加 CM3 可使敏感性增加到 91%,加下壁导联可使敏感性增加到 94%,特别是可提高单纯下壁缺血的检出率。动态心电图所有 3 个导联联合应用的敏感性为 96%,比联合应用 2 个导联的敏感性(CM5 和下壁导联)高 2%。因此常规鉴别心肌缺血可能只需要 2 个导联,这也是目前二、三导联 Holter 仍广泛使用的原因。

某些三通道 Holter 如 EASI 正交导联仅用 5 根导线采集记录三通道心电信号,既能克服导联电极过多造成的干扰,也能获得推导 12 导联心电图。由于导线较少,方便了患者和操作人员,特别是电极安放位置的解剖标志明确,安放重复性好,因而得到的心电图重复性好。在重症病房,由于患者病情危重,电极和导联数目的减少,不仅减少了电极安放的位置误差而且节约时间;在小儿,由于胸廓较小,安放较多电极也会造成位置偏差。并且监测的同时不影响如听诊、电除颤等诊治,因此从这个意义上 3 导联 Holter 恰好弥补了 12 导联 Holter 的缺点,甚至优于 12 导联 Holter。但由于与真实的 12 导联 Holter 在图形上有一定差异,以及作为推导基础的正交导联采集记录的心电信号如受到干扰可能会对推导的多个导联心电图波形产生较大影响等问题,在技术上需进一步研究改进。

综上所述,虽然 12 导联动态心电图能获得更加全面的心电信息,在诸多方面优于 3 导联动态心电图。但就目前资料来看,提高诊断敏感性的关键不是监测导联数目的多少,更重要的是对低频信号的处理及自动诊断的软件系统的改进。从理论上推导导联越多,所获信息量越大。但如果信息记录的处理、分析技术的水平有限时,导联的增多可能会出现事与愿违的结果。且目前绝大多数 12 导联动态心电图,也只是选择其中一个或两个导联进行扫描分析,而不像常规心电图那样对 12 导联进行实时同步分析,这些问题在临床应用中应予注意,合理选择。

(黄织春)

参 考 文 献

1. 郭继鸿,张萍主编. 动态心电图学. 北京:人民卫生出版社,2003,56 - 69.

2. 张开滋,郭继鸿,刘海祥,等主编. 临床心电信息学. 长沙:湖南科学技术出版社,2002,745 - 749.

3. 卢喜烈,卢亦伟主编. 12 导同步动态心电图学. 北京:化学工业出版社,2007,6 - 10.

4. 郑晓霞,孙爱民,陈蕴文. 12 导联动态心电图对变异型心绞痛的诊断价值. 现代医学,2003,31(6):420.

5. Chantad D, Krittayaphong R, Komoltri C, Derived. 12 - lead electrocardiogram in the assessment of ST - segment deviation and cardiac rhythm. Jouranal of Electrocardiology, 2006, 39:7 - 12.

6. Martinez JP, Laguna P, Olmos S, et al. Assessment of QT - measurement accuracy using 12 - lead electrocardiogram derived from EASI leads. Electrocardiology, 2006, 5:1 - 8.

7. 张萍. 应当重视 aVR 导联在冠心病心电图中的新作用. 临床心电学杂志, 2007, 16 (2)：92.

8. 王龙, 郭继鸿, 王伟民, 等. aVR、V$_1$ 导联心电图对左主干及前降支近端明显狭窄的诊断价值. 临床心电学杂志, 2007, 16 (2)：93 – 96.

9. Yamaji H, Iwasaki K, Kusachi S, et al. Prediction of acute left main coronary artery obstruction by 12 – lead electrocardiography：ST – segment elevation in lead aVR with less ST – segment in lead V$_1$. J Am Coll Cardiol, 2001, 38：1348 – 1354.

10. 孙更新, 牛惠云. aVR 导联 ST 段抬高对急性心肌梗死预后的价值. 临床心电学杂志, 2007, 16 (2)：97 – 98.

11. Emmel M, Sreeram N, schickendantz S, et al. Experience with an ambulatory 12 – lead Holter recording system for evaluation of pediatric dysrhythmias. J Electrocardiol, 2006 Apr, 39 (2)：188 – 193.

12. MolnarJ, RanadeV, Cvetanovic I, et al. Evaluation of a 12 – lead digital Holter system for 24 – hour QT interval assessment. Cardiology, 2006, 106 (4)：224 – 232.

13. Hansen S, Rasmussen V, Larsen K, et al. Circadian variation in QT dispersion determined from a 12 – lead Holter recording：a methodological study of an age – and sex – stratified group of healthy subjects. Ann Noninvasive Electrocardiol, 2007 Jul, 12 (3)：185 – 96.

14. Hansen S, Rasmussen V, Torp – pedersen C, et al. QT intervals and QT dispersion determined from a 12 – lead 24 – hour Holter recording in patients with coronary artery disease and patients with heart failure. Ann Noninvasive Electrocardiol, 2008 Jan, 13 (1)：22 – 30.

15. Wehr G, Peters RJ, Khalife K, et al. A vector – based, 5 – electrode, 12 – lead monitoring ECG is equivalent to conventional 12 – lead ECG for diagnosis of acute coronary syndromes. Journal of Electrocardiology, 2006, 39, 22 – 28.

16. Feldman CL, Milstein SZ, Neubecker D, et al. Comparison of the Five – Electrode – Derived EASI electrocardiogram to the Mason likar electrocardiogram in the prehospital setting. Am J Cardiol, 2005, 96：453 – 456.

17. Horacek BM, Warren JW, Ovicek PS, et al. Diagnostic accuracy of derived versus standard 12 – lead electrocardiograms. Journal of Electrocardiology (Suppl), 2000, 33：155 – 159.

18. Sejersten M, Pahlm O, Pettersson J, et al. Comparison of EASI – derived 12 – lead electrocardiograms versus paramedic – acquired 12 – lead electrocardiograms using Mason – Likar limb lead configuration in patients with chest pain. Journal of Electrocardiology, 2006, 39：13 – 21.

19. Sejersten M, Wagner GS, Pahlm O, et al. Detection of acute ischemia from the EASI – derived 12 – lead electrocardiogram and from the 12 – lead electrocardiogram acquired in clinical practice. Journal of Electrocardiology, 2007, 40 (2)：120 – 126.

20. Horacek BM, Warren JW, Penney CJ, et al. Optimal electrocardiographic leads for detecting acute myocardial ischemia. Journal of Electrocardiology (Suppl), 2001, 34：97 – 109.

21. Rautaharju PM, Zhou SH, Hancock EW, et al. Comparability of 12 – lead ECGs derived from EASI leads with standard 12 – lead ECGs in the classification of acute myocardial ischemia and old myocardial infarction. Journal of Electrocardiology (Suppl), 2002, 35：35 – 39.

22. Editorial, Derived. 12 – lead ECG systems. Journal of Electrocardiology, 2006, 39：29 – 30.

 动态心电图评价心肌缺血的价值和局限性

　　动态心电图系美国物理学博士、实验物理学家 Holter 于 1957 年发明，自 1961 年应用于临床后，应用范围日益广泛。1964 年，Gilson 报告应用动态心电图可诊断心肌缺血。此后的几项研究证实记录的 ST－T 改变确实是心肌缺血引起，心脏病学委员会才接受日常活动中心肌缺血的存在。传统上认为心绞痛是冠状动脉粥样硬化性心脏病（冠心病）最主要的表现，而实际上无症状性心肌缺血，亦称静息性心肌缺血（定义为有心肌缺血的客观证据，而无心绞痛或类似症状）才是冠心病最常见的表现，大约占缺血总数的 75%。许多医生和患者认为如果无胸痛出现就不存在心肌缺血，而事实上在 30% ~ 50% 的冠心病患者日常生活中可以见到无症状性心肌缺血，研究表明无症状性心肌缺血是不良预后的危险因素，减少无症状性心肌缺血的发作可改善预后。动态心电图弥补了常规心电图的不足，检出日常活动中难以发现的突发的、短暂的心肌缺血，提高了心肌缺血尤其是提高了无症状性心肌缺血的检出率，是临床上监测无症状性心肌缺血的重要方法之一。动态心电图是心肌梗死、急性冠脉综合征、手术后恢复期患者检测无症状性短暂心肌缺血发作频率、时间的有效工具，其检测到的短暂心肌缺血的存在和时间与冠脉事件和死亡的增加相关。动态心电图有助于确定从抗血小板和抗栓治疗中获益最大的急性冠脉综合征患者。实际上，许多正在进行和将要进行的药物试验把动态心电图检测的心肌缺血作为研究重点之一。

一、动态心电图诊断心肌缺血的标准

　　动态心电图检出一过性的 ST 段改变，不仅出现在有症状的冠心病患者，而且也出现在无症状的冠心病患者以及没有冠心病的健康人群。因此动态心电图记录到的 ST 段改变并不能对心肌缺血做出肯定的诊断。目前动态心电图诊断心肌缺血采用 1984 年美国国立心肺研究院标准，简称 3 个 1 标准：①ST 段水平或下斜型压低 ≥0.1mV（原有压低者，在降低的基础上 ST 段呈水平型或下斜型再压低 ≥0.1mV），测量点：J 点后 80ms 为 L 点（HR > 120bpm，L 点位于 J 点后 50ms）；②持续时间 ≥1min；③两次压低间隔 ≥1min。1999 年，ACC/AHA 将上述标准中间隔 1min 建议改为 5min，实际成为 1∶1∶5 标准。在我国第一届动态心电图研讨会上，郭继鸿教授等曾建议将 ST 段缺血性改变的标准增设持续的上限标准为 30min。提出这一标准的根据：①非缺血性 ST 段改变，有时短（<1min）已被原标准去除；更多时长（>30min），目前混淆在 ST 短偏移总计数之中；②心肌缺血包括自发和运动试验诱发，多数持续 1 ~ 15min，很少超过 20min，超过 30min 更罕见。临床缺血性症状如此，缺血性 ST 段改变也是如此；③一组正常男性的 ST 段偏移检测结果显示，绝大多数持续时间将近 2h。佟光明等报道一例患者的动态心电图发现 ST 段呈水平型或下斜型压低，最深达 0.4 ~ 0.5mV，但患者无胸痛、心悸等症状，且心电图改变持续的时间长 >30min，冠脉造影、超声心动图、心肌酶学等检查均未见异常，故这种心电图改变并非由冠心病心肌缺血所致。因此，提出缺血性 ST 段压低或抬高的持续时间上限，有利于缺血性 ST 段的筛选。如果成立，则动态心电图诊断心肌缺血的标准将变为 1∶1∶5∶30。

　　冠心病患者心肌缺血致心电图 ST 段偏移，多数表现为 ST 段压低，少数表现为 ST 段抬高。对于动态心电图缺血性 ST 段抬高，目前还没有统一的诊断标准。乔巍巍等认为缺血性 ST 段抬高形态多数呈拱型，且有动态变化，振幅 ≥0.1mV，持续时间 ≥10s 即有临床意义。如图 2－10－1 为一例冠心病、PTCA 术后，猝死患者的动态心电图记录示室颤前出现缺血性 ST 段抬高。非缺血性 ST 段抬高往往持续存在，形态多呈凹面向上以 J 点抬高为主，研究发现，大约 30% 的正常人群动态心电图记录可见 ST 段抬高，多见于年青人，这种 ST 段改变与迷走神经张力增加、体位变化有关，与心肌缺血无关。二者间

的鉴别除根据 ST 段改变的形态，持续时间外，还可参照标准 12 导联心电图图形和动态心电图检查前记录的不同体位的心电图。ST 段趋势图也有助于二者鉴别，体位性 ST 段偏移的特征性改变呈 "⎍" 或是 "⎍" 型改变，而缺血性 ST 段变化的趋势图呈 "峰型" 改变（"∧" 或 "∨"）（图 2 - 10 - 2）。

1987 年美国学者 Cohn 提出了 "心肌缺血总负荷"（total ischemia burden，TIB）的概念，即 24 小时内有症状和无症状性心肌缺血 ST 段改变幅度、总阵次和总时间的乘积。TIB 是心肌缺血定量评价的重要指标，它可以充分地反映心肌缺血的程度。

动态心电图诊断心肌缺血的敏感性 70% ~ 90%，特异性 70% ~ 85%，假阳性率 15% ~ 30%。

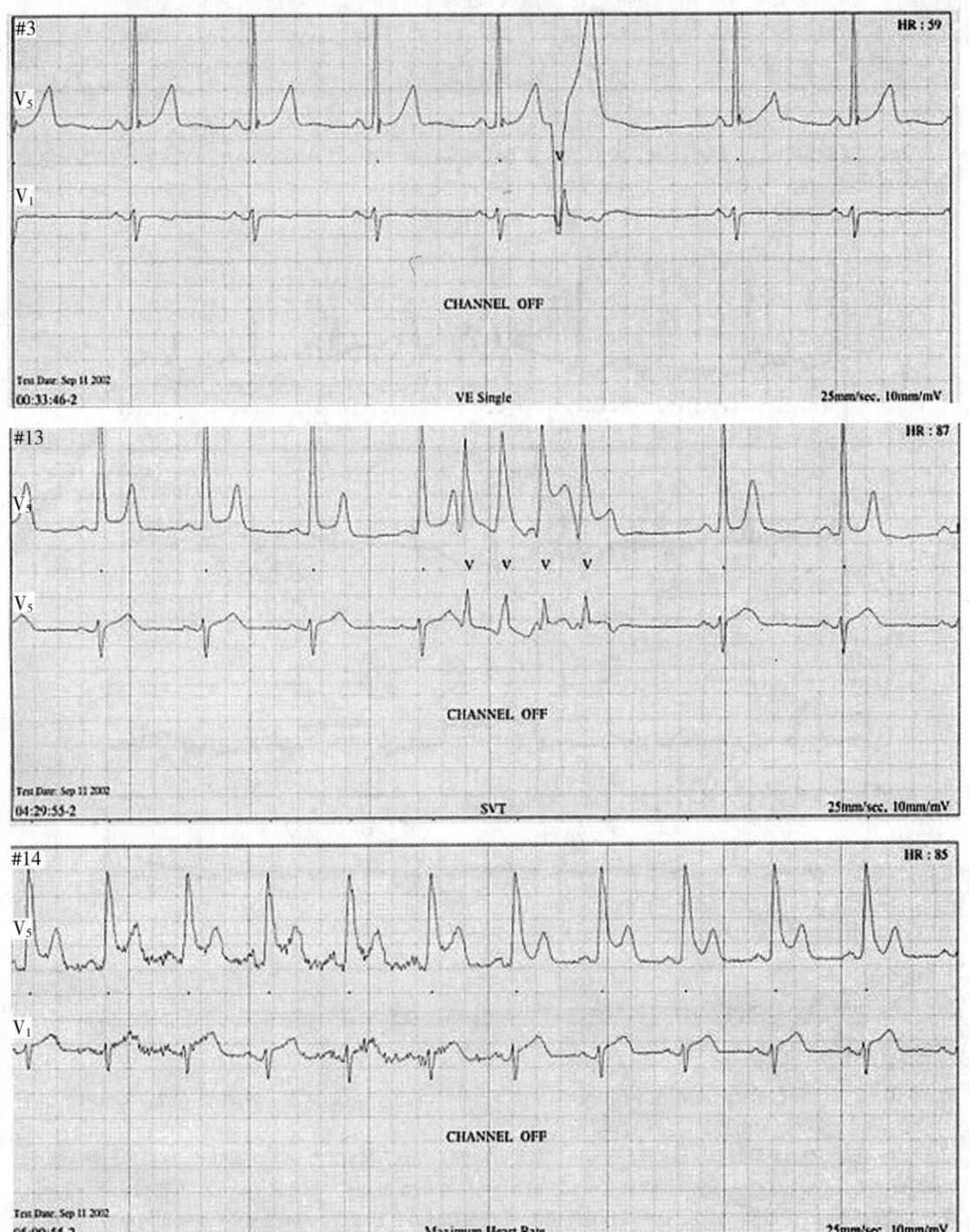

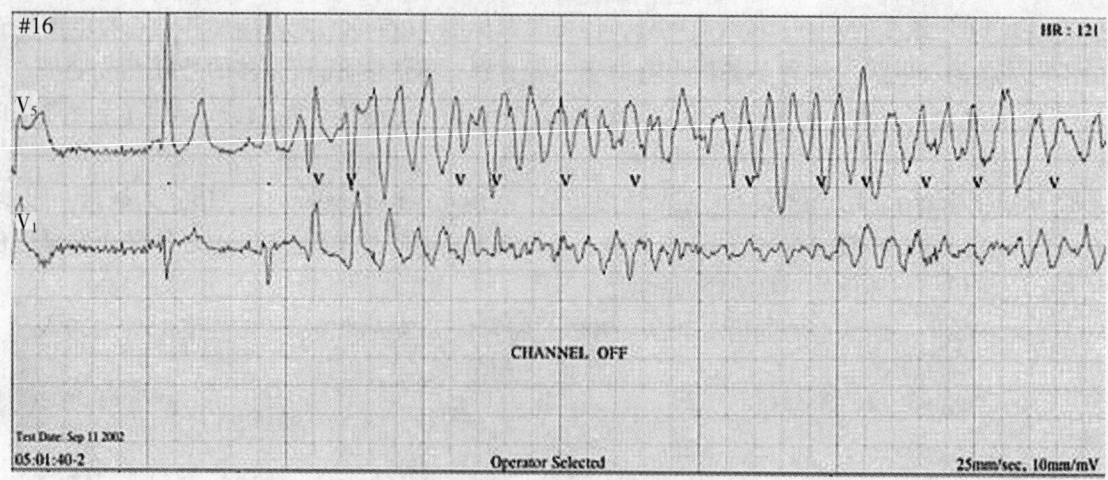

图 2 - 10 - 1 女，51 岁，冠心病、PTCA 术后，动态心电图记录

图 A：ST 段无偏移，可见室性早搏；图 B：MV₅ ST 段上凹型抬高，CMV₁ ST 段拱型抬高0.2mV，并伴有阵发性室性心动过速（4 次/列），心率为 88bpm，QRS 基底部增宽与 ST 段相连；图 C：CMV₅ ST 段凹型抬高 0.3mV 与 QRS 降支融合 CMV₁ ST 段拱型抬高 0.3Mv；图 D：发生心室颤动，患者迅即死亡。

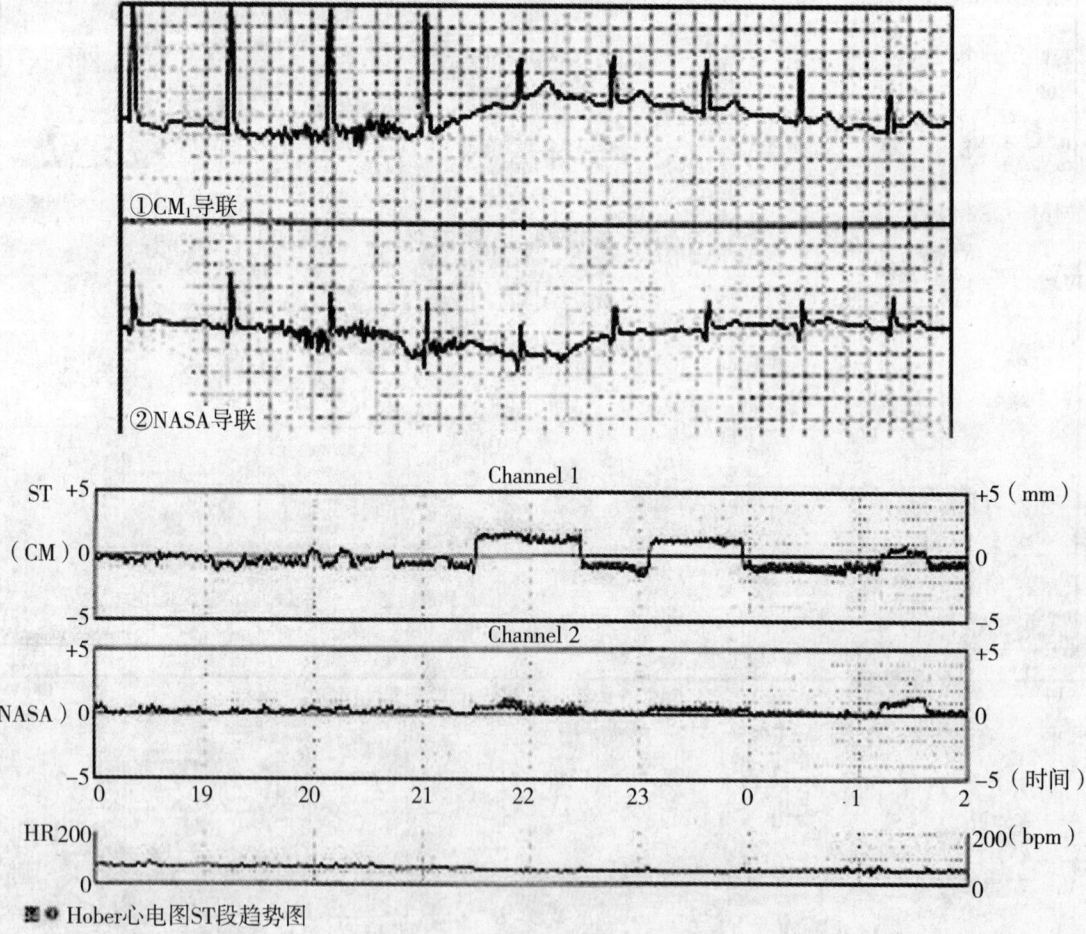

图● Hober心电图ST段趋势图

图 2 - 10 - 2 ST 段趋势图：是指在不同的心率状态下，对 R 波开始后的任意一时间点（例如 80msec）进行连续记录而得到的一种趋势图

图 A：动态心电图记录的 CM₅ 导联第 5 个 QRS 波群起可见 ST 段抬高，与前 4 个 QRS 波群相比，从第 5 个 QRS 波群起 R 波振幅降低，提示是体位性改变引起的 ST 段偏移。图 B：趋势图中 ST 段发生了突然的变化，呈"⊓"或是"⊔"型改变，即呈所谓的"盒子型"改变。这种改变是体位性 ST 段偏移的特征性改变，与缺血性 ST 段变化的趋势图"峰型"改变（"∧"或"∨"）完全不同。

二、2 或 3 导联动态心电图和 12 导联动态心电图

随着动态心电图技术的发展，已从最初的 2 导联发展到目前 12 导联甚至 18 导联同步描记，2 导联只能反映左室前壁的心肌缺血，对下壁心肌缺血引起的 ST 段改变反映欠佳。三通道记录仪由于增加了 aVF 导联，增强了对下壁心肌缺血检出的敏感性，Shimadam 等学者同时应用双通道及 12 导联观察了 101 例患者，发现在双通道监测中，有 20 例患者发生了 101 次缺血性 ST 段压低，而在 12 导联监测中，发现 44 例患者出现了 229 次缺血性 ST 段压低，12 导联动态心电图检测心肌缺血的敏感性显著高于前者，同时有助于对心肌缺血进行定位分析。在 TIMI ⅢB 试验中，3 导联动态心电图仅能发现 3% 的高危患者，核素显像的检出率为 34%，运动平板试验的检出率为 33%。这对于应用动态心电图监测来筛选高危患者提出了质疑。Enriquetm 等应用 12 导联动态心电图观察不稳定心绞痛患者无症状心肌缺血的发生率远高于 TIMI ⅢB 试验，提示 12 导联动态心电图可能提高心肌缺血的检出率。但也有学者认为 3 导联动态心电图的诊断敏感性已达 96%，导联更多时敏感性是否还能增加尚不清楚，动态心电图记录仪不能完全避免人体日常活动对记录信号的干扰，而且导联越多，对信号的干扰就越大，对 ST 段改变的分析会出现较大的误差，增加假阳性。并且导联越多对患者日常活动的影响也越大，影响患者对检查的顺应性。

近期有关稳定性心绞痛患者有症状性心肌缺血和无症状性心肌缺血日夜节律变异性的研究发现 98 小时的动态心电图监测中，3258 次缺血事件中有 4% 为有症状性，91% 为无症状性心肌缺血。64% 的患者 24 小时检测出无症状性心肌缺血，94.1% 的患者 72 小时检测出无症状性心肌缺血。因此研究者得出结论：对于 36.3% 的稳定性心绞痛患者 24 小时动态心电图监测检测未来无症状性心肌缺血事件是不足的，而对于有无症状性心肌缺血的患者，48 小时后的检出率可增加至 83.1%，72 小时可增加至 94.1%。由于 ST 段压低的频率和时程每天均存在变异，因此在持续性监测过程中应选择足够长的时程（48h）。

三、运动试验和动态心电图评价心肌缺血的比较

当比较运动试验和动态心电图检出的心肌缺血时，有两个中心问题。第一个问题就是，和运动试验比较，动态心电图检测心肌缺血的准确性；第二个问题是，从动态心电图中和从运动试验中获得的信息是否相同？为评价动态心电图诊断心肌缺血的准确性，Tzivoni 等采用 Del – Mar Avionic 系统和 12 导联 ECG 资料对比，证实了二者心肌缺血变化的一致性。他们还比较了 Marquette 系统检测心肌缺血的准确性，对 29 例已确诊为冠心病且运动试验阳性的患者和 19 例患冠心病可能性低且运动试验阴性的患者作为对照进行研究，记录 3 个导联，即 CMV_5，CMV_3 和 CMaVF。采用分开的导线从相同的胸部电极向动态心电图记录器发送信号。采用 Bruce 方案进行运动试验，同时用动态心电图和 12 导联 ECG 记录，两种方法在所有的患者均能记录到心肌缺血。动态心电图有 26 例在 MV_5 记录到心肌缺血，12 导联 ECG 有 24 例；动态心电图有 15 例在 MV_3 记录到心肌缺血，12 导联 ECG 有 7 例。显著的差别在下壁导联，动态心电图仅有 4 例在 M_{AVF} 记录到心肌缺血，而 12 导联 ECG 有 23 例。两种方法描记的心肌缺血程度相同。19 例运动试验阴性的患者，仅有 1 例动态心电图有 1mm 的 ST 段压低。该研究证实了动态心电图检测心肌缺血的准确性。也发现加用 CMaVF 在评价心肌缺血发作方面价值不大。

和动态心电图相比，运动试验更易检出冠心病患者的心肌缺血，发生差异的原因在于日常活动中的心肌缺血发作次数较少，而在运动试验中易于诱发心肌缺血，这并不是动态心电图不能准确的检测心肌缺血。在血管造影证实的胸痛和冠心病患者中动态心电图监测 ST 段压低的敏感性为 62%，特异性 61%，均轻度低于运动试验（67% 和 65%）。此差异产生的可能解释为动态心电图可检测血管痉挛或微血管病变，而作为“金标准”的冠状动脉造影则不能检出此类病变。

Stone 评价运动诱发和动态心电图检测的心肌缺血的关系。他们发现缺血发作次数和运动至出现心肌缺血的时间之间存在非常显著且非常有限的相关性（r = 0.19 ~ 0.37）。Tzivoni 等研究发现运动试验

的运动时间、最大 ST 段压低、ST 段压低时的心率和动态心电图中的心肌缺血发作次数、最大 ST 段压低、ST 段压低时的心率的相关性极差。总体上讲，两种方法的心肌缺血指数之间的相关性非常弱（平均 $r = 0.054$）。这些发现提示动态心电图检出的心肌缺血指数具有很大的变异性。

动态心电图和运动诱发的心肌缺血的机制不一样，可以通过日常活动和运动诱发的心肌缺血的阈值不同来说明。大多数日常活动中的心肌缺血仅伴有轻微和中等程度的心率增加。和运动试验相比，日常活动中心肌缺血阈值（即出现 ST 段压低 1mm 时的心率）明显低于运动试验时。心率相差 15～30 次/分提示冠状动脉张力增加（使心肌缺血阈值降低），这在日常活动中的心肌缺血发生中起重要作用。即使对同一个体，日常活动中心肌缺血阈值亦有变化。这可能是运动试验与动态心电图缺血参数的相关性差的原因，提示日常活动和运动诱发的心肌缺血的机制不同。

四、动态心电图检出的心肌缺血的预后价值

（一）稳定性冠心病患者

大约 50% 的稳定性冠心病患者在动态心电图监测中有无症状性心肌缺血，在临床或冠脉造影证实的冠心病患者动态心电图检测到的无症状性心肌缺血的预后价值的试验结果相互矛盾，早期研究中，在小规模高选择的研究人群如运动试验阳性报道无症状性心肌缺血是稳定性冠心病患者不良事件的强的独立的预测指标。而在低危或未选择的人群中，经过中长期的随访没有发现动态心电图检测的无症状性心肌缺血的预测价值。随后在大量的临床研究中包括无症状性心肌缺血性研究（ACIP）和阿替洛尔和无症状性心肌缺血研究（ASIST）发现治疗前或治疗中动态心电图检测的无症状性心肌缺血和不良事件（包括死亡、心肌梗死、血管重建、心绞痛需要药物治疗）相关。研究者在 Stockholm 心绞痛研究（APSIS）中发现在 2 年的随访中动态心电图检测的心肌缺血程度是不良事件的预测指标，而运动心电图 ST 段下降 > 2mm 才具预测价值。但在心肌缺血总负荷欧洲研究（TIBET）中发现在有轻微症状并有运动试验诱发心肌缺血证据的慢性稳定性冠心病患者动态心电图检测的心肌缺血与一级终点包括死亡、心肌梗死、不稳定性心绞痛以及血管重建等软终点间无相关性。因此，在稳定性冠心病患者中，动态心电图检测的无症状性心肌缺血在运动试验阳性患者中可能有预后价值。

（二）急性冠脉综合征的患者

传统动态心电图在急症监护病房失去其优越性，能实时连续监测 ST 段的心电图监测或遥测使动态心电图得到进一步的发展。在不稳定性心绞痛患者尽管经药物治疗仍存在短暂的复发心肌缺血，可能提示血栓体积的变化或复杂病变处血管张力的变化。在不稳定、难治性心绞痛患者心电图 ST 段的连续监测不仅用于发现心肌缺血而且用于评估再发胸痛的临床意义。经强化药物治疗仍存在短暂的心肌缺血和复杂冠脉病变相关，并且是冠脉血运重建的指征。对不稳定性心绞痛或非 ST 抬高心肌梗死患者优化的药物治疗方案是联合阿司匹林、氯吡格雷、肝素和血小板 Ⅱ b Ⅲ a 受体拮抗剂，难治性心绞痛患者常接受冠状动脉介入治疗或冠状动脉旁路移植术（搭桥）治疗以减少心肌梗死的发生。对 CAPTURE、PURSUIT 和 FROST 研究的荟萃分析表明在有 5 次以上心肌缺血发作的患者 30 天心肌梗死和死亡发生率为 19.5%，而无心肌缺血的患者发生率为 5.7%。（心肌梗死后存在无症状性心肌缺血在 1～2 年随访期间发生死亡、心肌梗死和血管重建的几率增加 3～5 倍）到心肌梗死后 5 年仍是心血管事件的预测指标，当结合心率变异性和室性心动过速会提升动态心电图检测的无症状性心肌缺血在心肌梗死存活患者的预测价值。

（三）评价药物疗效

在 CAPTURE 研究中，研究者应用动态心电图监测发现经介入治疗的难治性不稳定性心绞痛患者接受血小板 Ⅱ b Ⅲ a 受体拮抗剂治疗减少心肌缺血的时间，在 INTERACT 研究中连续 96 小时的心电图监测发现依替非班加低分子肝素治疗组同依替非班加普通肝素治疗组相比心肌缺血发生率更低，在第 1 个 48 小时（14.3% vs 25.4%；$P = 0.0002$），第 2 个 48 小时（12.7% vs 25.9%；$P < 0.0001$），在两组中心电图 ST 段改变患者同无 ST 段改变患者相比 30 天心肌梗死和死亡的发生率明显升高（15%

vs3.6%；*P* < 0.0001）。

（四）高血压、肾脏疾病、外周血管疾病和糖尿病患者的动态心电图的 ST 段偏移的意义

有关高血压、肾脏疾病、外周血管疾病和糖尿病患者的动态心电图的 ST 段偏移的解释还存在争议。高血压患者无症状的血压升高可导致 ST 段压低，这可能被误诊为无症状性心肌缺血。30% 以上的终末期肾病患者有静息状态下的 ST 段偏移，其部分是由于血压波动和电解质异常所致。对于外周血管疾病患者来说无症状性心肌缺血的存在为心脏疾病患病率和致死率的独立危险因素。糖尿病患者的心肌缺血通常是静息状态下的缺血，且在发现时已较广泛。患有糖尿病的冠心病患者病情明显重于非糖尿病的冠心病患者。DIAD（the Detection of Ischemia in Asymptomatic Diabetics）研究 1123 例无症状 2 型糖尿病患者，随访 5 年以上评估其无症状性心肌缺血发生率和预测因子。113 例无症状性心肌缺血患者中 33 例表现为中或重度灌注缺损。男性和糖尿病病程为异常负荷试验结果的最强预测因子，而传统心血管危险因素和促血栓形成标志物为弱的预测因子。此外 DIAD 研究证实 5 名无症状 2 型糖尿病患者中至少有 1 名存在无症状性心肌缺血。

五、动态心电图评价心肌缺血的局限性

动态心电图诊断心肌缺血的优势在于无症状性心肌缺血的诊断和定量，尽管技术上正在不断改进，但仍存在很大的局限性。主要是假性 ST 段改变或称为伪差性 ST 段改变发生率高。主要影响因素有：①仪器：动态心电图记录仪的频响较普通心电图机高，此外，记录电极片的质量、导联线、电子元件、也会影响 ST 段的判断；②电极位置：电极位置与标准 12 导联心电图不同，有些动态心电图记录仪实配的电极数少，记录的为推导出来的心电图，也会对 ST 段造成一定影响；③分析：当心率变化太大、记录基线漂移、心外因素干扰太大以及混杂宽大 QRS 波时动态心电图自动分析结果也会受影响。此时可通过人机对话进行修正；④体位：在记录过程中患者会发生多种体位变化，可引起 ST 段改变，在正常人群中约 50% 可以记录到非缺血性 ST 段改变。甲谷等报道在 ST 趋势图上体位性 ST 段偏移的特征性改变呈"∏"或是"⊔"型改变；④其他可导致继发 ST 段变化的情况还包括高血压、心室肥大、传导异常、电解质紊乱、二尖瓣脱垂、睡眠呼吸暂停综合征、精神科及抗心律失常药物等。

六、动态心电图评价心肌缺血的适用范围

目前 ACC/AHA 有关指南建议应用动态心电图检测心肌缺血适宜于：①怀疑变异型心绞痛的患者（Ⅱa）；②评价无法耐受运动的胸痛患者（Ⅱb）；③不能运动的血管外科患者的术前评估（Ⅱb）；④已知冠心病和非典型胸痛综合征的患者（Ⅱb）。对于可耐受运动的胸痛患者、无症状个体不是合适的选择。

动态心电图是检测无症状性心肌缺血的常用工具。动态心电图可发现日常活动中低于运动试验缺血时心率的 ST 段改变。无冠心病患者动态心电图监测检测出无症状性心肌缺血的有效性很少有证据支持。在稳定性冠心病患者中，动态心电图检测的无症状性心肌缺血在运动试验阳性患者中可能有预后价值。在急性冠脉综合征患者动态心电图检测的静息心肌缺血和不良心血管事件相关，动态心电图有助于确定从抗血小板和抗栓治疗中获益最大的急性冠脉综合征患者。动态心电图监测还用于评估药物的有效性和安全性。

（刘德平）

参 考 文 献

1. Gibson CM, Ciaglo LN, Southard MC, et al. Diagnostic and prognostic value of ambulatory ECG（Holter）monitering in patients with coronary heart disease：a review. J Thromb Thrombbolysis, 2007, 23：135 – 145.

2. Solomon H, DeBusk RF. Contemporary management of silent ischemia：the role of ambulatory monitoring. Int J Cardiol, 2004, 96：311 – 319.

3. Cohn PF, Fox KM, Daly C. Silent myocardial ischemia. Circulation, 2003, 108：1263 - 1277.

4. Gibson CM, Morrow DA, Murphy SA, et al. TIMI Study Group A randomized trial to evaluate the relative protection against post - percutaneous coronary intervention microvascular dysfunction, ischemia, and inflammation among antiplatelet and antithrombotic agents: the PROTECT - TIMI - 30 trial. J Am Coll Cardiol, 2006, 47 (12)：2364 - 2373.

5. 佟光明, 张海澄. 动态心电图诊断心肌缺血的局限性. 临床心电学杂志, 2006, 15 (2)：50 - 51.

6. 乔巍巍, 董榕, 杨春英, 等. 4例无心肌梗死病史患者动态心电图 ST 段抬高的临床探讨. 中国心血管杂志, 2004, 9 (6)：466 - 468.

7. 刘蔚主译. 心电图诊断技巧与误区. 沈阳：辽宁科学出版社, 2008, 238 - 239.

8. Shimadam S, Hirota Y, Onaka H, et al. Detection of myocardial ischemia with a computer - assisted 12 - lead 24 - hour ECG monitoring system (EAGLE) in patients with suspected unstable angina. Jpn Circ J, 1998, 62 (8)：586 - 91.

9. Causse C, Allaert FA, Marcantoni JP, et al. Frequency and detection rate of silent myocardial ischemia by Holter monitoring in patients with stable coronary insufficiency under treatment. Study of 95, 725 recorded hours. Arch Mal Coeur Vaiss, 2001, 94：779 - 784.

10. Smith SC Jr, Amsterdam E, Balady GJ, et al. Prevention Conference V：beyond secondary prevention：identifying the high - risk patient for primary prevention：tests for silent and inducible ischemia：Writing Group II. Circulation, 2000, 101：e12 - e16.

11. Bourassa MG, Pepine CJ, Forman SA, et al. Asymptomatic Cardiac Ischemia Pilot (ACIP) study：effects of coronary angioplasty and coronary artery bypass graft surgery on recurrent angina and ischemia. The ACIP investigators. J Am Coll Cardiol, 1995, 26：606 - 614.

12. Pepine CJ, Cohn P, Deedwania P, et al. Effects of treatment on outcome in mildly symptomatic patients with ischemia during daily life. The Atenolol Silent Ischemia Study (ASIST). Circulation, 1994, 90：762 - 768.

13. Forslund L, Hjemdahl P, Held C, et al. Prognostic implications of ambulatory myocardial ischemia and arrhythmias and relations to ischemia on exercise in chronic stable angina pectoris (the Angina Prognosis Study In Stockholm [APSIS]). Am J Cardiol, 1999, 84：1151 - 1157.

14. Dargie HJ, Ford I, Fox K. Total Ischaemic Burden European Trial (TIBET). Effects of ischaemia and treatment with atenolol, nifedipine SR and their combination on outcome in patients with chronic stable angina. The TIBET Study Group. Eur Heart J, 1996, 17：104 - 112.

15. Akkerhuis KM, Klootwijk PA, Lindeboom W, et al. Recurrent ischaemia during continuous multilead ST - segment monitoring identifies patients with acute coronary syndromes at high risk of adverse cardiac events；meta - analysis of three studies involving 995 patients. Eur Heart J, 2001, 22：1997 - 2006.

16. Heeschen C, Hamm CW, Bruemmer J, Simoons ML. for the CAPTURE investigators Predictive value of C - reactive protein and troponin T in patients with unstable angina：a comparative analysis. JAMA, 2000, 35：1535 - 1542.

17. Goodman SG, Fitchett D, Armstrong PW, et al. Integrilin and Enoxaparin Randomized Assessment of Acute Coronary Syndrome Treatment (INTERACT) Trial Investigators. Randomized evaluation of the safety and efficacy of enoxaparin versus unfractionated heparin in high - risk patients with non - ST - segment elevation acute coronary syndromes receiving the glycoprotein Ⅱb/Ⅲa inhibitor eptifibatide. Circulation, 2003, 107：238 - 244.

18. Wackers FJ, Young LH, Inzucchi SE, et al. Detectionof ischemia in asymptomatic diabetics investigators. Detection of silent myocardial ischemia in asymptomatic diabetic subjects：the DIAD study. Diabetes Care, 2004, 27：1954 - 1961.

19. Crawford MH, Bernstein SJ, Deedwania PC, et al. ACC/AHA guidelines for ambulatory electrocardiography：executive summary and recommendations. A report of the American College of Cardiology/American Heart Association task force on practice guidelines (committee to revise the guidelines for ambulatory electrocardiography). Circulation, 1999, 100：886 - 893.

 **心脏性猝死的动态心电图特点及其预测价值**

心脏性猝死（sudden cardiac death，SCD）是指由各种心脏原因引起的自然死亡。发病突然、进展迅速，死亡发生在症状出现后 1h 内。猝死的常见表现为神志突然丧失、大动脉搏动停止（即触及不到脉搏搏动）和呼吸停止。在美国，每年大约有 70 万患者死于心脏疾患，其中 46 万患者是 SCD 所致。我国一项大型十五科技攻关课题研究显示，在我国心脏性猝死发病率为 41.84/10 万。据此推算，我国每年心脏性猝死的总人数约为 54.4 万，猝死发病率男性高于女性，分别为 44.6/10 万和 38.0/10 万。许多研究发现，绝大多数心脏性猝死系急性致死性室性心律失常所致。因此，采用何种方法来检测室性心律失常，实现较好 SCD 患者的危险预测，是近年来心血管防治研究重点之一。

Spector 的研究表明在动态心电图（ambulatory electrocardiography，AECG）等记录到的 SCD 中，约 85% 由室性心律失常引起，这种室性心律失常指室性心动过速（室速）或心室颤动（室颤）。1991 年 Olshausen 等总结了几组学者报告 61 例 AECG 证实心脏性猝死的心电图改变，几乎都是由于室速、室颤而诱发猝死。但也存在缓慢性心律失常，包括房室阻滞、心脏停搏或电机械分离。后者的发病率在晚期心脏病患者中增加。到目前为止，临床上对一过性心肌缺血、短暂性心律失常特别是室性心律失常的捕捉，心脏病患者预后的评价，最有效的无创心电信息检测方法之一就是 AECG。而 AECG 的多项检测指标特别是心率变异性（HRV）对心力衰竭（心衰）心梗患者心律失常事件和猝死的预测价值已得到普遍认可。本文就 1994~2007 国内学者报告较为详细 SCD 的动态心电图特点及其预测价值作一简要综述。

一、心脏性猝死的动态心电图特点

据资料统计，心脏性猝死占整个猝死的 65%，由原发性心律失常所致，但大面积肺梗死、主动脉瘤破裂或卒中也可猝死。许多电生理机制与心脏性猝死有关。我们研究分析近十二年国内病例报告 33 例 SCD，其中经 AECG 证实 30 例，我们将心脏病发作到死亡这一时段称之为"猝死过程"，而将心脏病发作前的时段称为"猝死过程发作前"，下面将以上两个时段中 AECG 的特点作一介绍。

（一）心律失常的发作特点

在 30 例 SCD 的报告中，心律失常图形清晰，描述较为详细的有 29 例患者，其中快速室性心律失常 22 例（75.9%）；快速室上性心律失常 1 例（3.4%）；缓慢心律失常 6 例（20.7%），特点如下：

1. 猝死前室性心律失常的特点 在 22 例患者中室速的发生率为 81.8%（18/22 例），心室扑动（室扑）/室颤的发生率为 90.9%（20/22 例）。

（1）诱发室速前室性早搏（室早）的发生率与特点：在 18 例室速患者中，非阵发性室速 1 例（5.6%），由室早诱发 17 例（94.4%），其特点为：①QRS 波群形态类型：单形性室早 8 例（47.0%）；多形性室早 1 例（6.0%）；RonT 室早 8 例（47.0%）；②发作频度：室速发作前室早明显增多有 6 例（35.3%），其中有 1 例室性心搏总数约占总心搏 50%；成对室早有 7 例（41.2%）。

（2）诱发室扑或室颤前室速的发生率与特点：在 20 例患者中室扑或室颤由室速诱发共 18 例（90.0%），其特点为：①QRS 波群形态类型：单形性室速 6 例（33.3%）；多形性室速 8 例（44.4%）；尖端扭转型室速 2 例（11.1%）；多源性室速 1 例（5.6%）；双向性室速 1 例（5.6%）。此外，在上述的室速中由 RonT 室早诱发室速 8 例；②室速发作类型：短阵性室速 16 例（88.9%）；阵发性室速 1 例（5.5%）；非阵发性室速 1 例（5.5%）；③发作频度：有 17 例（94.4%）患者短阵性及非阵发性室速均呈反复发作。

2. 猝死时心律失常特点

(1) 快速恶性室性心律失常：在 22 例患者中，室速致猝死 2 例 (9.0%)；室颤致猝死 20 例 (91.0%)，其中室早诱发室颤 3 例；室速诱发室颤 11 例 (2 例为尖端扭转型室速)；室扑转为室颤 5 例；室速转为心室自主心律再转为室颤 1 例。

(2) 快速室上性心律失常：1 例 (3.4%)，发作过程由成对室早转为阵发性室上性心动过速 (室上速)，又转为短阵性室速，再转为室上速至窦性心动过速后心脏突然停搏。

(3) 缓慢心律失常：在 6 例患者中，二度及三度房室阻滞 4 例 (66.6%)，其中二度房室阻滞伴心室自主心律 1 例；三度房室阻滞伴过缓性交界性心律 2 例，其中 1 例伴电机械分离；三度房室阻滞伴心室自主心律－电机械分离 1 例；二度窦房阻滞及窦性停搏、间歇性心房扑动/心房颤动伴过缓性交界性逸搏突然转为心室停搏 1 例 (16.7%)；心房颤动并发三度房室阻滞，后出现非阵发性室速再转为心室自主心律 1 例 (16.7%)。

(二) 猝死前 ST－T 改变特点

在 30 例猝死患者中有 ST－T 改变 24 例 (80.0%)，其特点如下：

1. ST 段压低伴 T 波改变 10 例 (41.6%)，压低最大程度为 0.3~0.7 mV。

2. ST 段抬高伴 T 波改变 12 例 (50.0%)，抬高最大程度为 0.4~0.8mV，其中 9 例同时出现异常 Q 波，为急性心肌梗死 (AMI) 表现。

3. T 波改变 1 例 (4.2%)，T 波形态高耸并伴 QRS 波群形态逐渐增宽，时限 >0.12s，QT 间期延长，随后出现严重的窦性心动过缓、室速、室扑及室颤。

4. ST 段先压低后抬高 1 例 (4.2%)，并伴 T 波先倒置后直立高耸；同时出现异常 Q 波，为下壁 AMI。

(三) 猝死时 QT 间期改变特点

1. 猝死前 QT 间期改变 在 30 例患者中猝死前 QT 间期在正常范围内 27 例 (90.0%)。QT 间期明显延长 3 例 (10.0%)，其中 2 例为急性冠状动脉综合征。

2. 猝死时 QT 间期改变与快速室性心律失常的联系 在 22 例快速室性心律失常的患者中，室速发生于 QT 间期明显延长 3 例 (13.6%)；室早/室速发生于 QT 间期明显缩短 9 例 (40.9%)，其中极短 1 例。

(四) 心脏性猝死的临床特点

1. 基础病因 在 30 例患者中冠心病 19 例 (63.3%)：分别为急性冠状动脉综合征 15 例 (78.9%)，其中 9 例为 AMI (下壁 4 例、下壁合并后壁 1 例、前壁 1 例、前侧壁 1 例、广泛前壁 2 例)，伴心衰 2 例，陈旧性心肌梗死伴心衰 1 例 (5.2%)，冠心病合并高血压病 2 例 (10.5%) 与肺源性心脏病 1 例 (5.2%)，高血压病 Ⅱ~Ⅲ 期 3 例 (10.0%)；晕厥 3 例 (10.0%)；其他 5 例 (16.7%)，分别为风湿性心脏病并二尖瓣狭窄、肥厚型心肌病、慢性支气管炎、脑梗塞及酒精性肝硬化各 1 例。

2. 性别与年龄 在 30 例患者中男性 19 例 (63.3%)；女性 11 例 (36.7%)。年龄 25~81 岁，其中 <60 岁 10 例 (33.3%)；≥60 岁 20 例 (66.7%)。

3. 发生时间与地点 30 例报告中有明确描述的患者 25 例，猝死时间发生在 23:40~次日 7:30 之间 12 例 (48.0%)；发生在 12:00~21:00 之间 13 例 (52.0%)。

猝死地点发生在院内 15 例 (60.0%)；院外 10 例 (40.0%)，多数在家中。

4. 症状与生活状态 在 30 例报告中有详细生活记录的患者 20 例，其中猝死前有胸闷、心绞痛症状 6 例 (30.0%)，并与 ST－T 改变相对应；无症状 14 例 (70.0%)。猝死发生于日间用餐、聊天及步行时 6 例 (2 例伴胸闷、气促症状)；小便或大便时 3 例 (1 例伴心慌、心前区疼痛症状)；晨间洗漱 2 例 (1 例伴胸痛症状)；发生于夜间 9 例 (在睡眠中 7 例)。此外，在 20 例患者中从症状出现或 AECG 检测到复杂心律失常开始到患者死亡的时间，最短约 1 分钟 (由尖端扭转型室速转为室颤而死亡)；最长约 2 小时

35 分钟（基本心律为心房颤动，从 ST 段压低逐渐增深达 0.5mV 开始，频发成对室早，进而出现持续性室速转为室颤而死亡，室颤持续时间达 14 分钟）；其余患者多在 30 分钟内死亡。

二、动态心电图对心脏性猝死的预测价值

从上述 30 例 SCD 患者的 AECG 和临床的主要特点可见，AECG 证实的 SCD 的原因以恶性室性心律失常特别是室速/室颤为多，且多数持续时间短暂，与国外学者报道相近。同时，绝大多数患者有缺血型 ST－T 改变，且多为无症状性；病因又以冠心病急性冠状动脉综合征为主，且以老年人居多，男性多于女性，表明严重心律失常的发生与缺血程度及持续时间明显相关，缺血严重、持续时间长容易发生严重心律失常，导致 SCD 的发生。因此，提高预防心脏性猝死发生意识，必须充分利用各种先进仪器，严密动态监测各项指标，特别是对冠心病老年高危患者，应密切观察其病情变化，及时发现患者先兆：如头昏、胸闷及胸痛、频发多源性室早、短阵性室速（特别是由 RonT 室早诱发或多形性室速）三度房室阻滞、缺血型 ST－T 改变与顽固性低氧血症等。而 AECG 作为心电图的一个重要发展和补充，能为心源性症状的识别提供心电信息，它直接地反映了患者心律的变化规律，上述心电改变是 SCD 发生的危险信号，及时发现和纠正这些信息性心电改变，是有效防止 SCD 的重要措施。

近年来，AECG 对 SCD 早期预测指标的临床研究也已取得很大进展，主要指标有：

1. 触发性室性心律失常　①严重室性心律失常：Lown 分级法，3 级及 3 级以上，为成对室早、多形性室早、短阵性室速（3 个以上，持续时间 <30s）多形性室速、持续性室速（持续时间 ≥30s）RonT 室早；②室早和非持续性室速的频度：国内外学者报告 AECG 证实 SCD 的心电图改变，均发现室速是伴随 SCD 最常见的心律失常，其中以单形性及多形性室速为多，本文结果与之相近；③室性心律失常的昼夜节律：多数研究均显示室性心律失常事件好发于清晨。

2. 心率变异性（heart rate variability，HRV）：HRV 是指心率快慢随时间所发生的变化，是反映自主神经对心脏调节的客观指标。判断指标有：①时域指标：主要有 SDNN：24h 正常窦性 R－R 间期的总体标准差，如 SDNN <50ms，三角指数 <15，心率变异性明显降低；SDNN <100ms，三角指数 <20，心率变异性轻度降低；②频域指标：频域分析采用快速傅立叶转换法获得心率功能谱密度，并分析总频谱（TF，0.01～0.50Hz）低频（LF，0.04～0.15Hz）和高频（HF，0.15～0.40Hz）成分及低频与高频比率（LF/HF）。目前的研究认为 HRV 是 SCD 的独立预测指标，但主要用来预测与自主神经调节障碍有关的心律失常事件。

3. QT 间期异常（QT 间期延长与短 QT 间期）　许多学者的报告显示：12 导联 AECG 是一个诊断长 QT 间期综合征（long QT syndrome，LQTS）和短 QT 间期综合征（short QT syndrome，SQTS）有价值的无创方法，对其 SCD 的发生亦有积极的预测作用。

4. 窦性心率震荡（heart Rate Turblenc，HRT）　是指在室早发生后，窦性心率出现短期的波动现象，既有短暂的心率加速，也有短暂的心率减速的过程，是自主神经对单发室早后出现的快速调节反应，它反映了窦房结双向变时功能。也是近年来发现的一种与恶性心脏事件有密切关系的心电现象。常用指标有 2 个：①震荡初始（turbulence onset，TO）：代表室早后窦性心率的加速；②震荡斜率（turbulence slope，TS）：是定量分析室早前后是否存在窦性心律减速的参数。

5. T 波电交替（T wave alternans，TWA）　TWA 是指心电图 T 波形态、幅度和/ 或极性交替变化的现象。临床上可见于心肌梗死、扩张型心肌病、短 QT 综合征等心脏疾病和血管旁路手术后。近年的研究表明，T 波电交替是 SCD 的独立预测指标，对复杂性室性心律失常的预测作用要优于具有较高的敏感性和特异性。

尽管上述几项无创检测方法对 SCD 的预测各有一定价值，但总体评价其预测价值有限，因为不存在 SCD 阳性正确率 >50% 的指标，所以采用不同性质指标综合的方法，这样可能使危险分层预测指标更可靠，而使阳性正确率上升。Makikallio 等的研究发现，结合 HRT 中 TS ≤2.5ms/RR 间期、左室射血分数（LVEF）>0.35，但 LVEF ≤0.50 可识别心肌梗死后 SCD 的高危人群。LVEF >0.35 同时 TS 异

常者发生 SCD 的危险性高于单个指标 LVEF≤0.35 者。此外，AECG 还揭示了一些心血管疾病的发病机制，例如揭示了交感性或迷走性风暴引发的猝死，证实了长 QT 间期、J 波及冠状动脉痉挛等因素在猝死发生中的作用。从而使临床医生能了解心脏性猝死的机制、晕厥的原因以及无症状性心肌缺血的发作特点，对及早诊断和治疗，改善患者的预后有重要的意义。

总之，随着计算机技术发展的突飞猛进，AECG 记录器与分析功能也在不断更新，除包括记录 24~48h 心电图外，还包括事件记录仪及置入式的长程心电记录装置。后者主要适于那些疑诊室性心律失常（特别是临床表现为晕厥），但发作频度却较少的患者。因此，AECG 现已成为心血管疾病诊断领域中实用、无创、安全、准确、重复性强的重要检测技术，为临床心血管疾病的诊断和治疗，特别是对 SCD 的预防提供了重要的有价值的信息。

（钟杭美）

参 考 文 献

1. Zheng Z, Croft JB, Giles WH, Mensah GA. Sudden cadiac death in the United States, 1989 to 1998. Circulation, 2001, 104 (18):2158-2163.
2. Spector PS. Diagnosis and managanent of sudden cardiac death. Heart, 2005, 91:408-413.
3. 毛振华, 蒋美娟. 急性下壁心肌梗死从发生至猝死的动态心电图二例. 临床心电学杂志, 1995, 4 (2):42-43.
4. 麦仲勤. 猝死动态心电图改变四例. 临床心电学杂志, 1999, 8 (1):43-44.
5. 彭冬迪, 付健, 吴伟松, 曾春燕, 周凯燕. 心脏性猝死四例. 临床心电学杂志, 2003, 12 (3):185-186.
6. 邱慷, 刘霞. 心性猝死发生全过程的心电图分析和探讨. 临床心电学杂志, 2005, 14 (3):176-178.
7. 吕钽, 尹小妹, 赵林水, 李成. 12 导联动态心电图记录恶性室性心律失常致死亡 2 例. 心电学杂志, 2005, 24 (4):222-224.
8. 王跃生. 动态心电图记录恶性心律失常致死亡 1 例. 心电学杂志, 2007, 26 (3):166-167.
9. 王玉山, 华伟, 陈新. 动态心电图证实的医院外心脏性猝死一例. 中华心律失常学杂志, 1997, 1 (1):66.
10. 刘传木. 动态心电图记录院外冠心病患者心脏性猝死一例. 中华心律失常学杂志, 1998, 2 (2):130.
11. 吕志军, 华方欣, 李慧, 张娟. 心脏骤停动态心电图 2 例. 心电学杂志, 2000, 19 (4):231-232.
12. 魏晓辉. 经动态心电图证实的院外心脏性猝死 1 例. 心电学杂志, 2000, 19 (4):232-233.
13. 范卫东. 经动态心电图证实的医院外心脏性猝死一例. 中华心律失常学杂志, 2002, 6 (3):181.
14. 马娟, 王玮. 心脏性猝死一例. 中华心律失常学杂志, 2003, 7 (5):305.
15. 王明新, 王涛, 蒋敏. 动态心电图证实的心脏性猝死一例. 中华心律失常学杂志, 2000, 4 (3):240.
16. 方彩英, 周国宝. 动态心电图记录心脏性猝死 1 例. 实用心电学杂志, 2004, 13 (4):293-294.
17. 李景芝, 刘中龙. 动态心电图捕捉院外心脏性猝死 1 例. 实用心电学杂志, 2006, 15 (5):355.
18. 吴震平, 李奇成, 夏秋燕. 心性猝死的动态心电图分析. 临床心电学杂志, 1999, 8 (1):41-42.
19. 周初, 史小成, 王勇坚. 动态心电图证实的心脏性猝死 1 例. 中华心律失常学杂志, 2003, 7 (1):56-57.
20. 李郁. 动态心电图证实院外心脏猝死一例. 心脑血管病防治, 2002, l2 (2):44.
21. 杨春丽. 动态心电图证实的心脏性猝死 1 例. 临床荟萃, 2004, 19 卷 (3):134.
22. 马伟, 贾邢倩, 王凤秀. 心脏性猝死一例. 中华心律失常学杂志, 2003, 7 (4):212.
23. 张磊. 动态心电图证实心脏性猝死 1 例. 心电学杂志, 2007, 26 (3):165-166.
24. 邵明, 华晶, 朱凤兰. 动态心电图记录院外猝死患者心电图变化过程 1 例. 临床心电学杂志, 2002, 11 (2):96.
25. 林昕, 宋涛. 动态心电图证实心脏性猝死 2 例. 农垦医学, 2005, 27 (1):77-78.
26. 汪红霞, 王瑞英, 王红宇, 李琦. 心率震荡对急性心肌梗死后高危患者的预测价值. 中华心律失常学杂志, 2006, 10 (3):223-227.
27. Makikallio TH, Barthel P, Schneider R, et al. Prediction of sudden cardiac death afer acute myocardial infarction Role of Holter monitoring in the modern treatment era. Eur Heart J, 2005, 26 (8):762-769.

 倾斜试验诊断血管迷走性晕厥的研究进展

　　晕厥是一种短暂的、具有自限性的意识丧失，此症状发作迅速且常导致自主体位失控，随后患者在短期内可自然恢复。产生晕厥的机制是大脑血流的灌注不足：研究显示脑血流中断 6 ~ 8 s 或脑组织氧供下降 20% 便足以引起意识丧失。Framingham 研究报道晕厥的发病率为 6.2/1000 人年。晕厥最常见的病因是神经心源性，其次为心律失常。血管迷走性晕厥（vasovagal syncope，VVS）是神经心源性晕厥的一种，1932 年 Lewis 提出这一命名后沿用至今。VVS 是由于自主神经系统功能不良所致，表现为外周血管阻力和心率的调节异常，占晕厥发作总数的 40%，是临床常见的晕厥类型。倾斜试验（tilt table testing，TTT）可通过体位改变再现 VVS 的发作。1986 年英国学者 Kenny 首次将此项技术应用于临床，目前已成为诊断和评价 VVS 以及其他原因所致晕厥的重要有效方法。多年来，国内外学者做了大量实验室和临床研究，现作一简要综述。

一、倾斜试验原理

　　人体从卧位变为立位时，由于重力的作用，在最初 10 s 内约有 0.5 ~ 1 L 的血液从胸腔流向膈肌下方的容量性静脉系统；另外，随着时间延长，毛细血管通透性增加会造成血浆容量减少约 700 ml。以上原因会导致血液过度蓄积于下肢，而循环血浆容量和回心血量减少，引起中心静脉压、每搏输出量及动脉血压的下降。正常人可通过自主神经系统迅速调节以适应这些变化：位于主动脉弓和颈动脉窦的动脉机械感受器可感知压力变化，反射性引起交感神经张力升高，表现为心率加快、收缩压轻度下降、舒张压轻度升高，平均动脉压不变，这是正常的代偿性生理反应，如果直立时间延长，体液因素也会参与到调节机制中。而 VVS 患者由于存在神经体液调节障碍，直立后下肢血液蓄积程度较严重，回心血量减少，使得交感神经张力持续增加，导致心室收缩力显著增加，过度刺激左心室后下壁的压力感受器（一种无髓鞘的 C 神经纤维），结果诱发 Bezold-Jarisch 反射，使迷走神经张力增高，反馈性地抑制交感神经，在二者平衡中迷走张力占优势。患者出现心动过缓、血压下降，导致大脑骤然缺血，发生晕厥。由于患者这样的直立反应与临床的晕厥表现相似，因此被用以辅助诊断 VVS。

二、倾斜试验方案及要求

（一）试验过程

　　倾斜试验主要包括两个阶段：基础倾斜试验（passive tilt test）和药物激发倾斜试验。受试者一般先作基础试验，如为阴性结果，再作药物激发试验。

（二）国际指南及相关要求

　　1996 年，美国心脏病学会（ACC）对 1985 ~ 1995 年全球发表的关于 TTT 评价晕厥的所有英文文献进行回顾，并发表了 "倾斜试验评价晕厥" 的专题文件；1998 年中华心血管病杂志编委会倾斜试验对策专题组提出了我国的 "倾斜试验用于诊断血管迷走性晕厥的建议"；2001 年欧洲心脏病学会（ESC）公布的晕厥治疗指南中提出了 "倾斜试验的推荐方法"，在 2004 年的指南更新中并未改动。目前 TTT 尚无明确统一的试验方案，在倾斜角度、时程以及药物选择上未取得一致意见，只是在试验环境、设备要求和主要程序步骤上达成了原则上的共识：即环境安静、光线暗淡、温度适宜；倾斜床要求有脚踏板、护栏，胸膝关节处有固定带，能平稳、迅速倾斜和放平（10 ~ 15 s 内）；患者试验前禁食一夜或 >4 h，国内要求若为首次试验，应停用心血管活性药物 5 个半衰期以上；受试前平卧至少 5 min，若用异丙肾上腺素则需建立静脉通道；试验过程中应同步监测心率与血压。除上述共识之外，倾

斜角度要求不一：可取 60°~80°，常用 70°；时程上也有差异：基础试验阶段 ACC 推荐为 30~45 min，ESC 认为 20~45 min 均可，而国内建议成人和老年人均应达到 45 min，儿童可适当缩短；关于药物激发试验时程 ACC 及国内指南未作明确规定，ESC 建议 15~20 min；激发药物国内的建议仍为多阶段异丙肾上腺素激发试验，而 ACC 及 ESC 都将异丙肾上腺素（1~3μg/min）和硝酸甘油（舌下喷雾 400 μg）作为推荐药物，且在患者保持倾斜位时实施。

（三）不同药物激发试验的比较

不明原因晕厥患者中基础倾斜试验的阳性率只约为 40%，因此药物激发试验成为提高 TTT 敏感性的有效措施。常用药物包括异丙肾上腺素和硝酸甘油，其他还有二硝酸异山梨醇酯和腺苷等。最近有用酒精来诱发 12 例酒精介导性晕厥患者发作的文献报道。

研究发现，晕厥前血清儿茶酚胺水平明显升高，因此用异丙肾上腺素可以增加 TTT 敏感性。异丙肾上腺素对 β_1 和 β_2 受体均有强大的激动作用。作用于心脏 β_1 受体，使心收缩力增强，心率加快，传导加速，心输出量和心肌耗氧量增加；作用于血管平滑肌 β_2 受体，使骨骼肌血管明显舒张，血管总外周阻力降低。硝酸甘油为扩血管药，使血液贮积于静脉及下肢血管，回心血流量减少，引起血压下降。两种药物对自主神经作用的不同在于：异丙肾上腺素直接兴奋交感神经，而硝酸甘油间接兴奋交感神经。

1994 年，Raviele 等建议在 TTT 中应用硝酸甘油，后来推荐采用舌下含化代替静脉应用。大量研究发现硝酸甘油耗时少、易操作、阳性率高，敏感性为 81%，特异性为 75%。最近国内学者候翠虹等（326 例）报道应用硝酸甘油阳性率较高，总试验时间明显短于异丙肾上腺素组且不良反应发生率较低。此外硝酸甘油可增强对晕厥患者复发危险的预测，研究报道：应用硝酸甘油的 TTT 阳性患者，结合临床特征如性别、症状等可预测 VVS 一年内的复发情况，复发率为 34%。目前，基础试验时程尚未确定。许多研究发现 20 min 较 45 min 基础试验的特异性高，且重复性强，这种方法称为意大利方法。最近 Aerts 认为直接进行硝酸甘油激发试验，时程控制在 15 min 之内，也可对 VVS 提供较高敏感性和特异性。老年患者由于 β 受体的数量和敏感性下降，减少了异丙肾上腺素触发晕厥的可能性。Delepine 等报道年龄大于 60 岁患者硝酸甘油组阳性率大于异丙肾上腺素组。总之，硝酸甘油有较高的敏感性、完成试验时间短、不良反应少，方便易行，可作为临床诊断不明原因晕厥的手段，尤其对伴有高血压、心律失常、缺血性心脏病及老年患者更为适用。

（四）适应证和禁忌证

Ⅰ类适应证 ①反复晕厥或单次晕厥但从事高危性工作的患者，无论是否提示血管迷走性晕厥、有或无器质性心脏病，但通过一定的检查已排除晕厥的其他原因；②晕厥的原因已明确，但需进一步确定对神经介导性晕厥的易感性，以调整治疗计划；③作为评价运动诱发或运动相关性晕厥的检查。

Ⅱ类适应证：①鉴别惊厥性晕厥与癫痫；②评估反复不明原因跌倒；③评估反复眩晕或近似晕厥；④评估有周围神经病变或自主神经功能衰竭患者的不明原因晕厥；⑤追踪评价治疗效果；⑥反复发作的特发性晕厥；⑦反复发作的短暂性脑缺血；⑧慢性疲劳综合征；⑨婴儿猝死综合征。

Ⅲ类适应证：①单次晕厥发作，不伴外伤史或非高危工作患者，临床上明显支持 VVS 诊断的患者；②晕厥原因明确，明确神经介导的易感性，并不改变治疗计划的患者。

禁忌证：①主动脉瓣狭窄或左室流出道严重阻塞；严重二尖瓣狭窄、冠状动脉近端狭窄及脑血管狭窄的晕厥患者；②妊娠；③患者拒绝。

三、阳性结果的评价

（一）结果判断标准

中华心血管病杂志编委会倾斜试验对策专题组于 1998 年建议：TTT 中患者出现：血压下降［收缩压≤80 mmHg（1 mmHg=0.133 kPa）和/或舒张压≤50 mmHg，或平均动脉压下降≥25%］和/或心率减慢（窦性心动过缓<50 次/分，窦性停搏代以交界性逸搏心率，一过性二度或以上房室传导阻滞或

>3 s 心脏停搏），且患者出现接近晕厥（面色苍白、胸闷出汗、听力减退，反应迟钝、黑蒙）或晕厥症状即可判为阳性。晕厥或晕厥前兆症状对于阳性结果的判断有重要意义。

（二）血流动力学分型

Lewis 于 1932 年根据血压和心率的变化将 VVS 分为 3 种类型：心脏抑制型（心率减慢为主）血管抑制型（血压下降为主）及混合型（心率和血压均明显下降）。研究发现年龄和性别对阳性结果无影响。最近文献报道（640 例）：混合型最常见（46%），其次为血管抑制型（39%），心脏抑制型较少（15%）。老年人一般为血管抑制型，阳性反应发生迟；年轻人发生早，多为心脏抑制型或混合型。

（三）阳性结果的预测因子

Asensio 等 用回归分析评估 117 例晕厥患者中 10 个临床症状和体征预测阳性结果的能力，结果显示：出现头晕、恶心和出汗症状的患者易出现阳性结果。关于血流动力学变化的研究发现：倾斜前 3 min 内血管外周阻力无症状性下降是 TTT 阳性结果的重要预测因子；TTT 末收缩压下降合并舒张压增高与发生阳性反应的危险度相关；特别是老年人，试验早期收缩压的下降预示着阳性反应的发生 。Oh 等认为，最后一次晕厥与 TTT 间隔时间较短可预测阳性反应；年龄偏小和晕厥发作时外伤史与阳性反应相关；且交界性心律是阳性反应的重要预测因子。而最近 Emkanjoo 等却认为：最后一次晕厥与 TTT 间隔时间、晕厥次数、年龄、性别都不是预测因素，只有先兆症状才可预测。

四、倾斜试验评价

（一）敏感性和特异性

影响 TTT 敏感性和特异性的因素包括倾斜角度、时程及激发药物。总之，倾斜角度愈大，时程愈长，激发药物剂量愈大，阳性率愈高，但同时特异性也降低。倾斜角度低于 60°，阳性率很低，但特异性并无增加；超过 80° 时阳性率增加，但特异性明显降低，因此 60° ~ 80° 可兼顾较高的敏感性和特异性。据观察，阳性反应多出现在倾斜后 40 min 以内，时间再延长增加阳性率不多。激发药物目前国内多推荐采用 0.25 mg 硝酸甘油。因此，由于试验方案尚未标准化及受试者的个体差异，关于 TTT 敏感性及特异性的评价不一，2006 年 AHA/ACC 报道的敏感性为 26% ~ 80%，特异性为 90%。

（二）安全性、重复性

TTT 一般是安全的，但对于反应严重的患者，特别是心脏抑制型患者还有一定风险，因此临床表现典型者应当避免。高度怀疑 VVS 又不能排除病态窦房结综合征、房室传导阻滞时应当先进行电生理检查。TTT 可出现一些严重反应如心脏停搏、室性心律失常、心房颤动和反复阵发性房室传导阻滞等。一项研究入选 1969 例（1495 例未用药物，474 例应用硝酸甘油）大于 60 岁老年人，结果认为基础倾斜试验和硝酸甘油诱发对于老年人是安全的。但也有研究认为老年人在试验中容易出现一些严重反应，如 >5 s 的心脏停搏，严重的传导阻滞和低血压等。

可重复性是作为诊断方法应具有的重要特性，由于方案不同，关于 TTT 重复性报道不一。以往文献认为 TTT 的平均可重复性为 80% ~ 90%，阴性反应的重复性（85% ~ 94%）高于阳性反应（31% ~ 92%）。最近 Aerts 等将硝酸甘油作为激发药物对疑为 VVS 患者施行 TTT，并于（6 ± 12）d 后重复，结果发现病例组和对照组的阳性结果的重复性为 100%；阴性结果重复性对照组（93%）高于病例组（50%），因此 TTT 认为可作为评价疗效的有效方法。

（三）倾斜试验的临床应用评价

临床上不明原因晕厥的患者的首要问题是明确有无器质性心脏病和 ECG 异常。应先进行心脏检查包括超声心动图、运动试验、Holter、植入性心电循环记录仪或电生理检查。如未发现引起晕厥的心脏病证据，应对反复发作或严重的晕厥患者进行神经反射性晕厥方面的检查，包括倾斜试验和颈动脉窦按摩。

ESC 指南指出：无器质性心脏病的晕厥患者，如 TTT 复制出发作时的症状，则可确定 VVS 的诊断；而有器质性心脏病的患者，如 TTT 阳性，诊断之前必须排除心源性晕厥。

TTT 是诊断血管迷走性晕厥的重要方法，通过研究患者的血流动力学反应有利于指导治疗：如起搏器主要用于严重心脏抑制型的患者；液体潴留类药物及血管收缩剂，对低血压患者可能有用；但 TTT 在评估不同治疗方法有效性方面存在争议。由于方法学上本身存在试验方案不统一等问题，对 TTT 结果的判断要结合临床和试验方案。如果临床表现为典型 VVS，阴性结果也不能排除诊断。反之，如果采用的是比较激进的方案，需要警惕假阳性。事实上，倾斜试验评价的是心血管系统的自主神经调节功能，对于神经介导性晕厥的诊断都有价值，并不局限于 VVS。

倾斜试验是目前广泛应用于诊断 VVS 的一种方法，但最近也有文章对其价值提出了挑战：认为对病史明确、症状明显、发作频繁的 VVS 患者诊断意义不大；认为其不能指导对 VVS 的治疗等。需要更多的研究明确评价倾斜试验对 VVS 以及其他不明原因晕厥的诊断及指导治疗的作用。

（李晓枫 方丕华）

参 考 文 献

1. Soteriades ES, Evans JC, Larson MG, et al. Incidence and prognosis of syncope. N Engl JMed, 2002, 347：878 – 885.

2. Kaufmann H, Bhattacharya K. Diagnosis and treatment of neurally mediated syncope. Neurologist, 2002, 8：175 – 185.

3. Kenny RA, Ingram A, Bayliss J, et al. Head – up tilt：a useful test for investigating unexplained syncope. Lancet, 1986, 1：1352 – 1355.

4. Benditt DG, Ferguson DW, Grubb BP, et al. Tilt table testing for assessing syncope. Am Coll Cardiol, 1996, 28：263 – 275.

5. 中华心血管病杂志编委会倾斜试验对策专题组. 倾斜试验用于诊断血管迷走性晕厥的建议. 中华心血管病杂志, 1998, 26：325 – 327.

6. Brignole M, Alboni P, Benditt DG, et al. Task force on syncope, European Society of Cardiology Guidelines on management (diagnosis and treatment) of syncope – – update 2004. Europace, 2004, 6：467 – 537.

7. Tateoka K, Iwasaki YK, Ono T, et al. A new alcohol provocation head up Tilt protocol in the patients with alcohol – related syncope. Europace, 2007, 9：220 – 224.

8. Nava S, Mont L, Silva RM, et al. Short head – up tilt test potentiated with oral nitroglycerine：comparison with a conventional test using isoproterenol. Pacing Clin Electrophysiol, 2004, 27：1085 – 1088.

9. Salamé E, Neemtallah R, Azar R, et al. Sensitization of tilt – table testing for syncope of unknown etiology：which drug to use? Ann Cardiol Angeiol, 2006, 55：135 – 139.

10. Podoleanu C, Frigy A, Dobreanu D, et al. Study of the efficiency of the head – up tilt test with nitroglycerin challenge in the diagnosis of vasovagal syncope. Rom J Intern Med, 2004, 42：585 – 594.

11. 侯翠红, 楚建民, 浦介麟, 等. 硝酸甘油与异丙肾上腺素直立倾斜试验诊断血管迷走性晕厥对比研究. 中国循环杂志, 2006, 21：284 – 287

12. Aerts AJ, Vandergoten P, Dassen WR, et al. Nitrate – stimulated tilt testing enhances the predictive value of the tilt test on the risk of recurrence in patients with suspected vasovagal syncope. Acta Cardiol, 2005, 60：15 – 20.

13. Del Rosso A, Bartoletti A, Bartoli P, et al. Methodology of head – up tilt testing potentiated with sublingual nitroglycerin in unexplained syncope. Am J Cardiol, 2000, 85：1007 – 1011.

14. Aerts AJ, Dendale P. Diagnostic value of nitrate stimulated tilt testing without preceding passive tilt in patients with suspected vasovagal syncope and a healthy control group. Pacing Clin Electrophysiol, 2005, 28：29 – 32.

15. Delépine S, Prunier F, Lefthériotis G, et al. Comparison between isoproterenol and nitroglycerin sensitized head – upright tilt in patients with unexplained syncope and negative or positive passive head – up tilt response. Am J Cardiol, 2002, 90：488 – 491.

16. 方丕华, 李 智. 直立倾斜试验. 见：杨跃进, 华 伟, 主编. 阜外心血管内科手册. 北京：人民卫生出版社, 2006：80 – 87.

17. McGavigan AD, Hood S. The influence of sex and age on response to head – up tilt – table testing in patients with recurrent syncope. Age Ageing, 2001, 30：295 – 298.

18. Kazemi B, Haghjoo M, Arya APredictors of response to the head – up tilt test in patients with unexplained syncope or presyn-

cope. Pacing Clin Electrophysiol, 2006, 29：846 – 851.

19. Asensio E, Oseguera J, Loria A, et al. Clinical findings as predictors of positivity of head – up tilt table test in neurocardiogenic syncope. Arch Med Res, 2003, 34：287 – 291.

20. Gielerak G, Guzik P, Makowski K, et al. Haemodynamic indices of the early phase of the tilt test：does measurement predict outcome? Kardiol Pol, 2005, 63：244 – 251.

21. Asensio Lafuente E, Colin Ramirez E, Castillo Martinez L, et al. Differential behaviour of blood pressure in patients with neurocardiogenic syncope during the initial stage of the tilt table test. Arch Cardiol Mex, 2006, 76：59 – 62.

22. Yiu D, Gieroba Z, Hall K. An early drop in systolic blood pressure predicts a positive tilt table test in elderly patients with unexplained falls or syncope. Age Ageing, 2006, 35：183 – 185.

23. Oh JH, Kim JS, Kwon HC, et al. Predictors of positive head – up tilt test in patients with suspected neurocardiogenic syncope or presyncope. Pacing Clin Electrophysiol, 2003, 26：593 – 598.

24. Emkanjoo Z, Alizadeh A, Alasti M, et al. Correlation between results of head – up tilt test and clinical features in patients with syncope or presyncope. Electrocardiol, 2007, 40：200 – 202.

25. Strickberger SA, Benson DW, Biaggioni I, et al. AHA/ACCF Scientific Statement on the evaluation of syncope. Circulation, 2006, 113：316 – 327.

26. Gieroba ZJ, Newton JL, Parry SW, et al. Unprovoked and glyceryl trinitrate – provoked head – up tilt table test is safe in older people：a review of 10 years´experience. Am Geriatr Soc, 2004, 52：1913 – 1915.

27. Han Y, Li XX, Jiang WL, et al. Serious response during tilt – table test in elderly and its prophylactic management. Zhejiang Univ Sci B, 2005, 6：304 – 306.

28. Aerts AJ, Dendale P, Block P, et al. Reproducibility of nitrate – stimulated tilt testing in patients with suspected vasovagal syncope and a healthy control group. Am Heart J, 2005, 150：251 – 256.

29. Kulakowski P, Piotrowska D, Konofolska A, et al. Tilt testing：is it necessary in all patients with suspected vaso – vagal syncope. Pacing Clin Electrophysiol, 2005, 28：968 – 974.

30. Brignole M, Sutton R, Menozzi C, et al. Lack of correlation between the responses to tilt testing and adenosine triphosphate test and the mechanism of spontaneous neurally mediated syncope. Eur Heart J, 2006, 27：2232 – 2239.

13 食管心脏起搏技术及进展

一、概述

经食管心脏起搏是一种无创性临床电生理诊疗技术。包括经食管心房起搏和经食管心室起搏。

（一）应用范围

测定窦房结功能　测定传导系统的不应期（包括心房不应期，房室结前传及逆传不应期，心室不应期）；预激综合征中测定旁道不应期，制造完全预激图形；房室结双径路的检测；阵发性室上性心动过速的诱发、诊断和治疗（终止心动过速）；某些特殊电生理现象的判定，如隐匿性传导，超常传导或裂隙现象；快速起搏作心脏负荷试验；出现房室传导阻滞或心脏停搏时作为临时起搏器；用于植入永久起搏器患者的复查。

（二）禁忌证

严重心功能不全；近期未控制的不稳定心绞痛；QT 间期延长合并室速或阿 – 斯综合征发作。

（三）并发症

恶心；臂丛神经刺激征（食管上段）；诱发室性心律失常（电极过深）。

二、食管心脏起搏在临床上的应用

（一）窦房结功能测定

1. 窦房结恢复时间（sinus node recovery time，SNRT）及校正的窦房结恢复时间（CSNRT）测定

SNRT 是指从每一组刺激的最后一个脉冲信号开始至恢复窦性心律的第一个 P 波起始之间的时距。

CSNRT 为消除窦性周长（sinus cycle length，SCL）对 SNRT 影响的校正值，CSNRT = SNRT – SCL（即 PP 间期）。

（1）刺激方法：采用分级递增 S_1S_1 法。用较患者自身窦律快 20bpm 抑制窦房结的频率起搏心房，持续 30s 或 60s 后停止起搏，待心率恢复后，再按每级递增 20bpm 的频率进行下一组刺激。直到 SNRT 不再增加，或起搏频率达 170 ~ 180 次/分。

（2）结果判断标准：

1）窦房结恢复时间（SNRT）。正常值为 800 ~ 1500ms，>1500ms 为阳性，老年人正常值上限为 1600ms，>2000ms 可诊断病态窦房结综合征。

2）校正的窦房结恢复时间（CSNRT）。正常值 <550ms，老年人 <600ms。

3）窦交界区恢复时间（SJRT）：说明窦房结自律性低于房室结，或存在窦房阻滞。

4）继发性 SNRT 延长现象或称继发性停搏：即便 SNRT，CSNRT 正常，出现继发性 SNRT 延长，亦考虑窦房结功能不良。特异性高。

2. 窦房传导时间（sinus atrial conduction time）测定

（1）刺激方法：Strauss 刺激法 和 Narula 连续刺激法。

（2）结果判断标准：

1）正常值目前尚未统一，一般认为应 <120 ~ 160ms，>160ms 即为阳性。

2）SACT 对病态窦房结综合征的诊断价值较 SNRT 差。由于两者反映的是窦房结不同功能，若两者结合有助于提高诊断的敏感性和正确性。

（二）经食管心房起搏进行房室结双径传导的检测

食管心房起搏只能诊断前向双径路，其诊断标准如下。

1. 分级递增法的诊断标准 双径路时可出现下列四种表现：①S_1频率增加10bpm或S_1S_1间期缩短50~100ms内，S_1R_1（P_1R_1）延长≥60ms；②某一起搏频率时出现两种S_1R_1（P_1R_1）间期，相差≥60ms；③某一起搏频率时出现不典型文氏现象；④某一起搏频率时呈1：2房室传导。出现以上四种表现之一者均提示有双径路传导的可能，如果在S_1R_1（P_1R_1）间期延长时房性房室结折返搏动或心动过速者便可确诊。

2. 连续递增法的诊断标准 在频率连续递增或S_1S_1周期连续递减过程中，S_1R_1（P_1R_1）间期突然延长，当相邻两个S_1R_1（P_1R_1）间期相差≥60ms时也应考虑双径路传导。在双径路诊断中，还应指出的是，不要机械地认为凡是S_2R_2或S_1R_1间期延长值在60ms以上肯定存在双径路，而<60ms者均非双径路，实际上>60ms者也有少数并无双径路（可能系房室结递减传导不均匀），而<60（又>40ms）也有双径路者。确实是否有双径路时，关键要看S_2R_2或S_1R_1间期的延长是否突然，是否能诱发房室结折返搏动或心动过速。

（三）食管心脏起搏在预激综合征中的应用

1. 制造完全预激图形 应用S_1S_2或S_1S_1刺激，SR并未随S_1S_2联律间期缩短或S_1S_1频率增加而延长，而且Δ波逐渐增大，QRS波增宽，呈现完全预激图形。

2. 测定旁路不应期 此处仅讨论Kent束不应期的测定方法。

（1）相对不应期：旁路传导呈"全或无"传导规律，说明无相对不应期或很短，故不易测出。

（2）有效不应期：可分为两种情况：①旁路有效不应期>房室结有效不应期时，旁路有效不应期P_2后Δ消失，QRS波转为正常时的最长P_1P_2（S_1S_2）间期；②旁路不应期≤房室结时，旁路有效不应期为P_2后呈完全预激图形的R_2突然消失得最长PP_2（S_1S_2）。

（3）功能不应期：P_1或P_2连续下传呈预激图形的最短S_1S_2（R_1R_2）间期。

3. 可疑心室预激的诊断 通过分级递增（S_1S_1）或程序刺激（S_1S_2）使间歇性预激显示完全预激图形；对于隐匿性预激则只能通过诱发出心动过速而明确。

4. 诊断多旁路 通过程序刺激（PS_2或S_1S_2）或分级递增刺激可见不同的QRS形态，在除去预激不充分的因素外，提示存在不同部位的旁道。若多部位旁道分别位于左右侧时，诊断的准确性高。

（四）阵发性室上性心动过速的电生理检查

1. 诱发心动过速 常用刺激方法包括：非程序刺激方法中的分级递增刺激和猝发刺激；各种程序刺激。

2. 终止心动过速 刺激方法：非程序刺激和程序刺激的各种方法。

（五）房室结传导功能检查

1. 测定房室阻滞点 采用S_1S_1分级递增性起搏，以略快于自身窦性心率的频率起搏心房，每级增加10bpm，直至出现2：1阻滞为止。

（1）一度阻滞点：如果S_1S_1<120bpm，提示有隐匿性一度传导阻滞。

（2）文氏阻滞点：如果S_1S_1<130bpm出现文氏传导，也提示房室结功能低下。

（3）2：1阻滞点：出现2：1的最低起搏频率。正常房室结的2：1阻滞点频率应>150bpm，若低于150bpm，说明房室传导功能降低。

（4）房室结加速传导：房室结加速传导可见于房室结内存在优先传导的患者，其常规心电图表现为PR略短或正常，但心房起搏频率>200bpm，尤其>220bpm时仍能保持1：1的房室传导。有助于鉴别是否为James旁路下传者。

由于迷走神经张力增高可引起一度阻滞点，文氏阻滞点及2：1阻滞点下降，因此对这些患者，应在静脉注射阿托品2.0mg后重新测定，明确为功能性还是病理性。

2. 测定房室结不应期 常采用S_1R_2或RS_2程序刺激扫描法。如果房室结的相对不应期>550ms，功能不应期>500ms，有效不应期>400ms，说明房室结的不应期延长。由于房室结的不应期受迷走神经的影响，必要时也应在静脉注射阿托品后重复测定。

（六）经食管心房起搏进行心脏负荷试验

用经食管心房起搏进行心脏负荷试验诊断冠心病，这一方法常用于不能运动或不宜做体力活动者。

1. 操作方法

（1）用 S_1S_1 分级递增起搏，起始起搏频率高于自身心率 10~20bpm，每级起搏时间持续 3min，每个心率级间休息 3~5min，直至达到最大负荷心率。如在低于 150bpm 时出现文氏现象，则静脉注射阿托品 0.02mg/kg，改善房室传导。

（2）起搏时间达到后，突然停止起搏，描记起搏停止后即刻、2min、4min 和 6min 心电图。

（3）试验过程中出现心绞痛、ST 段压低、复杂性心律失常时应停止试验。

2. 阳性判断标准 凡符合以下一条者为阳性：

（1）试验过程中或停止后出现心绞痛。

（2）出现 ST 段水平型压低≥0.5mm，持续时间≥2min。

3. 临床意义 经食管心房起搏进行心脏负荷试验促进心肌耗氧量的增加只依赖于心室率的提高，心肌耗氧量不如运动试验大（因运动试验时，心肌耗氧量的增加取决于血压上升和心率加快的乘积），故敏感性不高。

（七）经食管心脏起搏急救心脏骤停患者

1. 用于心脏骤停的急救

（1）用于某些疾病引起严重的缓慢心律失常，晕厥发作，特别是急性心肌梗死引起的心脏骤停等同时其他治疗受限时。

（2）插管较深，可达 45~55ms，可连续起搏 60h。这种方法操作简单，迅速，见效快。

2. 用于保护性心脏起搏

（1）进行大的心脏手术时。

（2）心动过缓房室阻滞的患者进行其他外科手术时。

（3）疑似病窦的心房颤动复律时，用此法可避免因窦房结起搏功能减低而出现的窦性停搏。

三、食管心脏起搏技术的应用进展

（一）食管起搏对宽 QRS 心动过速快速识别

从体表心电图诊断宽 QRS 心动过速有时会有困难，2003~2004 年，有研究表明食管起搏有助于宽 QRS 的诊断。研究中入选 53 名 16~85 岁宽 QRS 心动过速患者，他们在窦性心律时无束支阻滞。分别接受经食管心房递增刺激及程序刺激，同时给予异丙肾上腺素诱发，有 49 名患者还接受心内电生理检查。结果显示：9 名患者未诱发出心动过速，其中 4 名患者在心内电生理检查也未诱发出心动过速；44 名诱发出心动过速患者中的 29 名在心房起搏时诱发出差异性传导，心动过速诊断为室上速伴差异传导；另 15 名患者心房起搏时为窄 QRS，心动过速时有房室分离，诊断为室性心动过速，并被心内电生理检查证实。两名患者既有室上速又有室速。研究认为：若心房起搏递增刺激出现差异传导，则心动过速为 SVT 的可能性大，反之，作者认为室速的可能性大，食管起搏是一种安全、快速、经济明确宽 QRS 心动过速机制的方法。

（二）利用食管起搏明确不能解释的头晕/晕厥是否与心悸有关

对于头晕/晕厥的诊断尽管有明确的诊断流程，但仍有不少患者的头晕/晕厥未能找到原因。大多认为可引起头晕/晕厥的心律失常多为宽 QRS 心动过速或缓慢性心律失常。2004 年的一项研究为我们提供了新的思路。该研究入选了 154 名 16~87 岁晕厥患者，患者静息心电图正常，无心动过速及心脏病史，半数以上患者有过心悸病史。应用食管起搏分别在无和有异丙肾上腺素时评价房室结和窦房结功能。结果显示电生理检查阳性率 69%，其中 6% 窦房结功能异常，1% 房室传导异常，14% 患者在静点异丙肾上腺素后出现血管迷走反应，15% 诱发出持续房颤，而 34% 诱发出阵发性交界区心动过速。

食管起搏阴性者年轻人的比例多。以上结果提示阵发性室上性心动过速在头晕/晕厥患者中被低估了。而食管起搏是一种明确头晕/晕厥患者是否存在心律失常安全、快速、经济的方法。

（三）食管起搏在室上性心动过速中应用进展

如前所述食管起搏可诱发、诊断和终止房室交界区心动过速和预激综合征。而有学者对30名室上速患者接受射频消融后9月时应用食管起搏进行电生理检查。研究认为食管起搏用来评价射频消融术后的中期疗效简便易行。近来有研究显示食管起搏还能终止65%的心房扑动和50%的房性心动过速。这在最近的小规模研究中也得到类似的结论。另外，一项研究针对于先心病外科手术后易出现房性折返性心动过速和新生儿出现房扑时，前者的P波及后者的F波在体表ECG上可显示不清的特点，应用食管起搏不但可明确心律失常的类型，并可终止心动过速。该研究入选46名患者，39名共发作房性心动过速62次及7名新生儿典型心房扑动。结果表明应用短于心动过速联律间期20ms的食管起搏可终止房性心动过速及房扑，成功率81%，19%不足以恢复窦律。同时发现静脉用胺碘酮有助于食管起搏终止房性心动过速。因此该研究建议食管起搏作为成功率高的非介入性治疗方法应作为终止新生儿、婴幼儿及儿童房速及房扑的首选。对于另一种特殊人群孕妇发生室上性心动过速时，食管起搏也有独到的作用，药物治疗对孕妇伴室上速可能会影响胎儿健康，而非药物治疗中刺激迷走神经的操作的成功率有限，食管起搏终止心动过速简便、安全而且有效。

（四）经食管起搏超声负荷试验在冠心病患者的应用

对于冠心病患者在食管起搏状态下心脏超声负荷试验（TAPSE）是否可行曾经受到大家质疑。2003年，Anselmi的一项研究给了我们答案。该研究入选了1641例患者，拟行TAPSE1727次，成功率95.4%，在79次未成功试验中有11例不能置入食管电极，24例患者不能耐受电极刺激，36例不能心房起搏。试验后，有96%可根据结果做出诊断，没有出现死亡、心肌梗死及恶性心律失常。因此经食管超声负荷试验是一种高度可行，也非常安全的检查。可能作为药物超声负荷试验的替代方法。

近年来，心脏病对人类健康和生命的威胁逐渐增大，随着研究经食管起搏的发展，相信这一诊疗技术仍在心脏病诊治领域起着不能替代的作用。

（谭 琛）

参 考 文 献

1. Brembilla – Perrot B, Beurrier D, Houriez P, et al. Transitory or permanent regular wide QRS complex tachycardia induced by atrial stimulation in patients without apparent heart disease Significance. Ann Cardiol Angeiol, 2003 Aug, 52 (4):226 – 31

2. Brembilla – Perrot B, Beurrier D, Houriez P, et al. Wide QRS complex tachycardia. Rapid method of prognostic evaluation. Int J Cardiol, 2004 Oct, 97 (1):83 – 8.

3. Brembilla – Perrot B, Beurrier D, Houriez P, et al. Utility of transesophageal atrial pacing in the diagnostic evaluation of patients with unexplained syncope associated or not with palpitations. Int J Cardiol, 2004 Sep, 96 (3):347 – 353.

4. Deharo JC, Moustaghfir A, Macaluso G, et al. Use of esophageal investigation in the mid – term outcome after radiofrequency ablation of intranodal reentrant tachycardia. Arch Mal Coeur Vaiss, 1996 Nov, 89 (11):1375 – 1379.

5. Moustaghfir A, van de Walle JP, Deharo JC, et al. Esophageal approach in rythmology. Diagnostic and therapeutic applications. Ann Cardiol Angeiol. 1996 Nov, 45 (9):539 – 544.

6. Heinke M, Kühnert H, Surber R, et al. Termination of atrial flutter by directed transesophageal atrial pacing during transesophageal echocardiography. Biomed Tech, 2007, 52 (2):180 – 184.

7. Brockmeier K, Ulmer HE, Hessling G. Termination of atrial reentrant tachycardias by using transesophageal atrial pacing. J Electrocardiol, 2002, 35 Suppl:159 – 163.

8. Page RL. Treatment of arrhythmias during pregnancy. Am Heart J, 1995 Oct, 130 (4):871 – 876.

9. Anselmi M, Golia G, Rossi A, et al. Feasibility and safety of transeophageal atrial pacing stress echocardiography in patients with known or suspected coronary artery disease. Am J Cardiol, 2003 Dec 15, 92 (12):1384 – 1388.

 **动态血压测定与临床应用**

高血压是严重危害人类生命健康的常见疾病，目前我国已有 1.6 亿人患高血压，而且每年以 350 万人速度增长。高血压患者如不积极治疗，约 1/2 患者死于冠心病，1/3 患者死于脑卒中，1/7 患者死于肾功能不全。因此及时对高血压做出诊断及治疗，合理规范高血压患者用药，力求使之达到目标值可以有效降低高血压所致的心、脑、肾损害的发生率、死亡率。血压的评定，在高血压防治中是十分重要的。自 20 世纪 60 年代 Hinman 指出人类的血压有节律变化并由此开创动态血压监测以来，尤其是近些年来，动态血压监测在高血压防治中呈现越来越明显的优越性。测量血压的仪器一般有汞柱血压计和电子血压计两种，使用简单方便；但测得的血压反映的是静态血压，只能反映测量即刻患者的血压情况，不能反映高血压患者的血压波动和昼夜节律变化。动态血压测定，它能真实地反映高血压患者在一天之中各个时间点的血压状况。因此动态血压监测（ambulatory blood pressure monitoring，AB-PM）和诊室测血压（conventional blood pressure monitoring，CBPM）相比，具有方便、变异性小、能测量 24 h 血压等特点，对高血压的诊断、预测靶器官损害、评价降压治疗的疗效起着重要的作用。

一、动态血压的诊断标准和方法

（一）诊断标准

动态血压测量应使用符合国际标准（BHS 和 AAMI）的监测仪。ABPM 测量的血压分为白昼（6am ~10pm）与夜间（10pm ~6am）两个阶段，也有人认为应划分为"觉醒"与"睡眠"两个阶段。正常情况下夜间血压均值比白昼血压均值低 10% ~15%。目前还没有统一的动态血压诊断标准，中国高血压防治指南推荐：24h 平均值 <130/80mmHg（1mmHg = 0.1333kPa），白昼血压平均 <135/85mmHg，夜间血压平均值 <125/75mmHg 属于正常范围。诊断高血压时可根据 24h 平均血压，白昼血压或夜间血压进行临床决策参考，但目前倾向于应用 24h 平均血压来诊断高血压。

（二）测量方法

ABPM 的测量有 3 种方法：①听诊法：扩音器放置在袖带之下动脉之上，检测柯氏音的出现和消失的音；②袖带示波法：此技术有赖于检测袖带压力震荡；③容积示波法：此法在袖带下检测容积搏动。ABPM 测量血压的时间间隔设定一般为白昼每 30min 记录一次，夜间每 60 min 记录一次，但可根据实际需要而设定所需的时间间隔。测量时指导患者日常活动，避免剧烈运动。测血压时患者上臂要保持伸展和静止状态。若首次检查由于伪迹较多而使有效读数小于 80% 的预期值，应再次测量。

二、动态血压的监测指标

（一）真实的血压水平

平时我们测量血压时，使用的是水汞柱式血压计或电子血压计，它们只能测得某时某刻的血压，我们称之为偶测血压。由于人体受到生理活动和睡眠的影响，血压时刻处在变动中。因此，血压在一日之内波动较大，偶测血压不能充分反映各种环境下的血压情况。而目前临床上主要依靠 CBPM 来诊断和治疗高血压，这种方法不能动态连续观察 24h 内血压的真实水平。采用 ABPM 来连续 24h 监测血压变化称为动态血压，它可显示出 24h 平均血压，白昼和夜间平均血压，以及血压升高所占比例，一定时间内血压升高的总和等，可全面地反映不同环境下的血压变化。

（二）血压昼夜变化节律

生理状态下血压有节律性的变化。典型血压的节律变化呈"两峰一谷"，清晨醒后，血压逐渐升高，在早上 8~9am 左右出现第一个高峰，此后血压趋于平稳，但处在一个较高水平，4~6pm 左右出现第二个高峰；夜间进入睡眠后，血压下降，夜间血压普遍比白昼血压偏低，血压在 2~3am 处于最低谷。但有部分表现为"双峰双谷"（12 am~2 pm 时呈现午间谷）者，估计与睡眠习惯有关。正常情况下收缩压波动范围大于舒张压，白昼血压波动范围大于夜间。如果夜间血压下降率在10% ~20%，由于 24 h 内血压值的波动曲线呈长柄杓状而被称为"杓型"（dipper），小于10% 称为"非杓型"（non - dipper），大于20% 称为"深杓型"（over - dipper）。也有作者将夜间收缩压下降 >10mm Hg 或舒张压 >5mmHg 定为杓型，反之为非杓型。一般正常人血压昼夜变化呈"杓型"，这种"杓型"血压变化可以使正常人的夜间机体活动呈较低状态，有利于休息睡眠。而大多数高血压患者的血压昼夜变化也与正常人一致，呈"杓型"，但血压处在一个较高的水平。ABPM 能反映患者一天内的血压变化节律。有研究表明，"非杓型"及"深杓型"高血压较"杓型"高血压有更严重的靶器官损害。ABPM 可以观察患者的血压节律变化，预测靶器官损害和指导治疗。

（三）血压的变异性（BPV）

血压变异性即血压波动性，是个体在单位时间内血压波动的程度，一般用 24h 总的标准差来表示，反映了血压随心血管的反应性、昼夜节律、行为及心理变化的变化程度。血压变异性有多种类型：瞬时变异、一周的变异、一月的变异。通常以 ABPM 血压的 ±S 反映血压变异的幅度。一般 24h 血压变异 >白天血压变异 >夜间血压变异；收缩压变异 >舒张压变异，血压变异的正常值，目前尚无统一标准。国内上官新红等以标准差为指标获得的血压变异正常参照值分别为：①24 小时收缩压变异 <15.1mmHg；24 小时舒张压变异 <13.6mmHg；②白天收缩压变异 <13.3mmHg；白天舒张压变异 <12.6mmHg；③夜间收缩压变异 12.5mmHg；夜间舒张压变异 <9.7mmHg；④静止状态下短时血压变异 <4.8mmHg；心算时短时血压变异 <6.0mmHg；握力运动时短时血压变异 <6.8mmHg；踏车运动时短时血压变异 <13.7 mmHg。目前血压变异性的临床意义尚不明确。有研究显示血压变异性不仅是高血压靶器官损害的预测因素而且血压变异性与高血压脑血管意外和高血压肾病关系密切，BPV 增大可能是高血压患者动脉病变的一个预测因素，血压变异性还可能是心肌缺血的一个触发因素。如血压多在清晨升高，该时段心肌缺血或心肌梗死的发生率也较高。多数降压药能预防脑卒中而不能预防心肌梗死的发生，其原因主要在于多数降压药仅能降低血压而不能影响血压的变异性。通过 ABPM 反映的血压波动性，可以指导治疗，更好预防心血管不良事件。

（四）动态血压与动态脉压均值

动态血压均值不仅是诊断高血压的指标，而且是高血压预后的一个重要决定因素，也是脑血管事件的独立预测指标。与心、脑、肾血管并发症的相关性比偶测值更好，与靶器官损害程度呈正相关的量变关系。动态脉压是 ABPM 中的一项重要监测指标，已有研究表明 24h 动态脉压与心血管疾病事件具有显著的相关性。

（五）血压负荷

血压负荷指收缩压和舒张压读数分别超过正常范围的次数的百分率，即指 SBP ≥140mmHg 和 DBP ≥90mmHg 的次数在 24h 监测次数中所占的百分比。有人认为，血压负荷是比血压水平更为精确的心血管危险预测指标。一般认为正常人血压负荷应 <10%。收缩压及舒张压负荷40% 是预测左室功能的很好指标。血压负荷 >40% 时，约有 60% ~90% 的患者出现左室肥厚或舒张功能减退。故有学者认为血压负荷超过 40% 是高血压心脏受累的警报，应考虑治疗。但有学者认为以 40% 负荷为治疗阈值不适合老年人。研究表明血压负荷比动态血压监测的平均血压值与心血管病死亡率的相关性更好；动态血压监测所得的血压负荷是诊断高血压和预测其靶器官损害的重要信息。

三、ABPM 在高血压诊断中的应用

（一）诊断白大衣性高血压

ABPM 最常见的是用于白大衣高血压（white - coat hypertension，WCH）的诊断。白大衣性高血压

是指"持续的诊室高血压而多次动态血压监测血压正常"。这类患者来诊室就诊时，诊室偶测血压高于正常水平，但如果患者离开诊疗场所，血压却回到正常范围内。对那些在不同时间内至少 3 次测量诊室血压高于 140/90mmHg，而 ABPM 至少两次测量血压正常，同时没有靶器官损害的患者要高度怀疑其为白大衣性高血压。有资料表明，在根据诊室内偶测血压值为轻中度高血压的患者中 20% ～30% 为 WCH，在老年人中甚至可以达到 40%。ABPM 则能较真实地反映患者血压状况。但 WCH 的诊断标准尚存争议。1997 年由 VERDECCHIA 等提出：诊室内偶测 BP > 140/90mmHg，但 ABPM 的白昼平均 BP < 135/85mm Hg。近年来，越来越多的学者对此标准提出了一系列严格化建议。Verdecchia P 等建议 WCH 的诊断标准是：诊室内偶测血压 > 140/90mmHg，但 ABPM 的白昼平均 BP < 129/84mmHg。

因此临床工作中，如遇到以下情况则应考虑做 24h 动态血压监测：①女性；②不吸烟者；③刚发现的高血压；④诊所测压值收缩压在 140 ～150mmHg，舒张压在 90 ～99mmHg；⑤在诊所测压次数不多；⑥无左室肥厚。

（二）诊断夜间高血压

夜间血压增高的患者其心血管不良事件的发生率增高，流行病学调查显示，夜间高血压合并冠心病患者，发生心肌缺血比例明显高于夜间血压负荷下降 > 10% 组。夜间高血压可导致颅内出血、血栓形成和血管性痴呆等；长期损害肾功能，肌酐清除率下降；引起夜间血糖耐量下降，产生或加重胰岛素抵抗和胰腺细胞功能受损。Ohkubo 等对 1542 名居民进行了 4.1 ～9.2 年的研究，发现夜间血压下降率与心血管事件的发生率呈线性负相关，当夜间血压增高 5%，不良心血管事件的发生率增加到 20%。且老年高血压并发脑出血患者 24hABPM 常表现夜间血压升高倾向（夜间平均血压高 13.6mmHg $P <$ 0.001），夜间高血压为"非杓"型血压加重靶器官损害，并且提示继发性高血压的线索。研究发现夜间血压下降程度独立于 24h 总体血压负荷和其他心血管危险因子，夜间和白日的 SBP/DBP 比值每增加 5%，则心血管死亡的危险性上升 20%。这更加说明夜间血压的相对升高应该受到临床重视。24hABPM 的优越性之一就是可以监测睡眠期间的血压变化。因此对合并靶器官损害的高血压患者监测夜间血压有积极临床意义。

（三）诊断隐匿性高血压（masked hypertension，MH）

对 MH 机制还在研究阶段，有研究提示为部分继发性高血压的前期表现。MH 和白大衣高血压诊断特点恰好相对，其之所以隐匿是因为诊所血压测量正常范围值，然而 ABPM 血压异常升高表现，多为"非杓型"血压曲线。在以前这部分患者常常被忽视，等到发展到诊所测量诊断为高血压病时，患者已可检测到轻、中度靶器官损害。因此 MH 是 ABPM 应用临床价值的最好证明。Ohkubo 等 10 年随访 1322 名中老年 MH 发现 24h 白日平均血压 > 135/85mmHg（17.96/11.3kPa，1kPa = 7.5mmHg）与心血管发病率和卒中的死亡率复合危险性明显相关（$P < 0.001$，RH2.13 95 % CI 1.38´～3.19）。MH 在成人高血压中至少 10% 患病率，并有随着年龄增加的趋势。这类患者多没有典型临床特点，但如果老年人只是偶测血压升高，且存在多个心血管疾病的危险因子，尤其是糖尿病患者或无明显原因导致左心肥厚者应考虑 MH，并监测 ABPM 以防漏诊。

（四）诊断直立性低血压

该类患者老年人群中多见，有研究发现老年高血压患者直立性低血压的患病率比健康年轻人和老年人均显著增高（$P < 0.01$），结果认为老年高血压患者发生直立性低血压的机制与心脏肾上腺素能受体敏感性降低导致肾上腺素能血管反应性下降有关，从而在直立位时引起回心血流量减少和心脏搏出量下降而发生直立性低血压。而直立性低血压又是老年人晕厥的主要原因之一。随着动态血压监测的认识，解释了临床对老年降压治疗中出现晕厥的原因。24hABPM 可用于监测直立性低血压、自主神经功能障碍引起的低血压状态和饭后低血压，尤其是药物引起的低血压。特别是对老年高血压患者和合并有心脑血管病的患者，通过 24hABPM 了解低血压是否药物引起有重要意义。

（五）诊断妊娠高血压

妊娠中约有 30% 存在白大衣高血压病现象，因此 24h 动态血压监测有助于确诊是否为真正的高血压。而且，研究表明动态血压监测比诊所血压与妊娠蛋白尿相关性好，故动态血压监测可以预测妊娠高血压的并发症发生情况，指导治疗和分娩方式的选择。

（六）诊断顽固性高血压

当联合使用 3 种或 3 种以上降压药物，诊所血压仍高于 140/90mmHg 时，应做 24 小时动态血压监测鉴别是真正顽固性高血压还是白大衣高血压，指导用药剂量和服药时间。已有临床实验显示在医院诊断的顽固性高血压患者中部分是白大衣性高血压患者，其临床预后良好，无需常规接受药物治疗。

（七）糖尿病患者

1 型糖尿病患者若血压的昼夜节律丧失，预示将发生严重心血管并发症的危险。研究显示 1 型糖尿病患者出现微蛋白尿之前已有夜间 SBP 升高，这种患者夜间收缩压明显增高先于微量白蛋白尿，而且夜间 SBP 增高与微蛋白尿显著相关。夜间 SBP 每升高 5mmHg，微蛋白尿发生的相对危险性增加 1. 44 倍，而夜间血压正常的 1 型糖尿病患者发生肾病（以微蛋白尿为标志）危险性很小。因此夜间呈非杓形的血压曲线预示尿微量白蛋白尿发生的可能性，早期夜间血压升高在糖尿病肾病的发展中起关键作用，因为发生微蛋白尿之前已有血压变化，ABPM 可早期发现并辨别出有肾病倾向的患儿，防止糖尿病引起的肾病，从而指导早期预防。

约 50% 的 2 型糖尿病患者合并有高血压，但 2 型糖尿病患者中有相当一部分诊所血压测值正常。通过 24 小时动态血压监测可以及时的发现被掩盖的高血压，便于及早合理治疗。

四、ABPM 在评价高血压靶器官损害（TOD）中的应用

（一）血压昼夜节律与高血压靶器官损害（TOD）

高血压病患者血压昼夜节律的改变是导致心血管事件发生增加的重要原因。高血压患者如伴有血压昼夜节律改变及夜间血压下降减少或无下降或呈反常增高现象，常提示有靶器官损害。血压昼夜节律变异可受到许多生理，如运动和精神活动、行为和环境因素，以及病理状态，如高血压的影响等。对于血压变异性的一些研究也表明，高血压的终末器官损伤不仅与 24 小时动态血压均值升高有关，更重要的是与血压昼夜变化的节律相关。

夜间血压下降减弱或消失的高血压病患者与严重靶器官显著相关。不仅有左室肥厚、心血管事件、脑血管疾病的发生，而且有肾脏损害等在高血压病"非杓型者"中要比"杓型者"更严重，脑卒中更多见于血压昼夜节律消失者。杨联芳等对 140 例原发性高血压患者进行 24 小时动态血压监测，根据血压昼夜节律变化消失与否将其分为非杓型组和杓型组，结果表明，两组脑损害、左室肥厚、心血管事件和肾功能损害的发生率差异有统计学意义（$P < 0.05$），非杓型组靶器官损害的发生率高于杓型组。临床研究中发现原发性高血压并发 TOD 组非杓型人数明显多于血压正常组和单纯原发性高血压组，尤其脑、肾损害更明显，而且冠心病组 >50% 为非杓型。研究说明了动态血压和血压昼夜节律在预报高血压并发症发生和死亡的意义的价值。

（二）血压变异性与高血压靶器官损害（TOD）

血压变异性又称为血压波动性，通常系指一定时间内的血压总测值的标准差。变异随着年龄增大，短时血压变异增大，心率变异减小，部分原因是由于年龄增大，压力反射敏感性降低。在 24 小时平均血压相同的高血压患者中，变异指数较高即 24 小时标准差大者心血管损害发生率高、严重性强。

关于血压变异对高血压预后的影响，已有报道证实血压变异对预后及靶器官损害的关系，即变异性大者靶器官损害严重，预后差。近来 Kikuya 报告了对 1542 例 40 岁以上人群随访 8.5 年发现：ABPM 的血压和心率变异性是人群心血管病死亡的独立危险因素。Sander 对 286 例 55 岁以上高血压患者随访 3.3 年后认为白昼收缩压变异性是早期颈动脉粥样硬化进展的强力指标。血压波动加重心脑血管损害，且无论短期或长期血压波动均可影响脑血管调节功能。不仅在横向基础上而且在纵向基础上观察到 24 小时血压变异性和 TOD 之间的相关性。血压变异大者更易发生靶器官损害及左室肥厚。刘涛等的研究表明老年原发性高血压患者收缩压、脉压和收缩压变异性对靶器官的损害比舒张压对靶器官的损害意

义大。还有些研究结果提示血压变异性增高可能伴随血管结构的改变，血压变异性似乎是微小血管阻力增高的一个更重要的预测因素。然而，孙刚等的一项研究未能证实血压变异与高血压预后有关，其分析可能与实验组高血压患者血压水平较高，血压的持续高水平抵消了血压波动的影响。

（三）动态血压及脉压均值与高血压靶器官损害（TOD）

大量的横向或前瞻性研究均已证明，24 小时平均动态血压或日间动态血压或夜间动态血压均值与心血管并发症、无症状的脑血管疾病、早期肾小球损害的相关性比偶测血压（CBP）与之相关性更好。Perloff 等随访了 1076 名原发性高血压患者平均 5 年，结果首次表明动态血压能够区分低危和高危患者，日均动态血压高者其心血管并发症的发生率高，日均动态血压低于 CBP 者心血管并发症的发生率低；而且回归分析发现日均动态血压高于 CBP 所预测的动态血压的高血压病者，其致死性和非致死性心血管事件率显著高于日均动态血压低于 CBP 所预测的动态血压的患者，说明动态血压值对于高血压病的临床后果是一个重要的决定性因素。

业已明确证实左心室肥厚（LVH）是心血管疾病发生和死亡的独立危险因素。ABPM（收缩压或舒张压）是比诊室测定的收缩压或舒张压为更好的预测指标，24 小时血压均值与左室质量指数成正相关。24 小时平均收缩压和舒张压与超声心动图描记的舒末直径、室间隔厚度、左室后壁厚度、左房增大有相关性。其中以 24 小时平均收缩压及原发性高血压患者 LVH 与上述各指标的相关性更高，提示收缩压在加重原发性高血压患者 LVH 和左房增大的过程中起重要作用。Mancia 等追踪调查了 206 例 LVH 的高血压患者，经赖诺普利治疗 12 个月后，左室质量指数和左室壁厚度明显减轻，且与治疗诱导的 24 小时平均收缩压降低明显相关，而与诊室测定的卧位收缩压无关，这进一步提供了 ABPM 临床优越性的证据。关于 ABPM 与肾损害的相关性研究中，Cerasola 等研究尿清蛋白分泌率与偶测收缩压和舒张压、24 小时收缩压和舒张压及 24 小时数日间和夜间平均血压显著相关，尿清蛋白分泌率与血肌酐水平显著相关，证实了在原发性高血压无明显蛋白尿的人群中血压方式与早期肾小球损害的关系。

Verdecchia（对撤退治疗的高血压患者进行 ABPM，随访 14 年出现了 132 例心脏事件和 105 例脑血管事件。在调整了年龄、性别、糖尿病、血脂和吸烟后，24 小时脉压每增加 10mmHg，心脏事件的危险性增加 35%，24 小时平均血压每增加 10mmHg，脑血管事件的危险性增加 42%，而且 24 小时脉压是致死性心脏事件的独立危险因素，24 小时平均血压是致死性脑血管事件的独立危险因素。通过 AB-PM 的应用可以早期发现动脉血压和血压均值的异常，从而有效降压预防高血压的靶器官损害。

（四）血压负荷与高血压靶器官损害（TOD）

ABPM 提供的血压负荷也为诊断高血压病及预测其 TOD 的发生提供了有用的指标。有人认为，血压负荷是比血压水平更为精确的心血管危险预测指标。White 等对 30 例未予治疗的高血压患者进行 24 小时血压监测，把每个患者清醒时间大于 18.6/12.0kPa 和睡眠时间大于 16.0/10.6kPa 的血压数据作为不正常的血压负荷，计算出总数及所占全部测度数据的百分比，研究血压负荷与左心功能的关系。结果发现，24 小时血压负荷和左室质量指数（LVMI）呈正相关，与左室充盈率呈负相关。作者认为收缩压和舒张压负荷为 40% 是一个很好的预测左室功能的指标，当大于 40% 时出现 LVH 或舒张功能减退者可达 60% ~90%。因此，作者提出血压负荷超过 40% 是高血压心脏受累的警报，应该考虑治疗。朱志林等在老年高血压病患者的动态血压负荷值与其靶器官损害的相关性研究中得出：与不存在靶器官损害的老年高血压病患者相比，存在靶器官损害者的夜间血压负荷值明显增高。因此，ABPM 提供的血压负荷为诊断原发性高血压及预测其 TOD 提供了有用的信息。但是仍需大样本人群纵向研究来阐明血压负荷和心血管损害之间的关系。

五、ABPM 在高血压治疗中的作用

高血压治疗的目标是将血压平稳降至正常或理想水平，恢复紊乱的血压昼夜节律及阻遏清晨血压的急剧升高，预防意外。ABPM 比 CBP 能更准确地反映治疗前、治疗中的血压值，避免了把 WCH 纳入治疗，从而较少受到心理行为和安慰剂因素的影响，而且 ABPM 良好的重复性意味着可观察到不同

治疗方法引起血压的微小变化及 24 小时内药物对血压的作用是否一致，因此，ABPM 有助于监测降压效应，提高降压效果。

（一）根据 ABPM 选择降压药，制定治疗方案

不同类型的药物对整个 24 小时血压的影响不同，β 受体阻滞剂使夜间收缩压下降减少，转换酶抑制剂降低夜间收缩压与舒张压明显，钙拮抗剂或利尿剂对昼夜节律的影响不明显。根据 ABPM 结果，对夜间血压下降明显的患者可在早晨使用短作用药物或作用不影响夜间血压的药物；昼夜节律消失者则需要在整个 24 小时平稳地降压，使用有效降低夜间血压的药物来恢复正常昼夜节律。

常规高血压治疗中等时间、等剂量给药。尽管可使药物在血浆中的浓度相对恒定，但不能平稳降压。可造成血压在白天较高时段内降压效果不理想，增加对靶器官的损害；而血压在夜间时段内却明显降低，减少组织器官的血液灌注，增加了脑血栓形成的几率，使心脑血管疾病突发事件的发生率明显增加。目前又有主张按高血压时辰降压。而在治疗高血压时，合理选择药物和给药时间，使药物作用效应和高血压的时间生物学变化规律相一致。24 小时全程平稳地控制血压，此种方法即谓高血压的"时辰治疗学"。时辰给药既要考虑到患者的血压节律，又要根据药物动力学选择给药时间，以减少药物的毒副作用。在高血压峰值到达前服药，使降压药物峰效应与血压高峰值相对应，这样有利于对晨峰血压的控制，使药物的谷效应正好处于夜间，从而避免夜间血压过低，使血压控制在理想范围内。ABPM 可监测用药后全天血压波动情况，指导治疗。

（二）ABPM 监测用药后血压的变化

ABPM 比 CBPM 更全面的观察患者服用降压药后血压的变化，尤其是服用药物后出现的低血压。对于可能存在动脉灌注不良如冠状动脉和脑血管疾病的患者，尽早发现和诊断在降压治疗过程中出现的低血压具有重要的意义。避免患者在低血压状态时服用降压药。与诊室偶测血压相比，对那些用药后血压控制不良的患者，结合 ABPM 能及时调整治疗方案，更好的控制血压。

（三）根据 ABPM 计算药物谷峰比值（T/P）和平滑指数（SI），了解药物疗效

T/P 是 1988 年美国 FDA 推出对降压药进行评价的临床新指标，它指降压药物前一剂量作用终末，下一剂量使用前的血压降低值（谷）与药物峰作用时测得血压降低值（峰）的比值，（均需要安慰剂校正）以百分数表示，其比值在 50% ~66% 左右。

高血压的治疗主张平稳安全降压，在选择降压药物时要了解药物动力学，才能做到合理用药。用 ABPM 记录用药后 24 小时血压，计算 T/P 值，了解药物治疗效果。提出 T/P 旨在避免在峰作用时血压过度下降，在谷作用时仍保持大部分峰效应，使血压在 24 小时内维持在稳定水平。理想的降压药物 T/P 比值不 <50%，否则，应每日给药一次以上。T/P 比值可反映药物是否可以满意地平稳地控制血压；避免血压波动，改善心、脑、肾功能，减少对靶器官的损害，以及了解高血压患者是否恢复血压正常昼夜节律，指导临床用药。T/P 比值不仅可评价单剂药物的药效，而且还可评价两种或两种以上降压药物联合用药的药效。故 T/P 比值测定在高血压患者治疗中是一个有价值的判断指标，但在应用中要注意到个体化差异问题。为避免血压的个体间差异、药代动力学情况、外界环境对血压的影响等情况，T/P 比值最好于用药后 3 天，血药浓度趋于稳定后测量更为准确。

但 T/P 只利用了 24 小时血压记录的一小部分，不能反映 24 小时血压变异性，谷峰比值临床价值有限。1998 年 Parati 提出要用平滑指数（SI）评价降压药物的均衡性，它的定义为降压药物治疗后 24 小时中每小时血压下降的均值与其标准差的比值，SI 越高，药物 24 小时降压效果越大越均衡。SI 包含了整个 24 小时和血压变化信息，研究提示重复性优于 T/P，也就意味着 SI 能比 T/P 更稳定可靠地反映降压药物平衡降压作用，已有较多临床试验中增加了平滑指数这个概念来反映药物降压的平稳性。它包含了整个 24 小时的血压变化信息。用 ABPM 记录用药后 24 小时血压，并计算 T/P 和 SI 值，有助于了解高血压患者的疗效，决定下一步治疗方案。

（四）根据 ABPM 明确治疗效果

利用 ABPM 监测血压，明确治疗效果，了解血压控制情况，以便调整治疗，避免心血管事件的发

生。理想的降压治疗不仅要使高血压患者的血压控制在目标水平，更要使血压控制在最为有利范围，过度降压将会带来弊端，这是降压治疗中的关键问题。对老年人而言，当舒张压低于维持重要器官的灌注所需水平时，心血管病危险性增加。EWPHE、SHEP 试验、PATE – Hypertension、Nagoya study 等以老年高血压为对象的大规模长期介入试验发现，血压降得过低（收缩压 < 130mmHg，舒张压 < 65mmHg）可增加脑卒中的危险性；收缩压在 130 ~ 149mmHg，舒张压在 65 ~ 74mmHg 时脑卒中发生率最低；收缩压 > 150mmHg，舒张压 > 75mmHg 时脑卒中的发生率随血压的升高而增加，即所谓 J 曲线现象。尽管有资料不支持 J 曲线的假说，但最近一组老年人单纯收缩期高血压研究表明，治疗前平均舒张压为 77mmHg，降压治疗后舒张压每降低 5mmHg，心血管危险性增加 11%，提示老年单纯收缩期高血压仍然存在 J 曲线的现象。因此，老年单纯收缩期高血压在采取积极降压治疗的同时，不能使已经降低的舒张压进一步下降。目前主张单纯收缩期高血压的舒张压不能 < 65mmHg。根据长期介入试验得出的心血管意外发生率的低值是 140mmHg 左右。因此，老年单纯收缩期高血压的治疗有两个血压目标值，即收缩压 < 150mmHg 和舒张压 > 65mmHg。

总之，ABPM 在反映高血压水平、昼夜变化规律及与心、脑、肾等靶器官损害程度之间的关系及指导临床用药、评价抗高血压药的降压疗效等方面明显优于诊所血压。因此，与诊所血压相比，动态血压能更真实地反映患者平时血压波动情况，对高血压诊断、靶器官损害及治疗、预后判断的意义更大。

（张赛丹）

参 考 文 献

1. 卫生部心血管病防治研究中心. 中国高血压防治指南. 高血压杂志，2005，13：S14.
2. 任常陵. 血压的日内变动和降压药的使用方法. 日本医学介绍，2005，26（1）：27 – 28.
3. Guo YF, Stein PK. Circadian rhythm in the cardiovascular system ehronocardio1ogy. Am Heart J, 2003, 145：779 – 786.
4. 沈文锦，徐成斌主编. 现代心功能学. 北京：人民军医出版社，2002，446 – 455.
5. 谢建洪. 高血压患者血压变异性、昼夜节律与靶器官损害的关系. 浙江医学，2001，07.
6. Sander D, Kukla C, Klingelhofer J, et a1. Relationship between circadian blood pressure patterns and progression of early carotid atheroscler – osis：A 3 years folloup study. Circulation, 2000, 2：1536 – 1541.
7. Nakano S, Fukuda M, Hotta F, et a1. Reversed circadian blood pressure rhythm is associated with occurrence of both fatal and nonfatal vascular events in NIDDM subjects. Diabetes, 1998, 7：1501 – 1506.
8. Kario K, Shimada K, Schwartz J E, et al. Silent and Clinically Overt Stroke in Older Japanese with White – coat and Sustained Hypertension. J Am Co11 Cardiol 2001, 38（1）：238 – 245.
9. of the White Coat Effect. Hypertension, 1997, 299（11）：1218 – 1224.
10. Okhubo T, Hozawa A, Yamaguchi J, et a1. Prognostic significance ofthe nocturhal decline in blood pressure in subjects with and without 24 – hour blood pressure, the Ohasama study. J Hypertension, 2002, 20：2183 – 2189.
11. OBrien E. Unmasking Hypertension. hypertens, 2005；45：481 – 482.
12. OBrien E. Ambulatory blood pressure monitoring in the management of hypertension. Heart, 2003, 89：571 – 576.
13. Okhubo T, Kikuya M, Metoki H, et al. Prognosis of "masked" hypertension and "white—coat" hypertension detected by 24h ambulatory blood pressure monitoring 10 – year follow – up from the Ohasama study. J Am Col Cardiol, 2005, 46（3）：516 – 517.
14. Okhubo T, Homowa A, Yamaguchi J, et al. prognostic significance of the nocturnal decline in blood pressure：the Ohasama study. J Hypertens, 2002, 20：375 – 380.
15. Okhubo T, Homowa A, Nagai K, et al. Prediction of stroke by ambulatory blood pressure monitoring versus screening blood pressure measure – ments in a general population：the Ohasama study. J Hypertens, 2000, 18：847 – 854.
16. Bobrie G, Chatellier F, Genes N, et al. Cardiovascular prognosis of masked hypertension detedted by blood pressure self-measurement in elderly treated hypertensive patients. JAMA, 2004, 291：1342 – 1349.
17. Parati G, Mancia G. Blood pressure variability as a risk factor. Blood press Monit, 2001, 6：341 – 347.

18. Clenment DL, De Buyzere ML, Bacpuer DA, et al, Prognostic value of ambulatory blood pressure recordings in patients with treated hypertension. N Engl J Med, 2003, 348：2407 - 2415.

19. Pierdomenico SD, Lapenna D, Bucci A, et al. Cardiovascular outcome in treated hypertensive patients with responder, masked, false resistant, and ture resistant hypertension. Am J Hypertension, 2005, 18：1422 - 1428.

20. Lurbe E, Redon J, Kemni A, et al. Increase in nocturnal blood pressure and progression to microalbuminuris in type 1 diabetes. N Eng J Med, 2002, 347（11）：797 - 805.

21. 张健，惠汝太，裴卫东，等. 高血压病合并阻塞性睡眠呼吸暂停的血压昼夜节律研究. 中华心血管病杂志, 2000, 28（1）：38 - 40.

22. 徐瑞. 高血压病早期肾损害研究方法的进展. 心血管病学进展, 2000, 21（3）：138 - 141.

23. 杨联芳，郭美娜. 血压昼夜节律变化与靶器官损害的关系. 临床医药实践, 2007, 9（16）：9.

24. Kikuya M, Hozawa A, Ohokubo T, et al. Prognostic significance of blood pressure and heart rate variabilities. The Ohasama Study. Hyperte - nsion, 2000, 36：901 - 906.

25. Sander D, Kukla C, Klingelhofer J, et al. Relationship between circadian blood pressure patterns and progression of early carotid Atherosclerosis. Circulation, 2000, 102：1536 - 1541.

26. 刘涛，陈勇，赵超美，等. 老年原发性高血压靶器官损害与动态血压参数关系的研究. 川北医学院学报, 2005, 20（4）：371 - 372.

27. 孙刚，阎旭龙，王峰，等. 动态血压监测与高血压病预后的关系. 心肺血管病杂志, 2002, 21（1）：8 - 9.

28. 马文清，竺清瑜，沈毅，等. 动态血压监测在评价高血压病靶器官损害中的预测价值. 临床心血管病杂志, 2000, 16（9）：399 - 401.

29. Mancia G, Zanchetti A, A - Rosei E, et al. Ambulatory blood pressure is superior to clinic blood pressure in prediction treatment - induced regression of left ventricular hypertrophy. Circulation, 1997, 95：1464 - 1470.

30. Cerasola G, Cottone S, Dlgnoto G, et al. Microalbuminuria renal dysfunc - tion and cardiovascular complication in essential hypertension. J Hypertens, 1996, 14：915 - 920.

31. Verdecchia P, Schilloci G, Reboldi GP, et a1. Different prognostic impact of 24hour mean blood pressure and pulse pressure on stroke and coronary artery disease in essential hypertension. Circulation, 2001, 103（21）：2579 - 2584.

32. White WB, Dey HM, Schulman P. Assessment of the daily blood pressure load as a determinant of cardiac function in patient with mild to moderate hypertension. Am Heart J, 1989, 118：780.

33. 朱志林，王静，刘红，等. 老年高血压患者动态血压负荷值与靶器官损害相关性分析. 临床心血管病杂志, 2005, 21（5）：311 - 312.

34. Neutel J M. The Importance of 24h Blood Pressure Control. Blood Press Monit, 2001, 6（1）：9216.

35. Zannad F, Bernaud C M, Fay R. Double2blind, Randomizal, Multicentre Comparison of the Effects of Amlodipine and Perindopril on 24h Therapeutic Coverage and Beyond in Patients with Mild to Moderate Hypertension. J Hypertens, 1999, 17（1）：137 - 146.

36. 塞在金. 老年人高血压治疗及预后. 中华老年医学杂志, 2005, 24（5）：396 - 398.

37. 冈石幸也. 基于循证医学制定的无合并症的老年高血压治疗指南. 日本医学介绍, 2006, 27（5）：206 ~ 211.

 阻塞性睡眠呼吸暂停综合征的昼夜心率变异性

阻塞性睡眠呼吸暂停综合征（OSAS）是一种以睡眠时反复呼吸暂停、严重打鼾、白天嗜睡为特征的睡眠障碍性疾患。它可引起严重低氧血症和睡眠紊乱，由此导致白天嗜睡、工作能力及学习成绩下降、意外事故危险性增加，并与高血压、心律失常、缺血性心脏病和脑血管意外等疾病密切相关。资料显示，中、重度 OSAS 患者中约有 93% 的中年女性和 82% 的中年男性未被临床诊断。

OSAS 患者由于睡眠中气道阻塞、缺氧、醒觉反应等引起一系列病理生理变化，从而导致自主神经功能紊乱；心率变异性（HRV）是现已公认的判断自主神经活动的常用定量指标，近年来一些研究已肯定了 HRV 指标评价 OSAS 具有较好的稳定性和重复性。

一、主要 HRV 指标

1. 时域指标　SDNN：全部正常窦性心搏间期（N－N）的标准差；RMSSD：全程相邻 N－N 间期之差的均方根值；PNN_{50}：全部 N－N 间期中，相邻的 N－N 间期之差 >50ms 的心搏数（NN_{50}）除以总的 N－N 间期个数，乘以 100 之值。Δ［昼/夜］SDNN，Δ［昼/夜］RMSSD，Δ［昼/夜］PNN_{50}。

2. 频域指标　超低频功率（ULF）；极低频功率（VLF）；低频功率（LF）；高频功率（HF）。Δ［昼/夜］ULF，Δ［昼/夜］VLF，Δ［昼/夜］LF，Δ［昼/夜］HF。

3. HRV 评分指标　①Δ［昼/夜］SDNN < －11；②Δ［昼/夜］RMSSD < －13；③Δ［昼/夜］PNN_{50} < －5；4）平均 HR >72bpm。

每项计一分，共四分。

二、OSAS 昼夜 HRV

正常人自主神经活动出现明显的昼夜节律变化，白天交感神经活动增强，夜间迷走神经活动占优势。研究表明，健康成人时域指标表现为日间减低、夜间升高的节律：凌晨 3～5 时达到峰值，觉醒前后迅速降低，上午 10～12 时降低至谷值。频域指标的低频成分（LF）及低频与高频成分（HF）的比值（LF/HF）则相反，表现为昼高夜低的现象。在生理性睡眠时，慢波睡眠经常以副交感神经活动为主，伴有明显的与睡眠分期相关的心血管调节变化。在非快动眼期交感神经对心率、血压、心排出量的作用随睡眠加深而下降，快动眼期交感神经活动明显增强，会造成血压和心率的不稳定。

HRV 时域指标中 SDNN 主要反映的是自主神经功能整体的变化，RMSSD、PNN50 主要衡量迷走神经张力对心率的调控作用的大小；在频域指标中 HF 主要代表迷走神经张力，LF 受交感及迷走神经调节的共同影响。

OSAS 患者夜间频繁以副交感神经张力为主转为交感神经张力为主的特有过程在 HRV 上表现为夜间心率变异性增强。而 LF/HF 比值高于正常组，提示 LF 增高更显著，即交感神经活动更明显，而且与 OSAS 严重程度呈正相关。王志毅等对 80 例受检者的研究表明，OSAS（＋）组与 OSAS（－）组时域分析指标平均夜间 SDNN、Δ［昼/夜］SDNN、夜间 RMSSD、Δ［昼/夜］RMSSD、夜间 PNN_{50}、Δ［昼/夜］PNN_{50} 存在显著性差异，上述指标 OSAS（＋）组明显高于 OSAS（－）组；频域指标亦如此。以 HRV 时域分析指标 Δ［昼/夜］SDNN、Δ［昼/夜］RMSSD 筛选 OSAS，结果为 Δ［昼/夜］SDNN 阈值为 －11 时，敏感性为 70%，特异性为 50%，符合率为 66%；Δ［昼/夜］RMSSD 阈值为 －13 时，敏感性为 70%，特异性为 60%，符合率为 68%。结合 Δ［昼/夜］SDNN、Δ［昼/夜］RMSSD、Δ［昼/夜］PNN_{50}、平均心率四项指标评分，>1 分敏感性为 75%，特异性为 70%，符合率为 74%；>2

分敏感性为70%，特异性为80%，符合率为72%；＞3分敏感性为37.5%，特异性为90%，符合率为48%。

三、OSAS 与心脑血管系统并发症

研究表明，阻塞性睡眠呼吸暂停是冠心病、心肌梗死及脑卒中等发病的独立危险因素之一。临床发现，睡眠呼吸暂停的长期存在可引起心、肺、脑血管多系统损害，并发生与 HRV 异常相关的疾病，如：心绞痛、高血压、心衰等。自主神经、呼吸、内分泌等系统受累及其并发的高血压、冠心病等对自主神经功能又有一定程度的损害。研究还发现，高血压、慢性心衰患者 SDNN、RMSSD、PNN_{50} 昼夜无差异，反映了自主神经对心率、心律的总体调控作用的昼夜节律消失。个别老年人在呼吸暂停时出现低血压，提示可能存在交感反射受损。

OSAS 患者的 HRV 改变受多种因素影响。中枢神经系统唤醒反应导致交感神经活性增加，呼吸暂停时由于低氧血症和高碳酸血症引起自主神经紧张性的改变，胸内负压的变化亦可通过自主神经系统发生心血管反应。OSAS 患者交感－迷走神经的正常平衡被破坏，这种自主神经功能失调可能产生严重后果，Wiklund 等研究显示，OSAS 患者高的心血管病死亡率与恶性心律失常发生率可能与 OSAS 患者自主神经功能失调相关。

Salo 等观察 15 例伴有高血压的 OSAS 患者以及 54 例轻、中度高血压患者和 25 例正常对照组，发现 OSAS 组 HRV 成分中 TP、LF、HF 较正常血压组和高血压组明显降低，TP 在正常血压组、高血压组趋向增高，但 OSAS 伴高血压组 HRV 成分中 TP 降低。

Dworschak 等对 32 名打鼾男性患者进行了研究，多导睡眠呼吸检测显示 11 名为单纯鼾症，21 名为 OSAS；HRV 检测显示 OSAS 患者昼夜 HRV 差值与缺氧指数和氧饱和度降低程度相关，严重的 OSAS 患者夜间心率变异性明显增强。

肖丹等研究发现：OSAS 患者夜间清醒和睡眠时均存在交感－迷走神经的不平衡，夜间自主神经功能状态在不同睡眠期不同：非快速眼动期（NREM 期）LF、VLF、LF/HF 较对照组明显增高；REM 期与对照组相比各指标无明显变化；夜间平均 LF、VLF、LF/HF 较对照组明显增高。

Guilleminault 等、Roche 等先前的研究证实了 OSAS 患者夜间 HRV 增强，OSAS（＋）组时域分析指标平均夜间 SDNN、夜间 RMSSD、夜间 SDNN 指数和夜间 SDANN 均高于 OSAS（－）组，Δ［昼/夜］SDNN、Δ［昼/夜］RMSSD、Δ［昼/夜］SDNN 指数绝对值 OSAS（＋）组增高更为明显。Roche 等研究认为，HRV 时域分析对可疑 OSAS 者是较为准确及花费不多的筛选工具，最有效的参数为 Δ［昼/夜］SDNN、Δ［昼/夜］SDNN 指数、Δ［昼/夜］RMSSD；Δ［昼/夜］SDNN 阈值为 －34.1 时，敏感性为30.8%，特异性为98.1%；Δ［昼/夜］SDNN 指数阈值为 －11.1 时，敏感性为89.7%，特异性为61.5%；Δ［昼/夜］RMSSD 阈值为 －2.5 时，敏感性为89.7%，特异性为42.3%。

总之，根据临床研究、诊断的目的不同，对于高度怀疑 OSAS 的患者，选用不同的高敏感性指标，对不同时间段 HRV 进行分析，可作为 OSAS 的筛选手段，该方法具有临床实用价值，但具体诊断指标、更合理的研究方法以及统计分析尚需更进一步的大型前瞻性实验研究。

（王志毅）

参 考 文 献

1. Mooe T, Rabben T, Wiklund U, et al. Sleep disordered breathing in women: occurrence and association with coronary artery disease. Am J Med, 1996, 101：251－256.

2. Peppard PE, Young T, Palta M, et al. Prospective study of the association between sleep disordered breathing and hypertension. N Engl J Med, 2000, 342：1378－1384.

3. Peker Y, Hedner J, Kraiczi H, et al. An independent predictor of mortality in coronary artery disease. Am J Respir Crit Care Med, 2000, 162：81－86.

4. Shahar E, Whitney CW, Redline S, et al. Sleep disordered breathing and cardiovascular disease: cross-sectional results of the sleep heart health study. Am J Respir Crit Care Med, 2001, 163:19-25.

5. Dyken ME, Somers VK, Yamada T, et al. Investigating the relationship between stroke and obstructive sleep apnea. Stroke, 1996, 27:401-407.

6. Young T, Evans L, Finn L, et al. Estimation of the clinically diagnosed proportion of sleep apnea syndrome in middle-age men and women. sleep, 1997, 20:705-706.

7. Van Hoogenhuyze D, Martin GJ, Weiss JS, et al. Heart rate variabi-lity. J Electrocardiol, 1989, 22 (Suppl):204-208.

8. Van Hoogenhuyze D, Weinstein N, Martin GJ, et al. Reproducibility and relation to mean heart rate of heart rate variability in normal subjects and in patients with congestive heart failure secondary to coronary artery disease. Am J Cardiol, 1991, 68 (17):1668-1676.

9. Klingenheben T, Zabel M, Just H, et al. Reproducibility of heart rate variability measurements in repeated 24-hour long-term ECG regist-ration. Z Kardiol, 1993, 82 (5):302-308.

10. 吴学勤. 阻塞性睡眠呼吸暂停综合征患者的心率变异性. 中国心脏起搏与心电生理杂志, 2006, 4:365-366.

11. Task Force of the European Society of Cardiology and the North American Society of Pacing and Electrophysiology. Heart rate variability: standards of measurement, physiological interpretation and clinical use. Circulation, 1996, 93 (5):1043-1065.

12. Akselrod S, Gordon D, Ubel FA, et al. Power spectrum analysis of heart rate fluctuation: a quantitative probe of beat-to-beat cardiovascular control. Science, 1981, 213:220-222.

13. Pagani M, Lombardi F, Guzzetti S, et al. Power spectral analysis of heart rate and arterial pressure variabilities as a marker of sympatho-vagal interaction in man and conscious dog. Circ Res, 1986, 59 (2):178-193.

14. Pomeranz B, Macaulay RJ, Caudill MA, et al. Assessment of autonomic function in humans by heart rate spectral analysis. Am J Physiol, 1985, 248 (1pt2):151-153.

15. Akselrod S, Gordon D, Madwed JB, et al. Hemodynamic regulation: inve-sttigation by spectral analysis. Am J Physiol, 1985, 249 (4pt2):867-875.

16. 王志毅, 陈君, 丁军, 等. 阻塞性睡眠呼吸暂停综合征患者的心率变异性研究. 中国心血管杂志, 2007, 1:41-44.

17. Keyl C, Lemberger P, Dambacher M, et al. Heart rate variability in patients with obstructive sleep apnea. Clin Sci (colch), 1996, 91 (Suppl):56-57.

18. Wiklund U, Olofsson BO, Franklin K, et al. Autonomic cardiovascular regulation in patients with obstructive sleep apnea: a study based on spectral analysis of heart rate variability. Clin Physiol, 2000, 20 (3):234-241.

19. Salo TM, Jula AM, Piha JS, et al. Comparision of autonomic withdrawal in men with obstructive sleep apnea syndrome, systemic hypertension, and neither condition. Am J Cardiol, 2000, 85 (5):232-238.

20. Dworschak M, Maurer JT, Haschemian T, et al. The use of spectral measures of heart rate variability to differentiate between male snorers and patients with sleep apnoea syndrome. Anaesthesia, 2001, 56:424-428.

21. 肖丹, 胡雪君, 康健等. 阻塞性睡眠呼吸暂停患者夜间自主神经功能与血压变化的关系. 中国医科大学学报, 2002, 31 (1):32-35.

22. Guilleminault C, Connolly S, Winkle R, et al. Cyclical variation of the heart rate in sleep apnoea syndrome. Mechanisms and usefulness of 24h electrocardiography as a screening technique. Lancet, 1984, 1 ():126-131.

23. Roche F, Gaspoz JM, Court-Fortune I, et al. Screening of Obstructive Sleep Apnea Syndrome by Heart Rate Variability Analysis. Circula-tion, 1999, 100:1411-1415.

 **心电信息管理系统最新进展**

——基于 XML 技术的数字心电信息管理系统设计与应用

一、心电图信息系统概述

心电图（electrocardiogram，ECG）已经问世 100 多年，心电图检查依然在大多数疾病的临床诊疗过程中扮演着重要角色，而且成为医生诊断心脏疾病应用最为普遍的诊疗工具之一。由于心电图在各级医院应用极其普遍，大量心电图报告的存储给医院和医生带来极大的不便。现在的心电图报告存储方式分为两种，一种是输出纸质心电图报告存储，另一种是二进制数据文件存储。纸质心电图报告是将心电图机采集和测量的波形数据及相关信息打印在一张 A$_4$ 规格的热敏纸上，由患者本人或医院随病案存储，这是心电图报告最常用的存储方式；应用二进制数据文件存储心电图报告是心电图机本身具有的存储功能之一，但这些数据离开心电图机却不能方便的阅读和打印，除非有专门用于该心电图机的软件才可使用。因此，心电图报告在心电图机与计算机和网络之间不能方便的数据交换，在不同类型的心电图机之间也无法进行数据交换。而另一方面，电子计算机应用技术在医疗领域的普遍应用，医院对心电图检查流程信息化和心电图报告网上资源共享的要求日益强烈。因此，在 20 世纪 80 年代大型医疗设备供应商 GE、Philips 和 Quinton 等推出了相应的心电信息管理系统，对本厂生产的心电图机进行联网，甚至也可以连接本厂生产的运动心电图仪、动态心电图仪、心电监护仪等，但非本厂生产的心电检查设备无法接入网络。由于大多数医院拥有多种厂商的心电检查设备，只兼容本厂心电检查设备的心电信息管理系统（如：MUSE、Pyramis 等）在市场上受到了严重的制约，亟待开发一种兼容性较强的心电信息管理系统，既能够连接所有厂商的标准心电图检查设备，也能够与现有的医院信息管理系统（HIS）和临床信息系统（CIS）或电子病历系统（EMR）集成，形成一个全程管理心电图检查流程和方便信息查询总结的信息系统。

具有全新设计理念的心电信息管理系统是通过计算机网络把分布在医院各科室和各心电图室的心电图机，动态心电分析仪，运动负荷分析系统，监护病房及手术全程监测过程中的心电信号整合到医院信息化管理（HIS）中，在医院的 HIS 工作站中，实现心电图申请预约检查流程化、自动化，心电图诊断报告集中储存和随时调阅，是电子病历的重要组成部分之一。心电信息管理系统也是实现不同医院之间进行心电图数据交换、实现远程会诊和继续医学教育的基础。

为了满足不同厂商心电图设备联网的实际要求，开发一种特殊的工具能够将各种商用心电图机的数据转换成通用的网络数据存储格式，并能应用于不同医疗系统和医疗场合中心电信息的交换与分析，实现心电图检查全程信息化管理。规定统一心电图数据存储格式是开发兼容性较强的心电信息管理系统的重要基础。最近几年来，美国 FDA 和欧洲的 OpenECG 组织致力于推动心电图存储数据的开放和再开发利用，并大力推荐心电图数据格式应用 W3C（world wide web consortium）在互联网上广泛应用的一种数据交换标准——可扩展的标记语言（extended marketup language，XML）。目前国内外一些医疗仪器公司，如：Draeger Medical System，ECG - Expert Management System 等，已经成功地开发出几乎兼容所有厂商心电图设备的心电信息管理系统，成为心电图联网与应用技术的最新进展之一。

二、心电图数据交换格式

（一）SCP - ECG 已成为心电图数据交换的基础

传统的心电图数据采用一层文件格式（flat file format）来记录，比如 MIT - BIH（massachusetts institute of technology and beth israel hospital）编码的心电数据文件库，这种类型的数据格式缺乏支持分析系统之间相互操作和多种资源集成必须的信息。在 1980 年，欧洲标准化委员会为了量化心电图研究开发一个通用标准，即量化心电图通用标准（common standards for quantitative electrocardiography，CSE），CSE 研究的主要结果包括计算机化心电图波形定义的标准和心电图各个波形的起点和终点的参考值。在此基础上，CEN/TC251（comité européen de normalisation technical committee 251）项目研究组在 1993年成功地开发了计算机辅助心电图标准传输协议（standard communications protocol for computer – assisted electrocardiography，SCP – ECG）。这个标准规定了心电图数据交换、编码和存储的相关格式，在数据层面上既包括心电信号、患者信息和心电图管理，也包括波形测量值和结论解释。现在几乎所有厂商的心电图机均支持 SCP – ECG 标准（图 2 – 16 – 1），但这个标准经过多年的应用已经证实它存在着一些局限性：

1. 心电图数据存储为二进制文件，不是一个人可读懂的格式。
2. 只规定了 12 导联心电图的存储格式。
3. 只规定了 10 秒钟的心电图记录数据（不支持大于 10 秒的数据）。
4. 提供的心电图解释和应用范围非常局限。

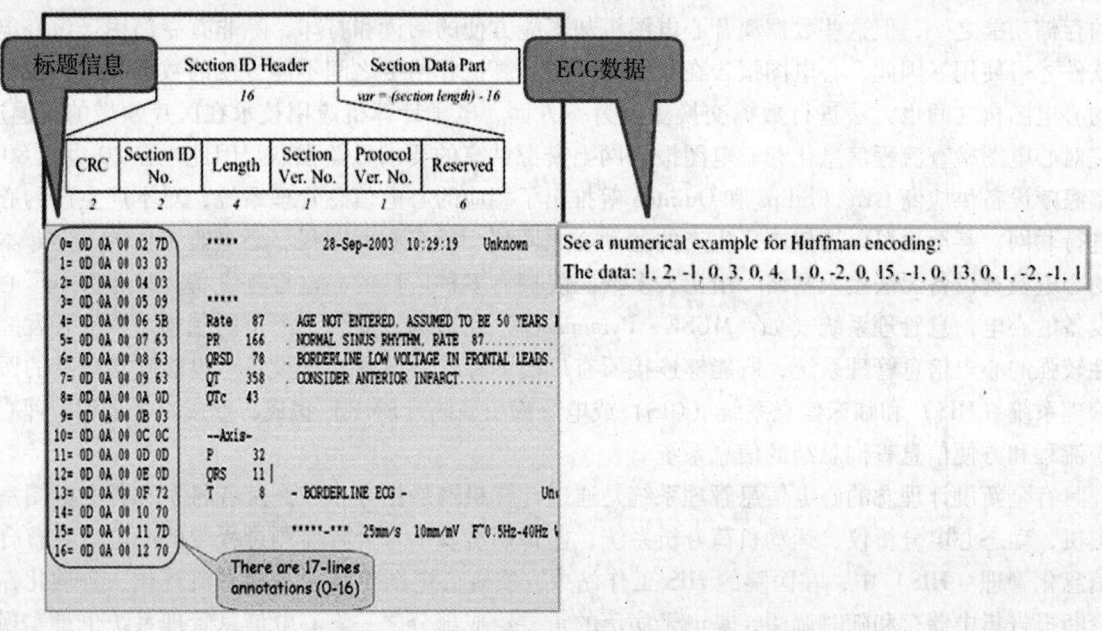

图 2 – 16 – 1　SCP – ECG 标准协议数据结构

美国 FDA 为了医院的临床数据与财务和管理的信息进行电子交换，规定美国医疗卫生信息相关的系统都要遵循 HL7（health level seven）标准。通过 HL7 标准可以在不同的信息系统界面中实时显示姓名和地址，自动提示不同信息系统文件更新等信息，HL7 标准也可以描述心电图数据、波形测量、注释和患者信息，通过同步信息的方式集成在不同应用系统的数据库中。但 HL7 标准在中国推广和普及应用十分困难。

医疗数字影像传输标准（the digital imaging and communications in medicine，DICOM）是用于医疗影像数据交换的标准，由于临床上要求在采集心脏医疗影像时需要关联心电图信号，DICOM 标准也增加了波形存储格式的内容，包括心电图、心脏电生理和血流动力学曲线的数据。然而，这种波形存储格式的增加及实现要求理解 DICOM 标准的基本原理，在具体应用时非常复杂，在开发心电图信息管理系统上难以普及应用和推广。

开发基于 XML 格式的心电信息管理系统可以为医疗临床信息的描述和交换提供了新的机会。心电图报告是电子病历的重要组成部分，使用 XML 句法描述心电图信息，方便心电图数据与电子病历系统之间的信息交换。另外，使用 XML 句法描述 ECG 数据正趋向成为心电图数据应用的标准格式。

（二）XML - ECG 数据交换格式趋向成为标准

开发基于 XML 格式的心电信息管理系统是信息医疗领域最新进展之一。从 1998 年开始，W3C（world wide web consortium）推荐 XML 作为的互联网应用标准。XML 标准提供了简单的可标记的元素，方便地解决了网络系统之间的相互操作。XML 标准将成为通过互联网进行数据交换和数据传输的通用句法，同时也为医疗临床信息的描述和交换提供了新的机会。因此，卫生机构的标准化组织和专业委员会如 CEN/TC251，HL7，ASTM（American society for testing and materials）等，正努力推荐使用 XML 标准应用于医疗信息系统中，使用 XML 句法描述临床信息，方便电子病历系统之间的信息交换，心电图报告是电子病历的重要组成部分，使用 XML 句法描述 ECG 数据的交换格式已经得到美欧标准化组织的一致认可，趋向于成为将来心电图数据与其他临床信息交换应用的标准数据格式。

三、心电数据转换工具

建立基于 XML 格式的临床数据库是当今信息医疗界高度关注的问题之一。如何将基于 SCP - ECG 标准的心电图数据转换成 XML 描述的心电数据格式并存储是开发兼容性和开放性均很强的心电信息管理系统的关键所在，也是超越心电图设备厂商提供数据加密束缚的技术攻关难点。现在国内个别公司自主设计研发出心电图转换传输设备（图 2 - 16 - 2），成功的攻克了将 SCP - ECG 标准的心电图数据转换成 XML 格式心电数据这一关键技术，开发出 ECG - Expert 数字心电信息管理系统。几乎所有的商用数字心电图机通过这个设备即可转换成 XML 描述的心电图数据格式（以下简称 XML - ECG 格式），并存储到心电图专用的服务器中，通过专业数据库，如 Oracle、SQL 等数据库对其进行管理和服务，实现心电图信息交换和资源共享。

欧洲的 OpenECG 组织开发出将 SCP - ECG 标准的心电图数据转换成 XML 描述的心电图数据格式的专用工具软件，随时将原始的心电图数据转换成 XML - ECG 格式，为心电数据与不同临床信息系统之间进行数据交换提供通用的交换格式，完整的心电数据交换信息包括患者信息、波形特征、测量数据和文本格式的注释等心电图报告的内容。通过各种方法转换成 XML - ECG 格式的心电图数据，应当采用树型结构设计来层次清楚的展示各级数据信息（图 2 - 16 - 3），然后采用 XML 解析技术将其还原成心电波形，这种波形可以通过专用的或者通用的浏览器进行浏览和调阅（图 2 - 16 - 4），从而在网络上实现心电图及时调阅和资源共享。

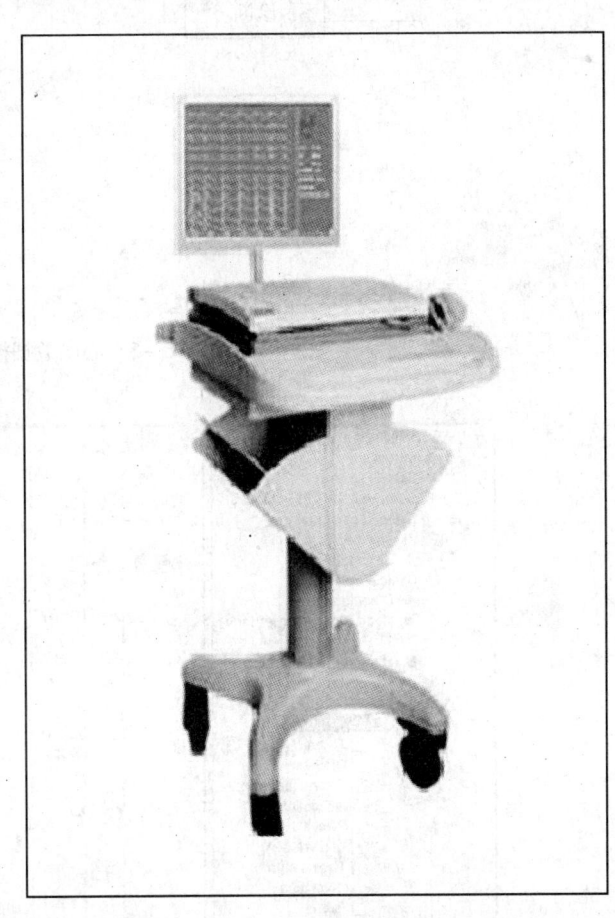

图 2 - 16 - 2　心电数据转换传输设备

四、XML - ECG 数据技术开发和应用

在 XML - ECG 格式的心电数据中包含心电图原始数据可以用于开发多种临床应用程序，这种基于

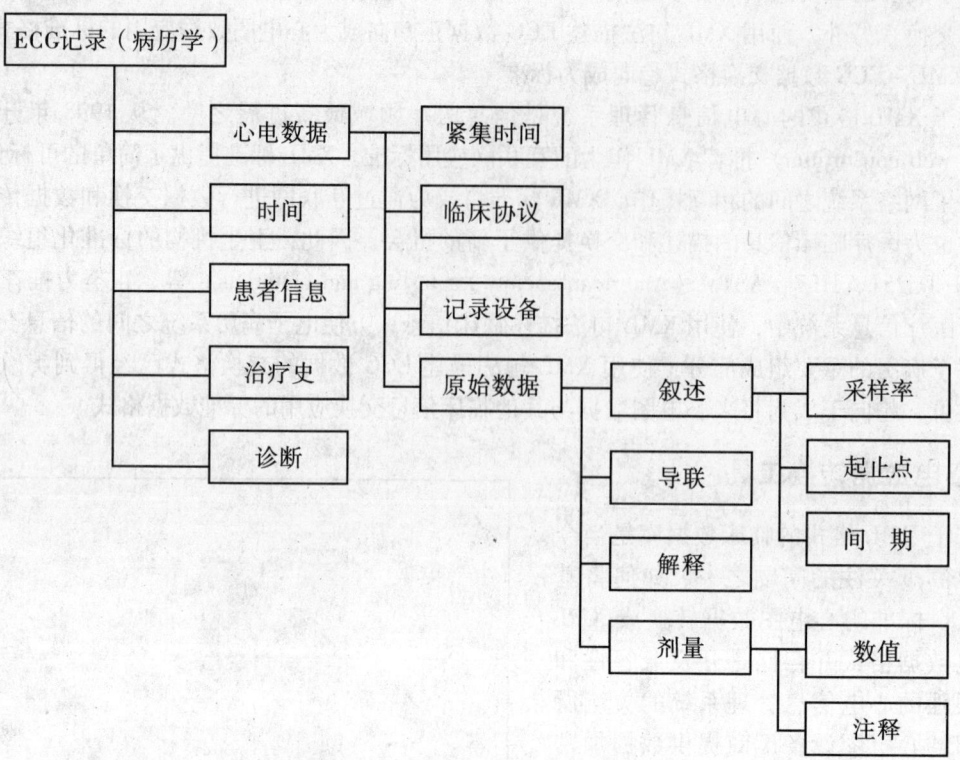

图 2 – 16 – 3 心电数据树型结构设计

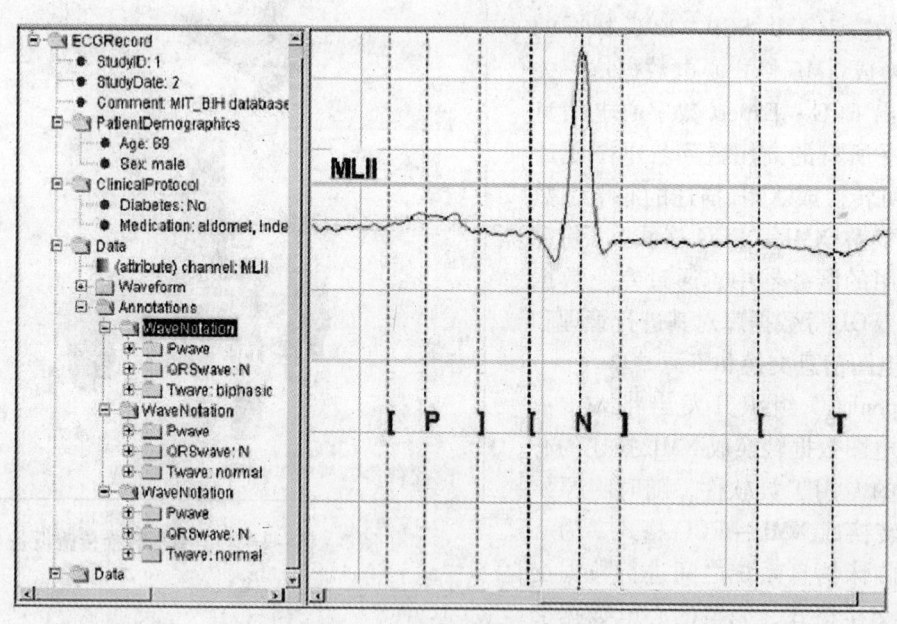

图 2 – 16 – 4 通过浏览器调阅心电波形

XML 格式的"原始数据"（raw data）可以转化成不同类型的数据，将这些数据导入其他支持 XML 格式的应用系统中可以进一步开发和利用（图 2 – 16 – 5），如心电图（包括基本信息、测量参数和诊断）多条件查询、心电数据库建设和标准心电图图库等，也可以转化成 DICOM 标准与心脏导管室管理系统进行数据交换，也可以转化为 CDA – document 数据与临床信息系统（CIS）或电子病历系统（EMR）进行数据交换，或者以 CDA – document 文档形式实现远程传输和共享。如果将"原始数据"返回到心电图机，依然可以打印和输出心电图报告。

```
<?xml version="1.0" encoding="utf-8" ?>
<!-- Chung Hua University & Wei Gong Memorial Hospital - by CC Chiang -->
<!-- FDAXML Viewer & MSXML4.0 Download: www.amps-llc.com/Downloads.htm -->
- <AnnotatedECG type="Observation" classCode="OBS"
    xmlns:xsi="http://www.w3.org/2000/10/XMLSchema-instance">
    <id root="1.2.826.0.1.3680043.2.1071.1.1.1.1.20050306142453" />
- <effectiveTime>
    <low value="20050306142453.000" inclusive="true" />
    <high value="20050306142463.176" inclusive="false" />
  </effectiveTime>
+ <componentOf>
+ <component>
- <component>
  - <series classCode="OBSSER">
      <code code="RHYTHM" codeSystem="2.16.840.1.113883.6.24" codeSystemName="MDC" />
    + <effectiveTime>
    - <component>
      - <sequenceSet classCode="OBSCOR">
        + <component>
        - <component>
          - <sequence classCode="OBS">
              <code code="MDC_ECG_LEAD_I" codeSystem="2.16.840.1.113883.6.24"
                codeSystemName="MDC" />
              <value xsi:type="SLIST_PQ">
                <origin value="0" unit="uV" />
                <scale value="5" unit="uV" />
                <digits>2 -2 1 -2 -2 -2 -2 -2 -2 -2 -2 -2 -2 2 0 1 2 2 3 4 4 7 9 10 11 12 17
                  18 18 22 25 28 30 30 33 36 38 38 38 38 38 38 38 34 32 27 22 18 16 11 6
                  5 2 2 0 -2 -2 -2 -4 -4 -6 -6 -6 -6 -6 -6 -8 -8 -8 -8 -8 -8 -8 -8 -8
                  -8 -8 -8 -8 -8 -7 -6 -6 -6 -6 -6 -6 -6 -6 -6 -6 -6 -6 -6 -6 -6 -6 -6 -
                  6 -6 -6 -6 -6 -6 -6 -6 -6 -6 -6 -6 -6 -6 -6 -6 -6 -6 -6 -6 -6 -6 -6 -6
                  -6 -6 -4 -1 2 5 7 7 7 7 7 3 0 -2 -4 -5 -5 -5 -5 -5 -7 -7 -7 -7 -7 -7 -7 -7 -
```

图 2 - 16 - 5　XML - ECG 数据在计算机中存储的内容展示

XML - ECG 格式的心电数据及其树型结构设计可以方便的将心电图信息分开不同层次描述，这种分层描述的信息结构和通用的互联网语言在不同的信息系统实现数据交换时可以显示出极大的优势，它不仅能够方便地按照客户订制的要求导出适合客户自己的数据格式，而且能够通过 HL7、DICOM 等通用的标准协议与电子病历系统（electronic patient records）或医院信息管理系统（HIS）实现无缝连接（图 2 - 16 - 6）。因此，XML - ECG 心电数据是促进心电图信息交换和数据共享的强大基础工具之一，也是心电信息管理系统实现兼容不同商用心电图设备的关键技术所在。

五、系统设计与集成

最先进的心电信息管理系统的设计需要支持基于组件的 SOA（service - oriented architecture）架构，应用服务功能可以通过 Web Services 技术发布，并成为被第三方应用和使用的服务。应用架构设计要求两层或多层，具有良好的安全机制完成用户的认证、授权和数据保密。心电信息管理系统能够支持 Oracle 等大型关系数据库或后关系数据库的管理，支持主流厂商的硬件及操作系统平台，支持数据库并行操作所需的技术，包括多服务器协同技术、事务处理的完整性控制技术。

集成能力设计要求心电信息管理系统要遵从 XML、Web Service、HL - 7、DICOM 等标准，支持 UNI-CODE 编码和 TCP/IP、HTTP 等网络协议，能够建立在医院的统一集成平台上，与其他应用系统，如 HIS 系统、PACS 系统、RIS 系统、患者主索引系统、医嘱系统、排队叫号系统、临床管理系统和手术室信息系统等交换数据的功能，保证系统的开放性，可扩展性和集成实现必要的系统需求（图 2 - 16 - 7）。

六、信息资源共享

通过建设心电信息管理系统，全医院的心电图检查相关数据（包括动态心电图和运动心电图报

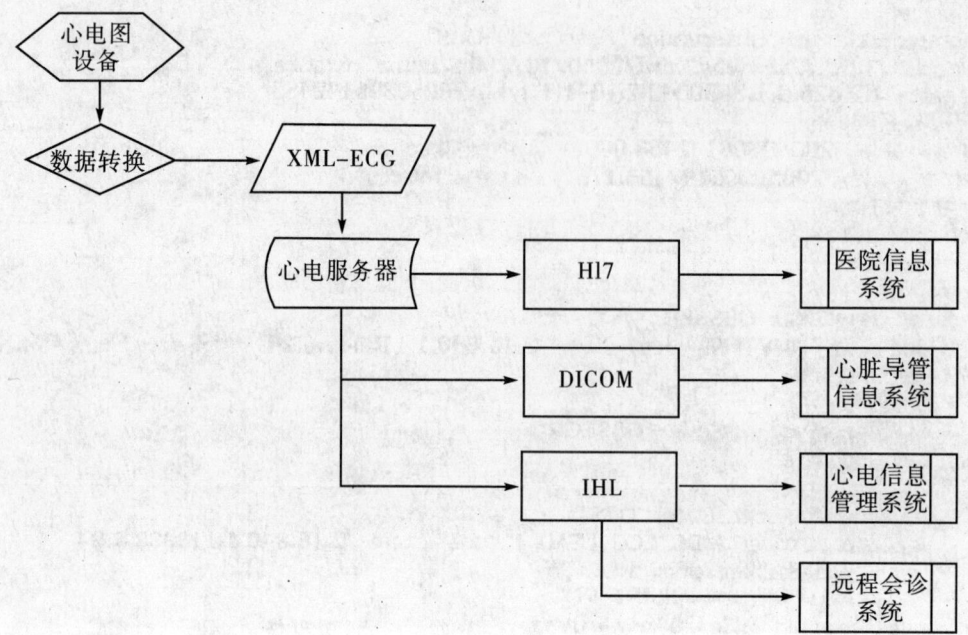

图 2 - 16 - 6   XML - ECG 数据可以用多种临床应用程序

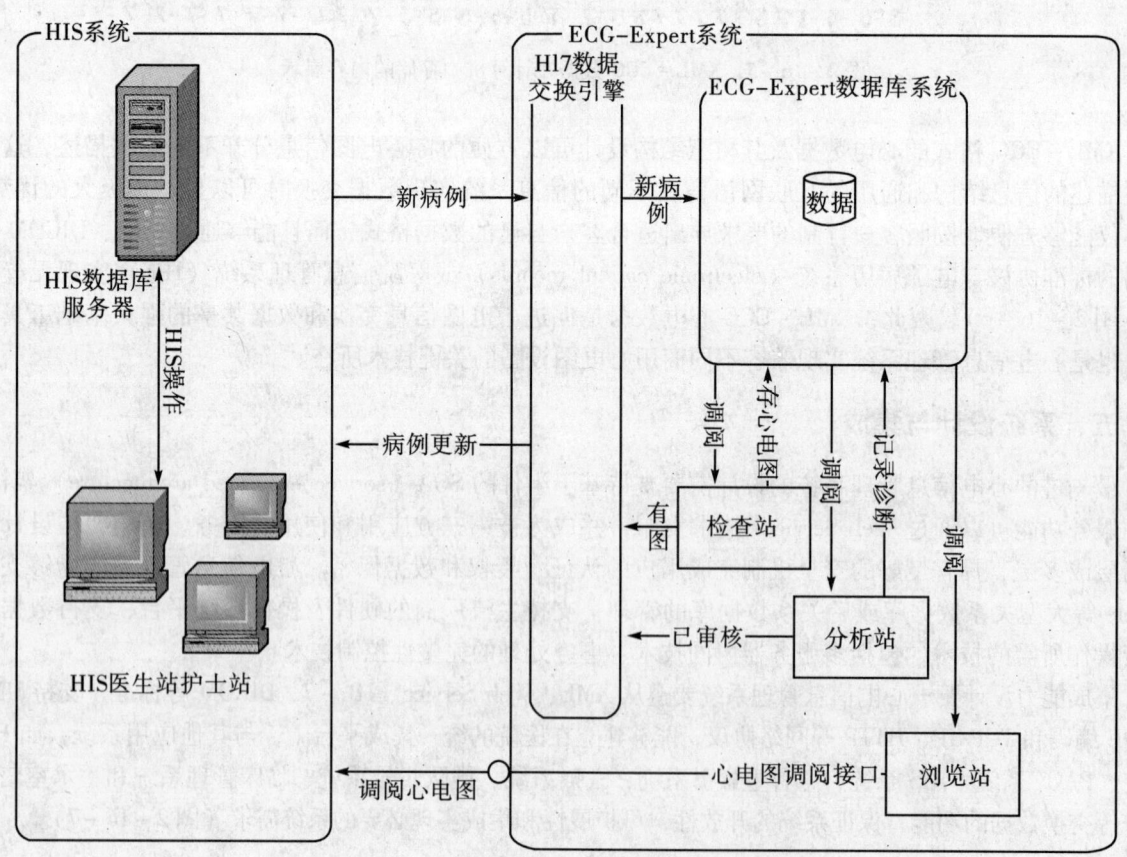

图 2 - 16 - 7   心电信息管理系统与 HIS 集成

告）存储到心电专业服务器，建立心电数据管理中心。心电数据管理中心能够满足 5 年医院增加的业务要求，至少实现 15~20 年或更长时间的心电数据在线存储，超过 15~20 年期的数据离线存储，实现全医院数百台医生工作站对心电信息系统的访问，实现心电数据全医院共享。随着日积月累的心电图数据不断增加，数据的备份和安全会非常重要，在建立心电信息系统时，设计心电图数据存储方式应采用双机热备份的备份方案，保证数据的安全。

心电数据管理中心建立后，心电图的远程会诊变得极为方便简单，可以利用视频、电话、网络、电子邮件、信件、传真等多种现代化通讯工具进行。医院可以通过心电信息系统浏览异地患者的心电图及病历资料，提出会诊意见，双方通过视频、音频等通讯工具互动完成心电图诊断，同时确定进一步的治疗方案。在整个会诊过程中，心电图会诊中心与远程会诊终端随时保持音频和视频的连接，再辅以电子白板等共享的数据会议工具，使得双方的沟通更加流畅，医生和需要会诊的心电图通过主视频传输到会诊远端，患者的病历资料和心电图资料通过网络直接传输到会诊中心，从而共享给专家进行技术交流，实现远程会诊功能。

七、医院评价

近年来，我国医院信息化建设取得长足进步，多数大医院已从以财务管理为核心的信息管理系统向以患者为中心的临床信息系统方向发展，并逐步建成了临床医生工作站、影像管理系统和检验信息系统等以临床工作为重点的信息系统。但作为三大常规检查项目和被广泛应用于各级医院的心电图检查工作，却没有引起医院领导足够的重视，只有少数医院建设了全院性的心电图信息管理系统。在医院应用心电信息管理系统可以改变传统的心电图检查模式，实现心电图信息采集、存储、诊断和管理自动化，优化心电图检查工作流程，有效地提高医生的工作效率和医院的管理水平，为医院节约了大量成本，为医院构建具有完整患者诊疗信息的电子病历奠定了良好的基础。因此，心电信息管理系统是临床信息管理系统的重要组成部分之一，是建设全数字化医院必不可少的环节。

（张兆国　张海澄）

参 考 文 献

1. AL Goldberger, LAN Amaral, L Glass, et al. PhysioBank, PhysioToolkit, and Physionet：Components of a New Research Resource for Complex Physiologic Signals. Circulation, 2000（June 13）, 101（23）: e215 - e220.

2. JL Willems, P Arnaud, JH van Bemmel, et al. Common Standards for Quantitative Electrocardiography：Goals and Main Results. Methods of Information in Medicine, 1990, 29: 263 - 271.

3. ENV 1064 standard communications protocol for computer - assisted electrocardiography. European Committee for Standardisation（CEN）, Brussels, Belgium, 1996.

4. FDA application：Proposed Standard for Exchange of Electrocardiographic and Other Time - Series Data［http：//www. fda. gov/cder/regulatory/ersr/ECGdata. htm］.

5. DICOM Suppl. 30, Waveform interchange, Nat. Elect. Manufacturers Assoc.：ARC - NEMA, Digital Imaging and Communications, NEMA, Washington DC, 1999.

6. Extensible Markup language（XML）［http：//www. w3. org/xml/］.

7. B Jung, EP Andersen, J Grimson. Using XML for Seamless Integration of Distributed Electronic Patient Records. In Proceedings of XML Scandinavia 2000 conference, Gothenburg, Sweden, May 2000.

8. Openecg R. Fischer, Chr. Zywietz. How to Implement SCP, Part I - II［http：//www. openecg. net/tutorial1/How_ To _ Implement_ SCP. pdf］

9. Chiang CC, Yang YC, Tzeng WC, et al. A SCP Compatible 12 - Lead Electrocardiogram Database for Signal Transmission, Storage and Analysis. Computers in Cardiology, 2004, 31: 621 ~ 624.

10. Beckie Kelly. EKG + E - Records Equals Efficiencies：Health Data Management, 2006,［www. healthdatamanagement. com］

 **心电信息管理网络技术发展趋势**

一、概述

心电信息管理系统是通过网络将分散在各处的心电图机、动态监测、运动试验，甚至监护仪产生的心电图集中存储管理，并整合入医院信息系统（HIS）中，实现心电图报告的电子化存储，心电图检查的流程化，自动化及无纸化，是电子病历系统的重要组成部分。不同医院的心电管理系统可借助网络进一步连接，形成一个集医疗、保健、急救、会诊及学术交流为一体的网络系统。

二、心电管理系统历史

心电图资料信息、影像资料信息及检验资料信息共同构成了三大基础医疗数据，几乎每个人一生中都会产生多次心电图、影像及检验数据资料。对这些宝贵的医疗健康资料的存储、分析及共享在欧美等发达国家一直受到高度重视，而随着计算机及网络技术的不断发展，也为实现患者医疗数据电子化、网络化管理提供了可能。心电信息管理系统走过了40多年的发展历程，取得了辉煌的成就。1965年，由当时的美国 Marquette 公司发明的 MUSE 心电图无纸化存储设备开始应用于临床，可以对心电图以微缩胶片的方式进行存储，开创了心电图无纸化存储的先河；1974年，随着计算机技术的发展、推广，Marquette 公司真正意义的 MUSE 心电管理系统面世并进行商业化使用。该系统基于小型计算机系统，是第一台真正的计算机辅助的心电图管理系统。在随后的30多年时间里，随着心电采集终端及计算机技术的不断发展，MUSE 心电管理系统的软硬件也不断进步，1979年，Marquette 公司发明了第一台同步12导联心电图机，并实现了心电图机与 MUSE 之间的数字化心电图传输。1981年，MUSE 成为了美国政府采购常规购买的心电图存储管理设备。1988年，MUSE 心电管理系统与医院信息系统（HIS）实现双向数据交流，完善了心电图检查流程。2000年支持以 XML 格式传输心电图数据；2004年 FDA 要求研究药物导致的 QT 间期变化时需使用数字化心电传输、编辑心电图……截止到2007年，仅在美国就有1600余家医院使用 GE MUSE 心电管理系统，欧洲有1100余家医院用户，而在亚洲也有240余家医院在使用 GE MUSE 心电管理系统。除了 GE 公司 MUSE 心电管理系统外，在20世纪90年代末，又有 Philips 公司及美国 Quinton 公司先后推出了 TraceMaster 心电管理系统及 Pyramis 心电管理系统，在欧美有少量使用。

在中国，心电管理长期未受到足够的重视，发展缓慢。直到2005年后，在医院信息系统（HIS）、影像存储与通讯系统（PACS）、检验信息管理系统（LIS）建设相继完成后，逐步开始了心电管理系统的建设，目前尚处于起步阶段。

三、国内心电图检查及心电网络的现状与问题

心电图作为一项常规检查项目，在医院范围内广泛使用。尤其是特诊科心电图室承担了大量的心电图的采集、分析与报告工作。一般一个三级甲等医院每年心电图采集量多达15～20万人次以上。然而，目前的心电图检查存在很多问题，亟待解决。

首先，心电资料不能实现电子化存储，丢失了大量的宝贵临床资料，以至于到目前为止，在全国范围内尚无一个大型的中国人心电图数据库。一些医院为了解决心电图存储的难题开始使用一些心电工作站及手持式心电采集装置。然而，目前国内多数心电工作站及手持式心电采集装置精度较差，心电图失真明显，所存储的心电图缺乏临床价值，而且因为数据存储于 PC 机，一旦出现系统故障，很容

易造成数据丢失。此外，心电图的诊断难以规范，非专业的心电图工作者也可出心电图报告，很多心电图甚至没有报告，报告质量难以保证；更为严重的是心电图记录纸上没有患者姓名，ID 号等信息，报告缺乏法律效力；另外心电图的会诊困难，资料难以被其他科室部门共享也困扰着我们的日常工作。目前，有一些医院开始尝试建立心电管理系统，建设中也遇到很多问题：

1. 目前，心电图设备间尚未形成统一的数据传输协议，GE、Philips、日本光电、福田等主要心电图机供应商所提供的心电图数据格式都不一致，导致不同设备连接困难。

2. 12 导联心电图机尚未普及，大量使用的单导、三导等心电图机无网络传输能力。

3. 工作流程自动化程度不高，尚不能真正实现无纸化操作。

4. 心电信息管理是一个长期的工作，而目前除少量的国际品牌外，几乎所有的开发心电网络的国内公司规模都较小，研发时间短于 3 年，网络系统及数据库的升级维护将考验这些年轻的公司和他们的用户。

四、心电管理系统的建设目标

1. 连接医院范围内所有心电图机、运动试验、动态心电图以及心电监护仪等心电设备。

2. 存储心电图机、监护仪产生的 12 导联同步心电图、心电向量图、心室晚电位以及运动试验、动态心电图等检查报告。

3. 在线编辑确认，分发检查报告。

4. 与 HIS 系统实现双向数据沟通，下载患者信息，传输检查结果。

5. 通过数据库，进行工作量统计，心电图检查结果的综合统计分析。

五、心电管理系统的网络结构

1. 与 HIS 集成　心电管理系统的数据库服务器需要与医院信息系统（HIS）集成，主要通过 HL7、Web 浏览等方式进行数据传输。集成后，一方面患者信息如姓名、年龄、性别及 ID 号可自动传入心电网络服务器；另一方面，检查结果可传回 HIS，甚至可进行界面融合，这样，在 HIS 电子病历系统中进入任何一个患者界面，无需输入姓名、ID 号等信息就可自动查看心电图结果。

2. 与终端连接　心电管理系统服务器基于医院局域网通过 LAN 或 Wireless – LAN 有线或无线连接心电图机等终端设备，接受 PDF、JPEG、XML 或一些专用格式如 Hilltop 等检查数据。其中 PDF、JPEG 等图片格式缺乏编辑后处理能力，数据量较大应尽量避免使用，而 XML 为目前 GE、Philips 等使用的标准数据传输格式，其他公司也开始效仿，因此与影像标准传输协议 DICOMM 一样，XML 有希望很快成为心电数据传输的标准协议。

3. 与分析工作站连接　根据医院不同情况要求，心电管理系统服务器还可通过医院局域网连接数个至数十个分析工作站，以用回顾、分析、编辑、分发心电报告。

六、心电管理系统工作流程

1. HIS 系统中的门诊登记或入院登记处根据患者社保卡或健康卡等创建患者信息（ADT）。

2. 患者门诊就诊或住院部医生利用 HIS 预约检查系统发出心电图电子检查申请（order）。

3. 包含患者详细信息资料的电子检查申请信息发送至心电管理系统服务器。

4. 患者到门诊或住院部心功能科进行心电图检查，或者心电图室医生将心电图机推到病床前进行心电图检查。

5. 在检查心电图前，使用患者的社保卡、健康卡在心电图机上进行刷卡操作，患者 ID 号即可进入心电图机。

6. 进行心电图等检查。

7. 检查结束后可立即打印或暂不进行打印，检查数据及患者 ID 自动传输至心电管理系统。

8. 根据 ID 号，心电图数据自动与服务器中的患者信息进行匹配，获得患者姓名等详细信息。

9. 具有权限的人员通过分析工作站测量、编辑、确认心电图报告。

10. 报告打印或通过电子邮件等方式发送至申请医生的收件箱中。

11. 心电图文本及波形数据通过 HL7 等数据格式传输至 HIS，整合进入患者电子病历；或通过 Web 浏览方式直接查询 PDF 格式心电报告。

七、心电管理系统应具备性能

1. 数据安全　患者数据安全性应符合 HIPPA（健康保险流通与责任法案）要求，登录系统人员应按照"系统管理员"，"高权限诊断医师"，"诊断医师"，"采集技师"等多层权限设置，每种权限可定义执行相应的操作，每个操作人员有相应的登录密码设置；在系统中的任何操作都会被记录存储下来以备查询；数据库中的数据可通过磁盘或数据流磁带等方式进行备份以防止可能出现的数据丢失；随着计算机技术发展，如数据库更新，提供老的数据库与新数据库的整合服务。

2. 流程方便　目前多数心电图机缺乏中文姓名等患者信息输入能力，而且即使可以输入，也使工作流程变得复杂，增加出错的可能性，因此心电管理系统需要与医院 HIS 系统整合自动获取患者信息，通过扫描条码卡或磁卡调取患者信息，方便快速，减少差错；检查完成后自动传输检查结果；检查结果自动传输并整合入 HIS 系统中。

3. 编辑统计功能强　序列比较功能可以自动将进入数据库的心电图与以前心电图进行比较并显示差异，也可以将历次心电图排列进行人工比较；调整波形设置功能可以通过多种格式显示波形，对于传入的有干扰的心电波形可以重新调节滤波，对于显示波形有重叠的心电图可以自动重排分离重叠波形；精确测量功能可以将波形放大多倍进行测量，修改自动测量结果，显示全面测量参数；报告编辑功能可预置诊断语句库，使用拼音缩写调取诊断语句，快速修改诊断报告；统计管理功能可以对每个设备，每个人员的工作量进行统计，自动打印周报、月报或年报；检索分析功能可以进行多参数联合检索分析，包括性别、年龄、测量值、诊断语句等。

八、心电管理系统发展趋势

1. 普及速度明显加快，从单一大医院向区域化方向发展　随着医院信息化建设的不断完善深入，心电管理网络系统将快速走入各级医院。目前，为了合理配置医疗资源，单个医疗机构的网络正逐步朝着区域化的方向发展，形成少量中心医院覆盖多个社区或农村医院的心电网络模式。

2. 不同心电网络之间的信息共享　在中国目前还没有一个心电管理系统能占有绝对的市场优势，不同品牌网络之间数据库不能共享，影响了资料数据的应用，不同品牌网络之间数据有限共享有助于建立大型的中国人心电数据库系统，建立中国人的诊断标准。

3. 心电产品终端输出格式统一　目前制约心电管理系统发展的主要因素就是不同品牌心电图机等终端设备的兼容问题，而 GE、Philips 采用的 XML 数据传输格式已开始被多数厂家认可，今后将成为心电传输的标准格式。

（汪　凯　方玉华）

 **国产多道生理记录仪的发展历程和前景展望**

多道生理记录仪是采集记录生物体各种生理信息的重要仪器，不仅在基础医学的教学、科研而且在临床方面都有着广泛的应用。20世纪80年代以来，随着心脏电生理检查及介入治疗心血管疾病技术的发展，作为介入治疗手术中监测分析人体生理参数不可或缺的重要装备，国产多道生理记录仪在该领域得到迅猛发展，涌现出"华南医电"等知名品牌，取得了令人瞩目的不俗成绩。本文对多道生理记录仪的国产化发展历程进行回顾并对其未来进行展望。

一、发展历程

生理记录仪器的发展可追溯到医用记纹鼓时代，下文分别从电子生理记纹鼓、基础医学用多道生理记录仪、临床医学用多道生理记录仪等方面分别进行论述。

（一）电子生理记纹鼓

传统的机械式记纹鼓原理似于钟表，由动力装置的机座和被带动旋转的圆鼓两部分组成，描记笔的运动可记录在转动的鼓纸上，通过机械发条的弹性运动来记录非电量的相关参数。1976年9月，对该仪器在基础医学的应用情况进行调研时发现该设备存在着实验手段落后、记录速度不均等问题。为解决此问题，1977年设计了调速式电子生理记纹鼓（图2-18-1）。

该仪器在全国114所高等医学院校和卫校得到应用，深受好评，电子生理记纹鼓的问世，对我国生理学、药理学、病理生理学等基础医学教学与科研起到了积极作用。

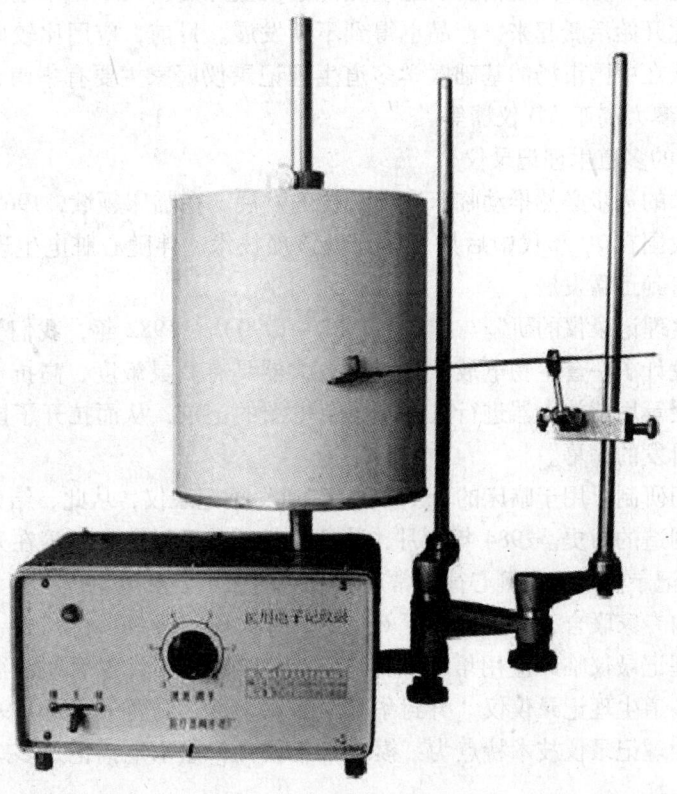

图2-18-1 电子记纹鼓

（二）基础医学用的多道生理记录仪

电子生理记纹鼓的问世最终取代了机械生理记纹鼓。随着基础医学的教学与科研的不断发展，对心电、生物电等生理信息采集记录的要求也不断提高，电子生理记纹鼓在基础医学试验中所发挥的作用越来越受到局限。20世纪80年代初，相继研究了JSY二道、三道、四道生理记录仪（图2-18-2），并批量生产。上述仪器的研发成功，解决了当时我国基础医学的教学与科研的迫切需要，填补了国家在该领域的空白，推动了我国基础医学的快速发展，使基础医学的试验手段由电子记纹鼓时代进入了多道生理记录仪时代。

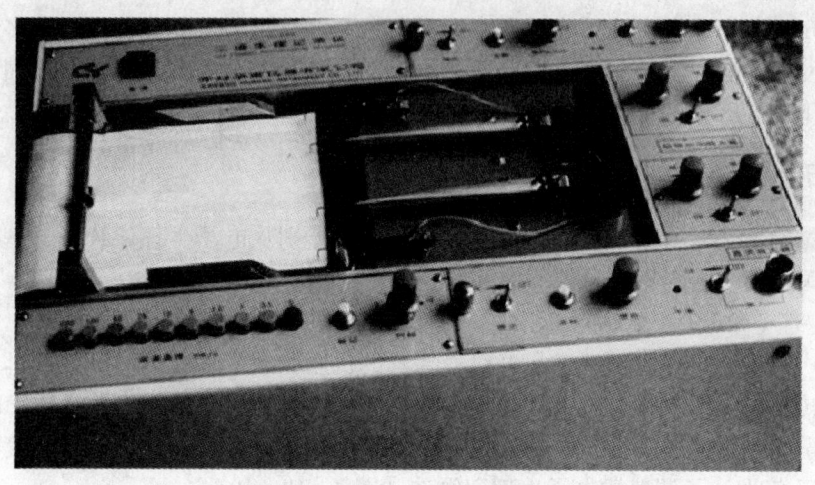

图2-18-2 二道生理记录仪

80年代中后期，上海医电厂生产出了SJ-42四道生理记录仪，成都仪器厂生产出二道生理记录仪。与此同时，日本光电、德国黑里格的多道生理记录仪也开始进入中国市场。基础医学用的多道生理记录仪的市场也从此开始活跃起来，产品也得到不断发展。目前，应用比较广泛的为8~32道生理记录仪。近年来，活跃在中国市场的基础医学多道生理记录仪厂家主要有华南、成仪、泰盟等，国外产品有美国BIOTEK、澳大利亚AD仪器等。

（三）临床医学用的多道生理记录仪

基础医学科学技术的进步必然推动临床医学科技的发展。在临床领域，1969年心脏电生理检查技术开始应用于临床，我国在70年代中后期开始开展该项技术。伴随心脏电生理检查等技术推广与普及，多道生理记录仪得到迅猛发展。

1. 国产4~6道生理记录仪的研制与推广（1982~1990） 1982年，我们受阜外医院孙瑞龙教授和胡绳俊教授之委托设计了一套生物电放大器，该放大器具有高灵敏度、高抗干扰能力、高阻抗、低漏电流等特点，孙教授等用此放大器进行人体希氏束电图的记录，从而拉开了国内介入诊疗心血管疾病用多道生理记录仪研发的序幕。

在此基础上，我们研制了用于临床的JSY-640四道生理记录仪，从此，结束了我国临床用的多道生理记录仪不能自己制造的历史。1984年4月，孙瑞龙教授、毛继文教授等在开封市第一人民医院采用JSY-640四道生理记录仪，为3例心律失常患者成功的做了心脏电生理检查。

此后，我们和业内专家联合，相继推出了6道、8道生理记录仪，在开封、北京、武汉、广州等地多次组织了多道生理记录仪临床应用培训和推广。20世纪80年代中后期，很长一个时期里，国内能够研发生产临床用多道生理记录仪仅"开封华南"一家，这一局面一直到1997年才有所改变。

这一时期的多道生理记录仪技术特点为：模块采集放大；墨水笔描记；多踪示波器或长余辉记忆示波显示；机械通道转换。

我们知道，任何一个新产品的研究都不是一帆风顺的，何况当时我国工业基础和企业研发基础都比较薄弱，而仪器用于临床尤其是心血管研究诊治，安全性要求高。因此，该产品研制成功付出了大量的艰苦努力，凝聚了科研和临床人员大量的心血。

2．国产 8～12 道生理记录仪的研制（1991～1995）　4 道生理记录仪的研制成功为研发 8 道生理记录仪积累了丰富的市场和技术经验。1990 年，国家科委将八道生理记录仪研制列为国家"八五"重大科技攻关计划项目（项目编号：85－921）；1991 年，我国第一台临床用 GY－682 8 道生理记录仪在开封研制成功并试生产。

1992 年 1 月，该产品在北京通过原国家科委和国家医药管理局的技术成果鉴定（鉴定证书编号：(92) 国药鉴字 51 号）。

2 月 9 日，中央电视台《新闻联播》以"我国研制成功 8 道生理记录仪填补国内空白"为题进行了报道。其后，《人民日报》、《经济日报》、《科技日报》、《香港商报》等国内外媒体纷纷进行报道。该产品的问世，结束了我国长期以来心脏介入医电高档设备一直依赖进口的局面，标志着中国心脏医用设备开始走向世界前列。

90 年代初，射频消融治疗快速型心律失常在国内开始起步与发展。射频消融的开展对多道生理记录仪提出了抗射频干扰的新课题、新要求。国内外之前的多道生理记录仪由于缺乏抗射频干扰的设计，以致给早期射频消融技术推广带来了诸多困难和影响。经过反复研究和试验，我们设计了专门的模拟滤波器，并尝试了数字技术的应用，提高了仪器的抗干扰能力，并显著提高了信号质量。在整机安全性方面，采用群悬浮隔离等技术，确保了术者和患者的安全。

描记技术长期制约着多道生理记录仪的发展。墨水笔、热敏笔都存在频响低、分辨率低等问题。

1994 年 4 月笔者考察了美国生产热阵记录仪的 Astromed、General Scanning Inc（GSI）MFE 等公司，将先进的热阵记录技术引入国内，这是国内首次将热阵描记技术应用于多道生理记录仪中，解决了频响和分辨率低等一系列技术难题。之后，华南公司开发的"WINDOWS 平台下高速热阵记录和驱动技术"在 90 年代中后期被广泛应用于我国心电/监护等医学产品中，包括深圳迈瑞、金科威、宝莱特的监护仪、成都锦江的多道生理记录仪等都采用了该项先进技术。

这一时期生理记录仪的技术特点：插件放大器；热敏笔记录（后发展到热点阵记录）；抗射频干扰能力要求高；计算机技术和数字技术开始应用；CRT 显示，具有冻结/回放功能；高分辨率热点阵打印。

3．国产 16～32 道生理记录仪的研制与推广（1995～2001）　1995 年，华南公司开始进行 16 道生理记录仪的研制。1996 年，原国家经贸委立项将 GY－6168 16 道生理记录仪列为国家"九五"重大技术装备项目。1998 年 12 月，国家药品监督管理局批准该产品注册。这是国内第一套通过国家 SDA 注册的 16 道生理记录仪。GY－6168 16 道生理记录仪的研制成功正值射频消融技术在国内如火如荼的发展，产品引起市场强烈反响并获得普遍好评，从而将多道生理记录仪的发展推到一个新的阶段。

1997 年，成都锦江研制了 LEAD2000 型 16 道生理记录仪。2000 年 5 月，SDA 批准 LEAD2000 多道生理记录仪试产注册。至此，国产多道电生理记录仪的竞争局面开始出现。此后，华南医电与成都锦江两家公司产品不断推陈出新，通道数不断增加，24 道、32 道生理记录仪相继问世，产品细节功能不断丰富、完善，分析管理功能日益加强。

该阶段多道生理记录仪产品的主要技术特点为：计算机控制技术（Windows 操作系统）得到应用；高速数字信号处理（DSP）；高分辨率双屏显示；磁光盘存储；内置程控刺激等。这种技术思路和配置各公司一直沿用至今。

特别说明的是，将程控刺激技术内置在多道生理记录仪中并完善、提高，形成鲜明特色是我国科研工作者和医务工作者创造性发明，也是国产多道生理记录仪的亮点之一。在很长一段时间内，是否将程控刺激技术内置于多道生理记录仪，国内外有不同的观点。经华南医电等国内厂家不断探索、完善和提高并经多年临床应用，表明内置程控刺激技术在临床上具有很大的应用价值。大约十年之后，包括 GE 在内的国外多道生理记录仪厂家都开始在其产品中增加该功能，该项功能已成为多道生理记录仪产品备选的功能之一。这充分说明：要不断进步、不断发展，必须进行持续创新，这是企业持续发展的必由之路，也是赶超国际先进水平的必由之路。

另外，根据我国的国情，一些医疗单位在介入诊疗技术开展初期，经常会邀请专家进行技术支持，2001 年，华南医电推出了便携式的 16 道生理记录仪，为我国心血管介入诊疗技术的普及与发展起到了积极推动与促进作用。2003 年，上海宏桐研制了 TOP2001 多道生理记录仪并在 SFDA 获准注册。

4. 64～128 道生理记录仪及心脏导管工作站的研制（2002～至今） 2005 年，华南医电研制的国内第一套心脏导管工作站（图 2－18－3）获得 SFDA 注册。该工作站不仅包括多达 128 通道心脏电生理记录系统，而且包括心脏血流动力学系统、导管室管理系统、兼容 X 线、血管内超声及三维图像，构建了功能全面的综合平台，为心血管介入诊治提供了综合性解决方案。

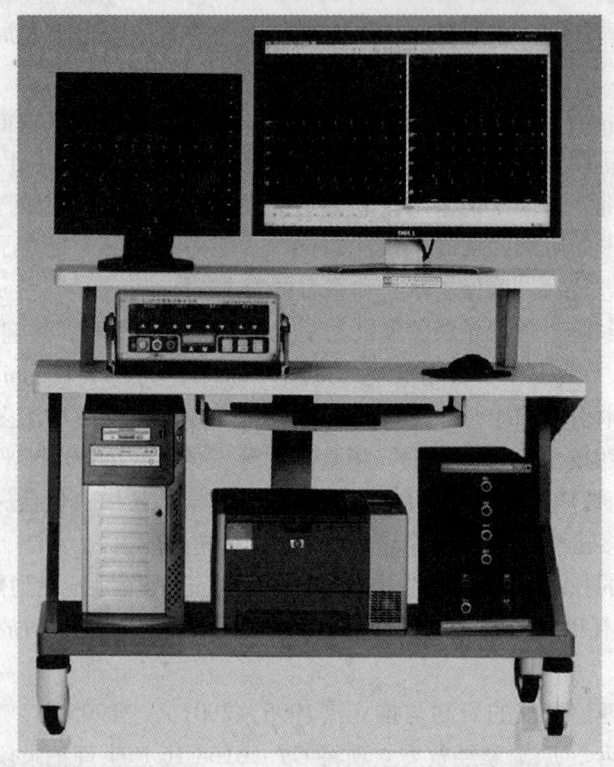

图 2－18－3 心脏导管工作站

该项目复合并集成临床医学、生物医学工程学领域多项新技术、新成果，采用高速多通道数据采集处理技术、程控刺激与心电集成处理技术、血流动力学监测和电生理检测集成技术、全信息资料管理等先进技术，实现了同步多达 128 通道生理信号采集、处理、记录，形成了集心脏电生理参数、血流动力学参数和程控刺激参数一体的综合性诊治系列产品，在技术上实现较大突破与创新。2008 年 6 月，该系列产品通过科技成果鉴定。

竞争促进了市场的繁荣，也促进了技术的不断进步和提高。目前，国产多道生理记录仪在中国市场占有约 80% 的份额。部分产品已实现出口。2006 年，国家发改委投资组建的"国家心血管介入诊治医电设备创新和产业化示范基地"在郑州高新区建成，并通过国家验收。这标志着多道生理记录仪已经朝着规模化、产业化、国际化阶段发展。

二、前景展望

作为新型的医电设备，多道生理记录仪已经发展成为生理信号采集、监测、分析、管理的综合平台。随着临床技术和电子技术的不断进步，未来多道生理记录仪将呈现以下发展趋势：

（一）多种信息融合技术

多道生理记录仪不仅可对心电、生物电、血压等诸多生理信息进行监测，部分高端设备还可评估心输出量、射血分数等血流动力学状况。采用信息/图像融合技术的导管工作站，在实现了电生理信号显示处理的同时，还可融合超声、X线、CT、磁共振等多种数据信息，实现了医疗信息的共享和无缝连接。这种融合技术，对心血管疾病的诊治起到重要的促进作用，是生理记录仪发展的重要趋势。

（二）快速便易的标测定位技术

快速不仅体现在标测定位精度要高，还要求仪器使用简洁，易于推广。过于复杂的操作以及学习曲线过长的技术，其生命力必然受到影响。这需要综合考虑可靠性、成本以及上下游产业的关联性等因素。

近年来，针对临床开展房颤等复杂的心律失常诊治的需要，应行业内专家科研所需，华南医电为临床专家特制了针对动物试验要求的个性化多道生理记录仪器及相关程控刺激设备。

作为一种标测定位手段，多道生理记录仪的发展不会拘泥于时频两域，也不会局限在三维标测，而是应用一切先进技术，融合一切有用信息，让医务人员在最早、最短的时间里了解病情，用最简单、最有效的办法决策治疗。

（三）多学科领域技术的复合与集成

基础医学、临床医学与物理科学、生物工程学领域的新技术将不断复合、集成。事实上，每一种新型医疗设备的问世、每一项设备的技术改进都离不开临床的基础，离开临床的医学工程是无根之水，无本之木。同时，医疗设备技术的发展又促进了临床技术的发展、提高。越来越多的临床医学工作者直接参与工程研究，这必将促进医疗设备及工程技术更进一步飞跃。另外，随着多学科领域技术的复合，多道生理记录仪的用途将逐步扩展，在人体生理参数监测记录相关的领域都可进行应用，如睡眠呼吸的多道生理监测系统、刑侦领域的多道测谎系统等。

（四）标准化、国际化

这不仅表现在各种功能模块的标准化，而且更重要的是医学数据流的标准化。国内各厂家不仅需要密切关注国际发展和技术动态，更应该积极参与国际标准的制定，共同肩负起振兴民族工业之责。

综上所述，国产多道生理记录仪近30年来伴随心血管介入诊治技术的进步而不断发展，这是我国工程技术人员和临床专家、医学工作者密切配合、共同振兴民族医疗器械工业的发展史、奋斗史！相信通过大家共同努力、密切合作，一定会使该产业发展的更好！不仅为中国，而且为世界医学发展做出应有贡献。衷心希望在未来几年内，中国的多道生理记录仪能够在国际市场上占有较大的份额。让我们共同努力，为早日实现这一宏伟目标而奋斗！

（陈广元）

参 考 文 献

1. 陈其才等. 生理学实验. 北京：科学出版社，1995.
2. 陈新. 临床心脏电生理学33年. 中华心律失常学杂志，2003，4：70-79.
3. 张建军，胡大一等. 快速心律失常射频消融的实用技术. 北京：人民卫生出版社，2001.
4. 国家食品药品监督管理局网站. www. sfda. gov. cn.
5. 胡大一，赵学，等. 心脏电生理及射频消融. 沈阳：辽宁科技出版社，2008.

第三篇

心 脏 性 猝 死

 积极推动自动体外除颤器在我国的应用

　　猝死是本世纪人类与医学面临的最大挑战之一。Framinghan 心脏中心一项前瞻性研究资料表明，75%的猝死为心源性。心脏性猝死（SCA）见于各个年龄段，多发生于院外，常没有任何先兆，绝大多数 SCA 为致命性心律失常（约90%），其中80%为心室颤动（VF），20%为心脏停搏。研究显示，发生 VF 后抢救时间窗为10分钟，最佳抢救时间是最初的 3~5 分钟，每延迟1分钟 CPR 和除颤，心脏性猝死的生存率以 7%~10% 递减。早期电除颤是治疗 VF 唯一有效的方法。

　　自动体外除颤器（automated external defibrillator，AED）可通俗称傻瓜除颤器，类似于专业摄影人员使用的"傻瓜"照相机，于1979初应用于临床。应用 AED 使在 SAC 发生现场早期电除颤成为可能。其最大特点是无需使用者具备高水平判读心电图能力，内安装操作指南录音，只要接通电源，按动放电按钮，即可完成心电图自动分析、除颤。在日益普及应用 AED 的欧美，如接受4小时学习演练，一般非医务人员的市民都能完全掌握。Mattoni 等评价其临床应用情况，结果显示 AED 的敏感性为100%，特异性为99.4%，证实应用 AED 进行电除颤的准确性和安全性均很高。

　　传统的急救医疗系统（EMS）对急救的反应并不能做到总是很及时，即使是最好的 EMS 系统，也常常因为交通堵塞、建筑物的阻挡、高山阻隔等因素耽搁救护时间，如美国急救医疗系统平均反应时间为 8~12 分钟。所以即使最好的 EMS 反应系统也很难在第一个 3~5 分钟达到事件现场实施除颤，从而错过 SCA 抢救的最佳时机。

　　美国每年有 950 000 人死于心血管疾病，是美国人死因第一位，至少 250 000 美国人在院外发生 SCA，通过急救医疗系统的抢救，院外生存率仅为不到5%。美国心脏协会（AHA）自1990年开始倡导应用 AED，并分别在1994和1997年，AHA 早期除颤组通过2次会议阐明公众辅助除颤的概念，明确了 AED 是获得早期除颤最有希望的方法，除颤技术应用应被大众接受。2000年11月，美国议会通过政府提案在所有联邦议会大楼和民航机场备 AED，并要求迅速向大众普及。通过在公共场所安装 AED，美国部分公共场所院外 SCA 存活率最高可达74%。

一、早期电除颤的益处

　　大量的研究提示公共场所安装 AED 可增加院外 SCA 的存活率。英国 Davis 等统计英国110个常发生 SCA 的公共场所，安装 AED 带来的益处，4年时间这些场所共发生 SCA172 人次，其中78%为 VF，实施 AED 除颤134 次，除颤时间为 3~5 分钟，即刻复苏成功率达28.3%，出院存活率达23%，而医

疗救护人员到达时间平均为 12 分钟，抢救存活率仅为 2%。拉斯维加斯 32 个娱乐场所配置了多台 AED，并对保安进行 5~6 小时 CPR 和 AED 操作训练，结果在娱乐场共发生 VF105 例，56 例（53%）应用 AED 抢救成功，除颤时间为 3.5 分钟，而急救队员于 9.8 分钟后才到达现场。美国航空公司自 1997 年在所有客机上配备了 AED，并对 24 000 名乘客进行 4 小时训练。结果 2 年内使用 AED 患者达 200 人，实际接受电击除颤的 15 例中 6 例（40%）抢救成功。1999 年 6~10 月间，机场内发生 14 例 SCA 事件，12 例为 VF，其中 9 例（75%）得到救治，均为职员或旅游者使用 AED 抢救成功。通过这些研究分析应用 AED 达到高复苏成功率的原因，主要是缩短了 SCA 发生与电除颤开始的时间，电除颤实施越早，复苏成功率越高。

近来美国青少年在学校发生心脏性猝死的现象引起社会关注，为了提高发生 SCA 学生的生存率，美国俄亥俄州花费 500 万美元，率先为州内所属每个学校安装 AED 共 6 844 台，2 年时间共有 12 名学生因此获救。基于俄亥俄州的经验，美国国会最近拟立法为每一个学校安装 AED。

Powell 等通过随机对照临床试验比较 AED 联合应用 CPR 和单独应用 CPR 对 SCA 抢救成功率，结果显示 AED 联合应用 CPR 抢救 SCA 的成功率是单独应用 CPR 的 2 倍［RR 值，95% 可信区间：2.0（1.1~3.8）］。

Nichol 等比较了应用 AED 除颤的价 - 效比，与传统急救医疗系统比较，娱乐场所应用每一质量校正生命年（QALY）所需 AED 费用为 $56 700，与医疗干预的费用相似，且有效性远远高于传统医疗急救系统，成本效益至少等同甚至优于飞机、汽车的常规使用安全带。

二、对公众进行 AED 培训降低不良事件，增加 SCA 抢救成功率

为更大程度提高院外 SCA 患者生存率，美国心脏协会在全国范围内实施 AED 计划。美国成功实施 AED 计划的关键因素是：①有专业医务人员监督整个计划的实施过程并保证 AED 计划完成质量。FDA 明确规定购买 AED 需有医生的处方，医生是保证 AED 合理安全使用强有力的后盾；②发生 SCA 时应立即通知当地急救医疗系统，在复苏成功后进行基础生命支持和高级生命支持；③合理选择 AED 安放地点并做好 AED 维护；④进行 AED 使用培训。

美国心脏协会开展 AED 培训计划内容如下：①为每一个公司或企业的员工、高危者的家人或邻近的朋友进行 AED 使用培训，其中警察、消防队员、保安人员、滑雪厂巡逻员、渡轮船员、空中航班服务员是培训重点；②对需要的场所进行 AED 使用培训；③在全国进行内容统一、高质量的培训。

实践证明，通过周密的实施计划和适当的培训，AED 可以挽救更多的生命。美国心脏协会开展了"AED 心脏急救课程"，结合 AED 应用指导手册，每个培训者通过接受 3.5~4 小时的培训，均能够熟练应用 AED。

医院的非心脏科医生和护士或理疗师是否需要进行 AED 使用培训？Mattei 等[16]调查了健康中心的医务人员应用 AED 情况。发现大多数医生电极板安放位置不正确，或不能完全按照指令程序进行操作。在没有进行 AED 培训之前使用 AED 除颤时间为 68.8 ± 29.3s，经培训后 AED 除颤时间缩短为 48.5 ± 5.5s。该研究提示对非专业医务人员进行简单的培训有助于提高 AED 使用效率。

三、心脏骤停好发地点

尽管大多数 SCA 发生在私人住宅内，但有一些公共场所仍是 SCA 的高发地点。将 AED 放置在未来 SCA 发生可能性大的地方，将产生最大的价 - 效比和最高的生存率。前面已提到美国在娱乐场所、机场、客机上已成功实施 AED 计划。最近 Reed 等评价了参与公共除颤临床试验公共场所和其 SCA 的发生率。发现发生 SCA 最多的地点是健康中心、高尔夫球场、公交车站、娱乐场所和会议场所，发生 SCA 最少的地点是办公室和旅馆。美国 JorgensonDB 等评价 AED 在商业场所、家庭应用 AED 的有效性，共观察 2683 个商业、公共场所和 145 个家庭，时间为 12 个月，结果显示 12 个月中 13% 的商业、公共场所和 5% 的家庭应用了 AED，在居民楼、商场、娱乐场等公共场所应用 AED 频率最高达

11.6%/年。多项临床研究证实 SCA 高发地点有国际机场、监狱、大型商贸中心、公共运动场所、大型工厂和高尔夫球场。

AED 是救活 SCA 的最有里程碑意义的进展，如在院外 SCA 现场既未进行 CPR，也无 AED，存活几率类似灾难，几乎为 0。仅使用 CPR，存活到达医院的机会为 5%，在美国严格训练的临床试验社区这一数字为 8%。而 CPR 联合即时 AED 使用，社区 SCA 者存活到大医院的机会达 33%，机场为 50% 左右，赌场中可达 74%。

四、我国心脏性猝死和 AED 应用现状

2006 年，由中国医学科学院阜外心血管病医院牵头的国家"十五"科技攻关项目研究结果提示，我国每年 SCD 的总人数约为 54.14 万人，其中 90% 发生在医院外，而我国院外 SCA 生存率不到 1%。依靠目前传统的急救医疗系统，并不能很好完成院外急救任务，提高院外 SCA 的生存率。鉴于 AED 在欧美国家成功应用的经验，AED 在中国应有很大的应用空间。2007 年 2 月北京首都国际机场候机厅等处安装了 AED，标志着 AED 计划在我国的正式启动。2008 北京奥运会即将开幕，为配合奥运，北京大学人民医院、哈尔滨医科大学第二附属医院和上海交通大学胸科医院已先后在院内安装 AED，同时急诊救护车配备 AED，并对保安和相关医务人员进行了培训。中国生物医学工程学会心律学分会和中国医师协会心血管医师分会已在积极推动我国 AED 计划的实施，是保证奥运安全举办的必要措施之一，同时对提高我国今后院外心脏骤停患者生存率有重大意义。

AED 在中国的应用还有很长的路要走，首先要抓好心血管专科医护人员、非心血管专科医护人员的培训，进一步开展社区基层医务人员培训。在此基础上，逐步开展猝死高发现场可能的经常目击者、非专业人员直至公众的普及。可先在医院非心脏科室、急诊科、院外急救医疗系统、社区医疗系统和农村医疗机构逐步推广率先应用。在适当时机应促进政府立法允许非专业人员使用 AED。探索适合我国国情的 AED 应用推广计划，将是我国医学界今后重要研究方向。作为医务工作者，让我们携起手来，共同努力，促进 AED 尽早在我国普及应用。

（胡大一）

心脏性猝死防治进展

心脏性猝死（sudden cardiac death，SCD）是指因心脏性原因导致的，在急性症状发生后 1 小时内发生的自然死亡。SCD 的特点是自然的、骤然发生的、快速和不能预期的。既往针对 SCD 曾经有过不同的定义，主要是从症状发生至意识丧失的时间定义上的差别，曾有建议 24 小时、6 小时、2 小时等，目前公认的观点是世界卫生组织的时间定义 1 小时。

心脏骤停和心脏性猝死是两个意义不同的医学名词，虽然两者的病因、发生机制、病理生理和临床表现等方面是相同的，但心脏骤停是一个可逆的或经过积极治疗干预可以被逆转的过程，而心脏性猝死是进入不可逆的生物学死亡。

一、流行病学资料

SCD 作为人类疾病主要的死亡方式之一，迄今仍是威胁人类的重大健康问题。目前尚无详细的大规模流行病学研究的资料，在局部地区、某些研究机构的资料基础上推算，估计全球每年有 300 万例SCD 发生，美国 40 万～45 万例，德国 8 万～10 万例。我国虽然冠心病、心肌梗死发生率略低，但心肌病多发，且人口众多，由中国医学科学院阜外心血管病医院近期一项"十五"攻关项目研究推测每年发生 54 万例以上的心脏性猝死病例。就 SCD 发生的年龄而言，儿童猝死发生率很低，1～22 岁人群猝死发生率仅为总死亡率的 2.5%，60～69 岁的心脏病患者中可高达 8/1000 人年。

二、病因

除溺水、电击、药物中毒、手术和麻醉意外等非心脏原因之外，SCD 可见于任何一种心脏病和其他疾病的严重状态，其在全部死因中的比例仍有增加的趋势，在冠心病高发国家中已达 25%～30%。各种器质性心脏病患者都有发生 SCD 的可能，但根据流行病学调查显示最常见的病因是冠心病，在西方国家可能占猝死原因的 80%，其中约 20%～25% 的冠心病以猝死为首发表现。心肌梗死患者 75% 可发生 SCD。SCD 的第二大病因是心肌病。此外一些先天性或遗传性疾病如长 QT 综合征、Brugade 综合征、马方（Marfan）综合征等也是猝死的原因。根据目前现有的流行病学资料，现阶段我国冠心病发病率尚低于西方国家，因此 SCD 发生比例也较西方国家为低，随着冠心病及心肌梗死患者群的增加，SCD 也呈上升趋势。易于发生 SCD 的心脏病和其他情况有以下几方面：

1. 冠状动脉异常　急性或陈旧性心肌梗死是 SCD 最常见的原因。急性冠状动脉综合征和缺血性心肌病患者发生的 SCD 约占 SCD 总数的 80% 左右。约有半数急性冠状动脉综合征患者在到达医院之前死去，其中大部分是 SCD。非冠状动脉粥样硬化引起的冠状动脉异常包括先天性冠状动脉畸形、冠状动脉栓塞、冠状动脉硬化、冠状动脉机械损伤或梗阻、冠状动脉痉挛等。

2. 心肌疾病和其他器质性心脏病　包括原发性扩张型心肌病、肥厚性心肌病、致心律失常性右心室心肌病（ARVC）心脏瓣膜病、左心室肥大、心肌炎、高血压、先天性心脏病、代谢性心肌病、限制性心肌病、二尖瓣脱垂综合征、Chagas 病和心肌炎，以及原发或转移性心脏肿瘤等。

3. 离子通道病或原发性心电异常　涉及先天性长 QT 综合征（LQTs）短 QT 综合征、Brugada 综合征、特发性心室颤动、预激综合征（主要是伴有心房颤动）等。

4. 药物等外界因素　如抗心律失常药物的致心律失常作用、洋地黄过量、拟交感药物、抗抑郁药和锑剂中毒等。电解质和酸碱平衡失调等，如低钾血症、高钾血症、低镁血症和酸中毒等。其他还包括心脏外科手术后、造影或心导管刺激等。

5. 心力衰竭　心力衰竭是各种器质性心脏病发展至晚期的一个综合征。重度心力衰竭患者，50%以上会发生 SCD，其机制主要也是室性快速心律失常（心室颤动/室性心动过速）。近年来充血性心力衰竭的药物治疗取得了很大进展，长期预后得到改善，而部分血流动力学稳定的心力衰竭患者突然死亡者在增加。研究资料表明，多达 40% 的心衰患者死亡是突然发生的，猝死发生的危险将随着左心功能的恶化而增加。心功能较好者（Ⅰ级或Ⅱ级）总死亡率较心功能差者（Ⅲ级或Ⅳ级）低，但猝死的发生在心功能较好者发生率相对更高，特别是中度心功能不全的患者。

三、病理生理

大约 80% 的 SCD 是原发性的，即不能确定诱发因素，而 20% 是有明确的诱发因素，如心肌缺血、电解质紊乱等因素。促使 SCD 发生的机制可以是缺血性、机械性或心电性的。有基础心脏疾患或其他异常的患者易于发生 SCD。自主神经系统的激活是关键性事件，导致交感性张力增高和副交感性影响减弱，其结果是血压、心率、血小板凝聚和血液粘稠度的增高。这些改变，趋于使动脉粥样硬化斑块破裂、血小板凝聚，从而引起缺血性事件（心绞痛或心肌梗死）同时使心室颤动阈值减低，心电性事件（心律失常）增加，导致 SCD。

Hinkle-Thaler 的心脏性猝死分类法是最常用的。这个分类法把猝死与充血性心力衰竭的关系考虑在内（表 3-2-1），将 SCD 分为心律失常性猝死、循环衰竭性猝死和非心脏性猝死。

心律失常性猝死是心肌电活动异常最终发展至室速/室颤、心脏骤停的结果，在 SCD 中最常见，而循环衰竭性 SCD 相对较少。心律失常性 SCD 的心电机制主要是心室颤动（60%~80%）缓慢心律失常或心脏停搏（15%~20%）和持续性室速（5%~30%）。由心电图证实的大多数 SCD 发作是由心室颤动为常见的恶性室性心律失常所致。单形性室性心动过速一般不足以作为 SCD 的直接原因，而血流动力学不稳定的室性心动过速易蜕变恶化为心室颤动/心脏骤停。当心室颤动/心脏骤停的时间过长，患者可以出现心脏停搏和/或电机械分离。其他较少见的机制包括心脏破裂、急性心脏压塞、血流的急性机械性阻塞（例如大的肺动脉栓塞）以及大血管的急性事件（例如大动脉穿孔或破裂）。

一旦出现心脏骤停，组织器官的有效血液灌注减少，但不同器官对缺血、缺氧的耐受程度不一。耐受性最差的器官是脑，如果持续缺血缺氧超过 8 分钟，将导致不可逆的脑损伤，其次是心、肾等器官，若心脏骤停没能及时逆转，可出现各个脏器功能衰竭。

表 3-2-1　心脏性猝死的 Hinkle-Thaler 分类

Ⅰ、心律失常性猝死（最常见）
（无循环虚脱情况下，骤然意识丧失和脉搏消失）
1. 意识和脉搏丧失之前无循环功能障碍
2. 之前有充血性心力衰竭，轻度，非致残性的
3. 之前有致残性的充血性心力衰竭
Ⅱ、循环衰竭性猝死
1. 主要由外周循环衰竭所致
2. 主要由心肌泵衰竭所致
Ⅲ、不能分类的猝死（非心脏性猝死）

四、临床表现

心脏骤停的主要临床表现为意识丧失；呼吸快而表浅迅即转为呼吸停止；重度低血压，大血管不能测到搏动，心音消失。数分钟内因组织缺氧而导致生命器官损害。大致分为以下四个阶段：前驱期、终末事件的发生、心脏骤停、生物学死亡。

1. 前驱期　可发生在猝死前数天、数周或数月，包括新的心血管症状的出现和/或原有症状的加重，诸如胸痛、呼吸困难、心悸、疲乏无力等，症状不特异亦不敏感，不足以引起人们的重视。

2. 终末事件的发生　是指由于心血管状态的显著改变引起的突发心悸、胸痛、头晕甚至晕厥等症状，持续时间短暂，部分患者甚至不能回忆起在发生晕厥之前有任何不适症状。

3. 心脏骤停　其特征是严重心律失常（主要为室速/室颤），心脏失去排血功能，脑血流量急剧减少而致的意识突然丧失、呼吸断续或停止、皮肤苍白或发绀，大动脉搏动消失。短暂的心脏骤停偶尔可自行恢复意识，绝大多数心脏骤停需要紧急治疗，电复律最为有效，维持有效循环需要心脏按压。持续 4~6 分钟的心脏骤停将引起不可逆的大脑损伤。作为一可逆的临床过程，心脏骤停能否成功逆转取决于原有病变性质以及开始复苏的时间。

4. 进展到生物学死亡　8 分钟内若缺乏生命支持治疗措施，即刻复苏和长时间存活几乎不可能，而进展到生物学死亡。

五、急救处理

心脏骤停的最有效处理就是心肺复苏（cardiopulmonary resuscitation，CPR）。随着急救技术的提高，目前院内心脏骤停的急救成功率相对较高。然而院外心脏骤停复苏成功率极低。复苏成功率不但取决于医生及医疗救护人员（如交通警察）急救水平和及时程度，还取决于公众，尤其患者亲属急救知识的普及状况。公众培训和急救设备（例如公共场所体外除颤器配备）也非常重要。

心肺复苏中重要的概念，即"生存链"，由四"早"组成，即早进入急救系统、早初级心肺复苏、早除颤、早高级心肺复苏。其中早除颤最为关键，时间短暂、宝贵（6~8 分钟）。上述任何一个环节出问题，生存的机会都会减少。其成败的关键是时间。

2005 年 11 月美国心脏学会（AHA）和国际心肺复苏联合会公布了 2005 年国际心肺复苏（CPR）& 心血管急救（ECC）指南标准，旨在进一步规范心肺复苏的操作，进而提高心肺复苏的成功率，降低心血管疾病、心肺疾病的死亡率。

心肺复苏分三级，即初级心肺复苏、高级心肺复苏、复苏后处理。

（一）初级心肺复苏

初级心肺复苏是指支持基础生命活动，迅速保证重要脏器供氧。此环节最重要，它直接关系到心脏骤停的病死率和病残率。初级心肺复苏的顺序采用 ABC 程序，即开放气道（airway，A）救生呼吸（breathing，B）辅助循环（circulation，C）：

1. 评估意识状态　一旦判断为神志丧失，即应进行心肺复苏。

2. 求助急救医疗系统　一旦遇到意识丧失的患者，立即拨打电话求助急救医疗系统，争取尽早得到更有效的救治。

3. 心肺复苏的 A、B、C、D

（1）开放气道：开放气道是心肺复苏的首要措施。意识丧失时，舌和会厌会阻塞咽部气道，此时应采用仰头抬颏法或托颌法开通气道，并立即清除口腔气道排泄物等异物。方法是：将患者仰卧于坚实平面，头勿高于胸部，一手置于患者前额并加压，使头后仰，另一手抬起下颌，使气道开通。

（2）救生呼吸：可行口对口、口对鼻或口对屏护装置（隔板装置、面罩）呼吸，有条件者可用面罩或简易呼吸器进行救生呼吸。救生呼吸时一定要注意保持气道通畅，要求每一次呼吸能使患者肺足够膨胀，两次进气期间应使气体彻底呼出。CPR 的最初几分钟口对口呼吸的必要性目前尚不清楚。如果不愿意或不能进行口对口通气，指南规定也可以行单纯按压的心肺复苏。

（3）人工循环：对于没有意识、没有呼吸的患者先予两次救生呼吸，再判断循环征象（听、看是否有呼吸、咳嗽或其他活动），如没有这些征象应立即胸外按压。救护人员可通过触摸颈动脉、股动脉判断循环征象，时间不应超过 10 秒以防贻误抢救时机。胸部按压时患者应仰卧位，术者位于患者的一侧，一只手的掌根部置于胸骨下半部，另一只手叠放其上并保持平行。术者手掌根部的长轴应放在胸骨的长轴上，手指离开胸部，肘固定，臂伸直，两肩与手垂直。按压时胸骨应下压 4～5cm，下压后完全放松，使胸骨恢复到正常位置，但手不要离开胸壁。放松与下压时间相同，各占 50%，按压频率应为 100 次/分。为减少按压中断的时间，2005 年心肺复苏指南一改既往 5∶1 和 15∶2 的按压 – 呼吸比，要求无论单人还是双人复苏，按压与救生呼吸均采取 30∶2。并要求在进行按压 – 换气四个周期后，重新评估患者有无自主呼吸和循环的恢复。

胸外按压的并发症主要是肋骨/胸骨骨折、心脏压塞、血气胸等，按压时要注意保持手的正确位置和姿势，要采用正确的按压方法，避免并发症的发生。

（4）除颤和复律：大多数非外伤性心脏骤停是由室颤所致。成功除颤的几率随时间延长大大降低，每延迟 1 分钟除颤生存率下降 7%～10%，此时尽早除颤成为抢救成功的关键。除颤应与 CPR 的A、B、C 顺序有机结合起来，不能机械分割。2005 年美国心脏学会（AHA）和国际心肺复苏联合会公布的心肺复苏指南指出，针对院外进行的心肺复苏，如果没有直接目睹心脏骤停，或急救人员赶到现场的时间超过 4～5 分钟，应该首先进行 5 个周期的 CPR（30∶2），然后再除颤。而且在除颤后不要急于核实循环情况，应该不间断地立即再进行至少 5 个周期（约 2 分钟）的 CPR。而在医院内有监护的条件下发生的心脏骤停是否需要这样还没有得到证实。

（二）高级心肺复苏

高级心肺复苏是指进一步的生命支持，内容包括继续进行的初级心肺复苏、除颤、给氧、通气和气道支持的辅助装置、循环辅助装置、药物治疗、复苏后治疗。

1．心脏除颤　迅速除颤是室颤患者存活的主要决定性因素。既往一度提倡"盲目除颤"，但目前通常是借助除颤电极板心电示波，明确心律失常的类型和性质后再行除颤治疗。为提高除颤成功率、减少多次除颤所致的复苏中断，2005 年指南主张首次以最高能量（双相波 200 焦耳、单相波 360 焦耳）除颤一次，无效者在初级心肺复苏和药物的基础上重复除颤。目前认为，≤200 焦耳的低能量双相波除颤对心肌损伤小，可能会改善生存率，安全性和有效性等于或优于 360 焦耳的高能量单相除颤。

2．辅助呼吸　心肺复苏时应立即辅助给氧，在自主循环未恢复时应吸入 100% 纯氧，恢复后逐渐降低吸入氧浓度。通气辅助设备包括面罩、简易呼吸器、自动运送呼吸器、氧驱动 – 手动呼吸器及呼吸机等，最重要的是及时进行气管插管。气管插管前先进行 3 分钟高流量吸氧，控制操作相关的通气中断时间在 30 秒以内。如首次插管不成功需再次插管时，应先予适当的通气和氧合，吸入纯氧 15～30秒。

3．辅助循环　目前已产生出一些专门的心肺复苏的替代技术用于改善灌注，如心肺复苏背心、开胸心脏按压、心肺转流等。但仅限于有条件的医院内应用。

4．高级心肺复苏的药物治疗　为了积极治疗基础心脏疾患和心脏骤停的诱发因素（如纠正水电酸碱平衡紊乱、及时实现缺血心肌的再灌注治疗）稳定血流动力学并改善器官功能，进行初级心肺复苏后要着手建立静脉通道，但建立通道和用药应该与 CPR 同时进行，尽量减少中断 CPR。给药时可选择静脉、气管内和/或心内给药，周围静脉可选择肘前静脉或颈外静脉，中心静脉可选择颈内静脉、锁骨下静脉或股静脉，给药方式可考虑弹丸式注射。气管内给药种类及作用受限且不宜反复，仅在不具备静脉和其他途径时才考虑应用心内注射。具体心律失常的处理流程如下：

（1）心室颤动或血流动力学不稳定的室性心动过速：立即进行心肺复苏并尽快以最高能量（双相200 焦耳、单相 360 焦耳）除颤一次，首次除颤不能转复或无法维持窦性节律者，在辅助呼吸（如应用气管插管等呼吸辅助设施）应用肾上腺素（1mg/次静推，3～5 分钟可重复）加压素（肾上腺素的替代药，可在应用肾上腺素 1～2 次后使用，40 单位静推）等措施后，再行除颤 1 次。仍未成功者可应用抗心律失常药改善电除颤效果，首选胺碘酮，可 300mg 静推，必要时追加 150mg，以 1～1.5mg/min 维持，根据病情逐渐减量，每日总量不超过 2g。利多卡因只能作为胺碘酮的替代药物使用，首剂为 1～1.5mg/kg 静推，必要时追加 0.5～0.75mg/kg，总量为 3mg/kg。不推荐使用普鲁卡因酰胺。

（2）血流动力学稳定的宽 QRS 心动过速：可以是室性心动过速、室上性心动过速伴差传、旁路前传型房室折返型心动过速等情况。尽可能结合病史、心电图等协助判断心律失常性质，无法明确时可直接电复律，也可经验性使用胺碘酮、普鲁卡因酰胺。尤其是合并心功能不全的患者，首选胺碘酮（150mg 于 10min 内静推，以 $1 \sim 1.5 mg/min$ 维持，逐渐减量并同时开始口服）。

（3）多形性室速：常常血流动力学不稳定应及时电复律，注意是否有 QT 间期延长。QT 间期延长所致的尖端扭转性室速多具有自限性，并反复发作。治疗时要及时纠正电解质紊乱等诱发因素，静脉用异丙肾上腺素 [$5 \sim 20 \mu g/$（$kg \cdot min$）静滴] 镁剂（$1 \sim 2g$ 稀释后 $5 \sim 20min$ 静滴）和快速临时起搏。不伴 QT 延长的室速则要侧重于病因治疗，如应用 β 受体阻滞剂改善缺血情况，也可静脉应用胺碘酮。

（4）快速房颤、房扑：如预激合并房颤一类的血流动力学不稳定的心律失常立即电复律，血流动力学稳定的房颤房扑可用药物控制过快心室率，可以选用 β 阻滞剂、钙拮抗剂、地高辛，必要时考虑应用静脉用胺碘酮。

（5）严重窦性心动过缓、房室阻滞和/或心室静止：可急诊临时起搏或药物治疗，后者包括阿托品（1mg 静脉注射，每 $3 \sim 5min$ 重复一次，可多至 3 次），无效时应用异丙肾上腺素 [$5 \sim 20 \mu g/$（$kg \cdot min$）静滴]。但需要注意监测心律，防止出现其引发的快速心律失常副作用。

此外，复苏期间碱性药物的应用趋于减少，目前主要用于长时间心脏停搏或长时间复苏者。应用时遵循的原则是宜小不宜大，宜晚不宜早，宜慢不宜快。而呼吸兴奋剂也不是越早越好。只有在循环复苏满意的情况下才可能有效。

（三）复苏后处理

约 40%～60% 的院外心脏骤停幸存者在住院期间死亡。其中仅 10% 的死亡是心律失常所致，因为绝大部分原发性心律失常在重症监护室内可得到控制；30% 是由于严重器质性心脏病患者出现了低心排出量状态；而其余 60% 的死亡是中枢神经系统损害的后果，例如缺氧性脑病和长期依赖呼吸机而伴发感染和败血症。因此，复苏后仍要加强生命支持，目标是维持患者生命体征，保证心脑肾等重要脏器的有效灌注。

复苏成功后将患者转至监护病房，密切关注生命体征，包括监测体温、血压、心律、血流动力学、电解质、肝肾功能等。为防止继发感染，除加强心肺复苏操作的无菌观念外，还可合理的选用抗生素。应努力寻找心脏骤停的原因，尤其是急性心肌缺血、电解质紊乱、原发性心律失常等情况。除积极纠正缺氧、水电紊乱外，合理选用抗心律失常药物非常重要。对于心搏恢复后仍无自主呼吸者，常常合并严重脑缺氧，可应用呼吸兴奋剂，必要时可行气管切开，使用呼吸机辅助呼吸。

值得注意的是，心肺复苏成功者脑复苏是最终复苏成败的关键，缩短循环中断时间，加强有效循环功能，维持平均动脉压，降低颅内压，维持足够的脑灌注压有利于脑复苏。目前认为控制过度换气、冬眠及轻度降温（34℃）、利尿脱水、高压氧疗等对缓解缺血性脑损伤可能有益。近年来日益重视促进早期脑血流灌注，其措施包括抗凝、给予钙拮抗剂及巴比妥类药物等。同时，复苏过程中注意避免使用肾毒性和经肾脏排除的药物，复苏后宜留置导尿管，记录尿量，防止并及时纠正肾功能不全。

六、高危人群的识别

对于不能明确心脏骤停诱发因素的原发性心电紊乱者，其心脏骤停复发的危险性高，在第一年内可超过 20%，而对于明确并积极纠正了诱发因素的心脏骤停而言，其复发危险较小。因此，心脏骤停幸存者需要进行详尽的心血管评估，以求确定可逆性诱发因素并加以纠正，如：急性心肌缺血或梗死、药物的致心律失常作用、重症充血性心力衰竭、严重的电解质紊乱等。同时，明确基础疾病的诊断并给予相应的治疗，可有效降低其心脏骤停的再发的风险。对于遗传性基因异常的心脏骤停幸存者宜行家族分析，界定心脏骤停的高危人群，及时采取相应的措施防止 SCD 的发生。

除了年龄、性别、心率、血压、血脂、糖尿病等一般危险因素外，病史、体格检查、常规心电图以及信号平均心电图、24 小时动态心电图、心率变异性等方法可提供有用的信息，用于评估患者发生心脏骤停的危险性。但不足之处在于，均不够敏感和特异。

1. 常规心电图　心电图可发现是否有心肌缺血或既往有无心肌梗死病史，是否存在室内传导异常，有无房室旁路，有无 QT 间期、T 波异常，有无心律失常，其频度、持续时间如何等。

2. 动态心电图　可捕捉心律失常，确定有无发作及发作特点、与临床表现之间的关系、有无合并其他心律失常、有无合并心肌缺血、评价治疗疗效等。Holter 监测发现的室性心律失常对心肌梗死后患者的猝死危险性有预测价值。复杂的室性异位搏动是 SCD 的一个独立危险因素。尤其是发生在心肌梗死后心功能不全患者，更提示是 SCD 的高危人群，可作为有力的 SCD 独立预测因子。

表 3-2-2　经动态心电图证实的 61 例猝死患者的心律失常类型。

表 3-2-2　经动态心电图证实的 61 例猝死患者的心律失常

缓慢性心律失常	11	（18%）
快速性心律失常	50	（82%）
单形性室速	26	（43%）
多形性室速	15	（25%）
尖端扭转性室速	5	（8%）
原发性室颤	3	（5%）
心房扑动	1	（1%）

（Olshausen，1991）

3. 活动平板负荷试验　总的说来，单用运动试验对心脏骤停幸存者的危险性分级没有多大用处。运动试验可发现冠状动脉病变，从而指导针对心肌缺血的治疗，其结果可能减少发生心脏骤停的危险。不过，以运动试验诱发室性心律失常作为发现猝死高危患者的方法，其价值有限。

4. 信号平均心电图（心室晚电位）　出现在 QRS 波的终末部并延迟到 ST 段内，表现为连续、杂乱、高频低振幅的碎裂电活动，提示局部心肌存在传导不均一的组织，可能具备形成折返的条件，发生室速或室颤的危险性增加。信号平均心电图异常（心室晚电位阳性）与室性心律失常的发生有较密切关系，并有一定的预后意义。

5. T 波电交替　T 波电交替有较好的预测作用。以往用目测 T 波振幅、极向的交替，T 波的大小以 mV 计，实际上遗漏了不少有 T 波电交替的病例。近年来，用于测量微伏级电交替的设备及软件已用于临床，希望能达到有效筛选和预测目的。

6. 心率变异性和窦性心律震荡　是评价心脏交感神经和副交感神经张力的两种无创性指标。有实验研究证实，交感性张力增高使发生室颤的阈值降低，而迷走性张力对心脏有保护作用，使发生室颤的阈值升高。若心率变异性减低常常提示交感张力增加和/或迷走神经张力减低，在某种程度上提示患者发生心律失常事件的危险性增加，但需要更多的研究证据才能定论。

7. 心脏功能检查　应用超声心动图以评价心脏结构及功能，判断有无心肌疾患。如有异常，还可进一步行放射性核素或磁共振（MRI）等检查。尤其是 MRI 检查有助于诊断致心律失常性右室心肌病、左室致密化不全等疾患。其中，左室射血分数明显下降对于慢性缺血性心脏病患者是一个最强的预测因子，射血分数等于或少于 30% 是一个独立的 SCD 预测因子，但是它的特异性不高，还依赖于心律失常等其他因素。

8. 心内电生理检查　进行电生理检查有助于评价心脏传导系统功能并发现有临床意义的心律失常及其特性（心律失常的易诱发性及其机制、频率和血流动力学后果），明确是否为植入埋藏式心律转复除颤器（ICD）的指征，指导抗心律失常药物的选择，评估是否适合接受射频或其他能量的导管消融术或外科手术治疗（如心内膜环切除术）。目前心内电生理检查常规用于不明原因晕厥等猝死高危患者诊断及危险性评价，尤其是缺血性心脏病患者，约 70% ~80% 的患者可诱发出室性心律失常，包括单形室速、多形室速或室颤，其中 36% ~51% 的患者可诱发出单形室速。心肌病患者诱发出临床室性心律失常的机会较缺血性心脏病低，因此其预测 SCD 风险的价值不高。离子通道病行电生理检查价值目前尚不清楚。

对心脏骤停幸存者心电生理检查未诱发的 VT/VF 者应考虑到的情况见表 3 - 2 - 3。

表 3 - 2 - 3　对心脏骤停幸存者心电生理检查未诱发的 VT/VF 者应考虑到的情况

急性心肌梗死或缺血性心脏骤停
缓慢性心律失常
冠状动脉痉挛
血管迷走性晕厥
QT 延长综合征
肥厚型心肌病
代谢性异常
中毒
呼吸衰竭
预激综合征 - 心房颤动（经旁路下传）
抗心律失常药引起的 VT/VF（致心律失常作用）

七、预防

预防恶性心律失常的发生、及时终止室性心动过速和/或心室颤动是预防 SCD 的关键环节。SCD 的预防包括一级预防和二级预防。一级预防的对象是未曾发生过心脏骤停，但具有 SCD 高危因素的患者，如心肌梗死后射血分数低下、慢性心功能不全的患者。所谓二级预防系指针对已经发生过心脏骤停或有过可导致心脏骤停的严重室性心律失常而抢救存活的患者，预防其再次发生。具有 SCD 的高危因素，曾经发生过不明原因的晕厥，推测晕厥可能是由于室性心律失常导致者属于二级预防的范畴。

临床实践中，由于大多数心脏骤停和 SCD 发生在院外，并且发作突然，能进行及时有效救治的时间窗窄，所以从总的 SCD 人群来说仅有极少数的心脏骤停得以存活成为 SCD 幸存者，有机会并且需要 SCD 二级预防。因此，SCD 的一级预防较之二级预防更为重要。目前 SCD 预防的原则为：积极预防和治疗心血管疾病；加强家庭、社区和公共场所心肺复苏培训；针对高危患者，遵循个体化原则，根据心律失常的类型、合并的基础心脏病、发作时的血流动力学状态以及发生 SCD 的危险性综合考虑，除对原发疾病积极治疗外，分别或联合选择植入 ICD、药物或导管射频消融治疗等措施。

（一）预防 SCD 的综合干预手段

综合干预手段包括对原发心血管疾病、心功能、电解质紊乱等危险因素的治疗、对过度激活的交感神经、肾素 - 血管紧张素 - 醛固酮系统的干预。CASS（coronary artery surgery study）CABG - Patch（coronary artery bypass graft patch trial）试验证实，冠心病患者可以通过冠脉血运重建（药物、溶栓、介入治疗、冠脉旁路移植术）限制心肌梗死的范围、防止缺血事件的再发，从而降低 SCD 发生率。对于心力衰竭、心肌缺血患者，β 受体阻滞剂虽然抗心律失常效果较差，但可以降低交感神经兴奋性，降低心肌耗氧量、改善心肌缺血、改善心功能、降低血压，而且对预防 SCD 的发生有一定的效果，可减少 SCD 的发生率，明显改善远期预后。对于该类人群，MERIT - HF（metoprolol CR/XL randomized intervention trial in congestive heart failure）COMET（carvediol or metoprolol European trial）等试验证实 β

受体阻滞剂是 SCD 一级预防和二级预防的基础药物治疗。此外，临床研究提示诸如血管紧张素转换酶抑制剂和/或血管紧张素受体拮抗剂（CHARM 试验）醛固酮拮抗剂（EPHESUS 试验）等药物亦显示出一定的预防 SCD 作用，选为联合用药是比较理想的。

20 世纪 90 年代后期欧美启动的公众除颤计划（public access defibrillation，PAD），通过即时使用安装在公共场所的自动体外除颤器（AED）抢救心脏性猝死。早期的研究显示能提高心脏骤停院外存活率，2000 后年部分国家和地区以立法的形式加以推广。但由于心脏骤停的抢救是一个综合的过程，并不只是靠 Shock 心脏就能使患者复苏。广泛应用 AED 预防猝死的疗效尚缺乏大规模试验临床的结果，因此对 AED 的应用仍有争议，尤其在经济和文化不发达国家。今年 Massachusetts Medical Society 发表的一项临床试验指出，家庭使用 AED 与常规 CPR 比未见复苏成功的差别。而 70% 以上的心脏骤停又是发生在家中，可见 AED 在心脏性猝死预防中的作用和地位需进一步临床试验来验证。

（二）抗心律失常药物

由于绝大多数的 SCD 是由恶性室性心律失常引起，因此，最初采用的预防方法是经验性的应用抗心律失常药物（AAD）来控制诸如室性期前收缩（早搏）、非持续性室性心动过速等的心律失常，这亦是患者最容易接受的治疗。

早期试验证实药物有一定的疗效，如 CASCADE（cardiac arrest in seattle：conventional VS amidarone drug evaluation）研究提示对于心室颤动复发的高危患者，应用胺碘酮可以降低 SCD 的发生率。然而 CAST（cardiac arrhythmias suppression trial）试验结果的公布改变了药物预防 SCD 的历史。CAST 试验证实，对于有频发室性早搏病史的心肌梗死后患者，虽然应用 I 类抗 AAD 能有效抑制心律失常，但增加了心律失常相关性死亡、缺血性死亡和总体死亡率。有鉴于此，人们继而转向Ⅲ类 AAD 的研究和应用，并开展了一系列临床研究。CASCADE 研究提示Ⅲ类 AAD 可能优于其他抗心律失常药物，后来，Ⅲ类 AAD 的疗效进一步得到 CAMIT 试验（Canadian amiodarone myocardial infarction arrhythmias trial）EMIAT 试验（the european myocardial infarct amiodarone trial）以及 SWORD（survival with oral dsotalol）等试验的证实，即对于心肌梗死后患者，Ⅲ类 AAD 尤其是胺碘酮可以降低心脏骤停和 SCD 的发生率。但遗憾的是不能有效降低总死亡率。

循证医学资料表明，目前尚无一种 AAD 能有效预防猝死。然而，作为临床实践中应用最为广泛的 SCD 防治手段，AAD 仍具有重要的临床地位。受体阻滞剂具有一定的预防 SCD 的作用，尤其在缺血性心脏病患者。此外可选用Ⅲ类 AAD 胺碘酮、索他洛尔、多非利特等。但需要强调的是，恶性室性心律失常有较高的复发率，且多于再次发作时危及患者的生命。服用 AAD 虽能减少室性心动过速和/或室颤的发作，但不能有效预防 SCD。

（三）植入性装置 - 埋藏式心律转复除颤器（implantable cardioverter defibrillator，ICD）

由美国医生 Mirowski 最早设计的埋藏式心律转复除颤器为恶性室性心律失常的治疗及 SCD 预防开辟了一个全新的领域。ICD 能在十几秒内自动识别室颤、室速并释放电击能量除颤，成功率几乎100%。随着设计的不断进步，工艺日趋精巧和 ICD 功能日臻完善，现已发展为具备自动诊断心动过速、抗心动过速起搏、抗心动过缓起搏、低能量转复和高能量除颤，而且同时具有除颤和改善心功能双重功能的第五代装置，即 CRT - D，现已在临床投入使用。

已开展的 SCD 一级（AVID、CASH、CIDS）和二级（CABG - Patch、MADIT、MUSTT、MADIT - II、SCD - HeFT、DINAMIT、DEFINITE、COMPANION 等）研究证明 ICD 能明确改善 SCD 高危患者的生存率，是目前防治 SCD 的最有效方法。被作为一线的治疗策略在临床运用以来，其适应证也从用于从 SCD 的二级预防发展为一级预防。

首项 ICD 的猝死一级预防临床试验是 20 世纪 90 年代末开展的 AVID 研究，AVID 入选了曾发生过室颤或血流动力学不稳定顽固性室速的患者，分别应用 ICD 或 AAD（胺碘酮或索他洛尔）治疗，结果显示与 AAD 相比，ICD 可以显著降低总死亡率。另外的一些临床试验有 CASH、CIDS 等，均证实 ICD 预防 SCD 疗效显著优于 AAD。近期公布的 SCD - HeFT 研究纳入了心力衰竭人群，证实 ICD 能明显减少心力衰竭患者总死亡率，而胺碘酮没有显示疗效，奠定了 ICD 在一级预防中的地位。因此，从目前临床情况出发，特别是从 AVID、SCD-HeFT 试验结果得到的启示，对于致命性室性心律失常和患者，ICD 进行二级预防明显优于抗心律失常药物，应作为治疗的首选。

ICD 的猝死一级预防试验如 MADIT、COMPANION 等从不同的角度评价了 ICD 预防猝死的疗效，证实 ICD 也可以用于心力衰竭、心肌梗死后心功能不全等患者 SCD 的一级预防，可明显降低死亡率。因此，目前 ICD 的使用量急剧上升。

随着大型临床试验的开展和结果公布，ICD 适应证也不断加以更新，目前国际通用的适应证分类方法和支持级别是：Ⅰ类适应证：有证据表明和/或一致认为需要植入永久性起搏器，起搏器植入"有益、有用、有效"；Ⅱ类适应证：使用永久性起搏器有用性及有效性但对是否有必要植入尚有意见分歧；分Ⅱa类：证据/意见的偏向有用/有效和Ⅱb类：还不能由证据/意见明确说明有用/有效；Ⅲ类适应证：有证据表明和/或一致认为植入起搏器对患者无利、无效甚至有害。支持适应证建议的证据可分为 A、B、C 三级：级别 A：从含有大数量个体的多次随机临床试验得出的数据；级别 B：从含有较少量患者的有限次试验得出的数据或从设计较好的非随机的研究中分析得出的数据或登记的观察数据；级别 C：专家的意见（经验）是建议的主要来源。

新近公布的 2008 年 ACC/AHA/HRS 心律失常器械治疗指南中 ICD 应用的主要建议如下：

Ⅰ类建议适应证

1. 非可逆性原因引起的室颤或血流动力学不稳定的持续室速所致的心脏骤停（证据水平：A）。

2. 伴有器质性心脏病的自发的持续性室性心动过速，无论血流动力学是否稳定（证据水平：B）。

3. 原因不明的晕厥，在心电生理检查时能诱发有血流动力学显著临床表现的持续室速或室颤（证据水平：B）。

4. 心肌梗死所致 LVEF < 35%，且心肌梗死 40 天以上，NYHA 心功能Ⅱ或Ⅲ级（证据水平：A）。

5. NYHA 心功能Ⅱ或Ⅲ级，LVEF ≤ 35% 的非缺血性心肌病患者（证据水平：B）。

6. 心肌梗死所致 LVEF < 30%，且心肌梗死 40 天以上，NYHA 心功能Ⅰ级（证据水平：A）。

7. 心肌梗死所致非持续室速，LVEF < 40% 且心电生理检查能诱发出室颤或持续室速（证据水平：B）。

Ⅱa类建议适应证

1. 原因不明的晕厥，伴有明显左室功能障碍的非缺血性扩张型心肌病（证据水平：C）。

2. 心室功能正常或接近正常的持续性室速（证据水平：C）。

3. 肥厚型心肌病，有一项以上主要 SCD 危险因素（证据水平：C）。

4. 致心律失常性右室发育不良/心肌病，有一项以上主要 SCD 危险因素（证据水平：C）。

5. 服用 β 受体阻滞剂期间发生晕厥和（或）室速的长 QT 综合征（证据水平：B）。

6. 在院外等待心脏移植的患者（证据水平：C）。

7. 有晕厥史的 Brugada 综合征患者（证据水平：C）。

8. 有明确室速记录但没有引起心脏骤停的 Brugada 综合征患者（证据水平：C）。

9. 儿茶酚胺敏感性室速，服用 β 受体阻滞剂后仍出现晕厥和/或室速（证据水平：C）。

10. 心脏结节病、巨细胞性心肌炎或 Chagas 病（证据水平：C）。

Ⅱb类建议适应证

1. 非缺血性扩张型心肌病，LVEF ≤ 35%，NYHA 心功能Ⅰ级（证据水平：C）。

2. 有 SCD 危险因素的长 QT 综合征患者（证据水平：B）。

3. 有晕厥和严重器质性心脏病，侵入性和非侵入性检查不能明确原因（证据水平：C）。

4. 有猝死史的家族性心肌病患者（证据水平：C）。

5. 左室致密化不全患者（证据水平：C）。

Ⅲ类建议适应证

1. 即使符合上述Ⅰ、Ⅱa和Ⅱb类适应证，但预期寿命短于1年（证据水平：C）。

2. 无休止的室速或室颤（证据水平：C）。

3. 存在明显的精神疾病，可能被器械植入术加重，或是不能进行系统的随访（证据水平：C）。

4. 没有条件行心脏移植或CRT-D治疗，药物难以控制的NYHA心功能Ⅳ级的心力衰竭患者（证据水平：C）。

5. 原因不明的晕厥，既没有可诱发的室性快速性心律失常也不合并器质性心脏病者（证据水平：C）。

6. 合并WPW综合征的房性心律失常、右室或左室流出道室速、特发性室速，或无器质性心脏病的分支相关性室速，经手术或导管消融可治愈者（证据水平：C）。

7. 没有器质性心脏病，由完全可逆病因导致的室性快速性心律失常（如电解质紊乱、药物或创伤）（证据水平：B）。

（四）射频消融（radiofrequency catheter ablation，RFCA）

由于药物不能有效预防SCD的发生，而ICD受限于需要手术、放电痛苦和价格昂贵等因素，目前在我国难以广泛应用。探讨和尝试RFCA治疗恶性室性心律失常进而达到预防SCD的新策略应运而生。RFCA技术是室上性心动过速和部分良性室性心动过速的有效根治手段。近年来，国内外陆续报道了RFCA治疗室性早搏和室性心动过速从而预防SCD的新方法。目前尝试应用RFCA的室性心律失常有：特发性室速、分支性室速、能明确希浦氏起源的室早引发的室速、心梗后室速、右室心肌病室速、ICD术后反复放电的室速等。然而，由于目前对恶性心律失常机制的认识尚不完全清楚，标测和消融技术的还有限，导管消融治疗仍需进一步研究和探讨。

总之，心脏性猝死在我国的防治仍是一个薄弱环节，全社会还没有建立起一个完善的、有效的心脏性猝死的预防与紧急救治体系。急需开展的工作一方面是要加强SCD的预防和急救知识的教育与普及；建立起一个从基层到尖端医院的防御和快速反应救治体系；另一方面更要积极开展室性心律失常的防治研究。在进一步加强AAD预防SCD工作的同时，积极推广和普及SCD最有效预防手段——ICD在国内的应用，尤其是重视SCD高危患者的一级预防。而就目前尚处于探索阶段的室性心律失常的RFCA治疗而言，由于病例数少、方法及随访尚不规范，因此只能作为ICD治疗的补充。相信随着新的导管设计，标测技术的发展和更多操作经验的积累，导管消融治疗在预防SCD中将起到重要作用。

（张　澍）

 **AED：人类征服猝死的又一个里程碑**

心脏性猝死（SCD）是由于心脏原因引起的、以急性症状开始，1 小时内意识丧失为前驱症状的自然死亡[1]。无论是否知道患者有无心脏病，死亡的时间和形式是无法预料的[1]。美国每年约 40～46 万的心脏骤停（SCA）事件发生于院外[2]；而院外 SCD 约 80% 发生在家中，15% 发生在街道和公共场所[3]。随着工业化程度的提高、冠心病发生率的增加，我国 SCD 的发生率将有增加的趋势。国家十五攻关课题结果显示，我国 SCD 的发生率为每年 41.84/10 万（0.04%），以 13 亿人口推算，我国每年 SCD 的发生率为 54.4 万[4]。尽管植入型心律转复除颤器（ICD）在 SCD 的一级和二级预防中取得了一定进展，但 ICD 对产生和触发严重室性心律失常的因素和机制并无直接作用，不少猝死患者首次发作时丧生，根本没有接受 ICD 治疗的机会，且目前符合适应证的患者中仅有较小比例植入了 ICD（尤其在我国）。因此，对 SCD 的预防不应仅局限在 ICD 置入上，还需要更多的方法和技术。1992 年美国 FDA 批准自动体外除颤器（automatic external defibrillator，AED）在临床应用以来，越来越多的研究表明[5]，AED 能及时有效地检出和终止患者自发的室性心动过速（VT）或心室颤动（VF），其使院外猝死抢救的成功率从 3%～8% 提高到 50% 左右，已成为人类预防猝死的又一个有效措施[6]。

一、早期除颤的作用

1991 年，美国心脏协会引入了"生存链"的概念，代表理想化、最大程度增加成人 SCA 成功复苏几率过程中应发生的环节顺序[7]。该生存链的环节包括早期通路（由目击者识别发病和启动 EMS）早期 CPR、对需要除颤的患者进行早期电除颤和早期高级生命支持（ACLS）。在 SCD 中约有 88% 的患者为心律失常性猝死，其中恶性室性心律失常（VF/VT）引起者占 83%[8]。大量动物试验和人类观察性研究已经证实直流电复律对于 VF/VT 是非常有效的，但只有快速进行才可以。成人 VF/VT 最好的结果通常发生在电生理实验室，在那里迅速除颤（典型的是在心律失常发生后 20～30 秒内）几乎 100% 的生存。除颤在 1～2 min 内实施时，生存率 80%～90%，而大于 10min 的电除颤治疗使患者最终的生存率低于 10%[9]。因此，致命性 VF/VT 从患者倒地到有效的电除颤，每延迟 1min，患者生存率将降低 7%～10%[9]。OPALS Ⅰ（Phase Ⅰ of the Ontario Prehospital Advanced Life Support study）和 OPALS Ⅱ 对比研究表明，由于 Phase Ⅱ 启用快速除颤程序，92.5% 的患者在 8 分钟之内接受了电除颤，而 Phase Ⅰ 为 76.7%，这 15.8% 的增加使主要终点（存活到出院）从 3.9% 增加到 5.2%，存活率相对增加 33%（$P = 0.03$）[10]。因此，早期除颤是心律失常性猝死患者生存链中的关键，是救治这些患者生命最重要的措施。

二、AED 简介

AED 由计算机程序控制，能够自动分析心脏骤停者的心律，如判断为 VF/VT 而需要进行电击复律时，AED 可通过声音提示和屏幕显示给救助者，设置为自动放电时可自动充电并进行非常精确的电击。AED 的早期使用仅局限于受过专门训练的警察、救生员、机场有关人员等。1996 年，美国心脏协会与美国国会主要成员共同制定立法，旨在取消非专业人员使用 AED 进行早期电除颤的法律束缚。这个名为"心脏骤停生存行动"的草案经历了许多次的修改，最终于 2000 年载入美国法律。2002 年美国 FDA 批准了第一个家用 AED（Philips heartStart）。2004 年美国 FDA 批准可以非处方购买 AED。由于 AED 使用的人员培训简单，培训费用较低，使用快捷方便，且非专业人员可以使用，目前已成为获得体外快速除颤最有前途的方法。

现代 AED 已不仅能存储心率和心律的相关信息、趋势图，还能够存储 CPR 时胸部按压的频率和深度等相关信息，有助于使急救人员更加规范地进行 CPR。此外，现代 AED 还具有体外起搏功能，可提供按需型和非同步两种方式的体外起搏；提供标准三导联心电图监护及报警，并可方便地转换进入 AED 模式和其他治疗模式；具有多种声光报警和语音提示功能；电极可透过 X 线，便于介入治疗；现代 AED 不仅可根据个体患者自动调节电击脉冲能量，还可根据当时的阻抗自动调节电击脉冲的脉宽，确保电击能量恒定；现代 AED 还可自动搜寻 R 波，如感知 R 波后则在 60ms 内同步放电，如未感知到 R 波则进行非同步除颤。

可穿戴式的 AED 已经开始应用于临床，其类似背心穿在衣服里面，除洗澡、游泳外可 24 小时穿着，持续监测患者心律，如发现 VF 可自动除颤。美国 FDA 已经批准可穿戴式的 AED 用于短期内具有 VF 高危的患者，如等待心脏移植、近期心肌梗死或介入性心脏治疗后极高危的患者、或那些因为感染需要暂时撤除 ICD 以便抗生素或外科治疗的患者[11]。

三、公众电除颤技术（PAD）及其循证医学

PAD 的概念源于 1990 年 Seattle. Wasshington Leonard 博士领导的美国心脏协会"CPR 的未来"专家委员会。PAD 的主要理论依据是在人口稠密的公众场合，传统的 EMS 系统并不能在可以接受的反应时间提供早期除颤。在大多数公众场合，就 EMS 系统资源的配置来说，采用任何合理的成本－效益战略，要在短期内（发病 3 分钟内）到达现场，体力上是不可能的。PAD 的目的是通过确保在可能发生 SCA 的地点具备 AED 和已培训的非专业急救人员以缩短 VF 发生到 CPR 和电击的时间。

（一）PAD 的早期观察性研究

早期的观察性研究已经证实经过专门训练的非专业人员使用 AED 是安全有效的。一个在商业飞机上使用 AED 研究表明[12]：在 200 次使用中识别室颤的特异性和敏感性均为 100%，40% 的室颤患者存活出院。一项在游戏娱乐场使用 AED 的研究显示[13]：由保安人员使用 AED 使 53% 的室颤患者存活出院，如在 3 分钟内除颤，存活率为 74%。AED 在飞机场的临床实践主要来自 Chicago 两个商业机场：O'hare 和 Midway 机场[14]。1998 年，在遍及候机大楼和行李领取处安装了 AED。这些 AED 旨在为经过培训的机场工作人员使用。当然，公众亦是可以使用的。在两年的时间里，21 人发生心脏骤停，其中 18 人发生室颤。除两人外，实施除颤者均为助人为乐的志愿者，结果 61% 的患者存活出院。该研究提示公众使用 AED 亦可能会改善室颤患者的存活率。

（二）大规模临床随机试验

1. PAD 试验　在 PAD 试验之前，支持广泛实施 PAD 的证据是有限的，主要包括来自航空飞机、机场和娱乐场所的小样本研究。在早期的实践中，使用 AED 的多为经过培训的非专业人员，且其从事岗位要求他们紧急待命。因此，不具有上述角色的非专业人员能否安全、有效地使用 AED 并且改善存活率，仍是悬而未决的问题。为此，Hallstrom AP 等启动了 PAD 试验[15]，该试验是迄今为止单一最大的、随机化、多中心临床试验，分别在美国的 21 个城市和加拿大的 3 个城市进行。PAD 试验比较了两组社区院外心脏骤停患者幸存至出院时的例数，这两组社区的志愿应答者分别接受了下列两种培训：①识别事件，呼救 911，进行 CPR（CPR 组）；②识别事件，呼救 911，进行 CPR 并使用现场 AED 早期除颤（CPR + AED 组）。研究中共有 993 个社区单位进行随机化，平均随访时间 22 ± 5.5 月，结果表明与仅呼救 911 和心肺复苏等待 EMS 到达的非专业人员相比，使用 AED 的非专业人员可使公共场所心脏骤停存活的患者增加一倍。

2. HAT 研究　尽管有研究表明 AED 可及时、有效地处理机场、飞机、娱乐厅等公众场所发生的 SCA[12,13,14,15]。然而由于 70% ~ 80% 的 SCA 发生在家中[9]，AED 的总体有效率还令人堪忧。为此，2002 年 9 月美国卫生部国家心、肺和血液研究所（NHLBI）资助开始 HAT 研究[16]（home automatic external defibrillator）。这个研究的中心假说是和经典的心脏骤停救助相比提供家庭使用的 AED 将改善存活率。共有 7 001 名曾患前壁心肌梗死的患者被随机分为两组：心脏骤停标准反应组，向 EMS 呼救

并进行 CPR；在标准反应的基础上加用家庭 AED 组。在美国、加拿大、澳大利亚、英国和新西兰的 200 个中心进行。入选标准：18 岁或以上，有前壁心肌梗死史，住在一起的配偶或同伴愿意执行 CPR 或 AED 治疗加 CPR。主要研究终点为全因死亡率，次级终点为家中 SCA 发病经 AED 或 CPR 急救存活者。经过平均 3 年的随访，两组间的生存率无显著性差异。尽管结果为阴性，但研究者认为这并不是因为 AED 无效，而是 AED 的使用率过低导致无法出现统计学上的差异。其主要原因为：①SCA 家中发病率低于预想；②有亲属目击的家中 SCA 发病患者只有一半，而且在这些患者中 AED 只是部分被使用；③对照组的受试者同样接受过如何呼救 EMS 及 CPR 处置等教育。对于少数家中发生 VF 经过 AED 除颤的患者长期生存率为 28.6%，而预期为 2% ~ 6%。虽然该研究未能出现预期结果，但对于如何改善在家中治疗的具有发生 SCA 风险的患者生存率，HAT 研究提供了重要信息，开阔了人们的视野。

四、国际心肺复苏与心血管急救指南和 AED

AED 于 1992 年首次被写入美国心脏协会发表的"心肺复苏与心血管急救指南"。随着循证医学证据的增加，AED 在 SCD 急救中的重要作用在指南中得到确立。

2005 国际心肺复苏与心血管急救指南[17]指出目前已有充分的证据表明非专业救援者使用 AED 能够显著提高 SCA 患者的存活率。AED 应放置在公共场所，如机场、娱乐场所和运动场所等，因为这些地方更可能发生 SCA 事件（Ⅰ类）。指南推荐 CPR 和 AED 联合使用[17]。为了成功救治 VF 型 SCA 患者，救助者必须能够迅速地联合运用 CPR 和 AED。当任何救助者目睹 SCA 并且现场有 AED 可用，那么应该尽可能地使用 AED。对于在院内进行抢救的医务人员来讲，则应该立即进行 CPR 和使用 AED 及其他设备，并且一旦 AED 或除颤仪准备就绪，则立即使用。当电击后心律存在时，针对非专业营救人员的训练材料应该强调一点，即 CPR 必须一直持续到初级或高级生命支持专业工作人员来取代他或者患者开始恢复知觉。

尽管 VF 在儿童中不常见，但幼儿和青少年 SCA 的发生率也有 5% 到 15%。对这些患者迅速地除颤或许可以改善预后。婴儿和儿童的最低有效除颤能量仍不清楚。安全除颤的上限也不知道，但以 > 4J/kg 的能量对儿童进行除颤是有效的。因此推荐第一次电击的能量为 2J/kg（Ⅱa 类）和后续电击的能量为 4J/kg（证据水平待定）[17]。许多 AED 可以精确地探测所有年龄儿童的 VF，并且能够以高度的敏感性和特异性从不可电击的节律中将可电击节律区分开来。一些 AED 装有儿童衰减器系统（如电极 – 多芯导线系统或者一个按钮）可将传输的能量减少以适于儿童。如果具备儿童衰减器系统，营救者对 1 到 8 岁的儿童应使用该系统。如果营救者对 SCA 的儿童进行 CPR，但没有配置儿童衰减器系统的 AED，则应该使用标准 AED。目前仍没有足够的数据支持还是反对对小于 1 岁的幼儿使用 AED。

小结

AED 是对院外发生 SCA 患者进行除颤治疗的最有效方法。将 AED 放置在合适的场所，如学校、运动场所、高密度的社区、机场和机舱、警车和消防车等处，以减少 SCA 发生后的除颤时间延误是十分重要和必要的。SCD 的防治需要家庭成员、社区医生、急救系统与各级医院紧密配合，提高全民急救意识。尽管 AED 在获得早期除颤方面取得了重要进展，但导致 SCD 的机制是复杂的，其防治又受多种因素影响。因此，人类在征服猝死的进程中仍有很长的路要走，仍需我们发展和完善更多、更有效的方法和技术。

（万　征）

参 考 文 献

1. Robert J. Myerburg, Agustin Castellanos. Cardiac Arrest and Sudden Cardiac Death In：Braunwald E. Heart Disease：A Textbook of Cardiovascular Medicine. 7th ed. Philadelphia：Saunders，2005，865.
2. Centers for Disease Control and Prevention（CDC）. State – Specific Mortality From Sudden Cardiac Death – United States,

1999. MMWR, 2002, 51 (6):123 – 126.

3. Zipes DP, Carom AJ, Borggrefe M, et al. ACC/AHA/ESC 2006 Guidelines for Management of Patients With Ventricular Arrhythmias and the Prevention of Sudden Cardiac Death. J Am Coll Cardiol, 2006, 48:247 – 346.

4. 陈柯萍,陈新. 心脏性猝死. 中华心律失常学杂志, 2007, 11 (2):110.

5. Hancock HC, Roebuck A, Farrer M, et al. Fully automatic external defibrillators in acute care: clinicians' experiences and perceptions. Eur J Cardiovasc Nurs, 2006, 5:214 – 221.

6. Priori SG, Bossaert LL, Chamberlain DA, et al. ESC – ERC recommendations for the use of automated external defibrillators (AEDs) in Europe. Eur Heart J, 2004, 25:437 – 445.

7. Cummins RO, Ornato JP, Thies WH, et al. Improving survival from sudden cardiac arrest: the "chain of survival" concept. A statement for health professionals from the Advanced Cardiac Life Support Subcommittee and the Emergency Cardiac Care Committee, American Heart Association. Circulation, 1991, 83 (5):1832 – 1847.

8. Albert CM, Chae CU, Grodstein F, et al. Prospective study of sudden cardiac death among women in the United States. Circulation, 2003 Apr 29, 107 (16):2096 – 2101.

9. Hugh Calkins MD. The Automated External Defibrillator. J Cardiovasc Electrophysiol, 2007, 18:896 – 899.

10. LB Mitchell. The prevention of sudden cardiac death: The role of the automated external defibrillator. Can J Cardiol, 2005, 21 (Suppl A):41A – 46A.

11. Feldman AM, Klein H, Tchou P, et al. Use of a wearable defibrillator in terminating tachyarrhythmias in patients at high risk for sudden death: results of WEART/BIROAD. PACE, 2003, 26:4 – 7.

12. Page RL, Joglar JA, Kowal RC, et al. Use of automated external defibrillators by a U. S. airline. N Engl J Med, 2000 26, 343 (17):1210 – 6.

13. Valenzuela TD, Roe DJ, Nichol G, et al. Outcomes of rapid defibrillation by security officers after cardiac arrest in casinos. N Engl J Med, 2000 Oct 26, 343 (17):1206 – 1209.

14. Caffrey SL, Willoughby PJ, Pepe PE, et al. Public use of automated external defibrillators. N Engl J Med, 2002 Oct 17, 347 (16):1242 – 1247.

15. Hallstrom AP, Ornato JP, Weisfeldt M, et al. Public – access defibrillation and survival after out – of – hospital cardiac arrest. N Engl J Med, 2004 Aug 12, 351 (7):637 – 646.

16. Bardy GH, Lee KL, Mark DB, et al. Home Use of Automated External Defibrillators for Sudden Cardiac Arrest. N Engl J Med, 2008 Apr 1 [Epub ahead of print].

17. American Heart Association. 2005 American Heart Association Guidelines for Cardiopulmonary Resuscitation and Emergency Cardiovascular Care. Circulation, 2005, 112:IV – 35 – IV – 46.

 CRT - D 在心衰患者猝死防治中的价值

慢性充血性心力衰竭（CHF）是心内科常见的难治疾病，其患病率和死亡率一直居高不下。尽管血管紧张素转换酶抑制剂（或血管紧张素Ⅱ受体拮抗剂）β 受体阻滞剂、醛固酮拮抗剂近年来在临床上广泛应用，使心衰的疗效有了显著提高，然而心衰患者的 5 年死亡率仍然超过 50%，而其中近一半患者死于心脏性猝死（sudden cardiac death，SCD）[1]。

多项随机及非随机的临床研究证实，心脏再同步化治疗（cardiac resynchronization therapy，CRT）可改善 NYHA Ⅲ ~ Ⅳ级，伴有 QRS 增宽和左心室收缩功能下降心衰患者的心室重构，减轻心衰症状，提高生活质量，与单独药物治疗相比能更有效地降低全因死亡率[2~5]，并可以减少恶性室性心律失常的发生，然而仍有 7.8% 的患者经 CRT 治疗后死于 SCD，而这些患者的生命完全可经植入式心脏复律除颤器（implantable cardioverter defibrillator，ICD）治疗得到挽救，因此联合植入 CRT 和 ICD 治疗心衰成为近年来心衰治疗领域的热点问题。

一、心脏性猝死的发生率

关于心脏性猝死的定义目前仍存在很多争议，通常将 SCD 定义为存在或不存在心脏疾病的人，发病后 1 小时内发生的由心脏原因导致的非预期性死亡。研究发现 60% ~ 80% 的 SCD 由冠心病所导致，由于冠心病在世界不同国家和地区的发病率不同，因此难以估计世界范围内 SCD 的发生率。美国 SCD 的发生率为 30 万例 ~40 万例/年[6]，占每年美国心血管病总死亡率的 50% 以上，且 SCD 的发病率随年龄的增长而不断增加。Knller 等报告城市死亡率调查中约 12% 为猝死，而其中由心血管病引起的 SCD 占 88%。著名的 Framingham 研究显示，在人群总死亡中 13% 是猝死所致，其中 75% 的猝死是由心血管疾病引起的。可见，SCD 已成为心血管疾病死亡的罪魁祸首。

近期我国一项由华伟教授牵头的十五攻关项目公布了我国心脏性猝死流行病学调查结果，监测总人群共 67.8 万人，总死亡人数为 2983 人，其中心脏性猝死人数 284 人，心脏性猝死发生率为 41.84/10 万，首次初步得出我国 SCD 的发生率。若以 13 亿人口推算，我国 SCD 的总人数约为 54.4 万/年，远多于美国。而心功能不全的患者 SCD 的发生率更高，据统计，20% ~25% 的有症状心衰患者在确诊后的 2.5 年内有早期死亡的风险，其中约 50% 是死于 SCD（VT/VF）[7]。

二、心衰与心脏性猝死

随着人口老龄化速度的加快以及心脏疾病尤其是心肌梗死治疗手段的改进，充血性心力衰竭（heart failure，HF）发病率逐年增高。流行病学资料显示，全球 HF 患者数已高达 2250 万，在美国每年新增心衰病例 40 余万，约有 400 ~500 万人罹患心衰，仅 2001 年一年，因心衰住院就达 1 000 000 人次，直接和间接损失达 296 亿美元[8]。在北美，成人心衰的发病率在 0.4% ~2.4%[9]，65 岁以上人群中心衰的年发病率为 10/1000。2003 年我国的一项关于心衰流行病学调查数据显示，在 35 ~74 岁人群中心衰患病率为 0.9%，其中男性为 0.7%，女性为 1.0%，按此比例推算，我国 35 ~74 岁人群中约有心衰患者达 400 万人[10]。

研究表明心功能不全的患者发生 SCA 的危险性极高，LVEF <30% 者 SCA 风险较 LVEF >50% 者增高 6 倍多[11]，且随着 LVEF 降低、心功能受损程度的增加，SCA 的危险性逐渐增高，总死亡率和发生猝死的绝对数也增加，而因心律失常导致的猝死在总死亡率中的比例减少，提示左心功能受损程度也是非心律失常因素致 SCD 的重要原因之一[12]。

有数据显示，心力衰竭的患者中绝大多数是心功能Ⅱ～Ⅲ级的患者，约占心衰总数的76%，其5年死亡率相对较低。而心功能Ⅲ级或Ⅳ级的中重度心衰患者约占心衰总数的34.8%，随着NYHA分级的升高，心衰的总死亡率上升，而其中SCD所占的比例却呈下降趋势[13]。分析表明64%心功能Ⅱ级的患者和59%心功能Ⅲ级的心衰患者是死于SCD，而非心衰本身，因心衰加重所致的死亡比例在心功能Ⅱ级和Ⅲ级的患者中只占总死亡的12%和6%。仅仅心功能Ⅳ级的患者，其死亡的主要原因才是心衰，约占总死亡的56%，而心脏性猝死则占33%。由此可见，对于绝大多数的心衰患者，除了改善心功能治疗之外，防治SCD已经成为治疗的重点。应及时发现SCA的高危患者，给予积极有效的预防措施。

在心衰患者中寻找心脏性猝死的危险因素，识别哪些是猝死的高危人群，对于制订合理有效的预防措施具有十分重要的意义。目前研究认为，在所有SCD非侵入性评价方法中，左室射血分数（LVEF）是非常重要的评估SCD的独立危险因素，也是最强的预测全因死亡和心律失常所致SCD的因素。而纽约心功能分级（NYHA）也不失为一个简单、有效的床边SCD危险分层指标。近年研究表明，其他一些因素也与心力衰竭患者易发生心脏性猝死密切相关[14,15]，如：冠心病（CAD）心梗后；心梗后伴LVEF低下；曾经发生过SCA或VT事件；有SCA家族史；扩张型心肌病伴心衰（缺血性/非缺血性）；遗传异常：HCM、LQTS、Brugada综合征等。

大多数的心脏骤停（SCA）发生在临床确诊的心脏病患者中，特别是心梗后心衰的患者。心肌梗死发生后，坏死心肌形成的瘢痕，可引发室性心动过速或心室颤动，导致心脏骤停。研究显示75%的SCA患者有心肌梗死病史，由缺血性心脏病引起的心衰患者，通常有较高的SCD危险，占SCA的80%。MADIT Ⅱ研究结果显示，心肌梗死后伴LVEF≤30%的患者发生SCA的风险很高，年全因死亡率在10%。而扩张型心肌病（dilated cardiomyopathy，DCM）年死亡率在10%~50%之间，其中由SCD导致的死亡高达28%，DCM伴心衰也同样是SCD的高危因素。

心衰患者常可见到各种心律失常存在，MERIT-HF[16]试验中对不同NHYA分级患者的死因分析表明，近一半的心衰患者死于心律失常。SCA患者88%死于心律失常，其中约83%为室速、室颤等快速恶性室性心律失常。研究表明心力衰竭患者如有频发的室性心律失常，包括频发、多源性室性期前收缩（早搏），室性心动过速，则心脏性猝死发生率增高[15]。阿根廷的GESICA研究表明有非持续室性心动过速发生史的心力衰竭患者，以后SCD的发生率和总死亡率均增加。MUSTT与MADIT-Ⅱ试验观察到，心梗后心功能不全的患者心律失常的死亡率逐年上升[17]。

三、心功能不全患者SCD的防治

（一）药物治疗

CAST研究表明，使用Ⅰ类抗心律失常药物治疗室性早搏，不但不能改善心梗患者的预后，反而显著增加了总死亡率和猝死的风险。而几项以安慰剂为对照的双盲研究均证实β受体阻滞剂可以降低急性心肌梗死后的总死亡率和SCD的发生率，尤其是LVEF较低的患者。其他治疗心力衰竭的药物，如：血管紧张素转换酶抑制剂（ACEI）、血管紧张素Ⅱ受体拮抗剂（ARB）、醛固酮受体拮抗剂等也均已被证实可以使心衰患者的总死亡率，心血管死亡率和SCD的危险性分别得到改善。

GESICA研究观察了Ⅲ类抗心律失常药物胺碘酮对心衰非持续性室性心动过速的疗效，结果显示，胺碘酮使总死亡率降低28%，使死亡和住院的联合终点减少31%。一项荟萃分析结果显示，胺碘酮可使猝死率降低29%，总死亡率下降13%。然而，与ICD比较的研究（MADIT，MADIT-Ⅱ，AVIDS，CIDS，CASH等）结果显示，胺碘酮并未改善生存率，相反，只有ICD才使总死亡率显著降低。SCD-HeFT试验入选[18]NYHAⅡ或Ⅲ级（缺血或非缺血），LVEF≤35%的患者，分别给与安慰剂、胺碘酮及植入ICD治疗，随访60个月发现，随时间延长死亡率逐年增加，只有ICD组明显减低了患者的死亡率，而胺碘酮与安慰剂一样都没能使患者的死亡率下降。

（二）ICD的应用概述

因为近75% ~80%的 SCD 是由恶性室性心律失常（如室性心动过速和心室颤动）引起的，因此，防治恶性室性心律失常就成为预防 SCD、降低心力衰竭总死亡率的重要治疗手段。AVID 试验[19]是第一个关于 ICD 用于 SCD 二级预防的大规模、前瞻性、随机对照临床研究，目的是对于发生过致命性室性心律失常（室颤或持续性室性心动过速）的患者，植入 ICD 与应用抗心律失常药物（胺碘酮或索他洛尔），在降低总死亡率方面的疗效进行对比。共有 1016 例患者进入研究，入选标准为：①发生过室颤；②持续性室性心动过速经电复律转复者；③持续性室性心动过速，且 EF < 0.4，收缩压 < 80mmHg，接近晕厥患者。经过 3 年的前瞻性随访发现，与抗心律失常药物组相比，植入 ICD 的患者在整个研究过程中具有较高的生存率，在 1 年、2 年和 3 年死亡率分别降低39%、27%和31%。其他相似的临床试验如：MUSTT、MADIT, MADIT - II[20]等同样证实：ICD 可以感知危及生命的恶性室性心律失常，并进行有效的治疗从而防止心脏性猝死的发生。因此，与药物治疗相比，ICD 能明显降低 SCD 高危患者的死亡率，是目前防治 SCD 的最有效方法。

SCD - HeFT[18]试验对 NYHA II 或 III 级、LVEF≤35%的 2521 名充血性心衰患者的对照研究表明，对于中度心功能不全患者，接受 ICD 治疗组的死亡危险性较未植入 ICD 的安慰剂组下降23%，在总人群中植入 ICD5 年后的死亡率绝对值下降了 7.2%。肯定了无论是缺血或非缺血性 CHF 患者，植入 ICD后两组的死亡危险均有下降且结果相似（分别为21%和27%），ICD 植入可使这两组不同病因的心衰患者都能从中获益。同时也提示，对于 NYHA 心功能 II 或 III 级、LVEF≤35%的 CHF 患者，胺碘酮不能提高其生存率。

基于上述临床试验的结果，2005 年 8 月，美国 ACC/AHA 在修订的成人心力衰竭诊断与治疗指南中，将 ICD 列入慢性心力衰竭猝死一级预防措施的 I 类适应证。充分肯定了 ICD 在心力衰竭患者中应用的必要性、疗效和安全性。

四、心衰的 CRT 及 CRT + ICD 治疗

研究发现30%的进展性心衰患者存在心室收缩不协调，宽 QRS 的患者全因死亡率明显增加（49% vs 34%），而心衰患者束支传导阻滞非常常见（30% ~53%），特别是左束支传导阻滞常常导致心功能受损，完全性左束支传导阻滞（QRS >140ms）增加一年内的全因死亡率和猝死率[21]。VEST 研究中，QRS >200ms 患者的死亡率比 <90ms 者高 5 倍，CHF 右心室激动在先，而左室激动延迟，导致双心室间收缩不同步，左室收缩/舒张不协调导致室内激动不同步而加重心衰。

CRT 通过在传统右心房、右心室双心腔起搏基础上增加左心室起搏，按优化的房室间期和室间间期顺序发放刺激，恢复了心脏的电 - 机械同步性，增加了 LVEF，减少了二尖瓣反流，逆转心室重构，较单用药物治疗可显著改善 NYHA 分级、6 分钟步行距离、运动能力和生活质量。其疗效已得到 Path - CHF、InSync、MUSTIC、MIRACLE 等[22-25]众多临床试验的证实。

然而，尽管现有的循证医学资料证实 CRT 治疗可减少恶性室性心律失常的发生[26]，但仍有 7.8%的心衰患者在接受 CRT 治疗过程中死于猝死[27]，而一系列关于心衰猝死预防的研究证据显示，ICD 可以有效预防心衰猝死的发生，改善患者的预后，因此理论上联合植入 CRT + ICD 治疗心衰比单独植入 CRT 或 ICD 会给患者带来更大益处。2003 年在欧洲心脏病学年会上，由心力衰竭患者药物、起搏和除颤器治疗对比研究（COMPANION）[27]临床试验指导委员会公布的 COMPANION 试验结果，充分肯定了 CRT - D 的疗效和安全性。

COMPANION 主要入选标准：①NYHA 分级 III 或 IV 级；②窦性心律，QRS ≥120ms，PR 间期 > 150ms；③LVEF≤35%，LVEDD≥60mm；④给与适宜的药物治疗，包括 β 受体阻滞剂（至少 3 个月），利尿剂和 ACEI/ARB。共入选心衰患者 1520 例，随机分为药物治疗（OPT），OPT + CRT，OPT + CRT + ICD 治疗三组，进行前瞻性随访，中位随访时间 16 个月。

COMPANION 试验结论：在中重度心衰、NYHA III/IV 级及 QRS 波增宽的患者中，在全面药物治疗的基础上，① CRT 或 CRT - D 均可减低联合终点事件（总死亡率，及或心衰入院率）；② CRT 治疗使

病死率呈下降趋势（12 个月病死率降低 24%）；③ 联合植入 ICD 与 CRT 可使病死率进一步下降，12 个月病死率降低 43%，其中降低死亡率 2/3 的效应来自 CRT（双室起搏）；④ CRT + ICD 组中，缺血性与非缺血性心肌病患者病死率无明显差别。可见 CRT – D 降低死亡率的疗效高于单用 CRT 的疗效。

虽然 COMPANION 试验证实，植入 CRT 后 12 个月全因死亡和住院联合终点事件及死亡率较药物治疗组均有降低，但后者并未达到统计学意义（$P = 0.059$）。2005 年具有重大影响力的 CARE – HF 研究结果发表，主要观察 CRT 治疗对严重左心收缩功能障碍及 CHF（NYHA 心功能Ⅲ~Ⅳ级）患者长期死亡率及发病率的影响。共入选 813 例心功能Ⅲ~Ⅳ级，LVEF≤35%，QRS 波时限 >150ms，无 ICD 植入指征的心衰患者。患者随机进入合理药物治疗组或合理药物治疗加 CRT 治疗组，平均随访 29.4 个月，主要终点是各种原因的死亡和因主要心血管事件导致住院的联合终点。结果 CRT 组只有 159 例达到主要终点，而单纯药物治疗组有 224 例（39% vs 55%；95% 可信区间为 0.51~0.77；$P < 0.001$）。次要终点是各种原因的死亡，CRT 组为 82 人，药物组为 120 人（20% vs 30%；95% 可信区间为 0.48~0.85；$P < 0.002$）。CARE – HF 试验首次证实：在没有 ICD 的支持下，单纯植入 CRT 治疗也能降低心力衰竭患者的死亡率。而且在继续随访 8 个月的 CARE – HF 扩展研究中发现，CRT 的获益继续存在，植入 CRT 较单纯药物治疗能显著降低全因死亡率，并使心衰恶化死亡的危险性（5.1% vs 3.0%/年，HR 0.55，$P = 0.003$）和猝死率（4.3% vs 2.5%/年，HR 0.54，$P = 0.005$）均有所下降，反映了心脏功能改善带来的益处。证实与单纯药物治疗相比，CRT 除增加射血、改善症状和生活质量之外，还可降低全因死亡率达 36%（$P < 0.002$），使全因死亡率或心血管原因住院的联合终点下降达 37%。正是基于 CARE – HF 试验的结果，2005 年美国 ACC/AHA 和欧洲心脏病学会将合并心脏运动不同步的心力衰竭列为 CRT 的 Ⅰ 类适应证。

尽管 CARE – HF 扩展研究发现 CRT 对 SCD 的有益作用，为探讨 CRT 是否对心衰患者的总死亡率、心衰死亡及心脏性猝死有影响，Rivero – Ayerza 等对 5 项 CRT 与优化药物治疗对照的临床试验进行荟萃分析后认为，即使 CARE – HF 扩展研究也不能证明 CRT 对减少 SCD 有益，与单独最佳药物治疗相比，CRT 是否能减少猝死的危险似乎还不能得出确切结论[28]。Rivero – Ayerza 等认为尽管 CARE – HF 及 COMPANION 试验证明 CRT 对心衰加重和全因死亡率有有益的影响，并因 CARE – HF 的结果建立了 CRT 植入的 B 级证据。但这 5 项试验包括 CARE – HF 在内，都没有提供任何关于 CRT 对 SCD 的影响，荟萃分析的结果也是如此。

以上试验的研究结果提示我们，CRT 治疗改善心功能，降低心衰死亡率，由于心功能改善、左室重构逆转，从而减少了恶性室性心律失常的发生。但当室速或室颤发生时，CRT 本身并不能够予以阻止和治疗，而心脏性猝死可被 ICD 有效预防，且 CRT 通过改善心功能还可减少 ICD 的放电次数。COMPANION、CARE – HF 和 SCD – HeFT 等[27,2,18]研究结果都一致表明，心力衰竭本身属于 SCD 的高危因素，所以这类患者处于心力衰竭恶化性死亡和致命性心律失常的双重危险中，因此 CRT + ICD 联合植入对猝死风险较大的患者可以带来更大的益处，同时具备 CRT 和 ICD 功能的 CRT – D 是最佳治疗方案。

近年，一些大型的临床研究和荟萃分析均证实 CRT – D 的植入优于单纯的 CRT 或 ICD 治疗。但目前关于 CRT + ICD 对于心衰猝死预防的大规模临床研究证据还较少。目前我国的 CRT 植入指南认为，符合 CRT 适应证的患者同时又是猝死的高危人群，尤其是心肌梗死或缺血性心肌病心功能不良的患者，应尽量植入 CRT – D，以最大程度地改善预后、减少死亡率。

CRT 植入适应证：

1. ACC/AHA 心力衰竭治疗指南植入 CRT 的 Ⅰ 类适应证 对于现时或之前有心功能不全症状并伴有 LVEF 下降的患者，除非有禁忌证，凡是符合以下条件者均应得到心脏再同步治疗：LVEF≤35%；窦性节律；尽管使用了指南推荐的、充分的药物治疗，NYHA 心功能分级Ⅲ级或不必卧床的Ⅳ级；心脏运动不同步，即 QRS 时限大于 120ms。

射血分数降低合并心脏不同步（QRS 时限≥120ms）的患者，在充分药物治疗后仍有症状（NYHA

心功能分级Ⅲ~Ⅳ级）时可接受心脏再同步双心室起搏治疗，以改善症状、降低住院率和死亡率。

2. 2007 年 ESC 的 CRT 适应证

（1）心力衰竭患者 CRT 治疗或 CRT－D 治疗建议，尽管接受最佳药物治疗仍然存在症状的心力衰竭患者，NYHA Ⅲ~Ⅳ级，LVEF≤35%，左心室扩大，窦性心律，QRS 波群增宽（≥120ms）。

Ⅰ类：证据水平 A，CRT 降低心力衰竭发病率和死亡率。

Ⅰ类：证据水平 B，CRT－D 对于功能状态良好，预期生存期 >1 年的心力衰竭患者是一种可接受的治疗选择。

（2）对于同时具有普通永久起搏器植入适应证的心力衰竭患者，应用 CRT 治疗建议 NYHAⅢ~Ⅳ级的症状性心力衰竭患者，LVEF≤35%，左室扩大，同时具有永久起搏器植入适应证（首次植入永久起搏器或升级传统起搏器为 CRT）；Ⅱa 类，证据水平 C。

（3）具有植入式心脏复律除颤器适应证的心力衰竭患者联合应用植入式心脏复律除颤器和心脏再同步治疗（CRT－D）的建议符合 ICD 植入Ⅰ类适应证（首次植入或在更换起搏器时升级），尽管接受最佳药物治疗仍然存在症状的心力衰竭患者，NYHA Ⅲ~Ⅳ级，LVEF≤35%，左室扩大，QRS 波群增宽（≥120ms）。Ⅰ类：证据水平 B。

（4）伴有永久性心房颤动的心力衰竭患者应用 CRT 治疗，建议尽管接受最佳药物治疗仍然存在症状的心力衰竭患者，NYHA Ⅲ~Ⅳ级，LVEF≤35%，左室扩大，永久性心房颤动同时存在房室结消融适应证。Ⅱa 类，证据水平 C 级。

3. 2006 年，中华医学会心电生理和起搏分会参考 ACC/AHA 和 ESC 的指南，结合我国情况制定了我国的 CRT 适应证建议如下：

Ⅰ类适应证　同时满足以下条件者：①缺血性或非缺血性心肌病；②充分抗心力衰竭药物治疗后，心功能仍在Ⅲ级或不必卧床的Ⅳ级；③窦性心律；④LVEF≤35%；⑤LVEDD≥55mm；⑥QRS 时限≥120ms 伴有心脏运动不同步。

Ⅱa 类适应证　①充分药物治疗后心功能好转至Ⅱ级，并符合Ⅰ类适应证其他条件；②慢性心房颤动患者，合乎Ⅰ类适应证的其他条件可行 CRT 治疗，部分患者结合房室结射频消融以保证有效夺获双心室。

Ⅱb 类适应证　①符合常规心脏起搏适应证并心室起搏依赖的患者，合并器质性心脏病或心功能Ⅲ级及以上；②常规心脏起搏并心室起搏依赖者，起搏治疗后出现心脏扩大，心功能Ⅲ级及以上；③QRS 时限 <120 ms 并符合Ⅰ类适应证的其他条件，经超声心动图或组织多普勒（TDI）检查，符合下列不同步条件任两条者：左心室射血前时间 >140ms，心室间机械收缩延迟，左心室射血前时间较右心室延迟 >40 ms；左心室后外侧壁激动延迟。

Ⅲ类适应证　心功能正常，不存在室内阻滞者。

伴随循证医学证据的增加，心力衰竭患者 CRT 治疗的适应证也在与时俱进，同时一些特殊人群的 CRT 治疗也有了具体的建议。在新的指南中不仅对经典的 CRT 治疗适应证作了规定，还对永久性心房颤动心力衰竭患者应用 CRT 治疗以及符合普通永久起搏器植入适应证的心力衰竭患者应用 CRT 治疗作了具体建议。此外，在 2007 年 ESC 公布的最新心力衰竭患者 CRT 治疗指南中，更加重视了心力衰竭患者猝死的预防，符合 CRT 治疗Ⅰ类适应证的患者，也是 CRT－D 治疗的Ⅰ类适应证。

目前认为符合 CRT 适应证同时又是猝死的高危人群，尤其是心肌梗死或缺血性心肌病的心功能不良患者，应尽量植入 CRT－D。

存在的问题：

（1）对于左心室收缩功能不全的患者，单独用 CRT 和单独用 ICD，或者二者联合使用时，与常规的药物治疗相比，其有效性及治疗效果如何，如何评定各自有哪些患者将获益最大。

（2）对于左心室收缩功能不全的患者，单腔 ICD 与双腔 ICD 相比较，其疗效和有效性怎样鉴定。

结语

经过多年的深入研究和不懈努力，大量的循证医学资料已充分证实了 ICD 和 CRT 治疗在 CHF 猝死中的临床应用价值。近年来很多针对 CRT－D 的研究结果陆续公布，但并未针对不同病因导致的心衰进行更细的分组研究，目前关于 CRT－D 的临床研究仍存在一些问题，如 CRT－D 费用昂贵，植入技术难度大，风险高，病例较少，最佳程控参数的确定等。我们坚信，随着更多的循证医学研究结果的问世，将进一步拓宽 CRT－D 的良好的应用前景，从而使更多的 CHF 患者从中获益。

（于　波）

参 考 文 献

1. Cleland JG, Chattopadhyay S, Khand A, et al. Prevalence and incidence of arrhythmias and sudden death in heart failure. Heart Fail Rev, 2002, 7：229－242.

2. Cleland JG, Daubert JC, Erdmann E, et al. The effect of cardiac resynchronization therapy on morbidity and mortality in heart failure. N Engl J Med, 2005, 352（15）:1539－1549.

3. Cleland JG, Daubert JC, Erdmann E, et al. Longer－term effects of cardiac resynchronization therapy on mortality in heart failure ［the Cardiac Resynchronization Heart Failure（CARE－HF）trial extension phase. Eur Heart J, 2006, 27（16）: 1928－1932.

4. Bristow MR, Feldman AM, Saxon LA. Heart failure management using implantable devices for ventricular resynchronization：Comparison of medical therapy, pacing, and defibrillation in chronic heart failure（COMPANION）trial. J Card Fail, 2000, 6（3）:276－285.

5. Bristow MR, et al. Comparison of medical therapy, pacing and defibrillation in heart failure. Presented at the 52nd Annual Scientific Conference, American College of Cardiology, Chicago, Illinois, USA, March 31st, 2003.

6. Mark EstesIII NA, Homoud MK, Link MS, et al. Assessment of risk for sudden cardiac death ［J］. Curr Probl Cardiol, 2002, 27（6）:246－266.

7. Sweeney MO. Sudden death in heart failure associated with reduced left ventricular function：substrates, mechanisms, and evidence－based management, Part I. Pacing Clin Electrophysiol, 2001, 24（5）:871－888.

8. Lin G, Rea RF, Hammill SC, et al. Effect of cardiac resynchronisation therapy on occurrence of ventricular arrhythmia in patients with implantable cardioverter defibrillators undergoing upgrade to cardiac resynchronisation therapy devices. Heart, 2008, 94：186－190.

9. Rosamond W, FlegalK, Friday G, et al. Heart Disease and Stroke Statistics －－2007 Update. A Report from the American Heart Association Statistics Committee and Stroke Statistics Subcommittee. Circulation 2006；［Epub ahead of print］. Available at http：//circ. ahajournals. org/cgi/reprint/CIRCUL ATIONAHA. 106. 179918v1.

10. 顾东风，黄广勇，吴锡桂，等. 中国心力衰竭流行病学调查及其患病率. 中华心血管病杂志，2003, 31：3－7.

11. Gorgels. PMA Out－of－hospital cardiac arrest－the relevance of heart failure. The Maastricht Circulatory Arrest Registry. European Heart Journal, 2003, 24：1204－1209.

12. Huikuri HV, Castellanos A, Myerburg RJ. Sudden death due to cardiac arrhythmias. N Engl J Med, 2001, 345：1473 －1482.

13. Garcia GJ, Serrano SJ, Del Castillo AS, et al. Predictors of sudden death in coronary artery disease. Rev Esp Cardiol, 2000, 53（3）:440－462

14. Priori SG, et al. Task Force on Sudden Cardiac Death of the European Society of Cardiology. European Heart Journal, 2001, 22：1374－1450.

15. Maron BJ, et al. Efficacy of implantable cardioverter defibrillators for the prevention of sudden death in patients with hypertrophic cardiomyopathy. N Engl J Med, 2004, 342：363－373.

16. Effects of controlled－release metoprolol on total mortality, hospitalizations, and wellbeing in patients with heart failure：the Metoprolol CR/XL Randomized Intervention Trial in congestive heart failure（MERIT－HF）. MERIT－HF Study Group. JAMA, 2000, 283（10）:1295－1302.

17. Moss AJ, Zareba W, Hall WJ, et al. Prophylactic implantation of a defibrillator in patients with myocardial infarction and reduced ejection fraction. N Engl J Med, 2002, 346 (12): 877 – 883.

18. Bardy GH, Lee KL, Mark DB, et al. Amiodarone or an implantable cardioverter defibrillator for congestive heart failure. N Engl J Med, 2005, 352 (3): 225 – 237.

19. Klein RC, Raitt MH, Wilkoff BL, et al. Analysis of implantable cardioverter defibrillator therapy in the Antiarrhythmics Versus Implantable Cardioverter Defibrillators (AVID) Trial. J Cardiovasc Electrophysiol, 2003, 14 (9): 940 – 948.

20. Goldenberg I, Moss AJ, McNitt S, et al. Time dependence of defibrillator benefit after coronary revascularization in the Multicenter Automatic Defibrillator Implantation Trial. (MADIT) – II. J Am Coll Cardiol, 2006, 47 (9): 1811 – 1817.

21. Baldasseroni S, Opasich C, Gorini M, et al. Left bundle – branch block is associated with increased 1 – year sudden and total mortality rate in 5517 outpatients with congestive heart failure: a report from the Italian network on congestive heart failure. Am Heart J, 2002, 143: 398 – 405.

22. Auricchio A, Stellbrink C, Sack S, et al. Long – term clinical effect of hemodynamically optimized cardiac resynchronization therapy in patients with heart failure and ventricular conduction delay. J Am Coll Cardiol, 2002, 39 (12): 2026 – 2033.

23. Gras D, Leclercq C, Tang AS, et al. Cardiac resynchronization therapy in advanced heart failure the multicenter InSync clinical study. Eur J Heart Fail, 2002, 4 (3): 311 – 320.

24. Linde C, Braunschweig F, Gadler F, et. al. Long – term improvements in quality of life by biventricular pacing in patients with chronic heart failure: results from the Multisite Stimulation In Cardiomyopathy study (MUSTIC). Am J Cardiol, 2003, 91 (9): 1090 – 1095.

25. Abraham WT, Fisher WG, Smith AL, et al. Cardiac resynchronization in chronic heart failure. N Engl J Med, 2002, 346 (24): 1845 – 1853.

26. Bradley DJ, et al. Cardiac resynchronization and death from progressive heart failure: a meta – analysis of randomized controlled trials. JAMA, 2003, 289 (6): 730 – 740.

27. Bristow MR, Saxon LA, Boehmer J, et al. Cardiac – resynchronization therapy with or without an implantable defibrillator in advanced chronic heart failure. N Engl J Med, 2004, 350 (21): 2140 – 2150.

28. Simon KH, Lam. doi: 10. 1093/eurheartj/ehm096 Online publish – ahead – of – print 30 April 2007.

 **急性心肌梗死猝死的心电图表现**

心脏性猝死是急性心肌梗死（AMI）患者的主要死亡原因，约占死亡病例的一半。心电图不但是AMI早期诊断最简单、可靠的工具，还是判断治疗效果和预后的主要手段[1]。发生心脏性猝死的AMI患者心电图常有特殊表现，通过对其进行分析和评估和危险分层，及时采取针对性治疗措施，有利于避免发生猝死。

非ST段抬高的AMI（NSTEMI）发生时心电图主要表现为ST-T的改变，包括ST段不同程度的压低和T波低平、倒置等改变，不易与不稳定型心绞痛心电图区分[2,3]。当ST段压低的心电图导联≥3个，或压低幅度≥0.2mV时，发生心肌梗死的可能性增加3~4倍，发作时ST段下降的幅度越大，则生存率越低，预后越差。资料表明，急性ST段抬高心肌梗死（STEMI）患者近期死亡率高，而NSTEMI患者一年的死亡率高，即远期预后差。25%的NSTEMI将进展为Q波性心肌梗死，75%将发展成无Q波性心肌梗死。STEMI心电图具有特异性和动态演变过程，急性期心电图表现为T波高尖（超急性期）ST段升高（进展期或急性早期）和病理性Q波出现（确定期）（图3-5-1）。

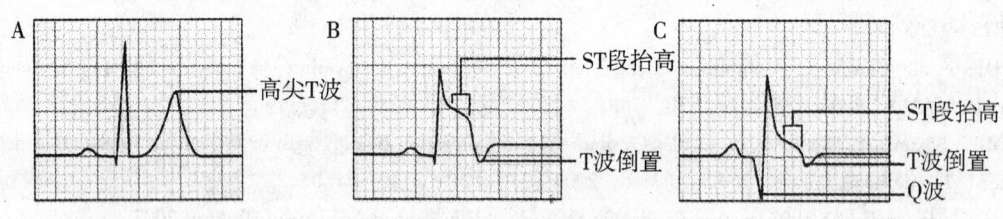

图3-5-1 STEMI急性期心电图

A. 超急性期T波高尖；B. 进展期ST段抬高，T波逐渐降低或倒置；C. 确定期出现病理性Q波，ST段回落，T波倒置。

AMI发生猝死原因80%~90%由恶性室性心律失常所致，其他还有三度房室传导阻滞和心脏破裂等，随患者年龄增加，院内死亡率和猝死率增加[4]。AMI早期（<48h）出现的室性心动过速（VT）／心室颤动（VF）可分为原发性和继发性。原发性VT/VF是指患者无心力衰竭或心源性休克的临床表现，VT/VF为急性电事件。原发性VF者住院死亡率增加，但对以后是否发生猝死并无预测价值，不是植入ICD的指征。继发性VT/VF为心力衰竭或心源性休克的并发症，预后极差。VT/VF最常发生在AMI发病4小时之内，AMI时心电图尤其是早期对预测预后有重要意义，通过体表心电图可提供AMI急性期发生VF的征象。

一、超急性期T波

正常T波前肢上升缓慢，后肢下降迅速，T波两肢不对称，ST段呈轻度凹面向上抬高，并与T波前肢融合。在心肌梗死初期，ST段尚未抬高、轻度抬高或不典型抬高时，心电图表现为巨大超急性期T波（图3-5-2）。根据T波形态、振幅以及伴随ST段改变，超急性期T波可表现为以下7种形态[5]：①高而不对称超急性期T波伴离开基线的ST段斜行抬高；②高而不对称巨大T波伴J点离开基线的ST段凹面向上抬高；③高而对称的巨大T波伴正常ST段；④高而巨大T波伴J点离开基线ST段融入T波前肢；⑤振幅正常或稍高的T波伴ST段下垂型压低；⑥基底增宽而振幅正常的巨大T波；以及⑦"圆顶尖角"状ST-T改变。超急性期T波改变的机制尚不清楚，可能与动作电位时间缩短，复极电位增大有关。超急性期T波改变后出现Q波时，出现Q波的导联与T波超急性期改变的导联一致。

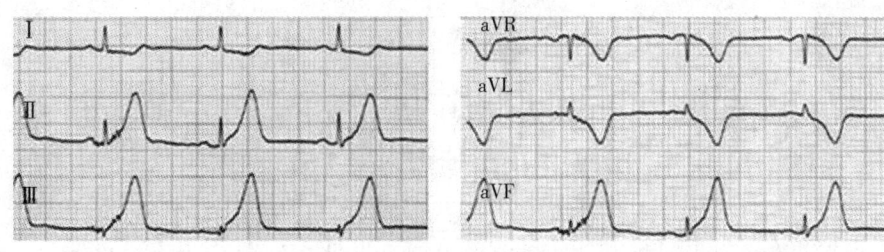

图 3 - 5 - 2 超急性期 T 波

图中 Ⅱ、Ⅲ、aVF 导联呈现巨大超急性期 T 波，ST 段轻微抬高。

超急性期仅数十分钟至数小时，心肌遭受严重损伤，但仍处于可逆阶段。如处理迅速，可避免发生 AMI。然而，超急期容易出现 VT、VF，如处置不当，极易发生猝死。因为超急性期 T 波形态和振幅变化直接反映了心肌复极异常，受损心肌与健康心肌复极不一致，即复极离散度增大，易形成心室内传导延缓或单向阻滞，容易被室性早搏诱发 VF 或 VT，甚至引起心脏性猝死。因此，心肌梗死超急性期 T 波异常时应严密监测心脏电生理活动及生命体征，避免发生心脏性猝死。

二、ST 段偏移

AMI 时 ST 段抬高表示心肌缺血损伤，ST 段抬高明显（ >0.4mV）的患者其病程及预后较差。根据 ST 段抬高的导联可确定心肌缺血损伤的范围，多个导联中 ST 段偏移数值的总和也可作为组织损伤的指数，如 ST 段抬高与压低的总和 >15mm，提示大面积心肌缺血，预后不良。ST 段抬高常伴有对应导联的 ST 段下移，其原因与引起 ST 段抬高的损伤电流有关，即对应性改变。但近年来经冠脉造影和放射性核素扫描研究发现在对应性变化的区域存在着心肌缺血，如下壁 AMI 患者伴有前侧壁对应性导联 ST 段下移者，冠脉造影发现梗死面积较大，常伴有左前降支病变和前壁缺血。前壁 AMI 患者伴有下壁导联 ST 段下移者半数以上亦为梗死面积较大及多支血管病变，死亡率高。另外，近年研究显示，在广泛前壁心肌梗死心电图上出现 ST_{aVR} 抬高 > ST_{V1} 抬高时，常为左主干病变，敏感性高达 80% ~ 90%[6,7]（图 3 - 5 - 3）。

三、QRS 时限

Greco 等观察 ST 段抬高的心肌梗死患者发现，QRS 时限对于 ST 抬高型心肌梗死是强烈的预测因子。心肌梗死后存活 10 年的患者中，QRS 时限 <120ms 占 55%，120 ~ 140ms 占 24%，只有 4% 存活者 QRS 时限 >140ms，42% 猝死者有明显的 QRS 时限延长。因此指南建议既往心肌梗死病史、左室射血分数小于等于 30% 以及 QRS 时限大于 120ms 者应植入 ICD。

四、QRS 波群及 ST - T 形态变化

Birnbaum 等根据入院心电图将 STEMI 心肌缺血进行分级[8]：Ⅰ 级缺血为 T 波对称性高耸但无 ST 段抬高；Ⅱ 级缺血为 ST 段抬高但无 QRS 波终末部的改变；Ⅲ 级缺血为在 Ⅱ 级缺血基础上，QRS 波终末部变形扭曲，J 点位于 R 波高度的 50% 以上，常伴有 R 波增高和原为 RS 波形导联的 S 波消失（图 3 - 5 - 4）。心肌缺血分级与院内死亡率、左心功能严重程度、最终梗死面积和后期死亡率密切相关，Ⅲ 级缺血早期和后期死亡率是 Ⅱ 级缺血的 2 倍。

QRS 波群及 ST 段形态变化包括斜坡形 ST 抬高、凹面向上 ST 段抬高和弓背向上 ST 段抬高。有些特殊形态的变化与心脏性猝死发生相关，属于高危心电图表现。

1. 墓碑形 ST 段抬高 1993 年，由 Wimalaratma 报道一种特殊 ST 段抬高形式为墓碑形（tombstoning）[9]，其 ST 段向上凸起并快速上升高达 8 ~ 16mm 之间，凸起 ST 段顶峰高于其前的 R 波，R 波矮小且时限狭窄通常 <0.04s，伴或不伴有异常 Q 波，抬高 ST 段与其后 T 的升肢相融合，因此难以辨认单

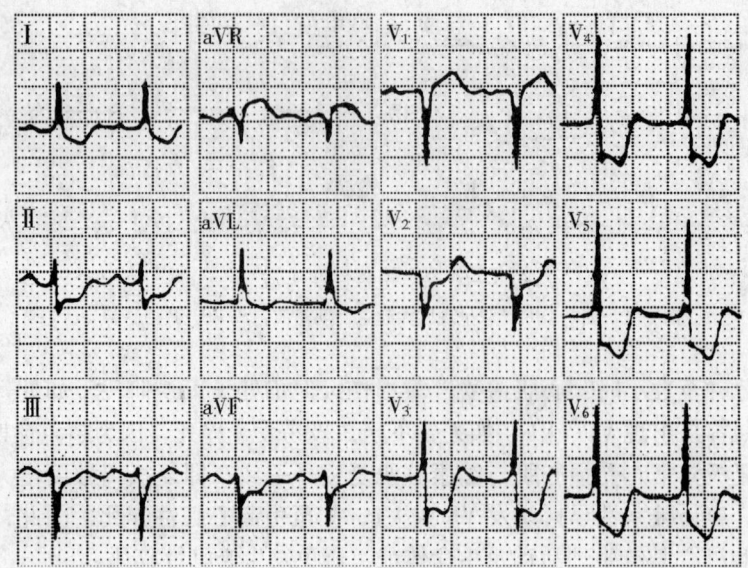

图 3 - 5 - 3   女患，71 岁，反复发作性胸痛，显示多导联 ST 段下移 > 0.5mV，
以 $V_3 \sim V_6$ 最为显著，提示多支病变。

aVR 呈镜像型 ST 段抬高，且 ST_{aVR} 抬高 > ST_{V1} 抬高，提示为左主干病变，属高危心电图。
后经冠状动脉造影证实为左主干次闭塞。

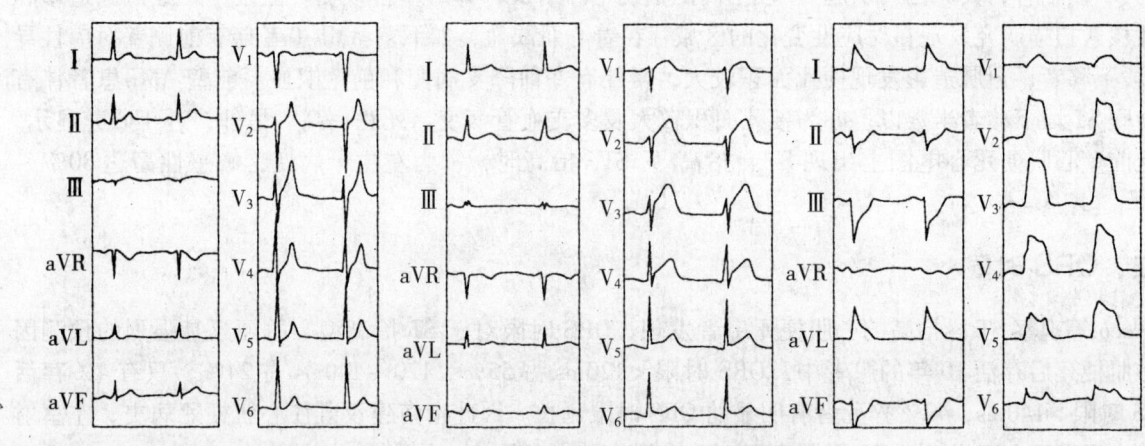

图 3 - 5 - 4   急性前壁心肌梗死心肌缺血分级
A：Ⅰ级缺血；B：Ⅱ级缺血，胸导联 ST 段抬高，但 QRS 终末部分无扭曲变形；C：Ⅲ级缺血，ST 段抬高伴 QRS 终
末部分扭曲与 S 波消失（引自 黄元铸. 急性心肌梗死最初心电图表现的临床意义与研究进展. 胡大一，马长生主编。心
脏病学实践 2007 - 新进展与临床案例。人民卫生出版社，北京：2007，387)

独 T 波，且 T 波常无倒置（图 3 - 5 - 5）。

墓碑形 ST 段抬高是 AMI 早期或超急性期严重心肌损伤的表现形式，大约出现于 40% 的 STEMI 患者中，以前壁心肌梗死多见[10]。墓碑形 ST 段抬高者均发生透壁性心肌梗死，梗死面积较大，入院 1周内易发生心力衰竭和严重心律失常，心肌梗死扩展明显增多，预后不良，死亡率显著增高，故命名为墓碑形[9~12]，此种心电图改变可作为判断 AMI 预后的一个独立指标[10]。Guo XH 等对 AMI 患者 24小时内心电图表现与冠脉造影相关性研究中证实，124 患者中有 24 例呈墓碑形 ST 段抬高，与非墓碑形 ST 段抬高者比较三支冠脉闭塞发生率明显增多，且更易发生于前壁 AMI，所有呈墓碑形 ST 段抬高患者（包括下壁 AMI）均为前降支冠脉完全性或部分性闭塞，支病变严重且多半发生在冠脉近端。

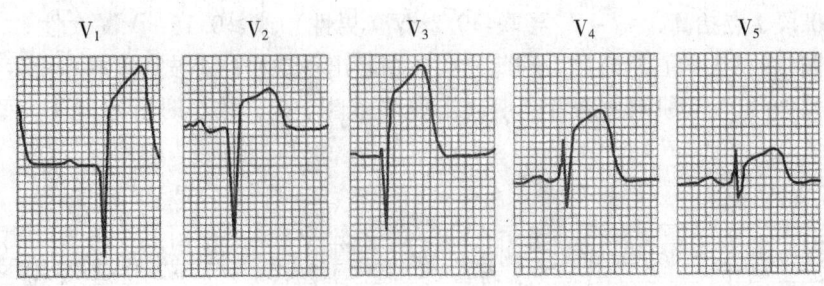

图 3 – 5 – 5　墓碑形 ST 段抬高

胸前导联 V₁ ~ V₃ ST 段顶峰高于 R 波，R 波矮小且时限狭窄，V₁，V₂ 导联伴有异
常 Q 波，抬高 ST 段与其后 T 的升肢相融合，T 波难以辨认。

2. 巨 R 波形 ST 段抬高　1981 年 Madias[13] 首次提出巨 R 波形（giant R waves，GRWS）ST 段抬高
的概念，其心电图特点为：QRS 波与 ST – T 融合在一起，ST 段呈尖峰状抬高或下斜，J 点消失，R 波
下降肢与 ST – T 融合成一斜线下降，致使 QRS 波、ST 段与 T 波形成单个三角形，呈峰尖边直底宽的
宽波，难以辨认各波段的交界，酷似巨大 R 波，Madias 称之为"巨 R 波形心电图综合征"。GRWS 常
出现在 ST 段抬高最明显的导联，需与缺血发作前心电图比较分析。出现 GRWS 时，S 波减小且与 ST
段抬高呈正比，ST 段抬高最显著导联 S 波减小也最明显甚或消失。QRS 波本身时限可略增宽，起始向
量不变，振幅变化不大（图 3 – 5 – 6）。

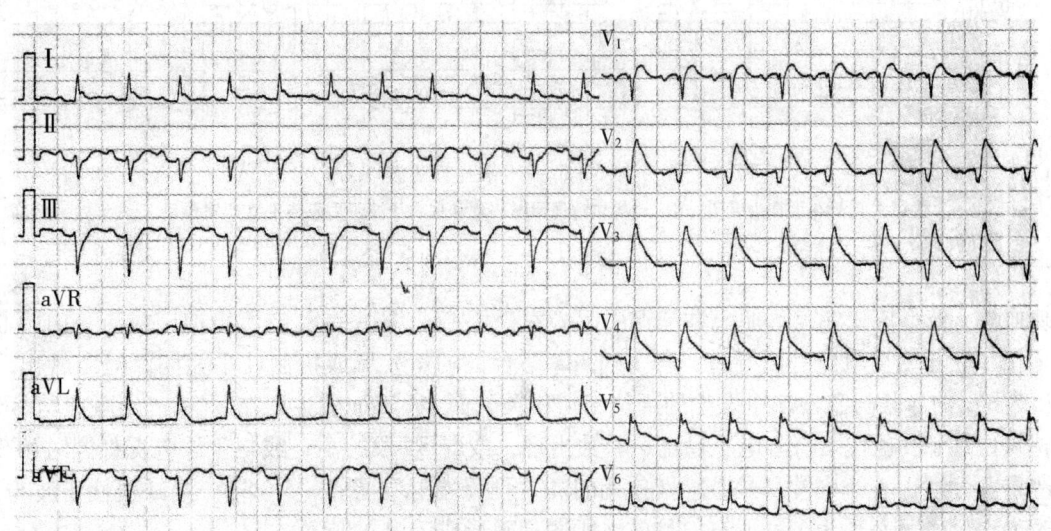

图 3 – 5 – 6　巨 R 波形 ST 段抬高

图中 QRS 波与 ST – T 融合在一起，ST 段呈尖峰状抬高或下斜，J 点消失，R 波下降肢与 ST – T 融合成斜线
下降，使 QRS 波、ST 段与 T 波形成单个三角形。

巨 R 波形 ST 段抬高常见于心肌梗死超急性期，尤其是前壁心肌梗死[14]，偶见于下壁心肌梗
死[15]，也见于心肌急性严重缺血时如不稳定性心绞痛、运动负荷试验[16] 及 PTCA 术中，巨 R 波形 ST
段抬高形成与梗死周围区和缺血周围区传导阻滞有关。超急性期心肌梗死积极治疗，开通受累冠脉可
以避免心肌坏死，不稳定心绞痛者可不发生心肌梗死。但在超急性损伤期，损伤组织与健康组织之间
极化状态不同，心肌电活动紊乱，加之损伤区传导延缓或阻滞，使心肌局部电活动更加不稳定，容易
出现 VT 或 VF，导致猝死发生。

3. 缺血性 J 波　缺血性 J 波是指发生严重的急性心肌缺血如 AMI、冠状动脉痉挛、冠脉介入手术

等时，出现明显 J 波或原有的 J 波振幅增高（图 3-5-7）。心肌梗死新定义中认为心电图中相邻 2 个导联新发生的 ST 段 J 点抬高，$V_2 \sim V_3$ 导联≥0.2mV（男性）或≥0.15 mV（女性），和（或）其他导联≥0.1mV 时即有新发生的心肌缺血。因此，心电图新出现缺血性 J 波高度提示发生了严重心肌缺血，心电极不稳定。部分急性心肌缺血患者初期仅出现缺血性 J 波，数小时后才出现典型心肌梗死的其他心电图表现。

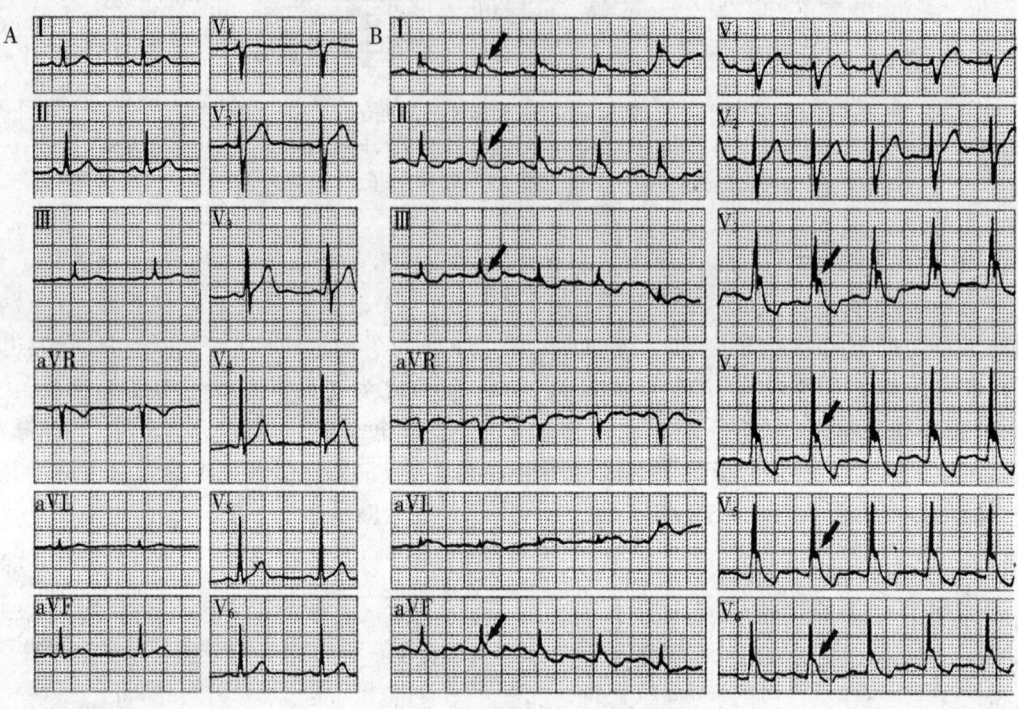

图 3-5-7 缺血性 J 波

A. 无症状时基本正常心电图；B. 冠状动脉痉挛时出现缺血性 J 波，后发作两次心室颤动（箭头处为抬高的 J 波）。

缺血性 J 波形成机制是心肌急性缺血引起心室外膜心肌细胞的 I_{to} 电流增加，并与心内膜心肌细胞出现 I 相和 II 相复极电位差而导致，与 Brugada 综合征的 J 波形成机制几乎相同，但二者出现导联不同，J 波出现的导联与急性缺血发生的部位密切相关，而 Brugada 波主要在 $V_1 \sim V_3$ 导联。与 Brugada 波一样，缺血性 J 波也代表着心电不稳定，单独出现，或与 ST 段抬高，或与 T 波电交替同时出现，容易发生严重恶性室性心律失常，是心脏性猝死的高危预警指标（图 3-5-8）。当缺血性 J 波与 ST 段抬高同时出现时，可表现为多种形态，如前文所述墓碑形或巨 R 波形等。

五、QT 间期及离散度

QT 离散度（QTD）是测定 8 个 QRS 波群的 QT 间期，最长 QT 和最短 QT 的差值。心脏复极时存在放射性离散及空间性离散，离散增加可诱发致命性心律失常。一般认为 QTD 基础值 40～60ms，100ms 以上或超过基础值 1 倍则是危险信号。通常认为 AMI 时 QT 离散度增大者发生室性心律失常的风险增加，容易发生 VT 或 VF，严重者引起猝死。QT 离散度判断 AMI 猝死危险分层尚存在争议，一些存在高危因素的患者 QTD 明显增大，原因可能与心率快慢、T 波形态异常或是 QT 延长所致。

六、R on T 室性早搏

室性早搏是最常见的心律失常，它本身不引起严重的血流动力学障碍，因此无需治疗。AMI 患者发生室性早搏危险分级一直采用美国的 Lown 分级。0 级：无室性早搏；I 级：室性早搏 <30 次/小时；

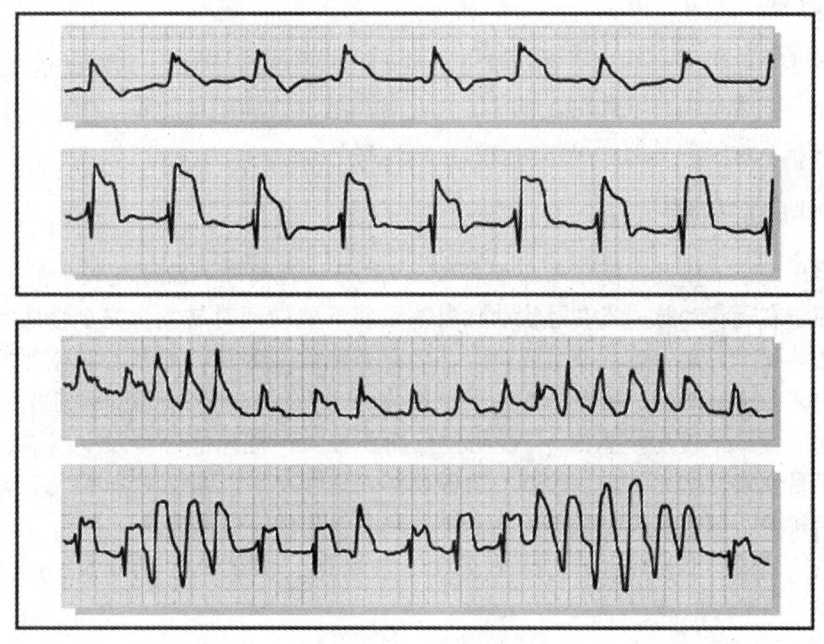

图 3 - 5 - 8　缺血性 J 波伴 ST 段抬高和 T 波电交替

上图为 AMI 急性期 ST 段抬高，可见 T 波电交替现象，下图为同一患者随后出现非持续性
室性心动过速（引自 Libby P, Bonow RO, Mann DL, Zipes DP. Braunwald's Heart Disease：A
Textbook of Cardiovascular Medicine, 8th ed. U. S. A. : ELSEVIER - SAUNDERS, 2008 : 177）。

Ⅱ级：室性早搏 > 30 次/小时；Ⅲ级：多形性室性早搏；Ⅳ级 a：成对（成联律）早搏，Ⅳ级 b：室性
心动过速；Ⅴ级：R 波落在 T 波易损期（T 波的顶点或顶点前 30ms）上的室性早搏（RonT）。一般认
为，级别越高则越危险，Ⅳ级、Ⅴ级可引起室性心动过速或心室颤动而猝死。虽然后来的很多研究未
能证明所谓高危早搏在预示严重心律失常中的作用，但 R on T 早搏一直被认为是最为凶险的一种室性
早搏（图 3 - 5 - 9）。

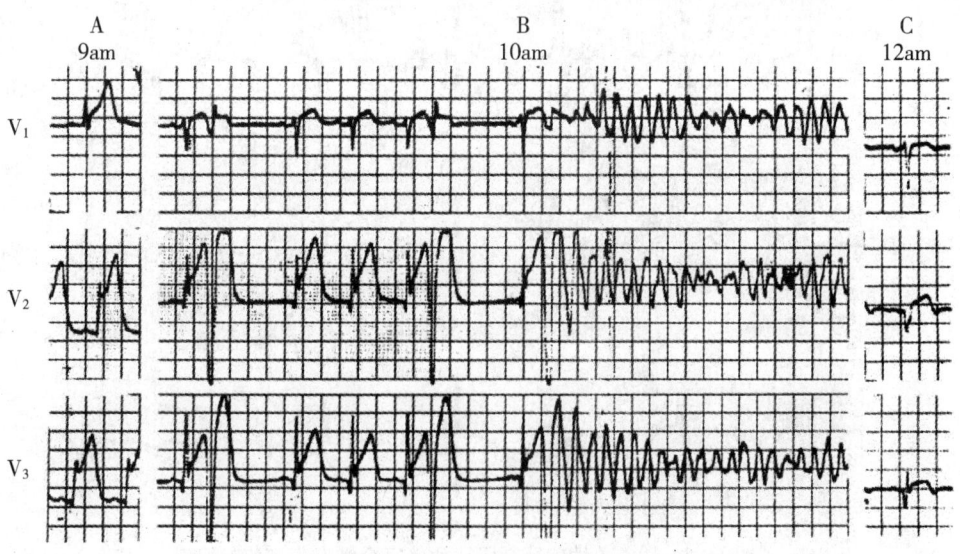

图 3 - 5 - 9　R on T 室性早搏引发心室颤动

A. 胸前导联 ST 段抬高，为心肌梗死超急性期；B. 室性早搏 R 波落在 T 波上，引发心室颤动；C. 经抢救恢复窦性心律。

七、P 波改变

部分临床症状严重的 AMI 患者，在标准 Ⅱ 导联中出现伪肺型 P 波，其幅度达 0.23～0.39mV，为心肌梗死时左心室突然衰竭，导致左心房内压力升高和继发性肺淤血所致。因此，AMI 时一旦出现尖耸的 P 波，即为左室衰竭的早期征象，预后差，死亡率高。

八、AMI 伴房室阻滞

房室阻滞多出现于下壁及广泛下壁心肌梗死（75%），在前壁心肌梗死较少见。由于 90% 的患者房室结血供来源于右冠状动脉，当右冠状动脉阻塞致使下壁梗死时易发生完全性房室阻滞。但多数情况下房室结并无坏死，只是一过性缺血或迷走神经兴奋所致。因此，下壁心肌梗死发生完全性房室阻滞时，阻滞部位多在房室结内，房室结下少见，多为暂时性、可逆的。但急性前壁心肌梗死合并房室阻滞时（即使是一度或二度房室阻滞），说明梗死面积较大，梗死部位涉及室间隔、希氏束和左右束支，房室阻滞不易恢复，病死率高。前壁心肌梗死伴完全性房室阻滞而 QRS 波仍正常，说明阻滞部位在房室结，预后较差，但也有因呕吐等强迷走神经刺激引起的一过性阻滞。

无论是下壁或前壁心肌梗死，若突然出现 QRS 波增宽，心室率慢于 40 次/分的完全性房室阻滞，皆易诱发心室停搏、VT 或 VF。

九、AMI 伴束支阻滞

AMI 时，心脏传导系统及附近神经结构缺血或梗死，可并发各类传导阻滞而导致猝死。完全性右束支阻滞主要发生于前壁心肌梗死，是 AMI 早期病死率和总死亡率的独立预测因子。前壁心肌梗死并发完全性右束支阻滞多为冠状动脉左前降支病变，心肌坏死广泛。前壁心肌梗死患者伴有束支的另一危险是可能导致在普肯耶系统内形成不稳定的折返环，从而诱发 VF 导致猝死发生。右束支阻滞不影响起始心电向量，不影响 STEMI 出现 Q 波的图形（图 3-5-10），但对终末向量的影响导致 NSTEMI 图形 ST 段变化不易判定。

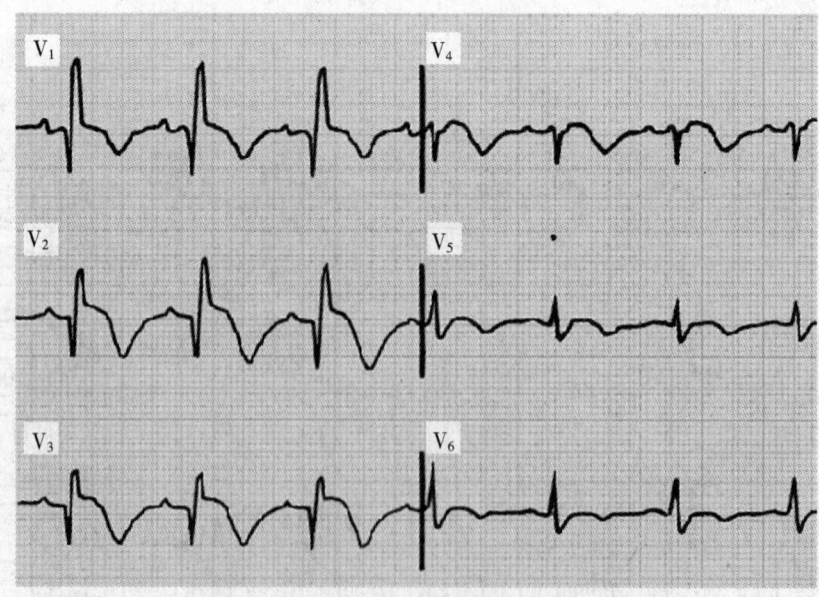

图 3-5-10　急性前壁心肌梗死伴完全性右束支传导阻滞

右束支传导阻滞图形不改变 QRS 起始向量，不影响心肌梗死时 Q 波图形，伴随着 ST 段抬高和 T 波倒置（引自 Libby P，Bonow RO，Mann DL，Zipes DP. Braunwald's Heart Disease：A Textbook of Cardiovascular Medicine，8th ed. US A.：ELSEVIER - SAUNDERS，2008：179）。

新出现完全性左束支阻滞常表明心肌广泛受损（图3-5-11），是 AMI 后发生主要不良事件的独立预测因子[17]。交替出现完全性右束支和完全性左束支阻滞是危险性很高的不稳定型束支阻滞，容易发展为完全性房室阻滞，或发生心室停搏，引起猝死。因此，前壁心肌梗死患者即使束支阻滞是暂时性的也是高危的信号，往往是发生室颤的重要先兆。

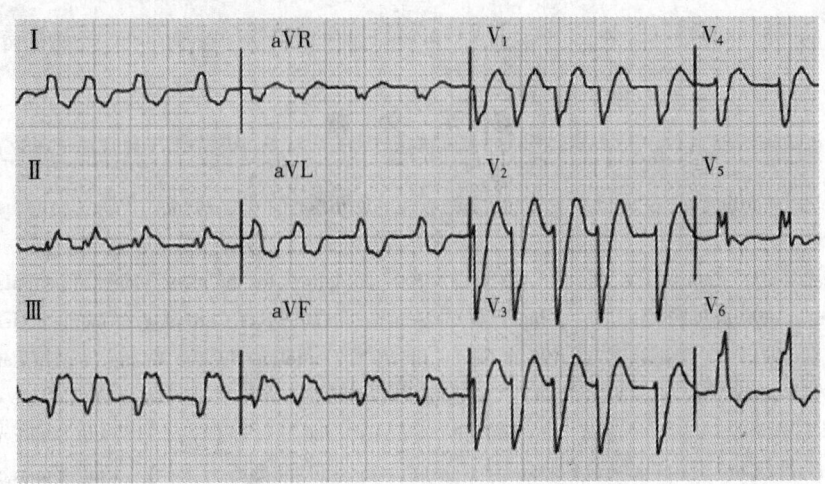

图3-5-11   急性前壁心肌梗死伴完全性左束支阻滞

左束支阻滞图形影响 QRS 起始向量，可掩盖心肌梗死 Q 波图形。图中可见在 Ⅱ、Ⅲ 和 aVF 导联 ST 段抬高，而 Ⅰ 和 aVL 导联为镜像性 ST 压低和继发性 ST 段压低重迭表现（引自 Libby P，Bonow RO，Mann DL，Zipes DP. Braunwald's Heart Disease：A Textbook of Cardiovascular Medicine，8th ed. US A.：ELSEVIER-SAUNDERS，2008：179）。

完全性右束支阻滞伴左前分支或左后分支阻滞，或三分支阻滞都表明心肌坏死广泛，发生完全性房室阻滞的危险性大，极易发生心脏停搏或心室颤动。

十、T 波交替 (T-wave alternans，TWA)

TWA 是运动试验或心房起搏时，T 波振幅或形态每隔一个搏动，出现的交替波动，可能与自主神经功能、冠脉痉挛以及电解质紊乱有关。TWA 是心肌梗死后、缺血性或非缺血心肌病猝死高危患者的一个有效方法，且在缺血性心脏病患者，即使 TWA 的异常不是恒定出现，也是心律失常和死亡有意义的预测因素。心肌梗死后 EF 值正常、危险因素较低的患者，若出现 TWA 异常，是 SCD 及危重心律失常高度敏感的预测指标。TWA 与猝死风险间的联系是独立于 EF 值的，并且在缺血性和非缺血性心肌病的患者中都有很强的联系，也可用来确定心梗后左室功能不全的患者发生心律失常死亡的风险。近年来微伏级 TWA（MTWA）逐渐引起学者们关注，研究显示 MTWA 可以用于室性心律失常的危险分层，有助于诊断可能存在的心脏猝死风险[18,19]。

十一、其他

尚有其他对心肌梗死心电图分析的方法可以提供 AMI 患者发生猝死的线索，如心率变异性（HRV），HRV 是指窦性心率在一定时间内周期性改变的现象，是反映交感-副交感神经张力及其平衡的重要指标。心肌梗死后患者，较低的 HRV（<70ms）会使 SCD 风险高出 5 倍。另外，信号平均心电图（SAECG）心室晚电位（LPs）等也可以在一定程度上预测 SCD 的发生，尤其是心肌梗死后室颤的发生，记录到 LPs 与每小时超过 100 次室性早搏是心肌梗死后室速的独立预测因子。MUSTT 试验也显示，缺血性心肌病患者，LPs 中 QRS 大于 114ms 是预测心律失常死亡、SCD、心源性死亡的独立于临床症状以外的预测因子。

随着冠状动脉再灌注治疗技术的迅速发展，AMI 后 VT/VF 发生有所减少。经皮冠状动脉介入治疗（percutaneous coronary intervention，PCI）中会发生再灌注心律失常，VT/VF 发生率为 5%~13%。发病早期（<180min）梗死相关血管血流为 TIMI 0 级以及伴有糖尿病、高血压和未使用过 β 阻滞剂是发生 VT/VF 的危险因素，但 PCI 中发生的 VF 不影响 PCI 的成功率，对住院死亡率和一年存活率无影响。

AMI 发生猝死与多种因素相关，目前临床上尚无确切有效的方法检测可能发生猝死的患者。从心电图的某些特殊改变提供 AMI 发生猝死的线索，对 AMI 的诊断、治疗和降低死亡率具有非常重要的临床意义。

（杨新春　田　颖）

参 考 文 献

1. Lanza GA. The electrocardiogram as a prognostic tool for predicting major cardiac events. Prog Cardiovasc Dis, 2007, 50：87－111.

2. Anderson JL, Adams CD, Antman EM, et al. ACC/AHA 2007 guidelines for the management of patients with unstable angina/non ST－elevation myocardial infarction：a report of the American College of Cardiology/American Heart Association Task Force on Practice Guidelines（Writing Committee to Revise the 2002 Guidelines for the Management of Patients With Unstable Angina/Non ST－Elevation Myocardial Infarction）：developed in collaboration with the American College of Emergency Physicians, the Society for Cardiovascular Angiography and Interventions, and the Society of Thoracic Surgeons：endorsed by the American Association of Cardiovascular and Pulmonary Rehabilitation and the Society for Academic Emergency Medicine. Circulation, 2007, 116：e148－e304.

3. Braunwald E, Antman EM, Beasley JW, et al. ACC/AHA guideline update for the management of patients with unstable angina and non－ST－segment elevation myocardial infarction——2002：summary article：a report of the American College of Cardiology/American Heart Association Task Force on Practice Guidelines（Committee on the Management of Patients With Unstable Angina）. Circulation, 2002, 106：1893－1900.

4. Antman EM, Anbe DT, Armstrong PW, et al. ACC/AHA guidelines for the management of patients with ST－elevation myocardial infarction：a report of the American College of Cardiology/American Heart Association Task Force on Practice Guidelines（Committee to Revise the 1999 Guidelines for the Management of Patients with Acute Myocardial Infarction）. Circulation, 2004, 110：e82－e292.

5. 吴晔良，龚仁泰. 危重症心电图及临床处理. 合肥：安徽科学技术出版社，2003，25－26.

6. Jong GP, Ma T, Chou P, et al. Reciprocal changes in 12－lead electrocardiography can predict left main coronary artery lesion in patients with acute myocardial infarction. Int Heart J, 2006, 47：13－20.

7. Yamaji H, Iwasaki K, Kusachi S, et al. Prediction of acute left main coronary artery obstruction by 12－lead electrocardiography. ST segment elevation in lead aVR with less ST segment elevation in lead V（1）. J Am Coll Cardiol, 2001, 38：1348－1354.

8. Birnbaum Y, Herz I, Sclarovsky S, et al. Prognostic significance of the admission electrocardiogram in acute myocardial infarction. J Am Coll Cardiol, 1996, 27：1128－1132.

9. Wimalaratna HS "Tombstoning" of ST segment in acute myocardial infarction. Lancet, 1993, 342：496.

10. Kukla P, Dudek D, Szczuka K. "Tombstoning" of ST segment in acute myocardial infarction—effect on clinical course. Kardiol Pol, 2006, 64：275－280

11. Tomcsanyi J, Marosi A, Bozsik B, et al. N－terminal pro－brain natriuretic peptide and tombstoning ST－segment elevation in patients with anterior wall acute myocardial infarction. Am J Cardiol, 2005, 96：1197－1199.

12. Balci B, Yesildag O. Correlation between clinical findings and the "tombstoning" electrocardiographic pattern in patients with anterior wall acute myocardial infarction. Am J Cardiol, 2003, 92：1316－1318.

13. Madias JE, Krikelis EN. Transient giant R waves in the early phase of acute myocardial infarction：association with ventricular fibrillation. Clin Cardiol, 1981, 4：339－349.

14. Madias JE. The "giant R waves" ECG pattern of hyperacute phase of myocardial infarction. A case report. J Electrocardiol, 1993, 26：77－82.

15. Madias JE, Attari M, Bravidis D. Giant R－waves in a patient with an acute inferior myocardial infarction. J Electrocardiol, 2001, 34：173－177.

16. Ortega – Carnicer J. Giant R wave, convex ST – segment elevation, and negative T wave during exercise treadmill test. J Electrocardiol, 2004, 37：231 – 236.

17. Stephenson K, Skali H, McMurray JJ, et al. Long – term outcomes of left bundle branch block in high – risk survivors of acute myocardial infarction：the VALIANT experience. Heart Rhythm, 2007, 4：308 – 313.

18. Martins Oliveira M. Temporal variations in microvolt T – wave alternans testing after acute myocardial infarction. Ann Noninvasive Electrocardiol, 2008, 13：95.

19. Ikeda T, Yoshino H, Sugi K, et al. Predictive value of microvolt T – wave alternans for sudden cardiac death in patients with preserved cardiac function after acute myocardial infarction：results of a collaborative cohort study. J Am Coll Cardiol, 2006, 48：2268 – 2274.

 **心律失常性猝死概述**

1966 年 Kuller 等人提出了心脏性猝死（sudden cardiac death，SCD）的概念，1997 年 Braunwald 完善了 SCD 的定义。目前，将由于心脏原因导致的 1 小时之内发生的不可预料的死亡定义为 SCD。流行病学资料显示，临床证实的 SCD 发生率并不很明确，不同研究得到的 SCD 发生率在 0.36‰ ~ 1.28‰ 之间。据文献报告，美国每年发生 SCD 大约 30 ~ 35 万例，占人口总数的 1‰。来自我国北京的流行病学资料统计数字表明，SCD 的男性平均发生率为 10.5/10 万，女性平均发生率为 3.6/10 万，据估计我国每年发生 SCD 超过 45 万例，实际发生数字可能更高。

SCD 最常见的病因为冠状动脉疾病，2/3 的 SCD 与冠状动脉疾病及其并发症有关。大约 75% ~ 80% 的 SCD 是由于快速性室性心律失常引起的，仅少部分（大约 20%）是由于缓慢性心律失常引起。引起 SCD 的快速性心律失常主要是室性心动过速（VT）和心室纤颤（VF），缓慢性心律失常则包括窦性心动过缓、窦房传导阻滞或窦性停搏、房内传导阻滞和房间传导阻滞、房室传导阻滞（分成房室结阻滞、希氏束阻滞）和室内传导阻滞（分成左束支、右束支、左前分支和左后分支阻滞）等。与 SCD 有关的心律失常既可以是由于器质性心脏损害引起的，也可以是由于一过性因素引起，如严重的电解质紊乱、药物影响、严重的心肌缺血和心力衰竭等。

一、快速性心律失常与心脏性猝死

（一）室性心动过速

阵发性 VT 和 VF 是导致 SCD 最主要的快速性心律失常，也是临床上最严重的恶性心律失常。室性心动过速的病因学十分复杂，除了心脏病本身可以引起 VT 外，其他系统的许多病因也可以引起 VT。而就心脏原因引起的 VT 而言，几乎所有的心脏病都可以发生 VT，也就是说所有的心脏病都可以是发生 VT 的原因。此外，还有一部分 VT 并不能检查出其真正的病因而被称为特发性 VT，而这部分特发性 VT 可能并不少见。当然，一般特发性 VT 极少导致 SCD。

就现有的临床资料和认识来看，室性心律失常，包括 VT 的最常见病因仍为冠状动脉疾病，其余为心肌病、高血压病、瓣膜病等。有文献报告，几乎所有的急性心肌梗死患者在发病后都发生过室性心律失常，VT 的发生率也相当高。有些心肌梗死患者在急性期发生 VT 的几率并不如陈旧期高。但是，在缺血性心脏病中发生 VT 的几率仍很难有确切的数字。在临床上诊断 VT 的病因是比较困难的，因为尽管这个患者有某种心脏病，但究竟是这种心脏疾患引起的还是其他原因引起的并不太好区分开，而经常的情况是将 VT 的原因归咎于心脏病，忽略了较隐蔽性的原因。例如，药物或电解质紊乱引起的 VT 就常易因其原有心脏病的诊断而被忽视。

室性心律失常的临床表现有较大的变异性，VT 临床表现的轻重变化很大，其轻重程度既依赖于 VT 的基础心脏病状态，也取决于 VT 的频率。心脏功能越差，VT 的频率越快，持续时间越长，症状就越明显。轻者可仅有心悸、气短等症状，重者可以出现血压下降、四肢皮肤湿冷、苍白或发绀、意识改变（意识模糊、嗜睡或烦躁不安）尿少或无尿，甚至休克等等。再甚者，则会因 VT 引起的脑血流锐减和周围组织器官的严重灌注不足而发生阿 - 斯综合征。有较严重症状者常是发生于持续性 VT，很短阵的 VT 一般症状较轻，可仅有心悸感。除此之外，室性心律失常的心脏病基础，特别是心脏功能状态对症状的影响是很重要的，心功能越差，心排血量受心室节律异常的影响就越大，患者所能耐受的能力也就越差，常引起不易救治的顽固性 VT 并易发生阿 - 斯综合征。

但是，并不是所有的 VT 均会引起晕厥和 SCD，通常与 VT 的频率、QRS 波形是否是单形性 VT、

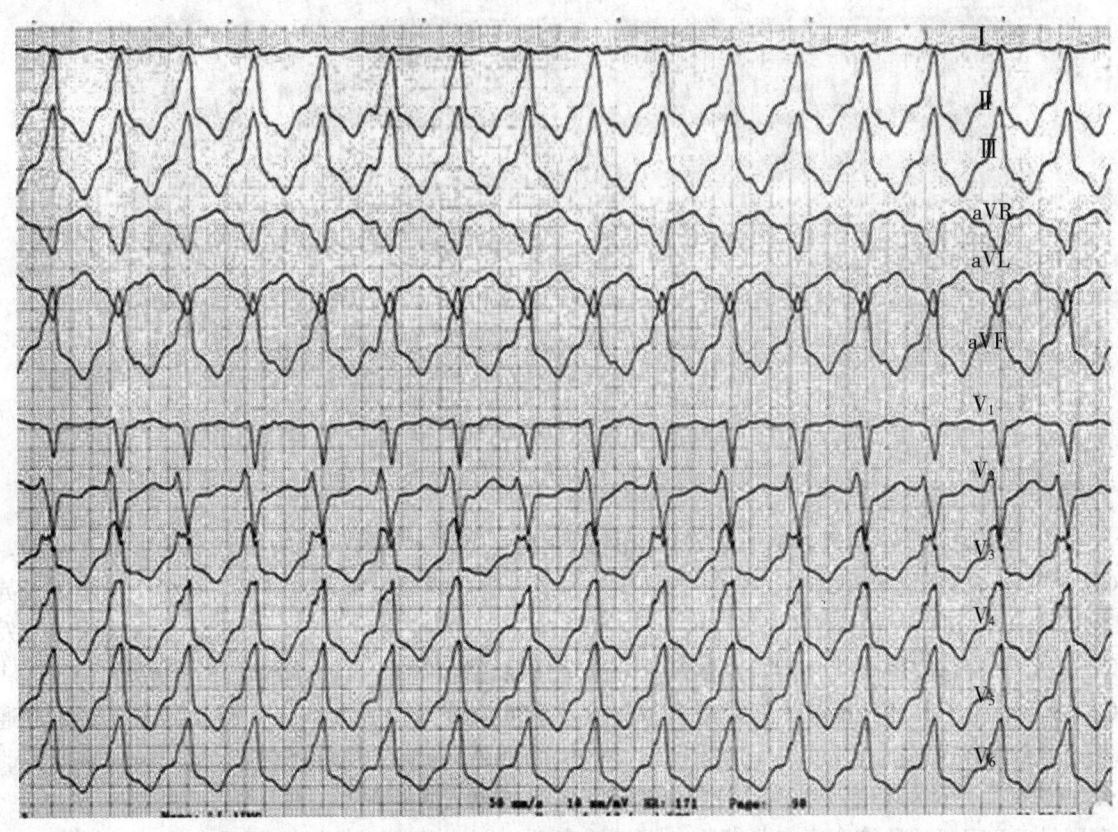

图 3 - 6 - 1　示来自右心室流出道的室性心动过速

QRS 波群呈左束支阻滞样图形，可见无关联 P 波（房室分离），心动过速频率为 165 次/min。仔细分析发现，Ⅱ、
Ⅲ 和 aVF 导联 QRS 波呈宽钝的 R 型，aVR 和 aVL 导联 QRS 波呈 QS 型，Ⅰ 导联 QRS 波为振幅很小的宽钝 r 波，V₁ 导联
QRS 波为 QS 型，V₂ 导联 QRS 波为 RS 型，V₃ ~ V₆ 均为宽钝的 R 波。纸速 50mm/s。

患者的心功能状态以及 VT 的持续时间等因素有关。VT 发作的 ECG 如图 3 - 6 - 1 所示，尽管该患者的
VT 发作时间长达数小时，但是由于患者心功能状态较好，VT 的频率不是很快，为单形性 VT，患者没
有发生晕厥和 SCD。而对于 VF，持续数秒以上的 VF 就会无一例外地发生晕厥和 SCD。

（二）心室扑动/心室颤动

心室扑动和心室颤动（VF）常被认为是最恶性的心律失常，其中有相当一部分是临终前的心律失
常表现。VF 大多数发生在有严重心脏疾患的患者，可以直接发作 VF，也可以是发生在 VT 之后。也有
部分 VF 发生在心脏结构和功能正常人，称之为特发性 VF。特发性 VF 的病因不详，部分可能与亚临
床表现的心肌炎、心肌病有关，也可能就是临床未能诊断的 Brugada 综合征，年轻人心脏性猝死综合
征等。

二、特殊类型的室性心动过速

（一）多形性室性心动过速

多形性 VT 是指 VT 伴连续变化的 QRS 形态，节律不规则，频率 > 200 次/min，并持续 10 个以上
心动周期者，人们根据 QT 间期的长短可将其分为两类：一类为 QT 间期延长的多形性 VT，又称尖端
扭转性 VT，较多见；另一类为短 QT 间期或 QT 间期正常的多形性 VT，较少见（图 3 - 6 - 2）。短 QT
综合征发作的 VT，常为多形性 VT。

尖端扭转性 VT 是多形性 VT 的一种重要类型，通常在先天性或获得性 QT 间期延长的基础上发生，
其心电图特点为 QRS 波群形态多变，主波方向沿等电位线上下扭转，故此得名。先天性 QT 间期延长

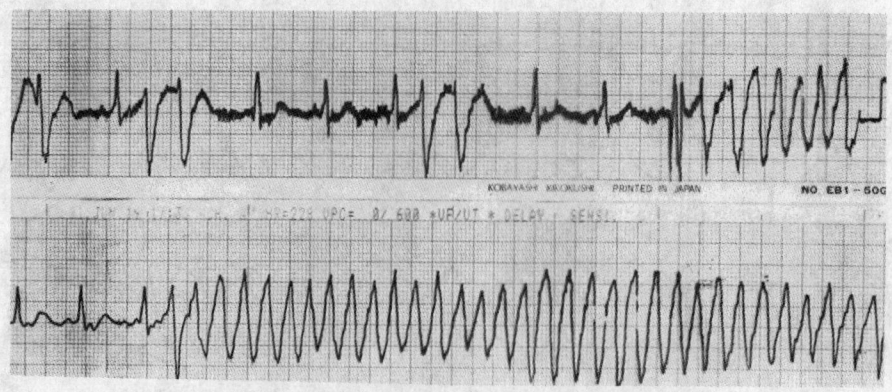

图 3-6-2　示正常 QT 间期、极短联律间期发作的尖端扭转型 VT（多形性）

联律间期为 270ms，QT 间期为 0.40 秒，纸速 25mm/s。

综合征是由于控制心脏钾通道或钠通道的基因突变所致。根据其基因突变的位点不同可分为五型，其中 LQT_1 和 LQT_2 为不同类型的钾通道异常，LQT_3 为钠通道持续开放所致，LQT_4 和 LQT_5 的基因变异尚不清楚。其治疗应以 β 受体阻滞剂和左侧星状神经节切除术为首选，对于常在安静或睡眠状态下发病的 LQT_3 亚型，可在应用 β 受体阻滞剂的基础上选用钠通道阻滞剂，但远期疗效尚不清楚。对于 LQT_1 和 LQT_2 亚型，由于其发生机制为钾通道开放异常，可使用钾通道开放剂、补钾及螺内酯安体舒通治疗，可有效地缓解发作。同时，应避免使用延长 QT 间期的药物，预防电解质紊乱，特别是低钾、低镁、低钙的发生，对发生过心脏骤停者应考虑植入式心脏电复律除颤器（ICD）。

获得性 QT 间期延长综合征多与药物、电解质紊乱（低血钾、低血镁）严重窦性心动过缓及脑血管意外等有关，少数原因不明。诱发 QT 间期延长的常见药物有 Ⅰa、Ⅰc 类和Ⅲ类（胺碘酮少见）等抗心律失常药物，还有三环类抗抑郁药、抗组胺药、红霉素类药物。治疗原则为如出现血流动力学紊乱，立即进行电复律；如血流动力学稳定，应寻找引起或加重 QT 间期延长的原因，如低血钾、低血镁或延长 QT 间期的药物，停用相关药物，纠正电解质紊乱，终止心动过速可使用 $MgSO_4$ 2~5g 静注（3~5min），然后以 2~20mg/min 的速度静滴，直至 QT 间期缩短至 0.50s 左右。如 $MgSO_4$ 无效，可选用利多卡因、美西律，如仍无效，可行心脏临时起搏，维持心率 100 次/min，也可用异丙肾上腺素 1~4μg/min 增加心率，缩短 QT 间期，但使用时应小心，因为此药可使部分 VT 恶化为室颤，仅适用于药物无效且无法进行临时起搏的患者，禁用于先天性 QT 间期延长综合征。

QT 间期正常或短 QT 间期的多形性 VT 见于以下几种情况：①冠状动脉疾病伴心肌损害：患者可能存在陈旧性心肌梗死或缺血性心肌病，发作时无急性心肌缺血，治疗药物与持续性单形性 VT 相同，必要时可置入 ICD；VT 发作时有急性心肌缺血，抗缺血治疗，β 受体阻滞剂，硝酸酯类，钙拮抗剂可能有效；②伴极短联律间期的多形性 VT，其特点为反复发生的多形性 VT，但通常无器质性心脏病证据，联律间期极短，通常在 280~320ms；③QT 间期正常，发作时心室率常达 250 次/min；临床上可有眩晕，晕厥，危险性高。本类 VT 可能与触发活动机制有关，维拉帕米可有效终止并预防其发作，对于反复发作的高危患者应置入 ICD。

（二）致心律失常性右室发育不全

致心律失常性右室发育不全（arrhythmogenic right ventricular dysplasia，ARVD 或 arrhythmogenic right ventricular cardiomyopathy，ARVC）是由 Dalla Volta1961 年首先描述、1976 年才正式命名的以心律失常为突出表现的右室疾病。

ARVD 以发生室性心律失常为其突出特点，可伴右心室腔的扩张和功能下降。从 ARVD 的右室受累位置上看，以右心室流出道、右心尖和右心室下壁为多发部位，心内膜下心肌和室间隔很少受累及。ARVD 病理解剖学的特征之一是部分或多个部位心室肌被脂肪和纤维组织所代替，可见炎性细胞的浸润，心肌细胞间质纤维化和心肌纤维的退行性变。

ARVD 的发病年龄大多较轻，我们最初见到的几例确诊病例均为青年人，最小的 16 岁，最大的 36 岁。发病男性多于女性。患者发病有一定的家族性倾向，与基因有关。据报告 40 岁以后发病者很罕见。患者可以没有任何症状，或仅有轻微症状，如胸闷、憋气、心悸等。或由于发病者年龄较轻，被忽视者不在少数。个别患者以首发症状为 VT 或 VF 引起的阿-斯综合征来就诊。查体时会发现右室扩大，少数患者可有右心功能不全的表现。

心电图检查可见窦性心律时非特异性的 ST 段和 T 波的变化，并以 V₁~V₃ 最为常见。很多 ARVD 患者者都可见到室性心律失常，如室性早搏等，部分患者表现为 VT（图 3-6-3）。ARVD 典型的 VT 心电图具备 VT 心电图的一般特点，但表现为左束支阻滞型，也可见多形态的 VT、多源性 VT、室扑及 VF。ARVD 的 VT 在运动或负荷状态下更容易诱发出来。

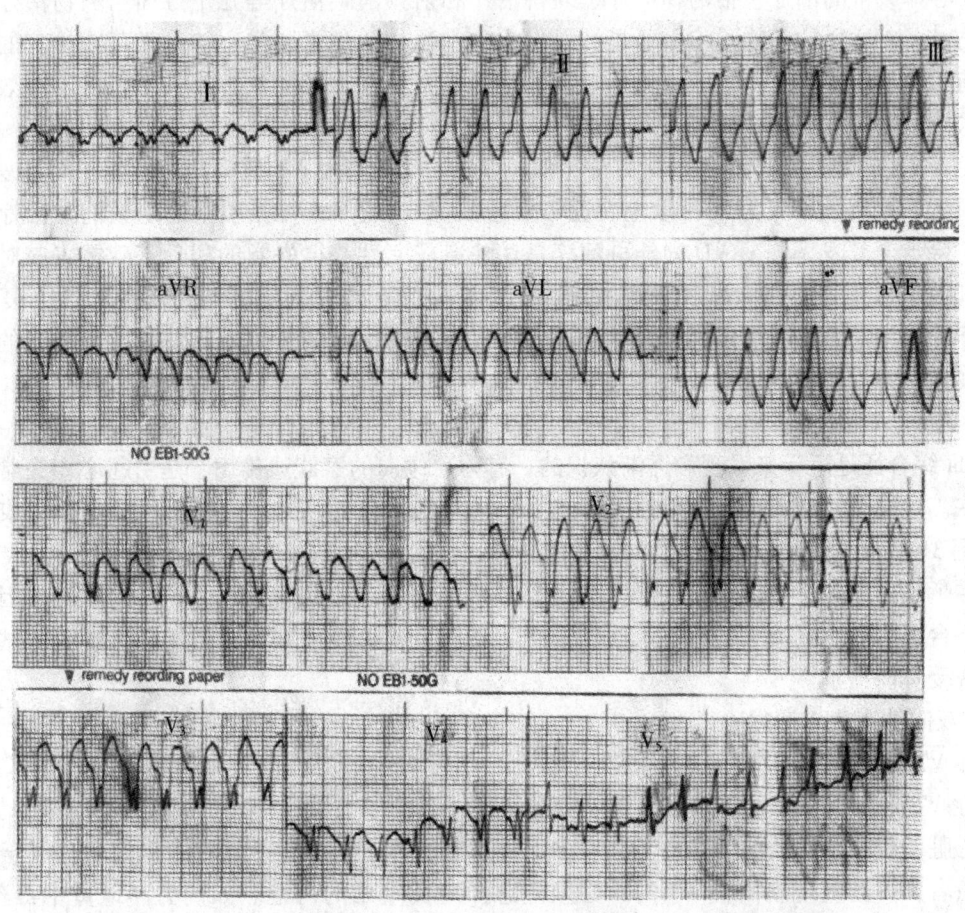

图 3-6-3　示 1 例致心律失常性右室心肌病患者发作的室性心动过速

ARVD 心血管造影检查可以见到右心室壁的运动障碍和结构的改变，包括室壁低运动或无运动改变，心室壁局部（单个位置或多个位置）运动不协调或形成膨出，也可以表现为弥漫性室壁运动障碍和心室腔扩大。心室造影时可见局限性室壁运动障碍和膨出的位置常是在所谓的"发育不良三角"，即位于右室流出道、右室心尖部和右心室下壁。行右室造影时在左侧位见到右室后壁造影剂滞留有诊断参考意义。心室造影时所见的右室前壁和心尖部的异常被称为 Pile d'assiettes 征（法国学者提出）。

二维超声心动图对 ARVD 诊断的应用价值比心血管造影更为明显。超声心动图学研究发现，表现为右心室弥漫性病变者常有明显右室扩大和功能减退。超声心动图上可以见到病变部位右室壁变薄，膨出或囊袋样突起的表现，其他部位可见到室壁增厚。多普勒血流频谱可显示右室充盈峰流速下降。我们在临床上诊断为致心律失常性右室发育不全患者中，几乎都可以见到超声心动图上右室壁局部异常运动区和较其他部位变薄病变区域。超声心动图诊断的主要依据包括：①右心室扩大；②右心室受累的部位（单个或多个）表现室壁的低动力或无动力运动状态；③右心室局部受累部位的膨出或囊样突出；④右室流出道扩张而不伴右室弥漫性增大；⑤右心室舒张期结构变形，肌小梁排列紊乱及右室节制带（moderate band）或调节束异常。右心室功能性改变不能作为诊断 ARVD 的单独条件。

ARVD 的室性心律失常可以发生于心室内的多个部位和不同位置，但绝大多数是发生于右心室的"发育不全三角"，因此体表心电图表现为左束支阻滞型的 QRS 波。应用常规的心室分级递增和程序期前刺激方法可以诱发非持续性或持续性 VT，或反复心室搏动，但有些虽然临床上有 VT 发作却不能诱发出来。我们对 1 例发作持续性 VT 达数小时之久的 ARVD（女性，16 岁）进行了电生理学检查，以心室程序刺激可成功诱发与临床 VT 相同形态的 VT，并可以由程序刺激终止，给予分级递增起搏时可见到典型的 VT 拖带现象，证明右室来源的 AVRD 造成的 VT 中折返激动为其机制之一。

ARVD 心律失常的治疗包括药物治疗、外科治疗和射频消融治疗等几个方面。药物治疗仍然是治疗的基本方法。ARVD 的药物治疗主要是针对发生的室性心律失常，与心律失常药物治疗的一般原则相同。但有关 ARVD 药物治疗方面的研究表明，β 受体阻滞剂和Ⅲ类抗心律失常药的治疗效果优于Ⅰ类抗心律失常药物，联合用药优于单独用药。

消融治疗的方法与一般 VT 的消融方法相似，但成功率较特发 VT 低，危险性高，而且复发的机会也较多，总的治疗有效率仅为 50% 以上。近年来在 CARTO 或 EnSite 指引下的射频消融治疗提高了总体成功率，降低了复发率。ARVD 的外科治疗是切除造成室性心律失常的病理基础，应该对外科治疗的危险性和效果做充分的评价以后才能施行。外科治疗的有效率尚不能达到 80% 以上，复发者超过 50%。对于药物治疗不佳者可以考虑植入 ICD。ARVD 的预后较多的受心律失常发作类型的影响，心室功能的变化对预后的影响较小。

（三）Brugada 综合征

Brugada 综合征是近年来发现和逐渐认识的，有猝死倾向的家族遗传病，是引起心律失常猝死的重要原因之一。1992 年由 Brugada 兄弟首先报道。心电图表现为 $V_1 \sim V_3$ 导联 ST 段抬高伴右束支传导阻滞图形（图 3 - 6 - 4）。患者的心脏结构和功能正常，这些患者常表现为自发性多形性 VT 或 VF 发作。通常发生在睡眠过程中，电生理检查可诱发相似的心律失常，其发生机制可能与钠通道基因异常导致动作电位平台期内向钠电流减弱有关。明确诊断后 ICD 为首选治疗方案，在置入 ICD 后可试用胺碘酮和（或）β 受体阻滞剂。

（四）双向性室性心动过速

双向性 VT 是指 VT 发作时心电图的同一导联上 QRS 波主波方向交替发生相反的改变（图 3 - 6 - 5）。双向性 VT 是造成心律失常性 SCD 的重要原因之一，临床上常见于严重器质性心脏病，如冠心病、心肌病、心脏瓣膜病和洋地黄中毒患者，利多卡因对终止双向性 VT 可能有一定疗效。对于应用洋地黄药物的患者，一旦发现双向性 VT 时，必须注意洋地黄中毒的可能。如确为洋地黄中毒药物所致，应停用洋地黄类药物和排钾利尿药，纠正电解质紊乱。纠正电解质紊乱在洋地黄中毒的处理中至关重要。对因洋地黄中毒引起的双向性 VT 可试用苯妥英钠（大仑丁，phenytoin sodium），同时停用洋地黄类药物。因为地高辛主要通过肾脏排出，因此如果没有反指征，可以应用利尿剂促进洋地黄类药物的排出。如有低血钾，迅速补充钾盐和/或镁盐有助于 VT 的控制。

（五）儿茶酚胺敏感性室性心动过速

儿茶酚胺敏感性 VT 是导致心律失常性 SCD 的原因，通常在交感神经兴奋的状态下容易发作。笔者曾经成功以 β 受体阻滞剂治疗 1 例典型的儿茶酚胺敏感型的 VT。患者男性 28 岁，公司职员。平时体健，安静休息和夜间睡眠中心率正常，睡眠心率一般在 40 ~ 60 次/min，清醒时心率通常在 80 次/min 以上。当患者走路和活动时心率可以达到 100 ~ 120 次/min。超声显示心脏大小和结构正常，左心室射血分数正常。当患者的窦性心率达到 90 次/min 以上时，出现频繁的单形性室性早搏，部分形成二联律，并伴有明显的心悸和胸闷。给予患者每日 100mg 的美托洛尔后，患者的心率控制在 90 次/min

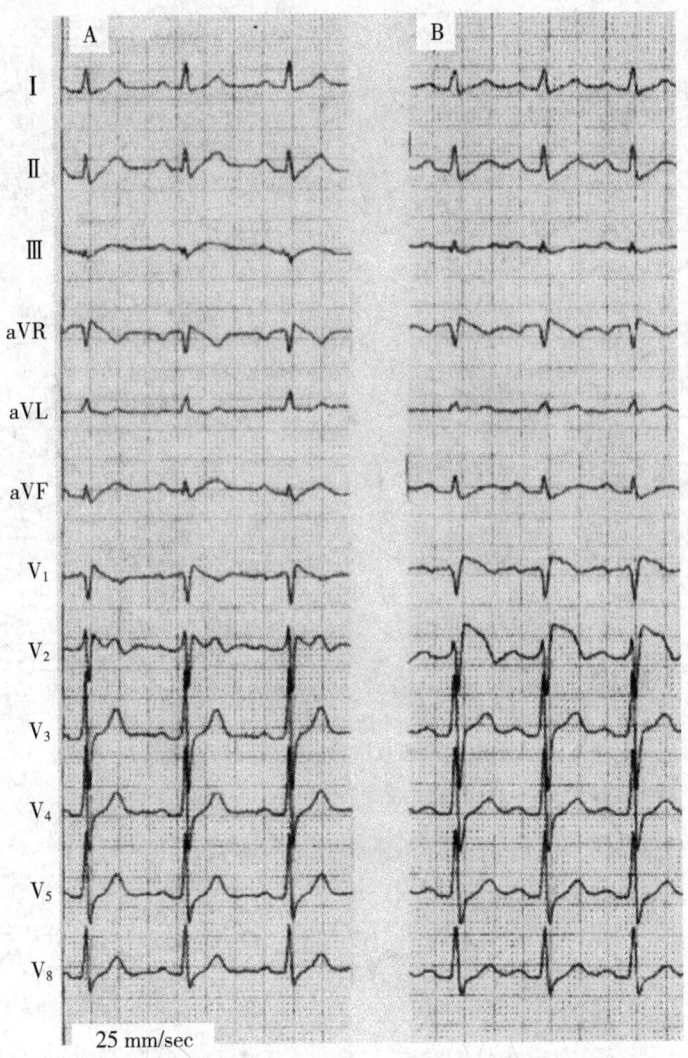

图 3 - 6 - 4 示 1 例 Brugada 综合征的心电图表现

以下时，室性早搏消失。儿茶酚胺敏感性 VT 可能还与运动员发生的猝死有关。

（六）加速性室性自主心律

加速性室性自主心律又称为非阵发性 VT（图 3 - 6 - 6），是由室性异位起搏点自律性升高所致，频率一般在 60 ~ 100 次/min，最多见于急性心肌梗死，特别是再灌注治疗后，其发生率可在 80% 以上，也可见于心肌炎，洋地黄中毒情况下。多为一过性，对血流动力学影响不大，一般不需积极治疗，可针对病因治疗。如果伴有发作频繁的室性早搏，可用阿托品提高心率，予以终止。如频率较快引起相关症状，可选用利多卡因、苯妥英钠治疗。

非阵发性 VT 通常对血流动力学影响较小，较少引起 SCD，特别是再灌注相关的非阵发性 VT。但是，有时候在心脏骤停患者的心肺复苏过程中会出现非阵发性 VT，这时的 VT 可能是 SCD 心律失常的表现之一。

（七）特发性室性心动过速

特发性 VT 可以发源自左心室和右心室。起源于左室的特发性 VT，因其多可被静脉用维拉帕米所终止，且多起源于左后分支区域，故又称为维拉帕米敏感性 VT 或分支性 VT。多见于青年男性，产生机制为多位于左后分支内的折返，少数可以是左前分支参与的折返。心电图表现为 RBBB，电轴左偏（图 3 - 6 - 7）。心动过速发作时首选静注维拉帕米，偶见疗效不佳时可考虑静脉注射普罗帕酮或胺碘

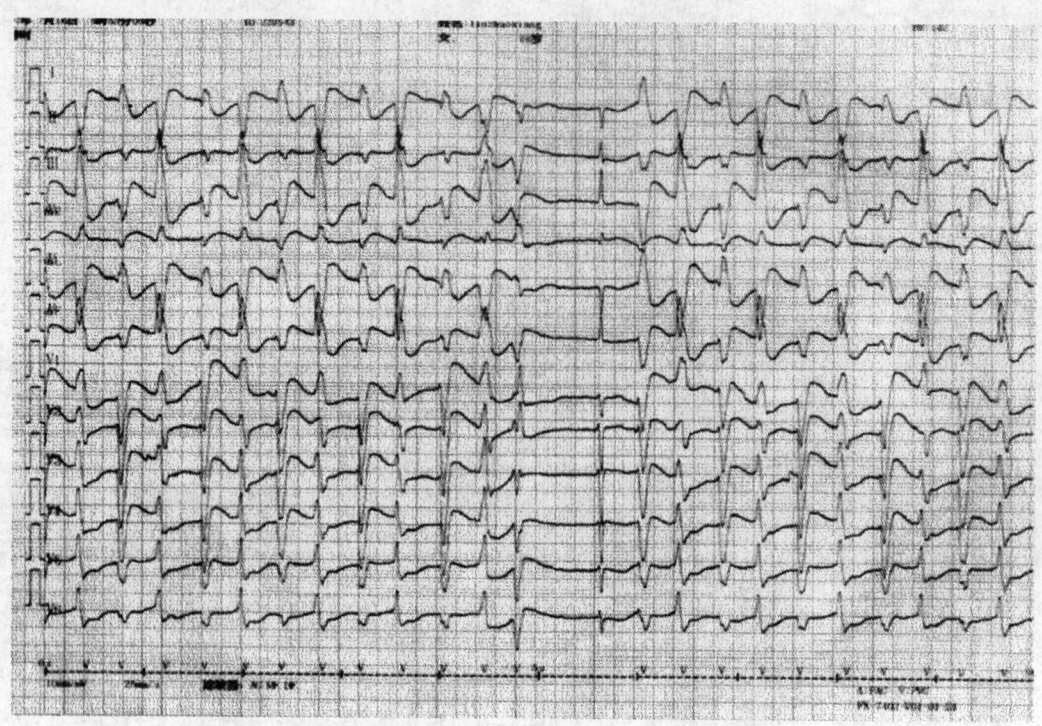

图 3 - 6 - 5　示由于洋地黄中毒引起的双向性室性心动过速

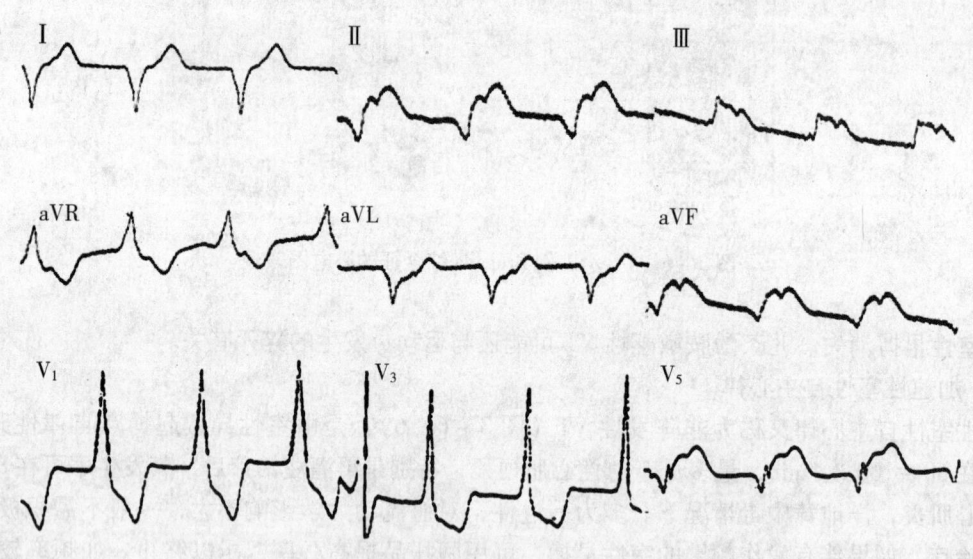

图 3 - 6 - 6　示急性心肌梗死溶栓成功后发生的非阵发性室性心动过速

酮。口服维拉帕米 160 ~ 320mg/d，可在一定程度上预防 VT 的发生，Ⅲ类抗心律失常药物也有一定的疗效。右心室来源的特发性 VT 并不少见（图 3 - 6 - 7），其中来自右心室流出道者居多，发生机制多与自律性异常有关。特发性 VT 较少引起 SCD，但是如果患者存在其他心脏疾患，或者存在心功能不全等因素，则发生 SCD 的危险性明显增加。

（八）无休止性室性心动过速

无休止性 VT（incessant ventricular tachycardia）表现为间断的持续性发作的 VT 的特点，心电图表现为短阵或成串的 VT 发作，但是通常每段的持续时间并不长，心动过速的周长逐渐延长，直至终止。

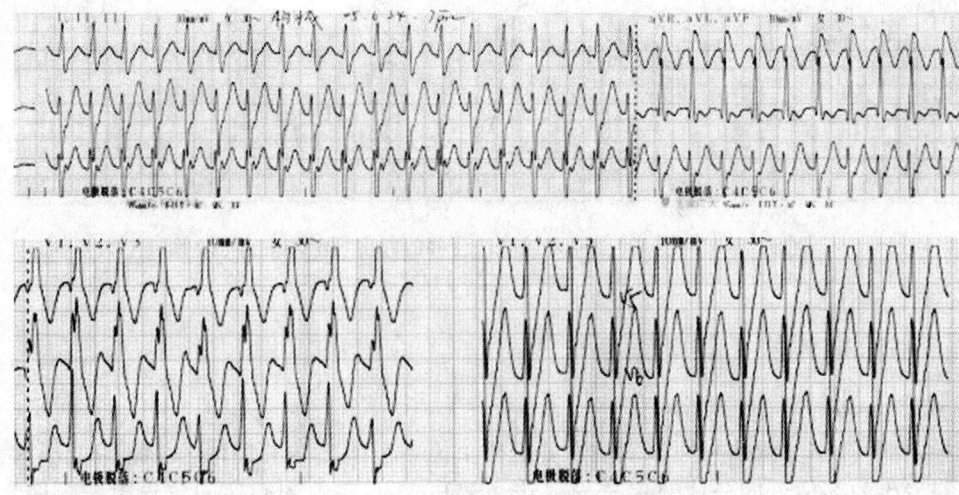

图 3 - 6 - 7　示左心室来源的特发性室性心动过速

表现为右束支阻滞样图形，电轴明显左偏，V_5 和 V_6 导联的 QRS 波呈 rS 型。

心动过速周而复始的特点十分明显（图 3 - 6 - 8）。尽管所谓的无休止性 VT 的发作时间具有"无休止性"，但是，由于典型的无休止性 VT 大多数发生在心功能较好和心脏结构正常的"患者"，较少引起 SCD。

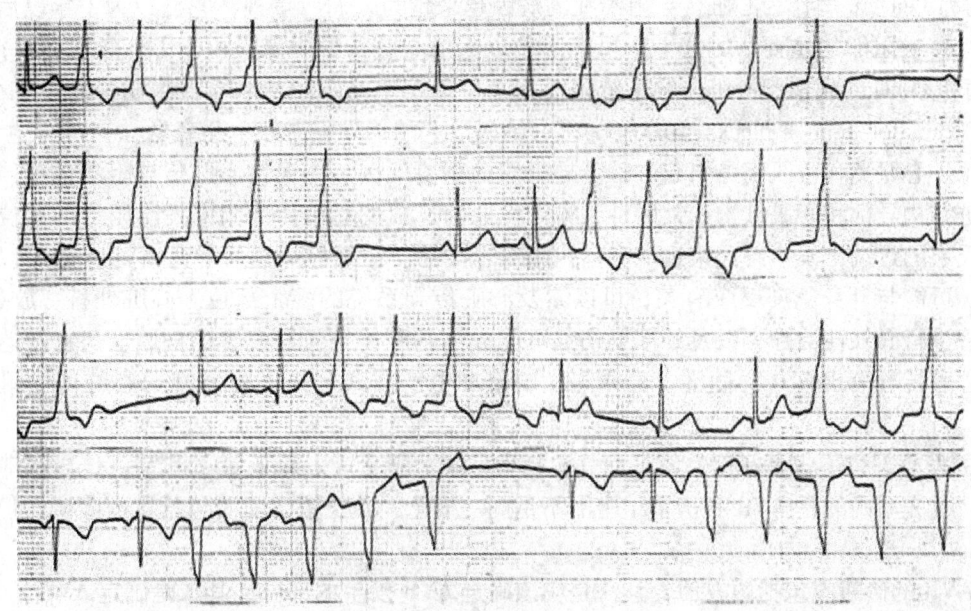

图 3 - 6 - 8　图示典型的 1 例无休止性室性心动过速发作的心电图

该患者男性，9 岁，发作心动过速病史 2 年。上 3 幅为 Ⅱ 导联，第 4 幅为 V_1 导联。

（九）预激综合征

导致心律失常性 SCD 的预激综合征主要是肯特氏束（Kent's bundle）旁路参与的 W – P – W 综合征。W – P – W 综合征并心房纤颤（AF）是严重的心血管病急症。但 W – P – W 综合征合并快速 AF 时，由于旁路的不应期短，而传导速度快，可以出现极快的心室率，由此可以引发 VF 和 SCD。W – P – W 综合征合并 AF 时心电图上最短的 RR 间期常可以估计旁路的不应期和发生 SCD 的危险性，如果最短的 RR 间期较短（<220ms），常常是高度危险的信号。对 W – P – W 综合征合并 AF，必须立即予以处理，终止 AF 的发作，以防发生 SCD（图 3 - 6 - 9）。

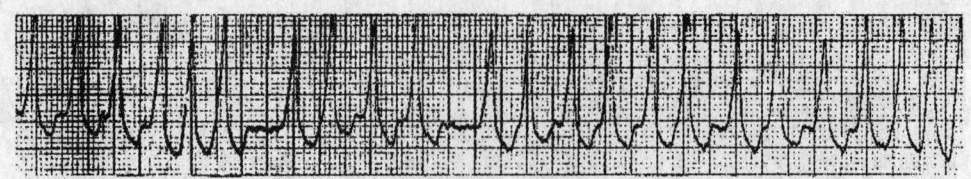

图 3-6-9 示 W-P-W 综合征合并的心房纤颤伴快速心室率

三、缓慢性心律失常与心脏性猝死

（一）心脏传导阻滞与心脏性猝死

心脏传导阻滞（heart block）可以发生在心脏整个传导系统之内的任何一个部位或同时几个部位。按照传导阻滞发生的部位不同分成窦房传导阻滞（SAB）、心房内和心房间传导阻滞、房室传导阻滞（AVB）和室内传导阻滞等。心脏传导阻滞是临床上缓慢性心律失常的重要类型，其发生率较高，病因也比较复杂，可以由许多原因引起。

冠心病是引起心脏传导阻滞的主要原因之一，由缺血性心脏病引起的传导障碍也可以发生在心脏传导系统的任何部位，其发生与传导系统血液供应受到影响有直接关系。当冠脉阻塞或供血发生异常时，会使窦房结和房室结的血液供应发生障碍，引起 SAB、AVB 或窦性停搏。右冠脉受累时容易出现传导阻滞，由左冠脉病变引起的 AVB 或室内阻滞，比右冠脉引起的更为严重，更易成为持久性损害。

Lev 病和 Lenègre 病作为心脏传导阻滞症的病因越来越为人们所重视，它已成为中年以后和年龄较大患者发生传导阻滞的主要病因之一，可能半数以上的心脏传导阻滞是由于 Lev 病和 Lenègre 病引起的。Lev 病和 Lenègre 病引起心脏传导系统阻滞的部位以房室结下阻滞、希氏束阻滞、左和/或右束支传导阻滞（bundle-branch block，BBB）为多，结区以上的传导阻滞发生几率少。

高血压、心肌炎和心肌病是引起心脏传导阻滞的重要原因。先天性心脏传导阻滞包括伴有先天性器质性心脏结构异常和心脏结构正常两种，先天性原因造成的心脏传导阻滞发生阻滞的部位多是在房室结和希氏束的近端，发生希氏束远端和室内阻滞者少见。结缔组织病可导致 AVB，也可以导致室内传导阻滞，可能与自身免疫反应有关，可以累及心脏传导系统的多个部位。心脏外科、放射性治疗、经心脏导管进行介入性治疗，以及外部创伤都可能成为心脏传导阻滞发生的病因。药物及迷走神经也可以影响心脏传导而出现传导阻滞。酸中毒、缺氧和电解质紊乱是不容忽视的心脏传导阻滞发生的原因。

AVB 的发生部位不仅是在房室结，而是包括房室结、希氏束、希氏束下和室内传导阻滞以及其不同的组合，首先明确的是 AVB 和房室结阻滞不是同一概念，希氏束下阻滞包括室内阻滞，但不等同于室内阻滞。

关于 AVB 的诊断应包括两方面，其一是应该确定 AVB 发生的部位，其二是确定 AVB 的严重程度，也就是 AVB 的分度。房室结、希氏束或希氏束以下发生阻滞都可以表现 AVB 的特点，双侧 BBB 也可表现为 AVB，但体表 ECG 常不能分辨出 AVB 的确切部位。一度或二度 AVB，有时可伴有 BBB，此时的一度或二度 AVB 的阻滞部位可能并不只是说明阻滞部位在房室结内，也可能是发生于希氏束或对侧束支，也就是说一侧 BBB 时出现一度或二度 AVB 的阻滞部位并不能肯定是发生在房室结、希氏束或是发生在对侧束支。尽管大多研究认为二度 I 型 AVB 大多发生在房室结，而二度 II 型 AVB 大多发生在房室结下，但有时并不都是这样。再者，如果出现二度 2:1 的传导比例时，AVB 的部位就更不容易确定了，尽管可能以房室结下多见，但仍不是绝对的情况。这种情况下，希氏束电图检查就十分必要，阻滞部位可以由希氏束电图上清楚地分辨出来。

心脏传导阻滞能够导致 SCD 吗？答案是肯定的。一般 SCD 发生于较为严重的心脏传导阻滞患者。由于心脏传导阻滞的临床表现十分复杂，因此对于发生 SCD 的估测仍然十分困难。一般情况下，单纯的一度和二度 AVB 不会引起 SCD。但是，如果窦性心律较慢（如 P 波频率为 55 次/min，甚至更慢）的患者发生 2:1 的 AVB，就有可能发生 SCD。三度 AVB，特别是交界性逸搏频率很慢时，是造成 SCD 的重要原因（图 3-6-10）。三分支阻滞较易发生三度 AVB，交替性 BBB 应视为高危人群，它表示希普纤维系统功能处不稳定病变状态，特别是逐渐出现的交替性 BBB 更应视为危险警告，交替性 BBB 伴 P-R 间期延长者也是一样危险的标志，这样的患者将会发展成严重的 AVB。BBB 交替者 SCD 发生率较高。严重 AVB 时是否发生晕厥和 SCD，除了其严重程度以外，逸搏心率的快慢、心脏功能的状况和是否发生快速性的室性心律失常有关。一部分严重心脏传导阻滞患者发生 SCD 是由于同时发生了 VT 或 VF，注意快速性心律失常事件的发生，是不能忽视的一环。此外，与患者的体位有关，当患者处于直立位时发生晕厥和 SCD 的危险大于平卧位时。急性心肌梗死以后新发生的 BBB 更易发展为完全性的 AVB，心力衰竭、住院期间和 1 年死亡率均较高，SCD 的发生危险也明显升高。

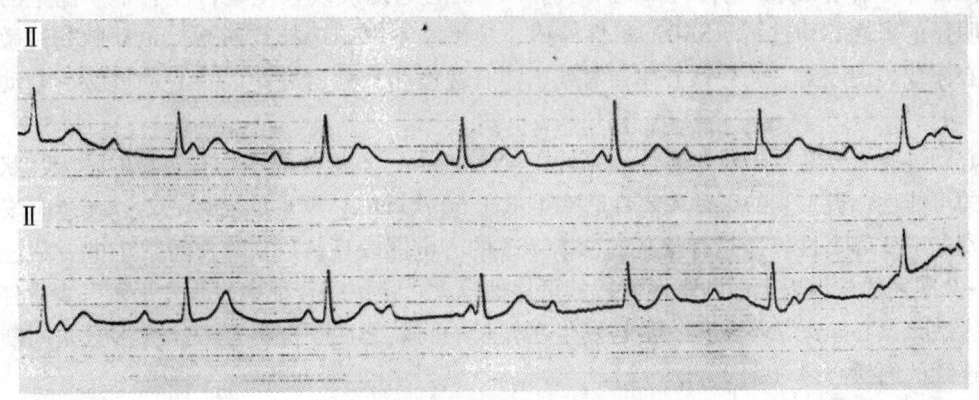

图 3-6-10　示完全性房室传导阻滞的心电图
心室逸搏很慢，极易发生心脏性猝死。

　　由电生理角度而言，发生在房室结和希氏束上的心脏阻滞较少发生 SCD，但发生于希氏束和希氏束以下的严重 AVB 较易发生 SCD。对于一度希氏束下阻滞 H-V≥100ms 者以及二度以上的希氏束内、希氏束下阻滞者，即使无临床症状也应该被认为是发生 SCD 的高危患者。对于分支或 BBB 来说，任何类型的 BBB 或束支合并分支阻滞，如果 H-V 间期≥100ms，则是发生 SCD 的高危患者（图 3-6-11）。但是传导系统的病理学研究并没有得到有参考意义的 SCD 的原因。

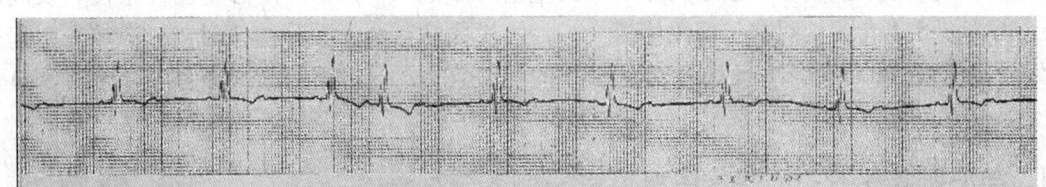

图 3-6-11　示严重的心室内传导阻滞，同时合并严重的房室传导阻滞

（二）病态窦房结综合征与心脏性猝死
　　病态窦房结综合征（sick sinus syndrome，SSS）是由于窦房结及窦房结周围组织病变导致的以心律失常为突出表现的一组临床综合征。SSS 在临床上所表现的心律失常十分复杂，因此其临床表现的特征也存在很大差别，临床上对 SSS 的认识过程也经历了很长一段时间。SSS 这个名词是 Lown（1967）首先提出来的，但当时对 SSS 的认识却很不深入。由于 SSS 常为临床心血管疾病或其他系统疾病的一部分，使 SSS 不可避免地带有伴发疾病的临床表现而使 SSS 的诊治更为困难。体表心电图和动态心电图（图 3-6-12），特别是临床心脏电生理学方法的应用是认识窦房结病变及其引起心律失常的基础。

窦房结功能异常（sinus node dysfunction，SND）的发生率在一般人群中并不太清楚，然而无症状窦房结功能异常很常见。据报告，正常儿童中有65%存在SAB；在男性医学生中有28%存在SAB；在动态心电图描记中，有1.4%的中年男性有SAB；在综合性医院中12导联心电图发现窦性心动过缓和/或窦性停搏者占0.4%。

在SSS的临床病因中，以冠状动脉粥样硬化性心脏病和非特异性退行性纤维化最为多见，先天性疾病、心肌炎、心肌病、高血压病、占位性病变、迷走神经张力过高、药物影响和损伤等均可以成为发生SSS的原因。我们在临床上特别关注的是器质性的窦房结功能异常，但功能性的也必须加以注意。

SSS的临床诊断很大程度上依靠体表心电图的诊断，对SSS的心电图的认识是最基本的临床方法。窦房结功能异常以其严重窦性心动过缓、SAB或窦性停搏、心动过缓-心动过速综合征为表现，也可同时合并房室结病变。心电图的表现与SSS的窦房结受损程度和部位有密切关系，并且还与患者是否存在心房内传导障碍和/或房室传导障碍有关。SSS的心电图表现很复杂，没有单一固定的模式，包括：持续明显的窦性心动过缓、SAB、窦性停搏、缓慢心室率的房扑或房颤、颈动脉窦过敏、电复律后不稳定心律或窦性停搏、交界性心律伴有或不伴有缓慢和不稳定心律以及心动过缓-心动过速综合征等。

窦性心动过缓十分常见，对于窦性心率低于45次/min，不论伴或不伴有明显的临床症状都应高度怀疑SSS的可能性。近1/4的正常人窦性心率可低于60次/min。严重的窦性心动过缓还应该与2:1的SAB相区别。SAB和窦性停搏是有意义的诊断SSS的心电图表现。P波的长间歇至少要超过正常窦性心律时P-P间期的2倍以上诊断窦性停搏的可靠性较大。慢快综合征中以阵发房颤—窦性停搏最为常见。交界区性异位心律失常不少见，常是发生在较长的间歇之后。交界性心律大多只是间断出现，也可表现为连续的逸搏心律（图3-6-12）。

脑部症状是SSS最突出的症状，但脑部症状是由心脏症状引起来的，轻者可以表现为头晕、头痛、记忆力和人格改变、失眠和易激惹等。重者可出现黑蒙、近似晕厥（near-syncope）或发生晕厥。有近似晕厥或晕厥发作的SSS患者占40%以上。心脏表现与心律失常的发作类型以及基础心脏病状态有关系，既可能是过缓性心律失常引起，也可以是快速性心律失常引起。其他非特异性的表现均与心排血量减少和心律失常有关，如乏力和纳呆等。

SSS是引起心脏性晕厥的主要原因之一，20%～50%的患者安装心脏起搏器是由于SSS。SSS的ECG表现十分复杂，并不是每个患者的心电图表现都具有特征性。所以，对SSS的认识是应该将临床表现和心电图特点结合起来的。有明显症状的SSS以50岁以上者为多见。

SSS发生的缓慢性心律失常也是导致SCD的重要原因之一。SSS即使心率已经很慢，长间歇的时间很长，但当SSS患者的长间歇和窦性停搏<3s，尤其是患者处于平卧体位时，一般较少引起晕厥和SCD。然而，尽管目前尚缺乏SSS患者发生SCD的确切数字，但严重的SSS患者可以导致SCD已经毋庸置疑。

四、与心脏猝死有关的临床情况

（一）睡眠呼吸暂停综合征与心脏性猝死

阻塞性睡眠呼吸暂停综合征（obstructive sleep apnea，OSA）是常见病，据统计大约4%的中年男性和2%的中年女性可能患有该疾病，而实际发生数字可能会更高。OSA与许多心血管不良后果有关，包括高血压、夜间发作的心绞痛、心排血量降低和缓慢性心律失常等。各种心律失常都可以发生在OSA患者，近5%～10%的OSA患者可以出现与呼吸暂停有关的缓慢性心律失常，如SND和AVB等心律失常，甚至发生SCD。如果电生理检查正常，应用持续正压气道通气，可以改善与后。80%～90%的OSA患者可以通过应用心脏起搏器有效地治疗与OSA有关的缓慢性心律失常。但是，OSA也可以导致快速性心律失常。肥胖更容易发生OSA，有可能患有OSA的肥胖者发生SCD的危险性更高。

（二）性别与心律失常性猝死

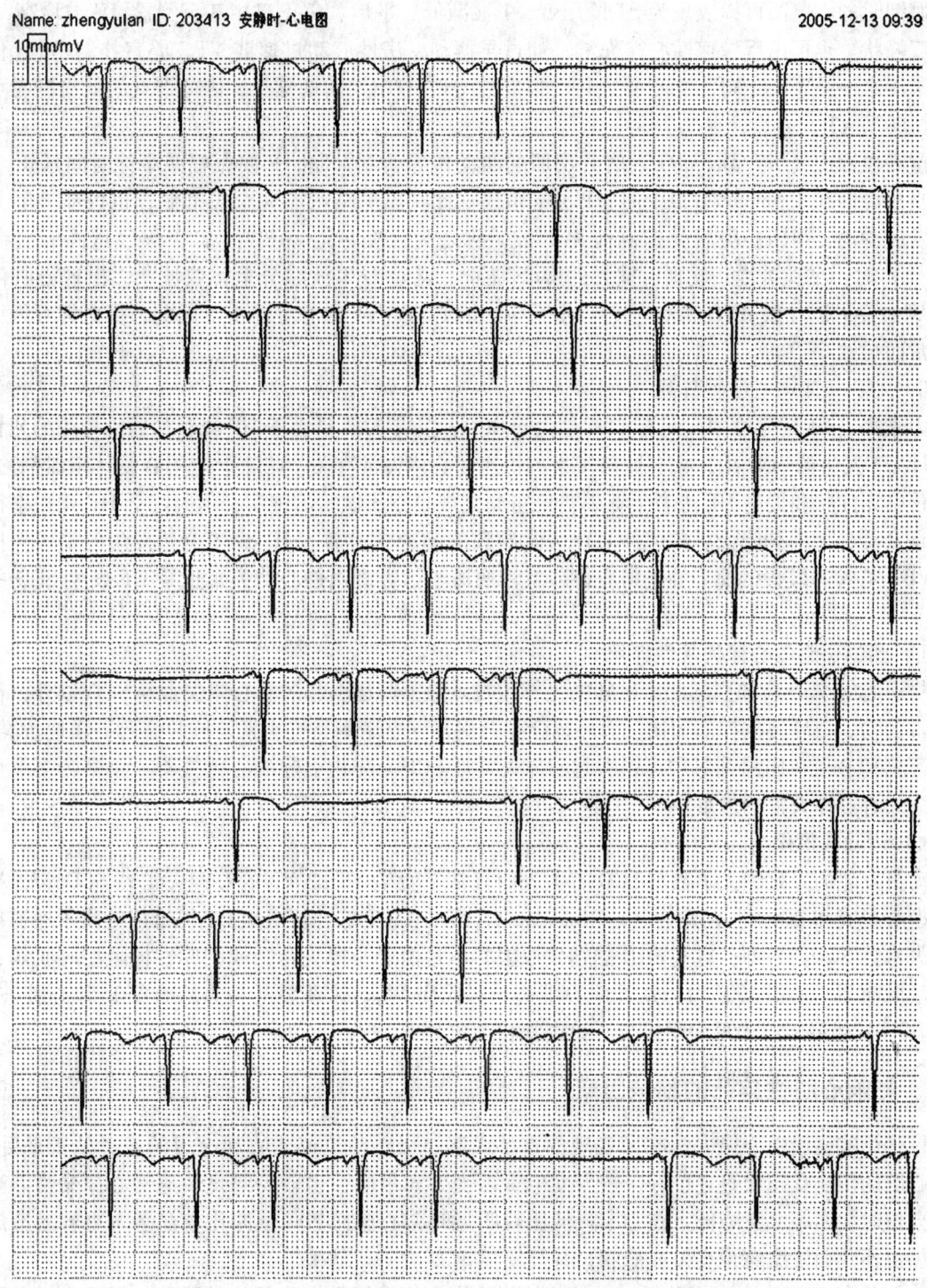

图 3 – 6 – 12 示病态窦房结综合征患者发生的严重的窦性停搏

　　性别与心律失常可能有一定的关系，SSS、窦性心动过速、房室结折返性心动过速（AVNRT）特发性右心室 VT 和长 QT 综合征发生心律失常事件的可能性在女性较高，而 AVB、颈动脉窦过敏综合征、心房颤动、旁路介导的室上性心动过速（AVRT）W – P – W 综合征、折返性 VT、VF、Burugada 综合征和 SCD 的发生率在男性较高。

（三）电解质紊乱与心脏性猝死

低血钾时的心电图可以表现为 ST 段压低，T 波减低、平坦、负正双相甚至倒置，U 波增高，T - U 相连成双峰状。也可出现快速性心律失常，如过早搏动、房性心动过速或 VT、心室扑动/VF，低血钾的致死原因之一是 VT 或 VF。由于低血钾可以导致 QT（QTu）间期延长，因此严重的低血钾者可以发生尖端扭转型 VT。

严重高血钾症（>7.5mmol/L）时心房肌的激动传导受到抑制，P 波振幅减小伴时间延长，ST 段压低。当血清钾在 8.5mmol/L 以上时，P 波即消失。此时窦房结可能完全被抑制，也可能实际上窦房结仍在发放冲动，但因心房肌受抑制而无 P 波，称之为"窦 - 心室传导"，在极严重高钾血症（>10mmol/L）时，出现缓慢、规则、宽大的 QRS 波群，甚至与 T 波融合呈正弦波状，出现心脏停搏或 VF。高钾血症可以导致 AVB 和室内传导阻滞，也可致 VT、VF 或心室停搏。因此，高血钾可因缓慢性心律失常而导致 SCD。

（四）心力衰竭与心脏性猝死

心力衰竭（HF）死亡中大约有 47% 是由于 SCD，仅有 53% 是由于 HF 或其他原因导致的死亡。在临床统计 HF 发生的 SCD 中，大多数与发生的快速性心律失常有关。临床上应用 β 受体阻滞剂治疗 HF 可以改善临床症状和提高 HF 患者生存率已经得到大规模临床试验的证实，但是降低 HF 死亡率很重要的机制是 β 受体阻滞剂降低了快速性心律失常导致的 SCD 发生率。HF 患者突然发生的窦性停搏、严重的 AVB、心室率缓慢的交界性逸搏心律或室性逸搏心律等缓慢性心律失常也是 HF 发生 SCD 的重要原因。

（五）药物引起的心律失常性猝死

药物引起的 SCD 应该引起临床医师的足够重视。除了药物引起的非心律失常性 SCD 以外，很多抗心律失常药物、三环类抗抑郁药物、大环内酯类抗生素、喹诺酮类抗生素、抗肿瘤药、洋地黄类药物、拟交感药物和 β 受体阻滞剂等均可以引起心律失常性 SCD。药物引起的心律失常，大多为多形性 VT，或表现为原有心律失常的加重。

（六）运动性猝死

运动员发生的猝死绝大多数与 SCD 有关，而且常是发生 VT 或 VF 的心律失常性 SCD，如 ARVD、亚临床型心肌炎和 W - P - W 综合征、Brugada 综合征、长 QT 综合征或短 QT 综合征等离子通道病有关的心律失常性 SCD。另外，有些 SCD 的初发原因并不是由于心律失常，如肥厚性梗阻型心肌病、先天性冠状动脉畸形、心脏瓣膜病、先天性心脏病、瓦氏窦/主动脉破裂（马方综合征）和心脏破裂等，但是在 SCD 发生后，可表现为间接与心律失常相关的 SCD。

五、影响心脏性猝死的临床因素

体位是影响缓慢性心律失常临床表现的重要因素。当心动过速或心动过缓的患者处于平卧位时，大脑和心脏的供血状态比直立位好，较少发生意识丧失和晕厥，也较少继发快速性心律失常。当患者处于直立位时，回心血量降低，在心率降低比较明显时，心排血量降低亦比较显著，更容易造成脑和心脏的供血不足而发生意识丧失或晕厥，甚至发生 SCD。

心功能状态与 SCD 有密切关系。心功能较好的患者，尽管心率降低比较明显，但是由于心脏每搏排出量（SV）较高，能够较好维持脑和心脏的血液供应，较少发生意识丧失和晕厥；对于心脏功能不良，SV 已经有明显降低的患者，当心率降低比较明显时，较容易发生意识丧失或晕厥，甚至发生 SCD。当心动过速发作时，由于较快的心室率，影响了心室的有效充盈、增加了心脏的做功、降低了心脏排血量，因此较心功能正常患者更容易发生晕厥或 SCD。

当发生缓慢性心律失常时，如果下一级的起搏点能够较好地发放冲动，具有较高的逸搏节律，患者则较少发生意识丧失或晕厥；相反，如果下一级的起搏点不能很好地发放冲动，不具有较好的下一级逸搏心律，则容易发生晕厥，甚至发生猝死。

　　临床用药的情况影响 SCD。一方面是药物导致缓慢性心律失常，另一方面是药物使缓慢性心律失常加重或出现新的心律失常，特别是快速性心律失常。不论是哪一种情况，都可能由于药物的作用，增加猝死的危险。例如，AF 患者出现洋地黄中毒时，可以出现三度 AVB，此时患者并不一定发生 SCD，甚至不发生晕厥。但是，如果同时出现 VT，则可能由此导致晕厥，甚至 SCD。

　　是快速性还是缓慢性心律失常导致了 SCD？如前所述，有些患者发生 SCD 是因为在缓慢性心律失常基础上发生了 VT 或 VF。临床上记录到的发生 SCD 时的 ECG 有时并不能十分肯定地说明患者发生 SCD 的原因是由于快速性心律失常，还是由于缓慢性心律失常。窦性停搏或 AVB 既可发生在 VT 或 VF 之后，也可发生在 VT 或 VF 之前。但是，如果缓慢性心律失常患者不发生 VT 或 VF，SCD 的发生率将可能明显降低，一个三度 AVB 和 SSS 的患者常是在缓慢心率基础上发生了 VT 或 VF 而致死的。从这个意义上讲，患者直接死于缓慢性心律失常的可能性比我们估计的还要小。

　　房室收缩顺序的重要性。房室收缩顺序直接影响到心排血量，当发生三度 AVB 时，心排血量减少较严重的窦性心动过缓更为严重。因此，35 次/min 的心室率，三度 AVB 较窦性心动过缓更容易发生晕厥或 SCD。同样，3s 的长间歇，三度 AVB 发生晕厥和 SCD 的危险要大于 SSS。发生快速性心律失常时也是这样，由于固定的房室顺序关系和血流动力学稳定状态不同，室上性心动过速发作时的情况要比失去房室顺序关系的 VT 发作要好，因此引发晕厥和 SCD 的危险小得多。

　　总之，与心律失常有关的 SCD 仍然有许多问题值得研究，ICD、心脏起搏器和抗心律失常药物治疗等已经提供了有效的临床治疗手段，随着对心脏生理起搏、心室同步化和起搏部位的优化和 ICD 植入治疗等问题认识的深入，特别是心律失常性 SCD 评估策略的科学化，完全可以有效预防心律失常患者的 SCD，提高生活质量，而且还可以延长生存。

（李广平）

参 考 文 献

1. 李广平. 实用临床心电生理学. 北京：中国医药科技出版社，1997.

2. Melgarejo－Moreno A，Galcerà－Tomàs J，Garcia－Alberola A. Prognostic significance of bundle－branch block in acute myocardial infarction：the importance of location and time of appearance. Clin Cardiol，2001，24：371－276.

3. Wong CK，Stewart RA，Gao W，et al. Prognostic differences between defferent types of bundle branch block during the early phase of acute myocardial infarction：insights from the Hirulog and Early Reperfusion of Occlusion（HERO）－2 trial. Euro Heart J，2006，27：21－28.

4. McKinnie J，Avitall B，Caceres J，et al. Electrophysiologic spectrum of concealed intranodal conduction during atrial rate acceleration in a model of 2 to 1 atrioventricular block. Circulation，1989，80：43－50.

5. Bogale N，Orn S，James M，et al. Usefulness of either or both left and right bundle branch block at baseline or during follow－up for predicting death in patients following acute myocardial infarction. Am J Cardiol，2007，99：647－650.

6. 《中国心脏起搏与心电生理杂志》编辑部. 中国生物医学工程学会心脏起搏与电生理分会. 心脏猝死的防治建议. 2002.

7. Stegman SS，Burroughs JM，Henthorn RW. Asymptomatic bradyarrhythmias as a marker for sleep apnea：appropriate recongnition and treatment may reduce the need for pacemaker therapy. PACE，1996，19：899－904.

8. Girmm W，Koehler U，Fus E，et al. Outcome of patients with sleep apnea－associated severe bradyarrhythmias after continuous positive airway pressure therapy. Am J Cardiol，2000，86：688－692.

9. Harbison J，O'Reilly P，McNicholas WT. Cardiac rhythm disturbances in the obstructive sleep apnea syndrome：effects of nasal continuous positive airway pressure therapy. Chest，2006，118：591－595.

10. Grimm W，Becker HF. Obesity，sleep apnea syndrome，and rhythmogenic risk. Herz，2006，31：213－218.

11. 李广平. 血钾紊乱性心律失常与处理. 临床心电学杂志，2006，15：329.

12. Bernal O，Moro C. Cardiac arrhythmias in women. Rev Esp Cardiol，2006，59：609－618.

13. 李广平. 实用临床心脏病诊断治疗学. 北京：中国医药科技出版社，2002.

14. 吴宁，朱俊，任自文. 抗心律失常药物治疗建议. 中华心血管病杂志，2001，29（6）：323－336.

15. Zipes D, Jalife J. Cardiac electrophysiology. From cell to bedside. 3rd ed. Philadelphia: B Saunders, 2000.

16. Braunwald E. Heart disease. 5th ed. Philadelphia: WB Saunders, 1997.

17. Fuster V, eds. Hurst's the heart. 10th ed. New York: McGraw - Hill Education, 2001.

18. Kastor JA. Arrhythmias. 2nd ed. Philadelphia: WB Saunders, 2000.

19. Fogel RI, Prystowsky EN. Management of malignant ventricular arrhythmias and cardiac arrest. Crit Care Med, 2000, 28 (Suppl): N165 - N169.

20. Cannom DS, Prystowsky EN. Management of ventricular arrhythmias. JAMA, 1999, 281: 172 - 179.

21. Dorian P, Mangat I. Role of amiodarone in the era of the implantable cardioverter defibrillator. J Cardiovasc Electrophysiol, 2003, 14 (Suppl): S78 - S81.

22. The American Heart Association in Collaboration with the International Liaison Committee on Resuscitation. Guidelines 2000 for cardiopulmonary resuscitation and emergency cardiovascular care. Part 6: advanced cardiovascular life support. Section 5: Pharmacology I: agents for arrhythmias. Circulation, 2000, 102 (Suppl 8): I112 - I128.

23. 李广平. 宽 QRS 波心动过速的鉴别和处理. 天津医药, 1993, 21 (7): 349 - 350.

24. 李广平, 黄体钢, 庄振云. 奎尼丁治疗反复性持续性 VT 一例报告. 天津医药, 1993, 21 (12): 753.

25. 李广平, 纪爱东, 石毓澍, 等. 心肌梗塞后室性心动过速的电生理研究. 天津医药, 1998, 26 (6): 336 - 339.

26. 李广平, 张梅, 徐延敏, 等. 致心律失常性右室心肌病的临床和电生理学特征. 临床心电学杂志, 2002, 11 (4): 193 - 196.

27. Takagi M, Yokoyama Y, Aonuma K, et al. for the Japan Idiopathic Ventricualr Fibrillation Study (J - IVFS) Investigators. Clinical Characteristics and Risk Stratification in Symptomatic and Asymptomatic Patients with Brugada Syndrome: Multicenter Study in Japan. J Cardiovasc Electrophysiol, 2007, Sep 26 [Epub]

28. Aleong RG, Milan DJ, Ellinor PT. The Diagnosis and Treatment of Cardiac Ion Channelopathies: Congenital Long QT Syndrome and Brugada Syndrome. Curr Treat Options Cardiovasc Med, 2007, 9: 364 - 371.

29. Tilz RR, Fedele L, Satomi K, et al. Idiopathic ventricular fibrillation. Herz, 2007, 32: 233 - 239.

30. Rituparna S, Suresh S, Chandrashekhar M, et al. Occurrence of "J waves" in 12 - lead ECG as a marker of acute ischemia and their cellular basis. PACE, 2007, 30: 817 - 819.

31. Shinohara T, Takahashi N, Saikawa T, et al. Characterization of J wave in a patient with idiopathic ventricular fibrillation. Heart Rhythm, 2006, 3: 1082 - 1084.

32. Schulze - Bahr E. Short QT syndromes. Herz, 2006, 31: 118 - 122.

33. Sarkozv A, Brugada P. Sudden cardiac death: what is inside our genes? Can J Cardiol, 2005, 21: 1099 - 1110.

34. Viskin S, Zeltser D, Ish - Shalom M, et al. Is idiopathic ventricular fibrillation a short QT syndrome? Comparison of QT intervals of patients with idiopathic ventricular fibrillation and healthy controls. Heart Rhythm, 2004, 1: 587 - 591.

 猝死发生的心电图特征与触发因素

全球每年猝死的患者多达1200万，75%的猝死与急性心肌缺血有关。引起急性心肌缺血的病因绝大多数是冠状动脉粥样硬化基础，斑块破裂出血，痉挛及完全或不完全血栓性闭塞等急性病变，可立即引起心肌缺血、损伤或梗死，严重者发生猝死。急性心肌缺血也可发生于冠状动脉狭窄基础上，运动使心肌耗氧量突然增加，心肌供需发生矛盾的情况下。后者常在休息以后，心肌缺血得到缓解。急性心肌缺血时，经常无症状，称为无症状心肌缺血。冠状动脉血栓形成几乎都发生在粥样硬化病变处，约70%的患者溶栓治疗后残余狭窄小于70%。斑块裂开或破裂在血栓形成中起重要作用，可导致冠状动脉管腔急性闭塞。急性心肌缺血若是冠状动脉痉挛引起的，痉挛可以引起病变部位血管高度狭窄或急性闭塞。持续时间短暂者引起一过性心肌缺血，持续性管腔闭塞并有血栓形成将导致急性心肌梗死。血管痉挛多发生于内膜受损处，又可发生于表面正常的冠状动脉。

非冠状动脉疾病引起的心肌缺血（冠状动脉造影证实），见于心室肥大、心脏扩大、心肌病等。

急性心肌缺血呈一过性，持续时间10分钟左右，常规心电图、动态心电图和运动心电图都有助于诊断。

一、猝死的心电图表现

（一）急性ST段抬高与猝死

急性心肌缺血引起严重心绞痛发作的同时有ST段抬高，见于变异型心绞痛、部分不稳定型心绞痛及心肌梗死超急性损伤期。ST段抬高的程度多在0.20～2.0mV之间。缺血缓解以后，ST段立即回至基线。

ST段抬高比ST段下降少见，它是透壁性心肌损伤的表现。冠状动脉造影显示相关的某一支冠状动脉几乎闭塞或完全闭塞。持续时间长者，可发展成为急性心肌梗死。ST段抬高出现于原非透壁性心肌梗死部位，可再发急性透壁心肌梗死。

ST段抬高的导联上T波高耸，QRS振幅增大，QRS时限延长。常有心律失常。

ST段抬高有时也可伴有T波倒置或正负双向，ST段呈凸面向上，与急性心肌梗死发展期的图形相类似。

ST段抬高多见于前壁导联，与前降支闭塞有关（表3-7-1）。

表3-7-1 急性前壁心肌损伤和左前降支闭塞的心电图定位

心电图特征	闭塞部位
V₄ ST段抬高≥0.25mV	第1穿隔支近端
右束支传导阻滞	第1穿隔支近端
aVR ST段抬高	第1穿隔支近端
V₅ ST段抬高	第1穿隔支近端
aVL的q或Q波	第1对角支近端
下壁导联ST段下降≥0.10mV	第1穿隔支/第1对角支近端
V₅ Q波	第1穿隔支近端
aVL ST压低	第1对角支近端
无下壁导联ST段压低	第1穿隔支/第1对角支近端

在急性 ST 段抬高的患者中，相当一部分患者来不及救治，因心室颤动猝死（图 3 - 7 - 1 ~ 图 3 - 7 - 3）。

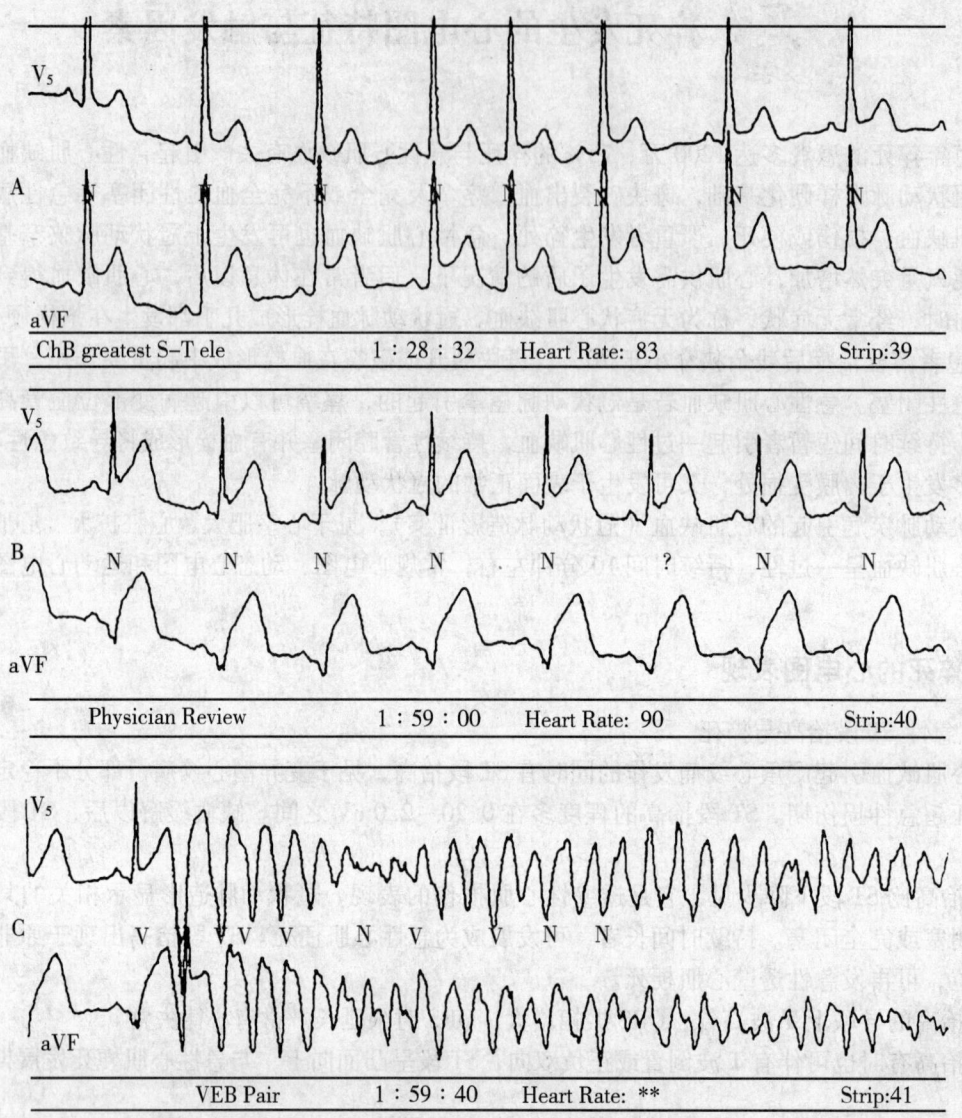

图 3 - 7 - 1 急性下壁心肌梗死、心室颤动

图 A aVF 导联 ST 断损伤型抬高；图 B 发生了急性心肌梗死；图 C R on T 现象室性早搏诱发了心室颤动猝死。

（二）急性 ST 段压低与猝死

急性心内膜下心肌缺血→损伤，引起 ST 段下降。其形态呈水平型、下斜型及低垂型。ST 段下降≥0.10mV，持续时间在 1min 以上。QX/QT≥50%，R—ST 夹角≥90°。

原有 ST 段下降者，在原有基础上再下降大于 0.10mV。

原有 ST 段抬高者，急性心肌缺血发作时，ST 段可暂时回至基线，或下降的幅度较小，不足以达到判定心肌缺血的标准。

ST 段下降可以单独出现，也可同时伴有 T、U 或 QRS 波群的改变。

根据 ST 段下降的导联，可以判定心内膜下心肌损伤的部位。ST 段下降至少出现在两个或两个以上相邻的导联上。心肌损伤大多发生于左室前壁、心尖部及下壁心内膜下心肌，ST 段下降多见于 V_3 ~ V_6 及 II、III、aVF 导联。

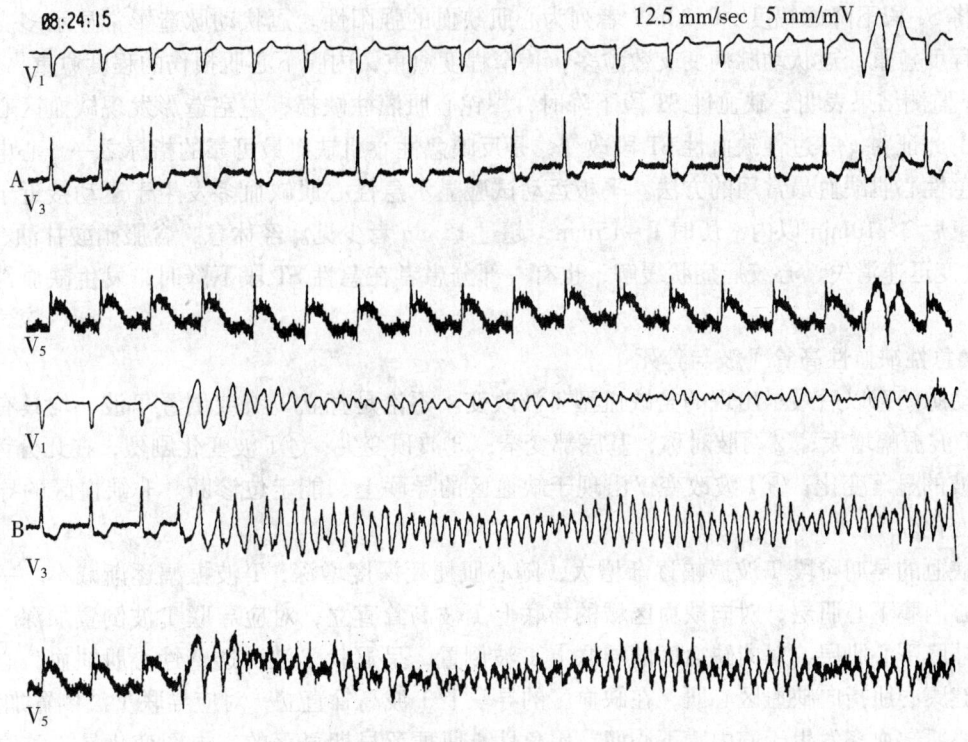

图 3 - 7 - 2　急性下壁心肌损伤、室性心动过速、心室颤动

男性，67 岁。图 A 与图 B 连续记录，图 A 窦性心律，ST 段损伤型抬高，成对室性早搏；图 B 心室颤动。

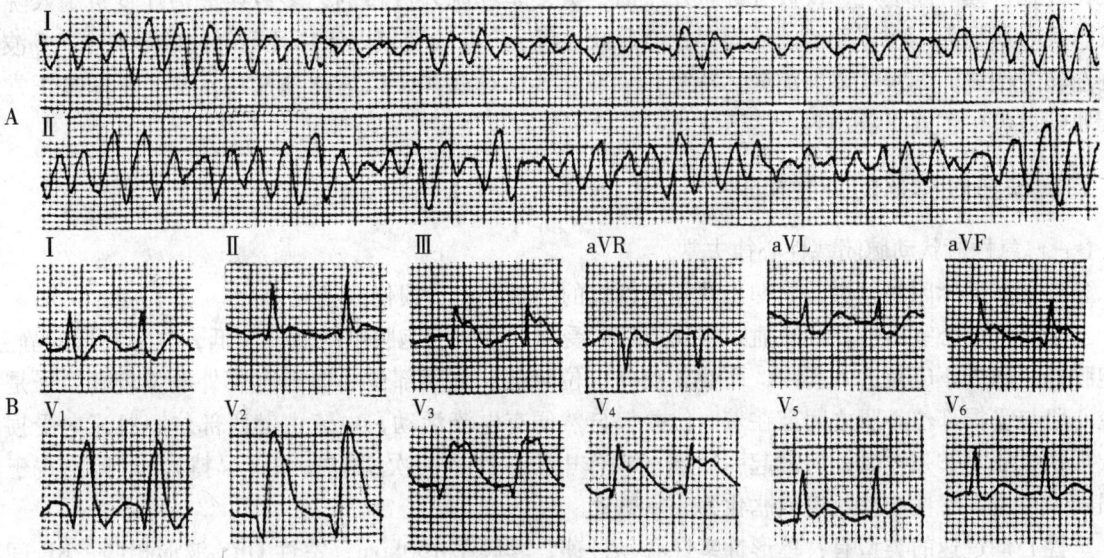

图 3 - 7 - 3　急性下前壁心肌梗死、心室颤动

　　图 A 突发心室颤动，Ⅰ Ⅱ导联同步记录；图 B 显示Ⅲ、avF、V₁ ~ V₄ 导联出现异常 q 波、ST 段抬高，急性下壁、前壁心肌梗死合并右束支阻滞。

急性前间壁内膜下心肌损伤，V_1 ~ V_3 导联 ST 段下降。

急性前壁内膜下心肌损伤，V_3 ~ V_5 导联 ST 段下降，多在 V_4 导联下降最显著。

急性前侧壁心内膜下心肌损伤，V_4 ~ V_6 或 V_5、V_6 导联 ST 段下降多在 0.10 ~ 0.30mV 之间。

急性广泛前壁心内膜下心肌损伤，Ⅰ、aVL、V_1 ~ V_6 导联 ST 段下降，以 V_3、V_4 导联下降最显著。

急性下壁心内膜下心肌损伤，Ⅱ、Ⅲ、aVF 导联 ST 段下降。ST 段下降的程度Ⅲ > aVF > Ⅱ。

一般将 ST 段下降的幅度 >0.20mV 者列为心肌缺血的强阳性。冠状动脉造影常显示多支病变，ST 段下降的程度愈重，冠状动脉病变支数愈多，狭窄程度愈重，内膜下心肌损伤的程度愈重，预后愈差。

Holter 监测结果表明，缺血性 ST 段下降时，^{210}铊心肌灌注缺损，左室造影发现缺血区心肌收缩功能减低。由此证明，一过性缺血性 ST 段改变，是反映急性心肌缺血最可靠的指标之一。心电图负荷试验是检测急性心肌缺血最常用的方法。平板运动试验显示急性心肌缺血多发生于运动接近于极限状态及运动结束后 2~10min 以内，历时 1~15min，超过 15min 者少见。经休息，含服硝酸甘油、吸氧后缺血 ST 段改变迅速消失，心绞痛症状缓解，也有一部分患者在急性 ST 段下降时，发生缺血性心室颤动猝死。

（三）急性缺血性高耸 T 波与猝死

冠状动脉闭塞以后最早出现的是缺血型 T 波改变。不论是直立 T 波或倒置 T 波，均具有以下 5 点特征：①T 波振幅增大；②两肢对称，基底部变窄；③波顶变尖；④T 波变化剧烈，在几分钟内就可以观察到 T 波的显著变化；⑤T 波改变仅出现于缺血区的导联上，能定位诊断。非缺血区的导联上 T 波可无明显变化。

心肌缺血的早期阶段 T 波振幅逐渐增大，随心肌梗死深度增深，T 波振幅逐渐减小。一般缺血最早出现于心内膜下心肌层，对向缺血区域的导联上 T 波高耸直立，对应导联 T 波倒置加深。心肌缺血发生在心外膜下心肌层，对向缺血区的导联上 T 波倒置，呈冠状 T 波。透壁性心肌缺血，心室复极方向由对侧健康心肌指向缺血区心肌，在缺血区的导联上 T 波高耸直立，对应导联 T 波倒置加深。

由于心肌缺血多发生于心内膜下心肌，因急性心肌梗死早期显著的心电图变化是 T 波高耸，临床上往往根据缺血型 T 波变化的急剧特征，作出急性心肌梗死超急性损伤期的诊断。在此期若能给予积极迅速有效地治疗（如溶栓再通等），心肌可不发生坏死。如果处理不及时，往往发展成为急性心肌梗死，此期持续时间很短，仅数分钟至几小时，大多是在院外渡过的，多数误失治疗良机。入院时已形成急性心肌梗死。在坏死区的外周存在心肌缺血者，T 波改变仅限于坏死区对应的导联上，T 波由直立逐渐转为倒置，其程度逐渐加深，持续几天或几天后达最深，以后逐渐变浅，几个月恢复正常。持续心肌缺血者，倒置 T 波不再转为直立。

二、缺血性猝死的产生机制

（一）急性冠状动脉闭塞性心律失常

急性冠状动脉闭塞以后，立即出现相关部位的心肌缺血、损伤或梗死。

当某一部位心室肌遭受到缺血→损伤以后，受损区心肌细胞膜电阻性能降低，在复极后的静息期，细胞膜外一部分正电荷进入膜内，而使其膜外电位降低，健康部位心肌细胞膜外电位较高，于是健康部位心肌与受损部位心肌之间存在着电位差，自然便有电流活动，电流由健康部位心肌流向受损区心肌。损伤电流足够强大时，可激起一次新的动作电位，产生一次期前收缩（早搏）。早搏出现于心肌易损期，可诱发室性心动过速或恶化为心室颤动。

室性心动过速的类型有：单形性室性心动过速，其频率 150bpm，室性 QRS 波形相同，RR 间期基本匀齐，多由 3~10 个室性 QRS 波群构成。常由成对单形室性期前收缩诱发；多源性、多形性及扭转型室性心动过速，QT 间期正常或缩短时发生的多形性室性心动过速的频率较快，可达 180~280bpm，持续时间在 10s 以上者可引起晕厥，或发作阿－斯综合征。在 QT 间期延长基础上发生的多形性室性心动过速，基本心律多为缓慢心律失常及房室阻滞。

（二）心肌缺血－再灌注损伤性心律失常

在心肌缺血一定时间之后，缺血区心肌重新再灌注，可出现心肌细胞损伤进一步加重，甚至使可逆性损伤转为不可逆性损伤，出现多种形式的再灌注心律失常等。

再灌注性心律失常指冠状动脉再通后出现的心律失常，常见的类型包括室性心动过速、心室颤动、加速的室性心律等。再灌注性心律失常与再灌注前心肌缺血时间的长短存在一定关系。实验观察到，在使犬心发生再灌注心律失常之前的缺血时间必须至少持续3min；当冠状动脉闭塞时间由5min延长到20或30min，再灌注性室性快速心律失常的发生率增加，而延长到30~60min之后的再灌注性心律失常存在两个明显的时相：①延迟性再灌注性心律失常，以心室颤动为主；②延迟性再灌注性心律失常，多发生在再灌注2~7min，以室性期前收缩（早搏）和室性心动过速为多见。

目前关于再灌注性心律失常的发生机制尚不完全清楚，可能机制包括：①触发活动；②折返激动；③自律性增高。其中触发活动为最常见，约75%的再灌注性心律失常是由于触发活动所引起。

1. 触发活动 研究证明，再灌注所致的室速，75%是触发活动引起的。而离体实验则表明心肌再灌注所引起的后除极绝大部分是延迟后除极，仅少数为早期后除极。延迟后除极指的是前一动作电位完成之后的1个或多个小的除极过程，其振幅常逐渐降低，又称为复极完成后膜电位振荡。早期后除极指的是后除极发生于动作电位复极完成之前。

再灌注诱发后除极的机制：再灌注可引起细胞内 Ca^{2+} 升高，诱发肌质网振荡性释放 Ca^{2+}，后者形成暂时性内向电流，从而诱发延迟后除极。延迟后除极达到动作电位阈值时可形成早搏，引起持续性和非持续性室性心动过速、心室颤动等心律失常。

2. 折返 缺血后突然的再灌注可使缺血心肌细胞动作电位恢复，但在不同的心肌细胞恢复的程度和快慢可明显不同，在最初的30s内，缺血边缘区的动作电位存在明显的不均一性。缺血区内不同细胞的动作电位也常处于电异步状态，在同一时刻有些细胞显示较高的幅值和较长的时程，而有些只不过是局部反应。因此，再灌注时，缺血区、边缘区的邻近的正常细胞动作电位的不均一性增加是造成折返激动，诱发室速和室颤的主要原因。

3. 自律性增高 自律性增高为引起再灌注性心律失常的另一机制，特别是延迟性心律失常主要由自律性增高所引起。用麻醉犬做再灌注性心律失常实验发现再灌注最初几秒钟内缺血心肌电活动恢复不均一，易于引起折返性心律失常。而在再灌注3~12min后，缺血处恢复的心肌细胞局部电生理性质几乎完全一致，但这个时期的自律性反而增强，出现联律间期较长的室性期前收缩（早搏）或心动周期较长的室性心动过速，即延迟性心律失常。心动周期较长的室性心动过速常见于临床上急性心肌梗死患者中的加速的室性心律。其机制与膜部分除极相关的异常自律性有关，在膜电位自最大舒张期电位转化期间可出现由异常自律性引起的反复性电活动。

临床上再灌注心律失常的种类包括：①快速性心律失常，如室性心动过速、心室颤动、心房扑动、心房颤动、加速的室性逸搏心律等；②缓慢性心律失常，如窦性心动过缓、各种传导阻滞等。快速性心律失常以加速的室性逸搏心律最多见，缓慢性心律失常中以窦性心动过缓最多见，各种期前收缩（早搏）多为一过性，但也有恶化为各种快速性心律失常者，同一患者可有多种不同类型的再灌注性心律失常并存。再灌注性心律失常可呈一过性也可呈持续性发生。

再灌注性心律失常的临床基本特征如下：

（1）加速性室性自主心律和室性心动过速可发生于所有部位的梗死心肌再灌注时，但以前壁心肌梗死尤为多见。

（2）当急性心肌梗死后再灌注刺激心室的心脏抑制性受体时，可引起窦性心动过缓、房室传导阻滞和低血压等为特点的 Bezole-Jarish 反射，尤其多见于下、后壁心肌梗死者发生再灌注时。

（3）上述心律失常可大致作为急性心肌梗死溶栓治疗中判断冠脉再通的指标。

（卢喜烈）

 心电远程连续监护与预防心脏性猝死

一、引言

心电图发明已逾百年。百多年来心脏生理学家与临床医师的共同努力，不仅在心电图形成原理，心电图变异的机制方面已建立了严格而经典的心电学理论，而且在临床应用中也建立了统一的、与病变对应的完善的心电学图谱。心电图检查已成为最通用，最确切的无创性心脏病检查方法，尤其是对心律失常检测和诊断，更具有无可替代的地位。

20 世纪 50 年代的两项重要发展是动态心电图记录和心电监护。这两项由 J Holtor 倡导和发明的技术，前者使心电检查打破了静止状态的束缚，而使受检者可在自然状况甚至运动状态下记录心电接受检查。使不少早期的隐性心源性疾病能在运动负荷或生理节律下暴露出来，有利于发现。后者则是为已确诊患者，特别是危重患者设置的，可自动地进行长时间的心电监护（采集、检测和分析），一旦出现心电异常即行报警，提醒医师及时处理。自 20 世纪 70 年代起国内外各医院都纷纷建立了 CCU 监护病房，代替医师时刻关注病情，以便及时处理险情。据当时报道使心梗住院患者的急救成功率从 14% 提高至 80%。然而院外（前）患者的死亡率一直居高不下。

美国 AMA & AHA 组织 2006 年的对全美统计[1]，当年冠心病患者总数超过 13.2 百万，约有 60 万死于心脏性猝死，其中 2/3 死于医院前。而据《中国心血管病报道 2005》显示，为了有效防治心血管疾病，全年医疗费用就高达 1300 亿人民币。其中心脏性猝死（SCD）是最为严重的心脏病事件，2005 年全年我国心脏性猝死总数高于 50 万。尤以有冠心病、心肌病、恶性心律失常、心脏性猝死家族史、心脏移植史等高危心脏患者中常见。往往在症状呈现后 1 小时内引起死亡，尤其是室速室颤，甚至在 12 分钟内可夺患者生命。

时至今日，心脏性猝死依然是心血管病防治的重点。不仅是发病率高，根据美国 AHA 2006 年对心脏病与卒中的统计每年有大于 910 000 的人死于心血管疾病，其中大约有 435 000 人死于心脏性猝死[2]。猝死占到所有心脏病死亡的 48% 和全因死亡的 19%，仅次于肿瘤全因死亡率（22%）[3]，列第二位。而且发病急，抢救成功率低。据美国统计，在美国尽管规定了 EMS 必须在 8 分钟内到达现场，然而抢救成功率依然在 7% 以下，中国更低仅约 1%～2%。据最近我国统计，心脏猝死达 55 万/年，发生率达到 84 人/10 万人口/年，与美国的 84～200 人/10 万人/年相当[4]。著名演员侯耀文、高秀敏、马季等都只是大家熟知的少数几位。预防 SCD 已提到各国的议事日程上来，中国心律学分会已将 2008 年定为"预防猝死"年。要从预防和急救两方面入手做好宣传和教育工作。对院外的危重心脏病患者进行远程连续实时性监护，使之得到接近合适的监护无疑是一项预防的重要举措。

这类有潜在高危因素的患者通常有：心脏骤停抢救幸存者，这类患者有 50% 的概率在 1 年内会再度复发，存活率仅 1%～10%；严重缺血性心脏病、心衰患者，猝死率达 64%；有过室速室颤者，复发死亡率达 20%～50%。陈旧性心梗、右心发育不良、扩张性心肌病、有猝死家族史等。此外不少外科、介入术后患者出院后也需监护和进行动态随访。

绝大多数患者在猝死前的数小时内都会在心电图上出现征兆[5~6]。如：出现长 QT，异常 J 波，复杂性室早，多形性室速。ST－T 电交替，弓背样、墓碑样抬高，扩张性心肌病呈现 QRS 波群幅度降低都是猝死的前兆表现。对其进行非间断的连续、实时心电监护，可以及早发现和及早进行医疗干预，防患于未然。上述高危患者需要较长时间的监护（例如 1 月以上）。若住院不仅将发生高额费用，使大多数老年患者望而生畏，而且占用大量的时间，这对忙于工作的中年患者而言，难以接受。对于期望

在国内居家、旅游、上班、出差，行动自由的患者而言移动监护无疑是一个最佳的选择。

二、心电监护发展状况

早在 20 世纪 40 年代 Norman J. Holter 开始了动态心电记录和监护的研究，并于 1957 年发明 Holter 系统，1961 年由 Delmar 公司发展成产品，开始了动态记录心电的先河。1960 年美国与加拿大相继研制 CCU/ICU，实现了住院患者的连续监护。70 年代中期出现了电话传送的心电图（TTM），使对病员监护可延伸至居家。然而这其实是"检查"而非真正意义的"监护"。

为了摆脱监护电缆的束缚，自 20 世纪 70 年代初由空间技术解密而来的遥测心电监护开始应用于临床。它是将患者的心电信号调制在 2kHz 的副载波上，再用 47/93 MHz 的医用频段的射频发送，一般采用 10mW 以下功率，传送距离约为 30～50 米，供病区内近距离的传输，增加了患者的活动空间。当时上海中科研生理所研制的遥测装置还在珠峰登山和熊猫野外活动跟踪中做过贡献。作者曾为游泳运动员选拔设计过心电遥测装置。所有这些都受距离（功率）限止。80 年代动态心电突破电源与存储容量上的技术障碍，开始大量应用并派生了多种类型的事件记录器（AEM，俗称"心电 BB 机"），仅当患者自感不适时按动按键记录一段心电图，然后拨通电话通过声或电的调制－解调器（modem）向医院进行传送，由医师进行分析，称为经电话传输心电图，TTM[7]。当然也有像 Holter 一样，集结了一定数量直接送往医院解读的。这类事件记录，大部分是事后的，至少是有感的。只能算是"捕捉"不能真正达到"监护"。更主要的是当时条件限止，连电话网都未普及，急要时要实时传送谈何容易。

其后作了改进，采用循环式记录（loop recorder），当患者自感不适按动按键时可记录此前 30 秒及其后数十秒的心电图，有助于医学分析的提高。该类记录器可长期备带，将采集记录到一定数量的片段后送往或传往医院进行分析。具有了"移动监护"的雏形，可惜不是实时的，不适合高危患者。后来 Medtronic 还制成了埋植式记录器，可自动记录数个月内发生的多阵心律失常，当然也只能算是"捕捉"。

重要的一步是在 90 年代末，电话网已普及，因特网也开始发展起来[8]。远程监护有了发展契机，美国、以色列、德、日等国在完善事件记录器（如多道化、能采集事件前心电、实时心电传输、上 Internet 网等）的同时，加速利用刚刚兴起的蜂窝式无线移动通讯实现患者不受地域限制地接受漫游式移动监护。患者还可与医师随时沟通，不仅使患者增加了安全感，还使患者摆脱了心理上的孤独感。至 21 世纪初，随着模拟式移动通讯向数字化 CDMA，GPRS 的转变，心电传输的质量、容量大为提高。美、加、英、法、西班牙、瑞典等国都有产品问世，有的仅供家庭健康监测之用，如 Philips 公司与美国 Medtronic 合作开发的 Myheart 和 Motiva 计划；有的可作医疗急救，如美国 Cardac Telecom 公司开发的 HeartLink Ⅱ 系统以及瑞典通信营运商 TeliaSonera AB 与瑞典 KiwoK 公司，以及惠普公司合作开发的 BodyKom 系统。它们都依靠置于前胸的小型心电采集器采集 2 道心电，若患者自感不适，可启动蓝牙发射器发至随身携带的个人商务助理（PDA 手机）作正常或异常判别。若正常则不予发送，若异常即可通过 PDA 以手动或自动方式向监护中心发送前 60 秒、后 40 秒的心电数据，由中心值班医生最终裁定并反馈诊断结果。这是目前国际上最有代表性的先进产品。2002 年美国 FDA 批准了 CardioNet 遥测系统可用于院外非致命性心律失常患者作远程监护[9]，2006 年 8 月 ACC/AHA 也作了推荐[10]。其主要缺点是需要患者自我操作。其次是 PDA 计算分析能力弱，漏报、误报概率大，加上恶性事件发作时患者丧失自主能力，故对潜在危重患者不适用。

移动监护主要目的是给患者以自由，对在日常生活或工作中察觉其心脏事件的短阵发作进行评估分析、明确诊断。可以是非实时的，如 Holter，检测时期可长可短，以明确诊断为主。适用于发现可疑患者。而若对已确诊患者，在病程的危险阶段，移动监护是住院监护的一种补充，需要连续、实时监护。以便及时报警，立即进行医务处理或急诊治疗（图 3－8－1，2）。

已有的几种移动监护各有适用范围和特点，概括地说有下述几种（表 3－8－1）。

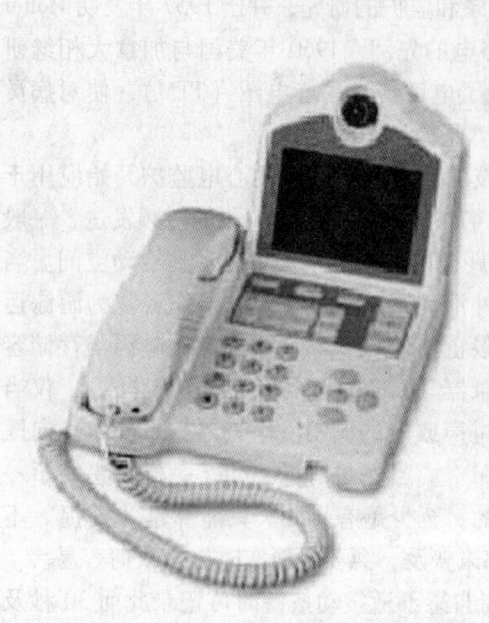

图3-8-1 电话传输心电图

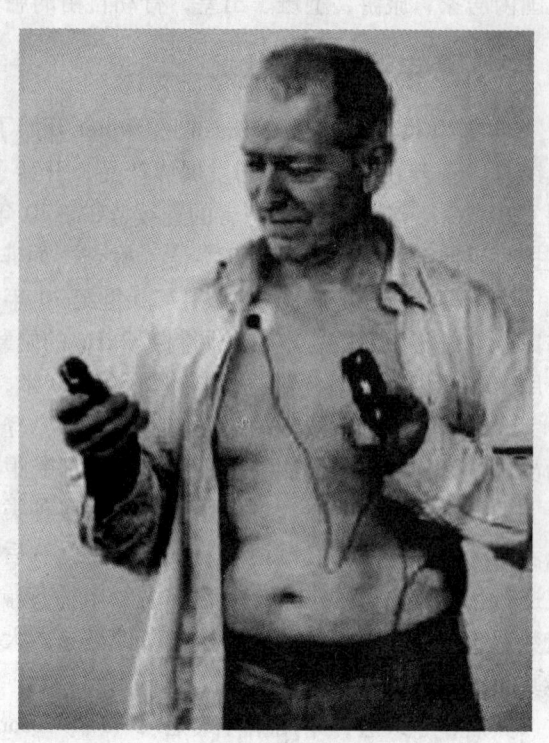

图3-8-2 利用蓝牙转发至 PDA 手机

表3-8-1 不同种类移动监护特点

器件与方法	监护时限	优 点	缺 点
Holtor 监护	24～48 小时	熟悉、易用，精确、量化	监护时间短，事后分析
事件监护	1～30 天	易用	患者操纵，高失效率
体外环行记录器	1～30 天	易用，能回溯事前心电图	患者操纵，皮肤电极
埋植式环形记录器	任意长	能长期观察，无皮肤电极	侵入式，价昂贵
起搏器	任意长	连续监护，无皮肤电极，可监测起搏器失效	限定应用，有限存储空间
医院内遥测	1～7 天	连续监护，在线观察	住院费用高，距离短
院外无线遥测	1～30 天	连续监护，在线观察，患者自由	皮肤电极，需通讯覆盖

　　目前现役的系统有：在欧洲，飞利浦公司领衔研究的 MyHeart 项目（2003～2007 年），投资 3300 万欧元，该项目着眼于通过对普通人群的生理参数进行监护，了解其身体状况及生活方式并给予及时的指导，用于预防心血管疾病。

　　在美国，CardioNet 公司产品已在 Pennsylvania，New York，New Jersey，Connecticut，Ohio 等近 10 个州开展服务，公司自己在 Pennsylvania 州建立了独立于医院的集中监护中心，上万心脏病患者得到服务，其报道已成功挽回上千患者。

　　2005 年瑞典 Kiwok 技术公司也成功开发出远程移动监护系统 BodyKom，并连同北欧通信运营商瑞典 TeliaSonera 和惠普公司在瑞典国内推广，向心脏病、糖尿病、哮喘和其他的疾病患者提供远程实时监护。

　　在国内，早在 20 世纪 90 年代初珠海中立电子实业公司就研制成心电采集存储器可通过电话线或上网（Internet）传输，俗称心电 BB 机。珠海亚仿公司也在 1995 年开发了"生命卡"[11]。1995 年北京卡迪欧公司还研制成 9 导联 TTM 机。沈阳、上海、西安等地都有类似产品问，也曾在上海瑞金医院、山西医大附院、山东医大附院、德州市医院等医院应用[12~13]，取得较好效果。

至 21 世纪初北京中卫莱康公司研制出利用蓝牙技术通过手机转发的移动监护器，可在体表或手掌上采集 30 秒心电，由手机发送至监护中心分析，数分钟内返回诊断意见。已在国内多家医院推广应用。此外北京安凯数字医疗技术公司研发的"iHolter"亦在山东应用。2005 年 6 月齐鲁医院成立了亚洲第一家"院外心脏远程移动监护中心"。到目前为止，该中心共监测 3000 余名用户，成功抢救了 30 多名突发急性心血管事件的患者。2006 年上海吉量公司研制出类似的多导心电远程系统 JLECGM 51，在广东、上海投入运行。除此之外，北京、上海、重庆、深圳、武汉、广州等地的高校、研究机构也正在加紧研发，预计不久会有更新、更廉、更优良的远程移动监护系统问世。

综观上述各类远程心电监护系统，都各具时代特点，迎合临床需要。但对如今"防患猝死"的时代新要求又显不足。即都不同时具备"连续"、"实时"、长期的特点，不能胜任对猝死的预报。大多依靠自我感觉操控，少数利用 PDA 手机的简单自动判断来触发一次心电，漏判、误判难以排除。对于危重患者突发险情，如患者昏厥、昏迷、意识丧失时，要依靠患者自行操作（至少要开启手机发送）是不可能的。

临床资料表明约 80% 的猝死发生在睡梦中。发病时毫无操作能力，无法发送。即使转为清醒，要让险情中的患者进行镇定地操作，也有难度。而对于那些自觉症状不明显的患者，如发生不典型心绞痛、短阵室速、长短周期、T 波电交替等，往往会被忽视而不传送。

为了达到类似于 CCU 病房的功效，"连续"、"实时"、"长期"医患间双向通讯是必要的。另外，由于患者的"流动"，一旦要进行急救"定位"的功能也是需要的。

三、非间断的实时移动监护

为此我们设计了一套适合危重患者使用的远程心电监护系统，由患者备带的有 GPS 定位功能的心电监护手机、设置在医院的能接收多个患者信号的监护中心两部分组成。通过公共无线平台的 GPRS 数字通信进行患者至医院间心电数据连续传送（100 元，包月），监护中心用功能强大的计算机对发来的众多患者信息进行实时的自动处理和分析。若发现某患者异常时，自动报警，并在屏上显示出该患者的实时心电图，以及该患者病史资料及地理住址（以电子地图表示）供值班医师进一步分析、判断。若异常，医师可将医学处理意见和医嘱以短信方式回传给患者。医嘱不仅可显示在液晶屏上供患者阅读，还可存在监护器内以供备查。从而建立了医－患之间的空中桥梁。在监护器中还安装了 GPS 卫星定位系统，监护中心可掌握或跟踪患者地理位置，一当遇到紧急情况可在第一时间争分夺秒地组织抢救。

这个系统犹如建立一个延伸的 CCU 病房，患者居家、外出、上班、出差行动自由，而他的心脏却时刻受到医师的细心照料（故称心连心计划）。一旦出现"事故苗子"，中央监护系统将向患者发送医嘱，进行早期医学干预（如停止活动，服药，就医或等候救助等），减少可能发生的猝死事件。即使突发险情，可根据卫星定位发现目标，在第一时间组织抢救，提高了存活率。

系统包含三个部分：无线移动监护器；无线传输信息交互平台；集中监护中心设备。简述如下：

（一）嵌入式移动监护器

移动监护器承担任务有：①采集患者 2 道心电，进行滤波、除噪、数字化处理、压缩；②双向通讯，按实时性较强的 UDP/IP 通讯协议进行打包，经天线发送；并同时能接收和储存医嘱；③接收 GPS 卫星信号，发送患者的地理位置（经纬度）信息；④管理人机操作界面，液晶显示（ECG 及医嘱），系统运行情况等。故采用功能强大的 ARM 9 架构的 32 位微处理器 SAMSUNG2410 处理器模块为核心，扩展一些外围模块，包括 2 通道心电采集模块、液晶显示模块、人机接口模块、GPS 模块以及 GPRS 通信模块，以实现患者心电数据与监护中心连接、实时通信。图 3 - 8 - 3 是移动监护器中各模块的连接图。

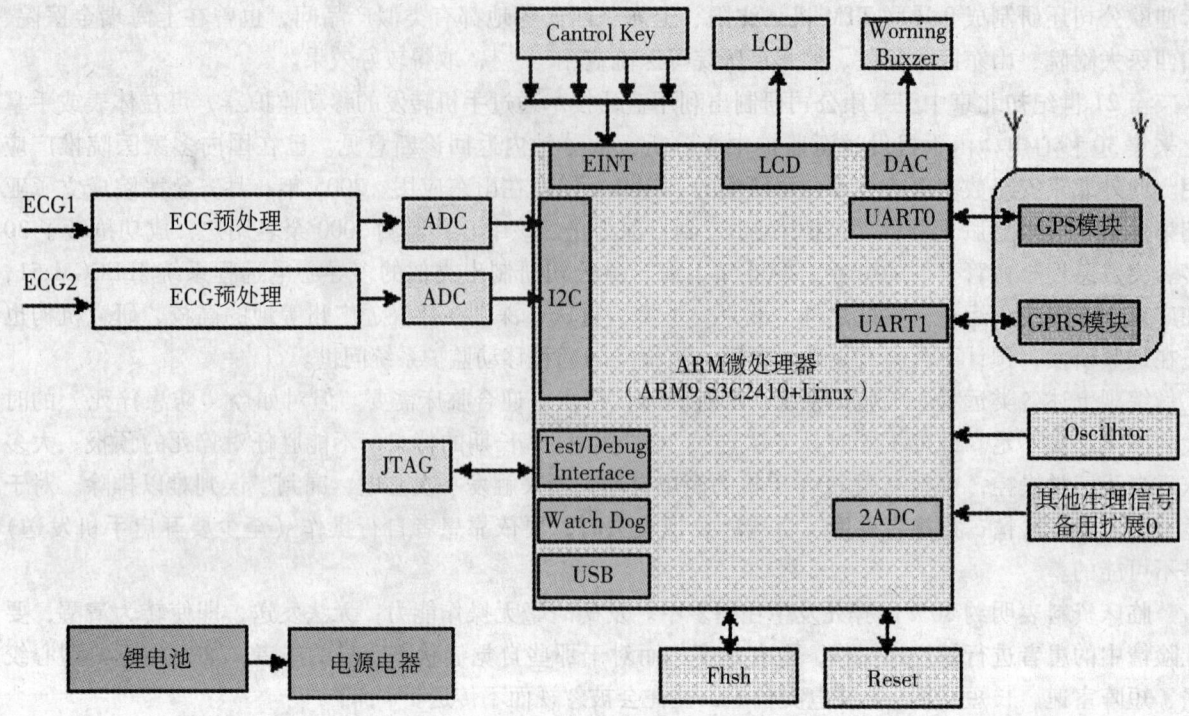

图 3 - 8 - 3 嵌入式移动监护器的硬件框图

移动监护器的软件系统采用高可靠的嵌入式系统 Linux 为核心、增加文件系统、网络协议及 GUI 库等高级抽象层功能、扩展 FLASH 存储器、LCD、IIC、PCMCIA 等硬件驱动构成基础软件系统；所有应用任务由 Linux 操作系统统一调度，执行多任务，实现嵌入式主控制模块对各工作模块的统一控制、协调分配，最终实现移动监护仪远程实时心电监护、病员定位等功能。图 3 - 8 - 4 给出了"心连心"移动监护仪的软件结构图。

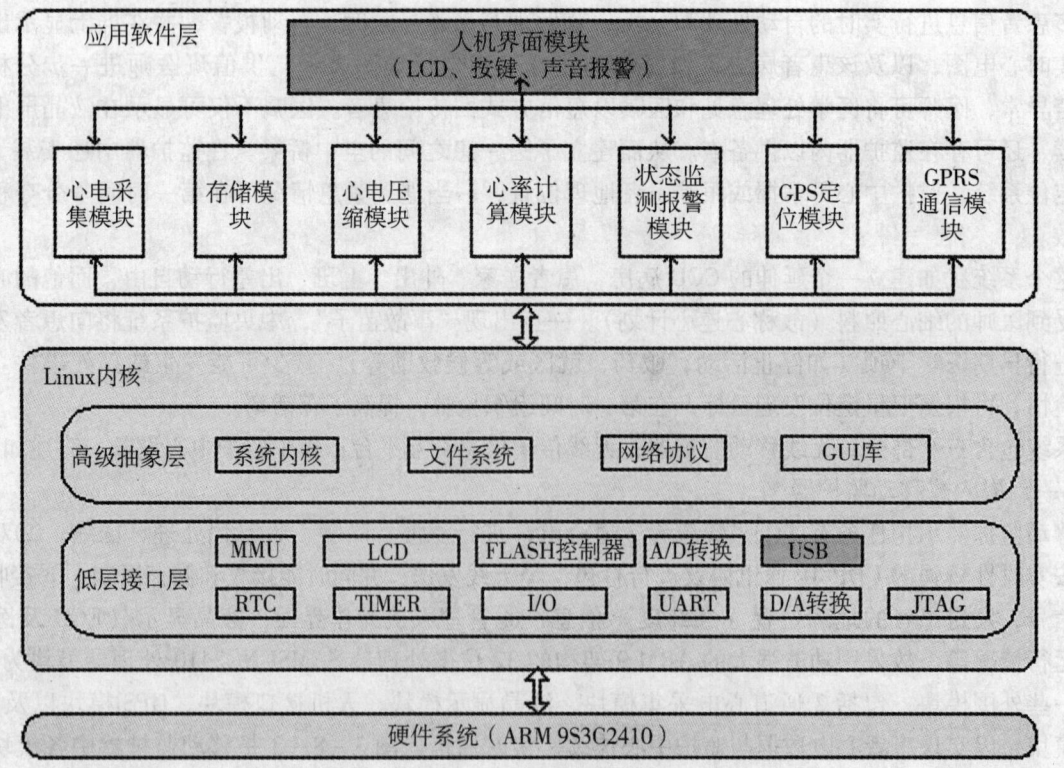

图 3 - 8 - 4 嵌入式移动监护器的软件框图

（二）无线通讯平台

整个远程实时监护系统借用公共通讯网络作为患者与医院间的空中联系桥梁。其优点是覆盖广（全国均可），收费低。利用"随e行"预付费包月卡，每月仅需支付100元的通讯费就可利用GPRS无限量实行移动通信，尽管实际通讯速率只能在10kb/s以下，但对心电传输已足矣。

远程移动监护总框架如下图。

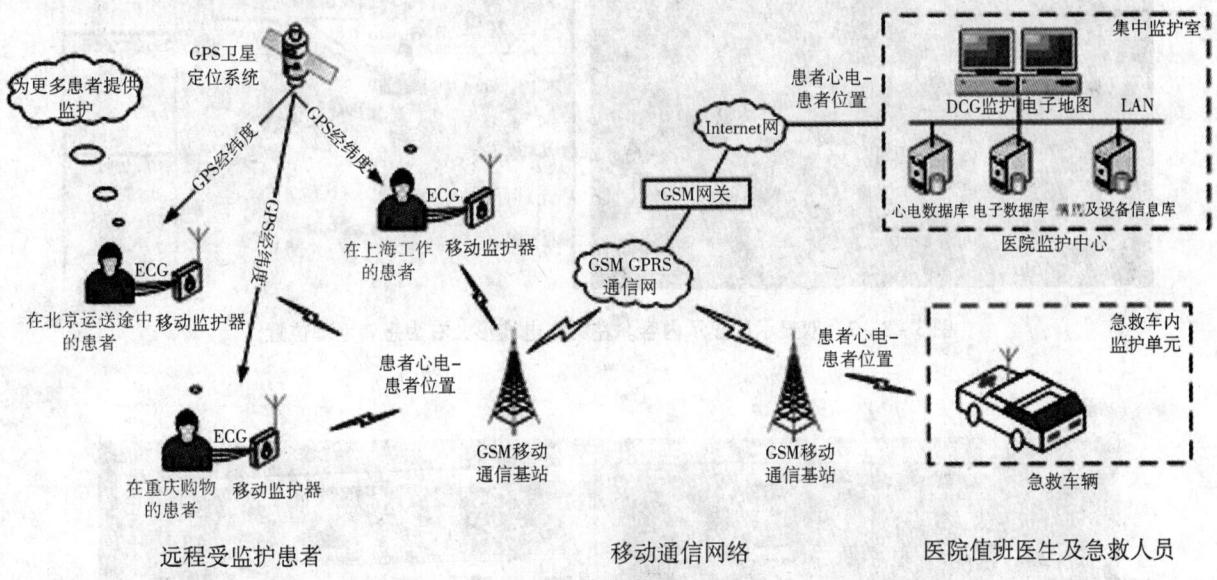

图3-8-5　心脏患者远程实时监护系统（"心连心"）架构

（三）集中监护中心

监护中心设置于医院内，作为整个"心连心"远程监护系统的信息接收、分析处理、存储和转发的中心，其主要功能是同时接收多达100个移动监护用户的ECG信号（目前仅10个），利用台式机的强大运算功能和数据库管理对每路信号自动进行实时分析、处理。当筛选出存疑的监护信号连同患者基本信息显示在屏上，供医师判断。采用双屏显示，一屏不间断地显示报警患者（最多8人）ECG，另一屏可调出患者的历史资料，显示先前ECG信号和现在的地理位置。其架构如图3-8-6所示。双

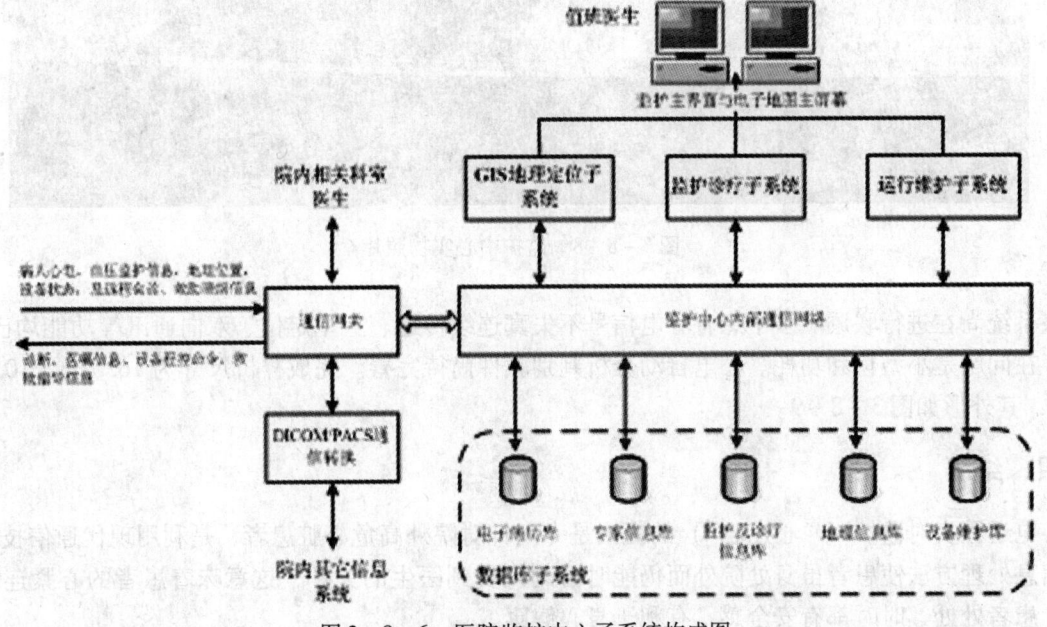

图3-8-6　医院监护中心子系统构成图

屏显示如图3-8-7，左为心电，右为患者位置。图3-8-8为实物照片。

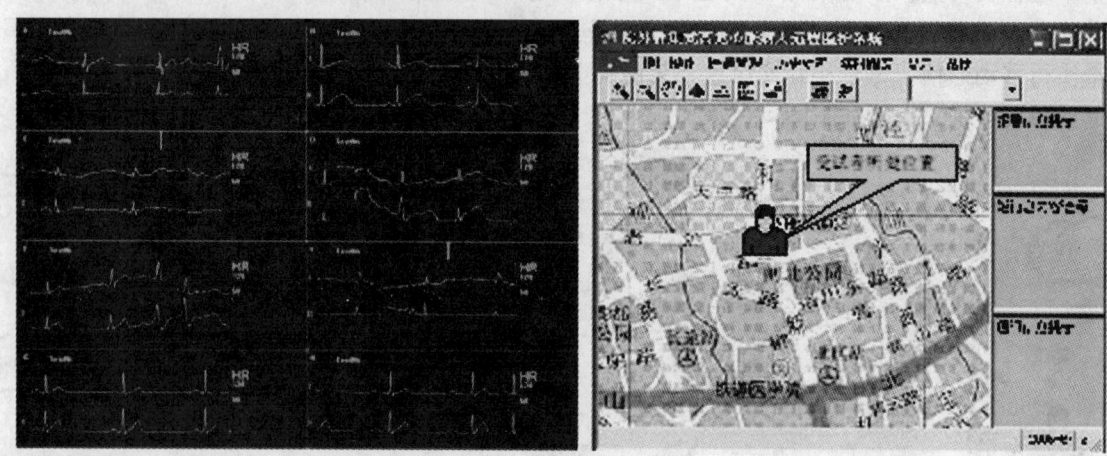

图3-8-7 双显示屏显示内容。左为心电波形，右为患者地理位置

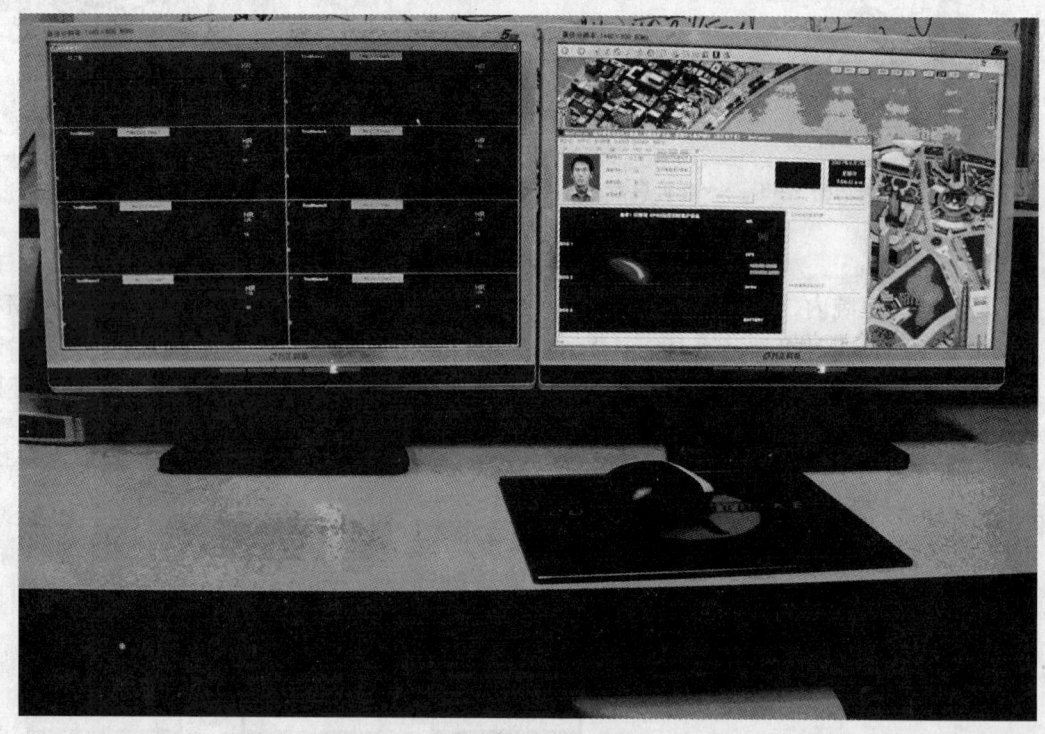

图3-8-8 监护中心实物照片

该系统尚在进行联调。多个患者心电信号不失真连续传递、卫星定位、双向通讯等功能均已实现。主要存在问题是小型化和功耗。心电自动分析判别软件尚待完善。完成样机尺寸为16.5cm×10.5cm×2.7cm，其外形如图3-8-9。

四、结语

心电远程实时监护（"心连心"）的提出是专门针对院外高危心脏患者，是利用现代通信技术和计算机信息处理方法使患者虽身处院外而仍能时时刻刻受到医生的关怀，这意味着患者的心紧连着医生的心。患者处处、时时都有安全感，有利于身心健康。

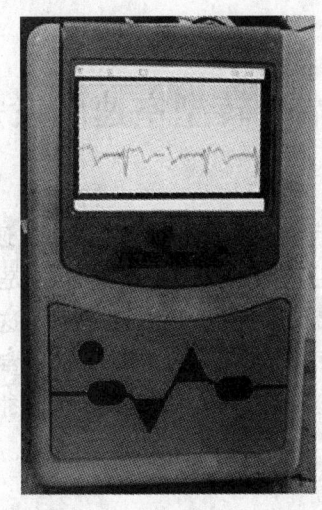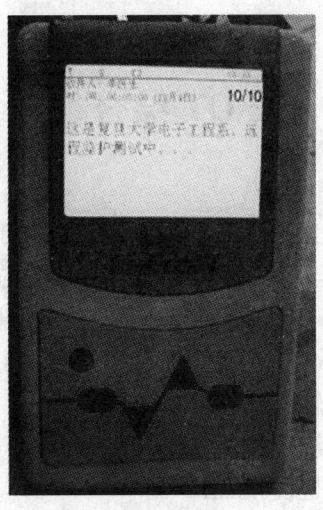

图3-8-9 嵌入式移动监护器的外观

复旦大学设计的"心连心"系统旨在利用日益发展的现代信息技术将这一理念付诸实施，以便尽可能多地挽回一些患者的生命。其最重要的意义不仅仅是遭遇猝死时的急救（如急性心梗或突发室颤），更主要的是可以在发病前发现"事故苗子"提前医务介入，防患于未然。由于系统生产成本、运行费用都较低（如通信费100元/月），将会使患者、医院双双获益。心电监护无疑是最重要的，应首先予以突破，接踵而来的如呼吸、血压、血氧等重要生命参数的实时传输、动态监护也将会提到议事日程上来。原则上都可利用这一平台加以解决。

此外，该系统还可用作药物治疗及手术治疗效果的随访，可以科学地，客观系统地考察评价治疗效果。

本系统监护期希望扩展至3个月，但常规心电电极不能胜任，一种柔性、不过敏的织物电极（内衣）正在研制中。

（方祖祥）

参 考 文 献

1. National Vital Statistics Report. 2001，49，11. MMWR. 2002，51：123－126.

2. Goraya TY, et al. Am J Epidemiol，2003，157：763－770.

3. Centers for Disease Control. 1999. MMWR Morb Mortal Wkly Rep 2002，57：123－126.

4. 陈新. 心脏性猝死的高危患者. 中华心律失常学杂志，2000，4（4）：307－308.

5. 林加峰等. 心脏性晕厥或猝死的若干高危心电表现. 心电学杂志，2002，21（4）195.

6. 杨钧国. 异常 J 波和多形性室速. 心电学杂志，1995，14（5）：250.

7. 钱剑安等. 电话传送循环记忆心电监护的临床应用. 中华内科杂志，1993，32：（4）：267.

8. N Noury，et al，A Smart Cloth for Ambulatory Telemonitoring of Physiological Parameters and Activity：The VTAMN Project. 2004 TIEEE

9. US Food and Drug Administration（FDA），Center for Devices and Radiologic Health. CardioNet ambulatory ECG monitor with arrhythmia detection. 510（k）No. K012241. Rockville，MD：FDA，Feburary 1，2002

10. Kadish AH，et al. ACC/AHA Clinical Competence Statement on Elctrocardiography and Ambulatory Electrocardiography：A report of the ACC/AHA/ACP－ASIM task Force on Clinical Competence. Circ，2001，38：2091.

11. 顾菊康. 中国心电远程监护研究若干进展. 国际心血管病杂志，2008，9（Suppl）：47.

12. 班桂玲，彭联军. 院外心脏病集群监护网在院前急救中的作用. 山西护理杂志，1999，13（4）159.

13. 梁爱民，等. 心脏远程监护对室上速的诊断价值. 中国临床保健杂志，2006，9（2）：163.

 长 QT 综合征与尖端扭转型室速的发病机制

长 QT 综合征表现为心电图 QT 间期延长并可引起尖端扭转型室性心动过速（简称扭转型室速，TdP）而导致晕厥，甚至心脏性猝死。大多类型先天性长 QT 综合征（LQTS）是一种跨膜离子通道蛋白疾病，起源于编码跨膜钠或钾离子通道蛋白的基因突变[1]。在电生理学上，这些突变增强内向除极的钠离子流失活或减小外向延迟整流钾离子流而引起早期后除极幅度增高与心室复极离散度增大，是导致长 QT 综合征与扭转型室速的重要原因[2,3]。其诊断依靠临床症状、心电图特征和家族成员的病史。后天获得性长 QT 综合征常有服用某种特殊药物，电解质失衡或其他情况，可因多个危险因素互相作用而导致 QT 间期延长和 TdP[4]。

尖端扭转型室性心动过速的心电图特征是 QRS 波尖端沿着等电线扭转，可见于先天性（肾上腺素－依赖性）和后天获得性（间歇－依赖性）长 QT 综合征。两者具有相同的心脏膜缺陷，但其发病因素和/或原因不完全相同，其治疗也不完全相同。扭转型室速患者的病情多变，常可恶化并演变为心室颤动与心脏性猝死。现结合文献讨论 LQTS 与 TdP 发病机制如下。

一、心脏电生理学机制

尖端扭转型室性心动过速可发生于先天性（肾上腺素－依赖性）和后天获得性（间歇－依赖性）长 QT 综合征患者。Jackman 等[5,6]认为这两种长 QT 综合征类型的区别是：决定于是否与交感神经系统功能的相关性。其后，Ben－David 与 Zipes[7,8] 和 Shimizu[9,10]均曾采用单相动作电位（MAP）记录技术分别在氯化铯动物模型与有对照组的 6 例非家族性长 QT 综合征患者的研究进一步证明交感神经系统活动或去甲基肾上腺素应用均可使早期后除极（EAD）幅度增高达到阈电位，进而诱发尖端扭转型室速。图 3－9－1 系我院一例 LQTS 患者 TdP 发作过程连续记录到的单导联心电图，TdP 的第一个心搏（诱发 TdP 的室早）的配对间期为 520ms，此间期名为短周长，同一患者这一间期长度常较为恒定（又名晚发期前收缩），其长度常比一般多形性室速的配对间期较长，被认为具有一定的临床鉴别诊断意义；此间期之前的周期发生在室性早搏之后，长达 1400ms，名为长周期（又名代偿间期，或名室早后长间期），引起这个长周期的室性早搏的配对间期为 680ms，也名为短周期。结果形成"短－长－短顺序"（S－L－S 顺序）的特征性变化。El－Sherif 等[11]对一例奎尼丁引起的和 Zhou JT 等[12]对一例家族性长 QT 综合征引起的 LQTS 患者的临床研究发现 TdP 的第一个室性搏动发生在同步出现的 EAD 和大 U 波的顶峰，因而证明了这个室性搏动起源于 EAD 引起的触发活动。Shimizu 等[9]认为单相动作电位时程（MAPD$_{90}$）离散度明显增高可能是在 TdP 的第一个室性早搏被 EAD 触发后 TdP 得以维持的一种折返机制的作用。图 1A 和图 1B 为连续记录，显示 TdP 共扭转 10 余次，持续达 39 秒后恢复窦性心律，此时 QTU 间期仍明显延长（640ms），QTc＝688ms，T 波呈切迹样表现。

图 2A 为一例先天性长 QT 综合征的 64 岁女性患者，TdP 的发生属于间歇－依赖性长 QT 综合征，TdP 自发终止后出现 2:1 AV 阻滞（图 2B），在此次发病前 19 个月的一次昏厥发作后也同样记录到 QT 间期延长伴功能性 2:1 AV 阻滞。

Zhou JT 等[12]报道病例的临床研究显示大 U 波与 EAD 同步出现的现象不仅可发生在间歇－依赖性（短－长－短顺序为特征）的心电图上（图 3－9－3，图 3－9－4）；也可发生在窦性心律加速期间的 U 波幅度进行性增大的肾上腺素－依赖性先天性长 QT 综合征（图 3－9－5）的同一名患者的心电图上（图 3－9－6）。

同一患者在进行静脉输入肾上腺素浓度递增期间发现同步出现的大 U 波和 EAD，进一步证明了肾

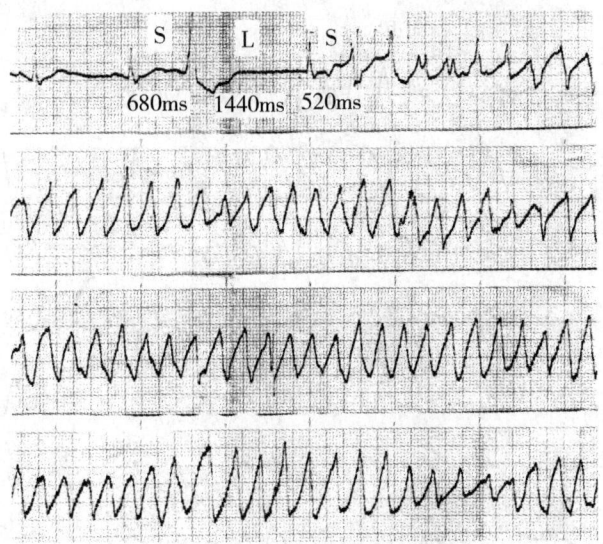

图 3 – 9 – 1A 尖端扭转型室性心动过速的心电图表现，Ⅱ导联连续记录。图显示 S
－L－S 顺序的特征，三个 RR 间期依次为 680ms、1440ms 和 520ms

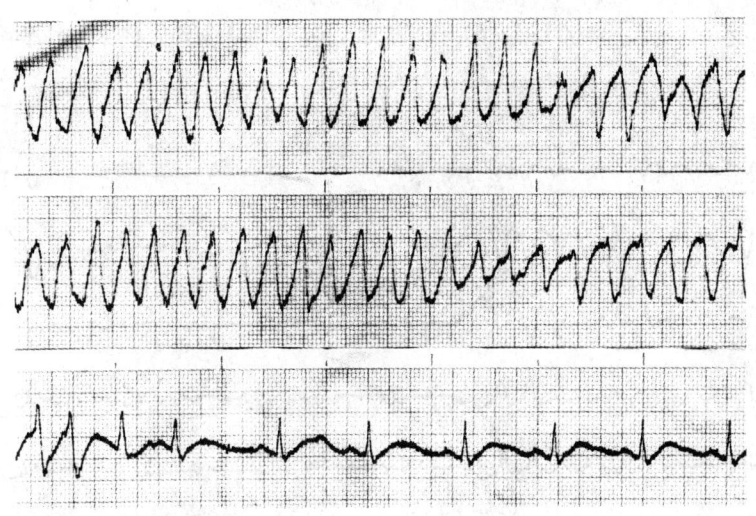

图 3 – 9 – 1B 系图 1A 的Ⅱ导联连续记录，尖端扭转型室性心动过速的心电图自发性恢复为窦性
心律时：QT＝640ms，QTc＝688ms，T 波呈切迹样变化，可符合 LQTS 的临床表现

上腺素可以使先天性长 QT 综合征患者出现 QTU 间期显著延长并具有同步出现的大 U 波与 EAD（图 3
－9－6）。因此，证明在同一患者可以在不同的条件下和在不同时间发作肾上腺素－依赖性尖端扭转型
室速和间歇－依赖性尖端扭转型室速的临床表现[12]。

　　临床研究表明心房电刺激频率递增达 190bpm 然后终止刺激时 U 波明显增大直立。心房刺激频率
增达 200bpm 时引起 QT 间期明显延长和大 U 波，后者引起间歇－依赖性双向性室性心动过速（图 3－
9－7）[13]。

　　郑良荣等[14]报道以静脉注射氯化铯建立 QT 延长的室性心律失常模型，EAD 所诱发的室性心动过
速的第一个异位室性激动常起自心电图上 U 波顶峰的邻近处。

　　另一类是间歇－依赖性 TdP，其最普通的诱发原因是药物。我们见到一例诊断为脊髓脱髓鞘症的
50 岁女性偏瘫患者，全身无力、二便障碍，因风心病心房扑动静脉输入胺碘酮 1200mg/d 和口服美托

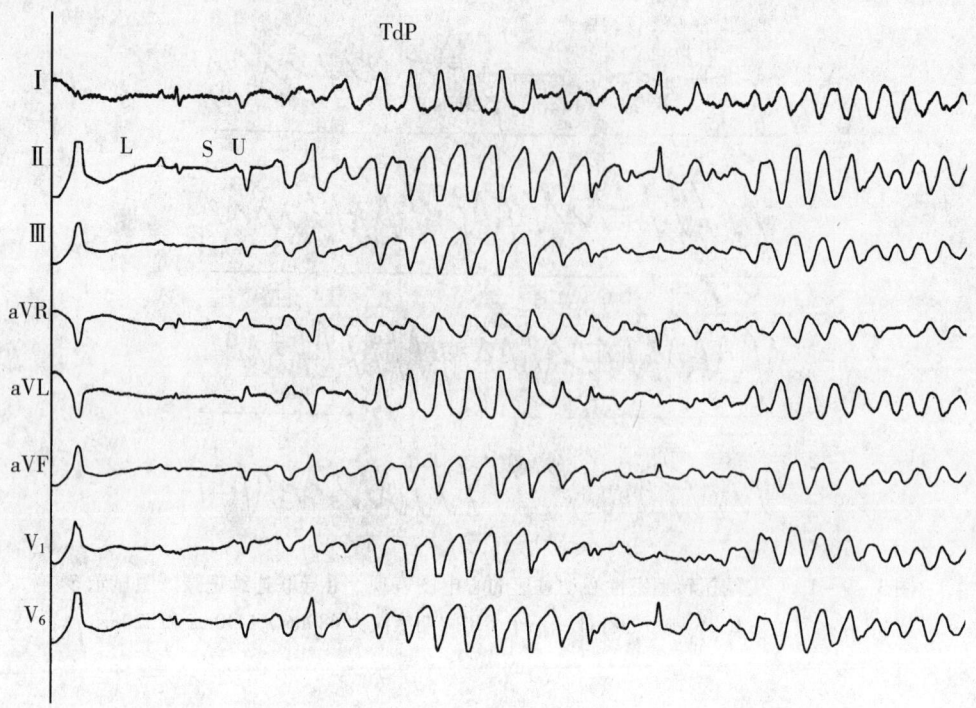

图 3 - 9 - 2A 短 - 长 - 短（S - L - S）顺序引起之尖端扭转型室速的 64 岁女性患者心电图

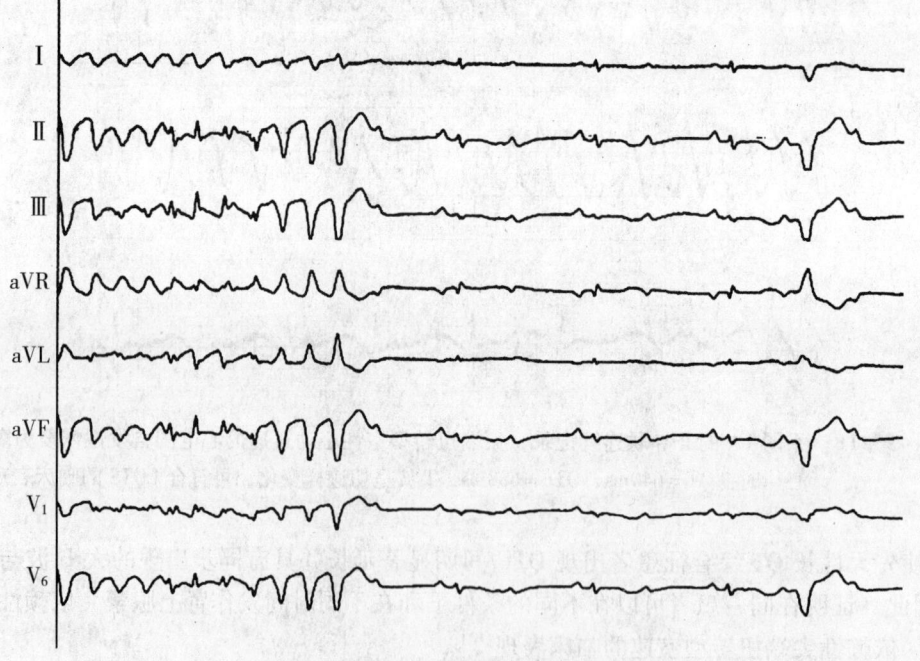

图 3 - 9 - 2B TdP 自发终止后立刻出现功能性 2 : 1 AV 阻滞

洛尔 25mg/d 第 4 天出现昏厥而作 Holter 记录，选最初 17h 心电图记录，共计 318 次的 TdP（连续 ≥5 搏动者列入统计，图 3 - 9 - 8，9），扭转型室速最长持续 196s。

停胺碘酮并给予静脉注射镁盐和钾盐治疗后恢复为窦性心律时，窦率偏慢，QTc 间期明显延长伴低幅度的双峰 T 波（图 3 - 9 - 10）。

本例发病因素较多，除药物胺碘酮和美托洛尔外，又有心房颤动，心动过缓，低血钾及低血钙等。

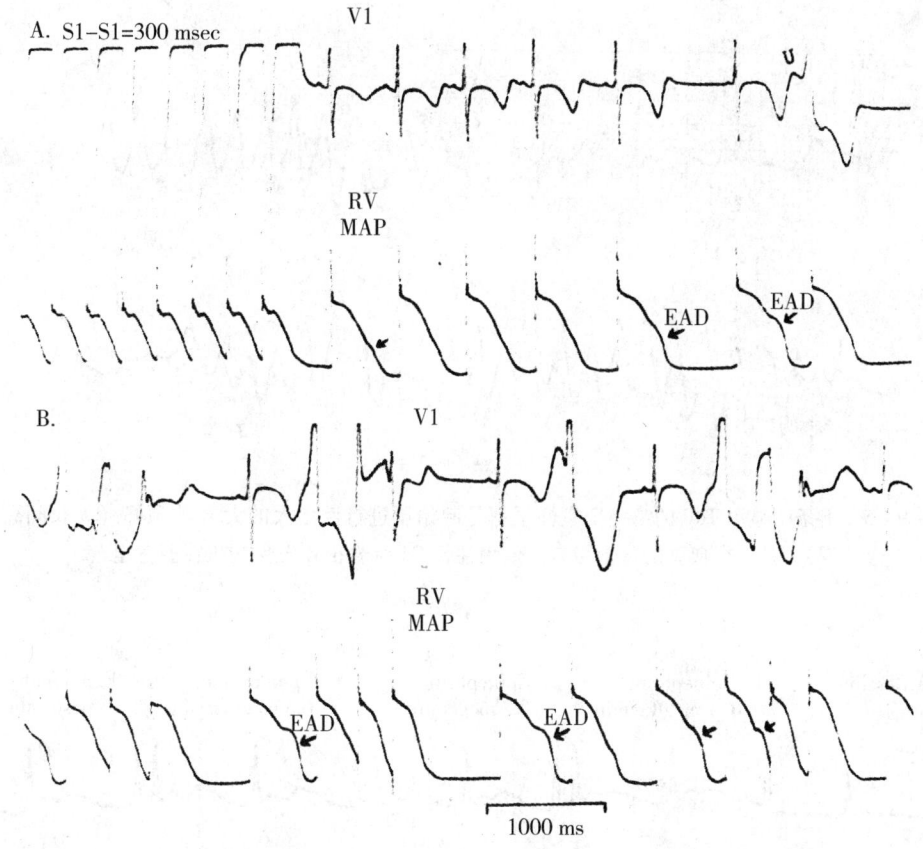

图 3-9-3　一名家族性长 QT 综合征的 17 岁女性患者，采用 16 个心室脉冲刺激（周长 S1－S1＝300ms）后可诱发出继发性间歇后同步出现的早期后除极（EAD）和大 U 波，伴发 2 个和 3 个连发的室性期外收缩（TdP），其发病表现为 S－L－S 顺序的间歇－依赖性尖端扭转型室速。

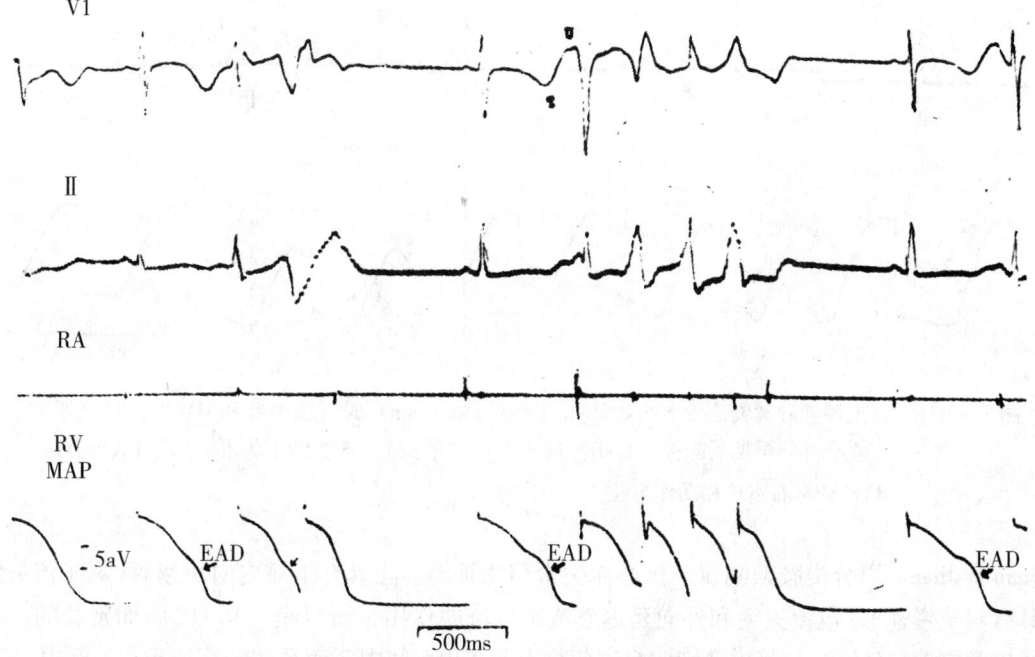

图 3-9-4　重复上述心室程序电刺激的方法，同样在停止电刺激后出现继发性 EAD、大 U 波、短暂的尖端扭转型室速。注意 EAD 与大 U 波的同步出现

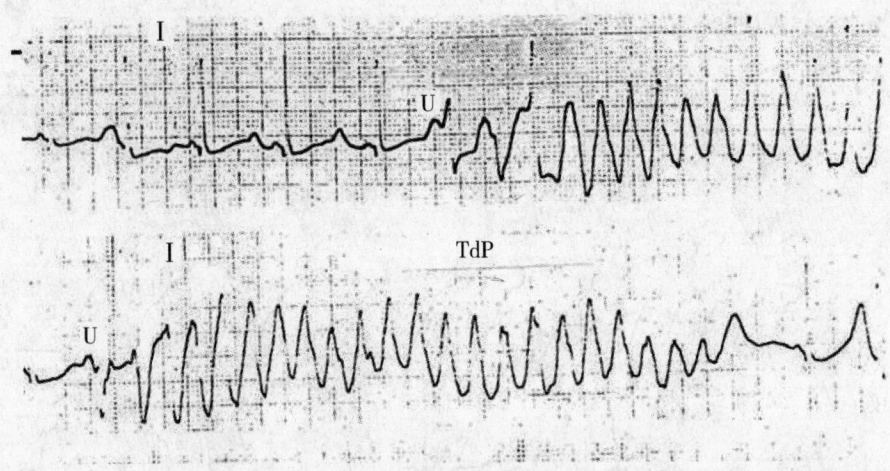

图 3-9-5 上条图显示 TdP 的第一个室性早搏是起始于进行性增大的大 U 波顶峰（无长间歇出现），是一个典型的肾上腺素-依赖性长 QT 综合征伴发尖端扭转型室速

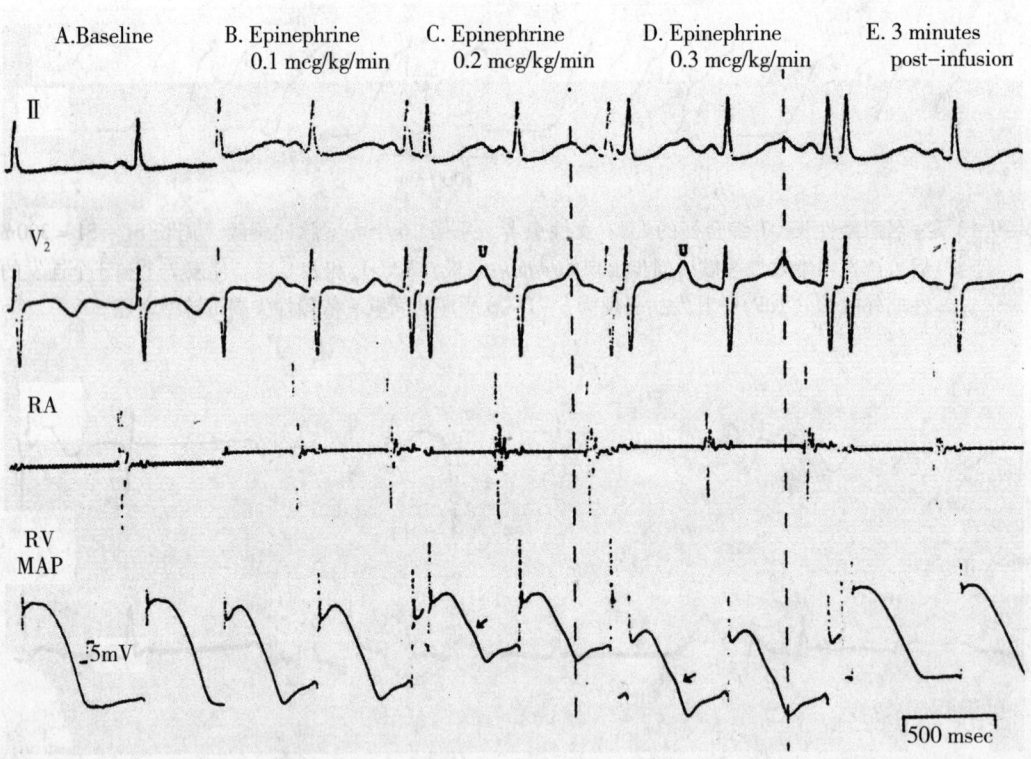

图 3-9-6 肾上腺素静脉输液量增达 0.2～0.3 mg/（kg·min）时（图中 C 和 D）引起 U 波增大直立，并与早期后除极（EAD）同步出现（箭头）。自上到下为 Ⅱ、V₁、RA = 右房，RVMAP = 右室单相动作电位。

按 Vaugham Williams[15]分类胺碘酮属于抗心律失常药物Ⅲ类。除具有阻滞内向快速 Na 离子流失活作用外，又具有对抗慢速 Ca 电流失活和外向延迟整流钾电流的作用，所以是引起 QT 间期延长的一种强有力抗心律失常制剂。Lehtonen 等[16]报道 16 例药物引起 TdP，其中 7 例系胺碘酮所致，7 例中 1 例为 84 岁房颤妇女，于电复律后 QTc = 640 ms，其诱发模式是属于 S-L-S 顺序的特征，该作者曾进行该地区常规检测的四种与长 QT 综合征相关的基因突变均呈阴性结果。

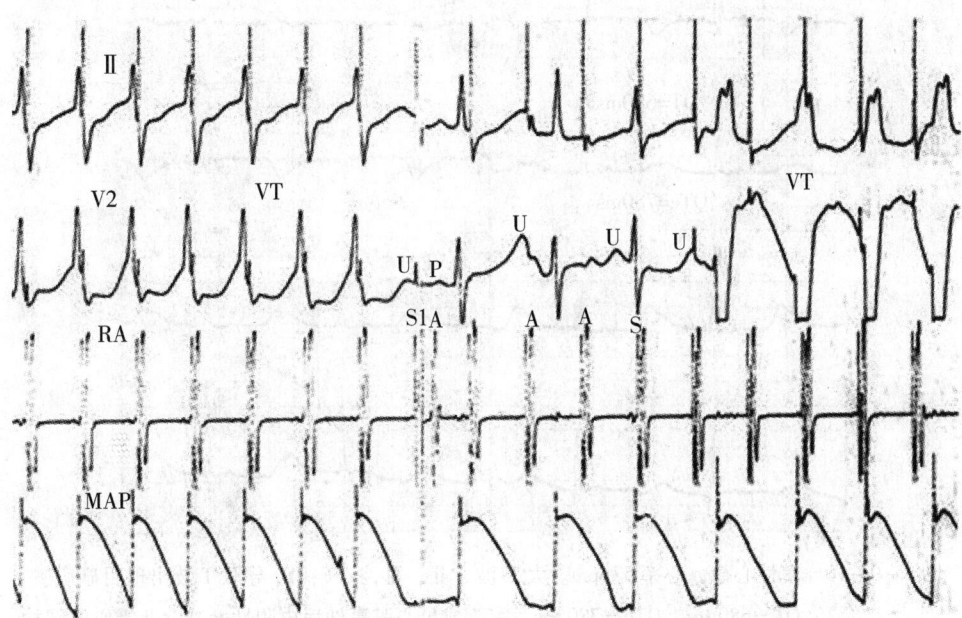

图 3 – 9 – 7　心房起搏率增达 200bpm 时出现双向性室性心动过速的心电图

自上而下为：Ⅱ、V₁ 导联、RA = 右房、MAP = 右室单相动作电位记录。S1 = 心房脉冲，P = 心房波，U = 大 U 波，VT = 室性心动过速。

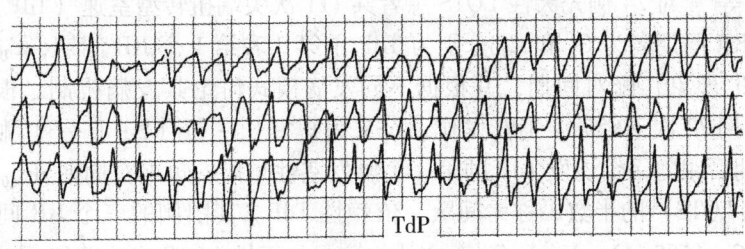

图 3 – 9 – 8　记录到 QRS 波尖端扭转 3 次的尖端扭转型心室性心动过速

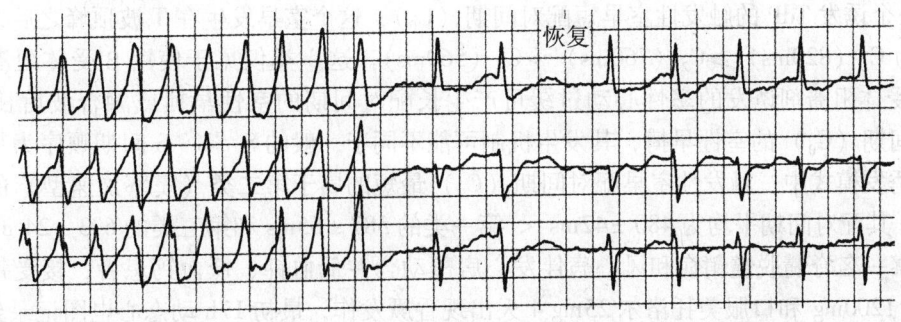

图 3 – 9 – 9　由尖端扭转型室性心动过速恢复为心房颤动的心电图

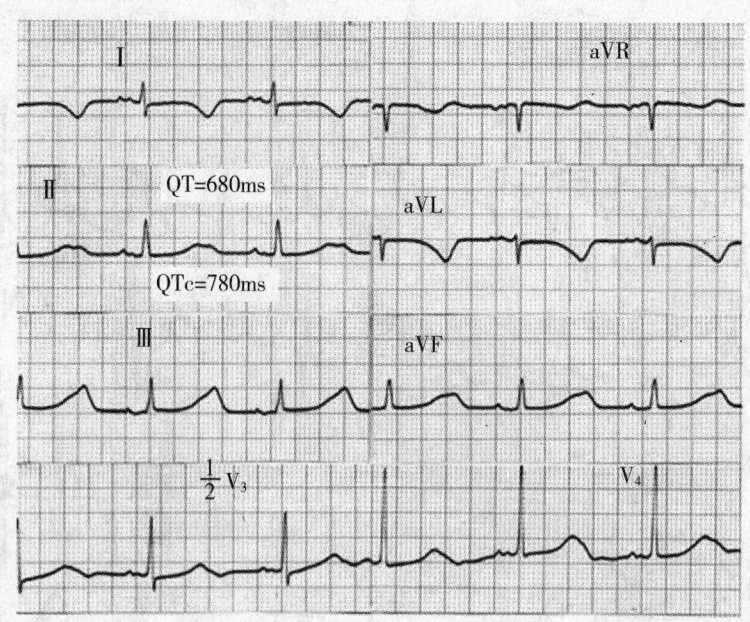

图 3 – 9 – 10 窦性心律，心率 57ppm。大 U 波，Ⅱ，Ⅲ，aVF，V₄ 导联 T 波出现明显切迹，QT = 680ms，QTc = 780ms。家族成员心脏事件病史阴性，其女儿等心电图检查未发现 QT 间期延长。本例可符合存在临床下 LQT2 潜在基因，因风心病房颤伴低血钾，静脉输入胺碘酮而显现出 QT 间期延长与 TdP 的发作。

二、尖端扭转型室性心动过速的诱发模式

Noda 和 Simizu 等[17]对 24 例先天性 LQTS 患者共 111 次尖端扭转型室速（TdP）发作前三个 RR 间期进行分析，三个 RR 间期名为 C_2 和 C_1 分别为 TdP 前第 2 和第 1 个 RR 间期，C_0 为直接诱发 TdP 的触发性室早（R on T 现象）配对间期，并根据不同发病模式讨论其发病机制。根据资料分为三类模式：第一类共有 23 例 72 次（65%）TdP 发作，定义为短 – 长 – 短（S – L – S）顺序，就是在一个短（C_2）长（C_1）周期后跟随一个诱发 TdP 的第一个触发室性早搏的短配对周期（C_0），这一类占国际注册的长 QT 综合征（LQTS）的半数，称为间歇 – 依赖性 TdP。其图例的三个 RR 间期为：C_1（920ms）> C_2（540ms）和 C_0（580ms）。Vistin 等[18]亦认为这是先天性 LQTS 发生 TdP 最主要的诱发模式。第二类共有 8 例 28 次（25%）发作，属于窦率逐渐增速型，常伴有 T 波电交替现象。其图例的三个 RR 间期依次为 C_2（520ms）≥C_1（520ms）≥C_0（360ms），这一类称为肾上腺素 – 依赖性 TdP。第三类共有 5 例 11 次 TdP（10%）发作，作者描述在突然长配对间期的期外室性收缩或融合波之后的长间期（C_1）跟随一个诱发 TdP 的触发性室早短配对间期（C_0），这个室早发生在 T 波顶峰之后，其图例的三个 RR 间期为 C_1（820ms）≥C_2（760ms）> C_0（560ms）。这一类仅见于使用 β 受体阻滞剂的 5 例患者，认为 β 受体阻滞剂诱发的窦性心动过缓可产生长配对间期的室性早搏或融合波后长间期（C_1），跟随短配对间期（C_0）的室性早搏，其发生机制可能不同于一般的 S – L – S 间期顺序为特征的发病模式。在三种诱发模式中，触发性室早配对间期（C_0）最短的属于第二类（窦率加速型）的肾上腺素 – 依赖性 TdP，其配对间期平均为 480 ±42ms ＜ 第一类的 587 ±65ms 和第三类的 603 ±24 ms。

我们观察一名脊髓脱髓鞘症和风心病伴发心房颤动合并低血钾、低血钙患者，接受每日静脉输入胺碘酮 900 ~1200mg 和口服美托洛尔 25mg 4 天出现昏厥发作，最初 17h 动态心电图记录到 17220 次室早，出现 TdP（≥5 搏动）发作 318 次。其中 2 次属于心率加快型，C_2，C_1 和 C_0 分别为 424ms ＜456ms ＞336 ms 和 368ms ＜496ms ＞344ms，与上述作者报道的第二类（肾上腺素 – 依赖性 LQTS）相似。又见到心室早搏前配对间期（C_2）为 800 ~912 ms，室早之后长间期（C_1）为 1056 ~1200 ms，其后跟随一个短配对间期（C_0）为 476 ~512ms 的触发性室早诱发 TdP 共 4 次，与上述作者报道的第三类相似。

其余均属于长 QT 综合征患者最多见的 S – L – S 顺序（第一类）。这名患者恢复窦律时 QT = 680 ms，QTc = 780 ms，TU 波形符合 LQT2 的典型特征。提示本例（临床下 LQT2 型）动态心电图记录具有上述作者报道 24 例中 3 例 LQT2 综合征患者所具有的三种发病模式[18]。

三、心室复极离散度增大或早期后除极幅度增高是尖端扭转型室速的发生机制？

Surawicz[19] 于 1989 年复习 TdP 的电生理机制，并着重提出问题：TdP 的主要机制是心室复极离散度增大还是早期后除极（EAD）幅度增高达到阈电位？其回答是这二种机制均可解析临床中的大部分现象。

复极离散度与早期后除极：Surawicz 很早（1984）提出先天性 QT 间期延长伴随复极离散度增大并出现 R on T 触发性室早可诱发 TdP。先天性长 QT 综合征患者心室多部位单相动作电位时程（MAPD）记录技术证明心室复极明显不同步。镁不缩短 QT 间期[20,21]，但能抑制 TdP，可说明 QT 间期延长的主要致病性作用是伴随心室复极离散度增大。若干离体心室肌细胞或组织标本实验研究表明左、右心室游离壁的跨壁复极离散度的显著增大（心外膜与中层 M 细胞动作电位时程之差）是产生折返活动的易感窗。LQT1，LQT2 和 LQT3 三种先天性长 QT 综合征的动物模型表明由于心肌中层 M 细胞动作电位时程（APD）的明显延长而导致 QT 间期的延长及心室复极的跨壁离散度（TDR）增大是自发性 TdP 及刺激引起 TdP 的发病机制。

Zipes[22] 在心脏节律学会（HRS）25 周年复习文献指出：各种干扰因素导致细胞内超钙负荷均可产生 EAD，其中 L 型钙离子通道的内向离子流增加是较重要的一个因素。EAD 是导致先天性与后天获得性长 QT 综合征患者室性心律失常的发生原因。起源于 M 细胞的 EAD 可成为触发活动并诱发 TdP 的基础。而且，左侧交感神经活动可周期性增高 EAD 幅度并导致快速性室性心律失常的发作；同样，α 肾上腺素刺激亦可使氯化铯犬模型的 EAD 幅度增高。Roden，Lazzala，Rosen 等[23] 和 El – Sherif 和 Turrito[24] 根据实验观察结果支持 TdP 的多机制学说，认为 TdP 起源于 EAD 引起触发活动所致的早期室性触发搏动（triggered beat），并由于心室复极离散度增大而使 TdP 得以维持。在体 LQT3 犬模型证明心室复极的延长伴随复极的空间离散度增大是产生 EAD 的第一步。早期后除极（EAD）引发的触发活动（triggered activity）可侵害存在潜在不均一性的心室复极功能，因而可诱发多形性室速，并可表现为 TdP。

交感神经与离子通道：长 QT 综合征的临床表现部分决定于致病的基因类型，也可决定于特殊的基因突变[23]。对致病基因的识别，不仅是对 LQTS 发病机制进一步理解的一个重大里程碑，而且又提供了进一步了解心脏电生理学的肾上腺素调节和 LQTS 的发病机制方面在分子水平、细胞水平和临床领域中联合研究的一种新机遇。Schwartz[25] 有关 LQTS 发生机制的竞争性学说指出：①第一个是"心脏交感神经不平衡学说"：肾上腺素刺激对 LQTS 患者发生症状的显著影响与抗肾上腺素干预的显著疗效支持心脏交感神经的不平衡学说，这样可解析异常窦律，异常心室复极，肾上腺素的致心律失常作用及抗肾上腺素药物的治疗作用；②第二个是"心脏通道离子流异常学说"：大多数先天性 LQTS 的心电图表现与"后天获得性"LQTS 患者的 QT 延长与 TdP 没有区别，而且在心脏离子流的异常现象亦有共同之处。离子通道是细胞膜蛋白质或蛋白质复合体，其显著特征是响应外在信号引起细胞膜电压变化而形成特定的离子进出的小孔（钠、钾、钙等）的结构变化。这些带电荷离子的移动反映了特殊离子通道蛋白质的功能，即使是很微小的个别通道离子流变化就能显著地改变心室复极内向与外向离子流平衡的变化，从而可表现出动作电位时程的延长或缩短。这个基本概念提供我们了解个别基因编码离子通道的精细的离子流异常就能够引起 QT 间期的变化，同样可说明心律失常的发生，甚至还可解析它们对肾上腺素能的依赖性。20 世纪 80 年代初的重大进展是应用离体与在体实验研究把传导系统组织（普肯耶纤维）的早期后除极（EAD）的发生与动作电位（AP）的延长联系起来，因而可了解异常 QT 间期延长与心律失常的相关性。降低外向钾复极电流（例如应用铯或抗心律失常药）和/或增加钙或钠内向电流可直接产生 EAD。触发活动大多由于 L 型钙内向电流增加而使钙超载，而位于 3 相的触发活动可产生于钠或 T 型钙通道内向电流的增加。起源于 EAD 的触发活动可诱发和维持 TdP。Remme 与 Bezzina[26]指出局部性或跨壁的离散度增大使心脏易于出现心律失常；当心室复极离散度增大与早期后除极幅度增高结合在一起并发生作用时则可诱发 TdP。图 3-9-11 以图解流程方式更清楚地说明 TdP 的多机制的理论。

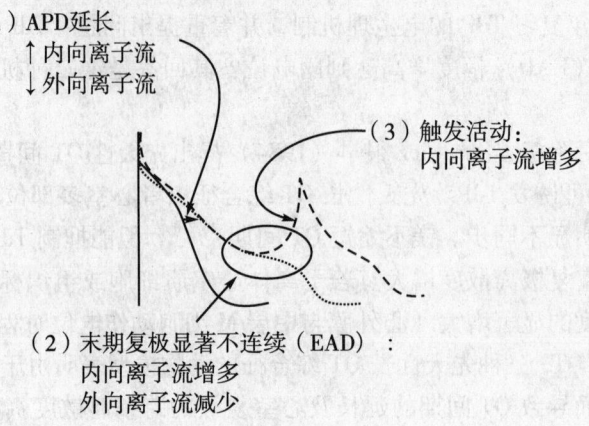

（1）APD延长
　↑内向离子流
　↓外向离子流

（3）触发活动：
　内向离子流增多

（2）末期复极显著不连续（EAD）：
　内向离子流增多
　外向离子流减少

图 3-9-11　动作电位时程（APD）延长伴跨壁复极离散度（TDR）增大，早期后除极（EAD）达阈电位引起触发活动是 TdP 发作的离子流机制（引自 Roden DM, Lazzara R, Rosen M, et al. 1996）

四、尖端扭转型室性心动过速的细胞学机制

2001 年 Yan，Wu 和 Liu 等[27]首次通过离体动脉灌流兔的完整心室壁的细胞内记录技术直接证明了 EAD 可起源于 QT 间期显著延长的任何一层心肌细胞。跨壁离散度的增大（dl-sotalol 阻滞 I_{Kr} 通道）使 EAD（恶性"RonT"）得以显著地跨壁扩展起到非常重要的作用。当跨壁复极离散度（TDR）显著增大时则恶性"RonT"可诱发 TdP（图 3-9-12）；此时，一个长间歇后 TP-TE 间期（即从 T 波顶

离体兔左室dl-sotatol 100μM

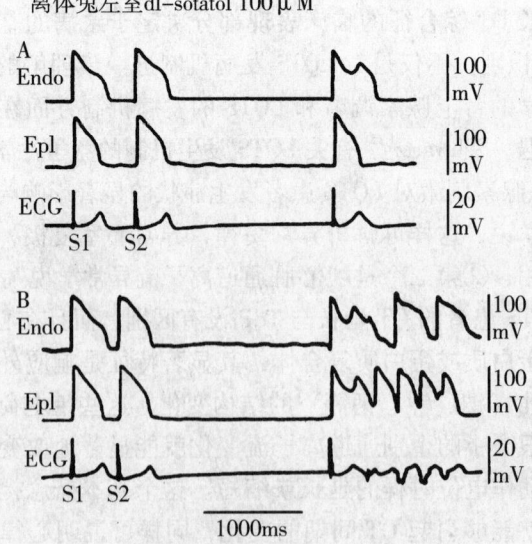

图 3-9-12　DL 索他洛尔 100μmol/L 使兔左室产生 S-L-S 而导致 EAD，RonT，和 TdP 的发生。BCL=1000ms（S1）刺激心内膜（ENDO），其 S1~S2 间期可变

A：配对刺激使心内膜产生 EAD，但不扩散心室壁；长间歇产生 T 波增宽伴 TP-TE 间期延长；B：RonT 期外收缩诱发多形性 VT。心外膜与心内膜之间传导阻滞的存在可产生跨壁折返与 TdP（引自 Yan GX 等，2001）。

峰至 T 波终末的间期）延长（一个心室复极离散度增大的指标）必然存在。

如果跨壁复极离散度（TDR）足够大，那么 RonT 期外收缩就可引起 TdP 的发作。一个显著增大的跨壁心室复极离散度（TDR）不仅促进 EAD 达到跨壁的传播，而且提供跨壁折返，进而维持 TdP 的发作。该实验的 3/6 只兔出现 RonT 引起 TdP 的发作（图 3－9－13）。

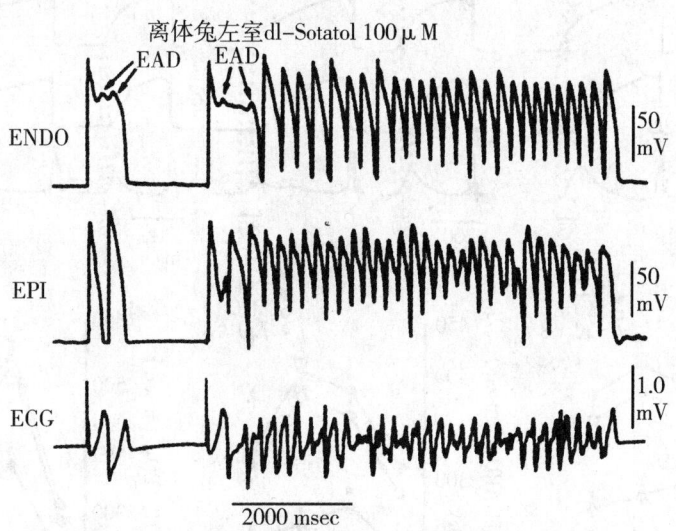

图 3－9－13　EAD 诱发 TdP

心内膜动作电位（2 相）产生 EAD 诱发 RonT 期前收缩而导致 TdP 发作（引自 Yan GX et al. 2001）。

Lankipalli，Zhu，Guo 和 Yan GX[28] 于 2005 年对单纯 I_{Kr} 通道阻滞的兔左室模型研究指出：增大的 TDR 不仅是依靠 EAD 的传播作用，使 RonT 期外搏动成为诱发 TdP 的第一个搏动，而且提供了功能性折返基质成为维持 TdP 的基础。

张爱峰等[29] 通过冠状小动脉灌注兔左室心肌组织块建立 LQT2 模型，d－索他洛尔显著增加跨壁复极离散度（TDR）：早期后除极（EAD）RonT 室性早搏和自发性 TdP 的发生率分别为 7/7、7/7 和 3/7，提示 TDR 的增大不仅是 EAD 产生的基础，更是产生折返和维持 TdP 的机制，并观察到心电图 T 波顶点至 T 波终点（TPE）间期延长是 TDR 的一个较好预测指标。所得结果与 Yan GX 等[27] 研究一致。

Antzelevitch 等[30] 研究和综述认为继发于三层心肌细胞复极跨壁离散度的增大和早期后除极幅度的增高达到阈电位引起触发活动是长 QT 综合征患者产生 TdP 的基质和触发因素（图 3－9－14）。Shimizu 和 Antezelevitch[31] 采用动脉化灌注犬心肌标本制成 LQT1，LQT2 和 LQT3 的三种先天性长 QT 综合征的动物模型。这些实验表明主要是由于心肌中层 M 细胞动作电位时程（APD）的明显延长而导致 QT 间期的延长及心室复极的跨壁离散度（TDR）增大。他们认为 TDR 的异常增大是自发性 TdP 及刺激引起 TdP 的发病机制。

Antzelevitch[30] 把长 QT 综合征发生 TdP 的细胞学机制用图解方式表达如图 3－9－15。

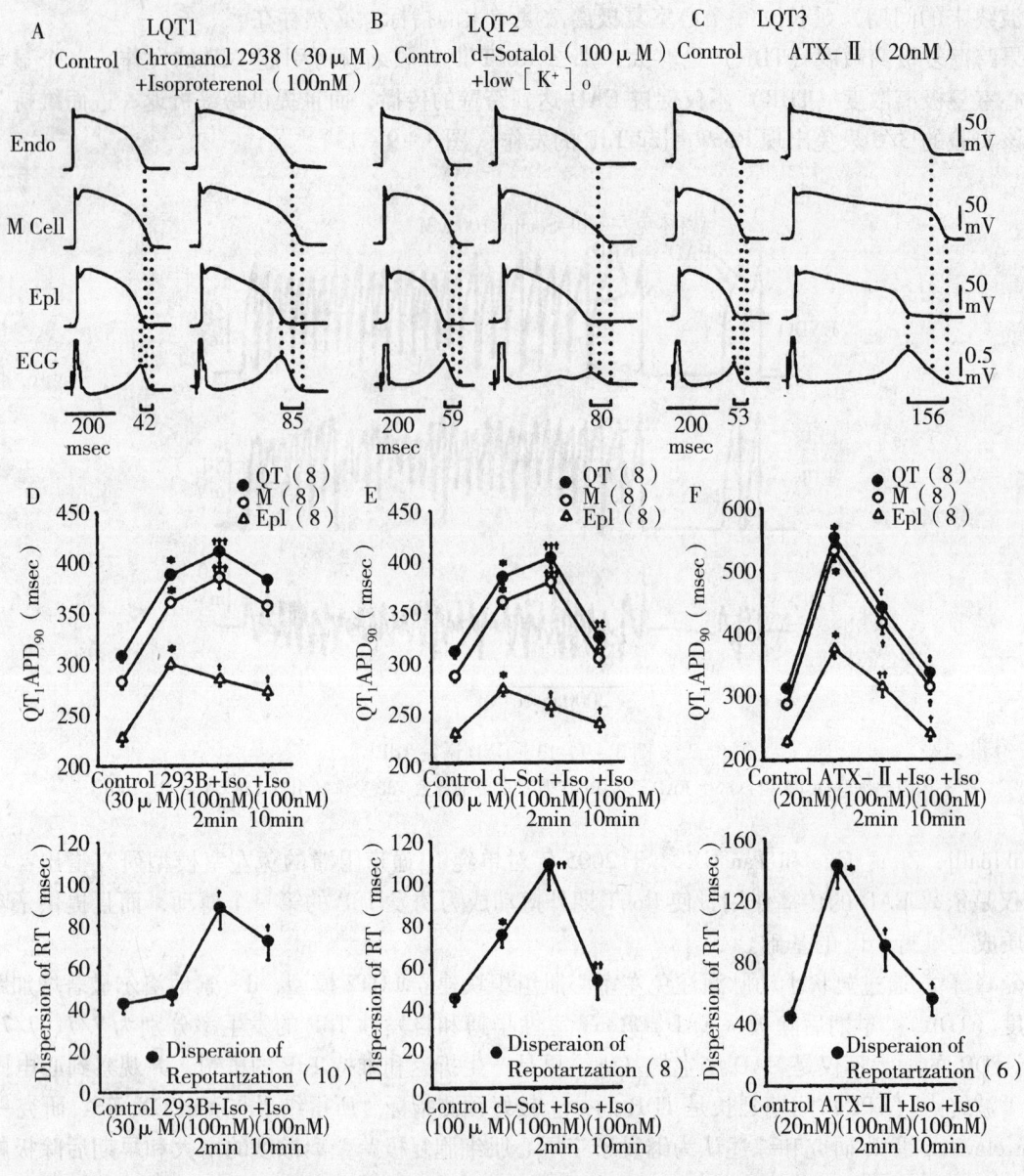

图 3-9-14　LQTS 模型

　　LQT1（A），LQT2（B）和 LQT3（C）动脉化灌注犬左室心肌标本跨壁动作电位与跨壁 ECG。每个类型均设正常对照组。采用异丙基肾上腺素 + chromanol 293B；I_{Kr} 阻滞剂（d-sotalol）+ 低 K^+；和一种 late INA 减缓非激活剂（ATX II）分别仿制出 LQT1，LQT2 和 LQT3 模型。

　　图条 A～C 为同时记录的心内膜（endo）细胞，中层 M 细胞，心外膜（epi）细胞部位的动作电位时程（APD），和跨壁 ECG。BCL = 2000 ms。心室壁的跨壁复极离散度（TDR）被定义为：心室中层 M 细胞和心外膜细胞的复极时程（APD）之差（原图标为 msec 即 ms，见于 ECG 图条下方，分别为 LQT1 模型为 85 ms（对照 42 ms）；LQT2 为 80 ms（对照 50 ms）；LQT3 为 156 ms（对照 53 ms）。

　　图条 D-F 分别为 LQT1，LQT2，和 LQT3 的 QT 间期，APD90 和跨壁复极时程的离散度（ms）。

　　异丙基肾上腺素对 LQT1，LQT2 和 LQT3 模型的作用：

　　LQT1：异丙基肾上腺素引起 M 细胞 APD90 间期和 QT 间期的持久性延长（2 和 10 min）；相反地，心外膜细胞的 APD_{90} 则经常持久性缩短，结果使跨壁复极离散度（TDR）持久性增大（图条 D）。

　　LQT2：异丙基肾上腺素在最初 2 min 时延长，其后又缩短 QT 间期和 M 细胞的 APD90 间期达到对照水平（10 min；相反地，心外膜（Epi）细胞的 APD90 经常持久性缩短，结果引起跨壁复极离散度（TDR）暂时性增大（图条 E）。

　　LQT3：异丙基肾上腺素引起中层 M 细胞和心外膜细胞的 QT 间期和 APD90 间期持久性缩短（2 和 10 min），结果使跨壁离散度（TDR）持久性减小（图条 F）。

　　* $P < 0.0005$ vs 对照；$P < 0.0005$，$P < 0.005$，

　　$P < 0.05$，vs 293B，d-Sotalol（d-Sot），或 ATXII。

　　（引自 Shimizu 与 Antzelevitch 1997，2000；Antzelevitch 2004）

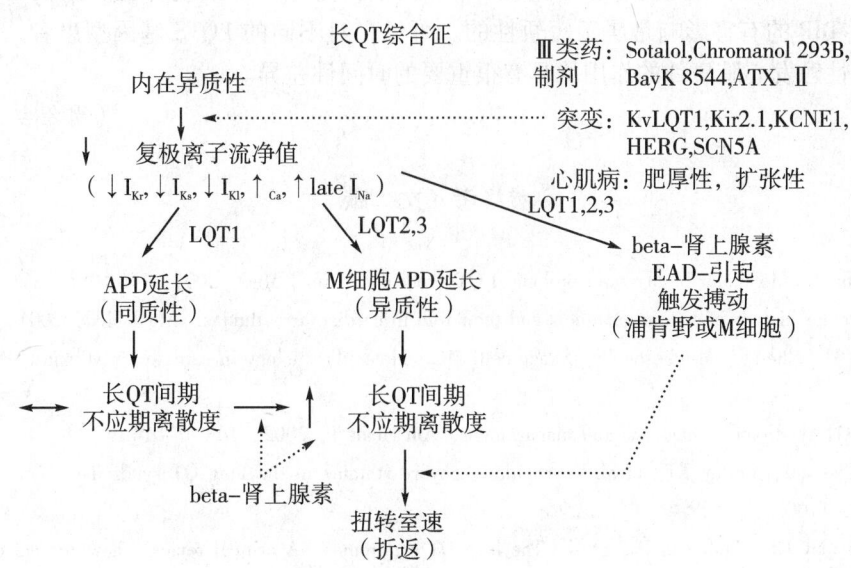

图 3-9-15 长 QT 综合征发生尖端扭转型室速的细胞学机制的流程图

LQT1 是先天性长 QT 综合征中最常见一种。联合应用一种 I_{Ks} 阻滞剂（Chromanol 293B）和一种 β 肾上腺素能促进剂（异丙基肾上腺素）可制作成 LQT1 动物模型。实验发现单独用 Chromanol 293B 均能使心肌三层细胞的 APD 延长，但很少发生 TDR 的变化。并发现虽然 QT 间期延长，但决不会在这些条件下自然产生 TdP，也不能用刺激诱发 TdP。再增加异丙基肾上腺素则可使心外膜和内膜层心肌 APD 缩短而 M 细胞则延长或不变。这一戏剧性 TDR 增大为自发性与刺激引发 TdP 提供了发生 TdP 的基础。这些结果充分表明一个事实，就是长 QT 综合征发生 TdP 的问题不是由于 QT 间期延长，而是由于 TDR 增大，后者常伴随 QT 间期延长。同时采取 I_{Ks} 的阻滞剂和 β 肾上腺素的刺激作用于动脉化心肌标本可制造一个像 LQT1 患者一样的 T 波基底增宽的动物模型的 ECG 特征性变化。这些发现非常符合于先天性长 QT 综合征患者，尤其可符合 LQT1 患者对交感神经刺激的高度敏感性[32]。Rogiers 等[20]临床研究 AOO 起搏（60，80，100bpm）的 SSS 患者于 6 小时期间均匀静脉输入硫酸镁（$MgSO_4$）10g 观察对 QT 间期和电解质等，可维持 Mg^{2+} 血清 1.5～2.0 mmol/L，但不缩短 QT 间期，仅于提高起搏率时能缩短 QT 间期，表明这种 QT 缩短不是镁盐的作用。

第二个普通的先天性长 QT 综合征（李翠兰[33]报道 LQT2 属于我国最常见的一种类型，占 53.9%）是 I_{Kr} 缺陷所致的 LQT2 型。I_{Kr} 离子通道功能缺陷又是大多数后天性长 QT 综合征的发病原因。d-sotalol 可用于模仿制成 LQT2 综合征的模型。当 I_{Kr} 阻滞时，全部三层细胞的 APD 均延长，其中 M 细胞 APD 延长更明显，结果导致 TDR 增大，促成 TdP 可以自发性地和由于刺激而产生。如果在 I_{Kr} 离子通道被阻滞的同时又使血清钾水平降低，就可制造成与先天性 LQT2 患者非常相似的在心电图上出现双峰 T 波的动物心肌标本模型。异丙基肾上腺素的应用可进一步增大 TDR，因而可增加这种模型产生 TdP 的发生率。

ATX-Ⅱ的应用加强了延迟钠通道（I_{Na}）可制成 LQT3 动物模型。因 ATX-Ⅱ引起三层心肌细胞的 APD 延长因而可引起 T 波的延迟出现[34]。M 细胞的晚期钠通道（late I_{Na}）有更高的密度，其 APD 延长更为明显，特别是在较慢的刺激频率时更是这样。与其他长 QT 综合征一样，M 细胞 APD 的高度延长引起 TDR 的明显增大可引起 TdP 的发作。在这些情况下，β 肾上腺素刺激能缩短全部三层心肌细胞的 APD，所以对这一模型起到改良作用。Shimizu 和 Antzelevitch[31]指出这种改良作用是由于 M 细胞 APD 的缩短要比心外膜和心内膜更为明显之故，因而可使心肌细胞 TDR 获得非常明显的减小。

交感神经活动的致心律失常作用在 LQT1 和 LQT2 型的临床病例和动物模型中表现出非常不同的时间性区别。在 LQT1 型中，异丙基肾上腺素引起 TDR 的增大最明显的时间在最初的 2 分钟，其后可持续但稍有减小，TdP 的发作情况具有相似的规律。在 LQT2 型中，异丙基肾上腺素仅在 2 分钟内产生 TDR 增大，故对 TdP 的有害影响是属于短暂性的。可见，对不同的 LQTS 基因型患者，自主神经活动和其他基因特异性触发心脏事件的作用均具有很重要的时间性差异。

（周金台　浦介麟）

参 考 文 献

1. Towbin JA, Vatta M. Molecular biology and prolonged QT syndrome. Am J Med, 2001, 110：385 – 398.

2. Grant AO. Molecular biology of sodium channels and their role in cardiac arrhythmias. Am J Med, 2001, 110：296 – 305.

3. Tristani – Firouzi M, Chen J, Mitcheson JS, Sanguinetti MC. Molecular biology in cardiac arrhythmias. Am J Med, 2001, 110：50 – 59.

4. Khan IA. Long QT syndrome：Diagnosis and management, Am Heart J, 2002, 143：7 – 14.

5. Jackman WM, Clark M, Friday KJ, et al. Ventricular tachyarrhythmias in the long QT syndrome. Med Clin North Amer, 1984, 68：1079 – 1100.

6. Jackman WM, Friday KJ, Anderson JL, et al. The long QT syndromes, A critical review, new clinical observations and a unifying hypothesis. Prog Cardiovasc Dis, 1988, 31：115 – 172.

7. Ben – David J, Zipes DP. Differntial response to right and left ansae subclaviae stimulation of early afterdepolarizations and ventricular tachycardia induced by cesium in dogs. Circulation, 1988, 78：1241 – 1250.

8. Ben – David J, Zipes DP. α – adrenoceptor stimulation and blockade modulates cesium – induced early afterdepolarizations and ventricular tachyarrhythmias in dogs. 1990.

9. Shimizu W, Ohe T, Kurita T, et al. Early afterdepolarizations induced by isoproterenol in patients with congenital long QT syndrome. Circulation, 1991, 84：1915 – 1923.

10. Shimizu W, Ohe T, Kurita T, et al. Epinephrine – induced ventricular premature complexes due to early afterdepolarizations and effects of verapamil and propranolol in a patient with congenital long QT syndrome. J Cardiovasc Electrophysiology, 1994, 5：438 – 444.

11. El – Sherif N, Bekheit SS, Henkin R. Quinidine – induced long QTU syndrome and torsade de pointes：Role of bradycardia – dependent early afterdepolarizations. J Am Coll Cardiol, 1989, 14：252 – 257.

12. Zhou JT, Zheng LR, Liu WY. Role of early afterdepolarizations in familial long QTU syndrome and torsade de pointes. PACE, 1992, 15：2164 – 2168.

13. 周金台，郑良荣，刘维宇，等. 肾上腺素及心房起搏对家族性长 QTC 综合征的心电图影响. 起搏与心脏，1991，5：189 – 191.

14. 郑良荣，周金台，赵娟. 早期后除极与氯化铯引起的室性心律失常. 中华心血管杂志，1992，20：369 – 371.

15. Vaughan Williams EM. The experimental basis for the choice of an antiarrhythmic drug. Adv Cardiol, 1970, 4：275 – 289.

16. Lehtonen A, FodstadH, Laitinen – ForsblomP, et al. Further evidence of inherited long QT syndrome gene mutations in antiarrhrythmic drug – associated torsades de pointes. Heart Rhythm, 2007, 4：603 – 607.

17. Noda T, Shimizu W, Satomi K, et al. Classification and mechanism of Torsade de Pointes initiation in patients with congenital long QT syndrome. European Heart J, 2004, 25（23）：2149 – 2154.

18. Viskin S, Alla SR, Barron HV, et al. Mode of onset of Torsade de Pointes in congenital long QT syndrome. Am Coll Cardiol, 1996, 28：1262 – 1268.

19. Surawicz B. Electrophysiologic substrate of torsade de pointes：Dispersion of repolarization or Earlydepolarization? J Am Coll Cardiol, 1989, 14：172 – 184.

20. Rogiers P, Vermeier W, Kesteloot H, Stroobandt H. Effect of the of magnesium sulfate during atrial pacing on ECG intervals, serum electrolyte, and blood pressure, 1989, 117：1278 – 1283.

21. Bando S, Yamamoto H, Nishikado A, et al. Effect of magnesium sulfate on ventricular refractoriness and its efficacy for torsade de pointes. Tokushima J Exp Med, 1990, 37：69 – 73.

22. Zipes·DP. Mechanisms of clinical arrhythmias. Heart Rhythm, 2004, 1（Issue 5C）：4C – 18C.

23. Roden DM, Lazzara R, Rosen M, et al. Multiple mechanisms in long QT syndrome. Current knowledge, gaps, and future

directions. The SADS foundation Task Fource on LQTS. Circulation, 1996, 94：96 – 2012.

24. El – Sherif N, Turrito G. The long QT syndrome & Torsade de Pointes. PACE, 1999, 22 （Pt I）：91 – 11.

25. Schwartz PJ, Locati EH, Napolitano C, et al. The long QT syndrome. In Zipes DP, Jalife J, eds. Cardiac Electrophysiology：From Cell to Bedside. Philadephia, Pa：WB Saunders Co, 1995, 788 – 811.

26. Remme CA, Bezzina CR. Genetic modulation of cardiac repolarization reserve. Heart Rhythm, 2007, 4：608 – 609.

27. Yan GX, Wu Y, Liu T, et al. Phase 2 early afterdepolarization as a trigger of polymorphic ventricular tachycardia in acquiredlong – QT syndrome. Circulation, 2001, 103：2851 – 2862.

28. Lankipalli RS, Zhu T, Guo D, Yan GX. Mechanisms underlying arrhythmogenesis in long QT syndrome J Electrocardiol, 2005, 38：69 – 73.

29. 张爱峰 王东琦，舒娟等. LQT2 模型尖端扭转型室性心动过速的发生机制. 中国心脏起搏与心电生理杂志, 2006, 20：247 – 250.

30. Antzelevitch C. Molecular genetics of arrhythmias and cardiovascular conditions associated with arrhythmias. Heart Rhythm, 2004, 1 （Issue 5C）：42C – 56C.

31. Shimizu W, Antezelevitch C. Differential effects of beta – adrenergic agostics and antagostics in LQT1, LQT2, and LQT3 models of long QT syndrome. J Am Coll Cardiol, 2000, 35：778 – 86.

32. Ali RH, Zareba W, Moss A, et al. Clinical and genetic variables associated with acute arousal and nonarousal cardiac events among subject with long QT syndrome. Am J cardiol, 2000, 85：457 – 461.

33. 李翠兰，胡大一，李运田等. 76 个长 QT 综合征先证者临床特征与治疗情况研究. 中国心脏起搏与心电生理杂志, 2004, 18：414 – 418.

34. Shimizu W, Antzelevitch C. Sodium channel block with mexiletine is effective in reducing dispersion of repolarization and preventing Torsade de Pointes in LQT2 and LQT3 models of long QT syndrome. Circulation, 1997, 96：2038 – 2047.

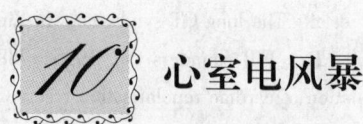

心室电风暴

心室电风暴（ventricular electrical storm，VES）是由于心室电活动极度不稳定所导致的最危重的恶性心律失常，是心脏性猝死（SCD）的重要的发生机制。紧急救援，及时认识，迅速干预，可以降低死亡率，改善预后。

一、定义

1. Varma 等[1]认为，24h 内出现≥2 次的复发性室速/室颤（VT/VF），通常需要电复律/除颤干预的称为 VES。

2. ACC、AHA、ESC，在 2006 年"室性心律失常的诊疗和 SCD 预防指南[2]"（以下称指南）中，将 VES 定义为：24h 内自发的 VT/VF ≥2 次，需要紧急治疗的临床综合征。

二、VES 的发作次数

国内郭成军等[3]报道 35 例 VES，发作次数为 4～156 次，平均 29.1±37.9 次/d。在另 1 篇报道中，6 例 VES 患者，发作次数平均 16.5±5.3 次。本组 1 例冠心病患者在 2 小时内发作 43 次。

三、命名

心室电风暴的名称较多，因为其本质主要是由于交感神经过度激活所导致的恶性心律失常，这种恶性心律失常，来势凶险，猝不及防，犹如风暴，所以又称为交感风暴，儿茶酚胺风暴。由于近年来 ICD 开展较多，发生于植入 ICD 的患者中较多，故又有所专指的 ICD 风暴。但是，尽管名称不同，而内在涵义基本一致，所以上名称通用。指南对这种 VT/VF 的顽固发作，称为不间断状态，并对不间断的含义作了诠释，认为不间断是指复律后仅维持几个窦性搏动，然后又继续发作，呈 VT/VF 持续状态。

四、病因

1. **器质性心脏病**　可见于各种器质性心脏病，尤其是冠心病。冠心病可见于急性心肌梗死、陈旧性心肌梗死和无心肌梗死的患者，稳定性或不稳定心绞痛的患者，或由冠脉痉挛所致。国内郭成军等[4]报告 3 例以 VES 为初发表现的冠心病，在随后报告的一组 35 例 VES 中，冠心病占 17 例。孙志军报道 2 例 VES 均在急性心肌梗死（AMI）早期，张萍[5]介绍 1 例 ACS 为入院 4h 的冠心病患者，我院 4 例 AMI 的 VES 均发生在 PCI 术中和术后 2h。除冠心病多见外，尚见于糖尿病、高血压病、扩张性心肌病和先心病等。

2. **非器质性心脏病**　部分患者通过各种检查心脏结构正常，无器质性心脏病依据。郭成军等[4]报道 35 例 VES 中，有 12 例为非器质性心脏病患者，这些患者由于存在其他影响因素而触发 VES。本组有 3 例无器质性心脏病基础，由精神创伤和其他影响因素而诱发 VES，1 例尿毒症患者因高血钾而诱发 VES。

3. **遗传性心律失常**　如 LQTS、SQTS、Bruqada 综合征等。郭成军等报告中有 LQTS、SQTS 等离子通道病变。尚有 5 例 VES 患者有明确 SCD 家族史，提示 VES 可能有遗传性心律失常的基础。

五、促发因素

详尽询问病史，仔细了解家族史，一般多有促发因素存在，但 Credner 等报道，仅有 36% 的患者能找到促发因素。比较多见的促发因素如下：

1. 心肌缺血　是最常见的促发因素，大多数患者都有冠心病基础，少数冠心病患者，一旦急性心肌缺血发作，有可能成为 VES 的首发因素。

2. 电解质紊乱　也是较为常见的多发因素，可见于扩张性心肌病，遗传性心律失常，一旦存在低钾、低镁，极易促发复发性 VT/VF。

3. 急性心衰　由于心功能失代偿，交感神经激活，心肌应激性增加，心电不稳定性增加，容易促发心律失常。

4. 药物影响　治疗心衰的药物如利尿剂可造成低钾、儿茶酚胺制剂可激活过度代偿的交感神经，有时候会使 VES 一触即发。

5. 抗心律失常药物的致心律失常作用和抗心律失常药物的负性肌力作用，都可以导致新的心律失常，如胺碘酮可使复极异常者其离散度进一步增加，可能会导致心律失常恶化和死亡率增加。

6. 自主神经的影响　在电风暴中起决定性作用，它不但可促发 VT/VF，且可使 VT/VF 顽固不化。

7. 儿茶酚胺对 VES 的发生有重要的促进作用，处于应激状态的患者应避免使用儿茶酚胺类血管活性药物。有时会助长 VT/VF 的发生和发展。

六、预警信号

出现下列这些异常情况往往是 VES 的前奏，随后可能就出现 VES 的险情，可以作为预报和警告的信号：①LQTS；②SQTS；③异常 J 波，J 波增高、增宽，尤其是缺血性 J 波，或特发性 J 波；④ST 抬高呈巨 R 型或呈墓碑型；⑤T 波异常高尖；⑥T 波电交替（TWA）；⑦T 波呈瀑布样；⑧异常增高的 U 波或 U 波深倒；⑨极短联律间期室早，联律间期≤300ms 等。

七、心室电风暴机制

心室电风暴的发生机制尚不清楚，其可能机制如下：

1. 交感神经过度激活　大量儿茶酚胺释放，经过酶促反应，使细胞膜离子通道构型发生改变，导致大量钠、钙离子内流，大量钾离子外流，引起各种心律失常，特别是恶性心律失常。由于恶性心律失常反复发作，以及频繁的电击干预，进一步增加了脑缺血，导致中枢性交感兴奋，使电风暴反复持久，不易平息（图 3 - 10 - 1）。

2. β_2 受体反应性增高[6]　β_2 受体介导的儿茶酚胺效应，在生理状态下虽然并不很重要，但在心衰和心梗的发展过程中起着不可忽视的作用，可导致严重的恶性室性心律失常。Lowe 等认为肾上腺素可能通过 β_2 受体激活，使心肌复极离散度增加，触发室律失常。Billman 等发现用 β_2 受体拮抗剂，可显著降低实验动物犬心梗恢复期心室颤动的发生率。Cuparencu 等发现在猪的离体心脏，用 β_2 受体拮抗剂可以显著升高有效不应期和室颤阈值。

3. 希普系（HPS）传导异常　郭成军等通过临床观察和动物实验研究认为，HPS 传导异常参与了 VES 的形成，HPS 异位冲动不仅触发和驱动了 VT/VF，而且还由于逆向传导阻滞窦性冲动下传，促使 VT/VF 反复发作，不易终止。临床医生应尽早识别 HPS 参与 VES 形成的重要性，如房室传导阻滞伴束支传导阻滞、H 波分裂、HV≥70ms 等，这些常提示电生理基质异常，容易成为 VES 的发生基础。

八、临床表现

1. 起病情况　起病突然，急剧恶化，病情凶险，瞬息多变。

2. 发作性晕厥　是 VES 特征性表现，多数患者因晕厥而入院，可由床边心电监测或动态心电图记录到发作过程中 VT/VF 状况。

3. 发作性胸痛　多由心脏缺血性事件所致，通过典型的临床表现和发作时的心电图改变，可提供依据。

心室电风暴机制流程图

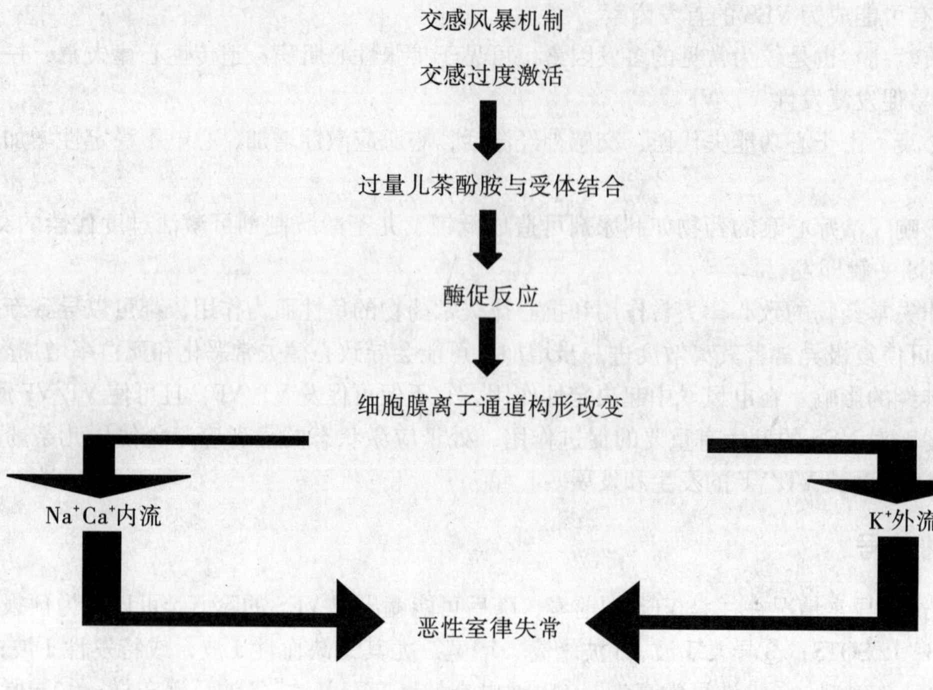

交感风暴机制

交感过度激活

↓

过量儿茶酚胺与受体结合

↓

酶促反应

↓

细胞膜离子通道构形改变

Na⁺Ca⁺内流 ←　　　　→ K⁺外流

恶性室律失常

$$Na^+Ca^+内流 \quad\quad K^+外流$$

图 3 – 10 – 1　心室电风暴机制

4. 心率变化　常伴心率加速，血压增高，呼吸加快等交感兴奋表现。

5. 心功能不全　有器质性心脏病者，可有劳力性呼吸困难和体液潴留表现，超声心动图可提供心脏结构改变、室壁活动状况和左室射血分数等重要信息。

6. 精神因素　无器质性心脏病基础者，可能有精神创伤，情绪波动病史，部分患者有焦虑不安，忧郁不乐，心理压力过大。

7. 体征　器质性心脏病者有相应的体征，如心脏增大，心脏杂音和心律失常和心功能不全等临床表现。

8. 电解质　电解质紊乱者，可有食欲不振，恶心呕吐，腹胀腹泻，全身乏力，或应用利尿剂有排尿过多等表现。

9. 药物影响　应用抗心律失常药物者，需评估相关的致心律失常作用。

10. 家族史　有遗传性心律失常可能者，尚需了解家族聚集倾向，以及家族中有无早年猝死的成员。

11. 其他　颅脑损伤者，由于自主神经不平衡，可导致 ST – T 各种异常表现，可有反映异常复极化的心电图特征。

九、心电图特征

1. 窦性心率加速　往往出现在 VES 来临之前，显示交感激活。

2. 室性早搏（室早）　最常见，并有其特点：①常与 VES 不可分割，犹如风暴前的电闪雷鸣，紧随其后就是簇集形式的 VT/VF，因此，室早多为 VES 的前兆；②室早的形态：可呈单形、多形、多源；③室早的频度：可呈单发、连发、频发；④室早的联律间期：多数为短联间期，或缺血发作时联律间期较前缩短；⑤室早与缺血的时间差：从动态心电图上可观察到先出现早搏，继后有 ST 段压低，提示室早在先，缺血在后；⑥室早的 ST 抬高呈巨 R 型，这种室早特别凶险，可能预示其早搏来自缺血损伤区，往往紧随其后引发 VT/VF；⑦根据室早在 12 导联上的形态，可初步作出定位，可推测其来源，如早搏呈 RBBB + LAH 图形者，提示来自左后乳头肌周围，反映左后乳头肌周围缺血，反之，如早搏呈 RBBB + LPH 图形者，提示来自左前乳头周围，反映左后乳头肌周围缺血，并与支配该区域的罪犯血管相关联。

3. VT/VF 的特点　①反复发作，连续不断，需及时干预；②发作可愈演愈烈，连绵不断，往往造成多次电转复；③VT 多数为多形性、扭转型，极易恶化为室颤；④VT 起始多为室早引发，VT 起始搏动形态可与室早相似；⑤VT 频率极快，一般在 250~350bpm 左右，甚至可 >400bpm；⑥VT 心室律极不规则；⑦VT/VF 出现前后，多伴 1~2 种预警信号，如缺血性 J 波、室早 RonT、Niagara 瀑布样 T 波以及 TWA 等；⑧发作时伴意识障碍，发作间歇期部分患者神志转清，自己描述为"如梦初醒"；⑨电转复效果不佳，或转复后不能巩固，仍反复发作；⑩静脉应用 β 受体阻滞剂疗效卓著，部分患者对胺碘酮、维拉帕米反应良好。

十、VES 发作时所处状态

1. 在临床患者中，VES 发作时的"处境"，各种各样，各不相同，但共同点大多与交感过度激活有关，诸如 ACS 发作时，运动过程中，情绪波动时，心衰发作时，围手术期间以及儿茶酚胺制剂应用不恰当等。本组有 4 例在负性情绪影响下发生，有 4 例在 PCI 术中和术后发生，1 例尿毒症高钾情况下 VT/VF 反复发作。

2. 在安置 ICD 的患有中，仍然可能发生 VES，尤其是未能配合用药者，或存在交感影响因素者。

十一、国内研究动态

1. 2002 年北京同仁医院刘杰[7]综述了 ICD 电风暴这一特有现象的研究进展，由胡大一审校，详尽地综述了 ICD 发生 VES 的定义、发生率、促发因素和对 ICD 的 VES 的处理策略，强调了纠正促发因素，治疗基础心脏病，阻滞过度激活的交感神经的重要性，提高了临床医生对 VES 的识别能力、处理水平和研究热情。

2. 北大人民医院张萍在《临床心电学杂志》2007 年第一期，国外心电学之窗专栏中介绍了 2 例 VES 患者。

（1）1 例 ACS 引发的交感风暴，4h 内，因 VT/VF 反复发作，电击除颤 6 次，胺碘酮和利多卡因等均不能控制其发作，静脉推注倍他乐克 2.5mg 后，交感风暴平息。此例 VES 的特点为：①多形性 VT 心室率极快，300~375bpm；②电转复不易控制；③胺碘酮、利多卡因等无效，而美托洛尔有效。

（2）1 例中枢性交感风暴患者，此例 VES 的特点是：①VT/VF 前，出现 Niagara 瀑布样 T 波，T 波宽大深倒，倒置深约 15mm，T 波降支有顿挫；②Niagara 瀑布样 T 波终末部分有室早，第一个室早未引发 VT/VF，第二个室早比第一个室早提前略早约 40ms，落在瀑布样 T 波即将结束的终末部分，引发了频率极快的 VT/VF，VT 心室率约 250~300bpm，很快就恶化为室颤；③Niagara 瀑布样 T 波，反映交感激活、交感介导、复极离散度增加，室早刺激后立即引发了 VES。

（3）张萍对交感风暴的临床特点作了如下归纳：①快速 VT/VF 反复发作，需多次电转复；②反复发作的时间间隔有逐渐缩短的趋势；③常用治疗室速的药物如胺碘酮、普卡胺等疗效不佳；④常伴血压增高，呼吸加快和心动过速等交感激活的表现；⑤存在交感风暴的基础病因或诱因，如 ACS、CHF、颅脑损伤、躯体或精神应激和遗传性心律失常等因素。

（4）张萍对交感风暴的心电图特点作了如下归纳：①风暴前常有窦率增加；②可见 TWA 或心肌损伤性改变，表现为 T 宽大畸形，呈 Niagara 样 T 波特征；③可有联律间期不等、多源或多形性室早；④随后有多形性/扭转性/单形性 VT/VF。

3. 北京安贞医院郭成军等分别发表了以 VES 为初发表现的冠状动脉粥样硬化性心脏病 3 例，PCI 防治冠心病无心肌梗死的 VES 6 例[8]，VES 与 HPS 传导异常的临床联系 35 例，并作了 VES 的机制与起搏作用的实验观察和经导管消融触发心室颤动的室早治疗心室颤动[9]等一系列的研究。郭成军等所报道的 VES 主要的临床特点如下。

(1) 晕厥反复发作。

(2) VES 前往往先出现频发室早，这种室早具有重要的临床意义：①室早是 VES 的信号，预示着 VES 的来临；②根据室早在 12 导联上的 QRS 形态，可以对室早的来源进行推断定位。

(3) 室早后往往出现 ST 变化，表现为 ST 抬高或压低，都预示着可能有心血管事件即将要发生。①继室早后窦性心律的 ST 逐渐抬高，抬高的程度：逐渐增加，累及的导联数也逐渐增加；②继室早后窦性心律的 ST 压低，室早的联律间期逐渐缩短，当 RonT 后，即触发 VF，即 VES 来临前室早的联律间期逐渐缩短。

(4) 心电图上有明显的 U 波。

(5) 心尖区有一过性收缩期杂音，提示一过性乳头肌缺血。

(6) 运动试验可见频发室早，开始无 ST－T 改变，嗣后出现 ST 压低，随着 ST 压低，簇集的 VT 频繁发生。

(7) CAG 显示冠脉狭窄 >90%。

(8) PCI 植入支架后，VES 和 ST 改变消失，随访 8.32 月~7 年未再发作，有效地防治了 SCD。

4. 孙志军报告 2 例 VES，均发生在 AMI 的早期。1 例为急性前壁广泛心梗，5h 入院，反复 VT/VF，电转复 11 次，利多卡因、胺碘酮、硝酸甘油等均无效，Betaloc 5mg iv 病情控制，PCI 安置支架一枚。1 例急性下壁伴右室心梗 30min 入院，突发 VF，电转复 9 次无效，Betaloc 5mg iv 病情控制，再作血运重建。

5. 本组所见 8 例，4 例为 ACS，3 例发生在 PCI 术中，1 例发生在 PCI 术后 2h，3 例未发现器质性心脏病，仅见短联律间期室早，1 例为尿毒症高钾血症。促发因素为低钾、高钾和负性情绪影响有关。VES 电转复次数 4~43 次，本组临床和心电图特点如下：①反复发作晕厥；②发作与血钾水平、精神刺激和药物影响有关；③可见异常 J 波，J 波呈慢频率依赖性；④可见极短联律间期室早，联律间期 <300ms；⑤可见室早 ST 抬高呈巨 R 波型；⑥基本心律的 ST 抬高呈单向曲线或呈巨 R 型，或墓碑型；⑦室早后第 1 个窦性搏动 T 波增高增宽，VT 终止后也可见第 1 个窦性搏动的波 T 增高增宽，显示 VT 前后复极离散度增加；⑧VT 频率极快，多为 300bpm 左右，有的甚至高达 440bpm；⑨PCI、CABG、β 受体阻滞剂、钙通道阻滞剂等治疗效果良好。

十二、典型病例

1 例患者因情绪激动，突发胸闷，伴恶心、呕吐、晕厥、休克。诊断急性下壁伴右室心肌梗死，最早表现为缓慢性心律失常，交界逸搏－夺获心律，半小时后，心率逐渐加快，下壁导联 ST 抬高，呈单向曲线或墓碑样改变，或呈巨 R 型，室早的 ST 抬高也呈巨 R 型，而且联律间期极短，心电图表现为多支病变。由短联律间期室早诱发 VT/VF，VT 频率极快 >300bpm，呈多形性 VT，电转复 43 次。因血钾 3.1mmol/L，给予充分补钾、补镁。由于 VT/VF 屡发不止，加用胺碘酮、利多卡因等治疗均无效，给予艾司洛尔 20mg 静脉推注，80mg 加入液体中点滴，发作控制。2 周后作冠脉搭桥术，康复出院（图 3－10－1，2，3，4，5）。

该例患者 VES 有如下特点：①起病先表现心动过缓，后表现窦性心动过速，反映自主神经功能失调；②室早呈巨 R 波型 ST 抬高，是心肌缺血性损伤充分发展到极限的心电表现，反映室早可能来自心肌损伤区，表现为二联律时与基本搏动抬高的穹隆形的 ST 恰似蝶翼状或呈双峰型或呈 "M" 型，非常具有特征性；③患者血钾 3.1mmol/L，但发病前食欲正常，无摄入减少，虽然可能由于呕吐而造成钾的丢失，但呕吐仅 1 次，因此，尚需考虑由于交感激活，β₂ 受体兴奋，使 K^+ 进入细胞内，造成低血钾，促进室律失常；④患者在低钾的情况下，应用了胺碘酮，这是不恰当的，可能会使复极离散度进一步增加，所以 VT/VF 更加顽固和恶化；⑤常规抗心律失常药物无效，艾司洛尔有效，说明患者 VES 是由交感神经兴奋性极度增高所引起。

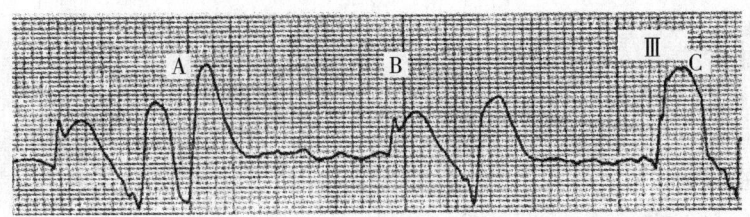

图 3 – 10 – 1　患者急性下壁 ST 抬高心梗

A：ST 抬高呈单向曲线，随后紧跟 2 个室早，室早的 ST↑呈巨 R 型；

B：ST 抬高呈单向曲线，随后紧跟 1 个室早，室早的 ST↑呈巨 R 型；

C：QRS 呈巨 R 型，R 上升支略有顿挫即继续上升，没有 S 波，呈墓碑样。

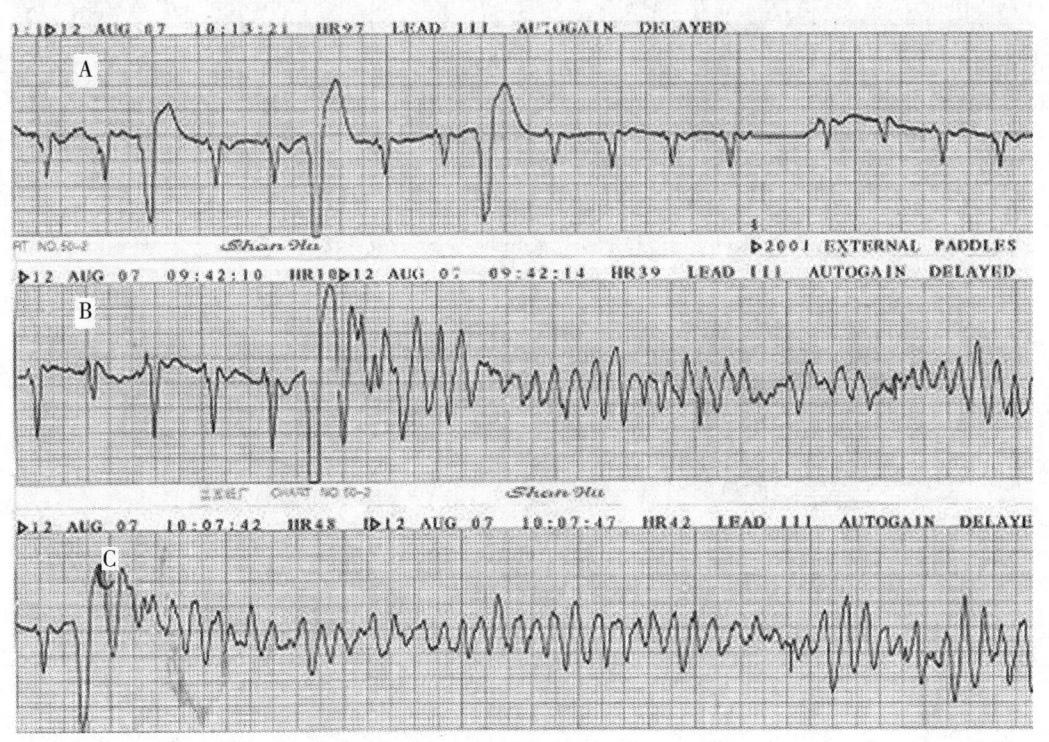

图 3 – 10 – 2

A：VES 发作前，先出现频发室早；

B：相继出现反复多形性 VT/VF；

C：VT 的初始搏动与室早形态相同，联律间期较短。

　　王福兴等[10]报道 1 例患者无心脏病史，白天焦虑不安，夜间突然四肢抽动，不省人事。心电监测显示频发室早，间有多形性 VT，室率平均 360bpm，并呈不间断的连续发作，应用利多卡因、胺碘酮以及电转复均无效。鉴于室早联律间期极短，仅为 240ms，考虑 VT/VF 由触发活动所致，立即给予维拉帕米 5mg，室早、VT/VF 则逐渐控制。该例 VES 有如下特点：①室早联律间期极短，均为 240ms；②室早和 VT 后的第 1 个窦性搏动的 T 波增高增宽，提示 VES 发作前后复极不均，复极离散度增大；③多形性 VT 频率极快，平均 360bpm，且易恶化为 VF；④利多卡因、胺碘酮无效，⑤异丙肾上腺素、盐酸肾上腺素、反复电击，反而加重，似与交感胺进一步激活交感神经有关；⑥VES 发作前窦性频率 125bpm，发作后窦性频率 150bpm，提示 VES 与交感激活关系密切。VES 控制后次日，窦性频率恢复 75～80bpm 左右，提示交感影响消除；⑦早搏联律间期极短和应用维拉帕米有效，印证 VT/VF 与触发

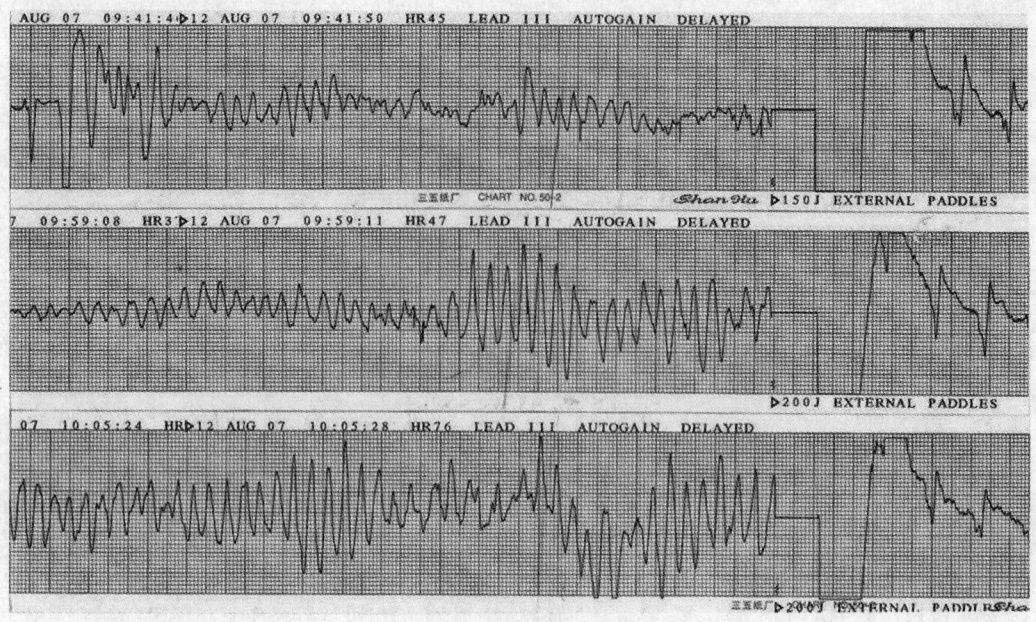

图 3 - 10 - 3

VES 的 VT/VF '终而复始' 呈不间断状态, 反复电转复 43 次。

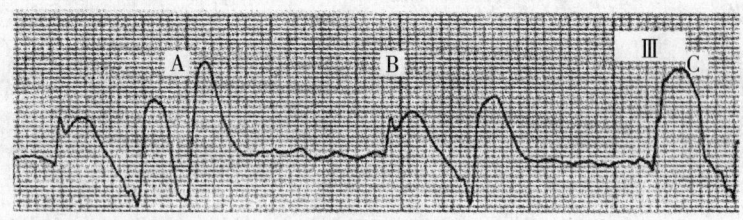

图 3 - 10 - 4

A: 静注艾司洛尔 20mg 以后 VES 逐渐平息;

B: 静脉点滴艾司洛尔 80mg, 遗留个别室早, 室早联律间期较上图室早延长 80ms;

C: 静脉点滴艾司洛尔过程中为稳定的基本心律。

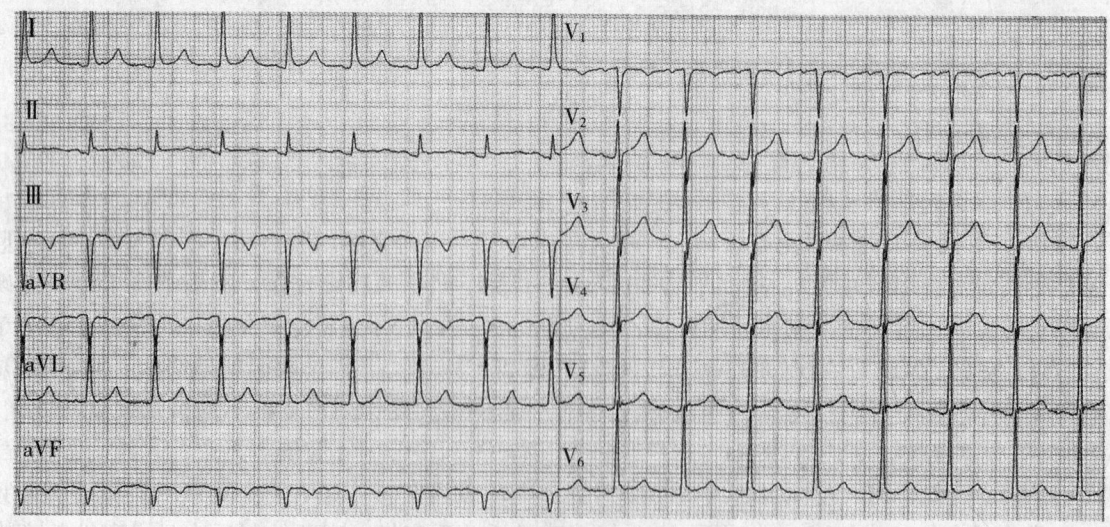

图 3 - 10 - 5 CABG 后

Ⅱ 导联呈 qR 型, Ⅲ、aVF 导联呈 QS 型。Ⅲ、aVF 的 T 波倒置。患者康复出院。

活动有关。

1 例患者无器质性心脏病[11]，因心理压力日益增大，从睡梦中突发心悸胸闷，继而晕厥抽搐，小便失禁，心电图显示房颤，频发室早，并可见随频率减慢而出现的 J 波，遂后反复出现多形性 VT，室率平均 440bpm，每次 50J 即可电转复，但仍不间断地发作，因室早联律间期较短，选用维拉帕米静注，VES 旋即终止发作。该例 VES 有如下特点：①患者发病前情绪紧张，抑郁不安，忧心忡忡，终日处于焦虑状态之中；②既往无心脏病史，超声检查心内结构正常，血生化电解质均正常，心电图 QT 间期正常，VES 发作显然与心理压力有关；③Kubzansky 等研究发现，抑郁、悲观、绝望、焦虑、愤怒等五大负性心理状态，可能发生心血管事件；④德国 Hofmann 等发现焦虑和惊恐可引起致死性心律失常；⑤Carney 等研究发现，这部分患者循环血浆中去甲肾上腺素水平升高，交感神经活性增强，QT 离散度增加，心肌缺血阈值降低，容易导致 VT/VF、SCD；⑥由于自主神经的影响，可使心外膜 2 相平台丢失，动作电位时限（APD）缩短，而心内膜则 2 相平台不丢失，APD 不缩短，这样心内膜向心外膜形成跨壁电流，局部电流由动作电位平台存在部位向平台消失部位扩布，导致复极离散度增加，形成 J 波伴 ST 抬高和心律失常；⑦由于心外膜 APD 缩短也存在不均一性，形成心外膜细胞间的复极离散性增加，产生局部电流，引起局部再兴奋，出现极短联律间期室早，为 2 相折返性期前收缩，并由此诱发多形性 VT；⑧由于中层心室肌 – M 细胞也含有较多的 I_{to}，也可致使心室肌跨壁复极离散度增大，产生早期后除极（EAD），引起触发活动，导致 VT。

十三、心室电风暴的处理：

（一）β 阻滞剂对 VES 的治疗

1. 阻滞剂对 VES 的治疗效果 ①β 受体阻滞剂对心肌缺血诱发的 VT/VF 的预防作用，已被大量循证医学证据所证实[12]；②指南指出，β 受体阻滞剂是一安全有效的抗心律失常药物（AAD），是 AAD 治疗中的一线药物，多形性室速风暴应静注 β 受体阻滞剂治疗；③交感风暴时，大量的 Na^+、Ca^{2+} 内流增加，大量的 k^+ 外流增加，而 β 受体阻滞剂兼有阻断 Na^+、Ca^{2+}、K^+ 离子通道的作用，能逆转这些离子改变；④β 受体阻滞剂，可对抗交感兴奋，降低心肌耗氧量，预防心肌缺血；⑤β 受体阻滞剂，能抑制中枢和局部的儿茶酚胺释放，逆转儿茶酚胺对心肌电生理方面的不利影响，使缺血心肌保持电的稳定性，提高 VF 阈值；⑥β 受体阻滞剂，是目前唯一被证实可降低 SCD 的药物，能使 VF 阈值升高 60%~80%；⑦β 受体阻滞剂，能竞争性地拮抗肾上腺素受体，抑制交感神经介导的触发机制，抑制 Ca^{2+} 的过度释放，减慢交感启动的窦性心动过速；⑧β 受体阻滞剂能使儿茶酚胺释放的昼夜节律高峰减低，减少儿茶酚胺对粥样斑块的破坏，特别是在睡眠和清晨时，预防猝死的作用更加明显；⑨β 受体阻滞剂，也能抑制血小板的聚集功能，减少血栓形成；⑩β 受体阻滞剂，能改善心肌功能和局部节段性运动异常，使心肌耗氧耗能减少；⑪1997 年 Tavernier 等，对 1 例已经安置 ICD 的患者，因反复发作室颤 76 次，电击无效，经静脉注射美托洛尔成功。

2. β 受体阻滞剂的常用制剂：

（1）美托洛尔：药代动力学：①起效时间 2min；②达峰时间 10min；③作用衰减时间 1h；④持续时间 4~6h。给药方法：①负荷量：首剂 5mg，加液体 10ml 稀释后 1mg/min，间隔 5~15min 可重复 1~2 次，总量不超过 0.2mg/kg。15min 后改为口服维持。

（2）艾司洛尔：药代动力学：①起效时间 <5min；②达峰时间 5min，清除半衰期 9min，③作用维持时间 10min 后迅速降低，20~30min 作用消失，④停药后 24h 内 >88% 的药物以无活性的酸性代谢产物由尿中排出。给药方法：①每支 200mg/2ml，稀释 500ml；②负荷量：0.5mg/kg/min；③维持量：按 50μg/（kg·min）的速度 iv gtt，必要时滴速可增加到 300μg/（kg·min）。

（二）胺碘酮对 VES 的治疗

1. 胺碘酮对 VES 的治疗效果 ①胺碘酮能阻滞延迟整流外向钾流（I_K），对 I_{kr} 和 I_{ks} 都有阻滞作用，正常心肌细胞 3 相复极电流由 I_{kr} 和 I_{ks} 混合组成，但在心动过缓时，I_{kr} 的复极电流成分加大；在心动过速时，I_{ks} 的复极电流成分加大，所以心率加速时，它的抗心律失常作用加大；②胺碘酮对钠通道也有阻滞作用，由于钠通道阻滞需要较大的瞬间剂量，因此，需要静脉注射，静脉注射所产生的钠通道阻滞作用大于口服，所以，口服无效，静脉注射仍然有效；③胺碘酮还表现有较弱的钙通道阻滞作用，抑制 I_{CA-L} 电流，因此，有利于抑制触发活动所导致的心律失常；④胺碘酮还能阻滞 α、β 受体，削弱交感肾上腺素能系统的活性，因此，有利 VT/VF 的防治，从而降低猝死率；⑤大量临床观察表明胺碘酮能有效抑制复发性 VT/VF；⑥指南指出，对于 VES 可接受胺碘酮和 β 阻滞剂联合治疗；⑦指南指出，由急性心肌缺血引起再发性或不间断 VT，也可表现多形性，推荐胺碘酮治疗；⑧指南指出，多形性 VT，只要不是异常复极引起，可静注胺碘酮；⑨1 例 VES 患者，36h 内电除颤 190 次，静注溴苄胺、阿替洛尔无效，最后由胺碘酮终止发作；⑩交感阻滞剂与口服胺碘酮合用可明显提高生存率。

2. 胺碘酮的用法　①药代动力学：胺碘酮静注 1～2h 起效，3.5h 左右可获稳定，心肌内浓度为血浆浓度的 10～50 倍；②给药方法：静注通常 15mg/min，持续 10min，接着 1mg/min.×6h，以后 0.5mg/min 可维持 18h 或数天。24h 用量可达 2000～3000mg。一般同时口服负荷量和维持量，希望及时达到有效浓度。

（三）维拉帕米对 VES 的治疗

有 2 例无器质性心脏病患者的 VES，由极短联律间期室早引发，电转复无效，常规治疗室速的药物也无效，应用维拉帕米有特效。

维拉帕米是钙通道阻滞剂，主要的电生理机制是抑制慢钙电流，抑制心室或普氏纤维的触发活动性心律失常，一般 5～10mg 静脉推注，多数用于无器质性心脏病的特发性 VT。

（四）ICD 对 VES 的治疗

文献将冠心病 VES 列为 ICD 的 1 类适应证，强调 ICD 为首选治疗方法。国内郭成军等认为，冠脉严重狭窄，如无心梗和缺血性心肌病情况下的 VT/VF，PCI 后，其病因基础解除，则无需 ICD 治疗。

（五）ICD 结合药物治疗控制 VES

邹德玲等报道 1 例 ICD 患者，术后第 5d，14h 内发作需要 ICD 干预的 VT/VF 共 16 次，静脉给予胺碘酮 1460mg，加服索他洛尔 160mg/d，48h 后未再发作，无需 ICD 进一步干预。而后长期口服胺碘酮和美托洛尔，随访 2 年未再发生电风暴事件。

（六）血运重建控制 VES

1. 郭成军等报道了 6 例 CHD 的 PCI 预防 VES 效果，6 例晕厥/VF 发作平均 16.5±5.3 次，置入支架，解除狭窄，恢复血流，消除了缺血性 VES 的病理基础，一过性 ST-T 改变消失，VES 消失，平均随访 47.7±30.7 个月，有效地预防了 SCD。

2. Nademanee 等[13]对 22 例从电风暴中存活的患者，因复发心肌缺血，3 例进行了 PCI，6 例进行了 CABG，4/6 例 CABG 患者，LVEF 从 29% 增加到 51%，心功能明显改善。随访中，这些患者未再有 VES 发作，并且，也无需 ICD 干预。

十四、VES 的预后

郭成军等报道：①对 35 例 VES 随访 27 个月，10 例猝死，死亡率高达 28.6%；②即便是植入 ICD 和药物治疗，2 年死亡率仍高达 24%～30%。

Nademanee 等应用交感阻滞方法将 MI 发生 VES 分成 2 组。常规药物组 22 例，应用利多卡因、普鲁卡因酰胺、溴苄胺治疗，结果 1 周死亡率 82%，1 年生存率 5%；另一组 27 例，接受左侧星状神经节切除疗法 6 例，应用艾司洛尔 7 例，选用普萘洛尔（心得安）14 例，结果 1 周死亡率 22%，1 年生存率 67%。结果表明，交感阻滞组优于传统药物组。

十五、识别高危因素

快速室律失常同时具有下列临床表现者，应及早识别，及时预防，争分夺秒，提高抢救成功率，减少患者死亡率。常见的高危因素如下：①有发作性晕厥史；②有急性心肌缺血表现；③有交感激活征象；④有外源性儿茶酚胺影响；⑤有 HPS 传导异常；⑥有 QT 异常；⑦有血钾失衡；⑧正在服用抗心律失常药物者亦需权衡其致心律失常作用；⑨有精神创伤影响。

十六、几点体会

综上所述，VES 发生突然，病情险恶，瞬息巨变，应寻找线索，紧紧抓住促发因素，认真识别预警信号，及时发现交感激活征象，采取正确干预对策，争取将患者从死亡边缘挽救过来。

1. 直流电转复是抢救危及生命的恶性心律失常行之有效的重要工具，但过度频繁使用，不无弊端，易致心肌细胞损伤，心肌细胞内钙超载、钾丢失，心肌细胞凋亡，导致进行性心功能衰竭，这样可能会雪上加霜。

2. β 受体阻滞剂，能对抗和逆转交感神经的过度兴奋，能遏止 VES 的反复发作，但往往是在多种抗心律失常药物无效的情况下，最后使用，结果取得起死回生的意想不到的奇效，没有把它作为 Ⅰ 类和 Ⅱa 类药物来选择，这是应该作为教训来记取的。

3. 胺碘酮同样也有被忽视的倾向，有电转复 190 次无效，而最后用胺碘酮被控制，这些都将启迪我们引以为训。

（汪康平）

参 考 文 献

1. Verma A, Kilicaslan F, Marrouche NF, et al. Prevalence, predictors, and mortality significance of the causative arrhythmia in patients with electrical storm. J Cardiovasc Electrophysiol, 2004, 15：1265 – 1270

2. Zipes DP, Camm AJ, Borggrefe M, et al. ACC /AHA；ESC. 2006 guidelines for management of patients with Ventricular Arrhythmias and the prevention of Sudden Cardiac Death JACC. 2006, 48 （5）：247 – 346.

3. 郭成军，方冬平，刘建敏，等. 心室电风暴与希氏 – 浦肯野系统传导异常的临床联系. 中华心血管病杂志，2006，34：1013 – 1015.

4. 郭成军，张英川，阎方明，等. 以电风暴为初发表现的冠状动脉粥样硬化性心脏病. 中华心律失常学杂志，2005，9：332 – 336.

5. 张萍. 交感风暴. 临床心电学杂志，2007，16：74 – 75.

6. 谢荣盛，富路. β₂ 肾上腺素能受体与室性心律失常. 中华心律失常学杂志，2005，9：372 – 374.

7. 刘杰综述，胡大一审校. 埋藏式心脏复律除颤器的电风暴研究进展. 中国心脏起搏与心电生理杂志，2002，16：307 – 309.

8. 郭成军，吕树铮，阎方明，等. 经皮冠状动脉介入治疗防治冠心病无心肌梗死患者的电风暴. 中华心血管病杂志，2005，33：806 – 809.

9. 郭成军，吕树铮，张英川，等. 心室电风暴的机制与起搏作用的实验观察. 中国心脏起搏与心电生理杂志，2006，20：111 – 116.

10. 王福兴，陆俊杰，汪康平. 极短配对间期的室性早搏与多形性室性心动过速一例. 中华心律失常学杂志，2005，8：98.

11. 王福兴，陆俊杰，汪康平. 心理因素导致 2 相折返性心律失常. 心电学杂志，2004，23：99.

12. 郭继鸿. β 受体阻滞剂在心律失常治疗中的应用. 中国心脏起搏与心电生理杂志，2007，21：4 – 6.

13. Nademanee K, Taykor R, Bailey WE, et al. Treting electrical storm. Sympathetic blockade versus advanced cardiac life support – guided therapy ［J］. Circulation, 2002, 102：742.

第 四 篇

遗传性心律失常与离子通道病

 **心律失常基因研究最新进展**

心律失常基因分子学研究至今已逾十年，已发现越来越多的临床心律失常综合征与心脏离子通道基因遗传明确有关。心律失常分子遗传背景发现之后，又回过来指导临床分型和治疗。虽然基因型与临床表型之间仍存在较大的知识裂隙，近几年来对离子通道病研究的进展，大大增进了人们对心律失常基因型与临床表型关系的认识。上述进步为探讨心律失常的基因诊断与基因治疗提供了可能性。通过基因诊断对遗传性心律失常综合征患者实现早期诊断和危险分层，采用转入外源基因纠正基因缺陷、消除心律失常发生基质或者建立心脏生物起搏点等等的探索已经取得了可喜的成绩，正在逐渐成为心律失常研究的新亮点。本文将从临床实际出发介绍最新的研究进展。

一、基因突变与心律失常综合征

1995 年美国 Keating 研究组划时代性地确定了长 QT 综合征（LQTS）与心脏离子通道基因突变直接相关，开始了心律失常基因机制研究新纪元[1~3]。如今明确可引起心律失常综合征的突变基因，包括钾通道基因 *KCNQ*1、*KCNE*1、*HERG*、*KCNE*2 和 *KCNJ*2，钠通道基因 *SCN5A*[4-5]，钙释放通道基因 *RYR*2[6]，贮钙蛋白 2 基因（Casequestrin 2，*CASQ*2）[7]，锚蛋白 B 基因（Ankyrin – B）[8]，起搏电流通道基因 HCN4 和联接蛋白基因（Connexin40）[9-10] 等。LQTS 成为第一个明确的离子通道病，其他的遗传性心律失常还包括 Brugada 综合征、特发性室颤、病窦综合征、房 – 室传导阻滞、婴儿猝死综合征、家族性房颤、短 QT 综合征、儿茶酚胺性多形性室速（家族性多形性室速）致心律失常性右室心肌病第 2 型等一系列的基因异常所致的心律失常，已统称为离子通道病。

（一）遗传性 QT 延长综合征

1. LQTS 临床表现 LQTS 是一种遗传性心脏病征，可为常染色体显性遗传，称之 Romano – Ward 综合征，也可为常染色体隐性遗传，称为 Jervell 和 Lange – Nielsen 综合征（JLNs），后者 QT 延长并存神经性耳聋[4]。LQTS 是迄今研究最广泛的致心律失常性离子通道病。目前发现的引起 LQTS 的基因突变位点已超过 500 个，分别位于 10 个不同的基因[11]，据此将 LQTS 分为 10 型（表 4 – 1 – 1）。LQTS 共同的心电图表现为 QT 期间延长，QTc 男性 ≥0.47，女性 ≥0.48。T 波形态复杂多变，LQT1 突出为宽大 T 波，LQT2 为低振幅顿挫 T 波，而 LQT3 为晚发高尖狭窄 T 波。LQT4 和 LQT7 的特点是双相 T 波或 U 波。LQTS 发病年龄较早，晕厥、突发致命性室性心律失常是其共同特征，表现为"尖端扭转性室速"（*torsades des pointes*，TdP）。LQTS 发病于生命早期，J – LN 综合征发病最早，多在 10 岁以前.

LQT1 绝大多数在 20 岁以前，LQT2 和 LQT3 绝大多数在 30 岁以前发病，女性者可在生命后期发作。诱发因素在 LQT1 多为运动（尤其是游泳），在 LQT2 多为情绪激动（如恐惧、紧张、声音刺激等），而 LQT3 多在安静时（如睡眠）发作。异常基因外显率变异较大，约为 25% ~ 90%[12~14]，临床表现轻重不一，可见猝死、仅有晕厥、仅有 QTc 延长或临界值，或者无任何症状。12% 的患者以猝死为首发症状，68% 的猝死者无前期症状。647 例 LQTS 患者危险分层研究发现 QTc≥500ms 的 LQT1 和 LQT2 和男性 LQT3 基因型高危，即在 40 岁以前和开始治疗以前发生晕厥、心脏骤停和猝死的可能性≥50%；QTc≥500ms 的 LQT3 和女性 LQT2 以及 QTc≥500ms 的女性 LQT3 基因型属中度危险（30% ~ 49%）；QTc≥500ms 的 LQT1 和男性 LQT2 属低危险（30%）。由于异常基因的外显率低，基因型与临床表型相关性差，基因诊断亦有待普及，仅依靠临床资料对 LQTS 的危险分层仍不完整[15]。32% 的无症状基因突变携带者，其按心率校正的 QT 间期（QTc）在正常范围内，但异常基因可以遗传给其 50% 的后代，他们可以有 20% 出现临床症状[16]。还有 25% ~ 30% 的 LQTS 患者没有发现基因异常[17]。

表 4 - 1 - 1　LQTS 的分型及对应基因突变

综合征	基因	座位	蛋白和亚基	功能异常	发生率
LQTS1	*KCNQ1*	11p15.5	Kv7.1α	$I_{Ks}\downarrow$ K_vLQT1	30% ~ 35%
LQTS2	*KCNH2*	7q35	Kv11.1α	$I_{Kr}\downarrow$ HERG	25% ~ 30%
LQTS3	*SCN5A*	3p21	Nav1.5α	$I_{Na}\uparrow$	5% ~ 10%
LQTS4	*ANK2*	4q25	Ankyrin - B	$I_{Na-K}\downarrow$ $I_{NCX}\downarrow$	1% ~ 2%
LQTS5	*KCNE1*	21q22.1	Minkβ	$I_{Ks}\downarrow$	<1%
LQTS6	*KCNE2*	21q22.1	MiRP1β	$I_{Kr}\downarrow$	<1%
LQTS7	*KCNJ2*	17q23	Kir2.1α	$I_{K1}\downarrow$	<1%
LQTS8	*CACNA1C*	12p13.3	Cav1.2α1c	$I_{CaL}\uparrow$	<1%
LQTS9	*CAV3*	3p25	caveolin - 3	$I_{Na}\uparrow$	<1%
LQTS10	*SCN4B*	11q23	Nav1.5β4	$I_{Na}\uparrow$	<1%

2. LQTs 分子遗传学及电生理学发病机制　运用分子生物学克隆技术和基因连锁分析已明确 LQTs 与 10 个蛋白基因突变有关。突变基因除了编码锚蛋白 Ankyrin - B 和小凹蛋白 3（caveolin - 3）间接影响离子通道外，均直接编码 K^+、Na^+、Ca^{2+} 离子通道蛋白，突变基因改变了原来离子通道蛋白的功能，使之功能增强（gain of function）或者功能减弱（loss of function），引起心肌细胞复极延长与复极的不均一离散，最终导致 QT 间期延长。

（1）LQT1 和 LQT5：心肌动作电位 3 相复极取决于延迟整流钾电流 I_K，根据激活速度不同 I_K 又可分为快成分 I_{Kr} 和慢成分 I_{Ks}。*KCNQ1* 和 *KCNE1* 基因分别编码 I_{Ks} 通道蛋白的 α 和 β 亚基，由 *KCNQ1* 突变所致的 LQT1 是最常见的 LQT，占所有 LQTs 的 50% 左右，而 *KCNE1* 突变所致的 LQT5 甚为少见（占 1%）。*KCNQ1* 和 *KCNE1* 的纯合突变或者双重复合突变分别导致 JLN1 和 JLN2 综合征，由于 I_{Ks} 通道在内耳存在，*KCNQ1* 或 *KCNE1* 纯合的突变（或双重杂合突变）将引起内耳钾分泌功能丧失并导致神经性耳聋[18~20]。至今已发现 *KCNQ1* 至少 110 个突变位点引起 Romano - Ward 综合征，17 个位点引起 JLN2 综合征，*KCNE1* 至少 9 个突变位点引起 Romano - Ward 综合征，7 个位点引起 JLN2 综合征[21]。突变通道通过 "负显性效应"（dominant - negative，即突变蛋白对野生型蛋白有一种空间抑制作用，它的存在使具有功能通道数不足 50%）"单倍体不足"（haploinsufficiency，多见于无义突变或蛋白质重排突变。突变体蛋白与野生型蛋白质之间不能相互作用，从而使有功能的通道数目减半）"转运缺陷"（trafficking defect，突变体不能被转运到高尔基体进行糖基化，因而不能被转运到细胞膜）"通道动力学改变"（如突变体电流灭活加速等）四种机制使 I_{Ks} 减弱，动作电位复极延缓，QT 延长[4,22]。

（2）LQT2 和 LQT6：由快成分延迟整流钾电流 I_{Kr} 异常引起，分别与 I_{Kr} 通道蛋白 α 亚基基因 KC-NH2（HERG）或 β 亚基基因 KCNE2 突变有关。KCNH2 突变所致的 LQT2 十分常见，占所有 LQTS 的 30%～40% 左右，至今已发现了至少 140 个突变位点。而 KCNE2 突变所致的 LQT6 甚为少见（占 1%），至今只发现 4 个突变与 LQTS 有关[15,21]。突变通道亦通过与 LQT1 相同的四种机制使 I_{Kr} 电流减弱，其中对"转运缺陷"机制研究较透彻，以化学药物拯救"转运缺陷"似乎有较好的治疗前景[23,24]。

（3）LQT3 与 LQT10：LQT3 由编码心肌细胞钠通道（Nv1.5）α 亚单位的基因 SCN5A 突变引起，相对少见，患者多在睡眠或心动过缓时发生恶性心律失常[25]，约占 LQTS 的 5%～10%，已发现至少 32 个突变位点与 LQTs 有关，基因突变的外显率约 90%，突变体通道失活功能受损，使内向晚钠电流（late inward sodium current, lateI_{Na}）增加，产生"功能增强"（gain of function）效果导致 QT 间期延长[1,11]。

钠通道的 β 亚单位共有 4 种亚型，可以与钠通道的 α 亚单位相互作用，并调节钠通道的功能。最近的研究证实，位于 11 号染色体（11q23）编码钠通道 β4 亚单位的 SCN4B 突变引起 LQT10。表现为 QTc > 600ms，显著的心动过缓，以及 2∶1 房室传导阻滞。这一类型的病例较罕见，估计不超过 LQTS 的 1%[26]。

（4）LQT4：1995 年 Schott 首次报道了法国一个 4 世 70 人同堂的大家族患此病，常染色体显性遗传特性，与 4 号染色体连锁（4q25 - q27）。心电图表现除 QTc 延长外（成人 490±30ms，儿童 465±38ms），可表现为心动过缓和阵发性房颤发作。T 波与其他 LQTs1～3 型的不同，呈正弦波形状（双相波）。所有患者存在窦性心动过缓或交界区逸搏心律，部分患者需要起搏治疗[27]。2003 年 Mohler 等首次证实 LQT4 由锚蛋白 B（Ankyrin - B）基因（ANK2）E1425G 突变导致[8]。2004 年 6 月 Mohler 等又报道了 8 个 LQT4 无血缘关系的先证者中另外 4 个 ANK2 基因突变位点（L1622I，T1626N，R1788W 和 E1813K）。心律失常还包括特发性室颤，儿茶酚胺性多形性室速和猝死。然而 QTc 延长不是 ANK2 突变患者的共有特性，这有别于其他类型的 LQTs。借助基因敲除动物和细胞模型研究发现锚蛋白 B 功能丧失引起钠/钾 ATP 酶 1 和 2、钠/钙交换泵（Na^+/Ca^{2+} exchanger）1，4，5 三磷酸肌醇受体（inositol 1，4，5 - triphosphate receptors，$InsP_3R$）的细胞内定位破坏，分布失调，表达降低，功能上导致细胞内钙离子平衡失调，瞬时钙浓度（Ca^{2+} transient）升高变而静息钙浓度无变化，提示肌质网钙浓度升高。杂合体细胞（$ANK2^{+/-}$）对 L 型钙电流密度及钠通道蛋白表达无影响[8,28]。

（5）LQT7：LQT7 是 Andersen 综合征（Ands）的心律失常表现。Andersen 等于 1971 年描述了一例"间歇性肌疲软"、"期前收缩"和"多发性发育异常"综合征。1994 年 Tawil 等又报道了 4 例相似病例并将其命名为"Andersen 综合征"[29]。因为两人对这一综合征的认识都有贡献，西方国家有称其 Andersen - Tawil 综合征的倾向。Ands 少见，为常染色体显性遗传，但散发病例多。临床特征包括周期性瘫痪、QT 间期延长伴有室性心律失常和特征性躯体畸形。由于 Ands 外显率差别极大，QT 间期延长、周期性瘫痪或畸形可为仅有的临床表现。LQT 与周期性瘫痪共存说明有一个共同的原因同时影响了骨骼肌和心肌的兴奋性，基因检测排除了骨骼肌钠通道 α 亚基基因和已知其他致 LQTs 基因的异常。因此，LQT7 有别于其他致命性 LQTs[30]。36 例 KCNJ2 突变体携带者中频发周期性瘫痪者占 64%，畸形者占 78%，QT 延长为原发征象者占 71%。QT 延长伴有室性心律失常者占 64%，部分患者有晕厥，记录到 TdP 但无发生猝死。这组患者中表现为全部 Ands 临床征象者占 58%，2/3 者占 81%，2 例无临床征象[31]。Ands 心电图表现复杂，93% 显示 QT 延长，男性平均 QTc 为 479±42ms（416～525ms），女性为 493±27ms（470～560ms）。室性心律失常在先证者中占 88%，可为单纯"室性早搏"、"室性早搏二联律"、短阵"双向性室速"或发展为"多形性室速"。P 波、PR 间期、QRS 波群无明显异常。前胸导联明显宽大的 U 波是 Ands 的突出心电图表现，在先证者中占 76%，突变携带者中占 47%，U 波出现在基础心率较快时，这不同于其他 LQTs[14,31]。专门研究 LQTs 心电图表现的旅美中国学者张莉

（Zhang Li）认为 Ands 的复极异常称 QU 延长综合征比 QT 延长综合征更合适[32]。基因研究发现 Ands 与 17q23 连锁，由内向整流钾电流（I_{K1}）基因 *KCNJ2*（$Kir_{2.1}$）突变所致，至少已发现了 24 个突变位点[21]，体外表达研究发现突变基因通过"负显性抑制"效应使通道功能降低。然而，突变对 $Kir_{2.1}$ 电流的抑制程度与临床症状的轻重无明显关系。计算机模拟研究证实 $Kir_{2.1}$ 电流减小使动作电位终末期延长，在细胞外低钾时可触发钠/钙交换依赖性晚期后除极和自发心律失常。纠正血钾浓度可使心律失常减轻。运动后的静息（rest following physical exertion）是周期性瘫痪的常见触发因素，多数患者（55%）瘫痪发作与低血钾有关（≤3.4mmol/L），少数（10%~20%）与血钾浓度无关。躯体畸形包括"低耳"（low-set esrs，39%）"小下颌"（small mandible，44%）"眼距大"（hypertelorism，36%）"指（趾）弯曲"（clinodactyly，64%）"并指（趾）畸形"（syndactyly，11%）"腭裂"（clef palate，8%）[31~34]。

（6）LQT8：详见 Timothy 综合征。

（7）LQT9：LQT9 是由 3 号染色体上编码小凹蛋白-3（caveolin 3）的基因 *CAV3* 突变引起。小凹蛋白-3 是骨骼肌和心肌细胞特异性表达的异构体，是细胞膜小凹（caveola）的重要蛋白成分，在物质转运和信号传导中发挥重要作用。小凹蛋白-3 和 $Na_{v1.5}$ 共同定位于人心肌细胞膜小凹内，其功能异常时会影响与其邻近的钠通道（Nav1.5）的功能，从而导致类似 LQT3 的临床表现[35]。

3．基因型与临床表型的关系　基于不同基因突变的 LQTs 在 T 波形态、心脏事件触发因素及预后有所不同，可以此对 LQTs 进行危险分层。大样本分析结果提示无症状存活期在 LQT1 > LQT2 和 LQT3，亚型突变携带者在 LQT1（36%）> LQT2（19%）和 LQT3（10%）[15]。基因突变发生的部位又对表型有影响，如 *HERG* 通道成孔区发生的突变比其他部位突变所致的 LQT2 更具危险性[36]。近年来发现基因多态性不仅与获得性 LQTs 有关，对突变体的临床表型也可有影响（见后）。突变体外显率低，同一位置的不同突变又可引起不同的临床综合征[37]，确定基因型与临床表型的关系甚为困难。

4．LQTs 治疗　对于 LQTs 的治疗选择目前倾向于以基因特异性为基础。对一般病例有 β 受体阻滞剂、晚钠电流阻滞剂、钙拮抗剂、钾通道开放剂和起搏治疗可选择，无效或高危患者则进一步以 ICD 和/或左侧交感神经切除术。

（1）β 受体阻滞剂：LQT1 和 LQT2 表现为 QT 延长，TdP 多发生在激动或兴奋时，与儿茶酚胺有关。选以 β 受体阻滞剂治疗。目前常用普萘洛尔，阿替洛尔，美托洛尔。用量应该是最大耐受量，QTc 恢复正常可作为有效指标。然而，2000 年美国 869 例 LQTs（不按基因分型）资料结果提示对 β 受体阻滞剂治疗前已有心脏事件发生者（598 例，包括晕厥、心脏骤停和猝死）治疗后 5 年心脏事件发生率为 32%。对于治疗前已有心脏骤停发生者（113 例）治疗后 5 年 14% 复发[38]。对意大利 335 例基因型 LQTs 研究发现应用 β 受体阻滞剂治疗者 5 年心脏事件（晕厥、室速/室颤、心脏骤停、猝死）发生率在 LQT1 为 10%（19/187 例），LQT2 为 23%（27/120 例），LQT3 为 32%（9/28 例）。所以，β 受体阻滞剂对 LQT1 最有效，对 LQT2 次之，对 LQT3 更不理想。另外 QTc > 500ms 及 7 岁前即发病者预示 β 受体阻滞剂效果差[39]。美国报道结果类似，说明单独使用 β 受体阻滞剂治疗效果仍不十分理想[40]。

（2）后钠电流阻滞剂：氟卡尼（flecainide）使 QTc 缩短在 LQT3 较 LQT1 和 LQT2 患者更明显[41,42]，口服氟卡尼使 *SCN5A* 基因 KPQ 缺失引起的 LQT3 患者 QTc 缩短，T 波复极形态恢复，纠正复极异常，提示氟卡尼治疗 LQT3 可能有较好的前景。美西律与普萘洛尔相结合在 LQT3 治疗中可以明显缩短 QT 间期，预防发生 TdP，提示美西律不失为 LQT3 的补充治疗[43,44]。体外研究发现雷诺嗪可以降低 SCN5A 突变对 LQTS 患者带来的风险[45]。

（3）钙通道阻滞剂：对 LQTs 的疗效缺乏临床试验，小规模 LQTs 患者人体心内单相动作电位记录研究发现维拉帕米能缩短肾上腺素引起的 QT 延长和减小动作电位离散度，作用与普萘洛尔相似，值得研究[46]。另外，心脏超声曾经发现 LQTs 患者有室壁运动异常，维拉帕米可以完全纠正之。推测这种室壁运动异常可能与 LQTs 心脏伴有的细胞内钙平衡异常和早期后除极有关，需要进一步研究[47]。

（4）钾通道开放剂和补钾治疗：理论上刺激钾通道开放可缓解 LQT1 和 LQT2 钾通道（I_{Ks} 和 I_{Kr}）功能的降低，研究提示补钾或保钾类药物，以及 K^+ 通道开放剂如阿普卡林，尼可地尔等能缩短 LQT1 和 LQT2 的 QT 间期及复极离散度，预防尖端扭转型室性心动过速[48]；然而在肾功能正常情况下，外源性补钾只能是部分的或暂时地提升血钾，其远期效果有待临床随访研究[49]。

（5）其他药物治疗：有研究提示经 β 受体阻滞剂治疗的 LQTs 患者仍有晕厥的患者加用 α 受体阻滞剂可能改善疗效。说明 α 肾上腺素能神经在发病中有作用[50]。镁离子对调节细胞膜和细胞内电活动很重要，近来的研究提示在部分 LQTs 患者中存在镁离子不足现象。补镁可作为 LQTs 患者的补充治疗[51]。如果 TdP 发作与心动过缓有关，则可以考虑静注阿托品或静点异丙肾上腺素提高心率，这在 LQT3 患者也许更有效。

（6）心脏起搏：心率加快使 LQTs 患者 QT 间期缩短，在 LQT3 最明显，起搏治疗对于心动过缓或长间歇依赖性心律失常如 LQT3 有效，可降低动作电位离散性，抑制 EAD 发生和预防猝死[52]。起搏频率要达到能抑制 TdP 的发生，某些起搏器特殊功能如"睡眠频率"等必须置于关闭状态。心脏起搏能缩短 QTc，降低晕厥发作。一般需要提高心率23 次/分才能使 QT 期间缩短至正常范围。起搏频率60 ~ 100 次/分（平均82 ±7 次/分）已能奏效[53]。起搏加 β 受体阻滞剂治疗 6 年随访76%（28/37）无症状，24% 曾发生过心脏骤停或者自限性的心脏骤停。因此，起搏治疗加 β 受体阻滞剂能降低 LQTs 患者晕厥复发频率，但尚不能完全消除 LQTs 患者猝死的危险，在高危患者中安装 ICD 作为后盾仍然是必要的[53,54]。

（7）左侧去心脏交感神经术（left cardiac sympathetic denervation，LCSD）：药物治疗不理想又因各种原因不能安装 ICD，或有 ICD 但反复电击发生者应该考虑切除高位左侧颈胸交感神经节（high left - sided cervicothoracic sympathetic ganglionectomy）。一般以手术切断左颈交感神经节必要时扩展到第 1 至第 4 胸神经节和整个或者至少 1/3 星状神经节。Schwartz 等报道了早期 85 例世界范围手术结果显示左侧去心脏交感神经后 5 年生存率达到94%[55]。而且 LCSD 明显降低了心脏事件的发生率（99% 比45%）。手术时的平均年龄为 20 ±13 岁。提示 LCSD 是有效的治疗手段。目前可以用内镜的方法进行 LCSD 手术，使创伤更小，更容易接受。至 2004 年已经发表了 147 例 LCSD 手术结果，患者 QTc 明显延长（543 ±65ms）；99% 有症状，48% 有过心脏骤停史，75% 经 β 受体阻滞剂治疗仍有症状发作。随访时间从首发症状到 LCSD 及 LCSD 术后随访分别为 4.6 和 7.8 年。LCSD 术后46% 保持无症状，31% 发生过晕厥，自行终止的心脏骤停发生率为 16%，猝死 7%。与术前相比，每人每年心脏事件发生率下降了91%。在 5 例安装有 ICD 的患者中 LCSD 减少放电次数达 95%。在 51 例经基因检定的患者中，LCSD 显示在 LQT1 和 LQT3 更有效。因此，LCSD 还不能完全有效的预防猝死，可作为药物和 ICD 的合并治疗[56]。

（8）置入 ICD 治疗：对高危险性 LQTs 患者，反生过恶性心律失常，反复晕厥，或有自行终止的心脏骤停，安装 ICD 不失为一个有效预防猝死的手段。但是，ICD 价格昂贵，患者必须承受很大心理恐惧，TdP 发生风险可以用上述药物、LCSD 或起搏来控制，ICD 不足为 LQTs 的首先治疗。只有对于经抗肾上腺素能治疗无效或不适合抗肾上腺素能治疗者如 LQT3 才考虑[57]。

（二）Brugada 综合征（特发性室颤）

1992 年 Brugada P 和 Brugada J 两兄弟描述了 8 例无任何器质性心脏病的反复发作自止性猝死（aborted sudden death）。心电图特征为右束支传导阻滞，V_1 和 V_2 ~ V_3 胸前导联 ST 段抬高，QT 间期正常。室性心律失常表现为一个短联律间期的室早诱发出多形性室速、室颤。部分患者 HV 间期延长[58]。患者多为男性青壮年，猝死发生在夜间或安静时。有首发症状者 3 年内室颤发生率16%（5/30例）。心室程序刺激预测猝死价值有限，阳性预测率及阴性预测率均不超过50%，药物激发试验阳性预测率仅为35%[59]。1996 年开始文献开始以 Brudaga 综合征命名。

1998 年，Chen 等从 Brugada 综合征患者的第 3 号染色体上克隆出了第一个致病基因——*SCN5A* 基因[60]。迄今为止发现的 Brugada 综合征的相关基因突变位点大部分在 *SCN5A* 基因上，突变后致钠通道功能减弱，而瞬间外向钾流（I_{to}）相对占优势，心外膜下动作电位时程明显缩短，形成 2 相折返，产生心律失常。$SCN5A$ 基因突变仅导致 20% ~ 30% 的 Brugada 综合征，说明此病具有遗传不均一性。最近发现编码甘油 – 3 – 磷酸脱氢酶 1 的类基因 $GPD1L$ 为新的引起 BrS2 型和婴儿猝死综合征（SIDS）的原因[61]。Jeroen PP 等[62]发现心电图上 PQ 间期≥210ms 和 HV 间期≥60ms 似乎可以预测 $SCN5A$ 突变的存在，有 $SCN5A$ 突变的 BS 患者与无 $SCN5A$ 突变的患者可通过表型区分。

从 20 世纪中期，类似 Brudaga 综合征的猝死病例在东南亚国家如日本、新加坡、菲律宾、泰国已有英文报道。美国、加拿大主要报道东南亚移民病例，称其为无法解释的猝死综合征（sudden unexplained death syndrome，SUDS）或无法解释的夜间猝死综合征（sudden unexplained nocturnal death syndrome，SUND）[63~65]。Vatta M，等研究发现在东南亚发现的 SUDS 患者的心电图与 Brugada 综合征相似，有 V_1 ~ V_3 导联 ST 段抬高和室颤导致的死亡。他们在 10 个家族中筛查了 $SCN5A$ 及与 LQT 有关的编码离子通道的基因，发现在 3 个家族中有 $SCN5A$ 的突变：$R367H$ 突变使得缺失一条有功能的等位基因，表达的 Na^+ 通道无电流；$A735V$ 突变引起通道的激活电压升高；$R1192Q$ 可以加速 Na^+ 通道电流失活。后两种突变使动作电位 1 期末的 Na^+ 电流减低。提示 SUNDS 在其表型，基因改变和功能方面，与 Brugada 综合征是同一种疾病[66]。

目前抗心律失常药如胺碘酮和 β 受体阻滞剂不能有效预防 Brugada 综合征患者猝死，高危患者需要植入 ICD[67]。

（三）病态窦房结综合征（病窦）

病窦（sick sinus syndrome，SSS）是由于窦房结及其周围组织功能障碍引起的一种心律失常，常见于老年人，由多种原因引起，如：钙化、纤维化、缺血、一些心律失常的药物或手术治疗等；但也有一部分 SSS 发生于儿童、婴幼儿，不明原因，被称为"特发性 SSS"、"先天性 SSS"。患者表现为心悸、晕厥、阿 – 斯综合征或无任何症状。心电图出现窦过缓、窦停搏、窦房阻滞、房室阻滞及慢快综合征等心律失常。目前植入心脏起搏器是首选治疗方法。

窦房结是心脏的生理性起搏点，负责自主心律的产生，受乙酰胆碱能和肾上腺素能神经系统调节来控制心率。窦房结的起搏活动依赖于动作电位间的膜 4 期自动除极，这一过程有多种离子电流参与：超极化激活的阳离子电流（I_f）延迟整流性钾电流（I_K）内向钙离子电流（I_{Ca}）Na^+/Ca^{2+} 交换电流（I_{Na-Ca}）持续性电流（I_{St}）。其中 I_f 是窦房结起搏的主要电流，超极化激活的环核苷酸门控的非选择性阳离子通道由 HCN 亚单位（主要是 HCN2 和 HCN4）和 MiRP1 亚单位组成，在 –50mV 开始开放，–120mV 充分开放，对 Na^+、K^+ 通透，受 cAMP 调节，cAMP 与通道环核苷酸结合域直接作用，引起电压依赖性 I_f 通道活性的正向转换，伴随电流振幅增加，加速舒张期自动除极和电冲动产生。HCN2 和 HCN4 基因成为心率产生异常的候选基因，2004 年，Stieber J 等[68]研究 HCN2 和 HCN4 基因发现：HCN2 作用是阻止舒张期膜电位过负；HCN4 是介导交感神经刺激起搏活动的主要通道；I_f 电流的完全阻止与缓慢的窦房结心律相一致。Eric 等[69]对特发性 SSS 家系分析发现 HCN4 基因 5 号外显子存在一个碱基缺失突变（1631delC），HCN4 突变蛋白 HCN4 – 573X 的 C 端缩短，缺失环核苷酸结合域；将 HCN4 – 573X 的 CDNA 转入 COS – 7 细胞，膜片钳电生理检查发现 HCN4 – 573X 通道介导的 I_f 样电流对细胞内 cAMP 升高不敏感；HCN4 和 HCN4 – 573X 联合表达发现 HCN4 – 573X 亚单位对野生型亚单位有负显性效应，实验表明 I_f 通道生理特性的改变可以解释窦房结的心动过缓和变时无能，同时提示遗传因素对特发性 SSS 的作用。

（四）家族性心脏传导阻滞

家族性心脏传导阻滞分为进行性（progressive cardiac conduction dysfunction，PCCD）非进行性（NPCCD）及伴随其他先天性心脏病。进行性心脏传导阻滞又称为"Lenegre – Lev 病"，是希氏束及其分支的退行性变和纤维化。分两型：1 型心电图表现为右束支阻滞、左前分支阻滞、宽 QRS 波的完全传导阻滞；常常由正常心电图逐步发展为 RBBB，进而发生完全传导阻滞；2 型心电图表现为窄 QRS 波的完全传导阻滞；常常由窦缓伴左后分支阻滞进展为完全传导阻滞。两型均表现为常染色体显性遗传，呈进行性加重，临床表现为晕厥、猝死、阿-斯发作。伴随其他先天性心脏结构异常的传导阻滞以房间隔缺损（ASD）多见。

钠离子通道编码基因 SCN5A 突变可引起进行性和非进行性心脏传导阻滞，SCN5A 突变导致细胞膜上功能性钠通道密度减少，0 期除极钠电流减少，动作电位上升幅度减慢，心肌细胞传导速率减慢。1999 年，Schott 等[70]对一个法国 Lenegre-Lev 病家系（>150 人）进行了研究，共发现 15 例患者，对覆盖 SCN5A 的遗传标记与家系进行了连锁分析，发现遗传位点位于 3p21，对 SCN5A 基因进行测序，在第 22 内含子拼接部位的高度保守区发现了一个 TC 替代突变，提示 22 号外显子结构内发生跳跃，导致电压敏感性 S4 片段缺乏，说明 SCN5A 基因突变可以导致 PCCD。2002 年 Wang 等[71]在 2 个房室阻滞患儿及其家属中发现了两种 SCN5A 突变，即 G298S（Ⅰ 区 $S_5 \sim S_6$ 丝氨酸替代了甘氨酸）和 D1595N（Ⅲ 区 S_3 天门冬酰胺替代了天门冬氨酸），这两种突变影响钠通道快速失活，不出现持续非灭活钠电流，钠电流密度减少。2003 年，Herfst 等[72]报道了一个非进行性心脏传导阻滞的荷兰家系，发现 SCN5A 基因的单核苷酸缺失（5280delG），产生移码突变，提前出现终止密码子。

伴随其他先天性心脏病的心脏传导阻滞基因定位在 5q35 上的 NKX2.5 基因。NKX2.5 基因编码心脏同源框转录因子，与心脏的形态发生及维持房室结功能有密切关系。1999 年，Hosoda 等[73]发现了一例日本 ASC 合并 AVB 的患者，其 NKX2.5 第 701 个核苷酸发生 C→T 的突变，使编码 Gln 密码子变为终止密码子。Benson 等[74]通过对 26 例患者 NKX2.5 编码区测序分析，发现 7 种新的突变，相关表型为 AVB、ASD、室间隔缺损及 Ebstein's 畸形。最近发现 HCN4 而不是 HCN2 基因异常导致特发性窦房结功能不良。其发生机制是这种异常使 I_f 通道失去对交感神经的反应。

（五）家族性房颤

心房颤动（Af）是以心房激动不规律为特征的心脏节律紊乱，一直以来被认为是多种心脏和系统疾病的并发症，是散发性、获得性疾病。近年来在家族聚集性房颤患者中发现了与房颤相关的基因突变，开始将 Af 列入离子通道病的范围[75]。根据目前已知的基因突变，将房颤分成 9 个亚型（表 4-1-2）。

表 4-1-2 房颤的分型及对应基因

基因	位点	综合征	蛋白和亚基	功能异常
KCNQ1	11p15.5	Af 1	Kv7.1α	I_{Ks} ↑
KCNE2	21q22.1	Af 2	MiRP1β	I_{Ks} ↑
KCNJ2	17q23	Af 3	Kir2.1α	I_{K1} ↑
GJA5	1q21.1	Af 4	CX40	细胞耦联 ↓
KCNE1	21q22.1	Af 5	minKβ	I_{Ks} ↓
KCNA5	12p13	Af 6	Kv1.5α	I_{Kur} ↓
ANK2	4q25	Af 7，心动过缓，LQT4	Ankyrin-B	$I_{Na.K}$ ↓ I_{NCX} ↓
KCNH2	7q35	Af 8，SQTS2	Kv11.1α	I_{KR} ↑
ABCC9	12p12.1	Af 9	SUR2Aβ	Ca^{2+} 超载

家族性房颤于 1943 年首次报道[76]，之后不断有文献涉及，尽管研究存在局限但家族性房颤远比预想的要普遍[77]。1997 年 Brugada R 等[78]确认了 6 个呈常染色体显性遗传的房颤家系，共 132 人，其中 50 例房颤患者，年龄 0~45 岁（2 例于子宫中），对其进行基因分析，将相关基因定位在染色体 10q22-q24，首次建立了家族性房颤的分子病因学基础；Ellinor 等[79]在另一家系发现了相关的基因定位在 6 号染色体 q15-16，但这些位点的相关基因突变还尚未找到。2003 年，我国学者[80]研究了一个患有遗传性持续性房颤的家族，进行了微卫星的全基因组扫描，然后通过基因的连锁不平衡分析，发

现染色体 11p15.5 上 *KCNQ*1（*KvLQT*1）基因的错义突变（S140G）可能是导致房颤的原因，将离子通道病变与房颤联系起来。*KCNQ*1 基因编码心脏 I_{Ks} 通道（*KCNQ*1/*KCNE*1）*KCNQ*1/*KCNE*2 和 *KCNQ*1/*KCNE*3 钾通道的 α 亚基，第 140 位的丝氨酸位于 *KCNQ*1 的 S1 跨膜段，在不同的物种保持高度保守。为了证明 S140G 的突变体并非 *KCNQ*1 基因的一个良性的多态性，作者成功在 COS-7 细胞膜上克隆表达了 S140G，并用全细胞膜片钳技术研究了通道的功能。发现 S140G 突变使介导 I_{Ks} 的钾通道功能增强，使心房肌细胞动作电位和有效不应期缩短而引起房颤。

Yang Y 等[81] 筛查了 28 个 AF 家族的 8 个钾通道相关基因，在两个家族中发现有 *KCNE*2 突变 R27C。*KCNE*2 编码 *KCNQ*1/*KCNE*2 通道的 β 亚单位，介导背景钾离子电流。与 *KCNQ*1-S140G，相似 *KCNE*2-R27C 突变影响 *KCNQ*1/*KCNE*2 通道的功能但不改变 *HERG*/*KCNE*2 通道电流，推测 *KCNE*2-R27C 突变对房颤的始动和维持起重要作用。

虽然家族性房颤的症状一般较轻，但反复发作几十年后均会出现左心扩大，心力衰竭，在 65 岁以上患者有较高的血栓发生率。目前治疗主要是药物控制心室率，预防血栓，恢复窦性心律。家族性房颤相关基因的发现，为基因治疗房颤带来了希望，目前已开始了这方面的实验研究。

（六）短 QT 综合征

短 QT 综合征是一种伴有恶性室性心律失常和猝死的遗传性病症。患者可发生阵发性房颤，室速或室颤，临床上常表现出心悸、眩晕、甚至发生猝死。关于 QT 间期的下限目前尚无统一观点，Rautaharju 等[82] 通过对 14 379 例健康人 QT 间期的测量，提出了一个计算 QT 间期预测值的经验公式 QTp=656/（1+心率/100），正常 QT 间期的下限值应该为 QTp 的 88%。诊断短 QT 间期（SQTI）依靠心电图。一般常用 Bazett 矫正公式计算 QTc≤300ms 可诊断为 SQTI。

2000 年 Gussak 等[83] 首次提出短 QT 综合征（short QT syndrome，SQTS）的诊断。他们报告了几个不明原因的特发性短 QT 间期的病例，其中一个家系的 3 名患者他们的 QT 间期均小于 QTp 的 80%，且伴有严重的心律失常，另一个 37 岁的白种女性也有相似的心电图表现。2003 年 Gaita 等[84] 告了两个 SQTS 家系，两家系的猝死发生率相当高，经过尸检的猝死者均未发现器质性心脏病。所有六例存活患者心电图均为持续性 SQTI，且没有随心率变化或劳累时的动态改变，多种有创和无创检查均未见器质性心脏病。Gaita 对其中四例患者进行了电生理检查，发现其心房和心室的不应期均缩短，其中三例容易诱发出单形性室速或室颤，在心房程序刺激时有自发性房性心律失常病史者可诱发出房颤。各成员的临床表现各不相同，心悸、头昏、晕厥、猝死均有发生，伴 SQTS 的猝死发生在各个世代，男女均有，提示常染色体显性遗传方式。这种特发性持续性短 QT 间期（非频率依赖性），应该是 SQTS 的主要形式。缩短 QT 间期的因素有心率增加，高热，血清高钙离子或高钾离子，酸中毒，自主节律改变等，在这两个家系中已排除了这些因素，所以引起 QT 缩短和心律失常的原因似乎是和膜上离子通道的功能改变有内在联系。

Gussak[85] 也报告了短 QT 综合征的另一种形式，即慢频率依赖性（矛盾性）QT 间期缩短。一例 4 岁的非洲裔美籍女孩为早产儿，出现发育迟缓和严重的心脏骤停事件，动态心电图观察到窦性心律时 QT 间期正常，而在房室传导阻滞窦房静止缓慢交界性逸搏时 QT 间期反而缩短到 216ms。

*KCNH*2（*HERG*）基因与 SQT1 型：Brugada 等[86] 利用候选基因方法对三个不同家族进行基因突变清扫 DNA 基因分析：在一个家族中发现了 *HERG* 基因（*KCNH*2）错位突变 C1764A，另一个家族的突变为 C1764G，两种突变均导致 *KCNH*2 通道蛋白 588 处同样的氨基酸变化，即赖氨酸取代了天门冬氨酸（N588K）。分别将野生和突变 *KCNH*2 转入人类胚胎肾细胞（TSA201），来研究突变的 N588K 对快速延迟整流钾电流（I_{Kr}）的影响。全细胞膜片钳研究结果显示，通道有明显增加的 I_{Kr} 电流，提示通道为持续开放状态，从而导致动作电位时间缩短，在心电图上表现为 QT 间期缩短。

*KCNQ*1 基因与 SQT2 型：Bellocq 等[87] 对一例 SQTS 患者进行基因分析，发现其编码 *KvLQT*1 钾通道的 *KCNQ*1 基因突变 V307L，并对其通道功能进行了研究。认为突变增强 I_{Ks}，缩短心室复极时间，引起 QT 间期缩短。

*KCNJ*2 基因与 SQT3 型：2005 年，Priori 等[88]报道了一例新的导致 SQTS 的基因突变，并将其命名为 SQT3 型，该突变基因为 *KCNJ*2，一个核苷酸 G514A 置换导致通道蛋白 172 位点由天门冬氨酸转换成天门冬酰胺（D172N），外向 I_{K1} 电流在复极末期有明显加速现象，因而缩短了动作电位时程，这使患者更易于发生折返性心律失常。

药物治疗方面，Brugada 等[86]应用 I_{Kr} 的经典抑制剂索他洛尔（sotalol）实验，发现不能增加短 QT 综合征患者的有效不应期和 QT 间期，可能是因为 SQTS 患者 *HERG* 基因错义突变后，不但引起 I_{Kr} 的功能增强，而且因为通道蛋白的结构改变，大大降低了通道对索他洛尔的亲和力。Gaita 等[84]在对短 QT 综合征患者进行有创电生理检查过程中，发现部分程序电刺激时易于诱发 VT/VF 的患者，在应用治疗浓度范围内的氟卡尼（flecainide）后，其 QT 间期和有效不应期明显延长，VT/VF 不再被诱发。但是其中一例在静脉注射氟卡尼后，虽然心室 ERP 延长到 190ms 仍能诱发出室颤。Gaita 等[89]对 6 个 SQTS 患者进行药物治疗试验，发现经典的ⅠC 和Ⅲ类抗心律失常药物并不能有效的延长 QT 间期。而奎尼丁可以延长 QT 间期，心室程序电刺激示心室有效不应期延长到 ≥200ms，室颤不能再被诱发。认为奎尼丁可能是一种有效的治疗 SQTS 药物。

短 QT 综合征目前尚无特效治疗方法，一般认为，应进行心内电生理检查，对于能诱发恶性心律失常者，建议应植入 ICD 以预防猝死的发生。对于这类患者植入 ICD 是目前唯一的治疗选择。

（七）儿茶酚胺性多形性室速（家族性多形性室速）

儿茶酚胺介导的多形性室速（catecholaminergic polymorphic ventricular tachycardia CPVT），家族性多形性室速（familial polymorphic ventricular tachycardia，FPVT）均指的是同一种少见的心律失常，临床上以运动或激动诱发的双向性、多形性室速，晕厥和猝死为特征，多发生于无器质性心脏病的青少年，30 岁以下的死亡率高达 30% ~50%[90~92]。心肌细胞肌质网（sarcoplasmic reticulum SR）异常释放钙离子使细胞内钙离子超载引起的延迟后除极可能是 CPVT 发生的机制[93]。目前的研究发现，CPVT 有明显的家族聚集性，有常染色体显性遗传[91]和隐性遗传[94]两种形式，并分别与 SR 相关基因 *RyR*2，*CASQ*2 的突变有关.

1. *RyR*2 与 CPVT 显性遗传

（1）*RyR*2 的结构与功能：*RYR*2 是一种 Ryanodine 受体（ryanodine receptor，RyR），与 1，4，5 – 三磷酯酰肌醇受体一样，是一种钙离子诱导的 Ca^{2+} 释放通道，调节细胞内钙离子水平，维持细胞正常的生理功能。哺乳动物的 *RyR* 有三个亚型，*RyR*1 主要存在于骨骼肌细胞，*RyR*2 主要存在于心肌细胞，*RyR*3 在多种组织中都有低水平的表达[95]。*RyR*2 基因位于第 1 号染色体 q42 – q43，包括 105 个外显子，编码心肌细胞肌浆网（SR）上的 Ca^{2+} 释放通道[96]，是心肌细胞中唯一表达的 *RyR*。*RyR*2 是一种同型四聚体，每个亚单位分子量 565kD，含 4969 个氨基酸残基[97]。*RyR*2 通道是一种大分子信号复合体，通道功能受调节蛋白特异性调节。每个 *RyR*2 亚单位结合 1 个 12kDa 的肽酰氨酰异构酶（*FKBP*12.6）1 个 cAMP 依赖的蛋白激酶 A（PKA）和 1 个磷酸酯酶（PP1 或 PP2A），后二者分别催化 *RYR*2 的磷酸化和去磷酸化，*RYR*2 磷酸化后与 *FKBP*12.6 分离并开放，去磷酸化后与 *FKBP*12.6 结合并关闭[98]。*FKBP*12.6 是 *RYR*2 的调节亚基，可以稳定 *RYR*2 通道的功能并协调相邻 *RYR*2 通道的功能。*RyR*2 分子中存在 3 个亮氨酸/异亮氨酸重复序列构成的 α 螺旋，即亮氨酸/异亮氨酸拉链（LIZ）模体，决定了与其他螺旋序列结合的稳定性。PKA、PP1 与 PP2A 分子中都含有 LIZ 序列，LIZ 序列介导它们与 RyR2 相互靠近和相互作用[99]。

在心脏的兴奋 – 收缩耦连过程中，SR 对胞质游离 Ca^{2+} 浓度的调节发挥重要作用。细胞膜上对电压敏感的 L 型钙离子通道激活后，允许少量 Ca^{2+} 流入胞质，这些游离的 Ca^{2+} 可以激活 SR 上的 *RyR*2，使大量的 Ca^{2+} 通过 *RyR*2 从 SR 腔进入细胞质，引发肌细胞收缩[100]。PKA 是调节 *RyR*2 通道生理功能的关键，交感神经兴奋导致循环儿茶酚胺浓度升高，激活 β 肾上腺素能受体，使 cAMP 升高，激活 PKA。活化的 PKA 随后激活：①电压依赖性 Ca^{2+} 通道，增加 Ca^{2+} 内流；②*RyR*2 通道，增强其对 Ca^{2+} 激活的敏感性，增强兴奋 – 收缩耦联；③受磷蛋白（PLB），使其解除对肌质网 Ca^{2+} ATP 酶的抑制作用，增强

SR 对 Ca^{2+} 的摄取。PKA 过度磷酸化异常增高 $RyR2$ 对 Ca^{2+} 的敏感性，导致肌质网内 Ca^{2+} 减少和舒张期 Ca^{2+} 释放，后者可激活内向除极电流，诱发室性心律失常。

（2）CPVT 与 $RYR2$ 功能异常：在 1975 年，开始有关于 CPVT 这种心脏大体结构正常的运动诱发的多形性室性心律失常的病例报道[101]。1995 年 Leenhardt 等[90]也报道了一组类似的儿童运动诱发的室性心律失常病例，主要心电图表现为双向性和多形性室速，1/3 患儿有晕厥和猝死的家族史。1999 年 Swan 等[91]对两个患有 CPVT 的芬兰家系进行基因连锁分析，阐明了 CPVT 的常染色体显性遗传模式，并将 CPVT 的基因异常定位于第 1 号染色体 q42 – q43。2001 年 Leenhardt[6] 及 Priori[93] 两组研究人员分别在不同家系的 CPVT 患者中，发现了 $RyR2$ 基因的点突变（P2328S，Q4201R，V4653F 及 S2246L，R2474S，N4104K，R4497C），从而将家族性的 CPVT 与肌质网钙离子通道的功能异常联系起来。Priori 等[102]对 30 例 CPVT 先证者和其 118 名家庭成员进行了研究并筛查了 $RyR2$ 基因，发现患者的首次症状也可发生在成年，而不是像以前认为的只在青少年期发病。有 $RyR2$ 突变的患者，首次出现症状的年龄比没有 $RyR2$ 突变者早，而且男性发生心脏事件的危险性更高。有 $RyR2$ 突变的患者发生猝死的平均年龄多小于 30 岁，如果未能及时诊断和治疗，患者多在青壮年期死亡。

而在 1995 年，Rampazzo 等[103]也将 2 型致心律失常右室发育不良（arrhythmogenic right ventricular dysplasia type 2，$ARVD2$，现在改为致心律失常右室心肌病，即 ARVC）相关的基因突变定位在同一染色体节段 1q42 – q43。常染色体显性遗传的 ARVD 有九种不同的遗传型。其特征是进行性地纤维和/或脂肪组织代替右室部分心肌，并包绕残余心肌，常伴有室性心律失常和心脏猝死。ARVD2 与别的 ARVD 亚型不同，它的双向或多形性室速及心脏猝死与运动有关，具有高外显率且男女患病率相当[104]。2001 年，Tiso 等[105]在 4 个患有 ARVD2 的家系中发现了 4 个 $RyR2$ 的错义突变：R176Q，L433P，N2386I 和 T2504M。这些突变都发生在 $RyR2$ 蛋白分子的胞质部分，是进化中高度保守的氨基酸位点。

目前已经发现的突变集中在 $RyR2$ 基因的三个区域内：$FKBP$12.6 蛋白的结合区域；Ca^{2+} 结合区域；形成通道的跨膜区域。这三个区域与引起恶性高热（malignant hyperthermia，MH）和中央核疾病（central core disease CCD）的 $RyR1$ 基因突变集中区域相似，说明这些区域是高度保守的，并在通道功能的调节中起重要作用，而缺乏其他区域发生突变的证据可能说明发生于其他区域的突变是致死性的[106]。

基因突变影响 $RyR2$ 通道功能的机制可能有两种[98,99]①突变增强了 $RyR2$ 与 PKA 的连接，削弱了与磷酸酶（PP1 和 PP2A）的结合，从而增强了对 $RyR2$ 的磷酸化作用；②突变使 $FKBP$12.6 与突变 $RyR2$ 的结合力下降，使通道通透性增大。为了了解 CPVT 发病的机制，许多研究人员研究了在 $RyR2$ 上发现的突变基因序列的功能。这些在体外的研究取得了一些不一致的结果。

Jiang 等[107]用人胚肾培养细胞（HEK293）表达鼠 R4496C 突变的 $RyR2$ 基因（对应人 $RYR2$ 的 R4497C 突变），单通道记录发现在较低的 Ca^{2+} 浓度时通道的基础活性增高，对 Ca^{2+} 和咖啡因激活的敏感性增加。表达突变的 HEK293 细胞与表达野生型 $RyR2$ 的细胞相比有频繁的自发性钙离子振荡。如果用带阴性电荷的谷氨酸代替带阳性电荷的 4496 位的精氨酸（R4496E），可进一步增加通道的基础活性，而用带阳性电荷的赖氨酸替代 R4496（R4496K）对通道活性没有显著影响。所以 Jiang 认为 $RyR2$ 通道 4496 位点带正电荷对于通道在低 Ca^{2+} 浓度下保持稳定的关闭状态很重要，提示通道的门控与电荷相互作用有关。$RYR2$ 通道基础活性的增高可能是运动诱导的室速的机制之一。

由于 $RYR2$ 突变可能与细胞电学的紊乱（CPVT）以及结构的异常（ARVD2）都有关系，Tiso 等[108]通过杂交的酵母体系对两种类型突变的功能差异进行了研究，发现表型的不同可以用不同突变对 $FKBP$ 连接影响不同来解释。在 CPVT 相关的突变提高了 $FKBP$12.6 与 $RyR2$ 连接的能力，与 $ARVD2$ 相关的突变会降低 $FKBP$12.6 与 $RyR2$ 连接的能力，而 $FKBP$12.6 与 $RyR2$ 的连接可以降低通道的开放活性。这些发现提示 CPVT 的 $RyR2$ 基因突变将不会显著的改变胞质的钙离子水平，而与 $ARVD2$ 相关的突变将会促进 $RyR2$ 介导的钙离子向胞质的释放。

对另外三个 CPVT 突变 S2246L，R2474S，R4497C 的研究却得到了完全相反的结论。这三个人类的 RyR2 突变在哺乳细胞系表达，进行了单通道记录。所有的这三种突变都显示出 RyR2 与 FKBP12.6 的亲和性降低，在 PKA 磷酸化之后，通道的活性与野生型细胞相比增高[109]。在体 RyR2 通道的 PKA 磷酸化是发生在运动时，这和基因突变患者的表型（仅在运动或激动时诱发症状）相一致。RyR2 高活性使舒张期漏出，细胞内 Ca^{2+} 超载引起延迟后除极可诱发室性心律失常[110]。

另一个试验将与 CPVT 相关的 RyR2 突变 S2246L，R4497C，N4104K 在 HL-1 心肌细胞中表达[111]。研究发现：①在静息期，表达突变基因的细胞表型特征（包括细胞内钙离子运作、增殖、RyR2：FKBP 的相互作用、心搏频率）与野生型细胞没有显著差异；②当 RyR2 被咖啡因、4-氯-甲酚（4-CMC）或 β 肾上腺素等激活时，突变型细胞 Ca^{2+} 释放增强；③RyR2：FKBP 的相互作用，在 RyR2 被咖啡因、4-氯-甲酚激活后没有变化，但是可以被异丙肾上腺素或 forskolin（一种腺苷酸环化酶）极度的削弱。异丙肾上腺素和 forskolin 能够在各种细胞中增加 cAMP 的量，同样的引起突变型和野生型的 RyR2 的过度磷酸化。这些发现提示 Ca^{2+} 释放的异常可能是独立于 FKBP12.6 的作用之外的。

2. CASQ2 与 CPVT 隐性遗传

（1）CASQ2 的结构与功能：Calsequestrin 2 基因定位于人 1 号染色体 p11-p13.3，全长 2528 个核苷酸，共 11 个外显子，编码 399 个氨基酸的钙离子结合蛋白，是在心肌细胞中唯一表达的 CASQ 蛋白；在骨骼肌中同时表达 CASQ2 和 CASQ1，两者有 91% 的同源性[112]。CASQ2 位于心肌细胞肌质网终末池腔内，是心肌细胞内主要的钙离子库。CASQ2 为酸性蛋白质，可以高活性的结合 Ca^{2+}（40~50mol Ca^{2+} mol^{-1}CASQ2）并与 Ca^{2+} 有中度的亲和性（Kd=1mmol/L）。CASQ2 单体的分子量约为 40kD，含有 400 个氨基酸残基，晶体结构显示它由 3 个几乎完全一样的结构域组成，每一个结构域含有多个紧密的 α 螺旋/β 折叠，与硫氧还蛋白拓扑结构相类似。当 SR 腔内 Ca^{2+} 浓度达 10μM 时 CASQ2 单体开始聚集，10~100μmol/L 时 CASQ2 进一步形成线性的多聚体；SR 腔内 Ca^{2+} 为 1mmol/L 时 CASQ2 多聚体最稳定并通过 SR 内在的膜蛋白 triadin 和 junctin 连接到 RyR 上形成复合物；SR 腔内 Ca^{2+} 进一步升高到 ≥10mmol/L 时 CASQ2 就会与 triadin 和 junctin 解离。RyR/triadin/junction/CASQ2 形成的核心蛋白复合物是 SR 释放 Ca^{2+} 所必须的[113,114]。这些特性提示 CASQ2 作为 Ca^{2+} 缓冲器和储存库，在储存 SR 中可释放的 Ca^{2+}，降低 SR 内游离 Ca^{2+} 浓度，易化 Ca^{2+}-ATP 酶向 SR 腔内主动转运 Ca^{2+} 过程中发挥重要作用。

有试验发现 SR 的 Ca^{2+} 释放在其腔内 Ca^{2+} 浓度为 0.03~2mmol/L 时最为敏感；在有 CASQ2 与 RyR2 结合时，SR 腔内 Ca^{2+} 浓度的微小的改变（从 1~3mmol/L）就可引起 RyR2 活性的较大的变化，除了 Ca^{2+} 对 RyR2 活性的直接调节，Ca^{2+} 负荷还通过 CASQ2 来影响 SR 的 Ca^{2+} 释放率[115]。当 RyR/triadin/junctin 以复合物形式存在时，磷酸化或非磷酸化的 CASQ2 都会抑制 RyR 的活性；当 CASQ2 直接连接到纯化的 RyR（缺乏 triadin/junctin）时，却可以活化 RyR 通道[116]。

（2）CPVT 与 CASQ2 的功能异常：Lahat 等[94]最先报道了在以色列北部贝都因（Beddouin）部族 7 个家族中发现的常染色体隐性遗传的儿茶酚胺诱发的多形性室速。这些患者与以往报道的病例相比，发病年龄更小，外显率高，临床表现严重，不伴有 ARVD 的病理或临床特征，未经治疗者的死亡率高。这些患者基因型都是纯合子，致病基因定位于第 1 号染色体 P13-p21，包含了编码 CASQ2 蛋白基因所在位点。研究者进一步通过外显子序列分析发现了在 CASQ2 基因高度保守区，第 9 外显子的 1038 位核苷酸发生 G→C 的错义突变，使编码蛋白的第 307 位氨基酸由带阳性电荷的组氨酸（His）代替了带阴性电荷的天门冬氨酸（Asp），这一改变降低了 CASQ2 结合与释放 Ca^{2+} 的能力。并提出 CASQ2 基因突变是引起常染色体隐性遗传 CPVT 的重要原因[7]。

对 CASQ2 功能的研究发现，过度表达 CASQ2 的转基因小鼠出现心肌肥大和心衰，同时还伴有静息时心动过缓、QTc 间期延长、猝死性室速发生率增加[117]。后三个特征与 Lahat 等[94]在患者中观察到的一致。对这些转基因鼠进行电生理检查发现，至少一些病理现象是与 Ca^{2+} 释放减弱有关。Viatchenko-Karpinski 等[118]将腺病毒介导的带有 D307H 突变的犬的 CASQ2 基因导入大鼠的心肌细胞，发现过度

表达 $CASQ2^{D307}$ 的心肌细胞 SR 储存和释放钙离子的能力降低，将突变心肌细胞进行起搏电刺激或暴露于去甲肾上腺素溶液时出现了膜电位的剧烈振荡并伴有延迟后除极。当给予这些基因突变的 SR 低亲和力的 Ca^{2+} 枸橼酸缓冲液，其正常的节律性活动可以被恢复。提示 D307 位点对维持 $CASQ2$ 在 SR 中正常功能至关重要，D307H 突变通过降低 SR 腔中有效的 Ca^{2+} 浓度和（或改变）Ca^{2+} 释放通道复合物对 SR 腔中 Ca^{2+} 的反应性来破坏 Ca^{2+} 介导的 Ca^{2+} 释放过程。在分子水平上证实了 $CASQ2$D307H 突变和 CPVT 患者临床表型之间的病理联系。

Postma 等[119] 在对 3 个 CPVT 家系进行研究时，首次发现了在 $CASQ2$ 基因位点发生的无意突变。研究者认为发现的 3 种突变（一个无意突变 R33X，一处剪接 532 + 1 G > A，一个碱基的缺失 62DelA.）使得提前产生终止密码子。其中两个为纯合子基因携带的患者，完全缺失 $CASQ2$ 蛋白，在其 7 岁时开始发生晕厥症状；一个患者 $CASQ2$ 基因是终止密码子杂合体，从 11 岁时开始出现晕厥。除了 $CASQ$ 基因突变的不同，这些患者 CPVT 表型几乎没有任何不同。在 16 位这些不同突变基因杂合子携带者中，14 人没有任何临床或心电图的表现，2 人在进行运动负荷试验时在心电图上出现室性心律失常的改变。此研究进一步证实了 $CASQ2$ 基因突变并不罕见，可导致严重临床表现的 CPVT。Laitinen 等[120] 在 19 个芬兰家族 CPVT 先证者中进行了 $CASQ2$ 编码序列全长的筛检，仅发现了两个氨基酸多态性 T66A 和 V76M，此多态性位点出现的频率与在正常对照人群无显著差异，并没有发现致病的 $CASQ2$ 基因突变。

3. CPVT 的诊断与治疗　CPVT 是一种严重的遗传性室性心律失常，$RyR2$ 基因突变引起了 CPVT 的显性遗传形式[91]，$CASQ2$ 基因突变引起 CPVT 的隐性遗传[94]。由于带有每种突变基因的患者数量较少，评价基因型和表型之间的联系很困难。不能从患者特异的突变基因型来预见其表型[102]。CPVT 的临床诊断依赖运动负荷实验，同时需要除外其他的疾病。对于任何年龄的患者，只要有交感神经系统兴奋诱发的多形性室速，心脏结构正常且没有 QT 间期延长，都应考虑 CPVT 的诊断。Bauce 等[121] 在研究中发现超过 1/3 的 $RyR2$ 突变携带者在电生理检查或运动负荷实验时缺乏体征和多形性室速，致死性的室性心律失常可能是一些患者的首发症状。因而对已有 CPVT 或猝死家族史的儿童进行基因筛查是有必要，筛查的基因至少要包括 $RyR2$，$CASQ2$。

在治疗上，β 肾上腺素能受体阻断剂可保护 $RyR2$ 免受交感神经系统兴奋的影响，目前的研究表明，可逆转衰竭心脏中 PKA 对 $RyR2$ 的过度磷酸化作用，并恢复 $RyR2$ 的正常结构和功能[122]。Lahat 等[94] 在研究中给 12 个患者 β 肾上腺素能受体阻断剂治疗，大部分效果良好。约 50% 有 $RyR2$ 突变的 CPVT 的家族比没有 $RyR2$ 突变的 CPVT 的家族更早发生运动诱发的多形性室速[102]，有 $RyR2$ 突变的男性患者发生晕厥的风险高（相对风险为 4.2），因此 priori 建议给所有 $RyR2$ 突变男性儿童预防性应用 β 肾上腺素能受体阻断剂，但尽管如此，仍有约 30% 的 CPVT 患者需要安装埋藏式心脏复律除颤器。

发现 LIZ 序列介导蛋白激酶对 $RyR2$ 的靶向和磷酸化作用为 CPVT 的治疗提供了新的思路。Marx 等[123] 已利用带有 LIZ 序列的特异性 $RyR2$ 肽来竞争性抑制 PKA 对 $RyR2$ 通道的过度磷酸化作用，降低肌质网舒张期 Ca^{2+} 释放，减少 DAD 的发生。$RyR2$ 通道复合物中 $FKBP$12.6 缺失，可使通道开放 Ca^{2+} 漏出，引发致命的心律失常。试验发现 1,4 - benzothiazepine 的衍生物 JTV519 能提高 $FKBP$12.6 与 $RyR2$ 的亲和力，稳定 $RyR2$ 的关闭状态，阻止 Ca^{2+} 漏出，这可能是治疗这类室速的策略之一[124]。

目前的研究集中在从分子水平揭示肌质网 $RyR2$ 或 $CASQ2$ 基因突变导致 CPVT 的病理机制，已经取得了很大进展，但有些研究结果间存在矛盾，还需要更多详细的有关 $RyR2$ 通道结构、功能的资料来阐明基因突变与 Ca^{2+} 释放异常的联系。还有一定数量的 CPVT 家系中并没有发现 $RyR2$ 或 $CASQ2$ 基因的突变，很可能其他一些未知基因位点的突变参与了疾病的发生，或者参与 SR 钙离子运作的其他蛋白的功能出现异常，这还有待于进一步的研究来证实。

（八）Timothy 综合征——长 QT 第 8 型

随着心律失常研究的深入，致病基因不断被发现，基因型与临床表型的复杂关系正在逐步被认识。2004 年 10 月 1 日 Splawski 等在《Cell》杂志又描述了一种新的 L 型钙离子通道基因（$Ca_V1.2$）突变所致的多器官异常及心律失常综合征，并将其命名为 "Timothy 综合征"[125]，将钙通道相关的心律失常研究又推进了一步。

1. Timothy 综合征的发现和临床体征特点　1992 年德国莱比锡大学 Reichenbach 等在德国儿科实用杂志描述了一名新的变异型"心-手综合征"（the heart - hand syndrome）病例[126]。一个孕期 36 周的男婴先证者因宫内心动过缓而剖宫产时被发现有二度房室传导阻滞，5 天后心率转为正常。患婴 QT 间期延长同时有并指（趾）症，5 个月后猝死。家系调查发现其父心电图 QT 间期均延长并有腕骨联结（synostoses of the carpus），该病症显性遗传。3 年后美国盐湖城 Keating 实验室 Marks 研究组报道了 3 例相似病例并伴有房室传导阻滞和动脉导管未闭。QTc 延长分别达到 633、628 和 680ms。即使以永久心脏起搏及 β 受体阻滞剂治疗，仍有 2 例猝死。提示此组患者高度危险[127]。进一步的研究排除了性染色体连锁遗传的可能，提示常染色体隐性遗传或更可能是新发突变[128]。最近 Splawsk 等系统深入地研究了 17 例（9 男 8 女）长 QT-并指（趾）患者，发现该病特征是多系统功能障碍和发育缺陷。他们的进一步研究肯定了该病由 L 型钙通道交替拼接变异（alternative spliced variant）基因中的一个拼接变异 Ca$_{v1.2}$ 上 G1216A 错义突变引起，该拼接变异包含外显子 8A，也是 G1216A 错义突变所在，结果使 406 位甘氨酸残基被精氨酸取代（G406R）。他们首次命名该病为"Timothy 综合征"。为何取名"梯牧草"？是否此症在外形或内涵上与梯牧草有相似之处作者未曾指明[125]。

Timothy 综合征表现为多器官异常（占病例的百分比）。心脏异常：QT 延长（100%），室速（71%），窦缓、房室传导阻滞（94%），动脉导管未闭（59%），卵圆孔未闭（29%），室间隔缺损（18%），法洛四联症（6%），心脏肥大（35%）。中枢神经系统异常：孤独症（60%），孤独样症（80%），智力迟后（25%），癫痫（21%）。脸部异常（53%，包括圆脸、低鼻梁、上额退缩、上唇薄）。表皮异常：并指/趾及无毛（各为 100%）。牙齿异常：小齿（100%），空腔（50%）。近视眼（25%），鼻窦炎（29%），甲状腺功能降低（8%），双脐带血管（13%），胃肠反流（31%）。肺部异常：肺炎/支气管炎（47%），肺动脉高压（21%）。比较常见体征还有：低血钙（33%），低血糖（36%），低体温（33%），肌无力（40%），免疫功能低下/反复感染（43%）。上述异常中 QT 延长、并指/趾是 Timothy 综合征必有的体征，室速、窦缓、房室传导阻滞、动脉导管未闭、孤独症、脸部异常是十分常见的体征，这些特性使 Timothy 综合征的临床诊断较为容易。目前认为对并指/趾婴儿必须进行心电图检查。

2. Timothy 综合征的遗传规律及病程　Timothy 综合征遗传特性为散发性新的突变（sporadic de novo mutation），双亲基因型及表型正常。Splawski 等确定的 13 例拥有相同突变的先证者中只有两例来自同一家庭，DNA 检测发现此两例先证者的母亲为体细胞的镶嵌个体（mosaicism，即同一个体存在两种或者以上基因不同的细胞），她的口腔粘膜细胞 DNA 为 G406R 突变体阳性而血液白细胞 DNA 并无此突变存在，镶嵌体母亲临床表型正常。这种遗传现象在疾病遗传中甚为少见。这种镶嵌体的形成是由于该个体在发育过程中的某个阶段发生了仅某一支细胞系的基因突变，使该个体成为正常基因和突变基因共存的镶嵌体。在所有受检的 Timothy 综合征先证者中不存在其他已知的引起长 QT 综合征基因突变，例如引起 LQT1 和 LQT5 的 KvLQT1 和 KCNE1 基因，引起 LQT2 和 LQT6 的 HERG 和 KCNE2 基因，引起 LQT3 的 SCN5A 以及引起 LQT7（Andersen 综合征）的 KCNJ2 基因等。证实 L 型钙通道 Ca$_{v1.2}$ 基因 G406R 突变极有可能为 Timothy 综合征的唯一致病基因。由于 Timothy 综合征患者不能存活到生育年龄，致使突变基因不能下传，凡先证者均为新的突变，因而该病甚为少见。至于为什么散在的 Timothy 综合征患者却由同一突变所致还不清楚，可能与 G406R 突变的部位重要和能产生"功能增强"（gain of function）的效果有关（见后）。

虽然 Timothy 综合征表现为多系统病变和发育障碍，QT 延长和心律失常是最严重的病症。70%（12/17）的患者曾有危及生命的心律失常发作，触发因素包括感染和低血钾。59%（10/17）在平均年龄 2.5 岁死亡，足见钙通道基因异常对人体的严重影响。

3. Timothy 综合征的发病机制及治疗　至今国际上已命名了 7 型长 QT 综合征，其遗传基因已明确[129]。Timothy 综合征应该排名第 8 型长 QT 综合征，即 LQT8。体外表达 Ca$_{v1.2}$ 基因 G406R 突变不仅改变了 L 型钙通道电压依赖性失活动力学，使半失活电压（$V_{1/2}$）由 $-8mV$ 右移至 $4mV$，斜率系数（k）由 $6.9mV$ 增至 $10.6mV$，而且显著减缓通道时间依赖性失活（current decay）。这样的电生理学结果将导致 L 型钙通道"功能增强"，动作电位平台期内向电流增加，QT 间期延长。这样的发病机制与钠通道功能增强所致的 LQT3、*HERG* 钾通道功能亢进所致的"短 QT 综合征"和 *KvLQT*1 钾通道功能亢进引起的家属性房颤相类似[130,80,86]。另外，Splawsk 等还发现 G406R 突变所在的含 8A 外显子的拼接变异 Ca$_{v1.2}$组织分布很广：包括心、脑、平滑肌、胃肠系统、肺、免疫系统、睾丸、眼睛、牙齿等。这可能是 Timothy 综合征表现为多系统疾病的原因所在。

由于 G406R 突变几乎使钙通道失活动力学消失，钙通道阻滞剂是否能阻滞 G406R 突变钙通道是必然要回答的临床问题。实验结果提示尼索地平（nisoldipine）对 G406R 钙通道仍然敏感。尽管尼索地平半数抑制浓度（阻断 50% 钙电流的药物浓度）在 G406R 钙通道要比野生型钙通道高 4 倍（267 ± 5 对 $74 \pm 7nmol/L$），提示钙通道阻滞剂对治疗 Timothy 综合征应该有效，最后结论需要将来从临床实践验证。

二、基因多态性与心律失常

物种进化至今，千姿百态，即为多态性。单核苷酸多态性（single nucleotide polymorphism，SNP）是在染色体 DNA 的序列中某个位点上单个核苷酸的变异，最低频率不低于 1%。SNPs 在人类基因组中广泛存在，平均密度约为 1/1000bp，总数可达 300 万个。SNPs 可以表现为单碱基转换、颠换、插入及缺失等。位于编码区内的 SNP（coding SNP，cSNP）比较少，但它在遗传性疾病研究中却具有重要意义[131]。从对生物的遗传性状的影响上来看，cSNP 可分为 2 种：一种是同义 cSNP（synonymous，cSNP），即 SNP 所致的编码序列的改变并不影响其所翻译的蛋白质的氨基酸序列，突变碱基与未突变碱基的含义相同；另一种是非同义 cSNP（non-synonymous，cSNP），指碱基序列的改变可使翻译的蛋白质序列发生改变，从而影响蛋白质的功能，这种改变常是导致生物性状改变的直接原因。心脏离子通道及心房连接蛋白等基因的多态性，对心律失常的发生有着重要影响。SNPs 还可以改变突变基因的致病性，并影响药物的治疗效果。

（一）与心律失常有关基因的多态性

1. 钠通道多态性与心律失常　H558R 是目前所报道的最常见的一个心脏钠离子通道的多态性。H558R 的电生理特性与野生型相比并无明显差异。Makielski 和 Ackerman 实验室[132]共同发现导致 LQT3 的钠通道突变 M1766L，可明显抑制钠电流；但当其与 H558R 共同表达时，不仅 M1766L/H558R 通道电流与野生型钠电流接近，而且转运缺陷也消失，表明 H558R 消除了 M1766L 的致病性。Balser 等[133]发现 H558R 能部分消除致心脏传导阻滞的钠通道 T512I 突变的功能异常，虽然不能完全纠正其缓慢失活的动力学，但可纠正 T512I 引起的激活、失活曲线负向漂移。近来 Chen 等[134]的研究显示，SCN5A（编码心脏钠离子通道 α 亚单位的基因）H558R 的存在还可作为心房颤动发生的危险因素。由此可见，SNP 影响了突变基因的致病性，在心律失常的发生机制中起着相当重要的作用。

Bwzzina 等[135]对 SCN5A 的启动子基因进行测序，鉴定出一个由 6 种呈近似完全连锁不平衡的多态性所组成的单倍体变异 HaplotypeB，其等位基因频率在亚裔人群中为 22%，而在白种人和黑种人中缺如，这与 Brugada 综合征在东南亚人群中高发是一致的。另外，HaplotypeB 降低钠通道的转录水平，延长心电图上 PR 和 QRS 间期，减慢心脏的传导速率。以上表明心脏钠通道的分子组成和转录特性有显著的种族分布差异性，因此对心律失常的易感性亦有所不同[135]。

2. 钾通道多态性与心律失常　由于 SNP 的存在，可改变心脏以外药物对心脏离子通道的选择性，抑制钾电流，延缓复极，引起长 QT 综合征。从 98 例药物引起的长 QT 综合征中发现一个 KCNE2（编码心脏快成分延迟整流钾电流 I$_{Kr}$通道亚单位的基因）的多态位点 T8A，它在正常人群中分布频率为 1.6%。KCNE2 T8A 本身并不改变快速激活延迟整流钾电流，但对正常治疗浓度的磺胺类抗菌药 sulfamethoxazole（SMZ）高度敏感，服药后易引起 QT 间期延长，导致尖端扭转性室速和猝死[136]。

Kutoba 等[137]报道一个致长 QT 综合征的多态位点 KCNQ1（编码心脏慢成分延迟整流钾电流 I_{Ks} 通道 α 亚单位的基因）G643S，其在日本人群中发生频率约 11%。带有 G643S 的患者临床表现较轻微，但常被低钾血症和缓慢型心律失常所诱发。细胞电生理检测发现，KCNQ1 G643SI_{Ks} 几乎不改变 I_{Ks} 的通道动力学特征，但通过轻度的负显性效应机制减弱了 I_{Ks} 电流，导致了长 QT 综合征的发生。在此，基因多态性作为一种修饰因子，与环境因素相互作用促进了疾病的发展进程。

关于 HERG（编码心脏快成分延迟整流钾电流 I_{Kr} 通道 α 亚单位的基因）的多态性研究，曾得出了一些互相矛盾的结论。2002 年 Pietila 等[138]报道多态位点 HERG K897T（在芬兰人群中频率为 16%）与 QT 最大间期的延长和心室复极跨壁离散度的增加有相关性。意大利 Crotti 等[139]对一长 QT 家系进行研究，发现同时携带 HERG A1116V 突变和 K897T 多态的患者表现出室颤、晕厥等症状，而单纯 A1116V 突变的家族成员仅有短暂的 QT 间期轻度延长，并无相关症状，说明 K897T 进一步加重了 A1116V 所致的 I_{Kr} 电流下降。而 Bezzina 等[140]通过对高加索人群进行研究和应用细胞电生理模型检测，结果显示 HERG 897T 能加速 I_{Kr} 的激活和失活，通过功能下降机制导致 QT 间期明显缩短。另一项大样本的 SNP 的关联研究也显示 897T 与 QT 间期缩短显著相关[141]。

3．心房颤动的基因多态性 台湾学者 Lai 等[142]发现 KCNE1（编码心脏慢成份延迟整流钾电流 I_{Ks} 通道 β 亚单位的基因）的非同义 SNP G38S 是心房颤动发生的危险因素，38G 等位基因在有房颤危险因素的患者中易引起房颤。Ehrlich 等[143]进一步研究了 KCNE1 38G 基因的功能，发现其减少了 KCNQ1 在细胞膜上的表达，降低了 I_{Ks} 电流。本实验中心曾志宇[144]和马克娟等[145]发现人群中 KCNE4（编码心脏 MiRP3 的基因）多态性 E145D 与房颤的发生有关，E145D 在汉族人群中频率约 27%。对 KCNE4 E145D 进行功能检测显示，E145D 对 KCNQ1 通道产生功能增强效应，这种作用有可能缩短心房动作电位时程和有效不应期，有利于房颤的发生与维持。

Hauer 等[146]报道编码心脏缝隙连接蛋白 Cx40 的基因，在其调控区的两个多态性位点 −44（G→A）和 +71（A→G），可增加心房不应期的空间离散系数，即提供了房颤启动的折返基质，从而使心房易损性增加，房颤发生的危险性增加。其具体作用机制目前尚不清楚，推测可能与异常的缝隙连接导致传导异常，增加传导的不均一性有关。

4．其他基因多态性与心律失常 至今还报道了与心律失常有关的非离子通道基因 SNPs，如 ACE 基因 SNPs 与心脏性猝死（SCD）有关，ACE 基因第 16 个内含子 287 个 bp 插入（I）或缺失（D）组成了 II，ID 和 DD 三种等位基因组合[147]。ACE − DD 型的肥厚性心肌病患者（HCM）高发 SCD，ACE − DD 型的心肌梗死者 QT 离散度增加，SCD 发生率亦升高[148,149]。另外，血管紧张素 II 1 型受体（AT1）基因多态性 AT1 − A1166C 冠心病患者高发室性心律失常[150]。

（二）离子通道基因 SNPs 改变药物的选择性

由于 SNP 的存在，改变了心脏以外药物对心脏离子通道的选择性，抑制钾电流，延缓复极，引起 LQTs。磺胺类抗菌药 sulfamethoxazole（SMZ）在少数个体中引起 LQT 与 KCNE2 基因（编码 I_{Kr} 通道的 β 亚基）SNP（T8A）有关[151]。KCNE2T8A 本身并不改变 I_{Kr} 电流但对 SMZ 高度敏感，KCNE2T8A 个体（1.6%）服药后易引起 QT 间期延长，导致尖端扭转性室速（TdP）。

（浦介麟 李 宁 马克娟）

参 考 文 献

1. Wang Q, Shen J, Splawski I, et al. SCN5A mutations associated with an inherited cardiac arrhythmia, long QT syndrome. Cell, 1995, 80 (5): 805 − 11.

2. Curran ME, Splawski I, Timothy KW, et al. A molecular basis for cardiac arrhythmia: HERG mutations cause long QT syndrome. Cell, 1995, 80 (5): 795 − 803.

3. Wang Q, Curran ME, Splawski I, et al. Positional cloning of a novel potassium channel gene: KVLQT1 mutations cause cardiac arrhythmias. Nat Genet, 1996, 12 (1): 17 − 23.

4. Keating MT, Sanguinetti MC. Molecular and cellular mechanisms of cardiac arrhythmias. Cell, 2001, 104 (4):569-580.

5. Plaster NM, Tawil R, Tristani-Firouzi M, et al. Mutations in Kir2.1 cause the developmental and episodic electrical phenotypesof Andersen's syndrome. Cell, 2001, 105 (4):511-519.

6. Laitinen PJ, Brown KM, Piippo K, et al. Mutations of the cardiac ryanodine receptor (RyR2) gene in familial polymorphic ventricular tachycardia. Circulation, 2001, 103 (4):485-490.

7. Lahat H, Pras E, Olender T, et al. A missense mutation in a highly conserved region of CASQ2 is associated with autosomal recessive catecholamine-induced polymorphic ventricular tachycardia in Bedouin families from Israel. Am J Hum Genet, 2001, 69 (6):1378-1384.

8. Mohler PJ, Schott JJ, Gramolini AO, et al. Ankyrin-B mutation causes type 4 long-QT cardiac arrhythmia and sudden cardiac death. Nature, 2003, 421 (6923):634-639.

9. Schulze-Bahr E, Neu A, Friederich P, et al. Pacemaker channel dysfunction in a patient with sinus node disease. J Clin Invest, 2003, 111 (10):1537-1545.

10. Groenewegen WA, Firouzi M, Bezzina CR, et al A cardiac sodium channel mutation cosegregates with a rare connexin40 genotype in familial atrial standstill. Circ Res, 2003, 92 (1):14-22.

11. Medeiros-Domingo A, Iturralde-Torres P, Ackerman MJ. Clinical and Genetic Characteristics of Long QT Syndrome. Rev Esp Cardiol, 2007, 60:739-752.

12. Schwartz PJ, Priori SG, Spazzolini C, et al. Genotype-phenotype correlation in the long-QT syndrome: gene-specific triggers for life-threatening arrhythmias. Circulation, 2001, 103 (1):89-95.

13. Priori SG, Napolitano C, Schwartz PJ. Low penetrance in the long-QT syndrome: clinical impact. Circulation, 1999, 99 (4):529-533.

14. Zareba W. Genotype-specific ECG patterns in long QT syndrome J Electrocardiol, 2006, 39:S101-106.

15. Priori SG, Schwartz PJ, Napolitano C. Risk stratification in the long-QT syndrome. N Engl J Med, 2003, 348 (19):1866-1874.

16. Priori SG. Inherited arrhythmogenic diseases: the complexity beyond monogenic disorders. Circ Res, 2004, 94:140-145

17. Napolitano C, Priori SG, Schwartz PJ, et al. Genetic testing in the long QT syndrome: development and validation of an efficient approach to genotyping in clinical practice. JAMA, 2005, 294:2975-2980

18. Neyroud N, Tesson F, Denjoy I, et al. A novel mutation in the potassium channel gene KVLQT1 causes the Jervell and Lange-Nielsen cardioauditory syndrome. Nat Genet, 1997, 15 (2):186-189.

19. Splawski I, Timothy KW, Vincent GM, et al. George M. Cober Lecturer: Mark T. Keating. Molecular basis of the long-QT syndrome associated with deafness. Proc Assoc Am Physicians, 1997, 109 (5):504-511.

20. Wang Z, Li H, Moss AJ, et al Compound heterozygous mutations in KvLQT1 cause Jervell and Lange-Nielsen syndrome. Mol Genet Metab, 2002, 75 (4):308-316.

21. 见资料库 http://pc4. fsm. it:81/cardmoc/index. html.

22. Franqueza L, Lin M, Shen J, et al. Long QT syndrome-associated mutations in the S4-S5 linker of KvLQT1 potassium channels modify gating and interaction with minK subunits. J Biol Chem, 1999, 274 (35):25188.

23. Zhou Z, Gong Q, Epstein ML, et al. HERG channel dysfunction in human long QT syndrome. Intracellular transport and functional defects. J Biol Chem, 1998, 273 (33):21061-21066.

24. Zhou Z, Gong Q, January CT. Correction of defective protein trafficking of a mutant HERG potassium channel in human long QT syndrome. Pharmacological and temperature effects. J Biol Chem, 1999, 274 (44):31123-31126.

25. Beaufort-Krol GC, van den Berg MP, Wilde AA, et al. Developmental aspects of long QT syndrome type 3 and Brugada syndrome on the basis of a single SCN5A mutation in childhood. J Am Coll Cardiol, 2005, 46:331-337.

26. Medeiros-Domingo A, Kaku T, Tester DJ, et al. SCN4B-encoded sodium channel beta4 subunit in congenital long-QT syndrome Circulation, 2007, 116 (2):134-142.

27. Schott JJ, Charpentier F, Peltier S, et al. Mapping of a gene for long QT syndrome to chromosome 4q25-27. Am J Hum Genet, 1995, 57 (5):1114-1122.

28. Mohler PJ, Splawski I, Napolitano C, et al. A cardiac arrhythmia syndrome caused by loss of ankyrin-B function. Proc Natl Acad Sci U S A, 2004, 101 (24):9137-9142.

29. Tawil R, Ptacek LJ, Pavlakis SG, et al. Andersen's syndrome: potassium-sensitive periodic paralysis, ventricular ecto-

py, and dysmorphic features. Ann Neurol, 1994, 36 (2):252-253.

30. Sansone V, Griggs RC, Meola G, et al Andersen's syndrome: a distinct periodic paralysis. Ann Neurol, 1997, 42 (3): 305-312.

31. Tristani-Firouzi M, Jensen JL, Donaldson MR, et al Functional and clinical characterization of KCNJ2 mutations associated with LQT7 (Andersen syndrome). J Clin Invest, 2002, 110 (3):381-388.

32. Zhang L, Benson DW, Tristani-Firouzi M, et al. Electrocardiographic features in Andersen-Tawil syndrome patients with KCNJ2 mutations: characteristic T-U-wave patterns predict the KCNJ2 genotype. Circulation, 2005, 111 : 2720 -2726.

33. Plaster NM, Tawil R, Tristani-Firouzi M. Mutations in Kir2.1 cause the developmental and episodic electrical phenotypes of Andersen's syndrome. Cell, 2001, 105 (4):511-519.

34. Yoon G, Oberoi S, Tristani-Firouzi M, et al. Andersen-Tawil syndrome: Prospective cohort analysis and expansion of the phenotype. Am J Med Genet A, 2006, 140:312-321.

35. Vatta M, Ackerman M, Ye B, et al. Mutant Caveolin-3 induces persistent late sodium current and is associated with long QT syndrome. Circulation, 2006, 114 (20):2104-2112.

36. Moss AJ, Zareba W, Kaufman ES, et al. Increased risk of arrhythmic events in long-QT syndrome with mutations in the pore region of the human ether-a-go-go-related gene potassium channel. Circulation, 2002, 105 (7):794-799.

37. Bezzina C, Veldkamp MW, van Den Berg MP, et al. A single Na (+) channel mutation causing both long-QT and Brugada syndromes. Circ Res, 1999, 85 (12):1206-1213.

38. Moss AJ, Zareba W, Hall WJ, et al. Effectiveness and limitations of beta-blocker therapy in congenital long-QT syndrome. Circulation, 2000, 101 (6):616-623.

39. Priori SG, Napolitano C, Schwartz PJ, et al. Association of long QT syndrome loci and cardiac events among patients treated with beta-blockers. JAMA, 2004, 292 (11):1341-1344.

40. Chatrath R, Bell CM, Ackerman MJ. Beta-blocker therapy failures in symptomatic probands with genotyped long-QT syndrome. Pediatr Cardiol, 2004, 25 (5):459-465.

41. Benhorin J, Taub R, Goldmit M, et al. Effects of flecainide in patients with new SCN5A mutation: mutation-specific therapy for long-QT syndrome? Circulation, 2000, 101 : 1698-706.

42. Windle JR, Geletka RC, Moss AJ, et al. Normalization of ventricular repolarization with flecainide in long QT syndrome patients with SCN5A: DeltaKPQ mutation. Ann Noninvasive Electrocardiol, 2001, 6 (2):153-158.

43. Schulze-Bahr E, Fenge H, Etzrodt D, et al. Long QT syndrome and life threatening arrhythmia in a newborn: molecular diagnosis and treatmentresponse. Heart, 2004, 90:13-16.

44. Betrián Blasco P, Antúnez Jiménez MI, Falcón González LH, et al. Neonatal life-threatening arrhythmia responding to lidocaine, a probable LQTS3. Int J Cardiol, 2007, 117 (2): e61-e63.

45. Fredj S, Sampson KJ, Liu H, et al. Molecular basis of ranolazine block of LQT-3 mutant sodium channels: evidence for site of action. Br J Pharmacol, 2006, 148 : 16-24.

46. Shimizu W, Ohe T, Kurita T. Effects of verapamil and propranolol on early afterdepolarizations and ventricular arrhythmias induced by epinephrine in congenital long QT syndrome. J Am Coll Cardiol, 1995, 26 (5):1299-1309.

47. De Ferrari GM, Nador F, Beria G, et al. Effect of calcium channel block on the wall motion abnormality of the idiopathic long QT syndrome. Circulation, 1994, 89:2126-2132.

48. Khan IA, Gowda RM. Novel therapeutics for treatment of long-QT syndrome and torsade de pointes. Int J Cardiol, 2004, 95 : 1-6.

49. Tan HL, Alings M, Van Olden RW, et al. Long-term (subacute) potassium treatment in congenital HERG-related long QT syndrome (LQTS2). J. Cardiovasc. Electrophysiol, 1999, 10 : 229-233.

50. Furushima H. Chinushi M. Washizuka T. et al Role of β-blockade in congenital long QT syndrome: Investigation by exercise stress test Jpn. Circ J, 2001, 654-658.

51. Hoshino K, Ogawa K, Hishitani T, et al. Studies of magnesium in congenital long QT syndrome Pediatric Cardiology, 2002, 23:41-48.

52. Fabritz L, Kirchhof P, Franz MR, et al. Effect of pacing and mexiletine on dispersion of repolarisation and arrhythmias in DeltaKPQ SCN5A (long QT3) mice. Cardiovasc Res, 2003, 57 (4):1085-1093.

53. Moss AJ, Liu JE, Gottlieb S, et al. Efficacy of permanent pacing in the management of high – risk patients with long QT syndrome Circulation, 1991, 84：1524 – 1529.

54. Dorostkar PC, Eldar M, Belhassen B, et al. Long – term follow – up of patients with long – QT syndrome treated with – blockers and continuous pacing Circulation, 1999, 100：2431 – 2436.

55. Schwartz PJ, Locati EH, Moss AJ, et al. Left cardiac sympathetic denervation in the therapy of congenital long QT syndrome：A worldwide report Circulation, 1991, 84：503 – 511.

56. Schwartz PJ, Priori SG, Cerrone M, et al. Left cardiac sympathetic denervation in the management of high – risk patients affected by the long – QT syndrome. Circulation, 2004, 109 (15)：1826 – 1833.

57. Welde, Arthur AM. Is there a role for implantable cardioverter defibrillators in long QT syndrome? Journal Of Cardiovascular Electrophysiology, 2002, 13：S110 – S113.

58. Brugada P, Brugada J. Right bundle branch block, persistent ST segment elevation and sudden cardiac death：a distinct clinical and electrocardiographic syndrome. A multicenter report. J Am Coll Cardiol, 1992, 20 (6)：1391 – 1396.

59. Priori SG, Napolitano C, Gasparini M, et al. Clinical and genetic heterogeneity of right bundle branch block and ST – segment elevation syndrome：A prospective evaluation of 52 families. Circulation, 2000, 102 (20)：2509 – 2515.

60. Chen Q, Kirsch GE, Zhang D, et al. Genetic basis and molecular mechanism for idiopathic ventricular fibrillation. Nature, 1998, 392：293 – 296.

61. London B, Michalec M, Mehdi H, et, al. Mutation in glycerol – 3 – phosphate dehydrogenase 1 – like gene (GPD1 – L) decreases cardiac Na current and causes inherited arrhythmias. Circulation, 2007, 116：2260 – 2268.

62. Smits JP, Eckardt L, Probst V, et al. Genotype – phenotype relationship in Brugada syndrome：electrocardiographic features differentiate SCN5A – related patients from non – SCN5A – related patients. J Am Coll Cardiol, 2002, 40 (2)：350 – 356.

63. Tungsanga K, Sriboonlue P. Sudden unexplained death syndrome in north – east Thailand. Int J Epidemiol, 1993, 22 (1)：81 – 87.

64. Pollanen MS, Chiasson DA, Cairns J, et al. Sudden unexplained death in Asian immigrants：recognition of a syndrome in metropolitan Toronto. CMAJ, 1996; 155 (5)：537 – 540.

65. Nademanee K, Veerakul G, Nimmannit S, et al. Arrhythmogenic marker for the sudden unexplained death syndrome in Thai men. Circulation, 1997, 96 (8)：2595 – 2600.

66. Vatta M, Dumaine R, Varghese G. Genetic and biophysical basis of sudden unexplained nocturnal death syndrome (SUNDS), a disease allelic to Brugada syndrome. Hum Mol Genet, 2002, 11 (3)：337 – 345.

67. Antzelevitchb C. Brugada Syndrome. Pacing Clin Electrophysiol, 2006, 29 (10)：1130 – 1159.

68. Stieber J, Hofmann F, Ludwig A. Pacemaker channels and sinus node arrhythmia. Trends Cardiovasc Med, 2004, 14 (1)：23 – 28.

69. E ric Schulze – Bahr, Axel Neu, Patrick Friederich. Pacemaker channel dysfunction in a patient with sinus node disease. The Journal of Clinical Investigation, 2003, 111 (10)：1537 – 1545.

70. Schott JJ, Alshinawi C, Kyndt F, et al. Cardiac conduction defects associate with mutations in SCN5A [J]. (Letter) Nature Genet. 1999, 23：20.

71. Wang DW, Viswanathan PC, Balser JR, et al. Clinical, genetic, and iophysical characterization of SCN5A mutations associated wit atrioventricular conduction block. Circulation, 2002, 105 (3)：341 – 346.

72. Herfst LJ, Potet F, Bezzina CR, et al. Na$^+$ channel mutation leading to loss of function and non – progressive cardiac conduction defects. J Mol Coll Cardiol, 2002, 25：549 – 557.

73. Hosoda T, Komuro I, Shiojima I, et al. Familial atrial septal defect and atrioventricular conduction disturbance associated with a point mutation in the cardiac homeobox gene CSX/NKX2 – 5 in a Japanese patient [J]. Jpn Circ J, 1999, 63：425.

74. Benson DW, Silberbach GM, Kavanaugh – McHugh A, et al. Mutations in the cardiac transcription factor NKX2.5 affect diverse cardiac developmental pathways [J]. J Clin Invest, 1999, 104：1567.

75. Lehnart SE, Ackerman MJ, Benson DW, et al. Inherited arrhythmias：a National Heart, Lung, and Blood Institute and Office of Rare Diseases workshop consensus report about the diagnosis, phenotyping, molecular mechanisms, and therapeutic approaches for primary cardiomyopathies of gene mutations affecting ion channel function. Circulation, 2007, 116 (20)：2325 – 2345.

76. Wolff L. Familiar auricular fibrallation. N Engl J Med, 1943, 229:396.

77. Darbar D, Herron KJ, Ballew JD, et al. Familial atrial fibrillation is a genetically heterogeneous disorder. J Am Coll Cardiol, 2003, 41:2185-2192.

78. Brugada R, Tapscott T, Czernuszewicz GZ, et al. Identification of a genetic locus for familial atrial fibrillation. N Engl J Med, 1997, 336 (13):905-911.

79. Ellinor PT, Shin JT, Moore RK, et al. Locus for a familial maps to chromosome 6q14-16. Circulation, 2003, 107:2880-2883.

80. Chen YH, Xu SJ, Bendahhou S, et al. KCNQ1 gain-of-function mutation in familial atrial fibrillation. Science, 2003, 299 (5604):251-254.

81. Yang Y, Xia M, Jin Q, et al. Identification of a KCNE2 gain-of-function mutation in patients with familial atrial fibrillation. Am J Hum Genet, 2004, 75 (5):899-905.

82. Rautaharju PM, Zhou SH, Wang S, et al. Sex differences in the evolution of electrocardiograhic QT interval with age. Can J Cardiol, 1992, 8:690-695

83. Gussak I, Brugada P, Brugada J, et al. Idiopathic short QT interval: a new clinical syndrome? Cardiology, 2000, 94 (2):99-102.

84. Gaita F, Giustetto C, Bianchi F, et al. Short QT syndrome: A Familal cause of sudden death. Circulation, 2003, 108:965-970

85. Gussak I, Brugada P, Brugada J, et al. ECG phenomenon of idiopathic and paradoxical short QT intervals. Card Electrophysiol Rev, 2002, 6:49-53.

86. Brugada R, Hong K, Dumaine R, et al. Sudden death associated with short-QT syndrome linked to mutations in HERG. Circulation, 2004, 109:151-156.

87. Bellocq C, van Ginneken AC, Bezzina CR, Mutation in the KCNQ1 gene leading to the short QT-interval syndrome. Circulation, 2004, 109 (20):2394-2397.

88. Priori SG, Pandit SV, Rivoha I, et al. A novel form of short QT syndrome (SQT3) is caused by amutationintheKCNJ2 gene. Circ Res, 2005, 96 (7):800-807.

89. Gaita F, Giustetto C, Bianchi F, et al. Short QT syndrome: pharmacological treatment. J Am Coll Cardiol, 2004, 43 (8):1494-1499.

90. Leenhardt A, Lucet V, Denjoy I, et al. Catecholaminergic polymorphic ventricular tachycardia in children: a 7-year follow-up of 21 patients. Circulation. 1995, 91:1512-1519.

91. Swan H, Piippo K, Viitasalo M, et al. Arrhythmic disorder mapped to chromosome 1q42-q43 causes malignant polymorphic ventricular tachycardia in structurally normal hearts. J Am Coll Cardiol, 1999, 34:2035-2042.

92. Fisher JD, Krikler D, Hallidie-Smith KA. Familial polymorphic ventricular arrhythmias: a quarter century of successful medical treatment based on serial exercise-pharmacologic testing. J Am Coll Cardiol, 1999, 34:2015-2022.

93. Priori SG, Napolitano C, Tiso N, et al. Mutations in the Cardiac Ryanodine Receptor Gene (hRyR2) Underlie Catecholaminergic Polymorphic Ventricular Tachycardia. Circulation. 2001, 103:196-200.

94. Lahat H, Eldar M, Levy-Nissenbaum E, et al. Autosomal recessive catecholamine-or exercise-induced polymorphic ventricular tachycardia: clinical features and assignment of the disease gene to chromosome 1p13-21. Circulation, 2001, 103:2822-2827.

95. Williams A, West D, Sitsapesan R. Light at the end of the calcium release channel: Structure and mechanisms involved in ion translocation in ryanodine receptor channel. Q Rev Biophys, 2001, 34:61-104.

96. McPherson PS, Campbell KP. Characterizantion of the major brain form of the ryanodine receptor/Ca^{2+} release channel. J Biol Chem, 1993, 268:19785-19790.

97. Meissner G, Ryanodine receptor/Ca^{2+} release channels and their regulation by endogenous effctors. Annu Rev Physiol, 1994, 56:485-508.

98. Marx SO, Reilen S, Hisamatsu Y, et al. PKA phosphorylation dissociates FKBP12.6 from the calcium release channel (ryanodine receptor): Defective regulation in failing heart. Cell, 2000, 101:365-376.

99. Marx SO, Reilen S, Hisamatsu Y, et al. Phosphorylation-dependent regulation of ryanodine receptor. A novel role for leucine/iosleucine zippers. J Cell Biol, 2001, 135:699-708.

100. Puglisi JL, Bassani RA, Bassani JW, et al. Temperature and relative contributions of Ca transport systems in cardiac myocyte relaxation. Am J Physiol, 1996, 270：H1772－H1778.

101. Reid DS, Tynan M, Braidwood L, et al. Bidirectional tachycardia in a child. A study using His bundle electrography. Br Heart J, 1975, 37（3）：339－344.

102. Priori SG, Napolitano C, Memmi M, et al. Clinical and molecular characterization of patients with catecholaminergic polymorphic ventricular tachycardia. Circulation, 2002, 106（1）：69－74.

103. Rampazzo A, Nava A, Erne P, et al. A new locus for arrhythmogenic right ventricular cardiomyopathy（ARVD2）maps to chromosome 1q42－q43. Hum Mol Genet, 1995, 4（11）：2151－2154.

104. Nava A, Canciani B, Daliento L, et al. Juvenile sudden death and effort induced ventricular tachycardias in a family with right ventricular cardiomyopathy. Int J Cardiol, 1988, 21：111－123.

105. Tiso N, Stephan DA, Nava A, et al. Identification of mutations in the cardiac ryanodine receptor gene in families affected with arrhythmogenic right ventricular cardiomyopathy type 2（ARVD2）. Hum Mol Genet, 2001, 10（3）：189－194.

106. Marks AR, Priori S, Memmi M, et al. Involvement of the cardiac ryanodine receptor/calcium release channel in catecholaminergic polymorphic ventricular tachycardia. J Cell Physiol, 2002, 190（1）：1－6.

107. Jiang D, Xiao B, Zhang L, et al. Enhanced basal activity of a cardiac Ca^{2+} release channel（ryanodine receptor）mutant associated with ventricular tachycardia and sudden death. Circ Res, 2002, 91（3）：218－225.

108. Tiso N, Salamon M, Bagattin A, et al. The binding of the RyR2 calcium channel to its gating protein FKBP12.6 is oppositely affected by ARVD2 and VTSIP mutations. Biochem Biophys Res Commun, 2002, 299（4）：594－598.

109. Wehrens XH, Lehnart SE, Huang F, et al. FKBP12.6 deficiency and defedtive calcium release channel（ryanodine receptor）function linked to exercises－induced sudden cardia death. Cell, 2003, 113：829－840.

110. Marks AR. Cardiac intracellular calcium release channels：role in heart failure. Cir Res, 2000, 87：8－11.

111. George CH, Higgs GV, Lai FA. Ryanodine receptor mutations associated with stress－induced ventricular tachycardia mediate increased calcium release in stimulated cardiomyocytes. Circ Res, 2003, 93（6）：531－540.

112. Yano K, Zarain－Herzberg A. Sarcoplasmic reticulum calsequestrins：structural and functional properties. Mol Cell Biochem, 1994, 135：61－70.

113. Wang S, Trumble WR, Liao H, et al. Crystal structure of calsequstrin from rabbit skeletal muscle Sarcoplasmic reticulum. Nat Struct Bid, 1998, 5：476－483.

114. Zhang L, Kelley J, Schmeisser G, et al. Complex formation between junctin, triadin, calsequestrin, and the ryanodine receptor. Proteins of the cardiac junctional sarcoplasmic reticulum membrane. J Biol Chem, 1997 Sep 12, 272（37）：23389－23397.

115. Donoso P, Prieto H, Hidalgo C. Luminal calcium regulates calcium release in triads isolated from frog and rabbit skeletal muscle. Biophys J, 1995, 68（2）：507－515.

116. Beard NA, Sakowska MM, Dulhunty AF, et al. Calsequestrin is an inhibitor of skeletal muscle ryanodine receptor calcium release channels. Biophys J, 2002, 82（1 Pt 1）：310－320.

117. Knollmann BC, Knollmann－Ritschel BE, Weissman NJ, Jones LR, Morad M Remodeling of ionic currents in hypertrophied and failing hearts of transgenic mice overexpressing calsequestrin. J Physiol, 2000, 525：483－498.

118. Viatchenko－Karpinski S, Terentyev D, Gyorke I, Abnormal calcium signaling and sudden cardiac death associated with mutation of calsequestrin. Circ Res, 2004, 94（4）：471－477.

119. Postma AV, Denjoy I, Hoorntje TM, et al. Absence of calsequestrin 2 causes severe forms of catecholaminergic polymorphic ventricular tachycardia. Circulation Research. 2002, 91：e21－26.

120. Laitinen PJ, Swan H, Kontula K. Molecular genetics of exercise－induced polymorphic ventricular tachycardia：identification of three novel cardiac ryanodine receptor mutations and two common calsequestrin 2 amino－acid polymorphisms［J］. Eur J Hum Genet, 2003, 11（11）：888－891.

121. Bauce B, Rampazzo A, Basso C, et al. Screening for ryanodine receptor type 2 mutations in families with effort－induced polymorphic ventricular arrhythmias and sudden death：early diagnosis of asymptomatic carriers. J Am Coll Cardiol, 2002, 40（2）：341－349.

122. Reiken S, Gaburjakova M, Gaburjakova J, et al. Beta－adrenergic receptor blockers restore cariac calcium release channel（ryanodine receptor）structure and function in heart failure. Circulation, 2001, 104：2843－2848.

123. Marks AR. Clinical implications of cardiac ryanodine redeptor/calcium release channel mutation linked to sudden cardiac death. Circulation, 2002, 106 (1):8-10.

124. Wehrens XH, Lehnart SE, Reiken SR. et al. Protection from cardiac arrhythmia through ryanodine receptor - stabilizing protein calstabin2. Science, 2004 Apr 9, 304 (5668):292-296.

125. Splawski I, Timothy KW, Sharpe LM, et al. Ca (V) 1.2 calcium channel dysfunction causes a multisystem disorder including arrhythmia and autism. Cell, 2004, 119 (1):19-31.

126. Reichenbach H, Meister EM, Theile H. The heart - hand syndrome. A new variant of disorders of heart conduction and syndactylia including osseous changes in hands and feet·Kinderarztl Prax, 1992, 60 (2):54-56.

127. Marks ML, Whisler SL, Clericuzio C, et al. new form of long QT syndrome associated with syndactyly. J Am Coll Cardiol, 1995, 25 (1):59-64.

128. Marks ML, Trippel DL, Keating MT. Long QT syndrome associated with syndactyly identified in females. Am J Cardiol, 1995, 76 (10):744-745.

129. Priori SG, Napolitano C. Genetics of cardiac arrhythmias and sudden cardiac death. Ann N Y Acad Sci, 2004, 1015:96-110

130. Dumaine R, Wang Q, Keating MT, et al. Multiple mechanisms of Na + channel - - linked long - QT syndrome. Circ Res, 1996, 78 (5):916-924.

131. Williams GH, Fisher ND, Hunt SC, et al. Effects of gender and genotype on the phenotypic expression of nonmodulating essential hypertension. Kidney Int, 2000, 57 (4):1404.

132. Ye B, Valdivia CR, Ackerman MJ, et al. A commom human SCN5A polymorphism modifies expression of an arrhythmia causing mutation. Physiol Genomics, 2003, 12 (3):187.

133. Viswanathan PC, Benson DW, Balser JR. A common SCN5A polymorphism modulates the biophysical effects of an SCN5A mutation. J Clin Invest, 2003, 111 (3):341.

134. Chen LY, Ballew JD, Herron KJ, et al. A common polymorphism in SCN5A is associated with lone atrial fibrillation [J]. Clin Pharmacol Ther, 2007, 81 (1):35.

135. Bezzina CR, Shimizu W, Yang P, et al. Common sodium channel promoter haplotype in asian subjects underlies variability in cardiac conduction. Circulation, 2006, 113 (3):338.

136. Sesti F, Abbott GW, Wei J, et al. A common polymorphism associated with antibiotic - induced cardiac arrhythmia [J]. Proc Natl Acad Sci, 2000, 97 (19):10613.

137. Kubota T, Horie M, Takano M, et al. Evidence for a single nucleotide polymorphism in the KCNQ1 potassium channel that underlies susceptibility to life - threatening arrhythmias. J Cardiovasc Electrophysiol, 2001, 12 (11):1223-1229.

138. Pietila E, Fodstad H, Niskasaari E, et al. Association between HERG K897T polymorphism and QT interval in middle - aged Finnish women. J Am Coll Cardiol, 2002, 40 (3):511.

139. Crotti L, Lundquist AL, Insolia R, et al. KCNH2 - K897T is a genetic modifier of latent congenital long - QT syndrome. Circulation, 2005, 12 (9):1251.

140. Bezzina CR, Verkerk AO, Busjahn A, et al. A common polymorphism in KCNH2 (HERG) hastens cardiac repolarization. Cardiovasc Res, 2003, 59 (1):27.

141. Pfeufer A, Jalilzadeh S, Perz S, et al. Common variants in myocardial ion channel genes modify the QT interval in the general population: results from the KORA study. Circ Res, 2005, 96 (6):693.

142. Lai LP, Su MJ, Yeh HM, et al. Association of the human minK gene 38G allele with atrial fibrillation: evidence of possible genetic control on the pathogenesis of atrial fibrillation. Am Heart J, 2002, 144 (3):485.

143. Ehrlich JR, Zicha S, Coutu P, et al. Atrial fibrillation - ssociated minK 38G/S polymorphism modulates delayed rectifier current andmenbrane localization. Cardiovasc Res, 2005, 67 (3):520.

144. 曾志字，浦介麟，谭琛，等. 心房颤动患者 KCNQ1、KCNE1 和 KCNE4 基因单核苷酸多态性研究. 中华心血管病杂志, 2005, 33 (11):987.

145. Ma KJ, Li N, Teng SY, et al. Modulation of KCNQ1 current by atrial fibrillation - associated KCNE4 (145E/D) gene polymorphism. Chin Med J (Engl), 2007, 120 (2):150.

146. Hauer RN, Groenewegen WA, Firouzi M, et al. Cx40 polymorphism in human atrial fibrillation. Adv Cardiol, 2006, 42:284-291.

147. Rigat B, Hubert C, Alhenc – Gelas F, et al. An insersion/deletion in the I – gene accounting for half the variance of serum enzyme levels. J Clin Invest, 1990, 86 : 1343 – 1346.

148. Marian AJ, Yu Q, Workman R, et al. Angiotensin converting enzyme polymorphism in hypertrophic cardiomyopathy and sudden cardiac death. Lancet, 1993, 342 : 1085 – 1086

149. Jeron A, Hengstenberg C, Engel S, et al. The d – allele of the ACE polymorphism is related to increased QT dispersersion in 609 patients after myocardial infarction. Eur Heart J, 2001, 22 : 663 – 668.

150. Anvari A, Turel Z, Schmidt A, et al. Angiotensin converting enzyme and angiotensin Ⅱ receptor 1 polymorphism in coronary disease and malignant ventricular arrhythmia. Cardiovasc Res, 1999, 43 : 879 – 883.

151. Sesti F, Abbott GW, Wei J, et al. A common polymorphism associated with antibiotic – induced cardiac arrhythmia. PNDS, 2000, 97 : 10613 – 10618.

2 Brugada 综合征心电图诊断标准与危险分层

Brugada 综合征（BrS）是一种与心脏性猝死密切相关的离子通道疾病。患者的心脏结构多正常，典型的心电图（ECG）表现为右胸导联 ST 段呈下斜型或鞍型抬高，临床常因室颤或多形性室速引起反复晕厥、甚至猝死。1992 年西班牙 Brugada 兄弟首先报道了此类综合征[1]，1996 年 Yan 等[2]将这种疾病命名为"Brugada 综合征"，从那以后，大量类似的报道证实了该疾病的存在。人们对它的认识由一种罕见疾病逐渐转变为在一些东南亚国家仅次于交通事故的第二大青年人（年龄≤40 岁）的致死原因。鉴于 Brugada 综合征患者与猝死密切相关，如何识别该类患者及评价该类患者的猝死危险程度就显得尤为重要。

一、诊断

（一）标志性的心电图改变

右胸导联（$V_1 \sim V_3$）J 点和 ST 段呈下斜型或马鞍型抬高是 Brugada 综合征最具特征性的表现，2002 年发表[3]并于 2005 年修订[4]的欧洲心脏病协会（ESC）关于 BrS 诊断和治疗的共识性建议中对其异常心电图的定义和分型做了详尽的描述（表 4 - 2 - 1、图 4 - 2 - 1）：右胸导联呈不典型的右束支传导阻滞，可分为 3 型，Ⅰ型 $V_1 \sim V_3$ 导联上有至少一个导联其 ST 段呈穹隆样（以 J 点算起）抬高 ≥2mm，随之为明显的负向 T 波；Ⅱ型 $V_1 \sim V_3$ 导联上有至少一个导联其 ST 段呈马鞍型抬高 ≥2 mm（以 J 点算起），ST 段的"谷点"处抬高 ≥1mm；Ⅲ型 ST 段马鞍型抬高但幅度 <1mm。值得注意的是同一患者的心电图波形可能会有动态性变化，即三型之间相互转换或者变为完全正常的心电波形。

表 4 - 2 - 1　"ESC 建议"对 BrS 异常 ECG 的定义和分型

分型	Ⅰ型	Ⅱ型	Ⅲ型
J 波抬高的振幅	≥2 mm	≥2 mm	≥2 mm
T 波	负向	正向或双向	正向
ST - T 形态	下斜型 coved type	鞍型 saddleback	鞍型 saddleback
ST 段终末部	渐渐下斜	抬高 ≥1 mm	抬高 <1 mm

注：1 mm = 0.1 mV；ST 段终末部 = ST 段后半部分。

（二）新胸导联筛查心电图

Shimizu 等[5]用体表电位标测技术（body surface potential mapping, BPSM）研究发现，J 点和 ST 段抬高幅度最大的部位在胸骨中线第四肋间（V_1 和 V_2 中点），28% 的患者异常 ECG 最显著的导联位于第二肋间。此外多项研究证实，在标准右胸导联上 1、2 肋间（第 2、3 肋间）记录，可提高诊断敏感性。在 2005 年新公布的"ESC 建议"中也明确提出，在右胸导联上方区域出现下斜型 J 点和 ST 段抬高的处理同右胸导联，可以理解为在此区域出现的异常 ECG 诊断价值同右胸导联。南京医科大学一附院单其俊等[6]根据上述结果自行设计的新胸导联系统，成功诊断标准 12 导联 ECG 漏诊的 Brugada 综合征，采用常规 ECG 仪即可完成，简便易行，值得临床推广。

具体操作方法如下（图 4 - 2 - 2）：新胸导联为 7 列（A - G）6 行（0 - 5），共 42 个导联。采用标准 12 导联同步心电图记录仪，肢体导联连接方法与标准心电图相同，将标准 $V_1 \sim V_6$ 导联电极分别

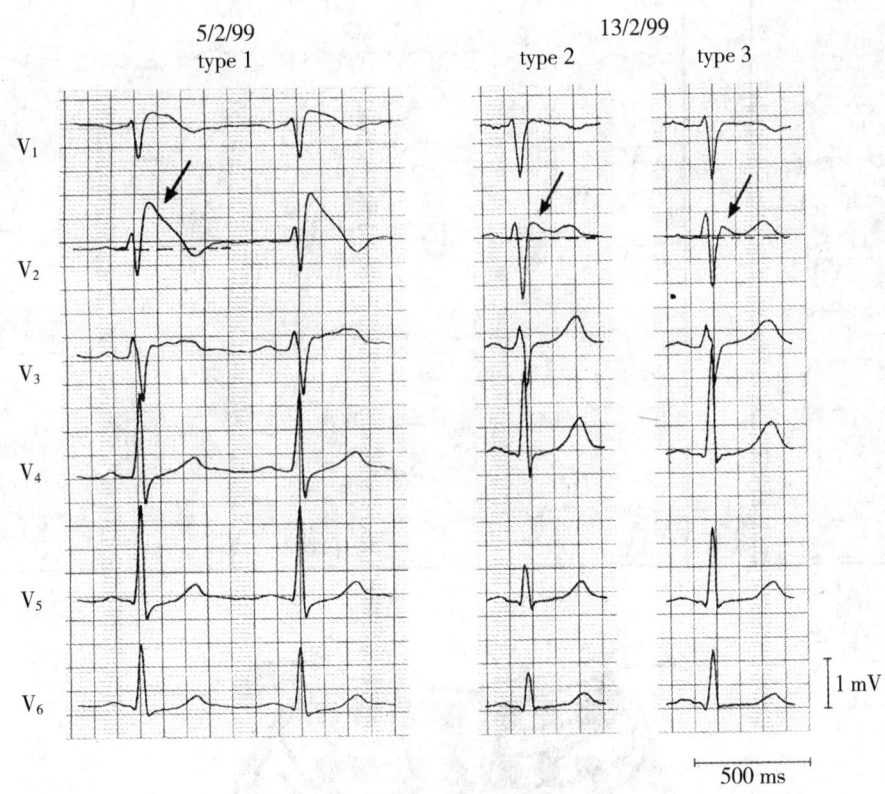

图 4 - 2 - 1　BrS 异常 ECG 的三种类型

放在 A 列 A0 - 5 位置上，一次同步记录 6 个标准肢体导联和 A 列 6 个（A0 - 5）位置胸导联心电图，B - G 列记录方法同 A 列，共记录 7 次。

（三）心电图以外的其他诊断条件

仅有 Brugada 波并不能诊断 Brugada 综合征，当①≥1 个右胸导联（$V_1 \sim V_3$）出现 I 型心电图改变（或在钠离子通道阻滞剂作用下出现）或②≥1 个右胸导联出现 II 型或 III 型 ST 短抬高，并且在钠离子通道阻滞剂作用后转变为 I 型 ST 段抬高（ST 段抬高≥2mm），合并下列情况之一时，即可诊断 Bruga-da 综合征：心室颤动，多形性室速，45 岁以下猝死的家族史，家族成员出现心电图 J 点和 ST 段抬高，程序电刺激可诱发室颤或室速，晕厥或夜间濒死呼吸。

（四）钠通道阻滞剂激发试验

其机制在于减弱内向离子流和/或增强外向离子流，人为地加重复极 I 相的离子流失衡，增加跨室壁电压差，从而 J 点和 ST 段抬高更趋于显著。"ESC 建议"推荐了四种药物，包括阿义马林、氟卡尼、普鲁卡因酰胺和匹西卡地均为钠通道阻滞剂。遗憾的是这四种药物在中国均很难获得，限制了国内 BrS 的诊断。单其俊、李库林等[7]报道了静脉应用普罗帕酮激发试验诊断 BrS 的经验和体会，可供国内同行借鉴。目前对于药物试验的敏感性（基因诊断作为金标准）重复性和特异性尚存在争议，Hong 等[8]对 4 个 SCN5A 基因突变家系共 147 例家族成员进行了阿义马林药物试验和基因评价。104 例可疑 Brugada 综合征成员进行了心电图和遗传学评价，其中 24 例基础心电图阳性明确诊断。其余 71 例进行了阿义马林药物试验。其中 35 例基因携带者进行了药物试验，28 例药物试验阳性，7 例阴性。其敏感性、特异性、阳性和阴性预测值分别为 80%（28/35）94.4%（34/36）93.3%（28/30）和 82.9%（34/41）。药物试验使 SCN5A 基因突变 Brugada 综合征基因携带者的外显率由 32.7% 提高到 78.6%。这一研究是以 SCN5A 基因突变携带者基因资料作为金标准进行的药物试验的评价，其他基因突变引起的 Brugada 综合征药物试验的结果不得而知。

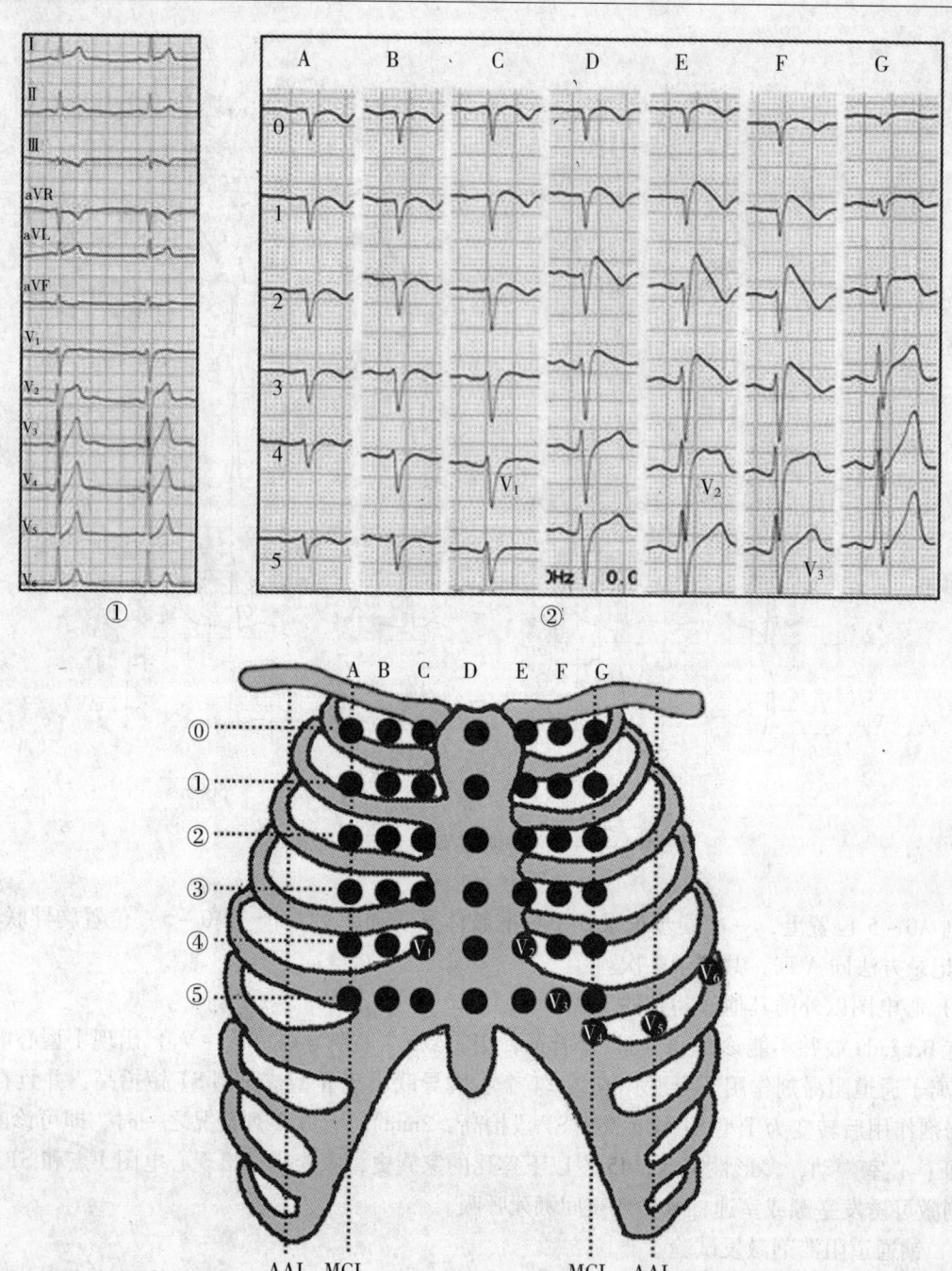

图 4 - 2 - 2　胸导联诊断 1 例 35 岁隐匿性 Brugada 综合征患者

图①为标准 12 导联 ECG，右胸导联大致正常；

图②为新胸导联 ECG，可见 D1 - F3 区域（框内）呈典型的下斜型 ST 段抬高；

图③示新胸导联在体表分布位置及其与标准胸导联的关系。

AAL：腋前线 MCL：锁骨中线。

　　适应证：①经历过晕厥或猝死生还的无器质性心脏病患者；②记录到多形性室速或室颤的无器质性心脏病患者；③有确诊的 BrS、心脏猝死和反复发作不明原因晕厥家族史者；④疑似 BrS 样 ECG 改变（至少一个右胸导联有鞍型改变或下斜型 J 点或 ST 段抬高 <0.2mV）的无症状患者，排除器质性心脏病。

　　阳性判断标准：①基础 ECG 呈基 Ⅱ 型和 Ⅲ 型改变，药物试验后转变成 Ⅰ 型 ST 段抬高者（图 3 -

A)；②基础 ECG 阴性，药物激发试验引起 V_{1-3} 导联 J 波的振幅抬高超过 0.2mV 者，不管有或无右束支阻滞（图 4-2-3-B）；③由Ⅲ型转变成Ⅱ型者意义不明确。

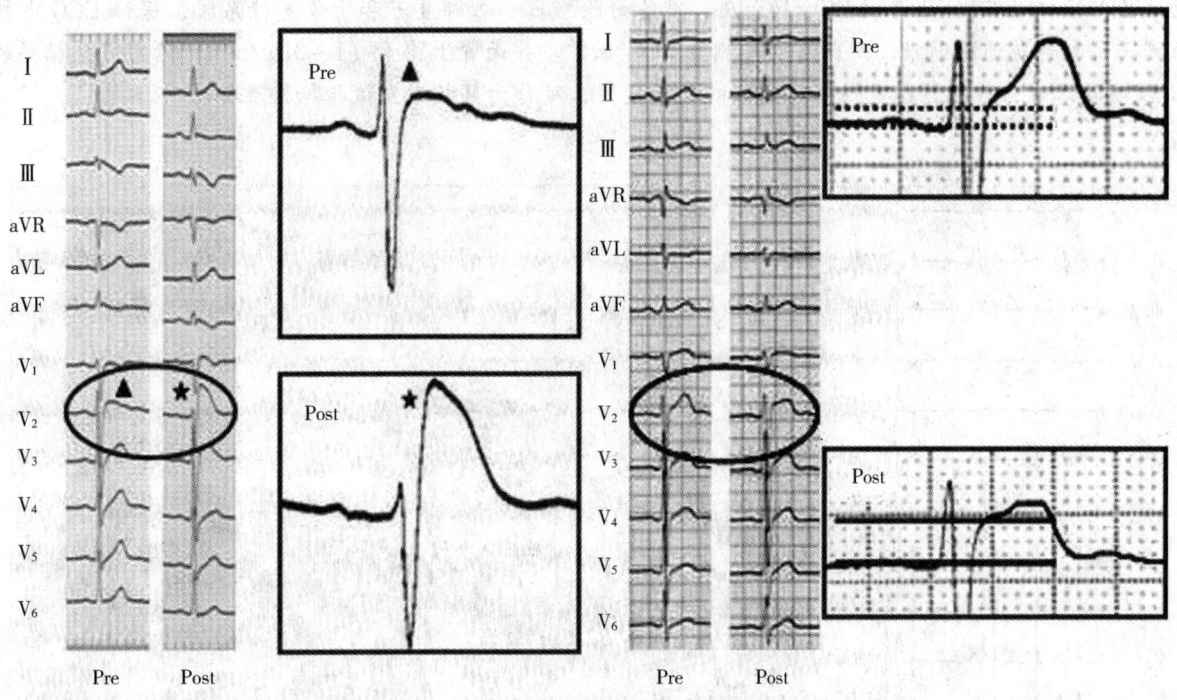

图 4-2-3　药物激发试验阳性的示意图

　　图示钠通道阻滞剂激发试验阳性的两种表现，A、B 两图左侧为激发试验前后 12 导联 ECG，右侧为放大的 V_2 导联 ECG。图 A 示激发试验前（Pre）V_2 导联呈不典型的鞍型 ST 段抬高（▲），激发试验后（Post）呈典型的Ⅰ型（下斜型）ST 段抬高（★）。图 B 示激发试验前 V_2 导联 J 点抬高约 0.1mV（虚线），而激发试验后抬高超过 0.3mV（实线），抬高的绝对值超过了 0.2mV。

　　常用药物和用法：ESC 推荐的药物有阿义马林、氟卡尼、普鲁卡因酰胺和匹西卡地，以及我中心采用的普罗帕酮，各药物的激发试验方案见表 4-2-2。

表 4-2-2　常用的钠通道阻滞剂激发试验药物和用法

药　物	剂量	方法
ajmaline（阿义吗林）	1 mg/kg	5min，静注
flecainide（氟卡尼）	2 mg/kg	10min，静注
procainamide（普鲁卡因酰胺）	10 mg/kg	10min，静注
pilsicainide（匹西卡地）	1 mg/kg	10min，静注
propafenon（普罗帕酮）	1.5~2.0mg/kg	首剂 1.5mg/kg，10min 内静注 可追加 0.5mg/kg，5min 内静注

　　附：普罗帕酮药物激发实验方案：患者空腹 8h 以上，开放 2 路静脉通路。持续心电、血压监护，做好电复律和心肺复苏准备。首剂普罗帕酮 1~1.5mg/kg，5min 匀速静脉注射。给药后观察 20 分钟无阳性反应，再给予 0.5mg/kg，2.5min 匀速静脉注射；必要时可重复 1 次，总量不超过 2mg/kg。药物试验阳性标准：①基础心电图正常，用药后 V_1~V_3 导联 J 波抬高超过 2mm 者，不管有或无右束支阻

滞;②基础心电图呈Ⅱ型和Ⅲ型改变,药物试验后转变成Ⅰ型心电图改变者;③由Ⅲ型转变成Ⅱ型则意义不明确。

注意事项:药物试验可能发生严重的心律失常[9](图4-2-4),如发生室颤应立即予电复律。药物试验必须持续监测12导联ECG和血压,准备好除颤器、心肺复苏和生命支持系统,保证ECG电极位置正确和静脉通路通畅。用药后要监测至ECG正常。异丙肾上腺素(1~3μg/min)治疗可使抬高的ST段恢复正常,并能预防室性心律失常的反复发生,可作为药物激发试验抢救准备之一。

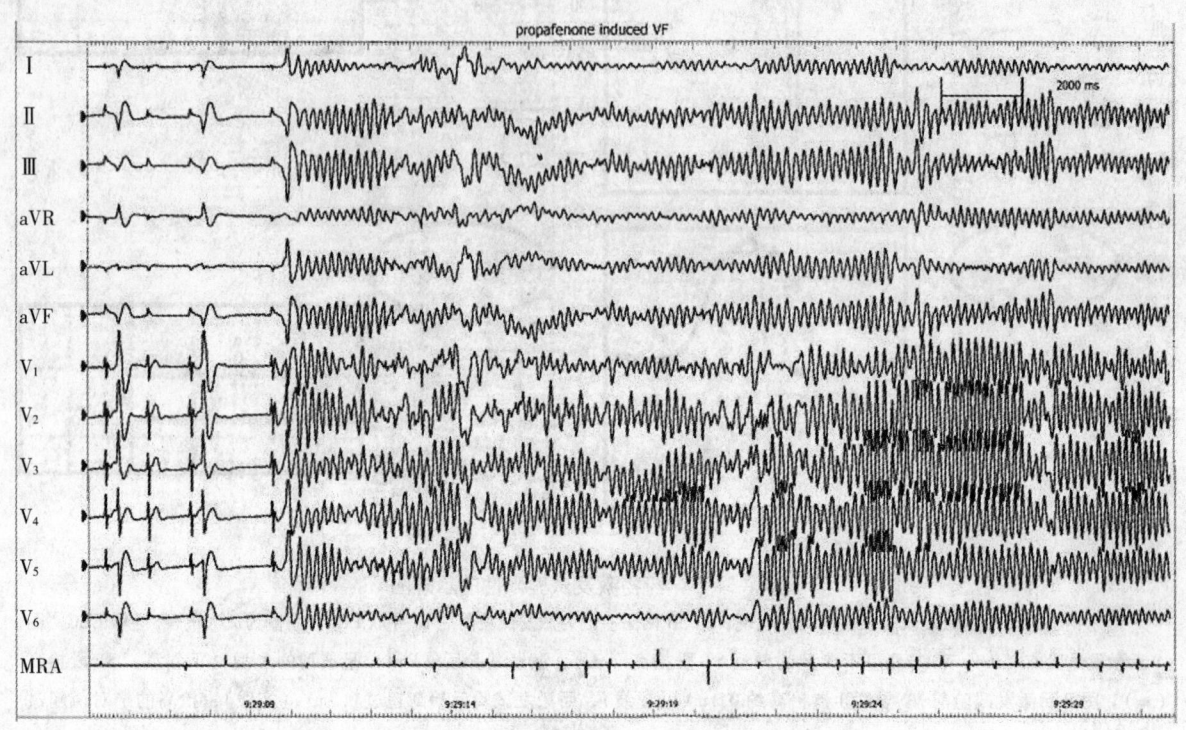

图4-2-4 普罗帕酮激发试验导致室颤

1例隐匿性Brugada综合征患者行钠通道激发试验,静脉注射普罗帕酮105mg时出现频发室早8和室颤,伴意识丧失,经直流电300J转复窦律。

药物试验阳性或出现下列情况必须终止试验:①室性心律失常(包括室早);②明显QRS波增宽(≥30%)。

(四)鉴别诊断

诊断Brugada综合征应排除所有右胸导联ST段抬高的因素,如左束支或右束支阻滞、左室肥大、急性心肌缺血或梗死、急性心肌炎、右室缺血或梗死、夹层动脉瘤、急性肺栓塞、中枢及外周神经系统的异常、杂环类抗抑郁药过量、Duchenne肌营养不良、Friedreich共济失调、维生素B_1缺乏、高钙血症、高钾血症、可卡因中毒、致心律失常右室心肌病、压迫右室流出道的纵隔肿瘤、Ⅲ型长QT综合征、其他可以导致ST段抬高的情况、早期复极综合征、其他正常变异(尤其是妇女)等。其中与致心律失常性右室心肌病(ARVC)的鉴别尤为重要,两者在临床表现方面有诸多相似之处,如都好发于青壮年男性,以室性心律失常为主要表现,都会引起猝死,ECG都可表现出右束支传导阻滞。部分BrS的磁共振检查或尸检也提示其有与ARVC类似的病理特征,但从分子遗传学研究的角度,两者显然属于不同的疾病,因此在作出BrS诊断前应认真地排除ARVC(表4-2-3)。

表 4 -2 -3 ARVC 与 BrS 鉴别诊断

临床特点	ARVC	Brugada 综合征
好发年龄（岁）	25 - 35	35 - 40
性别 男：女	3：1	8：1
分布地区	世界范围	世界范围
遗传	常染色体显性或隐性	常染色体显性
染色体	1，2，3，10，14（17）	3
基因	hRYR2	SCN5A
症状	心悸，晕厥，猝死	晕厥，猝死
伴随因素	运动	睡眠，静息
影像	右室形态和功能异常	正常
病理	纤维脂肪变性	正常
复极（ECG）	胸前导联 T 波倒置	V_{1-3}导联 J 点和 ST 段抬高
除极（ECG）	ε 波	右束支传导阻滞/电轴左偏
房室传导	正常	50% PR / HV 间期延长
房性心律失常	后发生的（继发性）	早期发生
心电图改变	固定不变（绝大多数）	动态变化
室性心律失常	单形性室速/室颤	多形性室速/室颤
心律失常机制	瘢痕依赖性	2 相折返
Ⅰ类抗心律失常药物	↓	↑
Ⅱ类抗心律失常药物	↓	↑
Ⅲ类抗心律失常药物	↓	—/↑
Ⅳ类抗心律失常药物	—/↓	—
β 受体激动剂	↑	↓
预后	猝死，心衰	猝死

二、危险分层

由于 ICD 是目前唯一有效的猝死预防措施，但其昂贵的价格不允许所有 Brugada 综合征心电图携带者均预防性植入，如何从中筛选出高危患者，即合理的危险分层是目前临床面临的直接挑战。2002 年公布并于 2005 年更新的"ESC 建议"中，都强调了电生理检查（EPS）诱发室颤或持续性室速提示不良预后，其主要根据的是 Brugada 等的系列随访结果。Brugada 等[10]于 2001 年报道了 252 例 BrS 的随访结果，发现 EPS 诱发持续性室性心律失常是不良预后的重要预测因子，特别是无临床症状的患者，阳性预测值为 70.5%，而阴性预测值高达 99%。其后相继发表的系列研究进一步证实上述观点，由于其样本量大和随访时间长，入选病例的诊断标准和 EPS 的刺激方案统一，是目前比较公认的结果。

然而 Priori[11~12]、Eckardt[13] 和 Kanda[14] 等同期的研究却得到相反的结果，即电生理检查不能作为预后判断的指标，因而引起广泛争议。仔细分析这些研究可发现，Eckardt 和 Kanda 等早期报道的病例数分别只有 41 例和 34 例，Priori 等早期的报道例数为 60 例，样本数均较小。Priori 和 Eckardt 等新近报道的样本例数分别达到了 200 例和 212 例，但前者无症状者很少，后者包含了较多的家系成员，而且不同中心的入选标准和使用的 EPS 刺激方案也不尽相同，结果的可信度尚不能与 Brugada 等的系列随访结果相比。2006 年 6 月，Anil K 等[15]首次报道了 Brugada 综合征危险分层的荟萃研究分析，该研究综合分析 1990 年 1 月~2005 年 3 月世界各国（主要来自亚洲及欧洲）19 项 BrS 危险分层结果，共计 1545 例 BrS 患者，年龄 34~53 岁，约 30%（469/1545）的患者植入 ICD，平均随访时间 32 月。心脏性猝死、晕厥及 ICD 放电等心脏事件总发生率平均为 10%，其中 446 例亚洲患者上诉心脏事件发生率为 17%，552 例欧洲患者为 6.2%。纳入该荟萃分析共 6 项危险因素：①既往晕厥或心脏性猝死史；②性别；③家族性猝死史；④EPS 诱发持续性室性心律失常；⑤自发性心电图 I 型改变；⑥SCN5A 基因突变，研究结果发现既往晕厥或心脏性猝死史、男性、自发性心电图 I 型改变为 BrS 患者高危因素，相对危险值（relative risk）分别为 3.51、3.47 和 4.65，而家族性猝死史、EPS 诱发持续性室性心律失常、SCN5A 基因突变则非 BrS 患者高危因素，相对危险值分别为 1.04、1.88 和 0.60。Anil K 等认为 EPS 作为 BrS 危险分层指标存在争议的主要原因仍是入选病例标准、EPS 刺激方案及 EPS 结果标准的不统一。

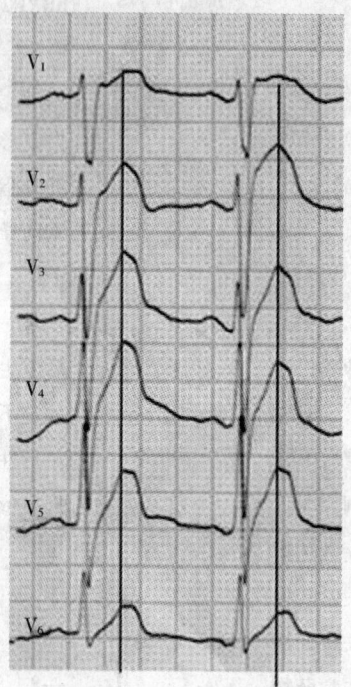

另外，Jesus 等[16]报道普通体表心电图 T 波峰 - 末间期（Tp - e）≥100ms 可作为 BrS 患者室速或室颤发作预测指标，Tp - e 测量方法如下：采用分规法测量胸前导联（V_1~V_6）窦性心搏 T 波最高点（或倒置最深）到 T 波终点的时限，T 波振幅 < 1.5mm 则不予测量。T 波终点确定：①如果 T 波与等电位线交点清楚，则以该交点为准；②如果交点不清，则以 T 波远侧支（直立 T 波的下降支）的切线与等电位线的交点为准；③若有 U 波，则取 T 波与 U 波交界的最低点作为 T 波终点。杨兵等[17]报道 BrS 患者若室早集中在夜间及凌晨（22：00~7：00）发作也可能是一项高危因素。王劲风、单其俊等[18]报道体表心电图上 Tp - e ≥ 120 可以作为 BrS 患者电生理检查前是否能诱发室速的预测指标（图 4 - 2 - 5）。

图 4 - 2 - 5　患者男性，40 岁，既往有晕厥史，无家族性猝死史，临床记录室颤发作，体表 ECG（-），新胸导联 ECG（+），二甲吗啉药物激发实验（+），体表心电图 Te - p≈160ms

（单其俊　王劲风）

参 考 文 献

1. Brudaga P, Brugada J. Right bundle branch block, persistent ST segment elevation and sudden cardiac death: a distinct clinical and electracar diographic syndrome. A multicenter report. J Am Coll Cardiol, 1992, 20: 1391 - 1396.

2. Yan GX, Antzelevitch C. Cellular basis for the electrocardiographic J wave. Circulation, 1996, 93: 372 - 379.

3. Wilde AA, Antzelevitch C, Borggrefe M, et al. Proposed diagnostic criteria for the Brugada syndrome: consensus report. Circulation, 2002, 106: 2514 - 2519.

4. Antzelevitch C, Brugada P, Borggrefe M, et al. Brugada syndrome. Report of the Second Consensus Conference. Endorsed by the Heart Rhythm Society and the European Heart Rhythm Association. Circulation, 2005, 111: 659 - 670.

5. Shimizu W, Matsuo K, Takagi M, et al. Body surface distribution and response to drugs of ST segment elevation in Brugada syndrome: clinical implication of eighty - seven - lead body surface potential mapping and its application to twelve - lead elec-

trocardiograms. J Cardiovasc Electrophysiol, 2000, 11:396 – 404.

6. 单其俊，杨兵，曹克将，等. 新胸导联在诊断 Brugada 综合征中的应用. 中华心管病杂志，2004，32:578 – 584.

7. 李库林，杨兵，单其俊，等. 应用普罗帕酮激发试验对 Brugada 综合征 7 例患者的诊断价值. 中华心律失常学杂志，2004，8:335 – 339.

8. Hong K, Brugada J, Oliva A, et al. Value of electrocardiographic parameters and ajmaline test in the diagnosis of Brugada syndrome caused by SCN5A mutations. Circulation, 2004, 110:3023 – 3027.

9. 单其俊，杨兵，陈明龙，等. 普罗帕酮试验诱发 Brugada 综合征心室颤动. 中国心脏起搏与心电生理杂志，2004，18:190 – 191.

10. Brugada P, Geenlen P, Brugada R., et al. Prognostic value of electrophysiologic investigations in Brugada syndrome. J Cardiovasc Electrophysiol, 2001, 12:1004 – 1007.

11. Priori SG, Napolitano C, Gasparini M, et al. Clinical and genetic heterogeneity of right bundle branch block and ST – segment elevation syndrome: A prospective evaluation of 52 families. Circulation, 2000, 102:2509 – 2515.

12. Priori SG, Napolitano C, Gasparini M, et al. Natural history of Brugada syndrome: insights for risk stratification and management. Circulation, 2002, 105:1342 – 1347.

13. Eckardt L, Probst V, Smits JP, et al. Long – term prognosis of individuals with right precordial ST – segment – elevation Brugada syndrome. Circulation, 2005, 111:257 – 263.

14. Kanda M, Shimizu W, Matsuo K, et al. Electrophysiologic characteristics and implications of induced ventricular fibrillation in symptomatic patients with Brugada syndrome. J Am Coll Cardiol, 2002, 39:1799 – 1805.

15. Anil K, Truong D, Louise D, et al. Risk Stratification of Individuals with the Brugada Electrocardiogram: A Meta – Analysis. J Cardiovasc Electrophysiol, 2006, 17:577 – 583.

16. Jesus Castro Hevia, Charles Antzelevitch, Francisco Tornés Bárzaga, et al. Tpeak – Tend and Tpeak – Tend Dispersion as Risk Factors for Ventricular Tachycardia/Ventricular Fibrillation in Patients With the Brugada Syndrome. J Am Coll Cardiol, 2006, 47:1828 – 1834.

17. 杨兵，曹克将，单其俊等. Brugada 综合征室性心律失常发作的时间特征及其临床意义. 中华心血管病杂志，2006，34:429 – 432.

18. 王劲风，单其俊，杨兵等. T 波 – 峰末间期与 Brugada 综合征危险分层相关性研究. 中华心血管病杂志，2007，35:629 – 632.

 **Brugada 综合征诊断与治疗**

自从 1992 年报道 Brugada 综合征以来，该病已经从一种少见病发展成为一些国家年轻人仅次于车祸的第二大死亡杀手。猝死年龄 41±15 岁。近年来，Brugada 综合征的病例报道呈指数增长，临床、基因、细胞、离子和分子方面的研究文章也剧增，根据这些资料，继 2002 年第一次专家共识报告发表后，2005 年在《循环》杂志上又发表了第二次专家共识报告，进一步明确了 Brugada 综合征的诊断标准、检查方法、危险分层及治疗方法。

一、遗传学

Brugada 综合征多见于散发病例，但 50% 有家族史。目前认为该综合征为常染色体显性遗传性疾病。已发现编码心脏钠离子通道 α 亚基的基因 SCN5A 为 Brugada 综合征的致病基因，SCN5A 突变导致钠离子通道功能丧失。目前已发现 80 余种 SCN5A 突变，约占 Brugada 综合征 18%～30%。另外发现了 3 号染色体上的一个基因位点。

目前基因突变尚不能作为 Brugada 综合征诊断和判断预后死亡手段，但基因检查可以早期发现家族成员的患病危险性，进一步理解基因型 - 表型之间的关系。

二、诊断标准

2005 年欧洲心脏学会（ECS）专家共识报告中指出，Brugada 综合征的诊断要点为：① 1 个右胸导联（$V_1 \sim V_3$）出现 I 型 Brugada（下斜型 ST 段抬高≥2mm，T 波负向）表现，排除其他引起 ECG 异常的情况，无论是否应用钠通道阻断剂，且伴以下情况之一：记录到心室颤动（VF）多形性室性心动过速（PVT）心脏性猝死的家族史（45 岁）家系成员中有"下斜型"ECG 改变、电生理检查可诱发 VT/VF、晕厥或夜间极度呼吸困难，可诊断为 Brugada 综合征。若仅有以上 ECG 特征，称为"特发性 Brugada 样 ECG 改变"；②基础情况下 1 个右胸导联（$V_1 \sim V_3$）出现 II 型（马鞍型 ST 段抬高，起始部分抬高≥2mm，下凹部分抬高≥1mm，T 波正向或双向）或 III 型（马鞍型或下斜型 ST 段抬高 1mm）Brugada ST 段抬高，应用钠通道阻滞剂后转变为 I 型，并存在一个或更多的上述临床表现时，也可诊断为 Brugada 综合征。

Brugada 综合征为隐匿性 ECG 时可以首先应用钠通道阻滞剂揭示 ECG 改变，发热和迷走神经兴奋剂也可以使 ECG 表现出来，图 4 - 3 - 1。基线 ECG 表现为 I 型改变的无症状患者一般不主张应用药物激发试验，因为进一步的诊断价值有限，预后价值不清楚，而且诱发心律失常的试验有一定的风险。揭示 Brugada 综合征 ECG 特征药物的推荐剂量见表 4 - 3 - 1。

表 4 - 3 - 1 揭示 Brugada 综合征的药物

药物	剂量和用法
阿义马林	1 mg/kg 5 min, iv
氟卡尼	2 mg/kg 10 min, iv (400 mg, po)
普鲁卡因酰胺	10 mg/kg 10 min, iv
吡西卡尼	1 mg/kg 10 min, iv

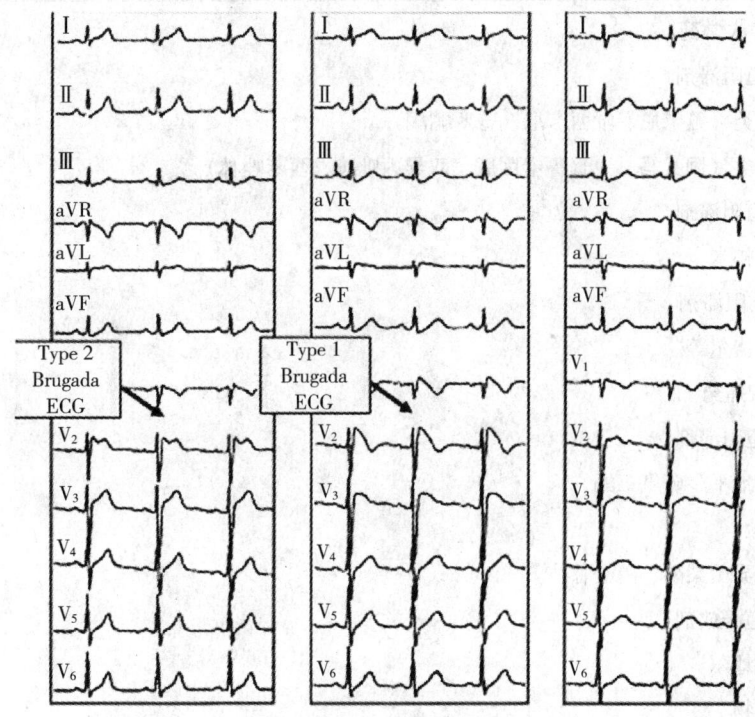

图 4 - 3 - 1　一例 26 岁无症状 Brugada 综合征 12 导联 ECG

左图，基础状态：Ⅱ型 ECG 改变表现为 V_2 导联 ST 段马鞍形抬高。中图，静脉应用普鲁卡因酰胺 750 mg，Ⅱ型 ECG 转变为Ⅰ型 ECG 表现为 ST 下斜形抬高。右图，几天后口服奎尼丁（1500 mg/d，血清奎尼丁水平 2.6 mg/L），右胸导联 ST 段转变为非特异性改变。基础状态、静脉应用普鲁卡因酰胺时均可诱发 VF，而应用奎尼丁后不能诱发。

一些其他因素可以引起 ECG Brugada 样改变，因此应该除外其他引起晕厥的疾患，包括不典型右束支阻滞、左心室肥厚、早期复极、急性心肌炎、急性心肌缺血或心肌梗死、肺栓塞、变异型心绞痛、主动脉夹层、各种中枢神经和自主神经异常、Duchenne 肌营养不良、维生素 B_1 缺乏、高钾血症、高钙血症、致心律失常性右室心肌病、漏斗胸、低体温、纵隔肿瘤和心包积液时右室流出道机械性压迫等。Brugada 样 ECG 改变偶尔表现在直流电复律后的数小时，尚不清楚这些患者是否是 Brugada 综合征的基因携带者。

这种 ST 段抬高的另一个情况是训练有素的运动员，其区别在于上斜型抬高而不是下斜型抬高，应用钠通道阻滞剂后大多数没有改变。另外，许多药物可以引起 ECG Brugada 样改变（表 4 - 3 - 2），目前尚不清楚是否有遗传因素参与或其程度如何。

尽管大多数 Brugada 综合征 ECG 改变表现在右胸导联，个别患者表现在下壁导联或左胸导联 ST 段抬高，有些病例为 *SCN5A* 突变。有些病例将右胸导联置于较高位置（第二肋间）可以增加发现 ECG 改变的敏感性，无论是否应用激发药物（图 4 - 3 - 2）。尽管先前报道未发现对照组高位 $V_1 \sim V_3$ 导联显示 1 型 ST 段抬高，但需要更大规模前瞻性对照研究排除这种方法的假阳性。

有时 Brugada 综合征 QT 间期略延长。右胸导联 QT 间期延长较左胸导联明显，可能由于右室心外膜动作电位时程延长更明显。除极异常（图 4 - 3 - 3），包括 P 波时程、PR 间期和 QRS 时程延长，特别是 *SCN5A* 突变的患者。PR 间期延长可能反映 HV 传导延迟。

表 4 –3 –2 引起 Brugada 样 ECG 改变的药物

Ⅰ 抗心律失常药

1. 钠通道阻滞剂

ⅠC 类（氟卡尼、吡西卡尼、普罗帕酮）

ⅠA 类（阿义马林、普鲁卡因胺、双异丙吡胺、西苯唑林）

2. 钙通道阻滞剂

维拉帕米

3. β 受体阻滞剂

普萘洛尔等

Ⅱ 抗心绞痛药

1. 钙通道阻滞剂

硝苯地平、硫氮草酮

2. 硝酸盐

硝酸异山梨酯、硝酸甘油

3. 钾通道开放剂

尼可地尔

Ⅲ 精神药物

1. 三环类抗抑郁剂

阿米替林、去甲替林、去甲丙咪嗪、氯丙咪嗪

2. 四环类抗抑郁剂

马普替林

3. 酚噻嗪

奋乃静、氰美马嗪

4. 选择性 5 – 羟色胺再吸收抑制剂

氟西汀

Ⅳ 其他药物

1. 乘晕宁

2. 可卡因中毒

3. 酒精中毒

除 Brugada 综合征以外，ST 段抬高也见于许多良性或恶性病理生理状态。鉴别诊断有时非常困难，特别是当 ST 段略抬高而氟卡尼、阿义马林、普鲁卡因酰胺、双异丙吡胺、普罗帕酮和吡西卡尼这些钠通道阻滞剂缺乏特异性的情况下。

三、影响因素

遗传性 Brugada 综合征的 ECG 常常为隐匿性但可以通过药物、发热等病理状态揭示 ECG 特征（表 4 –3 –2）。

血管痉挛导致的急性缺血或心肌梗死累及右室流出道引起轻度 ST 段抬高与 Brugada 综合征相似。这可能是心肌缺血时钙通道电流（I_{Ca}）降低和 ATP 敏感的钾通道电流（I_K – ATP）激活的结果。它提示遗传性 Brugada 综合征或获得性 Brugada 综合征心肌缺血时发生心脏猝死的的危险性大。Brugada 综合征 VF 和猝死常发生在安静和夜间。图 4 –3 –4 显示了 ICD 治疗的 19 例猝死患者 64 次 VF 发作的

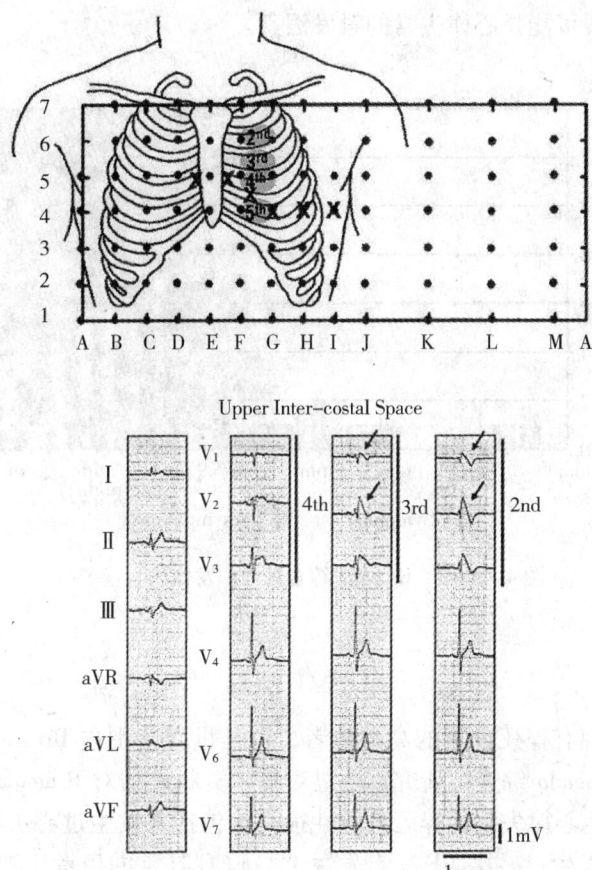

图 4 – 3 – 2　Brugada 综合征右胸导联较高位置的 ECG

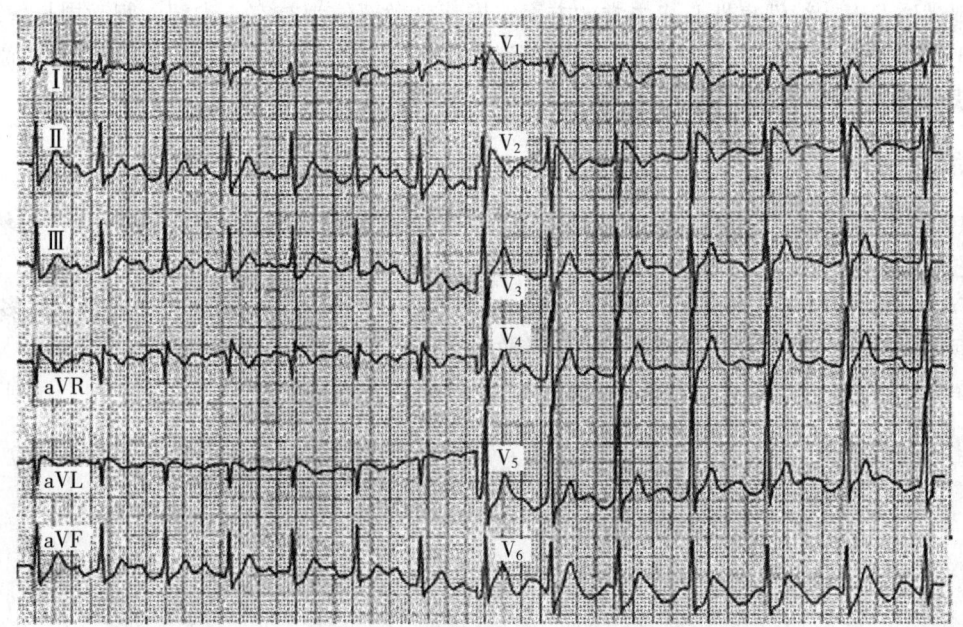

图 4 – 3 – 3　一例复苏后的 40 岁男性病例的 12 导联 ECG Ⅰ 型 ECG 改变，显示典型的复极异常和除极异常

前者表现为 V₁ 和 V₂（coved type，type 1）ST 段抬高，除极异常表现为 PQ 延长（270 ms），QRS 波增宽（120 ms），Ⅰ，Ⅱ，和 Ⅲ 导联 S 波增宽，P 波也增宽。

24h 周期节律。交感迷走神经的平衡、激素水平和其他代谢因素均具有 24h 周期变化。自主神经平衡和其他因素造成的心动过缓可能是心律失常的触发因素。

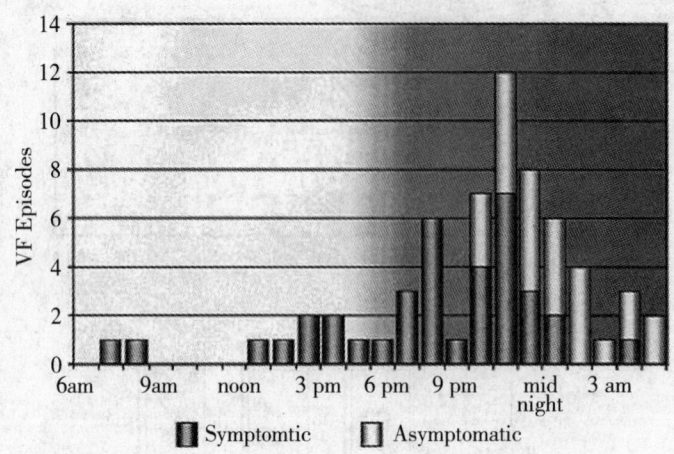

图 4 - 3 - 4　Brugada 综合征 VF 发作的日夜节律

四、危险分层

危险分层的目的是发现有猝死危险的高危患者，也是世界范围内 Brugada 综合征研究者的重要目标。最近，一项 547 例 Brugada 综合征研究，通过对临床资料评估对 Brugada 综合征进行了危险分层：① Brugada 综合征患者发生心律失常性猝死危险性很高，包括未发生过心脏骤停的患者。随访 24～33 个月有 8.2% 的患者至少发生过一次 VF 。自发性 I 型 ECG 异常的患者比钠通道阻滞剂诱发者一生中发生心律失常的危险高 7.7 倍；②男性是猝死的另一个危险因素。男性患者发生猝死的危险性比女性高 5.5 倍；③程序刺激诱发出持续性室性心律失常是一个重要的危险因素，比未诱发者猝死危险性高 8 倍；④家族性 Brugada 综合征与散发性患者危险性相同。

程序刺激诱发出持续性室性心律失常的方案：推荐刺激部位为右室心尖部，刺激周长 ≥200ms，可以增加到 3 个额外刺激。如果未能诱发，可以刺激右室流出道。EPS 的预测价值是基于刺激右室心尖部的资料获得的，刺激右室流出道的危险分层价值尚不清楚。

五、治疗

过去 10 年对 Brugada 综合征的认识取得了很大进展，但其治疗进步不大，目前 ICD 仍然是唯一有效的治疗方法。

ICD 治疗的 19 例猝死患者次 VF 发作的 24 小时周期分布。所有 VF 均被 ICD 转复，许多夜间 10 点至凌晨睡眠中发作 VF 无症状，也未感觉到 ICD 放电。

（刘文玲）

 # 遗传性长 QT 综合征研究新进展

遗传性长 QT 综合征（LQTS）是一种家族遗传性电紊乱性心脏病，1957 年由 Jervell Lange‑Nielsen 首先发现并报道，临床主要表现为晕厥和猝死，心电图表现为 QTc 间期延长，尖端扭转型室速。近 10 余年，随着分子生物学和循证医学研究的进展，LQTS 的分子基因学和临床研究日新月异，本文综述了 LQTS 的基因诊断和临床研究的最新进展。

一、分子基因学研究的进展

LQTS 的基因定位诊断是分子遗传学研究领域的重大突破[1]，目前基因定位诊断已经成为诊断 LQTS 的金指标[2]，根据基因突变临床诊断分为 10 个类型[3]（表 4 - 4 - 1）：

表 4 - 4 - 1　遗传性长 QT 综合征的基因突变分型、编码蛋白质和影响的离子通道

临床表现型	突变基因	编码蛋白质	影响的离子电流
LQT1	KCNQ1	KvLQT1	I_{Ks}
LQT2	KCNH2	HERG	I_{Kr}
LQT3	SCN5A	Nav1.5	I_{Na}
LQT4 （Ankyrin - B syndrome）	ANK2	Ankyrin - B	I_{Ks}
LQT5	KCNE1	Mink	I_{Kr}
LQT6	KCNE2	MiRP1	I_{Ks}
LQT7 （Anderson - Tawil syndrome）	KCNJ2	Kir2.1	I_{Ks}
LQT8 （Timothy syndrome）	CACNA1C	Cav1.2	I_{K1}
LQT9	CAV3	Caveolin - 3	I_{Na} 的辅助部分
LQT10	SCN4B	Navβ4	I_{Na} 的 β 亚基

LQT1（KCNQ1）；LQT2（KCNH2）；LQT3（SCN5A）；LQT4（ANKB）；LQT5（KCNE1）；LQT6（KCNE2）；LQT7（KCNJ2）；LQT8（CACNAIC）；LQT9（CAV3）和 LQT10（SCN4B）。国外的报道 LQT1 - 3 临床常见[4]，LQT1 占已知基因型的 LQTS 的 50%，LQT2 占 30% ~ 40%，LQT3 占 5% ~ 10%，其他为少见类型，合起来占 1%。国内的研究可能 LQT2 占的比例最高[5]。LQT8、LQT9 和 LQT10 是新近才发现的基因突变。LQT8[6] 是由于 CACNAIC 基因突变引起钙通道的电压依赖性失活功能丧失，导致钙离子持续内流，引起 LQTS。LQT9（CAV3）[7]，CAV3 基因编码细胞膜上的陷窝蛋白，陷窝是钠通道的附着点，该基因突变引起 SCA5N 相关的钠通道持续开放，晚期钠电流增加，引起 LQTS。LQT10（SCN4B）[8]，SCN4B 基因编码钠通道的 β4 亚基，β 亚基是钠通道的调节亚基，功能学研究发现该基因突变引起晚期钠电流增加，而且与房室传导阻滞有关。但是目前的基因诊断并没有涵盖所有的 LQTS 患者，仍有 15% ~ 20% 确切诊断的 LQTS 先征者和家族成员没有发现已知的基因突变，

因此基因定位研究还有很大的发展空间，新的基因突变指日可待。

二、LQTS 心电图表现与基因型的关系

QT 间期延长和尖端扭转型室速是 LQTS 的共同心电图表现，不同的基因型的心电图表现主要体现在 T 波形态改变。LQT1 表现为 T 波幅度较低[9]、底部宽阔，或者 T 波终末部不对称、尖峰样幼稚型 T 波，T 波也可以正常。LQT2 经常出现 T 波切迹，U 波明显；LQT3 表现为 ST 段平直，T 波相对尖窄，T 波不对称，心跳快时更明显。儿童时期心电图改变不如成年时期典型，LQT1 的儿童表现为 T 波其起始到 T 波尖峰的时间延长，而 LQT2 的儿童表现为 T 波尖峰到 T 波终末的延长；LQT3 的儿童 T 波高尖且窄。儿童时期 T 波的切迹是常见的心电图改变，对于区分 LQT2 和 LQT1、LQT3 没有帮助。女性的 QTc 往往比男性长，LQT3 患者的 QTc 相对 LQT2 和 LQT1 较长。LQT4 心电图[10]常常合并窦性心动过缓、阵发性房颤、T 波多相。LQT7 心电图 QTc 延长不是非常明显，而 U 波非常明显，心电图还表现有频发室早，非持续性多形性室速，双向型室速。LQT8 恶性度最高，心电图可以出现室速或者室颤。但是既使同一个家族同样的基因突变，由于基因表型的差别等，心电图表现并不是完全相同。心电图表现受很多因素影响[11]，如：年龄、性别、心率、自主神经、药物等。

三、LQTS 的临床诊断进展

LQTS 的基因诊断虽然是金指标，但是检测费用昂贵，每个先证者的检查需要 3000 ~ 5000 美元，而且基因诊断阴性并不能排除诊断，因此 LQTS 的临床诊断主要根据临床症状和心电图，并且要除外引起 QT 间期延长的继发性因素。QTc 延长[1]定义为：男性 QTc 大于等于 0.45s，女性大于等于 0.46s。如果 QTc 大于 0.47s 诊断 LQTS 的准确性较高[12]，但是有些 LQTS 患者的 QTc 并不延长，因此国际 LQTS 注册研究 1993 年制定了 LQTS 新的临床诊断标准[13]，广泛用于科研和家族研究。

对于 QTc 正常或者正常边缘的可疑病例，需要进行 24 小时的动态心电图检查，特别是早搏后的 QT 间期延长对诊断有帮助。家族成员的心电图检查很必要，有助于可疑病例的确诊。另外运动试验和肾上腺素负荷试验也很有意义[14]，不仅有助于诊断而且有助于临床分型。LQT1 的患者运动负荷试验和肾上腺素试验后，QT 间期延长更加明显；LQT2 运动负荷试验后 T 波切迹明显而 QT 间期延长不明显；LQT3 运动负荷试验之后 QT 间期没有变化甚至缩短。

其他少见类型的 LQTS 临床表现有独特之处，LQT4 临床表现除了 QT 间期延长、晕厥和猝死之外还包括病态窦房结综合征、原发性室颤等其他临床表现，因而又称为 Ankyrin - B 综合征。同样 LQT7 另外还合并其他心脏以外的畸形，典型病例表现为低钾周期性麻痹、双眼距离过宽、矮小体型、并指、指（趾）弯曲、腭裂、脊柱侧突等畸形，双向型室速等，又称 Anderson - Tawil 综合征。LQT8 除了 QTc 的延长、还有并指趾、动脉导管未闭、卵圆孔未闭、室缺、法洛四联征等其他遗传性心脏异常，临床又称 Timothy 综合征。

四、年龄、性别和基因型与 LQTS 临床经过的关系

LQTS 是单基因突变的遗传性疾病，女性好发[15]，容易由母亲遗传给女儿，后代遗传发病率 57%，基因阳性的女性占 61%，终生不能治愈。近几年来随着循证医学的发展，国际注册研究中心针对各个年龄段，疾病的发展和预后情况，进行了一系列的大规模临床研究（表 4 - 4 - 2）。

表 4 -4 -2 不同年龄组 LQTS 患者猝死风险评估的大规模临床研究

研究项目	国际 LQTS 注册研究 2008（circulation）	国际 LQTS 注册研究 2006（JAMA）	国际 LQTS 注册研究 2007（JCE）	国际 LQTS 注册研究 2008（Circulation）
年龄	<12 岁	10～20 岁	18～40 岁	>40 岁
总例数	3015	2772`	812	2759
行基因检测例数	875	1627	812	871
心脏停搏后幸存（ACA）	4%	5%	1%	4%
心脏性猝死（SCD）	2%	2%	3%	9%
ACA 和 SCD 的独立预测指标 QTc（ms）	≥500	≥530	≥550	≥470
晕厥	既往晕厥史均为独立预测因子，2 年以内晕厥预测意义更大	10 年前晕厥不是独立预测因子，2～10 年之前晕厥史有预测意义，2 年内晕厥史预测意义更大	18 岁以前有晕厥病史发生 ACA 和 SCD 风险增加	10 年前晕厥不是独立预测因子，40～60 岁患者 2～10 年之前晕厥史有预测意义，2 年内晕厥史预测意义更大。61～75 岁患者只有 2 年内晕厥史有预测意义
性别	男性比女性患者好发 ACA 和 SCD	10～12 岁，男性 ACA 和 SCD 风险是女性的 4 倍。13～20 岁，ACA 和 SCD 发生没有性别差异	女性比男性患者好发 ACA 和 SCD	女性患者和男性患者相比预后没有差异 女性 QTc 延长好发 ACA 和 SCD；男性 QTc 长短与预后无关

　　研究[16]发现 18～40 岁成年患者发生心跳骤停（ACA）后幸存的比例较其他年龄组偏低，但是心脏性猝死（SCD）的风险并没有降低，40 岁以前各年龄组 SCD 的发生率基本一致（2%～3%），40 岁以后，SCD 发生率有所增加（9%），但是临床合并的其他心脏病较多，所以很难评价 SCD 增加是否一定与 LQTS 相关。LQTS 引起猝死的风险并没有随着年龄的增长而减少，而是终生持续存在。

　　各年龄组发生 ACA 和 SCD 的独立预测指标总体包括：QTc 的延长、性别和晕厥史。儿童患者[17]，男孩患者比女孩患者更容易出现 ACA 和 SCD。青少年患者组[18]，13～20 岁患者 ACA 和 SCD 的发生没有性别差异；10 年前晕厥与预后无关，近期晕厥发生严重心脏事件的风险增加；多变量分析结果显示先天性耳聋、心脏事件的家族史、LQTS 的基因型、治疗（药物、手术和器械治疗）都不是预后的独立预测指标。成年 LQTS 患者（2007 JCE）[16]，女性发生严重心脏事件是男性的 3 倍。中老年患者（2008 Circulation）[19]，性别与预后无关；40～60 岁患者，10 年之内晕厥史有预测意义。61～75 岁患者只有 2 年内晕厥史有预测意义。

　　此外，2008 年日本的 LQTS 注册研究[20]结果发现青少年人（0～20 岁）中青年人（20～39 岁）和中老年人（40 岁以上）三组患者发生心脏事件的触发因素不同，青少年人，以运动、精神刺激和声音等肾上腺素能介导的触发因素为主，而静息睡眠等迷走神经介导的触发因素占很少比例，其他药物、低钾和房室传导阻滞引起的继发性触发因素占比例为零；中青年人三种触发因素兼而有之，迷走神经介导的触发因素略占上风；中老年人心脏事件主要是由于继发性触发因素引起；研究还发现低钾容易触发基因型为 LQT1 的患者的心脏事件，药物容易触发 LQT2 患者的心脏事件，房室传导阻滞仅限于 LQT2 的患者。

　　Priori 等[21]针对三种常见基因型进行了系统临床研究，包括 647 例（LQT1：386 例；LQT2：206

例；LQT3：55 例），猝死发生率 13%，LQT2 死亡率和心脏事件发生率最高，其次为 LQT3、LQT1。首发心脏事件的年龄，三组没有差别。QT 间期正常但是基因型阳性占 LQT1 患者的 36%，LQT2 患者的 19%，LQT3 患者的 10%。LQT1 和 LQT2 发生心脏事件的风险与 QTc 的延长程度有关，LQT3 患者发生心脏事件与 QTc 无关，而与性别有关，男性患者容易发生心脏事件。LQT1 患者发生心脏事件的风险没有性别差异，LQT2 的患者，女性容易发生心脏事件。国际 LQTS 注册研究[19]发现年龄超过 40 岁的患者，基因检测阳性组发生严重心脏事件比基因检查阴性高 4 倍，而基因型为 LQT3 比基因检查阴性的患者高 5 倍，LQT2 的患者风险轻度增加，LQT1 患者与基因型阴性患者风险相似。

五、LQTS 的治疗

LQTS 传统的治疗方法是应用 β 受体阻滞剂和颈交感神经节切除。β 受体阻滞剂对 LQTS 的治疗作用确切，有效率 50% ~ 60%[22]，β 受体阻滞剂对 LQT1 治疗组疗效最明显，其次为 LQT2，对儿童 LQT3 也有一定疗效[23]。颈交感神经节切除对于 β 受体阻滞剂治疗以后仍然有心脏事件的患者，有效率可达 50%[24]，如果术后 6 个月 QTc 仍然大于 500ms、术前出现 ACA、LQT2，颈交感神经节切除术疗效较差。

针对基因型的药物治疗[25]研究很少。由于 LQT1 对 β 受体阻滞剂反应相对好，目前尚没有针对 LQT1、LQT5 的基因治疗。LQT2 是 I_{Kr} 通道异常的疾病，该通道对细胞外高钾反应敏感，有人尝试口服钾治疗，但是没有定论，其他针对 LQT2 的药物：fexofenadine、terfenadine 的代谢产物、thapsigagin 可能会有作用，但是不确切。对于 LQT3，既使都是 SCN5A 基因的突变，不同的突变位点对同一种钠通道阻滞剂的治疗反应不同，应用钠通道阻止剂 mexiletine 治疗 LQT3 可能有一定疗效；理论上维拉帕米治疗 LQT3 有效，但是缺乏相关研究证据。LQT8 恶性度和死亡率高，ICD 首选，钙离子拮抗剂维拉帕米对 LQT8 有效。抗心律失常新药：缝隙连接促进剂对 LQTS 可能有一定疗效。

ICD 治疗是防止 LQTS 心脏性猝死的最有效手段。ICD 主要适用于 ACA 和 β 受体阻滞剂治疗无效的患者，但是 ICD 还存在很多问题，儿童 LQTS 患者[26]植入 ICD 后，容易误放电，而且终生需要频繁更换，另外植入 ICD 后还存在放电的剧痛、反复放电、电极相关的并发症、ICD 本身相关的并发症、血管并发症以及患者精神心理压力等。另外，LQTS 患者发生猝死的比例很小：2% ~ 3%，先证者的年死亡率 0.9%。因此权衡利弊 ICD 治疗价值如同鸡肋。

根据危险分层[3]进行个体化治疗逐渐得到重视。对于无症状的高危人群，应积极进行预防性治疗，例如 LQT2 的女性患者、LQT3 患者以及 QTc 大于 500ms 的 LQT1 患者。另外去除诱发因素，禁止 LQTS 患者进行剧烈运动，避免精神刺激和低血钾的发生，特别是 LQT7 患者，一定不能低钾。LQT1 患者不要游泳；LQT2 患者避免声音刺激和惊吓。LQT3 患者、LQT2 突变位点编码孔区结构的患者、LQT8 患者应该积极植入 ICD。对于 QTc 较短和正常的无症状基因携带者，应该加强监控，是否需要预防性治疗因人而异，相关的研究仍在继续进行，目前没有成文的规定。

过去的 10 余年，LQTS 的分子生物学研究、临床认识和治疗有了飞跃性的进展，但是这一领域仍然有很多问题有待解决。还仍然有部分家族没有发现已知的基因突变，新的基因突变有待发现；一些 LQTS 合并多种临床情况如：传导阻滞、Brugada 综合征、房颤等，随着基因研究技术的进展，相关疾病的基因诊断和临床认识会逐渐深入，基因型与表现型的联系会更加丰富。基因治疗的研究是新的研究领域，有朝一日可能会与基因诊断相呼应。少部分 LQTS 病人猝死的风险很大，如何选择合适的病人，目的性更强地植入 ICD，以最小的花费得到最大的收益，是以后临床研究的课题，期待有更多大规模多中心的随机对照研究来解决这个问题。

（杨延宗）

参 考 文 献

1. Splawski I, Shen J, Timothy KW, et al. Spectrum of mutations in long QT syndrome genes. KVLQT1, HERG, SCN5A,

KCNE1 and KCNE2. Circulation, 2000, 102：1178 – 1185.

2. Zareba W, Moss AJ, Schwartz PJ, et al. Influence of genotype on the clinical course of the long QT syndrome. N Engl J Med, 1998, 339：960 – 965.

3. Vohra J. The Long QT Syndrome. Heart Lung and Circulation, 2007, 16：S5 – S12.

4. Ackerman MJ. Genotype – phenotype relationships in congenital long QT syndrome. J Electrocardiol, 2005, 38：64 – 68.

5. 李翠兰，胡大一，李运田，等. 76 个长 QT 综合征先证者临床特征和治疗情况研究. 中国心脏起搏与电生理杂志，2004, 18：414 – 418.

6. Splawski I, Timothy KW, Sharpe LM, et al. Ca（V）1.2 calcium channel dysfunction causes a multisystem disorder including arrhythmia and autism. Cell, 2004, 119：19 – 31.

7. Vatta M, Ackerman MJ, Ye B, et al. Mutant caveolin – 3 induces persistent late sodium current and is associated with long – QT syndrome. Circulation, 2006, 114（20）：2104 – 2112.

8. Medeiros – Domingo A, Kaku T, Tester DJ, et al. Encoded Sodium Channel ? 4 Subunit in Congenital Long – QT Syndrome. Circulation, 2007, 116：134 – 142.

9. Zhang L, Timothy KW, Vincent GM, et al. Spectrum of ST – T – wave patterns and repolarization parameters in congenital long – QT syndrome：ECG findings identify genotypes. Circulation, 2000, 102：2849 – 2853.

10. Zareba W, Moss AJ, Locati EH, et al. Modulating effects of age and gender on the clinical course of long QT syndrome by genotype. J Am Coll Cardiol, 2003, 42：103 – 109.

11. Saenen JB, Virnts CJ. Molecular aspects of the congenital an acquired Long Qt Syndrome：Clinical implications. J Mol Cell Cardiol, 2008, 10：1016 – 1030.

12. Robert R. Genomics and Cardiac Arrhythmias. J Am Coll Cardiol, 2006, 47：9 – 21.

13. Schwartz PJ, Moss AJ, Vincent GM, et al. Diagnostic criteria for the long QT syndrome：an update. Circulation, 1993, 88：782 – 784.

14. Vyas H, Ackerman MJ. Epinephrine QT stress testing n congenital long QT syndrome. J of Electrocadiol, 2006, 39：S107 – S113.

15. Imboden M, Swan H, Denjoy I, et al. Female predominance and transmission distortion in the Long – QT syndrome. N Engl J Med, 2006, 355：2744 – 2751.

16. Sauer A, Moss AJ, McNitt S, et al. Long QT syndrome in adults. J AM Coll Cardiol, 2007, 49：329 – 337.

17. Goldenberg I, Moss AJ, Peterson DR, et al. Risk factors for aborted cardiac arrest and sudden cardiac death in children with congenital Long – QT syndrome. Circulation, 2008, 117：2184 – 2191.

18. Hobbs JB, Peterson DR, Moss AJ, et al. Risk aborted cardiac arrest or sudden cardiac death during adolescence in the Long – QT syndrome. JAMA, 2006, 296：1249 – 1254.

19. Godenberg I, Moss AJ, Bradley J, et al. Long – QT syndrome after 40. Circulation, 2008, 117：2192 – 2201.

20. Skaguchi T, Shimizu W, Itoh H, et al. Age and genotype – specific triggers for life – thretening arrhythmia in the genotyped long – QT syndrome. J Cardiovas Electrophsiol, 2008, DOI：10. 1111/j1540 – 8167. 2008. 01138. x.

21. Priori SG, Schwartz PJ, Napolitano C, et al. Risk stratification in the Long – QT syndrome. N Engl J Med, 2003, 348：1866 – 1874.

22. Patel C, Antzelevitch C. Pharmacological approach to the treatment of long and short QT syndrome. Pharmacology & Therapeutics, 2008, 118：138 – 151.

23. Moss AJ, Zareba W, Hall WJ, et al. Effectiveness and limitations of beta – blocker therapy in congenital long – QT syndrome. Circulation, 2000, 101：616 – 623.

24. Schwartz PJ, Priori SG, Cerrone G, et al. Left cardiac sympathetic denervation in the management of high – risk patients affected by the long – QT syndrome. Circulation, 2004, 109：1826 – 1833.

25. Napolitano C, Bloise R, Priori SG. Gene – specific therapy for inherited arrhythmogenic diseases. Pharmacology & Therapeutics, 2006, （110）：1 – 13.

26. Daubert JP, Zareba W, Rosero SZ, et al. Role of implantable cardiovert defibrillator therapy in patients with long QT syndrome. Am Heart J, 2007, 153：S53 – 58.

 **长 QT 综合征的心电图表现和危险分层**

遗传性长 QT 综合征（LQTS）是一种常染色体遗传性心脏病。遗传学上包括不伴有耳聋的常染色体显性遗传的 Romano – Ward 综合征（RWS）和伴有耳聋的常染色体隐性遗传的 Jervell Lange – Nielsen 综合征（JLNS）及散发的 Gamstorp 综合征。特征表现为：心电图上 QTc 延长、尖端扭转性室性心动过速（TdP）导致的晕厥和猝死，这种疾病常于青春期发病，典型的表现为剧烈运动与情绪波动后晕厥发作。在大多数情况下，这种心律失常可以自动终止，但 TdP 也可能转化成室颤而发生心脏猝死。我国也有类似的个案报道[1]。LQTS 死亡率高，未经治疗的患者 10 年死亡率约 50%[2]。

目前为止，已发现 8 个基因与 LQTS 有关，它们分别是 KCNQ1（LQT1）KCNH2（LQT2）SCN5A（LQT3）Ankyrin – B（LQT4）KCNE1（LQT5）KCNE2（LQT6）KCNJ2（LQT7）Cav2.1（LQT8）。常见的类型是：LQT1、LQT2 以及 LQT3。由于常见的 LQTS 在心电图上有特定的表现，不同人种中 LQTS 发病的主要类型不同，不同人种中相同类型 LQTS 的心电图的表现也不尽相同，相应的临床和基础研究非常必要，同时也可以根据心电图以及临床表现进行 LQTS 的危险评估。

一、LQTS 患者的心电图以及典型表现

LQTS 患者心电图上有两个特点：①QT 间期延长，也是我们首先观察就诊者的主要依据之一。当 QTc > 0.47s（女性 > 0.48s），排除引起 QT 延长的其他原因，无论是否伴有家族史或其他症状，均可诊断为 LQTS；QTc > 0.45 s 则高度可疑。最近一些资料还表明 LQT1 和 LQT2 患者中 QTc 正常者相对较多，而 LQT3 患者 QTc 正常者较少，还有部分患者 QTc 在临界范围（0.45~0.47 s），表明不能单用心电图来诊断 LQTS；②T 波改变，发现 LQTS 病人的心电图上 T 波形态多变，即使同一个病人的心电图，在不同的时期差别可以很大，尤其在胸闷、心悸、黑蒙等症状时，往往会有 T 波形态的显著变化。我国的 QT 间期延长的患者也出现过无症状时心电图可以完全正常，晕厥时出现 QT 明显延长，并且多次由于诊断上无实际证据而导致多次误诊的个例[3]。在 Brugada 综合征患者中 ST 段也表现相同的动态变化，这一点值得临床工作中注意。

根据张莉以及 vincent 的研究结果，LQTS 的心电图通常分为 10 种类型，其中：LQTS1 型 4 种、LQTS2 型 4 种、LQTS3 型 2 种[4,5]。其中 LQT1 患者主要具有平滑、基底部较宽的 T 波；LQT2 患者的心电图上常见低振幅和有切迹的 T 波；LQTS3 患者心电图更突出地以延迟出现的高尖、双相或不对称 T 波为特征。然而，在各型 LQTS 患者中，这些心电图形态的差异有一定程度的交叉重叠，并且在一些家系中，可以观察到 T 波形态的不均一性。我国学者的研究也提示：同一个 LQTS 患者的 T 波图形可以多变，QT 间期可出现暂时正常化[6]。其中，LQTS1、LQTS2、LQTS3 心电图 – 基因型的敏感性/特异性分别为 77%/81%，79%/88% 和 54%/100%。如果 ST – T 形态呈非特异性，那么依靠心电图判断基因型将受限（图 4 – 5 – 1）。

LQT5 与 LQT1 均为 I_{Ks} 通道的不同亚单位的变异，心电图也类似。

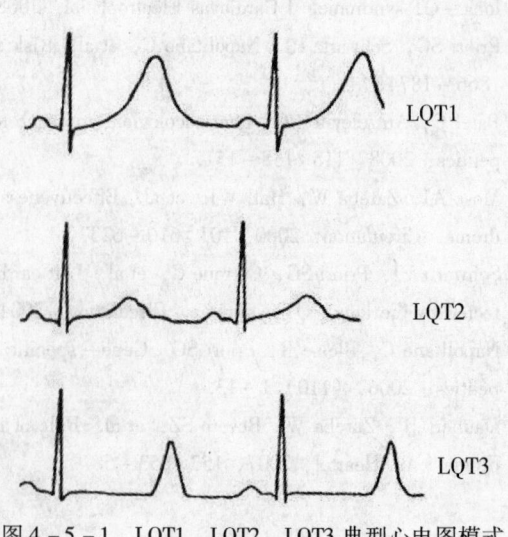

图 4 – 5 – 1 LQT1、LQT2、LQT3 典型心电图模式

LQT6 与 LQT2 均为 I_{Kr} 通道的不同亚单位变异，因病例较少，心电图可能与 LQT2 类似。

LQT4 目前还没有找到合适的编码通道，主要特点是 U 波的异常，而非 T 波异常。

LQT7 过去认为是一独立的长 QT 综合征，现在认为它与 Andersen's syndrome 均属于 Kir2.1 的基因变异（KCNJ2），是主要内向整流钾通道 I_{K1} 的组成部分，参与细胞膜静息电位以及动作电位复极的最后阶段的形成。主要它的临床特点是先天性畸形（面部为两眼距增宽，两耳低位，下颌较尖和手部畸形）周期性麻痹、特发性心脏性猝死。心电图特征为 T 波和 U 波，QT 间期延长或者正常[7]。最近的文章也提出，相对于 LQT7 同一个 Kir2.1 功能增强的变异导致的短 QT 综合征 3（SQT3）就表现出仅仅 T 波下降支陡峭现象，鉴于临床例数较少，有待进一步观察。

二、心电图特点及心电图上 QT 测量的方法

QTc 间期延长及 QT 离散度增加：绝大多数先天性长 QT 综合征患者中，QTc 间期超过 400 ms，但有 6% ~ 12% 的患者 QTc 间期在正常范围内，约 1/3 患者的 QTc 间期在 460 ms 或以下。按照 1993 年 Schwartz 等[8] 提出的 LQTS 诊断标准，积分大于 4 分诊断为 LQTS，计分 < 1 分，排除诊断，计分 2 ~ 3 分，可疑诊断。Schwartz 标准包括了心电图以及家族史，尽管到目前为止被广泛使用，但 Schwartz 的研究中不包含基因类型，故只能作为重要的初步筛选手段。

建议心电图测量时选择有较大 T 波并有清楚终末部的导联，一般选择 Ⅱ 或 V_5 导联，有时也在选 V_2 ~ V_3 导联，QTc 根据 Bazett 公式加以矫正：QTc 为 QT 值除以 RR 间期的平方根，RR 间期在窦性心律时测量，至少取 5 个心动周期的平均值。

针对快速心率的心动周期，有学者建议[9] 使用 Fridericia 公式来计算 QTc。

三、猝死的危险性与心电图 QTc 的关系

1. 通常来讲，心电图上 QTc 越长，T 波复极的电不均一性越大，猝死的危险性也越大。但这并不意味着 QTc 未达到极度延长就没有危险。瞬间的交感兴奋足以使 QTc 略延长的患者面临猝死的危险。

2. 总的来讲，有猝死家族史的患者症状要比无家族史的患者严重，晕厥发作的次数更频繁。

四、先天性长 QT 综合征患者尖端扭转型室速发作的分类及机制

相关研究提示：[10] 通过分析 24 例先天性 LQTS 患者的 111 次 TdP 发作的心电图，TdP 发作之前三个连续的 RR 间期，C_0 为发作起始早搏的联律间期，C_1 为发作前面第一个 RR 间期，C_2 为发作前面第二个 RR 间期之间的关系，据此将发作模式分为三种：①短 - 长 - 短序列模式（SLS）：一个或多个短长 RR 间期序列后面接着一个短联律的室性早搏（$C_1 > C_2$ 和 C_0）；②窦性心律增快模式（ISR）：逐渐增快的窦性心律伴或不伴 T 波改变（$C_2 \geqslant C_1 \geqslant C_0$）；③去极化变化模式（CD）：突发的长联律的室性早搏或融合波后面接着一个短联律的室性早搏（$C_1 \geqslant C_2 > C_0$）。分析了 TdP 起始早搏的出现时机和 TdP 的心动周期长度（CL）。结果 TdP 的发作模式与年龄、性别、基因型、血清钾浓度无相关性。三种模式下测量心电图 QTp、QTc、QTe 无显著差异。ISR 模式起始室性早搏（PVC）更接近前一次搏动的 T 波波峰，而 CD 或 SLS 模式起始 PVC 出现在 T 波波峰之后。ISR 模式 CL 短于 SLS 模式，ISR 模式起始 PVC 发生机制与 2 期的早期后除极有关，SLS 模式起始 PVC 发生机制与 3 期的早期后除极有关，而动作电位时程延长导致复极扩散增加引发的折返机制维持了 SLS 和 ISR 模式 TdP 的发作。CD 模式的起始机制与前两者不同，并不依赖于触发活动，TdP 发作前最后一次搏动去极化过程的变化导致复极扩散增加，直接引发 TdP，并继续依靠折返机制维持发作。该研究显示先天性 LQTS 患者的尖端扭转型室速主要存在三种发作模式，并且起始机制不同。

五、LQTS 尖端扭转性室速的特点

LQTS 患者的尖端扭转性室速有两大主要特征：① 出现在长间期之后：几乎所有的获得性长 QT 综

合征和大多数先天性长 QT 综合征患者，尖端扭转转性室速均出现在长间期之后，这种长间期往往见于早搏，也见于窦性停搏；②特殊的心电图形态：即特征性长 - 短 - 长间期变化，室性早搏之后出现长代偿间期，之后的窦性心律有明显延长的 QT 间期，紧接着 QRS 波群围绕一想象的基线出现短暂、快速的扭转，在 10 ~ 12 次心率中扭转 180℃，波群振幅在每一个波动周期中均不同，类似正弦曲线样改变，心率达 150 ~ 300 次/分，RR 间距不等，之后又出现新的长 QT 间期。

六、LQTS 的危险分层

尽管发现 LQTS 已有近 40 年，由于 LQTS 本身是一种不太常见的疾病，心脏事件之间可能会相隔较长时间的无症状期，而对 LQTS 危险分层一直没有成熟的方法。曾有研究者根据患者的临床表现、首发年龄、性别、有无猝死家族史、基因型、心电图参数如：QT 延长程度、12 导联 ECG 上 QT 离散度、体表 ECG 的 T 波交替（TWA）等来预测患者的危险程度，由于对上诉参数的研究一直没有间断，故不断有新的发现和新的理解。

目前有关年龄、性别与基因类型关系的资料有限，2003 年 Zareba 发表的研究[11]针对 QT 间期调整后，LQTS 基因类型被确定的 533 例 LQTS 的发病情况，分析了基因类型与年龄、性别关系。其中 53 个家系中有 243 例属于 LQT1，61 个家系中有 209 例属于 LQT2 和 9 个家系中有 81 例属于 LQT3，通过他们的基因类型、性别和不同年龄（儿童定义为 <15 岁，成年人年龄为 16 ~ 40 岁）来分析发生心脏事件（如晕厥、心脏停搏或猝死）的可能性。同时对已知基因类型的家系，包括 1075 例 LQT1、976 例 LQT2 和 324 例 LQT3 家族成员，评价其猝死的危险性和致命性心脏事件的致死率。心脏事件致死率定义为：死亡人数除以心脏事件发生的总人数。同时在家族成员中，对年龄的亚组通过基因类型和性别来比较男性、女性的死亡发生率有何不同。其中，心电图（ECG）参数以心率和 Bazett 矫正后的 QTc 间期为基准，在 0 ~ 15 岁和 16 ~ 40 岁两个年龄段分别记录 ECG，分析基因型和性别与 QTc 关系。结果发现：儿童患者中，LQT1 患者中男性的心脏事件危险性明显高于女性患者；在 LQT2 和 LQT3 基因携带者中，心血管事件危险性发生与性别无明显相关性。在成年患者中，LQT1 和 LQT2 患者中女性比男性心脏事件发生率高。他们的研究说明年龄和性别对心血管事件发生的概率以及 ECG 表现上在不同类型的 LQTS 患者中表现存在着不同的基因类型特异性的调节作用。

对 LQTS 危险分层的另一个研究源自 2003 年的 Priori 研究，[12,13]他们通过计算未经治疗患者 40 岁以前首次出现晕厥、心脏骤停或者猝死等心脏事件的累积从而对 LQTS 患者进行危险分层。心脏事件来源于 580 /647 例有 ECG 记录的患者。平均观察 28 年，87 例患者（13%）在 40 岁以前发生心脏骤停或猝死。当基因位点、性别、QTc 值作为危险因素研究时发现，在整个研究人群内未观察到与性别有关的显著性差异；但在亚组分析中发现，LQT1 患者的发病没有性别差异，而 LQT2 患者中女性比男性危险性高，LQT3 患者中男性比女性危险性高。临床观察也发现，心脏骤停/猝死的年发生率在女性 LQT2 和男性 LQT3 患者最高。当观察 QTc 的作用时发现 3 个亚组间存在显著差异，LQT1、LQT2、LQT3 患者的 QTc 分别为 466 ±44ms、490 ±49ms、496 ±49ms。在每一亚组内部，有心脏事件者比无症状者 QTc 明显延长。他们的研究结果提示：患者可以按照心脏事件发生的危险度分为三层：低度危险层（心脏事件发生可能性 <30%）包括：QT 间期 < 500ms 的男性 LQT2 型患者；QT 间期 <500ms 的 LQT1 型患者。中度危险层（心脏事件发生可能性为 30% ~49%）为 QT 间期 < 500ms 的女性 LQT2 型患者；QT 间期 <500ms 的 LQT3 型；QT 间期 ≥ 500ms 的女性 LQT3 型患者。高度危险层（心脏事件发生可能性 ≥ 50%）：QT 间期 ≥ 500ms 的 LQT1 和 LQT2 患者；QT 间期 ≥ 500ms 的男性 LQT3 型患者。危险分层的评估，对我们的临床治疗以及长期预后的判断非常有帮助。

对女性 LQT 患者与怀孕的研究也提示[14]：怀孕期间晕厥以及心脏猝死的几率下降，但是生产后的晕厥事件上升，尤其是 LQT2 的女性患者更是如此。

对青少年患者来讲，患家族性长 QT 综合征的发生室性心律失常和死亡的危险性高。性别、QT 间期长度和晕厥病史三个因素有助于此类患者猝死危险的分层[15]。对美国登记的 10 ~ 20 岁 2772 个患者进行随访。近期有晕厥史的青少年在 20 岁前发生威胁生命的心律失常和死亡可能性最大，近两年内晕厥 2 次或以上者死亡的危险高。

鉴于 QT 间期的易变性，国际注册中心的长 QT 患者的随访结果提示[9]：要动态地观察 QT 间期，在随访过程中的测量到的最大的 QTc 间期是心脏事件强有力的预测因子。同时他们也观察到：针对年轻患者，如果 QTc ≥ 500ms 或者在 10 年随访中 QTc ≥ 510ms 是极高危的预测因子，QT 间期的易变性正说明了心室复极的变化以及不均一性。

最新的关于 LQTS 成年人危险分层的报告来自对 Zareba 以及 Priori[16]的结果发表后的后续研究，文中提出：基因类型是独立的危险因素，LQTS2 的危险性在成人患者中明显高于 LQTS1 以及 LQTS3。女性患者的危险程度远远高于男性患者，也许与女性激素对通道的影响有关[17,18]。

LQTS 患者基因变异部位与心脏事件的相关性正在研究之中，例如在 LQT2 患者中，人们发现，在离子通道的水相孔洞部位的变异导致的致死性心脏事件在任何年龄段均远远高于通道蛋白质 C 端或者 N 端的变异[23]，从通道蛋白质的结构上看，估计在其他 LQTS 患者中也会有相同的结论，但是还需要进一步的研究数据给予证实。

七、中国人 LQTS 的主要特点

中国 LQTS 全国注册小组于 1999 年成立并且对我国的 LQTS 进行了相应的基础以及临床治疗的研究，[19]我国学者胡大一教授带领的团队以及华人学者王擎、张莉等人作了大量的工作，与国外比较，有关中国人 LQTS 的研究资料还是相当缺乏，目前虽然中国的登记例数不多，但仍然发现中国 LQTS 有不同于国外的特点。

LQTS 发病性别以女性居多，发病人群从婴幼儿到老年人皆可发病，以年轻人居多，这点与国外报道一致。诱发因素和发病时的症状也与国外报道类似[20]。

LQT1 是欧美最常见的 LQTS 类型[21]根据心电图对 LQTS 病人进行的基因分型预测结果显示，我国学者对国人的研究资料目前提示：中国的 LQTS 病人以 LQT2 为主，中国 LQT2 患者心电图表现与临床特点与欧美 LQT2 患者有所不同，比如 $V_1 \sim V_3$ 导联呈三相 T 波，统计资料中 16% 中国入选的 LQT2 心电图为此型表现。而 Zhang 等分类中未见此种表现。

经过多年的探索研究，共在中国 LQTS 患者身上发现了 KCNQ1、KCNI – I2 和 KCNE1 上的 13 个基因突变，包括错义突变、缺失突变、无义突变、剪接突变等，涵盖了已发现的多数突变种类。

先天性长 QT 综合征晕厥发生与交感神经活动突然增加直接相关，出现心脏性猝死常见诱因有体育锻炼、游泳、失眠、听力刺激、突然的精神刺激、包括悲伤、惊吓、疼痛、生气、恐惧等。在表型不同的家系中，诱因往往不同，体育锻炼常引起 LQT1 患者的心脏事件；LQT2 患者的诱因为听力刺激；LQT3 患者尖端扭转性室速则由睡眠和休息诱发未经治疗的患者平均年死亡率为 1% ~ 2%。猝死的高危预示因素有：婴儿期出现症状、反复出现晕厥、β 受体阻滞剂治疗失败或未用、心脏骤停史、伴随先天性缺陷、女性、QTc 超过 600 ms，相对心动过缓、家族中有低龄心脏性猝死病史等，尖端扭转性室速和晕厥往往发生在步行的最初几小时，因为 QTc 间期延长的高峰出现在此时。成年男性不易出现心脏事件，因为他们的 QTc 间期要比妇女、女孩和男孩短，尤其在心率低于 60 次/分时，成年男性 QTc 间期短的优势更明显。

LQT1 是最常见的 LQTS 类型，大约 90% 的症状发生在运动和情绪激动时，独特的触发方式可以是驾驶以及游泳。LQT2 患者晕厥和猝死的可出现在情绪激动、熟睡中，促发因素可以是噪音例如突然的起床铃声或者大声喧哗。LQT3 约 90% 的猝死发生在睡眠时，LQT1 和 LQT2 两亚型心脏事件发生率高于 LQT 3 亚型，但 LQT3 的致命性心脏事件发生率高。LQT1、LQT2 大多于运动中发病，与其致病的离子基础 I_{ks}、I_{kr} 是对肾上腺素和儿茶酚胺敏感的通道有关，也为 β 受体阻滞剂及左颈胸交感神经节切除治疗提供依据。

针对心电图的表现，我国学者[22]报告：LQT1 静息心电图 QT 间期明显延长，T 波宽大或形态正常，升支及降支光滑，运动后心电图 QT 间期明显延长。患者在运动、情绪激动或声音刺激下发病；LQT2 静息心电图 QT 间期明显延长，T 波两峰分明，第 2 峰位于 T 波下降支的早期，运动后心电图 QT 间期明显延长。患者在运动或休息状态下发病。LQT3 静息心电图 QT 间期显著延长，ST 段平直，T 波尖锐，起始和终止分明，运动后心电图 QT 间期缩短，患者在睡眠状态下发病。该文章中建议对于高危情况下的无症状患者如存在先天性耳聋、QTc 间期超过 600 ms、记录到 T 波电交替、新生儿、婴幼儿以及已猝死患儿的同胞等应进行积极的治疗。

（郑良荣　鄢定红）

参 考 文 献

1. 邱康，刘霞. 临床心电学杂志，2004，13（1）：45-46.

2. Roden DM, Spooner PM. Inherited long QT syndromes: a paradigm for understanding arrhythmogensis. J Cardiovasc Electrophysiol, 1999, 10:1664-1683.

3. 刘杰，胡大一等. 国人 II 型长 QT 综合征临床特点及 KCNH2 基因变异. 科学技术与工程，2006，6（11）：1529-1534.

4. Moss AJ, Zareba W, Benhorin J, et al. ECG T-Wave Patterns in Genetically Distinct Forms of the Hereditary Long QT Syndrome. Circulation, 1991.

5. Li Zhang, Katherine W, et al. Spectrum of ST-T Wave patterns and repolarization patterns in congenital long-QT syndrome. Circulation, 2000, 102（23）：2849-2855.

6. 李翠兰，胡大一，李运田，等. 76 个长 QT 综合征先证者临床特征和治疗情况研究. 中国心脏起搏与心电生理杂志，2004，18（6）：414-419

7. Li Zhang, Benson DW, Martin Tristani-Firouz, et al. Electrocardiographic features in Andersen-Tawil syndrome patients with KCNJ2 mutations-characteristic T-U-wave patterns predict the KCNJ2 genotype. Circulation, 2005, 111:2720-2726.

8. Schwartz PJ, Moss AJ, Vincent GM, et al. Diagnostic criteria for long QT syndrome. An update. Circulation, 1993, 88:782-784.

9. Goldenberg I, Mathew J, Moss AJ, et al. Corrected QT Variability in Serial Electrocardiograms in Long QT Syndrome, 2006, 48（5）：1047-1052

10. Noda T, Shimizu W, Satomi K, et al. Classification and mechanism of Torsade de Pointes initiation in patients with congenital long QT syndrome. Eur Heart J, 2004, 25（23）：2149-2154.

11. Zareba W, Moss AJ, Locati EH, et al. Modulating effects of age and gender on the clinical course of long QT syndrome by genotype. J Am Coll Cardiol, 2003, 42（1）：103-109.

12. Priori SG, Schwartz PJ, Napolitano C, et al. Risk stratification in the long-QT syndrome. N Eng l J Med, 2003, 348:1866-1874.

13. Kimbrough J, Moss AJ, Zareba W, et al. Clinical implications for Affected parents and siblings of probands with long-QT syndrome. Circulation, 2001, 104:557-562.

14. Seth R, Moss AJ, McNitt S, et al. Long QT syndrome and pregnancy. J Am Coll Cardiol, 2007, 49:1092-1098.

15. Hobbs JB, Peterson DR, Moss AJ, et al. Risk of aborted cardiac arrest or sudden cardiac death during adolescence in the long-QT syndrome. JAMA, 2006, 296:1249-1254

16. Sauer AJ, Moss AJ, McNitt S, Peterson DR, et al. Long QT Syndrome in Adults. J A Coll Cardio, 2007, 49（3）：329-37

17. Bidoggia H, Maciel JP, Capalozza N, et al. Sex differences on the electrocardiographic pattern of cardiac repolarization: possible role of testosterone. Am Heart J, 2000, 40:678-83.

18. Shimoni Y, Liu XF. Sex differences in the modulation of K+ currents in diabetic rat cardiac myocytes. J Physiol, 2003, 550:401-12.

19. 李翠兰，张莉，胡大一，等. 85 例中国人长 QT 综合征先证者的临床特征及有关基因突变研究现状. 中华心律失常学杂志，2004，8（6）：328-335.

20. 李为东，陈柯萍，华伟，等. 24 例长 QT 综合征的诊疗经验. 中国心脏起搏与心电生理杂志，2007，21：311.

21. Splawski I, Shen J, Timothy K W, et al. Spectrum of mutations in long – QT syndrome genes KVLQT1, HERG, SCN5A, KCNEI and KCNE2. Circulation, 2000, 102：1178 – 1185.

22. 廉姜芳，崔长琮，薛小临. 临床心血管病杂志，2003，19（9）：519 – 521.

23. Moss AJ, Zareba W, Kaufman ES, et al. Increased Risk of Arrhythmic Events in Long – QT Syndrome With Mutations in the Pore Region of the Human Ether – a – go – go – Related Gene Potassium Channel. Circulation，2002，105：794 – 799.

短 QT 综合征和心脏性猝死

心脏性猝死（SCD）在美国发生率为 36 万人/年，欧洲与其相似，其中由心脏结构正常引起的人群死亡率为 2/万人[1]。这类疾病作为遗传性离子通道疾病，逐渐引起科学界的重视。我国每年 50 多万人发生 SCD，遗传性心律失常导致的 SCD 尽管目前无统计数据，但估计也不少见，有些可能没有确诊。长期以来，国内外研究者们一直在研究貌似健康的人群中发生恶性心律失常和 SCD 的发病原因，已发现长 QT 综合征、Brugada 综合征、新生儿猝死综合征、儿茶酚胺敏感性室速等和 SCD 的关系，并发现与遗传有关。20 世纪 90 年代初发现了与长 QT 相反的短 QT 也可增加 SCD 危险性，即 Algra 等人提出 QT 间期 <400 ms 的患者有 SCD 的危险[2]。2000 年，Gussak 等提出短 QT 为一种新的临床综合征[3]，2003 年 Gaita 等将其正式命名为短 QT 综合征（short QT syndrome：SQTs）[4]。

追述 SQTs 历史，Josep Brugada 于 1999 年首先发现一位患者的 QT 间期 <266ms，而该患者不久后突然死亡[5]。相隔 4 年后，Gaita 等正式提出 SQTs 的新诊断名称[4]。经过 8 年的努力，有关 SQTs 的研究，无论在临床、遗传学以及细胞电生理等方面都取得了可喜的成绩。目前，SQTs 被定义为是一种新发现的、具有遗传性的心电失调临床综合征，以短 QT 间期、阵发性房颤（AF）和/或室性心动过速及 SCD 为特征的离子通道疾病。依靠分子遗传学高科技研究，至今，已先后发现了 SQTs 的 5 个致病基因：KCNH2[6]，KCNQ1[7]、KCNJ2[8]、cav1.2[9] 和 Cavβ2b[9]，分别影响 I_{kr}、I_{ks}、I_{k1} 和 I_{ca} 电流。按照基因发现的先后秩序，分别将 SQTS 命名为 SQT1，SQT2、SQT3、SQT4 和 SQT5。

一、STQs 的遗传学特征

2004 年，Brugada 等[6]在 3 个无相关 SQTs 家系的两个家系患者中确定了 SQTS 的第一个致病基因——KCNH2（HERG）。位于 KCNH2 基因 S5 - P 的 N588K 突变导致快速延迟整流钾电流 I_{kr} 增加从而导致动作电位复极化第 2 和 3 期缩短。最近洪等人在一个合并心房颤动的 SQTs 患者家族中，又发现了 KCNH2 同一个突变 N588K，因此推断位于 S5 - P 的 N588K 基因突变是导致 SQTs 患者的高发突变位点。通常认为不同的基因突变导致不同的临床表型，但我们在三个独立的 SQTs 家系的研究表明，即使同一基因突变的患者也具有不同的临床表现。

Bellocq 等[7]在一反复发生 VF 的 70 岁男性 SQTs 患者行基因筛查时发现了另一个致病基因——KCNQ1（KVLQT1），V307L 突变导致 -20mV 半激活状态的移位，激活态的加速导致突变通道在更负电压激活而致 I_{ks} 功能获得和动作电位缩短。洪最近报道了另一个新的 KCNQ1 基因突变 V141M，并证实 I_{ks} 功能增强可以同时缩短心房肌和心室肌的动作电位。

2005 年，Priori 等[8]在一个无症状 5 岁男童和 35 岁的父亲的 SQTS 家系发现了第 3 个致病基因——KCNJ2（kir2.1）基因。电生理分析显示，由于 I_{k1} 电流增强反映 kir2.1 功能表达增强引起动作电位缩短。最近，Antzelevitch[9] 报道了引起 SQT4 和 SQT5 的致病基因 CACNA1C 和 CACNB2b，它们分别编码 L 型钙通道的 α_1 和 β 亚单位，功能分析发现它们皆导致通道功能丧失，尤其是 CACNA1C 的 A39V 突变是由于突变通道功能转运缺失而导致内向钙离子流降低。

二、临床特征

（一）SQTs 和短 QT 间期

在诊断 SQTs 之前，必须排除一些继发性的短 QT 间期现象。短 QT 间期指心电图（ECG）上 QT 间期短于正常范围，按有无明确发病原因分为继发性短 QT 间期和特发性短 QT 间期。前者指短 QT 间期由发热、高钙血症、高钾血症、低温、洋地黄中毒，酸中毒，急性心肌梗死超急性期、甲状腺功能亢进、心动过速及自主神经张力失衡等原因所致；另外，还可见于一些运动员及早期复极综合征患者。迷走神经失调也偶有短 QT 间期。特发性短 QT 间期指通过全面的临床检查未能发现短 QT 间期原因者。在特发性短 QT 间期患者中，其中以短 QT、AF[3] 和/或室性心动过速（室颤：VF，室速：VT）及 SCD[4] 为特征而心脏结构正常的这类疾病，即称为 SQTs，其他无这些特征的称为短 QT，这些短 QT 患者是 SCD 的高危人群。

（二）临床表现和 SCD

临床表现在不同的家系甚至在相同家系不同成员具有多样性和多变性的特征。

SQTs 患者主要危险是 SCD，其发生率较高。在 Gussak 所报道的 SQTs 家族中[3]，四代家族成员就有三代有着 SCD 史，而且 SCD 发生之前往往没有晕厥史和心律失常发生史等。Giustetto[10] 等报道了 29 例 SQTs 患者，大约 62% 的患者有症状。心脏骤停发生率最高，达 34%，其中约 28% 的患者为第一症状。还有两例发生在出生的第一个月，可见，SQTs 的 SCD 也可出现于新生儿，因此，SQTs 也是临床上新生儿猝死综合征的一个病因。心悸是第二常见症状，约占 31%。晕厥约占 24%，为第三常见症状。另外，SQTs 患者伴发 AF 的发生率也较高，从报道来看[3,10]，31% 的 SQTs 患者有 AF，以第一症状出现的有 17%，并可见于不同年龄阶段，年龄从 17 岁到 84 岁不等。AF 有可能是 SQTs 的第一症状，特别是年轻的孤立性 AF 患者[6]，应当高度警惕。

AF 在新生儿极其罕见，一般多与器质性心脏病有关。我们报道一例 AF 并心动过缓和短 QT 间期而心脏结构正常的新生儿患者。遗传分析和生物物理分析揭示 KCNQ1 基因 V141M 突变产生的电压依赖通道门缺失而导致通道功能获得。生理研究和动作电位刺激显示 V141M 引起 AF，起搏功能减弱和短 QT 综合征[11]。

大约 38% 的患者无症状，也有许多患者伴有室早。

从目前可以查对的资料来看，患者年龄从 3 个月到 84 岁不等，由于病例数有限，至今仍然不能肯定 SQTs 的平均年龄和男女发病率是否存在差异。

（三）ECG 特征

由于 SQTs 患者高发 SCD，已引起了全世界心血管医生及科学家的关注。近年来国外学者对 SQTs 的研究逐渐活跃并取得了可喜成绩，尤其在分子遗传、细胞电生理发病机制取得了突破，已证明其与遗传失调有关。至今报道相对较多的是欧美地区，日本国也有 1 例报道[12]。近年来，国内专家对 SQTs 临床和基础研究也有些报道[13~17]。但是，至今国际上对 SQTs 的诊断标准尚缺乏统一认识。当前，心血管临床医生根据各种状况选用不同的公式提出 QT 间期心率校正值（QTc）的计算。但是应用于临床最好的公式，还没有达成广泛的共识。目前常用的仍是 Bazett 公式（$QTc = QT/RR^{1/2}$）。Rautaharju PM[18] 提出了 QT 间期小于 QTP［= 656（1 + HR/100）］的 88% 为短 QT 间期，并发现短 QT 间期与 SCD 有关；我国心内科医生在 547 例健康人群 ECG 中检测短 QT 间期发现 QTp 法作为临床研究短 QT 间期的心电图法更为适用[14]。目前，国际心血管领域结合遗传学致病基因筛查已证实 SQTs 肯定的 ECG 诊断值为 QTc≤320ms。但是，在短 QT 间期和 SQTs 的判断值上也存在少数争议报道，认为 QTc≤330ms 没有 SCD 的危险性[19~20]。国际临床心血管病专家 Viskin[21] 最近在 Heart Rhythm 杂志发表的论文中指出，男性 QTc≤360ms 和女性 QTc≤370ms 应考虑为短 QT。多年来，人们一直在探索短 QT 和 SCD 的关系及心电学参数的改变，从而确定 SQTs 合理的诊断标准。很早开始已使用 12 导联 ECG 测定 LQT 作为 SCD 的预测因子，但关于短 QT 的研究报道不多。目前已有报道发现 QTc、QRS、ST 段、T 波形态和 TpTe 等指标在 SQTs 患者中的改变。

SQTs 的动物模型显示[22]，ECG 的 Tpeak–Tend 间期延长。Tpeak–Tend 间期为 T 波顶峰与 T 波终点的时距，它的延长是因为心肌复极化的离散增大所致，也可能是某些 SQTs 患者心律失常发生的机制之一[6]。

与 LQT 一样，T 波形态异常伴随着 SQTs 复极化异常。如 SQT1 患者胸前导联呈高尖对称或不对称

T 波。T 波可直立和倒置。另外一个特征是 SQT3 患者的 TpTe 延长，不对称 T 波有缓慢上升支和快速下降支[8]。许多患者 ST 段短缩甚至缺失，T 波直接起于 S 波。QT－RR 关系不依赖于 QT 间期。SQT4 和 SQT5 除了 SQTs 的基本 ECG 特征外，还并有胸前 $V_1 \sim V_2$ 导联呈 Brugada 心电图波形。我们研究小组从国内也有个案报道。自主神经系统在 SQTs 中的作用还不清。临床上已报道 VF 见于静息状态、睡眠，及噪音、日间活动时[10]。临床诊断参数目前不清，因此遗传分析似乎对怀疑的患者有诊断价值。

目前有研究报道[23]，使用 ECG 和超声心动图研究 SQTs 患者机械－电与 T 波和 U 波的关系。与 QT 间期不一样，T 波末端到 U 波顶部几乎是频率非依赖性的[24]。ECG 和 ECHO 同步研究表明，SQTs 患者电复极末期明显早于机械收缩。在 SQTs 患者和动物（袋鼠）发现 T 波与 U 波相隔大于 100ms，因此，U 波不依赖于电复极化而是与心室机械活动一致。

（四）基因型和表现型的关系

与 LQTs 一样，科学工作者们有很大的兴趣建立 SQTs 基因型和表现型的关系。但有关 SQTs 基因型和表现型相关性的资料目前几乎没有，主要是因为 SQTs 发病率少而受到限制。基于目前的文献报道，约有 50 位 SQTs 患者，包括 12 个家系和几个散发患者，其中多数患者未发现基因突变，尤其是 SQT2 只有一个散发者。由于以上因素，所以 SQTs 基因型和表现型关系还无法明确。

三、发病机制

2004 年 Extramiana[22] 研究组用犬左心肌组织块模型，利用心肌细胞电生理特性不同的三种细胞（内膜细胞、M 细胞、外模型细胞），通过 I_{KATP} 通道开放剂首次建立了 SQTs 致心律失常模型，提出了 SQTs 心室复极的异质性，揭示 SQTs 的电生理发病机制与折返有关。最新的研究进展发现，斑马鱼是心律失常遗传学研究的较好模型，其基本电生理特性与人类相似。2008 年 Hassel 率先在 Circulation 杂志报道了 reggae 突变引起的与斑马鱼 ERG 钾通道有关的第一个 SQTs 模型[25]，为揭示人类 SQTs 的发病机制，治疗方法的探索起了开创性的作用。

四、治疗

SQTs 危险分层和治疗方法目前仍不十分明了。SQTs 高发 SCD 危险是由于恶性心律失常。迄今为止，公认的 SQTs 最有效的治疗手段是埋藏式心脏复律除颤器（ICD），除非有禁忌或患者拒绝植入。由于临床电生理研究发现导致 VF 的只有 50%，因此，ICD 植入要根据临床表现，包括 QT 间期、心律失常特征和高发 SCD 家族史[11,26]。由于在年轻儿童植入 ICD 有困难，因此药物治疗或许是过渡到 ICD 治疗的桥梁。

何种抗心律失常药物对 SQTs 治疗有效？从理论上推断，I 类及 III 类抗心律失常，如药物奎尼丁、氟卡因、索他洛尔、伊布利特和普罗帕酮应该有效，但基础及临床试验表明，索他洛尔和伊布利特不延长 QT 间期，氟卡因只能轻度延长 QT 间期，只有奎尼丁能有效地使 SQTs 患者的 QT 间期恢复正常。KCNH2 基因 N588K 突变的各种表达研究表明，其不仅增加 I_{kr} 密度，还降低 III 类抗心律失常和该通道的亲和力[6]。另有观察报道奎尼丁对突变通道的亲和力相对较高[27-29]。Gaita 等从临床验证了奎尼丁治疗的有效性。而且奎尼丁也可恢复 QT－RR 关系到正常范围[29]，并在一年的随访中发现，患者无症状也没有室性心律失常发生。晚近基础研究发现丙吡安具有治疗 SQTs 的可能性[27]。Schimpf[30] 等从临床证实报道丙吡安可增加 QT 间期和心室有效不应期、缩短 TpTe 间期。奎尼丁和丙吡安可归因于他们阻止钾通道而不仅是 I_{kr}，还包括 I_{to}，I_{k1} 特别是 I_{ks}。尽管奎尼丁和丙吡安的有效性仅仅是对 SQT1 而言，但有理由相信在其他型 STQs 也有效。事实上，奎尼丁也可延长 STQ4 的动作电位[9]。除了 SQT1 外，D－索他洛尔对其他型 SQTs 都有效。胺碘酮曾用于治疗一例 SQTs 患者，发现患者可预防心律失常发生和延长动作电位，遗憾的是在遗传和电生理研究中未论证它的治疗有效性[13]。

在 SQTs 患者并 AF 患者[11]，普罗帕酮治疗两年观察可有效预防阵发性 AF 和心律失常的发生，但对 QT 间期无影响[31]。

值得注意的是，药物治疗时应当注意心肌不应期及心率与 QT 间期的适应性（RR/QT 相关性）。一些抗心律失常药物在心率缓慢的时候能延长 QT 间期，而在心率快的时候有可能不延长 QT 间期，因此，在使用抗心律失常药物时应当重视观察注意心脏有效不应期的变化[5]。

期待将来的基础和临床研究为 SQTs 的诊断和防治提供新途径。

（洪　葵）

<h2 align="center">参 考 文 献</h2>

1. Zepes DP, Camm AJ, Borggrefe M, et al. ACC/AHA/ESC 2006 Guidelines for Management of Patients with ventricular arrhythmias and the prevention of sudden cardiac death: a report of the American college of cardilogly/American heart association task force and the European society of cardiology committee for practice guidelines. Circulation, 2006, 114 (10): e385 -484.

2. Algra A, Tijssen JG, Roelandr JR. QT interval variables from 24 hour electrocardiography and the two year risk of sudden death. Br Heart J, 1993, 70 (1): 43 -48.

3. Gussak I, Brugada P, Brugada J, et al. Idiopathic short QT interval: A new clinical syndrome? Cardiology, 2000, 94: 99.

4. Gaita F, Giustetto C, Bianchi F, et al. Short QT syndrome. A familial cause of sudden death. Circulation, 2003, 108: 965 -970.

5. Bjerregaard P, Gussak I. Short QT Syndrome. A. N. E., 2005, 10 (4): 436 -440.

6. Brugada R, Hong K, Dumaine R, et al. Sudden death associated with short QT syndrome linked to mutations in HERG. Circulation, 2004, 109: 151 -156.

7. Bellocq C, van Ginneken AC, Bezzina CR, et al. Mutation in the KCNQ1 gene leading to the short QT - interval syndrome. Circulation, 2004, 109: 2394 -2397.

8. Priori GS, Pandit SV, Rivolta I, et al. A novel form of short QT syndrome (SQT3) is caused by amutation in the KCNJ2 gene. Circ Res, 2005, 96: 800 -807.

9. Antzelevitch C, Pollevick GD, Cordeiro JM, et al. Loss - of - function mutations in the cardiac calcium channel underlie a new clinical entity characterized by ST - segment elevation, short QT intervals, and sudden cardiac death. Circlutation, 2007, 115, 442 -449.

10. Giustetto C, Wolpert C, Borggrefe M, et al. Short QT syndrome: clinical findings and diagnostic therapeutic implications. Eur Heart J, 2006.

11. Hong k, Piper DR, Diaz - Valdecantos A, et al. De novo KCNQ1 mutation responsible for atrial fibrillation and short QT syndrome in utero. Cardiovasc Res, 2005, 68 (3): 433 -440.

12. Moriya M, Seto S, Yano K, et al. Two cases of short QT interval. Pacing Clin Electrophysiol, 2007, 30 (12): 1522 -1526.

13. Lu LX, Zhou W, Zhang X, et al. Short QT syndrome: a case report and review of literature. Resuscitation, 2006, 71 (1): 115 -121.

14. 赵东晖, 张英川, 郭成军. 短 QT 间期的心电图诊断标准探讨. 心肺血管病杂志, 2006, 25 (2), 80 -82.

15. 蔡珊, 苏丽军, 宫敬. 短 QT 间期综合征（SQTS）1 例报告. 中国保健医学研究版, 2007, 15 (23).

16. Bai Y, Wang J, Lu Y, et al. Phospholipid lysophosphatidylcholine as a metabolic trigger and HERG as an ionic pathway for extracellular K accumulation and "short QT syndrome" in acute myocardial ischemia. Cell Physiol Biochem, 2007, 20 (5): 417 -428.

17. 张星宇, 徐潮, 吕利雄等. 一例短 QT 综合征患者 HERG 基因的突变筛查. 心脏杂志, 2007, 19 (5), 571 -574.

18. Rautaharju PM, Zhou SH, Wang S, et al. Sex difference in the evolution of electrocardiographic QT interval with age. Can J Cardiolo, 1992, 8: 690 -695.

19. Gallagher MM, maglianoG, Yap YG et al. Distribution and prognosis significance of QT intervals in the lowest half centile in 12012 apparently healthy persons. Am J Cardiol, 2006, 98: 933 -935.

20. Anttonen O, Junttila MJ, Rissanen H, et al. Prevalence and prognostic significance of short QT interval in a middle - aged finnish population. Circulation, 2007, 116: 714 -720.

21. Viskin S, Zeltser D, Ish - Shalom M, et al. Is idiopathic ventricular fibrillation a short QT syndrome? Comparison of QT intervals of patients with idiopathic ventricular fibrillation and healthy controls. Heart Rhythm, 2004, 1 : 587 - 591.

22. Extramiana F, Antzelevitch C. Amplified transmural dispersion of repolarization as the basis for arrhythmogenesis in a canine ventricular - wedge model of short - QT syndrome. Circulation, 2004, 110 (24): 3661 - 3666.

23. Schimpf R, Antzelevitch C, Haghi D, et al. Electromechanical coupling in patients with the short QT syndrome: Further insights into the mechanoelectrical hypothesis of the U wave. Heart Rhythm, 2008, 5 : 241 - 245.

24. Surawicz B. U wave: facts, hypotheses, misconcetions, and misnomers. J Cardiovasc Electrophysiol, 1998, 9 : 1117 - 1128.

25. Hassel D, Scholz EP, Trano N, et al. Deficient zebrafish Ether - a - Go - Go - related gene channel gating causes short - QT syndrome in Zebrafish Reggae mutants. Circulation, 2008, 117; 866 - 875.

26. Schimpf R, Bauersfeld U, Gaita F, et al. Short QT syndrome: successful prevention of sudden cardiac death in an adolescent by implantable cardioverter - defibrillator treatment for primary prophylaxis. Heart Rhythm, 2005, 2 : 416 - 417.

27. McPate MJ, Duncan RS, Witchel HJ, et al. Disopyramide is an effective inhibitor of mutant HERG K + channel involved in variant 1 short QT syndrome. J Mol Cell Cardiol, 2006, 41 : 563 - 566.

28. Cordeiro JM, Brugada R, Wu Ys, et al. Modulation of Ikr inactivation by mutation N588K in KCNH2: a link to arrhythogenesis in short QT syndrome. Cardiovasc Res, 2005, 67 (3): 498 - 509.

29. Wolpert C, Schimpf R, Giustetto C, et al. Further insights into the effect of quinidine in short QT syndrome caused by a mutation in HERG. J Cardiovasc Electrophysiol, 2005, 16 : 54 - 58.

30. Schimpf R, Veltmann C, Giustetto C, et al. In vivo effects of mutant HERG K + channel inhibiton by disopyramide in patients with a short QT - 1 syndrome: a pilot stydy. J cardiovasc Electrophysiol, 2007, 18 : 1157 - 1160.

31. Bjerregaard P, Gussak I. Atrial fibrillation in the setting of familial short QT syndrome. Heart Rhythm, 2004, 1 (1S): 522.

 **Lenegre 病：一种 SCN5A 基因相关离子通道病**

1964 年，法国学者 Maurice Lev 和 Jean Lenegre 先后报告双束支阻滞、逐渐进展为高度或三度房室阻滞的患者，部分伴有晕厥发作。嗣后证实 Lev 报告的病例是一种老年退化性疾病，是心脏左侧纤维支架硬化症（sclecosis of the left side of the cardiac skeleton）或老年心脏钙化综合征（senile cadiac calcification syndrome）进一步发展，累及到传导系统的双侧束支发生明显的纤维化或硬化，当发生双侧束支阻滞时称为 Lev 病。而 Lenegre 报告的病例经病理学检查证实，除双束支纤维化外，该组患者心脏传导系统都存在弥漫性纤维化，称为 Lenegre 病。由于两者临床表现很相似，因此有学者将此类患者称为 Lenegre－Lev 病。2006 年美国心脏病协会（AHA）"现代心肌病定义和分类"以及 2008 年欧洲心脏病学学会（ESC）"心肌病分类共识"均明确把 Lenegre 病归入心肌病范畴。

一、Lenegre 病概述

Lenegre 病属于常染色体显性遗传性疾病，男性多于女性，临床并非少见，是引起房室阻滞最常见的病因之一，曾被称为特发性双束支纤维化（idiopathic bilateral bundle branch fibrosis）原发性房室阻滞（primary atrial ventricular block）原发性心脏阻滞（primary heart block）原发性慢性传导阻滞（primary chronic block）原发性传导障碍疾病（primary conductive system disease）进行性心脏传导障碍（progressive cardiac conduction defect，PCCD）孤立性心脏传导阻滞（isolated cardiac conduction disease，ICCD）Lenegre－Lev 病等。近年其遗传学研究有了突破性进展，证实其与 Brugada 综合征、特发性室颤、长 QT 综合征 3 型等同属于 SCN5A 等位基因性心律失常。

二、Lenegre 病的本质

Lenegre 病的本质是传导系统组织纤维变性，单位区域中特殊传导纤维的数量下降，并逐渐被胶原纤维所取代，传导系统远端进行性纤维化变，病理改变较广泛，其中希普系受累最早（常为右束支及左束支的中段和远端，以及普氏纤维网）。病理学改变除纤维变性外，还包括钙化、萎缩变性等，呈进行性加重。偶可累及窦结，出现窦缓及窦房阻滞等；少数病例还可累及房室结引发双结病变。但这种弥漫性病理改变多限于特殊传导系统内，邻近的心肌组织基本不受累，因此晚期患者也不以心力衰竭为特征，进展速度要比 Lev 病更快，部分患者在新生儿期即可发病，青春期就可能进展为三度房室阻滞，发生晕厥或猝死。

患者发病年龄较低，且有明显的家族聚集性，但直到 1999 年 Scott 等才证实为 SCN5A 基因相关的离子通道病，一个法国家系 SCN5A 基因 22 号内含子发生拼接－供体突变，钠通道 DⅢS4 缺失。2005年 Royer 等报告进行 SCN5A 基因敲除后的纯合子大鼠未出生就已死亡，而存活的杂合子大鼠发生心脏传导障碍，并随 SCN5A 基因敲除大鼠年龄的增加而趋严重，但心功能未受影响，进一步确定了 Lenegre 病与 SCN5A 基因突变之间的因果关系。目前发现与相关的 SCN5A 基因突变位点达 11 处。

Lenegre 病患者的 SCN5A 基因突变使钠通道功能降低，失活加速，心肌细胞除极时 Na^+ 内流减少，0 相除极的速度与峰值降低、传导减慢，从而导致心脏传导系统的希浦系、心室内和心房内产生不同程度的阻滞，心电图则表现为 QRS 波增宽，束支阻滞，双束支阻滞，进而发展为完全性房室阻滞。

三、Lenegre 病的特点

Lenegre 病的特点是最早、最多累及右束支，其次是左前分支。研究结果表明，慢性房室阻滞最常见的病因依次为：特发性双束支纤维化（50%），冠心病（20%～30%），钙化性阻滞（5%～10%），心肌病（5%～10%）。

Lenegre 病的心电图改变多数集中在束支传导障碍，初期多表现为单束支阻滞（右束支阻滞），随后发展为双束支阻滞（右束支阻滞加左前分支阻滞），最后进展为高度或三度房室阻滞。也可伴有窦性心动过缓、PR 间期延长（心内电图 HV 间期延长）P 波增宽（心房肌细胞 0 相除极速率和幅度降低使房内传导减慢）等表现，极少数可伴发房早、室早、ST－T 改变，QT 间期多正常。

右束支阻滞是 Lenegre 病最早的心电图改变，可能是由于室间隔心肌中的右束支主干发生纤维化病变所致，常为完全性右束支阻滞，进展到一定程度常合并左前分支阻滞，而合并左后分支阻滞或左束支主干阻滞者少见。

双侧束支阻滞可以各种不同的组合出现：双侧束支等同传导延迟，表现为 PR 间期延长，QRS 波群可正常；完全性右束支阻滞并左前分支或左后分支阻滞；单侧束支完全阻滞，对侧束支不完全阻滞（间歇发生或呈持续性）；左、右束支交替阻滞；双侧束支完全阻滞（表现为三度房室阻滞，QRS 波宽大畸形，心室率 <35bpm）等。上述多变的类型可发生于同一患者，典型者可以观察到从单支阻滞逐渐发展至双分支直至完全性房室阻滞的演变过程。

Lenegre 病多数单独存在，少数可伴先天性房间隔缺损、扩张型心肌病或 Brugada 综合征。当心电图仅表现为单束支和双束支阻滞时，患者常无症状，而一旦出现明显的心悸、黑蒙、晕厥或阿－斯综合征时，提示很可能已发展为高度或三度房室阻滞。

四、Lenegre 病的诊断与鉴别诊断

Lenegre 病其实是临床病理学诊断，临床排除其他疾病后得到推测性诊断。随着心血管检查技术（如超声心动图、冠脉造影、心脏核素检查等）的不断进展与普及，使得冠心病、扩张型心肌病、心肌炎等更易确定或排除，使 Lenegre 病的诊断与鉴别诊断也更加简便易行。基因诊断技术的不断成熟为 Lenegre 病的确诊提供了更多依据。

Lenegre 病与 Lev 病的心电图表现、临床表现极为相似，早期均表现为单侧束支或双束支阻滞，后期进展为高度或三度房室阻滞，并伴晕厥及猝死；两者的病理改变亦十分相像，病理改变均局限在心脏特殊传导系统，表现为传导系统进行性纤维化，组织学以局部硬化为特点，终末期时的病理更难区分。鉴别诊断主要集中在：①发病年龄不同：Lenegre 病发病年龄低，多小于 40 岁，在新生儿期、青春期就可能出现单束支或双束支阻滞，发展为高度及三度房室阻滞的年龄亦偏低；而 Lev 病的发病年龄高，绝大多数为中老年患者，是一种老年性退行性病变，常与退行性瓣膜病、老年钙化综合征等并存；②病变初始部位不同：Lenegre 病最初发病部位常在右束支及左束支分支或更远端，甚至周围的普氏纤维网；而 Lev 病主要累及左束支近端以及邻近的希氏束，相对较局限；③家族聚集性不同：Lenegre 病的遗传倾向明显大于 Lev 病，家族聚集性明显。

五、Lenegre 病的治疗

截至目前仍无有效地阻止本病进程的治疗方法，因此主要是随访观察和对症治疗。在仅有右束支阻滞或合并左前分支阻滞的早期，由于束支阻滞本身并不引起明显的血流动力学异常，加之并无特异性的药物治疗，因此毋需治疗。

当患者因快速心律失常需要应用抗心律失常药物时，应充分考虑到药物对心脏及传导系统的负性作用以及致心律失常作用。药物宜从小剂量开始，加强心电监测，必要时应用起搏器保驾。对于病情进展较快的患者可考虑临时应用糖皮质激素治疗，以抑制纤维组织增生，并可使钠通道开放增加，Na^+ 内流增加，进而改善传导。

2008 年 5 月新颁发的 ACC/AHA/HRS 心脏起搏器指南中，获得性房室阻滞患者，包括症状性（包括心衰、室性心律失常）三度和高度房室阻滞、症状性二度房室阻滞（不论类型和阻滞部位）运动时

出现的二度或三度房室阻滞（无心肌缺血）均为植入永久心脏起搏器的Ⅰ类适应证；无症状二度房室阻滞（电生理检查证实阻滞部位在 His 或以下）症状性一度或二度房室阻滞伴随起搏器综合征样症状或血流动力学异常、无症状窄 QRS 波的二度Ⅱ型房室阻滞均为Ⅱa 类适应证。指南特别指出，宽 QRS 波的二度Ⅱ型房室阻滞（包括孤立性右束支阻滞）属Ⅰ类适应证。慢性双束支阻滞患者，包括高度房室阻滞和一过性三度房室阻滞、二度Ⅱ型房室阻滞、左右束支交替性阻滞均属于Ⅰ类适应证；无房室阻滞引起晕厥的客观证据但已除外其他可能原因（尤其是室速）无症状但电生理检查发现 HV 间期≥100ms、无症状但电生理检查发现起搏引起的非生理性 His 下阻滞等属于Ⅱa 类适应证。增加局部传导组织的缝隙连接蛋白表达或采用干细胞移植等方法以恢复或改善传导仍处于研究阶段。

（张海澄）

参 考 文 献

1. Lenegre J. Etiology and pathology of bilateral bundle branch block in relation to complete heart block. Prog Cardiovasc Dis, 1964, 55：409.
2. Lev M. The pathology of complete atrioventricular block. Prog Cardiovasc Dis, 1964, 41：317.
3. Schott JJ, Alshinawi C, Kyndt F, et al. Cardiac conduction defects associate with mutations in SCN5A. Nat Genet, 1999, 23：20.
4. Tan HL, Bink-Boelkens MT, Bezzina CR, et al. A sodium-channel mutation causes isolated cardiac conduction disease. Nature, 2001, 409：1043.
5. Wang DW, Viswanathan PC, Balser JR, et al. Clinical, genetic, and biophysical characterization of SCN5A mutations associated with atrioventricular conduction block. Circulation, 2002, 105：341.
6. Herfst LJ, Potet F, Bezzina CR, et al. Na＋ channel mutation leading to loss of function and non-progressive cardiac conduction defects. J Mol Cell Cardiol, 2003, 35：549.
7. Probst V, Kyndt F, Potet F, et al. Haploinsufficiency in combination with aging causes SCN5A-linked hereditary Lenegre disease. J Am Coll Cardiol, 2003, 41：643.
8. Royer A, van Veen TA, Le Bouter S, et al. Mouse model of SCN5A-linked hereditary Lenegre's disease：age-related conduction slowing and myocardial fibrosis. Circulation, 2005, 111：1738.
9. McNair WP, Ku L, Taylor MR, et al. SCN5A mutation associated with dilated cardiomyopathy, conduction disorder, and arrhythmia. Circulation, 2004, 110：2163.
10. Olson TM, Michels VV, Ballew JD, et al. Sodium channel mutations and susceptibility to heart failure and atrial fibrillation. JAMA, 2005, 293：447.
11. 郭继鸿. Lenegre 病. 临床心电学杂志, 2006, 4：287.
12. 谢扬, 饶邦复. 原发性传导束退化症. 世界今日医学杂志, 2003, 4 (3)：198.

8　儿茶酚胺敏感性室速

儿茶酚胺敏感性多形性室速（catecholaminergic polymorphic ventricular tachycardia，CPVT）是一种具有遗传特征的原发性心电疾病，以运动或激动后出现晕厥、猝死为主要临床表现，多无器质性心脏病，好发于年轻人群，具有较高的致死性，因而了解和掌握 CPVT 的临床特点、治疗策略十分必要，本文将就 CPVT 的相关问题进行阐述。

一、概述

交感神经系统的突然激活能使有心脏疾病患者产生一系列的致命性心律失常，这些心脏疾病既包括后天获得性疾病，例如心肌缺血和心力衰竭，又包括遗传性致心律失常性疾病，例如长 QT 综合征。而另有一些患者在无任何心脏结构及心电图异常的情况下，儿茶酚胺仍能诱发室性心律失常，这就是儿茶酚胺敏感性室速。

早在 1975 年 Reid 就描述了此病的临床现象，1978 年由 Coumel 等[1]报道了这类疾病不仅表现为室速、晕厥和猝死，还发现部分患者有家族聚集现象，但也有散发的病例。他们把具有这种临床特征的疾病称为儿茶酚胺敏感性多形性室速。Coumel 总结的 CPVT 具有三个典型特征：①心律失常的发生与肾上腺素分泌增多（运动或情绪激动）有关；②心律失常发生时表现为典型的双向性室速，而在休息时心电图无明显异常；③心脏结构正常。

CPVT 被认为是一种遗传性相关性心律失常，它的病理生理学机制已经越来越多的被阐明。

二、遗传学特征

目前的研究证明 CPVT 具有家族聚集现象，属于遗传性疾病，其遗传模式有两种：常染色体显性遗传和常染色体隐性遗传。

（一）常染色体显性遗传性儿茶酚胺敏感性多形性室速

1995 年 Leenhardt 报道了第一个家族性 CPVT，其表型分布符合常染色体显性遗传模式。Scan 等对两个儿茶酚胺敏感性多形性室速的大家系进行了基因连锁分析，发现该病的致病基因位于染色体 1q42 -4，其突变基因编码 RyR2。此后，Prior 又报道了 4 例 CPVT 患者存在 RyR2 基因突变，进一步证实常染色体显性遗传性 CPVT 与 RyR2 基因突变有关。随后 Laitinen 等[3]的研究再次证实 RyR2 受累是 CPVT 的原因。RyR2 突变导致的常染色体显性遗传性 CPVT 多见，先证者中约有 50% 存在 RyR2 的基因突变，RyR2 基因表达的 RyR2 通道主要分布在心肌细胞肌质网上，主要作用是调节细胞质内游离钙离子浓度与平衡的，影响兴奋收缩偶联[4]。研究表明，机体内儿茶酚胺水平的升高，可使突变的 RyR2 通道出现过度开放，导致舒张期肌浆网大量的钙离子外漏，使细胞胞质内的钙离子异常增加，导致钙超载，诱发延迟后除极。

近来，越来越多的 RyR2 突变位点被报道，该基因的突变与不典型或隐匿性致心律失常性右室发育不良（AVRD2）有关，提示 RyR2 - CPVT 和 AVRD2 可能是等位基因性疾病，它们有一些相似的临床表现，均表现为交感激活状态时室速、室颤发生。

（二）常染色体隐性遗传性儿茶酚胺敏感性多形性室速

2001 年，Lahat 等首次报道了具有常染色体显性遗传特征的 CPVT，通过对 7 个有血缘关系的贝多因人家族的研究，并发现该型 CPVT 和贮钙蛋白 2（CASQ2）基因的保守区突变有关，这一基因突变位于染色体 1p23 -21 上。该突变基因编码[5]CASQ2 编码肌集钙蛋白（calsequestrin），它是心脏的一种高表达蛋白。肌集钙蛋白是一种钙连接蛋白，位于心肌细胞肌质网的终末池上，能和大量的钙结合，具有中等的亲和力。这些突变似乎是干扰了钙离子和贮钙蛋白的结合，从而在运动时引起游离钙从肌质网中渗漏，而儿茶酚胺则是通过驱动 RyR2 的开放发挥作用。在高加索家族中又报道了少量的突变基因。有意义的是，目前为止大部分被诊断为 CASQ2 缺陷的患者，只有当患者一对等位基因都异常时才出现临床病理表现；而杂合子患者的突变基因几乎不表达[6]。因为那条未受损的染色体，由 CASQ2 编码蛋白的功能得以代偿，而不表现出钙连接功能的异常。CASQ2 蛋白功能的在调节心肌钙释放中起着重要的作用 。

实验研究显示 RyR2 通道和 CASQ2 蛋白功能异常可使心肌细胞内的钙稳态发生异常，使膜电位出现剧烈的震荡和延迟后除极。

三、临床表现

由运动或情绪激动诱发的晕厥往往是 CPVT 患者的首发表现，但在一些原先无症状的患者中，心脏性猝死也可为首发表现。家系调查发现，大概30%的患者家系中一个或多个成员有早期猝死史，猝死多数发生在儿童期，但也可见较晚期的猝死（20 岁以后）。在没有心脏结构异常的患者发生猝死，尸检后往往诊断为特发性室颤。

在大多数情况下，即使患者直到成年期才发病，但实际上症状在儿童早期就已存在。Leenhardt 等研究表明，CPVT 患者首发症状出现在 7.8 ±4 年。

（一）RyR2 相关的儿茶酚胺敏感性多形性室速的表现型

在临床诊断的 CPVT 中，发现大概50%的患者有 RyR2 突变。存在 RyR2 基因缺陷的 CPVT 患者的发病年龄小，平均8 ±2 岁，并且男性患者在年轻时心脏事件的危险性很高（RR =4.2）。

RyR2 相关性 CPVT 并非都表现为双向性室速，先证者中大概有40%的患者表现为多形性室速[7]。与 RyR2 突变患者相比，两组患者心脏事件的发生率并无差异，心脏事件大多数发生在儿童期，20 岁之内60%以上的患者有过至少一次心脏事件（晕厥或心脏骤停）。

（二）CASQ2 相关的儿茶酚胺敏感性多形性室速的表现型

由于存在 CASQ2 突变的患者数量有限，无法比较 RyR2 相关的 CPVT 和 CASQ2 相关的 CPVT。资料表明，CASQ2 相关的 CPVT 缺乏双向性室速，除此之外，CASQ2 相关的 CPVT 同 RyR2 相关的 CPVT 的临床特征相同。CASQ2 相关的 CPVT 常表现为高度不规则和多形性的室速。Lahat 等最初报道的病例中发现 QT 间期轻度延长，但这一特征在随后的病例中没有被证实。有 CASQ2 突变的患者没有任何临床证据表明存在右室结构异常[6]。

四、心电图表现

（一）静息心电图

CPVT 患者静息时心电图无明显异常，有部分患者表现为轻度窦性心动过缓，但也有少部分患者出现严重的窦性心动过缓、窦性停搏或房室阻滞[2]（图4－8－1）。

（二）运动心电图

1. 在运动负荷试验时心律紊乱的出现是高度可重复的，心律失常的心率阈值一般在 120～130bpm。

2. 随着运动负荷的增加，室性心律失常也变得越来越复杂，从单个室早到室早二联律，最后发展为非持续性室速。如果患者继续运动，室速持续时间也将增加，最终变成持续性的室速，如果运动不停止最终会演变为室颤（图4－8－2）。

其室速常常表现为多形性或双向性，双向性室速（相邻的 QRS 波电轴呈 180°的转换）是 CPVT 相关性心律失常的典型特征。当发生双向性室速时应该与洋地黄中毒状态相鉴别。

双向性室速的特征：①同一导联出两种形态的宽 QRS 波群（时限≥0.12s），其额面电轴呈左偏、

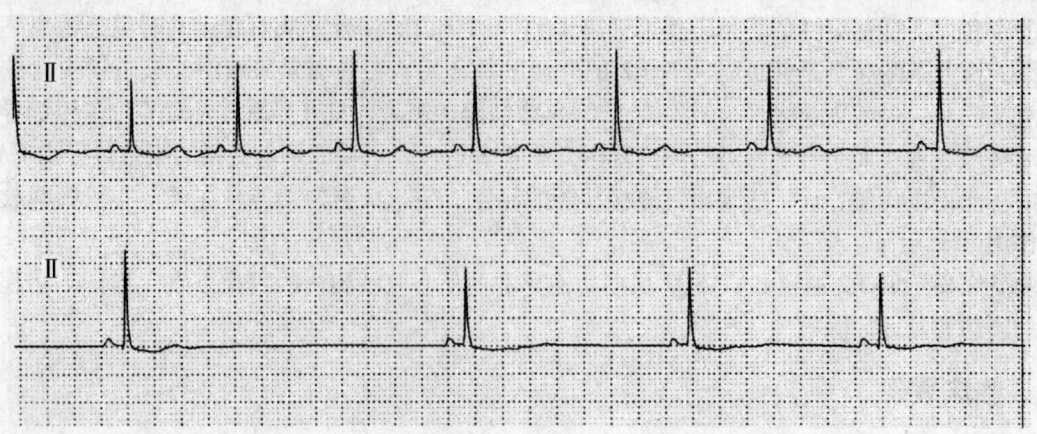

图 4 - 8 - 1　CPVT 患者可见窦性心动过缓和窦性停搏

患者女，9 岁，临床诊断儿茶酚胺敏感性多形性室速，平素心电图为窦性心律，Holter 可见窦性心动过缓和窦性停搏。

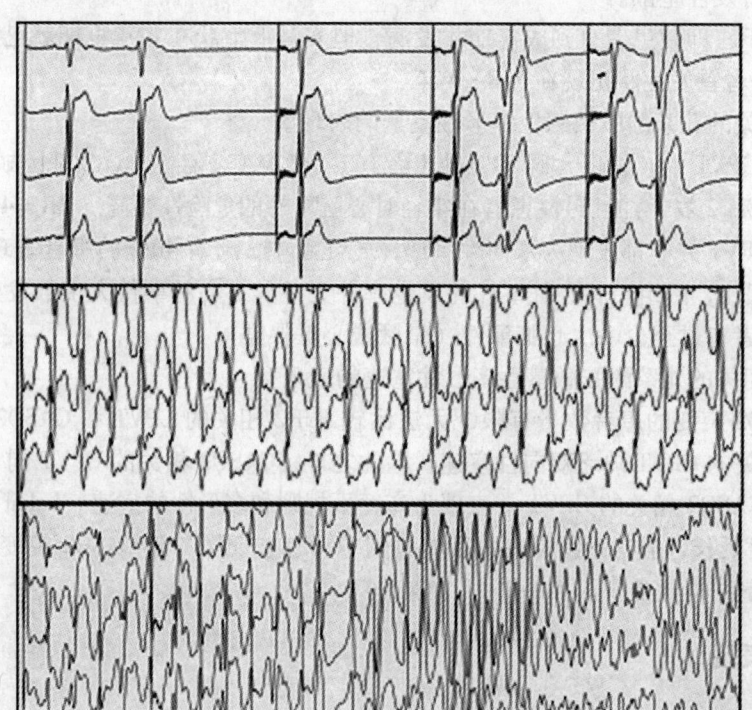

图 4 - 8 - 2　CPVT 患者运动试验时室性心律失常的变化

CPVT 患者运动中出现室早（上）双向性室速（中）和多形性室速室颤（下）。

右偏交替出现；②V₁ 导联常呈右束支阻滞形。而部分 CPVT 患者发生双向性室速时的 QRS 波群交替仅在部分导联表现显著，应结合多导联分析（图 4 - 8 - 3）。

双向性室速的发生机制：①单源心室异位激动起源于左束支分叉处，激动沿左前、左后分支交替下传；②折返机制：单源心室异位起搏点在心室内折返，并有 2 个出口，分别靠近左前、左后分支部位；③触发活动：当心肌细胞内钙超载引起延迟后除极时（如洋地黄中毒、CPVT 等），心室壁内、外 3 层心肌均能成为室性异位激动的起源点（主要源自外层心肌），外层和内层心肌的异位起搏点常交替发放冲动，使其激动心室壁的顺序相反，心电则图表现为 QRS 波主波方向相反的交替；④心室双源异位起搏点交替发放冲动，互不干扰，这种可能性较小。双向性室速临床少见，洋地黄、乌头碱中毒时可见。

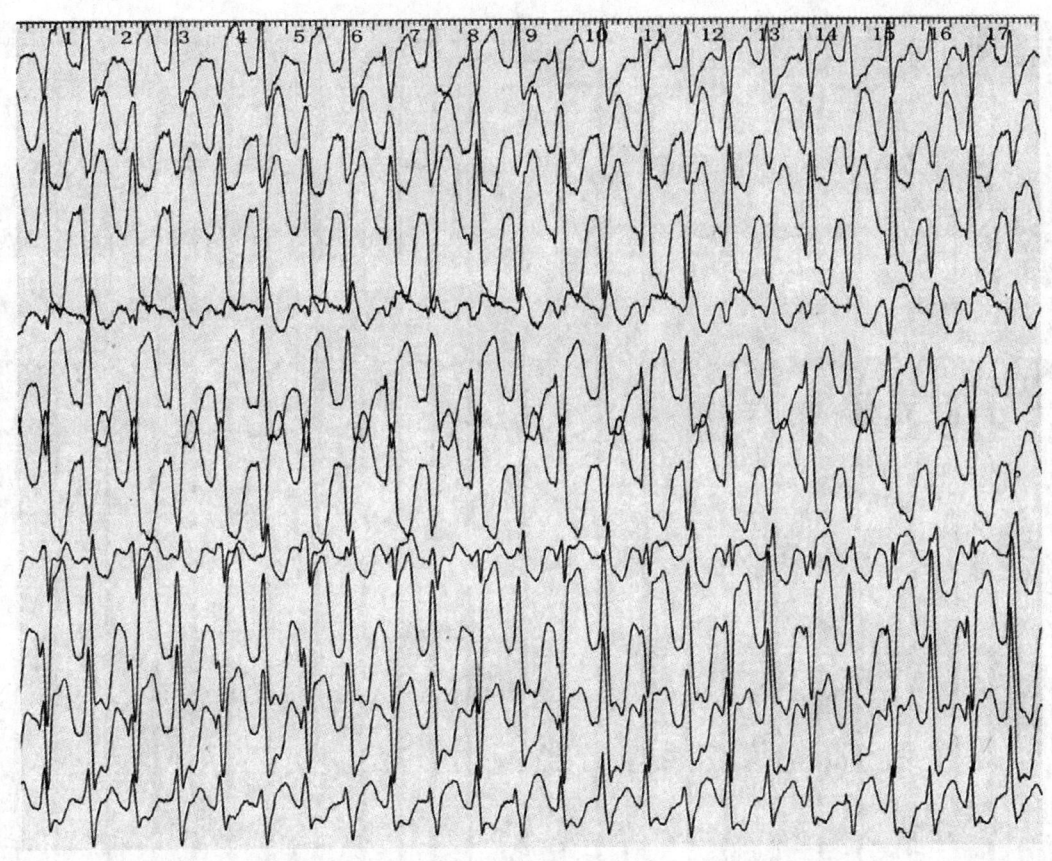

图 4 – 8 – 3　CPVT 患者静点异丙基肾上腺素时发生了双向性室速

近来研究表明，CPVT 患者也可没有 QRS 向量规律的变化，而表现为不规则的多形性室速。

3. 在运动试验中常常伴发快速房性心律失常，如房扑、房颤，并且多发生在室速、室颤出现之前（图 4 – 8 – 4）。

与长 QT 综合征和 Brugada 综合征不同，CPVT 患者由运动诱发的非持续性室上性心动过速比较常见。有些资料显示 CPVT 患者运动时，血清中的儿茶酚胺浓度尚无明显增加时，即可出现房性或室性心律失常，说明 CPVT 患者心房和心室对生理性交感神经的激动敏感性增加。

五、诊断依据与方法

（一）诊断依据
1. 心律失常的发生与肾上腺素分泌增多（运动或情绪激动）有关。
2. 心律失常发生时表现为典型的双向性室速，而在休息时心电图无明显异常。
3. 心脏结构正常。
（二）诊断方法：
1. 运动试验　在 CPVT 患者运动能高度可重复诱发心律失常，故可用于诊断、调整药物剂量和监测病情。
2. 心脏电生理检查　心脏程序刺激一般不能诱发 CPVT，故对于该病的诊断和危险分层没有帮助。
3. 药物激发试验　去甲肾上腺素或肾上腺素激发试验有助于临床诊断，有文献报道肾上腺素激发试验的阳性率高于运动试验。
4. 其他　动态心电图、植入式环形记录器等长程检测有助于检出 CPVT。
5. 遗传学检查　CPVT 是一种遗传性疾病，所以致病基因的筛查是十分必要的。

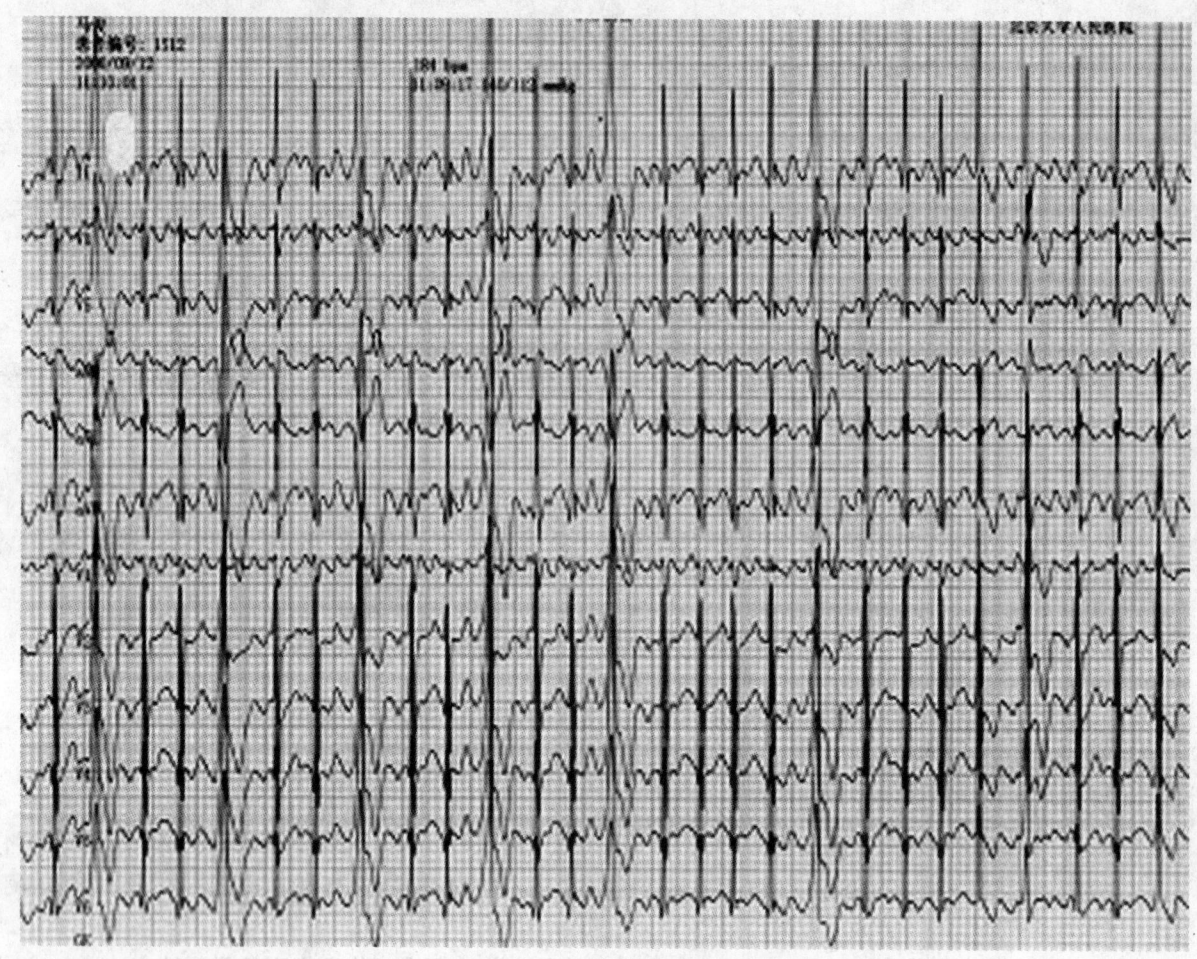

图 4 - 8 - 4 CPVT 患者运动试验中出现了房颤和室早

六、鉴别诊断

在运动或激动后出现室速、室颤的疾病很多，如：长 QT 综合征、短 QT 综合征、致心律失常性右室发育不良、急性心肌缺血、心功能不全等，而洋地黄或乌头碱中毒也可出现双向性室速。急性心肌缺血和心功能不全的患者均为严重器质性心脏病，通过及时检测心电图、心肌生化标志物和心脏超声心动图可以明确诊断。

（一）长 QT 综合征（long QT syndrome，LQTs）

目前长 QT 综合征可分为 10 种基因型，而以 LQT1、LQT2、LQT3 占绝大多数，其中 LQT1 和 LQT2 均可在交感激活状态出现尖端扭转型室速、室颤，特别 LQT1 为典型的运动诱发室速、室颤，因而在临床中需要与 CPVT 鉴别，特别是一些儿童和间歇性 QT 间期延长的患者应高度警惕。二者最根本的鉴别点在于 LQTs 存在 QT 间期延长，典型的室速图形 LQTs 呈尖端扭转型，CPVT 呈双向性，但两者均可出现多形性室速，此时则需要进行心电图的长程记录，排除长 QT 间期患者。

（二）致心律失常性右室心肌病（arrhythmogenic right ventricular cardiomyopathy，ARVC）

是以右室（偶有左室受累）纤维脂肪浸润、伴有起源于右室的致命性心律失常为特征的疾病，常于运动后出现反复发作性心悸、晕厥、猝死，诊断的依据是病理可见纤维脂肪浸润，影像学检查可见右室扩张、脂肪组织浸润和室壁运动异常，心电图右胸导联可见 epsilon 波。而 CPVT 静息时心电图通常正常，无心脏结构异常。但由于 ARVC 早期的患者以心律失常为主要表现，心脏结构异常不足以被影像学检查证实时，则给二者的鉴别诊断带来一定的难度。

七、治疗

有限的经验表明，胺碘酮和 I 类抗心律失常药治疗无效[2]。

（一）β 受体阻滞剂是治疗 CPVT 的基石

目前大部分临床试验证实 β 受体阻滞剂对大多数的 CPVT 患者是有效的（表 4 - 8 - 1）。β 受体阻滞剂应用仅限于 RyR2 相关的 CPVT 和没有已知突变基因的 CPVT 患者[7]，而在 CASQ2 相关的 CPVT 中的应用经验有限。

表 4 - 8 - 1 β 受体阻滞剂治疗 CPVT 的效果

研究者	病例数	发病年龄（年）	服用药物与剂量	平均随访时间	结果
Leenhardt 等	21	7.8 ± 4	纳多洛尔 40 ~ 80mg/d	7 年	2 例死亡
Prior 等	39	15 ± 10	纳多洛尔 1 ~ 2mg/（kg·d）美托洛尔 1 ~ 3mg/（kg·d）普萘洛尔 3 ~ 4 mg/（kg·d）	50 个月	18 例室速/室颤
Sumitomo 等	17	10.3 ± 6.1	普萘洛尔、阿替洛尔、卡维地洛	6.8 年	4 例死亡
Postma 等	12	12.6 ± 12.2	纳多洛尔 1 ~ 2mg/（kg·d）美托洛尔 50 ~ 100mg/d 普萘洛尔 3 ~ 4 mg/（kg·d）	6 年	1 例死亡
Krahn 等	10	39 ± 18	阿替洛尔 25 ~ 100mg/d 纳多洛尔 20 ~ 80mg/d 比索洛尔 2.5 ~ 10mg/d	35 个月	4 例 ICD 放电
Lahat 等	12	6 ± 3	普萘洛尔 120 ± 40mg/d	20 个月	无死亡

（二）ICD 治疗

长期足量的 β 受体阻滞剂治疗能防止一些患者再次出现晕厥。但是，大概有 40% 的患者即使通过反复的运动试验进行药物优化治疗，仍不能满意的控制心律失常的发生。这时，ICD 治疗可能是有用的，因为有证据表明，在接受药物治疗的患者应用 ICD，平均随访 2 年，有一半患者在此期间同时接受过 ICD 的治疗。2006 年 ESC/AHA/ACC 颁布的室性心律失常和心脏性猝死防治指南将 CPVT 发生过心脏骤停者列为 ICD 治疗的 I 类适应证，而服用 β 受体阻滞剂期间出现晕厥的 CPVT 患者列为 ICD 治疗的 IIa 类适应证。

（三）射频消融

临床经验尚十分有限，有待于进一步的验证与评价。

CPVT 的分子遗传学发现其与细胞内钙调控的异常有关。而且，基因检测对该病患者的诊治至关重要。症状发生前获得该病的遗传学诊断可以及时对这种高致命性的疾病进行预防，并采取生活方式的改变。因为存在有效地治疗方法，故对疑似患者的早期诊断和治疗是非常重要的。如果诊断 RyR2 突变，可以进行性别危险分层。证据表明，男性患者预后更差，所以对这组人群应进行更有效的监测和更积极地治疗。

（张　萍）

参 考 文 献

1. Coumel P, Fidelle J, Lucet V, et al. Catecholaminergic - induced severe ventricular arrhythmias with Adams - Stokes syn-

drome in children: Report of four cases. Br Heart J, 1978, 40：28 – 37.

2. Leenhardt A, Lucet V, Denjoy I, et al. Catecholaminergic polymorphic ventricular tachycardia in children. A 7 – year follow – up of 21 patients. Circulation, 1995, 91：1512 – 1519.

3. Laitinen PJ, Brown KM, Piippo K, et al. Mutations of the cardiac ryanodine receptor （RyR2） gene in familial polymorphic ventricular tachycardia. Circulation, 2001, 103：485 – 490.

4. Marks AR, Priori S, Memmi M, et al. Involvement of the cardiac ryanodine receptor/calcium release channel in catecholaminergic polymorphic ventricular tachycardia. J Cell Physiol, 2002, 190：1 – 6.

5. Lahat H, Pras E, Olender T, et al. A missense mutation in a highly conserved region of CASQ2 is associated with autosomal recessive catecholamine – induced polymorphic ventricular tachycardia in Bedouin families from Israel. Am J Hum Genet, 2001, 69：1378 – 1384.

6. Postma AV, Denjoy I, Hoorntje TM, et al. Absense of calsequestrin 2 causes severe forms of catecholaminergic polymorohic ventricular tachycardia. Circ Res, 2002, 91：e21 – e26.

7. Priori SG, Napolitano C, Memmi M, et al. Clinical and molecular characterization of patients with catecholaminergic polymorphic ventricular tachycardia. Circulation, 2002, 106：69 – 74.

 致心律失常性右室心肌病

致心律失常性右室发育不全（arrhythmogenic right ventricular dysplasia，ARVD 或 arrhythmogenic right ventricular cardiomyopathy，ARVC）是由 Dalla Volta 1961 年首先描述，1976 年才正式命名的以心律失常为突出表现的右室疾病。该病病因尚未明确，临床上相对少见，具有一定的家族聚集性，目前认为是一种常染色体显性遗传病。发育不良的右室和右室的致心律失常性是本病的两个主要诊断条件。该病发病率约在 1/2500 ~ 1/5000 之间[1]，是导致青壮年猝死的主要病因之一。

一、致心律失常性右室发育不全的临床特征

ARVD 以室性心律失常为其突出特点，可伴有心室腔的扩张和功能下降。由 ARVD 的右室受累位置上看，以右心室流出道、右心尖和右心室下壁为多发部位，心内膜下心肌和室间隔很少受累及。

（一）致心律失常性右室发育不全的病理解剖学改变

ARVD 病理解剖学的特征之一是部分或多个部位心室肌被脂肪和纤维组织所代替。脂肪和纤维组织是 ARVD 的两个病理类型。右室壁的解剖学改变表现为轻至重度的心室腔扩张、室壁瘤形成和节段性功能减退。病变范围变化很大，可以仅累及右室心肌某些部位，但也可以近乎整个右心室，因此可以伴有心室壁的某一部分或几个部分的矛盾运动、无动力或低动力改变，也可以有扩张或整个心室的扩大。病变并不局限于右室，有报道 70% 以上的左室也可受累[2]。许多学者经活检受累部位的组织学改变发现，除了受累部分脂肪浸润和纤维组织增生以外，可见炎性细胞的浸润。超微结构观察研究很重要的发现是心肌细胞间质纤维化和心肌纤维的退行性变。

（二）致心律失常性右室发育不良的临床特点

ARVD 的发病年龄大多较轻，我们见到的几例确诊病例均为青年人，最小的 16 岁，最大的 36 岁。男性多于女性。发病有一定的家族性倾向，与基因有关，属于常染色体显性遗传，其外显率和表达程度不同，相关基因定位于 14q23 - q24、1q42 - q43、14q12 - q22、2q32、3p23、10p12 - p14、10q22、6p24 和 12p11[3]。Asimaki 等[4]报道桥粒蛋白基因 S39_ K40 片段发生显性突变可以干扰 Wnt - 信号通道的调节机制，引起细胞间连接障碍和电学改变，促使心肌细胞发生炎症反应和纤维脂肪变性，其可能与 ARVD 的发病密切相关。

患者可以没有任何症状，或仅有轻微症状，如胸闷、憋气、心悸等。或由于发病者多年龄较轻，被忽视者不在少数。有的患者以首发症状为室速（VT）或室颤（VF）引起的阿 - 斯发作，或以发生心脏骤停为初次或最终表现，猝死者生前可无症状，于休息或睡眠中均可发生，也可被情绪激动、体力劳动或剧烈运动所诱发。查体时会发现右室扩大的体征及右心功能不全的表现，如颈静脉怒张、腹腔积液、肝脏肿大、双下肢水肿等。

（三）心电图和运动试验

窦性心律时可以见到非特异性的 ST 段和 T 波的变化，如 T 波倒置。非特异性 ST 或 T 波变化以 V$_1$ ~ V$_3$ 最为常见。QRS 波时限大于 110ms 及 epsilon 波表明室内传导阻滞，信号平均技术可以发现 QRS 心室晚电位，其与 epsilon 波相关，反映出有脂肪和纤维组织浸润的区域心肌细胞电传导延迟。很多 ARVD 患者都可见到室性心律失常，如室性期前收缩等，部分患者表现为 VT。因 ARVD 发生的室性心律失常，可以伴发其他类型的心律失常。其 VT 可以为持续性的，也可以为非持续性的。典型 ARVD 的 VT 心电图具备 VT 心电图的一般特点，其为右心室起源，表现为左束支阻滞图形（图 4 - 9 - 1），但并非具有特异性，也可见到多形性 VT、多源性 VT、室扑及 VF。ARVD 的 VT/VF 在运动或负荷状态

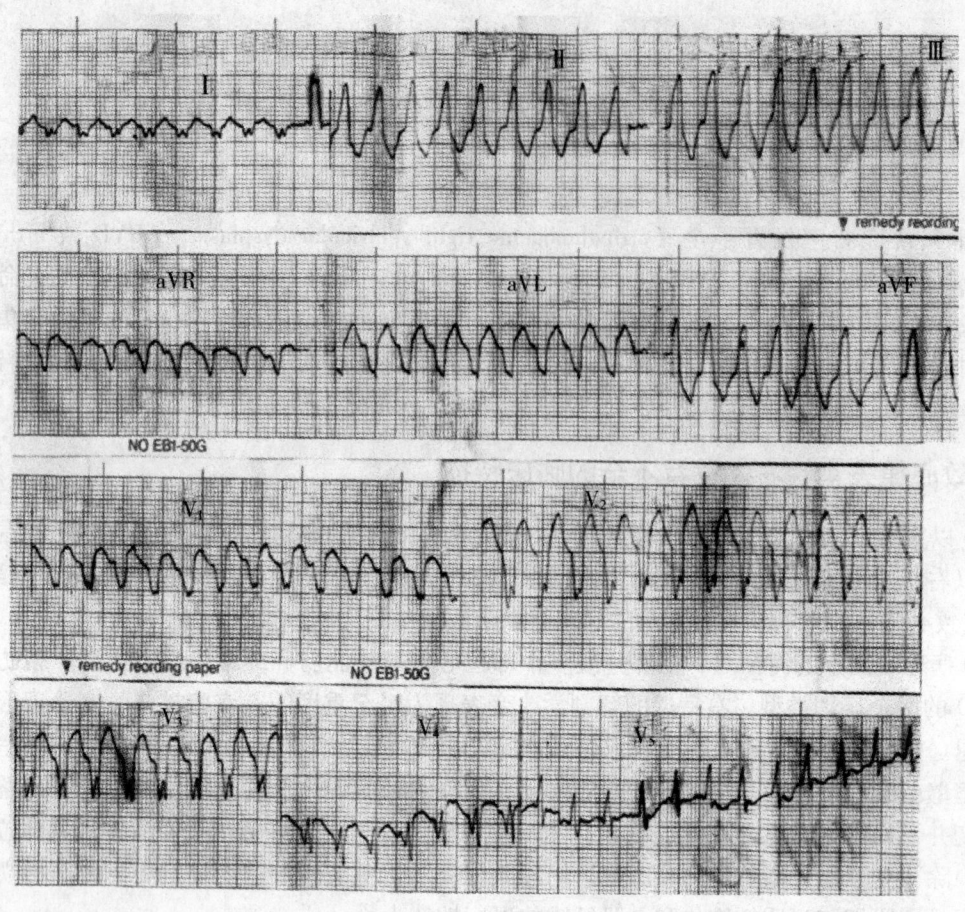

图 4 - 9 - 1　示 1 例致心律失常性右室心肌病患者发作的室性心动过速

下更容易诱发出来。

二、致心律失常性右室发育不全的血管造影检查

ARVD 心血管造影检查对其诊断可能有一定的帮助，会提示 ARVD 的某些临床症状，但通过心血管造影诊断 ARVD 的方法事实上并无特异性。通过右心室心血管造影可以见到右心室壁的运动障碍和结构的改变，包括室壁低运动或无运动改变，心室壁局部（单个位置或多个位置）运动不协调或形成膨出，也可以表现为弥漫性室壁运动障碍和心室腔扩大。当用心血管造影的方法了解心功能状态时，可以发现心室功能下降。采用的 X 线投照角度应尽可能全面，使两个平面相互垂直，如采用右前斜位30°和左前斜位60°。心室造影时出现局限性室壁运动障碍和膨出的位置常在右室所谓的"发育不良三角"，即位于右室流出道、右室心尖部和右心室下壁。右室造影时见到左侧位时右室后壁造影剂滞留有诊断参考意义。心室造影时所见的右室前壁和心尖部的异常被称为 Pile d'assiettes 征（法国学者提出）。应用核素心池造影的方法（⁹⁹锝）也可以显右心室心肌弥漫性或局限性的运动异常状态和结构异常。

三、致心律失常性右室发育不全的超声心动图学特点及诊断价值

二维超声心动图对 ARVD 诊断的应用价值与心血管造影相比优势更为明显。超声心动图学研究发现，表现为右心室弥漫性病变者常有明显右室扩大和功能减退。超声心动图上可以见到病变部位右室壁变薄，膨出或囊袋样突起的表现，其他部位可见到室壁增厚。多普勒血流频谱可显示右室充盈峰流速下降。我们临床上诊断为致心律失常性右室发育不全患者中，几乎都可以见到超声心动图上右室壁局部异常运动区和较其他部位变薄的病变区域。超声心动图诊断的主要依据包括：①右心室扩大；②

右心室受累的部位（单个或多个）表现室壁的低动力或无动力运动状态；③右心室局部受累部位的膨出或囊样突出；④右室流出道扩张而不伴右室弥漫性增大；⑤右心室舒张期结构变形，肌小梁排列紊乱及右室节制带（moderate band）或调节束异常。右心室功能性改变不能作为诊断 ARVD 的单独条件。超声心动图的改变和心血管造影一样，必须结合临床诊断，对无临床可解释的右室壁结构改变或右室扩大应该注意 ARVD 的可能。

四、致心律失常性右室发育不全的临床电生理学

ARVD 的室性心律失常可以发生于心室内的多个部位和不同位置，但绝大多数是发生于右心室的"发育不良三角"，因此体表心电图表现为左束支阻滞型的 QRS 波。应用常规的心室分级递增和程序期前刺激方法可以诱发非持续性或持续性 VT，或反复心室搏动，但有些虽然临床上有 VT 发作却不能诱发出来。我们对一例发作持续性 VT 达数小时之久的 ARVD（女性，16 岁）进行了电生理学检查，以心室程序刺激可成功诱发与临床 VT 相同形态的 VT，并可以由程序刺激终止，给予分级递增起搏时可见到典型的 VT 拖带现象，证明右室来源的 AVRD 造成的 VT 中折返激动为其机制之一。ARVD 的室性心律失常具有一般室性心律失常的电生理学特点（如前所述）。

有关 ARVD 的心室晚电位研究表明，晚电位的变化与 ARVD 造成心律失常的潜在基础有关系。晚电位变化的进展或改善与右室心功能的变化、室壁局部运动异常的改变及应用的抗心律失常药等多种因素有关系。

五、致心律失常性右室发育不全的治疗、预防及随访

ARVD 心律失常的治疗包括药物治疗、外科治疗和电消融治疗等几个方面。药物治疗仍然是治疗的基本方法。ARVD 的药物治疗主要是针对发生的室性心律失常，与心律失常药物治疗的一般原则相同。有关 ARVD 药物治疗方面的研究表明，β 受体阻滞剂和Ⅲ类抗心律失常药的治疗效果优于Ⅰ类抗心律失常药物，联合用药优于单独用药。甲磺胺酰胺（sotalol，索他洛尔）兼具Ⅱ类和Ⅲ类抗心律失常药的效应，对于程序心室刺激时诱发/不能诱发的 VT 均有良好的抑制作用，对 ARVD 的治疗是比较有益的。另外对于运动、异丙肾上腺素、肾上腺素释放诱发的 VT，β 受体阻滞剂效果较好。

ARVD 的外科治疗首要是切除造成室性心律失常的病理基础，通过在心外膜最早激动处切除部分心肌以消除心律失常起源，右室分离术可以通过分离左右心室，减小心室体积，从而达到防止室速由右室向左室蔓延的目的。当右心室极度扩张、反复出现致命性心律失常、病变累及左室及全心功能衰竭时可选择心脏移植。但目前外科治疗会对患者造成较大创伤，影响心室功能，应该对外科治疗的危险性和效果做充分的评估后才能施行。外科治疗的有效率尚不能达到 80% 以上，复发者超过 50%，严格把握手术指征是十分必要的。

消融治疗的方法与一般 VT 的消融方法相似，但成功率较特发 VT 低，危险性高，而且复发的机会也较多，总的治疗有效率仅接近 50%。影响消融成功的主要因素是病变范围和 VT 起源部位。ARVD 的 VT 折返环与心肌梗死后 VT 的折返环具有相似的特性，折返环路大多集中于易于脂肪浸润和纤维化的右室流出道和三尖瓣环下部。在传统标测技术下进行的消融治疗虽然取得了较好的近期效果，但仍然具有局限性，如 ARVD 患者中出现多形性 VT、血流动力学不稳定的 VT 及不能诱发的 VT 等。近年来在 CARTO 或 EnSite 指引下的射频消融治疗提高了总体成功率，降低了复发率。三维电解剖标测技术在确定 ARVD 室速的起源和指导消融上有着较好的价值，能明确电压值显著降低的发育不良区域，并对其进行定位和测量范围，并且可以提高多形性 VT、血流动力学不稳定性 VT 和不能诱发 VT 标测的准确性。Yao 等[5]通过心内非接触标测技术对 32 名患者进行了 VT 的消融，均无手术并发症，成功率 84.4%，9~72 个月随访无晕厥和猝死等情况发生，随访期内 81.3% 的患者未再发作 VT，表明这种消融手段对治疗 ARVD 患者的快速室性心律失常效果明显。

对于药物治疗不佳者可以考虑植入式心脏电复律除颤器（ICD）。目前几个大型临床研究均表明，

ICD 能够有效终止致命性 VT/VF，改善长期预后，是预防 ARVD 猝死最有效的方法。ICD 的应用逐渐深入，远期效果明显优于药物和其他治疗方法[6]。ICD 目前主要适用人群包括：发生过心脏骤停复苏成功者、抗心律失常药物无效或不能耐受者、有家族史患者的一级亲属有心脏性猝死者。Corrado 等[7]对 132 个植入 ICD 的 ARVD 患者随访发现 48% 有正确的干预，随访 36 个月实际存活率为 96%，避免于恶性室性心律失常的存活率为 72%。Boriani 等[8]对比了 15 名 ARVD 患者和 30 名冠心病患者，患者均为猝死的一级或二级预防安置 ICD，在 41 个月的随访中，53% 的 ARVD 患者和 57% 的冠心病患者对快速性室性心律失常有正确的干预，不适当干预均为 33%，前者比后者对猝死的预防效果更好。但是 ARVD 组术后导线相关并发症并需要外科手术修补的比例高于冠心病组，因此，植入 ICD 要注意并发症，另外感知功能下降、额外放电等也是常见问题。

　　ARVD 的预后较多的受心律失常发作类型的影响，心室功能的变化对预后的影响较小。表现为非恶性室性心律失常和持续单形性 VT 者远期预后较好。有过 VF、加速性 VT、多形性或多源性 VT，伴有心功能差或心室弥漫病变者，预后较差，猝死发生率高。晕厥是重要的死亡危险因子，有晕厥史者长期随访死亡率为 15.8%，相反无晕厥史者为 9.3%。

（李广平　刘长乐）

参 考 文 献

1. Gaetano Thiene, Domenico Corrado, and Cristina Basso. Arrhythmogenic right ventricular cardiomyopathy/dysplasia. Orphanet J Rare Dis, 2007, 2：45

2. Basso C, Fox PR, Meurs KM, et al. Arrhythmogenic right ventricular cardiomyopathy causing sudden cardiac death in boxer dogs：A new animal model of human disease. Circulation, 2004, 109 (9)：1180 – 1185

3. Sen – Chowdhry S, Syrris P, McKenna WJ. Genetics of right ventricular cardiomyopathy. Journal of Cardiovascular Electrophysiology, 2005, 16 (8)：927 – 935.

4. Asimaki A, Syrris P, Wichter T, at al. A novel dominant mutation in plakoglobin causes arrhythmogenic right ventricular cardiomyopathy. Am J Hum Genet, 2007, 81 (5)：964 – 973.

5. Yao Y, Zhang S, He DS, at al. Radiofrequency ablation of the ventricular tachycardia with arrhythmogenic right ventricular cardiomyopathy using non – contact mapping. Pacing Clin Electrophysiol, 2007, 30 (4)：526 – 533.

6. Sticherling C, Zabel M. Arrhythmogenic right ventricular dysplasia presenting as right ventricular outflow tract tachycardia. Europace, 2005, 7 (4)：345 – 347.

7. Corrado D, Leoni L, Link MS, et al. Implantable cardioverter – defibrillator therapy for prevention of sudden death in patients with arrhythmogenic right ventricular cardiomyopathy/dysplasia. Circulation, 2003, 108 (25)：3084 – 3091.

8. Boriani G, Artale P, Biffi M, at al. Outcome of cardioverter – defibrillator implant in patients with arrhythmogenic right ventricular cardiomyopathy. Heart Vessels, 2007, 22 (3)：184 – 192.

第 五 篇

心 律 失 常

 房室传导间期的交替

心脏电交替现象（heart electrical alternans phenomenon）是指来自同一起搏点的心搏，心电图波形和/或振幅每搏呈交替性变化[1]。其实心脏电交替还蕴藏着更深广的内涵，如各波段间期交替，尤其是房室传导时间交替，但国内尚无有关论述。本文着重介绍 PR 间期的交替性变化及其临床意义，旨在加深电交替的概念，提高电交替的诊断及分析水平。

一、定义

房室传导间期的交替（alternation of A – V conduction time）是指规则的室上性激动，下传至心室的传导时间呈固定性长短交替，可伴有振幅交替。是由多因素，诸如隐匿性传导、超常期传导、不应期改变、预激综合征以及房室结内双径路等引起。

二、房室传导间期交替的机制及心电图表现

（一）隐匿性传导引起 PR 间期交替

房室传导间期交替现象可由隐匿性交接性冲动引起[2]。隐匿性交接性激动可于每 2 次窦性搏动后出现，也可于每次窦性搏动后发生，若于每次窦性搏动后出现隐匿性交接冲动，则构成罕见的隐匿性插入性交接性早搏二联律。此时，窦性下传的 PR 间期呈现交替性改变（图 5 – 1 – 1）。

（二）超常期传导引起 PR 间期电交替

超常期传导（supernormal phase conduction）是指心脏传导功能受抑制的情况下，本应被阻滞的早期激动，却意外地发生了传导功能暂时改善的矛盾现象，即传导比预期的好，或预期传导阻滞却出现意外的传导。临床上最常见于房室连接处，其次是束支、分支。超常期传导所占时间很短，仅百分之几秒，如房室连接处超常传导往往处于 T 波末端到 U 波开始处，约 T 波结束后 0 ~ 0.66s（平均 0.28s）的间期内。

一度房室阻滞伴 PR 间期交替：一度房室阻滞的长 PR 间期使随后的 P 波落在超常期，传导加速，PR 间期缩短，而后的 P 波又脱离超常期，PR 间期又延长，如此反复，构成 P – R 间期长短交替（图 5 – 1 – 2）。

二度房室阻滞伴 PR 间期交替：正常时，当房室结处于有效不应期或相对不应期时，心房传来的激动不能下传或缓慢下传，在病理状态下，发生在这一段时间内的激动却能传入心室或出现较预期短

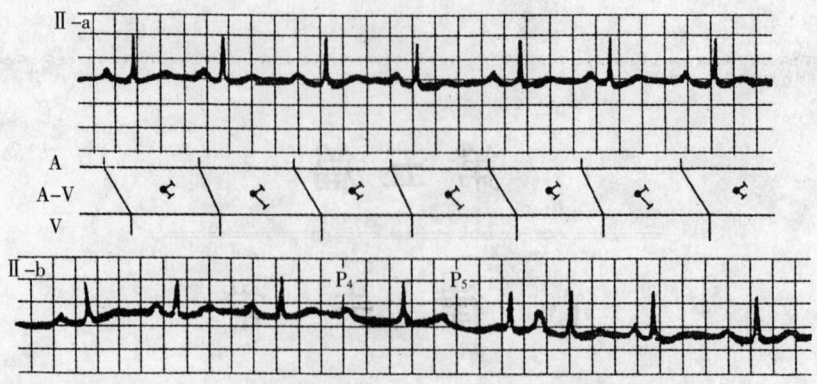

图 5-1-1　隐匿性房室交接性早搏引起 PR 间期交替性改变

患者女性，68 岁。临床诊断：风湿性心脏病。Ⅱ导联连续记录，示窦性心律，心率100bpm。上行：心律基本规则，但 PR 间期呈长（0.28s）、短（0.18s）交替性改变。下行：PP 间期绝大多数规则，短 PR 间期、次长 PR 间期固定，分别为0.18s、0.28s，而长 PR 间期却不固定，如 P_4R、P_5R 间期，且 RP 间期与 PR 间期不符合反比关系的规律，提示由隐匿性房室交接性早搏引起 PR 间期长短变化。

根据下行 PR 间期长短不一，但 P 波与 QRS 波始终有关，考虑由隐匿性交接性早搏所致。推测上行 PR 间期交替亦是由于隐匿性交接性早搏引起。长的 PR 间期是由于交接性激动释放后，虽未激动心房和心室，但却使房室传导组织产生了一次新的不应期，当紧随其后的窦性激动下传时，恰逢该组织处于相对不应期，便出现 PR 间期延长。倘若窦性激动下传时受隐匿性交接性冲动的影响较小，则 PR 间期较短或"正常"下传，从而形成 PR 间期交替性改变。

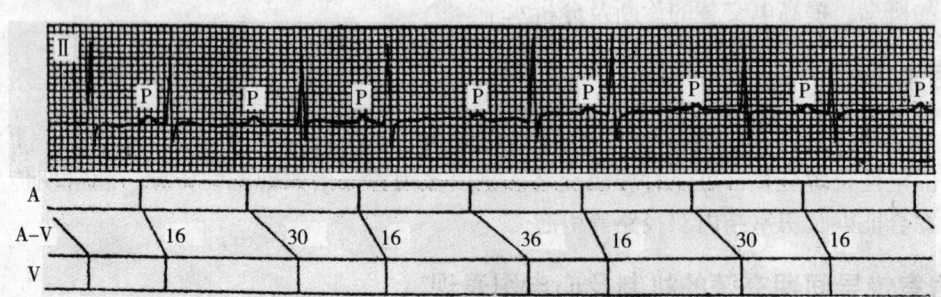

图 5-1-2　一度房室阻滞伴房室超常期传导

患儿，男，7 岁。临床诊断：风湿热活动期。Ⅱ导联图示，P 波按序出现，PP 间期0.68～0.74s（81～88bpm），PR 间期呈长、短交替，如 P_1、P_3、P_5、P_7，位于 QRS 波后的固定时段，PR 间期固定为0.16s，而 P_2R、P_4R、P_6R 间期延长达0.30s。此图呈现 RP 间期短者，后继 PR 间期也短；RP 间期长者，后继 PR 间期也长之特征，且 RP 间期越长，其后继 PR 间期（如 P_4R）更长。

从此图 P_2、P_4、P_6 看，P 波位于 QRS 波起点之0.52s 以后，按常理分析已位于心动周期的反应期，但 PR 间期仍长达0.30s，可判为一度房室传导阻滞。在有房室传导阻滞时，对于 P_1、P_3、P_5、P_7 的 PR 间期变短应想到超常期传导的可能。本图之特征在于与"RP 间期与 PR 间期呈反比关系"的电生理特性有悖，故可诊断一度房室阻滞伴房室超常期传导。鉴于 PP 间期较为规整，互差仅0.06s，可排除因心率变动引起的 PR 间期变化。

诚然，本例 P_4R 突然延长达0.36s，尚难排除房室交接区的双径路传导，亟需作电生理检查明确。

的 PR 间期，这一段时间称为超常期（图 5-1-3）。

（三）传导组织不应期改变引起 P-R 间期交替

临床上，常观察到顺向性房室折返性心动过速（OAVRT）伴有 QRS 波群电交替或 RR 间期长短交替（图 5-1-4）。这可能与 OAVRT 频率较快时传导组织不应期有关，且心率越快合并电交替几率越高。

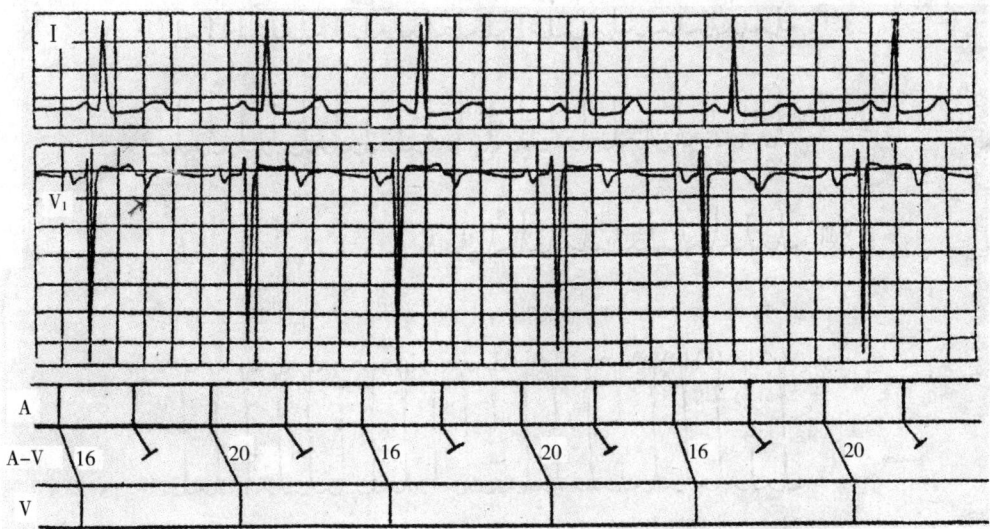

图5-1-3　二度房室传导阻滞2:1下传伴交接区房室超常期传导

　　患者男，60岁。临床诊断冠状动脉粥样硬化性心脏病。I、V_1导联图示，窦性P波按序出现，PP间期0.52~0.58s（103~115bpm）。基本窦性节律呈2:1下传，下传时PR间期呈"短0.16s、长0.20s交替"。凡RP间期短者，后继PR间期也短；反之，RP间期长者，后继PR间期也长，有悖于"RP间期与P-R间期在相对不应期中之反比关系"。凡PR间期短者，可考虑其前RP间期短的未下传P波对交接区发生了隐匿性传导，致使其后的P波落在超常期获得传导状态意外地改善。

　　在电生理研究中，当激动落在心脏传导组织的绝对不应期转变为相对不应期的过渡阶段（临界相）时隐匿性传导最易发生（箭头指），而此隐匿性传导不仅可产生新的不应期，还由于在新的相对不应期与绝对不应期之间存在着传导的超常期，使下一次窦性或异位冲动适逢传导的超常期，可发生超常期传导，使传导加速，PR间期缩短，如此反复不已，形成PR间期长、短交替变化[3]。正常人心脏传导有超常期，仅在心脏传导阻滞时才显示出来。超常期传导本身并不引起特殊症状，但出现超常传导是心脏病变的一种征象。

　　近年来人们已关注到心动过速时的电交替[4~6]，并认为RR间期长短交替的主要机制是折返激动落在房室结-希普系统的相对不应期早期，而出现P-R间期延长，因此折返周期（R-R间期）也延长，使下一次激动落在房室结、希普系统相对不应期晚期或不应期之外，P-R间期便相应缩短，折返周期也缩短，因此造成R-R间期长短交替。心动过速伴电交替常有助于顺向性AVRT与其他窄QRS波心动过速的鉴别，窄QRS波心动过速伴QRS波电交替和RR间期交替对判断顺向性AVRT具有高度特异性（96%）。至于为何顺向性AVRT的电交替发生率较高，一些作者推测此类患者的传导系统可能存在解剖或功能上的差异，而这些差异致使顺向性AVRT的室率较快，由于激动传导发生交替性功能性传导延迟而发生电交替。

　　近年来实验研究还证明电交替与心肌缺血的程度和范围密切相关，是心肌缺血时不应期不稳定的表现[7,8]，当心肌严重缺血时，心房肌或心室肌的不应期呈长短交替，从而导致心电交替。另一些作者提出心动过速性电交替是由于室率过快心室舒张期明显缩短，引起心肌或传导系统不同程度缺血致使不应期显著延长，当激动通过该处时发生2:1传导阻滞或不完全除极和/或复极而发生电交替。Sperelakis更认为此种缺血对快径路可能尚未影响，而对具有代谢依赖性的慢径路却有影响，导致2:1阻滞，在心动过速发作开始几个心动周期电交替规律性不强，这亦与慢径路在心动过速初始阻滞程度不恒定有关。

　　（四）房室束支、分支阻滞引起房室传导间期交替

　　房室传导束的左束支粗而短，由左右双侧冠脉分支供血，不易发生传导阻滞；右束支细长，由单侧右冠状动脉分支供血，且不应期较左束支长，故传导阻滞比左束支多见。同样左前分支较细长，仅由左冠状动脉前降支的穿隔支供血；而左后分支较粗短，有如左束支主干的直接延续，且由前降支第

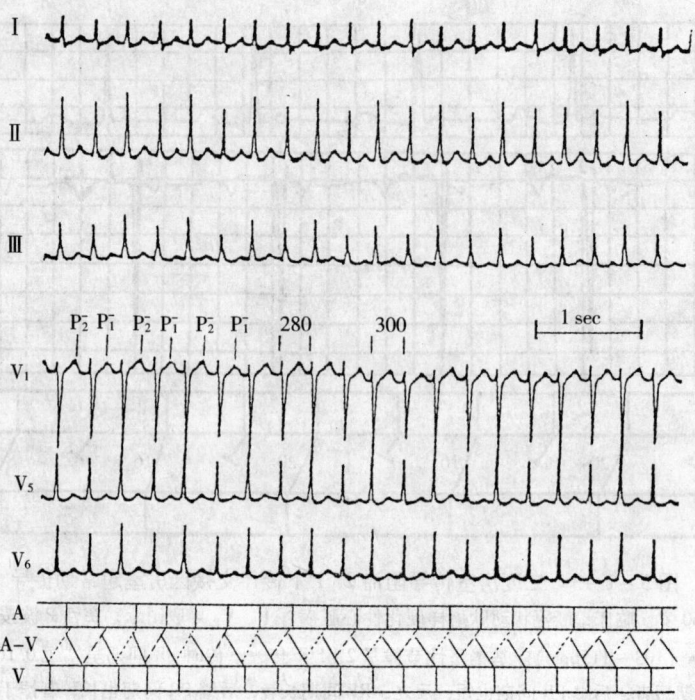

图 5－1－4　顺向性房室折返性心动过速伴 QRS 波交替及心动周期（280～300ms）交替性变化

患者男性，45 岁，临床诊断：预激综合征并发阵发性心动过速。

图 A：12 导联示窦性心律，A 型预激综合征（未列出）

图 B：为心动过速发作时 Ⅰ、Ⅱ、Ⅲ 和 V₁、V₅、V₆ 导联记录，示 RR 间期 0.28～0.30s，室率 200～

214bpm，QRS 波群时限 0.08s。ECG 诊断：A 型预激综合征并发顺向性房室折返性心动过速伴 QRS 波交替

及心动周期（280～300ms）交替性变化。

2、3 前穿支及右冠脉第 3、4 穿支双重供血，一般不易因缺血而受损，但一旦发生阻滞临床意义较大，较易发展为三分支阻滞。

通常，左束支的传导时间比右束支略快 0.01s，据理通过左后分支的传导亦比左前分支快。PR 间期包括激动通过心房、房室结、房室束、束支、分支和普肯耶纤维至 QRS 波之前的所有传导时间。故当左、右束支或左前分支（LAFB）和左后分支（LPFB）交替阻滞时则可能出现房室传导时间交替性变化（图 5－1－5），但由于时间差异较小故往往被忽视。

（五）房室旁路所致的 PR 间期交替

大部分房室旁路的不应期较短（约 <350ms），而传导速度较快，通常具有全或无传导特点，在一定心率范围内，通常以 1∶1 形式传导，但旁路和其他传导系统一样，可以发生传导阻滞，尤其在心率增快时，可出现 2∶1 或二度 Ⅱ 型阻滞，但不出现传导延长及递减性传导[9]。若在每隔一个或二个正常下传 QRS 波群之后，有规律地出现一个经旁路或旁路参与传导形成的宽大畸形 QRS 波群，前者 PR 间期正常或延长，后者 PR 间期明显缩短或缺失，遂形成 P－R 间期长、短交替现象（图 5－1－6）。

（六）房室结双径路传导引起 PR 间期交替

房室结双径路传导最常引起 PR 间期长短交替变化，其机制认为是快径路有效不应期 > P－P 间期，而 <2 倍 P－P 间期，当第 1 个 P 波从快径路下传后，第 2 个窦性 P 波下传时正值快径路有效不应期而下传受阻，改从慢径路下传，PR 间期延长，同时又未隐匿性逆传除极快径路，故第 3 个 P 波又得以从快径路下传，如此反复不已，形成 PR 间期长短交替，故房室结双径路伴快径路 2∶1 传导易致 PR 间期长短交替（图 5－1－7，8）。

在房室结双径路传导中，激动沿房室结快、慢径路顺向传导速度显著不等，PR 间期或 RR 间期会

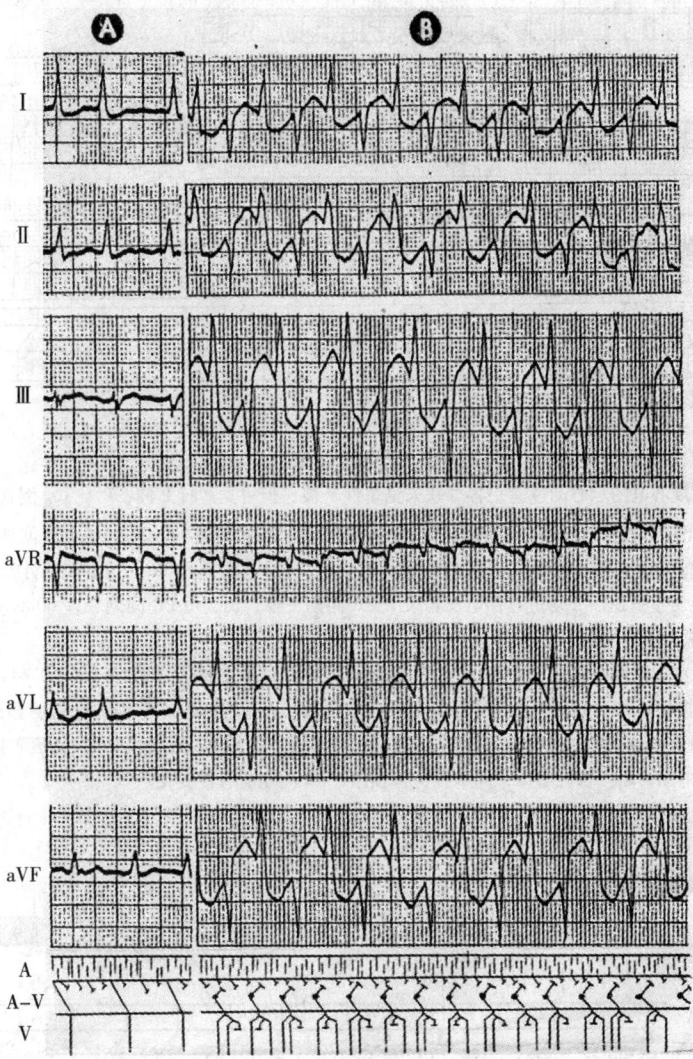

图 5 - 1 - 5　双向性心动过速，左前分支与左后分支交替性阻滞伴房室传导时间交替变化

患者男性，41 岁，风湿性心脏病，心房颤动，洋地黄中毒致双向性心动过速。图为 12 导联同步描记，胸前导联未刊出。

A：心房颤动；B：洋地黄过量时显示心动过速发作，未见窦性 P 波、QRS 波时限 0.10s，QRS 极性呈上下交替性改变，QRS 波形呈两种类型，一种类型 Ⅱ、Ⅲ、aVF 呈 rS 型，Ⅰ、aVF 导联呈 qR 型，电轴左偏，另一种类型 Ⅰ、aVL 呈 rS 型，Ⅲ、aVF 呈 qR 型，电轴右偏，提示左前、左后分支交替性阻滞，QRS 波朝上 RR 间期与 QRS 波朝下 S - S 间期一致，均为 0.04s，提示为同一源性激动以房室交界性激动可能性大。但呈左前、左后分支阻滞的间期不等，呈左前分支阻滞者 RR 间期略短于左后分支的 RR 间期。提示房室交界性心动过速，沿左前分支与左后分支交替下传，呈现双向性心动过速 J - R 间期交替改变（J - R 间期为房室交接性激动至心室传导时间）。

双向性心动过速（bidirectional tachycardia）是指心动过速的 QRS 波群形状和方向出现交替性改变，即由两种方向相反的 QRS 波群（R_1 和 R_2）交替出现所组成的。R R 时间呈两种情况，一种是 $R_1' - R_2$ 时间与 $R_2' - R_1$ 时间相同，另一种 $R_1' - R_2$ 时间与 $R_2' - R_1$ 时间不同，心室率 > 70bpm。过去认为这种心动过速是由双源性室性心动过速引起，但近年来经实验及临床观察证明大多数病例属于室上性，通常是房室交接性激动传导至心室内产生交替性左右束支阻滞的结果，或于洋地黄中毒时，房室交接性激动交替地循左束支的左前分支和左后分支传导，于是产生窄 QRS 波群的交替性改变及 J - R 间期电交替。

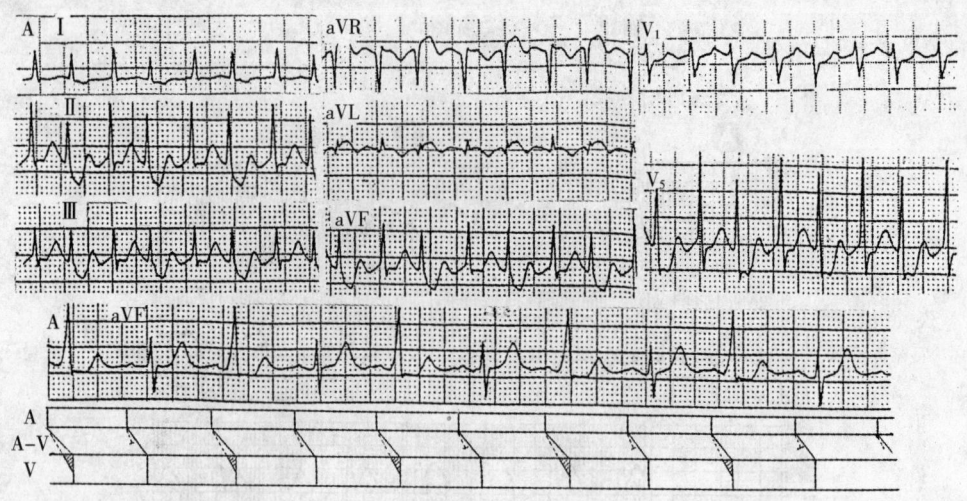

图 5-1-6　间歇性 B 型预激综合征

患者女性，28 岁，临床诊断：间歇性 B 型预激综合征。

图 A：常规心电图示心动过速，各导联未见窦性 P 波，但可见逆行 P 波，P⁻$_{I.II.III}$倒置，P⁻$_{V1}$直立，各导联 R-P⁻间期固定 0.12s，P-R 间期呈长、短交替变化，长 P-R 间期 0.26s，短 P-R 间期 0.20s，QRS 波时限 0.08s，振幅呈高低电交替，RR 间期呈长短交替，长 RR 间期 0.36s，短 RR 间期 0.30s。心电图诊断：顺向性房室折返性心动过速伴电交替及 P-R 间期交替，长、短 PR 间期相差 60ms，考虑由房室结前向双径路，沿快、慢径路下传由旁路逆传。

图 B：房室折返性心动过速终止后记录的长 aVF 导联，示窦性心律，PP 间期 0.64s 规则，心率 94bpm。QRS 波呈两种类型，窦性下传导者呈 Rs 型，预激表现者为宽大 R 型，可见明显向上的 δ 波，窦性搏动与预激搏动交替出现，PR 间期呈长短变化。窦性下传的 PR 间期 0.16s，呈预激搏动的 PR 间期 0.12s。心电图诊断：窦性心律，间歇性交替预激，PR 间期交替性变化。

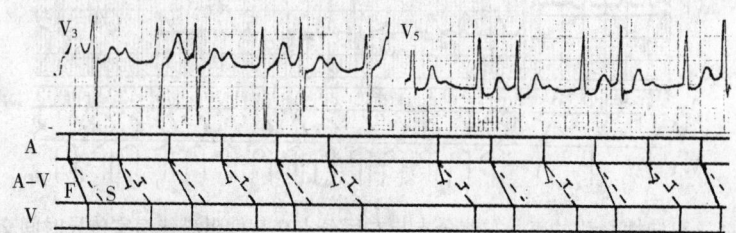

图 5-1-7　窦性心律、房室结内双径路交替性下传 P-R 间期长短交替

患者女性，26 岁，因心动过速史就诊。心电图 V$_3$、V$_5$ 示窦性心律，PP 间期匀齐，心率 130bpm，ST 段压低。PR 间期呈长（0.34s）短（0.18s）交替，部分 P 波融合于前一心搏 T 波中致使部分 T$_{V3}$增高，T$_{V5}$增宽。且 RP 与 PR 间期不呈反比关系现象，即当 RP 间期短者（0.16s），PR 间期亦短（0.18s）；而当 PR 间期长者（0.28s），PR 间期亦长（0.34s），符合房室结双径路（DAVNP）伴快径路 2:1 传导。

出现明显的长短交替，一般互差可达 100ms 以上，而旁路逆行传导的 RP⁻间期不变[10]。至于经快径路下传的心搏数明显少于经慢径路下传的心搏数，机制可能为：快径路下传的不应期比慢径路长，因而快径路易于"疲劳"，此时，慢径路仍处于应激状态。激动沿慢径路下传后通过双径路远端共同径路逆传入快径路远端，如此反复，快径路处于逆传阻滞而慢径路照常下传。

三、PR 间期交替的临床意义

动物实验中，正常心律、房室传导障碍或于快速心房刺激时可观察到房室传导时间交替现象。在人体，1918 年 Lewis 等首次报道一例心房扑动 2:1 房室传导中 FR 间期交替现象。后来 Langendorf 和 Katz 等分别报道正常窦性心律伴一度或二度房室传导阻滞患者 PR 间期交替。1958 年 Langendorf 归纳

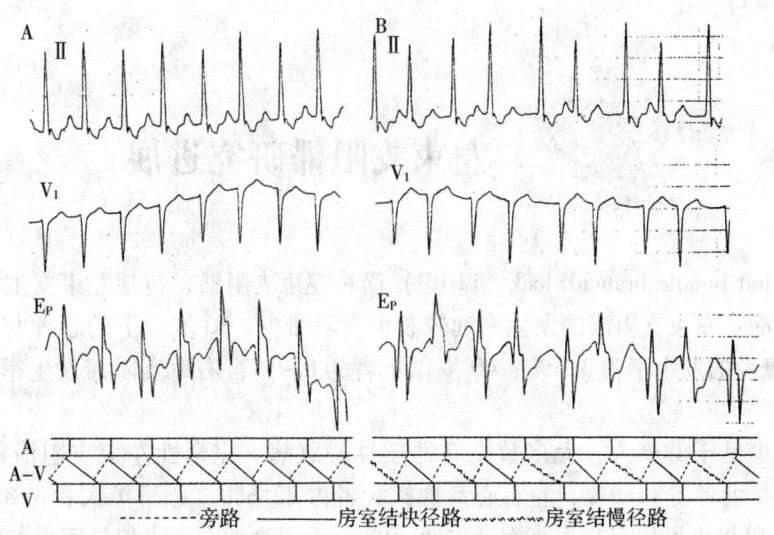

图 5 – 1 – 8　顺向性房室折返性心动过速伴 QRS 波电交替及 P^-R 间期交替

患者男性，45 岁，临床诊断阵发性心动过速。

图 A、B 为心动过速时 Ⅱ、V_1 与 Ep（食管导联）同步记录。

图 A：示心动过速 RR 间期固定 370ms，室率 160bpm，QRS 波时限 0.08s，QRS 波群均见 P 波，RP 间期 100ms，P^-R 间期 240ms，QRS 波振幅电交替，尤以 Ⅱ 导联明显。

图 B：为数秒后记录，仍为心动过速，心率稍慢 140bpm，心室律不规则，呈二联律型，RP 间期亦为 100ms，而 P^-R 间期为 240ms 与 360ms 交替。

ECG 诊断：顺向性房室折返性心动过速，伴 QRS 波电交替及 PR 间期交替，由房室结快 – 慢径路交替前传由旁路逆传。

报道 17 例 PR 间期交替现象，并解释房室传导时间交替原因如超常传导、隐匿性传导及预激综合征等引起，但嗣后罕见报道。

PR 间期交替，既可以发生于正常的心脏，也可以发生于有病变的心脏，可以是生理性的，也可以是病理性的。PR 间期交替本身并不引起任何临床症状或体征，因此在治疗和预后方面，主要取决于原发心脏病的病因及病变的轻重程度。本文旨在加深电交替概念，拓宽电交替诊断，有助于复杂心律失常的诊断分析，有助于合理治疗。

（吴 祥 蔡思宇 陈 珊 胡海强）

参 考 文 献

1. 吴祥. 心脏电交替现象. 心电学杂志, 1991, 10 (3)：198 – 202.

2. 吴祥. 隐匿性房室连接处冲动. 心电学杂志, 1987, 6 (3)：199 – 204.

3. 何方田, 吴祥. 意外性传导的心电图表现及临床意义. 心电学杂志, 1992, 11 (1)：57 – 61.

4. Morady F. Observations on QRS alternans in a patient with two types of narrow QRS tachycardia. Am Heart J, 1986, 112 (3)：616 – 618.

5. 吕兴广, 吴祥. 食道调搏诱发两种窄 QRS 波心动过速伴电交替一例. 临床心血管病杂志, 1991, 7 (2)：117 – 118.

6. 吴祥. 国外心电图案例分析（第一期）. 北京医科大学中国协和医科大学联合出版社, 1992, 70 – 71.

7. Green M. Value of QRS altrnation in determing the site of origin of narrow QRS supraventricular tachycardia. Circulation, 1983, 68 (2)：368 – 370.

8. Elenbogen K. Electrophysiological observations uring QRS alternans in a patient with incessant tachvcardia. PACE, 1998, 11 (8)：413 – 416.

9. 蔡思宇, 吴祥. 房室通道与旁路同时发生高度传导阻滞旁路超常传导一例. 中华心血管病杂志, 2004, 32 (10)：942 – 943.

10. 吴祥. 房室结内双径路同步传导形成的阵发性非折返性心动过速. 心电学杂志, 1999, 18 (1)：57 – 61.

 **左束支阻滞研究进展**

左束支阻滞（left bundle branch block，LBBB）简称左束支阻滞，包括左束支主干部阻滞及左前分支与左后分支双阻滞。左束支阻滞的发生率远较右束支阻滞少，30岁以下的患者发生率更低，左束支阻滞在40岁以上患者的发生率为3.6%，40岁以下者为0.9%，右束支阻滞发生率比左束支阻滞高8～16倍。

左束支阻滞极少见于健康人，大多数患有器质性心脏病。完全性左束支阻滞伴有心脏扩大者占72.5%，伴左心室扩大者占41.9%，左右心室均扩大者占22.6%，心房扩大者占8.1%；伴有心力衰竭者占51.6%，心脏扩大不伴有心力衰竭者占20.9%。不完全性左束支传导阻滞与完全性左束支传导阻滞的病理意义相似，只是前者病变较轻，且常被漏诊。

急性心肌梗死并发左束支阻滞远较并发其他分支阻滞为少。急性心肌梗死并发左束支阻滞的发生率仅为0.9%，较右束支阻滞的发生率明显减少。在前壁心肌梗死并发束支阻滞中，左束支传导阻滞的发生率也仅占9.5%。左束支阻滞几乎全部发生于前壁心肌梗死者（而大多在心肌梗死前已经存在），但发展为三度房室传导阻滞的危险较右束支阻滞少。

左束支的主干很短，两组纤维从希氏束一经分出后即在左侧室间隔内膜下呈扇形展开，到达左心室各部内膜下分为普肯耶纤维，所以左束支发生阻滞常提示受损范围较广。这是由于左束支粗短、分支早，其主干前部及后部分别接受左冠状动脉前降支和后降支的供血，受损机会较少，病变比较广泛时才能使其全部受损。故一旦发生完全性左束支阻滞，则多提示有结构性心脏病。左束支阻滞的发生不一定是左束支传导系统完全断裂，可因暂时的心肌缺血或炎症、水肿使传导纤维不应期延长，或传导速度减慢，从而发生左束支阻滞。故可呈间歇性而时隐时现，可完全恢复正常传导，也可呈永久性阻滞。

一、对完全性左束支阻滞典型心电图表现的再认识

（一）QRS波时限

完全性左束支阻滞QRS波时限的低限为0.12s作为诊断的绝对标准，因为某些具有典型左束支阻滞图形的心电图，其QRS时间不一定达到0.12s，所以应与其他特征综合判断有无束支阻滞。

（二）左心前导联的平顶R波

典型时V_5、V_6导联无q波，呈明显切迹R波者只占68%左右。约30%左束支阻滞者出现Rs、Rs、RSR'等图形，而Ⅰ、aVL导联可出现典型的R波，可能是由于心脏沿长轴顺钟向转位，使左心室面向左后方转位所致；也可能与V_5导联的探查电极安放不准确有关。因此应做12导联心电图，因为有时在V_6导联或V_4、V_2导联才能显示其本来面目，有时V_5导联未出现而V_6导联出现典型的R图形。

（三）右心前导联的r波

呈QS型者占33.3%，呈rS型者占66.6%，远较前者多见。完全性左束支阻滞时V_1、V_2导联呈QS型的原因是：完全性左束支阻滞时，中隔支自左后向右前的向量消失，加之室中隔自右向左的异常向量与右心室壁自左后向右前向量相互抵消所致。

（四）Ⅱ、Ⅲ、aVF导联呈QS型

经尸检证实，无下壁梗死的完全性左束支阻滞者下壁导联可呈QS型。间歇性完全性左束支阻滞时Q波出现，传导正常时下壁导联Q波消失。

（五）ST－T改变

是因为除极过程异常所引起的继发性复极过程的改变。然而多数完全性左束支阻滞患者，其心肌往往有炎症、缺血、心肌纤维化等病变，因此除继发性 ST－T 改变外，往往还可兼有原发性 ST－T 改变的因素，所以此时的心电图 ST－T 改变可能不如上述那样典型。

（六）单纯性完全性左束支传阻滞是否出现电轴左偏

目前尚有不同看法。有人认为完全性左束支阻滞时不伴电轴偏移，且将 QRS 电轴正常作为诊断标准之一，并认为如伴有电轴左偏，大多为左束主干伴左前分支阻滞。有人证实可伴有电轴左偏，认为在左束支传导完全阻滞中断后，激动经右束支激活右心室，然后通过肌性传导到左心室面。激动最早到达左心室的部位可有不同，如果首先到达左后分支的普肯耶纤维，则左心室前侧壁激活延迟，电轴则可向左偏；而激动首先到达左前分支末梢时，则电轴可右偏；如果激动同时到达双分支末梢，则电轴不变。

二、关于不完全性左束支阻滞（incomplete left bundle branch block，ILBBB）

不完全性左束支阻滞的心室激动顺序在心室除极化的起始期十分类似完全性左束支阻滞。不完全性左束支阻滞时，激动经过左束支时未完全阻断，仅传导缓慢，一般较经过右束支的时间延迟 25ms，如延迟超过 30ms，则左束支发生完全性阻滞。激动首先通过右束支的支配区，室间隔的激动从右向左传导，同时左侧间隔也受到不同程度的激动，其范围按右束支传导延缓的程度而定。当经左束支传导系统的激动到达时，余下的室间隔左侧心室游离壁以正常的方式进行除极。

（一）不完全性左束支阻滞的典型心电图特点

1. QRS 波形与完全性左束支阻滞相似，但不如后者明显。Ⅰ、V_5、V_6 导联出现高的 R 波，呈 R 或 RS 型，R 波有轻度模糊或切迹，右胸导联（V_1、V_2 导联）出现深的 S 波。

2. Ⅰ、aVL、V_5、V_6 导联无 q 波。这是特征性表现，但常被忽略而漏诊。

3. QRS 波时限 <0.12s，但 >0.10s。

4. V_5、V_6 导联室壁激动时间延长到 ≥0.06s。

5. 继发性 ST－T 改变，T 波可正常、低平或倒置。

（二）对不完全性左束支阻滞典型心电图特点的再认识

1. QRS 波时限　一般认为在 0.10～0.11s，少数学者认为 QRS 时限可 <0.10s，只要左侧导联 R 波起始部存在顿挫或这些导联 q 波消失，即可诊断为不完全性左束支阻滞。

2. 通常 V_5、V_6 导联无 q 波　但在少数情况下，V_5、V_6 导联可有小的 q 波，其发生机制是：当左束支传导延缓发生的部位较低，并且在左中隔支发出以后的部位发生左束支阻滞时，左中隔支传导正常，所以，V_5、V_6 导联可有小 q 波。

3. V_1、V_2 导联的小 r 波可消失。

4. ST－T 极性也可以与 QRS 主波方向相反。

（三）对于不完全性左束阻滞诊断的不同看法

有人认为其重要的诊断依据是 Ⅰ、aVL、V_5、V_6 导联无 q 波，R 波略显粗钝。但是在一部分健康青年人中也可以出现上述心电图表现。在左心室肥厚者或因心脏转位使室间隔开始除极向量与各左侧心前导联轴垂直时，也可使这些导联上的 q 波消失。因此，只有在同一导联上出现规律性的、具有上述特点的心电图变化及 QRS 波宽度的动态变化时，才宜做出此诊断，否则较难在日常的临床心电图检查中做出不完全性左束支传导阻滞的诊断（图 5－2－1）。

三、LBBB 的流行病学研究

1. LBBB 患病率因研究对象人群、年龄与入选标准不同而有很大差异，患病率范围为 0.1%～0.80%。

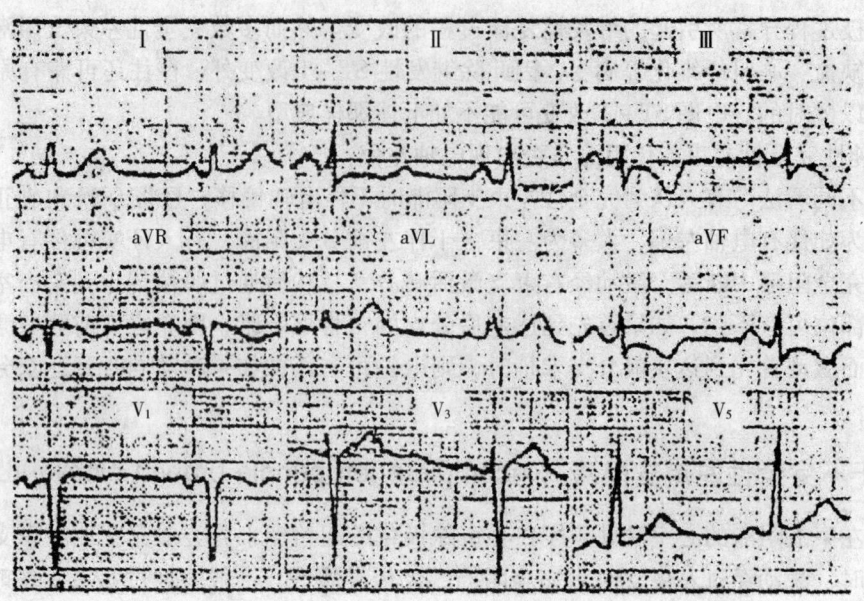

图 5 - 2 - 1　典型不完全性左束支阻滞心电图

2. Rabkin 对 3983 例进行 29 年随访观察显示 LBBB 发病数为 0.7%。本组对象中一半以上过去心电图无传导阻滞。在随访期间出现 LBBB 者，心血管病发生率与死亡率增高，且主要为猝死。

3. Framingham 研究中 5209 例随访观察期间发现出现 LBBB 后 10 年中，其心血管死亡率为 50%，随访 18 年过程中仅 18% LBBB 患者临床无心血管病表现。

4. Rowland 对室内传导阻滞的随访研究进行荟萃分析后指出，先前存在 LBBB 但无心脏病表现者其死亡危险比仅 1.3，但 44 岁以后出现的 LBBB，其死亡危险性达 10.0。

四、LBBB 的类型与多面性表现（图 5 - 2 - 2，3，4，5）

1. 单纯慢性持续性 LBBB（良性?）
2. 不完全性 LBBB 易漏诊与误诊
3. "LBBB" 与房束旁道，可相互模拟
4. 频率依赖性 LBBB
5. LBBB + PR 间期延长（高危表现）
6. 交替性 RBBB/LBBB（高危表现）
7. 间歇性 LBBB 伴室内传导正常时 T 波倒置，往往是一种电张调整性表现。
8. 症状性 LBBB 伴晕厥——起搏后 Sudden Death Why?
9. LBBB 合并心肌梗死——需深化认识。

五、LBBB 临床意义新认识

（一）LBBB 与相关疾病的关系及意义

1. 健康体检中发现 LBBB 者，在随访期常出现高血压、CHD、CM 等疾病，而心衰发生率比无 LBBB 者高 7 倍之多（3.3 年）。

2. 心衰者在病程中出现 LBBB，为病变恶化的独立危险因素→心脏移植或 CRT。

3. 有 LBBB 的表面健康人群或病人其死亡率均增加（RR 1.5 ~ 2.0）（图 5 - 2 - 6）。

（二）结构性心脏病伴 LBBB 的临床意义

1. 大部分 LBBB 患者有结构性心脏病，仅少数为孤立性传导系统退行性变。

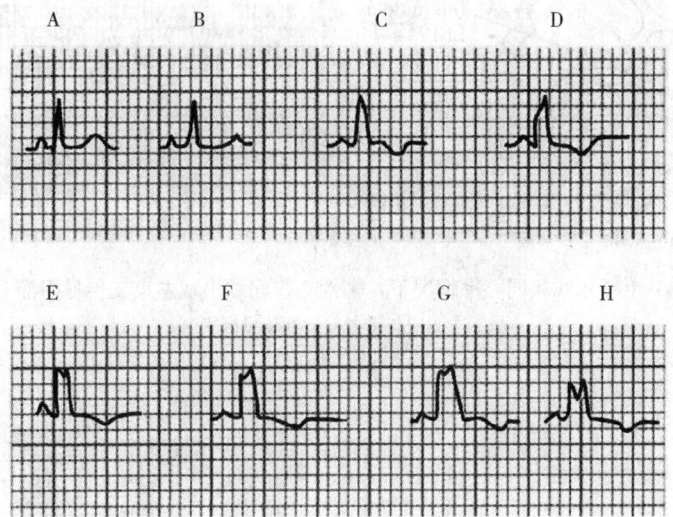

图 5-2-2　本心电图均为 V_5 导联纪录，显示由正常室内传导逐渐进展为不完全与完全性左束支阻滞的演变过程

a. 室内传导正常时心室激动波形态宽度均正常，且有 q 波；

b. 为最早期的不完全左束支传导阻滞。显示 q 波消失与 R 波起始部顿挫；

c~d. QRS 波增宽，顿挫加深，并伴 ST-T 波继发性改变；

e~f. R 波增宽伴顶端切迹；

g~h. QRS 波宽度 >0.12s，其顶端切迹加深。

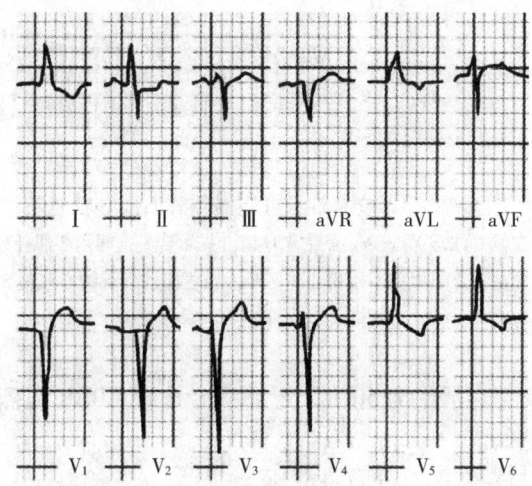

图 5-2-3　单纯左束支阻滞典型心电图表现

a. 平均额面电轴 0°；

b. 侧壁导联（ I 、aVL、V_5、V_6）R 波增宽略伴顿挫，ST 段压低，T 波倒置，注意上述导联均无 q 波；

c. V_1 ~ V_4 S 波增深，T 波直立；

d. 侧壁导联 QRS 波增宽（0.12s）；

e. V_5、V_6 VAT（室壁激动时间）>0.06s。

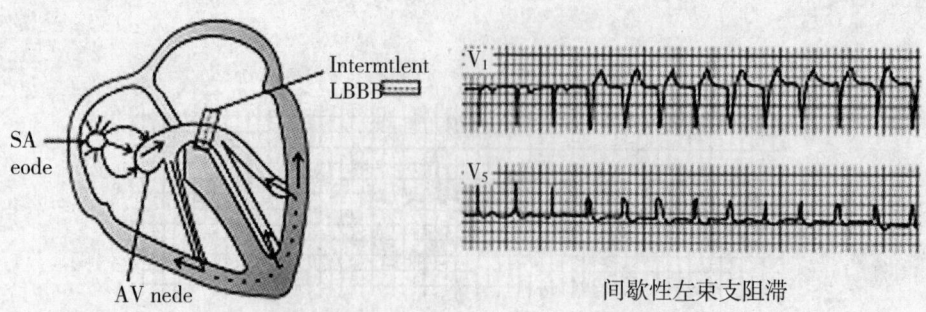

图 5-2-4　上图示在相同心率情况下，窦性心律间歇出现左束支传导阻滞

本图应与室内差异性传导区别

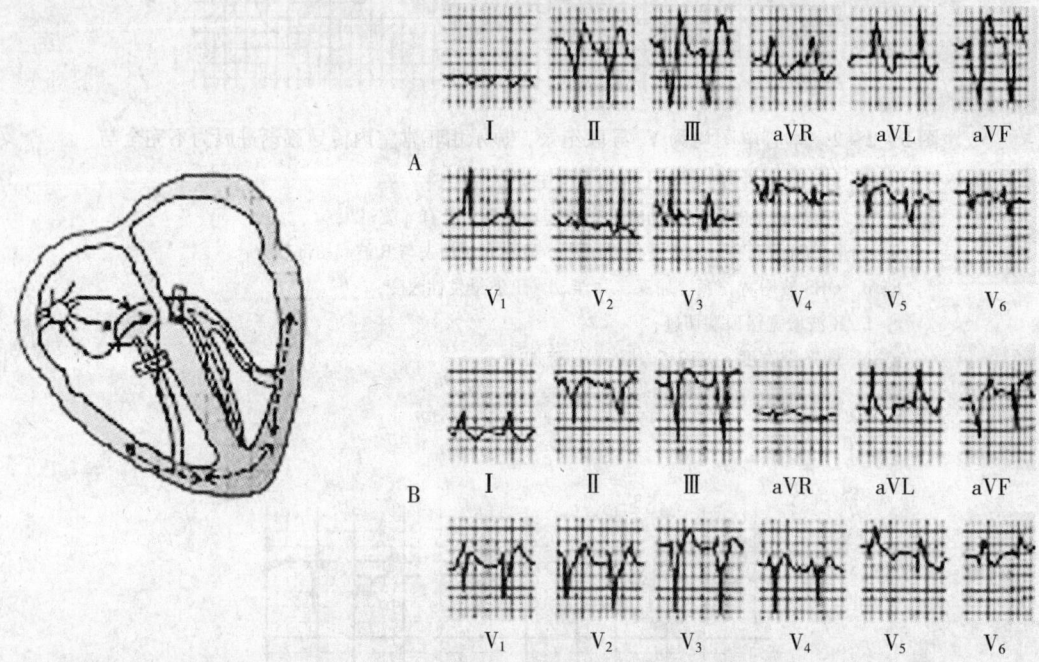

图 5-2-5　交替性束支阻滞伴陈旧性心肌梗死

a. 右束支阻滞伴电轴左倾。注意 V₂～V₄ 有异常 Q 波。提示合并前间隔心肌梗死。

b. 为记录上图后 4 小时复查之心电图。本份心电图示左束支阻滞伴侧壁心肌梗死（V₅～V₆ 呈 qR 型）。注意 V₁～V₄ 出现 R 波。

2. 有结构性心脏病者 10 年存活率为 50%，冠心病者出现 LBBB 强烈提示有多支病变，如再合并左心功能不全时，则生存率更低。

3. LBBB 时 QRS 波宽度与左室射血分数呈反比。

4. 伴电轴左偏或右偏者临床病情更严重。

（三）心电图对 LBBB 危险性的分层作用

1. 单纯体表心电图检查对危险度分层有很大限制性。

2. 慢性 LBBB 与心房增频起搏诱发的房室传导阻滞和/或 HV≥70ms（尤其是≥100ms）的患者进展为Ⅱ～Ⅲ度 AV Block 的几率显著增加；但 Rosen 研究发现慢性 LBBB 患者 HV 间期延长与发展为房室传导阻滞无直接关连。

3. Issue（原因不明晕厥国际性协作研究）提示 BBB 患者（38% 为 LBBB）的晕厥发作主要是阵

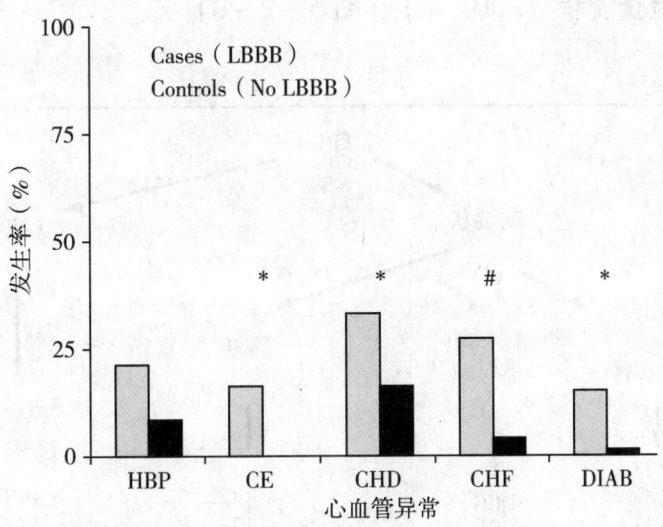

图 5 - 2 - 6　LBBB 与心血管与代谢性疾病

发性完全性房室传导阻滞引起长时间心室停搏所致（事件记录仪研究发现）。

注意：33% BBB 伴晕厥而事先电生理检查为阴性结果的患者有间歇性完全性房室阻滞。

六、LBBB 是一种电 - 机械重构性心肌病（图 5 - 2 -7）

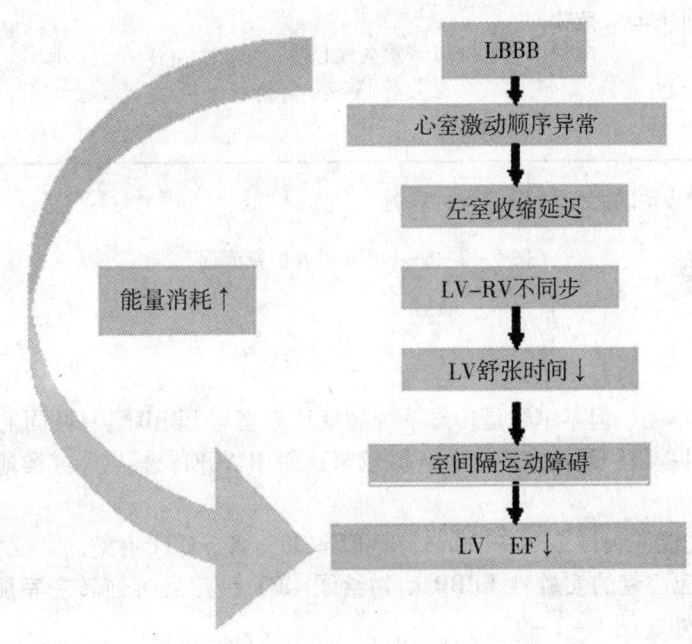

图 5 - 2 - 7　LBBB

七、LBBB 患者检查流程（2007 年）（图 5 - 2 - 8）

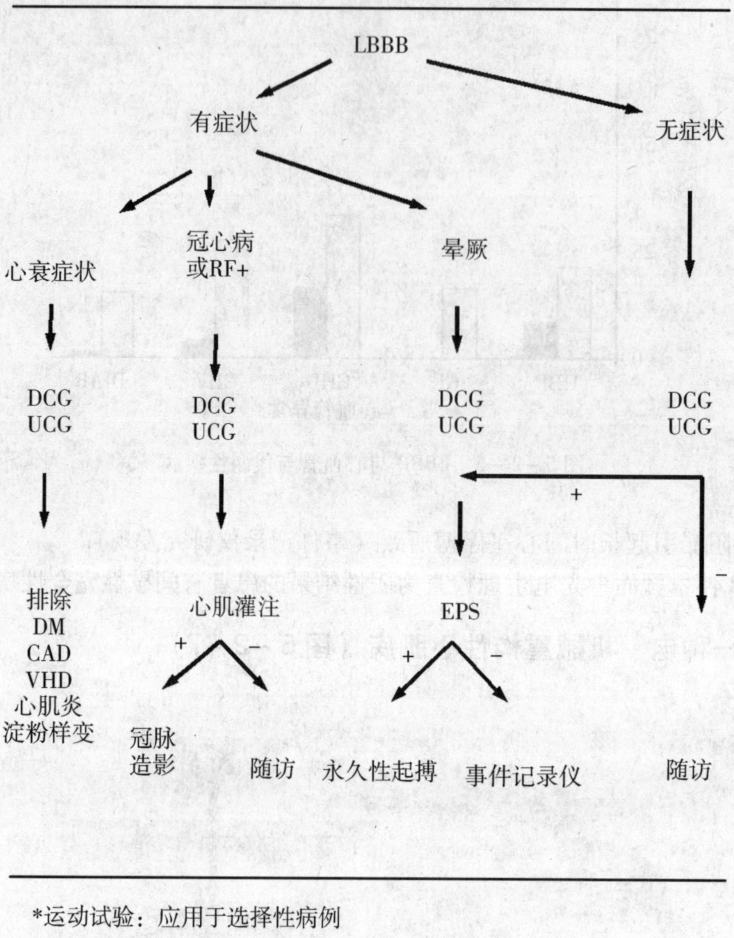

*运动试验：应用于选择性病例

图 5 - 2 - 8 LBBB 患者检查流程

八、LBBB 治疗

1. LBBB 发病机制不明，但不单纯是传导系统病变！心衰与 LBBB 具有共同的病因。

2. 心衰患者长期用 β 阻滞剂治疗者，QRS 波较窄；而用 ACEI，螺内酯或洋地黄治疗者较宽（Euro Heart Failure Survey）

3. CRT 治疗　心功能 II 级伴 QRS≥130ms，LVEF≤35% 者，CRT 有效。

4. Vernooy 等报道无心衰的实验性 LBBB 动物给予 CRT 治疗后可逆转左室肥厚与扩张，此提示 CRT 效益独立于心衰之外（图 5 - 2 - 9）。

九、临床实例介绍

例 1　男性 78 岁，劳累型心绞痛史 6 年，药物能控制发作且坚持晨间锻炼。经追问病史，患者 2 年中爬山过程中曾晕厥两次。

ECG、DCG、UCG 检查除有间歇性 ST - T 改变外余无异常。冠脉造影 LAD 近端 90% 狭窄，乃植入 Stenting 一枚，术后心绞痛消失，故坚持锻炼，但某日突在运动时猝倒，急送医院查心电图为 LBBB 伴间歇性 CHB，后患者不幸死亡。

例 2　患者男性 70 岁，1998 年发现冠心病合并 LBBB 与间歇性 PR 间期延长，因发作晕厥两次，

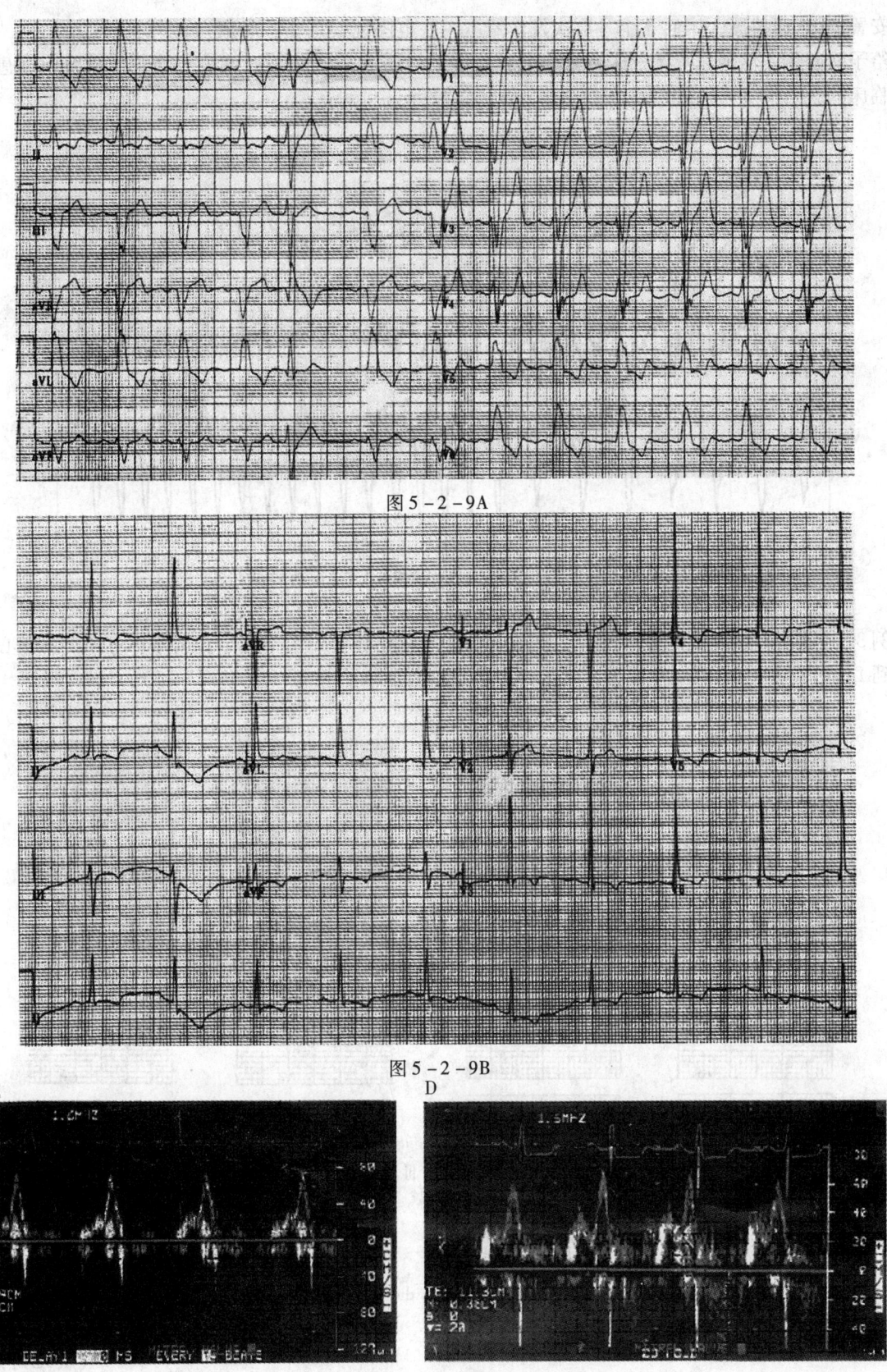

图 5 - 2 - 9A

图 5 - 2 - 9B

C　　　　　　　　　　　　　D

图 5 - 2 - 9C、D

A：66 岁，男性，LBBB 时心功能不全；

B：LBBB 消失后，心功能自动明显改善；

M 型超声显示左束支传导阻滞时（C）与正常室内传导时（D）二尖瓣血流频谱。

给予安置 DDD 起搏器，术后 3 个月再次发作晕厥，心电图证实系①、房颤？②VT？

给予胺碘酮 + 倍他乐克治疗未再发作晕厥。本例说明起搏器并不能解决传导系统系统疾病患者的所有临床问题（图 5 - 2 - 10）。

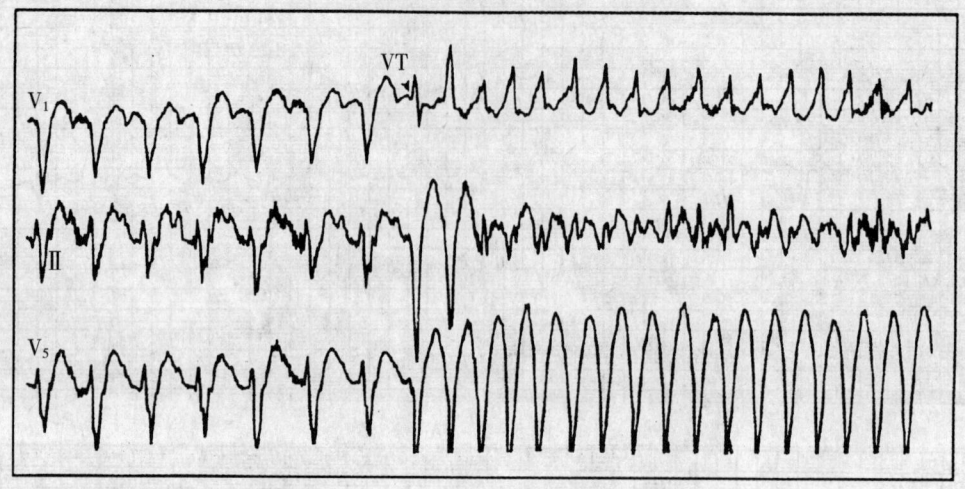

图 5 - 2 - 10 LBBB + PR 延长 运动试验 VT（运动试验的必要性！）

例3 男性 38 岁，反复发作心悸、胸闷 3 年余，常规心电图示不完全性 LBBB（?）。发作心悸时记录到 LBBB 型宽 QRS 波心动过速，常规检查未发现器质性心脏病（图 5 - 2 - 11）。

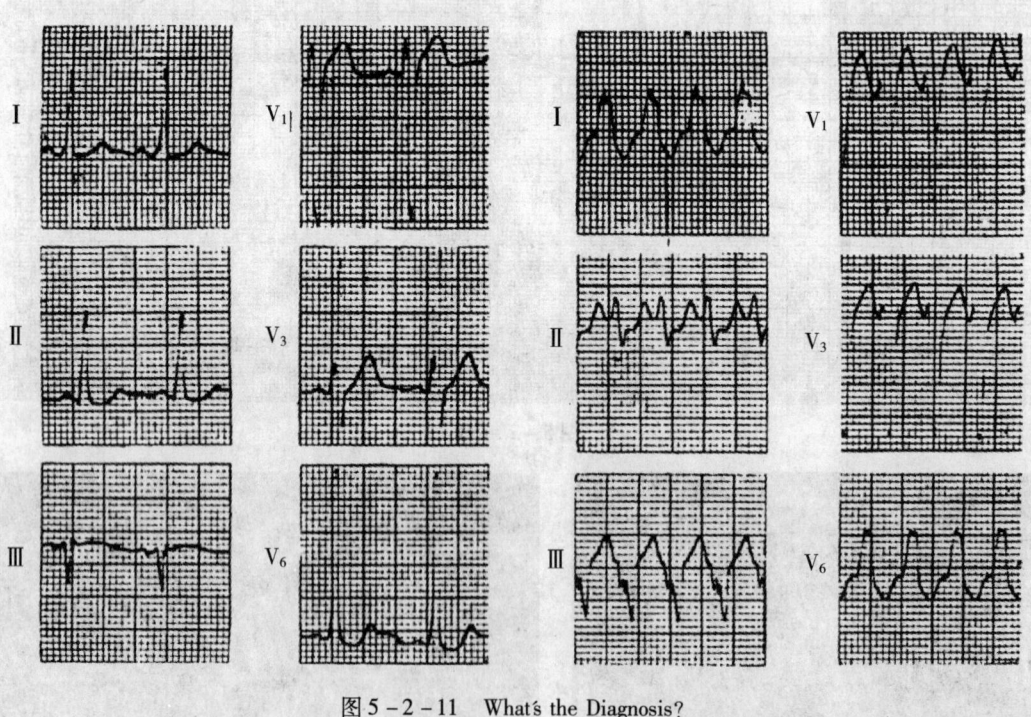

图 5 - 2 - 11 What's the Diagnosis?

（黄元铸）

参 考 文 献

1. L1 Z, Dahlof B, Okin PM, et al. Left bundle branch block and cardiovascular morbidity and mortality in hypertensive pa-

tients with left ventricular hypertrophy：the losartan intervention for endpoint reduction in hypertension study．J Hypertens，2008，26：1244 - 1249.

2. Kaku B，Sato T，Nakatani，Katsuda S et al．Persistent left bundle branch block in a patient with dilated cardiomyopathy that improved with low dose carvedilol therapy．Int Heart J，2008，49：243 - 248.

3. Francia P，Ball C，Paneni F，et al．Left bundle branch block - pathophysiology，prognosis，and clinical managenent．Clinical Cardiol，2007，30：110 - 115.

4. Hesse B，Diaz LA，Snader CE，et al．Complete bundle branch block as an independent predictor of all - cause mortality：Report of 7073 patients referred for nuclear exercise testing．Am J Med，2001，110：253 - 259.

5. Melek M，Esen AM，Barutcu I，et al．Tissue doppler evaluation of intraventricular asynchrony in isolated left bundle branch block．Echocardiography，2006，23：120 - 126.

6. Littmann L，Symanski JD．Hemodynamic implication of left bundle branch block．J Electrocardiol，2003，33（Suppl）：115 - 121.

7. Christine M，Spiers RGN．Using the 12 - lead ECG to diagnose acute myocardial infarction in the presence of left bundle branch block．Accident and Emergency Nursing，2007，15：56 - 61.

8. Tabrizi F，Englund A，Rosenqvist M．et al．Influence of left branch block on long - term mortality in a population with heart failure．European H J，2007，28：2449 - 2455.

9. Zannad F，Huvelle E，Dickstein K，et al．Left bundle branch block as a risk factor for progression to heart failure．European J Heart Failure，2007，9：7 - 14.

 左束支阻滞与左束支病理相关性研究进展

自从心电图应用到实践中以来，一些解剖学家[1]、病理学家、生理学家、生物化学家、临床学家等，从不同知识领域范围内，对完全性左束支阻滞（left bundle branch block，LBBB）与左束支病理的相关性进行了较为详细地研究[1]。20 世纪 50 年代以前，对人的 LBBB 研究成果还只限于组织学水平，60 年代中期，美国解剖、病理学家 James 等人将其研究手段提高到超微结构水平；与此同时电生理学研究方法也有所突破，将分析神经细胞动作电位技术应用到心肌普氏细胞动作电位研究中来，开始探讨一些药物（如洋地黄、奎尼丁、普鲁卡因酰胺）的电生理作用机制。70 年代初至 80 年代初，一些较为著名的学者，如 Sonneublick（1963）、Scott（1962）、Jamen（1958）、Vassalle（1978）等，对 LBBB 的病理学机制进行了详细地研究，提出了产生 LBBB 的二个主要机制：缺血和机械损伤机制。Glomset（1948）、Braunwald（1956）、Wesell（1963）、Lewis（1970）、Haft（1971）、Digadjz（1979）对良性 LBBB（孤立性 LBBB 也分别进行了病理学、血流动力学、心血管造影等方面研究。另一些学者，如 Rlsenbaum（1973）、Corrado（1974）、Sherif（1974）先后提出了左束支分支阻滞和位相阻滞，无疑是左束支研究的重大进展，对发生 LBBB 机制的认识及探讨治疗新途径有实用价值，对阐述的有关分支阻滞和位相阻滞的概念及如何用药物控制 LBBB 显示出指导意义，至今仍在临床应用。与此同时有关心肌酶学、免疫学及分子生物学等方面研究也相应有所发展[2]。

一、肌源性传导论与神经源性传导论的讨论

1940 年以后，Glomset 等人"根据其所做的组织学研究，否认了人类心脏中有肌性传导系统，进而否认左束支的存在，从此开始了肌源性传导论与神经源性传导论之争。Gomset 等人错误地认为人的传导系统不像狗、牛那样清楚，提出房室结组织不是连接心房与心室的肌性组织，希氏束及束支组织与普通心肌没有区别，强调肌源性传导论缺乏解剖学根据，认为所谓的肌源性传导系统是人为的假象。宣传心脏组织中有丰富的神经丛，每一条神经末梢都终止在特定的心肌纤维上，心脏冲动通过神经纤维传至心肌细胞，这是心脏传导的主导机制。不难看出，实际上 Glomset 等人把心肌和骨骼肌混为一谈。

后来许多学者［Truex 及 Copenhkver（1947），Kistin（1949）、Rood（1953）等］不同意 Glomsef 的观点。Kistin 等人成功地解剖出房室结、希氏束及左、右束支的全部结构。Hudsom（1965）、Cranefield（1965）都证实了心室内左、右束支的存在，提出心电图中所见到的宽大、畸形的 QRS 波是室内传导延迟的结果，结论是在人类心脏中确实存在特殊的肌性传导系统。Hoffmen（1967）通过心肌电生理学研究阐明了神经组织和传导系统的客观关系，提出了神经源系统，可以更好地控制和调节肌源性传导系统。从那以后，由于心脏解剖、生理、生物学方面的进展，对于肌源性传导系统的存在已无讨论的余地。但并非所有的问题都解决了，比如左束支病变程度、范围，与心电图所示 LBBB 是否完全一致仍有疑问，至今仍在探索之中。

二、左束支组织学结构

房室结（AV 结）位于房间隔的下部，冠状窦和三尖瓣的隔瓣之间。中心纤维体（右纤维三角）是由主动脉瓣、二尖瓣、三尖瓣的瓣环构成。房室结位于中心纤维体的右侧，向下与希氏束（房室束）相接。希氏束分为二部分，即穿通部和分叉部。穿通部（房室结的远侧延伸部，膜性房室束部）在中心纤维体内连行，有的偏右侧，谓之右侧希氏束（right - sided His bundle）；若偏左侧行，谓之左

侧希氏束（left – sided His bundle）。希氏束穿通部经过室间隔膜部后，进入室间隔顶端，约行0.5cm的短距离。首先见到左后分支沿着左侧室间隔后半部向后下走行。之后再分为左前分支和右束支。目前认为从左后分支发出点开始至左前分支与右束支分叉点为止，称为希氏束的分叉部。分叉部一般位于室间隔膜部及肌部室间隔顶部之间，接近或者在右、后主动脉瓣接合处的位置。因此，当瓣膜本身损伤或者行瓣膜置换术时，易损伤希氏束或束支，引起房室传导阻滞或束支阻滞。左束支从后、右主动脉瓣之间发出后，以扇形走行于室间隔左侧心内膜下方。最初一段左前分支与左后分支并肩行走，称之为左束支主干。左前分支以斜行方式分布到后乳头肌根部，再布于左室游离壁的内面，左后分支纤维分布到后乳头肌根部，再分布到左室游离壁内面，左前分支及左后分支末端纤维有相互交叉，甚至连接现象。Iwamure（1978）提出中隔支的概念，认为中隔支很少从希氏束直接发出，大部分为前、后分支发出的细支，尤以左后分支发出者为多见，这组纤维以网状形成分布于室间隔中下部分，并可绕延心尖部内膜下，布于左室游离壁。最终与心肌工作细胞相连接。曾几何时，间隔支以其心电图特有的改变应用于临床，但中隔支阻滞十分少见，其临床意义有待进一步证实，目前临床上已很少应用。

三、光学显微镜下的左束支结构

左束支主干部位细胞结构与希氏束细胞相似，比较细小，称为普氏小细胞。左束支越往前行，细胞体积越大，通常末端传导细胞体积是普通工作心肌细胞的2~4倍，甚至更大。左束支中主要为普肯耶细胞（Purkinje cells），简称普氏细胞，左束支内，亦混杂有过渡细胞[3]，很少见到心肌工作细胞，甚至偶见起搏样细胞[4]。典型的普氏细胞宽而短，外围包有少量胶原纤维，肌质较多，核位于中央，核周充以颗粒样物质而呈清亮的外观。由于束支外周胶原组织比较丰富，造成碘染束支以及电镜取材的困难[5,6]。通常认为，这种胶原纤维的存在起到了与周围组织的绝缘作用，从而保证了冲动的正常传递。普氏细胞传导速度（4m/s）较普通心肌细胞（1m/s）快。

四、电子显微镜下的左束支结构

迄今为止，关于人类左束支超微结构的病理学研究极为贫乏，其原因可能为：①新鲜人的标本不易获得；②动物模型不够理想；③取材比较困难；④有些学者认为使用光镜研究心肌传导系统的病理改变比较合适。

电镜研究证实了光镜下观察到的束支基本构造[2,7]，普氏细胞长20~50μm，宽10~30μm，肌纤维少，典型的普氏细胞肌原纤维只占细胞的5%~10%，而普通心肌细胞则占67%~75%。细胞内可见丰富的糖原、线粒体、少量脂肪及纵小管，很少见到粗面内质网，胞核多居于细胞中央。普氏细胞间的连接可见横向和侧向两种方式，横向多以闰盘或亚闰盘样结构相连。侧向多以缝隙连结相接。目前认为缝隙连结与普氏细胞快速传导功能有关。

五、关于 LBBB 病理学相关性研究

自从心电图问世以来，对 LBBB 与心脏希 – 普氏传导系统病理改变的相关性研究一直在延续。LBBB 是心脏生物电激动传导障碍的一种表现形式。临床上多见的各种心律失常中，LBBB 发病率较低，Johnson 等在一组67315例的心电图普查中发现40岁以上者的 LBBB 发生率为0.36/1000，40岁以下发生率为0.09/1000。韩国的一项研究结果发现在40岁以下和65岁以上两组人群中，完全性 LBBB 的发生率分别为0.1%和0.3%[10]。Eriksson 等对855例男性进行了长达30年的随访，发现共有22例出现 LBBB 占0.03%。LBBB 的发生随着年龄的增长有增加的现象[10]。LBBB 发生率如此之低，能够争取到尸检机会就更少。这就增加了研究 LBBB 与左束支病理改变相关性的难度。1981年我们统计了解放军总医院病理科自1955~1981年，总计2000例尸检标本中，生前患 LBBB 者只有8例，占尸检总数的0.4%。自20世纪40年代中期至80年代初，较多例数的 LBBB 与其病理相关性研究只有几篇，如lenegre（25例），Baragan（48例），sugiura（8例），lev（8例），sugiura（25例）以及我们所报告的

8 例[11]从那以后，就再也未见到 8 例以上的 LBBB 与其病理相关性研究的报道。

由于心脏传导系统结构的特殊性，特别是左束支呈扇形网状分布的特点，束支间的交通联网非常丰富，这就造成了心电图示 LBBB，但病理检查见不到相应的病理改变，因此有的学者对 LBBB 时病变是否发生在左束支值得怀疑[12]，提出可能是神经或心肌本身病变的结果，认为 1960 年 Lev 所指出的大多数 LBBB 与左束支病理改变呈相关的观点，还需进一步研究，以得到病理学界的充分支持方可[11]。

1984 年我们在中华内科杂志发表了题目为"完全性左束支传导阻滞与希 – 普氏传导系统病理改变的相关性"一文。这是国内唯一采用 Lev 法亦略加改良，进行心脏传导系统取材，连续组织切片，又用切片回塑法将希 – 普氏传导系统主要病变绘制成一张示意图内，以观察 LBBB 时，左束支主要病变分布特点。

六、传导系统组织学发现

8 例中只有 2 例窦房结及其周围组织明显纤维化，余 6 例未见异常。8 例房室结病变程度与对照组比较差别不明显，推测无病理意义。本组 8 例希氏束均具有程度不同的病变，其中例 3、5、6 病变较重，例 3 偏左下方可见重度脂肪浸润，横断最大病变面积占下部的 54.58%，希氏束被分割成几小股，连续切片观察，病变部位与左束支相连。例 5 穿通部胶原纤维中度增生，病变面积占 34.99%，例 5、6 分叉部传导细胞明显萎缩，纤维化，偏右侧为重，横断最大面积分别为 40.75% 和 73.43%。

左束支病变主要见于左束支上段，中段亦同时受累，下段相对较轻，主要病理改变为束支萎缩消失、纤维化、玻璃样变性、局灶性肌溶、脂肪浸润、细胞间质充血、水肿，少量淋巴细胞浸润及出血等。每例病变程度及性质各有所不同，左束支上段传导细胞（包括左束支主干与希氏束结合部位），因萎缩消失或纤维化而发生完全断裂者 5 例（例 1、2、4、5、6），几乎完全断裂 1 例（例 8）。例 7 左束支见广泛脂肪浸润，病变主要集中在中段，浸润脂肪挤压普氏细胞呈多角形、星形、哑铃形等，细胞内部结构不易辨清。例 7、8 左前、左后分支病变基本相同。例 3 左束支只呈轻度萎缩，细胞间质轻度水肿，无病理意义。对照组左束支均见纤维化，随着年龄的增长，纤维化程度有所增加，但未见左束支断裂现象。

七、关于 LBBB 与左束支病理改变相关性

本组谈到 LBBB 标本中，左束支呈明显病理改变者 7 例。经非参数相关顺序检验表明，心电图 LBBB 改变，与光镜下左束支病变呈非常显著的正相关 [H = 24.5， > H$_{0.01}$[23]，P < 0.01]

本组中 6 例左束支病变带位于希氏束与左束支交界处呈"一"字形（例 1、5、6、8），斜"一"字形（例 2）及半弧"∪"型。例 3 左束支未见明显病理改变，例 7 病变带位于左束支中段。

关于 LBBB 好发部位的发生机制：我们的研究结果表明 8 例 LBBB 中有 6 例病变主要见于左束支上段，尤以主干与希氏束交界处更加明显（5 例完全断裂、1 例几乎完全断裂）。Lenegre 等人也有同样报告。当时对好发部位的发生机制有两种推测性假说。第一是 Unger 等人提出的束支缺血机制。上述 6 例中有 5 例冠状动脉狭窄指数均在 5 以下，与 LBBB 好发部位有关的第一前隔分支动脉及房室结动脉狭窄级数均未超过 3 级，因此不能肯定缺血与 LBBB 发生的因果关系。第二 Lenegre、Lev 等人倡导的机械损伤学说。此 5 例均见室间隔顶部及其左侧部位，与之相对应的中心纤维体及左侧伸延部分发生纤维化或变性，左束支被夹在其中（类似夹心饼形式），长期遭受坚硬组织的机械性磨损而残伤。这种过程可因高血压或主动脉瓣关闭不全而加速（心室内压加大之故）。例 8 冠状动脉狭窄指数为 10，左束支始端周围组织亦见硬化现象，可能是缺血机制和损伤因素均起作用所致。

希氏束内病变与 LBBB 的关系：本组例 3 主要病变见于希氏束，左束支内未见明显病理改变，希氏束穿通部位病变范围超过下部的 50%（54.58%），并见希氏束纵向分离（congitudinal dissociation）现象。因此该例希氏束病变可能是 LBBB 发生的病理学基础。说明体表心电图虽示 LBBB 波形，但有的病例病变发生在希氏束中，而不在所怀疑的左束支内。这就说明体表心电图有时不能准确地指示病变

所在的确切部位，此时若加用希氏束电图对判断病变部位可能有一定的帮助。

　　1984 年我们在观察完全性左束支阻滞（LBBB）与心电图相关性的研究中，发现有少数人左束支走行有变异，即左束支从希氏束发出后，大部分传导纤维运行在心内膜下方，小部分走行在左侧室间隔心肌隧道（cardiac tunnel）样结构内[5]，称之为左束支走行畸形（malfarmation of left bunelle branch），简称左束支畸形。这种畸形走行的左束支可能与发生 LBBB 有关。最近我们在左前分支阻滞（LAFB）病理与心电图相关性研究中，又见到同样现象。我们所见到的左束支走行分为四种[5]，A 型：示正常左束支运行途径。B 型：左束支从希氏束发出后，由室间隔顶部下行 0.2mm，发出小分支，伸入室间隔肌肉组织内，行程 0.6mm，末端与心肌工作细胞相连接，而其主干行程与正常左束支走行相同。C 型：示左束支由希氏束发出后，分成二支，即主干和分支两部分，其主干不是沿着左侧室间隔心内膜下走行，而是直接伸入室间隔心肌内，下行途中再发出细小分支与心肌工作细胞相连接。其分支较细走行于左侧室间隔心内膜下，类似正常左束支走行形式。D 型：左束支从希氏束发出后，其主干沿正常途径行走，运行至 4mm 处，发出小分支运行于室间隔心肌隧道内，行程 3mm，再从心肌隧道内走出来，并与左束支主干汇合，而后行于左侧室间隔心内膜下[5]。

　　值得提出的是左束支走行方向个体变异很大，我们所观察的 10 例 LBBB 患者中，每个病例都有其特点，LBBB 走行方式相似，又各有其不同。又如 Sugiura 等人提出 2/25 的病例中，左束支从希氏束发出后，立刻以网状分布于左侧室间隔心内膜下，分不清左前及左后分支[5]。Asmuben 报道了左心室肌小梁上分布有左束支传导纤维，认为肌小梁拉长或断裂都可能产生左束支阻滞的后果。

　　关于可逆性束支阻滞的形态学研究：早期可逆性束支阻滞可能是永久性束支阻滞的先兆。临床上比较常见。其发生原因比较多，主要有缺血、炎症、外伤、中毒、脱水，病理生理、生物化学及分子生物学水平改变等。由于人类传导系统功能的特殊性，目前尚不能进行活检，这就给探索人类早期束支阻滞的机制带来困难。因此，对早期可逆性束支阻滞形态学研究，采用动物实验研究方法较多。1962 年 Watt 等采用狗心脏左心室中隔表面撕裂法[13]，撕断左前分支系统，造成左前分支传导阻滞的动物实验模型。后被 Pruitt（1965）、Murao（1966）所采用。Watt 方法的不足之处在于使左前分支细胞受到机械性挫伤，因而不是研究早期传导阻滞形态学改变的理想实验方法。我们采用了阻断家兔左前分支血液供应的方法，既引出了左前分支阻滞的波形，又避免了左前分支细胞的机械性损伤，因此比较合适于早期束支阻滞形态学研究，但本实验方法的缺欠之处，在于动物实验模型的成功率较低，只有 18%，因而进一步改进动物实验模型是非常必要的。本实验将家兔分为三组，即对照组（假手术组）示正常心电图；阻断即刻组（心电图示左前分支阻滞波型、立刻取材）；阻断 4 小时组（心电图示左前分支阻滞 4 小时后取材）。即刻组及 4 小时组恢复血液供应后，心电图所示的左前分支阻滞波形随之消失，光镜下普氏细胞无明显病理改变。细胞主要形态结构（细胞膜、细胞核、肌纤维等）等属正常，这是诊断"功能性"左前分支的佐证[12]。此时电镜下可见普氏细胞的细胞膜是正常的，而细胞内微小细胞器发生了明显的病理改变，与当时心电图所示左前分支传导阻滞改变呈显著正相关。说明细胞内超微结构的病理改变在传导阻滞发生中占有重要地位，是发生左前分支阻滞的形态学基础。

　　对缺血性可逆性左前分支传导阻滞的认识，应从细胞学水平提高到亚细胞结构水平，其发生机制有待进一步探讨。

　　本实验结果使人们对功能性阻滞有了进一步的认识，发生功能性改变一定是有原因的，一切功能性改变都是有物质基础的，纯粹的功能性改变是不存在的。如果将缺血性束支阻滞分为可逆性及不可逆性束支阻滞可能较为合理[12]。

八、LBBB 的研究进展

　　一些临床学家希望病理学家对 LBBB 与心电图的相关性进行再研究，遗憾的是从 20 世纪 80 年代中期之后，有关较大样本 LBBB 相关的病理学研究，特别是传导系统连续切片重塑性研究未见报道。进入到 80 年代后，由于心脏电生理学，射频消融术、心脏超声诊断技术、心导管技术的快速发展，并广泛地应用到基础和临床研究中，主要集中在 LBBB 血流动力学、LBBB 心肌代谢、LBBB 与器官心脏病、LBBB 与充血性心力衰竭以及 LBBB 临床意义及如何治疗等研究方面、使 LBBB 发生机制研究以及临床价值的探讨有了很大的发展[8,9]。

九、LBBB 对心脏收缩功能的影响

心脏超声技术应用到临床以来，LBBB 的血流动力学研究取得很大的进展。2000 年 Ozdemir 等用超声心动图和冠状动脉造影的方法，观察了孤立性 LBBB 对左心室舒缩功能的效应，发现 LBBB 患者射血分数降低，射血时间缩短，等容收缩时间延长，左心室收缩末内径增加，等容舒张时间延长，左心室舒张期及快速充盈减速时间缩短，左心室舒张末压升高，说明孤立性 LBBB 对左心室收缩和舒张功能有一定的不良影响。还有一些研究结果显示 LBBB 患者左心室局部和整体舒缩功能不协调[7]。临床上尽管有些 LBBB 病人症状不够明显，但实际上 LBBB 对心功能已有不利的影响，原因主要是 LBBB 时，激动从右心室传至室间隔前部，而后传至室间隔下后部位、左心室壁、后下基底部是最晚激动的部位，使右心室与室间隔几乎同步除极及同步机械运动，而左心室内激动迟延，造成收缩也迟延，此时室间隔已处于复极状态而停止收缩，只见左室游离壁局部收缩，于是出现室间隔矛盾运动，这就使左、右心室电激动失去同步化，机械运动失调，产生血流动力学不良反应，左室功能受损、左室排量下降[15]。

十、心力衰竭合并 LBBB

心力衰竭患者合并 LBBB 是预后不良的标志[17]，这是多年来国内外临床学家早已共认的经验[11]。

充血性心力衰竭合并 LBBB，将更严重地影响心脏血流动力学，因为可导至左、右心室电激动更加不同步化，左、右心室运动更加不协调，乳头肌功能失常，造成二尖瓣反流及心室内血液分流，进而加速心衰患者的病情发展。这就是通常认为心力衰竭病人合并 LBBB 将会加重心力衰竭的原因。

2002 年意大利学者 Baldasseroni 等人对于由各种原因造成的心力衰竭患者，进行为期一年的随访后。发现伴有 LBBB（25.2%）的总死亡率的相对危险度为 1.7%，猝死的相对危险性为 1.4%，在进行了年龄、性别、基础心脏病及 ACEI 类药物等因素的校正后，仍然存在危险性的升高，据此认为 LBBB 为充血性心力衰竭不良预后的标志[15]。

Freedman 等在 CASS 研究中认为。LBBB 对慢性心力衰竭患者不但使收缩功能下降，同样也可致舒张功能受到严重影响。2006 年 Bruch 等人观察到收缩功能相似慢性心力衰竭患者中，合并 LBBB 与非 LBBB 有所不同，前者左室灌注压及血中 N 端脑钠肽前体（NT－proBnp）水平均升高。说明合并 LBBB 患者心脏舒张功能有一定的损害。因此，Lee 等人认为即使是孤立性 LBBB，其 LBBB 本身就是心功能不全的原因[22]。

1998 年，Tabuchi 等人提出左室收缩功能异常的 LBBB 患者其心电图表现：①肢体导联低电压；②室内传导迟延（QRS 间期 >0.12s）；③移行带位于 $V_5 \sim V_6$ 导联；④V_6 导联 ST－J 点压低 >0.2mV；⑤$V_1 \sim V_5$R 波逆向演变；⑥电轴显著左偏（超过 30 度）；⑦左房超负荷；⑧PQ 间期延长；⑨I、avL、V_6 出现异常 Q 波。建议应用 Tabuchi 等人所提出的标准，密切结合临床具体患者，进行综合判断，合理应用。

十一、冠心病合并 LBBB

慢性心肌缺血合并 LBBB，一直认为前者是因，后者是果，但是 LBBB 是否会增加冠心病及慢性心肌缺血患者心血管事件的危险性[8]，目前尚有不同看法。Eriksson 等根据束支阻滞的 30 年随访结果，认为束支阻滞与冠心病的危险因素、心肌梗死的发生率及心血管病死率不存在直接相关[10]。Sawin 等人也根据对 5209 例冠心病患者随访 18 年的结果，也发现束支阻滞与心肌梗死、心绞痛、冠心病的死亡发生无直接关联。早在 1983 年 Hamby 等人观察到合并 LBBB 的冠心病患者左室舒张期内径

（LVEDd）增大，射血分数降低等，认为冠心病患者合并 LBBB 者充血性心力衰竭及心脏扩大者较多见。提出合并 LBBB 的冠心病患者比非 LBBB 冠心病患者左室功能受损更为严重[17]。Freedman 认为冠状动脉病变较重，左室功能越差，临床病死率越高，LBBB 病死率为非 LBBB 的 5 倍，RBBB 病死率为非 RBBB 的 2 倍。

急性心肌梗死合并 LBBB 多见于前壁心肌梗死。因为 LBBB 的宽大 QRS 波及 ST－T 改变，往往掩盖了典型的急性心肌梗死心电图变化，因而常常会延误诊断及治疗。冠心病患者突然发生胸痛，心肌酶谱增高，心电图示新发 LBBB，此时应高度怀疑发生了急性心肌梗死，并予及时正确诊断治疗。Miller 等观察发现急性心肌梗死患者合并新出现 LBBB，7 天和 28 天病死率分别为 18.5%、22.2%，出院后 8 年生存率也较普通人低 20%。

Gusto－1 试验提出的急性心肌梗死合并 LBBB 的心电图诊断标准：①ST 段抬高≥1mm，与 QRS 波同向；②V_1、V_2 或 V_3 导联 ST 段压低≥1mm；③ST 段抬高≥5mm 且与 ORS 波相反[18]。此标准经过临床验证具有一定的诊断参考价值。

十二、重视孤立性 LBBB

临床上可以见到有的患者心电图示 LBBB，十几年乃至几十年无症状，也无其他器质性心脏病，照常工作。这样病人所患的 LBBB，称为孤立性 LBBB，其患病率较低，普通人群中占 0.1%，年龄越大，发病率越高。Fahy 等人认为孤立性 LBBB 患者的病死率及首次心血管病发病率比正常人高。其远期病死率高于正常人[9]。孤立性 LBBB，左、右心室的激动顺序发生了变化，左心室激动明显晚于右心室，收缩也晚于右心室，室间隔异常运动造成左右心室之间的压力梯度异常，不论有无器质性心脏病，LBBB 均使心脏射血分数、心排出量、平均动脉压及左室压力下降，因此不能认为单纯孤立性 LBBB 患者不会有问题，也不能认为心电图也是良性的。并有 LBBB 患者与传统的心血管危险因素相比，孤立性 LBBB 预后可能更差[9,19]。

十三、LBBB 的治疗原则

LBBB 属心律失常中传导障碍之一，由于 LBBB 是一种电生理学改变，加之临床症状的不确切性，因此尚无特殊治疗手段。随着心血管疾病研究方法进展，特别是超声心动图，心肌核素检查，心脏电生理检查技术及心脏介入疗法的应用，对 LBBB 的临床意义有了进一步的认识，认为 LBBB 患者尽管缺乏临床症状，并不意味着没有病理生理改变，LBBB 在心力衰竭、缺血和非缺血心脏病中的影响意义很大。如果病人患胸痛伴新发的 LBBB，应考虑到有或无急性心肌梗死；如在急性心肌梗死病人中出现 LBBB，意味着可能广泛前壁心肌梗死发生；若合并心力衰竭，射血分数低，是预后不良的征兆。目前对 LBBB 治疗首先考虑治疗原发病，包括高血压、冠心病、心肌病、心力衰竭、先心病等，有些病人的 LBBB 可以获得纠正。我们曾对一例急性前壁心肌梗死患者，合并 LBBB，行 PCI 手术后，前降支血运良好，LBBB 在术后 5 小时消失。对间歇性 LBBB，一旦病因去除，LBBB 可以消失。但有相当部分病人 LBBB 合并有严重器质性心脏病，左束支发生不可逆的损伤，LBBB 纠正是相当困难。有时是不可能逆转的。

心动过速依赖性束支阻滞的患者，应用 β 受体阻滞剂。减慢心率，有时可达到防止 LBBB 发生的目的。因为这部分病人冠状动脉造影结果，基本正常[25]。

对于运动试验过程中出现的 LBBB，随访结果发现该类患者有较高的猝死及晕厥发生的可能性，应该给予监测。

对于宽 QRS 波，时限≥170ms，则提示 LBBB 对心功能影响更加显著，会造成血流动力学严重改变，应予高度重视，选择起搏器治疗时，应优先考虑这部分患者。

总之，关于 LBBB 与 LBBB 相关性病理研究，已有百年历史，至今有些问题清楚了，还有相当的难题有待解决。我们已经知道左束支阻滞有可逆性阻滞也有不可逆阻滞，任何束支阻滞的发生都是有物质基础的，纯粹的功能性阻滞是不存在的。LBBB 的治疗主要是临床观察随访，积极治疗原发病，对有严重血流动力学改变的患者可以选择起搏器治疗。

（刘国树）

参 考 文 献

1. 刘国树，黄凤. 心肌传导系统基础解剖. 吉林医药，1975，21（6）：86 - 90.

2. 刘国树，孙永平，黄大显，杨兴生. 心脏传导系统超微结构与临床. 天津医学，1981，9（9）：573 - 576.

3. 刘国树，黄大显，杨兴生，孙永平. 细胞狭隙连接. 生理学杂志，1988，21（1）：9 - 13.

4. Jameo TN. sherf. li and urthaler F: Fine structure of the bundle branches. Br heart J, 1974, 36:1.

5. 刘国树，黄大显，易军等. 左束支畸形病理与左束支阻滞发生机制的解剖学研究. 中华心律失常学杂志，1997，1（1）：54 - 57.

6. Thomas, CB: Benign left bundle branch block, Anna inter. mediacine, 1969, 70:269.

7. 邱近明，王晓燕，刘照等. 早期实验性心肌缺血的传导系统超微结构观察. 中华病理学杂志，1985，14（3）：218 - 220.

8. 周波，邓红红，张伟. 左束支传导阻滞的病理与临床. 中国心血管病杂志，2006，11（1）：71 - 74.

9. 邵春丽，楚建民. 左束支传导阻滞的临床意义. 中国医师杂志，2007，30（1）63 - 65.

10. Eriksson P, Hansson po, Eriksson H, et al. Bundle - branch block in a general male population: the study of men born 1913. Circulation, 1998, 98 (22):2494 - 2500.

11. 刘国树，黄大显，杨兴生等. 完全性左束支传导阻滞与希普氏传导系统病理改变的相关性. 中华内科杂志，1984，23（5）：329 - 332.

12. 刘国树，黄大显，杨兴生等. 急性心肌缺血引起可逆性左前分支阻滞的形态观察. 中华医学杂志，1984，64（11）：676 - 680.

13. Watt TB. Electrocardiographic. Findings associated with experimental arborigation block in dogs (P). Circulation, 1962, 26:800.

14. Zanco P, Desideri A, Mobilia G, et al. Effects of teft bundle branch block on myocardial FDG PET in patient without significant coronary artery stenosis [J]. J nuclmed, 2000, 41:973.

15. Hamby RI. Weissman RH, Prakash MN, et al. Left bundle branch block: a predictor of poor left ventricular function in coronary artery disease. Am Heart J, 1983, 106 (3):471 - 477.

16. Baldasseronis, opasichc, Gorinim, et al. Left bundle - brarch block is associated with increased 1 - year and total mortality rate in 5517 outpatients with congestive heart failure: a report from the Italian network on congestive heart failure. Am Heart J, 2002, 143 (3):398 - 405.

17. Sawin CT, Geller A, Kaplan mm, et al. Low serum thyrotro pin (thyroid - stimulating hormone) in old person without hyperthyroidism. Arch Lntern Med, 1997, 151 (1):165 - 168.

18. Sgarbossa EB. pinski SL, Barbagelata A, et al. Electrocardiographic diagnosis of evolving acute myocardial infarction in presence of left bundle - branch block. GusTo - 1 (Global utili Jation of streptokinase and Tissue plasminogen Activator for occluded coronary Arteries) Investigators. N Engl J Med, 1996, 334 (8):485 - 487.

19. Fahy GJ, Pinskisl, Miller DP, et al. Nahiral history of isolated bundle branch block. Am J Cardiol, 1996, 77 (14): 1885 - 1190.

20. Miller WL, Sgura FA, Kopeckysl, et al. Characteristics of mesenting electrocardiograms of acute myocardial infarction from a community based population predict short and long - term mortality [J] Am. J Cardiol, 2001, 87:1045 - 1050.

21. Vernooy K, Verbeek XA, Peschar M, et al. Left bundle branch block induces ventricular remodeling and functional septal hypoperfusion. Eur. Heatt J, 2005, 26 (1) 91 - 98.

22. Blanc JJ, Fatemi M, Bertault V, et al. Evaluation of left branch block of a vevensible cause of non - ischeamic dilatel cardiomyopathy. A new concept of left ventricular dyssychrony - induced cardiomyopathy. Europace, 2005, 7 (6):604 - 610.

23. Casop, D' Andrea A, Martiniello AR, et al. myocardial systolic activation delay in patients with left bunde branch block

and either normal or impaired left ventricular function. Echocardiography, 2006, 23 (1):14 - 23.

24. Bruch C, seypmam J, Grude M, et al. Left bundle branch block in chronic heart failure – impact on diastolic function, filling pressures, and B – type natriuretic peptide levels. J Am soe Echocardiogr, 2006, 19 (1):95 - 101.

25. Francia P, Ballac, Paneni F, Volpe M, Left bundle – branch block – pathophysiology, prognosis, and clinical management, Clin. Cardiol, 2007, 30 (3):110 - 115.

 迷走性间歇性房室阻滞

房室阻滞是指窦房结的电激动从心房传导到心室的过程中，经过房室交界区时传导时间延长，或是窦房结的电激动部分或全部被阻断而不能下传至心室的心电现象，它可以呈持续性，也可以是一过性、反复的间歇性出现。临床上按照病因分为器质性和功能性房室阻滞，前者的基础疾病包括冠心病、病毒性心肌炎、扩张型心肌病等，房室阻滞多为持续出现并且病程可能不断进展、加重；后者病因尚不完全明确，精神异常、手术应激、卧位睡眠等因素刺激迷走神经，由迷走神经张力增高引起的间歇性房室阻滞属于这种类型，称之为"迷走性间歇性房室阻滞"；另外服用某些药物如洋地黄、奎尼丁、钙拮抗剂、β受体阻滞剂及生长抑素[1]等，亦可导致房室阻滞的发生。不同的病因需要采用不同的治疗方法，因此房室阻滞的早期诊断、鉴别和及时治疗，对于改善房室传导、防治房室阻滞程度进行性加重、恶化和提高患者的生活质量极为重要。

一、迷走神经张力增高引起房室阻滞的机制

心脏受交感神经和迷走神经双重支配，交感神经节后纤维分布至整个心房及心室的心内膜下，兴奋时释放的去甲肾上腺素与心肌细胞膜上β型肾上腺素能受体结合，可使窦房结释放电激动频率及心肌兴奋性提高，收缩力增强，心脏传导速度加快；迷走神经节后纤维主要分布于窦房结、心房和房室结，兴奋时释放的乙酰胆碱与心肌细胞膜上M型胆碱能受体结合，可以引起窦房结释放电激动频率减低，心肌收缩力减弱，房室传导速度减慢；位于延髓的心血管神经中枢对交感神经和迷走神经发挥重要的调节作用，使心脏的活动处于平衡状态。

正常房室结中有丰富的交感神经和迷走神经，一般情况下两者的活动是拮抗的，即当交感神经系统兴奋性增高时，迷走神经系统兴奋性处于相对减弱的地位，但是当某种因素刺激延髓神经中枢，导致迷走神经兴奋性增高，交感神经相对抑制时，就会产生明显的负性频率、负性张力和负性传导效应，房室结传导的延迟可以引起多种缓慢性心律失常，包括房室传导阻滞。同时迷走神经张力增高还可能导致细胞膜对钾离子的通透性增高，使钾离子从细胞内外流，造成窦房结、房室结和心房肌细胞膜超极化，窦房结和房室结受到抑制，引起传导延迟或中断。Chuen[2]等研究显示，通过射频消融术解除犬心脏迷走神经的支配，可以消除显著的窦性心律不齐和传导阻滞。

二、影响迷走神经张力的因素

1. 体位改变　心脏左右迷走神经支配的范围存在一定的差异，右侧迷走神经主要影响窦房结，左侧迷走神经主要影响房室交界区，因此体位改变能够对心脏传导系统造成一定的影响，右侧卧位时胸腔脏器向右移位，右侧迷走神经张力减低，左侧迷走神经张力增高，使房室结的不应期延长，容易发生房室传导阻滞[3]。

2. 精神紧张　精神过于紧张可使交感神经兴奋性增强，血中儿茶酚胺如肾上腺素分泌增加，引起血管收缩，心肌收缩力加强，刺激左室及颈动脉压力感受器，反射性增强迷走神经活动。

3. 血容量不足　手术失血、大量出汗及造影剂渗透性利尿等因素，均可导致血容量不足。血容量不足又可引起下丘脑视上核和室旁核神经元分泌血管加压素，致血管平滑肌收缩，引起迷走神经反射性张力增高。

4. 疼痛刺激　外伤、手术操作粗暴，麻醉过浅、拔管不当等都可以引起疼痛。疼痛刺激作用于皮层中枢和下丘脑，使胆碱能神经张力突然增强，引起脏器及肌肉的小血管强烈反射性扩张，致血压急

剧下降，心率迅速减慢。

5. 胃肠道、膀胱压力改变 空腔脏器压力感受器传入神经为迷走神经，空腔脏器压力突然改变可反射性引起迷走神经张力增高。各种因素造成胃肠道扩张与回缩，尿潴留及导尿量过多使膀胱过度充盈和回缩，刺激膀胱压力感受器兴奋，反射性引起迷走神经兴奋。

此外，夜间时、幼儿迷走神经张力相对较高，手术、应激、牵拉、迷走神经纤维老化等均可影响迷走神经的张力。

三、迷走神经张力增高的心电图特点

迷走神经张力增高可以引起多种缓慢性心律失常，包括窦性心动过缓、窦性停搏、窦房阻滞、房室阻滞、室性逸搏、室性停搏、心房颤动以及心室颤动[4]等。通常，患者无明显症状和器质性心脏疾病，当一定的诱发因素使心律失常发作时多为间歇性，随体位改变而变化，其中最常见、最典型的是间歇性房室阻滞。

综合分析相关的研究发现：迷走神经张力增高时，70%～80%为一度和二度Ⅰ型房室阻滞，20%～30%为二度Ⅱ型和完全性房室阻滞，这可能与迷走神经主要支配窦房结、心房和房室结，极少支配心室肌有关，因为一度和二度Ⅰ型房室传导阻滞的阻滞部位偏上，一般发生于房室结以上部位；二度Ⅱ型和三度房室阻滞位置偏下，多发生于希氏束（30%左右）或束支－普肯耶系统（70%左右），常是双侧束支阻滞的一种表现形式。

迷走神经张力增高性房室阻滞的心电图有以下特点：

1. 多于夜间疲乏欲睡时或睡眠中发生，醒后脉搏有停搏现象。

2. 夜间可持续发作，亦有阵发性发作。

3. 存在情绪紧张、手术应激、右侧卧位等诱发因素，刺激迷走神经可以加重传导阻滞。

4. 体位由卧位到坐位时，心电图心室率增加 10 次/分钟以上；PR 间期缩短 0.04s 以上。

5. 随着体位变化及阿托品药物的使用房室阻滞终止。能够观察到以下心电图变化：在立位或静滴阿托品时，二度或完全性房室阻滞可以演变为一度房室阻滞或正常心电图；而恢复卧位或停用阿托品后，正常心电图或一度房室阻滞又可演变为二度或完全性房室阻滞；

6. 随访观察多数患者一般不发展为二度Ⅱ型或三度房室传导阻滞。

病例 1：

36 岁女性患者，静息时心电图显示：PR 间期逐渐延长，呈规则 4∶3 下传，诊断为二度Ⅰ型房室传导阻滞，活动后心电图显示：PR 间期 0.16s，无心室脱漏搏动，诊断为窦性心律不齐（图 5 - 4 - 1）。

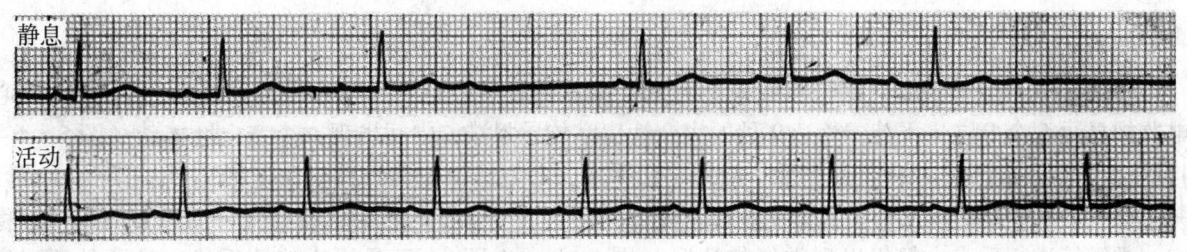

图 5 - 4 - 1

病例 2：

23 岁男性患者，静息心电图及动态心电图均可见二度Ⅱ型房室阻滞，多发生于卧位及夜间睡眠时，且睡眠中房室阻滞程度较重，闷醒时心率最慢仅 34 次/分，但立位或活动时心率可达 80 次/分钟以上，节律整齐，无任何类型的房室阻滞，不影响正常工作和活动，心电图见图 5 - 4 - 2。

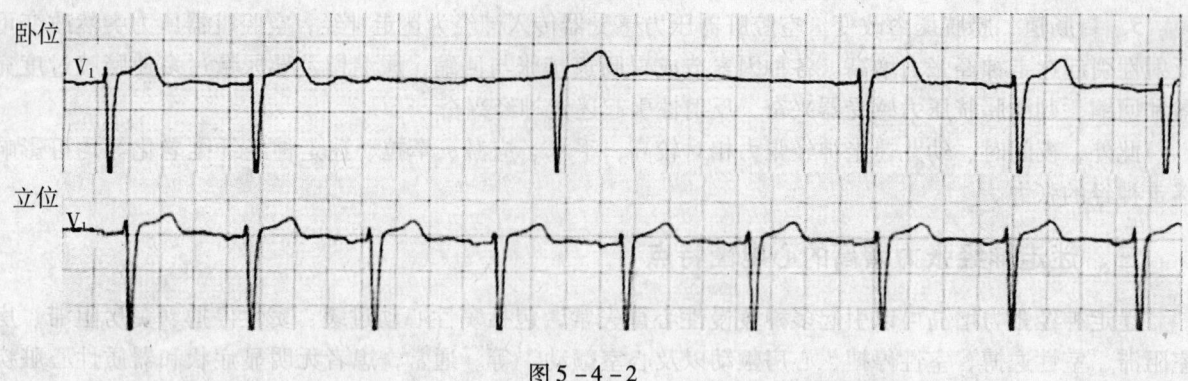

图 5 - 4 - 2

病例 3：

16 岁的男性患者，常规心电图示：二度 I 型房室阻滞，做动态心电图示：基础心律为窦性心律，夜间睡眠时可见二度 I 型和二度 II 型房室传导阻滞（图 5 - 4 - 3 - A），白天卧位时可见二度 I 型房室阻滞（图 5 - 4 - 3 - B），静息坐位时可见一度房室阻滞（图 5 - 4 - 3 - C），活动时心率 85 次/分钟心律整齐（图 5 - 4 - 3 - D）。结合病史及辅助检查，排除"病毒性心肌炎"，诊断为"迷走性间歇性房室阻滞"，心电图见图 3。

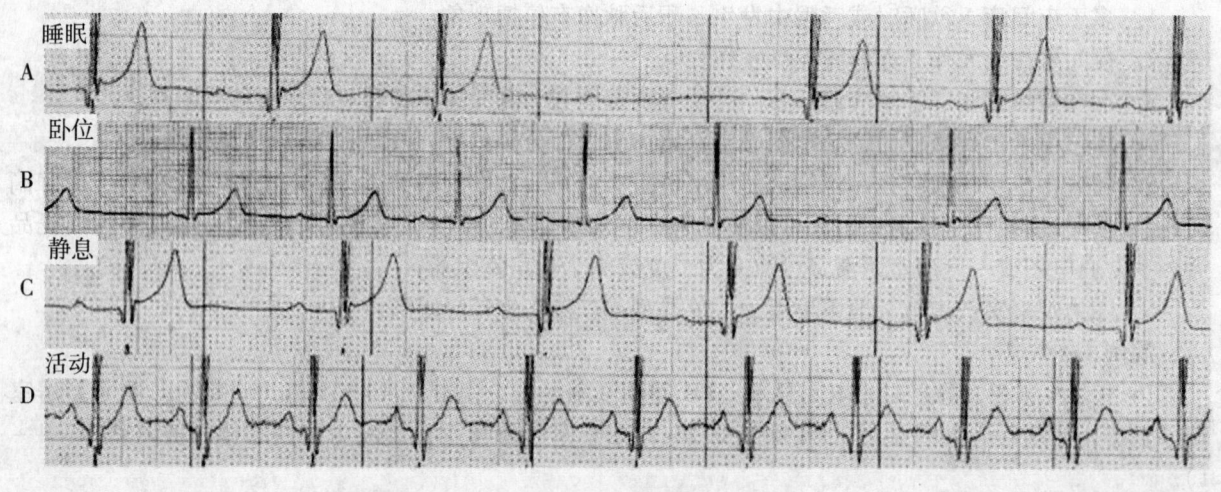

图 5 - 4 - 3

病例 4[5]：

36 岁的肥胖女性患者，欲行腹腔镜绝育术，术前检查：心电图正常，手术开始后 30 分钟时，心电监护显示 6 个 P 波未下传，长达 9 秒的完全性房室传导阻滞，中间出现一个室上性搏动（图 5 - 4 - 4 上），之后又出现长达 4s 的长间歇，立即终止手术，心电图演变为一度房室阻滞，PR 间期 0.32 秒，并于三个心动周期后恢复为正常窦性心律（图 5 - 4 - 4 中），终止手术观察数分钟后患者情况持续稳定，遂继续进行手术，但仍出现类似的情况（图 5 - 4 - 4 下），于是再次终止手术。给予甘罗溴铵 0.4mg（抗胆碱药物），将心率提升至 83 次/分，无上述情况发生，顺利完成手术，心电图见图 5 - 4 - 4。

四、迷走性间歇性房室阻滞的临床表现

通过观察体位改变、阿托品试验以及迷走神经刺激对房室传导阻滞的影响可以较为准确的诊断迷走性间歇性房室阻滞；有研究显示[6]，同时进行心电监护和脑电图检测有助于明确诊断，迷走神经张

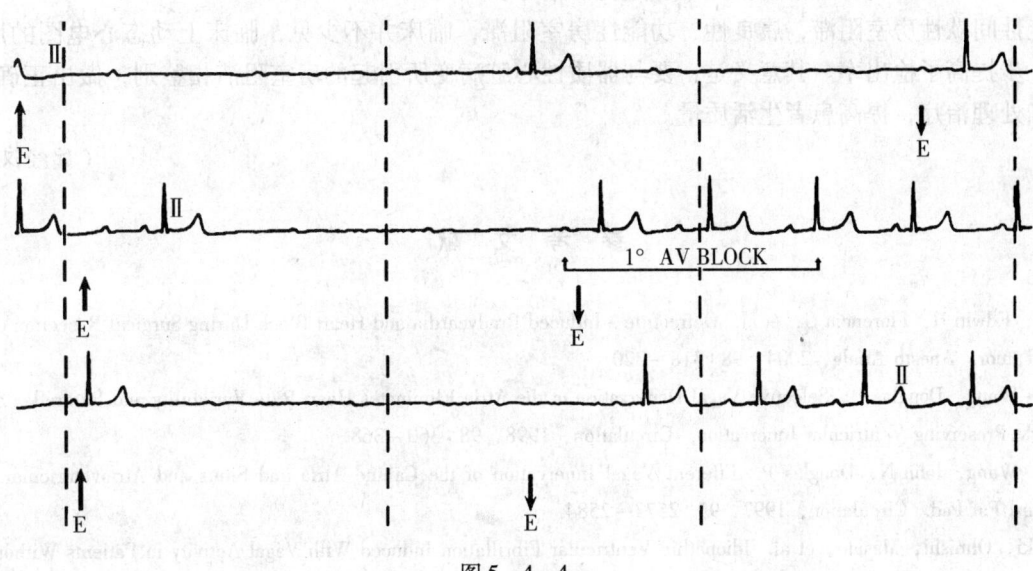

图 5 - 4 - 4

力增高引起的房室阻滞多发生于夜间深相睡眠状态，这时心电图显示房室阻滞，脑电图表现为低平的慢波。

迷走性间歇性房室阻滞有以下临床特点：

1. 间歇性房室阻滞约 50% 为迷走神经张力增高引起。

2. 常见于健康无器质性心脏病的学龄期儿童和青年患者，多数患者无明显临床症状或略感心悸，极少数可能发生血管迷走性晕厥。

3. 男性患者多见，男女比例为 2:1 左右。

4. 呈短暂性、间歇性，多出现在安静卧位时，而坐位时或立位减轻或消失，常与手术、情绪异常、夜间睡眠及应激刺激状态等因素有关。

5. 压迫眼球或颈动脉窦等刺激迷走神经时可能诱发或加重房室阻滞。

6. 运动、阿托品试验或随着心率的加快可以使房室阻滞消失，或由高水平房室阻滞演变为较低水平的房室传导阻滞。

7. 抗胆碱类药物疗效较好，或不需要任何药物治疗，一般不必安装起搏器。

8. 个别迷走神经张力增高者，尤其是处于应激状态、手术过程中的患者，治疗不及时也可导致猝死的发生。

五、治疗原则

迷走性间歇性房室阻滞的病理基础为迷走神经系统过度兴奋和交感神经系统的相对抑制，以及由此发生的缓慢性心律失常和血压减低为主要表现的临床综合征，因此在治疗上应选用抗胆碱能药物和肾上腺素能药物，同时要尽量避免应用加重缓慢性心律失常的药物，如奎尼丁、普鲁卡因酰胺、β 受体阻滞剂、钙拮抗剂、生长抑素等。

1. 抗胆碱药物　可以抑制乙酰胆碱与细胞膜上 M 型胆碱能受体结合，加快心率，改善房室结区传导速度，临床上最常用的是阿托品。

2. 肾上腺素能药物　在抑制迷走神经活性的同时，应使用异丙肾等肾上腺能药物。

3. 提升血压药物　抗胆碱能药物可以提升心率，但不能提升血压，因此对于迷走神经张力过高，导致血压降低时，应加用多巴胺、多巴酚丁胺等升高血压药物。

4. 其他治疗　对于轻度的房室传导阻滞需要长期药物维持时，可以考虑使用中成药"心宝"和 $β_2$ 受体激动剂沙丁胺醇（舒喘灵）等；而对于个别重度患者，尤其是心电图间歇偏长，有晕厥病史，且药物治疗效果不佳时，应及时植入心脏起搏器治疗。

迷走性间歇性房室阻滞，属良性、功能性房室阻滞，临床并不少见，临床上动态心电图的广泛应用，进一步提高了检出率。其意义是：要与器质性心脏病变所引起的房室阻滞相鉴别，做出正确诊断，以利正确处理治疗，提高患者生活质量。

（魏经汉）

参 考 文 献

1. John A, Edwin H, Florencia G, et al. Octreotide – Induced Bradycardia and Heart Block During Surgical Resection of a Carcinoid Tumor. Anesth Analg, 2004, 98：318 – 320.

2. Chuen – Wang, Douglas P. Selective Vagal Denervation of the Atria Eliminates Heart Rate Variability and Baroreflex Sensitivity While Preserving Ventricular Innervation. Circulation, 1998, 98：360 – 368.

3. Chuen – Wang, John N, Douglas P. Efferent Vagal Innervation of the Canine Atria and Sinus and Atrioventricular Nodes：The Third Fat Pad. Circulation, 1997, 95：2573 – 2584.

4. Kasanuki, Ohnishi, Masato, et al. Idiopathic Ventricular Fibrillation Induced With Vagal Activity in Patients Without Obvious Heart Disease. Circulation, 1997, 95：2277 – 2285.

5. Sprung, Abdelmalak, Schoenwald, et al. Recurrent Complete Heart Block in a Healthy Patient during Laparoscopic Electrocauterization of the Fallopian Tube. American Society of Anesthesiologists, 1998, 88（5）：1401 – 1403.

6. 谢莺，陈心浩，杨仲乐等. 房室传导阻滞病因的鉴别研究. 中南民族学院学报，1995，14（1）：31 – 35.

5 心脏变时性不良

以往运动试验中人们更多地关注 ST 段，常常忽视了运动时心率的变化。国外若干研究已证实运动时心率的变化能够提供更为丰富、更有价值的信息，但国内的相关研究才刚刚起步。目前认为，变时性是心脏电活动和心脏节律方面的一个重要功能。研究显示，心脏变时性不良（Chronotropic incompetence）能够预测心血管危险性且与心脏性死亡密切相关[1,2]。变时性功能的评价作为一种简单、可靠、经济、可重复测量的检测手段应当在国内逐步推广和应用。

一、历史回顾

20 世纪 70 年代初期，Ellestad[3,4] 为一位 51 岁男性进行运动试验检查时发现该患者有良好的运动耐力且无 ST 段下移或心绞痛，但最大心率只能达到 110 次/分。此后不久患者突然死亡，尸检显示患者冠脉左前降支和回旋支 80% 狭窄。这一事件促使 Ellestad 调阅并分析了 2700 位病人的随访资料，结果发现运动试验心率反应减低比 ST 段下移者发生心肌梗死、心绞痛以及心脏性死亡的危险性更高，Ellestad 当时称之为不适当的心动过缓，后来决定把这一现象命名为变时功能不良，此后这一术语被广泛用于运动试验心率反应减低的不同群体患者中。

二、定义

人体运动时，或在各种生理及病理因素的作用下，心率能够跟随机体代谢需要的增加而适宜增加的功能称为变时性功能，当心率对机体代谢的需要发生了不适当性变化称为心脏变时性不良，包括变时性低下与过度[5]。

当心率不能随着机体代谢需要的增加而增加并达到一定程度或者不能满足机体代谢需求时称为变时性低下；心率增快的反应超过了运动时机体的代谢需要，运动后的心率高于预测最大心率，称为变时性过度。

三、病理生理机制

目前，心脏变时性不良的发生机制尚未阐明。研究显示，与变时性不良发生的相关因素很多。

1. 心肌缺血　绝大部分的心肌灌注发生在舒张期，然而随着心率的增加，舒张期从静息时心动周期的 70% 下降至最大心率时心动周期的大约 20%。运动试验中由于舒张期缩短，冠心病患者面临着需氧量增加而冠状动脉灌注下降的矛盾，因此 Huang 等[6] 提出冠心病患者心率反应性减低，可以避免过度心肌缺血，形成一种保护性的生理反应，这也是应用 β 受体阻滞剂治疗冠心病的基本依据。变时功能不良的一些患者在经过成功的血管重建后变时功能恢复正常，这一事实有力地支持了上述理论[4]。

研究表明冠心病患者心脏变时性不良与 Bezold–Jarisch 反射有关[7]。左心室壁传入性机械感受器受牵拉或其他刺激兴奋迷走神经，从而拮抗交感神经活性。如果在运动时心脏由于缺血而发生收缩异常，这些受体就会被激活，引起心率对运动的反应缓慢。大量研究表明，在运动初始迷走神经张力并未完全减退，而是始终保持着对心率的调节作用[4]，由于心肌灌注发生在舒张期，因而这会产生一个心脏保护的效应。此外，副交感神经兴奋还可以改善运动时的冠脉血供。

2. 心肌损害　心肌损害是发生变时性不良的解剖学基础。已有证据表明，充血性心力衰竭患者变时性反应发生了显著的改变，表现为静息心率增快，最大负荷心率下降，代谢一变时关系曲线的斜率下降。

3. 自主神经功能失调　研究表明，运动早期心率增加是由于副交感神经中枢抑制，交感神经兴奋性增加引起。随后，伴随儿茶酚胺水平增高，中枢神经系统交感神经刺激进一步增强。变时性不良与自主神经功能失调有关，表现为运动时交感神经兴奋与副交感神经抑制失衡[8,9]。Elhendy 等发现变时性不良患者的静息心率明显低于变时性功能正常者，认为可能是由于持续的交感神经功能亢进，引起β受体下调，导致心脏对β受体刺激的反应性下降。Fei[10]等发现伴有变时性不良的充血性心力衰竭患者的心率变异性显著下降，提示变时性不良的发生与自主神经功能的损害相关。

4. 内皮功能失调与炎症反应[6]　Huang 等研究发现，疑似冠心病患者中，心脏变时性指数低下者内皮依赖性血管舒张功能障碍，并且系统性炎症标志物超敏 C 反应蛋白、MCP-1 和 N 端脑钠肽前体升高，提示运动试验心脏变时性低下与内皮功能障碍和系统性血管炎症有关。

5. 颈动脉粥样硬化与压力反射敏感性　Jae[11]等报道 8959 例健康中年男性运动试验变时性反应与颈动脉粥样硬化有关。颈动脉粥样硬化的病人表现为心率变异性和压力反射敏感性下降。由于颈动脉内膜厚度增加或颈动脉粥样硬化改变引起颈动脉壁顺应性下降，从而导致压力感受器敏感性降低[12,13]。Fukuma 等指出变时性反应与压力感受器敏感性下降有关[14]。

6. 可能的分子机制　Schulze. Bahr[15]从分子水平探讨了变时功能不良的发生机制，认为对细胞内 cAMP 不敏感的突变体 HCN4 通道表达改变了正常的 If 通道的激活和失活特性，当在肾上腺素刺激下 If 通道不能对细胞内 cAMP 的升高发生反应时变时功能不良就会发生。

7. 其他[5]　①年龄：在健康人群中，随年龄增长，运动时最大心率值逐渐下降；②窦房结功能障碍：窦房结功能障碍者中合并变时性不良者多见。其表现为静息心率下降，运动时心率轻微升高，运动耐量减弱，运动停止后心率的恢复异常；③抗心律失常药物的负性变时作用是引发变时性不良的重要基础或直接原因，尤其是β受体阻滞剂；④吸烟：Framingham 心脏研究发现变时性不良与吸烟有关。Srivastava[16]等的研究对 5435 例观察对象进行了 12 年的大型随访，发现 1931 例吸烟者具有更低的变时性指数和最大运动心率，吸烟合并变时功能不良者死亡危险度明显升高。

四、检测方法和判定标准

运动试验为检测静息、运动和复原各阶段自主神经系统与心血管系统之间的相互作用提供了可能，代表了一种评价自主神经系统各成分相互作用的独特形式，具有国际通用的方案，是检测变时性功能最重要的方法。运动方式、负荷及运动时间具有极强的可控性，且能对各级运动量的变时功能进行定性定量分析。常用的运动负荷试验方法包括活动平板和踏车试验，后者的安全性和记录效果较好，但运动心率常低于活动平板，故用于变时功能评估时不及活动平板。

变时功能的判定标准很多，差异较大，比较常用的有 3 种：

1. 运动最高心率与预测最大心率值之比　预测最大心率值为（220-年龄）bpm，当运动后最高心率<90%的预测最大心率值时为变时功能低下，当运动后最高心率值<75%的预测最大心率值时为明显的变时功能低下。目前许多试验中心将运动后最高心率<85%的最大预测心率值作为变时功能低下的诊断标准。运动试验中，运动后最高心率明显超过预测最大心率值的 100% 时为心脏变时性过度。

2. 心率储备率（Heart rate reserve，HRR）　HRR =（最大心率-静息心率）/（220-年龄-静息心率）×100%，HRR<80% 为变时功能不良[17,18]。Azarbal 等[19]认为 HRR 考虑了患者的年龄、静息心率和最大心率，因此在预测心脏死亡率和总死亡率方面优于 85% 最大心率。Khan 等[20]将 HRR ≤ 62% 作为应用β受体阻滞剂患者变时性不良的诊断标准。

3. 变时性指数　Wilkof 提出了应用变时性指数评价心脏变时性功能的方法。变时性指数等于心率储备与代谢储备的比值，正常值大约为 1，正常值范围为 0.8~1.3。心率储备为极量运动所能达到的最高心率与静息心率的差值，代谢储备为能达到的最大运动负荷和静息负荷间的差值。其中，心率储备 =（运动后心率-静息心率）/（最大预测心率-静息心率），代谢储备 =（运动后代谢值-1）/（极量运动的代谢值-1）。当变时性指数<0.8 时为变时性低下，当变时性指数>1.3 时为变时性过度。

五、临床意义

目前，变时性不良的研究已经涉及冠心病、心力衰竭、心肌病、起搏器临床应用等多个领域，发现其对心血管疾病的诊断和预后判断具有重要的临床应用价值。

1. 冠心病 变时性不良与心肌缺血之间存在相关性。Ellested 把进行运动试验的 85 名患者分为 ST 改变组、单纯变时性不良不伴有 ST 段改变组，发现两组患者发生心绞痛和急性心肌梗死的危险性相同，提示变时性不良是运动试验诊断冠心病的一个有意义的指标。Wiens 等发现伴有变时性不良的冠心病患者，冠状动脉存在超过 70% 的狭窄，提示变时性不良与冠状动脉狭窄的严重程度相关。Lauer 等[1]对 1575 名试验人群进行长达 7.7 年的随访发现，327 名未达预计心率者中有 44 例（14%）发生冠心病，而 1248 名达到预计心率的受试者中只有 51 例（4%）发生冠心病，指出变时性不良与冠心病之间存在很强的相关性。

Ellestad 报道，运动试验中有 ST 段异常压低伴变时性不良者冠脉三支病变的发病率高于运动试验时仅有孤立 ST 段变化的患者。Patterson 等发现不能达到预测最大心率值 85% 者患有左主干或三支血管病变的可能性增加。Balady 等研究发现运动试验不能达到预测最大心率值 85% 者患有冠心病的危险是达标者的 1.7 倍。Chin 等报道 72% 的变时性不良者患有冠心病，表明运动试验变时性不良可能是冠脉病变的一个独立而敏感的阳性诊断指标，应当引起足够的重视。

然而，运动试验中不能达到最大预测心率值的 85% 时，冠心病检出的敏感性下降。因此运动试验中的心率信息更有助于对患者进行危险分层。Ellestad 的一组长达 14 年的随访资料表明，运动后最大心率 <120bpm 的冠心病患者存活率为 60%，而最大心率 >120bpm 的存活率为 90%。另有研究表明，超过 3 年的随访期间，存在变时性不良的冠心病患者发生急性冠脉综合征的风险明显提高（比率 2.2）。Dresing TJ[21]等对 384 名患者随访 6 年，56 人死亡。多变量分析提示，变时性不良是强大的总死亡率预测因子，且独立于冠状动脉病变严重程度。

2. 心力衰竭 变时性不良是心力衰竭患者死亡的独立预测因子。Robbins[22]等对 470 例心衰患者进行了 1.5 年随访，发现心衰患者对运动试验的心率反应异常下降，多因素分析表明变时性指数是心衰患者死亡的独立预测因子。心衰患者变时性不良与自主神经功能异常密切相关，交感神经功能受损是导致心力衰竭患者变时性低下的主要原因[23]。慢性心力衰竭患者运动试验中最大心率和心率增量明显降低，静息血液儿茶酚胺高于正常而最大心率时儿茶酚胺并不高，说明慢性心力衰竭患者变时性低下部分是由于突触后儿茶酚胺敏感性下降所致。

3. 先天性心脏病 Diller GP[24]等观察了 727 名成人先天性心脏病患者，发现运动后心率反应异常的先心病患者中期死亡率明显增高。心率储备率是识别成人先心病患者死亡风险增加人群的既简单又经济的方法。Norozi K 等[25]对 345 名成人先心病患者的观察结果提示成人先心病患者心脏变时性不良的发生很常见，且与心力衰竭的严重程度相关。

4. 变时性过度与心肌病 变时性过度患者常有持续心率增高，而心率增加死亡率亦随之增加。研究表明变时性指数 >1.3 时可使不良事件的发生率增加，其死亡率是变时性指数正常者的 1.34 倍[1]。不适当性窦性心动过速患者全日平均心率可高达 120 ~ 160bpm，在轻微活动后，心率可升高到 160bpm，甚至 200bpm 以上。长期无休止性心动过速可引发患者心功能的下降，造成心律失常性心肌病，导致严重的临床后果。

5. 起搏器临床应用 心脏变时功能不良在起搏人群中广泛存在[5]，对 211 例需要植入或更换起搏器患者的临床分析发现变时性不良的总发生率为 42%，其中心房颤动为 67%，病窦为 49%，房室传导阻滞为 30%，最大心率与预测心率的差异分别为 18%、27%、19%、12%，当前，ACC/AHA/NASPE 指南推荐心脏变时性不良患者植入频率应答起搏器，因此变时性分析对临床起搏器的选择有重要的参考价值。40% ~ 50% 的病窦患者合并心脏变时性不良，是频率应答起搏器的适应证。慢性心房颤动因心率缓慢需要起搏器治疗者几乎均存在运动试验变时功能异常。频率应答起搏器能显著改善心脏变时功能不良者的变时功能[26,27]。DDDR 比 DDD 显著提高慢快综合征及阵发性心房颤动患者的变时功能，并改善心悸等症状。Melzer 等分析了 12 例安装植入式心脏复律除颤器（ICD）患者的心脏变时功能，共发现变时功能不良 47 例，ICD 患者变时功能不良的预测因子包括冠心病、心脏手术、使用 β 受体阻滞剂或胺碘酮。ICD 患者改善变时功能的措施包括优化 A—V 间期，优化上限频率，保留心房起搏减少心室起搏。正常人从卧位转为直立位时心率快速升高以维持血压。变时性不良患者从卧位转为直立位时心率不能及时提高以满足维持血压的要求，所以常常发生直立性低血压，用体位反应性起搏器治疗可以取得显著效果。

我们相信，随着相关研究日益深入，发生机制的逐步阐明，运动试验心脏变时性评价必将展现出广阔的临床应用空间。

（曲秀芬）

参 考 文 献

1. Lauer MS, Okin PM, Larson MG, et al. Impaired heart rate response to graded exercise：prognostic implications of chronotropic incompetence in the Framingham heart study. Circulation, 1996, 93：1520 – 1526.

2. Lauer MS, Francis GS, Okin PM, et al. Impaired chronotropic response to exercise stress testing as a predictor of mortality. JAMA, 1999, 281：524 – 529.

3. Ellestad MH, Wan MK. Predictive implications of stress testing：Follow – up of 2700 subjects after maximum treadmill stress testing. Circulation, 1975, 51：363 – 369.

4. Ellestad MH. Chronotropic incompetence：The implications of heart rate response to exercise（compensatory parasympathetic hyperactivity?）Circulation, 1996, 93：1485 – 1487.

5. 郭继鸿. 心脏的变时性. 临床心电学杂志, 2003, 12：267 – 276.

6. Huang PH, Leu HB, Chen JW, et al. Comparison of endothelial vasodilator function, inflammatory markers, and N – terminal pro – brainnatriuretic peptide in patients with or without chronotropic incompetence to exercise test. Heart, 2006, 92：609 – 614.

7. Mark AL. The Bezold – Jarisch reflex revisited：clinical implications of inhibitory reflexes originating in the heart. J Am Coll Cardiol, 1983, 1：90 – 102.

8. Kuller L, Borhani N, Furberg C, et al. Prevalence of subclinical atherosclerosis and cardiovascular disease and association with risk factors in the Cardiovascular Health Study. Am J Epidemiol, 1994, 139：1164 – 1179.

9. Guerra M, Llorens N, Fernhall B. Chronotropic incompetence in persons with down syndrome. Arch Phys Med Rehabil, 2003, 84：1604 – 1608.

10. Dresing TJ, Blackstone EH, Pashkow FJ, et al. Usefulness of impaired chronotropic response to exercise as a predictor of mortality, independent of the severity of coronary artery disease. Am J Cardiol, 2000, 86：602 – 609.

11. Jae SY, Fernhall B, Heffernan KS, et al. Chronotropic response to exercise testing is associated with carotid atherosclerosis in healthy middle – aged men. Eur Heart J, 2006, 27：954 – 959.

12. Balady GJ, Larson MG, Vasan RS, et al. Usefulness of exercise testing in the prediction of coronary disease risk among a-symptomatic persons as a function of the Framingham Risk Score. Circulation, 2004, 110：1920 – 1925.

13. Gianaros PJ, Jennings JR, Olafsson GB, et al. Greater intima – media thickness in the carotid bulb is associated with reduced baroreflex sensitivity. Am J Hypertens, 2002, 15：486 – 491.

14. Lauer MS, Francis GS, Okin PM, et al. Impaired chronotropic response to exercise stress testing as a predictor of mortality. JAMA, 1999, 281：524 – 529.

15. Schulze – Bahr E, Neu A, Friederich P, et al. Pacemaker channel dysfunction in a patient with sinus node disease. J Clin Invest, 2003, 111：1537 – 1545.

16. Srivastava R, Blackstone EH, Lauer MS. Association of smoking with abnormal exercise heart rate responses and long – term prognosis in a healthy, population – based cohort. Am J Med, 2000, 109：20 – 26.

17. Vallebona A, Gigli G, Orlandi S. Heart rate response to graded exercise correlates with aerobic and ventilatory capacity in patients with heart failure. Clin Cardiol, 2005, 28：25 – 29.

18. Azarbal B, Hayes SW, Lewin HC, et al. The incremental prognostic value of percentage of heart rate reserve achieved over myocardial perfusion single – pho – ton emission computed tomography in the prediction of cardiac death and all – cause mortality: Superiority over 85% of maximal age – predicted heart rate. J Am Coll Cardiol, 2004, 44:423 – 430.

19. Azarbal B, Hayes SW, Lewin HC, et al. The incremental prognostic value of percentage of heart rate reserve achieved over myocardial perfusion single – pho – ton emission computed tomography in the prediction of cardiac death and all – cause mortality: Superiority over 85% of maximal age – predicted heart rate. J Am Coll Cardiol, 2004, 44:423 – 430.

20. Khan MN, Pothier CE, Lauer MS. Chronotropic incompetence as a predictor of death among patients with normal electrograms taking beta – blockers. Am J Cardiol, 2005, 96:1328 – 1333.

21. Dresing TJ, Blackstone EH, Pashkow FJ, et al. Usefulness of impaired chronotropic response to exercise as a predictor of mortality, independent of the severity of coronary artery disease. Am J Cardiol. 2000, 86:602 – 609.

22. Robbins M, Francis G, Pashkow FJ, et al. Ventilatory and heart rate responses to exercise, better predictors of heart failure mortality than peak oxygen consumption. Circulation, 1999, 100:2411 – 2417.

23. Roche F. Pichot V, Da Costa A, et al. Chronotropic incompetence response to exercise in congestive heart failure, relationship with the cardiac autonomic status. Clin Physiol, 2001, 21:335 – 342.

24. Diller GP, Dimopoulos K, Okonko D, et al. Heart Rate Response During Exercise Predicts Survival in Adults With Congenital Heart Disease. J Am Coll Cardiol, 2006, 48:1250 – 1256.

25. Norozi K, Wessel A, Alpers, et al. Chronotropic incompetence in adolescents and adults with congenital heart disease after cardiac surgery. J Card Fail, 2007, 13:263 – 268.

26. Gentlesk PJ, Markwood TT, Atwood JE. Chronotropic incompetence in a young adult: Case report andliterature review. Chest, 2004, 125:297 – 301.

27. Lamas GA, Lee KL, Sweeney MO, et al. Ventricular pacing or dual – chamber pacing for sinus – node dysfunction. N Engl J Med, 2002, 346:1854 – 1862.

 **病态窦房结综合征的再认识**

病态窦房结综合征是指窦房结本身及其周围组织器质性病变，造成起搏和传导功能失常，而引起的起搏和/或激动传导障碍，以及由此发生的一系列心律失常和血流动力学障碍的一组综合征[1]。它是心血管比较常见的严重疾病，为心源性昏厥的常见原因之一，严重者可发生阿－斯综合征或猝死，临床上已引起普遍重视。

一、窦房结的解剖生理特点

窦房结位于右心房与上腔静脉入口交界处的心内膜下约1mm，为一椭圆形结构，形状类似于蝌蚪，可分为头、体、尾3个部分，长约15mm，宽约5mm，厚约2mm。窦房结由心房中最粗大的窦房结动脉供血，其约60%起源于右冠状动脉，40%起源于左旋支，绝大部分为单支供血，极少数为双支供血。窦房结动脉因多数来自右冠状动脉。故右冠状动脉阻塞所致心肌梗死者，5%可伴病态窦房结综合征。

在窦房结内有着丰富的自主神经纤维分布，它受到交感神经和迷走神经的双重支配，自主神经张力的变化对窦房结激动节律和频率的调节发挥着重要作用。窦房结在心脏传导系统中的自律性最高，正常成年人的窦房结激动频率为60~100次/分，因此通常由窦房结控制着整个心脏的活动。就窦房结本身而言，其头部的自律性最高，体部次之，尾部最低[1,2]。

近年来，由于电子显微镜和微电极技术的飞跃发展，对窦房结结构和功能的认识更加深入。心脏传导系统的细胞包括P细胞、移行细胞和普肯耶细胞3种，而窦房结中主要包括P细胞和移行细胞。P细胞是窦房结的起搏细胞，位于窦房结中央，因肌原纤维少，不具收缩功能，只发放冲动，维持心脏节律性活动。P细胞受损，窦房结自律性降低或冲动形成障碍。移行细胞位于P细胞周围，连接P细胞与心房肌细胞，肌原纤维较多，具有传递冲动的功能，过渡细胞受损，易发生传出阻滞，即窦房传导阻滞。

二、病因

按病程长短，将病态窦房结综合征分为急性和慢性两类。

（一）急性病态窦房结综合征

1. 缺血性 急性下壁心肌梗死时，5%可伴病态窦房结综合征，多在发病最初4天内出现，1h内最为多见。这种急性窦房结功能不全大多数于随后1周内恢复，多数是由于右冠状动脉主干阻塞，造成窦房结动脉对窦房结的供血中断，或由于左旋支阻塞导致窦房结供血中断。同时，窦房结具有丰富的胆碱能神经纤维末梢，急性缺血时，胆碱分泌增高，造成心动过缓。当心率＜50次/分钟时，可导致心排血量下降、血压下降，发生昏厥。

2. 炎症性 由于窦房结是跨多层组织分布，急性心包炎、心肌炎和心内膜炎均可使窦房结受累而发生功能障碍，可见于病毒性、风湿性心肌炎等疾患。窦房结可因炎症细胞浸润、纤维组织增生，造成急性窦房结功能不全。因窦房结动脉属于小动脉，累及全身小动脉的结缔组织病变，即胶原性血管病变，也可影响窦房结动脉的供血。

2. 慢性病态窦房结综合征

1. 器质性（包括缺血性） 缺血性是由于冠状动脉粥样硬化，慢性冠状动脉供血不足，导致窦房结长期缺血、纤维化导致。而不能肯定病因者称为特发性，由窦房结退行性变所致。经病理研究，窦房结纤维化可波及心房肌、房室交界区和心室内传导系统。其特点为心脏无器质性改变，心功能正常。目前研究表明，遗传因素是慢性病态窦房结综合征发生的重要因素[3,4]。

2. 功能性 由于迷走神经张力异常增高，长期快速房性心律失常抑制窦房结功能，或长期应用某些药物，明显抑制窦房结功能，导致过缓性心律失常，伴有一系列症状。这种窦房结以外因素造成窦房结功能障碍，称为结外病态窦房结综合征。

三、临床特点

常见于老年人，其发病率占总数的 80%[5]。无论哪种原因使窦房结及其周围组织发生器质性改变，均可影响其功能而发生病态窦房结综合征，进而发生不同程度的临床与心电图表现。病态窦房结综合征的临床症状主要取决于原发疾病程度和所发生心律失常对血流动力学影响的严重程度。轻症患者或无严重心律失常发作时可无明显临床症状，因此极易漏诊。一般患者可仅有乏力、心悸、胸闷、头晕、失眠、记忆力减退以及易于激动、反应迟钝、食欲不振等症状，而这些症状均属于心、脑、肾、胃肠道等脏器供血不足的表现。严重患者可反复发生短阵晕厥、阿-斯综合征，甚至猝死。当发生严重心律失常并造成血流动力学改变时，亦可发生心功能不全、心源性休克或心绞痛等。体格检查时除可发现心律失常外，一般没有明显异常改变。

四、心电图特点

心电图改变较为复杂且具有多变性，在同一患者可出现以下 1 种或 1 种以上的心电图变化。

1. 窦性心动过缓 最早，最常见，占病态窦房结综合征的 60%～80%。心率多数 <50 次/分，尤其是 <40 次/分伴有黑蒙、晕厥者，应高度怀疑病态窦房结综合征。

2. 窦房传导阻滞 约占病态窦房结综合征的 1/5，以二度 II 型窦房阻滞较为多见，表现为长间歇是窦性周期的倍数，阻滞严重者可出现明显延长的长间歇。二度 I 型少见，表现为 P-P 间期逐渐缩短，直至最后一个 P 波脱落，导致一长间歇，如此周期性地出现。且往往伴有交界区性逸搏，交界区逸搏心律，逸搏-夺获心律。无逸搏者可出现脑供血不足症状。

3. 窦性停搏 一般是指长间歇 >2 秒，其间无 P 波。且其长间歇与窦性周期长度不成倍数。在 24 小时心电监测中，间歇 >2 秒者占多数，少数长间歇超过 3 秒。往往伴有结性逸搏，少数为室性逸搏。停搏时间过长未及时出现逸搏者，可伴严重症状。

4. 房性代偿间歇明显延长 房性期前收缩后之恢复周期比基础窦性周期延长，提示窦房传导时间延长。由于窦房结不应期延长，单个房性期前收缩足以引起窦性停搏，反映窦房结的起搏和传导功能均有明显障碍。

5. 心房颤动、心房扑动[6] 慢性持续性心房颤动是严重病态窦房结综合征常见的基本心律。心房扑动是晚期病态窦房结综合征的基本心律，但较心房颤动少见。心房颤动、心房扑动伴房室传导阻滞时，心室率减慢为 30～50 次/分。心房颤动出现前或终止后可有窦性心动过缓、长间歇、窦性停搏或传导障碍。且电击后不能恢复为窦性心律，或恢复为窦性心律但不能维持巩固，心房颤动易复发。

6. 房室交界区心律 伴有或不伴有缓慢的窦性心律，多数表现为逸搏-夺获心律。心律可规则或不规则。心室率 <35 次/分为房室结自律性低下，有双结病变可能，约占病态窦房结综合征的 1/6。

7. 心动过缓-心动过速综合征 心动过缓表现为窦性心动过缓、窦房传导阻滞或窦性停搏、房室交界区性逸搏或室性逸搏心律等，以窦性心动过缓为最常见。心动过速表现为心房颤动、心房扑动、房性心动过速、室上性心动过速或室性心动过速等，呈阵发性或持续性存在，以阵发性心房颤动为最多见，且多在心动过缓的基础上发生。持续存在的心房颤动、心房扑动可掩盖过缓性心律失常，可由电复律显现或仔细询问心房颤动、心房扑动前是否存在过缓性心律失常的病史而得知。

8. 基本心律为心房颤动、心房扑动者，当纤维化病变侵及整个传导系统则可表现为心室率缓慢的心房颤动、心房扑动，甚至伴房室或心室内传导阻滞，这是过缓-过速或双结病变的特殊类型。

五、诊断

病态窦房结综合征的诊断既不能仅根据临床症状与体征，也不能仅根据心电图变化来下结论，而应根据患者的各种临床资料进行全面的综合分析与判断，这样不但可以减少漏诊，还可避免不必要的误诊。目前主要根据以下几点进行诊断：

1. 具有心动过缓或过缓性与过速性心律失常交替出现的证据。

2. 有心、脑、肾等重要脏器灌注不足的临床表现。

3. 有证明窦房结功能不全的实验性证据，例如：①运动试验阳性；②阿托品试验或异丙基肾上腺素试验阳性；③心房调搏试验阳性；④24 小时动态心电图监测发现严重心动过缓、窦性停搏、窦房传导阻滞等心律失常或 24 小时平均心率低于 50 次/分。在上述 4 项检查中，①、②两项可作为筛选性试验，对阳性或可疑者再根据条件选择后两项检查。心房调搏试验能较好地了解窦房结的功能，并且可用经食管心房调搏的方法进行测试，属于无创伤性检查。但目前则大多应用动态心电图监测，通过多次检测 24 小时的心率和心律变化来了解窦房结的功能状况，结果也较客观、准确和可靠。

六、治疗

病态窦房结综合征的治疗原则主要包括原发疾病治疗、维持一定的心室率、促进窦房结功能的恢复和并发症防治等。但目前尚无特殊治疗方法，况且其心律失常多具有不固定性，即在同一患者可出现过缓与过速性心律失常的交替，而何时可能发生转变却难以预测。当快速心律失常发作并使用减慢心率药物时，可加重心动过缓或房室传导阻滞，反之使用加快心率药物治疗过缓性心律失常时，则可能诱发快速心律失常，因此就给治疗带来了一定的困难。目前认为，SSS 患者若无心动过缓的相关症状则不必接受治疗，但应定期随访观察，对于有症状患者唯一长期有效的治疗方法为安置心脏永久起搏器[2,7]。

（任晓庆 路长洪）

参 考 文 献

1. Dobrzynski H, Boyett MR, Anderson RH. New insights into pacemaker activity：promoting understanding of sick sinus syndrome. Circulation, 2007, 115（14）:1921 – 1932.

2. Toogood G. Pacemaker therapies in cardiology. Aust Fam Physician, 2007, 36（7）:518 – 524.

3. Wilde AA, Bezzina CR. Genetics of cardiac arrhythmias. Heart, 2005, 91（10）:1352 – 1358

4. Sarkozy A, Brugada P. Sudden cardiac death and inherited arrhythmia syndromes. J Cardiovasc Electrophysiol, 2005, 16 Suppl 1 : S8 – 20.

5. Kaszala K, Kalahasty G, Ellenbogen KA. Cardiac pacing in the elderly. Am J Geriatr Cardiol, 2006, 15（2）:77 – 81.

6. Redfearn DP, Yee R. Pacing delivered rate and rhythm control for atrial fibrillation. Curr Opin Cardiol, 2006, 21（2）:83 – 87.

7. Albertsen AE, Nielsen JC. Selecting the appropriate pacing mode for patients with sick sinus syndrome：evidence from randomized clinical trials. Card Electrophysiol Rev, 2003, 7（4）:406 – 410.

 病态窦房结综合征分型及治疗

病态窦房结综合征这一概念和命名首先由 Ferrer 在 1968 年提出，随后在 1973 年进行了系统的描述。病态窦房结综合征（sick sinus syndrome，SSS）通常定义为由于窦房结的器质性病变（退行性变、缺血性、炎症性及创伤性等原因）或功能性障碍（神经性、药物性及医源性等原因），造成窦房结的起搏和传导功能失常，以至产生一系列的心律失常，血流动力学异常以及心功能障碍，严重者可发生心脏性猝死，在临床上已引起普遍重视。

由于窦房结起搏和传导功能失常，异位兴奋点兴奋性增高，临床上表现为各种各样的心律失常，临床上最常见的是以心动过缓为主要表现，如窦性停搏、窦房阻滞及交界性逸搏心律等；另一种病态窦房结综合征临床上常见的心律失常表现为"慢-快综合征（bradycardia-tachycardia syndrome）"，即在上述心动过缓的基础上，出现阵发性心动过速表现，如房颤、房扑、房速及室速等；还有一种较常见的心律失常为阵发性房颤终止后出现严重窦性停搏、窦性心动过缓或窦房阻滞，即"快-慢综合征（tachycardia-bradycardia syndrome）"，也被认为是病态窦房结综合征的一种类型。以往的观点认为无论是上述哪种病态窦房结综合征，治疗方案都是植入永久性心脏起搏器，并对同时伴有的房性快速性心律失常应用相应的抗心律失常药物。

近年从心电图表现、临床诊断及治疗角度考虑，长期以来无人对这些适应证的正误提出任何异议。将病态窦房结综合征分为缓慢型、慢快型、快慢型和混合型四种类型，目的是细化其治疗策略以选择最优方案。现分述如下：

一、缓慢型

缓慢型即普通型或基本型，病变位于窦房结本身，出现窦房结起搏或传导功能障碍的表现，主要表现为症状性窦性心动过缓、窦房阻滞或原发性窦性停搏，主要症状为头昏、胸闷、乏力或黑矇，较少出现晕厥症状。

缓慢型病态窦房结综合征的治疗：在原发疾病治疗的基础上，植入以心房为基础的永久心脏起搏器，即 AAI 起搏器，或植入 DDD 起搏器后如无房室结功能障碍的依据应将起搏模式程控为 AAI 或 DDI 模式。对于急性心肌梗死、心肌炎或药物中毒等患者，估计短期可恢复的患者，可植入临时起搏器。

二、慢快型

慢快型病态窦房结综合征患者的病变不仅发生于窦房结本身，而且波及心房肌或心房内传导系统。主要表现也是症状性窦性心动过缓和窦性停搏，但同时伴有各种房性快速性心律失常，房性快速性心律失常均发生在心动过缓性心律失常的基础上，可以定义为原发性窦房结功能障碍（primary sinus node dysfunction）伴继发性房性快速性心律失常（secondary atrial tachyarrhythmias），即慢频率依赖性房性快速性心律失常或慢频率诱发的房性快速性心律失常。慢快型病态窦房结综合征快速心律失常中终止时常伴有缓慢性心律失常发生（如窦性停搏或窦性心动过缓），即慢快慢综合征。部分患者缓慢性心律失常与快速心律失常二者并存，但无直接关系。

慢快型病态窦房结综合征的治疗：在治疗原发疾病的基础上，应植入以心房为基础的永久心脏起搏器，如 AAI，也可植入 DDD 起搏器。如果植入的是 DDD 起搏器，在无房室结功能障碍的情况下应将起搏模式程控为 AAI 或 DDI 模式，并将模式转换功能打开。如果能植入具有抗房颤功能的起搏器更好。植入起搏器虽可使房性快速性心律失常发作有所减少，但均不能理想地控制快速性房性心律失常，

因此应同时应用抗心律失常药物控制快速性房性心律失常，仍不能控制或不愿长期用药或有副作用者，可对快速性房性心律失常（如阵发性房颤）进行射频消融治疗，能使其发作减少或消失。

三、快慢型

快慢型病态窦房结综合征的患者平时心电图正常，但常伴有阵发房速、房扑或房颤等快速性房性心律失常，发作终止后出现较长时间的窦性停搏或明显的窦性心动过缓，从而可出现一过性头昏、胸闷、黑矇，甚至出现晕厥等症状。既往认为这类患者存在病态窦房结综合征，有一定风险，应用抗心律失常药物的顾虑更多，一般均植入起搏器。近年来，随着临床心电生理理论和实践研究的进展，尤其是对房颤发生机制认识的深入以及导管消融治疗房颤技术的逐渐成熟，对快慢型病态窦房结综合征有了更进一步的认识，现认为这一型病态窦房结综合征缺乏病态窦房结综合征的基本诊断依据，即不伴有症状性窦性心动过缓、窦性停搏和窦房阻滞，快速性房性心律失常是在正常窦性心律基础上发生，而且终止后出现的窦房结功能抑制仅为一过性。因此，快慢型病态窦房结综合征被认为是原发性房性快速性心律失常（primary atrial tachyarrhythmias）和继发性窦房结功能障碍（secondary sinus node dysfunction），有人称其为假性病态窦房结综合征。

近几年关于快慢型病态窦房结综合征的研究报告有数篇，现简介如下。2003 年，法国的 Hocini M 等报道了 20 例阵发房颤伴有房颤终止后出现窦性停搏的病例，病史 100 ± 80 月，房颤终止后的窦性停搏时间为 3～10 秒。行肺静脉电隔离和线性左房消融术后评价窦房结功能，结果 18 例（85%）消融后无房颤复发，动态心电监测显示心动过缓或窦性停搏及相应的症状消失，同时反映窦房结功能的各项指标显著改善，未植入起搏器。仅 2 例偶有房颤发作，其中 1 例仍有房颤发作后窦性停搏而植入起搏器。同年杨延宗等报道了 8 例阵发性房颤伴窦性停搏病人的导管消融结果。病史 1～20 年，房颤发作终止后窦性停搏时间 3.2～8.4 秒，其中 4 例为起搏器植入患者。射频消融电隔离大静脉后平均随访 278 ± 159 天，6 例无房颤发作，均为稳定窦性心律，无严重窦性心动过缓和窦性停搏发生。2004 年美国的 Khaykin Y 等报道了 31 例症状性窦性心动过缓或窦性停搏的阵发性房颤患者肺静脉隔离后随访（6 ± 3 年）结果。19 例消融前已植入起搏器，其中 14 例术后心房起搏频度从消融前的 64% 下降到 5%，减少 13 倍，基本不需起搏。仅 3 例于消融后仍需要起搏。未植入起搏器的 12 例患者房颤消融成功后晕厥症状消失，随访中动态心电图监测未再发现窦性停搏。至 2007 年杨延宗等对 18 例诊断为病态窦房结综合征伴阵发性房颤患者进行了消融治疗。房颤终止时有 >3 秒的窦性停搏，平均时间 6.8 秒 ±2.7 秒。消融结果显示 2 例房颤触发灶起源于上腔静脉，并成功电隔离，16 例肺静脉电隔离，其中 10 例发现触发灶，6 例进行经验性电隔离。随访 21.2 月 ±14.8 月，无房颤发作 15 例（83%），患者症状消失，动态心电图复查无窦性停搏发生，24 小时总心率均在正常范围。3 例仍有房颤，其中 2 例植入心脏起搏器，1 例患者拒绝起搏治疗，术后无明显长间歇及心动过缓相关症状，仍在密切随访中。2006 及 2007 年作者本人对 3 例阵发性房颤伴终止后窦性停搏患者进行了射频消融，其中 1 例在外院植入了双腔起搏器。3 例术后均无房颤发作，动态心电图无病态窦房结综合征的心电图证据。术前植入起搏器的 1 例患者，术后将起搏频率程控为 35 次/分，动态心电图及遥测无明显窦性心动过缓、窦性停搏、窦房阻滞及起搏搏动，起搏器成为"旁观者"。

总结上述病例报告的临床特征、心电图与动态心电图有以下特点：

1. 平时为正常心律，可有无症状性间歇性的窦性心动过缓。有的病例系房性期前收缩二联律未下传心室，因 P 波不清或埋于前一 T 波之中被误认为是窦性心动过缓。但均无原发性窦性停搏和窦房阻滞证据。

2. 稳定窦律期间显示窦房结变时功能正常，即运动后心率可 >100 次/分。

3. 阵发性房速、房扑或房颤等快速心律失常均发生在正常心律基础上，也可在其终止后的长间歇之后立即再出现。早期多为短阵性房速、房扑或房颤。间歇期常伴偶发频发房性期前收缩。

4. 快速房性心律失常，尤其阵发性房颤发作终止后出现一过性窦房结抑制的表现，具体表现有以下几种：①较长时间的窦性停搏：阵发性房颤终止后出现窦性停搏，随之恢复稳定窦性心律。窦性停搏的时间长短不等，一般大于 3 秒，有达 14.5 秒者。窦性停搏时间的长短与房颤的持续时间无明确关系，但夜间出现的窦性停搏时间显著大于白天清醒状态。根据较长时间的窦性停搏后没有逸搏心律出现，可以推测房室结甚至心室的低位起搏点的自律细胞也受到了明显抑制；②一过性的严重窦性心动过缓：有些在阵发性房扑或房颤终止后未出现严重的窦性停搏，而出现一过性的严重窦性心动过缓，心率低于 40 次/分，持续数秒至数分钟后恢复稳定正常的窦性心律；③一过性窦性停搏伴逸搏或逸搏心律：表现为房颤终止后在窦性停搏基础上出现交界性逸搏心律，频率多在 20~30 次/分，持续数秒至数分钟不等；④房颤或房扑复发：表现为窦性停搏恢复仅一个或数个窦性搏动（或逸搏）后房颤或房扑立即再发；⑤混合表现：可为严重窦性停搏、交界性逸搏或逸搏心律以及复发性房颤同时存在。

5. 对抗心律失常药物敏感：部分患者应用低剂量抗心律失常药物即可出现严重窦性心动过缓和使房颤发作后的窦性停搏时间延长，从而使治疗选择更加困难。

6. 心电生理标测证实房颤等房性心律失常多与起源于肺静脉或上腔静脉内肌袖的电活动驱动和触发心房所引起。

7. 导管消融对触发灶起源的大静脉电隔离后使大静脉与心房间的电连接消除，房颤能得到有效控制，窦性停搏现象可随之消失。

快慢型病态窦房结综合征中房颤终止出现长间歇的发生机制尚不清楚，与多种因素有关。可能是房颤发作时快速的心房率引起心房肌局部释放乙酰胆碱并在局部蓄积，增加窦房结起搏细胞的 K^+ 外流，使细胞外 K^+ 浓度增加，舒张期电位负值增大，动作电位 4 相坡度降低，窦房结细胞自律性下降。同时快速的心房率对窦房结细胞的自律性有直接的抑制作用。另外，房颤中快速的心室率会导致窦房结动脉的供血不足，也会影响窦房结的自律性。然而，这些可能的机制似乎并不能完全解释阵发性房颤终止后的长间歇，如虽然有房颤终止后的长间歇，但窦房结恢复时间检查可以显示正常，长间歇的严重程度与房颤的持续时间并不总是相关。所以，房颤终止后的长间歇还可能与触发灶起源部位的特殊性有关，如迷走神经的介导相关，电重构相关等。快慢型的病态窦房结综合征是可逆性的，当房颤被完全控制（根治）后一过性的窦房结功能障碍会随之立刻消失，长期随访不再有窦性停搏发生，也不再出现其他病态窦房结综合征的心电图表现，提示这些窦性停搏可能是频繁、长期的快速紊乱心房电活动介导的窦房结重构的表现；而这种重构是可逆的。

房颤与病态窦房结综合征之间有着内在的联系，是因抑或果，有证据显示窦房结功能降低并不总是一成不变的进展。在一组犬实验中，经 2~6 周心房起搏诱发的房颤，其校正窦房结恢复时间，P 波时限较对照组明显延长，最大心率和固有心率降低，心房有效不应期缩短。而这些改变在转为窦性心律 1 周后部分恢复到基础水平。该实验显示长期快速心房起搏也可导致窦房结功能下降，所以很可能心房的电重构同时延伸到窦房结，影响窦房结功能，并首次指出房颤可导致窦房结重构。Hadiana 等对 10 例患者进行 10~15 分钟的右房起搏，窦房传导时间和校正的窦房结恢复时间明显延长，也提示即使房性心动过速的一过性发作也可引起窦房结电重构。Kumagai 等的研究显示，慢性孤立性房颤患者心脏转律后，立即测定的校正的窦房结恢复时间较对照组显著延长。也有研究显示阵发性或慢性房扑终止后也可以出现窦房结功能重构，且这个过程是可逆的。因此，阵发性房颤时所伴的长间歇可能是房性快速心律失常导致窦房结重构的结果。虽然病态窦房结综合征与房颤之间有一定的关系，但阵发性房颤终止后出现的长间歇是否由于病态窦房结功能器质性异常引起，还是功能性窦房结功能低下，或者房颤只是病态窦房结综合征的前期临床表现，还有待进一步深入研究。

快慢型病态窦房结综合征的治疗：首先应该针对阵发性房颤行导管射频消融治疗。有资料显示房颤得到有效控制或根治的总成功率大于 90%，已成为其主要治疗手段。房颤消融成功后，根据无阵发性房颤发作时真实的动态心电图和有无相关临床症状评价窦房结功能，大多数不需植入永久心脏起搏器，对于极少数消融后仍然有症状性的缓慢性心律失常或者房颤复发不接受再次消融治疗的病人才行永久心脏起搏器植入术。

四、混合型

这一类型病态窦房结综合征理论上应该存在，即在不同的阶段和时间表现为以上不同类型，但多见于药物影响和病程较长之后。我们的资料显示各型多独立存在，或以其中一种类型为主。

混合型型病态窦房结综合征的治疗：其治疗策略同慢快型，即选择置入以心房起搏为基础的永久心脏起搏器，结合抗心律失常药物治疗，或在有心脏起搏器状态下进行导管消融治疗。

既往将持续性房颤伴缓慢心室率者也列入病态窦房结综合征，作者认为不妥，因为房颤的原因和机制有多种，不一定与窦房结有关。心室率缓慢的是房室结不应期明显延长或隐匿传导较多引起，属于房室结功能障碍，不是窦房结病变，因此不应归于病态窦房结综合征。

综上所述，病态窦房结综合征可分为四型，即缓慢型、慢快型、快慢型及混合型。缓慢型符合病态窦房结综合征的基本诊断标准，即症状性窦性心动过缓、窦房阻滞或原发性窦性停搏。慢快型也符合病态窦房结综合征的基本诊断标准，同时还存在房性快速性心律失常，如阵发性房扑或房颤。快慢型缺乏病态窦房结综合征的基本诊断标准，但有各种房性快速性心律失常，心律失常终止后出现一过性的窦房结功能的明显抑制，表现为较长时间的窦性停搏或严重的窦性心动过缓。混合型则是在不同时间和阶段表现为以上不同类型，或以其中一种类型为主。对不同类型的病态窦房结给予相应的治疗。缓慢型应植入以心房起搏为基础的永久心脏起搏器治疗。慢快型应植入以心房起搏为基础的永久心脏起搏器，结合抗心律失常药物治疗，也可以选择植入起搏器后进行导管消融治疗。对于快慢型，应首选导管消融治疗，如能成功消融房颤，再进一步评价窦房结功能，必要时再植入心脏起搏器。对于混合型，选择植入以心房起搏为基础的永久心脏起搏器，结合抗心律失常药物治疗，或在有心脏起搏器状态下进行导管消融治疗。

（崔俊玉）

参 考 文 献

1. Ferrer MI. The sick sinus syndrome in atrial disease. JAMA, 1968, 206：645—646.

2. 杨延宗，黄从新，刘少稳，等. 阵发性心房颤动合并病态窦房结综合征的导管射频消融心房一大静脉电隔离. 中华心律失常学杂志，2003, 7：201 – 205

3. 高连君，杨延宗. 房颤伴症状性长 RR 间歇的新认识. 见：胡大一，郭继鸿主编. 中国心律学. 北京：人民卫生出版社，2008. 118 – 121.

4. 杨延宗. 心房颤动永久心脏起搏治疗适应证的思考. 见：胡大一，马长生主编. 心脏病学实践. 北京：人民卫生出版社，2006. 409 – 419.

5. Hocini M, Sanders P, Deisenhofer I, et al Reverse remodeling 0f sinus node function after catheter ablation of atrial fibrillation in patients with prolonged sinus pauses. Circulation, 2003, 108：1172 – 1175.

6. Khaykin Y, Marrouche NF, Martin DO, et al. Pulmonary vein isolation for atrial fibrillation in patients with symptomatic sinus bradycardia or pauses. J Cardiovasc Electrophysiol, 2004, 15：784 – 789.

7. De Sisti A, Leclereq JF, Fiorello P, et a1. Eleetrophysiologic characteristics of the atrium in sinus mode dysfunction：Atrial refractoriness and conduction. J Cardiovasc Electrophysiol, 2000, 11：30 – 33.

8. Elvan A, Wylie K, Zipes DP. Pacing – induced chronic atrial fibrillation impairs sinus node function in dogs. Electrophysiological remodeling. Circulation, 1996, 94：2953 – 2960.

9. Hadian D, Zipes DP, Olgin JE, et a1. Short – term rapid atrial pacing produces electrical remodeling of sinus node function in humans. J Cardiovasc Electrophysiol, 2002, 13：584 – 586.

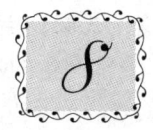# 心力衰竭并发室性心律失常的研究进展

充血性心力衰竭（congestive heart failure，CHF）是多种心脏疾病自然发展的终末阶段，也是极为常见而严重的临床综合征。心衰患者较易产生室性心律失常（VA），室性期前收缩或成对室早发生率87%，非持续性室性心动过速发生率45%[1]。据统计，心衰患者的死亡率较高，而半数以上是死于心脏性猝死（SCD），其中大多数是由室性心动过速（VT）和/或心室颤动（VF）所致。虽然不同病因所致心衰的预后和死亡率不尽相同，但 SCD 的发生与左心功能有明显相关性[2]，提示尽管病因各异，但心衰时 VA 的发生可能存在共同机制。因此，了解心衰合并 VA 的可能机制，明确治疗方案，降低患者死亡率，成为人们关注的热点。

一、心衰并发室性心律失常的发生机制

（一）机械 - 电反馈诱发心律失常

机械 - 电反馈是指心室的机械扩张所引起的心肌电生理变化。Franz 等[3]证实，心室扩张产生的早期后除极（EAD）和室性心律失常发生率与心室扩张的速度、程度及持续时间密切相关。期外收缩或非持续性心律失常的发生需要快速、幅度大且短暂的机械扩张，而持续的舒张性心室扩张引起心室动作电位时程（APD）和不应期缩短。Waster 等[4]在离体兔心脏，增加左心室容积伴随舒张末压从 0 增加到 30~35mmHg，可导致有效不应期（ERP）缩短 23%，而且，这种 ERP 缩短是区域不均一性的。心室急性或慢性扩张所致电生理学异常，均会造成心肌兴奋状态的波长减小，从而允许更多折返环的存在。心室扩张明显增加 VA 的发生率（扩张的心室 VA 发生率为 35%，未扩张心室则为 3%，P < 0.001）[4]。Ott 等[5]观察兔离体心脏扩张前后左室 ERP 和除颤阈值（DFT）的关系发现，随心室扩张（左室舒张末压从 0 上升至 35mmHg），左室平均 ERP 缩短了 15%，平均 DFT 增加 30%。DFT 增大可能与心室扩张时 ERP 的缩短有关。Horner 等[6]发现，机械 - 电反馈产生的 APD 变化是频率依赖性的，心率越快 APD 缩短越明显。机械扩张引起的 ERP 缩短可能是折返环长度依赖性的[7,8]。当冲动在 1000ms 的环上传导时，扩张所致 ERP 缩短效应仅 1%，而在短于 500ms 的环上传导，ERP 将进行性缩短，程度可达 23%。因此扩张夸大了正常的频率依赖性的不应期缩短，提示扩张的电生理效应在心动过速期间更明显。机械扩张对心肌传导速度影响似乎很小[8]。研究发现，短暂性室壁张力增高可以通过自动除极或触发活动诱发室性心律失常，持久性心室扩张可以通过 ERP 缩短和复极的不均一性诱发折返性室性心律失常。另外在心率增快时，衰竭的心肌易于动作电位的传导，这种电重构会导致心肌对室性期前收缩的传导加速，从而增加恶性室性心律失常的风险[9]。

（二）心室重构形成病理基础

原发性心肌损害和心脏负荷过重使室壁应力增加，导致心室反应性肥大和扩大，心肌细胞和细胞外基质 - 胶原网的组成均有变化，这就是心室重构。在肥厚心肌，各层心肌的不应期均延长，其延长幅度不一致，中层心肌的不应期明显长于心外膜下及心内膜下心肌的不应期，这样就形成了跨室壁的不应期离散，这有利于在心外膜下与中层心肌或中层心肌与心内膜下心肌间形成壁内折返[10]。除了这种跨室壁（纵向的）不应期离散外，Vos 等[11]还观察到肥厚心肌存在不同区域间（横向的）不应期离散。心力衰竭时，由于心肌缺血，激素水平改变及炎性反应等原因，除了存在心肌代偿性肥大，还有心肌细胞间微小纤维化致间隙连接蛋白表达的改变[12]以及细胞凋亡的增加。心肌细胞间广泛的微小纤维化使心肌细胞间侧侧连接减少，兴奋横向传播电负荷增加，兴奋的传导存在不同程度障碍，引起传导延缓或单向阻滞，从而诱发折返[13]。同步记录扩张性心肌病病人右心室三个不同部位的心电图及心

室传导曲线，显示兴奋传导异常的程度与心室肌纤维化的程度相一致[14]。心肌细胞凋亡的上调可通过如下方式导致心律失常[15]：①在凋亡过程中，心肌细胞兴奋性增加，甚至形成自动节律点；②凋亡的细胞形成散在细胞群，当正常激动到达该处时产生异向性传导，易形成折返；③凋亡后替代成分成纤维细胞形成广泛纤维化。由此可见，心衰时心室壁的重构形成了心衰时心律失常产生的病理基础。

（三）离子通道下调造成电不稳定

电不稳定是心力衰竭的一个特征，是不同病因心力衰竭的共性。已有研究显示跨膜离子流改变，细胞内 Ca^{2+} 处理改变[16,17]，机械 - 电反馈及心肌电特性改变都会增加心力衰竭时心室肌的电不稳定性[18]。最近的研究发现心力衰竭时出现心室肌钾通道下调，并引起复极异常，从而增加心衰时的电不稳定性[19,20]。尤其在心率慢时，存在瞬时外向钾电流（I_{to}）、快速与缓慢的延迟整流钾电流（I_{kr} 及 I_{ks}）及内向整流钾电流（I_{k1}）的减少，造成心衰患者心室内共同的电生理改变即 APD 的延长[21]。I_{to} 是一种电位和时间依从性的外向电流，其主要组分 I_{to_1} 与复极 I 期相关，对形成平台期电位非常重要，主要影响复极早期。心力衰竭时，心室肌细胞有不同程度的代偿性肥大，而肥大心室肌细胞，几乎都有 I_{to} 密度下降，使动作电位形态在早期就发生偏差，并间接引起 APD 延长[22]。延迟整流钾电流（I_k）为细胞去极化激活的外向钾电流，主要包括 I_{kr}、I_{ks} 及仅在心房肌表达的 I_{kur}（超速延迟整流钾电流），前两者是动作电位复极相的主要成分，I_{kr} 影响整个复极，I_{ks} 主要影响复极终晚期，均对 APD 起着非常重要的作用[23]。与 I_{to} 密度下降不同的是，肥厚心肌 I_k 通道在密度下降的同时往往伴有通道性质的改变，表现为通道激活缓慢，失活加速[24]。I_k 密度和性质的改变结合 I_{to_1} 的减少共同导致了 APD 延长，并造成 EAD 及延迟后除极（DAD）的发生，与心衰时的心律失常有关。I_{k1} 又称钾外向背景电流，具有内向整流特性，在复极的终末相激活，影响复极晚期，对于建立稳定的静息膜电位非常重要。人体心衰时心室肌 I_{k1} 密度下降可导致静息膜电位不稳定，从而引起 DAD、自发去极化等异常电活动，并诱发室性心律失常[23,25]。动物心力衰竭模型的心室肌钾通道下调主要是 I_{to_1} 下调，而人体心力衰竭心室肌钾通道下调主要是 I_{kr}、I_{ks} 和 I_{k1} 下调[26]。心力衰竭心室肌的钾通道下调，可以通过 EAD 触发活动诱发室性心律失常，也可以因复极离散而诱发折返性室性心律失常。此外，钾通道下调后，心力衰竭心室肌对心律失常发生的环境因素（短暂缺血、短暂神经激素变化、电解质紊乱）的敏感性增加[27]。细胞内钙稳态的异常在 DAD 的发生中起了主要作用。已证实在衰竭的心肌中存在依赖于 DAD 的触发活动，而触发活动是由内质网中钙的自发性释放造成的，尤其是存在去甲肾上腺素时[21]。

（四）交感神经张力增加促进心律失常

已有实验证实，交感神经张力增加促进心衰时心律失常的产生并常导致猝死。Philip 等[28]设计了一个新的慢性心衰动物模型。尽管两组犬在心梗 30 天后的左室射血分数（LVEF）、心肌梗死面积及坏死程度无显著差异，在实验第 8 周，易诱发 VF 的高风险组（n=6）已全部死于 SCD，而低风险组（n=9）仅发生 1 例（$P < 0.001$）。高风险组的血浆总儿茶酚胺、去甲肾上腺素水平显著高于低风险组。Philip 等认为是否发生猝死有其个体差异性，与其自身的交感神经张力状况密切相关，而并不依赖于血流动力学状况。此推论已由心脏肾上腺素能神经元闪烁影像研究获得直接证据[29]：交感神经在心脏的分布从心基底到心尖是不均匀的。另外，交感神经在心室壁三层心肌的分布也呈不均匀性：心室壁中层心肌主要接受交感神经支配，当交感神经激活释放儿茶酚胺增多致使钙离子内流，可使中层心肌细胞动作电位时程延长更显著，从而有助于形成心室复极的透壁离散。因此，有必要重新认识交感神经活性在心律失常及猝死中的作用。

（五）肾素 - 血管紧张素 - 醛固酮系统活化改变电生理特性

血管紧张素 Ⅱ（AngⅡ）是肾素 - 血管紧张素 - 醛固酮系统最重要的功能肽。AngⅡ 通过增加有丝分裂原活化蛋白激酶的活性，增加转化生长因子 1、层粘蛋白及纤维结合素的 mRNA 表达，促进成纤维细胞增殖和胶原蛋白的合成从而介导心室重构[15]。一系列试验证实，AngⅡ 具有直接的电生理作用：增加内向 Ca^{2+} 流、Na^+ 流、Cl^- 流及外向 I_{kr}，减少 I_{ks}，改变 I_{to} 的激活、失活动力学。在心肌梗死的猪模型[30]和铯诱导的心律失常模型中[31]均证实静脉注射 AngⅡ 增加 VA 发生率及其严重程度。

（六）电重构导致细胞电生理异常

近来有人在研究心房颤动的电生理机制时发现"电重构"（Electrical Remodeling）现象[32]，即快速心房起搏或短阵心房颤动可引起心房肌有效不应期逐渐缩短，这种作用反过来可以诱发心房颤动，或使原有的短阵心房颤动转变为持续性心房颤动。心室率增快，即使持续短暂，也能改变心室肌的电生理特性，使心室有效不应期延长，进而诱发室性心动过速或使原有的室性快速性心律失常持续存在[33]。这些观察结果提示，心室肌如同心房肌一样，也存在电重构现象。经快速心室起搏的持续时间决定犬心室重构的类型：长期快速心室起搏（持续数月）引起心室解剖学的重构，如左、右心室扩大，室壁变薄，心肌重量增加，心肌细胞横径减小而长度增加，心肌细胞排列紊乱等，因而引起心功能下降；短暂快速心室起搏（数十分钟）引起心室电生理重构，如 ERP 延长及 APD 延长等，因而引起心电不稳定，易诱发尖端扭转型室性心动过速[33]。心室肌电重构现象的发现，将为慢性心力衰竭时室性心律失常发生机制的研究提供新的探索领域。

（七）内皮素 -1 含量增加

在慢性心功能不全时，血管内皮功能紊乱导致内皮素 -1（ET -1）合成与分泌增加。Yorikane 等[34]将 ET -1 直接注入小鼠冠状动脉口，剂量从 0.5g/kg 逐渐增加，则 VA 发生率和严重程度也增加，当剂量达到 1g/kg 时，全部转为 VF。Szab 等[35]直接注入 ET -1 于冠状动脉内诱导出现心律失常时，并没有缺血的温度改变或乳酸升高，这证实 ET -1 的致心律失常作用并不依赖于其强大的缩血管作用。ET -1 可能通过下列机制致心律失常：①ET -1 阻断 I_k，延长 APD，易致 EAD；②ET -1 通过三磷酸肌醇途径促使肌质网释放钙增加，导致细胞内钙超载，参与形成 EAD 或 DAD；③ET -1 能增加 Na^+/H^+ 交换，而阻断这种交换可减少心律失常的发生[36]。

二、心衰并发室性心律失常的治疗

如前所述，心力衰竭患者发生室性心律失常的比例较高，且易出现恶性室性心律失常引起心脏性猝死（约占心衰总死亡的 30% ~ 70%）。因此积极有效地治疗心衰并发的室性心律失常，可有效降低死亡率，改善患者预后。

（一）心衰并发室性期前收缩和非持续性室速

对于室性期前收缩，首要任务并非针对心律失常本身，而是缓解心衰症状和治疗基础心脏病，同时寻找并祛除造成心律失常的诱因，如心肌缺血、低氧血症、交感神经和儿茶酚胺系统的过度兴奋、肾素 - 血管紧张素 - 醛固酮（RAS）系统的激活、电解质及酸碱平衡紊乱等。这些因素均可使猝死的危险性增加，造成不良后果。β受体阻滞剂[37,38,39]和转换酶抑制剂（ACEI）[40]已被证实在心衰患者中有杰出的疗效，可明显改善预后，降低死亡率，并且能减少心衰时交感神经张力的增加，延缓心室重构及阻断 RAS 系统活化，消除部分室性心律失常的发生机制，针对室性心律失常的治疗及一级、二级预防均可起到积极作用，故只要条件允许均应考虑使用。若因副作用不能耐受 ACEI，可用血管紧张素受体拮抗剂（ARB）替代[41]。ATMA 荟萃分析[42]曾发现，对新近有心肌梗死或心力衰竭的患者预防性应用胺碘酮可减少其心律失常和/或猝死的发生率，并减少总死亡率，而 d - 索他洛尔在上述病人中可能因出现心律失常而增加死亡率[43]，但此种做法尚未被推荐用于临床。值得注意的是，部分室性心律失常的出现，可能存在医源性因素，如洋地黄过量，不恰当地使用抗心律失常药物（特别是Ⅰ类）等，应予避免。

心衰患者非持续性室速很可能是恶性室性心律失常的先兆。目前评价预后除通过采集病史、体格检查外，可进行持续心电监测或 24 小时动态心电图检查等方法提供一定的信息。心腔内电生理检查也是评价预后的重要手段之一。治疗同上所述主要针对病因和诱因，即治疗器质性心脏病和纠正心力衰竭、心肌缺血、电解质紊乱、洋地黄中毒等。对于以上治疗措施效果不理想且心律失常发作频繁，症状明显者可以按持续性室速应用抗心律失常药物，预防或减少发作。已证实某些Ⅰ类抗心律失常药物（如英卡胺、氟卡胺、莫雷西嗪）可增加远期死亡率，尤其是我国广泛应用的普罗帕酮有明显的负性肌力作用，在心衰患者中不推荐使用。目前治疗首选β受体阻滞剂和血管紧张素转换酶抑制剂，可减轻症状和改善预后，心律失常发作较多者可使用胺碘酮。有研究证实，严重心衰患者应用低剂量胺碘酮可改善心功能，减少死亡及住院率[44]。此时胺碘酮应采取小剂量缓慢负荷，维持量也可相应减少。对于电生理检查诱发出有血流动力学障碍的持续性室速或室颤的患者，应积极按恶性室性心律失常处理，首选埋藏式心脏复律除颤器（implantable cardioverter defibrillator，ICD）[45]。MADIT[46]和CABG-Patch[47]试验结果表明ICD降低这类患者总死亡率明显优于抗心律失常药。经济条件不允许或不愿接受ICD治疗者可用胺碘酮治疗。电生理检查未诱发出持续性室速者，建议药物治疗。

（二）心衰并发持续性室速、多形室速和室颤

发生于器质性心脏病患者的持续性室速和室颤多预后不良，容易引起心脏性猝死。除了治疗基础心脏病、认真寻找可能存在的诱发因素外，必须及时治疗室速本身。对室速的治疗包括终止发作和预防复发。

1. 终止室速和室颤　心衰患者若出现持续性室速和/或室颤，一般均会造成血流动力学障碍，即出现晕厥、明显的血压下降或心功能不全。故多数情况不要考虑药物终止，应立即电复律。情况紧急（如发生晕厥、多形性室速或恶化室颤），或因QRS严重畸形而同步有困难，也可非同步转复。如果明确为室颤，必须立即按心肺复苏的原则进行紧急处理，其中最关键的步骤是电复律。若电复律不成功，心肺复苏指南建议在保持气道通畅前提下静脉应用肾上腺素或加压素，再行进一步电除颤[48]。有证据支持在静脉注射肾上腺素后静注胺碘酮用于治疗室颤或无脉搏室速而难以电复律的心脏骤停有效[49]。在电复律无效的心室颤动中胺碘酮与利多卡因的对比研究（ALIVE试验）[50]表明，应用胺碘酮可明显提高所有患者的入院存活率，对院外顽固的室颤，胺碘酮疗效优于利多卡因，且越早使用短期收益越大；结合其他累计试验资料，似说明在院外无效的室颤中无使用利多卡因的指征。我国胺碘酮抗心律失常治疗应用指南推荐，在室速或室颤造成心脏骤停时，经常规心肺复苏、应用肾上腺素和电复律无效的患者，在持续进行心肺复苏的情况下应首选静脉胺碘酮（300mg稀释后快速静脉推注），然后再次电复律[51]。

多形性室速一般血流动力学不稳定，可蜕变为室颤，故应按室颤处理。若血流动力学稳定者应进一步鉴别是否伴有QT间期延长。QT间期延长所致尖端扭转型室速是多形室速的一种特殊类型，可自行终止但反复发作，易转变为血流动力学不稳定的室速。伴QT延长的扭转型室速应停止使用可致QT延长的药物、纠正电解质紊乱，特别是低血钾。亦可采用下列措施：静脉注射镁剂、利多卡因。临时起搏适用于由心动过缓所致的扭转型室速，异丙肾上腺素在除外缺血综合征后可作为临时起搏应用前的临时措施。在应用临时起搏后，β受体阻滞剂可作为辅助措施，但若心衰明显则应慎用。

若发生持续单形室速而血流动力学尚可耐受，可以考虑静脉药物复律。心功能不好的病人首先选择胺碘酮，利多卡因虽常用但效果欠佳，剂量大时易出现消化道和神经系统不良反应，也会加重心功能不全，其优点是半衰期短，数分钟药物作用即可消失，便于接续使用其它药物。

2. 预防复发

（1）一般治疗措施：包括缓解缺血（血管扩张剂、硝酸酯、溶栓等）；纠正心功能不全；注意纠正电解质紊乱和酸碱平衡紊乱，特别注意纠正低血钾和补镁；停用可致心律失常的药物。

在伴有器质性心脏病的室速中，应注意减低交感神经兴奋性，可用β受体阻滞剂。本类药物除有抗心律失常作用外，尚可在基础心脏病的治疗中起重要作用，包括降低心肌氧耗量，改善心肌缺血，改善心功能，降低血压等。已有许多文献证实β受体阻滞剂治疗可改善心肌梗死和心力衰竭病人的远期预后，可以减少猝死的发生率。作为室性心动过速治疗的一部分，在高血压、冠心病和心肌病患者尤其重要，没有禁忌证时尽量选用。本类药物可以和其他抗心律失常药（如美西律、胺碘酮等）合用。用药后可能出现一定程度的心动过缓，只要清醒状态时最慢心率不慢于50次/分左右，病人不出现心力衰竭加重等症状，可继续使用。降低肾素-血管紧张素-醛固酮系统的作用，可用血管紧张素转换酶抑制剂。该类药还可间接抑制交感兴奋性，减少心肌肥厚的不良作用。

（2）抗心律失常治疗：

1）可以排除急性心机梗死、电解质紊乱或药物等可逆性或一过性因素所致的持续性室速或室颤是埋藏式心脏复律除颤器（ICD）的明确适应证。此外，与器质性心脏病有关的自发持续性室速，晕厥原因不明，电生理试验诱发与临床相关的有血流动力学意义的室速，药物治疗无效，不可耐受或不优先考虑；无器质性心脏病的自发持续室速，对其他治疗无效均是安装 ICD 的指征[52]。CASH[53] 和 AV-ID[54] 试验结果表明 ICD 可显著降低持续室速/室颤复苏成功患者总死亡率和心律失常猝死率，效果明显优于包括胺碘酮在内的抗心律失常药，因此，目前支持用 ICD 作为心脏猝死病人首选的二级预防措施。最重要的是，近期资料支持在冠心病且左室功能下降的患者中预防性应用 ICD。ACC&AHA 及南美起搏与电生理学会关于 ICD 植入指南的变化包括：心梗后至少 1 月及冠脉血运重建术后至少 3 月左室射血分数 0.30；不明原因的晕厥或有伴典型或不典型右束支传导阻滞及 ST 段抬高（Brugada 综合征）的不能解释的心脏性猝死家族史的患者；或有进展性器质性心脏病，经有创或无创检查不能明确原因的晕厥患者。随着多个重要的随机临床试验的完成，ICD 技术的应用仍在不断进展。其适应证已由二级预防扩展到一级预防。进一步的临床试验有望明确在非缺血性心脏病伴左室功能下降的患者中，ICD 治疗能否在生存及生活质量方面提供同样的收益[55]。值得注意的是，安装 ICD 的患者约 70% 需同时服用抗心律失常药物（如胺碘酮），以减少室性心律失常的发作，延长 ICD 使用寿命。随着技术及设备的不断进步，射血分数明显下降伴室内传导阻滞合并恶性室性心律失常的患者可考虑安装心脏同步治疗除颤器（Cardiac resynchronisation therapy defibrillator, CRT-D）。值得注意的是，CRT 并不能减少室性心律失常的发作频率，但可改善收缩功能[56]。对于室速频繁发作的患者，导管消融治疗也是一种可选择的辅助性电生理治疗手段[57]。陈旧心梗室壁瘤形成伴恶性室性心律失常患者，外科手术切除室壁瘤亦可作为治疗心律失常的一种方法。

2）无条件安置 ICD 的患者可给予胺碘酮治疗。胺碘酮是目前预防室速发作最有效和应用最普遍的药，其作用特点有：阻滞 Na^+、Ka^+、Ca^{2+} 通道，抑制心律失常；抑制 β 受体，抗心肌缺血作用，抗甲状腺作用，抗交感神经作用，控制心律失常发生的基本因素；负性肌力作用轻，促心律失常作用少；在严重心功能受损的患者，胺碘酮优于其他抗心律失常药。临床试验证实胺碘酮可有效地抑制室速的发生，不使预后变坏，对心力衰竭病人还在一定程度上改善心功能。多中心静脉内胺碘酮抗心律失常研究（IAMT）[58] 显示静脉胺碘酮对其他抗心律失常药物不敏感的致命性 VT/VF 的反应尚可者约占 46%，且加大剂量作用增强；静脉胺碘酮相对比较安全，致命性副作用少。胺碘酮预防室速复发的作用需要数小时甚至数日才能达到，一般应静脉、口服同时给药。静脉胺碘酮应首先使用负荷量，在不短于 10min 的时间内缓慢注射，继之静脉滴注维持。若心律失常复发或对首剂治疗无反应，可以追加负荷量。静脉胺碘酮的使用剂量和方法要因人而异，剂量可有很大差异，但使用最好不超过 3～4 天，并注意使用大静脉[51]。

3）单用胺碘酮无效或疗效不满意者可以合用 β 阻滞剂，但不宜使用有内源性拟交感活性的药物。其它制剂目前尚无直接比较证据，不能确定哪一种更有优越性。β 阻滞剂应从小剂量开始，注意避免心动过缓。另有报告显示，醛固酮拮抗剂如安体舒通或依普利酮亦可减少致命性心律失常事件[59]。

总之，心力衰竭并发室性心律失常是威胁生命的主要病因，也是人们关注的热点问题，随着新的研究进展，一些未知领域逐步得到认识，例如钠-钙交换体阻滞剂在预防和治疗室性心律失常中的潜在作用等，相信不久的将来会有更多的手段攻克这一难题，为人类造福。

（梁　岩）

参 考 文 献

1. Kjekshus J. Arrhythmias and mortality in congestive heart failure. Am J Cardiol, 1990 May 22, 65 (19):42I-48I.

2. Kottkamp H, Budde T, Lamp B, et al. Clinical significance and management of ventricular arrhythmias in heart failure. Eur Heart J, 1994, 15 (Suppl D):55.

3. Franz MR, Cima R, Wan D, et al. Electrophy siological effects of myocardial stretch and mechanical determinants of stretch – activated arrhythmias. Circulation, 1992, 86:968.

4. Wester PO, Dy Ckner T. Intracellular electrolytes in cardiac failure. Acta Med Scand sipple, 1986, 707:33.

5. Ott P, Reiter MJ. Effect of ventricular dilatation on defibrillation threshold in the isolated perfused rabbit heart. J Cardiovasc Electrophysiol, 1997, 8:1013.

6. Horner SM, Dick DJ, Murphy CF, et al. Cycle length dependence of the electrophysiological effects of increased load on the myocardium. Circulation, 1996, 94 (5):1131–1136.

7. Reiter MJ. Effects of mechano – electrical feedback: potential arrythmogenic influence in patients with congestive heart failure. Cardiovasc Res, 1996, 32:44.

8. Reiter MJ, Landers M, Zetelaki Z, et al. Electrophysiological effects of acute dilatation in the isolated rabbit heart: cycle length – dependent effects on ventricular refractoriness and conduction velocity. Circulation, 1997, 96:4050.

9. Wang Y, Cheng J, Joyner RW, et al, Remodeling of early – phase repolarization: a mechanism of abnormal impulse conduction in heart failure. Circulation, 2006, 113 (15):1849–1856.

10. Tsyplenkova VG, Beskrovnov NN. The morphology of the myocardium in the Wolff – Parkinson – White syndrome. Arkh Patol, 1998, 60 (6):13.

11. Vos MA, De Groot SHM, Verduyn SC, et al. Enhanced susceptibility for acquired torsade de pointes arrhythmias in the dog with chronic, complete AV block is related to cardiac hypertrophy and electrical remodeling. Circulation, 1998, 98:1125.

12. Sato T, Ohkusa T, Honjo H, et al. Altered expression of connexin43 contributes to the arrhythmogenic substrate during the development of heart failure in cardiomyopathic hamster. Am J Physiol Heart Circ Physiol, 2008, 294 (3):H1164–1173.

13. Weber KT, Brilla CG. Pathological hyperthophy and cardiac interstitium fibrosis and renin – angiotensin – aldosterone system. Circulation, 1991, 83:1849.

14. Anderson KP, Walker R, Urie P, et al. Myocardial electrical propagation in patients with idiopathic dilated cardiomyopathy. J Clin Invest, 1993, 92:122.

15. Takeda K, Yu ZX, Nishikawa T, et al. Apoptosis and DNA fragmentation in the bulbus cordis of the developing rat heart. J Mol Cell Cardiol, 1996, 28 (1):209–215.

16. Maltsev VA, Reznikov V, Undrovinas NA, et al. Modulation of late sodium current by Ca2 +, calmodulin, and CaMKII in normal and failing dog cardiomyocytes: similarities and differences. Am J Physiol Heart Circ Physiol, 2008, 294 (4):H1597–1608.

17. Venetucci LA, Trafford AW, ONeill SC, et al. The sarcoplasmic reticulum and arrhythmogenic calcium release. Cardiovasc Res, 2008, 15, 77 (2):285–292.

18. Davies Ch, Harding SE, Poote – Wilson PA. Cellular mechanisms of contractile dysfunction in human heart failure. Eur Heart J, 1996, 17 (2):189.

19. Tomaselli GF, Beuckelmann DJ, Calkins HG, et al. Sudden cardiac death in heart failure. The role of abnormal repolerization. Circulation, 1994, 90 (5):2534.

20. Boyden PA, Jeck CD. Ion channel function in disease. Cardiovasc Res, 1995, 29 (3):312.

21. Janse, MJ. Electrophysiological changes in heart failure and their relationship to arrhythmogenesis. Cardiovasc – Res, 2004 Feb 1; 61 (2):208–217.

22. 瞿龙，黄德嘉. 心力衰竭时室性心律失常发生机制研究进展. 心血管病学进展, 2001, 22 (1):47–49.

23. 王军奎，崔长琮. 心力衰竭时的离子通道重构及心律失常. 国外医学 心血管疾病分册, 2002, 29 (5):262–264.

24. Furukawa T, Myerburg RJ, Furukawa N, et al. Metabolic inhibition of I_{Ca-L} and Ik differs in feline left ventricular hypertrophy. Am J Physiol, 1994, 266 (3 pt 2):H1121.

25. Priebe L, Beuckelmann DJ. Simulation study of cellular electric properties in heart failure. Cire Res, 1998, 82:1206.

26. Goett A, Hongeycutt C, Langberg JJ. Electrical remodeling in atrial fibrillation: time course and mechanisms. Circulation, 1996, 94:2968–2974.

27. Nabauer M, Kaab S. Potassium channel down – regulation in heart failure. Cardiovasc Res, 1998, 37:324.

28. Philip B, Emivio V, Freigan KD, et al. Early autonomic and repolarization abnormalities contribute to lethal arrhythmias in chronic ischemic heart failure. JACC, 2001, 37 (6):1741.

29. D' Alto M, Maurea S, Basso A, et al. The heterogeneity of myocardial sympathetic innervation in normal subjects: an as-

sessment by iodine – 123 metaiodobenzylguanidine scintigraphy. Cardiologia, 1998, 43（11）：1231 – 1236.

30. De langen CDJ, De Graeff PA, Van Gilst WH, et al. Effects of angiotensin II and captopril on inducible sustained ventricular tachycardia two weeks after myocardial infarction in the pig. J Cardiovasc Pharmacol, 1989, 13：186.

31. Naoki G, Koicbiro K, Hideko N, et al. Angiotensin II provokes cesium – induced ventricular tachyarrhythmias. Cardiovasc Res, 2001, 49：381.

32. Allessie MA, Konings K, Kirchhof CJ, et al. Electrophysiologic mechanisms of perpetuation of atrial fibrillation. Am J Cardiol, 1996 Jan 25, 77（3）：10A – 23A.

33. Zipes DP. Electrophysiological remodeling of heart owing to rate. Circulation, 1997, 96：1745.

34. Yorikane R, Shiga H, Miyake S, et al. Evidence for direct arrhythmogenic action of endothelin. Biochem Biophys Res Commun, 1990, 173：457.

35. Szab T, Gellerl S, Merkely B, et al. Investigating the dual nature of endothelin – 1, ischemia or direct arrhythmic effect. Life Sci, 2000, 66：2527.

36. 蔡军，江洪. 充血性心力衰竭伴发室性心律失常的发生机制及有关药物治疗. 中国心脏起搏与心电生理杂志，2002, 16（5）：384 – 386.

37. Hjalmarson A, Goldstein S, Fagerberg B, et al. Effects of controlled – release metoprolol on total mortality, hospitalizations, and well – being in patients with heart failure：the Metoprolol CR/XL Randomized Intervention Trial in congestive heart failure（MERIT – HF）. MERIT – HF Study Group. JAMA, 2000 Mar 8, 283（10）：1295 – 1302.

38. The Cardiac Insufficiency Bisoprolol Study II（CIBIS – II）：a randomised trial. Lancet, 1999 Jan 2, 353（9146）：9 – 13.

39. Packer M, Fowler MB, Roecker EB, et al. Effect of carvedilol on the morbidity of patients with severe chronic heart failure：results of the carvedilol prospective randomized cumulative survival（COPERNICUS）study. Circulation, 2002 Oct 22, 106（17）：2194 – 2199.

40. Huang CM, Young MS. Long – term survival of non – elderly patients with severe heart failure treated with angiotensin – converting enzyme inhibitors assessment of treatment with captopril and enalapril survival study（ACESS）. Circ J, 2002 Oct, 66（10）：886 – 890.

41. 中华医学会心血管病学分会，中华心血管病杂志编辑委员会. 慢性收缩性心力衰竭治疗建议. 中华心血管病杂志，2002, 30（1）：7 – 23.

42. Amiodarone Trials Meta – Analysis Investigators. Effect of prophylactic amiodarone on mortality after acute myocardial infarction and in congestive heart failure：meta – analysis of individual data from 6500 patients in randomized trials. Lancet, 1997, 350：1417 – 1424.

43. Waldo AL, Camm AJ, deRuyter H, et al. SWORD Effect of d – sotalol on mortality in patients with left ventricular dysfunction after recent and remote myocardial infarction. The SWORD Investigators. Survival With Oral d – Sotalol. Lancet, 1996 Jul 6, 348（9019）：7 – 12.

44. Doval HC, Nul DR, Grancelli HO, et al. Randomised trial of low – dose amiodarone in severe congestive heart failure. Grupo de Estudio de la Sobrevida en la Insuficiencia Cardiaca en Argentina（GESICA）. Lancet, 1994 Aug 20, 344（8921）：493 – 498.

45. 中华医学会心血管病学分会，中华心血管病杂志编辑委员会，抗心律失常药物治疗专题组. 抗心律失常药物治疗建议. 中华心血管病杂志，2001, 29（6）：323 – 326.

46. Moss AJ, Hall WJ, Cannom DS, et al. Improved survival with an implanted defibrillator in patients with coronary disease at high risk for ventricular arrhythmia. Multicenter Automatic Defibrillator Implantation Trial Investigators. N Engl J Med, 1996, 335（26）：1933 – 1940.

47. Bigger JT, Whang W, Rottman JN, et al. Mechanisms of death in the CABG Patch trial：a randomized trial of implantable cardiac defibrillator prophylaxis in patients at high risk of death after coronary artery bypass graft surgery. Circulation, 1999, 99（11）：1416 – 1421.

48. ECC Committee, Sub committees and Task Forces of the American Heart Association. 2005 American Heart Association Guide lines for Cardiopulmonary Resuscitation and Emergency Cardiovascular Care. Circulation, 2005, 112（24 Suppl）：IV1 ~ 203

49. Kudenchok PJ, Cobb LA, Copass MK, et al. Amiodarone for resuscitation after out – of – hospital cardiac arrest due to ventricular fibrillation. N Engl J Med, 1999, 341（12）：871 – 878.

50. Dorian P, Cass D, Schwartz B, et al. Amiodarone as compared with lidocaine for shock – resistant ventricular fibrillation. N Engl J Med, 2002 Mar 21, 346 (12):884 – 890.

51. 中国生物医学工程学会心脏起搏与心电生理分会，中华医学会心血管病学分会，中华心血管病杂志编辑委员会，等. 胺碘酮抗心律失常治疗应用指南. 中国心脏起博与心电生理杂志，2004，18 (6):401 – 407.

52. Gregoratos G, Abrams J, Epstein AE, et al. ACC/AHA/NASPE 2002 guideline update for implantation of cardiac pacemakers and antiarrhythmia devices：summary article：a report of the American College of Cardiology/American Heart Association Task Force on Practice Guidelines (ACC/AHA/NASPE Committee to Update the 1998 Pacemaker Guidelines). Circulation, 2002 Oct 15, 106 (16):2145 – 2161.

53. Kuck KH, Cappato R, Siebels J, et al. Randomized comparison of antiarrhythmic drug therapy with implantable defibrillators in patients resuscitated from cardiac arrest：the Cardiac Arrest Study Hamburg (CASH). Circulation, 2000 Aug 15, 102 (7):748 – 754.

54. Anderson JL, Hallstrom AP, Epstein AE, et al. Design and results of the antiarrhythmics vs implantable defibrillators (AVID) registry. The AVID Investigators. Circulation, 1999 Apr 6, 99 (13):1692 – 1699.

55. Epstein, AE. An update on implantable cardioverter – defibrillator guidelines. Curr Opin Cardiol, 2004 Jan, 19 (1):23 – 25.

56. Lin G, Rea RF, Hammill SC, et al. Effect of cardiac resynchronisation therapy on occurrence of ventricular arrhythmia in patients with implantable cardioverter defibrillators undergoing upgrade to cardiac resynchronisation therapy devices. Heart, 2008, 94 (2):186 – 90.

57. Engelstein ED. Prevention and management of chronic heart failure with electrical therapy. Am J Cardiol, 2003 May 8, 91 (9A):62F – 73F.

58. Levine JH, Massumi A, Scheinman MM, et al. Intravenous amiodarone for recurrent sustained hypotensive ventricular tachyarrhythmias. Intravenous Amiodarone Multicenter Trial Group. J Am Coll Cardiol, 1996 Jan, 27 (1):67 – 75.

59. Stier, – C – T Jr; Koenig, – S; Lee, – D – Y; Chawla, – M; Frishman, – W – H. Aldosterone and aldosterone antagonism in cardiovascular disease：focus on eplerenone (Inspra). Heart – Dis, 2003 Mar – Apr, 5 (2):102 – 118.

 **睡眠呼吸暂停与心律失常**

睡眠呼吸障碍（sleep disordered breathing SDB）是一组与睡眠相关的呼吸疾病，指在睡眠中呼吸的节律与幅度发生了异常变化。包括阻塞性睡眠呼吸暂停低通气综合征（OSAHS）、中枢性睡眠呼吸暂停低通气综合征（CSAHS）、陈-施式呼吸（Chine Stokes respiration）、睡眠低通气综合征（sleep hypoventilation syndrome SHVS）等。在过去的十年中，越来越多的研究显示睡眠呼吸暂停与不良的心血管事件之间存在着相关性，严重的睡眠呼吸暂停甚至可能危及患者的生命。在引起睡眠呼吸暂停的疾病中 OSAHS 发病率最高，危害明显，且研究最多，本文重点讨论 OSAHS 患者中出现的心律失常。

一、睡眠呼吸暂停相关定义

呼吸暂停（apnea）指患者口鼻气流完全中断至少 10 秒以上；低通气（hypopnea）指口鼻气流幅度较基础幅度下降≥50%. 两种情况均伴有≥4% 的血氧饱和度下降；呼吸暂停低通气指数（apnea/hypopnea index，AHI）指每小时的呼吸紊乱次数。

根据 AHI 判定睡眠呼吸暂停程度，计算方法是：AHI =（总的呼吸暂停次数 + 低通气次数）/（总的睡眠时间分钟数/60）。睡眠呼吸暂停分为轻度：（10 ≥AHI ≥5）；中度：（15 ≥AHI ≥ 10）；重度：（AHI ≥15）；非睡眠呼吸暂停：（AHI < 5）。

睡眠呼吸暂停分为四种类型（Castaut 分型）

1. 阻塞型睡眠呼吸暂停（obstructive apnea OSA）：指在发生睡眠呼吸暂停时，口鼻无气流通过，但胸腹壁呼吸运动存在者；

2. 中枢型睡眠呼吸暂停（central apnea CSA）：指在发生睡眠中反复呼吸暂停时，口鼻无气流通过，但同时丧失呼吸能力，胸腹壁呼吸运动停止。

3. 混合型睡眠呼吸暂停（mixed apnea MSA）指在一次呼吸暂停中 OSA 与 CSA 同时存在，多是先出现 CSA，继而出现 OSA。

4. 低通气（hypopnea）定义同上

实际上，各型睡眠呼吸暂停都可能有不同程度的中枢神经系统功能障碍，因此临床上常分为以阻塞为主型或以中枢为主型。

二、睡眠呼吸暂停的病理生理变化

患者在睡眠过程中长时间间断的呼吸暂停，用力呼吸时可产生巨大胸腔负压，同时有低氧血症和反复微觉醒。可以导致一系列的病理生理变化，包括：心脏前后负荷增加、交感神经和迷走神经功能异常，内分泌功能失调，血管内皮功能紊乱、血液粘度增加、纤溶活性下降、氧化应激增强和炎症因子释放等。

睡眠呼吸暂停患者的交感神经活性呈持续性的增加。缺氧是引起这一变化的重要原因，且缺氧较高碳酸血症对交感神经的影响更加明显。随着睡眠中反复呼吸暂停、低氧血症、高碳酸血症，通过负反馈调节机制，刺激主动脉弓及主动脉体的化学感受器，影响脑干及心血管中枢，交感神经活性增加。同时，患者尿中的儿茶酚胺含量失去正常昼夜节律且明显增加。即使缺氧改善，这种交感活性的增加仍然可以持续很长时间，这可能是反复的缺氧使机体产生适应性防御反应，使化学感受器重新设定在一个较高的水平。这是化学感受器对于低氧和高碳酸血症一种长期适应。频繁的觉醒和睡眠结构的破坏同样可以增强交感神经的活性，并伴随心率、血压的改变。有研究发现，睡眠中觉醒甚至比低氧血症对外周化学感受器的刺激更为重要，其机制可能是增加了外周化学感受器的敏感性。

　　睡眠呼吸暂停患者常合并肥胖，交感神经活性增强，高胰岛素血症，瘦素水平升高等改变，这些变化可以促进肾素－血管紧张素－醛固酮系统（RAAS）活性，血管紧张素Ⅱ和醛固酮水平明显增高。应用经鼻 CPAP 治疗睡眠呼吸暂停后，可使患者升高的血浆肾素和血浆血管紧张素Ⅱ浓度出现下降。目前研究提示，睡眠呼吸暂停时为一独立的危险因素参与胰岛素抵抗（IR）的发生。其机制可能为夜间反复缺氧，刺激儿茶酚胺和皮质酮的释放，通过糖原分解、异生及胰高血糖素的作用等途径，导致胰岛素抵抗、糖代谢紊乱及高胰岛素血症。IR 进一步刺激中枢交感神经活性，在睡眠呼吸暂停相关高血压中发挥一定作用睡眠呼吸暂停患者在睡眠时反复的出现间断的低氧血症和周期性复氧（re-oxygenation），这一过程可明显刺激机体产生氧自由基。睡眠呼吸暂停患者交感活性增强，体内的血管紧张素Ⅱ增加均可促进氧自由基的释放。长期反复的缺氧，觉醒，交感神经兴奋，导致炎症因子释放，如 CRP、循环中细胞黏附分子－1（ICAM-1）、白细胞介素－8（IL-8）、单核趋化因子－1（MIF-1）显著增加。

三、OSAHS 合并心律失常的特点

　　随着流行病和临床研究的进展，证实 OSAHS 是一种累及多系统和造成多器官损害的睡眠呼吸疾病，是高血压、冠心病、充血性心力衰竭、心律失常、脑卒中等多种疾病的独立危险因素。研究结果表明，未经治疗的 OSAHS 患者 5 年病死率达 11%～13%，AHI<20 患者 8 年病死率 4%，AHI>20 患者的 8 年病死率达 37%，全球每天约有 3 000 人的死亡与 OSAHS 有关。

　　1977 年 Tilkian 等首次报道 OSA 与心律失常之间存在显著相关性。此后人们就此进行了大量的研究，OSAHS 患者心律失常的发生率 31%～95%。Schiza 等利用植入记录装置，对 23 例中、重度 SAS 患者进行 16 个月心电观察，11 例患者记录到严重心律失常。患者可出现各种类型心律失常，常见的有缓慢型心律失常（如窦性心动过缓、窦性停搏、窦房阻滞、室内阻滞、房内阻滞等）、快速型心律失常（如窦性心动过速，房性、交界性、室性期前收缩或心动过速）和混合型心律失常。由于存在个体差异，具体表现类型不一。

　　（一）心率变异性（Heart Rate Variability；HRV）变化

　　心率变异性（Heart rate variability，HRV）是指窦性心率在一定时间内周期性改变的现象，是反应交感－副交感神经张力及其平衡的重要指标。多项研究显示 HRV 减低是导致猝死的独立危险因素。许多大规模临床试验也进一步证实 HRV 下降对于 AMI 后恶性心律失常以及各种原因的心因性死亡都是一个有力的独立预测因素。1993 年 Algra 等对 6，693 例连续 24 小时 Holter 检查的患者进行前瞻性研究，随访 2 年，其中 245 例在 2 年内猝死，从未死亡的对象中随机选出条件与之匹配的 288 例进行对照分析，并排除年龄、心功能、心肌梗死等相关因素，发现 HRV 减低是导致猝死独立危险因素。SDNN<25ms 较>40ms 者猝死危险性增加 4.1 倍。

　　HRV 测定方法有两种，即时域测定法和频域分析法。1999 年，Roche 等对 143 例 OSAHS 患者进行 HRV 时域测定法分析，发现 SDNN、SDANN、SDNNindex、PNN50、rMSSD、Delta［D/N］均与患者有着明显的相关性。而且可以使用 Delta［D/N］，SDNN index 和 Delta［D/N］r-MSSD 作为筛选 OSAHS 的指标，敏感性 83%～89.7%，特异性分别为和 96.5%～98.7%。

　　HRV 时域指标中，SDNN 反映交感和迷走神经的总张力；rMSSD、PNN50 则主要反映迷走神经张力的大小，与心率的快速变化成分相关，迷走神经张力降低时其值降低。其原因可能为 OSAHS 患者夜间出现呼吸暂停，血氧饱和度降低，从而因缺氧导致自主神经功能异常。

　　2004 年，Roche 等对 OSAHS 的患者进行 HRV 的频域指标的分析观察，发现在呼吸暂停期间高频成分（HF）未发生明显变化，但低频成分（LF）增加，LF/HF 发生明显变化。而且发现 VLFI 是一个显著的预测 AHI 的指标。VLFI 为 3.2 时，筛选 PSG 的诊断标准 AHI≥10 时在，OSAHS 的敏感度 73.9%～78.1% 和的特异度 70.4%～76.6%。

HRV 频域指标中，HF 功率增高提示迷走神经张力增强，LF 功率增高则提示交感神经张力增强，LF/HF 比值反映交感和迷走神经之间的平衡。异常的呼吸形态会导致 HRV 的显著增大，尤其是可引起极低频（VLF）能量的增加。

国内张海澄等对 48 例 OSAHS 患者和 47 例非 OSAHS 患者进行 HRV 时域指标与频域指标的对照研究，试验组在 SDNN 昼夜、SDNN 指数昼夜、PNN50 夜 3 项时域指标与对照组差异有统计学意义（$P<0.05$）。与对照组相比，试验组在总功率夜、总功率昼夜、VLF 夜、VLF 昼夜、LF 夜、LF 昼夜等频域指标差异均有统计学意义（$P<0.05$）；而 LF/HF 这一频域指标，无论是昼、夜、还是昼夜差值，与对照组相比差异均有统计学意义（$P<0.05$）。

（二）心动过缓与心动过速交替

大部分 OSAHS 患者在睡眠时呈现明显的周期性心率变化，即心动过缓与心动过速交替出现。这种变化往往与呼吸节奏相关。（图 5-9-1）在呼吸暂停时出现心动过缓，并常在动脉血氧下降之前，有证据显示 80% 的 OSAHS 患者在动眼睡眠期（REM）可以呈现出这种心动过缓，表现形式多样，常见为窦性心动过缓，窦性停搏，交界区逸搏等，严重的为窦性静止。心动过缓的程度与呼吸暂停时间和血氧下降的水平相关。阜外医院报道一例严重的 OSAHS 患者，夜间睡眠中严重的缓慢心律失常，并有可疑阿-斯综合征病史，经鼻咽导气管治疗，AHI 由 76.4 降至 0.4，血氧减饱和度指数由 66.2 降至 3.2，睡眠结构和缓慢心律失常明显改善。目前认为这种心动过缓与呼吸暂停造成的迷走神经张力增强有关。试验也证实阿托品可以缓解睡眠呼吸暂停引起的心动过缓。当呼吸突然恢复时，心率明显增快，多为窦性心动过速，也可出现快速房性、室性心律失常。这可能是由于低氧血症后患者出现微觉醒使迷走张力下降，交感活性增强所致。国内范洁等对 160 例 OSAHS 患者进行多导睡眠监测，68% 确诊为窦性心动过缓，窦性停搏占 5%，发作呼吸暂停时，心率随着血氧饱和度的下降迅速下降甚至 30 次/分钟以下。且多可持续至呼吸暂停结束后 2~4s。当恢复通气后随着血氧饱和度迅速上升，心率也迅速上升，最高可达到 160 次/min。

OSAHS 患者反复的呼吸暂停，导致迷走神经，交感神经周期性的兴奋，在神经介导下心动过缓-心动过速交替出现。如采取 nCPAP 治疗可使这种周期性的心律失常明显减少。

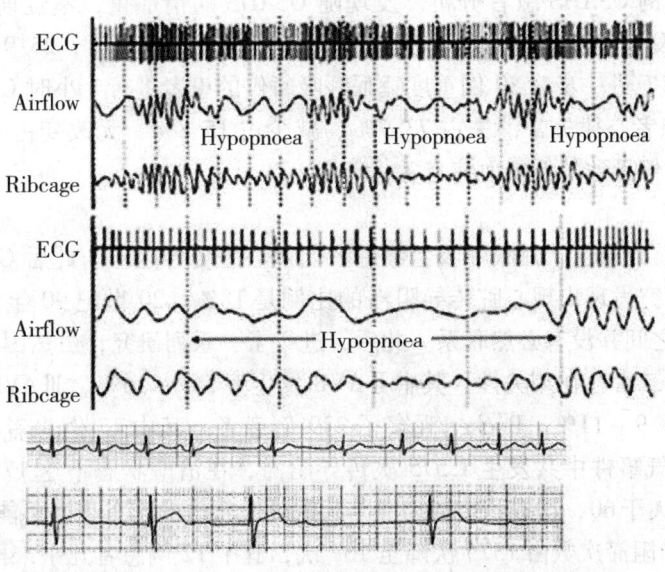

图 5-9-1 大部分 OSAHS 患者呼吸暂停时出现心动过缓

（三）心房颤动（AF）

新近研究显示 OSA 和房颤之间存在着广泛的联系。一方面房颤的患者有着较高的 OSA 发生率，同时 OSA 患者也易出现房颤。The Sleep Heart Health Study 显示睡眠呼吸暂停患者 RHI≥30，房颤的发生率增加4倍。2004年Gami进行了一项关于房颤与OSA前瞻性研究，共入选了463名患者。151例有房颤，312例是无房颤的心脏病患者，两组的年龄、性别、体重指数、颈围、糖尿病、高血压比例相似，结果显示房颤组合并OSA的比例是49%，而对照组这一比例仅有32%。该项研究也显示心衰合并OSA患者发生房颤的比例高于单纯心衰的患者（22% vs 5%）。近期的研究显示，肥胖和OSA是65岁以下患者发生AF的独立危险因子。甚至，OSA被作为冠脉搭桥术围手术期发生房颤的预测指标。房颤合并OSA的患者如果成功电转复为窦性心率，睡眠呼吸暂停的程度也出现改善。此时是否有效的治疗OSA，成为预防房颤的关键，有研究显示房颤合并OSA的患者，在电转复后，如接受有效的CPAP治疗，可明显减少房颤复发（42% vs 82% $P = 0.013$），而且这一结果独立于年龄、性别、BMI、糖尿病、高血压等。

OSAHS患者40%的阵发房颤集中在发生在午夜，这可能与迷走神经张力改变致心房电位不稳定增加有关。目前的研究也显示，OSAHS患者会出现血清中淀粉样物质增加，炎症介质增加（如CRP、IL－6、IL－8），睡眠中反复出现低氧血症、胸内压急剧变化、左心室负荷加重等，随着病情加重，这一系列的病理生理变化日益明显，均会增加房颤的发生。

（四）室性心律失常

目前，对室性心律失常和呼吸暂停是否有关仍有争议。Miller认为两者无关；但Guilleminault等报告400例病人中与睡眠有关的室性期前收缩增加14%，8例发生室性心动过速，且均发生在$SaO_2 <$65%时。Shepard等对31例中、重度OSAS病人室性期前收缩和SaO_2之间的关系作分析，发现OSAHS病人$SaO_2 <60\%$的心律失常是$SaO_2 >90\%$者的三倍，结论为OSAHS病人$SaO_2 <60\%$时室性异位心律的危险性增加。Suzuki等研究了37例心力衰竭合并睡眠呼吸暂停的患者，发现15例患者出现频发室性期前收缩（1970±721/8h），使用鼻导管吸氧治疗（3L/min）后，有6例患者室性期前收缩下降大于50%，9例患者无明显改善，进一步比较两组患者特点后发现，改善组的患者血清BNP水平较高（780±233 vs 236±96，$P <0.05$），吸氧治疗前室性期前收缩明显（3,341±1,576 vs 1,056±471/8小时，$P <0.05$），AHI增高（29±1.3 vs 15±4，$P <0.05$），及SDNN增高（215±121 vs 84±13，$P <0.05$）。作者认为对心衰合并OSA的患者，尤其是BNP较高的患者，氧疗可以抑制室性心律失常。

国内牛楠等对146例OSAHS患者分析，发现随OSAHS病情加重，室性期前收缩逐渐升高，轻、中、重度OSAHS患者发生室性期前收缩的比例分别为11.1%，26.3%，25.9%，且有2例重度OSAHS出现室性心动过速，进一步对30例重度睡眠呼吸暂停的患者进行7小时CPAP治疗，随着血氧饱和度增加，AHI＝0，患者心律失常消失占73.7%、减少占15.8%、无改变占10.5%，提示室性心律失常增加与睡眠呼吸暂停导致的低氧血症有关。

（五）传导阻滞

1977年Tilkian等首先报道了睡眠呼吸暂停患者偶发心脏传导阻滞。此后Guilleminault等对400例睡眠呼吸暂停患者的研究发现出现心脏传导阻滞的比例是18%。20世纪90年代初曾经为此进行过争论，Flemons认为两者之间并没有必然联系。此后，进行了一系列研究，虽然因观察样本不同结果各有差异，但目前普遍认为二者存在相关性。其中ⅡAVB发生率5%－16%，ⅢAVB发生率大约2%，2~13秒的窦性静止发生率9~11%。Becker观察了239例患者，其中17例患者存在传导阻滞，在10,368次呼吸暂停和低通气事件中共发生1 575次传导阻滞，在清醒状态下这17例患者未见类似情况，而且17例患者AHI均大于60，这提示传导阻滞与睡眠呼吸暂停的严重程度可能相关。使用CPAP治疗后，17例患者的总传导阻滞次数由1575次降至167次，其中12例患者几乎未再发生。

REM和血氧饱和度下降是患者发生传导阻滞的独立危险因素。8%的传导阻滞发生在REM期。Guilleminault发现心脏传导阻滞发生在$SaO_2 <72\%$时。心脏传导阻滞的主要原因是迷走神经张力增高。一方面在呼吸暂停时，为对抗上气道阻塞，呼吸努力增强，胸腔负压增大，呼吸暂停时间延长，直接增加迷走张力；另一方面，呼吸暂停导致的低氧血症也可增加迷走张力。正因为如此OSAHS患者很少在清醒状态下出现传导阻滞，这是与传导系统病变引起的阻滞的重要区别。绝大部分由OSAHS引起的

心脏传导阻滞，治疗重点在于积极的改善通气，纠正缺氧，而不是安装起搏器。

（六）QT 间期离散度（QTd）

QT 间期离散度反映了心脏复极的不均一性。心脏复极时间延长导致 QT 间期的延长，而过度延长的 QT 间期往往是发生心律失常的前奏。2005 年 Dursunoglu 等进行了 OSAHS 患者 QT 间期离散度的研究。为了避免 QT 间期受其他因素影响，入选的 49 位受试者均认真除外了高血压、糖尿病、心脏病、肺部疾病，并且排除了激素异常，肝肾功能异常，电解质异常。通过多导睡眠监测将患者分为对照组（AHI < 5，n = 20），和中 - 重度的 OSAHS 组（AHI ≥ 15，n = 29）。通过比较发现 OSAHS 组患者的 QTc 离散度（QTcd）明显高于对照组（56.1 ± 9.3ms *vs* 36.3 ± 4.5）。提示 QTcd 与 AHI 之间呈现明显正相关。

四、治疗

睡眠呼吸暂停相关心律失常机制非常复杂，此类患者往往同时合并多种疾病或病理状态，而且有些是短时间内很难纠正的，这也就决定了它的治疗具有综合性和长期性的特点，治疗重点在于纠正由于睡眠呼吸暂停引起的异常的病理生理改变，同时亦应强调个体化的原则，根据不同的患者的特点，针对发病的各个环节，采取综合内科和外科治疗的方法。治疗原则是改善通气，纠正缺氧和神经 - 内分泌紊乱，积极控制合并症。

（一）一般性治疗

1. 减肥、控制饮食和体重、适当运动。

2. 戒酒和停用镇静催眠药物　酒精和镇静剂可引起咽部肌肉松弛，加重睡眠呼吸暂停。酒精增加睡眠呼吸暂停患者的觉醒阈，导致呼吸暂停时间延长。

3. 改变睡眠姿势　多数患者在平卧位时比侧卧位有更多的睡眠呼吸暂停。因此建议患者侧卧位睡眠。

（二）药物治疗

治疗睡眠呼吸暂停的药物主要是通过改变睡眠结构和呼吸的神经控制功能，如黄体酮、肺达宁、抗抑郁药物丙烯哌三嗪及氨茶碱。这些药物是否能减轻心律失常的发作，目前疗效尚不肯定，且有不同程度的不良反应。由于睡眠呼吸暂停患者往往合并多种疾病，如高血压、冠心病、心力衰竭等，针对这些基础病的治疗则尤为重要。

（三）口腔矫治器

适用于单纯鼾症及轻度的 OSAHS 患者（AHI < 15 /小时），特别是有下颌后缩者。对于不能耐受 CPAP、不能手术或手术效果不佳者可以试用。禁忌证是患有颞颌关节炎或功能障碍。优点是无创伤、价格低；缺点是由于矫正器性能不同及患者的耐受情况不同，效果因人而异。

（四）无创通气治疗

1. 持续正压气道通气（continuos positive airway pressure，CPAP）治疗　国外采用 CPAP 治疗的约占 80 %，是目前标准的治疗睡眠呼吸暂停的方式。它使上气道保持一定的压力（通常为 5 ~ 18cmH$_2$O）可有效地防止睡眠过程中上气道的塌陷与闭合。以此来维持上气道的通畅，达到治疗目的。另外，长期使用还可以使中枢神经系统对呼吸的调解功能得到改善。因此，CPAP 是目前治疗睡眠呼吸暂停的主要手段和第一选择，特别对中重度阻塞型睡眠呼吸暂停的患者是最有效的治疗手段。多项研究显示 CPAP 治疗后明显减少心律失常的发生。

2. 双水平持续气道正压治疗仪（BiPAP）　是在 CPAP 机的基础上发展起来的人工通气机，吸气、呼气正压可分别调节，可用于辅助通气，也可用于控制通气。有同步辅助呼吸、时间切换、机控呼吸等模式，同步性能好，较 CPAP 治疗易于耐受。

3. 自动调节持续气道内正压通气治疗仪（Auto - CPAP）　是在 CPAP 机的基础上发展起来的人工通气机，由于睡眠时上气道阻力受多种因素影响，Auto - CPAP 能够根据反馈的压力、流速等变化而自行调整压力，提高患者的舒适程度以及长期治疗的依从性。

（五）外科手术治疗

1. 对儿童腺样素质的患者行扁桃腺摘除、腺样体刮除术对解除上气道梗阻狭窄可获较好的治疗效果。

腭咽成形术（UPPP）仍为 OSAS 患者有效的治疗方法，此法经口摘除扁桃体，切除部分扁桃体的前后弓、部分软腭后缘，包括悬雍垂，增大口咽和鼻咽入口直径、减少腭咽括约肌的容积，以防止睡眠时的上气道阻塞。但应严格选择适应证，否则呼吸暂停指数减少到 50% 的有效率不足 50%。

2. 正颌外科治疗 包括行颞下颌关节成形术、双颌前徒术、舌骨下肌群切断、舌骨悬吊术，主要针对下颌后缩畸形或颞颌关节僵直的患者，目的是恢复面容及口颌系统功能。

3. 气管造口术 气管切开造口后保留气管导管，解除上气道阻塞是救治出现致命性窒息患者最有效的措施。缺点是难以长期保留导管以及易合并气管切口周围及下呼吸道感染。主要针对严重的阻塞性睡眠呼吸暂停患者，由于严重的低氧血症，出现昏迷、肺心病、心衰或心律紊乱等危重情况的救治，待病情缓解，能够接受其他方法治疗后再拔除气管导管。

（叶绍东　张　健）

参 考 文 献

1. Guilleminault C, Connolly SJ, Winkle RA, et al. Cyclicalvariation of the heart rate in sleep apnoea syndrome. Lancet, 1984; i: 126 – 131.

2. Miller WP. Cardiac arrhythmias and conduction disturbances in the sleep apnea syndrome. Am J Med, 1982, 73 : 317 – 322.

3. Guilleminault C, Connolly SJ, Winkle RA. Cardiac arrhythmia and conduction disturbances during sleep in 400 patients with sleep apnea syndrome. Am J Cardiol, 1983, 52 : 490 – 494.

4. Tilkian AG, Motta J, Guilleminault C. Cardiac arrhythmias in sleep apnea. In: Guilleminault C, Dement WC, eds. Sleep apnea syndrome. New York: Alan R Liss, 1978, 197 – 210.

5. Young T, Palta M, Dempsey J, et al. The occurrence of sleep disordered breathing among middle – aged adults. N Engl J Med, 1993, 328 : 1230 – 1235.

6. Gami A S., Pressman G, Caples S M., Association of Atrial Fibrillation and Obstructive Sleep Apnea, Circulation, 2004, 110; 364 – 367.

7. Suzuki J,; Ishihara T, Sakurai K, Oxygen Therapy Prevents Ventricular Arrhythmiasin Patients With Congestive Heart Failureand Sleep Apnea, Circ J, 2006, 70 : 1142 – 1147

8. Becker H F, Koehler U, Stammnitz A, PeterJ H, Heart block in patients with sleep apnoea, Thorax, 1998, 53 (Suppl 3): S29 – 32

9. Zwillich C W, Sleep apnoea and autonomic function Thorax, 1998, 53 (Suppl 3): S20 – 24.

10. Dincer H. E, O' Neil W Deleterious, Effects of Sleep – Disordered Breathing on the Heart and Vascular System, Respiration, 2006, 73 : 124 – 130.

11. Sumi K, Chin K, Takahash K, Effect of nCPAP therapy on heart rate in patients with obstructive sleep apnoea – hypopnoea, Q J Med, 2006, 99 : 545 – 553.

12. Garrigue, Pépin JL, Defaye P, High Prevalence of Sleep Apnea Syndrome in Patients With Long – Term Pacing The European Multicenter Polysomnographic Study, Circulation, 2007, 115; 1703 – 1709.

13. TAO H, LONG D, DONG J, Does obstructive sleep apnea associate with atrial fibrillation. Chin Med J, 2008, 121 (2): 172 – 174.

14. Park DH, Shin CJ Hong SC, Correlation between the Severity of Obstructive Sleep Apnea and Heart Rate Variability Indices, J Korean Med Sci, 2008, 23 : 226 – 231.

15. Gula L J, Krahn A D, Skanes A C, Clinical relevance of arrhythmias during sleep: guidance for clinicians Heart, 2004, 90 : 347 – 352.

16. 方贤土. 睡眠呼吸暂停低通气综合征与心律失常. 现代实用医学, 2007, 19:509-511.
17. 肖毅. 对睡眠呼吸障碍概念与定义的探讨. 中华内科杂志, 2006, 45:177-178.
18. 黄席珍. 睡眠呼吸障碍. 中国实用内科杂志, 2003, 23:396-398.
19. 何权瀛. 阻塞性睡眠呼吸暂停低通气综合征流行病学研究的现状. 中华结核和呼吸杂志. 2003, 26:260-261.
19. 戴玉华. 睡眠呼吸障碍与心血管疾病中华结核和呼吸杂志, 1998, 21:460-462.
20. 吴学勤. 阻塞性睡眠呼吸暂停与心律失常. 临床心血管病杂志, 2001, 17:191-192.
21. 张健. 鼻咽导气管治疗重度阻塞性睡眠呼吸暂停综合征. 高血压杂志, 1997, 5:142-144.
22. 张海澄. 应用心率变异性时域和频域指标初筛阻塞性睡眠呼吸暂停综合征. 中华心律失常学杂志, 2005, 9:25-28.
23. 郑君慧. 动态心电图初筛睡眠呼吸暂停综合征的研究进展. 临床荟萃, 2007, 22:1288-1289.
24. 范洁. 阻塞性睡眠呼吸暂停综合征与窦性心动过缓 260 例监测报告. 中华心血管病杂志, 1997, 25:152.
25. 牛楠. 阻塞性睡眠呼吸暂停综合征与心律失常. 中华心血管病杂志, 1997, 5:330-333.

缓慢心律失常的继发性长 QT 综合征

缓慢心律失常继发性长 QT 综合征是指患者因缓慢性心律失常而致 QT 间期显著延长，并继发尖端扭转型室速（torsade de points，Tdp），引起晕厥甚至猝死的一组临床综合征。临床上，缓慢心室率伴QT 间期显著延长即可引起 Tdp[1,2]，如果患者同时存在一些促使 Tdp 发作的危险因素[3~6]，其发生率更高，反映心室复极不稳定的一些心电图表现有助于识别可能发生 Tdp 的高危患者。另外，近年研究表明[7~9]，缓慢心室率时，参与心室复极的钾电流（Iks 和 Ikr）均显著降低，其引起的心室电重构是QT 间期延长并继发 Tdp 的离子基础，而且早期电重构具有频率依赖性及可逆性。对该综合征电生理特性及离子基础的深入研究将为其治疗开辟更广阔的前景。

一、缓慢心律失常继发性长 QT 综合征的临床与心电图

1966 年，Dessertenne[10]首次报道 1 例三度房室阻滞伴反复晕厥的老年女性患者，其晕厥由一种特殊的多形性室速引起，室速的 QRS 波群主波方向每 5~15 个周期围绕基线扭转，作者将其命名为尖端扭转型室速。但作者忽视了 QT 间期延长在 Tdp 发作中的作用。随着先天性及药物继发性长 QT 综合征相关研究的进展，Kurita 等[11]证实，三度房室阻滞患者 QT 间期显著延长是诱发 Tdp 的电生理基础。缓慢性心律失常主要包括显著窦性心动过缓、高度或三度房室阻滞伴缓慢心室率（包括房颤）等。其中 5%~30%三度房室阻滞患者发生 Tdp，而显著窦性心动过缓患者发生 Tdp 的情况相对少见[12]。

（一）诱发 Tdp 的危险因素

显著心动过缓患者存在以下临床情况时，更容易发生 Tdp。①器质性心脏病：心力衰竭[3]、心室肥大[4]；②离子紊乱：低钾血症、低镁血症；③应用利尿剂：利尿剂可通过引起低钾血症或直接增加心室复极离散度等诱发 Tdp[5]；④女性[7]；⑤基因异常：2007 年，Chevalier 等[13]发现三度房室阻滞继发性长 QT 综合征患者（QT 间期≥600ms）中，17%（5/29）有基因突变（HERG 或 KCNE2 基因），而不伴 QT 间期延长组及正常对照组未发现上述基因突变。基因异常是部分缓慢心律失常患者容易发生 Tdp 的重要遗传基础[14]。

（二）Tdp 发作的预警性心电图表现

在显著心动过缓的基础上，如果患者出现 QT 间期显著延长、T 波形态改变、TU 波电交替、Tp - Te 间期增大、频发室性期前收缩引起的"短 - 长 - 短"周期等心电图表现时，提示发生 Tdp 的可能性显著增加，加强对上述心电图特点的认识，有助于及时采取措施，预防 Tdp 发作。

1. QT 间期值的预测价值　Strasberg 等[15]的研究表明三度房室阻滞患者 QT 间期≥600ms，伴室性期前收缩时，发生 Tdp 的危险性增高。Kurita 等[11]认为实际 QT 间期值比 QTc 值对 Tdp 更有预测价值，QT 间期≥700ms，对预测 Tdp 有重要价值，是植入心脏起搏器的指征。Topilski 等[16]将 QT 间期≥510ms 结合 T 波形态改变、Tp - Te 间期增加用于预测发生 Tdp 的危险性。

2. T 波形态改变对 Tdp 的预测价值

（1）双峰 T 波：2007 年，Topilski 等[16]总结 30 例缓慢性心律失常伴 Tdp 患者心电图，发现出现类似先天性 2 型长 QT 综合征患者的双峰 T 波者占 55%。作者将其称为 LQT2 型双峰 T 波（LQT2 - like notched T wave），伴此型 T 波者，如 QT 间期≥510ms，80%患者发生 Tdp（图 5 - 10 - 1B）。

（2）三相 T 波：Topilski 等[16]还发现，59%缓慢性心律失常伴 Tdp 发作的患者，心电图出现"正 - 负 - 正"三相 T 波，由于三相 T 波形态与"Bump - Ahead"路标相似（图 5 - 10 - 1A），作者形象地称其为"Bump - Ahead"三相 T 波（Bump - Ahead T wave）。上述两种 T 波形态改变可见于同一份心

电图的不同导联（图 5 - 10 - 1B）。

缓慢心律失常时，I_{Kr} 及 I_{Ks} 外流均受阻，是出现上述 T 波形态改变的离子基础，Antzelevitch 等[17] 的研究证实，应用阻断剂使参与心室复极的 I_{Kr} 及 I_{Ks} 外流不同程度减小时，可分别出现双相 T 波、倒置 T 波或三相 T 波改变。

3. TU 波电交替　体表心电图毫伏级 TU 波电交替表明心室复极不稳定，是患者可能发生恶性室性心律失常的可靠预测指标。

4. Tp - Te 间期增大　Tp - Te 间期是反映跨心室壁复极离散度的较好指标，目前 Tp - Te 间期增大预测 Tdp[16,18] 已应用于临床。

5. "短 - 长 - 短"周期　有研究表明[19]，室上性或室性期前收缩、短阵室上速或室速终止时形成的"短 - 长 - 短"周期（short - long - short cycle）在触发 Tdp 发作中起重要作用（图 5 - 10 - 1C）。基础心律较慢时，心室复极时程延长（QT 间期延长），室性期前收缩、短阵室上速或室速使心率突然加速（联律间期短）和减速（代偿间期长）以及由此造成的心室复极离散度增加，容易引起早后除极[20]，而触发 Tdp 发作。

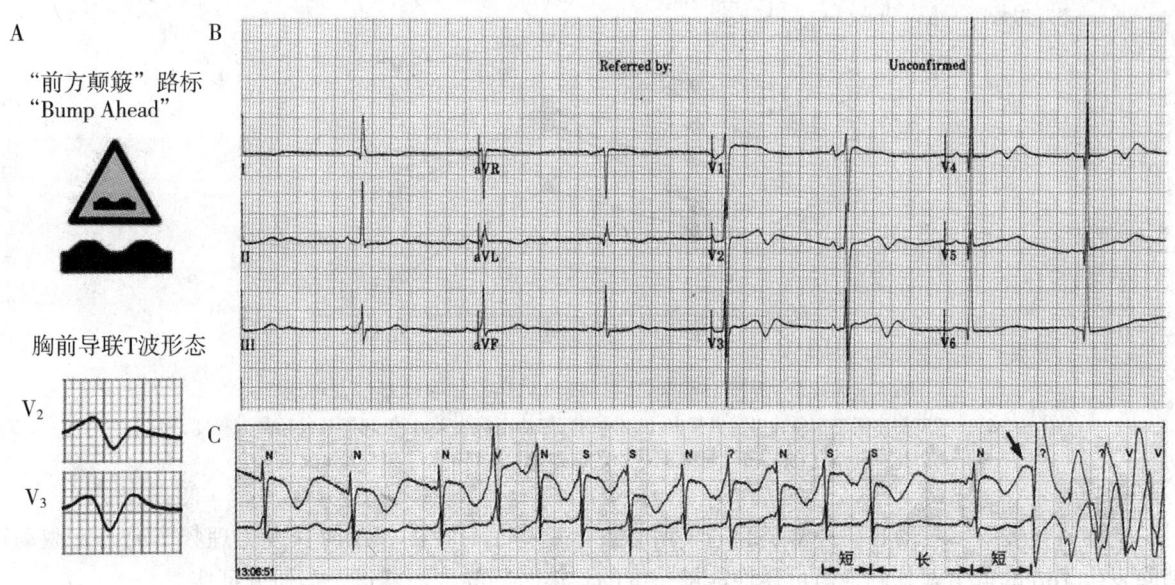

图 5 - 10 - 1　患者女性，80 岁，窦性心动过缓病史 5 年，平时心率在 42～50bpm 之间，既往高血压病史 5 年，自服速尿片 20mg 后，血钾降低至 2.7mmol/L，继发 Tdp 至反复晕厥。A. 三相 T 波的形态与"前方颠簸"（Bump - Ahead）路标相似；B. 患者平时心电图出现"正 - 负 - 正"三相 T 波，QT 间期 600ms，Ⅱ、Ⅲ 导联出现 T 波呈双峰；C. 室上性心动过速终止后，出现长间歇及交界性逸搏，形成短 - 长 - 短周期，触发 Tdp 发作，Tdp 持续 15s 后自行终止。

二、缓慢心律失常继发性长 QT 综合征的发生机制

缓慢心律失常，如窦性心动过缓继发的房扑、房颤等快速房性心律失常（慢 - 快综合征）引起的心房电重构已为人们熟知。近来研究表明，缓慢心室率也可引起心室电重构[21]，包括心室复极时程（QT 间期）延长、心室复极离散度增加等，为 Tdp 等恶性室性心律失常的发作提供电生理基础，上述改变与参与心室复极的钾电流异常有关，这方面的研究已引起关注。

（一）缓慢心室率引起的早期心室电重构

Kurita 等[11] 观察 8 例有三度房室阻滞伴 Tdp 发作病史的患者，植入起搏器并以生理频率起搏 8 周后，将起搏频率降低至 60bpm 以下，QT 间期仍显著延长。Peschar 等[22] 观察三度房室阻滞犬逸搏心律持续 8 周后，再以生理频率起搏 8 周，QTc 缩短程度不明显。上述结果提示此时电重构已持续存在而

不可逆转，患者仍有因 QT 间期延长继发 Tdp 的可能。

2007 年，Suto 等[1]观察家兔三度房室阻滞持续 8 天时的电重构（早期）具有可逆性。经导管射频消融家兔房室结后，给予右室起搏，以缓慢频率（140ppm）起搏 8 天，再以生理频率（280ppm）起搏 8 天后发现，在缓慢心室率出现当天即有 QT 间期延长，第 8 天 QT 间期延长达最大程度，与 Tsuji 等[7]给予家兔起搏 3 周时的 QT 间期值相近，当再恢复生理频率（280ppm）起搏 8 天后，QT 间期逐渐降至正常范围（图 5 - 10 - 2）。而持续以缓慢频率（140ppm）起搏组家兔 8 天后，将心室起搏频率从 140ppm 升高至 210ppm，QT 间期不能随心室起搏频率的加快而适应性缩短，而且 71% 该组家兔出现自发 Tdp，上述改变并不伴心室肌细胞肥大及心功能降低。因而早期心室电重构的表现包括：①电重构具有频率依赖性及可逆性，随缓慢心室起搏的持续，QT 间期逐渐延长，随心室起搏频率恢复正常，QT 间期逐渐恢复正常；②持续缓慢心室率使 QT 间期的频率适应性降低；③缓慢心室率持续 8 天后，Tdp 发生率明显增加；④早期电重构可独立于组织重构而独立存在。

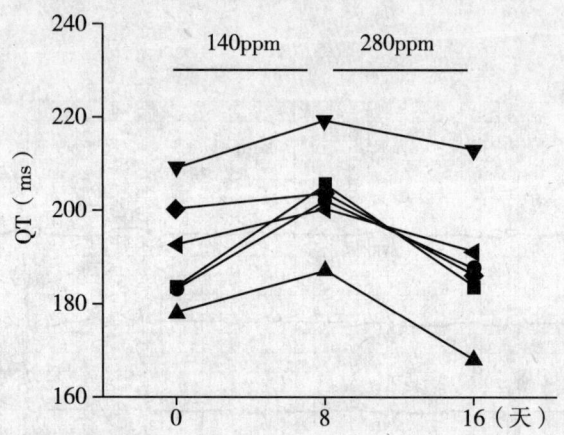

图 5 - 10 - 2 缓慢心室率引起早期电重构的频率依赖性及可逆性

三度房室阻滞家兔，以缓慢频率（140ppm）起搏至第 8 天，QT 间期延长达最大程度，
随后再以生理频率（280ppm）起搏 8 天，QT 间期基本恢复正常（引自参考文献9）。

上述研究表明，缓慢心律失常引起的早期心室电重构是可逆的，及时恢复生理频率的心室激动可消除发生 Tdp 的电生理基础，但可逆性能够持续的具体时间界限尚需进一步研究证实。

（二）缓慢心律失常引起心室电重构的离子机制

缓慢心室率引起的心室电重构与参与心室复极的两种主要离子流 I_{Ks} 和 I_{Kr} 外流均显著减小有关（I_{to} 及 I_{K1} 等无改变）[1,7-9]，其中心室复极保护能力降低在缓慢心律失常继发性长 QT 综合征中起重要作用。

1. 心室复极保护 1998 年，Roden[23,24]提出心室复极保护（repolarization reserve）的概念：正常情况下，有多种钾电流参与心室复极，某种钾电流异常可被其他离子流的作用所补偿，从而避免心室复极时程过度延长，这种现象称为心室复极保护。而当多种钾电流异常超过了复极保护的代偿能力，可出现复极时程显著延长、复极离散度增加等异常，容易发生 Tdp 等恶性室性心律失常（图 5 - 10 - 3）。

例如[17,25-27]，正常情况下，长间歇、低血钾或低温等情况使 I_{Kr} 外流减小，心室复极延长，此时 I_{Ks} 通道有充分的时间被激活，I_{Ks} 外流迅速增加，在一定程度上阻止复极时程的过度延长，起到“心室复极保护”作用。如果先用阻断剂抑制 I_{Ks}，使复极保护能力降低，即使再轻度抑制 I_{Kr} 外流，心室复极时程也将出现显著延长，并容易发生 Tdp 等心律失常。又例如先天性 LQT1 患者编码 I_{Ks} 通道相关的基因异常，复极保护能力显著降低，如果再出现 I_{Kr} 外流减少（如低血钾等），则 QT 间期进一步延长并常伴有 Tdp 发作。可见心室复极保护能力降低是发生 Tdp 的重要离子基础[28]。心室复极保护是各种参与心室复极的离子共同作用以维持心室正常复极、尽量避免发生心律失常的一种保护功能[17,26]。

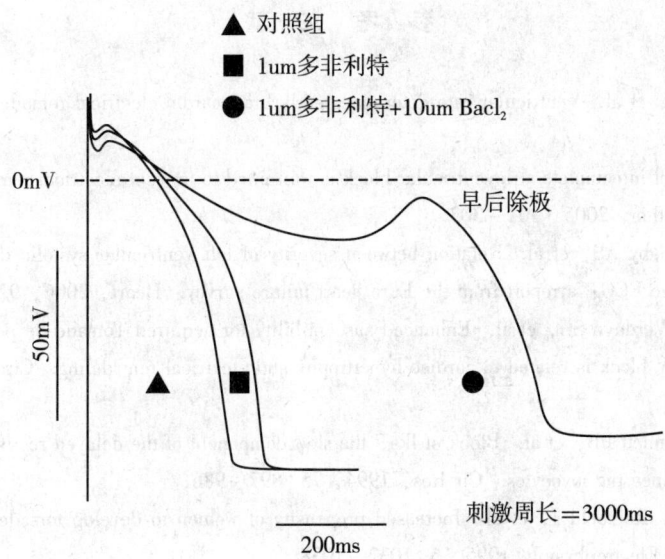

▲ 对照组

■ 1um多非利特

● 1um多非利特+10um Bacl₂

图 5 - 10 - 3　心室复极保护

单独应用 I$_{Kr}$阻断剂（多非利特）时，犬右室乳头肌细胞动作电位时程较对照组轻度延长，此时心室复极保护能力降低，当再联合应用 I$_{K1}$阻断剂（Bacl₂）时，心室复极保护已不能代偿 I$_{Kr}$ 及 I$_{K1}$ 外流减少所造成的心室复极时程延长，因而 QT 间期显著延长，并诱发早后除极（引自参考文献 25）。

2. 缓慢心律失常时心室复极保护能力降低　Suto 等[1]对缓慢心律失常时 I$_{Ks}$ 及 I$_{Kr}$ 的变化进行深入研究。I$_{Kr}$在缓慢心室率当天即降低，对应于心电图出现 QT 间期延长；而 I$_{Ks}$降低呈逐渐加重的趋势，在缓慢心室率持续第 8 天达最大程度，并对应于 QT 间期延长达最大程度、QT 间期频率适应性降低、心室复极离散度显著增加以及 Tdp 发生率显著增加等，可见缓慢心室率持续 8 天后，心室复极保护能力已经不能代偿 I$_{Kr}$ 及 I$_{Ks}$ 外流减小造成的心室复极时程过度延长，进而出现显著心室复极异常，容易出现早后除极，并通过触发机制及折返机制等引起 Tdp[17]等恶性室性心律失常。

另外，诱发 Tdp 的危险因素也是通过破坏心室复极保护能力而发挥作用的。前述危险因素，如心力衰竭、心室肥大、利尿剂、低血钾及低血镁及基因异常等，可引起钾离子流异常，即复极保护能力降低，其与缓慢心室率共存时，I$_{Ks}$ 和 I$_{Kr}$ 外流将进一步减小，Tdp 的发生率显著增加。因而，对上述高危患者应积极纠正危险因素，并治疗原发病。

三、缓慢心律失常继发性长 QT 综合征的治疗进展

缓慢心律失常继发性长 QT 综合征的治疗包括：①终止 Tdp 发作，如补钾补镁、甚至电除颤等；②提高心室率，给予阿托品、临时及永久性起搏治疗等；③消除危险因素及治疗基础疾病等。

Kurita 等[11]建议，即使没有列入 ACC/AHA 制定的起搏器植入适应证，缓慢性心律失常伴 QT 间期显著延长（＞700ms）者，应植入起搏器。起搏频率≥70ppm 能有效防止 Tdp 复发[29]。

另外，Suto 等[1]提出生理频率的起搏能逆转缓慢心律失常引起的早期心室电重构，进而从根本上消除了 Tdp 发作的电生理基础，避免发生 Tdp 等恶性室性心律失常。可见，确定早期电重构的时间界限及其相关的离子机制是进一步研究的一个新方向。

2008 年，Diness 等[30]的研究表明，新型抗心律失常药（NS1643）通过激活 I$_{Kr}$通道，使三度房室阻滞家兔心室肌细胞 I$_{Kr}$外流增加 50%（正常心室肌细胞增加 75%），显著缩短 QT 间期，并抑制 Tdp 的发作，提示新型的 I$_{Kr}$通道激活剂可能是长 QT 综合征药物治疗研究的新方向。

（陈　琪）

参 考 文 献

1. Suto F, Zhu W, Chan A, et al. Ventricular rate determines early bradycardic electrical remodeling. Heart Rhythm, 2005, 2 : 293 – 300.

2. Vos MA: Early rate control in complete atrioventricular block is warranted to prevent electrical remodeling: No role for ventricular activation? Heart Rhythm, 2005, 301 – 303.

3. Velavan P, Khan NK, Rigby AS, et al. Relation between severity of left ventricular systolic dysfunction and repolarization abnormalities on the surface ECG: a report from the Euro heart failure survey. Heart, 2006, 92 (2): 255 – 256.

4. Vos MA, De Groot SH, Verduyn SC, et al. Enhanced susceptibility for acquired Torsade de pointes arrhythmias in the dog with chronic, complete AV block is related to cardiac hypertrophy and electrical remodeling. Circulation, 1998, 98 : 1125 – 1135.

5. Turgeon J, Daleau P, Bennett PB, et al. Block of Iks, the slow component of the delayed rectifier K current, by the diuretic agent indapamide in guinea pig myocytes. Cir Res, 1994, 75 : 897 – 986.

6. Kawasaki R, Machado C, Reinoehl J, et al. Increased propensity of women to develop torsades de pontes during complete heart block. J Cardiovasc Electrophysiol, 1995, 6 : 1032 – 1038.

7. Tsuji Y, Opthof T, Uassui K, et al. Ionic mechanisms of acquired QT prolongation and torsades de pointes in rabbits with chronic complete atrioventricular block. Circulation, 2002, 106 : 2012 – 2018.

8. Tsuji Y, Zicha S, Qi XY, et al. Potassium channel subunit remodeling in rabbits exposed to long – term bradycardia or tachycardia: discrete arrhythmogenic consequences related to differential delayed rectifier changes. Circulation, 2006, 113 : 345 – 355.

9. Suto F, Zhu W, Chan A, et al. IKr and IKs remodeling differentially affects QT interval prolongation and dynamic adaptation to heart rate acceleration in bradycardic rabbits. Am J Physiol Heart Circ Physiol, 2007, 292 (4): H1782 – 1788.

10. Dessertenne F. Ventricular tachycardia with 2 variable opposing foci. Arch Mal Coeur Vaiss, 1966, 59 : 263 – 272.

11. Kurita T, Ohe T, Marui N, et al. Bradycardia – induced abnormal QT prolongation in patients with complete atrioventricular block with torsades de pointes. Am J Cardiol, 1992, 69 : 628 – 633.

12. Viskin S. Long QT syndromes and torsade de pointes. Lancet, 1999, 354 (9190): 1625 – 1633.

13. Chevalier P, Bellocq C, Millat G, et al. Torsades de pointes complicating atrioventricular block: evidence for a genetic. Heart Rhythm, 2007, 4 (2): 170 – 174.

14. Roden DM, Viswanathan PC. Genetics of acquired long QT syndrome. J Clin Invest, 2005, 115 (8): 2025 – 2032.

15. Strasberg B, Kusniec J, Erdman S, et al. Polymorphous ventricular tachycardia and atrioventricular block. Pacing Clin Electrophysiol, 1986, 9 (4): 522 – 526.

16. Topilski I, Rogowski O, Rosso R, et al. The morphology of the QT interval predicts torsade de pointes during acquired bradyarrhythmias. J Am Coll Cardiol, 2007, 23; 49 (3): 320 – 328.

17. Burashnikov A, Antzelevitch C. Prominent I Ks in epicardium and endocardium contributes to development of transmural dispersion of repolarization but protects against development of early after depolarizations. J Cardiovasc Electrophysiol. 2002; 13 (2): 172 – 7.

18. Bozkaya YT, Eroğlu Z, Kayikçioğlu M, et al. Repolarization characteristics and incidence of Torsades de Pointes in patients with acquired complete atrioventricular block. Anadolu Kardiyol Derg, 2007, Suppl 1 : 98 – 100.

19. Moss AJ. Long QT syndrome. In Podrid PJ, Kowey PR, eds: Cardiac Arrhythmia: Mechnisms, Diagnosis and management. Wiliam, Wilkins, Baltimore, 1995, 1110 – 1120.

20. Narayan SM, Smith JM. Exploiting rate – related hysteresis in repolarization alternans to improve risk stratification for ventricular tachycardia. J Am Coll Cardiol, 2000, 35 (6): 1485 – 1492.

21. Gross GJ. Bradycardia – mediated ventricular electrical remodeling. J Cardiovasc Electrophysiol, 2006, 17 Suppl 1 : S178 – S182.

22. Peschar M, Vernooy K, Vanagt WY, et al. Absence of reverse electrical remodeling during regression of volume overload hypertrophy in canine ventricles. Cardiovasc Res, 2003, 58 : 510 – 517.

23. Roden DM, Taking the "Idio" out of "Idiosyncratic": Predicting torsades de pointes. PACE, 1998, 21 : 1029 – 1034.

24. Roden DM, Yang T. Protecting the heart against arrhythmias: potassium current physiology and repolarization reserve. Circulation, 2005, 112 (10): 1376 – 1378.

25. Biliczki P, Virag L, Iost N, et al. Interaction of different potassium channels in cardiac repolarization in dog ventricular preparations: role of repolarization reserve. Br J Pharmacol, 2002, 137 (3): 361 – 368.

26. Silva J, Rudy Y. Subunit interaction determines IKs participation in cardiac repolarization and repolarization reserve. Circulation, 2005, 112 (10): 1384 – 1391.

27. Jost N, Virag L, Bitay M, et al. Restricting excessive cardiac action potential and QT prolongation: a vital role for IKs in human ventricular muscle. Circulation, 2005, 112 (10): 1392 – 1399.

28. Swan H. Saarinen K, Kontula K, et al. Evaluation of QT interval duration and dispersion and proposed clinical criteria in diagnosis of long QT syndrome in patients with a genetically uniform type of LQT1. J Am Coll Cardial, 1998, 32, 486 – 491.

29. Pinski SL, Eguia LE, Trohman RG. What is the minimal pacing rate that prevents torsades de pointes? Insights from patients with permanent pacemakers. Pacing Clin Electrophysiol, 2002, 25: 1612 – 1615.

30. Diness TG, Yeh YH, Qi XY, et al. Antiarrhythmic properties of a rapid delayed – rectifier current activator in rabbit models of acquired long QT syndrome. Cardiovasc Res, 2008, [Epub ahead of print].

急性心肌梗死抗心律失常治疗策略

急性心肌梗死（AMI）是各种原因使冠状动脉闭塞造成心肌需氧和供氧之间失衡的一组临床综合征。其伴发的心律失常可改变疾病转归。因此，本文就几种常见且明显影响预后的心律失常的药物应用谈几点看法。

AMI 常伴发的心律失常包括：快速心律失常和缓慢性心律失常。快速性心律失常又分为室性和室上性，常见且需要处理的有心室颤动（室颤）、室性心动过速（室速）以及心房颤动（房颤）。缓慢性心律失常包括窦性心动过缓和房室传导阻滞。

一、室性心动过速和心室颤动

（一）AMI 并发室性心律失常发生机制

冠状动脉（冠脉）闭塞早期使得心肌急性缺血，造成心肌细胞缺氧，酸中毒以及细胞外 K^+ 浓度增加，进而细胞静息膜电位降低，动作电位时程和最大除极速度减小。同时，缺血对于不同心肌细胞电生理特性的作用是不同的：心外膜较心内膜心肌细胞更易受缺血的影响；缺血的中央区，细胞的不应期延长，在缺血与非缺血的交界区，细胞不应期可能缩短。细胞之间偶联程度和组织结构的改变使得细胞之间传导减慢，自主神经中交感神经兴奋和儿茶酚胺蓄积可诱发心律失常。

根据心肌梗死不同时期分期及心律失常的发生机制

1. 心肌缺血的超急性期　心肌缺血的前 30min 为超急性期，此期又分为两个时期：Ia 期和 Ib 期。

Ia 期为冠脉闭塞后的 2～10min，由于缺血组织和相对正常组织之间不应期的不均一性易形成折返，引发持续性的室性心律失常。

Ib 期为冠脉闭塞后的 10～30min，在此期心律失常的发生机制并未明确，多倾向于与此期儿茶酚胺导致自律性增加有关。

2. 再灌注期　再灌注治疗多于冠脉闭塞后 6～12h。再灌注期心律失常多与再灌注组织细胞内钙超载，引起延迟后除极有关。

3. 亚急性期　冠状动脉闭塞后 6～72h（峰时间为 12～24h）为亚急性期。在此期形成心律失常的原因包括：心肌细胞静息膜电位降低及自动除极使自律性增加；延迟后除极致触发活动；梗死心肌与存活心肌不应期不均一造成折返。

4. 慢性期　坏死心肌形成的瘢痕可引起电活动的缓慢传导或不应期缩短，已形成心室内折返。对心肌梗死的心内膜和心外膜标测显示室速常出现在缓慢传导区附近。窦律时缓慢传导区传导延迟的程度是最重要的决定因素，此外还有梗死的面积，室早的程度等。

（二）室性心律失常发生的临床状态

1. 单形性室速　多数出现单形性室速的患者多存在室壁活动异常，且心功能差，和/或有室壁瘤形成。在电生理检查时多能诱发单形性室速

2. 多形性室速或室颤　合并有多形性室速或室颤的患者大多有明显的心肌缺血，常有单支或多支严重病变，对这些患者行电生理检查多不能诱发单形性室速，可能直接诱发室颤

（三）室颤及室速的治疗和预防

1. 紧急处理　当 AMI 患者出现室颤或持续性时速并发血流动力学障碍者首选非同步电转复。同时维持酸碱平衡及电解质平衡，血清 K^+ 4.0mmol/L，Mg^{2+} 1.0mmol/L 以上。

2. 抗心律失常药物的选择

（1）胺碘酮：早在 1999 年，一项关于胺碘酮对室颤或无脉性室速的作用研究[1]中，共入选 504 名患者，随机分为胺碘酮和安慰剂两组。其中胺碘酮组 246 名，剂量为 300mg 静脉推注，安慰剂组 258 名。结果显示胺碘酮组的入院存活率 44%，安慰剂组 34%，两者差异显著（$P=0.004$）。

2002 年发表了一项研究结果[2]，对比胺碘酮与利多卡因对反复室颤患者的作用。该研究入选了 347 名院外除颤无效或反复室颤的患者，随机分为胺碘酮和利多卡因两组。结果显示胺碘酮组的入院存活率 22.8%，而利多卡因组入院存活率 12%，有明显差异。

因此 2004 年 ST 抬高的急性心肌梗死指南中指出：室颤反复发作时，可给予胺碘酮 300mg 或 5mg/kg 静脉给药，与除颤联合应用。对于复发性持续性单形性室速，胺碘酮被列入 I 类适应证，证据等级为 B 级。用法：150mg 或 5mg/kg 静脉推注，必要时每 10~15 min 重复一次；继之 1 mg/min 泵入，6h 后改为 0.5 mg/min 泵入，24h 总量不超过 2.2g。

（2）利多卡因：利多卡因是 I b 类抗心律失常药物，它的弱碱性特征决定它在酸性环境中易于呈现游离状态，发挥药理作用。因此理论上利多卡因对存在酸中毒的梗死心肌更有效。多项临床研究结果均表明预防性应用利多卡因虽可减少室颤，但增加死亡率。而在 GUSTO – I 和 GUSTO – II b[3]中校正了基线特征的偏倚后发现应用利多卡因不能降低死亡率。因此，无论是溶栓前时代还是溶栓后时代，尽管没有更多的不利证据，但目前不推荐对所有 AMI 患者预防性应用利多卡因。

同时，如上所述与胺碘酮相比，利多卡因在提高反复室颤或室速患者的存活入院率方面没有更多优势，而且在该研究中还显示对于这些患者，治疗或后引起需要处理的心动过缓在胺碘酮与利多卡因两组间无显著差异，而除颤后的心脏停搏，利多卡因组明显多于胺碘酮组（28.9% 比 18.4%，$P=0.04$）。但是否影响利多卡因对这类患者的治疗作用，尚无定论。因此在 2005 年心肺复苏指南中指出对室颤或无脉性室速，利多卡因是胺碘酮的替代药物，被定为不确定类。但在 ACC/AHA/ESC 2006 室速的防治指南中指出对于持续性单形性室速也可应用利多卡因（II BC）。

（3）β 受体阻滞剂：β 受体阻滞剂作为一种具有调节神经体液作用抗心律失常药物，在慢性心衰及冠心病的治疗中有着不可动摇的地位。Zipes 指出梗死或缺血心肌影响交感 – 副交感神经纤维，使交感神经张力增加，容易形成室性心律失常。而早年的一项临床观察[4]，使得人们对 AMI 的室颤和无脉性室速证实这种观点。该研究中共入选了 49 名 AMI 后电风暴的患者，QT 正常，平均 LVEF30%，随机分为两组：抗心律失常药物组（AA 组）和 β 受体阻滞组（SB）。AA 组中所用药物包括：利多卡因，普鲁卡因酰胺，溴苄胺或联合使用；SB 组中包括：交感神经节切除术，普萘洛尔，索它洛尔和艾司洛尔。治疗后的 1 周内 AA 组的死亡率明显高于 SB 组（82%:22%）。随访至 1 年时 AA 组存活率为 5%；而 SB 组有 67% 的存活率。该研究验证了早期室颤及电风暴与缺血未控制及交感兴奋有关。因此，2004 年 ST 抬高的急性心肌梗死指南中指出：在没有低血压或房室传导阻滞等禁忌证情况下静脉应用 β 受体阻滞剂，之后改为口服可减少室颤的发生率；静脉应用 β 受体阻滞剂（IIa，B）减少电风暴发作。并应尽快明确冠状动脉病变情况。

（4）植入 ICD：如果除外了再梗或缺血，AMI 2 天后出现的室颤或影响血流动力学的室速提示电不稳定，且预后不良。一项荟萃研究[5]显示 ICD 的植入可明显降低心肌梗死合并室速/室颤患者的全因死亡率和心律失常死亡率。因此，对于无一过性或可逆性原因出现于 AMI 2~3 天后的室颤或无脉性室速应植入 ICD[6]（I，B）。对于 AMI 伴 LVEF <40%，且 >31% 者若有非持续性室速者需要通过心电生理检查明确是否需要植入 ICD。心电生理检查可诱发出室颤或持续性室速者建议植入 ICD（I，B）。对于心肌梗死早期（AMI 1 月内）伴有 LVEF <0.35 的患者是否需植入 ICD 曾一度有争议。2004 年 DINAMIT[7]结果的公布统一了观点。DINAMIT 入选 AMI 后 6~40 天，LVEF <0.35 且自主神经功能紊乱的患者，随机分为 ICD 组和抗心律失常药物组，分别为 332 名和 342 名。随访 30±13 个月，结果显示：ICD 组心律失常死亡率较对照组明显降低（$P=0.009$），但非心律失常死亡率 ICD 组确高于对照组（$P=0.02$）。因此，对于这类患者预防性应用 ICD 不能减少全因死亡率。

（5）AMI 电风暴的其他治疗方法：

1）射频消融：尽管经再灌注治疗，静脉应用胺碘酮及 β 受体阻滞剂，仍有不能控制的 AMI 电风暴。如前所述室颤或无脉性室速的发生常可由室性期前收缩诱发，Bänsch[8] 报道 4 例在 AMI 后电风暴持续 2 ～ 11 天，心电生理检查显示射频消融室早预防室颤和室速的发生。最长随访 33 月无恶性心律失常复发。

2）超速抑制：室早的射频消融需要深入的心内电生理标测，在室速或室颤等紧急情况发生时不能进行。2005 年，有应用临时心室快速起搏治疗 AMI 电风暴的报道[9]。该报道中对于 1 例 AMI 后 1 周再梗并发电风暴的患者，给予血管再通，静脉？受体阻滞剂和口服胺碘酮（800mg）后电风暴仍不能控制，32 小时内电转复 29 次。Kurisu 应用心室起搏（频率 110 次/分）后，25 小时后停止起搏，室性心律失常未再出现。

二、非持续性室速

AMI 4 天后出现的非持续性室速是心脏性猝死预测因素。大部分非持续性室速不引起血流动力学紊乱，不需要紧急处理。但对于小部分非持续性室速心率大于 200 次/分超过 10 秒钟时即可引起脑灌注不足的症状，因此可应用持续性室速的药物治疗方案。

三、室性期前收缩

曾经认为 AMI 后的室性期前收缩是室颤前的危险信号，监护时代后这种观点发生了转变。具有里程碑意义的 CAST 研究显示对于 AMI 并发室性期前收缩的患者应用 I 类抗心律失常药物，明显增加患者的死亡率。如果单个或成对室性期前收缩未引起血流动力学障碍，不建议治疗。但应保持患者的酸碱平衡和电解质稳定（血清 K^+ 4.0mmol/L，Mg^{2+} 1.0mmol/L 以上）。

四、心房颤动

（一）房颤的发生机制

AMI 并发心房颤动主要原因有交感神经兴奋，左室或右室功能障碍使心房张力增加，回旋支或右冠状动脉病变造成心房梗死，心包炎，低血钾，慢性肺疾患以及缺氧。因此房颤常发生于心肌梗死面积大或合并症较多的患者。

（二）房颤的流行病学

AMI 的患者容易并发房颤。不同的研究报道的发生率有所不同，在 10.4% ～ 22%[10] 之间。结果的不同主要与入选患者的年龄段不同有关。房颤的发病率在溶栓后时代是否减少结论不一致。但这些研究都一致的表明，AMI 并发房颤的患者，无论住院期间的死亡率，还是 30 天以及 1 年的死亡率都是增加的。对于长期死亡率可增加 34%[11,12]。AMI 并发房颤使卒中的发生率[13] 明显增加，尽管溶栓时代的卒中率较 1981 ～ 1983 间有所下降[14]，但仍有 3.1% 的发生率。因此应尽快纠正房颤及引发房颤的潜在因素。

（三）房颤的治疗

AMI 并发房颤的治疗原则均来自于专家共识，而非大规模临床试验的结果。

1. 电转复　当房颤伴血流动力学紊乱时，应紧急在静脉镇静情况下同步直流电转复。

2. 降低心室率　电转复失败，或不能维持窦性心率时，可应用抗心律失常药物减慢心室率。

（1）胺碘酮同时具有抗交感神经作用和钙离子拮抗剂作用，可抑制房室传导，因此可有效控制房颤患者的心室率。但对于控制心肌梗死患者心室率的有效性尚未证实。一项小规模研究表明 1 小时静脉给入 242mg 胺碘酮后心室率降低了 37 次/分。因此静脉应用胺碘酮成为降低有严重疾患并房颤心室率的一线药物。

（2）毋庸置疑，洋地黄类药物可降低房颤患者的心室率。但其起效慢，达到峰效应的时间长，而且在交感神经兴奋性强的情况下，洋地黄控制心室率的效力会下降。因此洋地黄类药物不作为控制房颤心室率的一线药物。但患者若有严重左室功能障碍或心衰者仍可应用（I，C）。静脉应用的起效时间缩短至 0.5～2 小时。

（3）当房颤伴心肌缺血，无血流动力学障碍，无心衰或严重肺部疾患时，首选 β 受体阻滞剂：美托洛尔（2.5～5.0 mg 每 2～5 min 给药一次，10 to 15 min 至 总量 15 mg）或阿替洛尔（每 2min 给予 2.5～5.0 mg，10～15min 共 10 mg）（I，C），当治疗有效，或体动脉收缩压低于 100mmHg 或显著心动过缓（如心室率低于 50 次/分），应停止治疗。若有 β 受体阻滞剂的绝对禁忌证如支气管痉挛性肺部疾患或过敏，也可静脉应用地尔硫卓，维拉帕米（I，C）。但应注意它们的负性肌力作用，有报道认为长期口服短效地尔硫卓可增加心肌梗死后左室功能障碍的患者死亡率。因此对心梗后患者不建议长期应用该药，但可用于住院患者短期控制心室率。

3. 转复为窦律，并维持窦律　既往无房颤病史的 AMI 者，房颤的心室率控制后应转复并维持窦律。AMI 并发房颤的转复药物选择应更注重对于预后的改善和药物的致心律失常作用。一项荟萃研究的结果显示[15]：在 6553 名 AMI 中，78% 并发了房颤，应用胺碘酮将死亡风险降低了 13%，而进一步分析提示这是由于降低心律失常死亡率的结果。一过性房颤无需长期服用抗心律失常药物及抗凝药物，维持窦律后 6 周可停药。阵发性房颤是控制室率还是维持窦律是有争议的，特别是 AFFIRM[16] 研究结果公布后。但有一点需要指出，AFFIRM 研究未入选 AMI 的患者，且仅有 38.2% 的患者既往有冠心病，因此不能将 AFFIRM 的结果用于 AMI 并发房颤的人群。

4. 抗凝治疗　与一般情况下的房颤不同，AMI 并发的房颤出现卒中的可能性较高。但一过性的房颤是否需要抗凝，房颤持续多久开始抗凝没有定论。而对于持续性房颤，应首先进行卒中的危险性评估，根据危险分层的结果决定抗凝力度及服用抗凝药物的种类。

5. 心房扑动　由于 AMI 并发心房扑动后对机体产生的影响与房颤基本相同。除在紧急直流电转复时能量选择 50J 起外，其余可采取与心房颤动相同治疗原则及方法。在此就不再赘述。

五、缓慢性心律失常

在 AMI 相关的心律失常中窦性心动过缓比较常见，发生率为 30%～40%。多发生在下壁心肌梗死后的 1 个小时内或右冠状动脉再灌注治疗后，主要原因可能是迷走张力过高，或局部心肌组织高钾，腺苷增加以及合并应用致心动过缓的药物。

房室传导阻滞在 AMI 中的发病率为 6%～14%。房室阻滞和室内传导传导延迟与心肌梗死的范围相关。房室阻滞可增加住院死亡率而不改变长期预后。

（一）紧急处理

1. 药物治疗　对于严重的窦性心动过缓可临时静脉给予阿托品，剂量为 0.6～1.0mg/kg，每 5 分钟可重复一次，总量不超过 0.04mg/kg。对于房室结以下的房室阻滞，由于阿托品增加窦性心律，尽管不增加房室传导比例，可能能够增加心室率。异丙肾上腺素和氨茶碱均可增加心肌耗氧量不建议使用。

2. 临时起搏治疗　所有交替出现的左、右束支阻滞均需经静脉临时起搏。所有 II°I 房室阻滞和 II°II 房室阻滞均需经皮或经静脉临时起搏。I°房室阻滞伴有分支或束支阻滞均需要经皮临时起搏。

（二）植入永久性心脏起搏器

1. AMI 后持续性的阻滞部位希普系统的 II°II 房室阻滞合并双束支阻滞以及希普系统内或以下的 III°房室阻滞均应植入永久性心脏起搏器。

2. 一过性进行性加重的 II°或 III°房室阻滞，阻滞部位在房室结下需植入永久性起搏器，若阻滞部位不确定，应先进行心电生理检查。

3. 持续而有症状的 II°或 III°房室阻滞应接受永久性心脏起搏器。

4. 根据前面所述，AMI 后的窦房结功能不全可能是一过性，因此若临床允许应适当推迟植入永久性心脏起搏器的时间。但若证实存在有症状的持续性心动过缓，窦性停搏或心动过缓由药物引起，但该药物不能替代者以及症状性变时功能不良均建议植入永久性心脏起搏器[17]。

以上是目前对 AMI 并发常见心律失常治疗策略的几点看法。随着循证医学和基础医学的不断深入，治疗方法将进一步得到完善。

（许玉韵）

参 考 文 献

1. Kudenchuk PJ, Cobb LA, Copass MK, et al. Amiodarone for Resuscitation after Out – of – Hospital Cardiac Arrest Due to Ventricular Fibrillation. N Engl J Med, 1999, 341：871 – 878.

2. Dorian P, Cass D, Schwartz B, et al. Amiodarone as Compared with Lidocaine for Shock – Resistant Ventricular Fibrillation. N Engl J Med, 2002, 346：884 – 890

3. Alexander JH, Granger CB, Sadowski Z, et al. for the GUSTO – I and GUSTO – IIb Investigators. Prophylactic lidocaine use in acute myocardial infarction：incidence and outcomes from two international trials. Am Heart J, 1999, 137：799 – 805.

4. Nademanee K, Taylor R, Bailey W, et al. Treating Electrical Storm Sympathetic Blockade Versus Advanced Cardiac Life Support – Guided. Therapy Circulation, 2000, 102：742.

5. Connolly SJ, Gent M, Roberts RS, et al. Canadian implantable defibrillator study（CIDS）：a randomized trial of the implantable cardioverter defibrillator against amiodarone. Circulation, 2000, 101：1297 – 1302.

6. Moss AJ, Zareba W, Hall WJ, et al, for the Multicenter Automatic Defibrillator Implantation Trial II Investigators. Prophylactic implantation of a defibrillator in patients with myocardial infarction and reduced ejection fraction. N Engl J Med, 2002, 346：877 – 883.

7. Hohnloser SH, Kuck KH, Dorian P, et al. Prophylactic Use of an Implantable Cardioverter – Defibrillator after Acute Myocardial Infarction. N Engl J Med, 2004 Dec 9, 351（24）：2481 – 2488.

8. Bönsch D, Oyang Ff, Antz M, et al. Successful Catheter Ablation of Electrical Storm After Myocardial Infarction Circulatio, 2003, 108：3011

9. Kurisu S, Inoue I, Kawagoe T, et al. Temporary Overdriving Pacing as an Adjunct to Antiarrhythmic Drug Therapy for Electrical Storm in Acute Myocardial Infarction. Cir J, 2005, 69：613 – 616

10. Rathore SS, Berger AK, Weinfurt KP, et al. Acute myocardial infarction complicated by atrial fibrillation in the elderly：prevalence and outcomes. Circulation, 2000, 101：969 – 974.

11. Wong CK, White HD, Wilcox RG, et al. New atrial fibrillation after acute myocardial infarction independently predicts death：the GUSTO – III experience. Am Heart J, 2000, 140：878 – 885.

12. Incidence and prognostic significance of atrial fibrillation in acute myocardial infarction：the GISSI – 3 data. Heart, 2001, 86：527 – 532.

13. Crenshaw BS, Ward SR, Granger CB, et al. Atrial fibrillation in the setting of acute myocardial infarction：the GUSTO – I experience. Global Utilization of Streptokinase and TPA for Occluded Coronary Arteries. J Am Coll Cardiol, 1997, 30：406 – 413.

14. Eldar M, Canetti M, Rotstein Z, et al, for the SPRINT and Thrombolytic survey groups. Significance of paroxysmal atrial fibrillation complicating acute myocardial infarction in the thrombolytic era. Circulation, 1998, 97：965 – 970

15. Connolly SJ, Gent M, Roberts RS, et al. Canadian implantable defibrillator study（CIDS）：a randomized trial of the implantable cardioverter defibrillator against amiodarone. Circulation, 2000, 101：1297 – 1302.

16. A comparison of rate control and rhythm control in patients with atrial fibrillation. N Engl J Med, 2002, 347：1825 – 1833.

17. Gregoratos G, Abrams J, Epstein AE, et al. ACC/AHA/NASPE 2002 guideline update for implantation of cardiac pacemakers and antiarrhythmia devices：summary article：a report of the American College of Cardiology/American Heart Association Task Force on Practice Guidelines（ACC/AHA/NASPE Committee to Update the 1998 Pacemaker Guidelines）. J Am Coll Cardiol, 2002, 40：1703 – 1719.

 宽 QRS 心动过速鉴别诊断新流程图

宽 QRS 心动过速是临床上常见的快速性心律失常，快捷、正确地鉴别诊断对急诊处理、长期预后评估及长期治疗策略选择均具有重要的临床价值。而 12 导联心电图至今仍然是鉴别诊断宽 QRS 心动过速的最重要最简便的方法和基石。

宽 QRS 心动过速主要包括：①激动起源于心室的室性心动过速，占绝大部分约 80%；②房室结折返性心动过速和顺向型房室折返性心动过速伴有固定或功能性束支阻滞，约占 15%；③旁路前传的房室折返性心动过速，发生率 <5%。

一、简要历史回顾

几十年来，人们努力寻求宽 QRS 心动过速心电图鉴别诊断的方案，希望鉴别诊断可靠且又简便。历史的进程正是这样的前行。

早在 1978 年 Wellens[1] 提出右束支阻滞型心动过速诊断室速的心电图的标准：①QRS 宽度大于 140ms；②电轴左偏；③QRS 图形特征 V1 呈 RS 或 RSr'，V_6 呈 QR 或 QS 形；④房室分离、心室夺获。

1988 年 Kindwall[2] 等提出左束支阻滞型心动过速鉴别诊断室速的标准：①V_1、V_2 导联 R 波宽度 >30ms；②V_6 导联有 q 或 Q 波；③V_1、V_2 导联的 RS 间期（从 R 波始至 S 波谷点）>60ms；④V1、V2 导的 S 波降支有切迹；⑤QRS 宽度≥160ms。

上述方案虽均经电生理检查证实，但主要依赖于图形特点、电轴等，相对复杂。

1991 年 Brugada 等[3] 又进一步提出了四步法及补充的三步法鉴别室速与室上速，比上述方案有所简化。①胸前导联 QRS 无 RS 形；②在胸导联 RS 间期大于 100ms；③房室分离；④V_1V_6 导联图形特点，RBBB 形时其 V_1 呈单相或双相波呈 R、RS 或 RSr' 形，LBBB 形时 V_1 之 R 宽于 30ms，RS >60ms 或 S 波有切迹，V_6 呈 QS 或 QR 形，上述四条支持室速诊断。为鉴别旁路前传的心动过速又提出三步法。这个方案虽然已简化，但仍然比较复杂（图 5 - 12 - 1A、B）。

二、新四步法

2007 年 Vereckei 等[4] 又提出四步法新流程图（图 5 - 12 - 1C）鉴别诊断宽 QRS 心动过速，报告于 Europen Heart Journal2007. 28（589 - 600）。宽 QRS 心动过速定义为 QRS 宽度≥0.12 秒，其 QRS 频率 >100 次/分。该流程图适用规则宽 QRS 心动过速。他们分析 287 位病人的 453 次单形宽 QRS 心动过速，并与电生理结果作对比分析，提出新四步法。

第一步是否存在房室分离，如果存在则诊断室速；第二步观察 aVR 导联是否初始就是大 R，在 aVR 呈 R 形或 RS 形诊断室性心动过速（不是 rS 波），如果呈 qR 形不能肯定诊断室速；第三步 QRS 波是否符合束支阻滞或分支阻滞图形，如不符合则诊断为室速；第四步测量心室初始激动速度（V_i）与终末激动速度（V_t）之比，V_i/V_t≤1 诊断室性心动过速（Vereckei 方案）。

房室分离或存在心室夺获或室性融合波是心电图诊断室速硬指标，早已达成共识（图 5 - 12 - 2）。部分极罕见的病例仅仅在洋地黄中毒或新外手术后发生交界性心动过速时出现房室分离。

aVR 导联呈 R 波，证明其电轴指向右上象限，为无人区电轴，郭继鸿教授[5][6][7] 早已报告过无人区电轴是诊断室速可靠指标（图 5 - 12 - 3，图 5 - 12 - 4）。有趣的是在 Vercke 病例中有 17 例预激性旁路前传的心动过速，无 1 例在 aVR 导联呈 R 或 RS 波，均为阴性，有鉴别诊断价值。道理很清楚，旁路前传心动过速其心室除极从心底部传向心尖部。所以不会在 aVR 上出现 R 波。

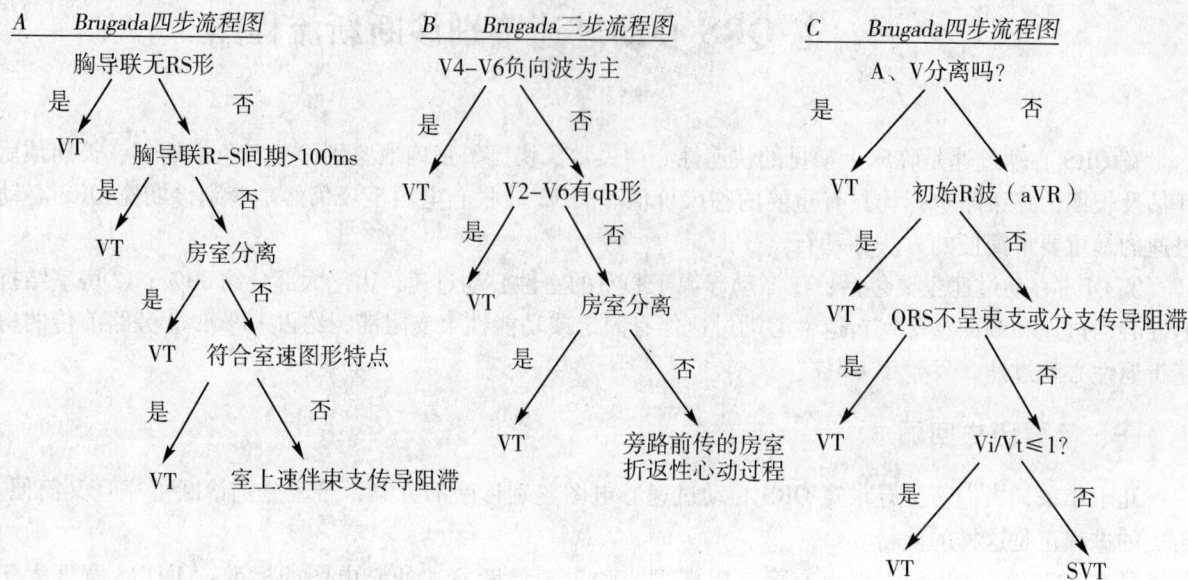

图 5 - 12 - 1   鉴别宽 QRS 心动过速的流程图

A：Brugada 四步流程图；B：Brugada 三步流程图；C：Brugada 四步流程图。

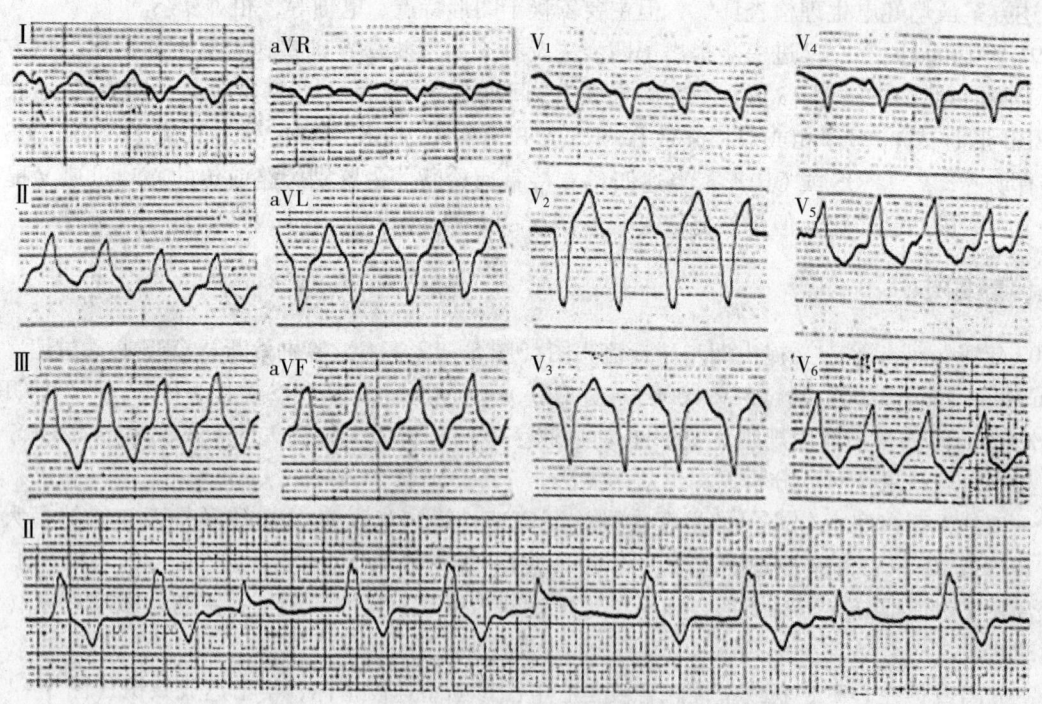

图 5 - 12 - 2   房室分离伴心室夺获可确诊为室速

本图为急性心肌梗塞死伴室性心动过速患者的心电图：V₄、aVR 导联可见窦性 P 波，房率 107 次/分，QRS 时限增宽，室率 187 次/分，示房室分离。下条Ⅱ导示图用药过程中心率减慢，可见心室夺获。

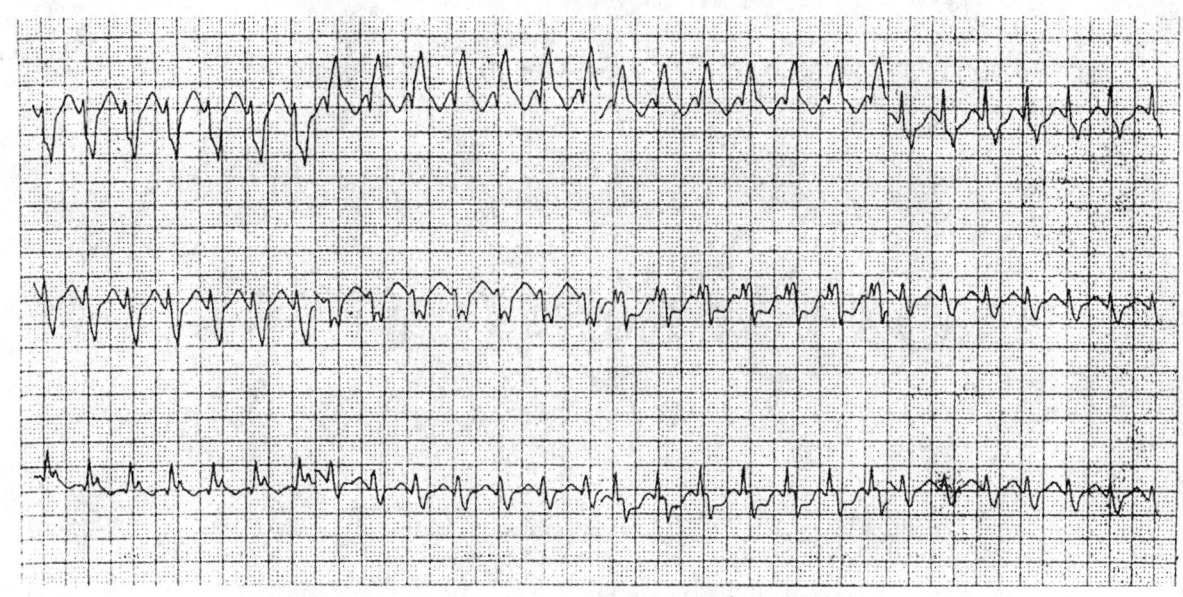

图 5 - 12 - 3　室上性心动过速伴完全性右束支传导阻滞

宽 QRS 心动过速的 QRS 图形不符合 BBB 或 FB 阻滞，表明心动过速不可能起源于室上性激动，只能是激动源心室的室速（图 5 - 12 - 5）。

束支阻滞（BBB）和分传导阻滞诊断标准包括以下几点。诊断束支阻滞必须符合室上性心律，且无预激综合征 QRS 时间 ≥120ms。

1. 完全右束支阻滞（CRBBB）

（1）V_1 有 R' 或 r'。

（2）S_I、V_6 >40ms > R_I、V_6 的时限。

（3）V_1、V_2 的 R 波峰时间 >50ms。

2. 完全左束支阻滞（CLBBB）

（1）R_{V5}、V_6 宽大有切迹或顿挫。

（2）I、V_5、V_6 无 Q 波。

（3）R_{V5}、V_6 波峰时间 ≥60ms。

3. 左前分支阻滞（LAFB）

（1）Ⅱ、Ⅲ、aVF 呈 rS 形。

（2）aVL 导联 QRS 呈 qR 形，R 峰值时间 ≥45ms。

（3）QRS 电轴 ≤ -30°。

（4）QRS 宽度 <120ms。

4. 左后分支阻滞（LPFB）

（1）QRS <120ms。

（2）90° < QRS，电轴 <180°。

（3）Ⅲ、aVF 呈 QRS 波呈 qR 形，且 q <40ms。

（4）排除其他原因致心电轴右偏。

三、V_i/V_t 比值

1. 定义　V_i 是心室初始除极或激动传导 40ms 时电压（mV）值，而 V_t 是心室终末除极或激动前 40ms 时电压值（mV）。

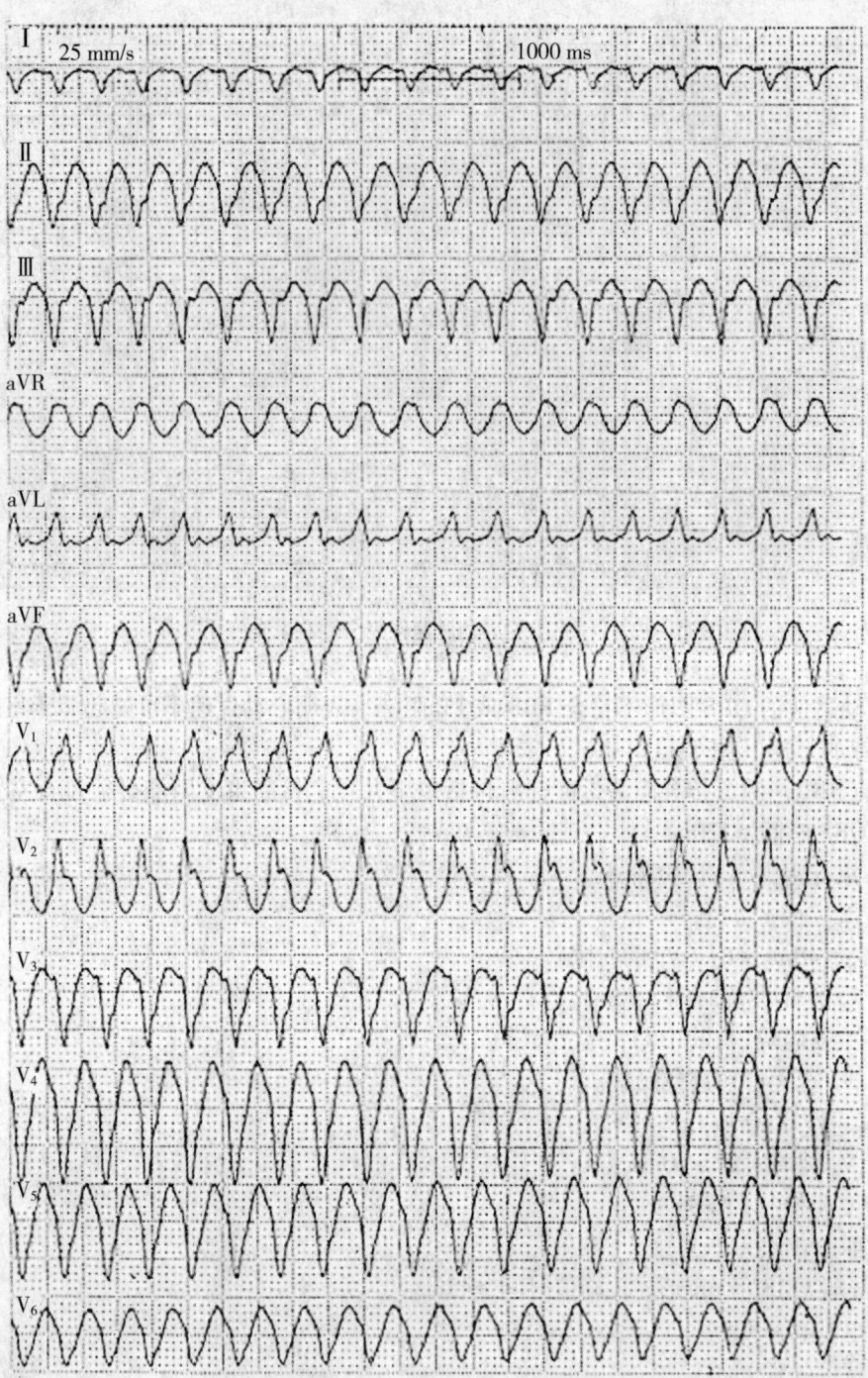

图 5 - 12 - 4　左室室性心动过速

aVR 导联 QRS 波呈大 R 形，Ⅰ、Ⅱ、Ⅲ导联 QRS 波主波向下。

2. 条件　①多导联同步记录心电图；②要测量 V_i、V_t 值必须选择心室激动 QRS 波群起点与终点清晰可认的导联。同步多导联心电图，可选 QRS 波始点及终点明确的某一导联，从此点划垂直线以确定各导联的始、终点，并以始点划水平线测幅度（图 5 - 12 - 7 所示）；③选择 QRS 呈双相或多相波的导联，其 R 波要高 S 波又深的导联。以选择胸导为主，多选用 V_3，次之为 V_5，再次之为 V_2。个别也可选用肢体导联；④V_i 和 V_t 值取绝对值，不分正负。

3. 测量方法：①选择好导联，从 QRS 波始点后移 40ms 处测其电压绝对值为 V_i；②从 QRS 波终

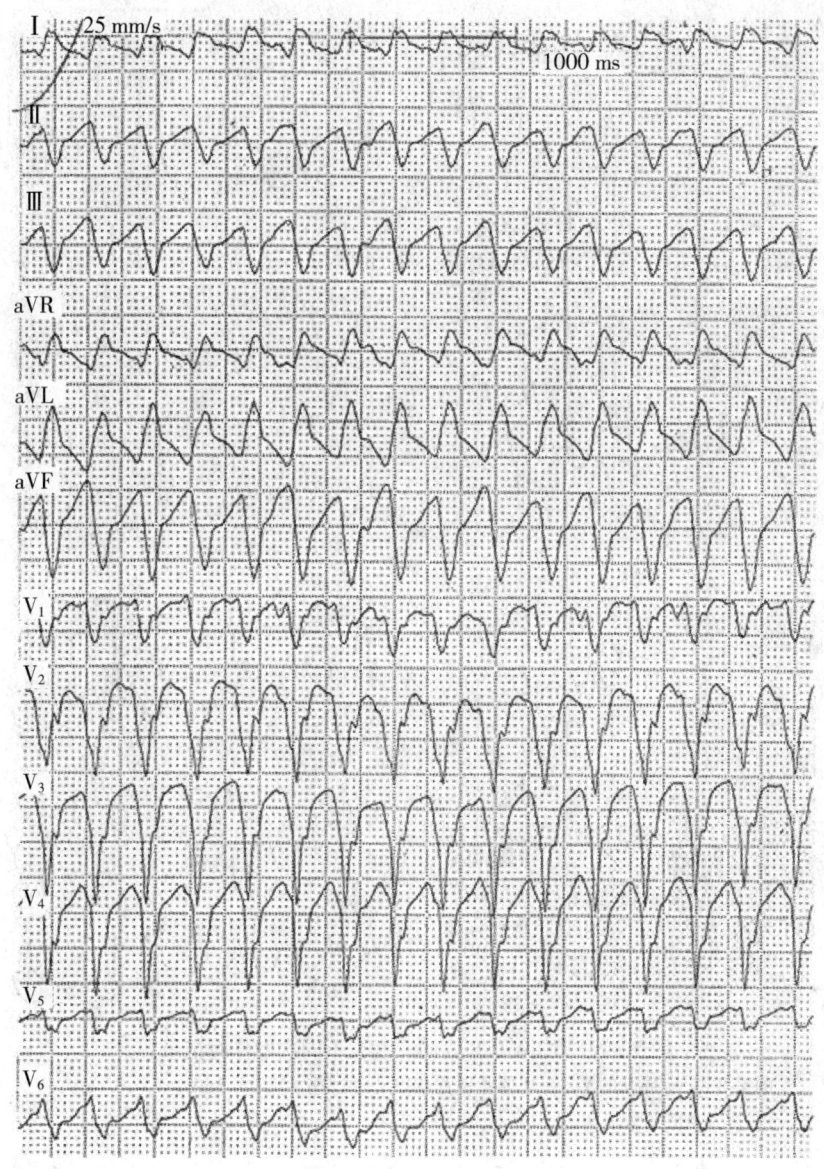

图 5 - 12 - 5　QRS 波形态呈非典型的束支传导阻滞及分支传导阻滞型，实为室速

点前移 40ms 处测其电压绝对值为 V_t；③$V_i/V_t > 1$ 为室上速，$V_i/V_t \leqslant 1$ 为室速（图 5 - 12 - 6、图 5 - 12 - 7）。

四、Vereckei 方案可靠性怎样

Vereckei 等报告 453 份宽 QRS 心动过速心电图，应用四步法诊断与电生理检查结果比较。四步法正确诊断 409 份为 90.3%。第一步房室分离 35 例为室速，正确率为 100%；第二步 aVR 导联初始 R 波诊断室速 127 例，其中室上速有 3 例，正确率为 97.6%；第三步诊断室速 156 例，其中 17 例为室上速，正确率 89.1%；第四步 Vi/Vt 比值诊断室速 44 例，其中室上速 9 例，诊断室上速 91 例，其中室速为 15 例，正确诊断 111/135 为 82.2%（图 5 - 12 - 8）。

该方案比较简单方便实用，其准确率也较高可达 90%．任何体表心电图方案对宽 QRS 心动过速鉴别都难以做到 100% 的准确，因此，必要时作心内电生理检测，以明确诊断。

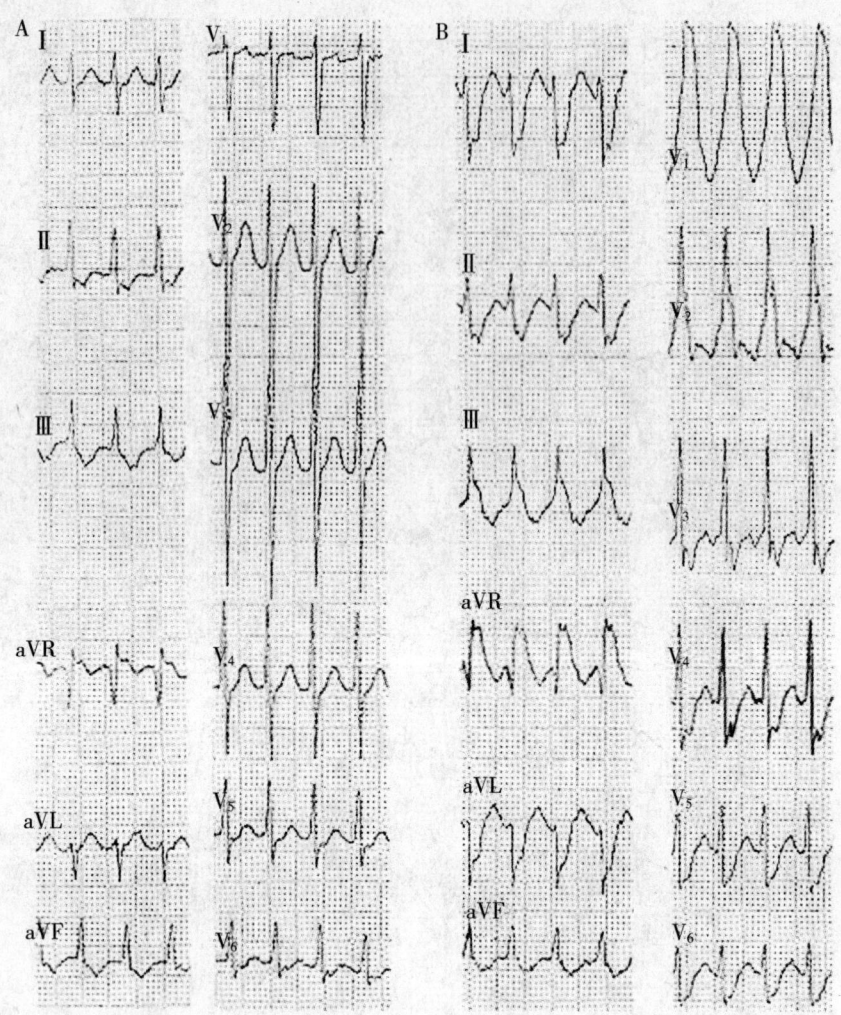

图 5 - 12 - 6 A、B 为同一病人不同次发作时记录

测量 B 图 V_4 导联的 V_i/V_t 比值鉴别宽 QRS 心动过速。$V_i = 1.3mV$，$V_t = 0.4mV$，$V_i/V_t > 1$，提示诊断为室上速

五、V_i/V_t 比值的电生理基础

应用 V_i/V_t 比值鉴别诊断宽 QRS 心动过速，有其电生理的合理性。室上速伴束支阻滞时其心室激动的初始顺序是正常的通过希普系统进行，故除极速度较快，所以 V_i 值大，而束支阻滞主要影响的心室中段与终末除极速度较慢故 V_t 较小，其 V_i/V_t 比会大于 1 为室上速。相反起源心室的激动，初始除极是通过传导速度较慢心室肌间传导，所以 V_i 值小，而当心室除极到达希普系统其激动传导速度则较快，所以 V_t 值较大，$V_i/V_t \leq 1$ 为室速。

六、新方案的局限性

体表心电图任何方案均有其局限性，不可能达到 100% 正确性，该方案也不例外有其局限性。①宽 QRS 心动过速其心室率快，有时 QRS 的始点与终点不易确定，任意武断确定会发生判断失误。②该方案不适用于束支折返性心动过速。分支性室速及房束性心动过速等。③侵害心肌的一些疾病可能会改变 V_i 或 V_t 值，从而影响诊断。如在室上速时由于前间隔心梗，使其 V_i 值减小，而 V_t 值无改变而误诊为室速；心室肌瘢痕位于心室激动较晚的部位而使 V_t 减小，从而室速误诊断为室上速。因此遇到宽

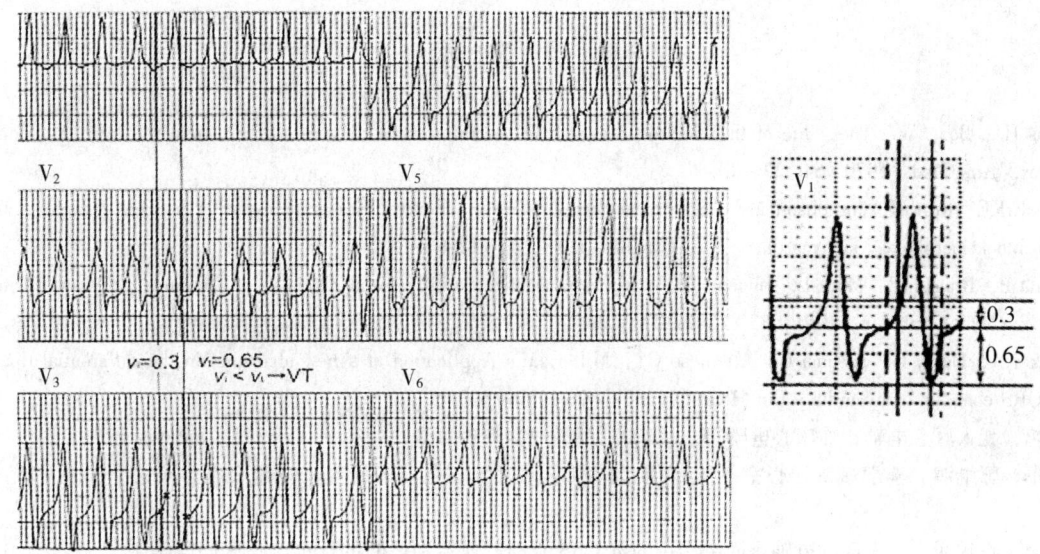

图 5 - 12 - 7　V_i/ V_t 值的测量及鉴别宽 QRS 心动过速

$V_i = 0.3\text{mV}$　　　$V_t = 0.65$　　　V_i/ $V_t < 1$，提示诊断为室速

V_2 导联 QRS 始，终点较清楚在此划垂直线，而 V_3 导联 R 高 S 深，故选测 V_3 测量。常用方法可从 QRS 始点划水平线测幅度。

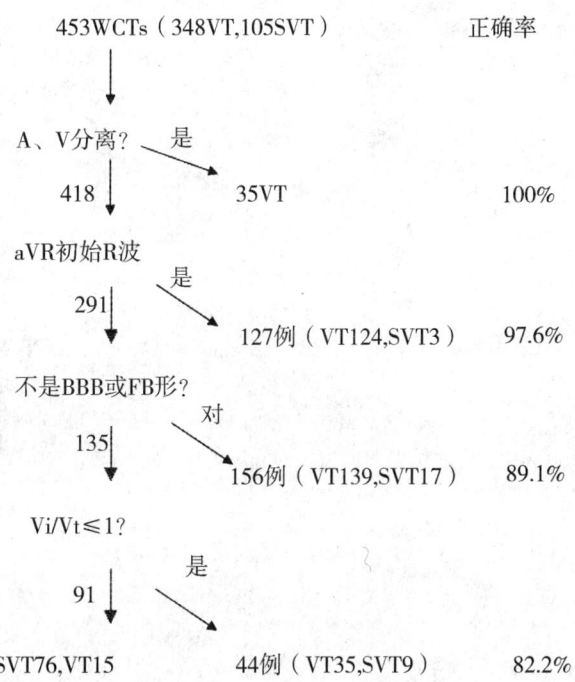

图 5 - 12 - 8　应用 Vereckei 心四步流程图诊断的正确率

WCT：宽 QRS 波心动过速；VT：室性心动过速；SVT：室上性心动过速；

BBB：束支传导阻滞；FB：分支阻滞。

QRS 心动过速时一定要注意临床病史及结合其他方法综合判断，尽量减少失误。

（林治湖）

参 考 文 献

1. Welens HJ, Bax FW. The value of the electrocardiogram in the differential diagnosis of a tachycardia with a widened QRS complex. AmJ Med, 1978, 64：27 –33.

2. Kindwall KE, BrownJ, Josephson ME. Electrocardiogaphic criteria For ventricalar tachycardia in wide complex left bundle branch block morphology tachycardias. AmJ Cardiol, 1988, 61：1279 –1283.

3. Brugada P, Brugada J, Mont L, Smeents J. A new approach to the differential diagnosis of a regular tachycardia with a wide QRS complex. Cirulation, 1991, 83：1649 –1659.

4. Vereckei A, Duray G, Szénási G, Altemose GT, Miller JM. Application of a new algorithm in the differential diagnosis of wind QRS complex tachycardia. Eur Heart J, 2007, 28：589 –600.

5. 郭继鸿，无人区心电轴，临床心电学杂志，2003，12（2)：111 –121.

6. 侯爱军、郭继鸿、李学斌等，心室不同部位起搏引发无人区心电轴的研究. 临床心电学杂志，2006，15（2)：91 –94.

7. 郭继鸿、贾银明. 无人区心电轴是简单实用的宽 QRS 心动过速鉴别诊断的标准. 临床心电学杂志，2007，16（3)：227 –229.

特发性室颤与早期复极综合征

　　心脏性猝死是心脏病死亡的主要原因[1]，90％ 的患者可以找到心脏病因，由于猝死后存活的患者有限，因此至少 5％ 患者没有潜在的心脏疾病，这些患者大多数年龄小于 40 岁，3 年之内 30％ 患者再发心跳骤停，80％ 的心跳骤停是由于室颤和快速室速引起。室颤的患者幸存后临床评估如果没有发现基础病，则认为是特发性室颤。特发性室颤是一个恶性的临床经过，早期诊断和预测非常重要。近年来研究发现特发性 J 波与室颤发生有密切关系[2]，心电图 J 波明显的临床情况还包括 Brugada 综合征和早期复极综合，Brugada 综合征也可以导致室颤猝死，早期复极综合征是否与特发性室颤猝死有关引起了普遍关注[3]，一度成为 2007 心电学研究领域争论的热点。

　　UCARE（Unexplained Cardiac Arrest Registry of Europe），是欧洲心脏病协会心律失常研究组针对心脏性猝死幸存患者进行的回顾性研究，始于 1992 年。1994 年美国也开展了类似研究：特发性室颤注册研究，IVF－US（Idiopathic Ventricular Fibrillation Registry of the United States）。两个研究组织就正常心脏院外室颤幸存者的评价问题，1997 年[4] 在 circulation 上发表了共识，明确了特发性室颤的定义。以往诊断那些正常心脏院外室颤幸存的患者为：电紊乱性心肌病、未发现心脏病的心律失常性死亡或者特发性室颤。前两个诊断不确切，电紊乱性心肌病没有包括自主神经异常引起的室颤电风暴，另外房颤也是一种电紊乱心肌病，但是很少引起室颤猝死；未发现心脏病的心律失常性死亡，不仅包括室颤而且包括心脏停搏等引起的心跳骤停；因此特发性室颤是室颤幸存后临床评估没有发现基础心脏病患者的最合理诊断。

　　特发性室颤是一个比较难的诊断[5]，很多患者年轻，没有心脏病的基础，但是也有一些人，以后会发现器质性心脏病的依据，猝死实际是器质性心脏病的首发症状。因此临床评估非常重要，如果不能发现已知病因，比如患者有 LQTS，单纯植入 ICD，没有 β 阻滞剂治疗和生活方式指导，ICD 放电的频率会大大提高，给患者造成很大的精神和经济负担，作为医生是我们的失职；如果患者有冠脉问题，没有及时发现就会造成漏诊，患者得不到相应的治疗，本来可以预防的猝死变成必然结果，损失的是患者的生命，是医生的渎职，因此规范的诊断标准很重要。IVF 规范诊断有三点：一是必须有心电图记录的室颤；二是介入或者非介入手段评估除外其他原因。三是，心脏结构功能不一定完全正常，可以有轻微的心脏异常但是不至于导致室颤，如 Ⅰ 度房室传导阻滞、阵发性房颤等。特发性室颤中有些患者是有基础病因的，只是我们目前的知识还不能发现，随着研究和认识的深入，终究会明了。长 QT 综合征曾被认为是特发性室颤，随着分子生物学研究的进展，目前已经发现了 10 个致病基因，QT 综合征不再归为特发性室颤，因此特发行室颤是一个初步的进展中的诊断。

　　特发性室颤诊断中最重要的是除外诊断，非介入方法评估包括生化、病史、ECG、运动试验、Holter、心脏彩超等；介入检查包括冠脉造影、左右室造影、心脏内电生理检查，程序刺激、心肌活检、冠脉造影时的激发试验不是必不可少的。需要除外的诊断包括如下疾病；

　　1. 药物、酗酒或者吸毒　大环内酯类、三环抗抑郁药物、Ⅱ 型抗心律失常药物等都可以延长 QT 间期引起尖端扭转型室速，问病史一定要询问药物应用和饮酒情况，酒精性心肌病容易出现室速室颤。如果怀疑吸毒，要进行尿检。

　　2. 缺血性心肌病　有心肌缺血症状的患者可以通过运动试验和核素显像评价缺血程度，但是以心脏性猝死为首发症状的患者，往往发病之前没有症状，这些患者运动试验和核素扫描没有意义，无论患者年龄大小，冠脉造影都是必需的，通常诊断冠心病至少 1 支动脉超过 50％ 狭窄；狭窄 25％ ～ 40％，则需要激发试验除外痉挛因素造成缺血，确诊需要经治大夫决定，具体分析，严密随诊。冠脉

肌桥一般不会引起缺血发作引起猝死，但是如果幸存患者存在冠脉肌桥，一定要行核素扫描除外肌桥引起缺血发作。

3. 扩张性心肌病　扩张性心肌病的诊断需要超声确诊，需要注意的是室颤幸存的患者必须在24小时以后进行彩超检查，否则心肺复苏以后，心脏收缩舒张功能没有完全恢复，影响结果。轻微的心脏扩大和射血分数降低可能是疾病的早期征象，不容忽视。

4. 肥厚性心肌病　大多数室颤幸存患者如果有肥厚型心肌病，通过临床病史、体检、心电图、超声不难诊断，这种病大多有家族遗传倾向，随着基因研究的进展，将来对室颤幸存的患者可以用基因芯片进行诊断。

5. 致右室发育不良性心肌病　源于右室的室速、心脏性猝死往往是致右室发育不良型心肌病的首发症状，确诊需要组织学的证据，右室心肌纤维化和脂肪变性，超声可见室壁运动障碍，磁共振对诊断有一定价值，但是轻微病变诊断还是很困难。30%患者有家族史。对于心脏性猝死幸存者，需要系统临床评估和严密随访除外诊断。

6. 原发性室速　特发性左室室速、右室室速、儿茶酚胺敏感性室速需要除外。特发性左室室速和右室速相对来说是良性的临床经过，很少引起猝死，儿茶酚胺敏感性室速多见年轻人，双向性室速，短联律间期室速，容易引起晕厥或猝死。

迷走神经介导的血管心脏抑制性晕厥，主要原因是心动过缓，但是最近发表的报道提示迷走神经张力增加可以引起源于右室流出道的室早增加，继之出现室速、室颤，即迷走神经介导的特发性室颤[6]，因此迷走神经介导的晕厥也不总是安全的良性晕厥，对这样的病人一定要在进行倾斜试验的同时，严密进行心电监测，以除外特发性室颤。

7. 夜间猝死综合征　夜间猝死综合征，发生有区域性和独特的临床表现，因此目前认为是一种独立的临床综合征，只是原因不明。主要分布在东南亚，在老挝称为 Tai – lai，在日本成为 Pokkuri，在菲律宾成为 Bangungut，主要累及中青年男性，夜间出现呼吸困难、梦魇、猝死。Brugada 综合和征可能是潜在的原因之一。

8. 预激综合征　预激综合征合并房颤，旁道前传可以引起室颤猝死；左侧旁道心电图很难诊断，如果旁道不应期小于250ms，运动就会诱发晕厥，对这样"心电图正常"的患者需要行心内电生理检查。

9. 心肌炎　心肌炎可以导致猝死的证据主要来自于美军士兵死亡之后的尸体解剖，至于没有其他的临床表现，单纯心肌炎是否可以导致猝死，目前尚无定论。心肌炎确诊需要病毒学证据，心肌活检没有确诊价值。

10. 浸润性心肌病　浸润性心肌病累及大部分心肌，影像学检查比较容易发现异常，比如结节病，即使肺和皮肤活检阴性，只要心肌活检阳性就可以确定诊断。

11. 先天性长短 QT 综合征　长 QT 综合征，男性 QTc 大于 440ms，女性大于 460ms，QTc 如果大于 470ms 诊断的可能性更大，需要注意除外继发性原因。QTc 小于 320ms 定义为短 QT 综合征。心电图和家族调查有助于诊断。

12. Brugada 综合征　Brugada 综合征男性多见，心电图表现为右束支阻滞图形，右胸导联 ST 段抬高，夜间好发室颤猝死。

特发性室颤的诊断主要是除外性诊断，如何确定和解释微小的心脏异常是一难点，有些异常可能与室颤相关，但是目前的知识还不足以证实，或者存在争议[7]，比如目前争论不休的早期综合征，早期复极综合征的概念最早是 1936 年由 Shiplay 等提出，80 年来一直认为这是正常变异心电图，人群发生率美洲 2.2%，亚洲 2.6%，非洲 9.1%，年轻人和运动员中发生的比例更高，预后良好，本身不需要治疗。但是近年来发现 J 波和 Brugada 综合征与室颤相关[8]，心电图相似的早期复极综合征是否与室颤相关引起了普遍的关注，以往的报道[9]猝死的患者中有的心电图下壁导联和左胸导联表现为早期复极综合征，至于两者之间是否有确切关系或者哪一部分早期复极综合征患者与室颤有关，目前的临床和基础研究还不能回答这个问题。虽然很多年的临床实践认为早期复极综合征是一个良性的临床经过，几乎每一个临床医生都有这方面的临床常识，但是确实有少数患者猝死，早期复极综合征是否总是良性的？心电学家开始怀疑，Boinea 等[10]认为自从 1960 年他们就发现了不明原因的有色人种猝死的患者中有早期复极综合征心电图表现，临床上一些特发性室颤患者和肥厚型心肌病患者有早期复极综合征，他认为早期复极综合征有可能严重到一定程度会引起室颤，但是缺乏足够证据。其他学者也有类似的怀疑性报道[11]，有意思的是这些猝死的病人几乎全是男性，可能因为男性心电图 J 波发生率远远高于女性[12]。我们自己也有困惑，我们中心注册研究的一个长 QT 综合征合并房颤家族，家族中 2 个 10 几岁的孩子表现为早期复极综合征，QTc 正常，其中一个 12 岁男孩有晕厥、心悸症状，长 QT 综合征评分 3 分，临床疑似诊断，期待基因诊断进一步明确，相应工作正在进行中。

因此对于早期复极综合征需要重新评价，特别是有晕厥病史或者有家族史的患者，需要格外重视；另外大规模的临床注册研究势在必行；对于典型的家族病例应该进行分子生物学研究；基础电生理研究不仅需要膜片钳和心脏内外中层的微电极标测，还需要更多位点、分辨率更高的连续心搏标测，比如说光学标测研究等。

任何科学突破都是从怀疑开始的，相信随着分子生物学和临床大规模的注册、前瞻性研究和基础研究的进展，究竟早期复极综合征是否与特发性室颤有关或者哪一部分早复极综合征与特发性室颤有关终究会水落石出。

（杨延宗）

参 考 文 献

1. Zipes DP, Wellens HJ. Sudden Cardiac death. Circulation, 1998, 98:2334-2351.
2. Yan GX, Antzelevitch C. Cellular basis for Brugada syndrome and other mechanisms of arrhythmogenesis associated with ST-segment elevation. Circulation, 1999, 100:1660-1666.
3. Boineau JP. The early repolarization variant - normal or a marker of heart disease in certain subjects. J of Electrocadiol, 2007, 40:3. e11-3. e16.
4. Consensus Statement of the Joint Steering Committees of the Unexplained Cardiac Arrest Registry of Europe and of the Idiopathic Ventricular Fibrillation Registry of the United States. Survivors of Out-of-Hospital Cardiac Arrest With Apparently Normal Heart. Circulation, 1997, 95 (1):265-272.
5. Tilz RR, Fedele L, Satomi K, et al. Idiopathic ventricular fibrillation. Herz, 2007, 32:233-239.
6. Masaharu K, Sei T, Kojiro T, et al. A case of vagally mediated idiopathic ventricular fibrillation. Cardiovascular Medicine, 2008, 5 (2):111-115.
7. Surawicz B, Parikh SR. Prevalence of male and female patterns of early ventricular repolarization in the normal ECG of male and female from childhood to old age. J Am Coll Cardiol, 2002, 40:1870-1874.
8. Yan GX, Lankipalli RS, Burke JF, et al. Ventricular repolarization components on the electrocardiogram. Cellular basis and clinical significant. J Am Coll Cardiol, 2003, 42:401-409.
9. Letsas KP, Efremidis M, Pappas LK, et al. Early repolarization syndrome: is it always benign? Int J Cardiol, 2007, 114:390-392.
10. Boineau JP. The early repolarization variant - an electrocardographic enigma with both QRS and J-STT anomalies. J of Electrocariol, 2007, 40:3. e1-3. e10.
11. Takagi M, Aihara N, Takahi H, et al. Clinical characteristics of patients with spontaneous or inducible ventricular fibrillation without apparent heart disease presenting with J wave and ST segment elevation in inferior leads. J Cardiovasc Electrophysiolo, 2000, 11:844-848.
12. Chen kui, HuangCong-xin, Wang xi, et al. Characteristic of the Prevalence of J Wave in Apparently Healthy. Chinese Adults, 2008, 39:232-235.

 应用基因修饰和干细胞调控构建生物起搏器

病态窦房结综合征和房室阻滞是临床常见且严重的缓慢型心律失常，目前临床上一般采用植入永久心脏起搏器的治疗方法。尽管现代起搏技术已发展到较高的程度，但应用起搏器治疗缓慢性心律失常仍有其很大局限性。近来的研究表明，基因治疗和干细胞移植修复可以治疗多种心脏疾患，其中包括重建心脏生物起搏点。因此，基因与干细胞移植治疗技术可能为缓慢性心律失常的治愈带来了希望。

一、建立心脏生物起搏器的原因和条件

电子起搏器治疗缓慢性心律失常的功效有目共睹。它能够明显降低病窦和房室阻滞患者的死亡率，并改善其生活质量。但它也存在一些问题：脉冲发生器和电极导线作为外来异物可引起诸多并发症，如感染、出血、心肌穿孔等；起搏器功能障碍，尤其外来磁场作用下干扰其起搏功能；起搏电池有一定寿命，需要定期更换；右室心尖部起搏不符合生理，可能引起心功能恶化；儿童患者需反复更换起搏器，且产生心理负担。相对于电子起搏器，生物起搏器可以避免上述缺点，使患者获得更大的益处。那么，生物起搏器应具备哪些特点呢？①应终身产生稳定的生理节律，满足机体生理需要；②不对机体产生有害作用，无感染、诱发肿瘤、免疫排斥等副作用；③不需反复移植和重复治疗；④代表对缓慢性心律失常的治愈。

二、构建生物起搏器的方法

20世纪生理学和药理学的研究表明，刺激交感神经或β肾上腺素能受体，可增加窦房结和次级起搏点的起搏电流而增加心率。反之，增加迷走神经张力或刺激M受体可降低心率；增大细胞外向电流，使细胞超极化，可降低起搏心率，反之，抑制外向电流可增加心率；抑制细胞 I_f 内向电流和钙通道电流可减慢起搏心率。因此，构建生物起搏器的策略有四种：一是上调细胞的β肾上腺能活性；二是降低细胞复极电流；三是增加细胞舒张期的内向电流；四是将胚胎干细胞或成体干细胞调控为自律细胞。要实现上述四种策略，需进行细胞基因修饰或/和干细胞调控和移植治疗。

三、间叶干细胞移植建立生物起搏器

间叶干细胞是一种多分化潜能成体干细胞，广泛存在于机体各组织，尤其是骨髓。这类干细胞呈现稳定的表型，易于分离、培养，可自我复制，多系分化，有高度增殖潜力。可分化为肌细胞、神经细胞、造血支持细胞等多种间叶组织细胞。间叶干细胞可从骨髓分离获得，自体移植无免疫源性。由于间叶干细胞具有上述容易分离培养，多系分化增殖，无免疫排斥等优点，在修复损伤心肌及建立心脏起搏点方面有很大临床应用潜力。

Huebach 等[6]首先报告了成人间叶干细胞的电生理特性。实验发现几乎所有的干细胞均可记录到外向电流，包括钙激活钾电流及 clofilium 敏感性外向电流，一些细胞还可记录到 L 型钙电流。Valiunas 等应用免疫组化证实干细胞间高度表达两种特异性缝隙连接蛋白 Cx40 和 Cx43。细胞电生理和染料传递（dye - transfer）实验表明干细胞之间、干细胞与心肌细胞之间存在偶联现象。动物实验也表明，注射到犬心肌内的成人间叶干细胞可在干细胞之间以及干细胞与宿主心肌细胞之间建立 Cx43 缝隙连接[2]。最近动物实验报告显示，应用射频技术损伤犬窦房结，建立动物病态窦房结综合征模型。将 Br-dU 标记且在体外 5 - 氮胞苷诱导分化的骨髓间叶干细胞自体移植到窦房结区。自体移植骨髓干细胞后，心电图示窦房结功能改善；病理与免疫组化示移植的骨髓干细胞在窦房结区分化为拟窦房结细胞与血

管内皮细胞，并与宿主细胞建立缝隙连接。自体移植诱导分化的骨髓间叶干细胞可改善窦房结自律起搏功能。报告显示成体干细胞心脏移植建立生物起搏点的可能性。

由于间叶干细胞具有容易分离培养、易于增殖存活、无免疫排斥、可与宿主细胞建立偶联等特点，故可将成年间叶干细胞作为移植平台，装载基因以建立生物起搏器。在正常自律细胞，4相自发除极触发动作电位。此动作电位通过细胞间的缝隙连接传播给其他心肌细胞。如果干细胞装载并表达起搏基因 HCN，和周围细胞形成充分的缝隙连接，则干细胞能在4相形成内向 I_{HCN} 电流，自动除极而形成自律起搏点，该电流通过缝隙连接传播到相邻心肌细胞与整个传导系统和心肌组织。这种技术并不一定需要干细胞分化为心肌细胞或类起搏细胞。

成人间叶干细胞的内源性起搏电流 I_f 很弱，装载 HCN 基因可使干细胞起搏电流增强以发挥起搏点作用。Potapova 等[2]率先进行了此方面的研究。他们将成体干细胞转染 HCN 和荧光标志 GFP，并测量其起搏电流。发现这些细胞的离子通道可超极化激活，对儿茶酚胺和乙酰胆碱起反应，铯能够封闭该通道。所有这些均符合起搏电流 I_f 的特性。

Potapova 等还建立了干细胞起搏功能的体外模型：将装载 GFP + HCN_2 基因或单纯荧光标志 GFP 的成人间叶干细胞以点状种植于载玻片上，同时其周围种植新生大鼠心室肌细胞。这样就建立以干细胞为中心，心肌细胞在周围的类似窦房结样结构。4~5 天后，在装载 HCN_2 干细胞周围的心肌细胞，其自发搏动节律明显快于对照组细胞的节律。

转染起搏基因的干细胞体外模型的实验效果还在犬体内模型得以证实。Potapova 等又将装载基因的成人间叶干细胞直接点状注射到犬左室心外膜。7 天后，应用刺激迷走神经的方法诱发房室阻滞，然后检测心室率。注射装载 HCN_2 + GFP 干细胞的犬有自发心室节律，频率大约 60bpm，起搏点位于注射部位；而接受 GFP 干细胞注射的犬心室率仅 45bpm，且起搏点分散。两者比较有显著性差异（$P < 0.05$）。同时对心肌标本进行了免疫组化检查，在注射点可检测到装载荧光标志 GFP 的成人间叶干细胞，而且证实在移植干细胞之间、干细胞与宿主心肌细胞之间形成了缝隙连接。

转染起搏基因的成人间叶干细胞作为生物起搏器尚有一些问题需要评价：如起搏功能在体内持续多长时间；与电子起搏器比较有何不同；干细胞是否迁移或分化为其他组织细胞等。

四、胚胎干细胞移植建立生物起搏器

胚胎干细胞为全能干细胞，具有建系传代、全能分化、干细胞永生化、增殖能力强等方面优势。从理论上，胚胎干细胞能产生任何组织、细胞或器官。但其存在社会伦理问题，限制了其临床研究与应用。另外，还必须识别哪些胚胎干细胞是发育为特殊族系的祖细胞，并且保证干细胞向特殊细胞的定向分化。

胚胎干细胞分化心肌细胞以修复损伤心肌方面的研究已取得了可喜成果。由于胚胎干细胞具有分化起搏细胞的潜能，故已进行了胚胎干细胞作为心脏起搏器的实验研究，并取得了很大进展。目前此方面的研究存在两个问题：一是胚胎干细胞具有向终末细胞分化的特性，而分化为终末细胞则失去起搏特性。因此精确控制干细胞分化并终止于窦房结细胞阶段是一个绝技。另一个问题是，尚不清楚具备起搏功能的胚胎干细胞，是否具有人类心脏起搏细胞同样的离子通道。

研究报告胚胎干细胞具有致心律失常源性。同时，终末分化的胚胎干细胞具有免疫源性。这些问题也限制了胚胎干细胞作为心脏起搏点的临床应用。但这些问题有可能最终得到解决。胚胎干细胞作为生物起搏器的潜在资源具有很大希望与前景。

五、转基因建立生物起搏器

虽然在体外能够将间叶干细胞诱导分化为具有起搏功能的细胞，但在体内真正替代窦房结细胞发挥起搏功能的研究报告很少。将诱导分化的骨髓干细胞移植到损伤的窦房结区，虽然能分化为类起搏样细胞，但其起搏功能不理想。其重要原因是移植干细胞不具备起搏电流。

最新研究表明,应用转基因技术将基因转染至体内心室肌细胞,可使静止的心室肌细胞转换为起搏细胞,以成功自发产生心脏节律。这表明基因工程建立的起搏细胞可以替代电子起搏器而成为治疗病窦的新方法。

通过转基因建立生物起搏器有三种策略。

（一）转染 β 肾上腺能受体基因

增加起搏细胞的 β 肾上腺能受体数量,以及提高其受体功能可提高心脏节律。Edelberg 等将编码 β_2 肾上腺能受体基因的质粒注射到猪的心房肌内,48 小时以后,出现心房节律,此节律对肾上腺能刺激起反应,节律快于对照组。但此方法仍有许多问题待解决:作用时间较短;不能肯定此起搏点能否在窦房阻滞或房室阻滞时控制心脏节律。故此技术的应用受到限制。

（二）转染抑制内向整流电流（I_{K1}）基因

降低膜静息电位的超极化电流,可使内向电流启动而触发起搏。Miake 等选择 Kir2.1 作为靶点进行建立生物起搏点的实验研究。Kir2.1 是内向整流电流 Ik_1 通道的编码基因。在胚胎心脏早期,每个细胞均具有内在起搏活性。其自发起搏跳动的机制为:L 型钙通道开放引起除极,接着瞬时外向钾通道开放导致复极。随着胚胎发育进展,心脏分化为一些特殊功能区,每个区有其独特的电信号。心房和心室成为电静止区,其心率与节律受位于窦房结内的少数起搏细胞所控制。因此,成年心室肌细胞的起搏活性是隐匿性的,正常情况下被 I_{K1}（内向整流钾电流）所抑制。I_{K1} 电流在心房及心室强烈表达,窦房结起搏细胞不表达,此基因由 Kir2 基因家族编码。I_{K1} 使静息膜电位保持在负电位,因此它抑制心脏兴奋性。如抑制 Kir2 编码的 I_{K1} 通道,将会增加心室肌细胞的兴奋性而使其成为起搏点。

如在 Kir2.1 的小孔结构位置替代 3 个氨基酸,即在 144～146 位置插入 3 个丙氨酸,为 GYG144-146AAA,建立重组基因,称作 Kir2. AAA。当重组基因 Kir2. AAA 与野生型 Kir2.1 同时表达时,抑制基因占优势,可抑制 Ik1 通道电流,使细胞成为兴奋起搏点。将 Kir2.1AAA 与绿色荧光蛋白（GFP）基因包装到 bicitronic 腺病毒载体上（AdEGI-Kir2.1AAA）,然后将此载体注射到豚鼠的左室壁内。由 GFP 荧光监测得知,心室肌细胞的基因转染率为 20%。Kir2.1AAA 转染后 3～4 天分离心肌细胞,其 I_{K1} 电流抑制达 80%。未转染上 Kir2.1AAA 的左室心肌细胞,以及对照组的心室肌细胞（GFP 阳性,但无携带 Kir2.1AAA）,没有自发跳动,但当给予刺激时可产生单相动作电位。而 Kir2.1AAA 转染的心室肌细胞产生自发活动电位,类似窦房结自律细胞。

当细胞 I_{K1} 电流降低到 0.4μA 时,即在 -50mV,所有的细胞均有自发除极活性,这同真正的起搏细胞很相似:其最大舒张期电位,即 4 相位逐渐除极,缓慢向上,触发重复、规律的电活动。且 Kir2.1AAA 转染后的自发起搏细胞对异丙肾上腺素刺激起反应,好像窦房结细胞一样,可增加起搏心率。Kir2.1AAA 转染的 40% 的动物其体表心电图有宽大的心室起源点,其节律不依赖于窦房结,甚至更快于窦房结。这些研究对建立生物起搏器提供了新观点。自律性是窦房结细胞特有的,转基因心肌细胞表达"起搏基因",像 HCN 家族一样。

实验表明,特异性抑制 Kir2.1 通道能够使心室肌细胞具有起搏活性。自律起搏的关键因素是消除极化的 I_{K1},而不是表达某些基因,尽管这些基因对真正的起搏细胞起着重要调节作用。由于抑制 Ik_1 可使心室肌细胞转换为起搏细胞,那么在细胞内定位转染 Kir2.1AAA 能够建立生物起搏点,以达到治疗目的。

此技术存在的问题是:在心室的某个点下调 I_{K1} 电流可产生局灶异位自发节律,与心室节律竞争。降低复极电流可延长复极时间,增加致心律失常机会[18]。

（三）转染起搏电流基因 HCN

I_f 电流,即起搏电流是建立生物起搏器的热点。它是舒张期电流,对动作电位时间没有影响;能够被自主神经系统调控。If 电流或起搏电流的基因编码为 HCN（超极化激活,环核苷酸门控）。HCN 有 4 个亚基,其中 3 个亚基在心脏,即 HCN_1、HCN_2、HCN_4。

HCN 高度表达的心肌细胞可产生 If 样起搏电流,能够触发心跳。在细胞培养的实验中,将大鼠心

肌细胞和加入 HCN_2 亚基的腺病毒一起孵育。这些心肌细胞表现 I_{HCN} 电流，振幅较野生型心肌细胞的 If 高 100 倍。培养心肌细胞的跳动频率也较对照组快。对正性变时药物异丙肾上腺素和负性变时药物均有反应。

　　Qu 等在动物犬体内也进行了此方面的实验研究。包含 HCN_2 的腺病毒和 GFP 注射到犬的左房内。对照组也注射腺病毒，但仅包含 GFP 而无 HCN_2。4 天后，动物被麻醉，刺激右侧迷走神经以抑制窦性节律。接受 HCN_2 的动物产生心房节律，起源点位于注射点；仅注射 GFP 的动物则无此反应。从注射点分离下来的心肌细胞（GFP + HCN_2）的 I_{HCN} 电流比普通心肌细胞的 I_f 电流强 100 倍。

　　这样建立的生物起搏点是否能够控制心室？Plotnikov 等进行了动物实验研究，通过导管将包含 HCN_2 + GFP 的腺病毒颗粒注射到犬的左束支内。结果表明，接受 HCN_2 注射的犬形成了稳定的自发心室异位节律，节律大约 60 次/分，快于对照组，起源点位于腺病毒注射点；应用免疫组化和生物物理方法也证实 HCN 在局部高度表达。但存在一些问题：在窦性节律终止后，5~30 秒后才出现自发心室节律；此起搏点的作用时间大约持续几天到几周。

　　总之，在基因治疗建立生物起搏器的方法中，增强 I_f 电流方法能够提供稳定的自发心室节律，且对自主神经刺激起反应。但也存在一些问题：基因治疗依赖病毒载体，而复制缺陷腺病毒可能不会使基因材料整合到染色体中，故不会作用持久。另外，病毒载体可能诱发传染和肿物形成，这些需要探讨并加以解决。

六、展望

　　利用干细胞移植和基因治疗建立生物起搏器，为缓慢性心律失常病人的治愈带来希望。虽然近来的研究结果令人鼓舞，但真正应用于临床尚有很多路要走。尽管如此，生物起搏器替代电子起搏器是未来发展的方向。相信在不远的将来，生物起搏器将是缓慢性心律失常病人治疗的一项选择。

（任晓庆）

参 考 文 献

1. Strong TD, Gebska MA, Burnett AL, et al. Endothelium – specific gene and stem cell – based therapy for erectile dysfunction. Asian J Androl, 2008, 10 (1)：14 – 22.

2. Christoforou N, Gearhart JD. Stem cells and their potential in cell – based cardiac therapies. Prog Cardiovasc Dis, 2007, 49 (6)：396 – 413.

3. Gepstein L. Experimental molecular and stem cell therapies in cardiac electrophysiology. Ann N Y Acad Sci, 2008, 1123：224 – 231.

4. Donahue JK. Gene therapy for cardiac arrhythmias：a dream soon to come true? J Cardiovasc Electrophysiol, 2007, 18 (5)：553 – 559.

5. Boink GJ, Seppen J, de Bakker JM, et al. Gene therapy to create biological pacemakers. Med Biol Eng Comput, 2007, 45 (2)：167 – 176.

6. Anghel TM, Pogwizd SM. Creating a cardiac pacemaker by gene therapy. Med Biol Eng Comput, 2007, 45 (2)：145 – 155.

7. Rosen MR, Brink PR, Cohen IS, et al. Biological pacemakers based on I (f). Med Biol Eng Comput, 2007, 45 (2)：157 – 166.

8. Marbán E, Cho HC. Biological pacemakers as a therapy for cardiac arrhythmias. Curr Opin Cardiol, 2008, 23 (1)：46 – 54.

9. Mocini D, Colivicchi F, Santini M. Stem cell therapy for cardiac arrhythmias. Ital Heart J, 2005, 6 (3)：267 – 271.

10. Zhou YF, Yang XJ, Li HX. Hyperpolarization – activated cyclic nucleotide – gated channel gene：the most possible therapeutic applications in the field of cardiac biological pacemakers. Med Hypotheses, 2007, 69 (3)：541 – 544.

11. Marbán E, Cho HC. Creation of a biological pacemaker by gene – or cell – based approaches. Med Biol Eng Comput,

2007, 45（2）:133-144.

12. Gepstein L. Stem cells as biological heart pacemakers. Expert Opin Biol Ther, 2005, 5（12）:1531-1537.

13. Yankelson L, Gepstein L. From gene therapy and stem cells to clinical electrophysiology. Pacing Clin Electrophysiol, 2006, 29（9）:996-1005.

14. Rajesh G, Francis J. Biological pacemakers. Indian Pacing Electrophysiol J, 2006, 6（1）:1-5.

15. Robinson RB, Brink PR, Cohen IS, et al. I（f）and the biological pacemaker. Pharmacol Res, 2006, 53（5）:407-415.

16. Tse HF, Xue T, Lau CP, et al. Bioartificial sinus node constructed via in vivo gene transfer of an engineered pacemaker HCN Channel reduces the dependence on electronic pacemaker in a sick-sinus syndrome model. Circulation, 2006, 114（1010）:1000-11.

17. Rosen MR. Conference report: building a biologic pacemaker. J Electrocardiol, 2007, 40（6 Suppl）:S197-198.

18. Viswanathan PC, Coles JA Jr, Sharma V, et al. Recreating an artificial biological pacemaker: insights from a theoretical model. Heart Rhythm, 2006, 3（7）:824-831.

19. Rosen MR, Brink PR, Cohen IS, et al. Genes, stem cells and biological pacemakers. Cardiovasc Res, 2004, 64（1）:12-23.

20. Rosen MR, Robinson RB, Brink P, et al. Recreating the biological pacemaker. Anat Rec A Discov Mol Cell Evol Biol, 2004, 280（2）:1046-1052.

第 六 篇

心 房 颤 动

 **心房颤动的心电图表现和治疗对策**

心房颤动（房颤）是最常见的持续性快速心律失常。人群中的患病率约 2%。美国共约有 220～230 万患者，且每年新增 16 万以上，患病率随年龄而增加，50～59 岁为 0.5%，而 80～89 岁为 8.9%，增加 18 倍。我国 13 个省 29079 人的调查显示患病率为 0.77%，男性 0.9%，女性 0.7%，＞80 岁者 7.5%。Framingham 随访 38 年的研究显示，男性人群 21.5‰、女性人群 17.1‰ 发生房颤。心脏手术后发生房颤者平均为 26.7%。房颤也是急诊最常见的心律失常。在内科住院患者中占 6%～7%。复旦大学附属中山医院和华山医院住院心脏病患者中，因心律失常而住院的患者由 20 世纪 50 年代的 0.63% 增至 90 年代的 18.84%。在住院的心律失常患者中房颤所占的比例为 12.5%～13.0%。

一、病因

引起房颤的基础心脏病，过去首推风心病和甲亢性心脏病。但 1999～2001 年我国 41 家医院住院房颤患者 9297 例回顾性分析（单项%），显示以老年 58.1%、高心病 40.3%、冠心病 34.8% 为最多，心力衰竭 33.1%、风心病 23.9% 其次，其他尚有特发（孤立）性房颤 7.4%、心肌病 5.4%、糖尿病 4.1% 等。患者平均年龄 65.5 岁，占住院患者的 7.9%。心房扩大，压力增高，心房肌缺血、炎症、坏死、纤维化等，是引起房颤的病理基础。特发性房颤可能存在异常旁道，或有自律神经失调而心房对其介质敏感所致。部分为家族性乃基因突变所致。

二、发病机制

有过众多学说。目前公认的有两种：①多发微波折返（multiple wavelet re－entry）学说。多发微波以紊乱方式经过心房，互相碰撞、再启动和再形成，并有足够的心房组织块（基质）来维持此多发微波折返；②快速发放冲动灶（rapid firing focus）学说。左、右心房，肺静脉、腔静脉、冠状静脉窦口，或其内一定距离处（肌袖）有快速发放冲动灶，驱使周围心房组织产生房颤，然后由多发微波折返机制维持，快速发放冲动停止后房颤仍得以继续。

三、维持房颤机制

房颤发生后，心房重构使房颤易于维持。包括：①电生理重构。心房肌不应期缩短、其离散度增加、动作电位时程缩短，使房颤持续或终止后再启动，房颤发作间期延长直至持久性（房颤连锁现象，

atrial fibrillation begets atrial fibrillation）。房颤抑制窦房结功能，增加异位搏动发生和再启动房颤的能力。房颤终止后电重构约在一周后消失；②组织结构重构。房颤发作中心房增大（左心房为主），心房肌萎缩、纤维化等，有利于房颤的维持；③离子通道重构。房颤时心房肌细胞离子通道发生功能性变化，主要成为维持房颤的功能性底物，但也可能是启动的机制。有钠离子通道密度下降，先有钙超负荷然后钙离子通道密度下降，使传导速度减慢、有效不应期缩短、动作电位时程缩短，房颤易于持续。钾离子通道的变化则较复杂。

四、临床分类

目前多数学者根据房颤发生和发展的过程分为下列 4 类：

1. 新发房颤（recent onset Af） 可有症状或无症状，发生时间不明，可复发或不复发。
2. 阵发性房颤（paroxysmal Af）。维持时间 <7 日（常为 48 小时之内）能自行终止，反复发作。
3. 持续性房颤（persistent Af）持续时间 >7 日，或以前转复过，非自限性，反复发作。
4. 永久性房颤（permanent Af）。不能终止，终止后又复发，或无转复愿望，持久发作。

五、临床主要表现

1. 快速完全不规则的心搏，使患者不适和焦虑。
2. 房室搏动不协调，影响心脏舒缩功能，心搏量减少，心力衰竭。
3. 心房内血液停滞引起血栓栓塞。
4. 从窦律突发房颤心室率很快时引起头昏、黑蒙或晕厥；从房颤突转窦律有较长间歇时亦可发生同样情况。
5. 可有尿频、尿量增多。

六、心电图主要的和一些特征性表现

1. 心房率 350~600 次/分，P 波为不规则的 f 波所取代，心室率 90~150 次/分不规则，可能有缺血性 ST-T 改变。
2. 房颤突然出现和终止，或经房早→房速→房扑→房颤的发展和反向恢复窦性心律的过程。
3. 极快速房颤，心室率达 180~250 次/分，多见于合并预激综合征前向传入心室者，可诱发室颤。此时 QRS 波群增宽，需与室速或房颤伴束支传导阻滞相鉴别。
4. 不规则的心室率中，长 RR 间期后的短 RR 间期，其 QRS 波可呈室内差异性传导（Ashman 现象），主要呈右束支传导阻滞型，与右束支的传导此时滞后于左束支有关。
5. 房颤中呈差异性传导的 QRS 波群可连续发生（蝉联现象）。
6. 可有类似窦性心律时的文氏现象。但因 P 波消失见不到 PR 间期的逐渐延长，可见到 RR 间期逐渐缩短，然后突然很长，周而复始呈典型文氏现象。RR 间期也可逐渐延长然后突然很长，周而复始呈非典型文氏现象。
7. 房颤 QRS 波群伴有长间歇（长 RR 间期）>1.5 秒呈现文氏现象，过去认为是合并有 II 度或高度房室传导阻滞。近年发现许多这样的房颤患者转复窦性心律后并无 II 度或高度的房室传导阻滞存在。认为是房室交界区的隐匿传导，迷走神经张力增强，房室交界区性期前收缩的穿透或非穿透性干扰，洋地黄、β 阻滞剂、钙拮抗剂等的作用所致。但如 RR 间期 >3.0 或 4.0 秒且有症状则应予以重视。
8. 表现为快慢综合征的病态窦房结综合征者，房颤停止后出现窦性停搏。
9. 由迷走神经介导的房颤：发作前心率减慢，有长 RR 间隙，并为短间隙的房性期前收缩所诱发。常发生在晚餐后、夜间、运动或情绪激动后的恢复期、恶心呕吐时，或为应用腺苷所诱发。
10. 由交感神经介导的房颤：发作前心率增快，由连续房性期前收缩所诱发。常发生在日间尤其在早晨、运动或情绪激动时，或为应用异丙肾上腺素所诱发。常见于甲状腺功能亢进、嗜铬细胞瘤患者。

七、治疗目标

①控制心室率；②转复窦性心律；③维持窦律预防复发；④防治血栓栓塞并发症；⑤根治措施。

（一）控制心室率

指征：①心室率 > 100 ~ 120 次/分，尤其有器质性心脏病者；②房颤并发心力衰竭者；③不拟转复窦率或转复不成功者。

目标：①维持心室率在 60 ~ 80 次/分（静息时）和 90 ~ 115 次/分（中度活动时）；②改善心衰症状；③初发或阵发性房颤者心室率控制后，可能自行转复窦律。

措施：（2006 年 ACC/AHA/ESC 指南推荐）：①急性情况无预激综合征者用 β 阻滞剂艾司洛尔（静滴）美托洛尔（静注）或普萘洛尔（静滴），钙拮抗剂地尔硫草或维拉帕米（均静注）；②急性情况有预激综合征者用胺碘酮（静注）；③急性情况有心衰无预激综合征者用地高辛或胺碘酮（均静注）；④慢性情况无预激综合征者用美托洛尔、普萘洛尔、地尔硫草或维拉帕米口服；⑤慢性情况有心衰无预激综合征者用地高辛或胺碘酮口服。

效果：据近期多中心随机前瞻性研究 AFFIRM、PIAF、STAF、RACE、HOT CAFE 等试验，认为 1 ~ 5 年随访结果，控制心室率与转复窦性心律相比较，病死率相仿，患者再入院率前者低于后者并有统计学意义。

（二）转复窦性心律

指征：①房颤并发心衰，心室率已控制，心功能已改善；②心室率 > 100 ~ 120 次/分，未能控制，尤其合并预激综合征；③房颤持续时间 < 6 ~ 12 个月；④心脏手术后房颤持续 1 ~ 3 个月；⑤基本病因已去除仍有房颤；⑥心房内有血栓或以往有栓塞史者，已抗凝治疗 3 周以上。

目标：①恢复心房功能；②改善血流动力情况，消除症状；③减少血栓栓塞发生率；④避免长期抗凝引起出血。

禁忌：①心脏明显增大，巨大左房心；②心室率自然缓慢或有高度至完全性房室阻滞；③已数次转复但不能维持窦律；④房颤持续一年以上；⑤有风湿活动、心肌炎症或感染未控制；⑥洋地黄中毒、低血钾。

措施和效果：①直流电同步转复：成功率 67% ~ 94%，合用药物几乎达到 100%；②药物转复（2006 年 ACC/AHA/ESC 指南推荐）：阵发性房颤用多非利特、氟卡尼、依布利特、普罗帕酮或胺碘酮，次选双异丙吡胺、普鲁卡因胺或奎尼丁；持续性房颤用多非利特、胺碘酮或依布利特，次选双异丙吡胺、氟卡尼、普鲁卡因胺、普罗帕酮或奎尼丁。

（三）维持窦律预防复发

①电复律后（2006 年 ACC/AHA/ESC 指南推荐）用胺碘酮、双异丙吡胺、多非利特、氟卡尼、普罗帕酮或索他洛尔维持，也可用奎尼丁；②药物复律后选用原来复律有效的药物；③维持窦律 1 年者达 10% ~ 56%（胺碘酮可达 83%），2 年以上达 10% ~ 20%，但病死率 1 年达 2.9%（奎尼丁）和 0.4%（胺碘酮）；④新近认为 AT_1 受体拮抗剂氯沙坦、缬沙坦、依贝沙坦、坎地沙坦有减少房颤复发作用；血管紧张素转换酶抑制剂赖诺普利、群多普利也有减少房颤发生的作用。

（四）防止血栓栓塞并发症

危险因素：发生血栓栓塞的危险因素：①轻度或不甚确切的为女性、年龄 65 ~ 74 岁、冠心病、甲亢；②中度的为年龄 ≥ 75 岁、高血压、心衰、左心室射血分数 ≤ 35%、糖尿病；③高度的为曾有脑卒中、短暂脑缺血发作或脑栓塞、二尖瓣狭窄、人工机械瓣。

防治措施：2006 年 ACC/AHA/ESC 指南推荐抗血栓治疗：①无危险因素者用阿司匹林 81 ~ 325mg/d；有 1 个中度危险因素者用阿司匹林 81 ~ 325mg/d 或华法林使国际正常化比率（INR）在 2.0 ~ 3.0 之间，目标为 2.5；有任何 1 个高度危险因素或 1 个以上中度危险因素者用华法林使 INR 在 2.0 ~ 3.0

之间，目标为2.5；对人工机械瓣患者INR目标应>2.5；②心房内有血栓（房颤72小时后可能房内即有血栓形成）或过去有栓塞史者，使INR达2.0~3.0，适当调整剂量维持，3周后复律，复律后继续服药3~4周，以防心房顿抑而再形成血栓的可能；③>75岁、高血压未能控制、肝功能不佳、有出血史或出血倾向、嗜酒等增加出血危险性；④直接抑制凝血酶的新制剂Ximelagatran，经系列SPORTIF试验Ⅰ~Ⅴ，例数达8000，36毫克2次/日其效果与华法林相当，无需测凝血指标，但上市后因发现可导致肝功能损害，现已被收回，目前仍有一些类似的新制剂在研究中；⑤外科左心耳闭塞术和经皮左心耳堵闭术。使无发生血栓的空间。

（五）根治措施

外科手术：①左心房隔离术。与二尖瓣手术同时进行，但左房仍颤动，仍可能发生血栓；②回廊手术。窦律虽能控制心室，但左、右心房被隔离，功能受影响，仍房颤；③迷宫手术。由Ⅰ型发展到Ⅲ型，彻底阻断折返环有效率达98%，但切口多，创伤大，手术时间长，术后并发症多；④外科手术时，行外、内膜消融。以射频、冷冻或微波消融以取代切口。

介入治疗：①房室交接处的导管射频消融或改良。只控制心室率，可能还需置入永久性起搏器；②导管射频线性消融。仿外科迷宫手术，以消融取代切口，有效率可达78%（持续房颤）~91%（阵发房颤），但操作时间长，可能穿破心房；③局灶消融。消融心房、肺静脉、腔静脉、冠状静脉窦处兴奋灶，可点状消融、节段性消融、环状隔离等，成功率为50%~95%（阵发性），25%~70%（持续性）。但复发率较高，有心房穿孔、肺静脉狭窄等并发症。用CARTO、En-Site等标测系统和LASSO标测导管，有助于指导消融的实施。

起搏治疗：①心房除颤器（IAD）。目前无专用，但有具IAD功能的ICD；②起搏防治与心动过缓有关的房颤，以用AAI起搏方式为好；③双房同步起搏。预防房间传导阻滞引起的房颤；④心房多部位起搏。房性期前收缩触发这些部位心房电极同步起搏，缩短房性期前收缩时房内传导时间；⑤防治房颤的特殊功能起搏器。

八、不同临床类型房颤2006年ACC/AHA/ESC指南推荐的治疗建议

新发房颤：①发作自限、症状轻微或无者不需治疗；②症状严重如致低血压、心肌缺血或心衰者，则需预防性抗心律失常药物治疗；③有脑卒中高危因素者，需长期抗凝治疗。

阵发性房颤：

（1）症状轻微或无者予以抗凝治疗和心室率控制；

（2）症状严重者，按需先采取抗凝和心室率控制治疗，然后予以转复和维持窦性心律；

（3）无或有轻基础心脏病者，用氟卡尼、普罗帕酮或索他洛尔（一线）如无效或有副作用，用胺碘酮、多非利特、双异丙吡胺、普鲁卡因胺、奎尼丁（二、三线），可考虑肺静脉隔离或左心房基质消融；由迷走神经介导的房颤用双异丙吡胺或氟卡尼，由交感神经介导的房颤用β阻滞剂或索他洛尔；

（4）有器质性心脏病者中：①有心衰者用胺碘酮、多非利特维持窦律；②有冠心病者首选索他洛尔（除非有心衰），次选胺碘酮、多非利特，再选双异丙吡胺、普鲁卡因胺或奎尼丁；③有高血压而左心室不大者首选氟卡尼、普罗帕酮，次选胺碘酮、多非利特或索他洛尔，再选双异丙吡胺、普鲁卡因胺或奎尼丁；有高血压而左心室增大者易因药物致尖端扭转型室速，以用胺碘酮较安全；以上亦均可考虑消融治疗。

持续性房颤：①无或有轻微症状，曾至少转复过一次但复发者，予以心室率控制和抗凝治疗；②有失健症状者在心室率控制和抗凝治疗的基础上，用抗心律失常药物转复窦律（药物选择如阵发性房颤），如无效或有副作用可用电复律；③症状严重者考虑消融治疗。

永久性房颤：心室率控制和抗凝治疗。

2006年ACC/AHA/ESC指南推荐的药物和用量

1. 艾司洛尔 500μg/kg iv（1min以上）负荷，60~200μg/（kg·min）iv滴注维持。

2. 美托洛尔　2.5～5mg iv（2min 以上）负荷，25～100mg bid 口服维持。

3. 普萘洛尔　0.15mg/kg iv 负荷，80～240mg/d 分次口服维持。

4. 索他洛尔　160～320mg/d 分次口服。

5. 地尔硫䓬　0.25mg/kg iv（2min 以上）负荷，5～15mg/h iv 滴注维持。120～360mg/d 分次口服维持。

6. 维拉帕米　0.075～0.15mg/kg iv（2min 以上）负荷，120～360mg/d 分次口服维持。

7. 地高辛　0.25mg iv/2h 或 0.5mg/d 口服，直到 1.5mg 负荷，每日 0.125～0.375mg iv 或口服维持。

8. 胺碘酮　①控制心室率。150mg iv（10min 以上）负荷，0.5～1mg/min iv 滴注维持；或 800mg/d 分次 1w + 600mg/d 分次 1w + 400mg/d 分次 4～6w 口服负荷，200mg/d 口服维持；②转复窦律。住院病人 1.2～1.8 克/d，分次口服到总量 10g，然后 200～400mg/d 维持；门诊病人 600～800mg/d，分次口服到总量 10g，然后 200～400mg/d 维持。亦可 5～7mg/kg iv（30～60min 内），然后 1.2～1.8g/d 持续 iv 滴注或分次口服到总量 10g，然后 200～400mg/d 口服维持。

9. 多非利特　根据肌酐清除率（ml/min）>60、40～60、20～40 和 <20 者分别口服 500µg、250µg、125µg、2 次/天和禁服。

10. 依布利特　1mg iv（10min 内），如需要可再给 1mg。

11. 氟卡尼　1.5～3.0mg/kg iv（10～20min 以内）；200～300mg/d 分 2 次口服。

12. 普罗帕酮　1.5～2.0mg/kg iv（10～20min 以内）；600mg/d 或 450～900mg/d 分 3 次口服。

13. 双异丙吡胺　1～2mg/kg（不超过 150 毫克/次）iv（5～10min 以内）；400～750mg/d 分 3～4 次口服。

14. 奎尼丁　0.75～1.5g，分次在 6～12h 以内口服。

15. 普鲁卡因胺　0.5～1g iv 滴注，1h 内滴完，无效者可再给 1 次，但 24 小时内总量不超过 2g。

以上所列剂量，对我国患者可能偏大，用时宜适当减量。

（陈灏珠）

参 考 文 献

1. ACC/AHA Task Force on Practice Guidelines and ESC Committee for Practice Guidelines. ACC/AHA/ESC 2006 Guidelines for the Management of Patients With Atrial Fibrillation – Executive Summary. Circulation, 2006, 114：700～752.

2. 心房颤动治疗专家组. 心房颤动：目前的认识和治疗建议. 中华医学会心电生理和起搏分会, 2006 年.

3. Hersi A, Wyse DG. Management of Atrial Fibrillation. Current Problems in Cardiology, 2005, 30：169～234

4. Slavik RS, Tisdale JE, Borzak S. Pharmacologic Conversion of Atrial Fibrillation：A systematic Review of Available Evidence. Current Problems in Cardiology, 2003；28：349～412.

5. Lelorier P, Klein G. Prevention and Management of Postoperative Atrial Fibrillation. Current Problems in Cardiology, 2002, 27：361～404.

 心房颤动药物治疗的几个临床问题

除室性期前收缩外，心房颤动（房颤）是临床第二位最常见的心律失常。房颤在一般人群中发生率0.4%，在心血管病患者的发生率4%，而严重的心血管病患者房颤的发生率高达40%。因此，有效的治疗心房颤动是内科医生的基本功。本文重点讨论房颤药物治疗时常遇到的十个临床问题。

一、房颤并非良性，需积极治疗

心房颤动的危害已被熟知，常归纳为以下几点。

1. 死亡率高 Framingham 的一项长达26年的前瞻性研究结果表明，去除一切可能的影响因素后，心房颤动组的死亡率是窦性心律对照组的2倍。因此，心房颤动是增加死亡率的一个独立因素。

2. 致残率高 资料表明，心房颤动患者的体栓塞率比窦性对照组高出4~18倍，高发生率的体栓塞必然引起高比例的器官功能损害及致残率，这将大大降低患者的生活质量。

3. 损害心功能 正常时心脏的功能需要具备良好的心房和心室的同步性，其中心室完成心功能比例的65%~85%，称为主泵，而心房完成心功能比例的15%~35%，称为心脏的辅助泵。心房辅助泵的作用表现在舒张期P波引起的跨二尖瓣血流形成的A峰，心房颤动时随着P波的消失，患者舒张期跨二尖瓣血流形成的A峰将消失，只剩下E峰，使心功能明显受损。

4. 引起一定比例的猝死 体内植入式自动除颤器（ICD）记录的资料表明，需要ICD放电治疗的恶性室性心律失常发生时，高达18%的室颤因心房颤动介导而发生，进而形成了心房颤动－心室颤动－猝死的新疾病链。房颤蜕化为室颤的原因包括心房颤动时较高的心室率能损害心功能，并在一定的程度激活交感神经，以及房颤时常出现的长短周期现象等都是引发猝死的可能原因。

因此，心房颤动并不是一种良性心律失常，其存在多种重大的危害，应当给予积极的治疗，尤其对阵发性心房颤动更是这样。

二、转复和维持窦律的益处高于心室率的控制

心房颤动的上述危害已得到共识，这些危害对于有器质性心脏病和无器质性心脏病患者均一样，只是对心功能的损害程度可能存在一定的差异，而另外三项危害两者几乎没有差别。多数情况下，这些危害只能在房颤转复和维持窦律时才能得到最佳的控制和纠正。

有些医生一定会提出，近年来循证医学的资料不是反复证实心房颤动控制心室率的治疗等于或优于转复窦律的治疗吗？部分医生提出这一问题并不奇怪，但实际，这中间存在着一定的误区。

确实，AFFIRM 研究和 RACE 研究的结论都认为就死亡率、住院率和心血管事件等方面而言，控制心室率与转复窦律组之间没有明显差别。但应当注意，引用循证医学的结果与结论时，只能直接引证于其研究的人群，而对该研究中没有涉及的人群不能任意扩大和滥用其结论。

AFFIRM 研究面世后，一直存在着较多的批评意见，这是因为：①该研究入组的人群年龄偏高（平均70岁）；②该研究对象的临床情况偏重。因此，AFFIRM 研究涵盖的人群不能代表心房颤动的全部人群，实际这组人群偏向于"不容易转为窦律的人群或不容易维持窦律的人群"。临床医生对于任何一种疾病的治疗，都有十分清楚的潜规则，即需要治疗又能治疗时，一定要积极治疗；而不易治疗时，不能强行或勉强施之。对于心房颤动的治疗也同样，对于阵发性房颤、不伴器质性心脏病的房颤、对于年龄较轻患者的房颤，都应给予积极的治疗，应当积极用药将之转为窦律，并积极维持窦律。而房颤持续时间较长、伴有明显器质性心脏病、年龄偏高的患者，当其心脏已明显存在解剖学及电学重

构时，可能转复为窦性和维持窦律的治疗都存在一定的困难，不能勉强为之。对这些患者进行的控制心室率及合理的抗凝治疗，也能取得较好的临床效果。

总之，任何循证医学的结论都不能滥用及无限的扩大，否则将产生误导。如果有一项研究能对比研究房颤心室率控制组和转复窦律又能很好维持窦律组的远期结果时，后者毫无疑义将优于前者。

因此，对于心房颤动患者的治疗，临床医生的原则十分简单明了，即容易转复、容易维持窦律的患者，一定给予积极的相应治疗，而对于不容易转复或不容易维持窦律的患者千万不要勉强施之。对这些患者应给予有效的心室率控制及抗凝治疗。

三、偶发房颤的药物顿服治疗

心房颤动的治疗包括药物及非药物两种，对于多数房颤患者，药物治疗属于一线、基础的治疗方法，应当首选。而药物治疗包括顿服，口服和静脉给药三种方法。

药物顿服转复房颤的方法是指患者阵发性房颤发生后，一次性给患者口服较大剂量转复房颤的药物，使其与静脉给药一样使患者较快地转复为窦律。

目前这种治疗主要应用心律平（600mg，12 片）或胺碘酮（30mg/kg，相当于 9 片），用于偶尔发生的阵发性房颤病例。对于发作不频繁的房颤患者，发作后症状可能较重，需要短时间控制病情。但因其发作次数少，长期规律地服药预防其复发的必要性不大，因而可采用房颤复发后顿服药物进行转复治疗。顿服心律平（600mg）治疗时，1 小时的转复率31%，2 小时转复率55%，3 小时的转复率高达 70%。与静脉给药转复房颤相比，给药后第 1 小时的转复率相对低，而 3 小时的转复率两者持平。

药物顿服转复房颤治疗时应注意两点：①应用时应排除患者存在以下疾病：严重心衰、病窦综合征、房室传导阻滞、Brugada 综合征、束支阻滞及其他严重的器质性心脏病；②初次治疗时患者需住院观察，该方法反复治疗有效时，患者可自行在院外应用。

顿服法不仅服用方便，而且疗效可靠、安全，尤其对新近发生而无心衰及左心功能不全者。

四、不伴心衰时房颤心室率的控制

阵发性房颤是指窦性心律者突然发生的房颤，常伴明显的症状及快速的心室率，因而需要积极的治疗。新近发生房颤的治疗目的首先是控制心室率，缓解症状，其次提如何将房颤转复为窦性心律，这两个治疗目的并不矛盾，也不能截然分开。

应当指出，国内不少医生存在这样一个误区，面对阵发性房颤患者无论是否合并心衰，只要心室率偏快需要药物控制心室率时，总是首选静推西地兰，因为西地兰能明显抑制房室结的传导，使心室率明显下降。但近年来，国际房颤的治疗指南中，对于不伴心衰的阵发性房颤心室率控制的药物治疗并非这样推荐。

对不伴心衰的房颤存在快速心室率的药物治疗，不论其是阵发性、持续性或持久性房颤，均Ⅰ类推荐口服 β 受体阻滞剂或钙拮抗剂控制患者静息或活动后的心率，对伴有低血压或心室率过快需紧急治疗时可应用这些药物的静脉制剂。这类患者心室率控制的药物治疗洋地黄和胺碘酮仅为Ⅱ类推荐。因此，临床医生应当了解 2006 年国际指南中房颤治疗的推荐意见，逐渐改变首选西地兰推注的习惯用法。

药物控制房颤心室率的目标为静息心率60~80bpm，活动后心率90~115bpm。不同药物达到这一靶心率的有效率不同，胺碘酮最高（80%），β 受体阻滞剂其次，钙拮抗剂为 54%。

五、伴发心衰时房颤心室率的控制

心房颤动多见于有器质性心脏病的患者，主要见于高血压、冠心病、心力衰竭、心脏瓣膜病、糖尿病五大疾病患者，而心功能Ⅰ~Ⅳ级心衰患者的房颤发生率分别为4%、25%、30%、50%，平均28%。对于伴发心衰的房颤患者进行心室率控制治疗时，国际指南的推荐意见与上述无心衰患者的治疗意见全然不同。2006 年国际心房颤动治疗指南中 I 类推荐口服或静脉使用洋地黄或胺碘酮，而这些患者的 β 受体阻滞剂或钙拮抗剂的推荐意见变为 II b 类，甚至属于 III 类推荐。这种患者的心室率控制还可试用地高辛 + β 受体阻滞剂或非二氢吡啶类的钙拮抗剂。

循证医学的资料表明，对伴心衰的房颤心室率的控制，胺碘酮与地高辛两药的疗效无统计学差异（$P = 0.33$），而胺碘酮常用于常规药物不能控制心室率或心衰明显的患者，但其不属于一线治疗用药。

六、预激合并房颤的药物治疗

预激综合征合并房颤的发生率高于一般人群，其发生机制与旁路逆传的心房波与窦性 P 波发生的碰撞相关。另外，预激综合征的旁路电传导的速度快，部分患者的旁路不应期较短而使房颤发生时的心室率很快，有蜕变为心室颤动并发生晕厥及猝死的危险，因此，预激合并房颤是临床常见的一个急症。

预激综合征合并房颤的心电图诊断相对容易，主要根据心室律存在绝对不正，QRS 波的形态宽大畸形而变化较大（手风琴效应）。根据心电图的这些特点与室性心动过速的鉴别并不困难。

预激合并房颤时，心室率常常较快，甚至极快，而有效控制旁路传导的抗心律失常药物又很匮乏，相反能抑制房室结传导的抗心律失常药物较多，倘若不经意应用了对房室结有明显抑制作用的药物，将使旁路下传激动心室的几率明显增加和心室率更快，常可导致发生室颤及猝死。因此，西地兰、异搏定等药物严格禁忌用于预激合并房颤的患者。

预激合并房颤伴血流动力学不稳定时，首选电转复治疗，其不仅疗效高，而且不会延误治疗，也无抑制心肌的作用。对于血流动力学稳定者，可以试用普卡胺及胺碘酮静注治疗，这些药物对旁路的抑制作用十分肯定。不伴心衰时，还可考虑推注心律平，这些药物治疗的推荐意见多数为 II b 类。

七、药物提高电转复的成功率

阵发性房颤伴快速心室率可能伴有心肌缺血、症状性低血压、心绞痛、心力衰竭、预激综合征、血流动力学不稳定等紧急情况。此时，最有效的治疗是及时将房颤转复为窦性心律，指南中 I 类推荐的治疗为紧急电转复。虽然非择期电转复治疗心房颤动的成功率较高，但仍有一定的失败率，而加用抗心律失常药物不仅能提高电转复的成功率，还有益于电转复成功后的窦律维持。

临床医生电转复术前常给患者服用胺碘酮、地高辛及利尿剂等药物，用来提高电转复的成功率、减少电转复后短时间内房颤的再复发。抗心律失常药物的这两种作用都与术前服用的药物剂量相关。胺碘酮可以降低心室肌及心房肌的除颤阈值，有利于室颤及房颤的电转复治疗。

为提高电转复治疗的成功率，可采用电转复之前预先给予抗心律失常药物，也可在首次电转复失败后给药，使随后的电转复治疗能获成功。一组应用伊布利特治疗的结果表明，对于心房扑动的电转复治疗，预先给药可使转复的成功率高达 100%，而首次电转复失败的 28% 病例中，失败后再给予伊布利特治疗，可使这些病例的再次电转复成功率达 100%。因此，心房颤动的电转复治疗中，应用药物提高电转复的成功率十分重要。

八、重视药物的联合应用

药物治疗心房颤动时，应当重视药物的联合应用，两类不同的抗心律失常药物联合应用时，抗心律失常的作用可以累加，而两者应用剂量的减少，使副作用发生的几率随之减少。抗心律失常药物联合应用的组合方法较多，几乎任意两种药物之间的联合用药都无绝对的禁忌，例如小剂量的洋地黄与β 受体阻滞剂联合应用时，能提高房颤的心室率控制，又能减少单一用药剂量较大时可能发生的不良反应。

应用抗心律失常药物治疗房颤时，还要注意与其他药物的联合应用问题。例如胺碘酮与华法林合用时，其能抑制华法林的代谢，因此两者同时服用时，应根据 INR 的测定结果，适当减少华法林的服用剂量。同理，与胺碘酮同时服用的地高辛也应剂量减半。

九、重视非抗心律失常药物的同时应用

大量循证医学的资料已经证实，对于室性和房性心律失常的治疗，多种非抗心律失常的药物已显示出意想不到的疗效，这些药物包括降脂药物、ACEI、ARB等。最早的资料源于TRACE研究，该研究中，随机应用群多普利后与对照组相比，应用ACEI治疗组新发生的房颤相对减少了55%。SOLVD研究也证明了同样结果，心衰患者应用依那普利治疗后，3年内房颤的发生率（5.4%）比对照组（24%）明显降低。另一项研究比较了随机应用胺碘酮与胺碘酮＋依贝沙坦治疗的结果，治疗12个月后，联合用药组的房颤复发率55.9%，比单用胺碘酮组（79.5%）明显降低。

近几年，越来越多的资料表明ACEI、ARB等药物与抗心律失常药物联合应用后，对高血压、心肌梗死、电转复、心衰患者的房颤风险分别下降23%、11%、51%、32%。此外，这些药物的同时合用还能减少房颤的复发率，一组单用胺碘酮治疗时，一年内房颤的复发率41%，而加服ARB和ACEI后复发率下降为19%及24%。这些药物对房颤明显治疗的机制是减少了心房肌的解剖学和电学重构，抑制心房肌间质纤维化的结果。此外，这些药物的降压作用，改善心室舒张功能和抑制交感神经的作用等也起到同等重要作用。

因此，临床医生治疗房颤时，应当高度重视这些药物的同时应用。

十、药物治疗房颤要兼顾治标治本

任何疾病的治疗，都要注意对因和对症的兼治，才能取得更好的临床疗效，房颤的治疗也不例外。治疗房颤时不仅应当针对房颤给予治疗，同时对引发房颤的可能病因也要兼治。2006年国际指南中提出引发房颤的五种临床常见的疾病包括高血压、冠心病、心力衰竭、瓣膜病、糖尿病，提示相当比例的阵发性和永久性房颤的发生与这些基础疾病有关，临床医生治疗房颤时应注意对这些病因的兼治。

除此，治标治本的兼顾还有另一层含义，胺碘酮与β受体阻滞剂这两种抗心律失常药物，同时兼有冠心病、高血压、心力衰竭的治疗作用，对于这几种病因引发的心房颤动，应用胺碘酮或β受体阻滞剂治疗时能起到一箭双雕、对因与对症的兼治作用，有望获得更佳的治疗效果。

总之，心房颤动的治疗对临床医生既是一个基本功，又是一门艺术，需要不断地总结与反思，不断的积累与沉淀，房颤的治疗水平才能不断提高。

（郭继鸿）

 **预激综合征并发心房颤动**

预激综合征并发心房颤动（简称预激房颤）是指在预激综合征的基础上合并发生房颤，其发生率各家报道不一，可达10%~35%。国外报道右前间隔旁路合并房颤者最多（63%），其次为左侧游离壁旁路（38%），再次分别为后间隔（29%）和右侧游离壁旁路（12%）[1]。虽然房室旁路并不直接参与房颤的发生和维持，但快速心房激动可经房室旁路下传心室，引起快速心室反应而使临床特点和心电生理表现复杂化，及时诊断和选择合理的治疗措施具有重要的临床意义。

一、发生机制

关于旁路在房颤发生中的作用，目前尚无定论，有学者认为，预激综合征患者发生房颤的机制是由于在旁路附近发生微折返所致，旁路在一定程度上促进或参与了这些微折返环的形成。另有学者认为，预激综合征者发作房颤的原因是由于其心房发生激动传导异常所致，旁路本身与房颤的发生关系不大。也有学者认为，室性期前收缩经旁路快速逆传心房，较易落入心房易颤期内而引发房颤。目前虽无足够的资料证实房室旁路直接参与房颤的发生，但仍有证据表明房室旁路与房颤的发生有密切关系：①并发房颤的预激综合征患者常常没有房颤的其他病理基础如心脏瓣膜病、高血压心脏病或心肌病等；②房室旁路的前传功能与房颤发生有明显相关性，前传功能越强，越容易并发房颤，显性房室旁路并发房颤的发生率明显高于隐匿房室旁路，而且右侧显性房室旁路并发房颤更为常见，最近认为这一现象可能与房室旁路前向传导引起心室预激，心室提前收缩致心房压力升高和电不稳定有关[2]；③导管射频消融阻断房室旁路后大多数患者不再发生房颤。

预激房颤的发生机制未完全明确，推测可能和下列因素有关：

1. 室性期前收缩经房室旁路逆向传导激动心房，恰好落入心房易损期诱发房颤。没有房室旁路时，室性期前收缩经房室结-希普系（AVN-HPS）逆向传导，因房室结的生理性传导延迟作用将避免激动过早传入心房，故不能或难于诱发房颤。这一机制早在20世纪60年代末期就得到了证实。Wellens等经心室期前收缩刺激发现当配对间期较短时，激动经房室旁路逆向传导至心房并诱发房颤。Peinado等报道了1例预激综合征患者心肌梗死后出现阵发性房颤，电生理检查发现房颤由室性期前收缩诱发[3]。笔者曾对1000多例WPW综合征患者行电生理检查，未发现1例可由心室刺激诱发房颤者，说明室性期前收缩诱发预激房颤只是一种极少见的机制。

2. 部分患者存在多条房室旁路，室性期前收缩经多条房室旁路逆向传导至心房，使之同时多部位非均一除极而诱发房颤。但临床上多房室旁路房颤的发生率远不如单房室旁路的发生率高，而且绝大多数并发房颤的患者经电生理检查证实为单房室旁路。

3. 临床上心电监护或动态心电图记录中多发现房颤的发生与房室折返性心动过速（AVRT）有关，由AVRT蜕变为房颤是最常见的表现。推测这可能与AVRT时心率过快引起心房压力升高，心肌相对缺血以及心房激动顺序异常（经房室旁路逆向传导激动心房）而致心房"易损性"增加而发生房颤[4,5]。

4. 波峰碰撞学说 在心肌内，有时同时存在两个或多个激动波，当一个激动波的波峰侵入另一个激动波的波峰时，即发生波峰碰撞。根据两个波峰空间位置及形态的不同，波峰碰撞可导致激动波产生3种不同的结果：①波峰扭转，即波峰的空间方向和形态发生改变、甚至导致螺旋波的形成；②波峰碎裂，即一个波峰分裂成几个更小的波峰；③激动终止。此外，波峰碰撞还可导致碰撞区附近心肌出现传导阻滞，扭转或碎裂的波峰就可能围绕此阻滞区形成折返。就预激综合征而言，只要有逆传进入心房的激动，就有可能与顺传的窦性激动发生波峰碰撞，若同时有波峰扭转、波峰碎裂和传导阻滞，就会形成多种途径的折返，从而触发房颤。房颤发生后，逆传进入心房的激动，可与心房内的房颤波不断发生波峰碰撞，产生的扭转波峰或碎裂波峰成为新的颤动波使房颤得以维持[6,7]。

二、心电图表现

　　预激房颤的心电图表现除具有房颤的基本特点外，其复杂性表现在 QRS 波群形态方面，可表现为完全预激性 QRS 波群（心室激动顺序完全由房室旁路下传的激动控制）部分预激性 QRS 波群（心室激动顺序由房室旁路和 AVN – HPS 下传的激动控制）和正常 QRS 波群（心室激动顺序由 AVN – HPS 下传的激动控制）。根据房室旁路和 AVN – HPS 的前传功能强弱，心电图表现有三种主要类型：

　　1. 房室旁路前传优势型　主要见于房室旁路前传能力强的显性预激综合征病人，或见于不适当使用 AVN 抑制剂（如洋地黄类制剂或钙通道阻滞剂）使 AVN – HPS 前传"封闭"，颤动波仅能或主要经房室旁路前传至心室。心室率快而不规则，常达 200 次/分以上，QRS 波群宽大畸形，其基本形态虽类同窦性心律的 QRS 波群，但时相更宽大，常达 0.14 ~ 0.16 秒，即 QRS 波群呈完全预激形（图 6 – 3 – 1）。该型房颤具有恶化为心室颤动的潜在危险，发生机制除与心室率过快和心室激动顺序异常有关外，室律不规则造成心室肌不应期和传导速度离散是蜕变为心室颤动的主要原因。平均心室率或当平均预激性 QRS 波群间期（平均预激性 RR 间期）和最短预激性 QRS 波群间期（最短预激性 RR 间期）是预测高危患者的重要指标。当平均预激性 RR 间期≤250ms 或最短预激性 RR 间期≤180ms 者，易恶化为心室颤动[8]。

　　2. AVN – HPS 前传优势型　常见隐性预激综合征患者。由于房室旁路没有前传功能（隐匿性预激

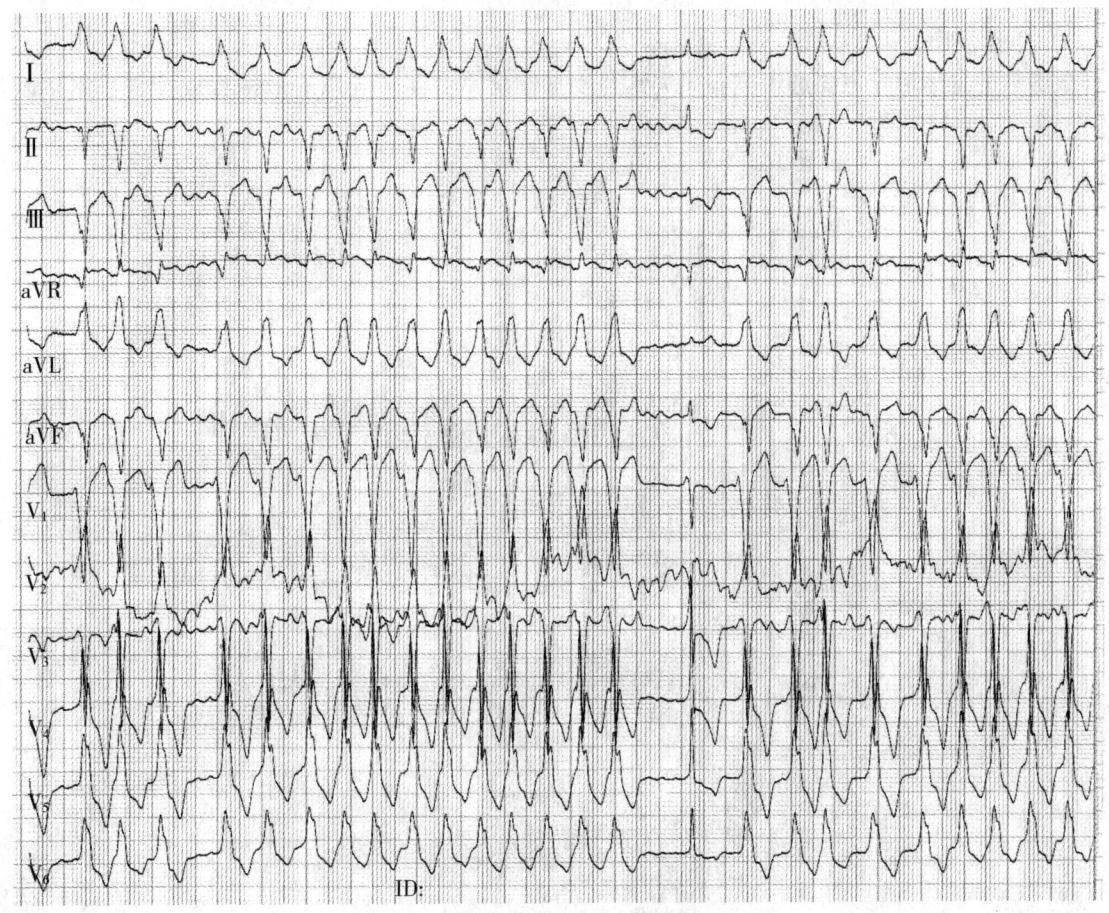

图 6 – 3 – 1　预激房颤　房室旁路前传优势型

综合征）或前传功能差（间歇性预激综合征），颤动波主要经 AVN – HPS 前传。心电图表现与一般的房颤类似，QRS 波群以正常形态为主，偶有房室旁路前传引起的部分性或完全性预激 QRS 波群（图6 – 3 –2）。这类患者的 AVN – HPS 传导能力相对较强，其心室率可能较快，可达100次/分以上。

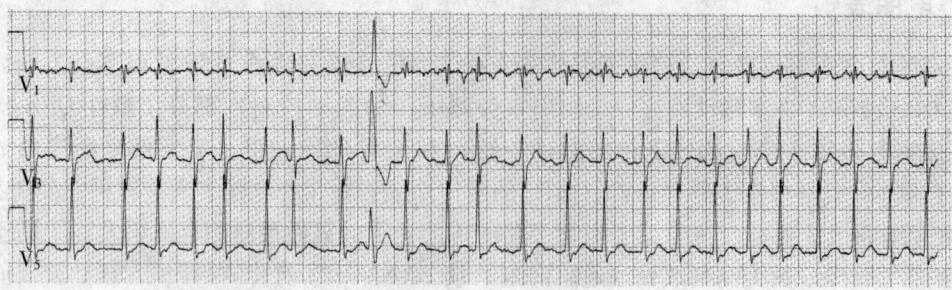

图6 – 3 –2　预激房颤　AVN – HPS 前传优势型

3. 中间型　该型的心电图表现介于上述两型之间。颤动波经房室旁路和 AVN – HPS 前传，心室律不规则，频率达150~200次/分，可见完全预激性、部分预激性和正常 QRS 波群（图6 – 3 –3）。连续记录心电图可见一阵连续经房室旁路前传引起的预激性 QRS 波群，然后房室旁路前传暂时阻滞而显示经 AVN – HPS 前传的正常 QRS 波群。该型房颤在患者紧张、焦虑或心功能不全等因素导致儿茶酚胺水平升高、或不适当使用 AVN 抑制剂后，可恶化为房室旁路前传优势型，甚至蜕化为心室颤动而危及患者生命。

三、治疗

（一）急诊治疗

预激房颤的急诊治疗主要选用抗心律失常药物抑制房室旁路传导以有效减慢或控制心室率以及部

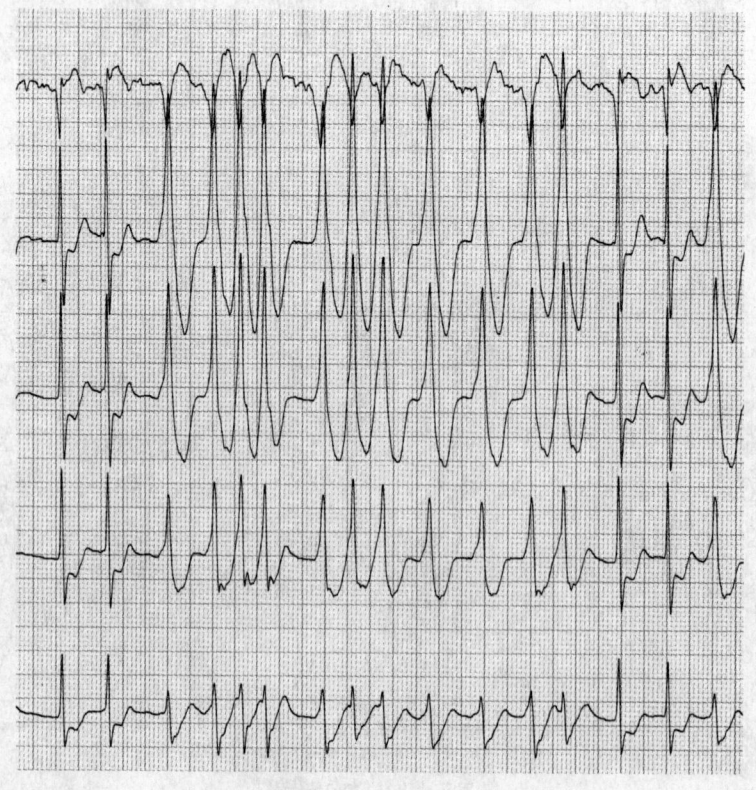

图6 – 3 –3　预激房颤　中间型

分或完全恢复心室激动顺序。另一方面直接作用于心房肌的药物可通过改变心房肌不应期和传导速度来终止房颤以恢复窦性心律。少部分患者因心室率极快或最短预激性 RR 间期极短、或药物治疗不能控制心室率者可选用体表直流电复律治疗[9]。

1. 药物治疗　能有效控制预激房颤心室律的药物主要有 Ⅰ 类（Ⅰa 和 Ⅰc）和 Ⅲ 类（多选胺碘酮）。常用的药物有：

（1）普罗帕酮（心律平）：该药对预激综合征并发的多种快速性心律失常均有良好的效果。预激并发房颤可作为首选药物。首次剂量可用 70～105mg（1～2mg/kg）缓慢静脉注射以控制心室率，然后静脉滴注 210mg 以维持疗效。多数患者心室率控制后可自行恢复窦性心律，少数患者需连续用药 1～3 天，并加用口服制剂（150mg，每日三次）后才能恢复窦性心律。我们曾报道 8 例预激房颤，房颤主要经房室旁路前传，平均心室率 221±48 次/分，最短预激性 RR 间期 224±26ms。静脉注射普罗帕酮后心室率明显减慢，主要经 AVN－HPS 前传，并在维持滴注普罗帕酮过程中恢复窦性心律（20 分钟至 4 小时）。普罗帕酮治疗预激房颤的作用机制有三方面：①抑制房室旁路前传。大多数患者用药后房室旁路前传受到明显抑制，不仅心室率明显减慢，而且经 AVN－HPS 前传的 QRS 波群增多，心室激动顺序恢复正常化；②抑制房室旁路前传的同时也抑制 AVN－HPS 前传，可以更有效地控制心室率；③直接作用于心房肌，使房颤转复为窦性心律。这一作用不仅在预激房颤病人得以证实，其他原因引起的房颤（尤其是新近发生者），普罗帕酮也可使之转复为窦性心律。与普罗帕酮同类的药物有氟卡胺、英卡胺等，对预激房颤也有良好的治疗作用，必要时可酌情使用。

（2）胺碘酮：是一种作用广泛的抗心律失常药，对预激综合征并发的多种快速性心律失常均有良好的疗效，对各种原因引起的房颤其复律作用可与奎尼丁媲美。胺碘酮对房室旁路的抑制作用与普罗帕酮类似，对前传不应期短、传导能力强的房室旁路其抑制作用似乎更强。静脉用药对预激房颤有较好的治疗作用，不仅能控制心室率，而且可使绝大多数患者恢复窦性心律。首次静脉缓慢推注 200mg，继以 300mg 维持静脉滴注。胺碘酮治疗预激房颤的机制类同普罗帕酮，通过抑制房室旁路和 AVN－HPS 前传而控制心室率，对心房肌的直接作用而达到复律的效果，优于普罗帕酮[10]。

（3）普卡胺：普卡胺对房室旁路有肯定的抑制作用。尽管有报道强调普卡胺对有效不应期短（≤270ms）的房室旁路其抑制前传的作用有限，但临床应用中发现对多数预激房颤该药仍能不同程度地抑制房室旁路前传，使最短预激性 RR 间期延长，平均心室率减慢，部分病人用药后随着心室率的控制，房颤可转复为窦性心律。南京鼓楼医院报告普卡胺治疗 42 例预激房颤，37 例患者静脉注射该药后心室率得到稳定控制，有效率为 88%。我院应用该药治疗 4 例患者也获得良好治疗效果。Prystowsky 认为普卡胺治疗预激房颤虽有较好的效果，但发现部分患者用药后心室率减慢并不明显，而且出现血流动力学进一步恶化，因此他强调应在备用除颤器和心电监护下应用该药，一旦出现病情恶化应及时采用体表直流电复律治疗。目前国内已经很少应用该药。

2. 体表直流电复律　部分患者房室旁路前传能力很强，有效不应期≤270ms，发生房颤时的最短预激性 RR 间期≤180ms。这类患者易发生严重血流动力学改变或蜕变为心室颤动，称之为高危预激综合征。抗心律失常药物治疗这类患者的疗效较差，其原因为：①大多数药物对房室旁路前传的抑制作用受其本身传导功能的影响，前传功能强者，药物的抑制作用较差；②大多数药物难以对抗儿茶酚胺对房室旁路前传能力的促进作用，交感神经兴奋或静脉注射异丙基肾上腺素可明显减弱多种药物对房室旁路的抑制作用。因此，高危预激综合征并发房颤，经适当药物治疗不能有效控制心室率，尤其是最短预激性 RR 间期和平均预激性 RR 间期无明显延长者，应及时采用体表直流电复律治疗以防病情进一步恶化。

（二）预防房颤复发

以往预防预激房颤复发的主要治疗措施是口服抗心律失常药物治疗。胺碘酮、索他洛尔、奎尼丁和普罗帕酮等药物长期口服均有一定的预防作用。这些药物的作用机制除直接针对心房肌，即延长心房肌有效不应期和减慢传导速度来预防房颤发生外，尚能抑制或消除引发房颤的诱发因素，如房性早搏、室性早搏和 AVRT。目前因射频消融房室旁路的技术已十分成熟，长期口服抗心律失常药物已不是重要的治疗方法。

（三）根治预激房颤

射频消融房室旁路是根治预激房颤最有效的方法，其手术成功率已达 95% 以上[11,12]。虽然这一治疗措施并不针对房颤本身，但大多数患者房室旁路被阻断后不再发生房颤，少数患者虽有房颤发作，但由于已恢复了正常房室传导，其心房激动受到 AVN – HPS 的生理性阻滞作用，心室率和心室激动顺序已不同于手术前，其治疗方法与一般房颤无区别。

（黄从新）

参 考 文 献

1. Robinson K, Rowland E, Krikler DM. Wolf – Parkinson – White syndrome：Atrial fibrillation as the presenting arrhythmia. Br Heart J, 1988, 59：578 –581.

2. Szumowski L, Walczak F, Urbanek P, et al. Risk factors of atrial fibrillation in patients with Wolff – Parkinson – White syndrome. Kardiol Pol, 2004, 60：206 –216.

3. Peinado R, Merino JL, Gnoatto M, et al. Atrial fibrillation triggered by postinfarction ventricular premature beats in a patient with Wolff – Parkinson – White syndrome. Europace, 2005, 7：221 –224.

4. Hamada T, Hiraki T, Ikeda H, et al. Mechanisms for atrial fibrillation in patients with Wolf – Parkinson – White （WPW） syndrome. J Cardiovasc Electrophysiol, 2002, 13：223 –229.

5. Centurión OA, Shimizu A, Isomoto S, et al. Mechanisms for the genesis of paroxysmal atrial fibrillation in the Wolff Parkinson – White syndrome：intrinsic atrial muscle vulnerability vs. electrophysiological properties of the accessory pathway. Europace, 2008, 10：294 –302.

6. Ong JC. Kreit JM, Feld GK, et al Prevalence of retrograde accessory pathway conduction during atrial fibrillation. J Cardiovasc Elec1ectrophysiol, 1997, 8：377 –381.

7. Ong JC. Cha YM. Kreit JM, et al. The relation between atrial fibrillation wavefront and aceesory pathway coduction. J c1in Invest, 1995, 96：2284 –2287.

8. Manurung D, Yamin M. Wolf – parkinson – white syndrome presented with broad QRS complex tachycardia. Acta Med Indones, 2007, 39：33 –35.

9. Fengler BT, Brady WJ, Plautz CU. Atrial fibrillation in the Wolff – Parkinson – White syndrome：ECG recognition and treatment in the ED. Am J Emerg Med, 2007, 25：576 –583.

10. Tijunelis MA, Herbert ME. Myth：Intravenous amiodarone is safe in patients with atrial fibrillation and Wolff – Parkinson – White syndrome in the emergency department. CJEM, 2005, 7：262 –265.

11. Lee PC, Hwang B, Chen YJ, et al. Electrophysiologic characteristics and radiofrequency catheter ablation in children with Wolff – Parkinson – White syndrome. Pacing Clin Electrophysiol, 2006, 29：490 –495.

12. Cay S, Topaloglu S, Aras D. Percutenous catheter ablation of the accessory pathway in a patient with wolff – Parkinson – white syndrome associated with familial atrial fibrillation. Indian Pacing Electrophysiol J, 2008, 8：141 –145.

 房颤节律控制与频率控制：**2007 再审视**

心房颤动（房颤）是临床上常见的心律失常之一，据 Framinhan 研究报告提示，房颤的总体人群发病率约为 0.4%～1%，且发病率随年龄增长而增高。在 60 岁以上人群中，其发病率可高达 6% 以上。房颤及其并发症严重威胁人类健康，轻者影响生活质量，重者可致残，甚至致死。与此同时，由于房颤具有难治愈、易复发的特点，其治疗方案的选择一直是困扰医学界的难题。

对房颤患者治疗的节律控制和频率控制是一个古老而又崭新的话题，说其古老，是因为对房颤的节律控制和频率控制的讨论由来已久，并一直存在争议；说其崭新，是因为在争论中它又不断被赋予新的内容。近年来，房颤的诊疗手段飞速发展，新药物和新技术不断涌现，同时各种循证医学的证据也为房颤的治疗提供了坚实的基础。今天，当我们站在新的高度来展望房颤节律控制和频率控制这一话题时，对其认识将更为深刻。

众所周知，房颤的治疗策略有三个目标：控制心率、预防血栓、转复心律。频率控制的目的在于控制心室率而非转复或维持窦性心律；节律控制的目的在于转复和维持窦性心律，同时也要求心率的控制；预防血栓则能够最大限度的预防血栓栓塞并发症的发生。

一、频率控制

在本世纪初，在欧洲和北美相继进行了 PIAF、RACE、AFFIRM、STAF、HOT CAFE 等数个大规模临床对照研究[1~5]，其中入选的大多数是持续性房颤的患者。结果发现，在节律控制和频率控制两种治疗策略的比较中，其死亡率和并发症发生率并无明显差异，而在生活质量改善方面，节律控制组也并不优于频率控制组。同时，频率控制策略更有利于减少治疗成本和风险。这些研究结果的公布，对转律优先的传统治疗提出了挑战，从而引发了房颤治疗领域的第一次革命，使更多的临床医生开始关注频率控制的重要性。

在频率控制治疗中，有一个很重要的标准，即应该达到"充分的频率控制"。什么是"充分的频率控制"？AFFIRM 试验[3]对"充分的频率控制"定义为：静息时心室率不超过 80 次/分，6 分钟步行后不超过 110 次/分，或者是 24 小时 Holter 上显示的平均心室率低于 100 次/分。多个研究表明：当达到"充分的频率控制"时，患者的症状、NYHA 心功能分级和生活质量都会有明显的改善。目前而言，控制频率的手段有药物治疗和非药物治疗两种。临床上应用的绝大多数都是药物治疗，包括 β 受体阻滞剂、钙通道阻滞剂和地高辛药物等。非药物治疗手段，如房室结消融等，临床上应用较少，在 AFFIRM 和 RACE 等试验中，频率控制组仅有 1%～2% 患者接受了房室结消融治疗。AIRCRAFT 试验是一个随机对照研究，主要比较了药物治疗和房室结消融两种不同频率控制策略对左心室功能的影响[6]。研究结果显示：房室结消融治疗与药物治疗相比，经过 12 个月的随访，患者心功能并没有明显恶化，而前者的生活质量有显著改善。这为我们在频率控制的策略选择上，提供了新的思路。

近年来，争议较大的是对于房颤合并心衰患者的治疗策略的选择。由于心衰患者本身心功能较差，而房颤对于有潜在左室功能障碍的患者，可加速血流动力学恶化，增加死亡率，因此房颤合并心衰患者的总体预后差。对于此类患者，频率控制与节律控制孰优孰劣曾经引起过激烈的争论。2004 年发表的一项随机对照试验对房颤伴有非缺血性心力衰竭患者分别予以频率控制治疗和节律控制治疗，结果比较发现：节律控制组泵衰竭死亡率和全因死亡率显著低于频率控制组（50% vs 78%，$P = 0.00002$；15% vs 43%，$P < 0.00001$）[7]；而新近的另一项临床荟萃分析研

究则显示对于房颤合并心力衰竭患者，药物节律控制的临床获益并不优于频率控制[8]。最新完成的 AF－CHF 试验是一项大规模的前瞻性对照研究，共入选了 1376 名房颤合并心衰的患者，随机分为频率控制组和节律控制组，平均随访 37 个月，研究终点是心血管原因死亡率。研究结果显示：与频率控制组相比，常规的节律控制治疗并不能减少房颤合并心衰患者的心血管死亡率（27% vs 25%，$P = 0.59$）[9]。诚然，从理论上说，窦性心律的维持对于房颤合并心衰患者的预后应该具有更佳的疗效。研究者认为，试验结果两种策略效果的无偏差可能与节律控制组窦性心律控制的不彻底以及抗心律失常药物的副作用相关。因此，就目前得到的临床证据而言，对于房颤合并心衰患者，在没有必须转律的指征时，频率控制治疗也可作为合理的策略选择。

二、节律控制

在肯定频率控制治疗的地位的同时，我们也应该明白，控制节律的策略并不优于控制频率并不是要否定节律控制策略，因为研究同时揭示：维持窦律的优势之所以丧失，是由于目前抗心律失常药物的副作用大，足以抵消维持窦律带来的益处，且部分转律患者并不能维持长期的窦性心律。从理论上讲，节律控制优于频率控制。目前认为，频率控制和抗凝治疗是初期的基础治疗，而节律控制则是希望达到的长远目标。

在房颤治疗策略的选择上，著名的 AFFIRM 研究提示：频率控制并不劣于节律控制，在某些方面，甚至优于后者[3]。但是我们应该看到，在 RACE 和 AFFIRM 等试验中，都没有分析年轻的、有症状但没有器质性心脏病的房颤患者，而对诸如此类患者，心律的转复应该是必须考虑的选择。同时，此后的多个临床试验也发现，对于慢性房颤患者，心室率的控制并不改善预后，反之窦性心律的维持则可以显著降低死亡率[10,11]。因此，在 ACC/AHA/ESC2006 心房颤动治疗指南认为，对 AFFIRM 等试验的合理解释应该是：对于年老的症状轻的房颤患者，频率控制是合理的选择[12]。但是对于心房颤动的总体患者人群来说，治疗策略就不能简单决定了。在决定采取何种治疗策略时，通常应该考虑以下几个方面：

- 房颤的类型和持续时间
- 症状的严重程度
- 伴随的心血管疾病
- 年龄
- 其他疾病
- 短期和长期的治疗目标
- 药物和非药物治疗的选择

例如，对于症状明显的老年患者，持续性房颤伴高血压或心脏病，其最初的治疗目标应该为频率控制较为合理，而对于老年患者，如果心率控制后症状明显改善，其长期目标则也可考虑为频率控制。而对于年轻患者，特别是阵发性孤立性房颤，其治疗目标就应该为节律控制。当然，在大多数情况下，需要心律和心率的同时控制。由此可见，节律控制仍然重要，是某些情况下的最佳选择。前提是需要能有效维持心律同时又副作用小的治疗方法。

在节律控制治疗中，传统的抗心律失常药物转律并维持窦律的效果欠佳且副作用较多，氟卡尼和普罗帕酮有潜在的致心律失常作用，索他洛尔等药物有引起 QT 间期延长甚至尖端扭转型室速的风险，目前应用最广泛的胺碘酮类药物，虽然其心脏副作用较小，但是由于其对甲状腺、肺、肝、肾和皮肤等多系统、多器官的毒性作用，限制了胺碘酮在房颤患者中的应用前景。因此，研制疗效高且副作用小的新药已经刻不容缓。最新研制的抗心律失常药物 dronedarone 具有和胺碘酮相似的电生理特性，但是并不含碘成分。Dronedarone 能有效的抑制钠，钾，钙等多个细胞离子通道，同时兼具抗肾上腺素能的作用[13,14]。最近的一项关于 dronedarone 的多中心、双盲、随机对照试验显示：dronedarone 组转复并维持窦性心律的时间显著长于安慰剂对照组（96 天 vs 41 天，$P = 0.01$，欧洲试验部分；158 天 vs 59 天，$P = 0.002$，非欧洲试验部分），同时 dronedarone 组的甲状腺、肺、肝脏毒副作用与安慰剂相比并没有明显差异[15]。但是也有研究显示，dronedarone 药物会使严重心衰患者的心功能恶化并增加早期死亡率[16]。现阶段，我们需要更多更有力的临床证据来验证 drondarone 的安全性和有效性。此外，近年来，在抗心律失常药物领域的研究还发现，一些传统上的非抗心律失常药物如血管紧张素转换酶抑制剂，他汀类药物等都具有维持窦律和预防发颤复发的功效[17,18]，但目前对于其作用机制仍不十分明确，有待进一步的研究探讨。

在房颤的节律控制治疗中，近年来进展最为迅速的是房颤的导管射频消融治疗。作为一种新兴的微创房颤根治方法，经导管射频消融治疗房颤正在得到越来越广泛的推广应用。随着近年来 Ensite3000 和 CARTO 等三维标测系统和相关影像学的发展和应用，导管技术的提高以及消融策略的改进，经导管射频消融的成功率和效率得到了很大的提升，并发症也明显减少。国内外一些较大的房颤消融中心的消融成功率都已超过了 80%，手术时间和 X 线曝光时间也大为缩短，而严重的并发症的发生率也较低。现阶段，基本的两种主要术式为：

1. 节段性肺静脉电隔离术（segmental pulmonary vein isolation，SPVI）　用 Lasso 电极标测肺静脉与左心房之间的电连接，消融电连接的突破点[19]；

2. 环肺静脉消融术（circumferential pulmonary – vein ablation，CPVA）　在 CARTO 系统标测指导下在 4 个肺静脉口周环形消融，有时加做必要的辅助线，如左心房顶部消融线、左心房峡部消融线等[20,21]。

两种术式对阵发性房颤都取得了较好效果[22]。除了经典的术式外，不断有新的消融模式报道，如分步消融、复杂碎裂电位消融（CFAE）等[23,24]，也显示出了良好的效果。与药物治疗相比，意大利 Pappone 教授认为导管射频消融可以改善预后[25]，而 Wazni 等报道的随机对照研究结果也显示，导管消融组在房颤复发率、再次入院率和患者生活质量改善等方面，均明显优于抗心律失常药物治疗组，而两者的安全性相当[26]。晚近的多个临床研究显示：经导管射频消融联合抗心律失常药物治疗，对于阵发性房颤包括部分持续性房颤的转复和窦性心律的维持，效果要明显优于单纯药物治疗[27,28,29]。

随着临床实践的积累和循证医学的支持，经导管射频消融在房颤治疗中的地位不断得到提升。在 ACC/AHA/ESC2006 房颤治疗指南中，经导管射频消融已经上升为二线治疗手段。该指南同时指出，对于某些有症状的孤立性心房颤动患者，需要维持窦性心律的年轻症状严重的心房颤动患者，采用射频消融治疗可能优于药物治疗[12]。而在 2007 年，美国心律学会、欧洲心律协会和欧洲心律失常学会联合发表了房颤导管和外科消融专家共识，这是迄今为止第一部关于房颤消融的指导性文件。这一专家共识认为，在现阶段情况下，房颤经导管射频消融的适应征主要包括：①对 I 类或 III 类抗心律失常药物治疗无效或无法耐受的症状性房颤患者；②在少数情况下导管消融可以作为一线治疗；③经过选择的症状性房颤伴有心衰的患者。而对于房颤的外科治疗，仍主要限于合并其他心脏外科手术时联合应用，或者多次导管消融失败而患者愿意接受外科手术时可以选择施行[30]。

诚然，导管射频消融技术的发展，为征服房颤的道路带来了新的曙光。但是我们应该清醒地认识到：房颤射频消融技术还没有完全成熟，不明确的治疗机制、对于不同类型房颤的消融成功率差别大、相对高昂的治疗成本和费用等，仍然是制约消融发展的不利因素。导管消融技术的发展仍然任重而道远，抗心律失常药物作为房颤治疗的基石，仍然是第一线的治疗手段。

三、抗栓治疗

在决定房颤治疗策略时，抗血栓治疗也是十分重要的。既往很多临床医生对房颤的抗血栓治疗认识不足，或仅仅认为只有在施行频率控制治疗时才需要联合抗血栓治疗。这种认识和实践中的偏差造成了房颤血栓并发症的居高不下。在 Framingham 研究中，平均随访 11 年，经年龄调整后孤立性房颤的年卒中发生率为 28.2%（对照组 6.8%）。而 2007 年公布的 ACTIVE W 试验共入选了 6706 名房颤患者，研究发现阵发性房颤发生脑卒中和血栓栓塞的风险与持续性房颤相似[31]。事实上，几乎所有类型的房颤患者，都有血栓栓塞的风险。AFFIRM 研究建议对所有房颤患者，以及虽然恢复并维持了窦性心律，但存在脑卒中危险因素的患者都应给予持续抗凝治疗。根据 ACC/AHA/ESC2006 房颤治疗指南的建议，首先应该对房颤患者的血栓栓塞风险进行评估和危险分层。然后根据不同的个体情况和危险分层来决定不同的抗血栓策略。房颤的抗血栓治疗包括抗凝药物治疗，抗血小板药物治疗和非药物治疗等。不论是频率控制还是节律控制，为预防血栓栓塞事件，都应该予以抗凝治疗。目前临床上使用最多的抗凝药物是华法林，新型的抗凝药物 dabigatran 正在进行Ⅲ期临床试验（RELY 试验），预计在2009 年完成。抗血小板药物目前应用较多的是阿司匹林和氯吡格雷，但其预防脑卒中的效益远不如华法林，可作为华法林禁忌时的替代选择。非药物的预防血栓栓塞治疗即切除左心耳以去除血栓形成的主要部位。近期研究显示：对于非瓣膜性房颤患者，栓塞事件的发生以及 D-二聚体浓度的升高均与左心耳部位血栓的发生密切相关[32]。因此左心耳切除术可能是对不能安全耐受抗凝治疗的患者的一种新的选择。但是目前该项技术尚未得到充分研究，还不能在临床推广应用。

综上所述，房颤的治疗是各种因素共同影响的博弈。对于房颤治疗中频率控制和节律控制孰优孰劣这一历久弥新的争论，不能简单地用是或非来回答。我们应该用辩证唯物主义的眼光，既全面又细节的看待它，即在循证医学和实践指南的指导下，结合患者个人具体情况来加以区别对待，拟定最适的治疗策略，从而达到最佳的治疗效果。

（王建安）

参 考 文 献

1. Hohnloser SH, Kuck KH, Lilienthal J. Rhythm or rate control in atrial fibrillation—Pharmacological Intervention in Atrial Fibrillation (PIAF): a randomized trial. Lancet, 2000, 356:1789-94.

2. van Gelder IC, Hagens VE, Bosker HA, et al. A comparison of rate control and rhythm control in patients with recurrent persistent atrial fibrillation. N Engl J Med, 2002, 347:1834-1840.

3. Wyse DG, Waldo AL, DiMarco JP, et al. A comparison of rate control and rhythm control in patients with atrial fibrillation. N Engl J Med, 2002, 347:1825-1833.

4. Carlsson J, Miketic S, Windeler J, et al. Randomized trial of rate-control versus rhythm-control in persistent atrial fibrillation: the Strategies of Treatment of Atrial Fibrillation (STAF) study. J Am Coll Cardiol, 2003, 41:1690-1696.

5. Opolski G, Torbicki A, Kosior DA, et al. Rate control vs. rhythm control in patients with nonvalvular persistent atrial fibrillation: the results of the Polish How to Treat Chronic Atrial Fibrillation (HOT CAFé) Study. Chest, 2004, 126:476-486.

6. Weerasooriya R, Davis M, Powell A, et al. The Australian Intervention Randomized Control of Rate in Atrial Fibrillation Trial (AIRCRAFT). J Am Coll Cardiol, 2003 May 21, 41 (10):1697-1702.

7. OkcünB, Yigit Z, Arat A, et al. Comparison of rate and rhythm control in patients with atrial fibrillation and nonischemic heart failure. Jpn Heart J, 2004 Jul, 45 (4):591-601.

8. Neuberger HR, Mewis C, van Veldhuisen DJ, et al. Management of atrial fibrillation in patients with heart failure. Eur Heart J, 2007 Nov, 28 (21):2568-2577.

9. Roy D, Talajic M, Nattel S, et al. Rhythm Control versus Rate Control for Atrial Fibrillation and Heart Failure. N Engl J Med, 2008 June 19, 358:2667.

10. Cooper HA, Bloomfield DA, Bush DE, et al. Relation between achieved heart rate and outcomes in patients with atrial fibrillation (from the Atrial Fibrillation Follow-up Investigation of Rhythm Management [AFFIRM] Study). Am J Cardiol, 2004 May 15, 93 (10):1247-1253.

11. Corley SD, Epstein AE, DiMarco JP, et al. Relationships between sinus rhythm, treatment, and survival in the Atrial Fibrillation Follow-Up Investigation of Rhythm Management (AFFIRM) Study. Circulation, 2004 Mar 30, 109 (12):1509-1513.

12. ACC/AHA/ESC 2006 Guidelines for the Management of Patients with Atrial Fibrillation: a report of the American College of

Cardiology/American Heart Association Task Force on Practice Guidelines and the European Society of Cardiology Committee for Practice Guidelines (Writing Committee to Revise the 2001 Guidelines for the Management of Patients With Atrial Fibrillation): developed in collaboration with the European Heart Rhythm Association and the Heart Rhythm Society. Circulation, 2006 Aug 15, 114 (7): e257 – 354.

13. Wegener FT, Ehrlich JR, Hohnloser SH. Dronedarone: an emerging agent with rhythm – and rate – controlling effects. J Cardiovasc Electrophysiol, 2006, 17: Suppl 9 : S17 – S20.

14. Hodeige D, Heyndrickx JP, Chatelain P, Manning A. SR 33589, a new amiodarone – like antiarrhythmic agent: anti – adrenoceptor activity in anaesthetized and conscious dogs. Eur J Pharmacol, 1995, 279 : 25 – 32.

15. Singh BN, Connolly SJ, Crijns HJ, et al. Dronedarone for maintenance of sinus rhythm in atrial fibrillation or flutter. N Engl J Med, 2007, 357 : 987 – 999.

16. K? ber L, Torp – Pedersen C, McMurray JJV, et al. Increased mortality after dronedarone therapy for severe heart failure. N Engl J Med, 2008, 358 : 2678 – 2687.

17. Healey JS, Baranchuk A, Crystal E, et al. Prevention of atrial fibrillation with angiotensin – converting enzyme inhibitors and angiotensin receptor blockers: a meta – analysis. J Am Coll Cardiol, 2005, 45 : 1832 – 1839.

18. Ozaydin M, Varol E, Aslan SM, et al. Effect of atorvastatin on the recurrence rates of atrial fibrillation after electrical cardioversion. Am J Cardiol, 2006, 97 : 1490 – 1493.

19. Haissaguerre M, Shah DC, Jais P, et al. Electrophysiological breakthroughs from the left atrium to the pulmonary veins. Circulation, 2000, 102 : 2463 – 2465.

20. Haissaguerre M, Sanders P, Hocini M, et al. Change in atrial fibrillation cycle length and inducibility during catheter ablation and their relation to outcome. Circulation, 2004, 109 : 3007 – 3010.

21. Pappone C, Rosanio S, Oreto G, et al. Circumferential ablation of pulmonary vein ostia. A new anatomic approach for curing atrial fibrillation. Circulation, 2000, 102 : 2619 – 2628.

22. Verma A, Natale A. Why Atrial Fibrillation Ablation Should Be Considered First – Line Therapy for Some Patients. Circulation, 2005, 112 : 1214 – 1231.

23. O'Neill MD, Jaïs P, Takahashi Y, et al. The stepwise ablation approach for chronic atrial fibrillation – – evidence for a cumulative effect. J Interv Card Electrophysiol, 2006 Sep, 16 (3): 153 – 167.

24. Oral H, Chugh A, Good E, et al. Radiofrequency catheter ablation of chronic atrial fibrillation guided by complex electrograms. Circulation, 2007 May 22, 115 (20): 2606 – 2612.

25. Pappone C, Rosanio S, Augello G, et al. Mortality, morbidity, and quality of life after circumferential pulmonary vein ablation for atrial fibrillation: outcomes from a controlled nonrandomized long – term study. J Am Coll Cardiol, 2003 Jul 16, 42 (2): 185 – 197.

26. Wazni OM, Marrouche NF, Martin DO, et al. Radiofrequency ablation vs antiarrhythmic drugs as first – line treatment of symptomatic atrial fibrillation: a randomized trial. JAMA, 2005 Jun 1, 293 (21): 2634 – 2640

27. Stabile G, Bertaglia E, Senatore G, et al. Catheter ablation treatment in patients with drug – refractory atrial fibrillation: a prospective, multi – centre, randomized, controlled study (Catheter Ablation For The Cure Of Atrial Fibrillation Study). Eur Heart J, 2006 Jan, 27 (2): 216 – 221.

28. Pappone C, Augello G, Sala S, et al. A randomized trial of circumferential pulmonary vein ablation versus antiarrhythmic drug therapy in paroxysmal atrial fibrillation: the APAF Study. J Am Coll Cardiol, 2006 Dec 5, 48 (11): 2340 – 2347.

29. Oral H, Pappone C, Chugh A, et al. Circumferential pulmonary – vein ablation for chronic atrial fibrillation. N Engl J Med, 2006 Mar 2, 354 (9): 934 – 941.

30. HRS/EHRA/ECAS expert Consensus Statement on catheter and surgical ablation of atrial fibrillation: recommendations for personnel, policy, procedures and follow – up. A report of the Heart Rhythm Society (HRS) Task Force on catheter and surgical ablation of atrial fibrillation. Heart Rhythm, 2007 Jun, 4 (6): 816 – 861. Epub 2007 Apr 30.

31. Hohnloser SH, Pajitnev D, Pogue J, et al. Incidence of stroke in paroxysmal versus sustained atrial fibrillation in patients taking oral anticoagulation or combined antiplatelet therapy: an ACTIVE W Substudy. J Am Coll Cardiol, 2007 Nov 27, 50 (22): 2156 – 2161.

32. Habara S, Dote K, Kato M, et al. Prediction of left atrial appendage thrombi in non – valvular atrial fibrillation. Eur Heart J, 2007 Sep, 28 (18): 2217 – 2222.

 **心房颤动导管消融治疗的适应证的选择与争议**

导管消融治疗药物无效的阵发性房颤，其疗效已被公认，目前已成为多数电生理中心心房颤动导管消融的首选适应证，并被多种房颤治疗指南所推荐。随着导管消融治疗房颤技术的不断成熟和发展，手术适应证也在不断扩大。然而，心房颤动导管消融治疗中尚有一些领域，如持续性房颤、合并心功能障碍的房颤等是否同样适合导管消融，目前还存在争议。

一、阵发性房颤

近年来多项研究显示，阵发性房颤患者最易于从射频消融中获益，欧美各主要电生理中心报道的6~12个月随访成功率已在80%~95%之间，而且成功率与患者是否存在基础心脏病无关[1-3]，这一效果无疑是现阶段的抗心律失常药物治疗所无法实现的。需要强调的是，目前文献报道中所入选的阵发性房颤患者几乎无一例外是药物治疗失败的患者，因此，实际上导管消融治疗所获得成功率（80%~90%）是与单纯药物治疗的成功率（40%）具有不同的内在涵义的。最近，Wazni 等[4]在70例未经治疗的症状性房颤患者比较了抗心律失常药物（n=37）和肺静脉电隔离治疗（n=33）的疗效和安全性。平均随访1年后，抗心律失常药物组有22例（63%）至少发作1次症状性房颤，其中19例（54%）曾因房颤复发而再次入院；相反，肺静脉电隔离组仅有4例（13%）发作症状性房颤，其中3例（9%）再次入院治疗。在安全性方面，肺静脉电隔离组出现2例（6%）无症状性的轻到中度肺静脉狭窄，两组在1年的随访期内均未出现血栓栓塞并发症。此外，生活质量问卷的研究显示，肺静脉电隔离组患者的生活质量显著高于抗心律失常药物治疗组。虽然该项研究的样本量较小，随访时间亦不是太长，但两组在有效控制症状性房颤方面极为显著的差异（37% vs 87%，$P < 0.001$）实际上已经具有很强的说服力。

在 ACC/AHA/ESC 房颤指南[5]中，明确指出导管消融可预防有症状的房颤患者房颤的复发。HRS/EHRA/ECAS 房颤导管消融专家共识[6]中也建议对于有症状的房颤患者，如对一种以上 I 类抗心律失常药或 3 种以上抗心律失常药无效或无法耐受，就可以考虑导管消融治疗。国内房颤治疗指南[7]中指出，对于年龄 <75 岁、无或轻度器质性心脏病、左心房内径 <50mm 的反复发作的阵发性房颤患者，在有经验的电生理中心，可以考虑作为一线的治疗手段。

二、持续性房颤和慢性房颤

2007 年 HRS/EHRA/ECAS 房颤导管消融专家共识[6]中将发作时间 >1 年的持续性房颤，定义为长程持续性房颤。采用导管射频消融治疗药物治疗无效的阵发性房颤或病程短（<1 年）的持续性房颤已逐渐被广为接受，但目前对于长程持续性房颤是否采取导管消融治疗却存在很大的争议。以往临床研究显示，持续性房颤导管消融术后即刻以及远期复发率均很高，甚至可高达70%[8,9]，同时手术并发症的发生率也较高[9]。然而，近年来国际上一些较大的电生理中心导管消融治疗长程持续性房颤不断取得成功，消融成功率可达76%~98%，已接近阵发性房颤导管消融的疗效。而且导管消融术后部分长程持续性房颤患者的左心功能、劳动耐力和生活质量也有明显改善[10-14]。

但同时应当看到，这些接受导管消融的患者只是临床上持续性房颤患者中的一小部分，具有合并症的持续性房颤患者多数并未纳入这些研究当中。通过荟萃分析近年来各大电生理中心导管消融治疗长程持续性房颤的研究资料（表6-5-1）可以发现，入选病例具有以下特征：①年龄相对较轻，入选病例的平均年龄介于51~61.5岁，多数研究入选病例的平均年龄<55岁；②房颤病史相对较短，各

组研究中病例的房颤持续时间多小于 4 ~ 5 年，最长时间 < 7.6 年；③左房没有重度扩张，平均左房直径 44.6 ~ 58mm，多数研究中平均左房直径 < 50mm；④消融成功率差别较大（33% ~ 95%），平均消融成功率在 60% ~ 70% 水平。

而临床中持续性房颤患者多同时合并高龄、器质性心脏病、左房显著增大等状况，这些因素的存在将对导管消融的疗效产生较大的影响。研究显示，年龄 < 50 岁的房颤患者射频消融术后 1 年内房颤复发率为 29%，而 > 75 岁的患者则高达 75%[9]；同时年龄与脑卒中、心脏穿孔等严重的手术并发症也具有明显的相关性[9]。此外，房颤患者合并高血压、左房内径（LAD）增大等因素也与射频消融的预后密切关系。术前 LAD < 45mm 的房颤患者，术后房颤复发率仅约 15%，而 LAD > 45mm 且合并高血压者，术后复发率接近 50%[11]；而且左房内径与术后复发率之间呈线性相关。因此，对于多数具有合并症的持续性房颤患者，如采用现阶段导管消融治疗可能还无法达到上述文献报道的成功率。此外，上述研究中导管消融对于长程持续性房颤心律的控制更多来自于再次消融的结果，而目前持续性房颤单次消融后复发的比例仍较高。如 Oral 等[12] 报告采用消融碎裂电位的方法治疗 100 例慢性、持续性房颤患者，单次消融后 33（33%）例维持窦性心律，再次消融后仅 57（57%）例无房颤发作。

目前长程持续性房颤的最佳消融策略尚未明确，而且左房增大、变薄，导管操作的风险增加，更为重要的是，在有随机对照试验结果可以借鉴之前，即使导管消融成功亦不能停用华法林。故此，笔者认为，现阶段对于长程持续性房颤的导管消融仅限在经验较为丰富的电生理中心积极稳妥地开展，而暂不宜推广。

三、合并心功能障碍的房颤

房颤指南中并不推荐合并心衰的房颤采用导管消融治疗。然而，近年来有关房颤合并心衰导管消融的研究结果，使我们对于如何治疗此类房颤患者产生一些新的思考。2004 年，Hsu 等[10] 首次尝试对合并心衰的房颤患者采用导管消融治疗。Hsu 等采用均衡分组，分别对 EF < 45% 的房颤患者（n = 58）和无心衰的房颤患者（对照组，n = 58）采用射频消融治疗，术后 12 月随访，78% 的心衰合并房颤患者无房颤复发（对照组为 84%，P = 0.34）；左室收缩功能较消融前改善明显（左室 EF 值升高 21%；FS 升高 11%；左室舒张期直径缩短 6mm；收缩期直径缩短 8mm）；同时活动耐力、心衰症状、生活质量评分也较消融前有显著改善。而且，该研究还显示无论患者是否合并结构性心脏病、导管消融前是否能通过 AADs 很好地控制心室率，成功导管消融后左室 EF 值均有显著改善。近期 Gentlesk 等[15] 报告，合并心衰的房颤患者导管消融后复发率与未合并心衰的房颤患者相似，而合并心衰的房颤患者，导管消融后左室 EF 值明显改善。

上述研究结果与 AFFIRM 试验的实质并不矛盾，即在无法转复窦性心律的前提下，节律控制与室率控制疗效相当，而导管消融能够有效转复部分心衰患者合并的房颤心律，并且其疗效并不依赖于 AADs，同时摒弃了长期应用 AADs 的负性作用，因此导管消融恢复窦性心律对心衰合并房颤的治疗优势突显。从上述研究结果可以看出，房颤合并心衰的患者，其心功能转归与心律的状况关系十分密切，恢复正常的窦性心律无疑是该类患者治疗的理想目标。囿于 AADs 诸多的不利因素，药物治疗的目标只能退而求其次，转而进行心率控制治疗。当今导管消融时代，射频导管消融转复并维持窦性心律的功效日益被肯定和认可，在保证消融安全性的前提下，恢复患者的窦性心律将成为房颤合并心衰患者的另一选择。

正常窦性心律的恢复能促进房颤合并心衰患者心功能的改善，然而通过导管消融来实现这一目标，其有效性与安全性还值得进一步探讨。以上研究均在国际知名的电生理中心完成，其消融成功率与安全性是其他中心所无法比肩的。导管消融恢复正常心律的潜能可以最大程度的实现，同时围手术期的安全性也可最大限度地得以保证。然而，即使如此，在 Hsu 的研究中，房颤合并心衰患者导管消融的严重并发症发生率仍达 3%（对照组为 2%，P = 0.74），而且 1 例术中出现中风，1 例出现心包穿孔。同时，1 例严重心衰等待心脏移植的患者导管消融后 1 个月房颤复发，3 个月时因心衰恶化死亡。对于其他电生理中心,因自身消融经验与消融技术有限,尚难达到上述文献中的消融疗效,而且手术的安全性也值得考量。再者,通过对文献中入选患者临床资料的分析可以发现,多数年龄较年轻(< 60 岁),属于轻中度心功能障碍(NYHA2.3 级,EF:0.4 ~ 0.35)。但在临床上,老年患者、中度以上心衰患者中房颤的发生率较高。对于这部分患者,能否采用导管消融治疗尚难定论。但需要注意的是,对于合并心衰的房颤患者,如拟接受射频消融治疗,应首先权衡手术的安全性与疗效。

综上所述,鉴于现阶段抗心律失常药物和植入抗心律失常器械治疗房颤的临床效果均不令人满意,而导管消融治疗对于相当一部分房颤患者却获得了很好的疗效,其并发症的发生率较低,因此,越来越多的专家倾向认为,在有一定基础和经验的电生理中心,导管消融治疗可以作为发作频繁、症状严重的阵发性房颤和伴有脑卒中高危风险(例如既往有脑卒中史)持续性房颤的一线治疗。对于发作不频繁,但有脑卒中危险因素的阵发性房颤和症状性持续性房颤,导管消融治疗可以作为药物治疗无效、不能耐受药物的不良反应或者患者不愿服用药物时的一项临床治疗选择。在具体病例的选择上,根据目前研究的结果,在对特别高龄(> 80 岁)巨大左房(> 60mm)病史较长(> 5 年以上)和伴有严重心功能不全(LVEF < 30%)的患者施行导管消融治疗前尚需要仔细权衡利弊。

表 6 - 5 - 1 长程持续性房颤导管消融研究荟萃

作者	时间	病例	年龄(岁)	房颤病史	合并器质性心脏病(%)	左房前后径(mm)	EF(%)	成功率(%)
Ouyang 等[16]	2005	40	60 ±9	7 天 ~12 月	62.5	47.4 ±5.6	–	95
Haissaguerre 等[17]	2005	60	53 ±9	17 ±27 月	58.3	47 – 49	–	95
Oral 等[14]	2006	77	55 ±9	5 ±4 年	7.8	45 ±6	55 ±7	74
Calo 等[18]	2006	80	58.6 ±8.9	7 ~8 年	33 – 34	50.8 – 51.1	50.2 – 51.2	61/85*
Bertaglia 等[19]	2006	74	61.5 ±7	4.4 ±3.8 年	25	48.9 ±5.2	55 ±9.1	64
Oral 等[12]	2007	100	57 ±11	5 ±6 年	49	46 ±6	55 ±8	33
Takahashi 等[20]	2007	40	54 ±9	12 月	17	46 ±8	58 ±16	98
Takahashi 等[21]	2008	40	50 ±10	12 月	50	48 ±7	58 ±12	90

EF = 左室射血分数. * 61% 为单纯左房消融组成功率;85% 为双房消融组成功率

(马长生)

参 考 文 献

1. Pappone C, Oreto G, Rosanio S, et al. Atrial electroanatomic remodeling after circumferential radiofrequency pulmonary vein ablation: efficacy of an anatomic approach in a large cohort of patients with atrial fibrillation. Circulation, 2001, 104:2539 –2544.

2. Ouyang F, Bansch D, Ernst S, et al. Complete isolation of left atrium surrounding the pulmonary veins: new insights from the double – Lasso technique in paroxysmal atrial fibrillation. Circulation, 2004, 110:2090 –2096.

3. Marrouche NF, Martin DO, Wazni O, et al. Phased – array intracardiac echocardiography monitoring during pulmonary vein isolation in patients with atrial fibrillation: impact on outcome and complications. Circulation, 2003, 107:2710 –2716.

4. Wazni OM, Marrouche NF, Martin DO, et al. Radiofrequency ablation vs antiarrhythmic drugs as first – line treatment of symptomatic atrial fibrillation: a randomized trial. Jama, 2005, 293:2634 –2640.

5. Fuster V, Ryden LE, Cannom DS, et al. ACC/AHA/ESC 2006 Guidelines for the Management of Patients with Atrial Fibrillation: a report of the American College of Cardiology/American Heart Association Task Force on Practice Guidelines and the European Society of Cardiology Committee for Practice Guidelines (Writing Committee to Revise the 2001 Guidelines for the

Management of Patients With Atrial Fibrillation）：developed in collaboration with the European Heart Rhythm Association and the Heart Rhythm Society. Circulation, 2006, 114：e257 – 354.

6.　Calkins H, Brugada J, Packer DL, et al. HRS/EHRA/ECAS expert Consensus Statement on catheter and surgical ablation of atrial fibrillation：recommendations for personnel, policy, procedures and follow – up. A report of the Heart Rhythm Society（HRS）Task Force on catheter and surgical ablation of atrial fibrillation. Heart Rhythm, 2007, 4：816 – 861.

7.　黄从新，马长生，杨延宗，等. 心房颤动：目前的认识和治疗建议（二）. 中华心律失常学杂志, 2006, 10：167 – 197.

8.　Oral H, Knight BP, Tada H, et al. Pulmonary vein isolation for paroxysmal and persistent atrial fibrillation. Circulation, 2002, 105：1077 – 1081.

9.　Vasamreddy CR, Lickfett L, Jayam VK, et al. Predictors of recurrence following catheter ablation of atrial fibrillation using an irrigated – tip ablation catheter. J Cardiovasc Electrophysiol, 2004, 15：692 – 697.

10.　Hsu LF, Jais P, Sanders P, et al. Catheter ablation for atrial fibrillation in congestive heart failure. N Engl J Med, 2004, 351：2373 – 2383.

11.　Berruezo A, Tamborero D, Mont L, et al. Pre – procedural predictors of atrial fibrillation recurrence after circumferential pulmonary vein ablation. Eur Heart J, 2007, 28：836 – 841.

12.　Oral H, Chugh A, Good E, et al. Radiofrequency catheter ablation of chronic atrial fibrillation guided by complex electrograms. Circulation, 2007, 115：2606 – 2612.

13.　Pappone C, Rosanio S, Augello G, et al. Mortality, morbidity, and quality of life after circumferential pulmonary vein ablation for atrial fibrillation：outcomes from a controlled nonrandomized long – term study. J Am Coll Cardiol, 2003, 42：185 – 197.

14.　Oral H, Pappone C, Chugh A, et al. Circumferential pulmonary – vein ablation for chronic atrial fibrillation. N Engl J Med, 2006, 354：934 – 941.

15.　Gentlesk PJ, Sauer WH, Gerstenfeld EP, et al. Reversal of left ventricular dysfunction following ablation of atrial fibrillation. J Cardiovasc Electrophysiol, 2007, 18：9 – 14.

16.　Ouyang F, Ernst S, Chun J, et al. Electrophysiological findings during ablation of persistent atrial fibrillation with electroanatomic mapping and double Lasso catheter technique. Circulation, 2005, 112：3038 – 3048.

17.　Haissaguerre M, Sanders P, Hocini M, et al. Catheter ablation of long – lasting persistent atrial fibrillation：critical structures for termination. J Cardiovasc Electrophysiol, 2005, 16：1125 – 1137.

18.　Calo L, Lamberti F, Loricchio ML, et al. Left atrial ablation versus biatrial ablation for persistent and permanent atrial fibrillation：a prospective and randomized study. J Am Coll Cardiol, 2006, 47：2504 – 2512.

19.　Bertaglia E, Stabile G, Senatore G, et al. Long – term outcome of right and left atrial radiofrequency ablation in patients with persistent atrial fibrillation. Pacing Clin Electrophysiol, 2006, 29：153 – 158.

20.　Takahashi Y, O'Neill MD, Hocini M, et al. Effects of stepwise ablation of chronic atrial fibrillation on atrial electrical and mechanical properties. J Am Coll Cardiol, 2007, 49：1306 – 1314.

21.　Takahashi Y, O'Neill MD, Hocini M, et al. Characterization of electrograms associated with termination of chronic atrial fibrillation by catheter ablation. J Am Coll Cardiol, 2008, 51：1003 – 1010.

 **房颤主要消融术式比较**

射频导管消融的临床应用使室上性心动过速和大叶性肺炎一样成为可以根治的内科疾病，无疑使心脏电生理学者的目光转向最多见的严重危害人类健康的持续性心律失常——心房颤动（房颤）。不像室上性心动过速那样机制明确，房颤的确切机制并不具体，多发子波折返是最具代表性的万能机制，事实上多发子波折返作为房颤时心房激动的表象似乎更为确切。无论如何以此为基础的房颤外科迷宫手术（MAZE）根治房颤取得了很高的成功率，但是由于创伤大，很难成为单纯房颤的选择，往往局限于合并有需要外科手术治疗的其他心脏疾病患者，这使射频导管消融根治房颤展示出了无限的发展空间。

一、消融术式

房颤导管消融宏观上经历了从简单到复杂的发展过程，即从阵发性房颤、持续房颤到持久性房颤，但是最早探索者 Swartz 大夫始于慢性房颤，20 世纪 90 年代初采用普通的消融导管和影像技术对最复杂的房颤——慢性房颤进行了仿 MAZE 导管消融术[1]，事实上结果是令人振奋的，但是与室上速的消融相比无论是结果或是操作难度似乎无法接受。同期国际上进行了类似探索，Haissaguerre 大夫发现线性消融后心房激动顺序由紊乱转变为规律[2]，并且发现房颤发生与触发灶有关。之后发现阵发房颤触发灶多源于肺静脉内[3]（图 6 - 6 - 1）。

1998 在新英格兰医学杂志报道了对 45 例阵发房颤的消融结果，最多消融部位在肺静脉内，虽然肺静脉内局灶消融有诸多局限性，该研究最重要的意义是一方面促进了国际上对房颤导管消融的重视，掀起了房颤导管消融的热潮，另一方面为以后节段性消融肺静脉电学隔离奠定了基础，2000 年 Haissaguerre 大夫首次报告了节段性消融肺静脉电学隔离治疗阵发房颤的结果[4]（图 6 - 6 - 2）。

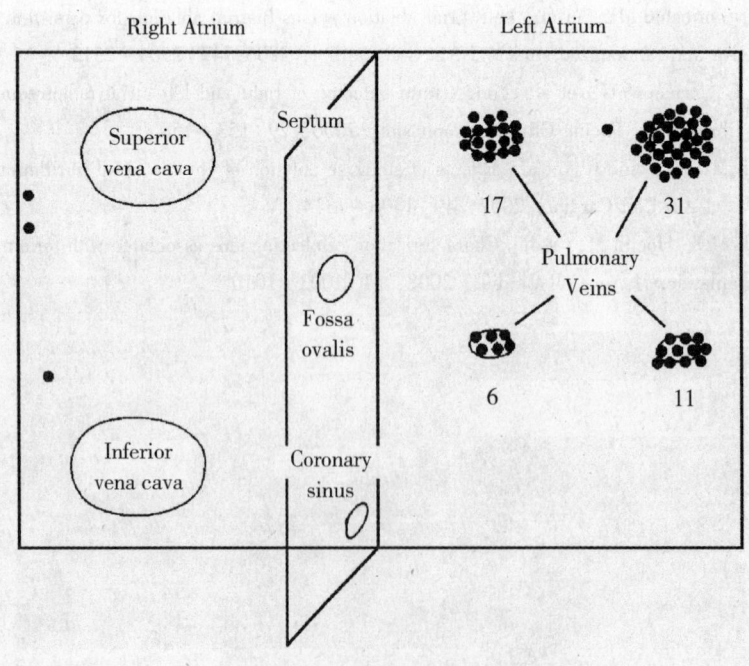

图 6 - 6 - 1 触发灶消融部位

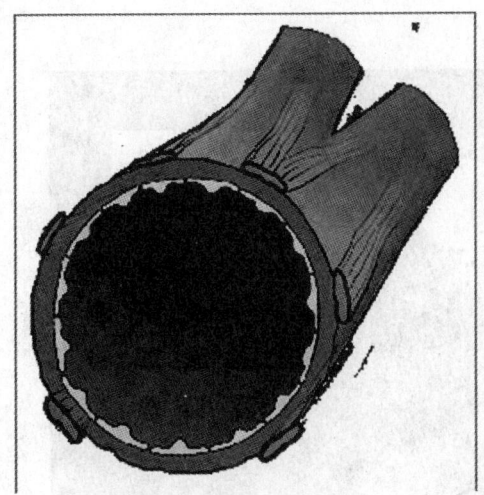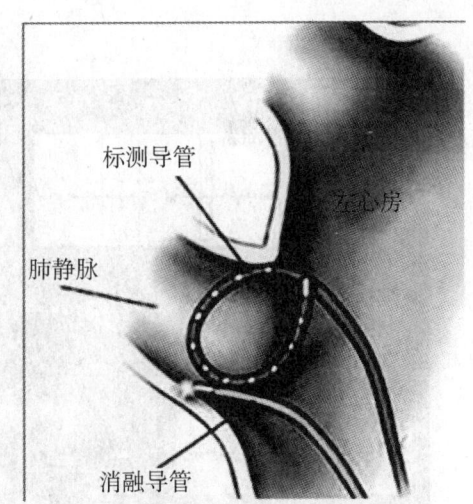

图 6-6-2 肺静脉口节段性消融模式图

成功率达 70%，并且这个结果在国际上多个中心得到重复，事实上国际上这时才开始对房颤导管消融获得信心，应该是房颤导管消融进程中的关键。同期意大利 Pappone 报道了三维影像 CARTO 指导下的环肺静脉消融术[5]（图 6-6-3）。

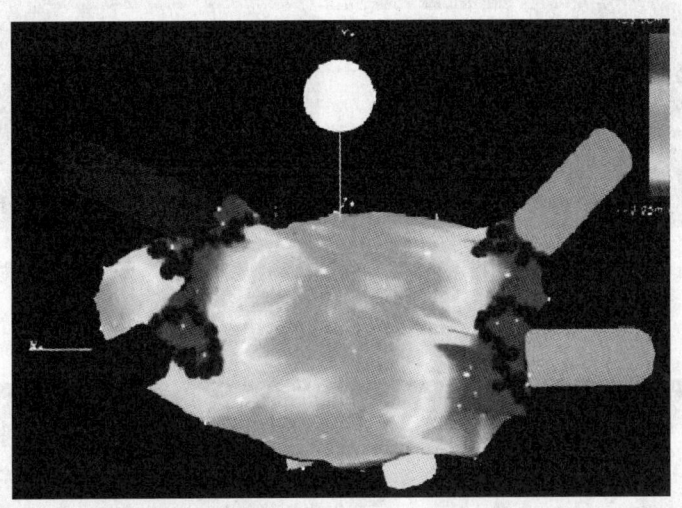

图 6-6-3 CARTO 指示下环肺静脉口消融

使这一对导管消融有较大帮助的影像标测技术在房颤导管消融的早期就投入了应用，为以后的广泛应用与发展奠定了基础，以后其消融部位也在演变，消融环增大[6]（图 6-6-4）。

从消融方法上讲属于肺静脉隔离范畴，早期以电压为标准，近年用电位为标准。Nattele 等更加明确了肺静脉前庭的概念和对前庭部位激进消融取得较高的成功率[7]（图 6-6-5）。

Ouyang 等的双 Lasso 指导下的环状消融肺静脉隔离技术[8]（图 6-6-6）。

国际上广泛采用的单 LASSO 指导下的环状消融肺静脉隔离技术及国内马长生等采用的单导管 GAP 定位技术等对环状消融肺静脉电学隔离技术进一步丰富和完善[9]（图 6-6-7）。

不论是节段性消融或是环状消融，以上都是以肺静脉隔离为基础的消融，应该属于一类方法，与之迥异的方法是 CFAE（Complex Fragmented Atrial Electrogram）消融[10]（图 6-6-8）。

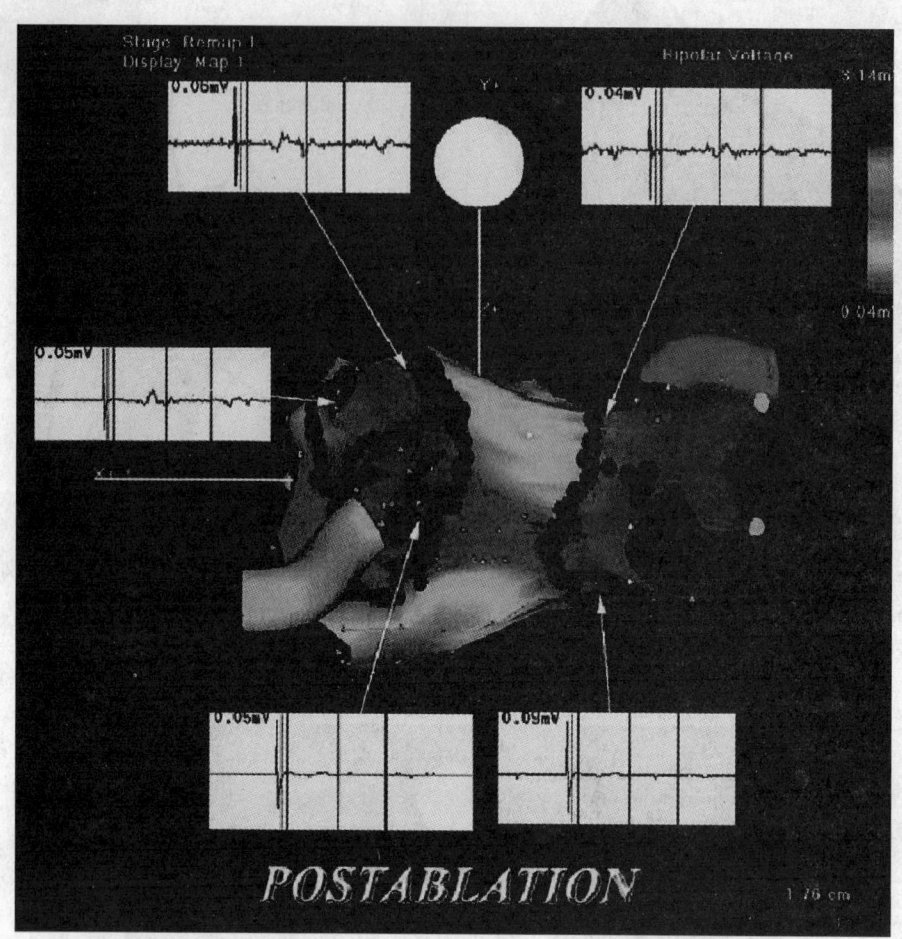

图 6-6-4 CARTO 指示下环肺静脉前庭消融肺静脉隔离（电压标准）

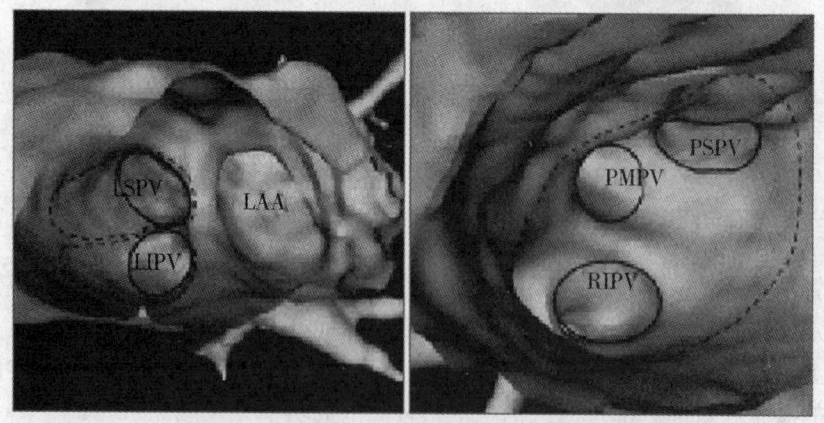

图 6-6-5 肺静脉前庭广泛消融肺静脉电学隔离（电生理标准）

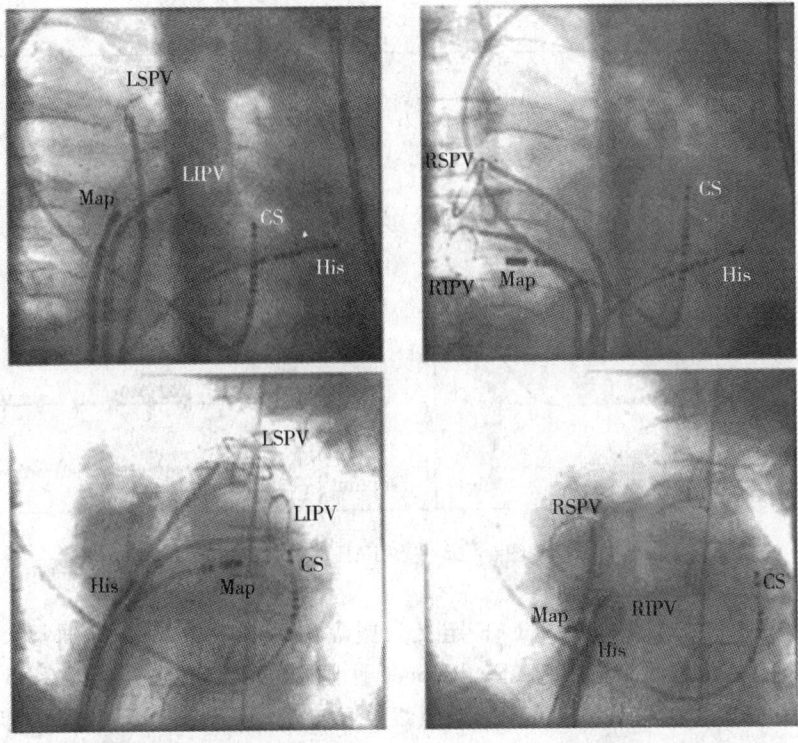

图 6-6-6 双 LASSO 指导环肺静脉消融肺静脉隔离（电生理标准）

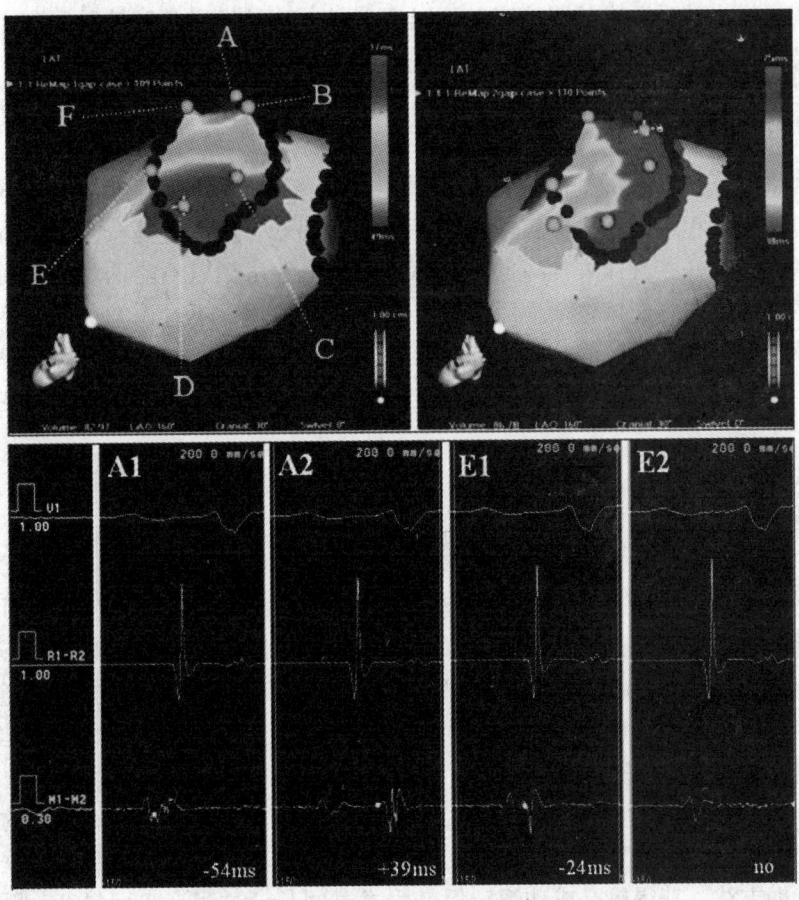

图 6-6-7 无 LASSO 指示单消融导管环肺静脉消融肺静脉隔离（电生理标准）

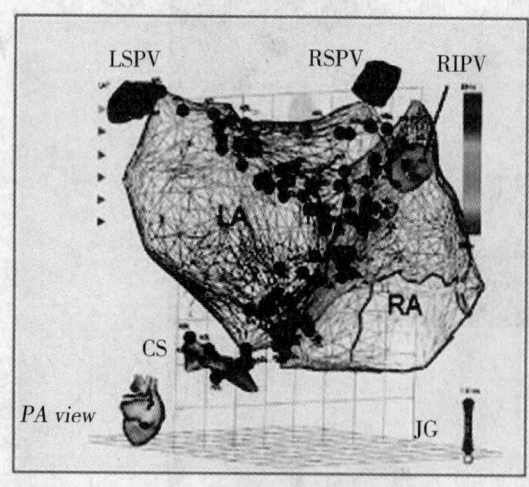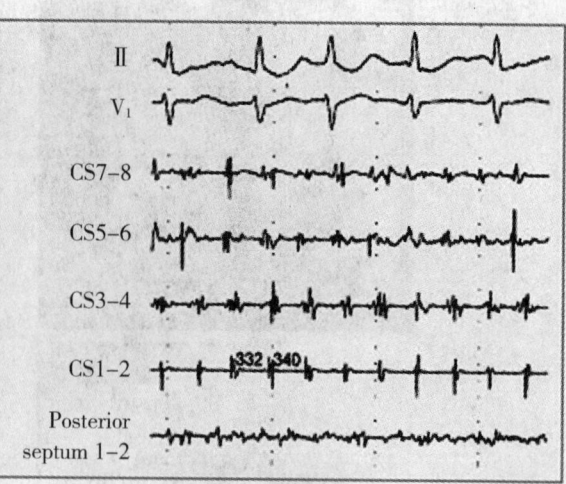

图 6-6-8 CFAE 消融

此方法并不要求肺静脉电学隔离，CFAE 定义为振幅 0.05mv ~ 0.25mV（通常 < 0.1mV）周长 < 120ms（通常在 50 ~ 100ms 之间）的电位，Nademanee 医师 2004 年报告了他已采用 5 年的 CFAE 消融结果，慢性房颤成功率 87.5%，CFAE 消融结果虽然发表较晚，但是和节段性消融肺静脉电学隔离属于同时代产物。另外一种不同的消融方法是 Jackman 实验室报告的神经节消融，属于非独立方法。动物实验研究发现心房迷走神经冲动可明显缩短心房不应期，在房颤维持中起重要作用[11]。如在左房迷走神经节的大致解剖学位置，将能诱发迷走反应（心率减慢和血压降低）的位点进行标记和消融，同时进行肺静脉隔离可提高消融手术的成功率。除以上消融方法外还有上腔静脉隔离、合并房扑及消融导致的房扑、起源于任何部位的房速、LOM 等的消融。

二、消融策略

对于阵发房颤采用任何方式的消融进行肺静脉电学隔离或 CFAE 消融都可以获得较高的成功率，不过后者是在反复诱发过程中进行的，容易发现不同的驱动灶，而前者是按预定的程序进行，如果术后不进行诱发刺激会漏掉一些心律失常降低成功率，因此阵发房颤以不能诱发为消融终点越来越多为人们接受。阵发房颤消融内容应该包括最后诱发出来的心动过速，不过诱发刺激频率、部位及是否应用异丙肾对诱发率均有影响，上腔静脉驱动有异丙肾时才容易诱发。虽然肺静脉电学隔离是被广泛采用的基础消融，但是仍存在争议，不过肺静脉电学隔离后其他心动过速的诊断和标测会变得比较容易是毫无疑问的。

对于慢性持久性房颤则不同，在阵发房颤偶尔遇到的特殊问题，往往可以几乎同时见于一个慢性房颤患者，因而使导管消融难度成倍增加，方法学内涵当然包括阵发房颤种种技能。具有这种特征的消融方法法国波尔多 "STEP BY STEP" 最具代表性[12]，2005 年报告采用这种方法慢性房颤成功率高达 95%（包括再次消融），并且这个结果经得起时间的考验，国内学者马长生等慢性房颤消融方法与之大同小异，对这种方法有更深刻的认识和理解。2005 年法国波尔多报告 60 例慢性房颤的 "STEP BY STEP" 方法内容包括：前 3 步为 PVI、心房电位消融和 CS/SVC 消融，PVI 后顺序任意，最后一步是线形消融。13.3% 患者房颤不能转变为房扑或窦性，进行电复律；86.7%（52/60）患者消融至恢复窦性心律，其中房颤直接中止转为窦性心律者占 11.7%（7/60），经过房扑（速）消融转为窦性心律者 75%（45/60），后者包括 49 个大折返房扑、38 个局灶房速。由此可见经过前 3 步的艰苦消融之后几乎大部分患者还必须进行线形消融，无论是标测诊断还是消融都需要较为复杂的过程。2006 ~ 2007 年我们采用类似的消融方法，获得较高成功率，但是手术时间长，过程充实而复杂。既然最后多数需要线性消融，之前又需要消融碎裂心房电位，为何不先进行线形消融，一方面这些消融线经过碎裂电位区域，另一方面减少房扑发生率，使消融过程简化。为此我们中心慢性房颤消融策略演变为环肺静脉消融 PVI、顶部线消融、二尖瓣环峡部消融、选择性间隔中下部线形消融、LAA 基底部电位消融、三尖瓣环峡部消融、选择性 CS 口及远端消融、RAA 基底部消融等。进一步处理策略包括：转复窦律者保证 PVI 和三尖瓣环峡部阻滞；规律房扑（速）者进一步标测和关键部位消融，直至恢复窦性心律；激进消融仍为房颤者进行电复律，窦性心律下保证实现 PVI 和各线阻滞，然后 Burst 刺激诱发，如诱发出规律的心动过速则进一步标测和消融，Burst 刺激大有拨云见日、柳暗花明之效。采用这种策略房颤直接转复窦性心律的比例显著增加，复杂房扑的几率减小，消融复杂程度降低。尽管如此慢性房颤消融仍是一种艰巨而复杂的工作，很多问题仍需高度关注，如：SVC 隔离三种副作用（病窦、SVC 狭窄及膈肌麻痹）不能忽视、左房间隔顶部激进消融会导致 LAA 激动延迟，对左室充盈不利，后壁激进消融导致左房食管瘘的风险，MI 消融有一定难度，CTI 消融也会遇到高难度解剖，CS 口消融有导致损伤房室结的风险等。

持久性房颤消融部位较多，每一环节都需要较长的学习曲线，因此可以出现现象文献报告的那样天渊之别的结果。慢性房颤消融目前并无捷径，关键不是知道消融方法，而是要使每个消融点均达到最大效果，又不至于导致不利后果，消融是损伤和避免损伤过度的矛盾统一体，这个平衡的把握可能是慢性房颤消融最难的地方。

三、不同术式之对比研究

事实上直到目前并没有完全科学的不同术式的对比研究，房颤导管消融是一组复杂劳动的组合，不仅包括对电生理知识的认识和运用能力，更重要的还需要术者坚强的体力，任何一种方法或是一种术式均有复杂的内涵，不仅需要积累经验，而且还需要不断的实践才能维持熟练的操作技术，因此术式对比研究或者评价陌生术式的研究通常存在局限性。而且事实上房颤导管消融的内涵不仅包括房颤，更重要的是还包括房扑（包括原有的和消融继发的）房速、房早、室上速及室早和室速等。因此如果说房颤导管消融有一种固定术式的话应该是复合消融，不仅包括基础消融，还要包括必要的辅助消融，以对付合并或继发的任何心动过速。对于阵发房颤，基础消融无论是肺静脉电学隔离（包括节段性消融和大环状消融）或是 CFAE 消融，一般还需要对诱发的心动过速进行消融，基础消融的贡献占整个消融的 70％ 左右。而对于慢性房颤则不同，基础消融之后往往还要进行很多的辅助消融，即 "STEP BY STEP" 策略，因此慢性房颤的消融与其说 "不同术式"，还不如说 "不同消融终点"，如是否隔离肺静脉？是否消融中止房颤？最后是否进行 Burst 刺激诱发？诱发刺激部位及最短周长？是否加用异丙肾等？我们中心复发病例分析发现，消融未中止心动过速和诱发出的持续性心动过速在通常是以后复发的心动过速，因此激进消融中止任何心动过速可能是必要的，但是对术者是极高的挑战，存在受益/风险比问题，因此慢性房颤需要较长的学习曲线。

（董建增）

参 考 文 献

1. Swartz JF, Pellersels G, Silvers J, et al. A catheter - based curative approach to atrial fibrillation in humans (abstract). Circulation, 1994, 90 (Supp I): I335.

2. Haissaguerre M, Jais P, Shah DC, et al. Right and left atrial radiofrequency catheter therapy of paroxysmal atrial fibrillation. J Cardiovasc Electrophysiol, 1996, 7: 1132 – 1144.

3. Haissaguerre M, Shah DC, Jais P, et al. Eletrophysiological breakthroughs from the left atrium to the pulmonary veins. Circulation, 2000, 102: 2463 – 2465.

4. Haissaguerre M, Jais P, Shah DC, et al. Spontaneous initiation of atrial fibrillation by ectopic beats originating in the pulmonary veins. N Engl J Med, 1998, 339: 659 – 666.

5. Pappone C, Rosanio S, Oreto G, et al. Circumferential radiofrequency ablation of pulmonary vein ostia. A new anatomic ap-

proach for curing atrial fibrillation. Circulation, 2000, 102：2619 – 2628.

6. Pappone C, Rosanio S, Augello G, et al. Mortality, morbidity, and quality of life after circumferential pulmonary vein ablation for atrial fibrillation outcomes from a controlled nonrandomized long – term study. J Am Coll Cardiol, 2003, 42：185 – 197

7. Khaykin Y, Marrouche N F, Saliba W, et al. Pulmonary vein antrum isolation for treatment of atrial fibrillation in patients with valvular heart disease or prior open heart surgery ［J］. Heart Rhythm, 2004, 1 (1)：33 – 39.

8. Ouyang F, B? nsch D, Ernst S, et al. Complete Isolation of Left Atrium Surrounding the Pulmonary Veins. New Insights From the Double – Lasso Technique in Paroxysmal Atrial Fibrillation Circulation. 2004；110：2090 – 2096.

9. 马长生等主编. 介入心脏病学. 北京：人民卫生出版社, 2008.

10. Nademanee K, McKenzie J, Kosar E, et al. A new approach for catheter ablation of atrial fibrillation：mapping of the electrophysiologic substrate. J Am Coll Cardiol 2004；43 (11)：2044 – 2053.

11. Scherlag BJ, Nakagawa H, Jackman WM, et al. Electrical stimulation to identify neural elements on the heart：their role in atrial fibrillation. J Interv Card Electrophysiol, 2005, 13 (Suppl 1)：37 – 42.

12. Haissaguerre M, Sanders P, Hocini M, et al. Catheter ablation of long – lasting persistent atrial fibrillation：critical structures for termination. J Cardiovasc Electrophysiol, 2005, 16 (11)：1125 – 1137.

 冷冻消融治疗房颤新进展

心房颤动（AF）是最常见的一种难治性心律失常，患病率随年龄增长而增加，一般人群中 AF 患病率为 0.4%，60 岁以上患病率增至 2%~4%[1]。据此推算，我国的房颤患者至少有 500 余万，对患者的生活和国家经济构成巨大负担。心房颤动以往只能药物治疗，而且效果较差。近年来，随着射频消融技术的开展，射频消融电隔离肺静脉治疗心房颤动的成功率逐渐提高至 60%~90%。但射频消融电隔离肺静脉易导致不同程度的肺静脉狭窄、血栓形成、心脏压塞和心房—食管瘘等并发症，发生率在 2%~6%[2]。这就促使人们寻找新的消融方法和消融能源。除射频消融外，人们曾研究化学消融、微波消融、冷冻消融、超声消融、激光消融等方法，已应用于临床治疗房颤的有冷冻消融、超声消融和激光消融。目前研究较多、技术较成熟的主要是射频消融，但冷冻消融近年发展较快，展示出独特的优势。

一、冷冻消融的特点

冷冻损伤灶均匀完整、边界分明。已有研究证实[3,4]，冷冻消融损伤灶的边界较规则、分明，损伤灶范围以外的心肌在电镜下观察亦无影响，较少出现由于消融后损伤反应而致延迟损伤现象，因此特别适用于在重要的电生理组织（如 His 束）附近区域的消融。消融后结缔组织基质保留完整，组织修复快，不会形成气压伤，血栓形成和瘢痕挛缩狭窄的风险低，炎症反应轻。Khairy P[5] 进行射频消融和冷冻消融对照研究，在 20 只杂种犬的右心房和双心室共消融 197 点，射频消融处和冷冻消融处血栓形成发生率为 78.5% 比 30.1%。血栓大小为平均 5.4 mm^3 比 0.8mm^3。病理观察冷冻消融心肌组织损伤边界清楚、纤维化密集，没有血栓形成，内皮细胞完整；射频消融心肌组织则表现为出血、和正常心肌分界的边缘不清，在射频消融损伤的外缘纤维化，且消融后愈合反应比较慢。

Tse HF 等[6]观察了冷冻消融和射频消融前后对凝血系统的影响。射频消融后血小板 CD62P 在消融后比冷冻消融组显著增高，射频消融后可以观察到持续的血小板活化。Van Oeveren W 等在体外模拟血液循环的密闭环境，发现射频消融和冷冻消融术后血红蛋白、β-血小板球蛋白（β-TG）纤维蛋白单体均比术前升高，但射频消融术比冷冻消融术升高更明显；血小板和白细胞在射频消融术后升高 5 倍，而冷冻消融术后血小板轻度减少，提示射频消融术术后血液呈高凝，破坏了红细胞，激活血小板和释放血小板源性物质，凝血因子和纤维蛋白单体升高，激活凝血系统，有高血栓栓塞风险。

另外，冷冻消融还有粘附作用和标测作用，这些特点在室上性心动过速的冷冻消融时非常有用，本书中另有详述，故此章中略去。

二、冷冻消融治疗房颤

（一）普通冷冻直导管

普通冷冻直导管的消融方式与射频导管相同，都是作"逐点消融"。Tse 等[7]应用普通冷冻直导管对 52 例房颤患者的 152 支肺静脉作了节段性电隔离，结果有 147 支肺静脉（97%）实现了完全的电隔离。而所有肺静脉都实现了隔离的患者为 49 例（94%）。手术耗时自 3.5h 至 13h 不等，平均（7.5±2.0）h。平均随访 12.4 个月，52 例患者中有 29 例患者（56%）（内含 11 例仍在服抗心律失常药的患者）维持窦性心律；无一例患者出现肺静脉狭窄。Hoyt 等[8]使用相同的术式治疗房颤，平均手术时间为（406±108）min。术中即刻的肺静脉隔离成功率为 93.5%（29/31）。平均随访 6 个月后，82%（18/22）的患者无房颤复发，也无一例患者出现肺静脉狭窄。提示冷冻消融在降低肺静脉狭窄和血栓

栓塞事件风险方面显示出良好的前景，然而冷冻消融肺静脉用时较长，需研发新的冷冻导管克服以上缺陷。

（二）环状冷冻消融导管

由于普通冷冻直导管进行消融手术十分费时，环状冷冻消融导管部分解决了这一问题。它设计的初衷是希望在理想的条件下，冷冻导管前端的消融环能与肺静脉口部完全紧密相贴，这样就可实现一次冷冻消融即完成整支肺静脉口部的隔离。Skanes 等[9]应用环状冷冻消融导管对 18 例房颤患者的 45 支肺静脉作了环肺静脉口部的电隔离，平均每支肺静脉冷冻消融（9.2 ±4.7）次，肺静脉隔离的即刻成功率为 91%（41/45）。平均随访 14.8 个月，14 例患者（78%）仍维持窦性心律，无一例患者出现肺静脉狭窄。以上数据反映出，环状冷冻导管消融与普通冷冻直导管相比，已明显节省手术时间，安全性也好，但隔离肺静脉的成功率还有待进一步提高。这是因为大部分肺静脉口部的几何形状并非规则的圆环形，多数为椭圆形，甚至为楔形或不规则形，这就影响了导管头端的消融环与肺静脉口贴壁的紧密程度，从而难以达到一次冷冻消融即完成肺静脉隔离的理想状态。

（三）球囊冷冻消融导管

球囊冷冻消融导管通过导丝的引导，可将其送入肺静脉口部。球囊膨胀后的直径可达 23mm。冷却剂经压力泵压缩为液态后输送至球囊内，吸收肺静脉口部组织的热量后蒸发成气态，然后返输回主机中。由于球囊是有弹性的，因而可以较好地实现与肺静脉口部的贴靠。在 2006 年波士顿国际房颤年会上美国 Mayo 医院 Douglas Packer 教授在会议上报告了欧洲试验中（STOP AF 可行性研究）利用冷冻球囊对 20 例阵发房颤患者消融后 12 个月随访结果，84% 的患者房颤消失，有 10%（2 例）患者房颤负荷显著减少。Belle 等[10]报道，用 23 或 28 mm 双腔冷冻球囊治疗 57 例阵发性房颤患者，185 个肺静脉被冷冻球囊导管成功隔离，占 84%，33 个肺静脉附加了冷冻直导管消融。平均手术时间 211 ±108min，平均 X 线曝光时间 52 ±36min。术中有 4 例出现了膈神经麻痹，2 例在停止冷冻消融后立即恢复，1 例术后 3 个月恢复，另 1 例术后 6 个月恢复。通过电话传输心电图监测术后 3 个月期间房颤复发率明显减少，从 32% 降到 15%。其中 34 例患者（60%）术后没有复发。Vivek Y，Reddy MD 等[11]最新报道，对 14 阵发性房颤患者实施了肺静脉隔离，其中 8 例患者用冷冻球囊导管，4 个患者用激光球囊导管，2 例患者用超声球囊导管。结果，肺静脉电隔离达到 100%，电解剖标测示三种球囊导管消融完毕后，其消融范围均在肺静脉管到肺静脉口之间，没有达到肺静脉前庭部。

三、结语

与射频消融相比，冷冻消融治疗房颤的最大优点在于其安全性。术中不易发生卒中、左房—食管瘘和不易形成肺静脉狭窄等并发症，消融时亦无疼痛。但冷冻消融也有其局限性：一是普通冷冻导管手术时间较长；二是冷冻消融隔离肺静脉的成功率有待进一步提高；三是环状冷冻导管及球囊冷冻导管均只能作环肺静脉口部的隔离，而难以实现环肺静脉前庭的线性隔离。目前正在试用的球囊冷冻导管可能会明显缩短手术时间，随着冷冻消融技术的发展、冷冻导管设计的改进和冷冻方法的进一步成熟，冷冻消融治疗房颤将展现出更好的前景。

（方丕华 侯 煜 任振芳）

参 考 文 献

1. Samuel Levy. Atrial Fibrillation, the Arrhythmia of the Elderly, Causes And Associated Conditions. Ana Kar Der, 2002, 10：55 – 60.

2. Hummel JD. Cryoablation of atrial fibrillation: getting warmer? J Cardiovasc Electrophysiol, 2005, 16 (12)：1309 – 1310.

3. 方丕华，王方正，张奎俊，等. 冷凝消融实验性犬心肌梗死后室性心动过速的病理观察. 中国循环杂志, 1997；12：69 – 72

4. Khairy P, Chauvet P, Lehmann J, et al. Lower incidence of thrombusformation with cryoenergy venus radiofrequency cathe-

ter ablation. Circulation, 2003, 107：2045 – 2051.

5. Khairy P, Chauvet P, Lehmann J, et al. Lower incidence of thrombus formation with cryoenergy versus radiofrequency catheter ablation. Circulation, 2003, 107（15）：2045 – 2050.

6. Tse HF, WONG YL, LAU CP. Transvenous Cryoablation Reduces Platelet Activation During Pulmonary Vein Ablation Compared with Radiofrequency Energy in Patients with Atrial Fibrillation. J Cardiovasc Electrophysiol, 2005, 16：1064 – 1070.

7. Tse HF, Reek S, Timmermans C, et al. Pulmonary vein isolation using transvenous catheter cryoablation for treatment of atrial fibrillation without risk of pulmonary vein stenosis. J Am Coll Cardiol, 2003, 42：752 – 758.

8. Hoyt RH, Wood M, Daoud E, et al. Transvenous catheter cryoablation for treatment of atrial fibrillation：results of a feasibility study. Pacing Clin Electrophysiol, 2005, 1：78 – 82.

9. Allan C, Skanes MD, et al. Isolation of Pulmonary Veins Using a Transvenous Curvilinear Cryoablation Catheter：Feasibility, Initial Experience, and Analysis of Recurrences. Journal of Cardiovascular Electrophysiology, 2005, 12：1304 – 1308.

10. Yves Van Belle*, Petter Janse, Maximo J. Pulmonary vein isolation using an occluding cryoballoon for circumferential ablation：feasibility, complications, and short – term outcome. European Heart Journal, 2007, 28：2231 – 2237.

11. Vivek Y, Reddy MD, et al. Balloon catheter ablation to treat paroxysmal atrial fibrillation：What is the level of pulmonary venous isolation? Heat Rhythm, 2008, 5：352 – 360.

 慢性心房颤动的导管消融治疗

导管消融治疗心房颤动（房颤）是近 10 年来临床心脏电生理学最受关注的热点之一。目前的临床研究表明，经导管射频消融可以成功对阵发性与慢性持续性房颤进行治疗、改善患者的症状、生活质量和心功能，也能提高患者的生存率。但是，相对于阵发性房颤相对清晰地消融策略，慢性房颤由于定义及机制认识的不同，导致其消融策略多样化，总体上慢性房颤的消融策略表现为：①消融手段复杂化，由单一的消融手段进展为阶梯式的复合消融手段；②心房消融范围扩大化，由以左心房后壁消融为主，发展到左房间隔、部分左房前壁、冠状静脉窦、低位右心房区域和腔静脉消融；③消融终点多样化，消融终点包括以肺静脉隔离为终点、房颤终止为终点、碎裂电位消失为终点、房颤不能诱发为终点，房颤周长明显延长和/或相对规律为终点。

一、目前主要的消融策略

根据肺静脉在房颤发生与维持中的作用，围绕肺静脉前庭的消融是目前消融治疗策略选择的基石。在此基础上，随着房颤机制理解以及消融治疗的进展，其他的消融策略也开始复合应用。目前多数中心较少应用单一策略消融治疗慢性房颤。但是，几个国际主要的研究中心，如 Pappone 等、Ouyang 与 Kuck 等、Nademanee 等研究小组仍然采用其传统的单一消融策略治疗慢性房颤。

（一）肺静脉节段性电隔离

Haissaguerre 等通过环形电极标测首先发现，肺静脉与心房之间的电连接存在突破点，消融这些突破点即可形成肺静脉电隔离，即节段性肺静脉电隔离。继之，根据肺静脉的解剖特点，即管形的肺静脉在引入心房前一般都有管腔直径的增大—肺静脉前庭，克里夫兰心脏中心提出了肺静脉前庭消融电隔离。现有临床资料显示，肺静脉节段性电隔离对阵发性房颤的效果较好，但对慢性房颤消融的成功率不高，不同中心报告差异较大，只有 20% ~60%。

（二）三维标测系统指导下的环肺静脉解剖消融

三维标测系统指导下的环肺静脉解剖消融，又称解剖指导下的左心房线性消融或左房基质改良术，最初由 Pappone 等于 2000 年报道。其方法是在三维标测系统指导下重建肺静脉和心房的模拟三维图像，然后在每个肺静脉口周围，距肺静脉口 5mm 处做环形线性消融，由三维标测系统监测线径是否连续。为了防止肺静脉狭窄、进一步提高成功率，该术式经多次改进，目前的消融径线主要是环肺静脉 8 字形消融，并辅以左房后顶部连线（连接左、右肺静脉消融环）左房后底部连线（连接左、右肺静脉消融环）和二尖瓣环峡部线（连接左下肺静脉和二尖瓣环）消融。其消融终点为消融区域内双极电压降低 90%，或者区域内电压 <0.05mV。手术成功率在持续性房颤达到 80% 以上。

（三）左房环肺静脉线性消融肺静脉电隔离

采用双 Lasso 结合 CARTO 三维解剖标测的方法，Ouyang 等进行了左房环肺静脉线性消融肺静脉电隔离。在首先进行的 41 例阵发性房颤患者中，采取此策略消融仅有 2 例患者房颤复发（成功率达 95.1%）。进一步对 40 例持续性房颤消融发现，12 例患者环形电隔离后转为窦性心律，另有 10 例转变为大折返房速，进而消融成功。其余仍维持房颤者予以直流电复律。随访 8 ± 2 月成功率达到 95%。Oral 等 2006 年报道应用环肺静脉隔离消融策略对慢性房颤进行导管消融，146 名慢性房颤患者随机分为导管消融组和药物治疗组，应用事件记录仪随访 1 年，导管消融组不服用抗心律失常药物，成功率为 74%，对照组仅为 4%。与之相近，Natale 等采用心内超声引导下的左房前庭部消融肺静脉电隔离，以及其他应用 NavX 等三维系统指导下的环肺静脉电隔离与这一术式有着异曲同工的作用，均显示达

到较高的成功率。消融中部分中心也不必应用双 Lasso 进行验证，以最终达到肺静脉电隔离终点为目的。与左房环肺静脉解剖消融相比，此消融策略存在明确的消融终点，而且对复发的病例可以在原消融线寻找缺口后局灶消融，大大缩短手术时间。同时，这一方法避免了其他可能不必要的左房线性消融损伤，对于保证心房功能的完整性有利。

（四）碎裂电位消融

房颤时在心内膜可记录到复杂碎裂心房电活动（complex fractionated atrial electrograms）的部位常常是心房内的缓慢传导区，是形成房颤多波折返的重要支点部位，研究显示在这些部位消融可以终止和预防房颤发生。该消融方法也提示通过改变房颤的折返基础或基质、和/或改变心脏自主神经的张力而达到预防房颤发生的目的。Nademanee 等利用三维电解剖系统建立双心房的几何构型，于房颤节律下标测碎裂电位区域，这些碎裂电位区域常位于心房间隔、肺静脉口部、左心房顶部、左后间隔靠二尖瓣环处以及冠状静脉窦口周围。在这些碎裂电位区域消融可使 95% 的患者房颤终止，而随访 1 年的成功率为 91%。Haissaguerre 等对持续性房颤患者在肺静脉电隔离，左房线性消融等基础上结合碎裂电位消融，也获得了满意的疗效。Oral 等对 100 例慢性房颤患者单一应用针对碎裂电位进行消融的策略，首次消融只有 33% 患者保持稳定的窦性心律，44% 的复发患者接受了二次消融，所有患者均发现有与肺静脉相关的房速或房扑，二次消融后有 57% 患者保持稳定的窦性心律。这些结果证明，碎裂电位在房颤的发生与维持上起着重要作用，但对其确切的发生机制、特点以及消融方法目前仍需进一步探索与研究。

（五）去迷走神经消融

近年的研究表明，心脏自主神经系统在房颤的发生和维持中起着重要作用，通过改变心脏自主神经的张力可以改变房颤的诱发条件、预防房颤发生。心房的自主神经节主要分布于心外膜，在心房和肺静脉交界处分布最为密集，在该部位进行导管射频消融可以有效预防房颤的发生。Pappone 等发现，去迷走神经治疗对环肺静脉线性消融的结果有显著影响，同时接受去迷走神经治疗，术后房颤复发率仅为 1%，否则高达 15%。Nakagawa 及 Lemery 等医生报告了脂肪垫消融治疗房颤的情况，结果提示经静脉途径消融脂肪垫是可行的，脂肪垫消融对预防房颤复发具有一定的作用，但长期疗效及潜在的风险尚需进一步临床观察。近期 Natale 研究小组的报告值得令人思考，对常规行肺静脉隔离的患者在肺静脉隔离前后进行心内高频刺激诱发迷走反射，观察到常规的肺静脉隔离（并非刻意神经丛消融）即能够导致心房去迷走神经效应。对房颤复发病例进行消融前进行心内高频刺激诱发迷走反射发现以前行肺静脉隔离的患者，尽管房颤复发，但以前肺静脉隔离所导致的去迷走神经效应依然存在。总之，去迷走神经治疗作为其他术式治疗房颤的一种辅助疗法可降低复发率，提高房颤的治愈率。

（六）复合消融策略

又称个体化递进式治疗方案。由于慢性房颤的发生与维持机制并非单一，进而造成了消融策略的多元化，并且每种策略都体现出各自的优势。在此背景下，如何针对不同患者的不同发作机制做出合理的消融策略显得尤其重要。Haissaguerre 等综合几种消融策略的特点，提出了复合式治疗方案。强调增加线性消融的针对性，即仅肺静脉隔离无效的患者（即肺静脉隔离后出现持续性房颤或可继续诱发的房颤）予以进一步线性消融。其消融方法分为以下几个递进步骤：①肺静脉环形消融电隔离；②其他静脉电隔离，包括上腔静脉和冠状静脉窦；③碎裂电位消融；④三尖瓣峡部阻滞线、左房顶部阻滞线、和/或二尖瓣峡部阻滞线消融。通过对 60 例患者的消融结果观察，87% 患者在消融过程中房颤终止。其中每一步骤可使部分患者直接转复窦律，或者转为房速/房扑。进一步通过激动标测和/或拖带技术可以成功消融治疗大多数房速/房扑。随访 3 个月后 24 例患者出现房速/房扑复发，二次消融后 57 例随访 11±7 月无复发，成功率达 95%。目前，多家中心开始采用这种复合式消融策略。但是由于该策略主要以窦性心律为消融终点，部分患者达到此终点相对困难，且有些步骤缺乏十分明确的消融终点，手术时间长，并发症风险增加等，因此很多中心对该策略的部分步骤进行简化，也可以达到相对满意的治疗效果。复合式，或者说个体化治疗方案似乎是未来发展的趋势，但是如何针对不同的患者进行相应的个体化，并减少不必要的心房损伤以及手术操作仍需要进一步的探索。

（七）三维标测和图像融合技术在房颤消融治疗中的应用

无论采用何种消融治疗策略治疗房颤，三维标测和图像融合技术在房颤消融治疗中的应用均有利于提高消融治疗的有效性和安全性，并可降低手术和 X 线曝光时间。三维标测和图像融合技术为房颤消融术所提供的解剖和心脏电激动信息是对常规电生理检查方法的一个有效补充，可以使术者更好地了解和掌握左心房和肺静脉的复杂解剖特征，确定肺静脉口和肺静脉前庭的部位，了解左侧肺静脉与左心耳之间嵴的形态和走向，设计合理的环肺静脉消融线。不同房颤患者的心房、肺静脉、心耳的解剖形态和相互关系有较大的变化，环肺静脉消融线也有相应的变化。三维标测和图像融合技术的应用对线性消融、复杂碎裂电位消融和去迷走神经消融也有帮助，对于房颤消融术后房性心动过速或心房扑动的准确诊断和有效消融治疗意义更大，尤其是如果心动过速的机制为折返，则三维标测技术与常规电生理检查方法的结合可明显提高导管消融治疗的成功率。图像融合技术在房颤消融治疗中的应用还有利于缩短初学者的学习曲线。

二、心房颤动导管消融的终点

导管消融治疗房颤的不同策略有着不同的手术终点（表6－8－1），而不同手术终点是影响其治疗房颤有效性的重要因素。肺静脉电隔离是环状标测电极导管指导下房颤导管消融的传统终点。在应用三维标测系统辅助的环肺静脉线性消融治疗房颤时，虽然还没有循证医学的证据表明以肺静脉电隔离为终点的有效性确切优于消融部位和/或消融线内双极心内膜电图幅度的明显下降，但根据肺静脉电隔离治疗房颤的有效性和一些临床研究的结果提示，一般认为肺静脉电隔离是最基本的手术终点。

表6－8－1 不同消融策略的消融终点

消融策略	消融部位	消融终点
节段肺静脉电隔离	肺静脉前庭与心房连接部	肺静脉电隔离
环肺静脉解剖消融	环肺静脉 8 字形消融，并辅以左房后顶部连线、左房后底部连线和二尖瓣环峡部连线消融	消融区域内双极电压降低 90%，或者区域内电压 <0.05mV
环肺静脉线性消融/肺静脉前庭消融	肺静脉前庭 或肺静脉口外 1～2 cm	肺静脉电隔离
碎裂电位消融	左房碎裂电位记录区	碎裂电位完全消除/房颤终止？/房颤不能诱发？
左房线性消融	左房顶/二尖瓣峡部/左房前壁	线性完全阻滞的验证
自主神经消融	肺静脉自主神经丛区域/迷走神经刺激反射区域	刺激诱发的迷走神经反射消失

很多研究发现在环肺静脉线性消融或肺静脉电隔离的基础上增加适当的消融线，有利于降低术后房颤及大折返性房性心动过速的发生率。但增加消融线的最佳部位和时机目前还没有共识。有研究提示，左房顶部连接两侧肺静脉的线性消融，相对于左下肺静脉与二尖瓣环之间的线性消融，不但较容易获得成功并且预防房颤复发的有效性也优于后者，但二尖瓣峡部的成功线性消融可以有效预防围绕二尖瓣环折返的大折返性房性心动过速或非典型心房扑动。因此，在成功肺静脉电隔离后，持续性房颤患者如果房颤未能终止，应同时行左心房顶部和二尖瓣峡部的线性消融。对于伴有典型房扑的房颤患者，如同时行三尖瓣环与下腔静脉之间的线性消融，可降低术后早期典型房扑的发生率。

目前多数中心对所有持续性和永久性房颤患者进行复合消融，多数慢性房颤可被终止，进而房颤终止成为一个重要的手术终点。而且报告显示房颤在消融过程中终止，房颤复发率在随访期间明显降低。当然也有研究提示，慢性房颤消融过程中房颤是否终止与房颤的复发率没有明显关系。对于通过复合消融终止房颤后是否进行诱发试验目前尚未有系统的研究。Haissaguerre 等对消融过程中远离消融部位的房颤周期进行评价（如左心耳），发现肺静脉隔离使房颤周长逐渐延长，在部分患者房颤可以停止。而在房颤未终止的患者，房颤周长延长的程度较小。房颤终止及房颤周长延长与需要隔离的肺静脉数量和房颤发作持续时间密切相关。该中心随后的报告显示，27 例慢性房颤患者在完成肺静脉隔离后无一例患者房颤终止，再连接左右肺静脉消融线已达到左心房后壁完全隔离，有 5 例患者房颤终止，其余患者房颤周长明显延长。与之相近，Fiala 等对 82 例慢性房颤患者通过肺静脉前庭消融结合左心房内线性消融，消融终点为房颤终止或转为房性心动过速，在平均 17 个月随访中，77% 患者维持窦性心律。在不同的消融策略中，包括进行上述复合消融后，仍未成功复律的房颤需要药物或同步直流电复律。但如前所述，电转律的时机仍无明确的标准，应综合评价和考虑手术的有效性、手术时间、发生并发症的风险和患者对手术的耐受性等因素后做出选择。

三、心房颤动导管消融治疗的适应证

随着导管消融治疗房颤技术的不断成熟和发展，手术适应证也在不断扩大。但导管消融是否可以成为房颤的一线治疗选择仍存在争议，尤其对于慢性房颤患者手术适应证的选择目前仍不完全确定。早期经典导管射频消融治疗的适应证是没有明确器质性心脏病的阵发性房颤患者，即特发性房颤患者，而目前在一些有经验的中心已对左心房明显增大、有器质性心脏病或心力衰竭的慢性房颤患者进行导管消融的大量临床研究。研究显示，导管消融治疗慢性房颤在有器质性心脏病患者可以取得与特发性房颤患者相近的疗效，伴有心力衰竭的房颤患者在成功导管射频消融治疗后，心功能、左心室射血分数、运动耐力和生活质量均会有不同程度的改善。在病例选择中，左心房大小、持续或永久性房颤的持续时间、有无二尖瓣反流及程度、年龄等可能是影响消融术疗效的重要因素，对于左心房大于60mm、房颤持续时间大于 10 年和伴有明确的器质性心脏病而没有或不能完全纠正的患者，在接受导管消融术后有相对较高的房颤复发率。

虽然目前导管消融是否应该作为房颤消融的一线治疗仍存在争议，但已有的一些随机对照研究对比药物和导管消融治疗提示导管消融的优势。Oral 等人对 146 例持续时间大于 6 个月的慢性房颤患者随机分为药物治疗和导管消融两组，药物治疗组应用胺碘酮和电复律治疗，随访 1 年发现在降低房颤的复发率、改善患者的症状和并发症等方面导管消融优于药物。Pappone 等人完成的前瞻性非随机对照研究也提示，与药物治疗相比导管消融在有效降低房颤复发率和改善患者生活质量的同时，也降低房颤患者心力衰竭和血栓栓塞等并发症的发生率，降低房颤患者的总死亡率。当然，房颤消融远期预后的益处还需要长时间的大规模临床试验来进一步证实，而这些结果将对未来慢性房颤消融术适应证的选择大有帮助。

四、慢性房颤消融治疗存在的一些问题

慢性房颤的发生机制较阵发性房颤更为复杂，针对慢性房颤的维持机制进行消融较去除触发机制似乎更为重要，因而，慢性房颤较阵发性房颤可能需要更为积极的消融策略和更大范围的心房内消融。但更积极的消融策略和增加毁损面积有可能增加并发症的风险，而且目前尚没有真正的前瞻性双盲多中心临床试验评价导管消融治疗慢性房颤益处及风险比。因而，在积极倡导开展导管消融治疗慢性房颤时，也应冷静思考目前存在的现实问题：①慢性房颤的发生机制仍不明确，导致了部分导管消融策略选择的盲目性；②房颤消融策略的多样化及复杂化使许多临床医生难以重复；③消融成功标准的不同可以导致成功率的差异发生很大变化，如消融术后发生的各种房性心律失常均视为消融失败，则导管消融成功率明显降低；④尽管总体并发症的发生率较低，但远高于室上性心动过速导管消融的并发症，并且某些并发症呈致死性（如食管心房瘘）或较难处理的（如肺静脉狭窄）；⑤慢性房颤发生的

部分原因与年龄老化相关，导管消融的近期疗效可能并不代表远期结果；⑥房颤对人类的主要影响为血栓栓塞的发生，而目前尚无确切证据表明导管消融之后无需抗凝治疗，特别是有明确的器质性心脏病的栓塞高危患者；⑦目前有限的研究提示导管消融治疗可以使经选择的慢性房颤患者获益，但仍缺乏长期的大规模临床试验支持。

总之，目前针对慢性房颤的导管消融治疗，应严格把握适应证，在有经验的电生理中心应积极探讨和评价慢性房颤的合理导管消融治疗策略。相信随着研究的不断深入，这些问题将逐一给出答案，慢性房颤最终也将被攻克。

（刘少稳）

 **器质性心脏病合并心房颤动导管消融的疗效分析**

　　心房颤动（简称房颤）是临床最常见的心律失常之一[1]。然而，长期以来房颤的治疗效果并不理想[2-4]，其严重的并发症更给患者带来了巨大的经济和社会负担。近来，随着对于房颤电生理机制的深入研究和分析，肺静脉及腔静脉局灶起源学说的兴起[5]，房颤导管消融治疗的时代已经来临。随着该项技术的发展，已形成了诸如环肺静脉电隔离、左房线性消融、左房复杂碎裂电位消融等一系列房颤导管消融术式，并且在无器质性心脏病房颤（即孤立性房颤）患者的治疗方面取得了近90%的长期成功率[6-9]。然而，所谓的孤立性房颤仅占房颤患者的3%[10]，而绝大多数房颤患者是合并有诸如瓣膜病、左心功能不全、心外科术后等器质性心脏病，而且这部分房颤患者更易发生严重的并发症。所以器质性心脏病合并房颤的导管消融治疗已成为目前电生理界广泛关注的研究热点。

一、器质性心脏病与房颤：蛇与杖

　　器质性心脏病和房颤的关系就犹如罗马神话的医疗之神亚希彼（Asclepius）手中的蛇杖，蛇与杖的缠绕，好比器质性心脏病和房颤的相互影响。

　　就器质性心脏病对房颤的影响而言，器质性心脏病是房颤的主要致病或影响因素，诸如冠心病（34.8%）心衰（33.1%）风湿性瓣膜病（23.9%）心肌病（5.4%）等均是房颤主要危险因素[11]。Framingham研究[12]表明应用二维超声技术，室壁厚度每增加4mm，发生房颤的危险增加1.3倍。而对于心力衰竭的患者，男性和女性房颤发生率分别可增加8.5和20.4倍[13-14]。肥厚型心肌病的患者，房颤发病率达22%~28%，比一般人群高4~6倍[15]。对于同时合并二尖瓣狭窄、二尖瓣反流和三尖瓣反流的患者，其房颤发生率可高达70%，但如去除风湿性心脏病的影响，人群中房颤患者将会减少5%（男）和18%（女）[14]。此外，19%的房间隔缺损患者合并有房颤[16]，冠脉搭桥术后房颤发生率为40%[17]，瓣膜术后为64%[18]。器质性心脏病对房颤的影响通常是因为器质性心脏病可使心房有效不应期延长、传导时间延长、窦房结恢复时间延长、P波离散度增加和低电压区增加，进而最终形成房颤[19]，并使房颤逐步趋向于持续和稳定。

　　就房颤对器质性心脏病的影响而言，房颤是影响器质性心脏病预后的主要因素之一，有26%~35%的心力衰竭由房颤引起[20]。冠心病患者合并房颤后7年存活率从80%降至38%[21]，死亡危险比高达1.98。急性心肌梗死后，曾发生房颤的患者5年后死亡率可高达56%，显著高于34%的通常水平[22]。心力衰竭的患者一旦合并房颤，其死亡率、死于泵衰竭的患者数、因心力衰竭住院率均显著升高[23]。通常情况下，房颤通过使心室率增加、心室充盈时间减少、心房收缩作用减弱、心室率不规则、心排出量减少和血流动力学不稳定性增加，最终促使器质性心脏病患者发生心衰，导致临床预后显著恶化[24]。器质性心脏病和房颤不断交互影响，周而复始使病情不断恶化。可见，一方面在房颤患者中合并器质性心脏病患者的比例很高，另一方面在器质性心脏病患者中房颤是严重影响预后的危险因素。因此，进一步提高器质性心脏病合并房颤患者的治疗效果在临床上有着重要意义，也是打破蛇与杖的恶性循环的关键。

二、器质性心脏病与房颤：曙光

　　器质性心脏病合并房颤的治疗，长期以来犹如中世纪黑暗时期，停滞不前，难于取得进展。直到导管消融技术的诞生，才为长久的黑暗带来了希望的曙光。导管消融术，是基于cox外科迷宫术及Haissaguerre提出的局灶性房颤学说[5]，而创立的一种介入治疗方法。

早期的房颤导管消融研究入选的病例，多是年轻、症状性阵发性房颤、合并轻微或无器质性心脏病的患者。然而，随着消融式式的日臻完善，导管消融成功率的不断提高，房颤导管消融术的适应人群也正在逐步拓宽。包括左室收缩功能受限、瓣膜病、心脏外科术后、高龄及永久性房颤，均可以作为房颤导管消融的适应证。

瓣膜病变或心脏外科术后的患者，多具有年龄高、左房内径大、心功能不全、房颤病史长、心房内瘢痕组织多、易发生严重并发症等特点。故而，对于导管消融治疗瓣膜病或心脏外科术后合并房颤的有效性及安全性长久以来都存有争论。然而近来，Natale 等[25] 报道了 142 例瓣膜病变或心脏外科术后的房颤患者和 249 例孤立性房颤患者在 ICE 指导下进行肺静脉前庭消融的对比研究。不仅两组患者间消融时间相近。而且，瓣膜病和心脏外科术后房颤患者分别随访 11 个月和 10 个月后，瓣膜病和心脏外科术后组成功率高达 93%，孤立性房颤患者随访 18 个月后，消融成功率为 98%，结果虽然显示孤立性房颤组有复发率更低的倾向，然而两组消融成功率无显著性差异。并且，两组间并发症发生率相近。进而，充分证明了肺静脉前庭消融术对瓣膜病和心脏外科术后的房颤患者是安全而有效的治疗方法。

心力衰竭合并房颤的预后极不理想，并且严重影响患者的生活质量。通常认为，心力衰竭患者的房颤可能与孤立性房颤患者有着不同的或更为复杂的电生理机制，也就是说导管消融对于这部分患者的效果可能不理想。然而，近年来多个房颤导管消融治疗中心的报道一致显示，肺静脉在这部分房颤的病理机制中也起着重要的作用，导管消融的疗效可能和孤立性房颤相仿。Chen 等[26] 近期报道了左室收缩功能障碍的房颤患者进行肺静脉电隔离的研究，94 例左室收缩功能下降的房颤患者（LVEF < 40%）和 283 例心功能正常的房颤患者分别进行肺静脉电隔离。左室功能下降组平均 LVEF 为 36 ± 8%，而心功能正常组的平均 LVEF 为 54% ±3%。左室功能下降组 68% 的患者 NYHA Ⅲ 级，30% Ⅱ级，2% Ⅳ级。321/377 例患者在 ICE 指导下完成肺静脉电隔离，其余患者在透视下完成手术过程。平均随访 14 ±5 个月，左室功能下降组的成功率为 73%，而心功能正常组为 87%。如包括第二次术后的患者，则左室功能下降组的成功率可上升至 96%。然而，消融并未显著改善患者的 LVEF 和生活质量。本研究中两组均无严重并发症的发生。与此同时，Haissaguerre 等[27] 分别比较了 58 例合并左心功能不全（LVEF <45%）和 58 例心功能正常的房颤患者进行肺静脉隔离和线性消融的研究，平均随访 12 个月后，心力衰竭组和对照组分别有 78% 和 84% 的患者成功维持窦性心律，同时心力衰竭组患者的生活质量显著改善，LVEF 显著提高（21 ±13%），左室舒张末径显著减少（6 ±6mm），运动耐量及症状明显改善，而且导管消融的这些有益作用与患者是否合并器质性心脏病无关。心力衰竭组和对照组的并发症发生率无明显差别。上述报道表明，导管消融治疗心功能不全的房颤患者也是安全而有效的。此外，新近发表的 PABA – CHF 研究[28]，比较导管消融和房室结消融安置双心室起搏器治疗心力衰竭合并房颤的临床疗效，该研究分别随机入选了 25 例和 26 例患者进行肺静脉前庭隔离和房室结消融，其中 73% 为阵发性房颤，27% 为持续性房颤。肺静脉前庭消融后，80% 的患者维持窦性心律。在导管消融组，阵发性（73% 至 5%）和持续性（27% 至 15%）房颤患者的比例均明显下降，而房室结消融组中，阵发性房颤患者的比例仅降至 42%，持续性房颤患者的比例反而上升至 58%。两组比较，房室结消融组患者的房颤明显进展、恶化（55% 比 0%），而导管消融组患者的房颤状态明显改善（4% 比 92%）。虽然在该研究中未评价患者的长期生存率或生活质量，但其结果显示，在目前两种主要治疗心力衰竭合并房颤的非药物治疗方法中，导管消融的临床疗效显然更优。

肥厚型心肌病伴发房颤，通常对预后影响很大，可以造成血流动力学不稳定，促发室性心律失常或猝死。及时的转复房颤，并长期维持窦性心律对于肥厚型心肌病患者的预后意义重大。Natale 等[29] 2006 年报道了 27 例合并肥厚型梗阻性心肌病的房颤患者进行肺静脉前庭隔离的研究，27 例患者中阵发性房颤患者 14 例，持续性 9 例，永久性 4 例，所有患者均在 ICE 指导下应用 8mm 消融导管进行肺静脉前庭隔离。平均随访 341 ±237 天，48% 的患者有房颤复发，包括第二次消融的患者在内，成功率为 70%。结果显示，和孤立性房颤相比，合并 HOCM 的患者第一次消融术后房颤的复发率较高。然而，再次消融后长期治愈率可有所提高。所以导管消融也是房颤合并 HOCM 的患者的安全而有益的选择之一。

房间隔缺损也是临床常见的合并房颤的疾病，但由于房间隔修补后的缝合或补片在一定程度上可能增加房间隔穿刺的风险，而未行纠治术的患者又多因失去房间隔对穿刺鞘的支撑作用而致使操作困难，所以导管消融并不作为常规的治疗选择。但本中心近期研究显示，总体而言，房间隔缺损合并房颤患者的导管消融治疗的临床疗效及安全性和孤立性房颤患者相当。采用环肺静脉前庭电隔离治疗房间隔缺损合并房颤的患者 26 例，其中 7 例拟行房间隔缺损修补或封堵术，19 例为房间隔缺损修补术后患者（11 例直接缝合，8 例外科补片）。房间隔穿刺时，3 例患者穿刺难度较大，改用 Mullin 鞘预扩张后穿刺成功。平均随访 6 个月，包括二次消融的患者在内，成功率为 84%，5 例房间隔缺损患者导管消融术后行封堵术，2 例患者术后行外科手术。无相关并发症发生。值得注意的是，拟行房间隔缺损封堵术的患者均需术中严格观察 30 分钟无肺静脉电位恢复[30]，术后严格随访 6 个月确定无复发后再行封堵，以免造成房颤复发后无法再次消融。

器质性心脏病合并房颤的患者，由于传统治疗的疗效皆不理想，再加之两者的交互作用，长期以来使其治疗举步维艰，也使许多患者长期处于巨大的身心、社会及经济压力之下。而导管消融作为房颤治愈性的治疗措施，却因为操作技术、消融策略、消融方法的限制，而不作为合并器质性心脏病患者的常规治疗选择，甚至长期被误认为疗效差、风险大。但是，随着导管消融技术的日臻完善和统一，器质性心脏病合并房颤的治疗终于迎来了曙光。以上研究，不论是左房内径达到 67mm，LVEF 低至 0.36，还是室间隔厚度达到 22mm，都是过去被认为最不适合进行房颤导管消融的指标。然而，上述报道却指出，器质性心脏病合并房颤的导管消融治疗，不仅消融成功率和孤立性房颤相仿，而且并不增加并发症的发生率，就连消融时间也相差无几，更为重要的是可显著改善患者的长期预后，提高患者的生活质量。这些报道，就犹如当初 AFFIRM 试验的结果一样出乎意料之外。不过，这些研究确实体现了肺静脉前庭区域对于房颤发生及维持作用的重要性。并且，改变了人们传统治疗逻辑的限制，为器质性心脏病合并房颤患者的治疗提供了一种全新的选择。

三、器质性心脏病与房颤：疑惑

但是，导管消融是否适合所有的器质性心脏病合并房颤患者？是否已可作为一线治疗而全面推广呢？显然目前还不适合。虽然多个大型临床中心的研究均得出了令人鼓舞的结果，但是值得注意的是，上述报道均来自于经验非常丰富的大型临床中心，不论其设备、导管操作技术、并发症治疗经验，均是远领先于其他中心的。并且，这些研究的总样本量很小，病例尚缺乏随机选择性，一些主要影响因素的描述还不够详尽，患者生活质量的改善是否和器质性心脏病的治疗有关。此外，在上述报道中，各研究分别采取了不同的导管消融方法，显然不同的消融术式对于消融结果有显著的影响，而目前尚没有关于不同消融术式的比较研究。由此可见，这些结果的大规模推广，并不是现阶段可完成的，导管消融治疗器质性心脏病合并房颤还有很长的道路要走。

导管消融治疗器质性心脏病合并房颤患者，是一种全新的治疗尝试，随着对房颤机制认识的加深和消融导管，消融技术及治疗策略的进一步改进，手术成功率有望进一步提高。

（刘　旭　顾佳宁）

参 考 文 献

1. Miyasaka Y, Barnes ME, Gersh BJ, et al. Secular trends in incidence of atrial fibrillation in Olmsted County, Minnesota, 1980 to 2000, and implications on the projections for future prevalence. Circulation, 2006, 114 (2): 119 - 125.

2. Benjamin EJ, Wolf PA, D'Agostino RB, et al. Impact of atrial fibrillation on the risk of death: the Framingham Heart study. Circulation, 1998, 98 (10): 946 - 952.

3. Connolly SJ. Preventing stroke in atrial fibrillation: why are so many eligible patients not receiving anticoagulant therapy?

CMAJ, 1999, 161 (5):533 - 534.

4. Wolf PA, Mitchell JB, Baker CS, et al. Impact of atrial fibrillation on mortality, stroke, and medical costs. Arch Intern Med, 1998, 158 (3):229 - 234.

5. Haissaguerre M, Jais P, Shah DC, et al. Spontaneous initiation of atrial fibrillation by ectopic beats originating in the pulmonary veins. N Engl J Med, 1998, 339 (10):659.

6. Pappone C, Santinelli V. Atrial fibrillation ablation: state of the art. Am J Cardiol, 2005, 96 (12A):59L -64L.

7. Pappone C, Vincenzo Sanntinelli. Substrate Ablation in Treatment of Atrial Fibrillation J Cardiovasc Electrophysiol, 2006. (17):S23 - S27, Spl.

8. Ouyang F, Ernst S, Chun J, et al. Electrophysiological findings during ablation of persistent atrial fibrillation with electroanatomic mapping and double Lasso catheter technique. Circulation, 2005, 112 (20):3038 - 3048.

9. Haissaguerre M, Hocini M, Sanders P, et al. Catheter ablation of long lasting persistent atrial fibrillation: clinical outcome and mechanisms of subsequent arrhythmias. J Cardiovasc Electrophysiol, 2005, 16 (11):1138 - 1147.

10. Kopecky SL, Gersh BJ, McGoon MD, et al. Lone atrial fibrillation in elderly persons: a marker for cardiovascular risk. Arch Intern Med, 1999, 159 (10):1118 -1122.

11. Qi Wen - Hang. Retrospective investigation of hospitalised patients with atrial fibrillation in mainland China. International Journal of Cardiology, 2005, 105 (3):283 -287.

12. Vazari SM, Larson MG, Benjamin EJ, et al. Echocardiographic predictors of nonrheumatic atrial fibrillation: The Framingham Heart Study. Circulation, 1994, 89 (2):724 -730.

13. Kannel WB, Abbott RD, Savage DD, et al. Coronary heart disease and atrial fibrillation: the Framingham Study. American Heart Journal, 1983, 106 (2):389 -396.

14. Benjamin EJ, Levy D, Vaziri SM, et al. Independent risk factors for atrial fibrillation in a population - based cohort. The Framingham Heart Study. JAMA, 1994, 271 (11):840 -844.

15. Olivotto I, Cecchi F, Casey SA, et al. Impact of atrial fibrillation on the clinical course of hypertrophic cardiomyopathy. Circulation, 2001, 104 (21):2517 -2524.

16. Berger F, Vogel M, Kramer A, et al. Incidence of atrial flutter/fibrillation in adults with atrial septal defect before and after surgery. Annals of Thoracic Surgery, 1999, 68 (1):75 -78.

17. Kowey PR, Taylor JE, Rials SJ, et al. Meta - analysis of the effectiveness of prophylactic drug therapy in preventing supraventricular arrhythmia early after coronary artery bypass grafting. American Journal of Cardiology, 1992, 69 (9):963 - 965.

18. Asher CR, Miller DP, Grimm RA, et al. Analysis of risk factors for development of atrial fibrillation early after cardiac valvular surgery. American Journal of Cardiology, 1998, 82 (7):892 -895.

19. Sanders P, Morton JB, Davidson NC, et al. Electrical remodeling of the atria in congestive heart failure: electrophysiological and electroanatomic mapping in humans. Circulation, 2003, 108 (12):1461 -1468.

20. Diller PM, Smucker DR, David B, et al. Congestive heart failure due to diastolic or systolic dysfunction. Frequency and patient characteristics in an ambulatory setting. Arch Fam Med, 1999, 8 (5):414 - 420.

21. Cameron A, Schwartz MJ, Kronmal RA, et al. Prevalence and significance of atrial fibrillation in coronary artery disease (CASS Registry). American Journal of Cardiology, 1998, 61 (10):714 -7.

22. Pedersen OD, Bagger H, Kober L, et al. The occurrence and prognostic significance of atrial fibrillation/ - flutter following acute myocardial infarction. European Heart Journal, 1999, 20 (10):748 -754.

23. Dries DL, Exner DV, Gersh BJ, et al. Atrial fibrillation is associated with an increased risk for mortality and heart failure progression in patients with asymptomatic and symptomatic left ventricular systolic dysfunction: a retrospective analysis of the SOLVD trials. Studies of Left Ventricular Dysfunction. Journal of the American College of Cardiology, 1998, 32 (3):695 -703.

24. Huang JL, Tai CT, Chen JT, et al. Effect of atrial dilatation on electrophysiologic properties and inducibility of atrial fibrillation. Basic Research in Cardiology, 2003, 98 (1):16 -24.

25. Yaariv Khaykin, Nassir F, Natale A, et al. Pulmonary vein antrum isolation for treatment of atrial fibrillation in patients with valvular heart disease or prior open heart surgery. Heart Rhythm, 2004, 1 (1):33 -39.

26. Chen MS, Marrouche NF, Khaykin Y, et al. Pulmonary vein isolation for the treatment of atrial fibrillation in patients with

impaired systolic function. J Am Coll Cardiol, 2004, 43 (6): 1004 – 1009.

27. Li – Fern Hsu, Pierre Jais, Michel Haissaguerre, et al. Catheter Ablation for Atrial Fibrillation in Congestive Heart Failure. N Engl J Med, 2004, 351 (23): 2373 – 2383.

28. Mohammed N. K, Pierre Jais, Jennifer E. C, et al. Progression of Atrial Fibrillation in the Pulmonary Vein Antrum Isolation VS. AV Node Ablation with Bi – Ventricular Pacing for Treatment of Atrial Fibrillation in patients with Congestive Heart Failure Trial (PABA CHF). Heart Rhythm, 2006, 3 (5): S36.

29. Fethi Kilicaslan, Atul Verma, Natale A, et al. Efficacy of catheter ablation of atrial fibrillation in patients with hypertrophic obstructive cardiomyopathy. Heart Rhythm, 2006, 3 (3): 275 – 280.

30. Liu Xu, Wang Xin – hua, Sun Yu – min, et al. Early identification and treatment of PV re – connections: role of observation time and impact on clinical results of atrial fibrillation ablation. Europace, 2007, 9 (7): 481 – 486.

 **导管消融肺静脉狭窄的识别与预防**

肺静脉隔离已成为目前心房颤动（房颤）介入治疗的主要手段之一，国内外的文献资料表明其成功率已达到80%以上。随着术式的改良及经验的积累，目前，其治疗适应证在不断扩大，5年前，其治疗病例主要为阵发性房颤，目前已发展到持续性、甚至永久性房颤，而且，部分病例存在由于高血压心脏病、瓣膜病等引起明显心房扩大的病理性房颤[1-10]。肺静脉狭窄是肺静脉隔离治疗心房颤动常见的、也是比较棘手并发症之一，早期消融的发生率高达40%左右，严重狭窄高达3%以上[11-22]。目前，通过不断地改变消融策略、消融能量及消融工具等手段，肺静脉狭窄的发生率进一步降低[23-35]。由于肺静脉狭窄一旦发生，其临床后果较为严重，治疗也较为困难，因此消融前后采用积极的预防手段是减少肺静脉狭窄的前提，消融后密切的临床随诊及积极应用有效的评价肺静脉的检测手段也是早期发现肺静脉狭窄必不可少的。

一、导致肺静脉狭窄的主要原因

（一）消融策略

早期采用肺静脉内点消融时，肺静脉狭窄的发生率高达30%左右，因复发率较高此方法已被放弃。而近期采用肺静脉开口部节段性消融后，该并发症的发生率已明显降低（1% ~ 17.3%）[8-11]。Pappone等[8]报告在肺静脉口外心房肌心内膜环形消融的方法则没有肺静脉狭窄的发生。Cleveland心脏中心[12]对608例采用5种不同消融策略所发生肺静脉狭窄的情况进行系统的评价，重度狭窄（狭窄≥70%）的发生率为3.4%，中度狭窄（狭窄为50% ~ 69%）的发生率为4.4%，轻度狭窄（狭窄 < 50%）的发生率为7.7%。5种消融策略分别为：三维标测系统指导下的肺静脉隔离、环状标测电极指导下的肺静脉口内隔离、肺静脉逆行造影指导下的肺静脉口外隔离、心内超声指导下的肺静脉口外隔离及心内超声指导联合能量滴定的肺静脉口外隔离，其严重的肺静脉狭窄的发生率分别为15.5%、20%、2.9%、1.4%、0%。目前较常采用的环同侧肺静脉的大环消融更进一步降低了肺静脉狭窄的机会。

（二）消融能量和消融导管

目前临床报告的肺静脉狭窄系采用射频能量进行消融所致，大于30瓦/50C，狭窄率增高，用冷盐水灌注电极后，狭窄率明显降低。应用冷凝导管消融，由于不影响心房的骨架结构，局部组织一般不会产生瘢痕挛缩，尚未见肺静脉狭窄报告[23~25]。应用心内超声监测，采用能量滴定的方法进行消融可进一步减少肺静脉狭窄的发生[28,29]。

（三）术者的经验

Packer等[17]报告203例的肺静脉消融，13例（6.3%）出现肺静脉狭窄，其中前100例中有11例，而后103例仅出现2例。我们中心所发生的6例严重的肺静脉狭窄均发生于前100例，近期100余例采用同样术式进行肺静脉隔离无肺静脉狭窄发生，分析其原因主要与肺静脉口部的判断有关，发生狭窄多由于消融部位较深（图6-10-1）。另外，由于过分强调肺静脉隔离的消融终点，在困难病例或肺静脉直径较小也容易发生肺静脉狭窄。从近期发表的几个大规模临床试验结果提示随着消融经验的积累，肺静脉狭窄的发生率明显降低[8-11]。

二、肺静脉狭窄的识别

（一）肺静脉狭窄的临床表现

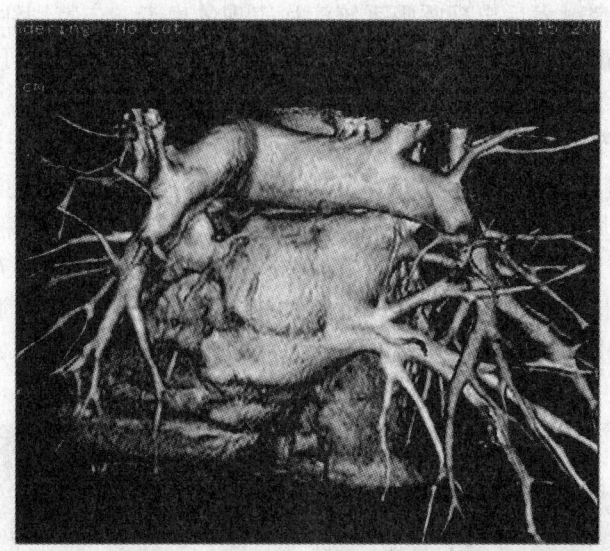

图 6 - 10 - 1　左上肺静脉严重狭窄，左下肺静脉
完全闭塞。根据图中狭窄部位提示消融部位较深

　　导管消融所致的肺静脉狭窄的最常见症状为呼吸困难、咳嗽，轻者仅在劳力时出现，症状重者在静息时亦可出现，大多呈进行性加重；其他症状包括胸痛、咯血、低热，反复发作且抗生素治疗无效的肺部感染等。症状出现的时间相差较大，早的在消融过程中即可出现，多于术后 1 周内发生，而晚的则可在术后 8 个月时才出现。症状出现的早晚还与狭窄进展的速度有关，我们中心 1 例患者术后 7 个月螺旋 CT 发现，左上肺静脉完全闭塞（图 6 - 10 - 2），没有临床症状和肺部体征，考虑狭窄过程进展缓慢，左侧上下肺静脉侧支循环代偿完全。肺静脉狭窄患者胸部平片及 CT、磁共振等可见肺内浸润性片状阴影，通常并不能提供特异性的诊断线索，而肺部通气灌注扫描的表现则与肺栓塞相类似，即可见病变区域血流灌注减少但通气功能正常。具有上述症状的患者通常首先就诊于呼吸科医生，而后者则易于将该症诊断为其他肺部疾病，甚至肺支气管肿瘤，造成多数患者长期误诊。Saad 等[12] 报告美国 Cleveland 心脏中心 10 例症状性肺静脉狭窄的诊断治疗经过，所有患者在初诊时均被误诊为肺炎、

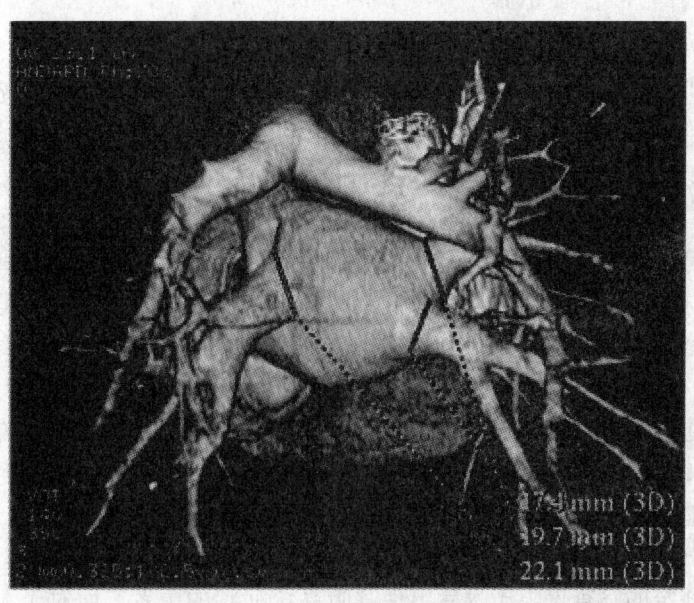

图 6 - 10 - 2　左上肺静脉完全闭塞，但该患者无任何临床症状。

肺癌或肺栓塞等疾病，并被错误地给予了长时间抗炎、抗哮喘、安置下腔静脉滤器甚至肺叶切除术等治疗。因此，对于肺静脉消融术后出现呼吸系统疾病表现的患者，应特别注意肺静脉狭窄的可能性，进行有创性肺静脉造影、磁共振血管造影或螺旋 CT 血管增强扫描检查基本可以确定诊断，经食管心脏超声也有助于对肺静脉血流的评价。

一般认为，肺静脉狭窄有无临床症状及症状的严重程度与狭窄血管的支数及狭窄程度有关。程度较轻（小于 50%）的肺静脉狭窄通常并无症状（图 6 - 10 - 3）。而单支肺静脉完全闭塞或多支肺静脉同时狭窄则多具有症状（图 6 - 10 - 4）。Cleveland 心脏中心[12]对其 608 例接受肺静脉隔离的房颤患者进行分析，95 例患者术后发生了肺静脉狭窄，其中的 21 例发生了严重的狭窄（狭窄≥70%），对 21 例发生严重狭窄患者的临床症状与狭窄的肺静脉支数进行分析表明单支肺静脉狭窄仅 28.5% 发生临床症状，而 75% 的双支肺静脉狭窄患者发生临床症状，三支以上的肺静脉狭窄则 100% 有临床症状。

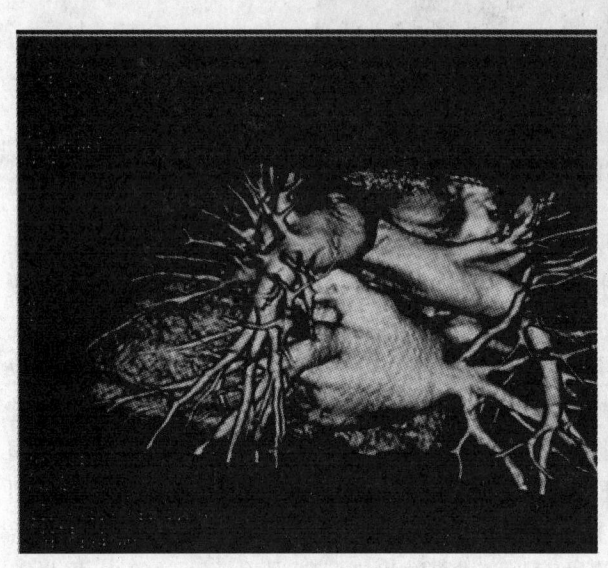

图 6 - 10 - 3 四支肺静脉均有轻度狭窄，但该患者无任何临床症状

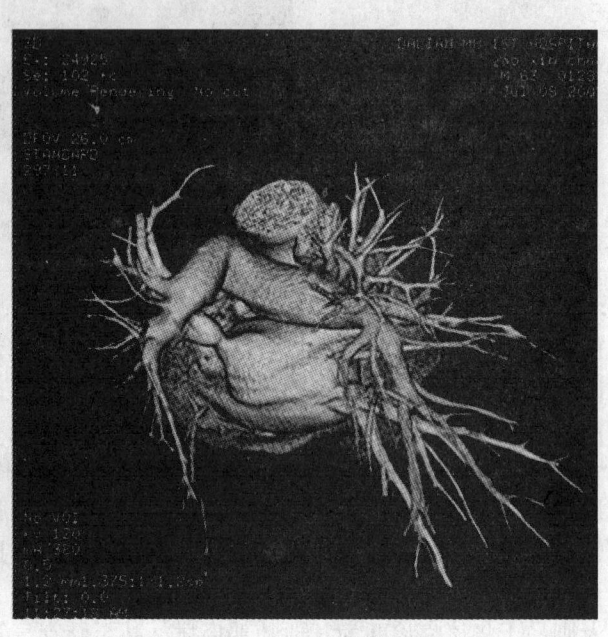

图 6 - 10 - 4 左上肺静脉重度狭窄，左下肺静脉完全闭塞。该患者有反复发作性咳嗽、咯血及胸腔积液

目前，对肺静脉隔离导致的肺静脉狭窄的转归研究也较多，Jin 等[18]对其连续的 26 例进行二次手术患者的肺静脉造影进行分析，初次手术的 87 支肺静脉中的 14 支肺静脉发生无症状性狭窄，平均随访 129 天，二次手术时的肺静脉造影结果表明 8 支狭窄的肺静脉直径无明显变化，3 支狭窄的肺静脉直径恢复正常，2 支明显好转，1 支明显恶化。多数研究报告表明狭窄的肺静脉多发生于左肺静脉，占狭窄肺静脉的 80% 左右[11,19,20]。

文献报告中的肺静脉狭窄发生率很可能被低估。肺静脉口部消融后肺静脉直径会有不同程度的改变，主要表现为肺静脉直径可随时间延长而降低，肺静脉直径降低的进展速度与时间有密切关系。肺静脉隔离后应用血管增强的多层螺旋 CT 对肺静脉开口直径进行定期随访测量，结果显示肺静脉狭窄在术后第一周进展最快，平均每天直径减少 0.6 ± 0.8 mm，而术后 3 个月内，平均每个月直径减少 1.8 ± 1.2 mm，此后肺静脉狭窄加重的程度逐渐减慢，术后 3 ~ 6 月和大于 6 个月时的狭窄进展速度分别为 1.2 ± 1.0 mm/月和 0.2 ± 0.8 mm/月。多数术中出现的肺静脉狭窄在术后会逐渐进展，部分术中 20% ~ 50% 的狭窄术后可能会进展至大于 50%，少部分甚至最终会完全闭塞。因此，术中肺静脉造影和术后 3 天之内的螺旋 CT 结果，对肺静脉狭窄的发生率的评价会低于实际的发生率。另外，目前在多数房颤消融中心，肺静脉狭窄的筛查仅限于术后出现呼吸系统症状的患者，而对于无症状和症状较轻的患者则未进行包括选择性逆行肺静脉造影、磁共振肺静脉造影和螺旋 CT 在内的肺静脉影像学检查以除外肺静脉狭窄。

（二）肺静脉狭窄的评价

常规的 X 线检查对可疑肺静脉狭窄患者是必要的，根据狭窄的程度不同，X 线可能表现为肺血增加、胸腔积液甚至肺实变（图 6-10-5）。

磁共振检查或螺旋 CT 三维重建作为无创性检查在判断肺静脉直径及指导消融均有重要价值[27,31-33]，特别是在消融术后的临床随访中占有不可替代的位置（图 6-10-6）。

核素肺灌注扫描对判断肺静脉狭窄对肺功能的影响具有重要的临床意义（图 6-10-7）。

超声 Doppler 是判断肺静脉狭窄对肺血流影响的重要工具（图 6-10-8）。采用经食管超声心动图（TEE）测定肺静脉血流速度（>0.8 m/s）来确定是否已出现肺静脉狭窄的灵敏度更高[28~30]。

肺静脉造影（主要为逆行造影）是术中判断是否发生肺静脉狭窄的重要手段[26]。在消融前进行肺静脉造影判断肺静脉开口、走行、直径大小、分支情况及是否为共干均极为重要，消融术后重复造影对及时发现肺静脉狭窄及采取相应对策也比较重要（图 6-10-9）。

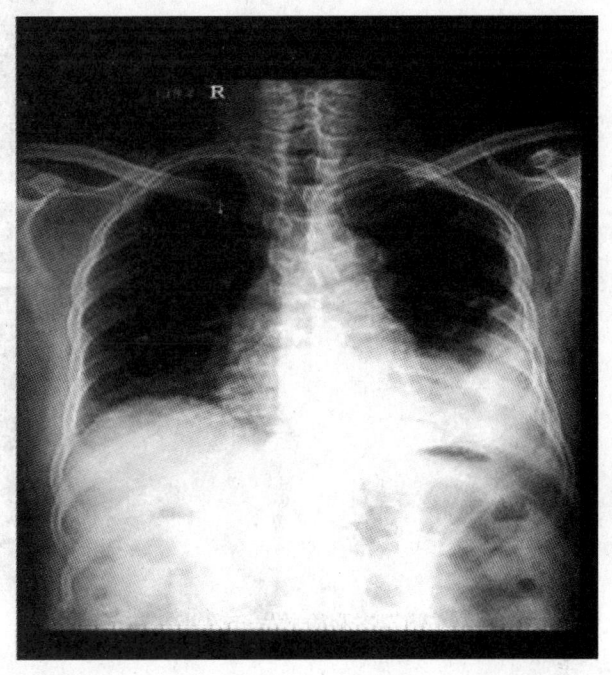

图 6-10-5 X 线表现为右胸腔积液。该患者左侧双支肺静脉完全闭塞，有反复发作性咳嗽、咯血及胸腔积液

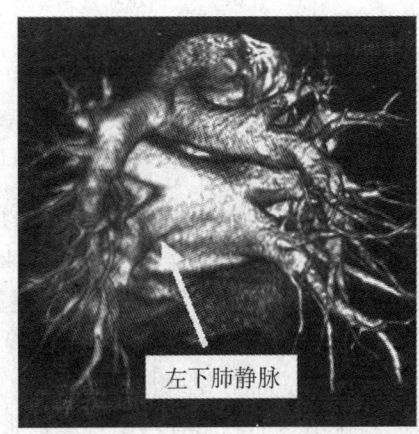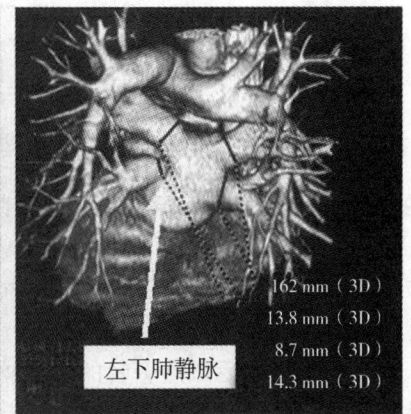

图 6-10-6 心内超声指导下的肺静脉电隔离前后多层螺旋 CT 检查结果

A：肺静脉电隔离前左下肺静脉正常（箭头所示）；B：肺静脉电隔离后左下肺静脉明显狭窄（箭头所示）。

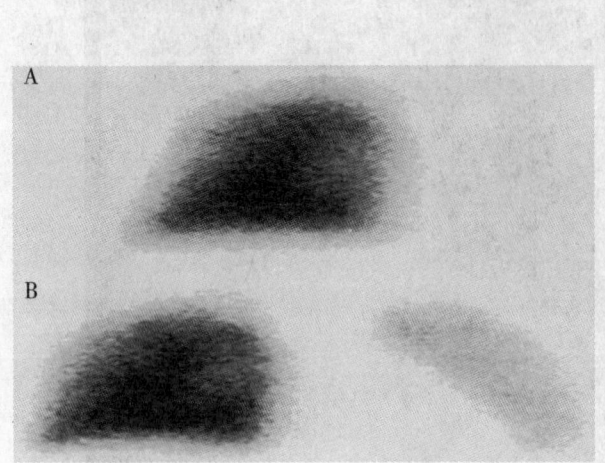

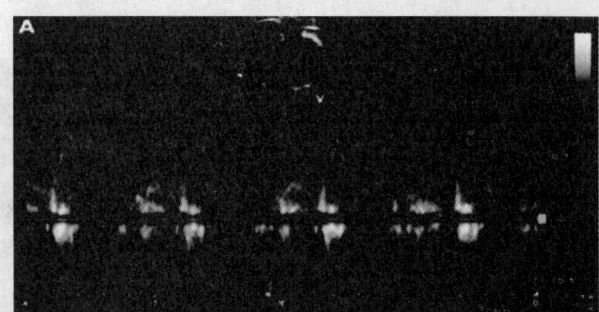

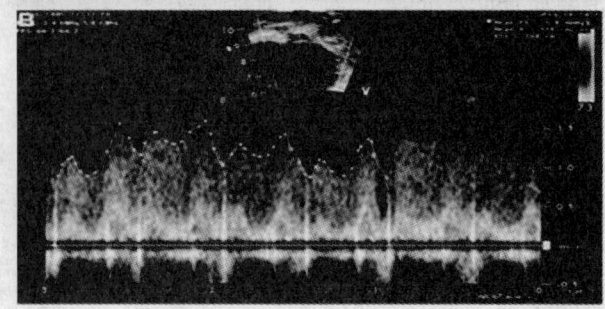

图 6 – 10 – 7　左侧双支肺静脉完全闭塞的肺部 ECT 扫描

A 图提示左肺灌注缺失；B 图开通左侧双肺静脉后左肺灌注部分程度恢复。

图 6 – 10 – 8　肺静脉狭窄的超声 Doppler

A 图正常肺静脉的超声 Doppler，B 图狭窄肺静脉的超声 Doppler。

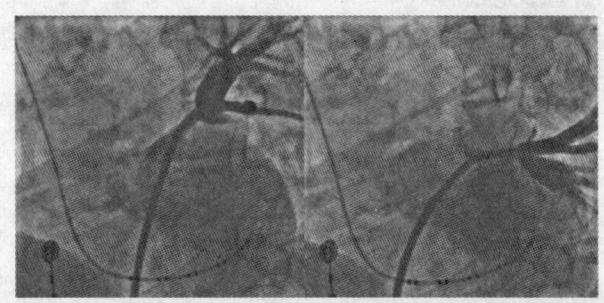

图 6 – 10 – 9　左侧双支肺静脉狭窄的术中造影

肺静脉内造影左心房不显影。

三、导管射频消融所致肺静脉狭窄的处理

对于无症状的肺静脉狭窄患者，除持续抗凝预防肺静脉血栓形成外无需针对性治疗。对于有症状的肺静脉狭窄，因药物治疗无效，通常需要进行介入治疗或外科手术以缓解狭窄。Packer 等[17] 报告 10 例共 17 根狭窄肺静脉的治疗经验，所有患者均药物治疗无效，10 例患者均进行了球囊扩张，其中 4 例置入了支架；扩张术前狭窄程度为 80 ± 13%，压差为 15 ± 6 mmHg，术后造影显示肺静脉残余狭窄为 7 ± 6%，压差为 5 ± 4 mmHg。术后虽然患者的症状均即刻解除，但在继续随访 4.3 ± 1.4 个月后，7 例（70%）患者因症状复发而接受了再次肺静脉造影，造影显示这 7 例患者均出现原扩张部位的再狭窄，第二次介入治疗后仍有 3 例患者症状复发，其中 2 例又接受了 1 次，1 例又接受了 2 次（共 4 次）介入治疗。近期越来越多的研究表明介入治疗虽然有一定的疗效，但肺静脉狭窄复发率极高，多数患者需要重复治疗或接受外科治疗。部分介入治疗后患者需要抗凝治疗或应用抗血小板药物以减少肺静脉血栓形成，降低肺静脉闭塞发生率[37]。对于支架内再狭窄患者应用球囊扩张及支架再植入部分有效[38]。

　　我们中心对 1 例严重的肺静脉狭窄并发反复大量胸腔积液的患者进行了外科手术取得了明显疗效（图 6 - 10 - 10，11，12）。

　　肺静脉狭窄介入治疗的方法和预后还有待于进一步的研究，无症状肺静脉狭窄患者的远期预后也需进一步观察。动物实验结果显示肺静脉狭窄后肺部的病理改变主要是由于肺静脉内膜的增厚、血栓的形成、内皮细胞的挛缩以及弹性层的增生所致，并且随着时间的延长病变可进行性加重，以致发生肺血管闭塞，导致肺组织实变。因此，有人提出术中如果发现有肺静脉狭窄，应及时应用类固醇激素，以延缓和减轻肺静脉水肿、挛缩和狭窄。对无症状性肺静脉狭窄患者应定期进行心脏超声或多层螺旋 CT 评价，以及时发现病变是否加重，并对其及时处理，以防发生肺实变而需肺切除手术。

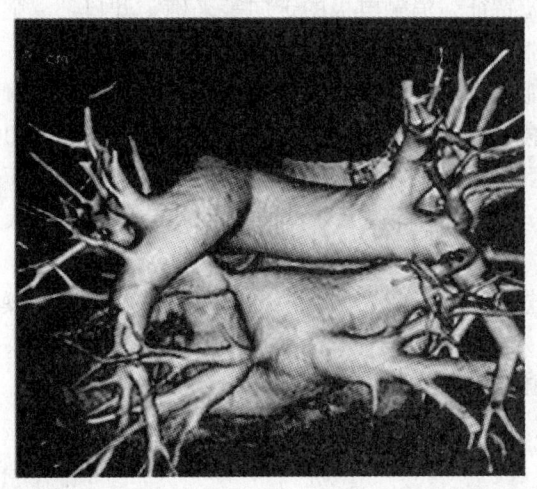

图 6 - 10 - 10　术后三个月的多层螺旋 CT 显示左上及左下肺静脉严重狭窄。

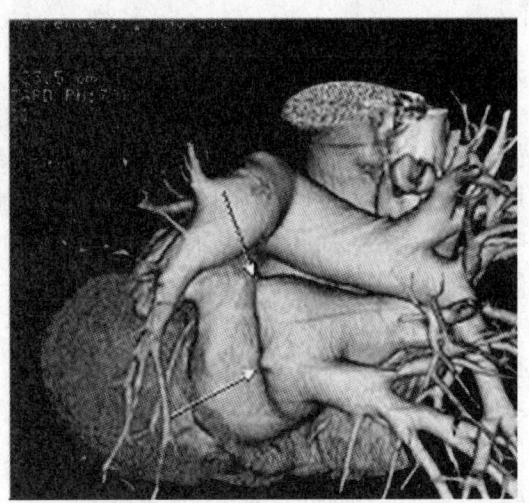

图 6 - 10 - 11　术后六个月的多层螺旋 CT 显示左上及左下肺静脉完全闭塞。患者发生大量的胸腔积液需要反复胸腔穿刺引流。

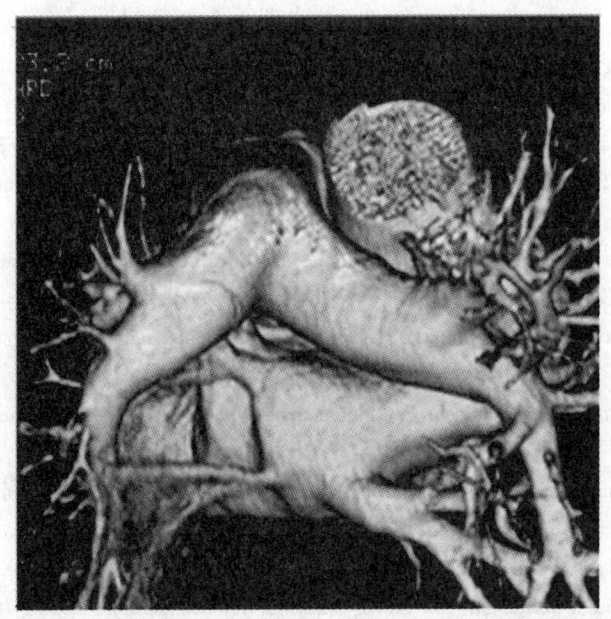

图 6 - 10 - 12　外科术后的多层螺旋 CT 显示左上及左下肺静脉开通，患者临床症状消失

四、肺静脉狭窄的预防

随着肺静脉电隔离技术方法学的成熟和经验的增加，严重肺静脉狭窄的发生率已经明显下降，采用冷盐水灌注电极进行消融，可使肺静脉狭窄的发生率低于1%，应用冷凝消融不会导致肺静脉狭窄，可应用于射频能量消融失败或已发生肺静脉狭窄的患者的再消融。另外，应高度重视先天性肺静脉狭窄，已有临床观察表明部分接受导管消融治疗房颤的患者，在消融术前即存在无症状性肺静脉狭窄[36]。常规的肺静脉CT检查对于发现消融术前存在的肺静脉狭窄有重要价值。消融前后预防肺静脉狭窄的主要措施除了系统的正规的抗凝治疗、常规的影像学检查以明确左心房及肺静脉的解剖外，应主要注意以下方面：

1. 正确判断肺静脉开口 可以通过造影、局部电位特征、消融电极的走向等来确定开口部。强调近开口处消融，宁外勿内。

2. 适当的消融策略 包括合理的应用消融能源及能量、监测及标测工具及消融方法。控制射频消融能量和温度，除非消融困难和肺静脉直径较粗大的病例，一般功率不超过30W，温度不超过50C。采用心内超声监测准确识别肺静脉开口及采用能量滴定能够尽可能避免肺静脉狭窄。冷凝消融由于不影响心脏骨架结构而不会发生肺静脉狭窄。目前较常采用的三维标测系统指导下的肺静脉口外的大环消融进一步减少肺静脉狭窄的机会。

3. 及时识别肺静脉狭窄的早期征象。如环形标测电极的变形和移位、消融电极送入肺静脉的操作变得困难等；

4. 对于经验不足的术者，每个病例均应重复肺静脉造影。

5. 在随访过程中，如果有呼吸困难、咯血、咳嗽、反复的肺内感染等症状，应进一步行磁共振和螺旋CT检查，以排除肺静脉的严重狭窄。

6. 相关科室，如呼吸内科和胸外科的医生，应提高对房颤患者肺静脉电隔离术后肺静脉狭窄并发症的认识。

（张树龙）

参 考 文 献

1. Wazni OM, Marrouche NF, Martin DO, et al. Radiofrequency ablation vs antiarrhythmic drugs as first-line treatment of symptomatic atrial fibrillation: a randomized trial. JAMA, 2005, 293:2634-2640.

2. Dixit S, Gerstenfeld EP, Ratcliffe SJ, et al. Single procedure efficacy of isolating all versus arrhythmogenic pulmonary veins on long-term control of atrial fibrillation: a prospective randomized study. Heart Rhythm, 2008, 5 (2):174-181.

3. Fagundes RL, Mantica M, De Luca L, et al. Safety of single transseptal puncture for ablation of atrial fibrillation: retrospective study from a large cohort of patients. J Cardiovasc Electrophysiol, 2007, 18 (12):1277-1281.

4. Nademanee K, Schwab MC, Kosar EM, et al. Clinical outcomes of catheter substrate ablation for high-risk patients with atrial fibrillation. J Am Coll Cardiol, 2008, 51 (8):843-849.

5. Katritsis D, Wood MA, Giazitzoglou E, et al. Long-term follow-up after radiofrequency catheter ablation for atrial fibrillation. Europace, 2008, 10 (4):419-424.

6. Verma A. Atrial-fibrillation ablation should be considered first-line therapy for some patients. Curr Opin Cardiol, 2008, 23 (1):1-8.

7. Pokushalov E. The role of autonomic denervation during catheter ablation of atrial fibrillation. Curr Opin Cardiol, 2008, 23 (1):55-59.

8. Pappone C, Augello G, Sala S, et al. A randomized trial of circumferential pulmonary vein ablation versus antiarrhythmic drug therapy in paroxysmal atrial fibrillation: the APAF Study. J Am Coll Cardiol, 2006, 48 (11):2340-2347.

9. Oral H, Pappone C, Chugh A, et al. Circumferential pulmonary-vein ablation for chronic atrial fibrillation. N Engl J Med, 2006, 354:934-994.

10. Stabile G, Bertaglia E, Senatore G, et al. Catheter ablation treatment in patients with drug – refractory atrial fibrillation: a prospective, multi – centre, randomized, controlled study (Catheter Ablation For The Cure Of Atrial Fibrillation Study). Eur Heart J, 2006, 27:216 – 221.

11. Bertaglia E, Zoppo F, Tondo C, et al. Early complications of pulmonary vein catheter ablation for atrial fibrillation: a multicenter prospective registry on procedural safety. Heart Rhythm, 2007, 4 (10):1265 – 1271.

12. Saad EB, Rossillo A, Saad CP, et al. Pulmonary vein stenosis after radiofrequency ablation of atrial fibrillation: functional characterization, evolution, and influence of the ablation strategy. Circulation, 2003, 108 (25):3102 – 3107

13. Ernst S, Ouyang F, Goya M, et al. Total pulmonary vein occlusion as a consequence of catheter ablation for atrial fibrillation mimicking primary lung disease. J Cardiovasc Electrophysiol, 2003, 14 (4):366 – 370

14. Purerfellner H. Pulmonary vein stenosis: still the Achilles heel of ablation for atrial fibrillation? Eur Heart J, 2005, 26 (14):1355 – 1357.

15. Arentz T, Weber R, Jander N, et al. Pulmonary haemodynamics at rest and during exercise in patients with significant pulmonary vein stenosis after radiofrequency catheter ablation for drug resistant atrial fibrillation. Eur Heart J, 2005, 26 (14):1410 – 1414.

16. Vasamreddy CR, Jayam V, Bluemke DA, et al. Pulmonary vein occlusion: an unanticipated complication of catheter ablation of atrial fibrillation using the anatomic circumferential approach. Heart Rhythm, 2004, 1 (1):78 – 81.

17. Packer DL, Keelan P, Munger TM, et al. Clinical presentation, investigation, and management of pulmonary vein stenosis complicating ablation for atrial fibrillation. Circulation, 2005, 111 (5):546 – 554.

18. Jin Y, Ross DL, Thomas SP. Pulmonary vein stenosis and remodeling after electrical isolation for treatment of atrial fibrillation: short – and medium – term follow – up. Pacing Clin Electrophysiol, 2004, 27 (10):1362 – 1370.

19. Yang HM, Lai CK, Patel J, et al. Irreversible intrapulmonary vascular changes after pulmonary vein stenosis complicating catheter ablation for atrial fibrillation. Cardiovasc Pathol, 2007, 16 (1):51 – 5.

20. Di Biase L, Fahmy TS, Wazni OM, et al. Pulmonary vein total occlusion following catheter ablation for atrial fibrillation: clinical implications after long – term follow – up. J Am Coll Cardiol, 2006, 48 (12):2493 – 9.

21. Tamborero D, Mont L, Nava S, et al. Incidence of pulmonary vein stenosis in patients submitted to atrial fibrillation ablation: a comparison of the Selective Segmental Ostial Ablation vs the Circumferential Pulmonary Veins Ablation. J Interv Card Electrophysiol, 2005, 14 (1):21 – 25

22. Pürerfellner H, Martinek M. Pulmonary vein stenosis following catheter ablation of atrial fibrillation. Curr Opin Cardiol, 2005, 20 (6):484 – 490.

23. Tse HF, Reek S, Timmermans C, et al. Pulmonary vein isolation using transvenous catheter cryoablation for treatment of atrial fibrillation without risk of pulmonary vein stenosis. J Am Coll Cardiol, 2003, 42 (4):752 – 758.

24. Wong T, Markides V, Peters NS, et al. Percutaneous pulmonary vein cryoablation to treat atrial fibrillation. J Interv Card Electrophysiol, 2004, 11 (2):117 – 126.

25. Kenigsberg DN, Wood MA, Alaeddini J, et al. Cryoablation inside the pulmonary vein after failure of radiofrequency antral isolation. Heart Rhythm, 2007, 4 (8):992 – 996.

26. Qureshi AM, Prieto LR, Latson LA, et al. Transcatheter angioplasty for acquired pulmonary vein stenosis after radiofrequency ablation. Circulation, 2003, 108 (11):1336 – 1342.

27. Burgstahler C, Trabold T, Kuettner A, et al. Visualization of pulmonary vein stenosis after radio frequency ablation using multi – slice computed tomography: initial clinical experience in 33 patients. Int J Cardiol, 2005, 102 (2):287 – 291.

28. Jongbloed MR, Bax JJ, Zeppenfeld K, et al. Anatomical observations of the pulmonary veins with intracardiac echocardiography and hemodynamic consequences of narrowing of pulmonary vein ostial diameters after radiofrequency catheter ablation of atrial fibrillation. Am J Cardiol, 2004, 93 (10):1298 – 1302.

29. Verma A, Marrouche NF, Natale A. Pulmonary vein antrum isolation: intracardiac echocardiography – guided technique. J Cardiovasc Electrophysiol, 2004, 15 (11):1335 – 1340.

30. Schneider C, Ernst S, Malisius R, et al. Transesophageal echocardiography: a follow – up tool after catheter ablation of atrial fibrillation and interventional therapy of pulmonary vein stenosis and occlusion. J Interv Card Electrophysiol, 2007, 18 (2):195 – 205.

31. Sigurdsson G, Troughton RW, Xu XF, et al. Detection of pulmonary vein stenosis by transesophageal echocardiography:

comparison with multidetector computed tomography. Am Heart J, 2007, 153 (5): 800 – 806.

32. Tintera J, Porod V, Cihák R, et al. Assessment of pulmonary venous stenosis after radiofrequency catheter ablation for atrial fibrillation by magnetic resonance angiography: A comparison of linear and cross – sectional area measurements. Eur Radiol, 2006, 16 (12): 2757 – 2767.

33. Dong J, Vasamreddy CR, Jayam V, et al. Incidence and predictors of pulmonary vein stenosis following catheter ablation of atrial fibrillation using the anatomic pulmonary vein ablation approach: results from paired magnetic resonance imaging. J Cardiovasc Electrophysiol, 2005, 16 (8): 845 – 852.

34. Martinek M, Nesser HJ, Aichinger J, et al. Impact of integration of multislice computed tomography imaging into three – dimensional electroanatomic mapping on clinical outcomes, safety, and efficacy using radiofrequency ablation for atrial fibrillation. Pacing Clin Electrophysiol, 2007, 30 (10): 1215 – 1223.

35. Ernst S. Robotic approach to catheter ablation. Curr Opin Cardiol, 2008 Jan, 23 (1): 28 – 31.

36. Wongcharoen W, Tsao HM, Wu MH, et al. Preexisting pulmonary vein stenosis in patients undergoing atrial fibrillation ablation: a report of five cases. J Cardiovasc Electrophysiol, 2006, 17 (4): 423 – 425.

37. Bromberg – Marin G, Tsimikas S, Mahmud E. Treatment of recurrent pulmonary vein stenoses with endovascular stenting and adjuvant oral sirolimus. Catheter Cardiovasc Interv, 2007, 69 (3): 362 – 368

38. Cook AL, Prieto LR, Delaney JW, et al. Usefulness of cutting balloon angioplasty for pulmonary vein in – stent stenosis. Am J Cardiol, 2006, 98 (3): 407 – 410.

 **左房食管瘘的识别与处理**

随着房颤研究的进展，导管射频消融技术及策略的不断改进，我们对房颤的消融成功率也不断获得提高。但在有效治疗的同时，也希望能减少并发症的发生。目前越来越强调不在肺静脉内消融。肺静脉口外消融减少了肺静脉狭窄的发生，但不幸的是，在左房后壁的消融导致了另一个严重而又少见并发症——左房食管瘘的发生。

一、左房食管瘘的发生率及临床特点

首先由心脏外科医师报道了开胸经心内膜途径射频消融治疗房颤术后出现左房食管瘘的病例。患者出现胸痛、发热、惊厥，继而出现系统性栓塞和败血症的表现，手术及尸检时 4 例患者均在环肺静脉消融线和左房消融线重叠处见到左房食管瘘形成。随后 2004 年相继报告了在导管射频时也会出现左房食管瘘[2,21]。其发生率 Pappone 报道在 0.05% 左右，但是由于很多为个案报道及电生理学家之间的交流没有报道，所以确切的发生率仍未可知，迄今至少已有 60 例患者发生这一并发症。本病一旦发生，死亡率极高，至少 75%，Cummings 的报道甚至 9 例全部死亡。

所报道的左房食管瘘患者都在消融 3~7 天之后发生，有报道在术后 38 天才发生。一开始的表现不具有特异性，如发热，白细胞升高，CRP 升高。这提示穿孔并不是在导管室即刻发生的，而是由于温度损伤导致炎症反应，在数天之后发生坏死引起继发性穿孔导致左房食管瘘，当然，射频能量也可直接损伤食管动脉，导致食管壁缺血坏死。

二、左房食管瘘的诊断与治疗

导管消融术后出现上述症状即应考虑到并发症。结合血液检查、影像学检查确诊。当怀疑本病存在时，即禁忌行内镜以及食管内超声等检查。因为检查时充气等过程可能会导致瘘口扩大，及广泛的气体栓塞，加剧病情，甚至导致患者死亡。推荐行无创检查，如 CT、MRI 增强检查，胸部增强 CT 扫描是最有诊断价值的检查，最好同时行食管吞服液体造影剂检查。

抗生素治疗效果不佳，一经发现，立即手术。早期手术可能会降低神经系统并发症的几率，且无并发症存活的可能性增加。延迟手术则不仅增加死亡率，而且存活患者的病残率也会增加。

如果患者只是表现为食管纵隔瘘，而与左房之间没有形成瘘道相通，则也有作者报道了通过内镜植入可回收食管内支架，成功治愈食管瘘的病例。

三、肺静脉、左房和食管的解剖关系

食管位于后纵隔，与左房后壁之间仅以心包斜窦相隔。Sánchez 等研究了 45 例人体标本，与左房相近的食管部分长 42±7mm（30~53 mm），宽 13.5±5mm（9~15.5mm），食管壁至左房心内膜距离，大约在 3.3 到 13.5mm 之间，其中 40% 小于 5mm。食管壁的厚度为 2.5±1mm（1.5~4.5mm）。左房后壁的厚度厚薄不均，在冠状窦处最厚，在上部最薄。其后包括厚薄不一的纤维脂肪组织，中间有 0.4±0.2mm 的食管动脉，这层结构的存在有作者认为是左房食管瘘发生率极低的重要因素。左房顶部与食管不直接接触，由此作者建议左房后壁消融线移至左房顶部或上部，以预防食管损伤，但同时也提示在左房上部的心肌较薄。

Lemola 等在 50 例患者中利用 CT 三维重建技术测得：食管沿左房后壁的走行个体变异非常大，但在 >90% 的患者，食管靠近左侧上下肺静脉开口走行或从左上静脉开口斜行至右下肺静脉开口。

Cummings 等对 81 例患者利用心腔内超声（ICE）测得：左房后壁厚 2.8±0.9（1.9~4.0）mm，食管内皮至左房内膜的距离为 4.24~2.1 mm。作者同时利用 CT 三维重建技术测得：28.4%（23/81）的患者其食管在左房后壁沿右侧肺静脉开口走行，38.3%（31/81）沿左侧肺静脉开口走行，33.3%（37/81）在双肺静脉中间走行。

四、左房食管瘘的预防

目前还没有明确的左房食管瘘发生的预测因素，有作者认为左房直径较小，后壁消融有重叠可能与此有关，这一点与以前开胸手术时同时行射频消融治疗发生左房食管瘘的经验相一致，它也是与消融重叠有关。

由于左房食管瘘是致命性地并发症，所以应该一切可能地办法来预防其发生。目前的研究主要集中在以下几个方面，但由于本病发生率低，病例数少，所以很多技术、理论都未得到实践的验证。

（一）术前影像检查

影像学所要解决的问题是如何让电生理工作者在术前更准确地分辨、了解左房与食管的位置关系，避免在左房和食管接触的部位高能量放电消融。

Wang 等利用多排 CT 获得胸部影像，获得左房、食管以及肺静脉开口的解剖学关系的图像，然后进行三维重建，增强了这种解剖关系的直观性，从而避免左房消融时的热损伤。在 CT 或 MRI 时，还可以利用食管吞钡，更清楚地来显示食管的位置，从而在消融过程中避免此并发症的发生。

但是，由于食管具有运动的特性，影像学检查过程中所显示的食管位置与消融过程中食管的实际位置会有变动，而且在消融过程中也会有较大范围的变动，食管可以从左房后壁左侧移到右侧。Good 等报道，在导管消融治疗房颤的过程中，食管平均移动的距离是，在左房上部：2.0±0.8cm（0.3~3.8cm），左房中部：1.7±0.8cm（0.1~3.5cm），左房下部：2.1±1.2cm（0.1~4.5cm）。在 67% 以上的患者，其食管运动的距离大于 2cm，而在 4% 的患者，其食管运动的距离甚至达到 4cm。而且，食管由于有收缩功能，其宽度也在变化。宽度变化在各部位略有不同，左房上部：5±7mm（0~36mm），左房中部：5±7mm（0~32mm），左房下部：6±7cm（0~21mm）。所以术前的影像与术中食管的实际位置会有误差。

（二）消融能量、技术、策略的改变

应该避免在左房后壁与食管接触的部位高能量放电。最典型的是 Pappone 在报道 2 个病例时，推荐在左房后壁放电消融时，温度低于 55℃，射频能量应低于 50W，并且连接双侧肺静脉消融环的左房消融线应移至左房顶壁。还有 Ren 的实验室在发生了 1 例左房食管瘘后规定：应用 8mm 大头消融导管在临近食管处放电时，温度低于 55℃，射频功率应在 30~50 W，且一次放电时间在 10~30S 之间，根据是否有微泡形成或早期超声可见的损伤形成，还可以进行时间滴定。但是环肺静脉口消融线及左房消融线的连续透壁是保证房颤射频消融成功的关键，在邻近食管处降低射频消融的能量是否会导致房颤消融成功率的下降还未可知。为减少左房食管瘘的发生，目前我们和其他中心在后壁一般设定的消融参数是 30W，43℃。

关于冷冻消融是否能避免左房食管瘘目前的研究还很少，理论上冷冻消融能保留组织胶原结构，更少的破坏心房及食管壁的完整性，故可能不易导致左房食管瘘。有动物试验也证实相比射频直接消融食管，冷冻消融所产生的急性以及慢性损伤范围是一致的，但是发生食管溃疡的危险大大降低。冷冻消融的安全性在心外科房颤消融术中已得到证实，但目前还没有经导管在邻近食管处行左房或肺静脉冷冻消融大宗病例的安全性报道。

其他能量形式如超声球囊，微波等由于目前研究较少，是否会比射频消融能较少发生左房食管瘘，尚不得而知。

（三）术中食管温度监测

目前认为左房食管瘘与消融产生的热损伤有关，所以 Redfearn 等研究了在食管内放置温度探头，以了解左房消融时食管温度的变化特点。对 16 例患者行环状标测电极指导下的肺静脉节段性隔离术或 CARTO 系统指导下环肺静脉消融术,患者在全麻状态下在食管内放置温度探头,实时监测消融过程中食管腔温度的变化。结果发现:食管腔温度的上升和回落均延迟于导管温度的变化;对左房后壁及全部四根肺静脉口后壁的消融都可能引起食管腔温度的上升(最高的从 36.9℃升至 40.6℃);对离食管 1 cm 以内的部位放电消融时,46% 的情况下会导致食管腔温度的上升;而对于离食管 1 cm 以外的部位放电时,只有 0.4% 的可能会导致食管腔温度的上升。

Cummings 等对 81 例患者利用食管内温度监测及心内超声等技术观察,进一步发现食管内温度的上升与消融所采用的射频能量高低无关,而分别与消融部位与食管走形距离的远近以及消融术中心腔内超声是否产生微泡有关。食管走形接近消融区域,其腔内温度(38.9±1.4℃)明显高于远离消融区域时(36.9±0.5℃,$P<0.01$)。

Hornero 等利用三维计算机模型得出结论:消融电极与食管的距离是预测食管腔温度升高最重要的解剖学因素;食管内温度探头放置不当,会低估食管内的真实温度;而左房内不同部位血流流速对食管内温度上升的影响较小。

(四)心内超声

Kenigsberg 等对 35 例患者,行射频消融术中,以术前的 MRI 图像作比较,发现使用心内超声(Intracardiac Echocardiography,ICE),能实时而又精确地确定食管与左房后壁的关系,指导前庭和肺静脉口定位,避免过度放电,而指导消融。Cummings 等发现,心内超声看到微泡产生时食管内的温度,明显高于不产生微泡时(39.3±1.5℃ vs 38.5±0.9℃,$P<0.01$)。

(五)食管其他实时监测措施

食管内温度监测电极本身也可提示食管的位置,但是由于直径不足,不能有效代表食管的宽度,所以可靠性不强。Yamane 等报道,在全麻下,由于患者没有吞咽动作,将 10ml 水溶性造影剂通过鼻胃管注入患者食管,则造影剂停留在食管内。故可在射频消融术中通过 X 线透视实时观察食管与左房的位置关系,指导消融。Sherzer 等应用一根食管标测电极,在术中标测出食管轮廓,实时指导消融,而且发现在术中食管位置没有移动,这一点与其他研究有所不同。

(六)食管内冷盐水灌注球囊

由于食管与心房瘘道的形成主要与射频消融时所产生的热损伤有关,所以 Tsuchiya 等研究了利用食管内冷盐水灌注球囊,降低食管内温度,以降低食管损伤的可能性。共 8 例患者,使用 9F40mm 长的食管内冷盐水灌注球囊。与对照组相比,无论是基线时的温度(36.4±0.8℃ vs 30.2±2.9℃,$P<0.01$)还是消融时的温度(40.5±1.7℃ vs 33.5±2.9℃,$P<0.01$),使用此球囊后都有显著降低。

(七)其他

由于之前的研究已经观察到食管具有运动的特性,而且其水平幅度可 >2cm,所以作者在消融时,先利用钡餐的不透光性,实时观察食管与左房的关系。当消融点与食管较近时,再作食管内超声探头,机械性地移动食管,使其与消融点远离,从而避免食管被热损伤。

五、结语

食管心房瘘发生率极低,但是后果极其严重,目前可以采取术前影像检查了解食管走形、改变消融策略、食管内温度监测、实时食管监测、食管腔内冷却以及"主动"移动食管等措施来尽量避免此并发症的发生。

(李毅刚 孙 健)

参 考 文 献

1. Doll N, Borger MA, Fabricius A, et al. Esophageal perforation during left atrial radiofrequency ablation: is the risk too high? J Thorac Cardiovasc Surg, 2003, 125: 836 – 842.

2. Pappone C, Oral H, Santinelli V. Atrioesophageal fistula as a complication of percutaneous transcatheter ablation of atrial fibrillation. Circulation, 2004, 109：2724 - 2726.

3. Cummings J, Schweikert R, Saliba W. Brief communication：atrialesophageal fistulas after radiofrequency ablation. Ann Intern Med, 2006, 144：572 - 574.

4. Bingur Sonmez, Ergun Demirsoy, Naci Yagan, et al. A fatal complication due to radiofrequency ablation for atrial fibrillation：atrio - esophageal fistula. Ann Thorac Surg, 2003, 76：281 - 283.

5. Redfearn DP, Trim GM, Skanes AC, et al. Esophageal temperature monitoring during radiofrequency ablation of atrial fibrillation. J Cardiovasc Electrophysiol, 2005 Jun, 16（6）：589 - 593.

6. Hornero F, Berjano EJ. Esophageal temperature during radiofrequency - catheter ablation of left atrium：a three - dimensional computer modeling study. J Cardiovasc Electrophysiol, 2006 Apr, 17（4）：405 - 410.

7. Rodríguez I, Lequerica JL, Berjano EJ, et al. Esophageal temperature monitoring during radiofrequency catheter ablation：experimental study based on an agar phantom model. Physiol Meas, 2007 May, 28（5）：453 - 463.

8. 李毅刚, 欧阳非凡, 陆尚彪等. 电解剖系统引导下环肺静脉线性消融隔离肺静脉治疗心房颤动. 中华心律失常学杂志, 2005, 04：277 - 282.

9. Cummings J, Schweikert R, Saliba W. Assessment of temperature, proximity, and course of the esophagus during radiofrequency ablation within the left atrium. Circulation, 2005, 112：459 - 464.

10. 黄从新, 马长生, 杨延宗等. 心房颤动：目前的认识和治疗建议（二）. 中华心律失常学杂志, 2006, 03：167 - 198.

11. Fuster V, Rydén LE, Cannom DS, Crijns HJ, et al. ACC/AHA/ESC 2006 guidelines for the management of patients with atrial fibrillation：full text：a report of the American College of Cardiology/American Heart Association Task Force on practice guidelines and the European Society of Cardiology Committee for Practice Guidelines（Writing Committee to Revise the 2001 guidelines for the management of patients with atrial fibrillation）developed in collaboration with the European Heart Rhythm Association and the Heart Rhythm Society. Europace, 2006 Sep, 8（9）：651 - 745.

12. Han J, Good E, Morady F, et al. Esophageal migration during left atrial catheter ablation for atrial fibrillation [J]. Circulation, 2004, 110：e528.

13. Good E, Oral H, Lemola K, Han J, Tamirisa K, et al. Movement of the esophagus during left atrial catheter ablation for atrial fibrillation. J Am Coll Cardiol, 2005 Dec 6, 46（11）：2107 - 2110.

14. Bunch TJ, Nelson J, Foley T, Allison S, Crandall BG, Osborn JS, Weiss JP, Anderson JL, Nielsen P, Anderson L, Lappe DL, Day JD. Temporary esophageal stenting allows healing of esophageal perforations following atrial fibrillation ablation procedures. J Cardiovasc Electrophysiol, 2006, 17：435 - 439.

15. Dagres N, Kottkamp H, Piorkowski C, et al. Rapid Detection and Successful Treatment of Esophageal Perforation After Radiofrequency Ablation of Atrial Fibrillation. J Cardiovasc Electrophysiol, 2006 Nov, 17（11）：1213 - 1215.

16. Lemola K, Sneider M, Desjardins B, et al. Computed tomographic analysis of the anatomy of the left atrium and the esophagus Implications for left atrial catheter ablation. Circulation, 2004, 110：3655 - 3660.

17. Monnig G, Wessling J, Juergens KU, Milberg P, Ribbing M, Fischbach R, Wiekowski J, Breithardt G, Eckardt L. Further evidence of a close anatomical relation between the oesophagus and pulmonary veins. Europace, 2005, 7：540 - 545.

18. Gillinov A. M. , Pettersson G. , Rice T. W. Esophageal injury during radiofrequency ablation for atrial fibrillation. J Thorac Cardiovasc Surg, 2001, 122：1239 - 1240.

19. Kottkamp H, Piorkowski C, Tanner H, et al. Topographic variability of the esophageal left atrial relation influencing ablation lines in patients with atrial fibrillation. J Cardiovasc Electrophysiol, 2005, 16：146 - 150.

20. Sherzer AI, Feigenblum DY, Kulkarni S, et al. Continuous Nonfluoroscopic Localization of the Esophagus During Radiofrequency Catheter Ablation of Atrial Fibrillation. J Cardiovasc Electrophysiol, 2007 Feb, 18（2）：157 - 160.

21. Scanavacca MI, Dávila A, Parga J, Sosa E. Left atrial - esophageal fistula following radiofrequency catheter ablation of atrial fibrillation. J Cardiovasc Electrophysiol, 2004 Aug, 15（8）：960 - 962.

22. Kenigsberg DN, Lee BP, Grizzard JD, et al. Accuracy of intracardiac echocardiography for assessing the esophageal course along the posterior left atrium：a comparison to magnetic resonance imaging. J Cardiovasc Electrophysiol, 2007 Feb, 18（2）：169 - 173.

23. Wang SL, Ooi CG, Siu CW, et al. Endocardial visualization of esophageal – left atrial anatomic relationship by three – dimensional multidetector computed tomography "navigator imaging". Pacing Clin Electrophysiol, 2006 May, 29 (5):502 –508.

24. Herweg B, Johnson N, Postler G,, et al. Mechanical esophageal deflection during ablation of atrial fibrillation. Pacing Clin Electrophysiol, 2006 Sep, 29 (9):957 –961.

25. Tsao HM, Wu MH, Higa S, et al. Anatomic relationship of the esophagus and left atrium: implication for catheter ablation of atrial fibrillation. Chest, 2005 Oct, 128 (4):2581 –2587.

26. Sánchez Q, Cabrera JA, Climent V, et al. Anatomic Relations Between the Esophagus and Left Atrium and Relevance for Ablation of Atrial Fibrillation. Circulation, 2005 Sep, 6:112 (10):1400 –1405.

27. Ripley KL, Gage AA, Olsen DB, et al. Time course of esophageal lesions after catheter ablation with cryothermal and radiofrequency ablation: implication for atrio – esophageal fistula formation after catheter ablation for atrial fibrillation. J Cardiovasc Electrophysiol, 2007 Jun, 18 (6):642 –646.

28. Ren JF, Lin D, Marchlinski FE, et al. Esophageal imaging and strategies for avoiding injury during left atrial ablation for atrial fibrillation. Heart Rhythm, 2006 Oct, 3 (10):1156 –1161.

29. Tsuchiya T, Ashikaga K, Nakagawa S, et al. Atrial fibrillation ablation with esophageal cooling with a cooled water – irrigated intraesophageal balloon: a pilot study. J Cardiovasc Electrophysiol, 2007 Feb, 18 (2):145 –150.

30. Cappato R, Calkins H, Chen S, et al. Worldwide survey on the methods, efficacy, and safety of catheter ablation for human atrial fibrillation. Circulation, 2005, 111:1100 –1105.

31. Yamane T, Matsuo S, Date T, et al. Visualization of the esophagus throughout left atrial catheter ablation for atrial fibrillation. J Cardiovasc Electrophysiol, 2006, 17:105.

 心房颤动导管消融术的围手术期处理

心房颤动（AF）是最常见的持续性心律失常，我国首次大规模流行病学研究结果表明，中国 AF 发病率为 0.77%，80 岁以上人群发病率达 7.5%[1]，现我国有超过 1000 万 AF 患者。AF 主要危害是脑卒中，目前研究认为 15% 的脑卒中与 AF 有关，AF 还会加重心衰。关于 AF 复律的治疗上，主要包括药物治疗、电复律和导管消融。现在，AF 导管消融术日趋成熟，导管消融目前已经成为国内外许多电生理中心治疗 AF 的一个重要手段。AF 导管消融术是有一定风险的操作，有可能引起脑栓塞、心脏压塞、迷走神经反射等轻重不一的并发症。因此，我们需要制定 AF 导管消融术围术期处理方法，降低并发症发生率，使这种颇有前景的治疗方法得以更好的推广。

在此，根据《2006 年 ACC/AHA/ESC 房颤治疗指南》[2]（以下简称《指南》）以及 2007 年 HRS/EHRA/ECAS 制定的《心房颤动导管及外科消融的专家共识》[3]（以下简称《共识》）的内容，对 AF 导管消融术的围手术期处理进行陈述：

一、选择合适患者

《指南》建议，AF 导管消融通常不作为一线治疗。关于 AF 导管消融的基本指征是对至少一种 I 类或 III 类抗心律失常药物无效或不耐受的有症状患者。AF 导管消融在某些有症状的心力衰竭或射血分数降低的患者也是适用的。左心房（LA）血栓是 AF 导管消融的唯一绝对禁忌证。《2006 年中国房颤治疗的认识与建议》[4]中指出对于反复发作的阵发性 AF 患者，年龄 < 75 岁，无明显器质性心脏病，左房直径 < 50mm，导管消融在有经验的电生理中心可作为一线治疗手段。

多项研究表明，现阶段导管消融治疗阵发性房颤的成功率可达 70% ~ 80%[5]，且入选病例多数为药物治疗失败的患者，故导管消融的实际疗效应远大于单纯药物治疗（约 40%）。目前，在有经验的世界各电生理中心，对于持续性 AF、AF 合并心房扩大、心力衰竭以及器质性心脏病的患者，已不再视为导管消融的禁忌证。并且一些研究表明，导管消融治疗合并器质性心脏病的 AF，其疗效与特发性 AF 相似，并且对于合并心功能不全者，术后射血分数、生活质量、劳动耐力等均有不同程度改善。

二、影像学检查

主要包括经食管超声心动图（TEE）和经胸超声心动图（TTE），此外还有肺静脉 CT 和磁共振（MR），目的是了解心脏结构，进一步筛选患者。

持续性或阵发性 AF 均有形成心脏血栓的风险，射频消融时血栓碎片会脱落，引起栓塞，也可在转复窦性心律后因心房功能改变而脱落。心脏血栓是导管消融术的禁忌证，必须在术前进行排查。与 AF 有关的血栓大多来自左心耳（LAA），经胸心脏超声（TTE）易漏诊。TEE 是除了直视外，目前可评价 LAA 功能和检测血栓最敏感、特异的技术[6]，是排除 LA 血栓的金标准，建议术前结合 TTE 常规行 TEE。若 TEE 未发现心脏血栓，则可不经抗凝而进行复律；否则，需在规范的抗凝治疗后才能复律（复律前抗凝达标 3 周）。导管消融 AF 也是复律的一种方式，也应按上述方法操作。

MR 增强是探察心脏血栓的新技术，比 TTE 和 TEE 敏感度更佳[7]，但目前尚未推广。也可行多层螺旋 CT 或核磁肺静脉成像检查，不但可了解心房血栓，还可更准确地了解肺静脉的解剖和位置，可作为术后判断有无肺静脉狭窄的参照资料。还可应用 Carto - merge 技术将 LA 和肺静脉 CT 三维重建图像与 Carto 电解剖标测图像相整合，指导消融（表 6 - 12 - 1）。

表 6 - 12 - 1 AF 患者脑卒中风险预测的 CHADS$_2$ 评分

项目	分数
充血性心力衰竭	1
高血压（收缩压 > 160 mmHg）	1
年龄 > 75 岁	1
糖尿病	1
既往脑缺血事件	2

三、抗凝治疗

抗凝是减少导管消融相关的血栓栓塞事件的重要措施，但不适当的抗凝也增加了发生心脏压塞和血管并发症的风险[8]，必须注意要将全程的抗凝控制在最佳的安全水平。《共识》遵循《指南》的抗凝原则，特别是 AF 复律时的抗凝原则，对围术期处理则进一步细化。《共识》推荐持续性 AF 患者无论是否使用华法林，术前均应完善 TEE 除外 LA 血栓。对持续性 AF，一部分专家建议使用依诺肝素 0.5 - 1mg/kg 直至手术前夜。

导管消融过程中全程有效的肝素化是非常必要的。专家建议在穿刺房间隔之前或当时就给予 100U/kg 负荷量肝素，并以 10U/（kg·h）的剂量维持。之后每 10 ~ 15 分钟测一次激活凝血时间（ACT），直至抗凝达标后每 30 分钟监测一次。整个手术过程 ACT 至少应为 300 ~ 350 秒，对于术前 LA 显著增大或者具有 LA 超声自显影的患者，很多专家推荐 ACT 为 350 ~ 400 秒。为减少出血风险应尽量避免同时使用抗血小板药物（尤其是 gpⅡb/Ⅲa 受体拮抗剂和氯吡格雷），手术结束后待 ACT < 200 秒再拔除鞘管。一些术者拔除鞘管时用鱼精蛋白中和肝素，使用鱼精蛋白胰岛素和对鱼过敏的患者应避免应用。

拔管后 4 ~ 6 小时开始静脉肝素或皮下依诺肝素抗凝，同时并用华法林至国际标准化比值（INR）达标后停用肝素。每天两次 1.0mg/kg 依诺肝素的出血并发症发生率偏高，专家的经验是每天两次 0.5mg/kg 依诺肝素。

术后抗凝的专家共识：

1. 消融术后所有患者均应服用华法林至少两个月。

2. 两个月后是否继续使用华法林应根据患者脑卒中的危险因素，而非其术前 AF 类型（阵发性或持续性）。

3. CHADS$_2$ 评分 ≥ 2 分的患者无论是否窦性心律，术后均不应停用华法林。CHADS$_2$ 评分为 1 分的患者可应用阿司匹林或华法林。

专家指出，任何 CHADS$_2$ 评分的患者术后均建议使用华法林两个月是经验性处理，具体操作可以变通，尤其是对脑卒中风险性低的阵发性 AF 患者以及术中保持窦性心律者。小部分术者选择术前开始使用华法林，并在术中维持此药治疗范围的抗凝方法。此方法的好处在于患者术前术后都不会脱离治疗性抗凝，并可以避免因联用依诺肝素导致血管并发症增加。顾虑在于如果抗凝不能迅速逆转，易出现难以控制的急性出血性并发症，尤其是心脏压塞。Oral 等进行了一项包括 755 名接受导管消融术 AF 患者的中期随访，显示其脑卒中风险性与无 AF 对照组具有可比性[9]。多数脑卒中事件发生在术后 2 周内，两组患者的迟发脑卒中在卒中发生时均接受了治疗性抗凝。在此研究中，73% 术后保持窦性心律的患者 3 个月后停用华法林。虽然此研究提示某些患者术后停用华法林可能是安全的，却未经过大型前瞻性随机试验证实。术后长期随访证明有症状和无症状 AF 均可能发生[10~12]，患者术后即使 AF

复发，症状也会较少[13]。因此，专家不建议 CHADS$_2$ 评分 2 分或以上者术后停用华法林[10~12]。

四、麻醉及镇静

由于手术持续时间较长，为减少患者的不适和痛苦，需要给予镇静和镇痛处理。多数患者需要进行清醒下的镇静处理或全身麻醉。具体方案的选择依导管中心的习惯及患者对镇静的适合性来决定。全身麻醉适用于易于发生气道阻塞的患者，比如有睡眠呼吸暂停综合征者，以及具有发生肺水肿高危因素的患者。全身麻醉也可选择性用于较健康的患者，以增加其手术耐受性。麻醉或镇痛需要由训练有素和经验丰富的医生在监测心率、无创或有创动脉血压及血氧饱和度的条件下完成[14]。调查显示，大概 2/3 的 AF 导管治疗中心使用的方法是清醒下的镇静处理，全身麻醉仅用于高危患者。

1. 常用药物　异丙酚、芬太尼、咪达唑仑（咪唑安定）等。

2. 对于拟行深度镇静的患者建议应用异丙酚 ± 芬太尼；对于拟行强镇痛的患者建议应用芬太尼 ± 咪达唑仑。

3. 深度镇静给药方式　首先静脉给予负荷剂量，然后再持续静脉给予维持剂量。具体用量的掌握在麻醉科专科医师指导下进行。

五、导管消融术中术后早期并发症及不良反应的观察

（一）急性心脏穿孔/心脏压塞

急性心脏穿孔/心脏压塞是 AF 导管消融术致命性严重并发症，与术前术中抗凝、导管操作损伤等有关，术中或术后发现均有可能。因此，术中术后必须仔细观察，一旦发现，需要立即抢救。在房间隔穿刺时需注意避免损伤右房、冠状窦、主动脉根部及 LA；消融过程中，需谨慎控制大头的温度和在某些部位持续放电的时间，减少在心肌薄弱处如 LAA、肺静脉内、冠状窦内等放电的时间。若放电时听到爆破声、X 线影像发现导管在心影之外、心影较前增大或有明显的落空感等，均提示可能发生心脏穿孔。结合患者的症状怀疑心脏压塞时，最佳的检查手段是超声心动图，既可诊断，又可了解出血量并指导心包穿刺。抢救措施包括快速补液、升压等维持循环的措施；若压塞明显，应尽快行心包穿刺抽液术；术中发生心脏压塞者，可予鱼精蛋白中和肝素；由于心房血流压力不大，经过上述处理后，大多数患者可抢救成功；效果仍欠佳者，应立即请心外科医生手术修补破口[15]。

（二）血栓栓塞及空气栓塞

血栓栓塞及空气栓塞也是 AF 导管消融的一种重要并发症，均可引起脑血管、冠状动脉或周围血管事件，据不同报道其发生率约为 0 ~ 7%[8,16~22]。

1. 血栓栓塞事件通常发生在术后 24 小时内，可延伸至 2 周[8]，少数情况还有无症状性血栓栓塞[23]。发生血栓栓塞与固定鞘管及位于 LA 的大头导管上形成的血栓脱落，以及消融所致的焦痂脱落、LA 内原有血栓脱落、抗凝不充分等因素有关。有症状的血栓栓塞事件易于发现，可发生在颅内、冠状动脉、腹腔动脉或外周动脉，多出现在颅内。强化抗凝可减少血栓形成的可能。治疗上各异：外周动脉栓塞可通过外科取栓，脑动脉栓塞采取保守治疗，有时也可采用溶栓或介入的积极方式。

2. 空气栓塞的最常见原因是经房间隔穿刺鞘带入空气，也可能由静脉通道进入气泡和移除导管造成气体吸入引起。脑血管空气栓塞症状有意识改变、痫性发作及神经定位体征。一旦疑诊，需立即行 MR 或 CT 检查，若气体尚未被吸收，则可看到脑血管内多个低密度影，可发生或不发生急性脑梗死[24,25]。AF 导管消融术中的空气栓塞有时表现为急性下壁缺血或心脏传导阻滞，表明气栓游走到右冠状动脉，对症处理常可完全缓解。若术中发生脑血管空气栓塞，需立即在导管室进行抢救，予加大补液维持脑血流灌注、供氧，患者取头低位[26]。发病数小时内予高压氧治疗有助于康复[27]。

（三）左心房房性心动过速

左心房房性心动过速（LAAT）是 AF 导管消融术常见的并发症，发生率在 1.2% ~21% 之间。术后 AT 或心房扑动因其心室率较难用药物控制，且部分呈无休止性发作，已成为 AF 导管消融术的一个

重要致心律失常副作用。环肺静脉消融后的 LAAT 可由大折返或局灶性机制引起，折返多发生于二尖瓣峡部、后壁或前次消融线的缝隙[28]。无论 AF 消融后 LAAT 发生机制是与肺静脉电位恢复或二尖瓣峡部消融线的缝隙相关的折返有关，这些机制均与各消融线的完整性有关，因此，持久的隔离肺静脉是预防 LAAT 发生的重要手段。LAAT 的药物治疗详见后文所述。

（四）肺静脉狭窄

肺静脉（PV）狭窄是 AF 导管消融术后的晚发并发症，最初在 1998 年报道[29]，在 Haissaguerre 提出 AF 的环肺静脉消融术后，此并发症大大减少了。目前，避免在 PV 内消融就是预防此并发症最好的方法。可在术前进行影像学检查如 CT、MRI 等了解 PV 和 LA 的解剖，以便术中避免大头误入 PV，术后也可进行对比，有利于发现无症状 PV 狭窄。PV 狭窄的症状主要有胸痛、呼吸困难、咳嗽、咯血、反复肺部感染以及肺动脉高压[30,31]。症状往往在严重 PV 狭窄时才出现，有时即便严重的 PV 狭窄或闭塞因其他 PV 代偿性扩张也可无症状。但一些操作熟练的医生现在并不常规在术前做这些检查。《共识》建议初开展 AF 导管消融术或尝试变换消融术式的医疗中心在随访时常规做 CT 或 MR，以筛查 PV 狭窄，作为将来质控的依据。术前应向患者讲明这种并发症的可能性，以便术后患者能及时反映相应的症状。严重症状性 PV 狭窄的治疗方法时 PV 成形术[31,32]；若球囊成形术当时未成功或术后发生再狭窄，则可在 PV 内植入支架，但疗效不明确。若上述处理仍然欠佳，且临床上表现出严重的 PV 闭塞，则可考虑外科手术。

（五）左心房 - 食管瘘

左心房 - 食管瘘是最严重的并发症，其发生率比心脏压塞更低，发生率不足 0.25%[33]，主要见于 LA 线性消融。此并发症的发生与射频能量直接损伤 LA 及食管，以及损伤供应食管的神经血管等因素有关，由于多在术后 2~4 周才表现出症状，所以有时难以早期诊断。常见症状包括发热、寒战、神经系统异常、心内膜炎症状。食管 CT 或 MRI 是最佳的影像学检查。避免做内镜检查，以免气体被带入血循环，引起脑血管气体栓塞事件。大多数出现此类的患者会死亡，幸存者常余留脑血管后遗症。要注重早期诊断，因为仍有极少数患者有机会在外科紧急修补穿孔后恢复。国外还曾报告一例经放置食管内支架的病例[34]。术者需尽力避免发生此并发症，主要措施是适当降低射频能量，控制在 25~35W 之间，减少大头与组织的接触压力；当在食管附近进行消融时，要勤于移动大头。

（六）膈神经损伤

膈神经损伤是 AF 导管消融的一个重要并发症，是由直接的热损伤引起，发生率仅 0.11%~0.48%。右膈神经靠近右上肺静脉、上腔静脉（SVC），左膈神经邻近 LAA，在附近操作易引起膈神经损伤。31% 的膈神经损伤可无症状[35]，也可出现呼吸困难、呃逆、肺不张、胸腔积液、咳嗽和胸痛等症状。X 线发现一侧膈肌麻痹即可诊断。预防方法包括电刺激拟消融的心房局部，看是否会引起膈肌跳动，也可沿 SVC 标测膈神经定位，以避开膈神经。当 X 线发现膈肌运动消失则停止放电[36]。膈神经功能多于术后 1 天甚至 1 年后才恢复，也有少数产生永久性损伤，无有效治疗措施。

（七）迷走神经反射

迷走神经反射是 AF 导管消融的一个常见不良反应，术中术后均可发生。因其症状与心脏压塞症状相似，发生率较高，因此需要仔细的鉴别。主要的处理方法是补液、注射阿托品及对症处理，必要时可用少量静脉升压药。迷走神经反射对患者预后没有影响，处理及时是安全的，是 AF 导管消融最轻的并发症。

（八）血管并发症

血管并发症很常见，包括腹股沟血肿、腹膜后出血、股动脉假性动脉瘤和动静脉瘘，一般预后良好，很少致命。处理方法有压迫止血或 B 超引导下人工压迫动静脉瘘和动脉瘤，失血量大者予补液输血，外科手术清除血肿及缝合破口，穿刺抽出积血等。

（九）急性冠状动脉闭塞

此并发症罕见，多为消融能量作用于二尖瓣峡部时引起冠状动脉回旋支闭塞，或消融冠状窦时发生[37]。患者会出现急性冠脉综合征的症状和心电图改变。处理与急性冠脉综合征相同。

（十）二尖瓣损伤

此并发症可发生于环状电极导管逆时针旋转时不慎被二尖瓣瓣下结构夹带住，比较少见[40]。一旦疑诊，需行超声心动图确诊。有时可手法松解，但操作必须十分小心以免损伤二尖瓣，若失败则需外科松解。

六、导管消融术后抗心律失常药物的应用

消融所致的心脏局部水肿和炎症反应需要数周才可恢复。在此期间，一些患者可能出现 AF 早期复发或其他的快速心律失常（房性心动过速或心房扑动），甚至是频繁复发，称为"房性心律失常复发风暴"。随着康复过程，这些心律失常有自限性，通常会在术后 3 个月内好转。这种现象不能视为手术不成功。因此，对于术后短时间内仍有 AF 发作的患者，应观察 3 个月，再决定是否需要再次消融。术后配合抗心律失常药物可有良好的疗效[38,39]。

根据《共识》[2]，通常在消融术后 1～3 个月使用抑制性抗心律失常药物[40,41]。AF 消融治疗的主要目标是消除症状性 AF。对许多患者来说，有可能消除所有的心律失常，甚至还可以停止抗心律失常药物治疗。然而，许多长期使用抗心律失常药物的患者，即使术后早期有良好的临床反应，也不愿意为评价消融术本身的效果而停用药物。另外，导管消融术只是对大部分人有效，但可使部分术前对抗心律失常药物抵抗的患者变得对药物有反应。因此，如果 AF 在停止使用抗心律失常药物治疗后复发，通常的方法是再次使用抗心律失常药物。许多复发患者宁愿继续使用抗心律失常药物而不愿意再次消融。对于这种患者，消融后药物治疗是一个可接受的长期治疗策略。所使用的药物是不同的，多数情况会使用术前疗效欠佳的药物，包括 IC 类药物、索他洛尔、多非力肽和胺碘酮。胺碘酮最常使用，因为其耐受性好，短期使用较少引起毒性反应；并且在控制 AF 心室率、复发，以及预防房性心动过速方面效果较佳[40]。

若快速心律失常持续超过数周，则表示消融未能永久性破坏致心律失常区域，大概 10%～50% 的患者需要二次消融。若消融过程成功，则可终止使用抗心律失常药物，术后往往最晚停用的药物是华法林[42]。

目前，关于应用血管紧张素转换酶抑制剂或血管紧张素受体阻滞剂改善心房重塑的观点正在研究中[43]。重视血压控制并治疗其他 AF 危险因素如睡眠呼吸暂停综合征及肥胖也是 AF 消融术后治疗的一部分内容。这些方法都有助于防止心脏结构改变，间接地起到减少心律失常的作用。

（杨平珍）

参 考 文 献

1. 周自强，胡大一，等. 中国心房颤动的流行病学研究. 中华内科杂志，2004，7.
2. Fuster V, Ryden LE, Cannom DS, Crijns HJ, Curtis AB, Ellenbogen KA, Halperin JL, Le Heuzey JY, Kay GN, Lowe JE, et al. ACC/AHA/ESC 2006 guidelines for the management of patients with atrial fibrillation—a report of the American College of Cardiology/American Heart Association Task Force on Practice Guidelines and the European Society of Cardiology Committee for Practice Guidelines (Writing Committee to Revise the 2001 Guidelines for the Management of Patients With Atrial Fibrillation). J Am Coll Cardiol, 2006, 48：e149–246.
3. Calkins H, Brugada J, Packer DL, et al. HRS/EHRA/ECAS expert Consensus Statement on catheter and surgical ablation of atrial fibrillation: recommendations for personnel, policy, procedures and follow-up. A report of the Heart Rhythm Society (HRS) Task Force on catheter and surgical ablation of atrial fibrillation. Heart Rhythm, 2007, 4：816–861.
4. 黄从新，马长生，杨延宗，等. 心房颤动：目前的认识和治疗建议（二）. 中华心律失常学杂志，2006，10：167–197.
5. Cappato R, Calkins H, Chen SA, et al. Worldwide survey on the methods, efficacy, and safety of catheter ablation for human atrial fibrillation. Circulation, 2005, 111：1100–1105.

6. Pearson AC, Labovitz AJ, Tatineni S, et al. Superiority of transesophageal echocardiography in detecting cardiac source of embolism in patients with cerebral ischemia of uncertain etiology. J Am Coll Cardiol, 1991, 17：66 －72.

7. Barkhausen J, Hunold P, Eggebrecht H, et al. Detection and characterization of intracardiac thrombi on MR imaging. AJR Am J Roentgenol, 2002；179：1539 －1544.

8. Cappato R, Calkins H, Chen SA, et al. Worldwide survey on the methods, efficacy, and safety of catheter ablation for human atrial fibrillation. Circulation, 2005, 111：1100 －1105.

9. Oral H, Chugh A, Ozaydin M, et al. Risk of thromboembolic events after percutaneous left atrial radiofrequency ablation of atrial fibrillation. Circulation, 2006；114：759 －765.

10. Hsieh MH, Tai CT, Lee SH, et al. The different mechanisms between late and very late recurrences of atrial fibrillation in patients undergoing a repeated catheter ablation. J Cardiovasc Electrophysiol, 2006, 17：231 －235.

11. Kottkamp H, Tanner H, Kobza R, et al. Time courses and quantitative analysis of atrial fibrillation episode number and duration after circular plus linear left atrial lesions：trigger elimination or substrate modification：early or delayed cure? J Am Coll Cardiol, 2004, 44：869 －877.

12. Cheema A, Vasamreddy CR, Dalal D, et al. Long －term single procedure efficacy of catheter ablation of atrial fibrillation. J Interv Card Electrophysiol, 2006, 15：145 －155.

13. Hindricks G, Piorkowski C, Tanner H, Kobza R, Gerds － Li JH, Carbucicchio C, Kottkamp H. Perception of atrial fibrillation before and after radiofrequency catheter ablation：relevance of asymptomatic arrhythmia recurrence. Circulation, 2000, 112：307 －313.

14. Bubien RS, Fisher JD, Gentzel JA, et al. NASPE expert consensus document：use of i. v (conscious) sedation/analgesia by nonanesthesia personnel in patients undergoing arrhythmia specific diagnostic, therapeutic, and surgical procedures. Pacing Clin Electrophysiol, 1998, 21：375 －385.

15. Bunch TJ, Asirvatham SJ, Friedman PA, et al. Outcomes after cardiac perforation during radiofrequency ablation of the atrium. J Cardiovasc Electrophysiol, 2005, 16：1172 －1179.

16. Chen SA, Tai CT. Catheter ablation of atrial fibrillation originating from the non － pulmonary vein foci. J Cardiovasc Electrophysiol, 2005；16：229 －232.

17. Pappone C, Rosanio S, Augello G, et al. Mortality, morbidity, and quality of life after circumferential pulmonary vein ablation for atrial fibrillation：outcomes from a controlled nonrandomized long － term study. J Am Coll Cardiol, 2003, 42：185 －197.

18. Haissaguerre M, Shah DC, Jais P, et al. Electrophysiological breakthroughs from the left atrium to the pulmonary veins. Circulation, 2000, 102：2463 －2465.

19. Oral H, Knight BP, Ozaydin M, et al. Segmental ostial ablation to isolate the pulmonary veins during atrial fibrillation：feasibility and mechanistic insights. Circulation, 2002, 106：1256 －1262.

20. Chen SA, Hsieh MH, Tai CT, et al. Initiation of atrial fibrillation by ectopic beats originating from the pulmonary veins：electrophysiological characteristics, pharmacological responses, and effects of radiofrequency ablation. Circulation, 1999, 100：1879 －1886.

21. Oral H, Chugh A, Good E, et al. A tailored approach to catheter ablation of paroxysmal atrial fibrillation. Circulation, 2006, 113：1824 －1831.

22. Marrouche NF, Dresing T, Cole C, et al. Circular mapping and ablation of the pulmonary vein for treatment of atrial fibrillation：impact of different catheter technologies. J Am Coll Cardiol, 2002, 40：464 －474.

23. Lickfett L, Hackenbroch M, Lewalter T, et al. Cerebral diffusionweighted magnetic resonance imaging：a tool to monitor the thrombogenicity of left atrial catheter ablation. J Cardiovasc Electrophysiol, 2006, 17：1 － 7.

24. Ren JF, Marchlinski FE, Callans DJ, et al. Increased intensity of anticoagulation may reduce risk of thrombus during atrial fibrillation ablation procedures in patients with spontaneous echo contrast. J Cardiovasc Electrophysiol, 2005, 16：474 －477.

25. Wazni OM, Rossillo A, Marrouche NF, et al. Embolic events and char formation during pulmonary vein isolation in patients with atrial fibrillation：impact of different anticoagulation regimens and importance of intracardiac echo imaging. J Cardiovasc Electrophysiol, 2005, 16：576 －581.

26. Krivonyak GS, Warren SG. Cerebral arterial air embolism treated by a vertical head － down maneuver. Catheter Cardiovasc

Interv, 2000, 49:185-7.

27. Cauchemez B, Extramiana F, Cauchemez S, et al. High-flow perfusion of sheaths for prevention of thromboembolic complications during complex catheter ablation in the left atrium. J Cardiovasc Electrophysiol, 2004, 15:276-283.

28. Mesas CE, Pappone C, Lang CC, et al. Prevention of iatrogenic atrial tachycardia after ablation of atrial fibrillation: a prospective randomized study comparing circumferential pulmonary vein ablation with a modified approach. Circulation, 2004 Nov 9, 110 (19):3036-3042.

29. Ivan MR, Edward VC, et al. Pulmonary Vein Stenosis After Catheter Ablation of Atrial Fibrillation Circulation, 1998, 98: 1769-1775.

30. Dong J, Vasamreddy CR, Jayam V, et al. Incidence and predictors of pulmonary vein stenosis following catheter ablation of atrial fibrillation using the anatomic pulmonary vein ablation approach: results from paired magnetic resonance imaging. J Cardiovasc Electrophysiol, 2005, 16:845-852.

31. Saad EB, Rossillo A, Saad CP, et al. Pulmonary vein stenosis after radiofrequency ablation of atrial fibrillation: functional characterization, evolution, and influence of the ablation strategy. Circulation 2003; 108:3102-3107.

32. Mansour M, Holmvang G, Sosnovik D, et al. Assessment of pulmonary vein anatomic variability by magnetic resonance imaging: implications for catheter ablation techniques for atrial fibrillation. J Cardiovasc Electrophysiol, 2004, 15:387 -393.

33. Cummings JE, Schweikert RA, Saliba WI, et al. Assessment of temperature, proximity, and course of the esophagus during radiofrequency ablation within the left atrium. Circulation, 2005, 112:459-464.

34. Bunch TJ, Nelson J, Foley T, et al. Temporary esophageal stenting allows healing of esophageal perforations following atrial fibrillation ablation procedures. J Cardiovasc Electrophysiol, 2006, 17:435-439.

35. Sacher F, Jais P, Stephenson K, et al. Phrenic nerve injury after catheter ablation of atrial fibrillation. Indian Pacing Electrophisiol J, 2007 Jan1, 7 (1):1-6.

36. Bai R, Patel D, Di BL, et al. Phrenic nerve injury after catheter ablation: should we worry about this complication? J Cardiovasc Electrophysiol, 2006, 17:944-948.

37. Takahashi Y, Jais P, Hocini M, et al. Acute occlusion of the left circumflex coronary artery during mitral isthmus linear ablation. J Cardiovasc Electrophysiol, 2005, 16:1104-1107.

38. 丁燕生, 杨俊娟, 李康, 等. 肺静脉电隔离术后房性心律失常风暴现象的机制及对策. 中国介入心脏病学杂志, 2005, 04.

39. 蒋萍, 苏晞, 李振, 等. 药物治疗肺静脉和腔静脉电隔离术后阵发性心房颤动. 岭南心血管病杂志, 2005, 04.

40. Oral H, Knight BP, Ozaydin M, et al. Clinical significance of early recurrences of atrial fibrillation after pulmonary vein isolation. J Am Coll Cardiol, 2002, 40:100-104.

41. Marchlinski FE, Callans D, et al. Efficacy and safety of targeted focal ablation versus PV isolation assisted by magnetic electroanatomic mapping. J Cardiovasc Electrophysiol, 2003, 14:358-365.

42. Alyson Ames and William G. Stevenson, Catheter Ablation of Atrial Fibrillation. Circulation, 2006, 113:e666-e668.

43. Yaron Arbel, Michael Glikson. Renin-Angiotensin System Inhibitors and Atrial Fibrillation. IMAJ, 2005, 7:388-391.

**外科手术治疗心房颤动的新进展**

　　心房颤动（简称房颤 atrial fibrillation，AF）是常见的难治性心律失常之一。有资料显示目前美国有约 240 万房颤患者，西欧及日本有约 600 万房颤患者。中国的房颤患者至少有 800 万，随着人口的老龄化，患者数量还将继续增加[1]。

　　为达到根治房颤的目的，1980 年 Williams 等提出了左房隔离术（isolation procedure），1985 年 Guiraudon 提出了治疗房颤的走廊术（corridor procedure），但直至 1989 年 Cox 等报道了心房迷宫手术（maze procedure），才使外科治疗房颤达到了较理想的效果[2]，即：①永久消除房颤；②保留房室同步激动；③保留心房的传输功能。房颤的外科治疗围绕术式改良、适应证选择、疗效评价等进行了一系列的研究。而以 Cox 医师的迷宫手术疗效最为突出，逐渐被推广和认可。近 10 年来房颤的外科治疗取得了广泛的认可，各种手术术式的改良、远期疗效结果的评价受到积极的关注。

一、经典 Cox 迷宫手术（Maze 手术）与改良迷宫能量消融

　　迷宫手术其基本原理是造成一条能使窦房结的冲动到达房室结的通路以驱动心室，手术避免了心房折返，保留房室同步和术后心房传输功能，同时消除血栓形成的危险。经典的迷宫手术经历了由 I 型到 III 型的不断改良。手术方式见图 6 - 13 - 1：切除左、右心耳，沿肺静脉周围、右房壁（从窦房结后外侧上腔静脉根部至房间沟）房间隔（心房顶部至卵圆窝）及左右心耳间的心房顶部（切口经上腔静脉根部前方及肺静脉周围）作出 4 条切口，并切断界嵴[3]。迷宫 III 型手术在 I 型手术的基础上作两点改良：不做右房顶部切口；环绕 4 个肺静脉口作一环状切口。改良后减少了手术的切口范围，避免了窦房结动脉的损伤和缩小左房隔离的范围，达到了更好的心率变时性反应和心房功能的恢复，且较

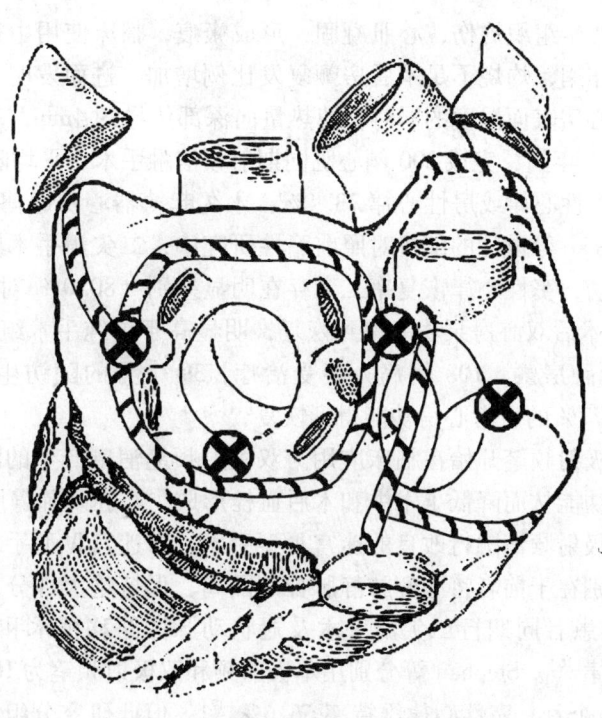

图 6 - 13 - 1　经典迷宫手术切缝线路图。

少需要安装永久起搏器[3]。

Cox 等在 1989 ~ 1999 年对 306 例房颤患者实施了迷宫手术，全组死亡率 3.3%，有 265 例患者完成了 3 ~ 11.5 年的随访（平均 3.7 ± 2.9 年），其中 95% 的患者房颤完全消除，另 5% 的患者可以用抗心律失常药物控制房颤而无再发[4]。此组患者房颤完全消除，从而确立了经典迷宫手术作为外科治疗房颤金标准的地位。Krishna 汇集近年来（1995 ~ 2004 年）18 个经典 MazeⅢ手术研究组[5]，共 1553 例长期随访资料，平均随访时间 5.5 年，随访房颤消除率为 84.9%，明显低于 Cox 组的远期结果，但这组患者阵发性房颤比例为 22.4%（Cox 组 61%），孤立性房颤比例 19.3%（Cox 组 65.4%），术前患者构成明显与 Cox 组不同，其结果更能体现经典 Maze Ⅲ手术在外科房颤治疗中的远期疗效。

由于经典 Maze 手术技术要求高、手术时间长、左房切口对左房功能存在一定的影响以及有出血等并发症发生，能量消融手术应运而生。能量消融手术是通过物理的手段达到组织变性、坏死，传导受阻，最早报道的是冷冻消融，射频消融目前是临床应用最广泛的方法，近些年又发展了微波、超声和激光房颤消融。

冷冻消融的原理是应用低温对组织产生损伤。其过程是将 − 60℃ 的液氮或二氧化碳经低温探头接触心房组织 2 ~ 3 分钟，冷冻探头接触心肌后产生热吸收作用，导致细胞内结冰而损伤心肌细胞，破坏异常电生理细胞的作用，损伤后 24 小时组织冰结溶解，48 小时出现炎症反应，12 周后组织纤维化和瘢痕发生。优点是基本保持组织结构，产生均匀的组织损伤，内膜不受损，不易产生血栓；而其缺点是损伤有时不透壁，组织解冻后会造成复发[6]。Gaita 报道，105 例冷冻治疗风湿性二尖瓣损害合并房颤的患者，随访 41 ± 17 月，房颤消除率为 90%[7]。Baek 回顾对比了冷冻消融和经典迷宫手术对风湿性二尖瓣病变合并房颤的治疗结果，随访 4 年，冷冻组生存率 98.8%，经典迷宫组生存率 100%，房颤消除率在冷冻组 77.9%，经典迷宫组 84.6%，统计学分析两组间并发症发生，房颤消除和生存率无明显差别[8]。Gammie 等报道利用新出现的氩气冷冻探头对 38 例房颤患者进行冷冻消融，其中 36 例同时施行冠心病、心脏瓣膜病和主动脉手术。该装置利用氩气对心房组织快速降温至 − 120 ~ − 160℃，每次消融需 1 ~ 2 分钟，共需耗时 15 ~ 20 分钟。术后平均随访 12 个月，95% 的患者为窦性心律[9]。Mack 报道 63 例房颤经氩气冷冻消融，用 − 40℃，1 分钟消融时间，术后随访 12 个月，88.5% 为窦性心律[10]。

射频消融是利用高温产生组织灼伤，心肌凝固，形成瘢痕，临床使用中很难判断灼烧是否达到透壁，灼烧过度容易产生副作用，灼烧不足术后房颤复发比例增加，进而发明了冲洗射频方法。冲洗射频可以利用盐水，在降低心房表面温度的同时，使热量向深部传导约 4mm，基本达到透壁而不穿孔的效果[11]。Sie 在 1995 ~ 2001 年间，完成 200 例心脏同期射频消融手术，平均随访时间 40 个月，总死亡率 13.5%，失访率 4%，窦性心律或房性心律 73.4%，永久起搏器心房起搏性心律 6.3%，房颤或房扑心律 20.3%[12]。在 Deneke 等设计的随机对照前瞻性研究中，二尖瓣手术同期射频房颤消融与单纯二尖瓣手术比较。远期随访，窦性心律恢复率二者存在明显差别（80.0% 对 26.7%），同期射频手术组超声评价 66.7% 的患者术后双心房泵功能得到恢复，明显高于单纯手术组[13]。Sie 首先成功应用冲洗射频在外科手术同期消融房颤，108 例病人接受治疗，39 个月的随访生存率 90%，房颤消除率 78.5%，多普勒超声评价 77% 的患者心房功能得到恢复[14]。

随着技术的改进，双极射频笔开始在临床应用。双极射频笔消融产生的温度低、对周围组织损伤小，能更好维持心房传输功能从而降低了术中和术后血栓形成、心腔及肺静脉狭窄的发生率[15]。Gaynor 等报道了 30 例利用双极射频消融行改良的迷宫Ⅲ型手术，即迷宫Ⅳ型手术。迷宫Ⅳ型手术的消融路线与迷宫Ⅲ型手术的区别在于前者将两侧肺静脉分别隔离，保持绝大部分左房后壁与心房其他部分的电连续性。组中 67% 的患者同期行二尖瓣手术及冠状动脉旁路移植术和房颤消融，随访 6 个月，93.1% 的患者保持窦性心律[16]。Stephan 等分别用单极射频和双极射频笔为 106 例患者实施外科手术同期射频消融治疗，随访 36 个月，窦性心律维持率 66.6%[17]。但此研究分组比例差别大，长期随访结果不足以说明单极和双极射频笔的疗效，而二者的进一步比较还需要一系列前瞻性随机试验来揭示。

微波能量消融治疗房颤是近年来的一项新技术，它利用微波能量产生 50℃ 的高温，灼烧心房组织，产生中心坏死周围出血的病理改变，6 个月后形成结实的瘢痕，产生线形传导阻滞，其热损害机制与射频消融不同。微波通过高频电磁辐射导致组织的水分子振动，将电磁能转化为热能，其热传导较射频消融慢但其加热的组织更深，经心外使用时不烧焦心内膜，减少血栓栓塞的可能性。德国的 Knaut 随访 105 例微波外科消融房颤患者，术后 1 年，62.2% 维持窦性心律[18]。更多大组的临床资料及更长时间的随访还有待观察。Molloy 报道 29 例慢性房颤及阵发性房颤的微波消融，其中 13 例不用体外循环。消融路线包括双侧肺静脉的隔离，连接两侧肺静脉的线性消融，左肺静脉至左心耳的消融。基于 Marshall 韧带含有肾上腺能纤维的认识，对 Marshall 韧带进行分离及烧灼。为避免冠状动脉旋支受损，未行左心房峡部的线性消融。随访 4 个月，86%（23/28）的患者保持窦性心律[19]。

超声消融是通过摩擦产生的热能使细胞振荡并受到破坏，影响心肌细胞传导功能。其主要优点是能够在不用体外循环的条件下快速地绕着肺静脉建立可重复的连续性及透壁性的损害，并且可建立二尖瓣峡部的线性消融而不用担心损伤冠状动脉。超声消融治疗房颤目前正在欧洲进行临床试验，仅有少数报道。激光消融也正处于试验阶段，临床试验研究还没有结果。

二、单纯左房迷宫和双侧迷宫手术的远期疗效

电生理研究发现，二尖瓣病变患者合并心房颤动，其房颤大多源于左心耳和左肺静脉开口处的折返，从而部分学者认为对于二尖瓣病变合并房颤的患者，实施左侧迷宫手术可以治疗房颤。Sueda 等对 11 例患者在外科手术的同时对心内膜进行电极标测，标测后按照标准 MazeⅢ 手术进行心房隔离，随访 3 年，房颤治愈率 74%[20]。Krishna 在综述中分析了单纯左侧迷宫和双侧迷宫的临床效果，单变量分析二者存在差别（77.5% 比 83.2%），但是利用多变量分析，Krishna 发现单纯左侧和双侧迷宫的临床效果相近[21]。

Barnett 荟萃了 69 个临床研究，包含 5885 例实施外科迷宫手术治疗房颤患者，远期（1~3 年）结果，双侧迷宫和左侧迷宫手术术后生存率无明显差异（94.9%~92.8% 比 93.9%~89.4%），而房颤消除率双侧迷宫手术组优于左侧迷宫组（92.0%~87.1% vs 86.1%~73.4%）[22]。Nair 观察到风湿性心脏病患者冠状静脉窦口附近存在折返通道[23]，Waldo 也认为要彻底打断房颤和房扑的折返，静脉窦间连线是必需的[24]。

三、房颤的微创外科治疗

传统观念认为，非严重器质性心脏病阵发性和孤立性房颤患者大都选择导管消融，外科手术消融则适用于瓣膜病、冠心病、先心病等器质性心脏病并发房颤。但随着微创心脏外科技术的发展，房颤外科治疗正在突破原有适应证范围，向孤立性和阵发性房颤领域延伸。最早的小切口消融由 Cox 等报道[25]，治疗采用心脏跳动下心外膜冷冻消融。近 5 年来，微创消融技术采用胸腔镜或小切口，应用先进的消融设备，在心脏跳动状态下进行心外膜消融，其优点为患者损伤小、操作快速准确、并发症少、疗效好。这些包括，Wolf Mini-maze 消融手术、机器人辅助的冲洗射频消融。

Wolf Mini-maze 手术由美国 Randall Wolf 医师于 2002 年提出，适应于孤立性房颤和阵发性房颤。手术进行双侧肺静脉隔离、左房线性消融、心外膜部分去神经化以及左心耳切除等四个关键步骤。该手术避免了传统的正中开胸，损伤小、安全性好；心脏跳动，无需体外循环，手术在直视下进行，消融线路清晰准确，避免了肺静脉狭窄等并发症的发生；同时也避免了长时间 X 射线暴露的放射性损伤。Wolf 医师报道，房颤 6 个月治愈率可达到 91.3%，同时免除了服用抗心律失常药物及抗凝药物。术后 2 年总体治愈率为 80%，术后无脑卒中发生[26]。

机器人辅助下微波房颤消融：2004 年 Didier 首次报道了腔镜下机器人手臂辅助进行肺静脉隔离术，微波能量为 65w，90s。手术时间相对较长（4 小时 15 分钟）。术后 3 个月行 MRI 检查显示房室收缩同步，左房直径与左室射血分数分别为 35mm 和 52%。术后随访 1 年患者仍维持窦性心律[27]。

四、术后抗心律失常药物的使用

有观点认为：房颤消融成功的患者也继续应用抗心律失常药物，似乎有利于逆转心房重塑，有利于窦性心律的维持。而大多数中心在房颤外科治疗后，常规口服胺碘酮半年，以保持手术效果。Hauw等对200例房颤射频消融病人随访观察6年，49%的患者术后依赖抗心律失常药物维持窦性心律，常用药物为索它洛尔（80mg/d）或胺碘酮（200mg/d）；这其中，二尖瓣成形患者的比例是37%，二尖瓣机械瓣置换患者比例是65%，二尖瓣生物瓣置换患者比例是54%。更多研究表明，对于孤立性房颤迷宫手术后，远期房颤完全消除（窦性或房性心律，免除应用抗心律失常药物）比例约70%~80%，依赖抗心律失常药物维持窦性或房性心律的比例约为10%~20%[12]。

五、如何评价疗效

文献报道迷宫手术的远期成功率79%~99%，如何定义为成功，我们究竟应该怎么计算房颤免除率呢？是计算随访点的心律，还是利用Kaplan-Meier生存曲线计算，还是以房颤间隔发生的时间来计算。Stulak将10年335例接受经典Maze手术患者的随访结果进行3种方法的分析[28]：按照随访点心律计算房颤消除率，房颤免除率88%（64%窦性心律，18%结性心律，7%永久起搏器植入），11%的病例房颤复发；按照Kaplan-Meier生存曲线计算，术前阵发性房颤患者5年房颤免除率90%，10年64%；术前慢性持续性房颤患者5年房颤免除率80%，10年62%；按照房颤间断时间计算，3年房颤免除率80%，6年房颤免除率78%，9年房颤免除率76%。之所以产生多种方法分析结果，就是因为目前临床评价手段存在局限性。人们大都依据单一的心电图判定心律，而应用24小时心电图来判定心律会更准确，但长期大样本随访应用24小时心电图存在很多困难。单次的心电图评价有可能低估房颤的复发，从而高估手术的疗效；反之，出现任何一次心律失常的复发，就判定手术失败也是不合理的。因此，绝大多数中心是以患者自身报告，心电图和动态心电图相结合的方法判定结果。尽管目前还没有统一成功率规定，没有统一的随访程序，房颤外科治疗的结果是肯定的，无论是经典迷宫手术还是改良的能量消融迷宫手术都带给广大患者更长的寿命和更高的生活质量。

六、房颤外科治疗的展望

房颤的外科治疗已经悄然发生了诸多深刻变化。从传统正中开胸到经胸腔镜心外膜消融，从传统迷宫手术到能量消融，从直视手术到机器人辅助，这些深刻变化使外科治疗房颤变得更简便、更安全、更有效，同时也扩大了外科手术的适应证。

在历经多年的技术沉淀，能量消融已经成为外科治疗房颤的常规，微创技术的厚积薄发正引领着外科治疗房颤的新趋势，并将取得令人刮目相看的成就，而这也必然会促进房颤综合治疗的完善与发展。

（宋云虎　刘　盛）

参 考 文 献

1. 周自强，胡大一，陈捷，等. 中国心房颤动现状的流行病学研究. 中华内科杂志，2004，43：491-494.

2. Cox JL, Schuessler RB, Boineau JP. The development of the maze procedure for the treatment of atrial fibrillation. Semin Thorac Cardiovascular Surg, 2000, 12：2-14.

3. Cox JL, Schuessler RB, Lappas DG, et al. An 8 1/2-year clinical experience with surgery for atrial fibrillation. Ann Surg, 1996, 224 (3)：267-275.

4. Cox JL, Ad N, Palazzo T, et al. Current status of the maze procedure for the treatment of atrial fibrillation. Semin Thorac Cardiovascular Surg, 2000, 12：15-19.

5. Khargi K, Hulten BA, Semke B, Deneke T. Surgical treatment of atrial fibrillation: a systematic review. Eur J Cardiotho-

racic Surg, 2005, 27：258 － 65.

6. Tada H, Ito S, Naito S, Hasegawa Y, et al. Long－term results of cryoablation with a new cryoprobe to eliminate chronic at-rial fibrillation associated with mitral valve disease. Pacing Clin Electrophysiol, 2005, 28 Suppl 1：S73 － 7.

7. Gaita F, Riccardi R, Caponi D. Linear cryoablation of the left atrium versus pulmonary vein cryoisolation in patients with per-manent atrial fibrillation and valvular heart disease：correlation of electroanatomic mapping and long － term clinical results. Circulation, 2005, 111 （2）：136 － 142.

8. Baek MJ, Oh SS, Lee CH. Outcome of the modified maze procedure for atrial fibrillation combined with rheumatic mitral valve disease using cryoablation. Interact Cardiovasc Thorac Surg, 2005, 4 （2）：130 － 134.

9. Gammie JS, Lasehinger JC, Brown JM, et al. A multi － institutional experience with the CryoMaze procedure. Ann Thorac Surg. 2005, 80：876 － 880.

10. Mack CA, Mina F, Ko W, et al. Surgical treatment of atrial fibrilation using argon － based cryoab lation during concomi-tant cardiac procedures. Circulation, 2005, 112：1 ~ 6.

11. Güden M, Akpinar B, Saniso? lu I, et al. Intraoperative saline irrigated radiofrequency modified Maze procedure for atrial fibrillation. Ann Thorac Surg, 2002, 74 （4）：S1301 － 306.

12. Sie HT, Beukem a W P, Elvan A, et al. Long － term results of irrigated radiofrequency modified maze procedure in 200 patients with concomitant cardiac surgery：six years experience. Ann Thorac Surg, 2004, 77 （2）：512 － 516; discussion 516 － 517.

13. Deneke T, Khargi K, Grewe PH. et al. Efficacy of an additional MAZE procedure using cooled － tip radiofrequency abla-tion in patients with chronic atrial fibrillation and mitral valve disease. A randomized, prospective trial. European Heart Journal, 2002, 23：558 － 566.

14. Sie HT, Beukema WP, Misier AR, et al. Radiofrequency modified maze in patients with atrial fibrillation undergoing con-comitant cardiac surgery. J Thorac Cardiovasc Surg, 2001, 122 （2）：249 － 256.

15. Prasad SM, M aniar HS, Diodato MD, et al. Physiological consequences of bipolar radiofrequency energy on the atria and pulmonary veins：a chronic animal study . Ann Thorac Surg, 2003, 76 （3）：836 － 842.

16. Gaynor SL, Sehuessler RB, Bailey MS, et al. Surgical treatment of atrial fibrillation：predictors of late recurrence. J Tho-rac Cardiovasc Surg, 2005, 129：104 － lll.

17. Geidel S, Ostermeyer J, Lass M, et al. Three years experience with monopolar and bipolar radiofrequency ablation surgery in patients with permanent atrial fibrillation. Eur J Cardiothorac Surg, 2005, 27 （2）：243 － 249.

18. Knaut M, Brose S, Tugtekin SM, et al. Microwave ablation of permanent atrial fibrillation during isolated bypass grafting and isolated mitral valve surgery. Heart Surg Forum, 2007, 10 （2）：E153 － 157.

19. Molloy TA. Midterm clinical experience witll microwave surgical ablation of atrial fibrilation. Ann Thorae Surg, 2005, 79：2115 － 2118.

20. Sueda T, Nagata H, Orihashi K, et al. Efficacy of a simple left atrial procedure for chronic atrial fibrillation in mitral valve operations. Ann Thorac Surg, 1997, 63：1070 － 1075.

21. Deneke T, Khargi K, Grewe PH, et al. Left atrial versus bi － atrial Maze operation using intraoperatively cooled － tip ra-diofrequency ablation in patients undergoing open － heart surgery：safety and efficacy. J Am Coll Cardiol, 2002, 39 （10）：1644 － 1650.

22. Barnett SD, Ad N: Surgical ablation as treatment for the elimination of atrial fibrillation：a meta － analysis. J Thorac Card-iovasc Surg, 2006, 131：1029 － 1035.

23. Nair M, Shah P, Batra R, Kumar M, Mohan J, Kaul U, Arora R. Chronic atrial fibrillation in patients with rheumatic heart disease. Circulation, 2001, 104：802 － 809.

24. Waldo A. Mechanism of atrial flutter and fibrillation：distinct entities or two sides of the same coin. Cardiovascular Res, 2002, 54：217 － 229.

25. Cox J L. The minimally invasive Maze Ⅲ procedure. Operative Techniques in Thoracic and Cardiovascular Surgery, 2000, 5 （1）：79 － 92.

26. Wolf PA, Abbott RD, Kannel WB. Atrial fibrillation：a major contribution to stroke in the elderly. The Framingham Stud-y. Arch Intern Med, 1987, 147：1561 － 1564.

27. Loulmet DF, Patel NC, Frum kin W I, et a1. First robotic endoscopic epicardial isolation of the pulmonary veins with microwave energy in a patient in chronic atrial fibrillation. Ann Thorac Surg, 2004, 78 (2): e24 - e25.

28. Stulak JM, Sundt TM, Dearani JA, Ten - year experience with the Cox - maze procedure for atrial fibrillation: how do we define success? Ann Thorac Surg, 2007, 83 (4): 1319 - 1324.

 **心脏外科手术后房颤治疗进展**

心脏手术后房颤的发生率很高，大约有30%的冠状动脉旁路移植手术（coronary artery bypass graft，CABG）患者并发心房颤动（atrial fibrillation，AF）或心房扑动（atrial flutter，AFL）[1]，而瓣膜术后并发 AF 或 AFL 的比例则高达60%[2]。随着手术数量的增加，这一特定条件下房颤患者的数量也将继续增加。长期以来对这一类房颤患者未予以重视，而研究表明这类房颤有其自身的特点，如加以重视，进行有效防治，其效价比明显高于非手术后房颤。

一、房颤的心室率控制

心脏手术后 AF 在处理原则上，对所有心室率过快者，应首先应用药物控制心室率（如有严重的血流动力影响需紧急电转复）以缓解症状并改善血流动力学效应。在控制心率后，在其他致 AF 的病理生理基础得到改善时，AF 可能自行终止。对 AF 不能自行恢复窦律而拟继续采用控制心室率策略者必须同时行抗凝治疗。一项随机对照研究（randomized controlled trial，RCT）比较了艾司洛尔与地尔硫䓬治疗 CABG 或心脏瓣膜手术后 AF 或 AFL 患者的有效性[3]。对未转复为窦性心律的患者，在 24h 时艾司洛尔与地尔硫䓬在控制心室率方面同样有效。Tisdale 等[4]的研究显示，与用地高辛治疗的患者相比，用地尔硫䓬治疗的患者在 2 小时的心室率显著较慢，但在 24 小时两者无差异。地尔硫䓬使心室率得到控制的平均时间短于地高辛（分别为 10 ± 20 min 及 352 ± 12 min；$P < 0.001$）。3 项随机对照实验研究比较了胺碘酮与地高辛、地尔硫䓬[7.12.13]控制心室率的作用，研究显示胺碘酮在控制心率方面与地高辛同样有效，此外还显现出在 24 小时具有能够更好控制心率的趋势，没有患者发生药物不良反应。对于在 24 小时减慢 AF 患者心室率的作用，地高辛与地尔硫䓬同样有效，而应用地尔硫䓬能更快控制心率。Cochrane 等[5]的研究显示，应用胺碘酮与地高辛控制心率的疗效之间无差异。对于控制术后 AF 患者的心室率，地高辛并不优于胺碘酮或地尔硫䓬。尽管有悠久的传统在术后使用地高辛治疗 AF 或 AFL，但是地高辛缺乏针对肾上腺素能张力的作用，这使其不足以成为一种理想的治疗药物。此外，尚有研究[6.7]显示地高辛不仅无法转复 AF 或 AFL，而且还会增加 AF 或 AFL 的发生率，并且可能延长心律失常的发作时间。

将上述资料的综合结果与非心脏手术方面的研究[8,9]结合起来所得到的总体证据显示，作为主流治疗药物的 β 阻滞剂及钙通道阻滞剂是最佳的控制心室率药物。虽然许多指南不推荐将 β 阻滞剂用于低射血分数的患者，但此类药物在心力衰竭的非手术患者中有明确的应用，而且对患者生存率以及生活质量均有明显获益[11]。许多冠心病患者在术前就服用 β 阻滞剂，停用该药会增加术后发生 AF 或 AFL 的风险。如果选择钙通道阻滞剂作为治疗药物，应该考虑选用地尔硫䓬，有研究显示这一药物在血流动力学方面表现出更稳定的特性。

药物控制心室率的建议：由于手术后存在高肾上腺素状态，因此建议将 β 阻滞剂作为不需紧急电复律的 AF 或 AFL 患者的一线治疗药物。建议将钙通道阻滞剂作为二线治疗药物。由于术后肾上腺素能张力增高，地高辛几乎无效。不主张应用具有致心律失常作用的药物（如多非利特）或冠心病患者禁忌使用的药物（如氟卡尼和普罗帕酮）。

二、房颤的复律治疗

围手术期大多数房颤为短暂性发作，往往有一定的可逆性原因。致房颤的原因主要有：①自主神经过度兴奋；②某些病理生理状态如低氧、代谢和电解质紊乱以及体温异常；③药物相互作用、毒性作用或过量；④手术创伤、炎症、心房压力增高及心肌的缺血损伤等。非心脏手术后房颤如确定并纠正致房颤的原因，房颤发作往往呈自限性，无需特殊处理。

心脏手术后并发 AF 的患者可表现出明显的症状、血流动力学不稳定以及增高的卒中危险性[12]，是选择转复 AF 并维持窦性心律还是心率控制及抗凝治疗，目前尚无统一意见。对于心脏手术后伴有明显症状、血流动力学状态不稳定或存在抗凝治疗禁忌证的 AF 患者，建议选择恢复并维持窦性心律的治疗策略。如果不存在上述临床状况，心率控制策略与心律控制策略相当[13]。

紧急情况下房颤的同步电复律是安全有效的，处理同非手术房颤。非紧急情况则采用药物复律，因为药物在术后短期内转复 AF 是有效的，并可维持正常窦性心律。对于 CABG 或瓣膜手术后 AF 患者来说，胺碘酮是理想的治疗选择，原因在于其对结构性心脏病患者相对安全，并且不会导致低血压。口服负荷剂量胺碘酮可以恢复窦性心律，持续应用对维持窦性心律非常有效。Ⅲ类药物被广泛用于治疗 AF，除胺碘酮外，其他药物的转复率及在维持窦性心律方面基本相似。索他洛尔仅有口服制剂，目前仅有少量数据表明索他洛尔口服制剂用于心脏术后 AF 有效。伊布利特仅有静脉制剂，与ⅠA 类药物及索他洛尔具有相似疗效。伊布利特转复 AFL 的疗效可能略优于转复 AF。该药亦可用于既往对电复律缺乏反应患者的预处理。多非利特仅有口服制剂，对冠心病及充血性心力衰竭患者的窦性心律恢复与维持有效[14]。然而，其对于心脏手术后 AF 的有效性尚未被证实，也出现了毒性反应方面的证据。肾功能不全患者应用多非利特需进行剂量调整。此外，多非利特具有诱发室性心律失常的危险，所以在应用多非利特的起始 3 天应入院监测观察。仅有极少数据支持应用ⅠA 类抗心律失常药物来恢复和维持心脏手术后 AF 患者的窦性心律。在美国，普鲁卡因胺是ⅠA 类抗心律失常药物中仅有的同时有静脉和口服制剂的药物。奎尼丁与丙吡胺可用于术后能够吸收口服药物的患者。所有的ⅠA 类药物都有可能导致室性心律失常的发生。ⅠC 类药物：普罗帕酮与氟卡尼尽管相当有效，但氟卡尼会显著增高冠心病及室性心律失常患者的死亡率。因此，此类药物并未被推荐用于治疗心脏手术后 AF。

在任何情况下，选择一种或几种药物转复术后 AF 或 AFL 以及维持随后的窦性心律，都应当遵循患者个体化的原则。抗心律失常药物的两个主要致心律失常并发症包括尖端扭转型室性心动过速和心动过缓。抗心律失常药物致尖端扭转型室性心动过速的危险因素包括电解质丢失、心动过缓或窦性停搏。术后出现的利尿状态可能导致电解质丢失。在应用抗心律失常药物之前，适当补充钾离子（维持水平≥4.0mmol/L）与镁离子是非常重要的。

房颤的药物复律建议：对于左室功能被抑制但不需要紧急电复律的术后 AF 及 AFL 患者，建议应用胺碘酮进行药物复律。索他洛尔与ⅠA 类抗心律失常药物对不伴有充血性心力衰竭的冠心病患者是合理的选择，不建议应用ⅠC 类药物、多非利特转复房颤。房颤复律后需行 4~6 周的抗心律失常治疗。

三、房颤的药物预防

在心脏手术后有 15%~50% 的患者会发生房颤、房扑和其他快速房性心律失常，可导致低血压和充血性心力衰竭，增加发生卒中的风险。2005 年 ACCP 指南与 2002 年的一项荟萃分析[15,16]的结论一致，即具有β阻滞活性的抗心律失常药物（即Ⅱ类β阻滞剂、索他洛尔和胺碘酮）预防 AF 的效果最好。此外，相反的方面亦达成了一致的结论。那些非抑制β受体的预防治疗药物（即Ⅰ类和Ⅳ类抗心律失常药物、洋地黄、镁、地塞米松、胰岛素和三碘甲腺原氨酸）通常不能降低术后 AF 发生率。另外一个同样重要的发现是没有确切证据表明索他洛尔或胺碘酮的预防作用优于Ⅱ类β阻滞剂。此外，索他洛尔和胺碘酮存在较明显的不良反应。索他洛尔可能产生致命的心律失常，尤其是对于存在结构性心脏病的老年患者以及同时使用利尿剂的肾功能不全患者。最近证据显示静脉注射胺碘酮安全有效地预防 CABG 术后房颤。Lee 等报告静脉用胺碘酮预防 CABG 术后房颤，将胺碘酮组（74 例）术前 3 天先静注胺碘酮负荷量 150mg，随后给予维持量 0.4mg/（kg·h）直至术后 5 天。对照组（76 例）对应注射 5% 葡萄糖溶液，结果显示，胺碘酮组房颤发生率 12%，对照组 34%，P 值 <0.01。胺碘酮组

AF 持续时间 1.1 ± 1.2h，明显比对照组的 3.2 ± 1.3h 要短，$P = 0.01$。胺碘酮组房颤最大心室率明显慢于对照组。结论是：CABG 围手术期低剂量胺碘酮能明显减少房颤的发生率，控制房颤时心室率，缩短房颤持续时间，并且能很好耐受而不增加术中及术后并发症的危险。Yazigi 等报告的 200 例 CABG 术后的随机、双盲对照研究显示同样的结论：CABG 术后预防口服胺碘酮能有效减少房颤的发作，降低最大心室率，并且非常安全。2006AHA/ACC/ESC 房颤指南建议：拟行心外科手术的患者，术前预先服用胺碘酮会减少术后房颤的发生，因此对于术后易发生房颤的患者在术前服用胺碘酮是一个恰当的预防措施（Ⅱa 类建议）。

建议：β 受体阻滞效应的抗心律失常药物（即 Ⅱ 类 β 受体阻滞剂、索他洛尔和胺碘酮）能够有效地预防 AF。而且，那些不能阻滞 β 受体的药物未能降低术后 AF 的发生率。对于存在 β 受体阻滞剂禁忌证的患者，应考虑使用胺碘酮。不建议使用维拉帕米、地尔硫草和常规使用镁制剂预防心脏手术后的房颤/房扑。不建议单独使用洋地黄制剂预防房颤。强烈推荐将 Vaughan – Williams Ⅱ 类的 β 受体阻滞剂作为降低心脏手术后 AF 发生率的预防性用药。

四、心脏手术后的房颤抗凝问题

如何处理手术后抗凝问题主要依据患者发生血栓栓塞的危险性。在心脏手术，特别是在进行心肺分流术时，凝血状态变得复杂：凝血因子减少、血小板功能改变且纤溶产物增加。此时，必须权衡对心脏手术后 AF 患者抗凝治疗的利与弊，以减少患者发生血栓栓塞和脑卒中危险[17,18]。对于心脏手术后短期内发生的房颤，持续时间≥48h 或持续时间不明确者，如出血风险可以接受，建议口服华法林抗凝，INR 目标值 2.5（范围 2.0～3.0）。在转复窦性心律后继续抗凝数周，尤其对有血栓栓塞高危因素的患者。对于心脏瓣膜修补或置换术后合并房颤的患者，建议口服华法林治疗，INR 目标值 3.0（范围 2.5～3.5），即高于常规的抗凝靶目标 INR 目标值 2.5（范围 2.0～3.0），并且可以根据瓣膜置换的类型、位置以及其他危险因素适当加用阿司匹林[19]。尽管肝素会使出血危险增高，不推荐将其用作术后 AF 抗凝常规治疗，但对于有脑卒中或一过性缺血发作病史的高危患者仍应考虑使用肝素。对于非瓣膜性房颤的患者，一般只用阿司匹林或华法林，两药不宜联用，以免增加出血。冠脉搭桥术后用华法林维持移植血管通畅状态的研究表明，华法林与阿司匹林和安慰剂相比，仅在极小程度上增加出血危险，但会显著增加发生心包积液和心脏压塞的危险。但对血小板计数低或胸导管引流时间延长这样有特殊出血危险的患者而言，接受抗凝治疗的危险会超过其可能从中的获益。

建议：术前长期抗凝的患者，应在手术时将 INR 降至 1.0～1.5 的水平。心脏手术后短期内发生的房颤，口服华法林抗凝，INR 目标值 2.5（范围 2.0～3.0）。心脏瓣膜修补或置换术后合并房颤的患者，抗凝 INR 目标值 3.0（范围 2.5～3.5），即高于常规的抗凝靶目标。

五、心脏术后晚期房颤处理

心脏瓣膜置换术后的患者都有不同程度的心功能不全，其术后存在的无症状、非持续性室性及室上性心律失常不主张积极抗心律失常治疗，因为几乎所有抗心律失常的临床试验都显示由于这类药物的负性肌力及促心律失常作用可使死亡率增高，但房颤是一例外。房颤使心功能进行性恶化，且与心力衰竭互为因果，近年研究认为纠正并维持窦性心律可显著改善心脏功能。心脏瓣膜置换术后血流动力学改变、心肌逆重塑，是使慢性房颤转复为窦性心律并长期维持窦性的良好时机[20,21]。无论患者术前房颤史有多长，换瓣术后都应争取一次转复窦性心律的机会，时间最好在术后 3 个月～1 年。

体外直流电复律是很有效的传统治疗方法，只要没有临时性禁忌证，诸如低钾、洋地黄中毒、急性感染或炎性疾病。体外电复律需全身麻醉，因此也应除外全身麻醉的禁忌证。体外电复律的成功率约 60%～90%，电击复律患者多数是在药物复律失败后进行，实际上除非病情危重，房颤患者要电击复律者也都应服用抗心律失常药物 1～2 周，选用胺碘酮 600mg/d 静滴或口服，以产生所谓"房颤的电生理变化"，即增加心房肌的不应期，延长房颤的周长，降低心律失常的稳定性，使复律易于成功。

胺碘酮用于房颤复律后维持窦律，经多中心试验证实：多数抗心律失常药物在6~12个月能够维持窦律者不及50%，而胺碘酮仍有50%~73%可以维持。国内临床经验表明，对房颤往往只需要小剂量即可维持窦律，如200mg隔日1次或200mg/d，每周5天。尤其对体重较小的患者可减少用量。若是应用某个维持量仍有发作，可以适当增加剂量，以后给予新的维持量。用胺碘酮期间，如果仅有偶尔的发作，发作时频率不快，持续时间不长，不应视为失败，可以继续用原剂量维持。伊贝沙坦与胺碘酮合用预防房颤复发的临床试验发现，胺碘酮与血管紧张素Ⅱ受体拮抗剂合用，可使维持窦律者明显增高，未发房颤者的生存率明显高于复发者。房颤不能转复为窦律或无需复律时，应该将心室率控制到合理范围，安静时60次/分左右，一般活动时70~80次/分，首选的药物是β受体阻断剂或钙拮抗剂，有心功能减低时，洋地黄制剂最为合适。

建议：器质性心脏病尤其存在心功能不全时并发房颤，可导致生活质量下降、血流动力学恶化、栓塞和加速死亡，因此恢复和保持窦性心律有重要的临床意义。

（李 莉）

参 考 文 献

1. Ommen SR, Odell JA, Stanton MS. Atrial arrhythmias after cardiothoracic surgery. N Engl J Med, 1997, 336：1429 –1434.

2. Creswell LL, Schuessler RB, Rosenbloom M, et al. Hazards of postoperative atrial arrhythmia. Ann Thorac Surg, 1993；56：539 – 549.

3. Mooss AN, Wurdeman RL, Mohiuddin SM, et al. Esmolol versus diltiazem in the treatment of postoperative atrial fibrillation/atrial flutter after open heart surgery. Am Heart J, 2000, 140：176 – 180.

4. Tisdale JE, Padhi ID, Goldberg AD, et al. A randomized, doubleblind comparison of intravenous diltiazem and digoxin for atrial fibrillation after coronary artery bypass surgery. Am Heart J, 1998, 135：739 –747.

5. Cochrane AD, Siddins M, Rosenfeldt FL, et al. A comparison of amiodarone and digoxin for treatment of supraventricular arrhythmias after cardiac surgery. Eur J Cardiothorac Surg, 1994, 8：194 –198

6. Falk RH, Knowlton AA, Bernard SA, et al. Digoxin for converting recent onset atrial fibrillation to sinus rhythm：a randomized, double – blinded trial. Ann Intern Med, 1987, 106：503 –506.

7. Falk RH. Proarrhythmia in patients treated for atrial fibrillation or flutter. Ann Intern Med, 1992, 117：141 –150.

8. Fuster V, Ryden LE, Asinger RW, et al. ACC/AHA/ESC guidelines for the management of patients with atrial fibrillation：executive summary；a report of the American College of Cardiology/American Heart Association Task Force on Practice Guidelinesand the European Society of Cardiology Committee for Practice Guidelines and Policy Conferences (Committee to Develop Guidelines for the Management of Patients With Atrial Fibrillation). Circulation, 2001, 104：2118 –2150

9. Segal JB, McNamara RL, Miller MR, et al. The evidence regarding the drugs used for ventricular rate control. J Fam Pract, 2000, 49：47 –59

10. Eagle KA, Berger PB, Calkins H, et al. ACC/AHA guideline update for perioperative cardiovascular evaluation for noncardiac surgery：executive summary：a report of the American College of Cardiology/American Heart Association Task Force on Practice Guidelines (Committee to Update the 1996 Guidelines on Perioperative Cardiovascular Evaluation for Noncardiac Surgery). J Am Coll Cardiol, 2002, 39：542 –553.

11. Antman EM, Anbe DT, Armstrong PW, et al. ACC/AHA guidelines for the management of patient with ST – elevation myocardial infarction – executive summary：a report of the American College of Cardiologe/American Heart Association Task Force on Practice Guidelines. Circulation, 2004, 110：588 –636.

12. Hogue CW, Hyder ML. Atrial fibrillation after cardiac operation：risks, mechanisms, and treatment. Ann Thorac Surg, 2000, 69：300 –306.

13. Lee JK, Klein GJ, Krahn AD, et al. Rate – control versus conversion strategy in postoperative atrial fibrillation：a prospective, randomized pilot study. Am Heart J, 2000, 140：871 –877.

14. Zimetbaum P, Pinto D, Josephson ME. Inpatient or outpatient initiation of antiarrhythmic medications：why the controver-

sy? Heart Dis, 2001, 3 : 148 – 151.

15. Braley D, Creswell LL, Hogue CW, et al. Pharmacologic prophylaxis American College of Chest Physicians Guidelines for the Prevention and Management of Postoperative Atrial Fibrillation After Cardiac Surgery. CHEST, 2005, 128 : 39S – 47S.

16. Crystal E, Connolly SJ, Sleik K, et al. Interventions on prevention of postoperative atrial fibrillation in patients undergoing heart surgery: a meta – analysis. Circulation, 2002, 106 : 75 – 80.

17. 黄从新，马长生，杨延宗，等. 心房颤动：目前的认识和治疗建议（二）. 中华心律失常学杂志，2006，10 : 187 – 188.

18. Martinez EA, Epstein AE, Bass EB, et al. Pharmacologic Control of Ventricular Rate American College of Chest Physicians Guidelines for the Prevention and Management of Postoperative Atrial Fibrillation After Cardiac Surgery. CHEST, 2005, 128 : 56S – 60S.

19. David Bradley, Lawrence L. Creswell, Charles W. Hogue, et al. American College of Chest Physicians Guidelines for the Prevention and Management of Postoperative Atrial Fibrillation After Cardica Surgery. Chest, 2005, 128 : 39 – 47.

20. Valentin Fuster, Lars E. Rydén, David S. Cannom, et al. ACC/AHA/ESC 2006 Guidelines for the Management of Patients With Atrial Fibrillation—Executive Summary. Circulation, 2006, 114 : 700 – 752.

21. Singer DE, Albers GW, Dalen JE, et al. Antithrombotic therapy in atrial fibrillation The ACCP conference on antithrombotic and thrombolytic therapy. CHEST, 2004, 126 : 429S – 456S.

22. Vijayalakshmi K, Whittaker VJ, Sutton A, et al. A randomized trial of prophylactic antiarrhythmic agents (amiodarone and sotalol) in patients with atrial fibrillation for whom direct current cardioversion is planned. Am Heart J, 2006, 151 (4) : 863.

23. Healey JS, Barancuk A, Crystal E, et al. Revention of atrial fibrillation with angiotensin – converting enzyme inhibitors and angiotensin receptor blockers [J]. J Am Coll Cardiol, 2005, 45 : 1832 – 1839.

　迷走神经介导性心房颤动研究进展

自从 1906 年 Einthoven 发表了第一份心房颤动（atrial fibrillation，AF）心电图以来，人类对于房颤的研究历史已逾百年[1]。房颤是临床实践中最常见的心律失常，总体人群发生率 0.4% ~1%，大约占因心律失常住院患者的 1/3[2]。其病因非常复杂，基础及临床研究表明，心脏局部的自主神经丛在房颤的发生及维持中起着重要作用[3]。估自主神经张力的无创方法是测量心率变异性，可以反映自主神经对心率的相对调节情况，但是并不能完全反映交感神经或迷走神经张力水平。早在 1909 年，Rothberger 和 Winterberg 两位维也纳电生理学家在动物实验中发现刺激迷走神经可将房扑转化为房颤[4]，1972 年，El‐Sherif 通过压迫颈动脉窦诱导出了 AF 或使心房扑动转为 AF，且可用阿托品预防；随后 Wilson 等发现严重的恶心和呕吐可使 AF 发作。这些均证明迷走神经与房颤的发生密切相关[5,6]。1978 年 Coumel 等[7]提出在心脏结构正常的患者中，房颤可能是由迷走神经兴奋引起，随后迷走神经在房颤触发和维持中的作用已成为大家研究的热点，房颤发病机制的神经源性理论引起人们越来越多的关注，并逐渐用于指导房颤的治疗。

一、心脏自主神经分布

支配心脏的自主神经包括交感神经和副交感神经。心房的自主神经分布主要由副交感神经组成，而心室则主要由交感神经组成。其中副交感神经系统起源于延髓内侧，由下丘脑调节[8]。心脏的迷走神经系统是由迷走神经干、迷走神经丛和迷走神经节后神经元组成。双侧心脏迷走神经在支配心房前，常会聚在心房表面一定位置，构成神经结丛（ganglia plexus），然后再发出轴突支配心房。心脏表面神经节丛由大量神经节和神经纤维束彼此交织形成，神经节常在左心房后壁肺静脉开口处、上腔静脉、和冠状窦附近聚集成束[2]。经组织学检查发现神经节丛主要分布于心脏某些特定区域的心外膜下脂肪组织中，部分位于心肌层，心内膜只有极少的神经纤维分布，这些脂肪组织在心外膜上形成小岛样的结构，称为脂肪垫。Chevalier[9]等对 43 例成人尸检心脏进行了组织学及左房及肺静脉神经分布的定量研究。发现四条肺静脉口部神经密度高于远端；左上肺静脉神经支配显著多于右下肺静脉；在心内膜只有细小的神经支配；人类心房的神经支配显示出分布梯度，左房多于右房，后壁多于前壁。而心房内神经支配的不均一是迷走神经刺激导致房颤的重要原因。

二、迷走神经性房颤

1978 年，Coumel 等首次报道了 18 例反复发作的阵发性房颤患者，并依据临床发作特点将阵发性房颤分为迷走神经介导型和交感神经介导型房颤。迷走神经介导型阵发性房颤以迷走神经张力增高为诱因。临床特点：男性明显多于女性（4:1），首发年龄多在 30 ~59 岁，几乎只见于无器质性心脏病的患者，即孤立性房颤（一般指年龄 <60 岁无心肺疾患的房颤患者，发生率约占所有房颤的 12%，预后较好）。其发作特点为：以夜间为主，亦见于休息时、就餐后或饮酒后，很少或从不发生在体力活动或情绪激动兴奋时；常在凌晨或清晨终止；几乎所有患者都随病程进展而发作趋向频繁，反复发作持续多年，但没有或很少变为持续性房颤。心电图特点：发作前心电图见窦性心率减慢或窦性心动过缓，但当窦性心动过缓达到一定临界程度时才发生房颤，多数病例的临界心率在 60bpm 以下；发作前的几分钟或几十分钟，常可出现房性期前收缩或房性期前收缩二联律，发作时心电图常混合存在心房扑动[10]。

三、发病机制

（一）迷走神经兴奋对心房电生理的影响

迷走神经兴奋可缩短心房和肺静脉的有效不应期（AERP），减慢心房内传导，增加 AERP 离散度。1974 年 Zipes[11]选择性刺激犬左右迷走神经干，发现可使心房不应期缩短；此结果在大量实验中得到了验证：Jalife[12]在研究房颤机制实验中发现刺激迷走神经或注射乙酰胆碱可以使 AERP 明显缩短，同时房内传导发生障碍；Schanerte[13]等在犬模型中通过导管介入标测 7 处心房不同位置的 AERP，刺激迷走神经显示各部位 AERP 均明显缩短；新近国内动物实验研究表明迷走神经刺激缩短肺静脉的 ERP 并参与房颤的发生[14]。

迷走神经兴奋使心房内传导速度减慢的主要机制为生理因素改变。迷走神经兴奋时，心肌细胞内一氧化氮合酶（NOS）增加，从而使 cGMP 增加，从而导致 Ca^{2+} 通道开放概率降低；此外迷走神经还可以直接减少 Ca 通道开放，二者均可导致 Ca^{2+} 内流减少，0 期去极化的速度和幅度降低，从而使传导性减慢[15]。

迷走神经兴奋也增加 AERP 的离散度并可导致不同形式的传导阻滞和微折返，引起房颤的发生和维持。动物实验证实刺激犬双侧颈部迷走神经可心房不应期总体变异系数增加[13]（从 9% ±3% 至 27% ±13%，$P < 0.001$）。且无论高频还是低频刺激迷走神经，都只使高位右房不应期缩短，而对低位右房、高位左房、低位左房的心房 ERP 影响不大[16]。迷走神经刺激引起的心房复极不均一性可能是由于迷走神经末端及胆碱能受体在心房的不均一分布有关，而 AERP 的恢复与迷走神经张力成反比关系，因此迷走神经分布部位的 AERP 恢复延迟，使 AERP 离散度升高。Fareh 等[17]认为心房空间分布的不同，AERP 也不同，使得 AERP 变异性高，而 AF 的易损性与持续性与 AERP 或波长的关系不明显，而是与 AERP 的离散度有关，即 AERP 的离散度是 AF 发生和维持的重要原因。

（二）房颤电重构

临床观察发现：房颤持续时间 <24 小时，药物治疗或电复律有较高的成功率，而持续时间越长则转复并维持窦律的可能性越小。在山羊模型中进行试验，应用自动心房除颤器终止房颤后再通过电刺激诱发。开始电刺激引发的房颤可以自动终止，但是在重复诱发时房颤的发作时间进行性延长，直到维持在更快的心房率水平上，因此产生了一种："心房颤动导致心房颤动"（atrial begets atrial fibrillation）的观点[18]。房颤发作增加的倾向与发作持续时间延长后心房有效不应期进行性缩短有关，即心房的电生理重构。房颤发生时心房肌会发生的一系列电生理特性的改变，包括动作电位时程（APD）及心房有效不应期（AERP）缩短（心房不应期短和延迟传导可以增加波群的数目，导致持续性房颤）；APD 及 AERP 的频率适应性降低；AERP 离散度增加；使房颤更易于诱发和维持，因此心房电重构在房颤维持机制中起着重要作用。

虽然迷走神经兴奋引起的心房电生理改变与房颤时电重构类似，但其作用机制不同：房颤后电重构引起 AERP 缩短主要是 Ca 通道电流的降低，而迷走神经则主要是因 K^+ 外流增加；房颤后电重构引起 AERP 离散度增加主要是由于电重构引起的 AERP 改变在空间上分布是不均匀，而迷走神经引起不应期离散度增加主要是由于迷走神经末端及胆碱能受体在心房的不均一分布；房颤后电重构引起心房内传导减慢主要是由于心房结构的改变，而迷走神经主要是由于生理因素的改变。因此由于机制的不同，阻断迷走神经并不能阻止房颤电重构的进展，但去迷走神经治疗能增加房颤介入治疗的成功率，说明迷走神经在房颤的发生和维持中起着一定的作用。

迷走神经或交感神经的兴奋可诱导房颤的发生。临床研究显示：交感及副交感神经系统对于房颤的介导均有重要的作用。与此理论一致的是，心率变异性分析显示在阵发性房颤发作前存在交感－迷走神经的失衡。动物实验报道进一步显示了自主神经系统在阵发性房颤中的重要性，最近的临床研究显示，去迷走神经化增强了房颤患者环肺静脉消融后预防复发的有效性。体外研究显示自主神经系统激活通过同时延长细胞内钙（交感作用）和缩短动作电位时程（副交感作用）来促进早期后除极和触发活动。在犬肺静脉刺激交感神经并同时标测膜电位和瞬间钙电流，证实肺静脉局灶放电的机制是电压依赖性的肌质网的钙释放。初步结果显示犬阵发性房颤发生前交感迷走同时放电[18]。2006年ACC/AHA最新房颤指南中专门讨论了自主神经对心房颤动的影响，指南认为，作为房颤的预测因素，交感神经与迷走神经张力平衡和单纯交感神经或单纯迷走神经水平同样重要。而Coume认为的某些房颤特征性的表现为迷走神经介导的房颤或交感神经介导的房颤，则有可能是两类神经对房颤影响的极端形式[2]。而有研究报道房颤后也会对自主神经系统产生影响：房颤会引起心房内迷走神经突触处乙酰胆碱浓度、通道及离子通道的变化，使得迷走神经张力增高；房颤引起交感神经萌出、去甲肾上腺素（NA）积聚导致过度支配，并且由于空间分布存在明显变异而导致的不均一支配，以上原因使得房颤更易维持。

可见迷走神经与房颤之间存在相互作用：房颤的机制虽不清楚，但自主神经系统在房颤的发生、维持、终止及心室率的控制方面可能起到了有效的调节作用。在中枢、神经节、周围神经、组织、细胞和亚细胞水平上都存在着迷走神经系统和交感神经系统之间复杂的相互作用，会影响心脏不应性、传导性的变化以及触发活动的存在，而这些都对房颤产生影响[19]。而房颤后的电重构也会影响自主神经，导致"自主神经重构"，使得交感神经与迷走神经的张力平衡被破坏，有可能造成房颤的持续或成为房颤复发的基础。

（三）心房易损性

心房的易损性（vulnerability）是房颤发作的电生理基础。在心房的易损期内，增强的易损性可以被一个偶然的触发活动诱发心律失常。期前收缩通常是阵发性房颤的触发因素。一般认为，心房的易损期位于AERP结束，相对不应期开始前，相当于心电图QRS波R波降支（或s波的后支）。因此需要十分提前的房性期前收缩（简称房早）落入该区方可诱发AF。而迷走神经兴奋可使心房肌细胞的APD和AREP缩短，并伴发房内兴奋传导的减弱。因此，不十分提前的房早也可诱发AF，这是AF再发的主要原因。

（四）离子通道基础

迷走神经对心房肌的影响是通过其末梢释放的递质乙酰胆碱（Ach）作用于心肌细胞膜上的胆碱能受体，进而影响心房肌细胞膜的离子通道变化，以至使心房肌电生理产生变化。心脏的胆碱能受体主要为M_2受体。Ach与心肌细胞膜上的M_2受体结合后，可激活心房毒蕈碱激活钾通道（atrialmuscainic-activated K channels，K_{Ach}），促进K^+外流由，使3期复极加速和舒张期超极化，导致APD缩短。但M_2受体及K_{Ach}在左右房的分布密度不均一：Sarmast等报道左房的K_{Ach}通道和I_{kACH}密度比右房都高。Arora[21]等在犬左房后壁、肺静脉、以及左心耳进行免疫染色以区分交感神经、副交感神经及M2受体。证实副交感神经及M2受体优势性地分布在左房后壁，且靶向性的阻断左房后壁的副交感神经可行，会削弱整个左房的迷走反应。由于分布不均导致极化恢复的离散升高，会使心房内发生传导阻滞和不完全折返，这是诱发房颤的基础。Ach还直接抑制钙通道。减慢4期自动除极速率，使自律性降低。一些药物如胺碘酮可直接作用于K_{Ach}，抑制I_{kACH}，因此可以用于治疗与迷走神经有关的房颤[22]。

四、射频消融治疗进展

（一）环肺静脉消融

随着在基础及临床领域对于房颤发生及维持机制的研究进展，以及取得了突破性发展的导管技术使得房颤的射频消融从单纯的研究性技术逐渐成熟起来，成为治疗房颤的首选的、安全、有效的方法，特别是环肺静脉消融（circumferential pulmonary vein ablation，CAPV）[23]。环肺静脉消融对于迷走性房颤常常有效，不仅阻断了房颤的触发病灶，也可能改变了房颤赖以维持的物质基础。国内学者进行动物实验研究单纯肺静脉隔离（pulmonary vein isolation，PVI）对迷走神经功能及心房颤动易感性的影响结果显示：PVI能导致迷走神经介导的窦房结抑制、心房不应期缩短能力及房颤易感窗口增加能力明显下降。说明 PVI 后迷走神经介导的房颤诱发率明显下降（P 均 < 0.05）[24]。然而，这是由于迷走神经的分布的特点造成的：迷走神经在左心房、四条肺静脉口部的密度较高，因此在左心房内环肺静脉线性消融过程中也会影响到心内的自主神经节丛。临床研究也发现肺静脉口周围消融过程中发生去迷走效应可伴有房颤消融成功率的明显增加，发生去迷走效应的位点大多位于左上肺静脉口周围，此效应似乎可维持相当长的时间[25]。

（二）神经节消融

2000 年，Schauerte[13] 在动物实验中发现通过放置在犬右肺动脉的导管消融支配心房的副交感神经纤维，减少副交感神经对心房的支配，则可延长 AERP，从而达到治疗房颤的目的，随后得到很多动物实验的证实。但没有临床研究结果，也缺乏确切的数据来评价房颤患者环肺静脉消融后去迷走神经化与复发情况之间的关系。直至 2004 年，Pappone[26] 连续研究了 297 例实施 CAPV 的阵发性房颤患者通过射频去迷走神经化对预防再发的影响。完全去迷走神经化（CVD）即将可引起迷走反射的所有肺静脉口部进行消融。随后进行为期 12 个月的随访，监测 HRV3 个月来了解反应迷走神经的衰减情况。结果发现共包括 34.3% 的患者，特别是那些具有迷走反射并经过完全去迷走神经化的患者的复发率低。发现出现和未出现迷走反应的患者房颤消融成功率分别为 99% 和 74%。且只有左房隔离面积的百分数和 CVD 是 CPVA 后房颤复发的预测因子，提示去迷走神经及副交感神经活性降低在成功消融肺静脉中的重要作用。因此，彻底消融左心房所有诱发出迷走反射的部位，达到完全的去迷走神经，是具有良好预后的标志。Platt[27] 等观察 26 例持续性或慢性房颤患者，所有患者均不进行电隔离术，用 Lasso 电极在每个肺静脉根部确定肺静脉口迷走神经节的分布，然后对这些部位施以射频消融心房的去迷走神经治疗对房颤诱发性的影响。结果显示，23 例（89%）达到消融终点，其中 22 例消融了所有迷走反应的部位，并且没有出现早期房颤的复发。随后开展了迷走神经节消融的研究。

2005 年 Schauerte[28] 等在 60 例阵发和持续性房颤的患者中，27 例行肺静脉左房隔离术，33 例在上述基础上加迷走神经节消融，术后短期随访显示加迷走神经节消融可使房颤消融成功率由原来的 70% 增加到 91%。新近，Lemola[29] 等在迷走神经房颤的动物模型上研究肺静脉与其周围自主神经节的相对作用。对犬体外灌注卡巴胆碱，体内行颈部迷走神经刺激。发现卡巴胆碱引起剂量相关的房颤促发，且在所有肺静脉隔离后仍不受影响；而在体内刺激迷走神经时，在肺静脉隔离前后所有实验犬均易诱发持续性房颤。通过局部高频、阈下刺激后心率减慢或加速的反应来识别自主神经节的位置，随后对位于肺静脉口的自主神经节进行消融，抑制了心房有效不应期的缩短及颈迷走神经兴奋对房颤的促发。研究还发现仅是单一左或右侧的肺静脉口神经节消融不能抑制房颤；频阈分析显示迷走性房颤的成功消融取决于消除高频率驱动的区域，迷走性房颤的维持并不需全部肺静脉参与。以上研究表明迷走神经在房颤的发生和维持中起着一定的作用，去迷走神经可阻断迷走神经与房颤的相互关系，从而提高房颤的消融治疗成功率。

射频消融技术治愈心律失常技术主要依靠破坏异常激动或传导的心肌组织。而最近基础及临床研究的结果显示：靶向消融在大血管及心脏包括心包在内的自主神经及神经节，可抑制心律失常的发生且对正常心肌组织创伤较小[30]。但是仍然有一些争议的问题，以什么是定位神经节的最好方法为焦点[31]。

总之，关于迷走神经对房颤的影响及具体机制，国内外学者都进行了大量基础及临床研究，深入研究心房颤动与迷走神经的关系对加深心房颤动的认识及指导心房颤动的治疗很有意义。

（李晓枫　方玉华）

参 考 文 献

1. Aronson JK. One hundred years of atrial fibrillation. Br J Clin Pharmacol, 2005, 60 (4): 345 – 346.

2. Fuster V, Rydén LE, Cannom DS, et al. ACC/AHA/ESC 2006 Guidelines for the Management of Patients with Atrial Fi-

brillation. Circulation, 2006, 114 (7): e257 - 354.

3. Scherlag BJ, Nakagawa H, Jackman WM, et al. Electrical stimulation to identify neural elements on the heart: their role inatrial fibrillation. J Interv Card Electrophysiol, 2005, 13 (1): 37 - 42.

4. Rothberger CJ, Winterberg H. Vorhofflimmern and arrhythmia perpetua. Wien klin Wscnschr, 1909, 22: 839.

5. EI - Sherif N. Paroxysmal atrial fibrillation. Induction by carotid sinus compression and prevention by atropine. Br Heart J, 1972, 34 (10): 1024.

6. WilSon CL, Dafis SJ. Recunent atrial fibrillation with nausea and comiting. Aviat Space Environ Med, 1978, 49 (4): 624.

7. Coumel P, Attuel P, Lavallee JP, et al. The atrial arrhythmia syndrome of vagal origin. Arch Mal Coeur Vaiss, 1978, 71 (6): 645 - 656.

8. 陈劲进, 汪曾炜. 自主神经系统与房颤. 中华胸心血管外科杂志, 2007, 23 (2): 139 - 140.

9. Chevalier P, Tabib A, Meyronnet D, et al. Quantitative study of nerves of the human left atrium. Heart Rhythm, 2005, 2 (5): 5l8 - 522.

10. 郭继鸿. 迷走神经性房颤. 临床心电学杂志, 2000, 9: (1) 49 - 51.

11. Zipes DP, Mihalick MJ, Robbins GT. Effects of selective vagal and stellate ganglion stimulation of atrial refractoriness. Cardiovasc Res, 1974, 8: 647 - 655.

12. Jalife J, Berenfeld O, Skanes A, et al. Mechanisms of atrial fibrillation: mother rotors or multiple daughter wavelets, or both? Cardiovasc Electrophysiol, 1998, 9 (8): S2 - 12.

13. Schauerte P, Scherlag BJ, Scherlag MA, et al. Catheter ablation of cardiac autonomicnerves for prevention of vagal atrial fibrillation. Circulation, 2000, 102 (22): 2774 - 2780.

14. 刘鹏, 郭继鸿, 张海澄等. 去自主神经条件下迷走神经刺激对肺静脉不同部位有效不应期的影响. 中国心脏起搏与心电生理杂志, 2006, 20 (3): 225 - 227.

15. 程晋芳, 王玉堂, 单兆亮. 迷走神经兴奋与心房颤动的相互关系和影响. 心血管病学进展, 2007, 28 (3) 406 - 408.

16. Himse M, Carlson MD, Laurita KR. Cellular mechanisms of vagally mediated atrial tachyarrhythmiain isolated arteriallype fused canine right atria. J Cardiovase Electrophysiol, 2002, 13 (9): 918.

17. Fareh S, Villemaire C, Nattel S. Importance of refractoriness heterogeneity in the enhanced vulnerability to atrial fibrillation induction caused by tachycardia - induced atrial electrical remodeling. Circulation, 1998, 98 (20): 2202 - 2209.

18. Chen PS, Tan AY. Autonomic nerve activity and atrial fibrillation. Heart Rhythm, 2007; 4 (3): S61 - 64.

19. Wijffels MC, Kirchhof CJ, Dorland R, et al. Atrial fibrillation begets atrial fibrillation. A study in awake chronically instrumented goats. Circulation, 1995, 92 (7): 1954 - 68.

20. Olshansky B. Interrelationships between the autonomic nervous system and atrial fibrillation. Prog Cardiovasc Dis, 2005, 48 (1): 57 - 78.

21. Arora R, Ulphani JS, Villuendas R, et al. Neural substrate for atrial fibrillation: implications for targeted parasympathetic blockade in the posterior left atrium. Am J Physiol Heart Circ Physiol, 2008, 294 (1): H134 - 144.

22. 赵庆彦, 黄从新. 迷走神经对心房颤动影响的离子通道基础. 中国心脏起搏与心电生理杂志, 2005; 19 (2): 147 - 149.

23. Pappone C, Santinelli V. Ablation of atrial fibrillation. Cu. rr Cardiol Rep, 2006; 8 (5): 343 - 346.

24. 赵宏伟, 张树龙, 董颖雪等. 肺静脉隔离对迷走神经功能及心房颤动易感性的影响. 中国心脏起搏与心电生理杂志, 2007, 21 (5): 445 - 447.

25. 唐闽, 姚焰, 张劲林等. 肺静脉口周消融造成去迷走效应对心房颤动消融效果的影响. 中华心律失常杂志, 2005, 9 (2): 110 - 114.

26. Pappone C, Santinelli V, Manguso F, et al. Pulmonary vein denervation enhances long - term benefit after circumferential ablation for paroxysmal atrial fibrillation. Circulation, 2004, 109 (3): 327 - 334.

27. Platt M, Mandapati R, Scherlag BJ, et al. Limiting the number and extent of radiofrequency applications to terminate atrial fibrillation and subsequently prevent its inducibility. Heart Rhythm, 2004, 1 (1): sl1.

28. Schauerte BJ. Nakagawa H, Jackman WM, et al. Electrical stimulation to identify neural elements on the heart: their role in atrial fibrillation. J Interv Card Electrophysiol, 2005, 13: 37 - 42.

29. Lemola K, Chartier D, Yeh YH, et al. Pulmonary vein region ablation in experimental vagal atrial fibrillation: role of pul-

monary veins versus autonomic ganglia. Circulation, 2008, 117 (4):470 – 477.

30. Scherlag BJ, Po S. The intrinsic cardiac nervous system and atrial fibrillation. Curr Opin Cardiol, 2006, 21 (1):51 – 54.
31. Pokushalov E. The role of autonomic denervation during catheter ablation of atrial fibrillation. Curr Opin Cardiol, 2008, 23 (1):55 – 59.

第 七 篇

心电图与相关心脏病

 **急性冠脉综合征的 ECG 改变及其意义**

急性冠脉综合征 ACS 时 ECG 的诊断是最重要的，ECG 的改变不仅有助诊断和鉴别诊断，且对判断病情和预后有极重要的意义。众所周知 ACS 包括：不稳定心绞痛（UAP）、非 ST 抬高的心肌梗死（NSTEMI）、ST 抬高的心肌梗死（STEMI）和冠脉猝死。

一、不稳定心绞痛（UAP）的 ECG 改变及其意义

1. ECG 无变化，罕见。

2. ST－T 改变：多见，可有下列诸项。

（1）T 波尖高。

（2）T 波低平。

（3）T 波倒置。

（4）ST 降低伴 T 波倒置。

（5）ST 降低不伴 T 波倒置。

（6）Wellens 综合征。

此中以 Wellens 综合征最重要，最容易演变为 AMI，H. Nancy Holmes 等编写了一本"Interpreting Difficult ECGs"（Lippincott Williams & Wilkins 出版，Philadelphia，2006，122－124）特别强调 Wellens 综合征在 ACSs 时 ECG 的意义。在 UAP 者有 14% ~ 18% 出现此征，其 ECG 改变为具有特殊的 ST－T 改变：①无病理性 Q 波；②ST 段正常或轻微抬高；③T 波有明显改变，（多数为 T 波深而对称的倒置，少数为 T 波双向）（图 7－1－1）。典型的改变多见于 V_2 V_3，但也可范围较大而可见于 $V_1 \sim V_6$。

UAP 者出现的 Wellens 综合征，属 AMI 前期，左前降支近端有严重狭窄。此阶段若能很好治疗，可减少发病和病死。

Wellens 综合征的 ECG 多数发生在首次发病者，起初的改变在胸痛发作时可仅见于 $V_1 V_2$ 和 V_3 仅有轻微的 T 波改变——T 波终末部倒，胸痛停止而出现广泛 T 波倒置（图 7－1－2，3）。

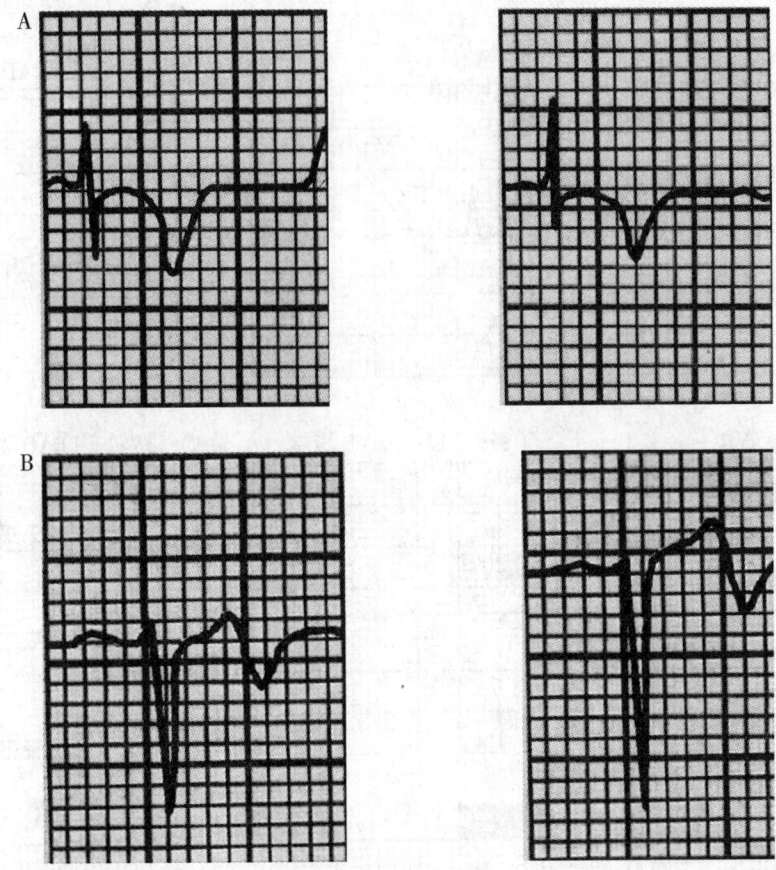

图 7 - 1 - 1   Wellens 综合征的 ECG 改变

A. 常见的改变 T 波对称深倒置   B. 少见的改变 T 波双向。

此时可无心律失常，但作心肌损伤标志物，有可能阳性，根据最新全球 MI 诊断标准，这已属 AMI，此时应积极治疗，包括直接 PCI，不然很容易发展成广泛前壁 AMI。

二、非 ST 抬高的心梗（NSTEMI）

与 UAP 相似前者有 cTn 和/或 CK - MB 增高，而 ECG 改变可与 UAP 相同。

三、ST 抬高的心梗（STEMI）

其 ECG 的诊断主要是 MI 的定位与分期，但若有下列情况容易心脏猝死。

1. ST - T 改变的分级。

2. 墓碑样 ST 段抬高。

3. 巨 R 波。

4. Osborn 波。

5. T 波电交替。

6. 室性心律失常（介绍各种室性心律失常及其意义）。

7. 无创检查与心脏猝死的关系。

（1）窦性心率震荡。

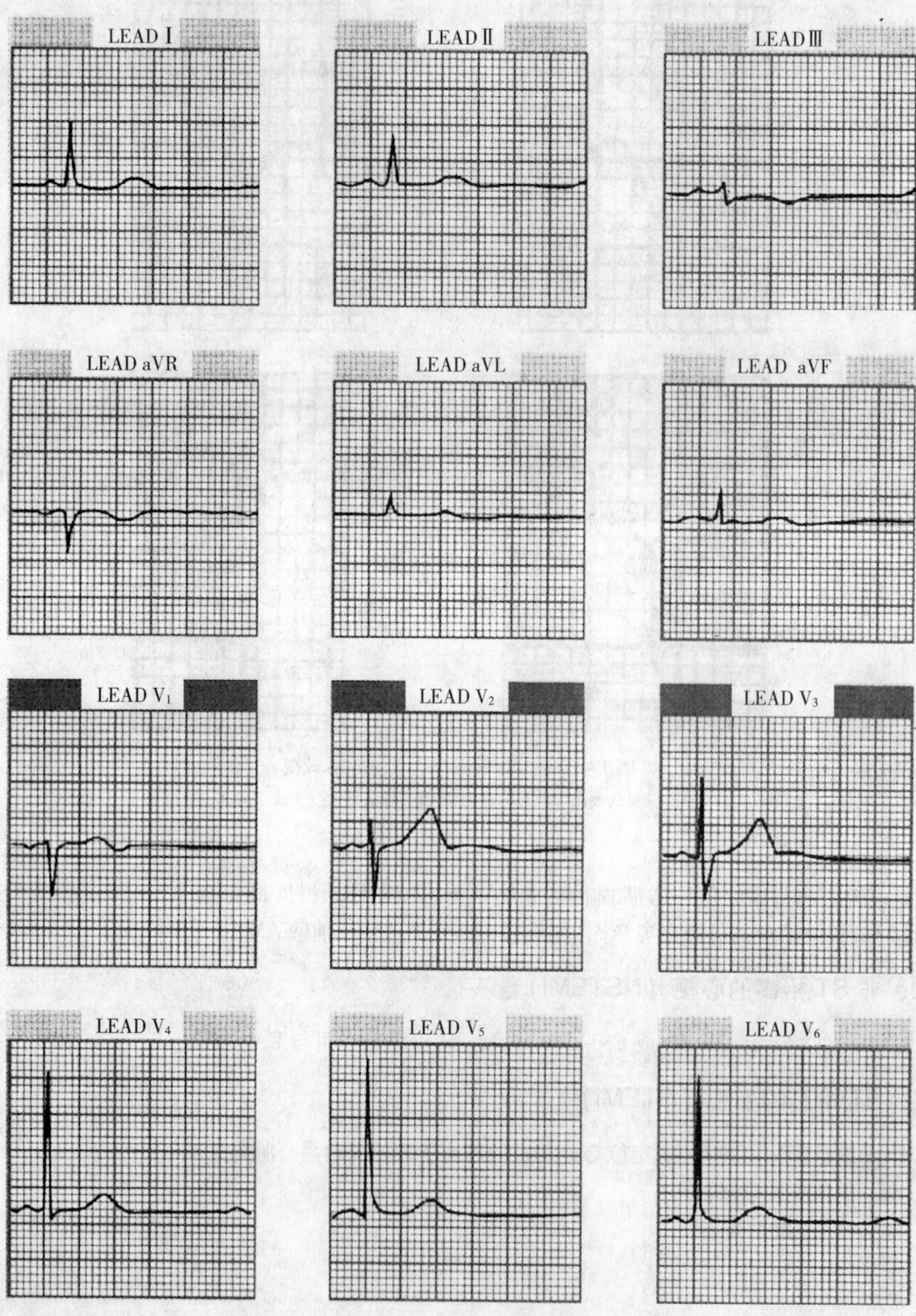

图 7 - 1 - 2 Wellens 综合征者心绞痛发作时的 ECG 改变，主要见于 V_1V_2 和 V_3 的 T 波轻微改变

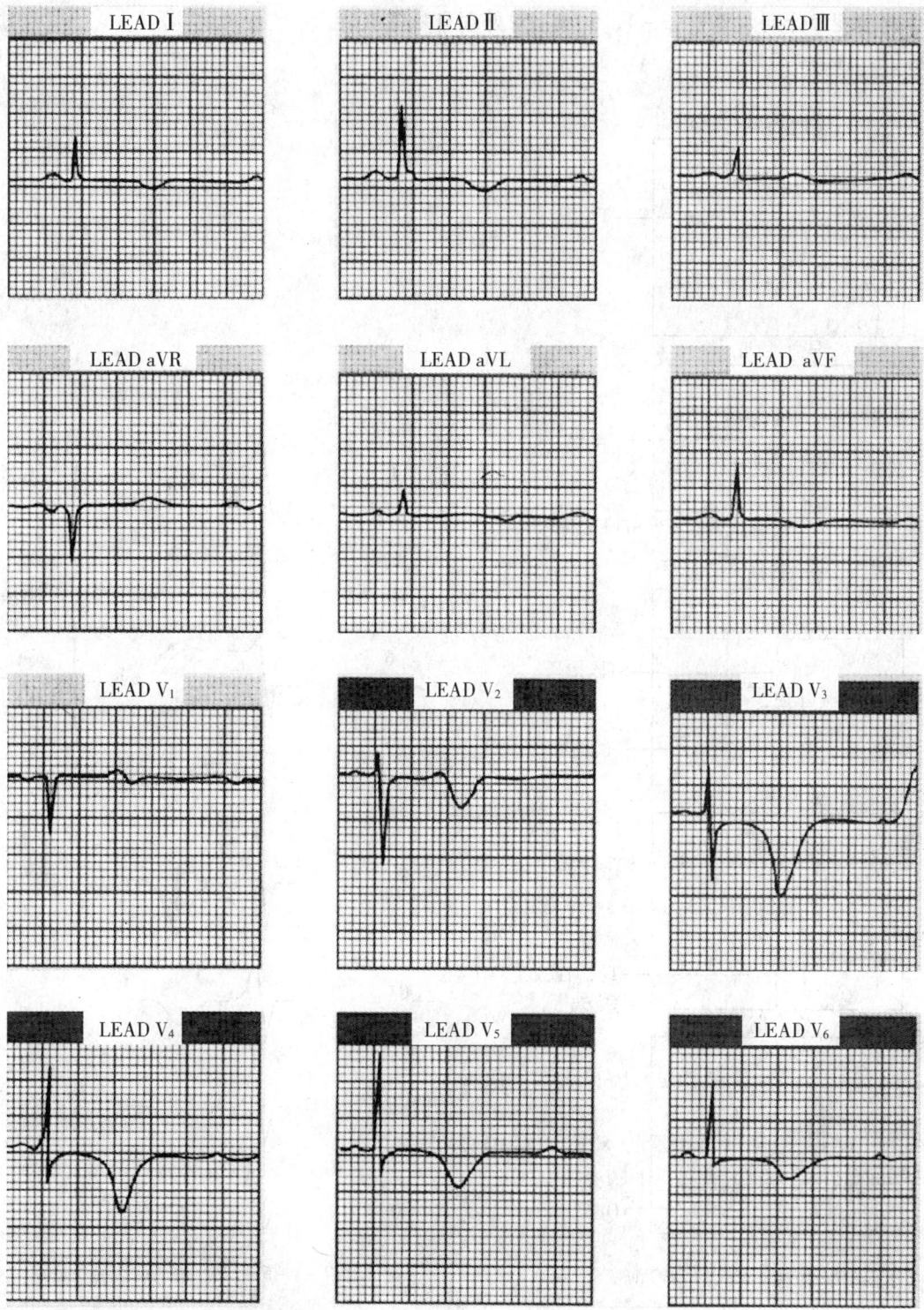

图 7 - 1 - 3　图 7 - 1 - 2 的患者心绞痛发作停止后的 ECG 改变，T 波明显倒置见于 $V_2 \sim V_6$

（2）心室晚电位阳性。

（3）心率变异异常。

（4）LVEF 低。

ECG 的演变和分期如图 7 - 1 - 4、5、6，对处理有参考价值。

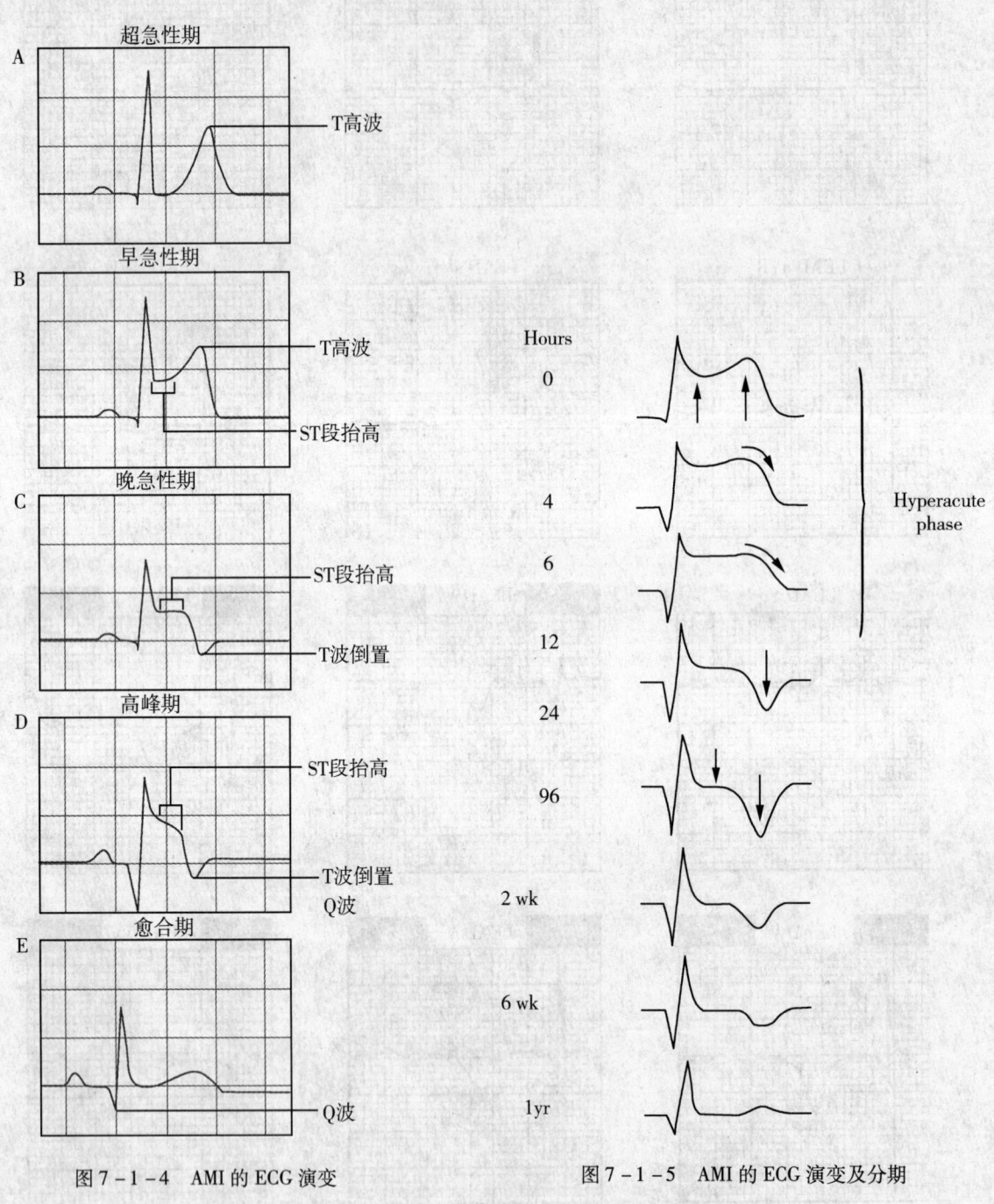

图 7 - 1 - 4 AMI 的 ECG 演变　　　　　　　　图 7 - 1 - 5 AMI 的 ECG 演变及分期

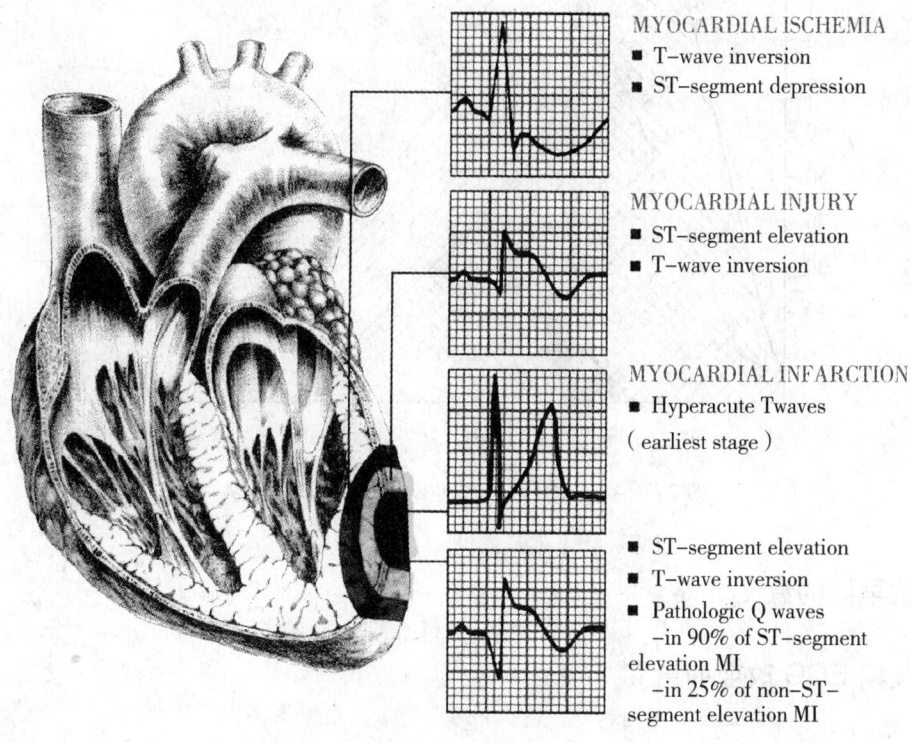

MYOCARDIAL ISCHEMIA
- T-wave inversion
- ST-segment depression

MYOCARDIAL INJURY
- ST-segment elevation
- T-wave inversion

MYOCARDIAL INFARCTION
- Hyperacute Twaves
（earliest stage）

- ST-segment elevation
- T-wave inversion
- Pathologic Q waves
  –in 90% of ST-segment
elevation MI
  –in 25% of non-ST-
segment elevation MI

图 7 - 1 - 6　AMI 的 ECG 改变

四、溶栓治疗 ECG 的改变

溶栓成功的表现有：①症状明显或很快缓解；②ECG 演变加速；③出现再灌注室性心律失常；④CK－MB 酶峰向前移。

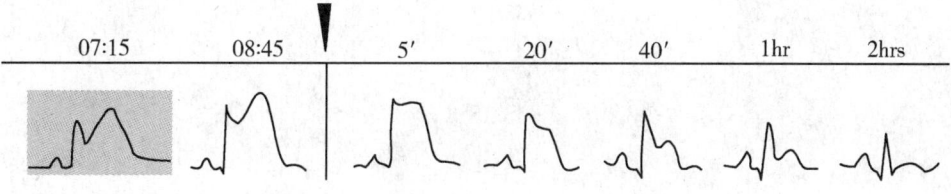

图 7 - 1 - 7　AMI 溶栓成功的 ECG 演变

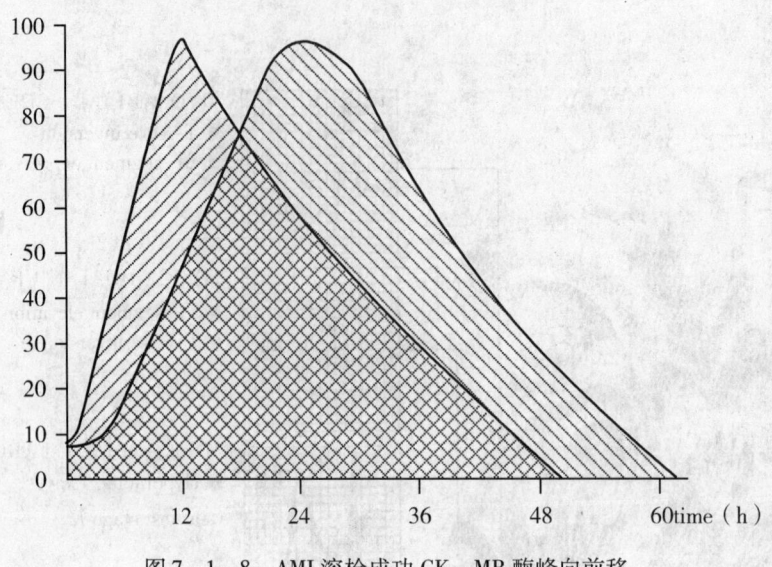

图 7 - 1 - 8 AMI 溶栓成功 CK - MB 酶峰向前移

五、室性早搏的意义（略）

六、恢复期 ECG 改变的意义（略）

七、临床病情的意义

决定 AMI 恢复期之后的情况，病情是最重要的。

（何秉贤）

 **急性心肌梗死心电图诊断的新进展**

近年来随着再灌注治疗在急性心肌梗死（AMI）中的广泛应用不断的推动着 AMI 心电图的进展。再灌注治疗成功的关键是时间，对 AMI 早期的心电图改变和分型倍加重视；成功的再灌注加速 AMI 心电图的演变，再灌注治疗对 AMI 心电图改变的影响已成为临床关注的新热点；并随着冠状动脉造影的普及和冠脉介入治疗的广泛应用，心电图已从心肌梗死的定位诊断进展到梗死相关动脉分析，现对上述有关进展内容简述如下。

一、AMI 心电图分类演进和早期表现

（一）AMI 心电图分类演进

传统心电图曾依有无病理性 Q 波将 AMI 分为"透壁性"和"非透壁性"心肌梗死。到 20 世纪 80 年经尸检与生前心电图对照分析证实"Q 波的有无"与病理的"透壁和非透壁"坏死并不完全相符，因而 80 年代后将其改称"Q 波"与"非 Q 波性"梗死。这种分类虽有临床实用价值，但需等到 Q 波出现——进入急性期后，不能满足早期再灌注治疗的需求。2000 年 ACC/ESC 提出"ST 段抬高型"与"非 ST 段抬高型"的早期分类。新分类的意义：①将 AMI 的分类从急性期提前到早期，有助指导早期治疗：前者血栓多为纤维蛋白和红细胞构成的"红血栓"，应积极溶栓，后者血栓为以血小板为主要成分的"白血栓"，抗栓不溶栓；②病情预后估测：前者罪犯血管常呈"完全性闭塞"，心肌损伤重、梗死面积大、多进展为 Q 波梗死，早期有效的再灌注治疗可明显缩小梗死面积、改善预后。后者罪犯血管多为不完全闭塞，易演变为"非 Q 波心梗"对心功能影响相对小，但由于有残存缺血心肌易再发冠脉事件。

（二）AMI 早期的心电图表现

AMI 早期（病理性 Q 波出现之前）目前认识到的主要心电图改变包括：缺血性 T 波改变、缺血性 J 波、损伤性 ST 段改变及急性损伤阻滞等。

1. T 波改变　是冠脉闭塞后最早出现的改变。动物实验可在中断冠脉血流随后出现，临床常在胸痛持续几分钟～几小时后出现。

心电图表现　①典型者：T 波增高呈帐顶状，随缺血加重与抬高的 ST 段融合成不同形态的 ST – T 改变；不典型者：增高不明显，甚可出现低平或倒置；②T 波峰 – 末间期（T_{p-d}）增大；部分可出现 T 波电交替。其临床意义：前者是 AMI 最早出现的 ECG 改变，结合临床和心电图演变有诊断和定位意义；后者是心室复极离散的表现，特别是 T 波电交替对恶性室性心律失常有预测意义。

细胞电生理机制　T 波是心外膜（Epi）、中层（M）、和心内膜（Emdo）三层细胞复极 2、3 期电位的代数和。中层和外膜电位差（$\triangle V_{M-Epi}$）为正；内层与中层电位差（$\triangle V_{Endo-M}$）为负；正负代数和的正负值就是 T 波的正负值。外膜复极结束形成 T 波顶点（Tp）；中层复极结束对应 T 波的终点（Te）。心肌缺血→细胞内 ATP↓→ATP 敏感性钾通道（I_{K-ATP}）开放→钾外流↑→动作电位时间（APD）↓。心外膜（Epi）细胞 I_{K-ATP} 通道激活阈值低于中层（M）细胞和心内膜（Emdo）细胞，在 AMI 早期心外膜 APD 缩短比 M 细胞和心内膜更明显，M – Epi 间的电位差（$\triangle V_{M-Epi}$）增大（而 $\triangle V_{Endo-M}$ 变化不明显）→$\triangle V_{M-Epi}$ 与 $\triangle V_{Endo-M}$ 代数和↑→T 波增高（见图 7 – 2 – 1）。T_{p-e} 间期相当于 M 细胞与 Epi 细胞 APD 的差值，Epi 细胞 APD 缩短即加大二者差值，增加心肌异质性有助折返形成→室性心律失常。

2. 缺血性 J 波　近年在 AMI 早期、变异性心绞痛发作、PCI 术中记录到与急性缺血有关增大的 J

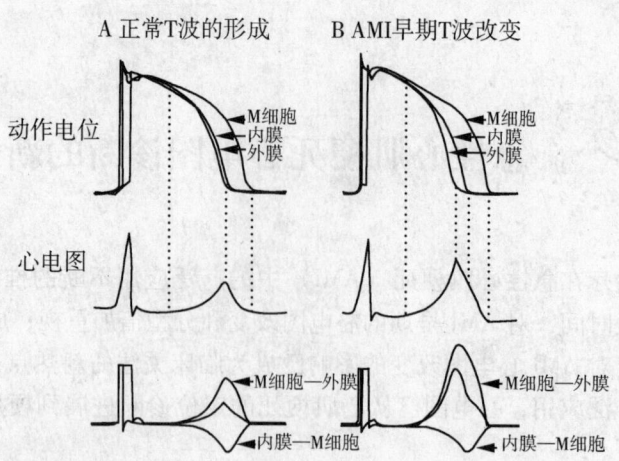

图 7-2-1 AMI 早期 T 波增高细胞电生理机制

波，称为缺血性 J 波，并将其列入 AMI 早期有特殊意义的一种 ECG 表现。

　　心电图表现　缺血性 J 波多出现在缺血区的外膜面导联，常与 ST 抬高（或 T 波改变）伴同；偶为 AMI 早期唯一心电图表现。临床意义：是严重急性心肌缺血的心电图表现，不仅有助诊断，更重要的是心电不稳定的敏感指标。Yan 等已将其列入 I_{to} 介导的 J 波综合征（Brugada 综合征、特发性室颤、缺血性 J 波、早期复极综合征），应警惕室性心律失常。

　　细胞电生理机制　J 波是由心内、外膜心肌细胞复极 1 期和 2 期早期的电位差所致。外膜该时相呈尖峰—穹窿状，形成明显切迹（内膜无明显切迹），其形成的离子基础是 I_{to} 电流。心肌缺血→心外膜 I_{to}↑→心外膜 1 期切迹加深（与内膜电位差↑）→缺血性 J 波。

　　3. ST 段改变　是缺血进一步加重出现的损伤型改变。冠脉完全性闭塞常表现为 ST 段抬高，与增高的 T 波形成弓背形的 ST-T 改变。

　　心电图表现　①典型表现：随心肌缺血损伤程度的加重出现凹面向上形→斜直形→凸面向上形→单向曲线样。严重者可出现"墓碑形"或"巨 R 形"ST 段抬高；②"墓碑形 ST 段抬高"：1993 年 Wimalarama 首次报道，其特点：ST 向上快速凸起与明显增高的 T 波融合（可达 8~16mm）；其前 R 波短小（低于抬高的 ST 段、时间<40ms）与 ST-T 共同组成墓碑样改变（图 7-2-2）。

　　临床意义：常见于前降支近端或多支严重病变；1 周内泵衰竭、严重心律失常、心梗扩展等并发症多，死亡率显著增高，预后不良。"巨 R 波型 ST 段抬高"1993 年 Madios 提出，其特点：①ST 段呈

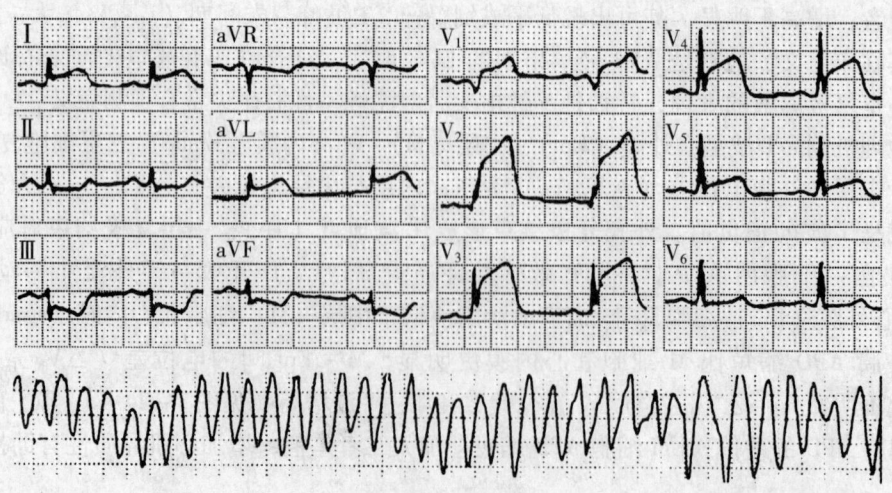

图 7-2-2 前降支近段闭塞，墓碑形 ST 段抬高、室颤

尖峰或下斜型明显抬高，前与 R 波降支、后与 T 波融合成一斜线下降，QRS - ST - T 形成峰尖边直底宽的 △ 形，酷似"巨 R 波"；②QRS：ST 抬高导联 S 波减小或消失，QRS 时间可轻度增宽；③导联：出现在缺血损伤外膜面导联（常见于前壁或下壁）；背离区导联出现镜像样改变；远离区导联常可分辨 QRS - ST - T；④时间：多一过性出现在严重缺血损伤时（早期），部分可持续到急性期。临床意义：除 AMI 早期外还可见于变异型心绞痛、运动试验、心房起搏及 PCI 术中，当心率增快时 P 波重于 T 波中时，易误诊为室速（图 7 - 2 - 3），认真分离 12 导联 ECG，在远离区导联见可分辨的 QRS - ST - T 波有助鉴别。

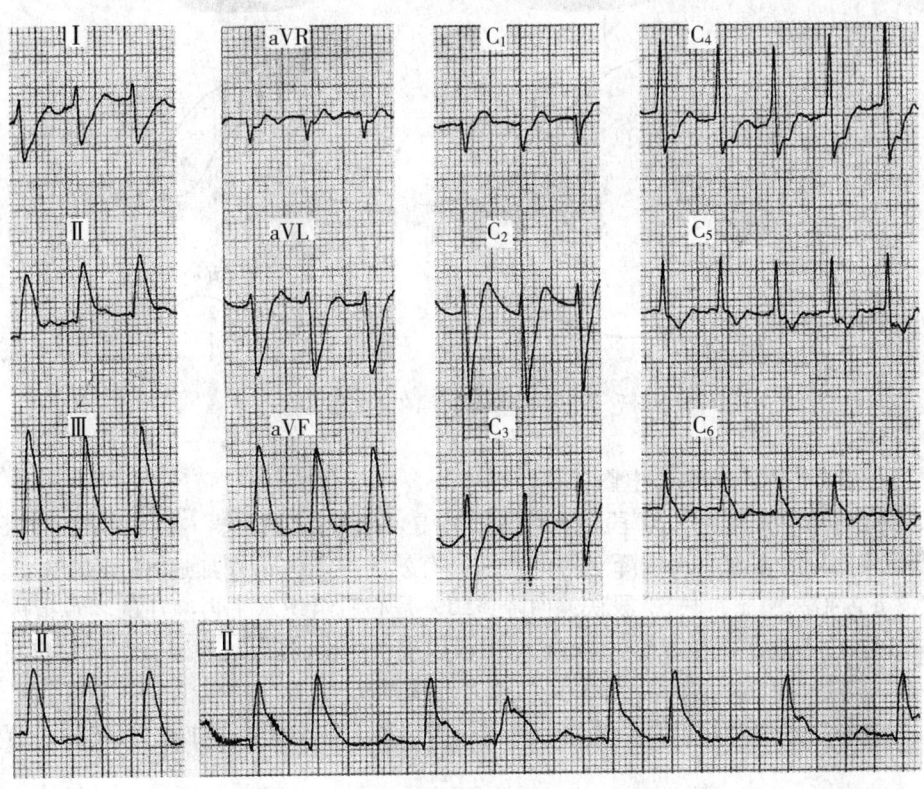

图 7 - 2 - 3　巨 R 型 ST 段抬高，窦速酷似室速

　　细胞电生理机制　心电图 ST 段对应动作电位曲线 2 期，心内、外膜动作电位曲线 2 期的电位差是产生 ST 偏移的细胞电生理机制。严重心肌缺血→心外膜瞬间外向钾电流（I_{to}）密度↑（心内膜不敏感）→外膜复极 1 期"切迹"增加（产生 J 波）→电压敏感性 I_{Ca-L}↓（心内膜心肌变化不明显）→2 期内膜与外膜电压梯度增大→心电图 ST 段抬高（图 7 - 2 - 4）。

　　4. 急性损伤阻滞　是 AMI 早期损伤心肌延迟除极（传导延缓）的心电图表现。其特点：①其外膜面导联出现 R 波升支缓慢（室壁激动时间 >0.45s），振幅增高（损伤区延迟除极不再被对侧心肌抵消），时间轻度增宽（>0.10s）；②伴 ST 斜形抬高和 T 波高尖，③仅一过性出现在病理性 Q 波出现之前。加强对 AMI 早期心电图的认识，有助 AMI 的早期诊治。

二、早期心肌再灌注对 AMI 心电图演变的影响

　　再灌注治疗可使大量濒死心肌早期获得挽救，缩小梗死面积、缩短病程、明显改善预后，使心电图出现"再灌注有效的心电图表现"。但对少数病例由于再灌注损伤可引起心肌梗死扩展和严重心律失常，即"再灌注损伤性心电图表现"。

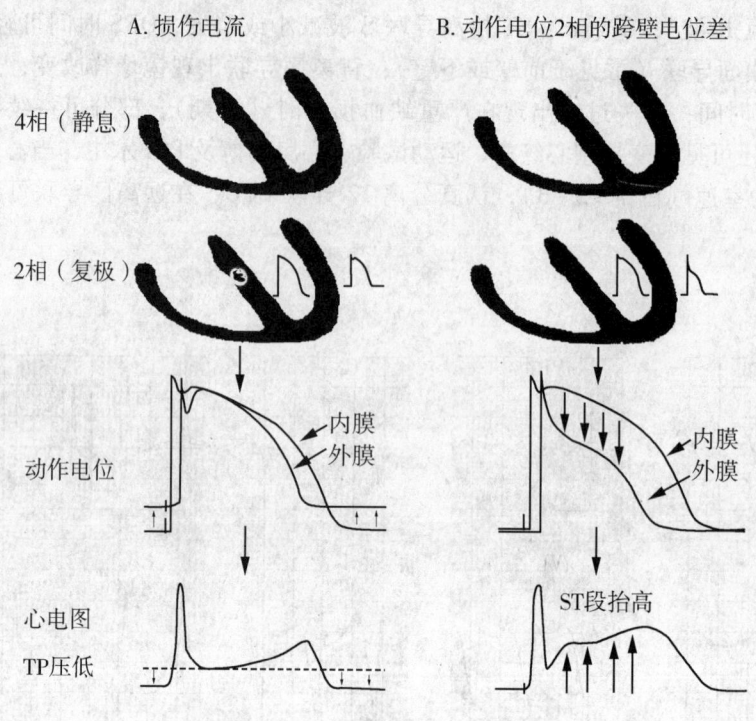

图 7-2-4　ST 段抬高的电生理机制

（一）早期心肌再灌注有效的心电图表现

1. 对 ST 段抬高演变的影响　ST 段抬高在 AMI 中是心肌损伤的标志。在 AMI 的早期 ST 段急剧抬高，而后逐渐缓慢回降，多在 2 周内降至等电位线。有效的再灌注治疗加速 ST 段的演变。①早期 ST 段快速回降：2 h 内抬高明显导联 ST 段快速回降≥50% 是心肌组织水平再灌注的客观指标；②24 h 内 ST 段的演变：胡大一等观察，在溶栓后 1~4 h ST 段以较快速度回降，4~24 h 趋向稳定在较低的抬高水平；24 h 内抬高的 ST 段常有波动（特别是溶栓开通的早期），此时疼痛消失，多与 AMI 早期冠脉内血栓形成后，继发纤溶系统和抗凝血系统功能亢进有关。反之如临床症状加重伴 ST 段进行性抬高，提示病情进展。

2. 对 T 波演变的影响　T 波增高是 AMI 早期最早出现的心电图改变，随后和抬高的 ST 段融合成不同形状的曲线；在急性期向亚急性期过渡中 T 波逐渐倒置，在 3~6 周倒置达最深；之后逐渐变浅，经数周至数月逐渐恢复直立。再灌注治疗使缺血损伤的心肌早期得到再灌注，加速 T 波的演变，并可使 T 波出现两次倒置加深的演变。①24 h 内出现早期 T 波倒置是心肌组织水平有效再灌注的心电图表现。再灌注治疗后 2 h 内主要是观察 ST 段是否快速回降；12~24 h 则主要观察 T 波变化；②两次 T 波倒置加深的演变：Nakajima 等观察 88 例急性心梗再灌注成功的患者，除 2 例合并心包炎外，均出现两次 T 波倒置加深。第一次最深（平均）出现在心梗后 48h；变浅几天后再加深，第二次最深（平均）出现在心梗后 18d，以后逐渐变浅，缓慢恢复直立。第一次 T 波倒置的深度是慢性期左室壁运动异常恢复的预测指标；深倒置的 T 波提示有较多的濒死顿抑心肌获挽救，心功能恢复相对好。

3. 对病理性 Q 波的影响　病理性 Q 波在 AMI 中是心肌坏死的表现，是 AMI 诊断和定位的主要依据。早期再灌注治疗，明显缩小梗死面积：①降低 AMI 病理性 Q 波的发生率，使 40% 的 ST 段抬高者可演变为非 Q 波心梗；②已出现的病理性 Q 波可有部分消失或变小。这种情况出现在 AMI 急性期，可能与顿抑心肌获挽救有关；出现在恢复期，可能与病灶变小、瘢痕组织退缩及邻近心肌代偿性肥厚有关。

4. 对缺血性心律失常的影响　心肌缺血可引起各种心律失常，如室速、室颤、房室传导阻滞、室内阻滞等。有效的再灌注治疗能使缺血引起的心律失常减轻和消失。

（二）心肌再灌注损伤性心电图改变

再灌注损伤性心电图改变是指心肌缺血再灌注后，由于再灌注损伤引起病情加重的异常心电图改变，常见下列两种情况。

1. 再灌注性心律失常　其发生时间与再灌注发生时间相符，且多与 ST 段回降伴同。①最常见的是加速的室性自搏心律和舒张晚期的室性期前收缩，常被忽略；②最危险的是 R on T 室性期前收缩诱发的室速和室颤；③亦可出现一过性窦缓或房室阻滞等。

2. 再灌注损伤性 ST 段抬高　表现为 ST 段抬高持续不降或 ST 段再抬高（再灌注治疗后 ST 再抬高 >0.1mV）。再抬高常是一过性的（<60min）；亦可为持续性的（持续时间 >60min），提示再灌注加重损伤程度，梗死范围扩大。

AMI 再灌注的心电图是复杂的，我们的认识尚处于起步阶段，需要临床和心电图医师共同努力，积累更多的病例资料，进行深入研究，不断提高对 AMI 再灌注心电图的认识。

三、梗死相关动脉心电图分析

AMI 部位与冠脉分支供血区有关，通过 AMI 心电图与冠状动脉造影对照研究已证实心电图可无创的分析梗死相关动脉（IRA）。欲分析 IRA，首先应明确冠脉解剖和心脏各部位的供血。

（一）冠状动脉解剖

冠状动脉分为左冠脉系统和右冠脉系统。左冠脉主干（LM）短粗，于左心耳下方分为左前降支（LAD）和左旋支（LCX）。临床常将 LAD、LCX 和右冠脉（RCA）视为心脏血液供应的三大主支。

1. 左冠状动脉主干　起于左冠脉窦、长为 2～3cm，分为前降支和左旋支。

2. 左前降支　沿前室间沟下行至心尖部，并可转到后室间沟与后降支吻合。主要分支有间隔支、对角支（左室前支）和右室前支。

（1）间隔支：5～10 条，由前室间沟走向室间隔穿行，供血给室间隔前上 2/3。

（2）对角支：1～3 条由前室间沟走向左游离壁，供血给前壁、前侧壁。

（3）右室前支：短细。和圆锥支共同供血给靠室间隔处右室前壁。

3. 左旋支　沿左房室沟环行向后室间沟。主要分支有左房支，钝缘支，左优势型，进入后室间沟形成后降支。

（1）左房支：近端发出向上走行，供血给左房和窦房结（占 40%）。

（2）钝缘支：向左室侧壁走行，供血给左室高侧壁、后侧壁。

（3）后降支：左优势型延伸到后室间沟，供血给下壁、后壁、室间隔后下 1/3。

4. 右冠状动脉　起源右冠脉窦，行于右房室沟。发出圆锥支，窦房结动脉、右室支、锐缘支，进入后室间沟（右优势型）形成后降支，并向左分出左室后侧支（PL），向左前上发出房室结支。

（1）圆锥支：第 1 分支，走向左前上，供血给右室前上方和肺动脉圆锥部。

（2）窦房结动脉：起于近端，走向窦房结，供血给窦房结和右房。

（3）右室支（1～数支），走向左前下，供血给右室前壁。

（4）锐缘支：向左下走行，供血给右室侧壁。

（5）后降支：沿后室间沟下行，供血给左、右室下壁、后间隔及后壁。

（6）左室后侧支：在左房室沟内分支，供血左室后侧、下壁。

（7）房室结支：向左前上方走行，供血给房室结、His 束、左束支（近端）、左后分支。

5. 冠脉的优势型　冠脉优势型主要是以后降支和后侧支的归属命名。85% 为右优势型（右冠脉发出后降支和左室后侧支），8% 属左优势型（左室后侧支、后降支、房室结支均由左旋支发出），7% 为均衡型（RCA 发出后降支，LCX 发出全部左室后支可同时并行发出另一后降支）。

（二）冠状动脉与心脏各部分的供血关系

1. 右室的血液供应　主要来自 RCA。右室支—右室前壁；锐缘支—右室侧壁；后降支—右室后、下壁；圆锥支—右室流出道和肺动脉圆锥部。部分右间隔旁区可来自 LAD（右室前支）。

2. 左室的血液供应   ①前间壁、前壁：LAD；②前侧壁：LAD（对角支）和 LCX（钝缘支）；③后侧壁：LCX 或 RAC；④下壁：多为 RCA（后降支），亦可为 LCX，偶有部分来源 LAD；⑤后壁：RCA（左室后侧支）和/或 LCX；⑥室间隔：前上 2/3 和心尖部：LAD，后下 1/3：RCA 或 LCX。

3. 自律传导系统血液供应   ①窦房结：60% 为 RCA（窦房结动脉），40% LCX（左房支）；②房室结：90% 为 RCA（房室结支），10% LCX（房室结支）；③房室束：多为 RCA（房室结支）和 LAD（第 1 间隔支）双重供血；④左束支主干：LAD、RCA 等多源供血；⑤右束支：LAD（第 1 间隔支）；⑥左前分支：LAD（第 1 间隔支）；⑦左后分支：LCX 和 RCA 双重供血。

（三）梗死相关动脉心电图分析

1. 冠状动脉左主干闭塞   左主干闭塞的 AMI 病情凶险，入院时休克发生率达 77.8%，即使接受再灌注治疗死亡率仍高达 44%~70%。占 AMI 急诊 PCI 0.8%~1.1%，心电图分析资料尚少报道。①王东丰等观察 1343 例 AMI 急诊 PCI 中 IRA 为 LM 的 11 例，心电图示广泛前壁 AMI10 例，非 ST 段抬高 AMI1 例；②近年几组研究资料表明：aVR、V_1 导联 ST 抬高 >1mm（且 aVR > V_1），V_4~V_6、Ⅱ、Ⅲ、avF 导联 ST 段明显下移，高度提示左主干或前降支开口处有严重病变（图 7-2-5），对判断左主干闭塞的敏感性和特异性均在 80% 以上。

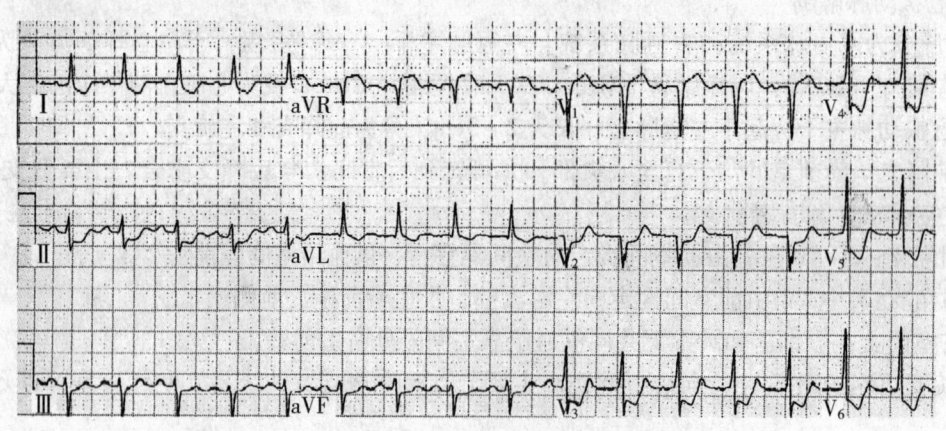

图 7-2-5   左主干次全闭塞

aVR、V_1 导联 ST 段抬高，V_{2-6}、Ⅰ、Ⅱ、aVL 和 aVF 导联 ST 段下移

2. 左前降支及其分支闭塞   可引起前间壁、前壁、前侧壁、广泛前壁 AMI。前壁 AMI 预测 LAD 为 IRA 可靠（敏感性 90%，特异性 95%）。

（1）前降支闭塞水平的分析   常以 LAD 第一对角支（或第一间隔支）水平分为近端和远端，闭塞发生近端梗死面积大，预后差。①前壁 MI 伴 aVL，Ⅰ 导联 ST 抬高，Ⅲ、aVF 导联 ST 段压低，闭塞部位多在 LAD 近端或远端并第 1 对角支病变；反之，前壁 AMI 伴 Ⅱ、Ⅲ、aVF 导联 ST 抬高，则多为 LAD 远端病变。进一步研究发现前壁 AMI 时下壁导联 ST 段的改变与病变部位和 LAD 长度有关：LAD 非优势近端病变，下壁导联 ST 压低（镜像改变）；LAD 优势远端病变，下壁导联 ST 段抬高；LAD 优势近端病变，下壁导联常无明显改变（互相抵消）；②前壁 AMI 伴右束支阻滞或左前分支阻滞，或侧壁导联原有 Q 波消失，多见于 LAD 近端（第一间隔支水平）。

（2）aVL 导联 ST 段抬高的分析   aVL 导联 ST 段抬高可见于 LAD 近端，对角支或钝圆支闭塞。若同时存在 V_2~V_5 导联 ST 段抬高，提示 LAD 近端闭塞；若 V_2 和 aVL 导联 ST 段抬高（无 V_3~V_5 导联 ST 段抬高）支持第一对角支闭塞；若 aVL、Ⅰ 导联 ST 段抬高，V_2 导联 ST 段压低，则多为第一钝支闭塞。

（3）V_1~V_3（V_5）导联 ST 段抬高分析 V_1~V_3 导联 ST 段抬高多见于 LAD 闭塞致前壁 AMI；但

有时亦可见于右冠状动脉近端闭塞引起大面积右室 AMI（图 7 - 2 - 6），应注意鉴别。后者特点：①V_1 ~ V_3（可至 V_5）ST 段抬高幅度逐次减低；②多无前壁 AMI 的 QRS 改变；③有右室和下壁 AMI 的 ECG 和临床表现；④冠状动脉造影示 RCA 近端闭塞，LAD 正常。

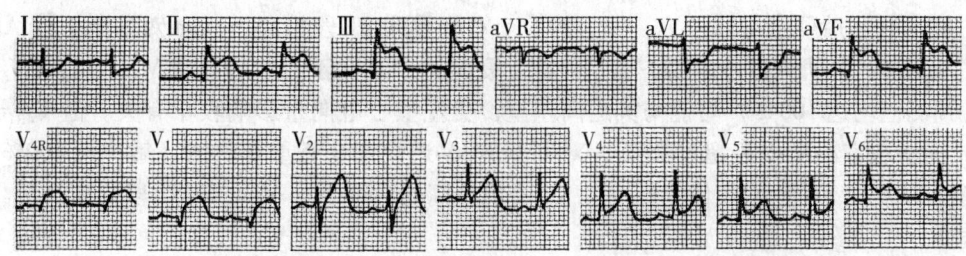

图 7 - 2 - 6　右冠脉（优势）近段闭塞，下壁、后侧壁、右室梗死
（V_{1-3} 导联 ST 段抬高逐次降低）

（4）ST_{V1} 的特殊性　以往认为 V_1 导联 ST 抬高是 LAD 近端闭塞的表现。但近年来研究表明前室间隔右侧正常由 LAD 第一间隔支和 RCA 圆锥支双重供血，当圆锥支较大保证了该区供血，V_1 导联可无 ST 段抬高；反之 ST 段抬高预示圆锥较小未能达到该区。

（5）V_{3R} 和 V_{4R} 导联 ST 段抬高分析　多与下壁 AMI 并存，示 RCA 近端闭塞引起右室并下壁 AMI；偶见与广泛前壁 AMI 并存，且 V_1、V_{3R}、V_{4R} 的 ST 段抬高的程度逐次降低，可能为 LAD 近端闭塞的特殊表现（圆锥支小，右室前支影响）。

3. 左旋支及分支闭塞　左旋支解剖变异度较大（分左优势和右优势型）及侧支循环影响，心电图预测符合率低（56%）。钝缘支闭塞可出现：高侧壁（后侧壁）AMI；非优势型 LCX 近端闭塞：可出现后侧壁 AMI 可向心尖扩展；优势型近端闭塞：后侧壁、下壁 AMI，可并左后分支阻滞；优势型远端闭塞：下壁 AMI（不伴右室 MI）。

4. 右冠脉及其分支闭塞　可引起下壁和右室 AMI，可伴房室阻滞（AVB）、左束支阻滞（LBBB）和左后分支阻滞。

右冠脉闭塞部位分析　①RCA 近端（右室支发出之前）闭塞：产生大面积右室（V_{3R} ~ V_{8R}）及下壁 AMI，临床常出现右心衰竭、血压下降；②中段（右室支发出之后—十字交叉之前）闭塞：常有一定右室缺血、坏死（V_{6R}、V_{7R}）和下壁 AMI，临床多无右心衰竭表现；③远端（后降支）闭塞：下壁 AMI。

5. 下壁 AMI 的梗死相关动脉分析　下壁 AMI 多为（80% ~ 90%）由 RCA 闭塞引起，亦可为 LCX 闭塞引起，少数为 LAD 闭塞引起，是梗死相关动脉心电图分析的难点。注意分析 ST_{III}/ST_{II}，侧壁导联 I、aVL，前壁导联 ST_{V1-V3} 及 ST_{V3}/ST_{III} 和 ST_{V2} 与 ST_{aVF} 关系，右胸导联和侧后壁导联等均有助分析。

（1）II 与 III 导联 ST 段抬高：$ST_{III}/ST_{II} > 1$（伴 I 导联 ST 压低）多为 RCA 病变；$ST_{III}/ST_{II} \leqslant 1$，多为 LCX 病变。Anderson 等在一组 MI 死亡患者进行病理研究中发现在下壁 AMI 中 $ST_{II} \geqslant 1mm$ 伴 III/II > 1，诊断右室 MI 的敏感性 63%，特异性 88%，阳性预测值 91%，阴性预测值 54%。因 RCA 近端致右室 AMI，使反映右下电活动的 ST_{III} 抬高明显，其抬高的程度与右室受累的程度和范围相关。

（2）侧壁 I、aVL 导联 ST 段：在下壁 AMI 中 I、aVL 导联 ST 段下移多见于 RCA 闭塞，其诊断敏感性 97.5%，特异性 93.9%；而 I、aVL 导联 ST 段无下移或抬高者，多见于 LCX 闭塞，诊断敏感性 54.5%，特异性 75%。

（3）胸前导联 ST_{V1-3} 及与下壁导联 ST 抬高的关系　Lew 等在对下壁 AMI 胸前导联 ST 段改变机制研究中指出，下、后壁 AMI 趋于产生"镜像"性 V_1 ~ V_3 导联 ST 段压低；RVI 趋于使胸前导联 ST 段抬高。当下壁 AMI 伴 RVI 时使 V_{1-3} 导联压低幅度减小，甚至可抬高（大面积 RVI）。并指出 ST_{V2} 下移/ST_{aVF} 抬高 $\leqslant 50\%$，对诊断 RCA 近端闭塞的敏感性 78%，特异性 91%。Tsuka 等指出在下壁 AMI 患者

V_1 导联 ST 段抬高支持 RCA 近端闭塞伴 RMI。反之胸前导联 ST 段明显压低多见于 LCX 病变，V_3 导联 ST 段压低与Ⅲ导联 ST 段抬高的比值是判断下壁 AMI 相关动脉的良好指标：LCX 闭塞时最高 （ > 1.2），RCA 远端闭塞时次之 （1.2 ~ 0.5），RCA 近端闭塞时最低 （ < 0.5），其敏感性分别为 84%、84%、91%，特异性分别为 95%、93%、91%。

（4）右胸导联和后侧壁导联：V_{3R} ~ V_{8R} 的 6 个右胸导联 ST 段抬高 ≥ 1mm 对诊断下壁 AMI 并 RVI 均有价值。Anderson 等研究进步表明，右室外侧导联 V_{5R} - V_{7R} 优于右中胸导联 V_{3R}、V_{4R} （V_{6R} 和 V_{7R} 特异性和阳性预测值均达 100%） 可能与其远离左室，受左室心电向量影响较小有关。但 V_{4R} 导联 ST 段抬高 ≥ 1mm 提示右室心肌损害超过 25%，对判断 RCA 近端病变有重要价值 （敏感性 100%，特异性 82%，准确性 92%）。下壁 AMI 伴侧壁 V_5、V_6ST 段抬高或后壁 V_7 ~ V_9 导联 ST 段抬高 （V_{4R} 压低） 支持左旋支病变。

（5）并缓慢性心律失常：窦房结的供血 60%、房室结 90% 来自 RCA，当下壁 AMI 并房室阻滞、窦房阻滞和窦性停搏时，多为 RCA 病变。

（6）急性前壁心肌梗死并下壁导联 ST 段抬高：多为前降支病变。

总之，冠状动脉闭塞部位与心肌梗死定位间有良好的相关性，可以用心电图无创分析 IRA。在 IRA 心电图分析时要求：①必须熟练掌握 AMI 的心电图、冠脉解剖及供血有关知识；②在分析中应注意：MI 区内导联间的相互关系 （如Ⅱ与Ⅲ，V_1 ~ V_3，V_1 ~ V_{4R} 等 ST 段抬高）、对远离区的影响 （如下壁 AMI 时：Ⅰ、aVL 及 V_1 ~ V_3 导联 ST 段）、各部位之间的连带关系和有特殊意义的心电图改变 （间隔性 q 波的消失、过缓性心律失常） 等均有助 IRA 分析；③要客观对待分析结果：冠脉血管及其分支分布和相对优势个体差异较大，侧支循环和多支病变相互影响均会影响分析的准确性，要客观的对待分析结果。

（刘仁光）

急性心肌梗死 ST 段抬高形态和诊断误区

以往临床上根据心电图出现病理性 Q 波，ST 段移位及 T 波改变，将心肌梗死分为急性期、亚急性期和陈旧性心肌梗死三个时期，但近年来发现，在本病早期多不能显示心肌梗死的典型心电图变化，往往只有 ST - T 改变，其中 ST 段抬高是急性心肌梗死（AMI）的最早期心电图表现之一，ST 段抬高特性和呈规律性演变过程是诊断 AMI 的重要标准。为此，本文论述 AMI 时各种形态 ST 段抬高特性和易发生诊断的误区，以冀提高急性心肌梗死心电图识别能力，使之及时诊断，早期治疗。

急性心肌梗死时，心电图上出现 ST 段抬高可呈不同形态异常（图 7 - 3 - 1），如新月形（scoope appearance），弓背形（dome shaped）、斜直形（oblique straightening patterns）及墓碑形（tombstoning）和巨 R 波形（giant R waves）。在具体判断时应注意抬高幅度、形态并结合 T 波的改变综合分析。

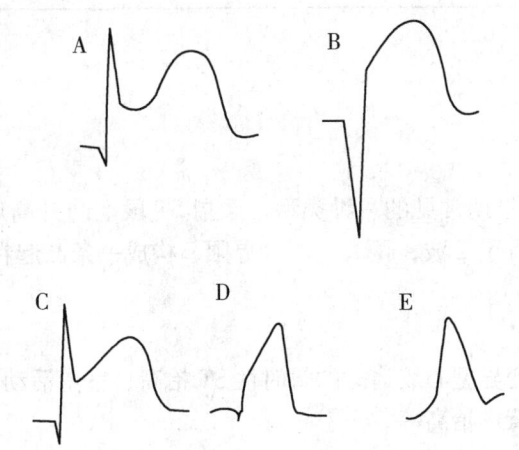

图 7 - 3 - 1　急性心肌梗死 ST 段抬高类型
A：凹面向上形；B：弓背形；C：斜上形；D：墓碑形；E：巨 R 波形。

一、新月形 ST 段抬高

（一）心电图表现特性

新月形 ST 段抬高，亦称 ST 段凹面向上形抬高（upward concave ST elevation）（图 7 - 3 - 1A）。此型心电图改变可持续数小时至数周，抬高幅度 1 ~ 10mm，常伴有对应导联的 ST 段下移，尤以在急性下壁心肌梗死时更多见。其原因与引起 ST 段抬高的损伤电流有关，为一种心电现象，即是真正的对应性改变。但近年来经冠脉造影和放射核素扫描研究发现在对应性变化的区域存在着心肌缺血[1]，如急性下壁心肌梗死患者伴有前侧壁对应性 ST 段下移者，2 周内冠脉造影发现梗死面积大，多数患者伴有左前降支病变和前壁缺血。前壁梗死患者伴有下壁导联 ST 段下移者半数以上梗死面积较大和多支血管病变，死亡率高。

（二）判断误区

此型 ST 段抬高是急性心肌梗死最常见心电图改变，敏感性很高，但特异性不强，有许多情况可呈现此型心电图变化，诸如急性心包炎，早期复极综合征，机体低温，电击复律术后，颅内出血，高钾血症。此外，左室肥厚及左束支阻滞可见右胸导联 ST 段抬高。急性心肌炎（右胸导联）、原发性肥厚性心肌病（胸前导联）、肺源性疾患（右胸导联和下壁）的 ST 段抬高，偶见完全性右束支阻滞的终末

R 波酷似 ST 段抬高。在具体判断 ST 段抬高的病理意义时, 尚需排除心电图描记基线不稳定及电极接触不良所致的人工伪差。

此型心电图表现最容易与急性心包炎和早期复极综合征混淆, 应特别注意鉴别 (表 7 - 3 - 1)。

表 7 - 3 - 1 急性心肌梗死心电图表现与急性心包炎、早期复极综合征的鉴别

	急性心肌梗死	急性心包炎	早期复极综合征
ST 段形态	凹面向上或凸面向上抬高	凹面向上抬高	凹面向上抬高
PR 段偏移	无	有	无
异常 Q 波	有	无	无
T 波倒置	ST 段抬高伴随着 T 波倒置	于 ST 段正常化后出现倒置	无
分布导联	分布在梗死相应导联	广泛	胸前导联为主
V_6ST/T 比例	不适用	>0.25	<0.25
演变时间	数小时~数天	数天~数周	数年
对应性改变	有	无	无

二、弓背形 ST 段抬高

(一) 心电图表现特性

弓背形 ST 段抬高是 AMI 早期常见的一种类型, 系指 ST 段上凸升高形似弓背形 (图 7 - 3 - 1B), 抬高的 ST 段下行时又平滑移行于 T 波, 两者无明确界限, 构成一条凸起在基线以上的弓状曲线故又称为单向曲线 (monophasic curve)。

(二) 判断误区

此型 ST 段改变易误判为变异型心绞痛时的暂时性 ST 抬高、室壁活动障碍时的持续性 ST 抬高及偶见高血钾时右胸导联 ST 段弓背形抬高等。

1. 变异型心绞痛 (prinzmetals variant angina) 变异型心绞痛是心绞痛一种变异, 可表现为 ST 段抬高酷似 AMI。然而, ST 段抬高持续时间短暂, 一般于心绞痛发作消失后, ECG 很快地恢复正常, 罕见超过一小时者, 且不出现病理性 Q 波及 T 波变化, 血清酶正常。倘若心绞痛发作后数小时仍有持续性 T 波高耸伴 ST 段抬高, 则应考虑演变为 AMI。变异型心绞痛一过性 ST 段抬高系反映着可逆性非梗死性穿壁性心肌缺血, 冠脉造影证实为冠脉痉挛所致。冠脉痉挛可累及单支或多支血管, ECG 表现能估测受累的冠状动脉, 如 $V_2 \sim V_3$ 导联 ST 段抬高, 高度预测左前降支冠脉痉挛; II、III 和 aVF 导联 ST 段抬高, 显示右冠状动脉或左旋支冠脉痉挛, 而 $V_5 \sim V_6$ 导联 ST 段抬高则缺乏特征性定位能力, 三条主要冠脉的分支痉挛均可有此表现。

2. 室壁运动障碍 (ventricular wall motion abmormalities) 心肌梗死后持续性 ST 段抬高意味着室壁运动异常或室壁瘤形成, 特别易见于前壁心肌梗死。据统计在左室壁活动严重障碍者约 40% ~65% 出现持续性 ST 段抬高。心肌梗死后持续性 ST 段抬高预测左室壁瘤形成具有高度特异性, 但敏感性不高, 有时, 胸前导联电极位置轻微改变可显示出明显 ST 段抬高, 如在常规电极位置描记 V_5 导联 ST 段几乎处在等电位线, 而高一肋间描记 V_5 导联则出现 ST 段抬高, 显示室壁瘤心电图表现。

3. 偶见高血钾时右胸导联 ST 段呈弓背形抬高易误诊为前间壁心肌梗死, 但在其他导联 T 波高尖有利于高血钾诊断, 可资鉴别 (图 7 - 3 - 2)。

三、斜直形 ST 段抬高

(一) 心电图表现特性

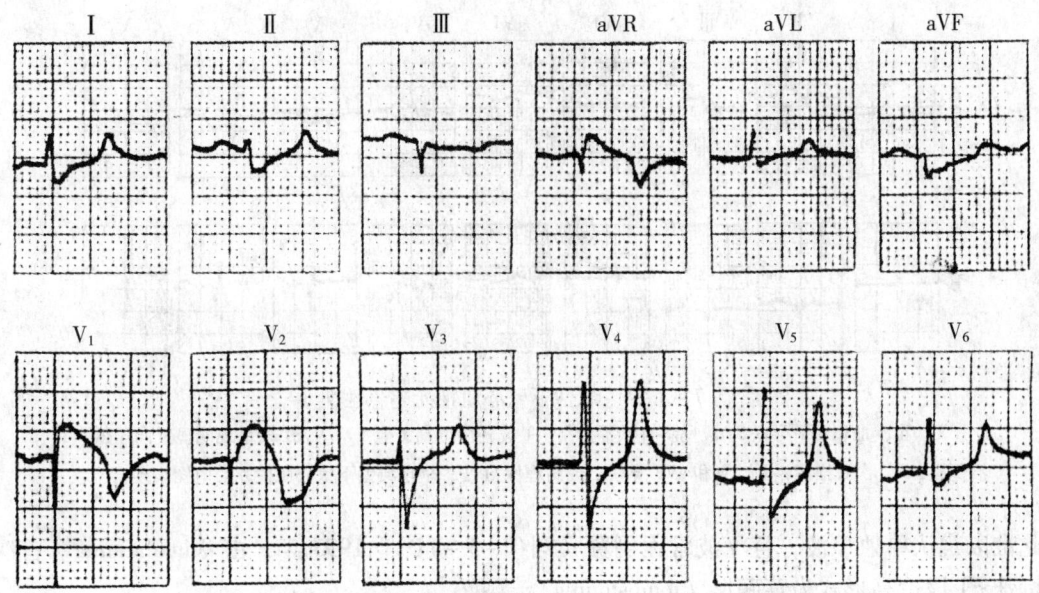

图 7 - 3 - 2　严重高血钾酷似前间壁心肌梗死心电图表现（血钾 8.1mmol/L）

V_1、V_2 ST 段明显弓背形抬高，易误诊为前间壁心肌梗死，但 $V_3 \sim V_6$ QRS 波明显增宽，T 波高尖有助于鉴别。

　　1975 年，Schamroth 根据心肌梗死的电学改变将它分为早期超急性损伤期（eatly hyperacute injury-phase）、充分发展期（fully evolve phase）和慢性稳定期（chronic stabilized phase）。超急性期典型心电图表现：T 波高耸、ST 段斜直形抬高和急性损伤性阻滞。

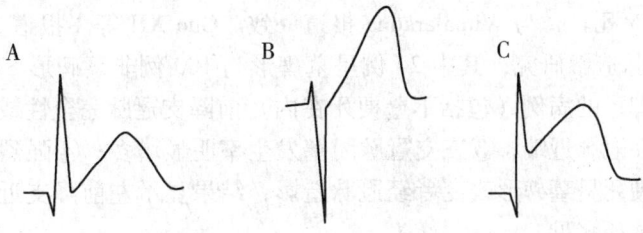

图 7 - 3 - 3　ST 段斜直形抬高

　　ST 段斜直形抬高最早迹象是正常凹面向上的 ST 段变直烫平（ironing out）、ST 段与 T 波正常连接角消失，难以察觉地移行到 T 波近肢，以致二者不易区分，此时 ST 段可无明显移位，但间接地使 T 波变宽。继之，变直的 ST 段显著升高，T 波仍然直立，因而 T 波显得较前更为宽大（图 7 - 3 - 1C、图 7 - 3 - 3）。

　　（二）判断误区

　　有时，此型心电图改变，ST 段上移程度很轻，T 波微小，仅 ST 段呈斜直状，这种改变多见于 Ⅱ、Ⅲ 和 aVF 导联极易漏诊，但往往在相对应的导联上可呈现明显反向改变（图 7 - 3 - 4），可资鉴别。因此，在具体判断 ST 段斜直形抬高时应着重注意 ST 段呈斜直状，至于 ST 段抬高与否并非必备条件。

四、墓碑形 ST 段抬高

　　（一）心电图表现特性

　　急性心肌梗死早期可见一种特殊心电图表现，其 ST 段向上凸起并快速上升高达 8 ~ 16mm 之间，凸起 ST 段顶峰高于其前的 R 波，R 波矮小，时限狭窄通常 < 0.04s，抬高 ST 段与其后 T 的升肢相融

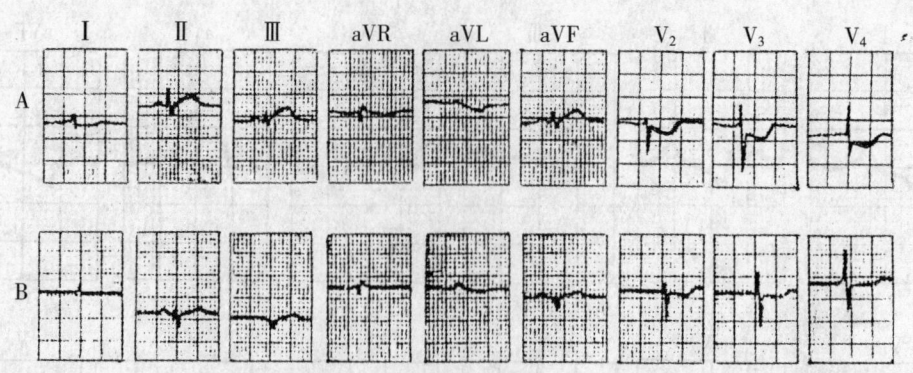

图 7 - 3 - 4　急性下壁心肌梗死超急性期

A、Ⅱ、Ⅲ和 aVF 导联 ST 段呈斜直状不抬高，T 波轻微增高，但 $V_2 \sim V_4$ ST 段呈现明显向压低，T

波倒置；B、次日描记，Ⅱ、Ⅲ和 aVF 导联出现病理性 Q 波，呈现典型下壁心肌梗死心电图表现。

合，因此难以辨认单独 T 波，且 T 波常无倒置（图 7 - 3 - 1D）。1993 年，由 Wimalaratma[2]首次报道，并称此特殊 ST 段抬高形式为墓碑形（tombstoning）。

墓碑形 ST 段抬高是 AMI 早期或超急性期严重心肌损伤的表现形式[3]，以老年人发生率高。经临床观察呈墓碑形 ST 段抬高者均发生透壁性心肌梗死，入院 1 周内并发症多、泵衰竭、严重心律失常、完全性房室传导阻滞、束支阻滞、心梗后心绞痛及心肌梗死扩展明显增多，死亡率显著增高。提示此种心电图改变可作为判断 AMI 预后的一个独立指标。如 Wimalaratma 报道 63 例 AMI 中呈墓碑形者 6 例，呈普遍性 ST - T 改变者 57 例，前者住院头七天内 4 例死亡，而后者仅 2 例死亡，经 Fisher 精确试验评定两者差异显著（$P = 0.001$），Huang J 等回顾性分析 605 例心肌梗死并随访 1～7 年，其中 71 例（11%）呈墓碑形者，左心衰竭、严重心律失常增多、心率变异性（HRV）降低、运动试验 ST 段抬高发生率高，头 2 年内 11% 死亡，与 Wimalaratma 报道一致。Guo XH 等[4]报道 124 例 AMI 24 小时内心电图表现及后来进行冠脉造影研究，其中 24 例呈墓碑形与 100 例非墓碑形 ST 段抬高进行比较分析，结果显示：①所有呈墓碑形的病例（包括下壁梗死在内）前降支冠脉完全性或部分性闭塞；②左前降支病变严重且多半发生在冠脉近端；③三支冠脉闭塞发生率明显增多；④强烈提示前壁心肌梗死发生率高。作者结论：心肌梗死呈墓碑形改变者经冠脉造影，结果显示左前降支近端严重狭窄，往往伴有多支冠脉病变，以前壁梗死多见。

（二）判断误区

墓碑形 ST 段抬高的判断，主要在于对图形认识，现引证 1993 年 Wimalaratma 首次报道墓碑形 ST 段原始图形（图 7 - 3 - 5），可从两个角度理解这个刺激性名词。①ST 段向上凸起并快速上升高达 8～16mm，r 波矮小，r 波时限通常 <0.04s，表示心肌损伤严重；巨大 Q 波表示部分心肌已有坏死性病理改变；终末 T 波未倒置表示心肌梗死时间尚处在早期。综上心电图表现，是一种急性心肌梗死超急性期严重心肌损伤的特殊表现形式，提示冠脉多支病变，梗死面积较大，易导致各种室性心律失常，预后不良，故命名为墓碑形；②心电图表现轮廓酷似墓碑状。从作者原始含义巨大病理性 Q 波是坟墓的墓碑，而 r 波微小，甚至看不清，不属墓碑。但国内杂志已发表资料中，往往以 R 波作为墓碑，而误判为急性心肌梗死墓碑形 ST 段抬高。故对此型的判断应深刻理解图形各波段含义，全面综合分析，既不要过左，也不能过右，要恰如其分做出正确结论，有利于拟定积极有效的治

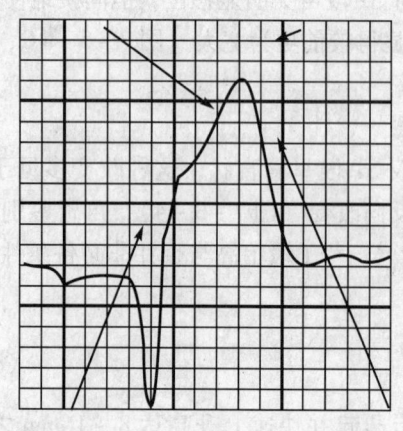

图 7 - 3 - 5　墓碑形 ST 段改变

疗措施。

五、"巨 R 波形" ST 段抬高

（一）心电图表现特性

1993 年 Madias[5,6]首次提出"巨 R 波形"（giant R waves，GRWS）ST 段抬高的概念。"巨 R 波形" ST 段抬高的心电图表现[7]（图 7 – 3 – 1E）：①QRS 波与 ST – T 融合在一起，ST 段呈尖峰状抬高或下斜，J 点消失，R 波下降支与 ST – T 融合浑然成一斜线下降，致使 QRS 波、ST 段与 T 波形成单个三角形，呈峰尖边直底宽的宽波，难以辨认各波段的交界，酷似"巨 R 波形"。Madias 称之为"巨 R 波形心电图综合征"（GRWS ECG syndrome）；②GRWS 常出现在 ST 段抬高最明显的导联，这与 ST 向量的方向不同有关，ST 向量指向缺血坏死区域的导联 ST 段抬得最高，最易出现 GRWS，而与心肌缺血坏死垂直描记的导联，ST 段偏移最小，R 波振幅变化亦小甚或正常；③急性心肌缺血损伤时，R 波增高的幅度变化范围很大，可以是轻中度增高，亦可形成 GRWS，需有缺血发作前心电图对照分析，才能准确判断增高幅度；④出现 GRWS 时，S 波减小，且 ST 段抬高与 S 波减小呈正比，凡 ST 段抬高最显著导联 S 波减小也最明显甚或消失，但在一系列心电图改变中，QRS 波起始向量不变，振幅变化不大；⑤ QRS 波本身时限可略增宽，QT 间期亦可相应轻微延长。

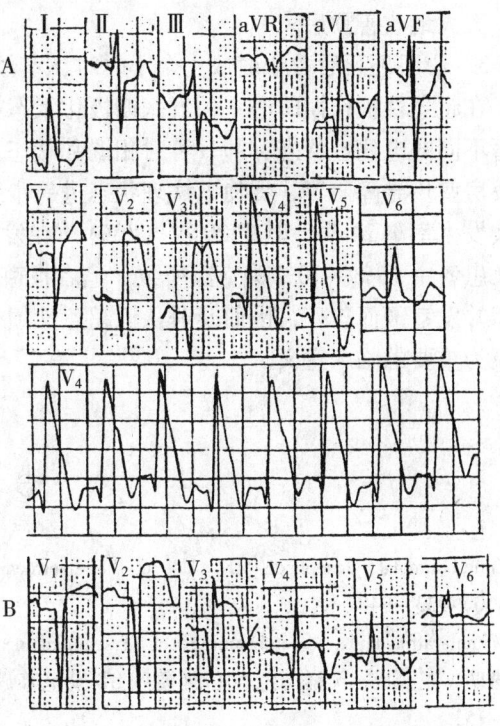

图 7 – 3 – 6　规则"巨 R 波形"心律酷似室速

A、前壁超急性期心肌梗死 V4 导联规则"巨 R 波"心律酷似室性心动过速；B、次日演变为典型前壁心肌梗死。

（二）判断误区

"巨 R 波形" ST 段抬高常见于心肌梗死超急性期，尤其是前壁心肌梗死，偶见于下壁心肌梗死，此外，还可见于心肌急性严重缺血时如不稳定型心绞痛、变异型心绞痛[8]、运动负荷试验、心房起搏及冠状动脉支架术（PTCA）术中。

出现 GRWS 时需与其他心电图异常鉴别，规则的 GRWS 连续出现时，特别当心率增快，P 波融合于前面 T 波中不易辨认，易误诊为室性心动过速或室上性心动过速伴束支阻滞或室内差异性传导（图 7 – 3 – 6），需要加以鉴别。如能同步描记 12 导联心电图并仔细分析不难判断，凡是室速或室上速者各个导联均见异常快速激动宽大 QRS 波，而 GRWS 仅见于病变受累导联，如在某一导联能辨认出 P 波或可见 R 波 ST – T 融合的切迹和一定弧度，则有利于 GRWS 的诊断。

六、临床意义

临床医师若能及时地识别和认识超急性损伤期心肌梗死的这些心电图改变，对早期诊断 AMI 和降低死亡率具有非常重要的临床意义，其重要性有：

1. 动物实验证明，超急性 AMI，此时如给闭塞的冠状动脉行急诊经皮冠状动脉介入术使相应心肌组织尽早恢复血流灌注，可以免除心肌坏死。临床上亦可观察到一部分不稳定型心绞痛患者具有超急期心电图改变，经积极治疗后可不发展为心肌梗死。

2. 对极早期心肌梗死患者及时治疗即使发生了心肌梗死，也可使梗死范围缩小，晚近研究认为，心肌梗死的缺血区与正常心肌之间存在着边缘区，即使是缺血区缺血程度也不均匀，此时虽然冠状动

脉有严重的供血不足，但心肌损伤仍处于可逆性阶段，如果早期采取有效措施，增加心肌供氧量，减少心肌耗氧量，则可保护边缘区，减少缺血区，缩小梗死面积，从而减少泵衰竭和严重心律失常的发生，大大地改善预后。

3. 心肌梗死后数小时或十余小时时，室颤的发生率高，若能及早诊断，采取有效措施将可降猝死率。在超急性损伤期时心室的舒张期极化状态有显著差异，并且在损伤组织与周围健康组织之间存在显著不同的电病理状态，即一种时相混乱状态，加之，损伤心肌内的传导延缓，引起损伤性传导阻滞以及房室传导障碍等，促使电病理状态进一步恶化，从而导致室颤发生。如 Lawrie 观察 600 例 AMI 患者共发生室颤 24 次，其中 20 次（80%）在发病后 4 小时内发生。Kortes 等指出，AMI 发病后 1 小时死亡患者中 15% ~ 30% 为室颤所致。笔者报道 53 例 AMI 的心律失常，其中 14 例死亡，多数亦为梗死早期并发室颤而猝死，因而及时认识超急性损伤期心电变化，对早期心肌梗死的诊断，治疗和预后有着极为重要的临床意义。

（吴 祥）

参 考 文 献

1. Zimetbaum PJ, Josephson ME. Use of the electrocardiogram in acute myocardial infarction. N Engl J Med, 2003, 348 (10):933 – 940.

2. Wimalaratma HSK. "Tombstoning" of ST segment in acute myocardial infarction. Lancet, 1993, 342:496 – 497.

3. 李昉，王久成，吴祥. 急性心肌梗死 ST 段呈墓碑形改变的临床意义，临床心血管病杂志，2003，19（3）:152 – 153.

4. Guo XH, Yap YG, Chen CT, et al. Correlation of coronary angiography with "tombstoning" clectrocardiographic pattern in patients after acute myocardial infarction. Clin Cardiol, 2000, 23 (5):347 – 352.

5. Madias JE. The "giant R waves" ECG pattern of hyperacute phase of myocardial infarction. A case report. J Electrocardiol, 1993, 26 (1):77 – 82.

6. Madias JE, Attari M, Bravidis D. Giant R – waves in a patient with an acute inferior myocardial infarction. J Electrocardiol, 2001, 34 (2):173 – 177.

7. 吴祥，蔡思宇. "巨 R 波形" ST 段抬高的特性及其临床意义，中华心血管病杂志，2004，32（8）:762 – 764.

8. 蔡思宇，刘慧玲，吴祥. 变异型心绞痛表现一过性宽大畸形 R 波心电图一例，中华内科杂志，2004，43（10）:727.

 # 急性心肌缺血再灌注有效性心电图

急性心肌缺血再灌注有效性心电图是指心肌血液供应完全中断一定的时间后，供血突然或逐渐恢复，发生心肌再灌注，使已出现各种功能障碍的心肌和缺血性损伤完全或部分恢复，或使部分濒死心肌细胞得到逆转，与之伴发的各种心电图表现。

临床及心电图医师早已熟知心肌缺血心电图的各种表现及特征，例如缺血性 T 波改变，损伤性 ST 段抬高，坏死性 Q 波及其演变等。也熟知心肌缺血心电图受到多种因素的影响，例如缺血的部位，程度，持续时间，有无缺血预适应等，这些因素直接影响急性心肌缺血再灌注有效性心电图的表现及演变。

一、急性心肌缺血早期再灌注治疗

1. 急性心肌缺血早期再灌注治疗的目的　是尽快恢复血流，挽救濒临坏死的缺血心肌，改善 AMI 患者的预后。心肌微循环的成功灌流为再灌注治疗的最终目的。

2. 心肌再灌注性治疗方法　急性心肌梗死（AMI）是导致冠心病患者死亡的最常见的原因。20 多年来，药物溶栓、急诊经皮冠状动脉介入（PCI 术）等灌注方法在 AMI 救治中得到广泛应用，并取得了良好的疗效。已成为 AMI 首选标准治疗。应用球囊扩张（PTCA）或支架置入，适应证广（90%），再通率高（冠脉血流能达 TIMI3 级的几率高达 70% ~ 90%），而且术后的急性再闭合发生率仅 5%（支架）。

二、心肌再灌注病理生理改变

冠状动脉突然闭塞后将发生相关心肌严重而持续的缺血，此时产生的心肌损伤分成两个阶段：

（一）可逆性损伤阶段

可逆性损伤多数发生在血流完全中断 30 分钟以内。血流中断 <5 分钟时，心肌处于可逆性损伤阶段，心肌灌注迅速恢复后，缺血心肌已形成的各种功能的损伤可以快速完全恢复，相当于"全或无"现象中的"全"。

当血流中断超过 15 分钟时，缺血造成的心肌功能障碍明显加重，此时，发生心肌再灌注时，已发生损伤的心肌细胞代谢、收缩、电、生化等功能障碍常需数小时、数天甚至更长时间才能完全恢复，这种心肌功能延迟恢复的现象称为心肌顿抑。

（二）不可逆性损伤

当严重而持续的心肌血供中断时间超过 30 分钟以上时，则可造成心肌细胞不可逆的缺血性、凝固性坏死。断流时间超过 90 分钟时，缺血区约 50% 的心肌坏死。超过 4 ~ 6 小时，仅有少数心肌存活。

此阶段发生的心肌再灌注可挽救部分濒死的心肌，能使缺血造成的损伤得到逆转。

另外，心肌缺血再灌注发生时，有其复杂性和多元性，如：

1. 发生急性心肌缺血再灌注之前，心肌缺血持续的时间不等、部位不同、程度各异。

2. 再灌注发生的状况不同：有的是突然血管再通，有的是逐渐发生血管再通。

3. 发生的再灌注程度也不同：有的为 TIMI2 级，有的为 TIMI3 级；

4. 心肌再灌注发生的临床谱不同：如有的为冠脉痉挛，有的是冠脉完全闭合后发生血栓自溶；有的是经再灌注治疗（溶栓、PCI 术）；有的采取急诊冠脉搭桥术。

由于心肌缺血再灌注发生时产生的临床影响不同，心肌梗死后侧支循环建立有时间上的差异，可

产生及时、有效的再灌注，出现心肌再灌注有效性心电图，少数病例也可发生再灌注损伤，出现心肌再灌注损伤性心电图。

三、急性心肌缺血再灌注的临床类型

急性心肌缺血再灌注包括三种临床类型：

1. 冠状动脉急性闭塞血栓自溶。

2. 冠脉痉挛解除。

3. 再灌注性治疗。包括药物溶栓、急诊经皮冠状动脉介入（PCI 术）等。

四、发生心肌再灌注的临床判断

1. 症状　胸痛症状 2 小时内完全或部分缓解 70% 以上。

2. 心肌酶学　CK – MB 的同工酶峰值提前到发病后 14 小时以内。总 CK 峰值提前到发病后 16 小时内。

3. 心电图　抬高的 ST 段在 2 小时内或相隔 30 分钟回降 50%。

4. 出现再灌注性心律失常。

以上 4 项指标满足 2 项（症状 + 再灌注性心律失常除外）时，预测心肌再灌注的特异性高达 100%，敏感性达 70%。

5. 冠脉造影 TIMI 分级评价心肌再灌注的程度：

0 级：为无再灌注

1 级：为有渗透而无灌注，造影剂只能渗透到闭塞的远端，这两级统称持续性冠脉闭塞。

2 级：为部分再灌注，造影剂以相对缓慢的速度充盈冠脉远端。

3 级：为完全再灌注，即冠脉血流完全恢复正常。

TIMI 2 级和 TIMI 3 级统称冠脉通畅。但目前认为：心肌再灌注达到 TIMI 3 级时才能明显降低患者的病死率，并使左室 EF 值得以改善，恢复心肌组织水平的充分灌注，达到理想的心肌再灌注的治疗目的。

6. 心肌微循环的灌注情况评估　血流 TIMI 分级是冠状动脉造影期间肉眼观察血流流速的半定量指标，观察者主观性强，所得结果差异性较大；然而，在实践中逐渐发现，约有 20% ~ 25% 的 AMI 患者梗死相关冠状动脉（IRA）的前向血流恢复到了 TIMI3 级，但其供血区心肌微循环却得不到充分灌注，表现为：无血流（no – reflow）或低血流（low – flow）现象。心电图表现为抬高的 ST 段在 IRA 再通后无明显下降，这类患者有较高的住院及远期心血管事件发生率。采取心肌声学造影、正电子发射断层扫描、心肌核素显像、冠状动脉内多普勒导丝等手段，可检测心肌微血管的灌注，揭示梗死相关血管血流达 TIMI 3 级患者中无复流和慢复流现象，然而上述方法的技术要求高、费用大、耗时长，不适于临床大规模应用。

五、急性心肌缺血再灌注有效性心电图

20 多年前，Branwald 和 Maroko 首次应用序列心电图观察 ST 段的回落来评价心肌组织水平有效的灌注，近年来这种方法已得到许多实验的证实，连续监测心电图 ST 段回落有利于判断再灌注的确切时间。因此，心电图是一种有效、无创的评价心肌微循环灌注、预测病死率的指标。目前多数学者认为：AMI 时心电图 ST 段的改变主要是反映心肌而不是心脏表面冠状动脉的血流，AMI 再灌注治疗后 ST 段所提供的预后信息超过了单纯的冠状动脉造影。因此要重视心电图在评价心肌灌注中的作用。

（一）急性心肌缺血再灌注有效性心电图表现

1. ST 段改变　ST 段的变化在一定程度上能反映心肌组织微循环是否得到有效的血供。抬高的 ST 段迅速回落是判断急性心肌梗死后冠脉再通的很重要的指标，对于 ST 段多长时间回落及回落多少临床

诊断意义最大，但目前还没有统一的意见。

Richardson SG，等研究的显示：抬高的 ST 段迅速回落 2mm 以上及 T 波降 3mm 可作为血管再通的指标，其敏感性为 67%，特异性为 26%。

Hogg 等人的研究结果：抬高的 ST 段回落 50% 可以作为血管再通的指标，其敏感性为 93%，特异性为 67%。

Saran 等人的研究结果则显示：溶栓治疗 3h 后 ST 段下降 25% 能更好地反映冠脉再通的情况。

2004 年 Schroder 提出用单导联 ST 段回降的最大比率（STR）评价再灌注疗效及预后：应用时选择 ST 段抬高最明显的导联，计算再灌注治疗 90min 后 ST 段回降的最大比率 ［STR =（再灌注前 ST 段抬高值 - 再灌注后 ST 段抬高值）/再灌注前 ST 段抬高值 × 100%。

STR ≥ 70% 时表示血流完全恢复，堵塞的罪犯冠脉完全再通，心肌组织水平的微循环得到有效再灌注。

STR < 50%（下壁 < 20%）表示血流无恢复，提示再灌注治疗不成功，堵塞的冠脉未能再通或虽然再通，心肌组织水平的微循环未得到有效再灌注。

介于二者之间时属于血流部分恢复，心肌组织水平的微循环得到部分恢复。

但也有报道用此指标判断冠脉再通有一定的局限性，即用 ST 段迅速回落能较好地判断冠脉再通，

用连续监测心电图的方法观察 ST 段动态演变，其 ST 段迅速回落对确定冠脉再通的意义更大。

国内周国丽等通过分析急性心肌梗死抬高的 ST 段下降幅度，评价溶栓治疗过程中 ST 段改变对患者心功能的预测价值。他分析 96 例 ST 段抬高型急性心肌梗死患者，入院后行溶栓治疗，并计算溶栓后 2h 内 ST 段抬高振幅总和（ΣSTE）的下降幅度。结果为溶栓治疗 2h 后，ΣSTE 较溶栓治疗前下降大于 50% 时，患者自觉胸痛症状消失，心功能得到较好保护。而 ΣSTE 较治疗前下降小于 50% 时，患者心功能不同程度受损。认为：ST 段抬高型急性心肌梗死的患者经早期溶栓治疗后，其抬高的 ST 段下降幅度可作为心肌血供能否恢复的间接预测指标，从而能较准确地反映心肌再灌注情况及预测心功能状态。

目前我们一般使用的标准为：开始溶栓的 2h 内或任何一个 30min 间期的前后比较，抬高的 ST 段回落 ≥ 50% 提示冠脉再通。

及时有效的心肌再灌注可使抬高的 ST 段迅速回落，即再灌注治疗开始后 2 小时内或相隔 2 小时或相隔 30 分钟，抬高的 ST 段回降 ≥ 50%。再灌注治疗后 ST 段回降 > 2mm，或再灌注治疗 3 小时内，抬高的 ST 段下降 > 25%，都属于 ST 段迅速回降（图 7 - 4 - 1、图 7 - 4 - 2）。

对于 ST 段变化轻微或者 ST 段无明显变化的患者也不能完全否定冠脉已经再通。需要密切观察患者临床症状的改善，结合 TIMI 分级进行判断。

少数患者，及时有效的再灌注性治疗后，ST 段无变化或再抬高，属于再灌注性损伤。

再灌注治疗后 ST 段再抬高的问题：再灌注治疗成功后，患者 ST 段不回落反而升高，此种现象称为 ST 段再抬高。

日本落合正彦等人对行冠状动脉内血栓溶解疗法（ICT）成功并对心肌梗死后 1 个月证实梗死相关血管（左前降支）开放的 29 例急性前间壁心肌梗死进行了研究。将再灌注后胸前导联的 ST 段抬高 0.1mV 以上定义为 ST 段再抬高，ST 段再抬高持续 60min 以上者叫做持续性 ST 段再抬高（图 7 - 4 - 3）。结果是：ST 段回落组心肌梗死后 1 个月心功能较好，持续性 ST 段再抬高组心功能恢复较差，一过性 ST 段再抬高组心功能恢复亦良好。

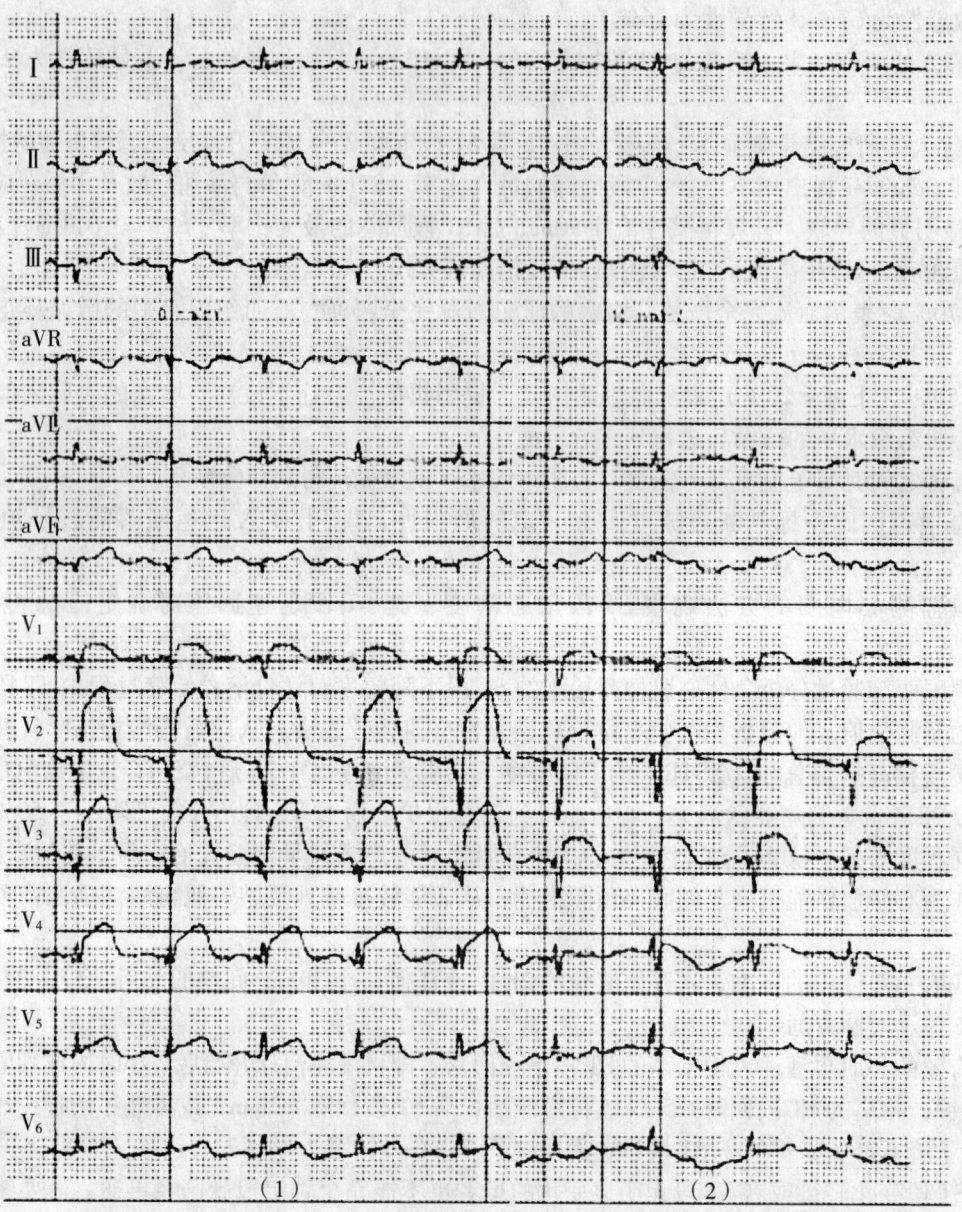

图 7 - 4 - 1　急性前间壁心肌梗死溶栓后再通，ST 段回降大于 50%

　　他对行直接 PTCA 治疗成功的并在 3 个月后造影无再闭塞的急性前间壁心肌梗死患者进行了研究。结果发现，持续性 ST 段再抬高组 1 个月后即出现明显的左心功能不全，3 个月后有加重的倾向，一过性 ST 段再抬高组与 ST 段回落组一样，心功能障碍程度轻，并且 3 个月时左室射血分数及左室前壁运动较 1 个月时增加。

　　根据我们的观察，在冠脉再通后出现 ST 段迅速回落，但很快又出现 ST 段再抬高，此类患者再抬高的 ST 段持续时间较短者，预后良好。而持续性 ST 段再抬高者，病变程度较重，即使达到 TIMI3 级，属心肌微循环灌注不良，提示广泛的微血管和组织损伤。再灌注治疗后 ST 段再抬高应与冠脉再通后发生急性再闭塞相鉴别。

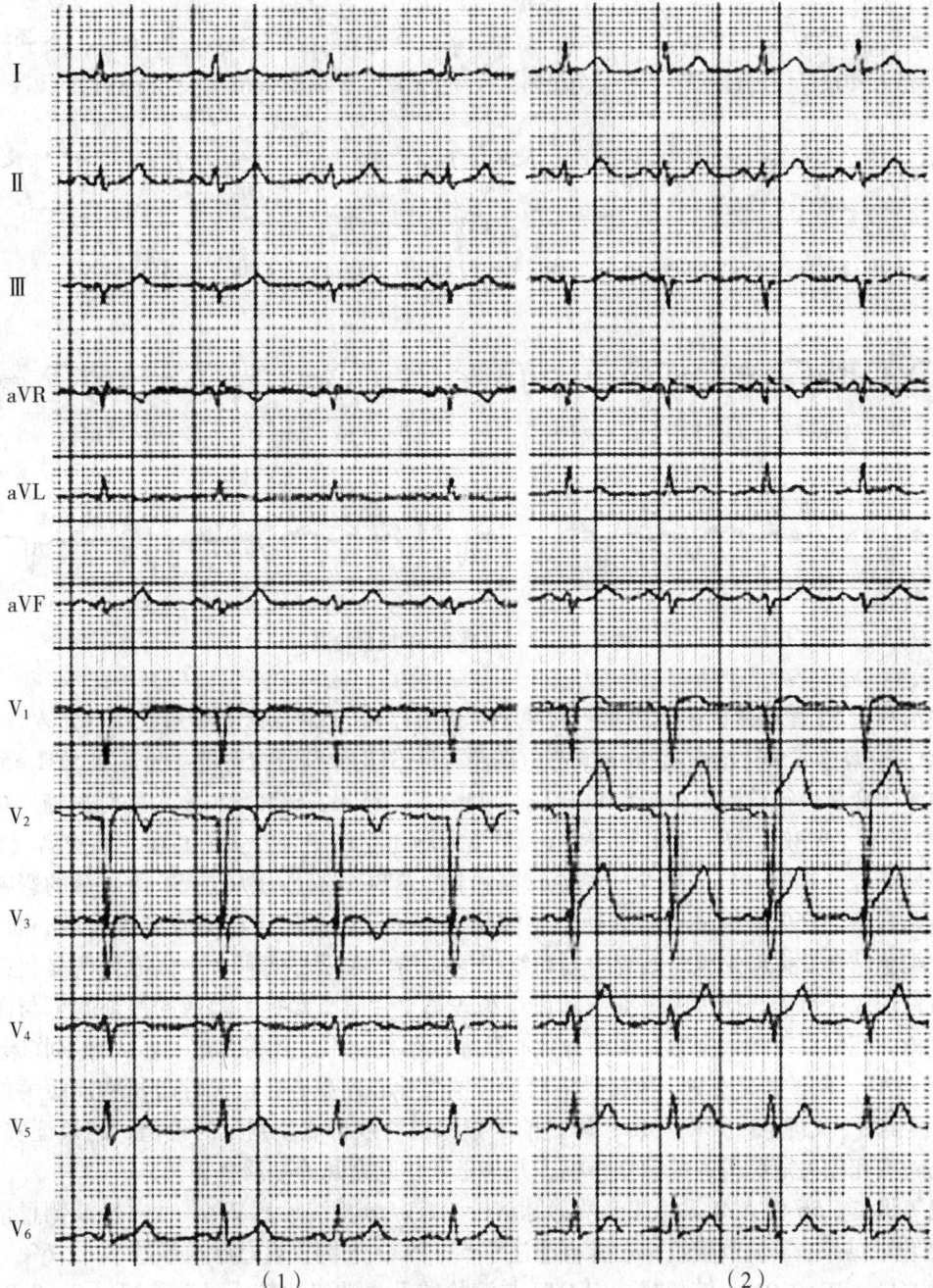

图 7-4-2　急性前间壁心肌梗死溶栓治疗中的心电图

①记录于心肌梗死 4 小时再通后 30 分钟，V_1、V_2 导联呈 QS 型，V_3、V_4 导联波减小，V_1、V_3 导联抬高的 ST 段降低，波倒置；②记录于心肌梗死发病后 3 小时。

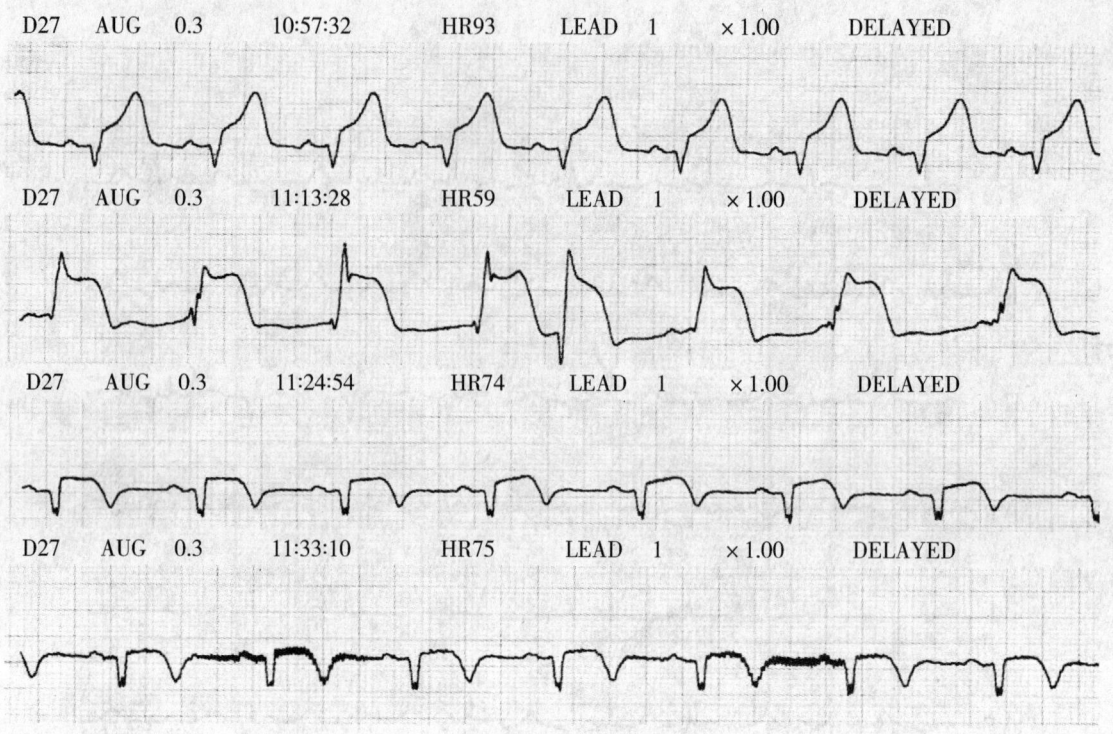

图 7 - 4 - 3 再灌注 ST 反常抬高

再灌注治疗后 ST 段回落的影响因素：收集 114 例溶栓和 71 例急诊经皮冠状动脉介入（PCI）治疗的 AMI 患者，按溶栓或 PCI 治疗后 90 min 心电图单导联 STR 分别分为 STR <50% 和 STR≥50% 组，对临床资料中多个变量进行单因素分析和 Logistic 回归分析。结果：STR≥50% 入院时血糖（Glu）（P = 0.016）和白细胞（WBC）（P = 0.011）较低，单支冠脉血管病变者较多，高血压病史者（P = 0.033）较少，前壁梗死者（P = 0.011）较少。结论：高血糖、WBC、高血压病是 ST 段回落的影响因素。其机制是：高葡萄糖浓度促进内皮细胞表达细胞间粘附分子，后者促进粒细胞向再灌注心肌组织迁移，并通过与粒细胞结合发挥粒细胞对血管内皮和组织的损伤。在冠心病患者中高血糖明显促进血小板依赖性的微血栓形成，可能与促进内皮细胞和血小板表达 P - 选择素有关激活的白细胞可与血小板相互作用形成血栓，还可以直接堵塞微血管而导致心肌灌注不良，不过还需要进一步大样本临床试验证实。

2．T 波改变　有研究观察 967 例接受溶栓治疗的急性心梗患者，前瞻性分析胸痛缓解的时间、ST 段回降、T 波倒置、心肌酶（CK - MB）峰提前等指标对有效再灌注判定的价值，结果证实：24h 内 T 波倒置是反映梗死相关冠脉再通的独立指标，并与患者住院期间的存活率相关.

周文飞等报道：56 例 AMI 采用尿激酶静脉溶栓治疗，分析溶栓后 24 小时内 T 波倒置情况及溶栓前后 QTd 变化。结果：T 波倒置组：冠脉再灌注率 62.7%；未倒置组冠脉再灌注率 31.6%，两组比较有极显著性差异（$P < 0.01$）；溶栓成功组 QTd 与溶栓前及失败组比较，显著缩短（$P < 0.01$）。结论：AMI 静脉溶栓后 24 小时内 T 波倒置及 QTd 明显缩短可作为冠脉再灌注的重要观察指标。

Corbalan 等人提出：溶栓后 ST 段抬高的导联在 24h 内出现 T 波倒置 >1mm 是反映梗死相关冠状动脉再通的独立指标，并提出判断溶栓疗效可在不同时间采用不同的指标。即：早期（再灌注后 90min）观察 ST 段改变，12～24h 观察 T 波变化，均为判断有效再灌注的敏感而特异的指标。

我们观察急性心肌梗死患者溶栓成功后 3h 之内就可有 T 波幅度明显降低，溶栓后早期 T 波倒置的患者冠脉血流好，左室功能恢复快，预后良好。认为直立增高的 T 波幅度明显降低或 在 ST 段抬高的导联 T 波较快地（12～24 小时）出现倒置 >1mm 或 T 波呈冠状 T 或双向 T 波的演变比平素加速是急性心肌缺血再灌注有效性心电图表现之一。

3. QRS 波群变化 及时有效的心肌再灌注可对 QRS 波群产生多方面的影响。少数病例可阻止坏死性病理性 Q 波的出现，但对多数人而言，不能阻拦 Q 波的出现，但能加速 Q 波的出现和进展，Q 波的幅度可能减低，出现的导联数目减少，出现的时间可能有变化，Q 波推后出现者的左室功能将恢复的好，梗死范围小，院内死亡率低。急性心肌缺血有效的再灌注对 QRS 波群产生如下影响和改变：

（1）R 波消失的范围减小，形成 QS 波的几率下降，或消失的 R 波可以再次出现。

（2）病理性 Q 波不出现或加速坏死性 Q 波的出现和进展，Q 波的幅度可能减低，出现的导联数目减少，出现的时间可能有变化。消失的比例升高（心肌组织水平的微循环得到有效再灌注后 2 ~ 6 个月消失）。

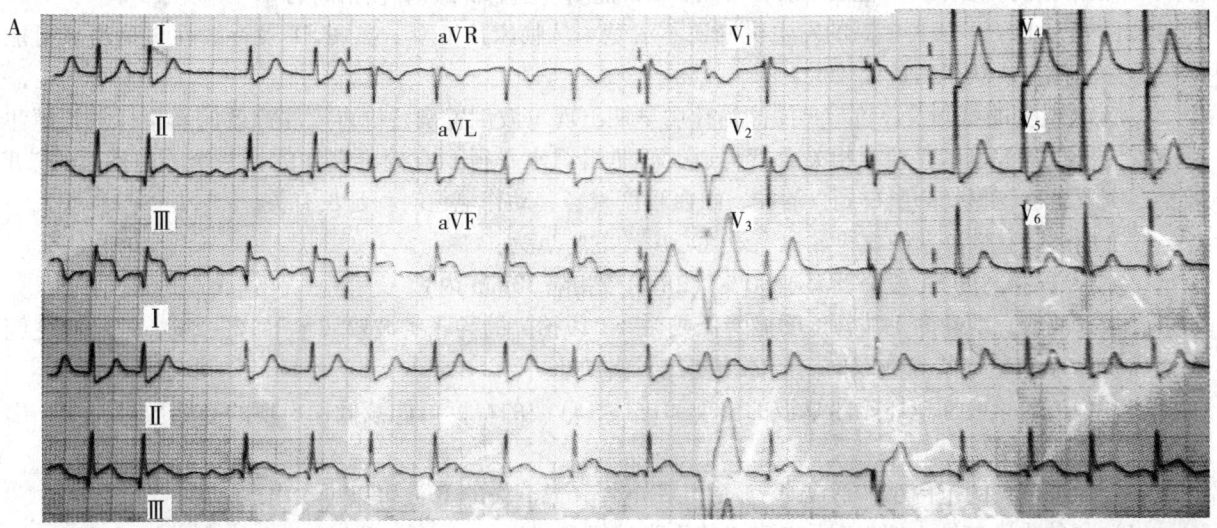

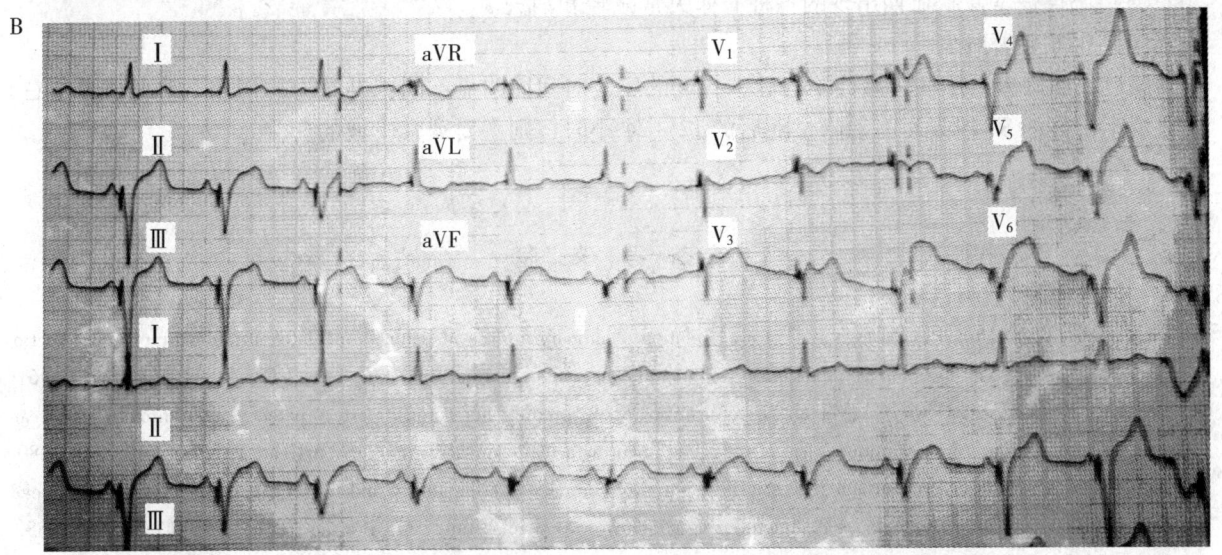

图 7 - 4 - 4 PCI 使 ST 段回降，Q 波出现加速，心律失常消失

A. 急性下壁心肌梗死患者，Ⅱ、Ⅲ、aVF 导联 ST 段抬高，Ⅰ、aVL 导联 ST 段降低，并有室性期前收缩出现；B. 急性前壁心梗患者，PCI 术后 1 小时，除 ST 段回降 T 波演变外，Q 波也较快出现，室性期前收缩消失。

4. 对已有心律失常的影响 急性心肌缺血时可出现的各种心律失常，如：快速室性心动过速、室性期前收缩、室颤，缓慢性心律失常如：三度房室阻滞、窦性停搏等。有效的再灌注性治疗能使缺血期出现的各种心律失常减轻和消失。与心肌再灌注损伤性心律失常恰好相反，心肌再灌注损伤表现为心律失常的出现和加重。

5. QT 间期离散度变化 Q - T 间期离散度（QTd）是指体表 12 导联心电图不同导联之间最长

（QTmax）与最短 QT 间期（QTmin）的差异程度，它克服了单导联测量 QT 间期的局限，反映了心室复极化的不均一性。心肌组织水平的再灌注是影响心肌复极均一性的重要因素，QTd 和心肌微循环灌注状态有相关性，因此认为心电图 QTd 和 ST 段回落速度可能是判断心肌微循环灌注状态的简易指标。

（二）急性心肌缺血再灌注有效性心电图改变的机制

1．ST 段改变的机制　动作电位平台期丧失学说的观点认为心肌缺血时 ST 段的抬高与心外膜 Ito 电流的增加有关。正常时，动作电位 2 相的跨膜离子流包括慢 Na^+ 内流，Ca^{2+} 内流和 K^+ 外流，跨膜的离子流几乎平衡而形成 2 相平台期，形成心电图无偏移的 ST 段。心肌缺血时，心外膜 Ito 电流增加，使 2 相的 K^+ 外流明显增加，引起心外膜心肌细胞的 2 相平台期消失，进而使心内膜、心外膜 2 相的电位差加大，形成 ST 段的抬高。心肌再灌注发生后，可减少心外膜 Ito 电流的增加，使抬高的 ST 段较快回降。

到目前为止，ST 段再抬高的发生机制还不清楚。从临床角度看，出现 ST 段持续性再抬高者可能从再灌注治疗中所获得的益处较少。

2．T 波改变的机制及评价　再灌注治疗后早期出现 T 波倒置是评价再灌注疗效的新指标。再灌注后 24h 内出现 T 波倒置是梗死相关血管再通、心肌组织水平得到有效再灌注的另一个心电图表现。T 波早期倒置可能与损伤心肌得到再灌注、缺血程度减轻、动作电位时程延长有关。

综上所述，急性心肌缺血再灌注有效性心电图的特点为：

（1）ST 段抬高的 ST 段降低大于 50%（2h 内或相隔 30min 内）。

（2）T 波直立增高的 T 波幅度明显降低或 在 ST 段抬高的导联 T 波较快地（12～24 小时）出现倒置 >1mm 或 T 波呈冠状 T 或双向 T 波的演变比平素加速。

（3）Q 波阻止或加速坏死性 Q 波的出现和进展，Q 波的幅度可能减低，出现的导联数目减少，出现的时间可能有变化。

（4）R 波消失的范围小，形成 QS 波的几率下降，或消失的 R 波可以再次出现。

（5）心律失常使缺血期出现的各种心律失常减轻和消失。

（6）QTd 显著减少。

急性心肌缺血再灌注再灌注治疗后，各波的反应时间段明显不同：再灌注的初期（1.5 小时左右）主要观察抬高的 ST 段是否有回降。随后的 12～24 小时，则主要观察 T 波的变化。

（陈清启　刘伯芹　杜　娟）

参 考 文 献

1．Richardson SG，Morton P，Murtagh JG，et al. Relation ofcoronary arteri – al patency and leftventricular function to electro-cardiardiographic chan – ges after streptokinase trentmentduring actemyocardial infarction. Am J Car – dio，l 1988，61：961.

2．HoggKJ，HornungRS，Howie CA，et al. Electrocardiographic predictionof coronary artery patency after thrombolytic treat-ment in acutemyocar – dial infarction：use of the ST segment as a non – invasive marker. BrHeart J，1988，60：275 – 280.

3．Richardson SG，Morton P，Murtagh JG，et al. Relation of coronary arterialpatency and leftventricular function to electrocar-diographic changes afterstreptokinase treatmentduring acutemyocardial infarction. Am JCardio，l1988，61（13）：961 – 965.

4．OchiaiM，IsshikiT，HiroseY，et al. Myocardial damage after successfulthrombolysis is associatedwith the duration ofST re – elevation at reper – fusion. Clin Cardio，l 1995，18：324 – 328.

5．陈清启等. 心电图学. 济南：山东科技出版社，2002 1，328 – 331.

6．郭继鸿. 新概念心电图. 第三版. 北京大学医学出版社，2007，10，128 – 135.

7．周国丽，邵芳. ST 段抬高型急性心肌梗死溶栓后心电图改变的临床意义. 临床心电学杂志，2007，16：181 – 182.

 **肺栓塞心电图表现及其诊断**

肺动脉栓塞症（肺栓塞）是国内外重要的医疗保健问题之一，不仅在西方国家其发病率颇高，在我国也不罕见，是临床各科，特别是心脏科和呼吸科经常遇到的疾病。肺栓塞诊断困难，误、漏诊率高，通常在 70%～80% 以上，有的医院可能更高，使多发病成为少见病。众所周知，肺栓塞的预后险恶，在美国死于肺栓塞的人数已超过急性心肌梗死或脑卒中的死亡人数，约 1/3 的患者死于突发性肺栓塞。但肺栓塞又是可以治疗的，只要及时诊断（2 周内）和正确治疗多数患者是可以治好的。患者的生命主要掌握在医师手中，如果医师，尤其是首诊医师，能有足够的肺栓塞诊断意识和技术水平，在有效的溶栓治疗或抗凝治疗时间窗内尽早做出诊断，给予相应的治疗，患者的预后就会乐观。否则，经过数周、数月甚或数年的周折、检查，虽最终做出了诊断，但最佳的治疗时机已被贻误，不仅给治疗造成很大的困难，也对预后带来极不利的影响。肺栓塞患者约 90% 是基于临床情况怀疑和诊断的，主要根据病史、症状、体征（特别是深静脉血栓形成的体征）及某些基本实验室检查，如 X 线胸片、心电图、超声心动图和血浆 D-二聚体等，其中心电图是必查的重要项目。早在 1935 年 McGinn 和 White 首先报道了肺栓塞的心电图所见，并发现急性肺源性心脏病经典的 $S_I Q_{III} T_{III}$ 图形。实践表明，肺栓塞心电图改变是一把"双刃剑"，用得恰当对肺栓塞的诊断颇有帮助，用得不当常是误诊为其他疾病，特别是冠心病的"陷阱"，因此要充分了解肺栓塞的心电图表现，从而掌握这一诊断肺栓塞常用并有价值的检查方法。

一、肺栓塞心电图改变的病理生理学基础

肺栓塞的病理生理学改变主要取决于堵塞的肺动脉大小，受累血管的截断面积、栓塞速度、原心肺功能、体液反应和血管内皮纤溶功能状态等。可以由 1～2 个肺段堵塞无任何血流动力学改变，到 15～16 个肺段堵塞，或骑跨血栓阻断肺动脉血流致猝死不等。由于病理生理学改变不同，临床表现各异，相应的心电图所见也多种多样。大致可分为急性肺栓塞、复发性肺栓塞和慢性栓塞性肺动脉高压，典型或不典型心电图改变。急性肺栓塞心电图改变的基础是栓子机械堵塞、神经体液激活（5-羟色胺、儿茶酚胺等）和肺动脉机械受体牵拉刺激，导致肺动脉压突然升高，急性右心室扩张和右心功能不全，右心室排血量下降，左心室前负荷减少，心室间隔左移，左心室充盈不足，心搏量下降，血压降低，冠状动脉灌注减少，引发心肌缺血。慢性栓塞性肺动脉高压心电图改变是基于长期右心室后负荷增加所致的右心室肥厚。复发性肺栓塞可能兼有右心室扩张和肥厚，多出现相应的急性肺栓塞心电图改变。典型心电图改变多由大块肺栓塞引起，不典型者或由非大块肺栓塞引起，或同时存在其他心血管疾病，或受药物治疗的影响。

二、肺栓塞心电图所见

（一）急性肺栓塞

急性肺栓塞患者约有 82% 出现急性右心劳损的心电图改变，可多达 28 项。常见的典型改变有：①心律失常（窦性心动过速、心房扑动、心房颤动、房性心动过速及房性期前收缩等）；②非特异性 ST-T 改变，右胸导联 T 波倒置；③QRS 电轴右偏、左偏及其他电轴改变；④$S_I Q_{III}$ 或 $S_I Q_{III} T_{III}$ 形；⑤右束支传导阻滞；⑥其他。急性肺栓塞的心电图也可以完全正常（10%～25%）。

1. 心电图改变

（1）窦性心动过速：是最常见的心律失常，心率通常在 100～125 次/分之间，>90 次/分对肺栓

塞的诊断可能就有意义。心率加快与心排血量生理需要增加有关。房性心律失常，特别是心房颤动（9%）和心房扑动也常见于急性肺栓塞，可能由右心房扩大引起，并可并存肺栓塞的其他图形改变，如 $S_I Q_{III} T_{III}$、右束支阻滞等。

（2）右束支阻滞：完全性或不完全性，发生率各家报道不一，低至 6%，高达 67%，比较可靠的数字约为 25%。有时右束支阻滞程度较轻，不表现在 V_1 导联上，而出现在 V_{3R}、V_{4R} 或 V_{5R} 导联上，其意义与 V_1 导联相似，因此肺栓塞做心电图检查必须记录右胸各导联。右束支传导阻滞可合并 ST 段抬高，V_{1-2} T 波直立，类似前壁或后壁心肌梗死图形。与肺栓塞有关的右束支阻滞经常是一过性的（图 7 -5 -1），随右心血流动力学好转、恢复而消失，也可持续数月以上。提示肺栓塞的右束支阻滞是非特异性的，非诊断性的。Petrov 分两组比较了 50 例急性肺栓塞动态心电图变化，一组为肺动脉主干大块肺栓塞，20 例；另一组为外周肺动脉栓塞，30 例；结果大块肺栓塞组新出现右束支阻滞 16 例，占 80%（完全性 10 例，不完全性 6 例），外周组未见一例，因此，认为新发生的右束支传导阻滞是肺动脉主干完全堵塞的标志。

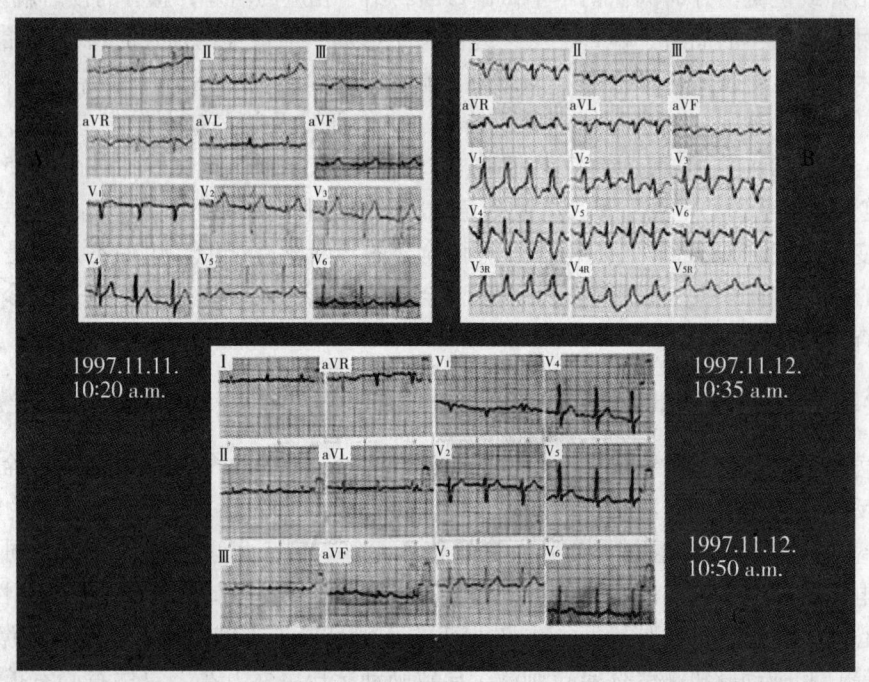

图 7 -5 -1 射频消融术后并发急性肺栓塞，心电图：完全性右束支阻滞
A：射频消融术前；B：射频消融术后并发肺栓塞时心电图示完全性右束支传导阻滞；
C：15 分后完全性右束支传导阻滞消失。

（3）QRS 波电轴：急性肺栓塞患者 QRS 波电轴可以呈现右偏、左偏或不可测电轴变化。典型的电轴改变多为右偏，但电轴左偏或正常者也不少见，其中有的可能与共存的其他心肺疾病或病情较轻等有关。

（4）P 波振幅增加：当 $P_{II} > 0.25mV$ 时，即所谓"肺型 P 波"，也可见于肺栓塞（2% ~30%），其发生可能源于右心房肥厚或右心房扩大。

（5）典型的 $S_I Q_{III} T_{III}$ 型：是急性肺栓塞常见而重要的心电图改变，但不是确诊性图形。其发生率为 15% ~25%，在著名的尿激酶肺栓塞试验（UPET）中仅发现 12% ~50%，我院为 61.5%。该图型的特征是第 1 导联出现 S 波或 S 波变深，第 III 导联出现 Q 波和 T 波倒置（图 7 -5 -2）。$Q_{III} T_{III}$ 图形也可扩展到 aVF 导联，也可合并下壁 ST 段轻度抬高。$S_I Q_{III} T_{III}$ 图形的出现反映急性右心室扩张，QRS 初始向量向右上偏移。也有作者提出，急性肺源性心脏病时 $S_I Q_{III}$（McGinn White）图形的短期现象可能是继发于左后分支缺血，一过性左后分支阻滞。$S_I Q_{III} T_{III}$ 图形诊断肺栓塞的敏感性约为 50%，有或无肺栓塞患者都可以出现该图型。通常持续时间不长，多在肺栓塞后 2 周内消失，也有持续时间较长者。

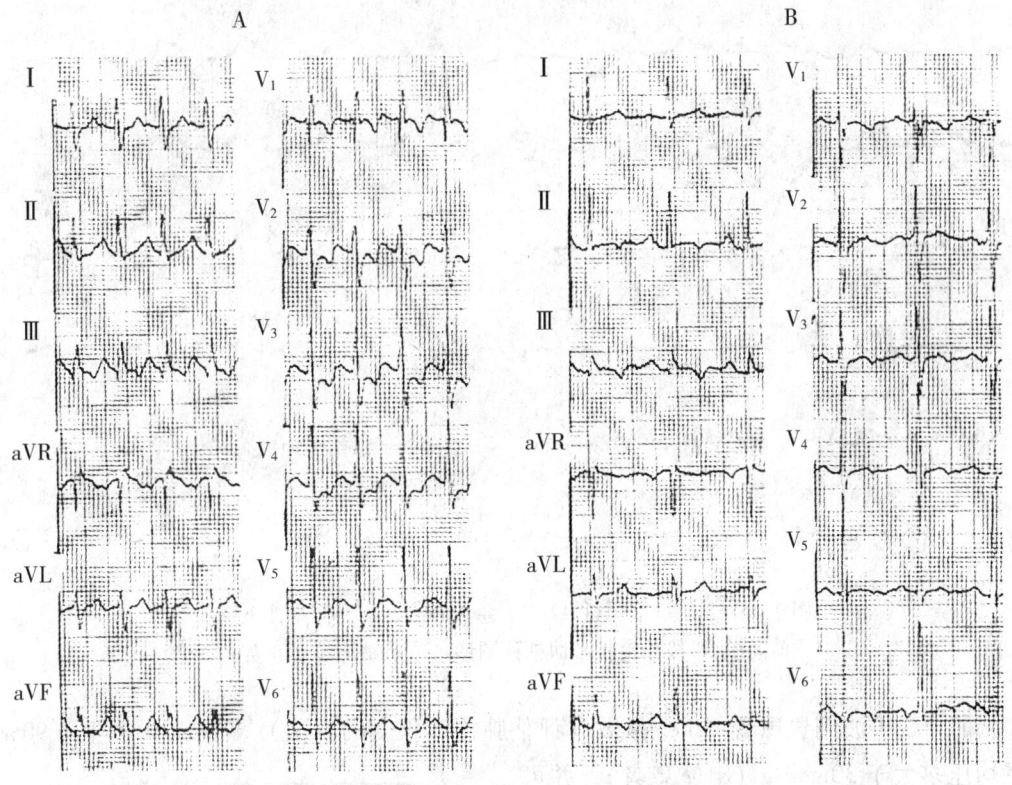

图 7 - 5 - 2　急性肺栓塞 $S_IQ_{III}T_{III}$ 心电图图形

A 图为溶栓前图形：窦性心动过速（心率 150 次/分），$S_IQ_{III}T_{III}$ 型，不完全性右束支阻滞，胸前导联
ST - T 改变；B 图为溶栓后第二天心电图：心率减慢至 86 次/分，$S_1Q_3T_3$ 仍存在，但 S1 变浅，不完全性右
束支阻滞变成 S_{V1} 上升支错折，胸前导联 ST - T 改变好转，表明急性右心室扩张减轻。

（6）其他 S 波改变：除典型 $S_IQ_{III}T_{III}$ 图形外，还有 $S_IS_{II}S_{III}$ 征（3S 征），发生率约为 25%，系急性右心室扩张额面平均向量指向右上象限所致。另外，反映 QRS 终末向量改变的其他 S 波异常有单纯 S_I 加深、粗钝、小错折。根据我们的统计，急性肺栓塞患者 S_I 平均电压为 0.19mV，文献报道达 0.15mV 即有诊断意义；I 和 aVL 导联 R/S 比值大于 1 或 R_{aVR} 变宽（70%），或 $S_{V1} \sim V_{3R-5R}$ 切迹、错折、粗钝、变宽（50%），结合病情动态观察也有助于诊断。

（7）ST 段改变：急性肺栓塞心电图既可出现 ST 段下降（33%），也可出现 ST 段抬高（11%）。ST 段下降程度一般较轻，较明显的下降可出现在前壁、下壁和侧壁各导联，其发生机制与肺栓塞引起的冠状动脉痉挛或其本身"劳损"引起的心肌缺血有关。ST 段抬高一般也较轻，多小于 1mm，常出现在 $S_IQ_{III}T_{III}$ 型时的下壁各导联，右束支传导阻滞时，右胸导联（V_1、V_2）也可出现 ST 段抬高。我们曾遇到一例酷似前间壁、下壁心肌梗死的 ST 段抬高患者（图 7 - 5 - 3），经冠状动脉造影证实冠状动脉。

（8）T 波改变：胸前导联 T 波倒置是急性肺栓塞最常见的改变之一（40% ~ 68%）。T 波倒置多出现在 $V_{1 \sim 3}$ 导联（50%），也可扩展到 $V_{4,5}$ 导联（13.6%），$V_{1,2}$ 导联出现 T 波倒置已有诊断价值。急性肺栓塞胸前导联的 T 波倒置多呈对称性，倒置的深度不等，笔者曾遇一例年轻急性肺栓塞患者，胸前导联 T 波倒置达 1.7mV（17mm）（图 7 - 5 - 4）。肺栓塞胸前导联 T 波倒置的深度由右向左逐渐变浅，与冠心病者不同。T 波倒置可在病后数天发生，与肺栓塞的严重程度有关，多为大块肺栓塞。Ferrari

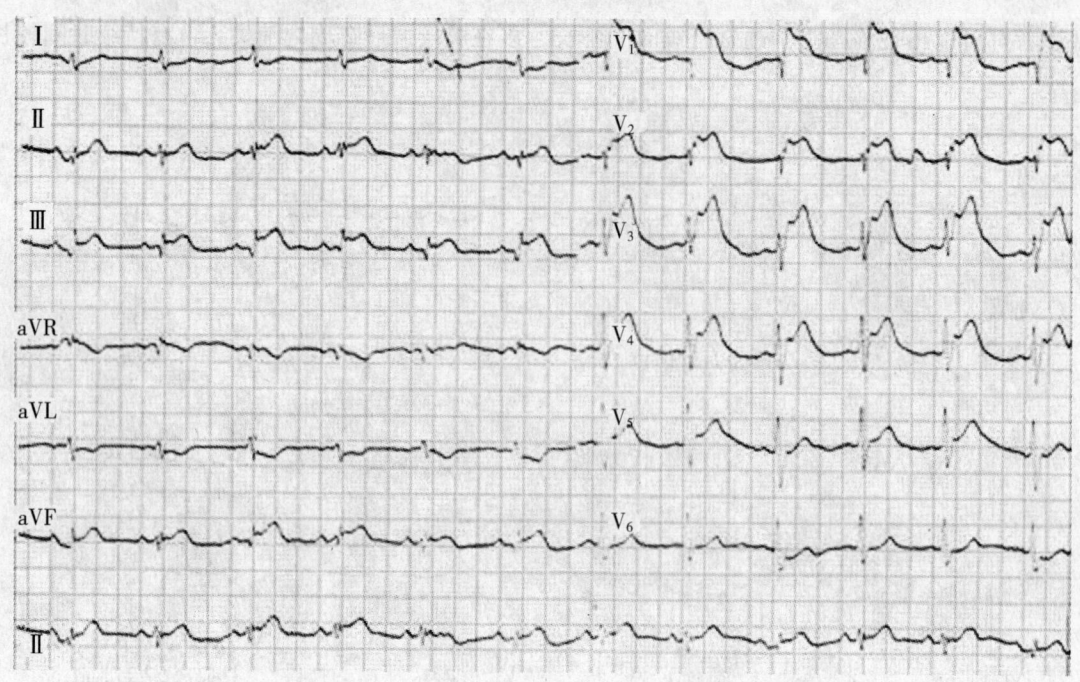

图 7 - 5 - 3　患者 男性 42 岁，急性肺栓塞，酷似急性下壁、
前间壁 ST 段抬高性心肌梗死图形（冠状动脉造影正常）

等发现，胸前导联 T 波倒置患者 Miller 指数（评估肺栓塞程度的方法）多在 50% 以上（90% 患者），
肺动脉平均压多大于 30mmHg（81% 患者），并可作为评价疗效的指标（如溶栓治疗）。关于急性肺栓塞 T 波倒置的机制尚不清楚，有人认为是由于迅速增加的右心室压力过负荷、右心室扩张引起的急性肺源性心脏病，导致严重的右心室缺血或儿茶酚胺 - 组织胺引起的心肌缺血所致；也有人认为是左束支传导阻滞引起的心脏记忆现象，或心外膜与心肌 M 区和心内膜与心肌 M 区间相反压力阶差（跨室壁复极离散度）所造成。

Kosuge 等研究了急性肺栓塞心电图 T 波倒置的预后意义，他们观察了 40 例急性肺栓塞的严重程度与入院心电图 T 波倒置导联数的相关性。根据 T 波倒置的导联数将患者分为三组：15 例 ≤ 3 个导联（轻症组），12 例 4 ~ 6 个导联（中症组）和 13 例 ≥ 7 个导联（重症组）。轻中重三组超声心动图右心功能不全的检出率分别为 47%、92% 和 100%（$P < 0.01$），住院并发事件率（包括死亡或因血流动力学不稳定需儿茶酚胺支持、心肺复苏或机械心血管支持）分别为 0%、8% 和 46%（$P = 0.004$）。根据多变量分析，表现有低血压和入院心电图 T 波倒置 ≥ 7 个导联者是仅有预测住院并发事件的独立因子。作者认为 T 波倒置的导联数可能是有用和简单的预测急性肺栓塞早期并发

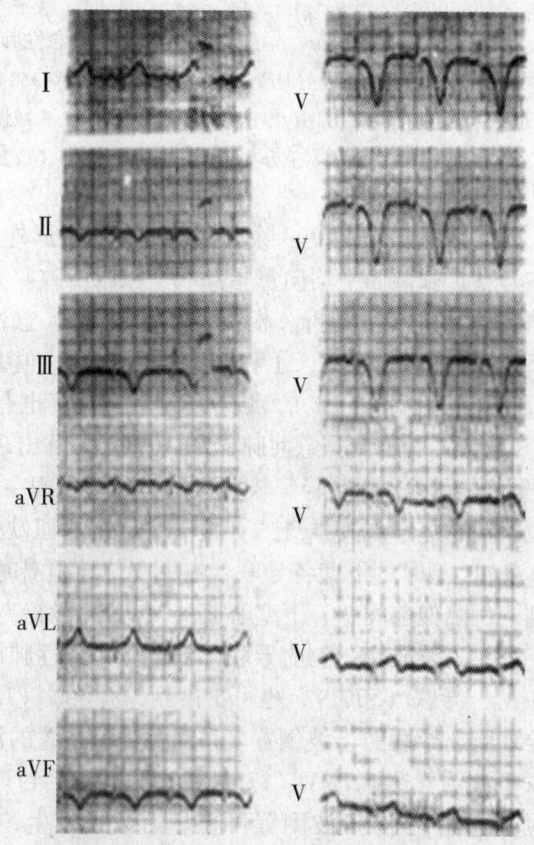

图 7 - 5 - 4　患者　男性　23 岁，突发急性肺栓塞，心电图示：$S_I Q_{III} T_{III}$ 型、胸前导联 T 波倒置明显（17mm）

症增加的危险因子。

（9）其他改变：急性肺栓塞除比较常见的一些心电图表现外，尚有一些少见的图形变化，如：①顺钟向转位（至 V_4 或 V_5）；②低电压；③V_1 R > S；④V_1 呈 QR 型；⑤Ⅲ导联 ST 段抬高；⑥右胸导联 ST 段抬高；⑦一度房室阻滞；⑧酷似心肌梗死图型；⑨左束支传导阻滞、左室肥厚等。

Sreeram 等回顾 49 例住院肺栓塞并发肺动脉压升高的患者，提出以下≥3 条者可能有肺栓塞：①完全或不完全性右束支传导阻滞伴 V_1ST 段抬高或 T 波倒置；②Ⅰ、aVL 导联 S > 1.5mm；③胸前 QRS 波群移行带左移至 V_5 导联；④Ⅲ、aVF 导联出现 Q 波，但Ⅱ导联缺如；⑤QRS 电轴右偏或不可测电轴；⑥肢体导联低电压，QRS < 5mm；⑦Ⅲ、aVF 或 V_{2-4} 导联 T 波倒置。

Iles 等研究了 229 例急性肺栓塞心电图评分预测肺灌注缺损的最大百分比，发现：①肺灌注缺损 < 30% 者心电图平均得分为 2.6 分；②缺损 30% ~ 50% 者为 3.2 分；③ > 50% 者为 5.3 分。心电图评分为③者预测肺灌注缺损 > 50% 的敏感性为 70%，特异性为 59%。心电图评分方法见表 7 - 5 - 1。

表 7 - 5 - 1　心电图评分方法

心电图特征	得分
心动过速 > 100 次/分	2
不完全性右束支传导阻滞	2
完全性右束支传导阻滞	3
TV_{1-4} 倒置	4
TV_1 倒置（mm）	
< 1	0
1 ~ 2	1
> 2	2
TV_2 倒置（mm）	
< 1	1
1 ~ 2	2
> 2	3
TV_3 倒置（mm）	
< 1	1
1 ~ 2	2
> 2	3
S Ⅰ	0
Q Ⅲ	1
T Ⅲ 倒置	1
S1Q3T3	2
总分（最高分 = 21）	21

Toosi 等分析 159 例经核素 V/Q 扫描或螺旋 CT 诊断的急性肺栓塞患者的心电图和超声心动图，比较了有无右心功能不全的 21 分评分心电图和 2 个主要终点（住院并发症或死亡），有右心功能不全的

患者心电图得分（$P < 0.001$）和住院事件（$P < 0.05$）明显较高。心电图得分≥3分者预测右心功能不全的敏感性、特异性、阳性和阴性预测值分别为76%、82%、76%和86%，预测住院事件和死亡的敏感性、特异性、阳性和阴性预测值各分别为58%、59%，60%、58%，16%、10%和89%、95%。作者认为，现行的心电图21分评分方法可较好地预测急性肺栓塞的右心功能不全，但预测住院事件是有限的，不过心电图得分<3分的患者其短期转归是比较好的。

Escobar等研究了644例急性症状性肺栓塞血流动力学稳定患者心电图所见的预后价值。前瞻性观察了血流动力学稳定的门诊肺栓塞患者，发现心电图异常是：①窦性心动过速（>100次/分）；②ST段或T波异常；③右束支传导阻滞；④$S_I Q_{III} T_{III}$型；⑤新发生的房性心律失常。结果，诊断后15天死于肺栓塞心电图异常者为5%，正常者为2%。多变量分析发现，急性症状性肺栓塞患者窦性心动过速和新发房性心律失常是预测肺栓塞预后不良的独立因子，但用于肺栓塞危险度分层上其有用性存在限制。

2. 急性肺栓塞心电图改变的时序性变化   急性肺栓塞心电图各项改变的发生率各家报道不一，除了与观察对象的病情可能不同以外，最重要的是心电图记录与发病不同时间有关。因为急性肺栓塞心电图变化具有明显的时序性特点，举例说明如下：患者男性81岁。一过性意识丧失10分钟，于2006年3月21日住北京良乡医院。既往史：高血压5年，脑梗死4年。增强螺旋CT证实：左、右肺动脉主干及左下肺动脉充盈缺损（中央型肺动脉栓塞）。给予低分子量肝素及华发林抗凝治疗。患者的系列心电图变化见图7-5-5。该例心电图时序性变化总结如下：①完全性右束支传导阻滞（短暂！）→②$S_I Q_{III} T_{III}$型及$S_{V1-V_{3R-5R}}$改变→③T波倒置→④q_{III}变成rS、SI变成R降支等电位线粗顿→⑤T波倒置持续→⑥T波倒置变浅、消失、直立。该例急性肺栓塞心电图时序性变化的意义是：①患者需多次做心电图，动态观察比较；②就诊时心电图可有一项或多项改变，不能求全；③注意心电图微小变化和残留变化；④注意合并情况的心电图反映；⑤治疗会影响心电图改变；⑥根据心电图改变可粗略推测病程；⑦任何心电图改变的解释都必须结合临床（本例可能合并有冠心病！）。

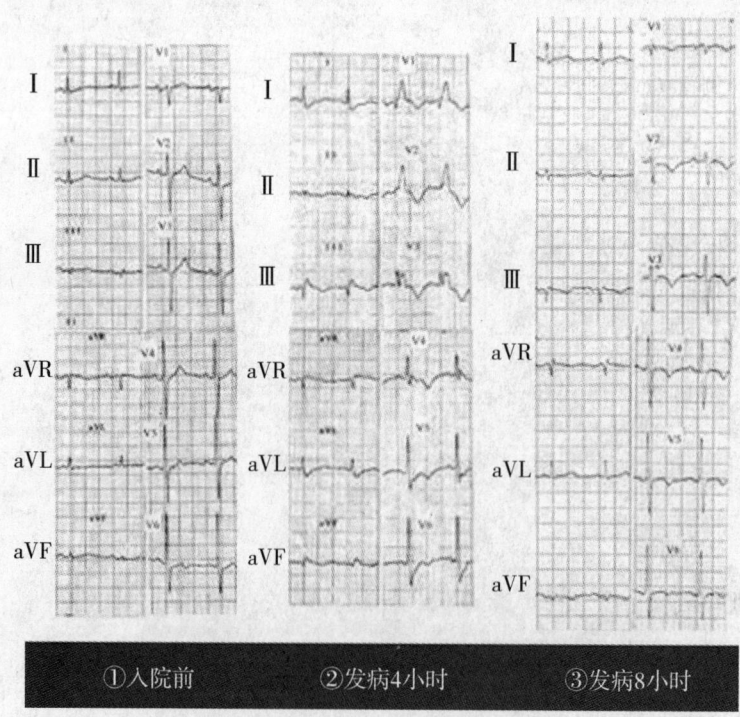

①入院前   ②发病4小时   ③发病8小时

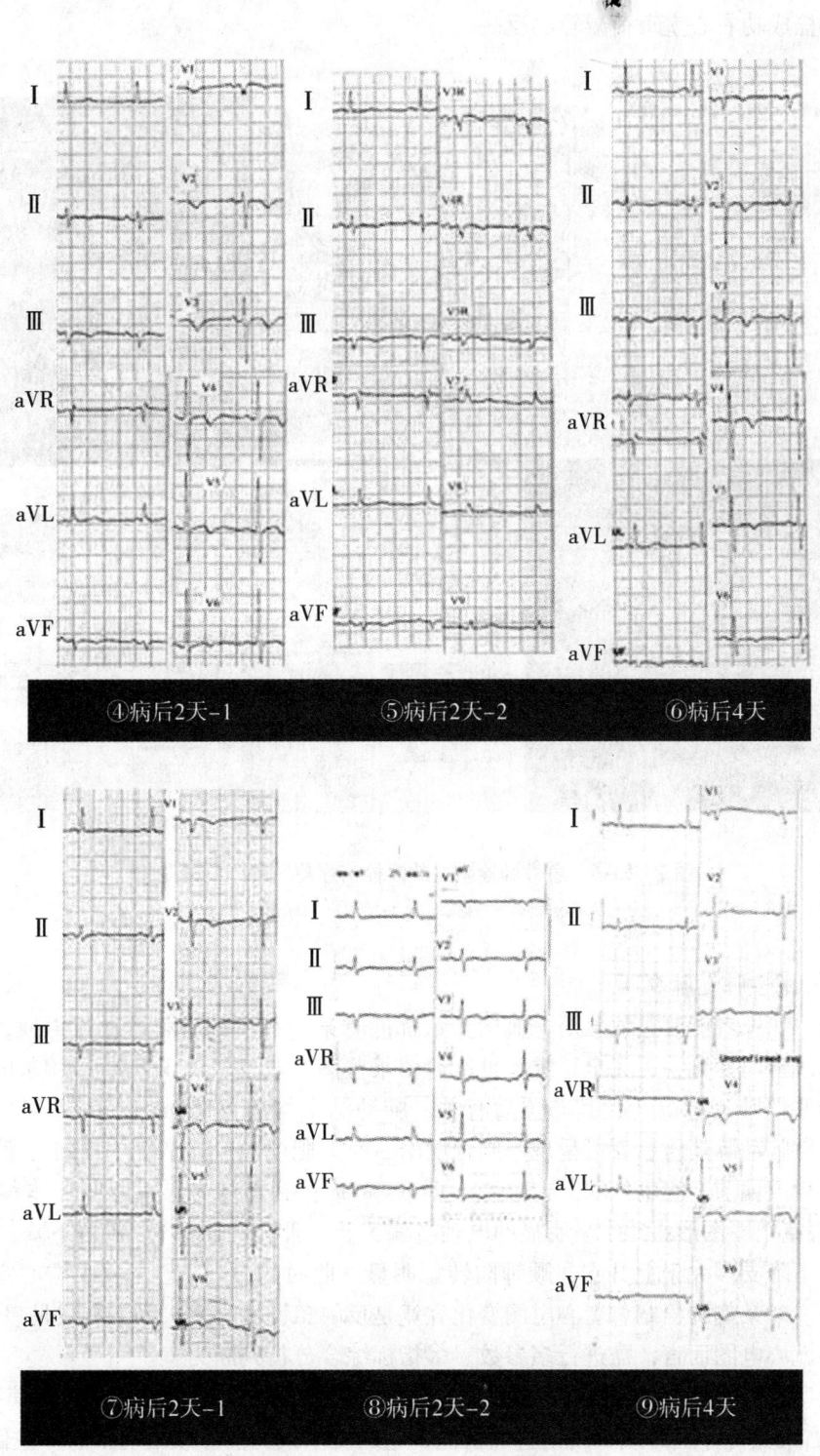

图 7-5-5 急性肺栓塞心电图的时序性变化（a-b-c）

3. 急性肺栓塞有效溶栓治疗后的心电图变化 溶栓治疗是急性肺栓塞重要疗法之一，在评价溶栓治疗疗效时，除症状、呼吸频率、心率等体征及实验室检查相应变化外，心电图也会发生改变。根据笔者的观察分析，有效溶栓治疗后，心电图主要变化有心率减慢，QRS 电轴左移，S_1 变浅，$Q_{Ⅲ}T_{Ⅲ}$ 好转，$Q_{Ⅲ}$ 变小、变窄或消失，右束支传导阻滞消失，SVI 加深，顺钟向转位减轻或消失。至于胸前导联 T 波的变化，不同于冠心病急性心肌梗死溶栓成功后倒置 T 波变浅或直立，而多是 T 波倒置加深（图 7

-5-6)，但少数也可倒置变浅或转为直立。溶栓好转后 T 波倒置加深的机制不清，但至少不意味病情恶化，可能是溶栓成功右心室负荷减轻的反映。

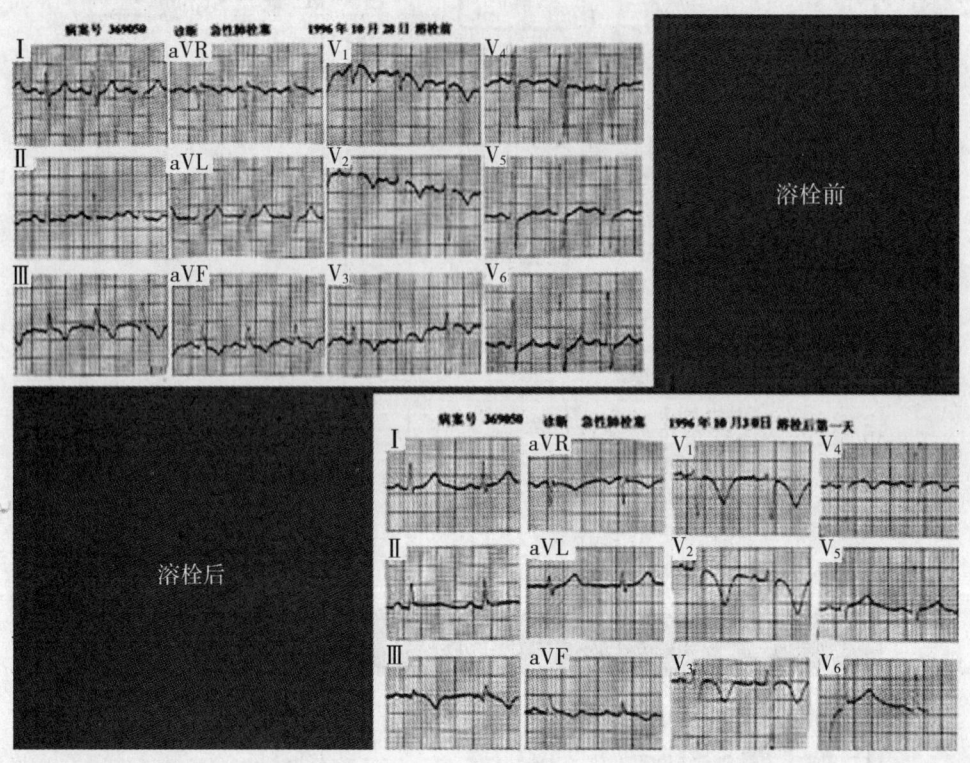

图 7-5-6 急性肺栓塞有效溶栓治疗前后的心电图变化

S_1 变浅，SV_1 变深、上升支切迹消失，右胸导联 T 波倒置加深。

（二）慢性栓塞性肺动脉高压

急性肺栓塞，如患者能渡过危急期，血栓多数都能有某种程度的溶解，血流再通，因此心电图也随血流动力学的改善而变化，可完全正常，也可遗留某些图形改变。约 3.1% ~5.0% 的急性肺栓塞患者发展为慢性栓塞性肺动脉高压，其与预后有关，肺动脉平均压 >30mmHg 者，3 年病死率达 90%。中重度慢性栓塞性肺动脉高压患者可呈现不同程度的右心室肥厚图形。从轻中度右心室肥厚 QRS 的主体向量环移向右后或偏前，心电图 V_1 导联呈 rS 形或 rsr′形；到重度右心室肥厚环体移向右前，V_1 呈 qR 形的典型右心室肥厚图形：通常呈明显的电轴右偏，Ⅱ、Ⅲ、aVF、$V_{1\sim4}$ST 段下降，T 波倒置明显，且不呈对称性，下降支多大于上升支，顺钟向转位明显。此时的 $Q_Ⅲ T_Ⅲ$ 已不反映右心室扩张，而是右心室肥厚的结果。对某例肺栓塞患者心电图变化究竟是反映急性右心室扩张，抑或是慢性右心室肥厚，除病程不同外，就心电图而言，需进行多参数、多指标综合分析判断为宜。

复发性肺栓塞心电图改变视原栓塞大小和再栓塞面积而不同，多数出现电轴右偏加重，再现 $Q_Ⅲ$ $T_Ⅲ$ 图形，V_1 示右束支传导阻滞或 S 波错折、粗钝，电压变小或胸前导联出现新的 T 波倒置或倒置加深等。也有报道可出现 QTc 延长、ST $V_{5,6}$ 下降，顺钟向转位和新的心律失常。

三、如何避免将肺栓塞误诊为冠心病

肺栓塞和冠心病都常发生于中老年人，二者的症状、生物标记物及心电图改变有不少相似之处，因此国内外文献多报道，肺栓塞最易误诊的疾病是冠心病（冠状动脉供血不足、非 ST 段抬高性心肌梗死、源于冠心病的猝死）。误诊为冠心病的最大陷阱是心电图改变，如 T$V_{1\sim4}$ 倒置，$Q_Ⅲ T_Ⅲ$ 型（有时波及到 aVF 导联），或伴有 ST 段抬高或下降。如不认真询问和分析病史，做全面体检，常将心电图改变

归因于冠心病引起，有的患者直到做完冠状动脉造影，结果正常时才想到肺栓塞的可能，再去做有关的检查，得以明确诊断。甚者有的冠状动脉造影正常，患者的症状未做进一步检查，就令其出院。

为避免将肺栓塞误诊为冠心病，就心电图而言，kosuge 等研究了急性肺栓塞与急性冠脉综合征间 T 波倒置心电图的差异。他们连续观察了 40 例经肺动脉造影（31 例，78%）、肺灌注显像（27 例，68%）或螺旋 CT（26 例，65%）检查确诊的急性肺栓塞（APE）患者和 87 例经冠状动脉造影证实的急性冠脉综合征（ACS）患者，这些患者的入院心电图均有 $T_{V1\sim4}$ 倒置。77 例（89%）ACS 患者病变血管是左前降支。对 APE 特异性心电图改变的有"肺型"P 波、$S_I S_{II} S_{III}$ 征、$S_I Q_{III} T_{III}$ 型、低电压及顺钟向转位。APE 患者 T 波倒置常见于 II、III、aVF、V_1 和 V_2 导联，而少见于 I、aVL 和 $V_{3\sim6}$ 导联（$P < 0.05$）。ACS 患者在 III 和 V_1 导联出现 T 波倒置者仅为 1%，而 APE 患者则为 88%（$P < 0.001$）。这些所见对 APE 诊断的敏感性、特异性、阳性预测值及阴性预测值分别为 88%、99%、97% 和 95%。作者认为 III 和 V_1 导联都有 T 波倒置对鉴别 APE 与有胸前导联 T 波倒置的 ACS 患者是简单而准确的心电图特征。另外，以下诸点对二者的鉴别可能更为重要：

1. 提高对肺栓塞的诊断意识，绝不能再认为在我国肺栓塞是一少见疾病。

2. 要注意寻找肺栓塞发生的诱因，70% 以上的患者是有诱因可查的。

3. 仔细鉴别"胸闷"是劳力性心绞痛，抑或劳力性呼吸困难；胸痛是缺血性心绞痛，抑或胸膜性疼痛。

4. 注意检查颈静脉，重症肺栓塞患者常可发现颈静脉充盈，而冠心病则少见。

5. 认真询问和检查双下肢深静脉血栓形成或血栓性静脉炎的病史和体征。

6. 肺栓塞患者胸部 X 线平片 72% 提示有肺栓塞征象，如区域性肺血减少，肺血分布不匀，或有肺阴影、胸腔积液等，而冠心病胸部 X 线平片多数正常，有心功能不全者，可显示肺淤血改变，与肺血减少或分布不匀不同。

7. 肺栓塞超声心动图显示右心室、右心房扩大，心室间隔左移，左室内径缩小，肺动脉压升高，与以左心室病变为主的冠心病截然不同。

8. 动脉血气检查，症状性肺栓塞患者多有 $PaCO_2$ 下降，pH 升高，PaO_2 下降或正常，$P_{A-a}O_2$ 增加，而冠心病除非合并肺淤血，一般血气正常。

当初步排除冠心病，疑及肺栓塞时，再进一步做肺栓塞的确诊性检查。

四、心电图诊断肺栓塞的价值在于紧密结合临床

尽管 82% 的肺栓塞患者心电图可出现改变，且图形改变之多达 28 种，但都是非特异性的，非诊断性的。然而若能将心电图改变与病情紧密结合，对肺栓塞的诊断却帮助很大。对一位有高危因素的患者，如制动（包括长途乘机或乘车）、骨折、外伤、手术、肿瘤等，突发劳力性呼吸困难，胸痛呈胸膜性，与呼吸、咳嗽有关，伴呼吸频率、心率加快，颈静脉充盈，下肢或盆腔深静脉血栓形成或血栓性静脉炎，胸部 X 线平片有提示肺栓塞的征象，动脉血气有改变等，此时上述"肺栓塞心电图表现"就具有重要的诊断参考价值。因肺栓塞患者有或无 $Q_{III} T_{III}$ 图形各占 50%，若能认真注意患者的病情，就不会将其诊断为下壁心肌梗死，而多考虑有肺栓塞的可能。另外，急性肺栓塞心电图改变多呈一过性、多变性，因此，当疑有肺栓塞时，如同心肌梗死一样，需一日数次做心电图复查，以便动态比较，特别要观察微小的 S_I、Q_{III} 和 S_{V1}、$V_{3R\sim V5R}$ 切迹、错折、粗钝等变化，有助于肺栓塞的诊断。

肺栓塞是一较难识别的疾病，诊断比较困难，确诊的方法有赖于肺动脉造影、CT 肺动脉造影、磁共振肺动脉造影、核素肺显像等。而心电图检查是一柄"双刃剑"，为使其成为对肺栓塞诊断有用的工具，要在提高对肺栓塞诊断意识的基础上，对心电图的解释必须紧密结合病情和其他实验室检查所见，作全面分析、综合判断，走出肺栓塞心电图诊断的误区，提高其自身诊断价值。

（程显声）

参 考 文 献

1. Heit JA. The epidemiology of venous thromboembolism in the community. Arterioscler Throb Vasc Biol, 2008, 28：370 -372.

2. Scott RC. The S1Q3 (McGinn White) pattern in acute cor pulmonale：A form of transient left posterior hemiblock？Amer Heart J, 1971, 82 (1)：135 -136.

3. Ferrari E, Imbert A, Chevalier T, et al. The ECG in pulmonary embolism, predictive value of negative T waves in precordial leads - 80 case reports. Chest, 1997, 111 (3)：537 -545.

4. Ullman E, Brady WJ, Perron AD, et al. Electrocardiographic manifestations of pulmonary embolism. Am J Emerg Med, 2001, 19 (1)：514 -519.

5. Petrov DB. Appearance of right bundle branch block in electrocardiograms of patients with pulmonary embolism as a marker for obstruction of the main pulmonary trunk. Journal of Electrocardiology, 2001, 34 (3)：185 -188.

6. 程显声，等. 心电图在急性肺栓塞诊断中的应用. 中华心血管病杂志, 2001, 29 (5)：274 -276.

7. Yan Gan - Xin, Antzelevitch C. Cellular basis for the normal T wave and the Electrocardiographic manifestations of the long - QT syndrome. Circulation, 1998, 98 (3)：1928 -1936.

8. Livaditis IG, Paraschos M, Dimopoudos K. Massive pulmonary embolism with ST elevation in leads V1 - 3 and successful thrombolysis with tenecteplase. Heart, 2004, 94：e41.

9. Watanabe T, Kikushima S, Tanno K, et al. Uncommon electrocardiographic changes corresponding to symptoms during recurrent pulmonary embolism as documented computed tomography scans. Clin Cardiol, 1998, 21：858 -861.

10. Iles S, Le Heron CJ, Davies G, et al. ECG score predicts those with the greatest percentage of perfusion defects due to acute pulmonary thromboembolic disease. Chest, 2004, 125 (5)：1651 -1656.

11. Toosi MS, Merlino JD, Leeper KV. Electrocardiographic score and short - term outcomes of acute pulmonary embolism. Am J Cardiol, 2007, 100 (7)：1172 -1176.

12. Escobar C, Jimenez D, Marti D, et al. Prognostic value of electrocardiographic findings in hemodynamically stable patients with acute symptomatic pulmonary embolism. Rev Esp Cardiol, 2008, 61 (3)：244 -250.

13. Kosuge M, Kimura K, Ishikawa T, et al. Electrocardiographic differentiation between acute pulmonary embolism and acute coronary syndromes on the basis of negative T waves. Am J Cardiol, 2007, 99 (6)：817 -821.

心力衰竭时产生心律失常的基础

心力衰竭（心衰）是一个继发于各种不同心血管疾病的综合征。除去原有心血管疾病所具有的变化外，在结构方面并没有更特殊的病理解剖改变。心衰过程中常有心律失常出现，如心房和心室的期外收缩、房颤、短阵室速、持续性单形性或多形性室速、甚至室颤、猝死，大多由原来的病理基质，加上左室功能减退，再加身体内外环境变化、药物治疗等综合作用所引起的。这些非特殊的病理改变包括心脏的弥漫性间质纤维化、肌原纤维退行性变与心肌肥大等等，也可以影响到交感神经纤维，有些心脏部位失去神经，有些心肌细胞的 β 肾上腺能受体密度减少，有些心肌的缝隙连接（gap junction）减少[1]，干扰了细胞和细胞间的电传导，心脏细胞与细胞间耦联发生障碍[2]，有些心肌细胞的钠、钾、钙通道基因有突变[3]。这些变化导致心肌电生理异常，成为产生心律失常的基础。有时病变发生在窦房结或传导系统，使心动过缓。左室功能减退可使心腔内压力增加，心肌受到牵张。由于心肌不同部位受到负荷增加的影响并不一致，就使不同部位的心肌收缩和心肌电生理差异更大，促使心律失常发生[4]。左室扩大使二尖瓣反流，心房压力和容量被迫增加，激活离子通道，可触发心房颤动。牵张也可使传导减慢，复极离散度增加，有利于折返机制的形成。

一、心衰时心律失常的机制

可为折返、触发激动或自律性增高。触发活动可来自早期后除极，也可来自延迟后除极。

心脏的纤维化和存活的心肌并存，交叉共处，在心内心电图上形成碎裂、低振幅的心电波群，可以引起持续性的折返活动。如将可以诱发的室速和不可诱发的室速做比较，就会发现前者体内存在着更多的心肌间质纤维化。由于心肌的肥厚、扩大、纤维化以及各局部心肌缺血程度的不一致，都会使各局部心肌 QT 间期长短不一致，如遇到心率加快，则各 QT 间期的缩短也不同步，QT_C 离散度增加，心肌复极不均一，心电活动不稳定，容易形成折返性心动过速。在特发性扩张性心肌病患者，有时还会出现一种大折返环的室速，这就是由希氏束 – 普肯野系统所组成的折返环，由此可引发持续性单形性室速，称为束支折返性心动过速。

心衰时的心律失常可为早期后除极引起的触发活动所诱发。其机制是心室肌动作电位时程（APD）延长。动作电位 2 相延长引起早期后除极（EAD），原因为钾离子流的下调和晚钠离子流增多。钾离子流下调包括 Ito，Ikr，Iks，Ikur 均下调，致复极延长，APD 延长。晚钠电流（动作电位 2 期）在心衰的心肌中增加，可加重 APD 延长。Valdivia 对心衰犬与心衰人的心肌进行观察，比较其晚钠流（动作电位 2 相，L）与峰钠流（动作电位 0 相，P）的关系：正常犬 8 条（细胞 n = 16），其 L/P = 0.5 ± 0.1%；心衰犬 7 条（细胞 n = 12），L/P = 3.4 ± 1.4%；正常人 2 例（细胞 n = 4），L/P = 0.2 ± 0.1%；心衰人 3 例（细胞 n = 10），L/P = 2.4 ± 0.5%；显示心衰时晚钠电流是增多的[5]。此外，心衰患者如有交感神经高度兴奋，也会出现 2 相 Ca^{2+} 内流增加，引起 EAD 导致的触发活动。

延迟后除极（DAD）是心衰时发生室性心律失常的重要机制[6-12]。DAD 的发生和细胞内静息时 Ca^{2+} 超负荷有密切关系。后者导致一种异常离子流瞬时性内向离子流（transient inward current，I_{TI} 或 TI）的产生，这种振荡式的 I_{TI} 引发膜电位的振荡性变化，这就是 DAD。当 DAD 幅值增大到一定程度就引起异常的起搏活动触发活动。在兴奋—收缩耦联中，心肌细胞的收缩由钙瞬变引起，钙瞬变的幅值越大，收缩强度亦越大。在形成钙瞬变升支的增量中，来自 L 型钙通道和反向钠 – 钙交换体（NCX）内流的 Ca^{2+} 约占 10% ~ 20%，来自肌质网释放的占 80% ~ 90%。当胞质内 Ca^{2+} 浓度升高并与收缩蛋白结合引起心肌收缩后，Ca^{2+} 很快被运走，胞质内 Ca^{2+} 浓度迅速降低，形成钙瞬变的降支，引起心肌细胞舒张。降低胞质内 Ca^{2+} 浓度正常有四条途径：① 位于肌质网膜上的钙泵 SERCA2 将胞内 Ca^{2+} 重新摄回肌质网，所摄取之 Ca^{2+} 约占胞质内 Ca^{2+} 的 90%；②细胞膜上的钠 – 钙交换体（NCX）将胞质中的 Ca^{2+} 与细胞外的 Na^+ 进行交换，使 Ca^{2+} 外流，细胞内钙浓度降低；③细胞膜上的钙泵将胞质中 Ca^{2+} 泵出细胞外；④部分 Ca^{2+} 进入线粒体。心衰时肌质网释放 Ca^{2+} 的通道蛋白 Ryanodine receptor（RYR）发生变化。RYR 和"钙稳定蛋白"（FKBP12.6 或称 calstabin 2）分离，以致静息时亦有 Ca^{2+} 从 RYR 漏出，使舒张期 Ca^{2+} 浓度上升。再者，正常心脏在舒张期应由肌质网钙泵 SERCA2 将胞质中 90% Ca 重又摄回肌质网，心衰时肌质网 SERCA2 重摄取钙的能力下降，形成细胞内钙超负荷。为代偿 SERCA2 摄 Ca^{2+} 能力的减退，以免舒张期胞质内 Ca^{2+} 浓度增加，心肌细胞 NCX 的 RNA 及其蛋白水平均上调，促使细胞内 Ca^{2+} 排出细胞外。这种过分上调促使膜电位发生振荡，产生触发活动，在心房可以引起房颤，在心室可以引起室速。儿茶酚胺引起的多形性室速也和这种情况有关。再者，心衰时 I_{K_1} 通道下调，电流密度降低，由 I_{K_1} 所引起的静息膜电位去极化，引起膜电位不稳定。

二、心力衰竭时引发心律失常的诱因

除去上述基本原因外，心衰时容易出现心律失常的原因还有在于心肌电生理的环境可以在很短时间内发生变化，例如自主神经系统张力的改变，电解质紊乱，药物作用，血动力学变化，心肌缺血以及心肌代谢的影响等等。

1. 自主神经[13 14 15]　心衰时心排出量不足，减弱了压力感受器的传入信号，反射性地增加交感张力，降低迷走张力，血浆去甲肾上腺素度亦增加。通过下列机制，促使心律失常：①交感神经兴奋增加心率，由于心脏存在的病变，各局部心肌 QT 间期缩短不同步，心肌复极不均一；②去甲肾上腺素对心肌有毒，增加心肌电生理的异质性；③交感神经兴奋时心肌细胞内 Ca^{2+} 离子流量增加，促使细胞内 Ca^{2+} 超负荷；④交感神经和 RAAS 被激活后，促使水、钠滞留，钾、镁排出增加。血管收缩和心脏前后负荷的增加使心脏向着重构和纤维化的方向发展。

（2）电解质紊乱　心衰时利尿剂的应用，交感神经的兴奋和醛固酮分泌的增加造成低钾、低镁，是室速和猝死的危险因素。

（3）药物　如 I_A 和Ⅲ类抗心律失常药能延长 QT 间期，洋地黄类药物增加钙超负荷的机会等。

（4）血流动力学改变　血流动力学改变和心脏负荷的增加引起心脏牵张，可刺激张力激活性离子通道，引起心肌动作电位和不应期的异质性缩短，引起后除极和触发活动。

（5）缺血　缺血与组织缺氧产生的代谢产物会引起酸中毒，电解质紊乱，影响心肌的自律性、传导性和不应期。缺血的早期影响是 AP 平台缩短或早复极，使不应期缩短，这些变化在心脏各部位的不一致，引起复极离散度增加。

（6）心肌代谢的影响　心衰时心肌代谢的变化，特别是血液中游离脂肪酸（FFA）浓度的增高会引起心律失常。对于心脏性猝死，FFA 也有独立的危险性[16 - 20]。动物实验用静脉滴入 FFA 或用肝素使体内脂肪溶解以增加血 FFA 浓度，均可引起室性心律失常。相反，抑制脂肪组织的脂肪溶解，可减少心律失常出现。FFA 引起心律失常的原因可能来自下列四方面：①FFA 使心肌氧耗增加，特别在心肌缺血区氧耗更甚。在平时，心脏需要的能量有 70% 来自 FFA 的氧化，如 FFA 向心肌释放过多，则心脏能源取自 FFA 的也会增多。但由于来自 FFA 的氧化较来自葡萄糖的氧化需用更多的氧，造成心肌更大的氧耗，这在急性冠动脉综合征和心衰的患者就会促使心肌功能减退，氧耗的增加对正常心律起负面作用；②FFA 浓度增高后对心肌的离子泵、线粒体和细胞膜均有毒性。离子通道受到干扰，心肌细胞膜的电位不稳定；③血 FFA 水平增加后常出现血儿茶酚胺浓度增加和肾上腺能受体反应性的增加，显示 FFA 对交感神经有刺激作用，用肝素溶解脂肪组织也会出现同样现象。另一方面，心衰患者常有血儿茶酚胺和 NT – pro – BNP 浓度的增高，这二种物质都有促使脂肪组织内脂肪溶解和血 FFA 增高的活力。因此在心衰患者，儿茶酚胺和 FFA 之间就产生了互为因果的恶性循环，对心律失常的促进起到协同作用；④血 FFA 水平增高常见于代谢综合征，患者常同时有糖尿病、高血压、高血脂、肥胖、胰岛素抵抗以及反映全身性炎症反应的 C 反应蛋白增高，都会损伤心室功能和心血管内皮，炎症因子如 TNF - α 等有直接致心律失常作用。

三、心力衰竭与心率快慢

大量流行病资料阐明基础心率快是引起心衰患者总死亡率、心血管病死亡率与住院率增加的独立危险因子。CoMET 试验分析了服用 β 受体阻滞剂的 2599 例，在随机用药 4 个月后的观察中，发现心率 > 68bpm 较 < 68bpm 的患者心衰危险性增加（$P < 0.0001$）[21]。Kjeshus 等对急性心梗患者用 β 受体阻滞剂的观察也证实了静息时心率快慢与死亡率间有相关性[22]。Thachray 等分析 49 例对起搏器依赖的左室收缩功能减退（EF < 40%）患者，分成起搏心率 80bPm 和 60bPm 二组。虽然二组患者均服用同等维持剂量的 Carvedilol，但在开始后的 14 ± 13 个月随访结束时，快心率组的舒张末期与收缩末期之平均容量均扩大，LVEF 亦明显下降（$P = 0.002$），显示即使服用 β 受体阻滞剂，如不减慢心率就缺少保护左室功能的作用[23]。CIBIS Ⅱ 在慢性心衰患者中对比 1271 例 Bisoprolol 组和 1268 例安慰剂组，二组均有 1004 例患者为窦性心律。观察二组在试验开始时和二个月后心率与存活率、住院率之关系。按起始时心率将患者分为 ≤72bpm，72→≤84bpm 与 > 84bpm 三组，又按起始二个月后随访时的心率变化分为心率增加组、心率减慢≥0→ < 11bpm 组与心率减慢≥11bpm 组。结果显示，Bisoprolol 组心率下降最多，且与高存活率、低住院率均有相关。在起始时心率最慢的患者和用药后心率下降最多的患者预后最好[24]。

一般而论，静息时心率增快反映机体交感神经张力的升高和迷走神经张力的降低。心率增快时心肌使用能量多，耗氧也多，而舒张期冠状动脉灌注时间反而缩短，对已经衰竭的心脏十分不利。由此而增加的心肌缺血、缺氧，不但加重泵衰竭，也会引发各种恶性心律失常。在实验动物，交感神经张力增高可以增加缺血心肌发生室颤的危险，临床和动物实验还发现心率增快促进动脉粥样硬化的发展和心脏缺血事件。这可能就是心率增快使心衰患者预后变差的原因。关于心衰患者心率加快的原因，根据公式［心排血量 = 心脏每搏量 × 心率］推测，心衰时每搏量减少引起心率代偿性增快，是为了补救心排血量不足。但上述资料提示心率快并不一定有利于心衰的预后，因此心衰时最佳心率为多少是一个值得研究的问题。Ivabradine 的临床使用结果颇有参考价值。

Ivabradine 是选择性的 I_f 通道抑制药，作用于窦房结，抑制起搏细胞的 I_f 离子流而不影响其他的心脏离子流。Mulder 用 ivabradine 长期喂养鼠的心梗后心衰模型，造成剂量依赖性心率减慢。结果发现虽然心率减慢，心排血量仍能保持，因为用药后鼠的左室收缩好转，收缩末期直径缩小，使心脏的每搏量增加。90 天后 ivabradine 组的血去甲肾上腺素水平也减少了 15%[25]。另外，De Ferrario 对严重心衰患者用 ivabradine 静脉点滴三小时，在点滴开始后 4 小时观察，心率从开始的 93 降至 82bpm，每搏排出量得到增加，心排血量也保持不变，再次体现了心率慢对心功能的帮助[26]。

从心衰时的心脏电生理角度看，除有钙超载和钾离子流下调等情况外，还呈现起搏离子流（I_f）通道密度下调，使起搏速率变慢以及 M 受体数目上调，使心肌对乙酰胆碱敏感性增加等情况[9]。结合心率减慢能改善心排出量和改善心衰患者预后等事实，除某些窦房结与传导系统病变外，窦性心率减慢很可能是心衰时心脏保护自身的一种机制。因此，当我们需要增加心衰患者的心排血量时，应考虑到决定心排血量的因素除心每搏量和心率二个变数外，它还受到另一变数的影响，即心每搏量和心率二者间的相互关系，它应该是随人随时而改变的。不伴有窦性心动过速的心排血量增加以属于良性的可能性为多，依靠心动过速引起的增加就不一定都是良性增加。对于有窦性心动过速的心衰患者，应与心律失常一样看待，必要时应适当调整心率。

（黄定九）

参 考 文 献

1. Peters NS, Green CR, Poole WP, et al. Reduced content of connexin 43 gap junctions in ventricular myocardium from hy-

pertrophied and ischemic human hearts. Circulation, 1993, 88：864 - 875.

2. Ai X, Pogwizd SM, Connexin. 43 down regulation and dephosphorylation in nonischemic heart failure is associated with enhanced colocalized protein phosphatase type IA. Circ Res, 2005, 96（1）：54 - 63.

3. Olson TM et al：Sodium channel mutations and susceptibility to heart failure and heart fibrillation. JAMA, 2005, 293（4）：491 - 493.

4. Eckardt L, Kirchhof P, Breithardt C, et al. Loadinduced changes in repolarization：evidence from experimental and clinical data. Basic Res Cardiol, 2001, 96：369 - 380.

5. Valdivia CR et al. Increased late sodium current in myocytes from a canine heart failure model and from failing human heart. J Mol Cell Cardiol, 2005, 38（3）：475 - 483.

6. Yans M et al. Abnormal ryanodine receptor function in heart failure. Pharmacol Ther, 2005, 107（3）：377 - 391.

7. Yans M et al. Mechanism of disease：ryanodine receptor defects in heart failure and fatal arrhythmia. Nat Clin Pract Cardiovasc Med, 2006, 3（1）：43 - 52.

8. Wilson LD et al. Cellular alternans. A mechanism linking calcium cycling proteins to cardiac arrhythmogenesis. Ann NY Acad Sci, 2006, 1080：216 - 284.

9. Janse MJ. Electrophysiological changes in heart failure and their relationship to arrhythmogenesis. Cardiovasc Res, 2004, 61（1）：208 - 217.

10. Bers DM, Eisner DA, Valdivia HH. Sarcoplasmic reticulum Ca^{2+} and heart failure：of diastolic leak and Ca^{2+} transport. Circ Res, 2003, Sep 19；93（6）：487 - 490.

11. Vest JA, Wehrens XH, Reiken SR, et al. MR, Defective cardiac ryanodine receptor regulation during atrial fibrillation. Circulation, 2005, Apr 26；111（16）：2025 - 2032.

12. Pogwizd SM, Bers DM. Cellular basis of triggered arrhythmia in heart failure. Trends Cardiovasc Med, 2004, 14（2）：61 - 66.

13. Mann DL, Kent RL, Parsons B, et al. Adrenergic effects on the biology of the adult mammalian cardiocyte. Circulation, 1992, 85：790 - 804.

14. Li D, Shinagawa K, Pang L, et al. Effects of angiotensin - converting enzyme inhibition on the development of the atrial fibrillation substrate in dogs with ventricular tachypacing - induced congestive heart failure. Circulaton, 2001, 104：2608 - 2614.

15. Cardin S, Li D, Thorin - Trescases N, et al. Evolution of the atrial fibrillation substrate in experimental congestive heart failure：Angiotensin - dependent and - independent pathways. Cardiovasc, 2003, Res 60：315 - 325.

16. Oliver MF. Sudden cardiac death：the lost fatty acid hypothesis. QJM, 2006, 99：701 - 709.

17. Opie LH. The metabolic vicious cycle in heart failure. Lancet, 2004, 364：1733 - 1734.

18. Paolisso G, Gualdiero P, Manzella D, et al. Arsocitations of fasting plasma free fatty acid concentration and frequency of ventricular premature complexes in nonischemic non - insulin - depende diabetic patients. Am J Cardiol, 1997, 80：932 - 937.

19. Paolisso G, Manzella D, Rizzo MR, et al. Elevated plasma fatty acid concentrations stimulate the cardiac autonomic nervous system in healthy subjects. Am J Clin Nutr, 2000, 72：723 - 730.

20. Birkenfeld AL, Boschmann M, Moro C, et al. Lipid mobilzation with physiological atrial natriuretic peptide concentrations in humans. J Clin Endocrinol Metab, 2005, 90：3622 - 3628.

21. Metra M, Torp - Pedersen C, Swedberg K, et al. Influence of heart rate, blood pressure, and beta - blocker dose on outcome and the difference in outcome between carvedilol and metoprolol tartrate in patients with chronic heart failure：results from the COMET trial. Eur Heart J, 2005, 26：2259 - 2268.

22. Kjekshus J, Gullestad L. Heart rate as a therapeutic target in heart failure. Eur Heart J, 1999, 1（Suppl. H）：H64 - H69.

23. Thackray SD, Ghosh JM, Wright GA, et al. The effect of altering heart rate on ventricular function in patients with heart failure treated with beta - blockers. Am Heart J, 2006, 152：e9 - e13.

24. Lechat P, Hulot JS, Escolano S, et al. Heart rate and cardiac rhythm relationships with bisoprolol benefit in heart failure in CIBIS II trial. Circulation, 2001, 103：1428 - 1433.

25. Mulder P, Barbier S, Chagraoui A, et al. Long - term heart rate reduction induced by the selective I_f current inhibitor iv-

abradine improves left ventricular function and intrinsic myocardial structure in congestive heart failure. Circulation, 2004, 109：1674 – 1679.

26. De Ferrari GM, Mazzuero A, Agnesina L. lvabradine infusion in patients with severe heart failure is safe, reduces heart rate and increases left ventricular stroke volume and systolic work (Abstract Suppl.). Eur Heart J, 2006, 27：330.

 心室肌致密化不全的诊断与治疗现状

心室肌致密化不全（noncompaction of ventricular Myocardium，NVM）是一种罕见的先天性心肌病，它是由胚胎发育早期，网织状肌小梁致密化过程失败所致。本病表现为小梁化的心肌持续存在，以无数突出的肌小梁和深陷的小梁隐窝为特征[1,2]。1995 年世界卫生组织（WHO）将左室致密化不全（LVNC）归类于未分类心肌病。2006 年 AHA 发布心肌病当代定义和分类[3]，亦将 LVNC 纳入未定型心肌病。NVM 多累及左心室，右心室也可受累，导致心室收缩和舒张功能不全，临床上可出现进行性加重的心力衰竭。NVM 多见于儿童[3]，目前研究表明此病也可见于成人，且成年人发病率比预期要高[4]。在近期一个大系列的 NVM 的普查中发现，在 37555 例经胸超声心动图的普查中，17 例被诊断为 NVM（0.045%），提示本病在普查中并不少见[5]。

一、发病机制

心内膜发生于胚胎期的第一个月，此时冠状动脉尚未形成，人胚胎心肌由心肌纤维构成的肌小梁和深陷的小梁间隙交织成的"海绵"状结构所组成。小梁间隙与左室腔交通，血液经小梁间隙供给心肌，类似于冷血动物的心肌血液供给方式。在胚胎发育的 5～8 周，出现了两个平行的发育过程：①心室肌的逐渐致密化：正常心肌的发育过程中疏松的肌小梁网逐渐致密化，心室肌致密化的顺序是由心外膜至心内膜，从心底部向心尖部；②冠状循环发育形成：相当部分的小梁间隙形成毛细血管[6]。

NVM 即为胚胎发育第 5～8 周的心肌致密化过程停止，保留了过多突起肌小梁和深陷的小梁间隙所形成，故 NVM 通常也称为"持续胚胎心肌"，因突起的肌小梁和深陷的小梁间隙纵横交错形似海绵，故 NVM 又称为"海绵状心肌（spongy myocardium）"。NVM 主要累及左室心肌，亦可累及右室[6]。部分患者通常合并左室或右室流出道梗阻、复杂的发绀性心脏病或冠状动脉畸形等先天性心脏病，原因可能是这些先天性心脏病使得心脏压力负荷过重或心肌供血不足，从而阻止了胚胎心肌小梁间隙的正常闭合，导致继发性心肌致密化不全。NVM 也可以是孤立的心脏病变，即"孤立性心室肌致密化不全（isolated noncompaction of ventricular myocardium，INVM）"。目前尚未明确孤立性和继发性心室肌致密化不全是否为同一种疾病。

二、遗传学特点

NVM 是一种罕见的具有临床特色的先天性、非单一遗传背景性疾病，呈家族发病倾向。Bleyl 等[8]报道了偶发和家族型 INVM，其中一家族中有 6 例男性患有与性染色体关联的家族型 INVM。这一家族性 NVM 的相关基因被定位于 X 染色体的 Xq28 区段上，这就意味着 NVM 是 X 染色体隐性遗传，但最近一个 NVM 家族被发现定位于 18q12 的 d – dy – stro – brevin 基因发生了错义突变，改变了氨基酸构成，该基因编码的细胞内蛋白与 dystrophin 等其他蛋白相互作用，干预肌肉的收缩，并且维持组织结构的完整性。这种突变显示 NVM 也可表现为常染色体显性遗传[9,10]。已发现 Xq28 这个位置是在与系统性肌病（Emery – Dreifuss 肌萎缩、肌小管性肌病、Barth 综合征）相关基因的附近，它们常伴有各种心肌病和心律失常[11]。此外，典型的 NVM 的患者常并发肌萎缩，提示 NVM 可能是系统性肌病过程的一部分[12]。在某些儿童 NVM 患者中可以观察到非特异性面容，如前额突出、斜视、低耳垂、小脸面等。

三、病理改变

通过心脏移植或病死患者的尸体解剖发现 NVM 患者心脏扩大、心肌重量增加、冠状动脉通畅。主

要病变为受累的心室腔内多发、异常粗大的肌小梁和交错深陷的隐窝，从心底到心尖致密心肌逐渐异常变薄；心内膜为增厚的纤维组织，内层非致密心肌束明显肥大并交错紊乱、呈不均匀性肥大、细胞核异行，外层致密心肌厚度变薄、肌束走行及形态基本正常，细胞核大小均匀。LVNC 患者的心肌供血方式亦有一定的变异性，大多数患者呈冠状动脉型（coronary type）供血方式，即温血动物的供血方式，心肌由冠状动脉供血。部分 LVNC 患者心肌供血方式类似于冷血脊椎动物，即心肌由心腔直接供血（窦状隙型，sinusoidal type）或内层海绵样心肌由心腔直接供血，而外层致密化心肌由冠状动脉供血（过渡型，transitional type）。了解以上 LVNC 的心肌供血方式可合理解释 LVNC 可能出现的影像学差异。

四、临床表现

NVM 患者的临床表现并无特异性[2]，主要表现如下：①心室收缩和舒张功能不全引起的心力衰竭，主要是左室功能不全，亦可合并有右室功能不全；舒张功能不全可能是由于异常的心室肌松弛和心腔内过多肌小梁产生心室充盈受限的联合作用所致；但收缩功能不全的机制尚未明确，过多突起的肌小梁引起耗氧量增多、冠状动脉相对或绝对供血不足引起的慢性心肌缺血可能是导致进行性收缩功能不全的原因，病理学检查发现 NVM 患者常可见到心肌小梁和心内膜的纤维化改变，可支持上述学说；②室性心律失常和各种传导阻滞，其中快速性室性心律失常多见，包括易发生心脏性猝死的室性心动过速；传导阻滞亦较常见，其电生理机制不完全清楚，可能与心肌肌束不规则的分支和连接、等容收缩室壁张力增加、心肌慢性缺血、局部冠状动脉灌注减低引起的激动延迟或心电生理紊乱等致心律失常因素有关；但在 Ichida 等[3] 报道的 17 例儿童 NVM 患者中，常见的心律失常多为预激综合征；③心脏栓塞事件，主要为体循环栓塞，这可能由房性心律失常或在病变心腔内形成的血栓所致，亦有尸检结果报道在肌小梁间隙内有血栓形成。

NVM 患者中出现症状的年龄和临床表现的轻重程度大相径庭，患者可毫无症状，亦可表现为重度心功能不全需进行心脏移植，甚至可发生猝死。虽然 NVM 是先天性心肌病，但心脏病症状的出现常可延迟到成年。Bleyl 等[8] 报道了 2 例 60 岁以上发病的患者。症状出现较晚的原因不清，可能与心肌致密化的程度不同以及病变分布范围较小有关。有报道该病可合并其他的先天性心脏畸形、Barth 综合征（心肌及骨骼病、身材矮小、白细胞减少、线粒体异常）及梅 – 尼综合征（眼突出、弓形长骨、带状肋骨）等。

五、临床诊断要点及各种影像学技术在诊断中的作用

临床表现、心电图对 NVM 的诊断并无帮助。MRI、电子束 CT（EBCT）、正电子断层显像（PET）、心室造影虽然对典型的 LVNC 的诊断有一定帮助，但 UCG 仍然是该病的主要筛查和确诊手段。有学者建议应将 LVNC 的解剖学定义为每幅图像中肌小梁数量 > 3[13]，而且心尖附着有乳头肌作为超声心动图、MRI 或 CT 的诊断标准。有许多学者建议采用测定乳头肌隐窝的深度与心肌厚度的关系或测定心肌非致密化层和致密化层的比值作为定量研究 LVNC 的方法。由于其他影像学技术应用于诊断 LVNC 的时间均晚于 UCG，故目前仍采用 LVNC 的 UCG 诊断标准。

1. UCG 诊断要点　①受累的心室腔内可见多发、突起的心肌小梁和深陷的小梁隐窝，且呈节段性分布，主要受累部位在心尖部和心室侧壁，当致密化不全心肌与致密化心肌厚度比值 > 2，方可确诊；②彩色多普勒发现深陷的肌小梁隐窝内有低速血流与心室腔交通；③50% 可出现右室受累亦可合并其他先天心内畸形。

上述 UCG 的诊断标准是对 LVNC 的定性诊断，当 NVM 的病变分布范围较小时，应对心肌小梁和小梁间隙进行定量分析。Chin 等利用超声心动图技术分别对心室肌致密化不全患者在左心室不同水平的心外膜至肌小梁隐窝基底部间距（X）与心外膜至肌小梁隐窝顶部间距（Y）之比值来定量分析心室肌致密化不全，并与正常对照组进行比较，结果发现，心室肌致密化不全患者在左心室二尖瓣口水

平、乳头肌水平及心尖水平的 X/Y 比值分别为 0.92 ± 0.07、0.59 ± 0.05 及 0.20 ± 0.04，而正常对照组并未发现左心室不同水平的 X/Y 比值进行性减少。据此认为 X/Y 比值异常能够反映出心室肌致密化不全的变化过程，且这一比值不受探查部位不同所致的测量误差的影响。由于这种定量分析法比较复杂，未能在临床加以推广。超声心动图不仅能显示本病的心肌结构异常特征，准确诊断，且可显示非小梁化区域的心肌结构与功能，包括致密心肌厚度、运动幅度、射血分数、心腔大小。并且可以明确诊断心脏并存的畸形。但由于超声近场伪像的影响，心尖段图像往往显示欠佳，心尖段致密化不全易与心尖部肥厚型心肌病相混淆。

2. 心脏 MRI 心脏 MRI 可清晰显示心内结构，区别增厚的内层非致密心肌和明显变薄的外层致密心肌，并可见粗大的肌小梁突入心室腔，其间有深陷的小梁间隙。内层心肌组织疏松呈"网格状"改变。迄今为止 LVNC 还没有公认的心脏 MRI 诊断标准，目前主要参考 Jenni 等[14] 提出根据受累心脏收缩期末内层非致密化心肌（N）与外层致密化心肌（C）组成的双层结构比值做出定量诊断。当内层非致密化心肌与外层致密化心肌厚度的比值（N／C）>2 时具有诊断意义。但收缩末期肌小梁隐窝内血液被排空，不利于观察非致密化心肌，故有学者建议选择左室舒张末期进行测量。由于 MRI 可提供更明确的形态和显示更高的空间分辨率，故仍然是 UCG 诊断 LVNC 的有效补充技术。

3. 电子束 CT 可显示左心室心尖部、前侧壁明显增厚，心室壁外层密度均一性增高，内层室壁密度较低。EBCT 增强造影显示造影剂充盈于小梁隐窝间。此技术诊断 LVNC 的报告例数较少，仍需经验的积累。

4. 正电子断层显像（PET） 核素心肌灌注显像对 LVNC 的诊断并无特异性。对受累区域的心肌血流灌注表现可呈多样性。LVNC 的心肌供血方式为窦状隙型供血时，可表现为无灌注。当供血方式为过渡型时，非致密化心肌区域为低灌注区。当 LVNC 的心肌供血方式为冠状动脉型供血时，非致密化心肌区域可显示正常灌注。

5. 心导管检查 显示左心室舒张末期容量正常而压力增高，左心室运动功能减退，而无左心室流出道梗阻。冠状动脉造影可见冠状动脉内径正常，无狭窄。左心室造影可表现为病变区心内边界呈羽毛状，收缩期可见隐窝内有残余造影剂显影。

六、鉴别诊断

NVM 应与下列疾病进行鉴别：

1. 心室内异常肌束（又称假腱索） 正常变异的心室内肌束数目常少于三条。利用超声心动图成像技术可观察到假腱索的起止点，一般不难鉴别。MRI 在静止的心室腔平面成像时，难以观察到假腱索的起止点，故仅依靠 MRI 静止平面观察肌束，易产生误诊。

2. 肥厚型心肌病 心室肌小梁可以类似于 NVM 的肌小梁改变，但在肥厚型心肌病患者中难以观察到 NVM 时典型的深陷的肌小梁间隙。由于受超声近场伪像的影响，心尖段 LVNC 易与心尖肥厚型心肌病相混淆。应用超声的谐波显像技术或利用左室声学造影技术可提高 LVNC 诊断的准确性。MRI 在观察心尖部时可做任意切面的扫描，可有效弥补超声技术在观察心尖部时的不足。

3. 扩张型心肌病 超声心动图主要表现为心室腔扩大，室壁厚度变薄，心内膜较光滑。病理活检表现为心肌细胞肥大但排列规则，间质纤维化以血管周围常见。而 NVM 主要为受累的心室腔内有多发、异常粗大的肌小梁和交错深陷的隐窝，可达外 1/3 心肌。非致密心肌的室壁厚度往往呈不对称性明显增厚，非致密心肌肌束明显肥大并交错紊乱，纤维组织主要出现在心内膜下。扩张型心肌病患者也可以有较多突起的肌小梁，因此有人认为可能存在介于 NVM 和扩张型心肌病之间的一种过渡性病变[15]。

4. 左室心尖部血栓形成 心尖部的血栓形成可被误诊为 NVM，但心尖部血栓回声密度不均。

5. 缺血性心肌病 除 NVM 特征性超声心动图表现外，冠状动脉造影 NVM 多显示正常。必要时结合磁共振、201铊心肌显像、冠状动脉造影等辅助检查。

七、治疗和预后

NVM 的治疗与扩张型心肌病的治疗并无区别，主要是针对并发症加以治疗。治疗原则如下：①心力衰竭的处理，包括药物治疗和心力衰竭终末期的心脏移植；②加强对室性心律失常的处理，在心室肌致密化不全中存在的室性心律失常常可导致心脏性猝死的发生，故应积极治疗；③预防栓塞事件，心室肌致密化不全时在深陷的肌小梁隐窝内常有血栓形成，故应加强抗凝治疗。

NVM 的预后差异较大，对病变分布范围较小的患者可终生无症状，超声心动图的诊断亦较困难。病变分布范围较大的患者可早期发生进行性心力衰竭直至心脏移植或死亡。Ritter 等[2]近期报道了 NVM 在成年人中的预后，在 6 年随访期间，59% 的 NVM 患者或死亡或进行了心脏移植。有症状者较无症状患者的预后更差。

总之，NVM 是一种罕见的先天性心肌病，临床症状并无有助于诊断的特异性表现，超声心动图目前仍然是对患者做出生前诊断的可靠方法。我国对 LVNC 的临床诊断与研究相对滞后，UCG 与 MRI 这两种主要诊断方法的优劣尚存在争议，但 UCG 目前仍然是生前诊断 LVNC 的主要方法。建议在做出 LVNC 诊断时应选择较为成熟的影像学诊断技术，将 UCG 与心脏 MRI 相结合。应尽快建立 UCG 与心脏 MRI 对 LVNC 的公认统一的诊断标准，以进一步提高对 LVNC 的诊断水平。本病的预后差异较大，在成年人中的发生率比预期要高。

（樊朝美　陶永康）

参 考 文 献

1. Oechslin E, Ritter M, Sutsch G, et al. Isolated noncompaction of ventricular myocardium: a rare disorder. Circulation, 1993, 8:551 - 552.

2. Ritter M, Oechslin E, Sutsch G, et al. Isolated noncompaction of the myocardium in adults. Mayo Clin Proc, 1997, 72:26 - 31.

3. Maron BJ, Towbin JA, Thiene G, et al. Contemporary Definitions and Classification of the Cardiomyopathies An American Heart Association Scientific Statement From the Council on Clinical Cardiology, Heart Failure and Transplantation Committee; Quality of Care and Outcomes Research and Functional Genomics and Translational Biology Interdisciplinary Working Groups; and Council on Epidemiology and Prevention. Circulation, 2006, 113:1807 - 1816.

4. Ichida F, Hamamichi Y, Miyawaki T, et al. Clinical features of isolated noncompaction of the ventricular myocardium: long - term clinical course, hemodynamic properties, and genetic background. J Am Coll Cardiol, 1999, 34:233 - 240.

5. Agmon Y, Connolly HM, Olson LJ, et al. Noncompaction of the ventricular myocardium. J Am Soc Echocardiogr, 1999, 12:859 - 863

6. Shah CP, Nagi KS, Thakur RK, et al. Spongy left ventricular myocardium in an adult. Tex Heart Inst J, 1998, 25:150 - 151

7. Hook S, Ratliff NB, Rosenkranz E, et al. Isolated noncompaction of the ventricular myocardium. Pediatr Cardiol, 1996, 17:43 - 45

8. Bleyl SB, Goully BR, Broun - Harrison. et al. Xq28 - linked noncompaction of the left ventricular myocardium: prenatal diagnosis and pathologic analysis of affected individuals. Am J Med Genet, 1997, 72:257 - 265.

9. Ichida F, Tsubata S, et al. Novel gene mutations in patients with left ventricular noncompaction or Barth syndrome. Circulation, 2001, 103:1256 - 1263.

10. Mizuno Y, Thompson TG, et al. Desmuslin, an intermediate filament protein that interacts with alpha - dystrobrevin and desmin. PNAS, 2001, 98:6156 - 6161.

11. Stollberger C, Finsterer J, Blazek G. et al. Left ventricular non - compaction in a patient with Becker's dystrophy. Heart, 1996, 76:380.

12. Bleyl SB, Mumford BR, Thompson V. et al. Neonatal, lethal noncompaction of the left ventricular myocardium is allelic with Barth syndrome. Am J Hum Genet, 1997, 61:868 - 872.

13. Stollberger C, Finsterer J. Left ventricular hypertrabeculation noncompaction. J Am Soc Echocardiogr, 2004, 17 (1):91 −100.

14. Jenni R, Oechslin E, Schneider J, et al. Echocardiographic and pathoanatomical characteristics of isolated left ventricular non − compaction: a step towards classification as a distinct cardiomyopathy. Heart, 2001, 86 (6):666 −671.

 **肥厚型心肌病 T 波改变的特征**

1995 年世界卫生组织及国际心脏病学会联合会（WHO/ISFC）工作组把原发性心肌病分为四型：肥厚型、扩张型、限制型和致心律失常性右室心肌病。虽然它们同属原因不明的一组心肌疾患，但病理改变明显不同，临床表现各具特征。其中肥厚型心肌病的病理改变以心室肌肥厚为主，主要累及左心室和室间隔。大多是非对称性的左室肥厚，以室间隔肥厚最为显著而伴有左室流出道狭窄的，属梗阻性肥厚型心肌病；少数呈对称性左室肥厚，为非梗阻性肥厚型心肌病，另有单纯为心尖肥厚的类型。组织学改变的特点是心肌细胞显著肥大，心肌纤维排列紊乱。不同类型的肥厚型心肌病的心电图的表现可以各不相同。一般说来，肥厚型心肌病的心电图表现包括：正常心电图、ST 段和 T 波异常、左室肥厚、异常 Q 波、心电轴左偏、传导障碍、异位搏动和异位心律等。阜外心血管病医院[1]于 1982 年对 279 例经尸检、心血管造影及/或超声心动图证实诊断的肥厚型（60 例，其中 55 例为梗阻型，5 例非梗阻型）和扩张型（219 例）心肌病病例作了分析，发现在不同类型的原发性心肌病，有些心电图改变有一定的特异性，对临床诊断有辅助作用。肥厚型心肌病患者很少具有正常心电图，国外学者报告仅 8% ~ 18% 的病例心电图正常，甚至可少至 3%[2]。本文仅就肥厚型心肌病 T 波改变的特征作一简述。

一、正常 T 波的形态

T 波代表两侧心室复极过程的电位影响，在临床心电图中，它与 ST 段同样具有重要的诊断意义。T 波可有多种不同形态，这取决于 T 向量环在各导联轴上的投影。一般情况下，直立 T 波的形态是由等电位线开始逐渐升高，达到顶点后随即较快的下降至等电位线，波顶圆钝，上下肢并不完全对称。正常 T 波的方向多与 QRS 的主波方向一致，振幅也大多数与 QRS 呈平行关系。正常 T 波在 I 、aVL、Ⅱ 、aVF 导联直立，波幅通常为 1 ~ 6 mm，多数为 2 mm 左右。正常成人 V_1、V_2 导联中 T 波可直立或倒置，一般情况下，成人自 V_3 以左的各导联中不应出现倒置 T 波。

二、肥厚型心肌病的 T 波异常及与 ST 段的关系

ST 段和 T 波异常是本病最常见的心电图改变，发生率为 60% ~ 84%。陈氏等[3]报告 90 例 HCM 中，ST 压低 41 例（占 46%），T 波倒置 60 例（占 67%）。阜外心血管病医院的资料表明[1]，ST - T 改变的形态有一定的特点。大多数（85.7%）病例呈 ST 段水平型压低，少数为下垂型压低，无一例呈 J 点下移的上斜型 ST 段降低；而在 T 波异常中，约四分之三的病例为 T 波倒置，且常呈对称型倒置，貌似"冠状 T 波"，并且大多数（93.5%）有 T 波异常的病例同时有 ST 段降低。因此，在有缺血型 ST 段降低及/或"冠状 T 波"的患者，除考虑冠状动脉病外，鉴别诊断应包括肥厚性心肌病，尤其在年龄较轻的病例。

三、肥厚型心肌病的 T 波异常及与异常 Q 波的关系

异常 Q 波（Q 波的宽度 ≥0.03s 及/或深度 ≥1/4R）是肥厚性心肌病常见的心电图改变之一，一般认为室间隔肥厚是产生异常 Q 波的主要原因。本病患者亦常可出现 V_1 导联上 R 波高大和 T 波倒置，酷似右心室肥大，多数伴有左胸前导联异常 Q 波。V_1 导联的高 R 波与左胸前导联的异常 Q 波产生机制相同。据阜外心血管病医院资料，在梗阻型和非梗阻型肥厚性心肌病患者其发生率分别为 27.3% 和 60%。异常 Q 波多见于 I 、aVL、V_4 - V_6 导联，有时也可见于下壁导联和前壁导联。在肥厚性心肌病

所见的异常 Q 波往往深而不宽，且同一导联的 T 波常是直立的，呈现所谓的"Q 波和 T 波向量不一致"，或室间隔肥厚劳损图形。这个心电图特点有助于肥厚性心肌病与心肌梗死的鉴别诊断（图 7 - 8 - 1）。另外，肥厚性心肌病的异常 Q 波可以消失或减小，也可由浅变深或出现新的异常 Q 波，阜外医院的资料中有 6 例呈现这种动态改变，而不伴以动态的 ST—T 的改变。这点也与心肌梗死的异常 Q 波不同，并且表明肥厚性心肌病的异常 Q 波不是心肌坏死的反映。

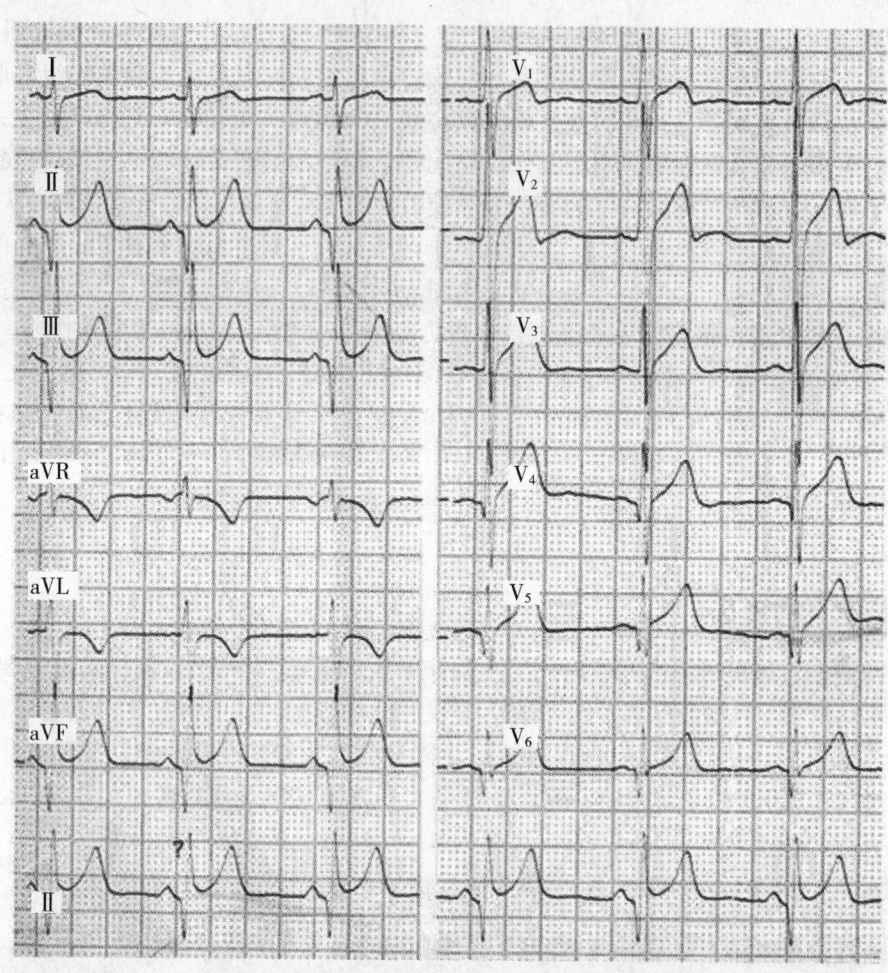

图 7 - 8 - 1　李某，男，17 岁。因胸闷 3 月就诊。MRI 示近基底段前室间隔和相邻前壁明显增厚，最厚处 31mm，中段室间隔 11 ~ 12 mm，左室侧壁 10 mm。UCG 示室间隔增厚 19 mm，左室后壁 8mm. 临床诊断为肥厚型非梗阻性心肌病。ECG 示 Ⅱ 、Ⅲ、aVF 导联上明显深窄的异常 Q 波，无 T 波倒置，但形态异常。V1 导联上明显 R 波。

四、心尖肥厚型心肌病的 T 波改变的特点

T 波对称性深倒置，以胸导 $V_3 - V_5$ 为主，呈 $TV_4 \geq TV_5 \geq TV_3$ 的改变关系。同时伴有 R 波振幅增高，以胸导联改变为主，呈 $RV_4 \geq RV_5 \geq RV_3$ 的规律变化（图 7 - 8 - 2）。马氏等[4] 报告 29 例心尖肥厚型心肌病患者的心电图改变中，所有患者均有 T 波倒置，以胸导联 V_{3-5} 为主，V_{3-5} T 波倒置深度分别为 （0.24 ± 0.18） mV、（0.60 ± 0.24） mV、（0.58 ± 0.34） mV，其倒置深度也呈现 $RV_4 \geq RV_5 \geq RV_3$ 的规律，且与 ST 段下降程度呈正相关。多数患者就诊时因发现心电图有 ST - T 改变而进一步检查确诊，是临床误诊为冠心病的常见原因之一。Koga 等[5] 通过对日本型心尖肥厚患者进行了 10 年以上的随访后发现，随着 R 波振幅的降低，巨大负向 T 波逐渐消失。

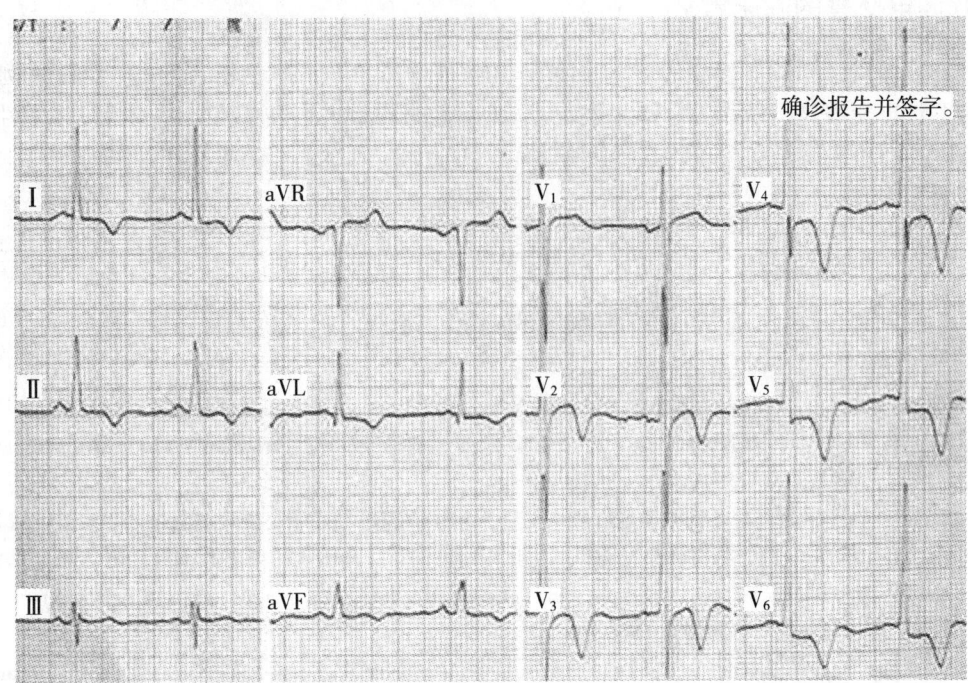

确诊报告并签字。

图 7 - 8 - 2　周某，男，53 岁。因胸闷 8 月就诊。左心室造影示心脏呈桃形，提示心尖肥厚型心肌病。UCG 示左室心尖部增厚。心电图示胸前导联 T 波倒置，符合 $TV_4 \geqslant TV_5 \geqslant TV_3$ 特征，同时 R 波增高，符合 $RV_4 \geqslant RV_5 \geqslant RV_3$ 特征。另外，可见 Ⅱ、Ⅲ、aVF，Ⅰ，aVL 导联 T 波倒置，$V_{4\sim6}$ 导联 ST 下移。

五、ST - T 改变的机制

由于肥厚性心肌病常有左室肥厚，其 ST - T 改变可以是继发性异常。不过，根据阜外心血管病医院的资料，有 ST 段降低的病例中 43% 并无左室肥厚的心电图改变，并且，大多数病例的 ST 段降低呈水平型，因而原发性复极异常可能也是 ST - T 改变的主要原因之一，虽然在有左室肥厚改变的病例，继发性复极异常也有一定的影响。

六、心电图诊断肥厚型心肌病的临床作用

不同类型的肥厚型心肌病的心电图表现各有一定的特点，为临床诊断肥厚型心肌病可提供重要的线索和依据。Ryan 氏等[2]报告经临床和基因检查确诊为肥厚型心肌病的 195 例患者中，心电图异常者 154 例，占 97%，而超声心动图异常者 146 人，只占 92%。因而认为在有肥厚型心肌病家族史的亲属中，用心电图进行筛查的敏感性高于超声心动图。Charron 氏等[6]对 10 个已被证实有基因突变的 HCM 家族中的 155 位成年人进行了研究，其中 77 人有基因突变，另 78 人的基因未受影响。将心电图和超声心动图的诊断标准分为主要异常和次要异常：主要异常是超声心动图的左室肥厚 > 13 mm，心电图包括异常 Q 波、左室肥厚和明显的 ST - T 改变。结果显示心电图主要异常诊断肥厚型心肌病的敏感性和特异性分别为 61% 和 97%；超声心动图主要异常诊断肥厚型心肌病的敏感性和特异性分别为 62% 和 100%。因而认为心电图和超声心动图对成年的家族肥厚型心肌病患者具有相似的诊断价值。一般来说，非家族性肥厚型心肌病患者的心电图改变的特异性较低，临床上需要与各种原因引起的继发性心室肥厚、心肌炎和冠心病等进行鉴别诊断。

七、T 波电交替的临床意义

T 波电交替（TWA）在肥厚型心肌病患者中的临床意义尚不清楚。Kuroda 等[7]对 53 例肥厚型心肌病患者的 T 波电交替进行了研究，结果发现 TWA 阳性组的最大室性早搏数、非持续性室性心动过速的患者百分比及心肌组织紊乱分值均显著高于 TWA 阴性组。认为检测 TWA 可以作为预测肥厚型心肌病高危患者的无创方法。

（方丕华 徐秀莉）

参 考 文 献

1. 孙瑞龙. 心肌病. 见：黄宛 主编 临床心电图学（第 5 版）. 北京：人民卫生出版社，1998，105 - 116.

2. Ryan MP, Cleland JG F, French JA. et al. The standard electrocardiogram as a screening test for hypertrophic cardiomyopathy. Am J Cardiol, 1995, 76：689 - 694.

3. 陈爱华，童步高，卜丽萍，等. 90 例肥厚型心肌病的临床与预后探讨. 临床心血管病杂志，2000，16：223 - 224.

4. 马文英，沈潞华，田文清，等. 心尖肥厚型心肌病的临床诊断探讨. 中华内科杂志，2000，39：597 - 598.

5. Koga Y, Katoh A, Matsuyama K, et al. Disappearance of giant negative T waves in patients with Japanese form of apical hypertrophy. J Am Coll Cardiol, 1995, 26：1672.

6. Charron P, Dubourg O, Desnos M, et al. Diagnostic value of electrocardiography and echocardiography for familial hypertrophic cardiomyopathy in a genotyped adult population. Circulation 1997, 96：214 - 219

7. Kuroda N, Ohnishi Y, Yoshida A, et al. Clinical significance of T - wave alternans in hypertrophic cardiomyopathy. Circulation Journal, 2002, 66：457 - 462.

心肌病与 ST－T 改变

1995 年 WHO/ISFC（World Health Organization/International Society And Federation Of Cardiology）工作组将原发性心肌病分为：扩张型心肌病、肥厚型心肌病、限制型心肌病、致心律失常性右室心肌病和未分类心肌病。特异性心肌病包括缺血性心肌病、瓣膜性心肌病、高血压性心肌病、炎症性心肌病、代谢性心肌病等。因为各种心肌病在病程的不同时期都会出现不同程度的心电图异常，所以心电图在心肌病的筛查诊断中发挥着重要的作用。不同类型的心肌病其心电图异常亦各不相同，但一般都有 ST－T 改变。ST 段在正常情况下与 T－P 段位于同一水平，两种类型的 ST 段变化，即 ST 段移位和 ST 段形态变化被认为是有临床意义的。ST 段移位向上（抬高）或向下（压低）超过基线 1mm 即为异常。ST 段抬高或压低的机制一是传统的"损伤电流"理论，认为是电流从受损的心肌（细胞部分除极）向未受损的心肌流动所致；另一机制是由心外膜和心内膜之间的动作电位的平台幅度差产生的电压梯度所致。现在一般认为心室肌并不是均质的，而是至少由三种电生理特性明显不同的心肌细胞组成：即心外膜、心内膜和位于深层心内膜下的 M 细胞。这三种细胞的复极特性彼此不同，心室复极时心外膜、M 细胞和心内膜细胞在电学上的非均质性导致了 ST－T 改变[1]。总之，ST－T 改变的确切机制仍不清楚，但 ST－T 改变在不同的心肌病中各有特点，下面作一简要介绍。

一、肥厚型心肌病（HCM）

ST 段和 T 波异常是本病最常见的心电图改变，发生率为 87%[2]。大多数病例呈 ST 段水平型压低，少数为下垂型压低。个别患者可出现酷似急性心肌梗死的 ST 段抬高[3,4]。而在 T 波异常中，约四分之三的病例为 T 波倒置，且常呈对称型倒置，貌似"冠状 T 波"，并且大多数有 T 波异常的病例同时有 ST 段降低。因此，在有缺血型 ST 段降低及/或"冠状 T 波"的患者，除考虑冠状动脉病（缺血性心脏病）外，鉴别诊断应包括肥厚性心肌病，尤其在年龄较轻的病例。心电图 T 波改变与 HCM 的肥厚部位的分布有关。日本 Sakamoto 首先报道了心尖肥厚型心肌病患者左侧心前导联上出现巨大倒置 T 波，而基底部肥厚病人出现较大的直立 T 波。T 波形态取决于基底部和心尖部之间的相对厚度，而不是它们的绝对厚度。另外，随着肥厚部位从心尖部向基底部延伸，倒置 T 波幅度逐渐减低[5,6]。Gomez－Marino MA 等从 5126 名无症状健康空勤人员中查出 45 名心电图表现除 V_2、V_3 外所有导联均表现为等电位 T 波，12 名患者在Ⅲ、aVF 导联上 T 波倒置，对其中 29 例回顾了 2～20 年的心电图，按超声心动图诊断标准，结果发现 79.3% 的患者有非梗阻性轻微肥厚型心肌病，故认为 ECG 表现为等电位 T 波的无症状患者应高度怀疑有轻度肥厚型心肌病[7]。一般认为，肥厚性心肌病的 ST－T 改变继发于左室肥厚、肌纤维排列紊乱。

另外，HCM 的高危患者中，71% 患者的 T 波电交替（TWA）阳性。Nami Kuroda 等比较 TWA 和常规无创性预测猝死危险的方法、组织病理学变化及遗传异常的关系，认为在 HCM 中 TWA 与组织病理学变化和快速室性心律失常密切相关，测量 TWA 可作为检测高危 HCM 患者的方法[8]。HCM 患者体表心电图 QT 离散度（QTD）和心脏性猝死/室速（SCD/VT）的关系仍有争议。体表心电图左胸前导联 T 波的波峰至 T 波末端间期（Tpe）>0.2 预测 SCD/VT 的特异性达 80%，Tpe 在临床上预测 HCM 患者的 SCD/VT 的危险性优于 QTD[9]。

二、扩张型心肌病（DCM）

ST－T 改变也是扩张性心肌病患者常见的心电图异常之一，一般报告其发生率为 39.3～50%。ST

段降低大多呈水平型降低，但降低的程度比在肥厚性心肌病患者所见的轻，且有不少病例呈上斜型降低，这在肥厚性心肌病是很少的。T波改变中的半数是T波倒置，其余的呈低平或双向。一般无类似"冠状T波"的那种对称性T波倒置或巨大T波倒置。

TWA在扩张型心肌病中也是一个预测室性心律失常和SCD的有效的无创性指标。TWA阳性患者在3年内心律失常事件发生率大约为0.25，而TWA阴性患者的发生率几乎为零[10]。Steinbigler等认为T波频谱变异（TWSV）指数能检测心肌复极的短暂的不均一性，TWSV指数 >0.75是心室复极不均一所致的电学特性不稳定的标志，TWSV指数可以提高对DCM患者危险分层的准确性[11]。

三、限制型心肌病（RCM）

在特发性心肌病中相对少见，因而有关限制型心肌病的心电图研究亦较少。Naser M等分析了94例RCM患者心电图，主要表现为心房颤动，75人有非特异性的ST-T改变[12]。

四、致心律失常性右心室心肌病（ARVC）

心电图特征表现为右心前导联（$V_1 - V_3$）T波倒置、右束支传导阻滞和ε波。左心室致心律失常性心肌病时，心电图表现为$V_5 - V_6$导联上T波倒置。ARVC的右心前导联T波倒置不是特异的，因为右胸前导联T波倒置可以是女性和12岁以下儿童的正常变异，也可以是继发于右束支传导阻滞[13]。Nasir K等观察到无右束支传导阻滞的ARVC患者中85% $V_1 - V_3$导联上T波倒置。倒置T波和右心室扩张有关，随着疾病发展可以表现更明显[14]。Izumi T等报告一例右室心肌病，ECG表现为右束支传导阻滞及右心前导联ST抬高，类似Brugada综合征的心电图，心内膜心肌活检示心肌纤维被脂肪组织替代[15]。

五、未分类心肌病

未分类心肌病包括不适合上述任何一种的几种疾病，如纤维弹力增生症、非致密心肌病等，其心电图上多表现为非特异性ST-T改变。

特异性心肌病如缺血性心肌病、高血压性心肌病等，心电图ST-T改变较常见，意义也较清楚，在此不再赘述。

（方丕华　任振芳）

参 考 文 献

1. Yan Gan - Xin, et al. Ventricular repolarization components on the electrocardiogram Cellular basis and clinical significance. Journal of the American College of Cardiology, 2003 6, 42 (3):401 - 409.

2. Gregor P. Electrocardiography in cardiomyopathies. Vnitr Lek. 2003, 49:727 - 9.

3. Luzza F et al.. Hypertrophic cardiomyopathy with persistent ST segment elevation simulating acute myocardial infarction. Heart 2004, 90:380.

4. Penas - Lado M, et al. Apical Hypertrophic cardiomyopathy, intraventricular pressure gradients and ST segment elevation. International Journal of Cardiology, 2002 Feb, 82 (2):179 - 180.

5. Sakamoto T, et al. Giant T - wave inversion as a manifestation of asymmetric apical hypertrophy of the left vetricle. Jpn Heart J, 1976, 17:611 - 629.

6. Tetsuya Sato, et al. Relationship between electrocardiographic features and distribution of hypertrophy in patients with hypertrophic cardiomyopathy. Jpn Circ J, 1998, 62:483 - 488.

7. Gomez - Marino MA, et al. Hypertrophic myocardiopathy with isoelectric T waves. Rev Esp Cardiol, 1996 Aug, 49 (8):567 - 579.

8. Nami Kuroda, et al. Clinical significance of T - Wave alternans in hypertrophic cardiomyopathy. Circ J, 2002, 66:475 - 462.

9. Masami Shimizu, et al. T－Peak to T－End interval may be a better predictor of high－risk patients with hypertrophic cardiomyopathy associated with a cardiac troponin I mutation than QT dispersion. clin. cardiol, 2002, 25：335－339.

10. Quan Pham, et al. T－wave alternans：marker, mechanism, and methodology for predicting sudden cardiac death. Journal of Electrocardiology, 2003 Dec；36（1）：75－81.

11. Steinbigler P, et al. T wave spectral variance for noninvasive identification of patients with idiopathic dilated cardiomyopathy prone to ventricular fibrillation even in the presence of bundle branch block or atrial fibrillation. Pcae, 2004 Feb, 27：156－165.

12. Naser M. et al. Clinical Profile and Outcome of Idiopathic Restrictive Cardiomyopathy. Circulation, 2000, 101：2490.

13. Norman MW and McKenna WJ. Arrhythmogenic right ventricular cardiomyopathy：Perspectives on disease. Z Kardiol 1999, 88：550－554.

14. Nasir K, et al. Electrocardiographic features of arrhythmogenic right ventricular dysplasia/cardiomyopathy according to disease severity：a need to broaden diagnostic criteria. Circulation, 2004 Sep 21, 110（12）：1527－1534.

15. Izumi T, et al. Right ventricular cardiomyopathy showing right bundle branch block and right precordial ST segment elevation. Intern Med, 2000 Jan, 39（1）：28－33.

 应激性心肌病心电图

应激性心肌病（stress cardiomyopathy）是一种由精神刺激所诱发的左心室功能不全、影像学与心电图呈一过性改变的一组症候群，表现为发病初患者胸骨后疼痛，左心室造影及超声心动图均有左心室心尖和前壁下段运动减弱或消失，基底部心肌运动代偿性增强，左心室心尖呈球囊状特殊心肌运动不协调的改变；左室平均射血分数降低，而冠状动脉造影正常。心电图表现 ST 段抬高、病理性 Q 波等异常变化，一些患者还伴有心肌酶学升高。2006 年 WHO 心肌病指南中将该病单独划分为一种特殊的心肌病。

一、流行病学研究

2006 年一项荟萃分析[1]总结了 MEDLINE（从 1966 年到 2005 年 8 月）和 EMBASE（从 1980 年到 2005 年 8 月）发表的关于应激性心肌病 14 个研究小组的文献，研究小组包括日本、美国、西班牙等国家，各研究组病例 9 ~88 例，共 286 例患者，其中女性患者高达 254 例，占入组总人数的 88.8%，年龄 10 ~91 岁，平均年龄 58 ~ 77 岁，<50 岁的患者仅占 2.7%（1.2% ~6.2%），提示该病好发于老年绝经期后的女性[2]。资料显示，应激性心肌病患者以急性心肌梗死诊断的收治率约占急性心肌梗死总收治率的 1%，因此，其更需要与冠心病、心肌梗死等疾病鉴别。

二、病因及病理生理机制

（一）病因

该病发作前常有强烈的精神刺激，如亲人死亡、家庭暴力、争吵、赌博狂输、突然听到不幸的消息等。躯体应激也可为诱发因素，如外伤、严重低血糖、急性肺栓塞、多巴酚丁胺负荷试验等[8]。

（二）病理生理机制

目前对应激性心肌病的病理生理机制仍然无定论，存在的多种假说均不能完全解释所有的临床现象[11,12]。

1. 心肌顿抑假说　目前认为，儿茶酚胺对心肌细胞的直接毒性所介导的心肌顿抑在发病中起关键作用。Wittstein 等发现应激性心肌病患者，在住院第 1 天或第 2 天，血浆的儿茶酚胺水平较急性心肌梗死者高 2 ~3 倍，较健康人高 7 ~34 倍。在住院第 7 ~9 天，血浆多数儿茶酚胺、神经代谢产物和神经肽恢复到峰值的 1/3 至 1/2 左右，但是仍高于急性心肌梗死患者的血浆浓度。发病早期血浆脑钠肽水平明显升高，随后迅速下降，与左室收缩功能的快速恢复相一致，住院 7 ~9d 血浆脑钠肽水平降到急性心肌梗死血浆浓度以下[7]。左室心尖部易于受到儿茶酚胺介导的心脏毒性物质的作用而发生顿抑的现象支持该假说。

2. 冠状动脉痉挛学说　由于应激可以引起冠状动脉痉挛[13]，因此有学者提出应激性心肌病由冠状动脉痉挛所致，但与冠脉痉挛特点不同的是，在疾病发作开始时多数患者的心电图正常，症状发作 4 ~24h 才出现 ST - T 异常改变，这种心电图变化特点不支持该学说的观点。

3. 非典型的心肌梗死假说　目前很多学者认为应激性心肌病不是典型的急性心肌梗死所致，因为冠状动脉未见明显的狭窄或闭塞，而且运动消失区域也不符合某一支冠状动脉血液供应的特点，酶学变化也不支持心肌梗死引起大面积的心肌无运动。Wittstein 等人对该组 5 例患者（5/19）进行了心脏磁共振成像检查，发现患者室壁运动异常与超声心动图的表现一致，而应用钆增强磁共振成像检查时，无心肌坏死的证据[3]。此结果与 Sharkey 等对应激性心肌病的患者行钆增强磁共振检查，未见区域性

T_2 强化（此检查能反映经活检证实的淋巴细胞心肌炎患者的心肌炎症和坏死）的结论一致[8]，2 组研究结果均不支持心肌梗死的假说。

4. 左室流出道梗阻假说　Villareal 等[10]认为，某些患者（尤其是女性）在交感神经刺激或低血容量时出现室间隔弯曲、左室流出道缩小、左室容量减小，左室心尖部和前壁室壁张力增加，左室充盈压增加，而体循环压力减小，冠状动脉灌注不足，但心肌需氧量增加，导致心肌缺血、心肌顿抑、局部室壁运动障碍、心电图 ST – T 改变。

三、发病特点与临床表现

（一）发病年龄与性别

多发于老年绝经期后的女性，女性发病率是男性的 6 倍[4~7]，晚近资料表明，女性发病率有进一步提高的趋势，可达男性的 7 倍[1]。

（二）病史

患者发病前有强烈的心理或躯体应激状态。Tsuchihashi 等[5]报告了 88 例（男性 12 例，女性 76例），其中 24 例（27%）发作前有明显的精神应激因素（交通事故 2 例，家庭成员死亡 7 例，运动 6例，吵架或饮酒过量 5 例，过度兴奋 4 例），38 例（43%）有其他疾病（脑血管意外 3 例，癫痫 3 例，支气管哮喘急性发作 3 例，急腹症 7 例，非心脏手术或内科操作 11 例）。

（三）症状

绝大多数患者出现类似急性心肌梗死的剧烈胸痛和呼吸困难，且持续时间较长，可达数小时。Tsuchihashi 等[5]报告的 88 例患者中，55 例（67%）出现胸痛症状，6 例（7%）伴有呼吸困难，4 例（5%）在发作时表现为休克。

（四）辅助检查

1. 超声心动图和左心室造影均提示一过性的室壁运动异常，左心室心尖部和前壁下段运动减弱或消失，基底部运动增强[3]，冠状动脉造影没有明显的固定狭窄（图 7 – 10 – 1、2）。

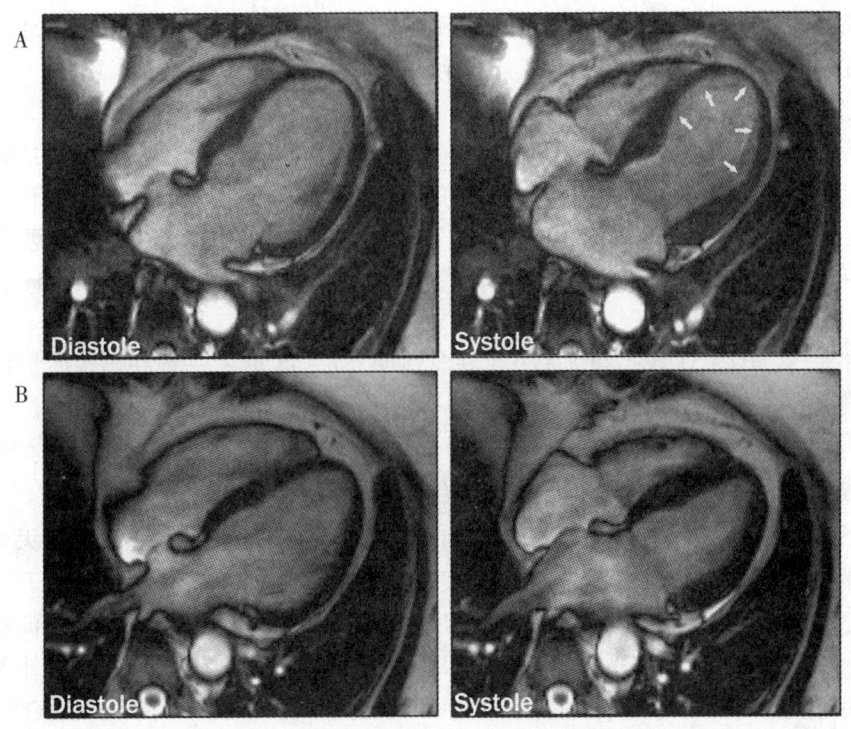

图 7 – 10 – 1　核磁显示应激性心肌病改变

A 图为发病时，左室心尖部收缩期呈球囊样改变；B 图疾病恢复后，左室收缩期球囊样改变消失。

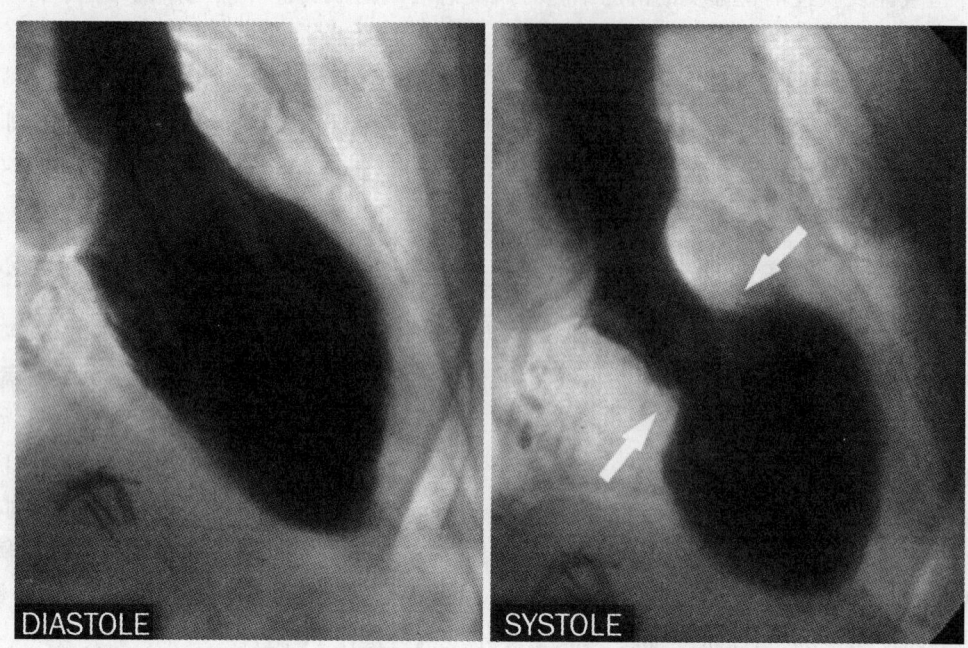

图 7 – 10 – 2　左室造影示收缩期心尖部呈球囊样改变

2. 心电图异常。

3. 心肌酶学正常或轻度异常。

根据患者发作前的精神刺激因素、胸痛症状、心电图改变、典型的影像学改变、冠脉造影正常、酶学正常等可做出诊断。

四、心电图改变

应激性心肌病的辅助诊断中，心电图改变出现在症状发作 4 ~ 24h，可持续数小时至数天。因此，重视心电图改变的时间及特点对应激性心肌病早期诊断和鉴别诊断有重要临床意义。

（一）心电图异常发生率

2006 年荟萃分析[1]显示：应激性心肌病心电图异常的发生率约占入组总人数的 96%，其中，208 例患者出现 ST 段抬高，占被评价患者（255 例）的 81.6%（10.5% ~ 100%）；胸前导联 ST 段抬高可达 ST 段抬高人数的 83.9%（46.2% ~ 100%）；T 波异常患者 160 例，占被评价患者（249 例）的 64.3%（31% ~ 100%）；出现病理性 Q 波者 63 例占被评价患者（198 例）的 31.8%（6% ~ 100%）。

（二）心电图改变

1. ST 段抬高　心电图 ST 段抬高大都发生在急性期（1 ~ 48 h），一般在出现症状后的 4 ~ 24h。绝大多数患者在胸前导联出现 ST 段抬高[1]（图3），有报告显示 ST 段抬高多表现在 V_1 ~ V_3 导联，抬高幅度 2 ~ 3mm[8]，最高可达 6.44 ± 4.69 mm（V_4 ~ V_6 导联）[10]。Tsuchihashi 等报告的 79 例（90%）出现 ST 段抬高的患者中，4 例为单纯肢体导联 ST 抬高，13 例患者不伴有右胸 V_1、V_2 导联 ST 段抬高。33 例患者出现 ST 段压低，其中 32 例 ST 段抬高与 ST 段压低交替出现，仅 1 例患者无 ST 段抬高[5]。

2. T 波倒置　应激性心肌病患者心电图出现 T 波倒置高达 64.3%[1]，多发生于急性和亚急性期（图 7 – 10 – 4）。Abe 等观察到，在 ST 段抬高后的 2 ~ 18d，T 波逐渐变为倒置[7]。Sharkey 等对 22 例患者的观察发现，13 例出现 ST 段抬高的患者中，10 例在相同导联出现 T 波倒置，另外 3 例患者则表现为渐进性 T 波倒置，5 例患者出现 T 波倒置但不伴有 ST 段抬高，发生在 I、aVL 及胸前导联[8]。Tsuchihashi 等发现，88 例患者中，T 波倒置达 97%，其中，8 例无 ST 段改变的患者出现 T 波倒置[5]。当心电图出现深的、倒置性的 T 波是该病患者恢复期心电图的特征性表现。

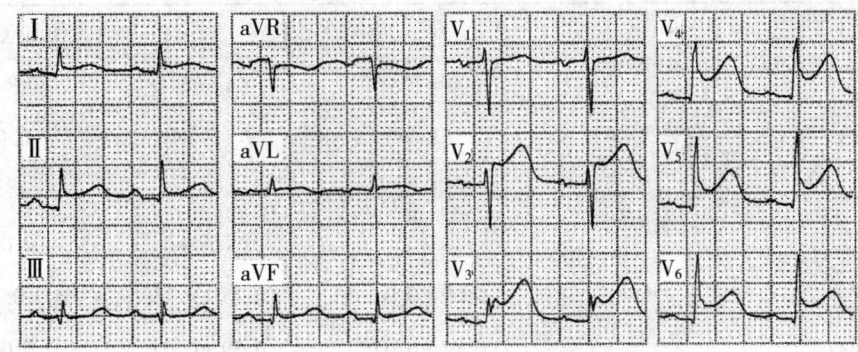

图 7 - 10 - 3　应激性心肌病心电图改变

患者女，64 岁，临床诊断：应激性心肌病。本图为出现症状 36 小时心电图，胸导联
ST 段明显抬高

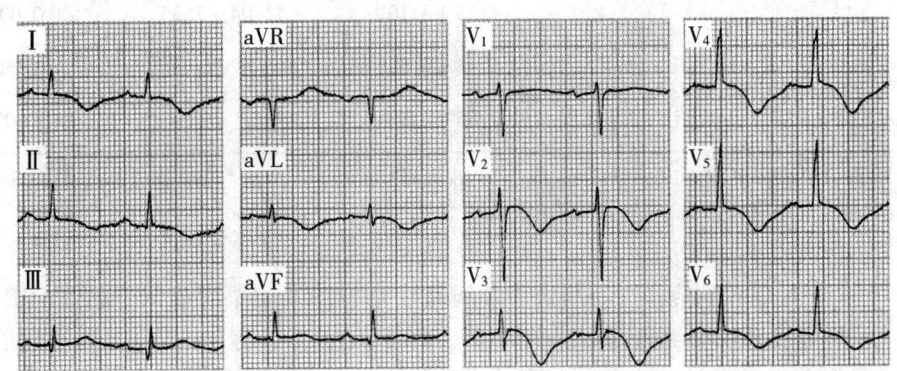

图 7 - 10 - 4　应激性心肌病心电图改变

患者女，72 岁，临床诊断：应激性心肌病。本图为出现症状第 4 天心电图，$V_2 \sim V_6$ 导联 T
波倒置伴 QT 间期延长。

3. 病理性 Q 波　荟萃分析显示[1]：14 个入选研究中，8 个课题组记录到病理性 Q 波，仅占
31.8%（6% ~ 100%）。Tsuchihashi 观察到[5]：病理性 Q 波出现在亚急性期（14 ~ 46d），常见于心电
图 V_3、V_4 导联。Sharkey 等报告 10 例（10/22，45%）患者病理性 QS 波发生于 $V_1 \sim V_3$ 导联[8]。提
示：病理性 Q 波好发于胸前导联。

4. QT 间期延长　Wittstein 等的报告显示，症状起始后 48h，19 例患者全部出现 QTc 延长，（平均
0.542s），绝大多数患者 QTc 在 1 ~ 2d 内恢复正常[3]。

5. 肢体导联低电压　有人观察到 ST 段抬高时伴有 R 波振幅电压降低。

6. 其他心电图改变　在 Tsuchihashi 等[11]报告的 88 例患者中，24 例出现心律失常，包括房室阻滞
4 例，窦性心动过速 9 例，室速 8 例，其中 2 例发生室颤。还有人报告，该病患者发病后出现心房
颤动。

（三）与急性心肌梗死的心电图鉴别

应激性心肌病心电图表现类似急性心肌梗死，因此容易引起一些临床医生的误诊。Ogura 等[10]分
别观察了应激性心肌病与急性前壁心肌梗死各 13 例患者的心电图改变，发现在病理性 Q 波、T 波倒置
及对应性改变、QT 间期、QTc、QT 离散度和 ST 段抬高幅度方面有明显差异（表 7 - 10 - 1）。这些差
别有助于这两种容易混淆疾病的鉴别。

表 7 − 10 − 1　应激性心肌病与急性前壁心肌梗死心电图表现

	应激性心肌病		急性前壁心肌梗死
	（n = 13）	（n = 13）	P 值
病理性 Q 波	2 （15%）	9 （69%）	0.008
T 波倒置	4 （31%）	0	0.02
对应性改变	0	9 （69%）	0.0003
RR 间期 （s）	0.69 ± 0.04	0.75 ± 0.13	0.25
QT 间期 （s）	0.44 ± 0.05	0.39 ± 0.03	0.0037
QTc （s）	0.54 ± 0.05	0.46 ± 0.05	0.0004
QT 离散度 （ms）	101 ± 30	63 ± 16	0.0006
ST 段抬高 （mm）			
$V_1 \sim V_3$ 导联	4.33 ± 3.10	11.04 ± 7.35	0.008
$V_4 \sim V_6$ 导联	6.44 ± 4.69	7.73 ± 6.10	0.56
$V_4 \sim V_6 / V_1 \sim V_3$	1.55 ± 0.53	0.57 ± 0.58	0.0004

（引自 Ogura et al. Specific Findings of the Standard 12 − Lead ECG in Patients With "Takotsubo" Cardiomyopathy Comparison With the Findings of Acute Anterior Myocardial Infarction. Circ J, 2003, 67: 687 − 690.）

从表 7 − 10 − 1 中可以看到应激性心肌病患者病理性 Q 波的发生率明显低于急性前壁心梗，而 QT 间期、QTc 与 QT 离散度却明显高于急性前壁心梗，此外，$V_4 \sim V_6$ 与 $V_1 \sim V_3$ 导联的比值也有较大差异，前者明显高于后者，注意这些心电图改变可能对两种疾病的鉴别诊断。

（四）心电图改变发生机制的相关研究

有人曾经认为冠状动脉痉挛在其中起到一定作用，但是在随后的相关研究中发现不同的结果：①冠状动脉造影过程中进行激发试验，可在高达 70% 的患者诱发冠状动脉痉挛，甚至有高达 57% 的患者可以诱发多支冠状动脉痉挛[7]；②激发试验诱发冠状动脉痉挛的患者，其心电图并不一定表现 ST 段抬高；③患者室壁运动异常或运动消失区域与痉挛冠状动脉供血区域没有明确的关系。还有研究者在该病发作时，仅观察到 11% 的患者出现心电图 ST 段抬高[3]。因此，冠脉痉挛引起突发的可以快速恢复的室壁运动异常的证据不足。

Abe 等报告，在急性期对 13 例患者行[99]锝心肌核素试验，其中 11 例（85%）患者出现左室心尖部放射性核素摄取量降低。

另一项评价应激性心肌病的心脏磁共振成像的研究中，除外初次心脏磁共振成像延迟的 13 例患者（13/47），其余 34 例患者入组，9 例（26%）患者存在右室室壁运动异常，其受累的节段依次为心尖侧壁（89%）、前侧壁（67%）和下壁（67%），这些患者左心室射血分数显著降低（40% ± 6% vs 48% ± 10%，P = 0.04）。提示：应激性心肌病患者常见右心室受累，且与更严重的左心室收缩功能损害相关[9]。

以上实验室检查结果提示，应激性心肌病患者出现的心电图异常具有病理学基础，与局部心肌的受累有明显关系，随着致病因素消失，心电图也会完全恢复正常。

（五）心电图转归

Tsuchihashi 等的研究表明，出现心电图改变的患者 14 天后，心电图 ST 段抬高、病理性 Q 波消失，但在 aVL 及 $V_1 \sim V_4$ 导联仍可见冠状 T 波。Abe 等在随访中观察到，这些异常心电图改变随着疾病本身的恢复，其在发病后 97 ~ 191d 之间可以完全恢复正常。

综上所述，应激性心肌病心电图改变有以下特点：①心电图表现类似急性心肌梗死，一般出现在发病4～24h；②发病急性期，绝大多数患者胸前导联出现 ST 段抬高，幅度 2～3mm，最高可达6.44mm 以上；③50% 左右的患者在急性和亚急性期（2～18d）T 波逐渐变为倒置，当心电图出现深的、倒置性的 T 波是患者恢复期心电图的特征性表现；④约 30% 左右的患者在亚急性期（14～46d）出现病理性 Q 波，常见于心电图胸前导联（V_1～V_4）；⑤急性期 QT 间期延长出现在症状起始后48h，绝大多数患者 QTc 在 1～2d 内恢复正常。由于该病发作时的症状与心电图改变类似急性心肌梗死，常将该病误诊为急性心肌梗死，应引起临床医生的高度重视。

五、转归

预后一般良好，左室功能常常在数天或数周恢复正常[2]。但亦罕有报告发生心脏破裂、室颤、休克、室速、一过性脑缺血发作、心尖部血栓形成的病例。多数无复发，但亦有可疑复发的报告。在Tsuchihashi 等[5] 报告的 88 例患者中，85 例在出院时心功能均达到 NYHA Ⅰ级，平均射血分数由（44±11）% 增加到（64±10）%。随访 13±14 个月，2 例复发，1 例发生猝死。

（许 原）

参 考 文 献

1. Monica Gianni, Francesco Dentali1, Anna Maria Grandi, et al. Apical ballooning syndrome or takotsubo cardiomyopathy: a systematic review. Eur Heart J, 2006, 27: 1523 – 1529.

2. Bybee KA, Kara T, Prasad A, et al. Systematic review: transient left ventricular apical ballooning: a syndrome that mimics ST – segment elevation myocardial infarction. Ann Intern Med, 2004, 141: 858 – 865.

3. Wittstein IS, Thiemann DR, Lima JA, et al. Neurohumoral features of myocardial stunning due to sudden emotional stress. N Engl J Med, 2005, 352: 539 – 548.

4. Dote K, Sato H, Tateishi H, et al. Myocardial stunning due to simultaneous multivessel coronary spasms: a review of 5 cases. J Cardiol, 1991, 21: 203 – 214.

5. Tsuchihashi K, Ueshima K, Uchida T, et al. Angina Pectoris – Myocardial Infarction Investigations in Japan. Transient left ventricular apical ballooning without coronary artery stenosis: a novel heart syndrome mimicking acute myocardial infarction. Angina Pectoris – Myocardial Infarction Investigations in Japan. J Am Coll Cardiol, 2001, 38: 11 – 18.

6. Kurisu S, Sato H, Kawagoe T, et al. Tako – tsubo – like left ventricular dysfunction with ST – segment elevation: a novel cardiac syndrome mimicking acute myocardial infarction. Am Heart J, 2002, 143: 448 – 455.

7. Abe Y, Kondo M, Matsuoka R, et al. Assessment of clinical features in transient left ventri – cular apical ballooning. J Am Coll Cardiol, 2003, 41: 737 – 742.

8. Sharkey SW, Lesser JR, Zenovich AG, et al. Acute and reversible cardiomyopathy provoked by stress in women from the U-nited States. Circulation, 2005, 111: 472 – 479.

9. Haghi, et al. Rigth ventricular involvement Takotsubo cardiomyopathy. Eur Heart J, 2006, 27 (20): 2433 – 2439.

10. Ogura, Hiasa, Takahashi, et al. Specific Findings of the Standard 12 – Lead ECG in Patients With 'Takotsubo' Cardiomyopathy Comparison With the Findings of Acute Anterior Myocardial Infarction. Circ J, 2003, 67: 687 – 690.

11. Ueyama T, Senba E, Kasamatsu K, et al. Molecular mechanism of emotional stress – induced and catecholamine – induced heart attack. J Cardiovasc Pharmacol, 2003, 41 (Suppl 1): S115 – S118.

12. Desmet WJ, Adriaenssens BF, Dens JA. Apical ballooning of the left ventricle: first series in white patients. Heart, 2003, 89: 1027 – 1031.

13. 黄佐，樊民，吴宗贵. 精神应激时冠心病患者冠状动脉的舒缩反应. 中华心血管病杂志, 2004, 32: 489 – 491.

 **直立性低血压**

直立性低血压（又称体位性低血压，orthostatic hypotension or postural hypotension）定义为体位变换为直立后3分钟内收缩压下降幅度大于20mmHg，或舒张压下降幅度大于10mmHg[1]。直立性低血压可见于各年龄段，常见于老年患者[2]，特别是同时服用多种降压药的老年患者[3]。直立性低血压可由多种原因造成，血压调节过程中任何环节障碍，均可能造成直立性低血压，最常见的原因是自主神经调节障碍。直立性低血压常表现为低血压造成的脑供血不足的症状，甚至晕厥，也可无任何症状。治疗应基于引起其发生的病因，首要目标是尽可能消除症状，使其影响最小化，其次是减少血压下降幅度。对患者的预防直立性低血压教育及非药物治疗措施是治疗的基石，药物治疗强调个体化合理用药。

一、病理生理

体位变换过程中保持血压稳定的机制非常复杂，涉及心脏、血管、神经、肌肉、内分泌等器官和系统的协同反应。当体位变换成直立位，因重力作用静脉回流减少，有300~800ml血液滞留于下肢及腹腔，这种快速的血液再分配导致回心血量下降，左室充盈减少，进而造成心脏每搏量的减少、血压下降[4]。作为代偿机制，直立时下肢和腹部的肌肉收缩、静脉瓣单向开放有助于静脉回流，血容量和血压的下降刺激大血管的容量感受器、压力感受器，通过传入神经向延髓的心血管中枢发送冲动，心血管中枢整合传入信息，使交感神经兴奋，抑制迷走神经，造成动脉阻力血管和静脉容量血管收缩、心率加快、心脏收缩力增加，同时长时间的直立还通过激活RAS系统，使肾脏对Na^+、H_2O摄入增加等神经内分泌机制，最终使血容量增加，心脏排出量增加，血压升高[4]。

在正常情况下，上述机制迅速有效的协同反应，使直立位收缩压仅有轻微下降（5~10mmHg），舒张压轻微上升（3~5 mmHg），心率增加（10~15次/分）。人体适应直立姿势最重要的代偿是神经反射对外周血管阻力的调节，其中自主神经系统发挥了重要的作用。如果上述任何一种反应机制失常，即可出现血压下降，各脏器灌注减少，其中中枢神经系统对供血不足尤为敏感，可导致乏力、恶心、头颈部疼痛、眼花、眩晕、视物模糊、疲劳、颤抖、心悸、认知障碍等症状，甚至晕厥[1]。

二、临床症状

直立性低血压可无任何症状，主要临床症状可分为脑部症状和非脑部症状，下表列举了因直立性低血压引起的症状：

表 7 - 11 - 1　直立性低血压引起的症状

脑

　　眩晕

　　视力障碍

　　　模糊

　　　管状视野

　　　盲点

　　　短暂性黑矇

　　　灰矇

　　　色觉障碍

　　意识障碍

　　认知障碍

　　晕厥

肌肉

　　颈项部疼痛

　　腰背部麻木、疼痛

心脏

　　心绞痛

肾

　　少尿

其他

　　无力、嗜睡、疲乏、跌倒

三、定义、分类及病因

　　通常采用 1996 年美国自主神经学会（AAS）和美国神经学会（AAN）关于直立性低血压定义：体位变换为直立后 3 分钟内收缩压下降大于 20mmHg，或舒张压下降大于 10mmHg。JNC 7 的标准是直立性收缩压下降超过 10mmHg，伴有头晕或晕厥[3]，更强调症状的重要性。根据病因直立性低血压分为神经源性和非神经源性，神经源性可再分为原发性和继发性自主神经功能障碍。药物也是常见的重要原因，表 7 - 10 - 2 列举了部分可能的病因[5]：

表 7 -10 -2　直立性低血压可能的病因

神经源性	非神经源性	药物
原发性	心源性	降压药
急性/亚急性家族性自主神经功能异常	主动脉狭窄	α 、β 阻滞剂
慢性自主神经衰竭	心肌梗死	钙拮抗剂
单纯性自主神经衰竭	快速型心律失常	利尿剂
多系统萎缩（Shy – Drager 综合征）	缓慢型心律失常	ACEI 等
Parkinson 病伴自主神经衰竭	心肌炎	单胺氧化酶抑制剂
继发性	心包炎	大麻
脊髓病变	容量不足	抗焦虑剂
脊髓空洞症	肾上腺皮质功能不全	麻醉药
脊髓痨	烧伤	酚噻嗪
横贯性脊髓炎	脱水	交感神经阻滞剂
肿瘤	尿崩症	拟交感神经药
周围神经系统病变	腹泻	三环类抗抑郁剂
HIV/AIDS	出血	血管扩张药
酒精性多发性神经病	失盐性肾病	长春新碱
淀粉样变性	呕吐	溴隐亭
糖尿病自主神经病变	静脉淤血	胰岛素
格林 – 巴利综合征	酒精消耗	
副癌综合征	发热	
肾功能衰竭	炎热环境、热水浴	
维生素 B_{12} 或叶酸缺乏	餐后	
其他	长时间立、卧位	
脑干病变	大运动量活动	
脑瘤	其他	
颈动脉窦高敏	透析	
脑血管意外		

四、诊断

美国自主神经学会（AAS）和美国神经学会（AAN）制定的直立性低血压诊断标准，侧重于血压值的变化。有专家认为单纯血压达标并无意义，而血压降低幅度略低于标准但伴有症状者同样也有临床意义，同时相当比例患者表现为直立较长时间（10 ~ 15 分钟）后持续而缓慢的血压下降，此类患者常伴有明显的临床症状。此外，尽管心率的变化未包括在 AAS/AAN 的诊断标准中，但心率的变化对于确定诊断，尤其血压处于临界的患者极有帮助。因此临床诊断直立性低血压应该更加重视脑供血不足带来的症状，比仅仅关注血压变化是否达到诊断标准更有意义。在 JNC 7 中将诊断标准降低，强调因血压降低出现脑灌注不足临床症状，其指导治疗的实际意义更大。

当人体由卧位转为直立时，血压、心率迅速起着变化，传统的临床观察方法往往滞后于生理变化，能够连续监测的电子设备有助于诊断，倾斜试验也常用于诊断[6,7]。此外，确诊直立性低血压常需反复多次测量，往往清晨症状较重，午后减轻，所以一天中不同时段对于检出率也有影响。

详细的体格检查和病史采集是诊断的关键，当然患者近期服用的药物是否能产生低血压也应明确，下表提供了部分临床症状及可能的病因[1,5,8,8]：

表7-10-3 直立性低血压临床症状及可能的病因

病史和体格检查	可能的病因
胸痛、呼吸急促、啰音、水肿、心律失常	充血性心力衰竭、心肌梗死、心律失常
心脏杂音	心肌炎
四肢肿胀、水肿	充血性心力衰竭、静脉阻塞、长时间立、卧
醒后或餐后症状	静脉回流减少、餐后低血压
呕吐、腹泻、出血、烧伤、使用利尿剂、脱水	血容量不足
内分泌疾病症状	肾上腺皮质功能不全、尿崩症
发热	败血症或其他感染
自主神经衰竭不伴神经症状	单纯性自主神经衰竭
Parkinson病症状、尿失禁、尿潴留、小脑功能障碍、	多系统萎缩
急性家族性自主神经功能异常发生或持续数周	格林-巴利综合征
慢性酒精上瘾	酒毒性多发性神经病
性疾病传播易感者	AIDS
各种急性、亚急性复发感染症状	多发性硬化症

五、治疗

原则上直立性低血压只有在有症状时才进行治疗，治疗的主要目的是改善患者的症状，而不应过分追求对血压的调整。因为预防、治疗措施取决于病因、症状的严重程度，所以在治疗前应尽可能找到病因，正确的诊断、鉴别诊断至关重要。尽管病因治疗非常重要，但对于许多神经源性的直立性低血压仍只能采取对症治疗。对症治疗包括非药物治疗、药物治疗。病情的预后取决于基础病因，疾病常常是进行性的发展，治疗也应随之相应有所变化。此外，在治疗过程中应充分考虑不同患者间存在的个体差异。

（一）病因治疗

对于容量不足、药物、心源性因素、内分泌因素引起的直立性低血压，病因纠正后症状常能明显改善，甚至消除症状。

许多药物均可能造成不良反应，特别是老年、糖尿病患者因为机体代偿机制的下降，对药物反应尤为敏感。老年患者常合并多种疾病，需联合服用多种药物，故必须对患者服用的所有药物进行认真、仔细的论证，并考虑到药物之间的相互作用。2007年欧洲高血压指南强调在对老年、糖尿病患者治疗的过程中，应常规测量坐位及立位血压[10]，如果考虑药物引起的直立性低血压，应调整药物或用量如采用联合用药替代大剂量的单药治疗，停用或减少血管扩张剂（尤其α受体阻滞剂），或逐渐增加用量，使用长效、缓释制剂替代短效制剂。

容量不足所致直立性低血压在去除病因后可通过补液简单地进行治疗。内分泌因素所致直立性低血压应给予缺乏激素的替代治疗，而副癌综合征时肿瘤的切除则很重要。治疗心功能不全、快速型或缓慢型心律失常，手术治疗瓣膜性心脏病、心包病变等心源性疾病，对于由以上病因造成的直立性低血压亦非常有效。

（二）非药物治疗

非药物治疗是治疗直立性低血压的基础。非药物治疗的目标是：①扩张循环血量；②避免静脉淤血；③改善心血管神经系统的适应性。包括以下几点：

1. 增加盐和水的摄入　增加盐和水的摄入是简单易行的方法。夜尿增多常使直立性低血压症状在清晨时加重[11]，也提示了水、盐平衡的重要性。Jordan J 等证实自主神经调节障碍的患者（MSA 或 PAF）饮用 480ml 水 30 分钟后血压明显升高，其中 MSA 患者血压平均升高 33±5/16±3 mmHg，PAF 患者血压平均升高 37±7/14±3 mmHg[12]。餐前饮水能减弱餐后低血压，至少对于自主神经调节障碍的患者来说是有效的。清晨起床前及餐前增加水、盐的摄入有助于直立性低血压患者改善症状。但睡前大量饮水却可能导致平卧位高血压及夜尿增多，可能带来相反的效果。

2. 物理疗法　双腿蹲坐易行且能使症状得到明显改善，此类运动相当于大腿收缩、足趾伸展，已有研究证实了其有效性[13,14]。松紧适宜的弹力袜、腹带也能有效避免静脉淤血[15,16]。低矮的便携折叠坐椅亦有报道证实了有效性。[17]

3. 倾斜训练　倾斜训练的机制被认为是机体反复处于体位变换的刺激下，心血管反射机制的改善。已有多个研究证明了其疗效[18,19]。长时间卧床的患者可使直立性低血压症状恶化，倾斜训练有助于其恢复正常的反射机制。

4. 浴疗　机体在冷刺激下交感神经兴奋使血管收缩，心率、血压升高，热刺激与之相反。浴疗尤其是冷热水交替浴能改善心血管神经系统的适应性[20]。对于症状轻的患者，可在洗浴时多次变换水温，症状稍重的患者在类似洗浴过程中应采取坐位，严重的患者可先将上肢或下肢置于浴缸中，而且首次尝试应在有监护的条件下进行，因为类似的环境对于严重的患者可能诱发晕厥。

（三）药物治疗

非药物治疗仍不能消除直立性低血压带来的症状者应考虑药物治疗。各种药物通过不同机制升高血压，如增加循环血量、提高交感神经兴奋性等。

氟氢可的松（Fludrocortisone），盐皮质激素类药物，一方面可通过钠水潴留增加循环血量，另一方面增加肾上腺素能受体的敏感性，心排出量的增加和血管张力提高使血压升高。副作用主要为低血钾、钠水潴留所致水肿。因此在老年患者、充血性心力衰竭的患者不能使用[21]。

直接或间接拟交感神经药是另一大类治疗直立性低血压的药物。甲氧胺福林（Midodrine 米多君），肾上腺素能 α_1 受体激动剂，可选择性与外周血管肾上腺素能 α_1 受体结合，引起小动脉、小静脉收缩，回心血量和外周阻力增加，升高血压。已有多个研究证实其在自主神经衰竭所造成的直立性低血压、神经血管性晕厥中的疗效[22,23,24]。副作用包括皮肤瘙痒、鸡皮、男性尿潴留。自主神经衰竭的患者通常对儿茶酚胺敏感，甲氧胺福林可进一步增强其敏感性，所以服用甲氧胺福林需从小剂量开始，特别是已经服用盐皮质激素类药物的患者。服用时间可选择在起床前，末次服药时间应选择夜间上床睡觉前 4 小时，以避免部分患者可能出现的卧位高血压。

间接拟交感神经药包括育亨宾（Yohimbine）、甲氧氨苯哒嗪（Amezinium）、可乐定（Clonidine）等。具有双重作用的肾上腺素能 α_2 阻滞剂育亨宾可使中枢神经系统中交感神经活性升高，外周去甲肾上腺素释放增强。育亨宾对于部分自主神经病变患者可使交感神经神经递质释放增加，升高直立、卧位血压，但当患者存在外周神经系统缺陷时可能无效，且剂量偏大时还可有 α 阻滞作用甚至导致症状加重[24]。甲氧氨苯哒嗪通过抑制单胺氧化酶（MAO）活性，减少去甲肾上腺素的再摄取。从而使去甲肾上腺素活性增强，升高血压[26]。可乐定是中枢肾上腺素能 α_2 激动剂，对于特发性直立性低血压疗效较好，而对于压力感受器缺陷的患者可能进一步降低血压。副作用有镇静、口干、精神状态改变、高血压[27]。

去氨加压素（desmopressin）属加压素类，通过减少水从肾脏的排出，减少夜间多尿、增加循环血量达到升高血压。副作用有平卧位高血压、低钠血症、水中毒[10]。

奥曲肽（octreotide）属生长抑素类，可抑制胃肠道血管舒张肽分泌，收缩内脏血管，升高血压。已有研究证实其有效性，并与氟氢可的松、双氢麦角胺有协同作用，但价格贵，副作用为腹痛、恶心[28,29]。

促红细胞生成素（erythropoietin）可刺激红细胞生成，常用于合并贫血的患者，对于淀粉样变性、糖尿病神经病变造成的直立性低血压也有效，作用机制尚不清楚[30]。

甲氧氯普胺（metoclopramide），外周多巴胺拮抗剂，有报道证实该药可使糖尿病患者直立后血压下降减少，但也有证据提示使用甲氧氯普胺静注后症状恶化。[31,32]

消炎痛（indomethacin）可能通过抑制前列腺素合成起作用。有效性已被证实[33]。

5-羟色胺重摄取抑制剂（serotonin reuptake inhibitor）已被用于 Parkinson's 病、神经性晕厥，必需注意可能增加髋关节骨折、跌倒的风险，尤其是老年患者。

双氢麦角胺（dihydroergotamine）能提高静脉张力，也有可能削弱儿茶酚胺的作用。只能用于交感神经紧张型的患者。

β 肾上腺素能阻滞剂对于神经心源性晕厥证实有效。对抑制型血管迷走神经障碍心率下降造成的血压下降、晕厥，起搏器能有效维持心率，防止血压下降。

去甲肾上腺素静点对于严重的自主神经功能衰竭的患者是维持血压最有效的办法，可在门诊、急诊使用，也可通过程序控制的输液泵在院外使用。

综上所述，直立性低血压可由多种病因造成，对于无症状的患者，可以无需治疗。对于有症状的患者尽可能寻找病因有针对性地治疗，并避免诱发因素。对症治疗应首先采取非药物方法，在此基础上选用药物治疗，其中氟氢可的松、甲氧胺福林常为首选，症状严重的患者可选用静脉使用去甲肾上腺素。大部分患者经治疗后症状可明显改善，仍有小部分病情严重的患者疗效欠佳。直立性低血压的预后主要由基础疾病决定。

（党爱民）

参 考 文 献

1. Consensus statement on the definition of orthostatic hypotension, pure autonomic failure, and multiple system atrophy. The Consensus Committee of the American Autonomic Society and the American Academy of Neurology. Neurology, 1996, 46 : 1470.

2. Ooi WL, Barrett S, Hossain M, et al. Patterns of orthostatic blood pressure change and their clinical correlations in a frail, elderly population. JAMA, 1997, 277 : 1299 – 1304.

3. Chobanian AV, Bakris GL, Black HR, et al. The seventh report of the joint national committee on prevention, Detection, Evaluation, and Treatment of high blood pressure. JAMA, 2003, 289 : 2560 – 2572.

4. Weiling W, VanLieshout JJ. Maintenance of postural normotension in humans. In: Low PA. Clinical autonomic disorders: evaluation and management. Boston: Little, Brown, 1993, 69 – 77.

5. John G. Bradley, M. D, Kathy A. Davis, R. N. Orthostatic Hypotension. Am Fam Physician, 2003, 68 : 2393 – 2398.

6. Lamarre – Cliché M, Cusson J. The fainting patient. Value of the head – up tilt – table test in adult patients with orthostatic intolerance. CMAJ, 2001, 164 : 372 – 376.

7. Sutton R, Bloomfiled DM. Indications, methology, and classification of results of tilt – table testing. Am J Cardiol, 1999, 84 : 10Q – 19Q.

8. Maule S, Papotti G, Naso D, et al. Orthostatic hypotension: evaluation and treatment. Cardiovasc Hematol Disord Drug Targets, 2007, 7 (1): 63 – 70.

9. Harrison TR, Brunwald E. Harrison's Principles of internal medicine. 15th ed. New York: McGraw – Hill, 2001.

10. Mancia G, De Backer G, Dominiczak A, et al. 2007 ESH – ESC Practice Guidelines for the Management of Arterial Hypertension: ESH – ESC Task Force on the Management of Arterial Hypertension. J Hypertens. 2007, 25 (9): 1751 – 1762.

11. Mathias CJ, Fosbraey P, da Costa DF, et al. The effect of desmopressin on nocturnal polyuria, overnight weight loss, and morning postural hypotension in patients with autonomic failure. BMJ, 1986, 293 : 353 – 354.

12. Jordan J, Shannon JR, Black BK, et al. The pressor response to water drinking in humans, A sympathetic reflex? Circulation, 2000, 101 : 504 – 509.

13. van Lieshout JJ, ten Harket AD, Wieling W. Physical manoeuvres for combating orthostatic dizziness in autonomic failure. Lancet, 1992, 339∶897－898.

14. Bouvette CM, McPhee BR, Opfer－Gehrking TL, et al. Role of physical countermaneuvers in the management of orthostatic hypotention: efficacy and biofeedback augmentation. Mayo Clin Proc, 1996, 71∶847－853.

15. Tanaka H, Yamaguchi H, Tamai H. Treatment of orthostatic intolerance with inflateable abdominal band. Lancet, 1997, 349∶175.

16. Denq JC, Opfer－Gehtking TL, Giuliani M, et al. Low PA: Efficacy of compression different capacitance beds in the amelioration of orthostatic hypotension. Clin Auton Res, 1997, 7∶321－326.

17. Smit AA, Hacdjowijono MA, Wieling W. Are portabte folding chairs useful to combat orthostatic hypotension? Ann Neurol, 1997, 42∶975－978.

18. Ector H, Reybrouck T, Heidbuchel H, et al. Tilt training. a new treatment for recurrent neurocardiogenic syncope and severe orthostatic hypotension. Pacing Clin Eletrophysiol, 1998, 21∶193－196.

19. Reybrouck T, Heidbuchel H, van de Werf F, et al. Tlit training. a treatment for malignant and recurrent neurocardiogenic syncope. Pacing Clin Electrophysiol, 2000, 23∶493－498.

20. Kauppinen K, Sauna. Shower and ice water Immersion. Physiological responses to brief exposures to heat. cool and cold. Part II. Circulation. Arctic Med Res, 1989, 48∶64－74.

21. Hussain RM, Mclntosh SJ, Lawson J, et al. Fludrocortisone in the treatment of hypotensive disorders in the elderly. Heart, 1996, 76∶507－509.

22. Oldenburg O, Sack S, Erbel R, et al. Treatment of orthostatic hypotension. Dtsch Med Wschr, 1999, 125∶1209－1212.

23. Low PA, Gilden JL, Freeman R, et al. Efficacy of midodrine vs placebo in neurogenic orthostatic hypotension. A randomized, double－blind multicenter study. Midodrine Study Group. JAMA, 1997, 277∶1046－1051.

24. Medow MS, Stewart JM, Sanyal S, et al. Pathophysiology, diagnosis, and treatment of orthostatic hypotension and vasovagal syncope. Cardiol Rev, 2008, 16（1）∶4－20.

25. Onrot J, Goldberg MR, Biaggioni I, et al. Robertson D: Oral yohimbine in human autonomic failure. Neurology, 1987, 37∶215－220.

26. Kita K, Hirayama K: Treatment of neurogenic orthostatic hypotension with amezinium metilsulfate, a new indirect sympathomimetic drug. Neurology, 1988, 38∶1095－1099.

27. Senard JM, Arias A, Berlan M, et al. Pharmacological evidence of alpha 1－ and alpha 2－adrenergic supersensitivity in orthostatic hypotension due to spinal cord injury: a case report. Eur J Clin Pharmacol, 1991, 41∶593－596.

28. Hceldtke RD, Davis KM, Joseph J, et al. Hemodynamic effects of octreotide in patients with autonomic neuropathy. Circulation, 1991, 84∶168－176.

29. Hoeldtke RD, Honrath GG, Bryner KD, et al. Treatment of orthostatic hypotension with midodrine and octreotide. J Clin Endocrinol Metab, 1998, 83∶339－343.

30. Hoeldtke RD, Streeten DH. Treatment of orthostatic hypotension with erythropoietin. N Engl J Med, 1993, 329∶611－615.

31. Kuchel O, Buu NT, Gutkowska J, et al. Treatment of severe orthostatic hypotension by metoclopramide. Ann Intern Med, 1980, 93∶841－843.

32. Takeda R, Takeda Y, Koshida H, et al. Effect of metoclopramide on orthostatic hypotension in diabetes mellitus: failure to demonstrate the role of vasoconstrictive hormones. Exp Clin Endocrinol, 1988, 91∶197－201.

33. Hannemann J, Rob PM, Vieregge P, et al. Shy－Drager syndrome－therapy experience with indomethacin. Med Klin, 1995, 90∶435－438.

 心血管循证医学的历史回顾与进展

一、概述

循证医学（evidence–based medicine）是自 20 世纪 70 年代后期开始形成和发展的、派生于临床流行病学的一门新兴学科。20 世纪 80 年代初期，麦克玛斯特大学（McMaster University）著名内科学家 David L. Sackett 等一批临床流行病学家，在该医学中心的临床流行病学系和内科系率先对住院医师进行循证医学培训，取得了良好效果。1992 年加拿大临床流行病学家 David Sackett 首次提出循证医学的概念，同年在英国牛津组建英国循证医学中心（Evidence–based Medicine Center）。1995 年相继出版了循证医学专著及循证医学杂志。众多著名杂志如《英国医学杂志》、《美国医学会杂志》、《柳叶刀》等均及时提供循证医学信息。我国的循证医学始于上世纪 80 年代，于 1996 年成立了中国循证医学中心，首先开展循证医学知识的推广和普及工作，并与国际 Cochrane Collaboration 联系，国际 Cochrane 协作网的 Cochrane 图书馆资料库是治疗研究证据的重要来源，是临床医学各专业防治方法的系统评价和临床对照试验的资料库。2001 年中国循证医学中心出版《中国循证医学》杂志。循证医学的发展呈现出日臻完善的趋势。

循证医学（evidence based medicine，EBM）不是使用陈旧过时的证据。它是遵循科学证据的临床医学。David Sackett 将循证医学的定义修订为"慎重、准确和明智地应用当前所能获得的最佳研究证据，考虑患者的价值和愿望，将三者完美结合，制定出患者的治疗措施"。EBM 强调的是在证据、医师技能和患者价值三者结合的基础上，使用当前的最好证据。当今时代是"证据的时代"（evidence era），证据至少在三方面已发生变化，即证据的标准、证据的综合分析方法、证据在不同社会文化背景中的应用。循证医学不同于传统医学模式。传统的临床医学模式以经验和推理为基础，它评价药物或非药物治疗手段所用的指标是临床替代终点（clinical surrogate）或替代终点（surrogate end–point），例如血压、心率、血流动力学、血液生化指标、心律失常类型等。但近年来国际上许多大规模多中心前瞻性双盲安慰剂或活性药物平行对照的临床试验结果表明，不少治疗方法对临床替代终点的影响并不真正能够反映该治疗方法对患者预后终点（outcome end–point）的影响，并且一些对临床替代指标有明显"治疗效果"的药物，反而增加患者的死亡率，或使患者的预后恶化。而循证医学是"以证据为基础"的概念和模式，要求将对患者疾病的防治干预建立在有充分的科学证据的基础之上，它不但评价药物或非药物手段对替代终点的作用，而且强调评价它们对预后终点（例如对总死亡率、心血管事件、生活质量和成本–效益比等药品经济学指标）的影响。

二、研究循证医学的基本步骤

循证医疗实践分为五个步骤：①从临床实践中，发现需解决的临床问题，确定所涉及的研究对象，采用的措施和关心的临床结果；②检索相关的、现有的最好研究证据：对于临床问题，可以查寻教科书，医学期刊及其相关的电子出版物如 Medline，cochrane library 等；③评价研究证据的真实性、临床重要性：临床医师应根据流行病学和循证医学评价文献的原则进行严格评价。循证医学中的证据主要指临床人体研究的证据。治疗研究依据按质量和可靠程度大体可分为五级：Ⅰ 级：按照特定疾病种类的特定疗法收集所有质量可靠的随机对照试验后所作的系统评价或 Meta 分析。Ⅱ 级：单个的样本量足够的随机对照试验结果。Ⅲ 级：设有对照组但未用随机方法分组的研究。Ⅳ 级：无对照的系列病例观察。Ⅴ 级：专家意见。循证医学最可靠的证据是随机对照试验及其系统评价结果。但循证医学也不仅

限于随机对照试验和 Meta 分析。循证医学的核心是追踪当前最好的外在证据以回答临床待解决的问题；④应用研究证据并结合临床专业知识、病人的选择解决临床问题，指导医疗决策：由于主管的患者与临床试验中病例存在差异（如疾病严重程度，并存症及临床特征等差别），真实、可靠且具有临床价值的研究证据并不一定能直接应用于每一个医师主管的患者。医生必须结合临床专业知识、患者的具体情况进行综合考虑，作相应的调整；⑤评价实践后的效果，评估上述 1 - 4 步骤的效力和效率，以利进一步提高医疗质量。

三、循证医学的局限性

循证医学发展至今尚有许多不足之处，主要表现在以下几个方面：①随机临床试验（RCT）观察时间较长、投入较多，要求试验设计严谨，质控严格，操作难度大，不易普及；某些研究和预防措施，不能采取 RCT 的方法；②临床试验结果的应用有一定的局限性：由于每一临床试验都有明确和严格的患者入选和排除标准，试验结果仅适用于一定范畴的特定病人群，并且大多数临床试验选择的是病情相对稳定和程度偏轻的患者，因而不可将某一试验的结果不加限定的在同一类患者中推广应用；③受益程度存在差异：不同专家常可能对疾病的治疗标准有不同的认知，对同一个研究结果可能会出现不同的解析，其权威性亦值得商榷。由于入选的试验受试者具有不同的临床情况，因此他们在同一干预手段获益或有害的程度亦不相同。例如，在 HOPE、EUROPA 试验中均证实血管紧张素转换酶抑制剂（ACEI）有益于稳定性冠心病的治疗，并使其死亡、心血管终点事件分别下降22%和20%。但同样是 ACEI 治疗稳定性冠心病的 PEACE 试验、CAMELOT 试验却得出 ACEI 在治疗稳定性冠脉疾病时其结果与安慰剂相同的结论。分析其原因可能与各种试验的合并用药不同有关。例如，斯堪的那维亚辛伐他汀生存率研究（4S），胆固醇和复发事件研究（CARE）、普伐他汀对缺血性心脏病长期干预（LIPID）、心脏保护研究（HPS）等一系列使用"他汀"类调脂药物的前瞻性随机安慰剂对照试验，均是通过改善危险因素，降低低密度脂蛋白胆固醇（LDL - C）的水平来降低冠心病死亡，且显著降低总死亡率。然而，同样是通过改善危险因素，降低 LDL - C 水平的 ENHANCE 研究及 ILLUMINATE 试验，在治疗冠心病时其结果与先前的试验结果存在较大的偏差。ILLUMINATE 试验中止的原因是因为 torcetrapib 和阿妥伐他汀联合治疗组的患者比单独服用阿妥伐他汀的患者死亡率高，尽管联合治疗组的 HDL 升高了72%，LDL - C 降低了25%。ENHANCE 研究显示，与阿妥伐他汀单独治疗相比，尽管阿妥伐他汀联用依折麦布能显著降低 LDL - C 水平，但是不能延缓动脉硬化的进程和降低心血管风险。从上述的临床试验中我们可以看出，临床试验中不能将 ACEI 某一个药的作用，推演到整个 ACEI 类的作用。而降低冠心病的危险因素 LDL - C 的水平，改善这些因素的治疗策略对于病人结局的改善可能会有很严重的偏差。这就对临床实践、疗效评价策略提出了新的要求。临床医师应该考虑把患者的危险因素降低到何种水平时，才能改善临床结局；④通常情况下，对于药物治疗或者治疗手段的 Meta 分析是将研究目的相同的一系列研究汇总起来进行分析。最为理想的是所收集的临床研究目的和 Meta 分析的目的是一致的。事实上，远非如此简单，一个 Meta 分析往往囊括了大量的研究，这些研究的质量是否可以得到保证，或者治疗方法是否真的相同，这些问题都与数据的解释息息相关。Meta 分析需要将一部分研究纳入分析，而将其他研究剔除，这一过程可能会造成分析结果偏倚，这也是 Meta 分析的一个缺陷。Meta 分析是根据每一项研究基于方差倒数的比重来进行研究的，大样本研究比重大，小样本比重小。方差是由结局的数量决定的，如果某个研究得出的是零结局，那么都会被排除在外。如果研究要评价的是治疗的疗效，那就没有问题，因为每一种治疗方案都会有一个结局，那么就要看疗效的高低和趋势，但是当研究关注的是安全性时，比如说零结局——即没有心脏病发作，却是一个重要信息，如果将这些研究排除在分析之外，就会使结论有所偏倚。要解决困扰 Meta 分析的这些问题，首先要在收集和报告临床试验的结果时进行更多前瞻性的考虑。在开始一项新药物的临床试验之前，我们就应该考虑到并牢记，该研究所得出的数据应该将是 Meta 分析的一部分。所有的试验和方案都应该登记，所有的主要和次要结局的数据都应该记录。这样，对这些试验所进行的 Meta 分析将不但强有效，而且产生偏倚的可能性也降低。Meta 分析得出的有统计学意义的重大发现，因为其效应可能很小。因此 Meta 分析的结论对临床时间的指导意义必须谨慎解释；⑤有许多因素可影响 RCT 的可靠性，如观察对象的种族、年龄或地区、药品的质量、观察终点及方法等；循证医学作为一种方法学和标准，决不能代替传统的基础训练和学习，不能排除所有临床实验经验。循证实验仅在宏观上明确疾病防治对策，而在临床医生医疗实践中，仍需针对不同病人所患疾病及危险程度确定采取何种治疗方案，并在长期医疗实际工作中不断积累经验。循证的局限性有等于日后的实践中不断完善。

总之，循证医学有其科学、正确、积极的一面，但也存在一定的局限性，面对医学科学的飞速发展，心血管循证医学新模式则是以大量可靠的指导临床医学试验结果，提供制定疾病防治指南，提高了对心血管疾病的防治水平。将循证医学的模式和重要临床试验结果及时介绍给我国广大临床专科医生和全科医生，对于提高我国临床医学整体水平具有极其重要的意义。

四、心血管药物治疗的循证医学证据

（一）心力衰竭治疗

1. ACEI 治疗心力衰竭　ACEI 是证实能降低心衰患者死亡率的第一类药物，也是循证心血管医学的典型范例。迄今为止，已有 58 个应用 ACEI 治疗 CHF 的临床试验结果证明 ACEI 可以提高 CHF 患者生活质量，并可使死亡危险性下降 20% ~ 25%。ACEI 也一直被公认是治疗心衰的基石和首选药物。ACEI 无论在症状性心衰还是在无症状性心衰方面都有非常充分的循证证据：CONSENSUS 研究证实了 ACEI 是严重心力衰竭的标准治疗药。ACEI 在无症状心衰患者中的研究有 SOLVD 预防研究、SAVE 和 TRACE 研究等，均证实左室功能不全的无症状心衰患者应用 ACEI 后较少发展为症状性心衰和因心衰恶化而入院。对于症状性心衰患者，5 项大型随机对照临床试验（SAVE、AIRE、TRACE、SOLVD – P、SOLVD – T 共 12763 例患者）的荟萃分析表明，ACEI 显著降低患者死亡率、心衰住院和再梗死率。基于上述循证心血管医学的证据，2005 年 ACC/AHA 心力衰竭治疗指南推荐：ACEI 是唯一被推荐用于各期心衰治疗的药物。所有左室收缩功能障碍（伴 LVEF≤40%）的心衰患者都必须使用 ACEI，除非有禁忌证或不能耐受（证据水平Ⅰ/A）。2007 年中国慢性心力衰竭治疗指南指出：所有慢性收缩性心衰患者，包括 B、C、D 各个阶段人群和 NYHAⅠ、Ⅱ、Ⅲ、Ⅳ心功能各级患者（LVEF < 40%），都必须使用 ACEI，而且需要终生使用，除非有禁忌证或不能耐受（Ⅰ/A）。

2. β 阻滞剂治疗心力衰竭　早年 β 阻滞剂用于心力衰竭（CHF）的治疗一直存在争议，认为 β 阻滞剂是一种较强的负性肌力药，一直被禁用于心力衰竭的治疗。β 阻滞剂治疗心力衰竭的临床试验表明：治疗初期对心功能有明显抑制作用，左室射血分数（LVEF）降低，但长期治疗（ > 3 个月时）后则能改善心功能，LVEF 增加；治疗 4 ~ 12 个月，能降低心室肌重构和容量、改善心室形状，使心肌重构延缓或逆转。迄今为止，已有 30 多项随机对照临床试验，逾 2 万例慢性心力衰竭患者应用 β 阻滞剂治疗，其中三个具有里程碑意义慢性心力衰竭临床试验：MERIT – HF、CIBIS – Ⅱ、COPERNICUS 均显示长期应用 β 阻滞剂治疗能改善临床状况和左室功能，降低死亡率和住院率。死亡率相对危险降低分别为 34%、34% 和 35%。这一作用是在充分使用利尿剂和 ACEI 的基础上实现的。上述试验均因死亡率的显著下降而提前结束。近年来的心血管循证医学证据表明：β 阻滞剂（SENIORS 试验）对老年人也有效。

3. 利尿剂治疗心力衰竭　近年来对醛固酮的深入研究，使利尿剂对心衰的治疗作用有了些新认识。醛固酮在心肌细胞外基质重塑中起重要作用。而心衰患者长期应用 ACEI 时，常出现"醛固酮逃脱"现象，即血醛固酮水平不能保持稳定持续的降低。ACEI 和醛固酮受体拮抗剂是一很好的联合。1999 年公布的 RALES 试验，1663 例重度心衰（NYHAⅣ级）患者，病因包括缺血性和非缺血性心肌病，在常规治疗基础上加用螺内酯，最大剂量 25 mg/ d，平均应用 24 个月。结果总死亡率降低 29%，心源性死亡率降低 31%，因心衰加重的非致死性住院率降低 36%（P 均 < 0.000 2）；由于治疗组的显著效益，本试验亦提前结束。EPHESUS 试验报告，选择性醛固酮阻滞剂依普利酮（eplerenone）能显

著降低心梗患者主要终点事件的发生率（全因死亡率）。ACEI 和 β 阻滞剂联合选择性醛固酮阻滞剂，是 2004 年 ACC/AHA 在 STEMI 治疗指南中的 I 类推荐药物。

4. 血管紧张素 II 受体阻滞剂治疗心力衰竭 血管紧张素 II 受体阻滞剂（ARB）可阻断所有血管紧张素 II（A II）的不良作用，包括 ACE 途径和糜酶途径等生成的 A II。ELITE 研究主要终点结果显示，应用 ARB 与 ACEI 的高龄心衰患者，其肾功能异常发生率无显著差异。Val－HeFT 研究将接受 ACEI 治疗的心衰患者，随机给予 ARB 或安慰剂治疗。结果发现，ARB 组患者的总死亡率与安慰剂组相当，死亡和病残联合终点事件发生率显著低于安慰剂组。CHARM－Added 研究同样发现，接受 ARB 联合 ACEI 治疗的心衰患者，其心血管病死亡，或心衰住院率显著低于应用 ACEI 联合安慰剂治疗者，但总死亡率并未显著降低。上述 2 项研究结果提示，心衰患者在接受 ACEI 治疗基础上加用 ARB，可进一步降低病残率，但不能进一步降低死亡率。然而，VALIANT 研究结果显示，与单独应用 ACEI 相比，ARB 联合 ACEI 治疗未能进一步降低心肌梗死后心衰患者的死亡率，并且多种不良反应事件显著增加。同样，ONTARGET 研究发现，与单一应用 ACEI 相比，联合使用 ARB 和 ACEI 未能进一步减少主要心血管病事件，反而显著增加了肾功能异常等不良反应发生率。2005 年 AHA/ACC 修订了慢性心衰诊断与治疗指南，新指南将"心肌梗死后射血分数降低，不能耐受血管紧张素转换酶抑制剂（ACEI）的病人应当使用 ARB 增加为 I 类建议。

5. 目前有争议或不主张用于治疗心衰的药物 二硝酸异山梨醇并肼苯哒嗪：V－HeFT 试验二药合用较安慰剂组死亡率降低；V－HeFT II 试验，两药合用不如依那普利组死亡率降低明显。1997 年美国 FDA 心肾顾问小组认为证据不充分而未批准用于心衰。但 1997 年欧洲心脏病学会心衰治疗指南，以及 1999 年美国有关心衰的共识建议仍主张可应用于不能耐受 ACEI 患者，特别是有肾功能不全的患者。

钙通道阻滞剂：所有的试验均明确指出，对收缩性心衰患者，钙通道阻滞剂并未证实有益。因此不主张应用于收缩性心衰患者。应用氨氯地平的 PRAISE 试验和应用非洛地平的 V－HeFT III 试验的结果均为中性，因而长效钙通道阻滞剂的效果尚有待进一步评定，但上述试验证明氨氯地平和非洛地平在心衰患者中的应用是安全的。

cAMP 依赖性正性肌力药：包括 β 受体激动剂和磷酸二酯酶抑制剂。PROMISE 试验（milrinone）和 PRIME II 试验（Ibopamine）均因治疗组死亡率增高而被迫提前中止。美国心肺研究所评论心力衰竭的治疗，应能阻断神经内分泌的作用而不刺激儿茶酚胺受体或受体后通路。目前的共识是：除地高辛以外的所有其他正性肌力药仅限于应用于终末期心力衰竭，准备作心脏移植的患者。低剂量多巴酚丁胺 $[2\sim5\ \mu g/(kg\cdot min)]$ 或米力农 $[50\ \mu g/kg$ 负荷量继以 $0.375\sim0.75\ \mu g/(kg\cdot min)]$ 可短期选用于难治性心力衰竭患者。1999 年美国有关慢性心力衰竭的共识建议未列入此类药物。

抗心律失常药：心力衰竭患者无症状室律失常或非持续性室速不必用抗心律失常药。特别是 I 类药，在心衰患者，易于有促心律失常作用，应避免应用。胺碘酮无负性肌力作用，必要时可考虑应用。一项安慰剂对照的心力衰竭试验：小剂量胺碘酮（100～200 mg/d）改善存活率，但目前仍不推荐常规应用。

（二）抗高血压药物治疗

1. 利尿剂的降压地位 近年来一系列大规模、随机、双盲的高血压临床试验结果的公布，尤其是 ALLHAT 试验结果的公布，重新改变了利尿剂的降压地位，也给新的高价的降压药带来冲击。以循证医学为依据，兼顾药物的价－效关系，在此重新评价利尿剂在我国高血压治疗中的地位。近十多年来进行了数十项大规模的临床试验，来评估利尿剂治疗高血压的效果，结果表明治疗组较对照组舒张压下降 11mmHg，总病死率降低 11.4%，脑卒中发生率减少 42%。最近完成的几项大型临床试验证实利尿剂或利尿剂加 β 受体阻滞剂在治疗高血压中，减少主要终点事件和次要终点事件方面均取得了令人惊讶的效果。在高血压合并糖尿病者，减少心血管病事件，利尿剂略差，但无显著性差异。

2. β 阻滞剂的降压地位 欧洲高血压治疗指南中将 β 阻滞剂与其他降压药物（钙通道阻滞剂、

ACEI、ARB、利尿剂）置于同等地位，共同视为治疗高血压的一线药物。美国的高血压指南（JNC7）则将噻嗪类利尿剂视为一线药物，将包括β阻滞剂在内的其他降压药物视为二线药物。这些分类方法充分考虑到了抗高血压药物的降压效果与靶器官保护作用，是建立在大量循证医学证据基础之上的。许多研究表明，上述各类药物的降压效果相似。需指出的是，多数情况下降低外周动脉血压只是一种过程，而非最终目的。降压治疗的最终目的在于减少因血压增高而致的心、脑、肾等靶器官损害，延长患者寿命并改善生活质量。因此，如果某种药物缺乏可靠的靶器官保护作用、不能有效地改善患者生存情况，则不能被认为是优秀的抗高血压药物。β阻滞剂的降压作用作为一类传统的降压药物，β阻滞剂的降压效果以及靶器官保护作用已经经过大量临床研究与大规模随机化临床试验证实。例如，STOP－H（瑞典老龄高血压患者研究）、MAPHY（美托洛尔对高血压粥样硬化的预防）、UKPDS（英国前瞻性糖尿病研究）、CAPP（卡托普利预防计划）、STOP－2（瑞典老龄高血压患者研究－2）等研究均从不同侧面肯定了此类药物的有益作用。在著名的大型前瞻性临床试验 BPLT（降压治疗）研究中，共入选了 30 个当时正在进行的临床试验，终点包括总病死率、心血管事件发生率与病死率、脑卒中发生率与病死率等。2000 年研究分析了已经完成的 15 项随机试验主要包括了 CAPP，STOP－2，UK-PDS，INSIGHT（国际硝苯地平控释片抗高血压干预试验），NICS－EH（国家老年高血压治疗协作研究），VHAS（维拉帕米高血压动脉粥样硬化研究），ABCD（糖尿病的适宜血压控制试验）等研究，分析的重点是心脑血管病联合终点。结果显示，β阻滞剂与长效钙通道阻滞剂、利尿剂、ACEI 等具有相似的降压效果及预防终点事件的作用。

2004 年 Lindholm 等通过一项荟萃分析，首先对β阻滞剂阿替洛尔在降压药物中的地位提出质疑。他们荟萃分析了 9 项随机化对照临床试验，结果发现阿替洛尔的降压效果与其他几类降压药物相似，但是阿替洛尔治疗组患者的卒中发生率与心血管病病死率显著高于接受其他药物治疗的患者。许多学者对β阻滞剂的靶器官保护作用以及预防心脑血管终点事件的效果提出了质疑。2005 年欧洲心脏学会年会上 ASCOT 试验结果公布。该研究中共入选 19257 例高血压患者，随机分为氨氯地平和培哚普利治疗组与阿替洛尔和苄氟噻嗪治疗组，平均随访 5.5 年，旨在比较新型降压药物与传统降压药物改善高血压患者预后的效果。结果显示，两组间主要终点（非致死性心肌梗死加致死性冠心病）发生率差异无统计学意义，但氨氯地平和培哚普利治疗组总病死率与心血管病死率均有显著降低，卒中的相对危险度显著降低。研究者认为，除伴有心肌梗死或症状性心脏病的患者外，β阻滞剂不应再作为其他高血压患者的一线用药。新近发表的一些研究结果在一定程度上揭示了某些β阻滞剂的不足，但是现有循证医学证据尚不足以给出肯定性的结论，更不应据此完全否认这类药物在高血压治疗中的卓越疗效。Lindholm 等的荟萃分析中所包括的试验多数以阿替洛尔为活性药物，有关其他β阻滞剂的研究很少。因此，此研究仅能够提示阿替洛尔在预防高血压患者终点事件危险性方面逊于其他降压药物，但不能代表所有β阻滞剂的疗效。与其他类别的抗高血压药物不同，β阻滞剂的不同品种之间的药物化学性质、作用机制均存在很大差异，如脂溶性与水溶性的差异、作用受体选择性的差异等。上述差异可能会导致不同的β阻滞剂具有不同的临床表现与靶器官保护作用。大量基础与临床研究表明，不同β阻滞剂之间不存在药物的类效应，因此 Lindholm 等的荟萃分析结果只能反映阿替洛尔本身的临床作用，不能据此否定所有β阻滞剂。

3. **血管紧张素Ⅱ受体阻滞剂**　选择有效的降压药物和优化的治疗方案是减少心血管事件的重要策略。ARB 在心血管事件链中发挥重要作用，心血管疾病预防和治疗十分重要，因其是导致死亡和致残的主要原因。VALIANT 研究显示，与单用卡托普利相比，缬沙坦保留了卡托普利所有益处，可显著降低心梗后高危者死亡率 25%。Val－HeFT 研究中，与常规治疗组相比，缬沙坦组患者死亡率及死亡和致残联合终点发生率显著降低，因心衰住院危险也显著降低。VALUE 研究显示，与氨氯地平相比，缬沙坦显著减少新发房颤和持续房颤，并且，显著降低新发糖尿病发生率（11.5% 对 14.5%）。JIKEI HEART 研究是在日本人群中进行的至今最大规模的心血管干预试验，该研究血压控制很满意，缬沙坦组血压控制在 131/77 mmHg，与 ACCOMPLISH 研究结果相似，而且主要终点事件发生率下降 39%，卒中、因心衰住院、因心绞痛住院危险均显著降低。

4. ACEI   由于ACEI对高血压患者同时具有多重保护作用，JNC-7治疗指南中ACEI的应用指征囊括了所有六大类强适应证（心力衰竭、心肌梗死后、冠心病高危因素、糖尿病、慢性肾病及预防卒中复发）。欧洲高血压指南同样对ACEI的全面靶器官保护作用作了充分肯定，指出5大类抗高血压药物（ACEI，ARB，β阻滞剂，CCB，利尿剂）均可作为高血压的初始治疗和维持治疗用药。但ACEI、β阻滞剂和利尿剂已被反复证明，对降低单纯高血压患者的心血管事件尤其有益，因此初始治疗时应优先选用上述药物。2008年ACC年会上又公布了3项有关ACEI的大型研究：ONTARGET研究结果证明在高血压高危人群中应用ARB并不优于ACEI。HYVET研究证实，ACEI和利尿剂联合能降低80岁以上老年高血压患者总死亡率达21%。ACCOMPLISH研究中ACEI联合降压方案不仅将入组人群的降压达标率从入组前37.5%提高到73%，也大大减少了心脑血管事件的发生。

5. 钙通道阻滞剂   一系列前瞻性随机对照临床试验提供了氨氯地平降压治疗循证证据。主要包括ALLHAT，VALUE，CAMELOT，ASCOT-BPLA和CASE-J。ALLHAT研究结果显示苯磺酸氨氯地平长期治疗与传统降压药物一样可显著减少心肌梗死、脑卒中等心脑血管事件，脑卒中发生的危险甚至比使用利尿剂时还低了7%。ALLHAT研究结果还强化了苯磺酸氨氯地平的安全性，苯磺酸氨氯地平与ACEI赖诺普利头对头比较的结果显示，在减少脑卒中和多种心血管疾病，以及避免消化道出血或血管神经性水肿方面，苯磺酸氨氯地平总体上显著优于赖诺普利。

VALUE试验的结果显示，主要终点致死与非致死性心脏事件在氨氯地平组和缬沙坦组之间差异无统计学显著性，但苯磺酸氨氯地平组心肌梗死发生率比缬沙坦组显著降低19%。VALUE研究显示，两组血压水平下降并不相同，缬沙坦组收缩压在治疗过程中始终比氨氯地平组高2mmHg，在治疗开始的2个月内甚至高4.2mmHg，即使在整个治疗过程中使用了较多联合用药（利尿剂、β受体阻滞剂等），也未能使血压下降幅度达到一致。无论缬沙坦组或苯磺酸氨氯地平组，血压达标病人均比未达标病人心血管事件发生率降低更多。因此，VALUE试验的实际价值和临床意义是，更有效地控制血压并使血压达标，对减少心血管事件十分重要，不同降压治疗方案在降压疗效和血压控制达标率方面存在差异，尤其在治疗早期。

CAMELOT试验在已经接受充分治疗基础上的冠状动脉粥样硬化病变患者中，观察并比较苯磺酸氨氯地平、ACEI依那普利或安慰剂对复合心血管终点事件的影响，结果显示苯磺酸氨氯地平能进一步有效地改善病情进展，比安慰剂组显著减少心血管事件31%（P<0.003）。苯磺酸氨氯地平治疗稳定性冠心病，不仅适用于血压升高患者，而且适用于血压已经控制的患者（收缩压<130mmHg）。CAMELOT试验还显示，苯磺酸氨氯地平联合他汀类在治疗稳定性冠心病改善预后方面有协同作用。

CASE-J试验在高危患者中头对头比较ARB坎地沙坦与苯磺酸氨氯地平降压治疗对心、脑血管病发生率和死亡率的影响，入选人群和试验设计与VALUE研究相类似，结果显示苯磺酸氨氯地平组血压控制较好，心、脑血管病复合终点事件发生率无显著差异。研究结果再次证实在高危高血压患者中降压治疗减少心血管事件的益处主要来自血压下降。在迄今所有头对头比较的临床治疗试验中，以苯磺酸氨氯地平为基础的降压治疗方案在高血压治疗预防脑卒中和心肌梗死方面具有明显循证优势。

2000年公布结果的INSIGHT试验是一项在欧洲进行的双盲、随机、多中心临床试验，该研究对6321例高危高血压患者进行为期4年的随访，比较硝苯地平控释片与利尿剂的疗效。结果显示，硝苯地平控释片（每日1次）与常规抗高血压一线治疗一样可获得平稳持续的血压控制，且避免了短效CCB所导致的交感神经激活风险。而且，硝苯地平控释片的这种治疗益处，在合并糖尿病和合并肾脏损伤的高血压患者中也同样存在。硝苯地平控释片能显著降低高危高血压患者心脑血管事件风险。ACTION研究首次证实，稳定性心绞痛患者长期服用CCB可显著降低卒中发生率，合并高血压的冠心病患者获益更明显。INSIGHT等临床研究证实硝苯地平控释片可有效、平稳降压，且能够降低心血管风险。ACTION以及JMIC-B试验结果提供了进一步的循证医学证据，证实它能为高危冠心病患者同时带来降压和降低心脑血管风险的双重益处。

（三）抗心律失常治疗

心律失常抑制试验（CAST）是抗心律失常药物治疗研究中一个具有里程碑意义的临床试验，其研究目的旨在检验心肌梗死后无症状或中等症状室性心律失常药物治疗是否降低由心律失常所致的死亡率。研究结果提示，研究 I c 类抗心律失常药物虽有较好抑制心肌梗死后室性心律失常的作用，但却增加了心律失常性死亡率和总死亡率；这种使患者预后恶化的危险始于用药早期，并持续存在于继续用药的全过程。CAST II 选用莫雷西嗪抑制无症状或轻微症状的室性心律失常，观察其能否降低心律失常的死亡率，由于在试验中已发现该药明显提高死亡率，故该研究被迫提前终止。III类代表药为胺碘酮，在"欧洲心肌梗死胺碘酮试验（EMIAT）"中，也未能证实该药有降低总死亡率的作用。而电生理检查对比心电图监测试验（ESVEM）的结果显示，用兼具 II、III类抗心律失常作用的索他洛尔的患者，无论监测疗效的方法如何，其总死亡率、心血管死亡率、猝死率和心律失常复发率均显著低于应用 I 类抗心律失常药物的患者。综合大量的临床研究显示，四类抗心律失常药物中，可明显改善患者预后，降低猝死与总死亡率的药物为 β 阻断剂和III类抗心律失常药物中的胺碘酮和索他洛尔。而 I 类抗心律失常药物可显著增加心肌梗死后和慢性心力衰竭患者的总死亡率与猝死危险。IV类抗心律失常药物对预后亦无明显改善。

以往的经验及推论认为心房颤动患者复律后维持其窦性心律可能优于控制心室率。然而近年来一系列对这两种治疗策略进行比较的临床试验结果推翻了这一推定。这些试验中最具代表性的是样本量较大的 AFFIRM 试验。AFFIRM 试验是一项欧美多国多中心临床试验，AFFIRM 试验发现复律组的血栓栓塞事件发生率有高于控制心室率组的趋势。上述试验的结果表明，假设的复律并维持窦性心律的优越性并未获证实，而且控制心室率至少与复律和维持窦性心律相当，所以应将心室率控制列为持续性心房颤动的一线干预对策。DIAMOND 试验对 dofetilide 在心力衰竭（DIAMOND – CHF）和心肌梗死（DIAMOND – MI）患者中应用的效果和安全性进行了评价。DIAMOND – CHF 研究旨在评价 Dofetilide 对生存率和发病率的影响。结果显示，在 18 个月的随访期中，Dofetilide 能有效控制左室功能不全患者的心房颤动发作。DIAMOND – MI 研究结果发现，Dofeitilide 对于病死率无影响，但却有明显的抗心律失常作用，故其临床应用前景广阔。

（四）抗血小板治疗

1. 阿司匹林　除阿司匹林外，糖尿病患者是否可以应用其他抗血小板药物呢？2007 年 ADA 治疗指南 7 指出：其他抗血小板药物可作为替代治疗药物用于以下几类高危患者，如阿司匹林过敏、有出血倾向、接受抗凝治疗、最近有胃肠道出血以及不能应用阿司匹林的活动性肝病患者（E 级证据）。联合抗血小板治疗方面，近年来 CURE、PCI – CURE、CLARITY、CREDO 等试验均证实，对于急性冠脉综合征及接受介入治疗的患者，联合使用抗血小板药物有利于进一步降低心血管事件。鉴于上述的循证医学证据，ADA 治疗指南推荐：与其他抗血小板药物联合治疗（如阿司匹林＋氯吡格雷）可用于治疗严重和进展性心血管疾病（C 级证据）。

2. 氯吡格雷：近年来氯吡格雷作为新型的抗血小板药物，其在非 ST 段抬高的急性冠脉综合征、择期经皮冠脉介入术、慢性稳定性冠心病、ST 段抬高的急性冠脉综合征等方面的应用显示出巨大的优势。目前国际上有多项有关氯吡格雷临床应用的研究，包括 CAPRIE 研究（缺血事件高危患者中氯吡格雷与阿司匹林的比较研究）、CREDO 研究（PCI 后早期并持续口服双重抗血小板药物联合治疗）、CLASSICS 研究（氯吡格雷和阿司匹林支架的国际协作研究）、CLARITY 研究（氯吡格雷作为 MI 患者再灌注的溶栓辅助治疗研究）。

以前的随机试验报告发现：在没有心血管症状或事件但有多种危险因素的人群中，在阿司匹林基础上加用氯吡格雷可能会增加该组人群的心血管死亡率。该归因分析探索双联抗血小板治疗和单独阿司匹林治疗对心血管死亡率的影响，在该结果发表之前一般观点是高危人群一级预防能从双联抗血小板治疗中获益，分析发现的趋势支持以前应用双联抗血小板治疗作为一级预防有害的结论。

在裸金属支架时代，PCI – CURE 和 CREDO 等大型临床试验已充分证明了氯吡格雷的有效性。但是在 DES 时代，氯吡格雷治疗的开始时间、持续时间以及剂量问题仍然是研究热点。美国 AHA/ ACC 指南推荐，如无出血风险，最好将氯吡格雷使用时间延长到 1 年。延长双重抗血小板治疗时限至 1 年甚至更长时间，可能是减少晚期和超晚期支架内血栓（ST）的有效手段，但是迄今报道的最晚期 ST 发生于支架置入后 26 个月，所以氯吡格雷治疗很难完全覆盖 ST 的危险期。2007 TCT 会议上公布了 TAXUS Landmark 最新结果，该分析不支持在原发单支病变患者中，将氯吡格雷的常规使用时间延长到支架置入术后 1 年以上。接受 DES 治疗的患者服用 1 年以上氯吡格雷并未进一步降低晚期血栓事件的发生，目前尚无证据支持延长氯吡格雷使用时限至 1 年以上能带来更大的临床获益。探讨氯吡格雷 150 mg 作为维持剂量的研究比较少，对于无保护的左主干、主干分叉病变等极高危患者，ACC/AHA 指南将其作为 IIa 级推荐。新近发表的 ARMYDA - 4 研究结果提示，长期服用氯吡格雷者 PCI 术前再次负荷剂量并不能进一步增加其临床获益。

3. 血小板糖蛋白 IIb/IIIa 受体拮抗剂 当前临床上可使用的该类药物包括阿昔单抗、替罗非班和依替巴肽。ELISA II 试验结果在 2007 年的欧洲心脏病学会（ESC）会议上揭晓。该试验旨在探讨接受 PCI 治疗的非 ST 段抬高型急性冠脉综合征（NSTE - ACS）患者，在阿司匹林和氯吡格雷治疗基础上加用替罗非班能否进一步改善病情。结果显示，两组患者心梗面积变化没有明显区别。但在接受三联药物治疗的患者中，冠脉造影示肇事血管血流量达 TIMI3 级的人群比例显著高于两联用药组（分别为 67% 和 47%），且 96 小时和 30 天内无不良事件存活率也更高。ELISA II 试验说明，在传统的抗血小板治疗基础上加用血小板糖蛋白 IIb/IIIa 受体拮抗剂可进一步改善肇事血管的血流情况，从而为 NSTE - ACS 患者带来更大益处。

DECLARE - Long 研究中，500 例复杂冠脉病变置入长支架患者随机分为两组，一组 250 例患者接受两联抗血小板治疗（氯吡格雷 75 mg/d，阿司匹林 100 mg/d），另一组 250 例患者接受三联抗血小板治疗（氯吡格雷 75 mg/d，阿司匹林 100 mg/d，西洛他唑 200 mg/d）。结果提示，西洛他唑联合阿司匹林和氯吡格雷三联抗血小板治疗较目前标准的双联抗血小板治疗可明显降低术后再狭窄和主要不良心脏事件的发生率，且不增加出血危险。直接凝血酶抑制剂（Ximelagatran）具有起效迅速、作用消失快及无需监测 INR 等特点，有望成为心房颤动抗凝治疗的新方法。近期发表的 SPORTIF II（Stroke Prevention by Oral Thrombin Inhibitor in Atrial Fibrillation）研究比较了 Ximelagatran 与华法林（INR 2.0 ~ 3.0）对存在脑组中危险因素的非瓣膜病性心房颤动患者血栓栓塞并发症的预防作用，结果显示 Ximelagatran 在减少心房颤动血栓栓塞事件方面至少与华发林效果相似，并且出血发生率更低。

（五）调脂药物治疗

近年来，国际上多项与他汀类药物有关的多中心、长期随访临床研究表明，从稳定性冠心病到急性冠脉综合征，从冠心病 2 级预防到糖尿病、脑卒中的防治，从血脂异常到正常血脂水平用药，调脂都可以带来益处。斯堪的那维亚辛伐他汀生存率研究（4S），胆固醇和复发事件研究（CARE）、普伐他汀对缺血性心脏病长期干预（LIPID）、西苏格兰冠心病预防研究（WOSCOPS）等一系列使用"他汀"类调脂药物的前瞻性随机安慰剂对照试验以令人信服的证据显示这类药物不仅降低冠心病死亡，而且显著降低总死亡率，不增加非冠心病死亡，从而确定了调脂药物在冠心病预防中的重要地位。4S 研究对冠心病患者进行辛伐他汀治疗，使血浆 LDL - C 下降 38%，主要冠脉事件发生的危险性降低 37%。进一步分析发现，主要冠心病事件降低幅度与 LDL - C 的下降程度成正相关，血浆 LDL - C 每下降 10%，主要冠心病事件的危险性降低 1.7%。CARE 研究结果证实对于血浆胆固醇水平不高的冠心病患者，普伐他汀使 LDL - C 降低 32%，冠心病事件发生的危险性下降 24%。LIPID 研究，将冠心病死亡作为终点事件来评价，结果普法他汀每天 40mg，可使 LDL - C 降低 25%，冠脉事件降低 24%，总死亡率下降 22%。对于大多数已发表的脂质试验的结果进行综合分析，观察到总胆固醇（TC）的降低程度与冠脉事件下降幅度之间并不呈线性关系，当 TC 降至 3.9mmol/L（相当于 LDL - C < 2.6mmol/L）时，冠脉事件的危险性并无进一步下降。新近的一项大规模、前瞻性、针对老年高危人群的他汀类药物疗效和安全性研究（PROSPER）、联合降压、降脂治疗的里程碑研究（ASCOT）以及心脏保护研究

（HPS）进一步确立了他汀类药物在预防心血管疾病方面的作用。

"A to Z"的研究表明，对急性冠脉综合征患者，早期积极进行高剂量强化降脂与推迟使用常规剂量的他汀类药物治疗比较，未见更多获益。虽然这些患者血脂达标，但临床疗效并没有预期的好，且有明显的安全性问题。

急性冠脉综合征后他汀类强化调脂治疗的临床效益比较研究（PROVRE－IT 研究）是评估强化降脂对血脂不高或轻度增高的急性冠脉综合征患者的随机、双盲研究。近期报告的 PROVE－IT，TIMI－22 试验显示，与中剂量他汀（普伐他汀 40 mg/天）相比，大剂量他汀（阿托伐他汀 80 mg/天）能明显降低 ACS 患者的低密度脂蛋白胆固醇（LDL－C）水平（62 mg/dl vs 95 mg/dl）。两组患者的全因死亡率均下降。事后分析显示，不考虑 LDL－C 水平，治疗后血清 C 反应蛋白水平下降（<2 mg/L）还会改善患者的临床转归。随访两年时，标准普伐他汀治疗组主要终点发生率为 26.3%，而高剂量阿托伐他汀组为 22.4%，即阿托伐他汀组的主要终点事件发生相对危险较普伐他汀组下降了 16%，但绝对危险仅降低 3%～4%，两组间总死亡率及心梗引起的死亡率无统计学差异。

治疗达到新目标研究（TNT 研究）是在冠心病二级预防中进行强化降脂的代表性研究之一。研究结果表明，高剂量阿托伐他汀组与低剂量组的严重心血管事件发生率分别为 8.7% 和 10.9%，即高剂量组的严重心血管事件相对风险减少了 22%。但进一步的分析表明，两组间的周围血管疾病事件发生率无显著差异，两组间总死亡率、心血管或非心血管死亡率无显著差异。而低剂量组与高剂量组持续性肝酶增高的发生率分别为 0.2% 和 1.2%（$P<0.001$）；不良反应事件发生率分别为 5.8% 和 8.1%（$P<0.001$）；停药率分别为 5.3% 和 7.2%（$P<0.001$）。这说明，强化降脂的依从性、耐受性明显较低。在 80 毫克/天的阿托伐他汀的疗效和安全性得到证实前，临床医生和患者需要认真权衡其降低心血管危险的益处和非心血管死亡风险升高之间的利弊。

循证医学带来启示：日本高胆固醇血症成年人一级预防研究（MEGA）是首次在东方人群中进行的一级预防研究，服用 10～20mg/d 的普伐他汀，平均随访 5.3 年。研究结果表明，治疗组 TC 水平下降 11.5%，LDL－C 下降 18%，与对照组相比均有显著差异。治疗组主要终点较对照组显著下降 33%，致死性和非致死性心梗风险下降 48%。东西方人群存在差异，不能将西方人群的研究结果完全照搬到东方人群。MEGA 的结果提示，对于轻中度胆固醇升高的东方人群，应用常规剂量的他汀类药物即能安全、有效地降低冠心病危险。服用 10～20mg/d 的普伐他汀可以使冠心病危险约降低 30%，这与欧美人应用 20～40mg/d 的普伐他汀治疗所获得的益处相似。东方人采用他汀类药物治疗的获益似乎比较显著，并不需要很大剂量的药物也能有效降低心血管事件发生率。

综上所述，循证医学的发展是现代医学发展的必然，其主要任务是依据临床实践中所遇到的问题，查找和系统地总结、评价科学文献中的信息并将其结论应用与于临床实践。其目标是使临床医师能更好地应用当前最新成果或最佳方案做出诊断、治疗决策，提高临床医疗水平。现代循证医学正越来越深刻地影响着临床医学实践。在临床医疗实践中，充分应用循证医学的原则与方法，可为临床、科研、卫生决策、医学教育等提供最佳证据，并应用最佳证据指导临床决策。

（樊朝美　陶永康）

 Meta 分析方法及其在心血管病中的应用

医学研究中一项很重要也很基本的工作就是对以往的研究进行分析综合。医学科学的飞速发展带来了医学文献的激增：为同一个研究目的所进行的医学研究，在全世界范围内可能有几百、上千个，而且在研究对象、研究设计、治疗手段、主要评价指标、样本量及随访年限等方面可能并不完全相同，导致研究结果也不完全一致。如何对这些研究结果进行综合评价？英国教育心理学家 Glass[1] 在 1976 年提出了一种对以往研究结果进行定量综合的新的统计学方法 Meta 分析，该方法主要对已发表和未发表的资料进行综合分析、评价，并用正规的统计学方法综合各研究的结果，是一种对已有的资料进行最佳分析利用的方法。近年来国内外已有多篇文章用此方法综述了医学领域中关于诊断、治疗、预后和病因方面的多种问题。由于 Meta 分析在医学领域的广泛应用，与其相关的统计学方法也成为生物统计学领域一个有影响的分支。本章主要介绍 Meta 分析方法及其在心血管病中的应用。

一、Meta 分析与传统文献综述的区别

Meta 分析与传统的文献综述有很大差别。首先，传统的文献综述以定性分析描述为主，一般是罗列以往的研究结果。Meta 分析则严格按照一定的方法和步骤对以往的研究结果进行定量合并，得到效应合并值的点估计和区间估计。其次，传统文献综述不可避免地带有主观性，综述者往往只选择他认为"重要的"、"有意义的"或支持自己观点的信息进行综述，而统计学是否"有意义"取决于研究样本的大小，小样本的研究可能得到的是假阴性的结果。Meta 分析则强调在对研究课题进行系统全面文献检索的基础上确定选择文献的标准，并对原始文献进行严格评价，因此，能最大限度地减少偏倚，保证结论的客观、真实及可靠。并通过对同一主题多个小样本研究结果的综合，提高结果的统计学检验效能。因此，Meta 分析的目的主要有以下几方面：

二、Meta 分析的适用条件

虽然 Meta 分析近二十年来得到了广泛的应用，但其应用范围仍存在争议。目前认为 Meta 分析主要适用于随机对照临床试验（RCT）结果的综合分析。

三、Meta 分析的基本步骤

Meta 分析本质上是一种观察性研究，包括确定研究目的、收集资料、数据统计分析及结果报告等基本过程。因此，一个完整的 meta 分析报告，应包括以下几部分：

（一）确定研究目的

与其他任何科学研究过程一样，meta 分析首先应提出目前迫切需要解决的问题，进行研究设计并制定研究方案。确定研究目的、提出研究问题是最重要和最基本的第一步，而且提出问题的过程也是系统地分析研究文献的过程。Meta 分析课题一般来自目前临床或流行病学研究中不确定或有争议的问题。提出研究问题应包含如下四个要素：研究对象、研究设计、处理因素（暴露或干预措施）及研究效应（结局变量或疗效评价指标）。

（二）收集文献

收集文献的方法必须正确、全面，不能遗漏对结果评价有重要影响的文章，因为全面的收集与 meta 分析课题相关的文献是 meta 分析有别于传统文献综述的重要特征之一，也是完成一个高质量的 meta 分析报告的基础。因此，在制定 meta 分析的研究计划时，就应初步确定检索策略，也可以在制定

检索策略时咨询专业图书馆员或信息检索人员，以尽量避免漏检和误检。检索方法有：

1. 联机检索 通过国内外的大型数据库进行检索。现在可供选择的计算机检索工具很多，下面仅列出部分常用的免费医学数据库：

（1）美国国立医学图书馆提供的网络检索系统 PubMed （网址为：http://www.ncbi.nlm.nih.gov/PubMed）

（2）Cochrane 协作网出版的电子出版物 （网址为：http://www.cochrane.org/cochrane）

（3）中国生物医学文献数据库 CBMdisc （网址为：http://lib.xxmc.edu.cn/wxjs/right.htm）

除了这些常用的数据库外，在一些专业的医学期刊网站上也可查到很多医学信息，特别是最新出版的医学期刊中的摘要或全文信息，如 JAMA、BMJ 等著名的医学周刊等。

2. 人工检索 包括综述后面的参考文献，有关会议上报告的论文，与该研究领域的主要研究者联系，获得该研究者对这个问题的研究结果。如果是临床课题，还应向国内外各种临床试验资料库索取资料，特别是这些资料库中可能有一些未发表的阴性结果，如果未能检出，可能导致发表偏倚（publication bias），将对 meta 分析结论产生较大影响。

（三）选择符合要求的文献

根据研究计划书中提出的文献入选/排除标准，在检出的相关文献中选择符合要求的文献。在制订文献入选/排除标准时，为了尽可能减少选择偏倚，一般可以从以下几方面考虑：

1. 研究人群（study population）：对每篇入选文章的研究人群的疾病类型、年龄、性别、病情严重程度均应作出规定。

2. 研究设计类型（study design）：在制定文献的入选/排除标准时，应明确哪些类型的研究设计可以纳入 meta 分析。是随机对照（randomized control）还是非随机对照？盲法（blind）还是开放（open）？是病例对照（case-control）还是队列（cohort）研究？因为不同的研究设计，所得到的研究结果可能有很大差异。如果把各种设计类型的资料都纳入，研究间可能有较大的异质性。

3. 治疗或暴露（treatment/exposure）：在制定文献的入选/排除标准时，必须明确临床试验中治疗措施的剂量和强度、病例的依从性（compliance）等，观察性研究中的暴露是什么，而且要考虑不同研究中治疗或暴露的一致性。

4. 研究结局（study outcomes）：一般来说，在制定 meta 分析的文献的入选/排除标准时，应尽可能考虑可以量化的、具可比性的、反应最终结局或预后的变量作为临床试验中疗效评价指标或观察性研究中暴露与疾病关联强度的指标，如相对危险度（relative risk，RR）、优势比（odd ritio，OR）、危险度差值（risk difference. RD）、效应大小（size effect）等。

5. 随访时间：对某些研究来说，随访时间的长短对结局变量有直接影响，因此应对进入 meta 分析的文献的随访时间作出规定。

6. 重复发表的问题：多重发表的文献应该剔除。

总之，确定文献入选/排除标准是为了保证进入 meta 分析的各个独立研究间具有良好的同质性。但要注意，入选/排除标准要制定得恰到好处，过严或过宽都会产生一定的弊端。如果制定的标准很严，尽管进入 meta 分析的研究间的同质性很好，但可能符合要求的文献很少，达不到通过 meta 分析增加统计学效能、进而正确估计研究效应的目的。如果标准定得太宽，又可能出现异质性问题，大大降低 meta 分析结果的可靠性和有效性。

（四）资料摘要和质量评价

将符合纳入要求的文献中的主要信息摘要列出，一般包括病人特征、疾病严重程度、并发症，可能影响结果的因素，治疗方法的可比性以及各种结果等。所提取的信息必须是可靠、有效、无偏的。

评定文献质量的内容应包括：有否详细介绍研究方法；病人是否真正随机；是否事先计算了样本量和检验效能；是否用盲法测定结果；测定结果时有无偏倚；统计分析方法是否正确；除要研究的治疗或暴露外，其他因素在试验组和对照组间是否均衡；是否存在因病例失访所致的系统偏倚；是否有选择性地报告结果等。

（五）统计学分析

资料的统计学分析是 meta 分析中最重要的步骤之一，正是这种定量合并的方式使 meta 分析有别于一般意义上的文献综述。这个过程主要包括：明确资料类型，选择适当的效应指标。由于纳入 meta 分析的各个独立研究中报告的结局变量可能会有所不同，选择哪个结局变量作为 meta 分析的效应指标，是分析时首先应考虑的。在两组比较的情况下，结局变量为连续变量时，用平均差值（即：均数之差或标化的均数之差）表示效应大小（effect size）；结局变量为离散变量时，用率差（rate difference，RD）、相对危险度（relative risk，RR）、比数比（OR）等表示效应大小。

然后，使用专用的 Meta 分析软件 Easy – Ma、RevMan、Excel 或其他的统计软件 SPSS 和 SAS 等建立数据库。

其次，要检验各个研究间的异质性，并根据异质性检验结果选择模型，同时进行统计分析，得到各个独立研究及合并效应的点估计和区间估计，及其假设检验和统计推断及图示等。

要注意的是，所有资料均要注明单位，如血压用毫米汞柱还是千帕，以便合并结果时使用统一的单位。

当得到 meta 分析的结果后，应对结果进行分析。

1. 当进入 meta 分析的各研究间不同质时，应讨论异质性的来源及其对合并效应的影响。异质性的来源主要有：研究的入选/排除标准不一致；各研究的基线水平、治疗及结局变量不同等。对有明显异质性的研究，如果能得到每个研究的原始资料，可以进一步讨论异质性的来源，并采用 meta 回归（meta regression）的方法，控制混杂因素，使研究结果更为可靠。此外，通过亚组分析和灵敏度分析也可以对异质性作进一步研究。如果各研究间异质性很大，应放弃 meta 分析，只对结果进行一般性的统计描述。

2. 讨论是否需要做亚组分析（sub – group analysis）：Meta 分析的目的是希望得到各个研究效应的平均水平。如果一些因素对纳入研究的结果或效应大小有影响，则应考虑作亚组分析。如研究设计类型、病情轻重、性别、年龄等因素都可能对效应大小有影响，如想进一步了解不同设计类型、不同病情或不同性别、不同年龄条件下 meta 分析的结果，均要作亚组分析。亚组分析可以使 meta 分析的结果更具有针对性。特别是如能获得原始个体数据，则对原始数据进行的亚组分析所得到的结果更为可靠。

（六）灵敏度分析

为保证 meta 分析结论的稳健性，可以对 meta 分析的结果进行灵敏度分析（sensitivity analysis），即使用不同方法进行分析，看结论有无变化。敏感性分析最常用的方法为分层分析，主要包括：

1. 发表与未发表文章的比较。

2. 随机与非随机研究结果的比较。

3. 选用不同模型时结果的比较等。

即：将各个独立研究分成若干组后，按照 Mental – Haenszel 方法进行合并分析，再比较各组及其与合并效应间差异有无统计学意义。

总而言之，确定 meta 分析课题后，应制定详细的研究方案，包括研究目的、研究现状和研究意义背景材料，文献检索的途径和方法，文献纳入和剔除的标准，数据收集的方法及统计分析步骤，文献质量的评价及敏感性分析，是否需要亚组分析及结果的解释等。

四、Meta 分析的常用统计方法

（一）模型的选择

统计分析的基本过程是参数估计和假设检验。Meta 分析的参数估计就是得到合并效应值的点估计和区间估计。在进行参数估计之前，应首先进行合并效应的异质性（Heterogeneity）检验（Q 检验），即：检验各研究的结果是否一致。异质性检验的结果对参数估计时选用何种模型至关重要。

　　可根据异质性检验的结果决定选择固定效应模型或随机效应模型。如果异质性检验在 0.05 显著性水准上不显著（$P > 0.05$），则可认为研究间的差异只是由于抽样误差引起，即纳入 meta 分析的各个独立研究来自同一个总体，可以用固定效应模型（fixed - effects model）。反之，如果异质性检验在 0.05 显著性水准上显著（$P < 0.05$），则认为纳入分析的各个独立研究间的变异不仅仅由抽样误差引起，他们来自不同的总体，此时应选用随机效应模型（random - effects model）。如果研究间的异质性很大（P 值非常显著），应根据研究特点分层，对同质性的研究合并作亚组分析。

　　事实上，在将效应合并时，固定效应模型只考虑研究内变异，随机效应模型则同时考虑研究内变异和研究间变异，且随机效应模型比固定效应模型更保守，即有更宽的 95% 可信区间及较少的机会出现"具有统计学意义的差异"。因此，实际应用中，如果 Q 值在界值（0.05）附近，应同时采用固定效应模型和随机效应模型，以比较参数估计是否有差异，使 meta 分析的结论更可靠。

（一）进行资料合并常用的统计方法

1. 固定效应模型　纳入研究结局变量的量纲相同：此时可直接用两组的均数之差 y_i 作为效应，则效应合并值为：

$$Y_{合并} = \frac{\sum w_i y_i}{\sum w_i}, \quad W_i = \frac{1}{s_i^2}$$

异质性检验的统计量 Q 为：

$$Q = \sum w_i \left(y_{合并} - y_i\right)^2 = \sum w_i y_i^2 - \frac{\left(\sum w_i y_i\right)^2}{\sum w_i}$$

效应合并值的 95% CI 为：

$$y_{合并} \pm 1.96 / \sqrt{\sum w_i}$$

2. 随机效应模型　如果异质性检验拒绝 H_0，宜采用下面的随机效应模型。效应尺度的计算同前，即：

$$d_i = \frac{\overline{x_{1i}} - \overline{x_{2i}}}{S_{pi}}$$

d_i 的加权均数和加权方差的估计值为：

$$d = \frac{\sum w_i d_i}{\sum w_i}$$

$$S_d^2 = \frac{\sum w_i \left(d_i - \overline{d}\right)^2}{\sum w_i} = \frac{\sum w_i d_i^2}{\sum w_i} - \overline{d^2}$$

这里，权重 $w_i = N_i$ 为各个研究的样本含量，

由随机效应模型 $d_i = \delta_i + e_i$，δ_i 和 e_i 的均数和方差分别为：

$$\overline{\delta} = \overline{d}, \quad \overline{e} = 0$$

$$s_e^2 = \frac{4k}{\sum w_i} \left(1 + \frac{\overline{d^2}}{8}\right)$$

（1）若 $s_d^2 > s_e^2$，则 $s_\delta^2 = s_d^2 - s_e^2$，此时效应尺度的合并值的 95% CI 为：$\overline{d} \pm 1.96 s_\delta$

（2）若 $s_d^2 \leqslant s_e^2$，则 $s_\delta^2 = 0$，此时随机效应模型退化为固定效应模型

$$d_i = \delta + e_i$$

$\overline{d}$ 的标准误为：

$$\overline{S_d} = \frac{s_e}{\sqrt{k}}$$

则效应尺度的合并值的 95% CI 为：

$$\overline{d} \pm 1.96 s_{\overline{\delta}}$$

在连续型变量的随机效应模型中，异质性检验可以采用统计量

$$X^2 = \frac{KS_d^2}{S_e^2}$$

H_0 成立时，上述统计量服从自由度为 $df = k - 1$ 的 X^2 分布。

实际工作中，可通过统计软件来实现上述统计分析过程（见五. Meta 分析的常用统计软件及实例解析）。

五、Meta 分析的常用软件及实例解析

目前国际上较流行的进行 Meta 分析的软件有 2 个，一个是由法国里昂心脏医院临床药理中心开发的 Easy – MA 软件（网址为：http://www. spc. univ – lyon1. fr/mcu/easyma/）；另一个是由 Cochrane 协作中心开发的 Review Manager（RevMan）软件（网址为：http: //www. cochrane. org/software/rev-man. htm）. 两个软件均为免费软件，可到上述网站连同软件操作指南一并免费下载。两个软件各有千秋。Easy – MA 软件侧重于 Meta 分析的统计计算，统计分析方法齐全，可以按照个人意愿任意选择，且操作简便易学，但缺点是不能生成完整的 Meta 分析报告。而 Review Manager 软件在进行基本的 Meta 统计分析的同时，还能生成完整的 Meta 分析报告，但缺点是前期文献录入、整理的工作量较大，且统计分析方法较 Easy – MA 略少。下面，本文以下述文章为例，具体说明如何进行 Meta 分析中的数据合并：

The effect of antihypertensive treatment on cardiovascular events – A Meta – Analysis of four clinical trials in China. Biomedical and Environmental Sciences, 2001, 14（4）: 341 – 349.

（一）文章研究目的

弄清中国降压治疗是否能降低心血管事件的发生。

（二）文献收集

1. 联机检索　关键词为随机化临床试验、人类、抗高血压治疗、心血管事件。年份从 19901999 年。

2. 人工检索　查到有关文献 1 篇。

（三）选择符合要求的文献

将查到的有关文章以下列标准删去：①病例数过少；②对照组的治疗不是与治疗组同时进行；③非中国的临床试验；④重复发表的文章。删除后，共有 4 篇完整的临床试验文章。

（四）资料摘要及质量评定

将符合要求的文献中的主要信息摘要列出，发现入选文献中的病人人群均为轻、中度高血压病人。同时，对入选文章质量进行评价，发现有些研究在研究设计上存在一些问题，如非随机对照研究等。

（五）统计学分析

首先，将各篇文章中的主要内容，包括各组病人的一般情况、可比性、平均随访年限、终点事件数、各组患者的治疗方案及降压结果等，均以表格形式列出（见文章原文）。将各种终点事件整理后，使用 Excel 建立数据库如表 7 – 13 – 1 所示。下面，以终点事件"脑卒中"为例讲解如何使用 Easy – MA 软件计算合并的效果。

表 7 –13 –1　4 项降压治疗中脑卒中事件发生率的比较

	急性心肌梗死	急性心包炎	早期复极综合征
ST 段形态	凹面向上或凸面向上抬高	凹面向上抬高	凹面向上抬高
PR 段偏移	无	有	无
异常 Q 波	有	无	无
T 波倒置	ST 段抬高伴随着 T 波倒置	于 ST 段正常化后出现倒置	无
分布导联	分布在梗死相应导联	广泛	胸前导联为主
$V_6 ST/T$ 比例	不适用	>0. 25	<0. 25
演变时间	数小时 ~ 数天	数天 ~ 数周	数年
对应性改变	有	无	无

　　首先，双击 EASYMA. EXE 运行 Easy – MA 软件，选择"OK"后进入软件菜单，选择菜单中文件（file）中的新文件（new），然后按照软件操作说明，将上表中研究名称（trial）、入选人数（sizes）及终点事件数（endpoint）分别输入软件中相应位置，并点击计算键（calculate）得到如下结果（表 7 – 13 –2）：

表 7 –13 –2　软件结果

试验名称	试验中终点定义	危险		相对危险度 [95% 可信区间]	P
		治疗组 （事件数／人数）	对照组 （事件数／人数）		
PATS		5. 28% 150/2841	7. 61% 215/2824	0. 68 [0. 55；0. 84]	
Syst – China		3. 59% 45/1253	5. 17% 59/1141	0. 68 [0. 46；1. 02]	
CNIT		3. 65% 14/384	7. 33% 28/382	0. 48 [0. 25；0. 92]	
STONE		2. 00% 16/801	4. 65% 36/774	0. 42 [0. 23；0. 76]	
			Meta 分析：	0. 64 [0. 53；0. 76]	<0. 001
			异质性检验：		0. 383

　　由于异质性检验结果为 0. 383，没有统计学意义，故各研究间具有同质性。因此，可选用固定效应模型进行 Meta 数据的合并，合并后结果如上表所示：相对危险度 RR = 0. 64，说明降压治疗后患脑卒中的风险是不进行降压治疗的 0. 64 倍；同时 95% 可信区间为 [0. 53，0. 76]（$P < 0. 001$），不包含1，即：降压治疗可显著地降低 36% 患脑卒中的风险。故通过对中国的 4 项临床试验进行 Meta 分析，可以得出以下结论：抗高血压治疗可以显著的减少脑卒中事件的发生。如要用图表示 Meta 分析结果时，选择菜单中 'Graph' 项，得到森林图如下：

　　（六）敏感性分析

　　为保证 meta 分析结论的稳健性，作者将 3 篇随机对照临床试验结果与另外 1 篇非随机对照文章结

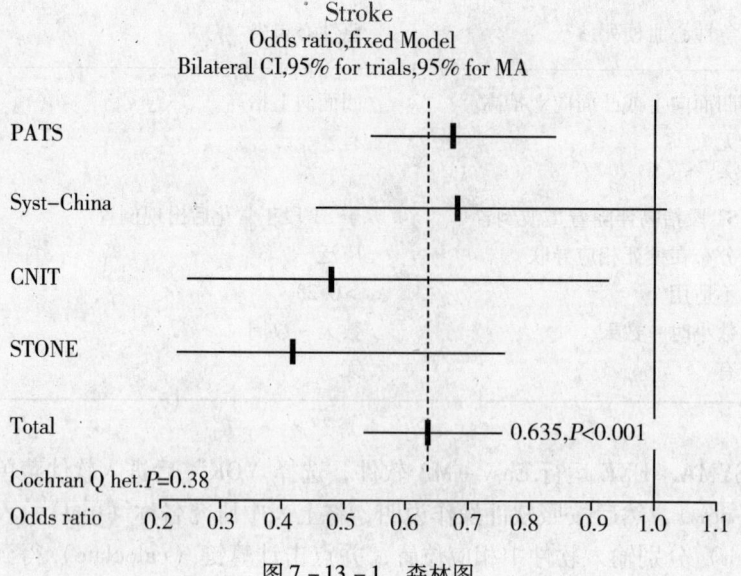

图 7 – 13 – 1   森林图

图中水平线代表每个临床试验结果，线中间的长条代表临床试验结果的点估计值，线宽代表临床试验结果的95%可信区间；垂直线代表"无效应线"，既相对危险度（RR）或比数比（OR）为1的情况。如果某个临床试验水平线穿过垂直线，表明该临床试验的95%可信区间包含1，此时，该临床试验两组间效应无统计学上显著差异。图中'Total'项所对应的水平线上的长条表示各临床试验合并后的效应估计值（即：采用固定或随机效应模型和并各临床试验结果后的值），该线宽度表示合并效应的95%可信区间。从上图中可看出，只有 Syst – China 试验两组疗效不显著，其余3个临床试验及合并后的总效应在两组间均有显著差异。

果比较，评定的结论是一致的。

　　文章最后结论是，中国的降压治疗可减少脑卒中事件的发生，鉴于各文章设计中存在许多缺点，必须设计新的 RCT，对病人随访一定时间，观察对终点事件的影响，这样才能真正得出正确的结论。

（李　卫）

参 考 文 献

1. Fleiss JL. Statistical basis of Meta – analysis. Statistical Methods in Medical Research，1993，2：121 – 145.

2. 詹思延. 循证医学和循证保健. 北京：北京医科大学出版社，2002.

 心血管病的基因治疗

一、概述

基因治疗是应用基因工程和细胞生物学技术，将一些具有治疗价值的外源基因导入体内，修复或补充失去正常功能的基因及其表达产物，或抑制体内某些基因的过度表达，而达到治疗目的的方法[1]。1990 年，美国 FDA 批准了第一项应用基因治疗腺苷酸脱氨酶（ADA）缺乏症的人类临床试验，这一试验的成功极大地鼓舞了人们对基因治疗的信心。迄今世界范围内已实施了 500 多个临床方案 4000 余病例。基因治疗在恶性肿瘤、遗传性疾病、感染性疾病、神经系统疾病以及心血管疾病领域已成为一种具有广阔前景的潜在的治疗手段。

心血管病领域第一个人类基因治疗方案开始于 1994 年应用血管内皮生长因子（vascular endothelia growth factor，VEGF）基因治疗外周血管疾病（peripheral arterial disease，PAD），之后，多种潜在的血管生长因子成为人们研究的热点，1997 年利用 VEGF 基因的治疗性血管生成作用改善心肌缺血的临床试验，得到了人们期望的结果。除了应用治疗性基因外，分子生物学技术的发展使人们进一步探讨对基因转录过程的调控，一些细胞周期调节基因的反义寡核苷酸和一些转录因子的双链寡核苷酸（Decoy）及核酶等新技术在心血管领域得到了广泛应用，推动了基因治疗在心血管病领域的发展。目前，基因治疗仍处于基础实验和临床前试验阶段，它的安全性和耐受性在 I 期临床试验中得到论证，但治疗的有效性还需在大规模的、随机的、安慰剂对照的 II 期和 III 期临床试验中证实，且如何将基础的实验成果运用于临床实践中仍是我们面临的一大挑战。

在心血管领域，基因治疗主要用于①外周血管疾病及心肌缺血的治疗性血管生成；②血管成形术后再狭窄、外科旁路搭桥血管闭塞；③心律失常；④心力衰竭；⑤原发性高血压和肺动脉高压；⑥脂质代谢异常和动脉粥样硬化。

二、基因载体及应用技术

（一）载体

成功的基因治疗策略[2]应包括：①有效的治疗性基因；②一种将基因导入到适当细胞的载体。目前，基因载体分为两大类：病毒载体和非病毒载体，不同载体具有独特属性，可应用于某些特定的细胞类型和疾病，对载体的应用须考虑如下因素[2]：①对不同细胞类型的转导效率；②可以转导的遗传物质种类和大小；③将遗传物质向特定的细胞转移的特异性；④在体内的安全性：免疫原性、细胞毒性、宿主弥漫性感染或宿主间传播的可能性。载体的优化过程将最终决定基因治疗的应用范围。

1. 病毒载体

（1）反转录病毒（retrovirus，RV）载体：能与宿主染色体稳定整合而产生长期的转基因效果，但感染时要求细胞增殖[3]，这种选择性地转导分裂细胞的能力使其适于肿瘤的基因治疗，但对于体内原代细胞基因转移受到限制，如神经元、肝细胞，尤其对于心血管基因治疗，因为心肌细胞处于分裂期后，血管平滑肌和内皮细胞很少增殖。一些研究表明，与 RV 同属于反转录病毒家族的慢病毒（lentivirus）能有效地感染非有丝分裂期细胞，如利用人免疫缺陷病毒（human immunodeficiency virus，HIV）及猫免疫缺陷病毒（feline immunodeficiency virus，FIV）基因组的慢病毒载体[4~6]。已制备的假型化反转录病毒能转导更广泛的细胞类型，如利用口炎疱疹病毒 G（vesicular stomatitis virus G，VSV G）外膜糖蛋白假型化的 RV 更稳定及更具抵抗力，有较高的病毒滴度。

（2）腺病毒载体（adenovirus，AV）：与反转录病毒不同，腺病毒可在体内和体外感染范围广泛的复制和非复制型细胞，因其并不整合入宿主的基因组而无致突变性，经心肌内注射[7]或冠状动脉内灌注[8]后，可有效地感染心肌细胞；体外和导管介导的体内实验中，可有效地转导血管内皮细胞和平滑肌细胞[9,10]。第一代腺病毒载体的应用因宿主炎症和免疫反应而受到很大限制，但它所特有的瞬时性转基因表达对治疗血管成形术后再狭窄可能更有利。通过病毒基因组修饰改造（删除 E1A，E1B，E2，E3 段）和感染宿主的瞬间免疫抑制的二、三代载体可延长在免疫活性动物中的转基因表达[11]。

（3）其他：腺相关病毒载体（adeno–associated virus，AAV）具有高效价，宿主范围广泛，目的基因长期稳定表达等优点，但载体容量小，包装效率低，操作复杂；单纯疱疹病毒（herpes simplex virus HSV）具有良好的嗜神经性，是神经系统基因治疗的良好载体；痘苗病毒容量大，可感染静息期细胞；利用不同病毒载体的优点，还可制备功能全面的嵌合病毒。

2. 非病毒载体 由于病毒载体的临床应用存在安全性问题，非病毒载体作为基因释放手段得到广泛的开发。1990 年，Wolff 发现直接注入骨骼肌细胞中的质粒 DNA 被注射部位的小范围骨骼肌吸收并长时间地表达[12]，随后发现将质粒 DNA 直接注入心肌后，外源基因可转导入心肌细胞[13]。质粒 DNA 易构建、无须感染性载体、相对无免疫原性，但因其体内较低的转导效率而受到限制。阳离子脂质体能提高 DNA 的转导效率，与配体或病毒（AV、VSV G、日本血凝病毒 HVJ）结合的脂质体有更高的转导效率及组织特异性，一些研究应用蛋白质工程的方法，重组和纯化腺病毒包被 fiber 蛋白，并镶嵌在双层脂质体膜上，形成 fiber 蛋白脂质体，应用这种病毒脂质体（adenosome）转染平滑肌细胞，其转染效率可以从 2% 提高到 30% ~40% 以上[14]。

生物工程领域的发展将大量的人工合成和天然的高分子材料用做载体，如聚乙烯亚胺（PEI）、多聚赖氨酸，壳聚糖等，同时将这些阳离子多聚体与受体介导的基因转移相结合进一步提高了转导效率和细胞特异性表达，将细胞表面特异性受体的配基与聚阳离子耦联，再利用阳离子与 DNA 阴离子相互作用形成配基–聚阳离子/DNA 复合物，通过配基与受体结合所介导的内化途径进入细胞。有研究分别应用内皮素 A 型受体阻断剂和 B 型受体阻断剂，通过多聚赖氨酸与基因耦联，形成受体阻断剂与 DNA 的复合体，直接转染血管内皮细胞和平滑肌细胞，可显著提高转移效率 60% ~80%，并具有明显的靶向性[15,16]。为进一步提高 DNA 在细胞核的表达效率，含核定位信号（nuclear located signal，NLS）的细胞转导多肽与 DNA 结合可通过非受体介导的内吞作用直接进入细胞核，这类多肽有 HIV 的 TAT 蛋白、HBV 的前 S 抗原、HSV 的 VP22 及果蝇转录因子 Antp 等。

目前，在心血管领域应用广泛的载体是腺病毒载体、裸质粒 DNA、阳离子脂质体，以及病毒脂质体（如 HVJ–脂质体[17]）。无论是病毒载体还是非病毒载体，都有各自的优缺点，不能互相取代，综合不同载体的优点开发新型、安全、高效、特异、可控的基因载体将是基因治疗成功进行的关键因素。另外，在体内将载体传送到合适的部位也是基因治疗遇到的挑战之一，心血管基因转移的途径有冠状动脉内注射、心肌内直接注射、心包内注射，另外，利用不同形式的球囊导管将基因转移至心脏和血管是心血管基因治疗的优势，如双囊导管、多孔和微空灌注导管、水凝胶导管等，将携有目的基因的载体选择性转移至靶部位，载体与病灶部位细胞紧密接触，在压力作用下完成基因定向转移。

（二）反义寡核苷酸（antisense oligodeoxynucleotide ODN）、Decoy 双链寡核苷酸、核酶（ribozyme）技术

反义寡核苷酸是根据碱基互补原理人工合成或生物合成特定的互补 DNA 或 RNA，能够与靶基因的 mRNA 或 DAN 结合，阻断或干扰基因转录，对其他基因功能无影响，导致目标蛋白合成受到干扰或阻断，从而达到治疗的目的。反义寡核苷酸可简单弥散入细胞或通过脂质体、包含融合病毒如日本血凝病毒（hemagglutination virus of Japan，HVJ）传递提高效率。合成的 Decoy 双链寡核苷酸含有转录因子结合部位可特异性地阻断与之相关的基因转录。原癌基因 c–myc、c–myb、增殖细胞核抗原（proliferative cell nuclear antigen，PCNA）、cdc2、cdk2 互补的反义寡核苷酸和转录因子 E2F、NF–κB 的 Decoy 双链寡核苷酸已用于抑制 VSMC 增殖，减少血管成形术后再狭窄。核酶实际也是一种 ODN，具有

酶的作用，能特定识别 RNA 某一段序列并从此裂解 RNA，其疗效远强于反义寡核苷酸，且稳定、可靠，在防治再狭窄或动脉硬化方面亦有报道。

三、外周血管疾病及心肌缺血的治疗性血管生成

当主要的动脉发生阻塞时，血流供应主要依赖侧支血管，在自发形成的侧支血管不足以维持正常组织血流灌注的时候就会发生组织缺血。治疗性血管生成（therapeutic angiogenesis）就是通过增加缺血组织内血管数量来改善组织灌注的一种策略，它可以在细胞、蛋白、基因水平进行。转基因血管生成由于其低剂量、短时间转染即可达到血管生成的目的，避免了副作用而增加了临床试验的可行性。多种血管生长因子成为转基因血管生成的靶目标，其中血管内皮生长因子家族（VEGFs）、成纤维细胞生长因子家族（fibroblast growth factors，FGFs）、肝细胞生长因子（hepatocyte growth factor，HGF）应用最广。

（一）VEGFs

疗效最理想的是 VEGFs，其成员有 VEGF - A，B，C，D，E 和胎盘生长因子（PDF），已明确的 VEGF - A 有 5 种基因型：VEGF121、VEGF145、VEGF165、VEGF189、VEGF206。VEGF 由缺血、缺氧、多种细胞因子诱导生成，通过与酪氨酸激酶受体（VEGFR1 - 3）结合发挥生物学作用，VEGFR - 1（flt - 1）和 VEGFR - 2（KDR/flk - 1）几乎只表达于血管内皮细胞，有研究表明[18]VEGFR - 1 是信号受体，激活后通过 NO 的释放一方面限制了由 VEGFR - 2 介导的内皮细胞增殖，另一方面促进内皮细胞的分化，形成管样结构，从而成为内皮细胞分化的分子开关。VEGFR - 3 表达于淋巴管内皮细胞。

VEGF 之所以作为血管生成因子在基因治疗上被广泛应用是因为①VEGF 是相对特异的促内皮细胞有丝分裂原，有强大的促新生血管生成作用，对平滑肌细胞和成纤维细胞无作用，避免了内膜异常增生；②VEGF 是分泌性蛋白，合成后分泌到细胞外，以自分泌或旁分泌方式作用于靶细胞 VEGF 受体，即使在基因转染率低的情况下也能发挥理想的生物学效应。

1994 年 Isner 教授领导的试验组开始了 VEGF 转基因血管生成的人类临床试验[19]。最初试验用水凝胶导管转运裸 VEGF165 质粒治疗 PAD，虽然有效，但对于导管转运缺乏合适的靶血管部位的病人并不适用；Isner 研究小组试图肌肉内注射裸 VEGF165 质粒，得到了同样有效的结果[20]。1997 年，Isner 研究小组将同样的想法用于心肌缺血的治疗[21]，对心肌梗死患者心肌内注射裸 VEGF165 质粒，显著增加血流并改善了临床症状。

之后，VEGF 成为心肌缺血转基因治疗的实验热点。2000 年，Vale 等[22] 报告了对 13 例常规治疗（药物、PTCA、CABG）失败的慢性稳定型心绞痛病人经胸小切口进行直接心肌注射 phVEGF165，并通过连续 SPECT 检查显示缺血面积减小，说明 phVEGF165 基因治疗可以成功挽救冬眠心肌。2001 年，Lathi 等[23] 对 30 例 3~4 级心绞痛患者进行了直接心肌注射裸 VEGF165 质粒，作为顽固性心绞痛唯一治疗手段，结果发现 29 例患者临床症状明显改善，减少了心绞痛发作次数和硝酸甘油用量。2003 年，Hedman 等[24] 报告了在经皮血管成形术中由导管介导冠状动脉内 VEGF165 转基因治疗心肌缺血临床Ⅱ期试验，此试验表明冠状动脉内转基因治疗是安全可行的，未发现与转基因有关的副作用；心肌灌注有显著提高。另外，心肌内注射以腺病毒为载体的 VEGF121 基因和裸 VEGF - 2 质粒的Ⅰ期临床实验证明了其安全性[25,26]；2004 年，Rutanen 等报道在猪的心肌缺血模型上，用 NOGA 系统标测经导管向缺血心肌内注射腺病毒为载体的 VEGF165 和 VEGF - D 基因，产生了有效的透壁的血管生成[27]。单纯 VEGF 作用下生成的血管通透性高，产生局部组织水肿，且新生血管不稳定，联合血管生成素 1（Ang - 1）和 VEGF - A165 的转基因治疗可克服 VEGF 增加新生血管通透性的不良作用，提高 VEGF 的血管生成效应，增加新生血管的稳定性[28,29]。

（二）FGFs

FGFs 家族中至少有 9 个成员，与 VEGF 不同，FGF 不仅是内皮细胞，也是成纤维细胞和平滑肌细胞的有丝分裂原，既能与高亲和力的细胞酪氨酸激酶受体（FGFR1 - 4）结合，又能与细胞外基质的低

亲和力受体结合发挥生物学效应。目前研究较多的是 FGF-1、FGF-2、FGF-5。在动物缺血模型实验中，FGF-1 和 FGF-2 转基因治疗能促进侧支循环形成，改善供血[30]；肌肉内注射裸 FGF1 质粒治疗的安全性和有效性在人的 PAD 临床试验中也被证实[31]。2002 年 Grines 的一项多中心的 I ~ IIa 期临床试验报告总结了：冠状动脉内以腺病毒为载体的 FGF 转基因治疗能改善心功能而无严重的毒副作用[32]，2003 年，Grines 另一报告中指出：对 52 例稳定性心绞痛的患者进行 Ad5FGF4 转基因治疗能使缺血面积显著减少，运动耐量提高[33]。当前，FGF4 的 IIb/III 期临床试验正在进行。

（三）HGF

HGF 是一种间叶细胞-多向性衍化因子，是具有多种生物学活性的丝裂原、运动因子、成形素和抗凋亡因子，调整各种细胞的生长、运动和形态发生过程。

在动物实验中，无论是体内还是体外基因转移，HGF 的血管生成活性均强于 VEGF 或 FGF[34,35]，而且经裸质粒 DNA 或 HVJ-脂质体方法转染的人体 HGF 基因可显著增大血流量[36]。对有糖尿病和高 Lp（a）后肢缺血的鼠进行 HGF 基因治疗，仍有满意疗效[37,38]。2004 年，Morishita 等[39]报道了一项肌肉内注射裸质粒 HGF 治疗 6 例严重下肢缺血的人类临床试验，结果显示，患者疼痛明显减轻，踝部压力指数（API）明显改善，无严重的毒副作用。值得注意的是，HGF 转染的患者无 1 例发生水肿，而 VEGF 转染的患者 60% 会发生中到重度水肿，这是因为 HGF 的一个显著特点是它可以刺激血管平滑肌细胞的迁移，而不导致其复制，而 VEGF 对 VSMC 无任何作用。最初，VEGF 刺激内皮细胞迁移导致血管芽生，继而在血小板衍化生长因子释放后发生 VSMC 的迁移，故发生血管成熟延迟；而 HGF 同时刺激内皮细胞和 VSMC 迁移，血管可以较早成熟，因而可以避免血液-衍化细胞释放到细胞外间质而发生水肿。

HFG 除在 PAD 治疗中显示了乐观的应用前景外，在心肌缺血动物模型中[40]，HGF 也被证实可促进血管生成，增加血流，阻止心功能恶化。2003 年，Jayasankar 和 LI 分别报告了对鼠的心梗后心衰模型进行腺病毒携带的 HGF 转基因治疗，得到了有效的结果，并将心功能的改善归结为 HGF 的血管生成、抗凋亡、抗纤维化作用[41,42]。有关 HGF 血管生成的分子机制的研究表明[43]，HGF 能促进基质金属蛋白酶-1（MMP-1）、VEGF、HGF 本身及其受体 c-met 在内皮细胞和血管平滑肌细胞上的表达，这种上调血管生成相关基因表达的作用主要通过 ets 转录因子调节途径实现。另外，近年来 HGF 的抗纤维化作用逐渐被人们认识和关注，HGF 可以通过转化生长因子（TGF）抑制胶原合成，并通过上调 MMP-1 和尿激酶纤溶酶原激活剂（uPA）促进胶原的降解。这有可能成为纤维化性心脏病（如心肌病）新的治疗策略，2002 年，Taniyama 用有遗传性心肌病的叙利亚大鼠做心肌病心衰模型进行 HVJ-脂质体携带的 HGF 转基因治疗，结果显示心肌血流和毛细血管密度明显增加，纤维化心肌面积明显减少，HGF 通过这种促血管生成和抗纤维化作用保护了受损心肌，改善了心功能[44]。

（四）其他

通过转基因表达一些转录因子以间接提高血管生成因子的表达已受到人们的关注。其中，缺氧诱导因子 1α（hypoxia inducible factor1α，HIF-1α）是一种调节氧动态平衡的转录因子，Vincent 和 Shyu 等[45,46]用裸质粒分别在兔的缺血后肢和鼠的心梗模型上转基因表达 HIF-1α/VP16，发现有新的血管生成，血浆 VEGF 浓度升高。2003 年，Yamakawa 等[47]探讨了 HIF-1α 介导缺氧引起的血管生成的分子机制，研究通过腺病毒在人内皮细胞转基因表达 HIF-1α 突变体，即 Ad2/HIF-1α/VP16，上调了 VEGF、Ang-2 和 Ang-4mRNA 和蛋白质的表达，Ang-4 能保护内皮细胞防止发生血清饥饿诱导的凋亡，促内皮细胞迁移和管腔的形成，表明 HIF-1α 通过上调多种血管生成因子的转录活性，不仅能促血管生成，而且能减少血管的渗透性。

内皮 PAS 结合域蛋白 1（endothelial PAS domain protein 1，EPAS1）是主要在血管内皮细胞表达的螺旋-环-螺旋型 PAS 结合域的转录因子，与 HIF-1α 有高度的同源性，有报道能转录激活 VEGF，胎儿肝脏激酶-1（fetal liver kinase-1，Flk-1）和 Tie2 的启动子。2004 年 Takeda 等[48]研究发现 EPAS1 能促 VEGF 和 Flt-1 及 Flk-1、Tie2 的基因表达，引起成熟的血管生成，因此，有可能成为治疗性血管生成的新靶向。

Ets－1 也是一种转录因子，调节金属蛋白酶基因的转录，参与基质降解活动和内皮细胞的迁移。2004 年，Hashiya 等[49]探讨了过度表达 Ets－1 基因对血管生成的作用及其作用机制，用 HIV－脂质体在鼠的缺血后肢转基因表达 Ets－1，4 周后发现毛细血管密度和血流量显著增加，并伴随 VEGF 和 HGF 密度的上调，这一结果在体外人的平滑肌细胞中也被证实。实验说明 Ets－1 可通过诱导血管生成因子的表达而促发血管生成，因此，转基因表达 Ets－1 也可能成为缺血性疾病的治疗手段。

有关这些因子的研究还处在初级阶段，在血管生成领域的应用更需深入探讨。

四、血管成形术后再狭窄、旁路搭桥静脉闭塞的基因治疗

在心血管领域，血管增生性疾病不仅是困扰人们的一大顽症，而且是影响一些新的治疗手段（PTCA、CABG）长期疗效的主要原因。球囊血管成形术是治疗冠状动脉狭窄的主要手段，然而却有 30% ~40% 的再狭窄率，即使植入支架也存在 20% ~30% 的再狭窄率；旁路搭桥静脉虽然狭窄进程缓慢，但 5 年中将会有 50% 发生闭塞。利用转基因疗法抗血管内膜增生是一种有前景的治疗策略。内膜增生的主要原因是血管损伤活化多种生长因子诱导血管平滑肌细胞（vascular smooth muscle cell，VSMC）增殖和迁移的结果。抑制平滑肌细胞增殖和迁移是基因治疗的靶目标，目前一方面是加速新生内皮化，另一方面是调控与 VSMC 增殖周期相关的基因。

（一）加速新生内皮化

Isner 和 Feldman 等提出了在血管成形术后加速新生内皮化将限制平滑肌细胞迁移和增殖，从而减少再狭窄的假设，因为多种抗增殖的内皮源性因子（PGI2，NO，CNP）都是由内皮细胞分泌的。这一假设在 Isner 用 VEGF 转基因加速内皮化的实验中得到证实[50]。另外，Hayashi 等[51]报道了在球囊损伤动脉内 HGF 基因的过度表达能加速新生内皮化，减少了内膜增生，并伴随内皮功能的改善。2004 年，Walte 等[52]研究认为 phVEGF－2 基因洗脱支架能加速内皮化，是防止再狭窄的一种治疗策略。

（二）调控与 VSMC 增殖周期相关的基因

平滑肌细胞的增殖是细胞在各种丝裂原作用下，通过细胞内信号传导通路引起控制细胞周期进展的相关基因的表达，从而使细胞进入有丝分裂周期。在这一过程中有细胞周期蛋白（cyclin，CLN，其编码基因为 Cln）、细胞周期蛋白依存性蛋白激酶（cyclin dependent kinase，CDK，其编码基因为 Cdk）及细胞周期蛋白依存性蛋白激酶抑制剂（CKIs）的调控，有 RB－E2F 通路的激活，转录因子 E2F、AP－1、NF－κB 的参与，及原癌基因、肿瘤抑制基因的表达。因此，我们可以通过转基因过量表达未磷酸化激活的 RB（ΔRB）、P53 蛋白及 CKIs 使细胞周期停滞；还可以通过反义寡核苷酸技术控制 CLn/Cdk 及原癌基因的表达；应用 Decoy 双链 ODN 技术控制转录因子的活性，从而调控细胞周期，抑制细胞增殖。

RB－E2F 通路是 VSMC 从 G1 期进入 S 期的调节通路。RB 是抑癌基因视网膜母细胞瘤基因（Rb）的产物，非磷酸化的 RB 与转录因子 E2F 结合从而抑制其活性。细胞外信号通过细胞内信号转导通路诱导 G1 期细胞合成 CLN，继而由 CLN 活化的 CDK 使 RB 磷酸化，磷酸化的 RB 与 E2F 解离，E2F 因此激活，通过调节基因的表达促使细胞由 G1 期进入 S 期。Leiden 等证明，无磷酸化活性的 Rb 过量表达在体外能抑制生长因子刺激的 VSMC 增殖，而且用编码 ΔRb 的 RDAd 载体局部感染损伤的大鼠和猪动脉后，明显降低了这两种再狭窄动物模型的 VSMC 增殖及内膜新生[53]。CKIs（如：p21、p27、p16）能抑制 CLN/CDK 络合物的活性，并能抑制 RB 的磷酸化，最终导致细胞停留于 G1 期。一些研究发现 p21 蛋白在静止期的动脉中未检测到，但在受伤后动脉内膜平滑肌细胞中 p21 表达随时间而增加，并与 VSMC 增殖成负相关，表明 p21 可能起着内源性细胞生长抑制剂的作用。用 Ad－p21 转球囊损伤的猪的髂动脉和鼠的颈动脉使内膜增生显著下降[54,55]。另一方面，作为 p21 上游调节因子的 Gax 同源盒基因在损伤动脉中的过度表达能抑制内膜新生和管腔狭窄。

反义寡核苷酸技术是抑制血管成形术后再狭窄的另一有效的基因治疗手段。有研究报道原癌基因

c-myb、c-myc 的反义寡核苷酸在动物模型中能够抑制内膜增生。2001 年，Lambert 等[56]报告了猪的冠状动脉在 PTCA 术后有 c-myb 的表达，局部转染 c-myb 反义寡核苷酸后 c-myb RNA 表达降低，VSMC 发生凋亡，增殖减少。Kutryk 的一项关于 c-myc 的反义寡核苷酸治疗再狭窄的 II 期试验未证实其有抑制再狭窄的作用，此实验经冠状动脉转染而未用任何载体，低转导效率等因素可能限制了这一治疗策略的有效性[57]。最近，有研究用铂-铱支架局部血管内转染凝胶包埋的 c-myc 的反义寡核苷酸，证明此方法可行且可抑制内膜增生[58]。细胞周期的有序进行是通过细胞周期蛋白和细胞周期蛋白依存性蛋白激酶组成的复合物调控的。有研究证明[59,60]血管成形术后单次腔内定位给予抗增殖细胞核抗原（proliferative cell nuclear antigen，PCNA）/cdc2 激酶反义寡核苷酸以及细胞周期蛋白 B1/cdc2 反义寡核苷酸能有效的抑制内膜增生，防止再狭窄。

VSMC 基因的转录起始涉及多种转录因子的作用，能与转录因子特异结合的人工合成的 Decoy 双链 ODN 转染细胞后，能阻断转录因子诱导的转录过程，继而影响基因的表达。E2F 是一类转录因子，能诱导多种 G1/S 期转换和 DNA 复制所需的关键性酶和蛋白质的表达，因此，Morishita 等用 E2F 的 Decoy 双链 ODN 转染球囊损伤的鼠的颈动脉和猪的冠状动脉，几乎完全阻止了内膜新生，并伴随 PCNA 和 cdc2 mRNA 的减少[61,62]，在这一结果的基础上，2000 年，Morishita 等开始了用水凝胶导管冠脉中输注 E2F 的 Decoy 双链 ODN 防治血管成形术后再狭窄的人类临床试验，2004 年 1 月已治疗了 5 例患者，虽临床结果还未评估，但半年内未观察到任何副作用。另外，1996 年，FDA 批准了哈佛大学的 Dzau 博士应用 E2F 的 Decoy 双链 ODN 治疗搭桥静脉内膜增生的临床试验，结果成功阻止了静脉闭塞，伴随有选择性的 PCNA 和 c-myc 表达的减少[63]；两项随机的、双盲的、安慰剂对照的临床试验 PRE-VENT（Project in Ex-Vivo Vein Graft Engineering Via Transfection）I 和 PREVENT II 显示了用 E2F 的 Decoy 双链 ODN 防止旁路搭桥静脉闭塞的安全性、可行性和有效性[63,64]。

另一个转录因子 AP-1（activator protein-1）是 Decoy 双链 ODN 技术治疗血管成形术后再狭窄的另一靶目标，Buchwald 等[65]在对猪的冠状动脉植入支架时利用导管局部转染 AP-1 的 Decoy 双链 ODN，结果显示 AP-1 核迁移和内皮素-1（ET-1）合成减少，内膜增生减少，证明了 AP-1 的 Decoy 双链 ODN 治疗再狭窄的可行性、有效性和特异性，同时 Buchwald 分析到 ET-1 在血管壁合成增多是 VSMC 增殖的有丝分裂原，变形诱导的 ET-1 基因的表达是通过转录因子 AP-1 调控的，因此，AP-1 的 Decoy 双链 ODN 可能主要通过减少变形诱导的 ET-1 的合成抑制内膜增生，但并不是唯一途径。Kume 等[66]在兔的球囊损伤颈动脉模型中，应用 AP-1 的 Decoy 双链 ODN 得到了同样有效的结果。

血管内膜损伤后，多种细胞因子和粘附分子被激活引起局部的炎症反应，成为促内膜增生的一方面因素，核转录因子 NF-κB 是调控细胞因子、黏附分子基因表达的重要的转录因子，利用 NF-κB 的 Decoy 双链 ODN 防止再狭窄亦是一种可行的治疗策略。在猪的球囊损伤的冠状动脉内用 NF-κB 的 Decoy 双链 ODN 能阻止 NF-κB 的活性，减少内膜增生[67]。在用 NF-κB 的 Decoy 双链 ODN 阻止移植心脏血管病变的研究中，也观察到了这种抑制 VSMC 增殖的作用[68]。

（三）其他

单纯疱疹病毒胸腺嘧啶脱氧核苷激酶基因（HSV-tk）和核苷类似物鸟嘌呤的给药方法已在动物模型用于再狭窄的治疗[69,70]。在哺乳动物细胞内表达时，HSV-tk 编码胸腺嘧啶脱氧核苷激酶，将鸟嘌呤磷酸化生成有毒的形式，参入到分裂细胞的复制 DNA 中会使 DNA 链终止，从而导致细胞死亡。此方法具有旁观者效应及特异性针对复制细胞的优点，可通过局部基因转移获得局部高浓度的生物效应，而不会引起全身毒性反应。

一些血管活性分子在血管增生性疾病中的作用亦有研究，如一氧化氮（NO）。在 VSMC 和血小板中，NO 激活鸟苷酸环化酶，使细胞内鸟苷 3，5-环磷酸（cGMP）增加，诱使血管松弛、抑制血小板聚集和抗 VSMC 增殖。NO 由 L-精氨酸在 NO 合酶（NOSs）作用下合成，NOSs 有二类：构成型的（ecNOS）和可诱导型的（iNOS）。由 HVJ-脂质体介导的 ecNOS 基因转染鼠的损伤颈动脉，可使局部生成 NO，内膜增生减少[71]。

五、心力衰竭的基因治疗

充血性心力衰竭是心血管病发病和死亡最常见的原因，从分子水平探讨心衰的病理生理机制有利于对心肌细胞紊乱进行调控，其中心衰时两条独立而又相关的信号途径的异常成为基因治疗的目标，一条是 β 肾上腺素能受体系统，一条是 Ca^{2+} 转运调控系统，另外，抗凋亡基因治疗也有可利用的前景。

心衰时 β-肾上腺素能受体系统出现 β-AR 密度下调、负责 β-AR 磷酸化的 β-肾上腺素能受体激酶-1（β-ARK1）上调以及信号传导失耦联。Lefkowitz 等研究了在心脏 α-MHC 启动子控制下过量表达 β-肾上腺素受体的转基因小鼠，小鼠 β-肾上腺素受体量提高了 200 倍，在缺少外源性 β 激动剂的情况下，心率明显提高，并显著提高收缩力[72]；Maurice 等在兔的正常心脏进行冠状动脉内注射 5×10^{11} 编码 β-AR 的病毒颗粒，基因表达升高达 3 周，基础的和异丙基肾上腺素刺激的收缩功能都显著增强[73]。β-ARK1 的一种肽类抑制剂 βARKct，由 β-ARK1 的羧基末端 194 个氨基酸构成，包含有结合 G 蛋白 β、γ 亚基的结构域，对内源性的 β-ARK1 产生竞争性抑制，2001 年，Shah 等[74]转基因表达 β-ARKct 阻止了 β-ARK1 上调和 β-AR 下调，维持了正常的信号传导，改善了心脏功能，同时证明了 β-ARK1 对调节心脏功能的重要性，成为基因治疗的新靶向。2004 年 Williams 等[75]从 10 例接受心脏移植重度心衰的病人的废弃心脏中提取心肌细胞，做了同样的研究，发现 Adβ-ARKct 治疗的心肌细胞异丙基肾上腺素刺激下收缩和舒张的速度增加，腺嘌呤环化酶的活性也增强。

Ca^{2+} 转运调控系统包括心肌细胞除极时 Ca^{2+} 通过质膜上的通道及肌质网上的 ryanodine 受体（RyR）进入胞质，结合肌钙蛋白触发心肌收缩；另一方面，心肌舒张时，Ca^{2+} 浓度通过质膜上的 Na^{+}/Ca^{2+} 交换体和肌质网/内质网 Ca^{2+} ATP 酶（sarco/endoplasmic reticulum Ca^{2+} ATPases，SERCAs）下降，SERCAs 功能的调节依赖于一种辅助性跨膜蛋白即受磷蛋白（phospholamban，PLB），它通过阻塞 SERCAs 的活性部位而抑制其活性，当 PLB 被磷酸化时，这种抑制作用即消失。研究发现心衰时，SERCA2α 水平及活性下降，与磷酸化的 PLB 的比例发生变化，细胞质内钙浓度升高，肌质网释放的钙减少。在鼠的心衰模型中转基因表达 SERCA2α 不仅能改善心脏的功能，而且改善了心肌的代谢，延长了存活时间[76,77,78,79]。转基因表达 SERCA2α 降低舒张期 Ca^{2+} 浓度还可以阻止诱导心肌细胞肥厚和死亡的信号分子的激活，如 calcineurin[80]。另外，PLB 的反义寡核苷酸及基因突变体也用于基因治疗的实验研究[81]，2004 年，Watanabe 等[82]又报道了用 RNA 干涉技术（RNAi）消除 PLB 基因表达的研究，RNAi 是一种用双股 RNA 干涉目标基因，产生序列特异的转录后的基因静默的分子生物学手段，Watanabe 等在 SERCA2α 水平下降的新生鼠心肌细胞转染针对 PLB 的小干涉 RNA，12 小时后，与对照相比，PLBmRNA 水平下降 6%，2 天后，PLB 蛋白为对照的 12%，Ca^{2+} 吸收的亲和力升高。

心衰的抗凋亡基因治疗是从基因敲除鼠的模型中得到的启示，人们发现心室限制性敲除 gp130 的鼠很快发展成扩张型心肌病，并伴随广泛的心肌细胞凋亡[83]。一些体外实验报道[84,85]通过腺病毒转基因表达 Bcl-2 和 Akt 分别阻止了 p53 和缺氧诱导的凋亡，得到了心肌细胞广泛存活的有利结果。

六、高血压及脂质代谢异常的基因治疗

（一）原发性高血压和肺动脉高压的基因治疗

高血压的发生和维持有多种神经内分泌因素参与，通过转基因控制某些因素可有效地降低血压，并达到长期疗效，提高病人的依从性。治疗策略有两种：一种是转基因表达血管扩张因子，如组织激肽释放酶、心房利钠多肽、内皮一氧化氮合酶等，另一种是减少血管收缩因子，如针对 β 肾上腺素能受体、血管紧张素转换酶、血管紧张素受体 I、促甲状腺激素释放激素、羧肽酶 y、c-fos 及 CYP4A1 等因素的反义寡核苷酸基因治疗。

目前进行的动物实验证明这些方法能良好地控制血压，为进一步进行临床试验提供了充足的证据[86]。我国学者 zhao 和 wang 分别在 2003 年和 2004 年报道了激肽释放酶基因治疗高血压的动物实验

结果。zhao 等[87]用果糖诱导的高血压大鼠不仅有血压的升高，还表现为高胰岛素血症和升高的内皮素-1、内皮素 A 型受体和血管紧张素 Ⅱ 受体 mRNA 水平，通过静脉内注射组织激肽释放酶 cDNA，2 周后发现收缩压和血胰岛素水平恢复正常，内皮素-1、内皮素 A 型受体和血管紧张素 Ⅱ 受体 mRNA 下降，表明激肽释放酶基因治疗有望成为控制高血压和胰岛素抵抗的良好手段，其作用可能通过调节内皮素-1、内皮素 A 型受体和血管紧张素 Ⅱ 受体水平实现。Wang 等[88]从成熟的自发性高血压大鼠的尾动脉注射腺相关病毒介导的组织激肽释放酶 cDNA，观察到了长期稳定的降压效果。

血管收缩因子的反义寡核苷酸基因治疗的热点主要集中在 β 肾上腺素能受体和肾素血管紧张素系统。2000 年，zhang 等[89,90]报道了静脉注射阳离子脂质体介导的 β-AR1 反义寡核苷酸治疗自发性高血压大鼠的实验结果，显示 β-AR1 密度下降 30% ~ 50%，血压下降 38mmHg，有效性持续 2~3 周，且对心率无显著影响；注射 4 天后，肾皮质前肾素原 mRNA 水平下降 37%，伴随 10 天后血浆肾素活性和血管紧张素 Ⅱ 水平显著减少。2000 年 Gelband 和 Wang 分别报道了他们用逆转录病毒转导血管紧张素转换酶的反义寡核苷酸治疗自发性高血压大鼠的实验结果，虽然血压仅有适度的下降（15~18 mmHg），但血压却明显缓解达 100 天，此外还减轻了心室肥厚、阻止了内皮功能、血管反应性和细胞内 Ca^{2+} 浓度的改变及离子通道功能障碍[91,92]。

肺动脉高压分为原发性和继发性两种，表现为肺动脉压进行性升高伴中、小肺血管的重塑，动物实验中转基因表达降钙素原基因相关肽（prepro-calcitonin gene-related peptide，CGRP）、MCP-1、心房利钠多肽、内皮一氧化氮合酶（eNOS）、环前列腺素合成酶（prostaglandin I synthase，PGIS）及 VEGF 等因子能不同程度地减少细胞增殖、缓解血管痉挛、降低肺动脉压力。

严重肺动脉高压的病人，他们的前毛细血管缺乏 PGIS，这种缺乏对肺血管重塑的重要性还不清楚。Geraci 等[93]猜测选择性的肺 PGIS 的过度表达可能会阻止肺动脉高压的发展，因此研究了 PGIS 转基因鼠，发现过度表达 PGIS 鼠比对照鼠产生了 2 倍多的前列腺素，暴露于慢性缺氧后，其右室收缩压比对照鼠低，肺组织学检查发现小动脉管腔几乎正常，而对照鼠发生了管壁的肥厚，这些结果表明 PGIS 的过度表达防止了小鼠在慢性缺氧情况下发展成肺动脉高压。Champion 等[94]用腺病毒转导 eNOS 基因的动物实验显示了这一基因对肺血流动力学的有利作用。在转基因后的第 21~28 天，肺血管床的压力血流关系转为正常，肺血管对内皮素-1、Ang Ⅱ 及乏氧的压力升高反应显著下降。在此基础上，这一实验组又发现不仅 eNOS 基因敲除鼠发展为肺动脉高压（25 mm Hg），而且当 eNOS 基因通过腺病毒转移回小鼠的肺时，肺动脉高压消失了[95]。CGRP 在维持低的肺血管阻力和调节肺血管对慢性缺氧的反应方面也起重要的作用。Champion 等[96]对鼠肺用腺病毒转基因表达降钙素原基因相关肽，16 天的慢性缺氧后，发现增加的肺血管阻力、右室质量、和肺动脉压及肺血管的重构都被缓解。这些结果表明血管扩张因子的转基因治疗有可能成功地治疗肺动脉高压。

（二）脂质代谢异常和动脉粥样硬化的基因治疗

动脉粥样硬化是一种复杂的慢性病理过程，对其确切的发生、发展机制仍在探索之中，已知有许多遗传因素和环境因素相互作用，影响着动脉粥样硬化的发生和发展。

几种获得性和遗传性脂质紊乱是动脉粥样硬化性血管病的危险因素，一些脂质紊乱对标准药物治疗无明显反应，如由低密度脂蛋白受体（LDL_R）先天性缺乏、载脂蛋白 E（apoE）缺乏、及脂蛋白 A（LPa）升高引起的杂合型和纯合型家族性高胆固醇血症。给予正常的 LDL_R 基因治疗是纠正家族性高胆固醇血症最早的研究工作之一，Wilson 等用编码 LDL_R 的复制缺陷反转录病毒感染来自高胆固醇血症、LDL_R 缺乏的兔的原代肝细胞，在灌注后的至少 6 个月内，血清中的 LDL 量降低 30%，这种方法已治疗了 5 位杂合子病人[97]。apoE 是另一个能降低血浆胆固醇的基因治疗靶点，Brewer 等通过静脉注射，将人 apoE3 cDNA 腺病毒转导至 apoE 缺乏的小鼠肝细胞后，小鼠脂质异常得到完全修正，动脉粥样硬化程度明显降低[98]。Laukkanen 等研究发现腺病毒介导的分泌型人巨噬细胞清道夫受体的转基因表达能抑制氧化修饰的 LDL 的降解和泡沫细胞的形成[99]。

另一方面，炎症是斑块形成和活化的重要因素，一些抗氧化酶和抗炎因子也成为转基因治疗的目标，如白细胞介素 – 10、血小板活化因子乙酰水解酶（PAF – AH）等[100,101]。动脉粥样硬化斑块破裂可引起血栓形成，发生急性冠脉综合征，组织型金属蛋白酶抑制物转基因治疗可稳定斑块；其他如环氧化酶、水蛭素、组织纤溶酶原激活物的基因治疗实验证明可降低血栓事件。

七、心律失常基因治疗

大多数心律失常基因治疗研究只是离体细胞或动物实验，结果却令人鼓舞，正成为心律失常基础研究的新亮点。

（一）缓慢型心律失常基因治疗

学者们针对不同途经通过转基因的方法试图重建心脏起搏和传导系统的功能。首先，通过上调神经激素变时作用，提高起搏细胞的变时反应。如 Edelberg 等[102,103]通过转基因在鼠和猪的心房组织过度表达 β_2 肾上腺素能受体，提高了心房肌细胞对肾上腺素的反应性，出现了心房节律。但这种作用维持时间短，能否在窦房阻滞或房室阻滞时控制心律不能肯定。

另一尝试是通过以下两种策略直接构建生物起搏器和心脏传导系统：

1. 通过转基因方法使心肌细胞兴奋性电流优势于抑制性电流或通过转基因修复细胞间的传导。

心肌细胞中 I_{K1} 由 Kir2.1 基因表达，其作用是维持静息膜电位，抑制舒张期自动除极。Miake 等用腺病毒转染具有负显性效应的突变体 Kir2.1AAA 到猪的左心室，结果出现了新的心室起搏波，体外实验亦证实了转染细胞有与起搏细胞相似的电生理特性和自律性活动[104,105]。

超极化激活的阳离子电流（I_f）是窦房结的主要起搏电流，2003 年，Qu 等[106]将编码鼠 I_f 的基因 HCN2 注射到犬的心房肌，在迷走神经刺激诱发窦性停搏时出现了心房起搏，并标测到起搏源于被注射的心房细胞。2004 年，Plotnikov 等[107]用腺病毒载体构建 HCN2 基因，通过导管注入犬的左束支远端分支，刺激迷走神经，出现起源于左室的逸搏心律，并频率显著快于对照组；分离左束支远端证明其比对照组有更高的自主节律，免疫组化也证明注射部位有 HCN2 蛋白的过度表达。因此，在左束支系统构建生物起搏点是有可能的。

由于心肌细胞间缝隙连接的损害可导致心脏传导障碍，2005 年，Kizana 等[108]进行了一种新的尝试，实验组用慢病毒载体携带 MyoD（肌源性转录因子）和 CX43（缝隙连接蛋白）基因转化人皮肤纤维原细胞（HDFs），结果显示 HDFs 发生了肌源性转化，有微管形成，更重要的是相邻的微管在电刺激下出现了代表膜兴奋的 Ca^{2+} 瞬时电流，并具有相同的兴奋阈，表明形成了电偶联。染色证明存在细胞间缝隙连接。此结果表明通过转基因的方法能把纤维原细胞转化为可兴奋的、有电偶联的肌细胞，为转基因治疗缝隙连接的损害引起的心脏传导障碍提供了实验依据。

2. 直接移植已经诱导分化为具有心肌祖细胞特性和起搏活性的胚胎干细胞或已转入起搏电流基因的骨髓干细胞，使移植细胞在心脏起搏或传导。

鉴于应用病毒载体转基因存在的局限性，Potapova 等[109]在实验组将转染鼠 HCN2 基因（mHCN2）的骨髓干细胞（hMSCs）与新生鼠心室肌细胞联合培养，对照组则以空白质粒转的 hMSCs 与心室肌细胞联合培养，结果发现共同培养的鼠心室肌细胞的自搏心率在实验组是 161 ± 4 次/分而在对照组只有 93 ± 16 次/分，实验组明显快于对照组；将培养的转染 mHCN2 基因的骨髓干细胞注入到犬的左心室心肌，在窦房结静止时，心室产生自主性搏动，实验组节律是 61 ± 5 次/分，明显快于对照组（45 ± 1 次/分）。免疫组化染色显示被注射的 hMSCs 与周围心肌细胞形成了缝隙连接。

任晓庆等[110]研究利用诱导分化的骨髓间叶干细胞自体移植治疗房室阻滞。通过射频技术消融 His 束，制备永久三度房室阻滞动物犬模型，实验组抽取自体骨髓，诱导分化后注射至消融的 His 束部位，移植后 12 周，2/6 只犬的房室传导功能得以改善；病理与免疫组化示诱导分化的骨髓干细胞在 His 束区存活、增殖和分化为心肌细胞、血管内皮细胞，并与宿主细胞建立缝隙连接；而对照组未见上述变化。这一尝试表明直接进行细胞治疗心律失常是可能的。

（二）快速型心律失常的基因治疗

目前学者们对两种方法进行了研究：首先是直接针对单个致病基因，通过转入治疗基因来控制致病基因表达的质和量以纠正原有的功能缺陷。如在 LQTS 的治疗方面，Nuss 等[111]利用携带 HERG 基因的重组腺病毒转染成年兔心室肌细胞 LQT 模型［存在动作电位（APD）延长和早期后除极（EAD）发生］，以提高 I_{Kr} 通道表达，电生理检查发现转染细胞 APD 缩短，EAD 的发生率减少了 75%，由其引发的心律失常发作减少。另有实验证明在动物体内或对培养的心肌细胞转染编码 Ito 的基因 $K_v4.3$ 亦能缩短 APD[112,113]。

另外，对于多基因所致心律失常可以通过修饰致病基质，消除心律失常发生的先决条件来达到治疗目的。如 Donahue 等[114]在房颤的动物模型中通过转基因在房室结区过度表达抑制性的 G 蛋白亚单位（$G\alpha_{i2}$）以减慢房室结传导，有效地控制了房颤的心室率就是一个很好的例子。

八、问题和展望

基因治疗在心血管领域的应用十分广泛，基础研究方面已取得了丰富的成果，为许多疾病的治疗带来了希望，一些基因治疗方案已进入临床试用阶段，但是，正式作为一种常规方法进入临床，还有许多问题需要解决，如：尚需加强心血管病发病的分子生物学机制的研究，寻找更有效、更关键的治疗基因；尚需改善基因运载体系的有效性、安全性和可控性；以及还需进一步加强基础和临床试验研究，正确评估治疗效果等。

基因治疗是一种具有广阔应用前景的潜在的治疗手段，我们应吸取前人研究的经验和教训，以乐观而又谨慎的态度继续前行。

（马克娟　浦介麟　李　宁　腾思勇）

参 考 文 献

1. 汤健，周爱儒. 心血管病的基因治疗. 中华医学杂志，1994，74（6）：331－332.

2. Kenneth R，Chien 主编，刘中民，张代富主译. 分子心脏病学. 北京：人民卫生出版社，2002.

3. Miller D，Adam M，Miller AD，et al. Gene transfer by retrovirus vectors occurs only in cells that are actively replicating at the time of infection. Mol Cell Biol，1990，10：4239－4242.

4. Poeschla E，Corbeau P，Wong－Staal F. Development of HIV vectors for anti－HIV gene therapy. Proc Natl Acad Sci USA，1996，93：11395－11399.

5. Johnston JC，Gasmi M，Lim LE et al. Minimum requirements for efficient transduction of dividing and nondividing cells by feline immunodeficiency virus vectors. J Virol，1999，73：4991－5000.

6. Poeschla EM，Wong－Staal F，Looney DJ. Efficient transduction of nondividing cells by feline immunodeficiency virus lentiviral vectors. Nat Med，1998，4：354－357.

7. Guzman RJ，. Lemarchand P，Crystal RG，et al. Efficient gene transfer in myocardium by direct injection of adenovirus vector. Circ Res，1993，88：1202－1207.

8. Barr E，Carroll J，Kalynych AM，et al. Efficient catheter－mediated gene transfer into the heart using replication－defective adenovirus. Gene Ther，1994，1：51－58.

9. Guzman R，Lemarchand P，Crystal RG，et al. Efficient and selective adenovirus－mediate gene transfer into vascular neointima. Circulation，1993，88：2838－2848.

10. Lee S，Trapnell B，Rade JJ，et al. In vivo adenoviral vector－mediated gene transfer into balloon－injured rat carotid arteries. Circ Res，1993，73：797－807.

11. Wang Q，Finer MH. Second－generation adenovirus vectors. Mat Med，1996，2：714－716.

12. Wolff J，Malone R，William P，et al. Direct gene transfer into mouse muscle in vivo. Science，1990，247：1465－1468.

13. Lin H，Parmacek MS，Morle G，et al. Expression of recombinant genes in myocardium in vivo after direct injection of DNA. Circulation，1990，82：2217－2221.

14. 赵民清，李岱宗，张吉辉等. BQ₁₂₃－多聚赖氨酸携载 β－半乳糖苷酶基因向血管平滑肌细胞的靶导入. 北京医科大学学报. 1994，26（增）：135－138.

15. 赵民清，刘乃奎，周爱儒等. 16 肽 – 多聚赖氨酸携载 β – LacZ 基因向在体血管的导入与表达. 北京医科大学学报. 1994，26（增）：139.

16. Stein CA, Cheng YC. Antisense oligonucleotides as therapeutic agents – Is the bullet really magical? Science, 1993, 261：1004 – 1021.

17. Morishita R, Higaki J, Aoki M, et al. Novel strategy of gene therapy in cardiovascular disease with HVJ – liposome method. Contrib Nephrol, 1996, 118：254 – 264.

18. Bussolati B, Dunk C, Grohman M, et al. Vascular endothelial growth factor receptor – 1 modulates vascular endothelial growth factor – mediated angiogenesis via nitric oxide. Am J Pathol, 2001, 159：993 – 1008.

19. Isner JM, Pieczek A, Schainfeld R, et al. Clinical evidence of angiogenesis after arterial gene transfer of phVEGF165 in patient with ischemic limb. Lancet, 1996, 348：370 – 374.

20. Baumgartner I, Pieczek A, Manor O, et al. Constitutive expression of phVEGF165 after intramuscular gene transfer promotes collateral vessel development in patients with critical limb ischemia. Circulation, 1998, 97：1114 – 1123.

21. Losordo DW, Vale PR, Symes JF, et al. Gene therapy for myocardial angiogenesis: Initial clinical results with direct myocardial injection of phVEGF165 as sole therapy for myocardial ischemia. Circulation, 1998, 98：2800 – 2804.

22. Vale PR, Losordo DW, Milliken CE, et al. Left ventricular electromechanical mapping to assess efficacy of phVEGF165 gene transfer for therapeutic angiogenesis in chronic myocardial ischemia. Circulation, 2000, 102：965 – 974.

23. Lathi KG, Vale PR, Losordo DW, et al. Gene therapy with vascular endothelial growth factor for inoperable coronary artery disease: Anesthetic management and results. Anesth Analg, 2001, 92：19 – 25.

24. Hedman M, Hartikainen J, Syvanne M, et al. Safety and feasibility of catheter – based local intracoronary vascular endothelial growth factor gene transfer in the prevention of postangioplasty and in – stent restenosis and in the treatment of chronic myocardial ischemia: phase II results of the Kuopio Angiogenesis Trial (KAT). Circulation, 2003, 107 (21)：2677 – 2683.

25. Rosengart TK, Lee LY, Patel SR, et al. Angiogenesis gene therapy: Phase I assessment of direct intramyocardial administration of an adenovirus vector expressing VEGF121 cDNA to individuals with clinically significant severe coronary artery disease. Circulation, 1999, 100：468 – 474.

26. Fortuin FD, Vale P, Losordo DW, et al. One – year follow – up of direct myocardial gene transfer of vascular endothelial growth factor – 2 using naked plasmid deoxyribonucleic acid by way of thoracotomy in no – option patients. Am J Cardiol, 2003, 92 (4)：436 – 439.

27. Rutanen J, Rissanen TT, Markkanen JE, et al. Adenoviral catheter – mediated intramyocardial gene transfer using the mature form of vascular endothelial growth factor – D induces transmural angiogenesis in porcine heart. Circulation, 2004, 109 (8)：1029 – 35.

28. Siddiqui AJ, Blomberg P, Wardell E, et al. Combination of angiopoietin – 1 and vascular endothelial growth factor gene therapy enhances arteriogenesis in the ischemic myocardium. Biochem Biophys Res Commun, 2003, 310 (3)：1002 – 9.

29. Shyu KG, Manou O, Magner M, et al. Direct intramuscular injection of plasmid DNA encoding angiopoietin – 1 but not angiopoietin – 2 augments revascularization in the rabbit ischemic hindlimb. Circulation, 1998, 98：2081 – 87.

30. Lopez JJ, Edelman ER, Stamler A, et al. Angiogenic potential of perivascularly delivered aFGF in a porcine model of chronic myocardial ischemia. Am J Phvsiol, 1998, 274：H930 – 936.

31. Comerota AJ, Throm RC, Miller KA, et al. Naked plasmid DNA encoding fibroblast growth factor type 1 for the treatment of end – stage unreconstructible lower extremity ischemia: preliminary results of a phase I trial. J Vasc Surg, 2002, 35：930 – 936.

32. Grines CL, Watkins MW, Helmer G, et al. Angiogenic Gene Therapy (AGENT) trial in patients with stable angina pectoris. Circulation, 2002, 105：1291 – 1297.

33. Grines CL, Watkins MW, Mahmarian JJ, et al. Angiogenic Gene Therapy (AGENT – 2) Study Group. A randomized, double – blind, placebo – controlled trial of Ad5FGF – 4 gene therapy and its effect on myocardial perfusion in patients with stable angina. J Am Coll Cardiol, 2003, 42L1339 – 1347.

34. Belle EV, Witzenbichler B, Chen D, et al. Potentiated angiogenic effect of scatter factor/hepatocyte growth factor via induction of vascular endothelial growth factor: The case for paracrine amplification of angiogenesis. Circulation, 1998, 97：381 – 390.

35. Hayashi S, Morishita R, Nakamura S, et al. Potential role of hepatocyte growth factor, a novel angiogenic growth factor,

in peripheral arterial disease: Down – regulation of HGF in response to hypoxia in vascular cells. Circulation, 1999, 100: Ⅱ301 – 308.

36. Taniyama Y, Morishita R, Aoki M, et al. Therapeutic angiogenesis induced by human hepatocyte growth factor gene in rat and rabbit hind limb ischemia models: Preclinical study for treatment of peripheral arterial disease. Gene Ther, 2001, 8: 181 – 189.

37. Taniyama Y, Morishita R, Hiraoka K, et al. Therapeutic angiogenesis induced by human hepatocyte growth factor gene in rat diabetic hind limb ischemia models: Molecular mechanisms of delayed angiogenesis in diabetes. Circulation, 2001, 104: 2344 – 2350.

38. Morishita R, Sakaki M, Yamamoto K, et al. Impairment of collateral formation in Lp (a) transgenic mice: Therapeutic angiogenesis induced by human hepatocyte growth factor gene. Circulation, 2002, 105: 1491 – 1496.

39. Morishita R, Aoki M, Hashiya N, et al. Safety evaluation of clinical gene therapy using hepatocyte growth factor to treat peripheral arterial disease. Hypertension. 2004 Aug; 44 (2): 203 – 9. Epub 2004 Jul 06. HGF – 5

40. Aoki M, Morishita R, Taniyama Y, et al. Angiogenesis induced by hepatocyte growth factor in non – infarcted myocardium and infracted myocardium: Up – regulation of essential transcription factor for angiogenesis, ets. Gene Ther, 2000, 7: 417 – 427.

41. Jayasankar V, Woo YJ, Bish LT, et al. Gene transfer of hepatocyte growth factor attenuates postinfarction heart failure. Circulation, 2003, 108 Suppl 1: II230 – 6.

42. Li Y, Takemura G, Kosai K, et al. Postinfarction treatment with an adenoviral vector expressing hepatocyte growth factor relieves chronic left ventricular remodeling and dysfunction in mice. Circulation, 2003, 107 (19): 2499 – 2506.

43. Naruya Tomita, Morishita R, Taniyama Y, et al. Angiogenic Property of Hepatocyte Growth Factor Is Dependent on Upregulation of Essential Transcription Factor for Angiogenesis, ets – 1. Circulation, 2003, 107: 1411.

44. Taniyama Y, Morishita R, Aoki M, et al. Angiogenesis and antifibrotic action by hepatocyte growth factor in cardiomyopathy. Hypertension, 2002, 40 (1): 47 – 53.

45. 45 Vincent KA, Shyu KG, Luo Y, et al. Angiogenesis is induced in a rabbit model of hindlimb ischemia by naked DNA encoding an HIF – 1alpha/VP16 hybrid transcription factor. Circulation, 2000 Oct 31, 102 (18): 2255 – 2261.

46. Shyu KG, Wang MT, Wang BW, et al. Intramyocardial injection of naked DNA encoding HIF – 1alpha/VP16 hybrid to enhance angiogenesis in an acute myocardial infarction model in the rat. Cardiovasc Res, 2002 Jun, 54 (3): 576 – 583.

47. Yamakawa M, Liu LX, Date T, et al. Hypoxia – inducible factor – 1 mediates activation of cultured vascular endothelial cells by inducing multiple angiogenic factors. Circ Res, 2003 Oct 3, 93 (7): 664 – 73. [Epub 2003 Sep 04].

48. Takeda N, Maemura K, Imai Y, et al. Endothelial PAS domain protein 1 gene promotes angiogenesis through the transactivation of both vascular endothelial growth factor and its receptor, Flt – 1. Circ Res. 2004 Jul 23; 95 (2): 146 – 53. [Epub 2004 Jun 10]

49. Hashiya N, Jo N, Aoki M, et al. In vivo evidence of angiogenesis induced by transcription factor Ets – 1: Ets – 1 is located upstream of angiogenesis cascade. Circulation. 2004 Jun 22; 109 (24): 3035 – 41. [Epub 2004 Jun 01].

50. Isner JM, Walsh K, Rosenfield K, et al. Clinical protocol: arterial gene therapy for restenosis. Hum Gene Ther, 1996, 7: 989 – 1011.

51. Hayashi K, Nakamura S, Morishita R, et al. In vivo transfer of human hepatocyte growth factor gene accelerates re – endothelialization and inhibits neointimal formation after balloon injury in rat model. Gene Ther, 2000, 7: 1664 – 1671.

52. Walter DH, Cejna M, Diaz – Sandoval L et al. Local gene transfer of phVEGF – 2 plasmid by gene – eluting stents: an alternative strategy for inhibition of restenosis. Circulation, 2004 Jul 6; 110 (1): 36 – 45. [Epub 2004 Jun 21].

53. Chang MW, Barr E, Seltzer J, et al. Cytostatic gene therapy for vascular proliferative disorders using a constitutively active form of retinoblastoma gene product. Science, 1994, 267: 518 – 522.

54. Chang MW, Barr E, Lu MM, et al. Adenovirus – mediated overexpression of the cyclin/cyclin – dependent kinase inhibitor p21 inhibits vascular smooth muscle cell proliferation and neointima formation in the rat carotid artery model of balloon angioplasty. J Clin Invest, 1995, 96: 2260 – 2268.

55. Yang Z, Simari R, Perkins ND, et al. Role of the p21 cyclin – dependent kinase inhibitor in limiting intimal cell proliferation in response to arterial injury. Proc Natl Acad Sci USA, 1996, 93: 1905 – 1910.

56. Lambert DL, Malik N, Shepherd L, et al. Localization of c – Myb and induction of apoptosis by antisense oligonucleotide c

– Myb after angioplasty of porcine coronary arteries. Arterioscler Thromb Vasc Biol, 2001, 21 (11): 1727 – 1732.

57. Kutryk MJ, Foley DP, van den Brand M, et al. ITALICS Trial. Local intracoronary administration of antisense oligonucle-otide against c – myc for the prevention of in – stent restenosis: results of the randomized investigation by the Thoraxcenter of antisense DNA using local delivery and IVUS after coronary stenting (ITALICS) trial. J Am Coll Cardiol, 2002, 39 : 281 –287.

58. Zhang XX, Cui CC, Xu XG, et al. In vivo distribution of c – myc antisense oligodeoxynucleotides local delivered by gelatin – coated platinum – iridium stents in rabbits and its effect on apoptosis. Chin Med J (Engl), 2004, 117 (2): 258 – 263.

59. Morishita R, Gibbons GH, Ellison KE, et al. Single intraluminal delivery of antisense cdc2 kinase and PCNA oligonucleoti-des results in chronic inhibition of neointimal hyperplasia. Proc Natl Acad Sci USA, 1993, 90 : 8474 – 8479.

60. Morishita R, Gibbons GH, Kaneda Y, et al. Pharmacokinetics of antisense oligodeoxyribonucleotides (cyclin B1 and CDC 2 kinase) in the vessel wall in vivo: enhanced therapeutic utility for restenosis by HVJ – liposome delivery. Gene, 1994, 149 : 13 – 19.

61. Morishita R, Gibbons GH, Horiuchi M, et al. A gene therapy strategy using a transcription factor decoy of the E2F binding site inhibits smooth muscle proliferation in vivo. Proc Natl Acad Sci U S A. 1995 Jun 20; 92 (13): 5855 – 5859.

62. Nakamura T, Morishita R, Asai T, et al. Molecular strategy using cis – element 'decoy' of E2F binding site inhibits neointimal formation in porcine balloon – injured coronary artery model. Gene Ther, 2002, 9 : 488 – 494.

63. Mann MJ, Whittemore AD, Donaldson MC, et al. Ex – vivo gene therapy of human vascular bypass grafts with E2F decoy: The PREVENT single – centre, randomized, controlled trial. Lancet, 1999, 354 : 1493 – 1498.

64. Mann MJ, Dzau VJ. Therapeutic applications of transcription factor decoy oligonucleotides. J Clin Invest, 2000, 106 (9) : 1071 – 1075.

65. Buchwald AB, Wagner AH, Webel C, et al. Decoy oligodeoxynucleotide against activator protein – 1 reduces neointimal proliferation after coronary angioplasty in hypercholesterolemic minipigs. J Am Coll Cardiol, 2002, 39 (4): 732 – 738.

66. Kume M, Komori K, Matsumoto T, et al. Administration of a decoy against the activator protein – 1 binding site suppresses neointimal thickening in rabbit balloon – injured arteries. Circulation, 2002, 105 (10): 1226 – 1232

67. Yamasaki K, Asai T, Shimizu M, et al. Inhibition of NF – κB activation using cis – element' decoy' of NF – κB binding site reduces neointimal formation in porcine balloon – injured coronary artery model. Gene Ther, 2003 Feb; 10 (4): 356 – 364.

68. Suzuki J, Morishita R, Amano J, et al. Decoy against nuclear factor – kappa B attenuates myocardial cell infiltration and arterial neointimal formation in murine cardiac allografts. Gene Ther, 2000, 7 : 1847 – 1852.

69. Chang MW, Ohno T, Gordon D, et al. Adenovirus – mediated transfer of the herpes simplex virus thymidine kinase gene inhibits vascular smooth muscle cell proliferation and neointima formation following balloon angioplasty. Mol Med, 1995, 1 : 172 – 181.

70. Guzman RJ, Hirschowitz EA, Brody SL, et al. In vivo suppression of injury – induced vascular smooth muscle cell accumu-lation using adenovirus – mediated transfer of the herpes simpex virus thymidine kinase gene. Proc Natl Acad Sci USA, 1994, 91 : 10732 – 10736.

71. von der Leyen HE, Gibbons GH, Morishita R, et al. Gene therapy inhibiting neointimal vascular lesion: In vivo transfer of endothelial cell nitric oxide synthase gene. Proc Natl Acad Sci USA, 1995, 92 : 1137 – 1141.

72. Milano CA, Allen LF, Rockman HA, et al. Enhanced myocardial function in transgenic mice overexpressing beta2 – adren-ergic receptor. Science, 1994, 264 : 582 – 586.

73. Maurice JP, Hata JA, Shah AS, et al. Enhancement of cardiac function after adenoviral – mediated in vivo intracoronary beta2 – adrenergic receptor gene delivery. J Clin Invest, 1999 Jul, 104 (1): 21 – 29.

74. Shah AS, White DC, Emani S et al. In vivo ventricular gene delivery of a beta – adrenergic receptor kinase inhibitor to the failing heart reverses cardiac dysfunction. Circulation, 2001 Mar 6, 103 (9): 1311 – 1316

75. Williams ML, Hata JA, Schroder J et al. Targeted beta – adrenergic receptor kinase (betaARK1) inhibition by gene trans-fer in failing human hearts. Circulation, 2004 Apr 6, 109 (13): 1590 – 1593. [Epub 2004 Mar 29].

76. del Monte F, Harding SE, Schmidt U, et al. Restoration of contractile function in isolated cardiomyocytes from failing hu-man hearts by gene transfer of SERCA2a. Circulation, 1999, 100 : 2308 – 2311.

77. Miyamoto MI, del Monte F, Schmidt U, et al. Adenoviral gene transfer of SERCA2a improved left – ventricular function in

aortic - banded rats in transition to heat failure. Proc Natl Acad Sci USA, 2000, 97:793 - 798.

78. Schmidt U, del Monte F, Miyamoto MI, et al. Restoation of diastolic function in senescent rat heares though adenoviral gene transfer of sarcoplasamic reticulum Ca^{2+}_ ATPase. Circulation, 2000, 101:790 - 796.

79. del Monte F, Williams E, Lebeche D, et al. Improvement in survival and cardiac metabolism after gene transfer of sarcoplasmic reticulu Ca^{2+} - ATPase in a rat model of heart failure. Circulation, 2001, 104:1424 - 1429.

80. Hajjar RJ, del Monte F, Matsui T, et al. Prospects for gene therapy for heart failure. Circ Res, 2000 Mar 31, 86 (6):616 - 621.

81. He H, Meyer M, Martin JL, et al. Effects of mutant and antisense RNA of phospholamban on SR Ca^{2+} - ATPase activity and cardiac myocyte contractility. Circulation, 1999 Aug 31, 100 (9):974 - 980.

82. Watanabe A, Arai M, Yamazaki M et al. Phospholamban ablation by RNA interference increases Ca^{2+} uptake into rat cardiac myocyte sarcoplasmic reticulum. J Mol Cell Cardiol, 2004 Sep, 37 (3):691 - 698.

83. Hirota H, Chen J, Betz UA, et al. Loss of a gp130 cardiac muscle cell survival pathway is a critical event in the onset of heart failure during biomechanical stress. Cell, 1999 Apr 16, 97 (2):189 - 198.

84. Matsui T, Li L, del MonteF, et al. Adenoviral gene transfer of activated phosphatidylinositol 3′- kinase and Akt inhibits apoptosis of hypoxic cardiomyocytes in vitro. Circulation, 1999 Dec 7, 100 (23):2373

85. Fujio Y, Nguyen T, Wencker D, et al. Akt promotes survival of cardiomyocytes in vitro and protects against ischemia - reperfusion injury in mouse heart. Circulation, 2000 Feb 15, 101 (6):660 - 667.

86. Phillips MI. Gene Therapy for Hypertension Hypertension, 2001, 538:543.

87. Zhao C, Wang P, Xiao X, et al. Gene therapy with human tissue kallikrein reduces hypertension and hyperinsulinemia in fructose - induced hypertensive rats. Hypertension, 2003 Nov, 42 (5):1026 - 1033. [Epub 2003 Oct 20].

88. Wang T, Li H, Zhao C, et al. Recombinant adeno - associated virus - mediated kallikrein gene therapy reduces hypertension and attenuates its cardiovascular injuries. Gene Ther, 2004 Sep, 11 (17):1342 - 1350.

89. Zhang YC, Bui JD, Shen L, Phillips MI, et al.. Antisense inhibition of β_1 - adrenergic receptor mRNA in a single dose produces a profound and prolonged reduction in high blood pressure in spontaneously hypertensive rats. Circulation, 2000, 101:682 - 688.

90. Zhang YC, Kimura B, Shen L, et al. Phillips MI. New β - blocker: prolonged reduction in high blood pressure with β_1 antisense oligodeoxynucleotides. Hypertension, 2000, 35:219 - 224.

91. Gelband CH, Wang H, Gardon ML, et al. ACE antisense prevents altered renal vascular reactivity, but not high blood pressure, in the SHR. Hypertension, 2000, 35:209 - 213.

92. Wang H, Reaves PY, Gardon ML, et al. Transmission of antihypertensive effects of ACE antisense gene therapy from parents to offspring. Hypertension, 2000, 35:208 - 212.

93. Geraci MW, Gao B, Shepherd DC, et al. Pulmonary prostacyclin synthase overexpression in transgenic mice protects against development of hypoxic pulmonary hypertension. J Clin Invest, 1999, 103:1509 - 1515.

94. Champion HC, Bivalacqua TJ, D' Souza FM, et al. Gene transfer of endothelial nitric oxide synthase to the lung of the mouse in vivo: effect on agonist - induced and flow - mediated vascular responses. Circ Res, 1999, 84:1422 - 1432.

95. Champion HC, Bivalacqua TJ, Greenberg SS, et al. Gene transfer of endothelial nitric oxide synthase to the lung of the mouse in vivo: selective rescue of pulmonary hypertension in eNOS - deficient mice. Circulation, 1999, 100:I - 28.

96. Champion HC, Bivalacqua TJ, Toyoda K, et al. In vivo gene transfer of prepro - calcitonin gene - related peptide to the lung attenuates chronic hypoxia - induced pulmonary hypertension in the mouse. Circulation, 2000, 101:923 - 930.

97. Grossman M, Raper SE, Kozarsky K, et al. Successful ex vivo gene therapy directed to liver in patient with familial hypercholesterolemia. Nat Genet, 1994, 6:335 - 341.

98. Kashyap VS, Santamarina - Fojo S, Brown DR, et al. Apolipo - protein E deficiency in mice: Gene replacement and prevention of atherosclerosis using adenovirus vectors. J Clin Invest, 1995, 96:1612 - 1620.

99. Laukkanen J, Lehtolainen P, Gough PJ, et al. Adenovirus - mediated gene transfer of a secreted form of human macrophage scavenger receptor inhibits modified low - density lipoprotein degradation and foam - cell formation in macrophages. Circulation, 2000, 101:1091 - 1096.

100. Von Der Thusen JH, Kuiper J, Fekkes ML, et al. Attenuation of atherogenesis by systemic and local adenovirus - mediated gene transfer of interleukin - 10 in LDLr -/- mice. FASEB J, 2001, 15:2730 - 2732.

101. Quarck R, De Geest B, Stengel D, et al. Adenovius – mediated gene transfer of human platelet – activating factor – acetyl-hydrolase prevents injury – induced neointima formation and reduces spontaneous atherosclerosis in apolipoprotein E deficient mice. Circulation, 2001, 103 : 2495 – 2500.

102. Edelberg JM, Aird WC, Rosenberg RD. Enhancement of murine cardiac chronotropy by the molecular transfer of the human beta2 adrenergic receptor cDNA. J Clin Invest, 1998, 101 (2) : 337.

103. Edelberg JM, Huang DT, Josephson ME. Molecular enhancement of porcine cardiac chronotropy. Heart, 2001, 86 (5) : 559.

104. Miake J, Marban E, Nuss HB. Biological pacemaker created by gene transfer [J]. Nature, 2002, 419 (6903) : 132.

105. Miake J, Marban E, Nuss HB. Functional role of inward rectifier current in heart probed by Kir2.1 overexpression and dominant – negative suppression. J Clin Invest, 2003, 111 (10) : 1529.

106. Qu J, Plotnikov AN, Danilo P, et al. Expression and function of a biological pacemaker in canine heart. Circulation, 2003, 1106 – 1107.

107. Plotnikov AN, Sosunov EA, Qu J, et al. Biological pacemaker implanted in canine left bundle branch provides ventricular escape rhythms that have physiologically acceptable rates. Circulation, 2004, 109 (4) : 506.

108. Kizana E, Ginn SL, Allen DG. et al. Fibroblasts Can Be Genetically Modified to Produce Excitable Cells Capable of Electrical Coupling. Circulation, 2005, 111 : 394.

109. Potapova I, Plotnikov A, Lu Z et al. Human mesenchymal stem cells as a gene delivery system to create cardiac pacemakers. Circ Res, 2004, 94 (7) : 952.

110. 任晓庆，浦介麟，张澍等. 自体骨髓间叶干细胞诱导分化移植治疗房室阻滞的初步观察. 中国心脏起搏与心电生理杂志, 2005, 19 (1) : 48.

111. Nuss B, Marban E, Johns D. Overexpression of a human potassium channel suppresses cardiac hyperexcitability in rabbit ventricular myocytes. J Clin Invest, 1999, 103 : 889.

112. Hoppe UC, Johns DC, Marban E, et al. Manipulation of cellular excitability by cell fusion: effects of rapid introduction of transient outward K^+ current on the guinea pig action potential. Circ Res, 1999, 84 : 964.

113. Johns DC, Nuss HB, Chiamvimonvat N, et al. Adenovirus – mediated expression of a voltage – gated potassium channel in vitro (rat cardiac myocytes) and in vivo (rat liver). A novel strategy for modifying excitability. J Clin Invest, 1995, 96 : 1152.

114. Donahue J, Heldman AH, Fraser H, et al. Focal modification of electrical conduction in the heart by viral gene transfer. Nat Med, 2000, 6 : 1395.

 骨髓干细胞移植在治疗心脏疾病中的应用

近年来干细胞的研究取得了突出成就，曾被《科学》杂志评为世界十大科技成果之一，成为当今国内外医学和生物学研究的一个热点。骨髓干细胞是一种成体干细胞，在一定的环境下可横向跨系分化为其他组织细胞，在组织损伤修复中发挥主要作用。现在每年大约有 4 000 余篇关于干细胞研究的论文在国际杂志上发表，已利用干细胞治疗心肌梗死、心力衰竭、心律失常以及糖尿病、帕金森病、老年痴呆等疾患。因此，骨髓干细胞移植治疗在损伤组织修复方面展现出令人兴奋的前景。

一、骨髓干细胞移植修复心脏病的优势

干细胞是一类具有自我复制和多向分化潜能的早期未分化细胞。据其发育阶段不同可分为胚胎干细胞及成体干细胞；据其分化功能不同可分为全能胚胎干细胞和多能组织干细胞，后者包括造血干细胞、神经干细胞、间叶干细胞等。胚胎干细胞建系技术可进行组织克隆，在多种疾病的治疗中具有巨大潜能，但胚胎干细胞的治疗性组织克隆技术尚未成熟，且存在社会伦理学问题与免疫排斥等问题，故胚胎干细胞的临床应用尚存在局限性。

最近研究表明，成体干细胞不但可以大量增殖，而且可在一定外界环境下跨系分化。骨髓间叶干细胞是一种存在于骨髓的非造血干细胞，这类干细胞呈现稳定的表型，易于分离、培养，可自我复制，多系分化，有高度增殖潜力。可分化为成骨细胞、软骨细胞、脂肪细胞、肌腱细胞、成肌细胞、神经细胞，造血支持细胞等多种间叶组织细胞。由于间叶干细胞具有容易分离培养，多系分化增殖，无免疫排斥等优点，在修复损伤心肌方面有很大临床应用潜力。

心肌细胞移植有许多不同细胞来源，包括骨骼肌卫星细胞，胚胎干细胞，胎儿心肌细胞等，虽然上述来源细胞已成功移植存活，但尚没有重建冠状动脉、毛细血管及细胞缝隙连接。与此相比，骨髓干细胞移植修复损伤心肌具有很多优势：第一，骨髓干细胞具有多系分化潜力，可分化不同的细胞类型，包括分化心肌细胞与血管细胞，可形成结构功能完备的心肌组织，血管、毛细血管，表达 Cx43，与周围组织形成缝隙连接，具有电传导功能，故能从多方面改善心脏结构与功能。第二，骨髓细胞容易从成人骨髓获得。第三，不存在像使用胎儿心肌细胞、胚胎干细胞而出现的伦理问题。第四，使用患者自身骨髓细胞移植不存在免疫排斥，因而减少了使用免疫抑制剂的副作用。

二、骨髓干细胞移植治疗缺血性心脏病及心力衰竭

过去的 50 年间，医学界一直坚持这一概念：心脏是终末分化器官，不能再生心肌细胞；心肌细胞肥大是出生后心肌细胞生长的唯一形式。心肌梗死后瘢痕组织形成则是心肌细胞不能再生修复的最好例证。心肌缺血及心肌梗死造成大量心肌细胞死亡，导致心肌瘢痕组织形成，严重影响心脏功能，诱发心律失常及心力衰竭。但目前的药物治疗方法对心肌细胞的丧失无能为力，故治疗效果也无根本上的改善。尽管心力衰竭的内外科治疗取得了较大进展，但终末期心衰尤其是缺血性心衰仍是心血管患者死亡的主要原因，其 5 年生存率不足 50%。心脏移植和心室辅助装置虽能使部分患者获益，但由于存在供体短缺、排异反应、感染及费用昂贵等一系列原因而不能从根本上解决问题。面对心衰治疗的严峻事实，研究人员越来越强烈意识到，治疗心衰最主要的方法是重建心肌的有效收缩成分。而心肌细胞移植替代坏死的心肌细胞将会显著改善预后，尤其骨髓干细胞移植更是具有吸引力的新方法。

近来一些研究发现，人类与哺乳类动物心脏，在正常或病理状态下，其心肌细胞均能进行分裂增殖，以维持心肌细胞数目的动态平衡或补充死亡的心肌细胞。尽管已证实心肌细胞确有再生分裂，但

再生心肌细胞的来源尚不清楚。推测再生心肌细胞可能有两种起源。第一，成肌细胞。但实验表明成肌细胞在体外培养条件下并不增殖，体内 BrdU 标记实验也未见扩增，因此再生心肌细胞的这种起源的可能性不大。第二，心肌干细胞。干细胞在适当的刺激下分化子代细胞，即所谓的增殖心肌细胞，在分裂若干周期后停止增殖，成为静止、终末分化心肌细胞。因此再生心肌细胞的来源可能为干细胞。但再生心肌的干细胞来源于心脏本身，还是来源于体循环回到心肌的造血或间叶干细胞？支持心肌本身来源的证据是，c–kitPOS 细胞在胚胎生长期迁移到包括心脏在内的许多器官并形成克隆，在干细胞因子的调节下，造血干细胞可迁移到特定部位，然后储存于此。这些原始细胞可进行分裂增殖，并成为成熟心脏内未分化细胞的来源。但最近许多研究表明，在心肌梗死后骨髓细胞移植能再生心肌细胞。因此有理由认为循环干细胞，即造血干细胞或间叶干细胞为再生心肌细胞的来源。

在骨髓中存在一种非造血干细胞，称为间叶干细胞，或基质干细胞。这类干细胞呈现稳定的表型，易于分离、培养，多系分化，有高度增殖潜力。可分化为成骨细胞、软骨细胞、脂肪细胞、肌腱细胞、成肌细胞、神经细胞、造血支持细胞等多种间叶组织细胞。间叶干细胞具有容易分离培养，多系分化增殖，无免疫排斥等优点，在修复损伤心肌方面有很大临床应用潜力。Tomita 等报告了应用骨髓间叶干细胞移植治疗小鼠心肌梗死的实验结果。将从骨髓分离的新鲜间叶干细胞及经 5–氮胞苷处理的间叶干细胞注射到自体心肌瘢痕组织内。结果在注射移植 8 周后，所有移植骨髓细胞的瘢痕组织内，均可看到有标志的移植骨髓细胞发育成心肌样细胞，移植骨髓细胞的心脏功能也有所提高，且可诱导瘢痕内血管形成。Wang 等同样用骨髓间叶干细胞进行体内心肌细胞移植分化实验研究，以检验骨髓细胞植入心肌后，能否进行环境依赖性发育并能体内分化心肌细胞。结果显示标记骨髓细胞在心肌细胞移植后任意时间点均可在宿主细胞内见到；移植的骨髓间叶干细胞在心肌细胞内有生长潜力；4 周后骨髓间叶干细胞向心肌细胞分化并表达肌球蛋白重链，且 Connexion 43 染色阳性。表明移植细胞与宿主细胞间已形成缝隙连接，这也说明移植细胞与宿主心肌细胞间可形成结构与功能性连接。Toma 等将人类骨髓间叶干细胞移植到成年鼠心脏，进行异种骨髓细胞移植获得成功。从健康人志愿者髂骨抽取少量骨髓，分离、纯化骨髓间叶干细胞。提取的骨髓干细胞用 LacZ 标记后，注射到成年鼠的左室内。1 周后观察，移植的骨髓间叶干细胞存活，逐渐在形态上类似周围的宿主心肌细胞。电镜可观察到肌小节。最近 Tomita 等进行了自体猪骨髓间叶干细胞移植治疗心肌梗死的实验。将分离的骨髓间叶干细胞用 5–氮胞苷处理后注射到梗死区。移植 4 周后进行 SPECT 检查及心肌组织病理学分析。结果表明，5–氮胞苷处理的骨髓细胞移植到猪心肌梗死区，可形成岛状心肌样组织，诱导血管形成，阻止瘢痕区变薄与扩张，改善心脏局部与整体收缩功能。最近其他许多研究均证实骨髓间叶干细胞修复心肌组织的可行性及有效性。

Orlic 等首先应用骨髓 Lin– c–kitPOS 细胞再生梗死心肌。将由流式细胞仪分离的骨髓 Lin– c–kitPOS 细胞注射到同基因鼠梗死心肌的边缘，移植 9 天后，梗死区大部分（68%）是新形成的心肌组织，包括新生心肌细胞与新生血管。BrdU 标记及细胞周期相关蛋白 Ki67 检测证实骨髓细胞在心肌存活与增殖。心肌特异蛋白 myosin，转录因子 GATA–4，MEF2，Csx/Nkx2.5 阳性证实骨髓细胞已分化为心肌细胞。再生组织通过新生血管与正常心肌连接，且再生心肌细胞表达 Cx43。注射 Lin– c–kit NEG 细胞未见新生心肌细胞形成。骨髓细胞移植不但存活与分化，而且可减少梗死面积 40%，改善心脏收缩与舒张功能，降低死亡率。

令人鼓舞的是骨髓干细胞移植治疗心肌梗死与心力衰竭的方法已应用于临床，并初步证实了此种方法的有效性与可行性。Strauer 等首先应用自体骨髓细胞移植治疗心肌梗死病人。一例 46 岁男性患者，冠状动脉造影示左前降支阻塞导致穿壁性心肌梗死。抽取病人骨髓，分离骨髓间叶干细胞，用导管将骨髓细胞注射到梗死相关血管内。移植前及移植后 10 周，应用铊 201SPECT 心肌显像，多巴酚丁胺超声心动图负荷试验，右心导管及核素心室造影等方法检验了病人的左室功能，梗死面积，心室形态及心肌灌注情况。结果发现，心肌移植骨髓干细胞 10 周梗死面积由移植前的 24% 降至 15.7%；射血分数、心搏量及心输出量指数增加 20% ~30%；左室舒张末容量降低 30%，左室充盈压也明显下降。首例骨髓细胞自体移植的临床应用表明，人类骨髓间叶干细胞移植治疗心肌疾患是有效且可行的，移植到心肌瘢痕的骨髓干细胞可分化再生为心肌细胞及形成新生血管，并可改善心脏功能。Strauer 等于 2002 年在 Circulation 报告了 20 例急性心肌梗死患者进行自身骨髓干细胞移植与常规治疗组的临床对比研究。两组随访 3 个月，结果左室造影显示细胞移植组室壁运动速率明显上升，室壁静止区明显缩小（$30 \pm 3\% \sim 12 \pm 7\%$，$P = 0.005$），每搏指数增加，左室收缩末容量缩小，左室收缩力明显改善；而常规治疗组室壁静止区及其他指标无明显变化。Humano 等在 5 例冠心病患者于外科搭桥术中移植自体骨髓干细胞。结果发现 3 例患者心功能及心肌灌注明显改善。Galinanes 等给 14 例伴心功能明显降低的严重冠心病患者行外科搭桥术，术中抽取患者骨髓，用自体血液稀释后即直接注入坏死心肌瘢痕组织中。结果 6 周后发现室壁收缩力及室壁运动明显改善，心肌异常运动节段明显降低。这些令人鼓舞的初步临床试验结果为缺血性心肌病和心衰的治疗开辟了新途径。

三、骨髓干细胞诱导剂促进修复治疗缺血性心脏病

骨髓干细胞静脉注射或局部注射到损伤部位，具有增长及分化潜力，提示这种原始细胞能感受病变部位的信号，并迁移到损伤部位，进行选择性干细胞分化。而干细胞迁移与分化促进损伤组织结构与功能恢复。

利用干细胞因子动员体内干细胞并迁移到损伤器官，进行细胞分化与组织修复是最有吸引力的研究课题。这个研究对临床特别有用，因为解决了这个问题就不需要外源性干细胞移植，也不需要预防性储存干细胞。激活干细胞潜在增殖分化能力需要二个关键因素：器官损伤与外周血循环中高水平的干细胞。已了解干细胞因子（SCF）及粒细胞克隆刺激因子（G-CSF）可诱导循环干细胞增加 250 倍，非注射细胞因子的小鼠有 29 个干细胞，而注射细胞因子的小鼠为 7 200 个。致命照射的小鼠，激活的骨髓干细胞可以重建淋巴造血系统。因此可以推测，在心肌梗死时，骨髓干细胞被动员而回到心脏并分化为正常心肌细胞与冠状血管。在这种情况下，骨髓干细胞被细胞因子激活后，从骨髓到循环血液，然后定位到梗死区，以促进心肌修复。尽管骨髓干细胞也可以通过细胞移植回到损伤心肌并分化为心肌细胞，但这需要外科手术及体外细胞分离及处理。由于过程复杂，成功率仅 40%。如果给予细胞因子体内诱导分化则成功率更大。这消除了冠脉阻塞后开胸的危险，及在跳动心脏注射造血干细胞所遇到的困难。这也不需要预防免疫排斥。

还有一个重要问题，将骨髓干细胞作为修复心脏的干细胞，还是把心肌自身干细胞（CSC）识别、选择性激活，最终用来修复心脏？目前尚没有证据证实心脏存在心肌自身干细胞。假如存在心肌自身干细胞，那么这种干细胞应该比骨髓干细胞在修复心脏上更有效。这是因为骨髓干细胞必须重新编排程序使其子代细胞分化为心肌细胞系，而心肌干细胞则在损伤部位激活及迁移即可，不需要中间许多环节。而且，心肌干细胞能迅速发育成结构与功能成熟的心肌细胞及冠脉血管。但这个方法需要找到特异性的细胞因子，这个因子仅仅影响心肌自身干细胞，而不影响骨髓干细胞及其他器官干细胞。

四、骨髓干细胞移植治疗缓慢型心律失常

病态窦房结综合征与房室传导阻滞是一种常见且严重的缓慢型心律失常，在心血管病的发病率中占重要地位。由于这类疾患在人群中的发病率很高，且缺乏有效治疗措施，故其严重威胁人类健康。目前临床上治疗一般采用植入永久心脏起搏器的方法。尽管现代起搏技术已发展到较高的程度，但其使用寿命仍局限在 7～10 年间，且价格不菲，存在并发症及心理障碍，对于儿童和青壮年患者问题尤其突出，应用起搏器治疗缓慢型心律失常有其很大局限性。因此，探索新的治疗方法具有很大的临床应用价值与前景。

骨髓间叶干细胞是一种存在于骨髓的非造血干细胞，这类干细胞呈现稳定的表型，易于分离、培养，可自我复制，多系分化，有高度增殖潜力，可分化为心肌细胞与神经细胞。由于间叶干细胞具有上述特点，故应用骨髓干细胞修复治疗心律失常展现出应用前景。

Makino 与 Fukuda 最早从小鼠骨髓间叶干细胞成功诱导分化成心肌细胞。在 5 – 氮胞苷处理前，细胞为纤维细胞样，如不加刺激，这种细胞形态在传代培养中维持下来。加入 5 – 氮胞苷后，细胞形态逐渐改变，大约 30% 的细胞在 1 周左右体积变大，呈圆球形，或者朝一个方向生长，呈棍状；2 周后相邻细胞连接；至第三周形成肌管状。2 周后细胞开始自发跳动，3 周后开始同步跳动。分化成肌管的成心肌细胞，能够维持心肌细胞的表现型不变，并能有力地自发跳动 8 周，且不再分化其他类型细胞。电镜可观察到成心肌细胞的超微结构：在 5 – 氮胞苷处理后 1 ~ 2 周，未成熟的成心肌细胞呈现肌丝，但排列错乱。然而，分化好的心肌细胞肌管清楚地显示典型条纹及肌小节暗带。成熟肌管细胞核位于细胞的中央。成熟肌管的最显著特点是直径 70 ~ 130nm 的致密分泌颗粒，这些颗粒被认为是房性颗粒，主要集中在细胞核附近，有一些也靠近细胞膜。这些发现表明成心肌细胞有类心肌细胞的超微结构，而非骨骼肌结构。应用细胞电生理研究可以观察分化心肌细胞的动作电位：分化的心肌细胞在 5 – 氮胞苷处理后 2 ~ 5 周进行电生理研究。至少有两种不同类型的动作电位：窦房结样电位及心室肌细胞样电位。窦房结样动作电位显示较高的静息膜电位，舒张晚期慢除极，犹如起搏电位。尖而穿顶样为心室肌电位。这些自发跳动细胞所记录的心肌细胞样动作电位有下列特点：①相对长的动作电位间期或平台；②相对较高的静息膜电位；③起搏点样的舒张晚期慢除极。5 – 氮胞苷处理后 3 周内只记录到窦房结样动作电位，4 周后才记录到心室肌细胞样动作电位，且所占比例逐渐增加。大多数肌管细胞的动作电位为肌细胞样电位。细胞表型分析显示：分化成熟的心肌细胞表达心房肽及脑啡肽，可被肌球蛋白抗体、anti – desmin、肌动蛋白抗体所染色。收缩蛋白基因分析表明，细胞表达肌球蛋白重链、轻链、α – actin，表明这些肌细胞表现型与胚胎心室心肌细胞类似。这些细胞在 5 – 氮胞苷处理前表达 Nks2.5/Csx，GATA4，TEF – 1，MEF – 2C mRNA，5 – 氮胞苷处理后表达 MEF – 2A 及 MEF – 2D。尤其这些细胞表达心肌细胞特异性标志肌钙蛋白 T 及肌球蛋白重链，表明骨髓细胞确已分化为具有起搏与传导功能的特殊心肌细胞。

最近 Hakuno 又报告了分化心肌细胞的表面受体功能，观察肾上腺素及毒碱受体在介导分化心肌细胞心率、传导速度、收缩性及心肌细胞肥厚等方面的作用。结果显示：骨髓成心肌细胞在 5 – 氮胞苷处理前即表达 α – 1A，α – 1B 及 α – 1D 肾上腺受体，5 – 氮胞苷处理后第一天即表达 β1，β2 肾上腺素受体及 M1，M2 毒碱受体。苯肾上腺素可诱导 ERK1/2 的磷酸化，而派唑嗪可完全抑制磷酸化，并明显增加细胞体积。异丙肾上腺素使细胞 cAMP 浓度增加 38 倍，而普萘洛尔（心得安）可完全抑制。异丙肾上腺素增加细胞自发跳动率（47.6%），普萘洛尔及 β1 受体阻滞剂 CGP20712A 可降低细胞跳动率 79.0%，71.0%，β2 受体阻滞剂 ICI118551 可轻度抑制细胞跳动率。异丙肾上腺素可使细胞运动、缩短率及收缩速度增加 37.5%，26.9%，50.6%。苯肾上腺素及普萘洛尔增加 ANP 及 BNP 基因表达。碳酰胆碱增加 IP3 32 倍，阿托品及 M2 受体阻滞剂 AFDX116 可明显拮抗。实验结果表明，诱导分化的成心肌细胞存在 β1，β2 肾上腺素受体及 M1，M2 毒碱受体，而且这些受体有功能性信号传导路并可调节细胞功能。

虽然骨髓间叶干细胞在体外能成功分化为具备心肌结构与功能的心肌细胞，但把骨髓干细胞移植于在体心肌内能否发育为结构与功能完备的心肌细胞？在最近的研究报告中，Tomita 在成年大鼠体内进行了骨髓间叶干细胞的成心肌细胞分化。将从骨髓分离的新鲜间叶干细胞、经过培养的间叶干细胞及经 5 – 氮胞苷处理的间叶干细胞注射到自体心肌瘢痕组织内。结果在注射移植 8 周后，所有移植骨髓细胞的瘢痕组织内，均可看到有标志的移植骨髓细胞发育成心肌样细胞。这些细胞不但具有心肌细胞特异性标志——肌钙蛋白 T、肌球蛋白重链染色均阳性，而且具备心肌细胞功能——移植骨髓细胞的心脏功能改善，瘢痕内血管形成。Wang 同样用骨髓间叶干细胞进行体内心肌细胞移植分化实验研究，以检验骨髓细胞植入心肌后，能否进行环境依赖性发育并能体内分化心肌细胞。结果显示标记 4，6 – 二酰胺 – 2 苯吲哚的骨髓细胞在移植后任意时间点均可在宿主心肌内见到；移植的骨髓间叶干细胞在心肌细胞内有生长潜力；4 周后骨髓间叶干细胞向心肌细胞分化并表达肌球蛋白重链，且移植细胞与宿主细胞间已形成缝隙连接，Connexin 43 染色阳性。表明移植细胞不但具有心肌细胞结构，而且具备心肌细胞功能。

Ruhparwar 将胎犬心房肌细胞移植于心室壁，可在移植部位与宿主心肌细胞发生缝隙连接，且能够稳定维持心室逸搏节律。作为起搏点的心肌细胞移植对治疗缓慢性心律失常开创了新方法。国内已有动物实验报告，将分化诱导的骨髓间叶干细胞移植到动物三度房室阻滞模型的消融区，期望通过体外诱导、体内微环境的共同作用，使骨髓间叶干细胞分化为具有传导功能的希普细胞，以替代损伤的希氏束。且结果表明，移植到损伤希氏束区的骨髓间叶干细胞，在内外环境的双重作用下能够发育为结构与功能相对完善的希普细胞。移植细胞不但分化为典型表型的特殊心肌细胞及血管内皮细胞，而且与宿主心肌细胞建立细胞间的缝隙连接，并可替代损伤的希氏束发挥其传导功能。虽然实验结果尚需完善，但初步结果表明有必要进行更深一步研究，以建立治疗完全性房室阻滞的新方法。

五、转基因骨髓干细胞移植治疗病态窦房结综合征

虽然研究表明在体外能够将骨髓基质干细胞诱导分化为具有起搏功能的细胞，但在体内真正替代窦房结细胞发挥起搏功能尚不易实现。将诱导分化的骨髓干细胞移植到损伤的窦房结区，虽然能分化为心肌细胞，但不具备理想起搏功能。其重要原因是移植骨髓干细胞没有起搏电流。

最新研究表明，应用转基因技术将基因转染至体内心室肌细胞，可使静止的心室肌细胞转换为起搏细胞，以成功自发产生心脏节律。这表明基因工程建立的起搏细胞可以替代电子起搏器而成为治疗病窦的方法。

在胚胎心脏早期，每个细胞均具有内在起搏活性。其自发起搏跳动的机制很简单：L 型钙通道开放引起除极，接着瞬时外向钾通道开放导致复极。随着胚胎发育进展，心脏分化为一些特殊功能区，每个区有其独特的电信号。心房和心室成为电静止区，其心率与节律受位于窦房结内的少数起搏细胞所控制。因此，成年心室肌细胞的起搏活性是隐匿性的，正常情况下被 I_{K1}（内向整流钾电流）所抑制。I_{K1} 电流在心房及心室强烈表达，窦房结起搏细胞不表达，此基因由 Kir2 基因家族编码。I_{K1} 使静息膜电位保持在负电位，因此它抑制心脏兴奋性。如抑制 Kir2 编码的 I_{K1} 通道，将会增加心室肌细胞的兴奋性而使其成为起搏点。

在 Kir2.1 的小孔结构位置替代 3 个氨基酸，（在 144～146 位置插入 3 个丙氨酸，GYG144～146AAA）建立重组基因，称作 Kir2. AAA。当重组基因 Kir2. AAA 与野生型 Kir2.1 同时表达时，抑制基因占优势，可抑制 I_{K1} 通道电流，使细胞成为兴奋起搏点。将 Kir2.1AAA 与绿色荧光蛋白（GFP）基因包装到 bicitronic 腺病毒载体上（AdEGI－Kir2.1AAA），然后将此载体注射到 guinea 猪的左室腔内。由 GFP 荧光监测得知，心室肌细胞的基因转染率为 20%。Kir2.1AAA 转染后 3～4 天分离心肌细胞，其 I_{K1} 电流抑制达 80%。

未转染上 Kir2.1AAA 的左室心肌细胞，以及对照组的心室肌细胞（GFP 阳性，但无携带 Kir2.1AAA），没有自发跳动，但当给予刺激时可产生单相动作电位。而 Kir2.1AAA 转染的心室肌细胞产生自发活动电位，类似窦房结自律细胞。

当细胞 I_{K1} 电流降低到 0.4μA（picoamps）时，即在 －50mV，所有的细胞均有自发除极活性，这同真正的起搏细胞很相似：其最大舒张期电位，即 4 相位逐渐除极，缓慢向上，触发重复、规律的电活动。且 Kir2.1AAA 转染后的自发起搏细胞对 β 肾上腺能激素（异丙肾）刺激起反应，好像窦房结细胞一样，可增加起搏心率。Kir2.1AAA 转染的 40% 的动物其体表心电图有宽大的心室起源点，其节率不依赖于窦房结，甚至更快于窦房结。这些研究对建立生物起搏器提供了新观点。自律性是窦房结细胞特有的，它表达"起搏基因"，像 HCN 家族一样。

实验表明，特异性抑制 Kir2 通道能够使心室肌细胞具有起搏活性。自律起搏的关键因素是消除极化的 Ik1，而不是表达某些基因，尽管这些基因对真正的起搏细胞起着重要调节作用。由于抑制 I_{K1} 可使心室肌细胞转换为起搏细胞，那么在细胞内定位转染 Kir2.1AAA 能够建立生物起搏点，以达到治疗目的。

转基因骨髓间叶干细胞不但能在体内外分化为具备心肌结构与功能的心肌细胞，而且能在体内分化为自律起搏细胞以替代窦房结功能。转基因骨髓间叶干细胞用作发育心肌细胞的供体，在适合的内外微环境调节作用下，它们显示心肌细胞基因表型，并可替代病态窦房结发挥其特殊的心肌起搏与传导功能。由于骨髓间叶干细胞能够重复获得，且在体外大量扩增，还由于它的应用不需免疫抑制，不存在社会伦理问题，故转基因骨髓间叶干细胞用来分化特殊心肌细胞，治疗缓慢型心律失常的临床应用具备很大的优势与潜力。

因此有理由相信，转基因骨髓间叶干细胞移植可恢复损伤的窦房结功能，为众多病态窦房结综合征患者提供崭新有效的生物介入治疗方法，提高患者的生存质量，具有令人兴奋的临床应用前景。

（任晓庆）

参 考 文 献

1. Antonitsis P, Ioannidou – Papagiannaki E, Kaidoglou A, et al. Cardiomyogenic potential of human adult bone marrow mesenchymal stem cells in vitro. Thorac Cardiovasc Surg, 2008, 56 (2):77 – 82.
2. Torella D, Ellison GM, Méndez – Ferrer S, et al. Resident human cardiac stem cells: role in cardiac cellular homeostasis and potential for myocardial regeneration. Nat Clin Pract Cardiovasc Med, 2006, 3 Suppl 1 : S8 – 13.
3. Davani S, Deschaseaux F, Chalmers D, et al. Can stem cells mend a broken heart? Cardiovasc Res, 2005, 65 (2):305 – 316.
4. Mazhari R, Hare JM. Mechanisms of action of mesenchymal stem cells in cardiac repair: potential influences on the cardiac stem cell niche. Nat Clin Pract Cardiovasc Med, 2007, 4 Suppl 1 : S21 – 26.
5. Anversa P, Leri A, Kajstura J. Cardiac regeneration. J Am Coll Cardiol. 2006, 47 (9):1769 – 1776.
6. Anversa P, Kajstura J, Leri A, et al. Life and death of cardiac stem cells: a paradigm shift in cardiac biology. Circulation, 2006, 113 (11):1451 – 1463.
7. Zeng L, Hu Q, Wang X, et al. Bioenergetic and functional consequences of bone marrow – derived multipotent progenitor cell transplantation in hearts with postinfarction left ventricular remodeling. Circulation, 2007, 115 (14):1866 – 1875.
8. Simpson D, Liu H, Fan TH, et al. A tissue engineering approach to progenitor cell delivery results in significant cell engraftment and improved myocardial remodeling. Stem Cells, 2007, 25 (9):2350 – 2357.
9. Antonitsis P, Ioannidou – Papagiannaki E, Kaidoglou A, et al. In vitro cardiomyogenic differentiation of adult human bone marrow mesenchymal stem cells. The role of 5 – azacytidine. Interact Cardiovasc Thorac Surg, 2007, 6 (5):593 – 597.
10. Li X, Yu X, Lin Q, et al. Bone marrow mesenchymal stem cells differentiate into functional cardiac phenotypes by cardiac microenvironment. J Mol Cell Cardiol, 2007, 42 (2):295 – 303.
11. Guan K, Wagner S, Unsöld B, et al. Generation of functional cardiomyocytes from adult mouse spermatogonial stem cells. Circ Res, 2007, 100 (11):1615 – 1625.
12. Miyahara Y, Nagaya N, Kataoka M, et al. Monolayered mesenchymal stem cells repair scarred myocardium after myocardial infarction. Nat Med. 2006, 12 (4):459 – 465.

第 八 篇

心脏电生理与导管消融

 **心脏电生理标测新技术进展**

　　正如美国著名电生理学家 Zipes 所说，导管消融治疗心律失常是所有心脏病学中唯一真正的根治性治疗方法。成功的消融手术需要两个方面密切配合，一是能够精确标测到致心律失常发生的折返环路或局部病灶，二是能够指引消融导管到达病灶部位。目前导管消融领域仍面临一些挑战，如复杂的、一过性的、血流动力学不稳定的心律失常及心脏结构复杂导管难以到位等。一个理想的标测系统应具有以下几个作用特点：①准确和可重复记录电活动的时间和振幅；②区分电活动的来源，如心内膜、心肌、心外膜或是心腔（乳头肌）；③导航的安全性，能够判断导管与组织接触程度，可以使导管在复杂的心腔内灵巧地移动；④以上作用在一次或几次心搏下就可以完成。目前还没有全部具备这些特点的标测系统，本文对目前临床中采用的主要几个标测及导航系统的特点作一简述。

一、CARTO 系统

（一）标测原理

　　该系统是 20 世纪 90 年代由以色列工程技术学院的 Ben – Haim 等和 Cordis 公司合作开发的三维磁标测系统，又称为电—解剖标测系统（EAM）。该系统包括超低磁场发射器、装有磁场传感器的标测导管和特别设计的计算机平台。超低磁场发射器放在手术床下面，它有产生超低磁场的 3 个线圈。每个线圈都产生一个磁场，其强度随着离线圈的距离增加而衰减。装在标测导管中的传感器可以测量每个磁场的强度，从而确定离每个线圈的距离，3 个磁场球面的交汇处就是标测导管顶端所处的空间位置。该系统通过连续记录标测导管的位置，将心内膜的电生理和解剖结构的信息有效地结合在一起。当导管与心内膜接触稳定时，该系统则同时获取导管顶端位置和局部心内电图两种信息。与体表心电图或固定部位的心内电图相比较计算出标测电极导管所处心腔的局部电激动时间；同时与背部参考电极相比较，记录标测导管的三维空间的位置。另外，该系统持续监测导管与组织接触情况和局部电激动时间的稳定性，保证每一局部电激动时间测定的准确性和可重复性。然后用获取的信息重构被标测心腔的解剖几何图形，并将局部电激动时间用不同的颜色编码和显示（如常设置红色代表最早、紫色代表最晚的激动时间）。每获取一个新的点，该系统就实时地更新重构图像，有效地建立一个用激动时间进行彩色编码的三维心腔解剖几何图。利用这个系统，可以在不用 X 线荧屏的情况下将标测导管引导至相关的有意义部位。除了激动时间标测外，还可以进行激动传播标测（propagation）和电压标测。激动传播标测有助于确定心动过速的异位起源点和折返激动的传导途径。电压标测可以通过采集心腔各部位电信号的最大峰电压（单极或双极电图），按电压高低着以颜色得出电压图，以显示无电活动的心肌瘢痕组织或人工心脏补片[1,2]。

（二）CARTO 影像融合技术

CARTO 系统的表面重建技术对单一腔室的解剖重建表现较好，对于像左心房这样"门户众多"的心腔往往影响标测效果，其早期的肺静脉重建功能对肺静脉左心房连接处的表现很难令人满意，有时可产生误导。现有的影像融合技术（CARTOMERGE 功能）可以将 CT 或 MRI 三维的图像与 CARTO 标测图像结合，建立更为直观，准确的心脏解剖构形，从而增加手术的安全性和有效性；对经验较少的操作者可增加其对局部解剖特征的理解，缩短学习曲线。其工作原理就是预先通过对心脏 CT 或 MRI 的三维影像处理，将目标心腔的内膜"剥离"出来，形成一个三维"壳"样的表面图像，然后将其与 CARTO 标测时重建的标测图进行表面融合，从而达到校准标测图的目的。

（三）临床应用

由于具有从多个体位显示心脏三维解剖结构及可重复显示心脏内有意义部位的特点，该标测系统已被用于许多复杂心律失常的标测。

1. 心房扑动　CARTO 可以在三维图上清楚地显示下腔静脉—三尖瓣环峡部（cavo - tricuspid isthmus, CTI），有助于指导线性消融，有效地双向阻断 CTI，并减少 X 线照射时间。也可在射频消融（RFCA）术后复发的患者中，识别线性消融中未被阻断的空隙，指导重复 RFCA。对折返环位于右心房游离壁或左心房的不典型心房扑动，可应用激动传播标测图，结合局部双电位和碎裂电位信号及拖带标测技术，标测出心房扑动折返环位置，确定慢传导区及关键峡部进行消融[3]。

2. 外科手术后瘢痕所致的折返性房速　CARTO 通过标测瘢痕区、识别舒张期电位，结合拖带标测识别折返环的关键部位，指导在心房切口瘢痕之间和/或正常的解剖障碍（如三尖瓣环或上腔静脉等）之间进行线性消融来打断折返环，可明显提高 RFCA 治疗这一心律失常的成功率。Carto 标测显示，右心房的主要折返途径包括围绕右心房侧壁与手术瘢痕之间的外侧壁折返环、围绕房间隔补片的间隔部折返环，以及围绕以三尖瓣到下腔静脉峡部为关键部位的典型房扑折返环，左心房的折返则多围绕肺静脉开口或二尖瓣环与瘢痕区之间进行。通过消融共同传导通路以终止心动过速，成功率可达 90%[4]。

3. 心房颤动　2007 年公布的关于房颤导管消融 HRS/EHRA/ECAS 专家共识中，把环肺静脉消融电隔离作为房颤导管消融，特别是阵发性房颤导管消融的基本术式。目前国内大多数介入中心采用德国汉堡术式，以选择性造影尽量清楚地显示各个肺静脉的开口，并在三维标测系统上作解剖定标，然后按这个定标在肺静脉口外（前壁 3~5mm，后壁 5~10mm）做连续性线性消融。依靠三维标测系统的解剖定位和导管导航作用，在肺静脉前庭附近复杂的空间解剖结构中，完成完整透壁的消融线从而隔断环肺静脉区域和左心房之间的电连接。Ouyang 等[5]报道该方法治疗房颤的成功率高达 95%，对于电复律无法转复的永久性房颤，中期随访的成功率亦在 80% 以上。

以意大利的 Pappone 为代表的左心房线性消融对于驱动机制为主的房颤和以基质改变为主的房颤均有效果[6]。经典术式的消融线包括环肺静脉消融线、上下肺静脉之间连线、左心房后顶部连线，后底部连线和左心房峡部消融线。目前更广泛采用经 Morday 实验室改良后的术式，消融线包括环肺静脉消融线，左心房顶部线和左心房峡部消融线[7]。

4. 室速　对于持续时间短和血流动力学不稳定的室速，理论上不适合用 CARTO 系统进行激动顺序标测。但器质性心脏病室速往往均有其发生的"基质"，病变心肌通常表现为低电压区。利用 CARTO 标测系统在窦律下构建心室的电压标测，往往能发现病变心肌的部位、形状、分布特点等，界定出室速可能的折返通路。再结合局部电位特征（碎裂电位，舒张期电位）、起搏标测 QRS 波形态以及起搏信号到 QRS 波距离、心动过速发作时的拖带标测等，往往可以明确室速维持的关键部位并引导导管予以成功消融。目前绝大多数心肌梗死后室速均可在心内膜侧进行有效消融，但也有病例在心内膜消融失败而在外膜标测消融成功，这种情况下同样也可以通过 CARTO 系统在心外膜建模，行电压标测甚至激动标测。Sosa 等[8] 曾进行了 215 例心外膜的 VT 标测和消融，其中包括 Chaga 综合征、心肌梗死和其他器质性心脏病，总成功率达 50%。

（四）CARTO 系统局限性

电解剖标测需要逐点顺序采集信息，因而较耗费时间，特别是当评估较长的消融线的完整性或有多个稳定的心律失常需要标测时更是如此。该系统不适合标测变化迅速或一过性的心律失常，此时只有存在明显的致心律失常的基础病变时该标测方法才有帮助。针对上述缺陷，研发人员已着手在 CAR-TO 系统软件方面升级，进一步完善 CARTO 标测功能。另外较为昂贵的价格决定了其目前主要的应用范围只能是复杂、疑难的心律失常病例，尤其是伴有心内结构异常时，利用 CARTOMERGE 技术可有助于提高导管消融的成功率。

二、Ensite3000 系统（非接触标测系统）

（一）标测原理

该系统包括装有多电极阵列（multielectrode array，MEA）的电极导管，专门设计的放大器和用来显示心电激动三维图形的计算机工作平台。MEA 电极导管是 1 根装有 7.5ml 球囊的 9 F 导管。直径为 0.003mm 的 64 根绝缘导线包绕在球囊周围，每根导线上都有 0.025mm 的绝缘断开处作为非接触单极电极。从 MEA 可获得原始的远场心电图，输送到多通道记录和放大系统。利用装在 MEA 导管近端柄杆部的环状电极作为参考电极来记录 MEA 的单极电位。另外，该系统通过常规导管发送 5.68kHz 的低电流定位信号，另外两个分别位于 MEA 远端和近端的环状电极可以探测到这个定位信号，通过确定定位信号的角度和强度，就可以计算出常规电极导管在空间上的精确位置。通过移动带有定位信号的常规导管，此系统可以在心腔内采点，重构出所标测心腔的三维几何图形。根据心内膜面和记录电极的已知距离，从 64 个 MEA 电极记录的单极远场电图就可计算出整个心腔内面的 3360 个心内膜电图。心内膜任何一点计算出的心内电图可以作为常规心内电图显示在计算机工作平台的荧屏上，也可显示彩色编码的等电位图。定位信号还可以用来在心内膜模型图上显示和记录任何导管（如放在希氏束、冠状静脉窦等部位的导管）的位置。在行 RFCA 时，定位系统可以实时地引导消融导管到达根据等电位彩色编码图确定的消融靶点，标注 RFCA 治疗的部位，从而有利于引导消融导管重新回到消融靶点。

（二）技术优势及临床应用

Ensite3000 标测系统也具有将电活动展示到重构的心腔模型上的功能，对于理解各种快速性心律失常的电生理机制有很大帮助。非接触性标测系统具备虚拟单极标测、等电势图标测、等时图标测、动态基质标测等多种标测功能，有助于揭示疑难、复杂心律失常的电生理机制和制定消融策略。在确定心脏几何图形之后，可以快速确定心律失常的多个起源点，这对于多个房速起源点的消融特别有用。对于典型心房扑动患者，通过标注消融点有助于 CTI 的线性消融。对于 RFCA 后复发的心房扑动患者，该系统有助于确定 CTI 阻滞线中的空隙，提高再消融的成功率。对于不典型心房扑动患者，有助于确定折返环的解剖部位。对于因先天性心脏病做过矫正手术的患者，有助于识别作为心律失常中慢传导区的手术瘢痕组织。对于心房颤动患者，可标测来自肺静脉的异常触发病灶及肺静脉心房肌袖，也可用来指导线性消融。因该系统仅需标测心动过速的一个心动周期即可完成分析，对非持续性室速或发作时伴有血流动力学不稳定的室速标测和消融尤为重要。Friedman[9] 等对 1 例常规方法标测和消融失败的左室特发性室性心动过速（VT）患者运用 Ensite3000 系统进行标测，由于术中未能诱发出 VT，但记录到与心动过速形态一致的单个室性早搏，通过系统分析其激动起源于靠侧壁的左后分支，在标测到完整的折返环后确定折返激动的峡部为消融靶点，消融后患者没有再出现心动过速。

（三）Ensite3000 系统的局限性

Ensite3000 标测系统的不足之处主要表现为当心内膜位点离 MEA 中心距离大于 40mm 时，重建心电图和导管定位的精确性下降，另外系统的导航信号频段（5.68 kHz）与部分消融仪接线盒的滤波频段相近，术前需注意排除，以避免滤波导致导航误差。因为该标测系统的 MEA 球囊扩张后有 7.5 ml

容积，当放入到心腔时会占一定的空间，在某种程度上会影响消融导管在心腔内的自由移动。由于置入心腔的球囊表面积很大，需要严格抗凝，使激活凝血时间（ACT）保持在350s以上，这会增加出血并发症的可能性。

（四）Ensite NavX方法

Enstie系统还可当作纯粹的导航工具来使用，即Ensite NavX系统。此时并不是应用非接触标测阵列，Ensite NavX系统实际作为接触性标测系统。与CARTO系统不同的是NavX感受的是电场而不是磁场强度，同时它为连续采点模式，通过标测消融电极在心腔内表面的移动，连续采集样点构建心脏的三维结构。EnSite NavX系统通过处于X、Y、Z轴的3对皮肤电极片发放5.6 kHz电场进行三维结构重建。系统每秒采集96个点，允许同时显示8支导管上的64个电极空间位置，标测和消融不需采用特殊导管，肺静脉–左心房连接处的肺静脉前庭、左心耳与左上肺静脉交界处的"嵴"部等部位显示非常清楚，有利于实现精确导管导航；肺静脉前庭的消融可以消除此处的触发灶和微折返环，有利于提高成功率，减少X线曝光时间[10]。

三、LOCALISA系统

LocaLisa是一种导管定位系统，通过检测电极导管外部电场强度来实现消融导管的定位。一个外部电场可以被常规标准导管所检测，故常规的导管电极均可作为经胸高频电场的传感器，高频电场是由患者体表标准皮肤电极发出三个正交方向电流所产生。据报道Localisa定位精确度在2mm以内[11]，用该系统进行几何测量有时候不准确，主要是由于胸部组织的不均质性。当电流从外部流经胸腔时，在经过内部脏器如心脏就会产生一个电压降，根据标准电极导管记录到的电压来决定电极的位置。应用这一技术需要满足以下要求：①三维正交方位；②外部所施加的电场不干扰心电图的记录；③心脏收缩和呼吸引起的周长变异能够得到抵消或补偿；④整个导管操作过程中定位应当稳定；⑤系统能够将所记录到的电压转换成电极导管的位置。模拟的Frank导联系统和3个皮肤电极将3个小的1mA电流经胸以3个正交方向输出，每个方向的频率大约30kHz。标准ECG电极放在左右腋中线第四肋间水平（X轴）和左肩左腿（Y轴），2个10cm×15cm皮肤电极板，一个在心脏前方位置，另一个在相应背部（Z轴），用来产生三个正交方向电流。后面两个电极相对大，因为其接近心脏不会产生极不均匀的电场。背后的电极同时也作为射频消融的回路电极。30kHz信号不会干扰电生理记录，1mA的电流也符合国际安全标准。从每个电极导管记录到的30kHz混合信号被数字化分开，用来测量三个频率中每个成分的范围，根据所测值自动计算出电极导管的三维空间位置。每一到两秒计算更新一次以减少心动周期变异。呼吸变异对定位的影响很小，通过平均方法可以消除。Kirchhof[12]等研究LocaLisa系统来标测和消融室上性心动过速，发现消融期间应用该系统可以减少X线暴露时间35%。另一项研究比较LocaLisa系统与常规标测在典型房扑消融过程的有效性，总的X线暴露时间明显减少，大约从16分钟降低到7分钟。Macle等[13]报道了26例房颤患者应用LocaLisa系统行射频消融肺静脉电隔离术，所有的肺静脉被成功的电隔离，没有急性并发症，X线暴露时间较以往成功消融用时明显减少。

四、多电极篮状导管标测

（一）标测原理

多电极篮状导管（multi‒electrode basket catheter）标测使用的导管近端是一个中心有空腔的柄杆，远端是可以伸缩的、篮状阵列电极。目前所用的篮状电极有8根金属臂，每根金属臂上有8个电极，因而可同时记录64个单极电图或32个双极电图。篮状电极导管是用高弹性材料制作，便于篮状电极导管上的阵列电极被动地在心腔内分布并与心内膜良好接触。该电极导管与相应的特别设计的计算机工作平台相联接，便可同时加工处理篮状电极的32个双极电图、12导联体表心电图及一个压力信号。可实时地对心内电图用彩色编码进行重构，所记录的心内电图和重构的电激动彩色编码图可以显示在计算机的屏幕上，比较直观地显示所标测心腔的电激动状况。

（二）临床应用

多电极篮状导管可用于房速、心房扑动、心房颤动及室速的标测，取得了一定的效果。用该标测系统标测心肌梗死后室速，常可发现碎裂的早期心内膜激动，这些碎裂的早期心内膜激动提示为慢传导区，可作为合适的消融靶点。因为目前使用的多电极篮状导管的电极间的间距较大，在很多患者不能对室速的折返环进行高分辨率的重构，对指导这类室速消融的作用仍有限。

（三）局限性

心脏大小和几何形态的变化会影响篮状电极与心肌组织的接触，也可使篮状电极扭曲变形。同时在篮状电极界定的范围内操作大头导管亦非易事，如大头导管使篮状电极移位，就会导致标测失准。另外，由于该电极的空间分辨率较差（沿导管金属臂的电极间距离大约1cm，金属臂之间的电极距离等于或超过1cm），一般不足以为导管消融提供小而精确的定位靶点，所以对指导消融折返性房性或室性心律失常的临床应用价值仍很有限。

五、实时定位标测系统

前面提到一些应用广泛的标测系统，如 CARTO 和非接触标测系统，明显克服了复杂心律失常时传统标测方法的某些局限性。但价格的昂贵，参考电极导管要求位置稳定，特别是非接触标测系统的球囊导管在心腔内占据一定空间等仍存在一定的局限性。最新研发的三维实时定位标测系统（real－time position management，RPM）能够部分克服以上不足。该系统应用超声排列技术可以构建三维的导管位置（包括电极和传感器）、解剖结构和消融部位，实时显示导管杆和头端的位置。三维 RPM 标测系统应用超声排列技术并借助于两根参考电极导管对消融导管进行定位。系统由一个数据采集组件，一个超声发射器和接收器组成，一台专用计算机操作平台组成。系统能够同时处理 7 根定位导管、24 个双极或 48 个单极电信号、12 导联体表心电图以及 2 个压力信号。高通道滤波设置在 30Hz，低通道设置在 500Hz。计算机屏幕显示心内电图和导管的位置，二者的信息被储存在光盘中。导管原先的位置实时地显示在窗口，可以使导管移位后找回原来的位置。根据超声发射及接受的时间计算出距离，通常需要三根头端安装有超声探头的导管置入心腔，分别置于冠状窦、右心室，另外一根作为标测消融导管。第三根标测导管在不同位置的移动可以计算出不同的距离参数，从而重建出心脏的三维解剖结构。三维参考框架一旦建立，应用三角测量可以跟踪传感器的位置。DeGroot 等[14]报道 10 例房扑患者用该系统行射频消融术，标测消融靶点，同时记录导管消融点的位置，全部消融成功。Suhreieck 等[15]对 21 例有多种心律失常（包括不典型房扑，房颤）的患者应用 RPM 系统消融，报道成功率 95%，但在已经成功标测的患者中有 28% 在操作实时定位消融导管时有困难，更换了其他消融导管。

六、Niobe 磁导航系统

Stereotaxis 公司 2004 年推出 Niobe 磁导航系统（magnetic navigation system，MNS）。该系统由两部分组成，一是 Niobe Ⅱ磁体系统，为置于胸廓两侧的永久磁体，磁体材料为钕－铁－硼复合物。两磁体相向互动，360°角度自由旋转，其磁场在胸腔内会聚，产生包绕心脏，强度相对均匀（约 0.08 ～ 0.10 T），直径 15 ～ 20cm 的复合球体（简称导航球 Navi Sphere），对心脏内的磁性器件导航。二是 Navigant 计算机导航系统，由高速计算机硬件和图形交互处理软件组成工作站，整合各种心脏影像，控制磁体自由旋转角度，计算、预设和储存导航球的综合向量，由综合向量调控体内磁性导管的弯曲、旋转与进退方向。在该系统中，导管是特制的磁导管，一块非常小的磁铁被包埋在导管的头端，这样导管就能被体外的磁场所驱动。操作者可在导管室外计算机屏幕的三维虚拟心脏或心脏解剖影像上，借助方向导航、靶点导航和解剖标志导航实现对磁性导管的遥控操作。操作中 MNS 系统与 CARTO 系统整合，CARTO 系统发送实时导管头端位置数据到 MNS 系统，同时通过电—解剖标测图发送目标位置、采集点及心腔表面解剖信息到该系统，同时参考 X 线影像，实时监测导管头端位置。还可以利用 CARTOMERGE 功能将术前三维 MRI 影像与实时建立的电－解剖标测图进行融合，达到更为精准的导航目的。2004 年 Ernst 等[16]报道了应用 Niobe MNS 对 42 例房室结折返心动过速（AVNRT）患者实施遥控导管消融术的研究结果，平均 X 线暴露时间为（8.9±6.2）分钟，总的手术时间平均为（145±43）分钟。其中 15 例成功进行了慢径消融，27 例进行了慢径改良，无一例出现手术相关的并发症。因此研究者认为，Niobe MNS 系统作为一项新的非 X 线遥控导航技术平台，其最大的优点包括：①操作者减少了 X 线的照射时间；②患者最低限度的 X 线照射；③在不需要 X 线影像条件下，应用储存的磁场矢量可以使导管重新导航到先前消融的部位；④增加了消融导管的稳定性和可操纵性。在非 X 线照射条件下，通过遥控导航技术操作导管，完成消融手术是整个介入领域今后发展的一个重要方向，这项技术的成功应用可能对今后房颤导管消融产生重要影响。

七、心磁图

（一）原理及技术优势

实事上体表电位标测（body surface potential mapping，BSPM）或磁场（magnetic field，MF）标测等无创标测早在有创三维电—解剖标测之前就已经提出。计划利用心磁图标测技术指导电生理检查和心律失常消融术已有 20 年的历史。心磁图（magnetocardiographic，MCG）是低温超导与计算机技术结合的方法，是心脏无创伤性检查领域的新进展。心脏的跳动产生微弱的生物电现象，心电图（ECG）可以在体表记录到这些信号，但由于信号经过组织而产生明显的衰减。运动的电荷同样产生磁场（毕澳—萨戈尔定律），并不受组织和空间的影响，信号不会衰减，所以心磁图可以捕获较微弱的生物信号，诊断出早期病变，具有很高的灵敏度和特异性。心磁图的原理是通过极为敏感的超导量子介入探头对在心动周期中心电活动引起的微小磁场进行测定。系统软件实时分析心磁图信号，从心磁图的平均信号中分析磁场分布的轮廓图，时间分辨率仅 1ms。数学模型是 MCG 构建三维电—解剖图的关键，心脏起源点的定位基于不同心脏起源点数学模型 MCG 数据的反函数，从而判定心脏有无病变以及病变的位置和程度等。大量模型、实验和临床研究已经评价了 MCG 和 BSPM 无创定位致心律失常基质（arrhythmogenic substrates）的精准度。与 BSPM 相比，MCG 有着非接触，传感器位置固定，不受组织传导性影响等优点，理论上日常临床中更实用。最近的临床实践表明 MCG 在无创三维电—解剖标测方面是一种可靠的工具，能够很好地标测到致心律失常基质，如心室预激，局灶性心律失常，还可以对房性心动过速提供动态显像，研究房颤的电生理机制[17]。

（二）局限性

MCG 构建的三维电—解剖图在定位致心律失常基质（如旁道 Kent 束，心动过速异位起搏点），理解消融失败原因，了解心房电生理包括波谱分析和房颤时的主频组成成分等方面都被证实是有效的[18]。但 MCG 尚缺乏自动的可以和其他有创三维电—解剖标测提供的图形数进行据融合的软件工具。MCG 标测的三维电解剖图应用仅限于少数研究机构，仍需要大量的基础和临床研究。

八、心内超声

心内超声心动图（intracardiac echocardiography，ICE）除了导航以外，该技术可以对解剖异常所致心律失常进行电—机械标测[19]，发现与心律失常有关的心内解剖异常，包括在分支性室速患者中发现假腱索，在房扑患者中发现右房憩室和粗大的梳状肌通过峡部等。心内超声应用一根线状相控阵式超声导管，放置在右房，便于双侧心房结构的电标测和导航。导管在心腔中操作可以得到这些心腔高分辨率图像。当常规电生理导管在心腔某局部中看不到可识别的电信号时，只能推测是导管接触到了坏死组织或是与心腔接触不好，而心内超声可以很好的解释以上现象。再者，心内超声心动图可以显示节段性室壁运动异常，指引导管在瘢痕之间或是瘢痕与正常解剖障碍之间线性消融。

除了有助于导航外，心内超声同样能够完成真正意义的电标测。应用组织多普勒显像技术可以计算出组织的速度。组织速度相关性电标测的依据是心肌局部的电活动导致组织速度的突然改变。这种组织速度突然变化在标测心室时与 QRS 波群起始相关，而在标测心房时则与 P 波起始相关。因此，如果 QRS 波群起始到心腔壁局部速度突然变化（局部收缩）之间的时限延长，说明该部位心肌运动相对延迟。相反，如果心腔壁局部收缩提前或在 QRS 波群起始处，则说明该部位是心律失常最早激动点或旁路提前兴奋的部位。同理，在基质异常所致折返性心动过速患者中，可以清楚地看到心室或心房肌运动传递的模式和折返环路与心肌局部运动不良之间的解剖关系。同样能够计算出切线位组织速度来识别缓慢传递的局部，用心内超声进行电—机械标测最主要优势是能够显示心内膜、心外膜和心肌组织的速度变化，利用这一技术，可以判断心肌内缓慢传导区带和起源于心外膜的局灶性心律失常。

心内超声心动图的发展使人们对心脏解剖结构在电生理中所起的作用有了进一步的认识，有助于解释各种心律失常发生机制。房颤消融时国外一些中心提倡常规使用 ICE 鉴别心内解剖，指导消融，减少并发症。然而其他许多中心在没有使用心内超声情况下也可以做到同样结果。在消融房扑、房颤、房速、特发性室速时 ICE 能够有效地监测消融损伤程度，但在这些情况下其临床实用性仍有待进一步研究。随着图像质量的不断改进，ICE 在电生理领域的实用性会逐渐受到重视。

总之，新的标测技术将心脏的三维解剖结构与电、磁、机械运动等信息有机地结合在一起，在一定程度上克服了传统电生理标测技术的缺点，促进了对复杂心律失常机制的认识和 RFCA 治疗。但每项新技术都并非尽善尽美，有待进一步的研究和完善。

（方丕华　侯　煜）

参 考 文 献

1. Gepstein L, Hayam G, Ben - Haim SA. A novel method for nonfluoroscopic Catheter - based electroanatomical mapping of the heart. In vitro and in vivo accuracy results. Circulation, 1997, 95：1611 - 1622.

2. Smeets, Ben - Haim SA, Rodriguez LM, et al. New method for nonfluoroscopic endocardial mapping in humans：accuracy assessment and first clinical results. Circulation, 1998, 97：2426 - 2432.

3. Jais P, Shah DC, Haissaguerre M, et al. Mapping and ablation of left atrial flutters. Circulation, 2000, 101：2928 - 2934

4. Nakagawa H, Shah N, Matsudaira K, et al. Characterization of reentrant circuit in macrorcentrant right atrial tachycardia after surgical repair of congenital heart disease：isolated channels between scars allow "focal" ablation. Circulation, 2001, 103：699 - 709.

5. Ouyang F, Bansch D, Ernst S, et al. Complete isolation of left atrium surrounding the pulmonary veins：new insights from the double - Lasso technique in paroxysmal atrial fibrillation. Circulation, 2004, 110：2090 - 2096.

6. Pappone C, Rosanio S, Oreto G, et al. Circumferential radiofrequency ablation of pulmonary vein ostia：a new anatomin approach for curing atrial fibrillation. Circulation, 2000, 102：2619 - 2628.

7. Oral H, ScharfC, ChuIghA, et al. Catheter ablationfor paroxysmal atrial fibrillation segmental pulmonary vein ostial ab lation ver - SUS left atrial ablation. Circulation, 2003, 108：2355 - 2360.

8. Sosa E, Scanavacca M. Images in cardiovascular medicine. Percutaneous pericardial access for mapping and ablation of epicardial ventricular tachycardias. Circulation, 2007, 115：e542 - e544.

9. Friedman PA, Beinborn DA, Schultz SC, et al. Ablation of noninducible idiopathic left ventricular tachycardia using a noncontact map acquired from a premature complex with tachycardia morphology. J Am Coil Cardiol, 2000, 23：1311 - 1317.

10. Estner, H L, Deisenhofer, I, Luik, A, et al. Electrical isolation of pulmonary veins in patients with atrial fibrillation：reduction of fluoroscopy exposure and procedure duration by the use of a non - fluoroscopic navigation system（NavX）. Europace, 2006, 8, 583 - 587.

11. Wittkampf FH, Wever EF, et al. LocaLisa：New technique for real - time 3 - dimensional localization of regular intracardiac electrodes. Circulation, 1999, 99：1312 - 1317.

12. Kirchhof P, Loh P, et al. A novel nonfluoroscopic catheter visualization system（LocaLisa）to reduce radiation exposure during catheter ablation of supraventricular tachycardias. Am J Cardiol, 2002, 90：340 - 343.

13. Macle L, Jais P, Scavee C, et al. Pulmonary vein disconnection using the LocaLisa three - dimensional nonfluoroscopic catheter imaging system. J Cardiovasc Electrophysiol, 2003, 14：693 - 697.

14. De Groot NMS, Bootsma M, Schalij MJ：Radifrequency catheter ablation of atrial flutter guided by a new 3 - D signal based

tracking system: first clinical results [abstract]. PACE, 2000, 23:579.

15. Schreieck J, Ndrepepa G, Zrenner B, et al. radiofrequency ablation of cardiac arrhythmias using a three – dimensional real – time position management and mapping system. Pacing Clin Eletrophysiol, 2002, 25:1699 – 1707.

16. Ernst S, Ouyang F, Linder C, et al. Initial experience with remote catheter ablation using a novel magnetic navigation system: magnetic remote catheter ablation. Circulation, 2004, 109:1472 – 1475.

17. Fenici R, Brisinda D. Magnetocardiography provide non – invasive three – dimensional electroanatomical imaging of cardiac electrophysiology. Anadolu Kardiyol Derg, 2007, 1:8 – 23.

18. Fenici R, Brisinda D, Meloni AM. Clinical application of magnetocardiography. Expert Rev Mol Diagn, 2005, 5:291 – 313.

19. Okumura Y, Watanabe I, Yamada T, et al. Comparison of coronary sinus morphology in patients with and without atrioventricular nodal reentrant tachycardia by intracardiac echocardiography. J Cardiovasc Electrophysiol, 2004, 15:274 – 275.

2 致心律失常性右室心肌病室性心动过速消融与评价

早在 1978 年，Frank 和 Fontaine 首次命名了"致心律失常性右室发育不良"（arrhythmogenic right ventricular dysplasia, ARVD）[1]。1994 年世界卫生组织（WHO）和国际心脏联盟（ISFC）将 ARVD 正式更名为致心律失常性右室心肌病（ARVD/C）[2]。其特征为部分或全部右心室心肌被脂肪组织或纤维组织所替代，临床表现为左束支阻滞型的室性心律失常（室性早搏、持续性或非持续性室性心动过速（VT）、心室纤颤（VF）甚至猝死（SCD））、伴或不伴右心衰竭。

ARVD/C 的主要治疗目标是预防猝死和控制室性心律失常。近年来随着对 ARVD/C 发病机制和遗传背景的研究深入，激发了人们对其早期诊断和治疗的探讨。2006 年 ACC/AHA 室性心动过速与猝死指南指出[3]：ARVD/C 伴持续性 VT 或 VF，植入型心律转复除颤器（ICD）预防 SCD 为Ⅰa 类适应证；ARVD/C 伴病变广泛者（包括左心室受累），有 SCD 家族史或晕厥，ICD 植入为Ⅱa 类适应证；如 ICD 植入不能实行，可以使用胺碘酮或索他洛尔；ARVD/C 患者经最佳抗心律失常药物治疗仍复发的 VT，导管消融作为辅助治疗是Ⅱa 类适应证，电生理检查可能有益于 SCD 危险的评估（Ⅱb 适应证）。

导管消融治疗 ARVD/C 的 VT/VF 以往由于高复发率而存在争议，近年来随着三维标测技术的发展，消融成功率已经大大提高。

一、流行病学

ARVD/C 为常染色体遗传性疾病，多见于中青年，多数病例初次诊断年龄在 40 岁以下。在不同人种的发病率不同，据报道约为 0.02% ~0.1%，50% ~70% 的病例是家族性的[4]。发病存在性别差异，男女比例为 2.7∶1。在个别地区（意大利，希腊 Naxos 岛）发病率高达 0.4% ~0.8%[5]。

二、遗传学与病理生理改变

目前认为 ARVD/C 是一种细胞—细胞连接性疾病，基因突变造成的桥粒蛋白功能不全，至今已发现了与之相关的 6 个基因[6]。在机械负荷下，基因突变的细胞黏着蛋白作用减弱，导致肌细胞的分离和死亡。活检或尸检的组织学检查发现弥漫性或节段性右心室心肌的丧失，脂肪组织局灶或弥漫性浸润，其间残存条状心肌组织和散在纤维化，斑片状心肌炎症、局灶性心肌细胞坏死和炎细胞浸润并存。这些病理改变造成心室壁变薄、心脏形态和容积的变化，形成多个折返，成为心律失常和心脏性猝死的基础。室壁压力和室壁厚度的反向关系导致右室壁变薄和"发育不良三角"（the triangle of dysplasia）——右心室流入道、流出道和心尖部[7]。

三、ARVD/C 自然史

ARVD/C 的自然史分为四个阶段[8]：①隐匿期：可能有轻微的室性心律失常，没有显著的解剖结构变化。患者往往无症状但在剧烈运动时有 SCD 危险。病变轻微，仅局限于"发育不良三角"；②显性电紊乱期：可见症状性室性心律失常，伴有明显的右心室形态和功能的异常。心律失常表现为左束支阻滞图形的孤立室性期前收缩、非持续性或持续性室性心动过速；③右心室衰竭期：右心室病变进展，左心室功能相对保持正常；④双心室衰竭期：病变显著且累及左室，发生双心室衰竭，类似于扩张型心肌病（DCM）的表现，仅有少数患者逐步进展为晚期。

四、诊断标准

1994 年 ARVC 专家工作组制定的典型病例的诊断标准[2]（表 8 - 2 - 1）具有很高的特异性，但对隐匿期的 ARVD/C 和临床表现不完全者缺乏敏感性。2006 年 Peters 建议对典型病例的诊断标准进行修订（表 8 - 2 - 2），提高了检出率[9]。

表 8 - 2 - 1 ARVD/C 专家组对典型病例的诊断标准

	主要指标	次要指标
家族史	家族成员尸检或手术中证实的 ARVD/C 患者	1）可疑 ARVC 导致的过早（<35 岁）死亡家族史 2）家族史符合临床诊断标准
心电图去极化/传导异常	Epsilon 波或右胸前导联（$V_1 \sim V_3$）QRS 复合波增宽（≥110ms）	信号平均心电图晚电位阳性
心电图复极异常		年龄 >12 岁，右胸前导联（V_2，V_3）T 波倒置而无右束支阻滞
心律失常		1）在心电图或 Holter 监测或运动试验中证实的持续性或非持续性左束支阻滞型 VT 2）频发室性期前收缩
整体或局部功能障碍和结构改变	1）右室严重扩张或射血分数减低，无或轻度左室受累 2）局部右室室壁瘤（伴舒张期膨出无运动或运动减低区） 3）右室严重节段性扩张	1）整个右室轻度扩张或射血分数减低，左室正常 2）右室轻度节段性扩张 3）右室局部运动减低
室壁组织学特征	心内膜活检心肌被纤维脂肪替代	

注：诊断标准为 2 项主要指标，或 1 项主要指标加 2 项次要指标，或 4 项次要指标。

表 8 - 2 - 2 修订后的 ARVD /C 诊断标准

	主要指标	次要指标
临床表现	单形性左束支传导阻滞型 VT	1）频繁室性早搏 2）心动过速（或传导阻滞）导致晕厥 3）室上性心动过速 4）多形性 VT
右心室形态学	"发育不良三角"囊性或瘤样改变和肌小梁排列紊乱	右心室非特异性扩张和 EF 降低
心电图	1）标准电压或增高电压记录到 Epsilon 电位 2）右胸导联 QRS 延长：QRS 时程（$V_1 + V_2 + V_3$）/（$V_4 + V_5 + V_6$）≥1.2 3）右胸导联 S 波升支≥55 ms	1）$V_1 \sim V_3$ T 波倒置 2）$V_1 \sim V_3$ ST 段自发性抬高，不同于 Brugada 综合征穹窿样改变
家族史	尸检或心内膜活检证实家族中有 ARVD /C 患者	1）临床检查发现家族中有 ARVD /C 患者 2）家族中有不明原因的 < 35 岁的死亡病例
心内膜活检	心肌萎缩且残留心肌细胞 <45%，纤维脂肪取代心肌细胞	残留心肌细胞为 45% ~ 70%，纤维脂肪取代心肌细胞

注：诊断标准为 2 项主要指标，或 1 项主要指标加 2 项次要指标，或 4 项次要指标。

五、形态学特征

ARVD/C 在影像学上表现为"发育不良三角"囊性或瘤样改变和肌小梁排列紊乱，右心室非特异性扩张和收缩功能降低（图 8 - 2 - 1）。病理学可见萎缩的心肌细胞与脂肪沉着和间质纤维化并存（图 8 - 2 - 2）。

磁共振对于 ARVD/C 有很高的诊断价值。以右心室脂肪浸润最为敏感但特异性较低，其敏感性 84%，特异性 79%，阳性预测值 80%；右室室壁节段性运动不良的敏感性 75%，特异性 97%，阳性预测值 90%；还有右心室扩大，右室流出道扩张，右室壁变薄等表现[10]。

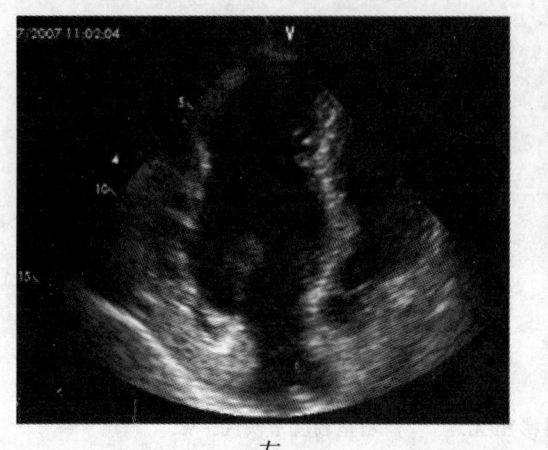
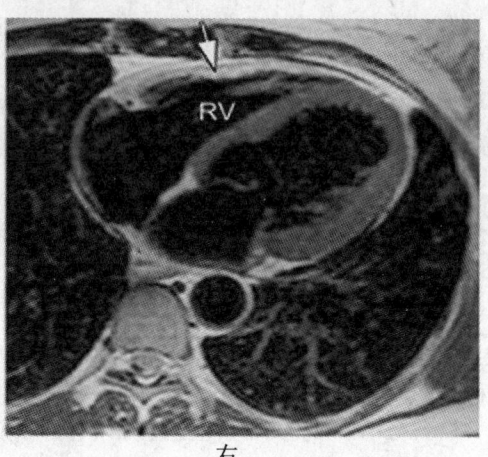

左　　　　　　　　　　　右

图 8 - 2 - 1　ARVD/C 患者的超声心动和磁共振图像
左图为超声心动，可见右心室明显扩大，室壁变薄；右图为磁共振，右心室扩大且室壁变薄伴纤维化，箭头所指处心肌组织被纤维脂肪替代。

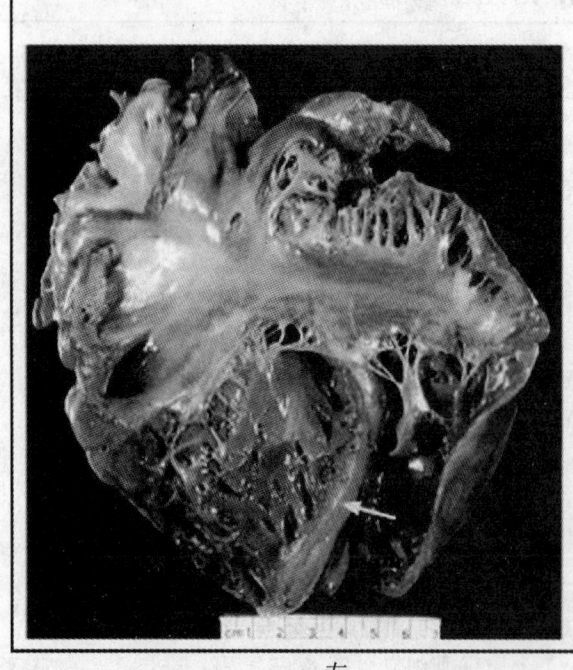
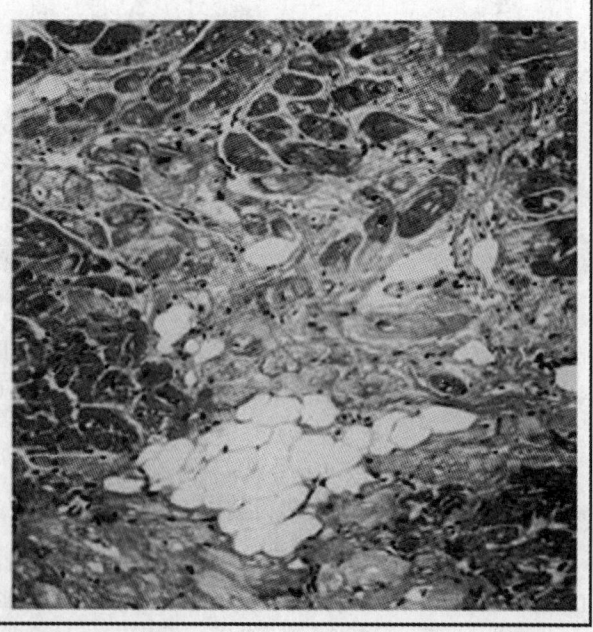

左　　　　　　　　　　　右

图 8 - 2 - 2　左图为 37 岁女性 ARVD/C 猝死患者的心脏标本，可见右心室纤维脂肪替代；右图为病变心肌组织活检，可见萎缩的心肌细胞与脂肪沉着和间质纤维化并存[11]。

六、心电图特征

90% 的 ARVD/C 患者体表心电图不正常。通常表现为窦性心律，V_1 导联的 QRS 时限 >110ms，约 30% 的病例在 $V_1 \sim V_3$ 导联可以见到特征性的 Epsilon 电位（Epsilon potential）[12]。"Epsilon 电位"又称为后激动电位（post excitation potential）或右心室晚电位（right ventricular later potential），是介于 QRS 波群终末和 T 波起始之间低振幅的棘波或震荡波，由部分右室心肌细胞较晚除极而形成，反映了右室激动的延迟，与病变的严重程度相关，对 ARVD/C 的诊断具有高度特异性（图 8−2−3）。除此之外，还常见右胸导联 QRS 延长，50~70% 的患者右胸导联（$V_1 \sim V_3$）T 波倒置，近20% 的患者有不完全或完全右束支传导阻滞。

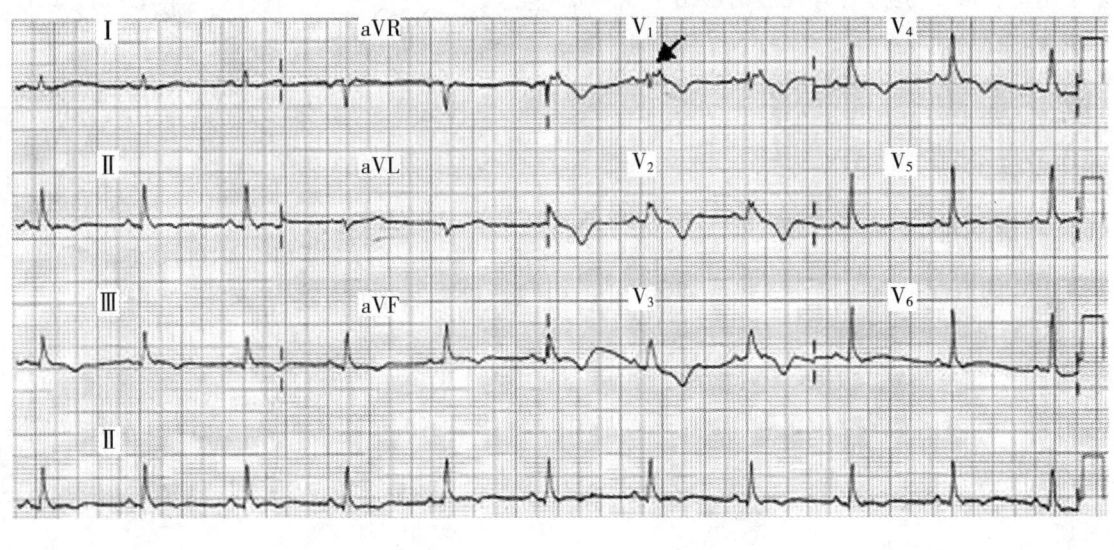

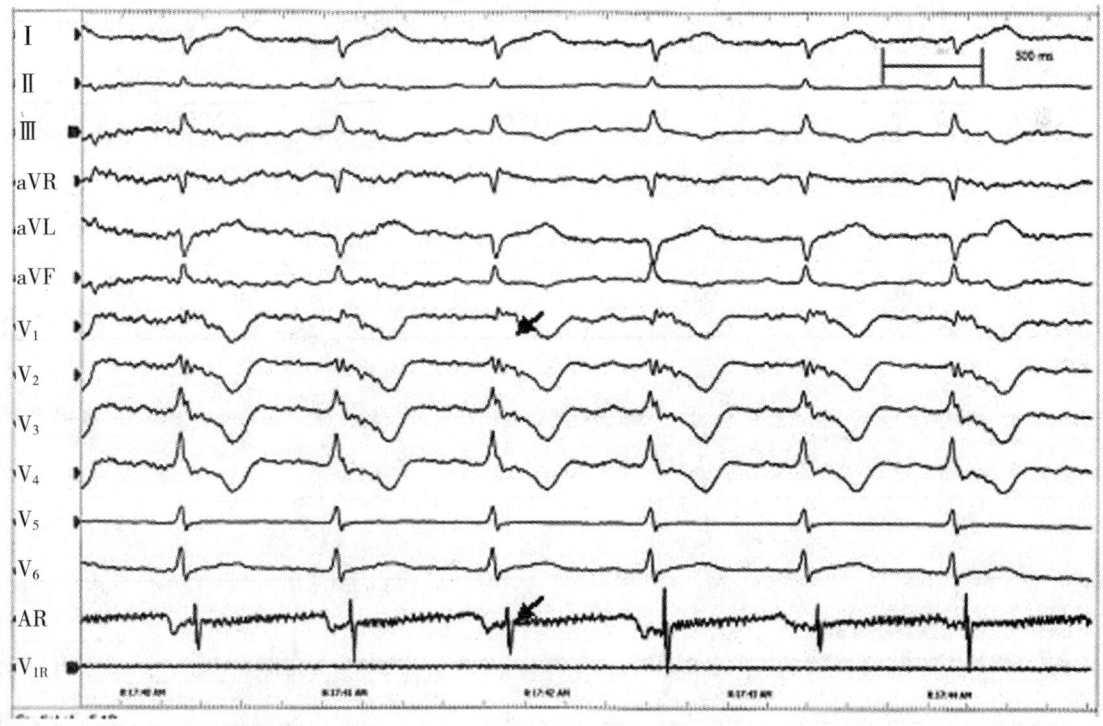

图 8−2−3　一例 53 岁的男性 ARVD/C 患者，有反复发作 VT 和晕厥史，上图箭头所指处 V_1 导联 QRS 终末处可见 Epsilon 电位，$V_1 \sim V_3$ 导联 T 波倒置且 QRS 时限增宽；下图可见 Epsilon 电位与心内电图大头导管在右心室内纪录到的心室延迟电位对应。

七、ARVD/C 电生理特性

ARVD/ C 的心肌病变具有电不稳定性，易导致室性心律失常和猝死，临床常见左束支图形的室早、非持续性和持续性 VT。其 VT 的电生理特征有[13-15]：①大多数 ARVD/ C 的 VT 是折返机制，82 % 的患者程控期前刺激可以诱发出 VT；②ARVD/ C 有较广泛的致心律失常基质，不只存在一个折返环或者有多个出口，71 % 的患者有或可诱发出一种以上形态的 VT（图 8 - 2 - 4）；③纤维脂肪替代了心肌组织，形成缓慢传导或曲折传导区，构成心律失常基质，电生理检查可纪录到碎裂电位（图 8 - 2 - 5）。

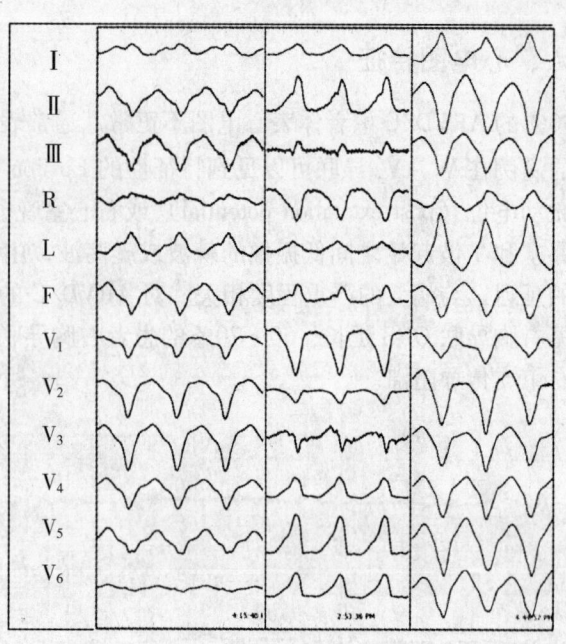

图 8 - 2 - 4　图 1 所示同一 ARVD/C 患者，电生理检查中诱发出多种形态的左束支阻滞型 VT

八、治疗策略选择与评价

ARVD/C 的治疗措施主要有：抗心律失常药物，射频消融，植入 ICD，治疗心衰、心脏移植。

1. 抗心律失常药物的疗效很难评价。有研究表明索他洛尔的疗效优于 β - 受体阻滞剂和胺碘酮，但是否能够预防猝死尚无定论[16]。

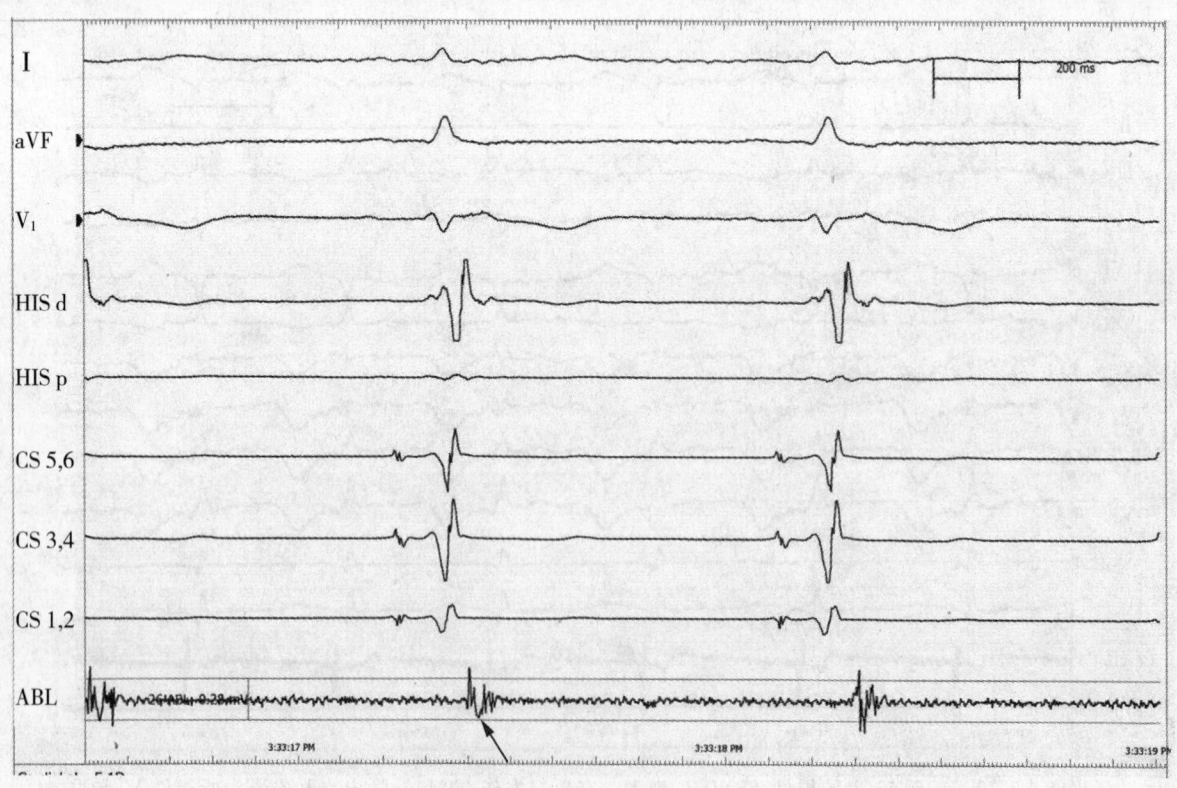

图 8 - 2 - 5　ARVD/C 窦性心律时大头导管标测到的右心室内碎裂电位（箭头所指）

2. 导管射频消融可以用于药物治疗不能耐受或无效的患者。ARVD/C 的 VT 消融成功率受自然病程进展和病变受累范围的影响。三维电解剖系统的标测结合心内电图可以辨别出 ARVD/C 的异常心肌。Fontaine[17] 等报道经导管消融 50 例 ARVD/C 患者并平均随访 5.4 年，经第一次、第二次和第三次消融后的成功率分别为 31%，45%，和 66%。另一组研究[18] 报道 32 例 ARVD/C 患者射频消融的即刻成功率为 88%，但有 2 例术中发生心脏穿孔，随访中 29% 的患者 VT 复发。

3. ICD 治疗适用于 SCD 高危的 ARVD/C 患者[19]：猝死生还者，对抗心律失常药物无效或不能耐受者（二级预防），在一级亲属中有心脏性猝死家族史者（一级预防）。虽然 ICD 是预防 ARVD/C 患者猝死的最有效治疗措施，但 ARVD/C 患者心律失常复杂，ICD 的程控很困难，手术的并发症发生率也高于非 ARVD/C 患者。

4. 当病变进展到出现右心衰或全心衰，治疗包括利尿剂、β 受体阻滞剂、血管紧张素转换酶抑制剂（ACEI）和抗凝剂。而难治性心衰则只能选择心脏移植。

九、导管消融治疗

关于 ARVD/C 的 VT 消融治疗，多个研究的结果都显示即刻成功率满意但远期复发率很高（60%~75%）[20]。近年来采用三维电解剖标测技术对 ARVD/C 的解剖和电生理基质有了更进一步的了解，改进的导管消融治疗取得了较好的疗效。

ARVD/C 患者的 VT 往往频率很快，血流动力学不稳定，甚至伴随晕厥，有时传统的标测方式不适用。主要的标测方法有：

1. 激动顺序标测　程序刺激结合药物诱发出持续 VT，以心动过速时最早心室激动点为消融靶点，较体表 QRS 提前 20ms 以上。不适用于心动过速频率快不能耐受的患者。

2. 起搏标测　以与心动过速接近的频率起搏，起搏下的 QRS 形态与心动过速的 QRS 形态≥11/12 导联一致，起搏图形类似区域较大，标测不到完全相同点时也可以最接近部位为靶点。可以长时间标测，耐受性好，可以用于血流动力学不稳定的 VT，但精确性稍差。

3. 拖带标测　"拖带"[21] 即：随着起搏频率的增加，心动过速跟上刺激频率，终止起搏，心动过速不被终止，又恢复到原有的频率，此现象与心动过速的折返机制（大折返）有关。对大折返心动过速，拖带标测非常重要而且有效。根据起搏部位与折返环的位置关系，可以产生两种不同的拖带现象——即显性拖带和隐匿拖带。

显性拖带时，心室起搏的部位与折返环路有一定距离，激动从起搏点传导到折返环路需要一定的时间，因此起搏的 12 导联体表心电图图形、心内心房或心室激动顺序不一致，起搏终止后恢复的第一个心动周期（PPI）长于或短于原有心动周期（PPI > VTCL ± 30ms），代表起搏部位不在或远离折返环；隐匿拖带时，心室起搏部位正好位于或靠近折返环路，起搏时激动的传导路径和时间与停止起搏后心动过速激动的传导路径和时间相同，所以起搏的 12 导联体表心电图图形、心内心房或心室激动顺序一致，起搏终止后恢复的第一个心动周期（PPI）等于原有心动周期（PPI = VTCL ± 30ms），代表起搏部位位于或靠近折返环（图 8-2-6）。

（1）在记录到最大舒张期电位（MDP）处，以短于 VT 周长 20~30ms 起搏。①12 导联 QRS 形态均与 VT 相同；②刺激通道的 QRS 大致与记录到 MDP 的 QRS 形态相等（±10 ms）；③起搏后回复周长与 VT 周长相等（±10 ms）。

（2）在折返的中央共同通路起搏：a + b + c。

（3）在外环起搏：融合波及 c。

（4）在折返环外起搏：形态及回复周长均异。

（5）在共同通路的旁观区：a 及延长的 b 和 c。

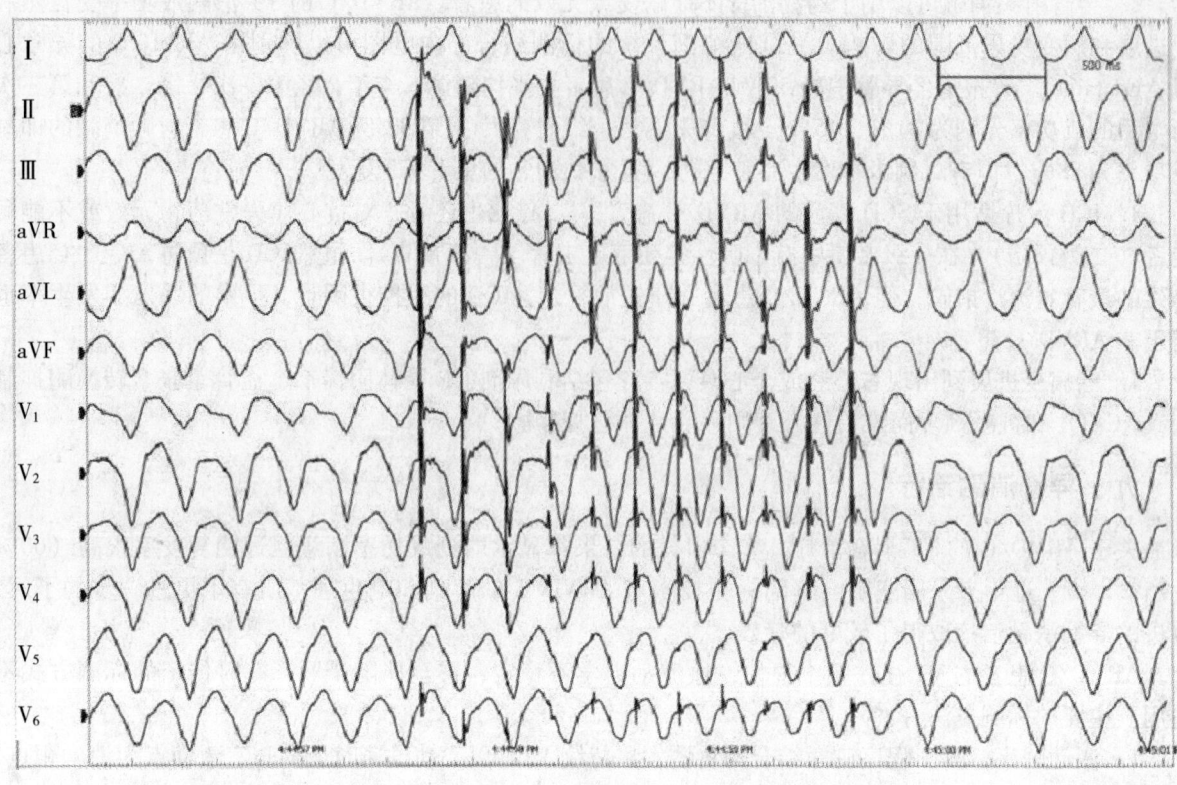

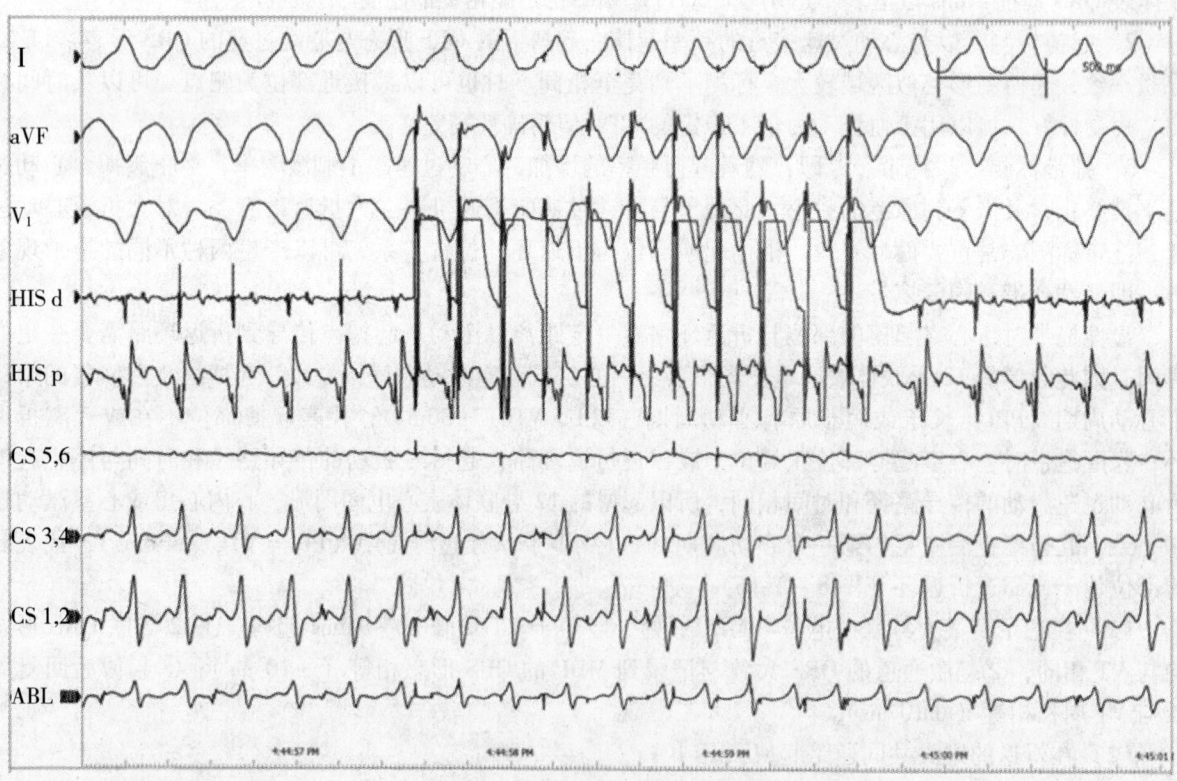

图 8 - 2 - 6 隐匿拖带现象

以短于心动过速周长的步长快速起搏，心动过速跟上起搏频率，其体表心电图的形态和心房、心室的激动顺序与起搏前一致，停止起搏后恢复原有心动过速，形态和激动顺序均不变，恢复原有心动过速后的第一个心动周期（PPI）等于原有心动过速的心动周期（VTCL）。提示起搏部位位于或靠近折返环。

4. 三维电解剖电压标测 利用三维电解剖电压标测可鉴别特发性右室流出道室速（ROVT）与 ARVD/C 的 VT，并可发现一些早期的 ARVD/C。Marchlinski 等采用三维电解剖标测系统对 ARVD/C 进行了研究，发现右心室纤维脂肪替代心肌组织的病变区域电压≤1.5 mV，与局部活检组织的病理结果一致，利用 CARTO 的双极电压图可以确定出病变组织的范围和大小[22]（图 8 - 2 - 7）。

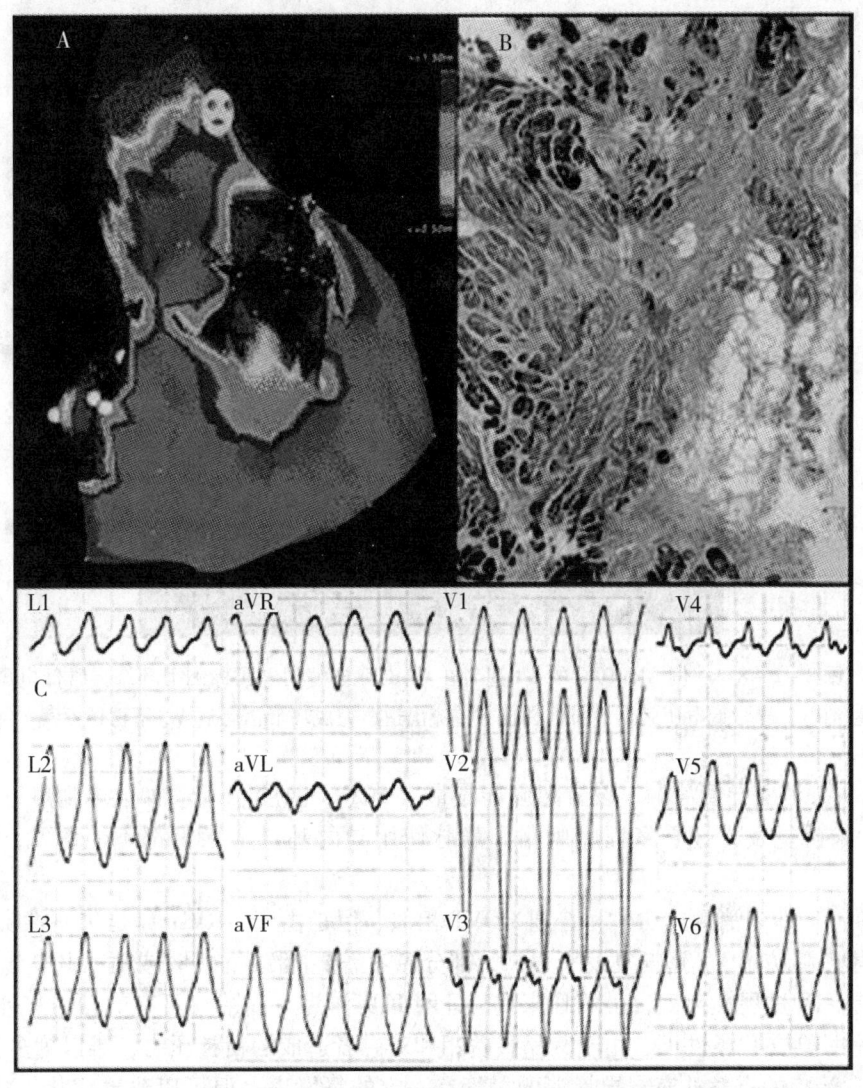

图 8 - 2 - 7　A 图为右前斜位右心室流出道大片低电压病变区，B 图为在低电压区取心内膜活检可见纤维脂肪替代心肌组织，C 图为起源于该部位的左束支型 VT[22]。

在窦性心律或右心室起搏下进行电解剖标测。使用 CARTO（Biosense，Inc）系统，根据双极信号的电压幅度、时长、与体表 QRS 的关系，以及是否存在复杂电位进行分析。当标测导管所记录到的周长变异率 <2%，局部激动时间的稳定性 <3ms，和导管所处位置的心搏与心搏之间最大差异 <4mm 时，记录采样并整合入标测图中。这些参数与阻抗测量相结合，以排除导管与心内膜接触不良的低电压。在 X 线透视下观察导管头端的移动与心影轮廓的搏动是否一致也可用于判断导管是否接触良好。

三尖瓣和二尖瓣区通过 X 线透视下移动导管在心室水平显示双极电位分离，心房信号和心室信号几乎相等来判断。肺动脉瓣则通过将标测导管送入肺动脉内后缓慢撤回直至出现右心室电位来判定。标记出瓣膜区以排除对电压梯度标测的影响。瓣膜区可记录到复杂的心内膜电位。

在三维双极电压图上以颜色梯度显示不同电压的电信号。右心室心内膜双极电位电信号 >1.5mV 处为正常心肌，在 CARTO 系统的颜色梯度上以紫色表示；不正常心肌组织在电压图上以非紫色的颜色表示；电信号＜0.5mV 处为"疤痕"密集区，在 CARTO 系统的颜色梯度上以红色表示，介于 0.5~1.5mV 的区域为病变边缘区，在 CARTO 系统的颜色梯度上以介于红色与紫色之间的过渡色来表示（图 8-2-8）。使用 CARTO 系统的软件可以计算出异常病变心肌的面积和右心室容积。一般认为低电压区所占的异常心肌面积≥10cm² 才认为存在右心室心肌病变。而瓣膜周围小范围的低电压区可能与取点采样不足有关[23]。

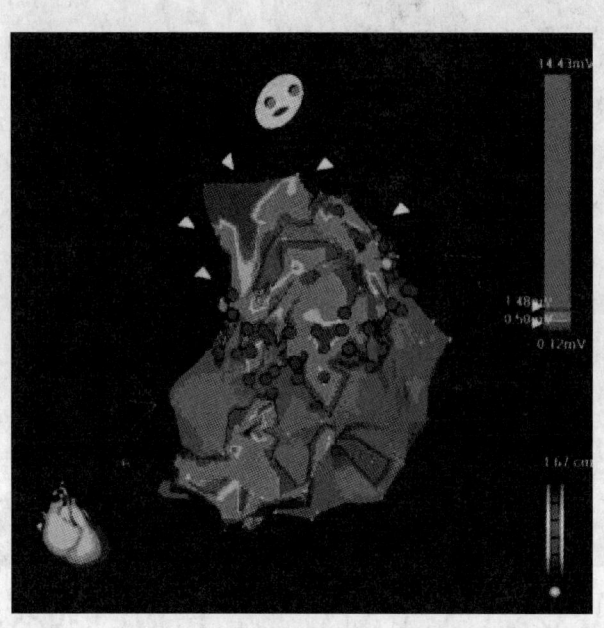

图 8-2-8　一例 ARVD/C 的 VT 患者在 CARTO 电解剖电压标测下环绕异常低电压区
线性消融，异常低电压区和瘢痕区邻近右室流出道，完成环形消融后 VT 不再诱发[23]。

　　使用 4mm 大头消融导管消融，设置射频能量最大 50W，温度 60℃。如放电消融过程中 VT 终止，消融后 30 分钟未再复发，且心室程序刺激和静脉使用异丙基肾上腺素都不能诱发，视为即刻消融成功。

　　ARVD/C 的 VT 即刻消融成功率和普通 ROVT 相似，但是由于 ARVD/C 是进展性疾病，随时间推移更多心肌受累，随访中 VT 远期复发率很高，部分患者需要再次消融和/或植入 ICD 预防猝死[24]。

　　ARVD/C 是一种进展性疾病，虽然临床试验证明 ICD 作为一线治疗可有效预防猝死，但在我国目前的经济卫生和社会文化条件下，由于其昂贵费用和对患者造成的精神压力，难以为多数患者所接受，导管消融是 ICD 治疗的有益补充。导管消融尽管有一定的复发率，但可以改善症状，减少或推迟 ICD 的植入；而对于部分因反复 VT/VF 发作 ICD 频繁放电的患者来说，导管消融是必要的治疗选择。

（丁燕生　李　康）

参 考 文 献

1. Frank R, Fontaine G. Electrocardiologie de quatre cas de dysplasie ventriculaire droite arythmogene. Arch Mal Coeur Vaiss, 1978, 71：963-972.

2. McKenna WJ, Thiene G, Nava A, et al. Diagnosis of arrhythmogenic right ventricular dysplasia/cardiomyopathy. Br Heart J, 1994, 71：215-218.

3. Douglas P. Zipes, A. John Camm, et al. ACC/AHA/ESC 2006 guidelines for management of patients with ventricular arrhythmias and the prevention of sudden cardiac death—executive summary：A report of the American College of Cardiology/American Heart Association task force and the European Society of Cardiology Committee for practice guidelines. J Am Coll Cardio, 2006, 48：1064-1108.

4. W lodarska E, Mand K, Kep ski R, et al. Familial form of arrhythmogenic right ventricular cardiomyopathy. Kardiol Pol, 2004, 60：1 –14.

5. Thiene G, Basso C. Arrhythmogenic right ventricular cardiomyopathy：an update. Cardiovasc Pathol, 2001, 10：109 –117.

6. Danieli GA, Rampazzo A. Genetics of arrhythmogenic right ventricular cardiomyopathy. Curr Opin Cardiol, 2002, 17：218 –221.

7. Corrado D, Basso C, Thiene G. Arrhythmogenic right ventricular cardiomyopathy：diagnosis, prognosis, and treatment. Heart 2000；83：588 –595.

8. Jean – Sébastien Hulot, Xavier Jouven, Jean – Philippe Empana, et al. Natural history and risk stratification of Arrhythmogenic Right Ventricular Dysplasia/Cardiomyopathy. Circulation. 2004, 110：1879 – 1884.

9. Peters S. Advances in the diagnosticmanagement of arrhythmogenic right ventricular dysplasia/cardiomyopathy. Int J Cardiol, 2006, 113 （1）：4 – 11.

10. Harikrishna Tandri, Ernesto Castillo, Victor A. Ferrari, et al. Magnetic resonance imaging of Arrhythmogenic Right Ventricular Dysplasia：sensitivity, specificity, and observer variability of fat detection versus functional analysis of the right ventricle. J Am Coll Cardiol, 2006, 48：2277 – 2284.

11. Carol Gemayel, Antonio Pelliccia, Paul D. Thompson. Arrhythmogenic Right Ventricular Cardiomyopathy. J Am Coll Cardiol, 2001, 38：1773 – 1781

12. Nasir K, Bomma C, Tandri H, et al. Electrocardiographic features of arrhythmogenic right ventricular dysplasia/cardiomyopathy according to disease severity：a need to broaden diagnostic criteria. Circulation, 2004, 110：1527 –1534.

13. Niroommand F, Carbucicchio C, Tondo C, et al. Electrophysiological characteristics and outcome in patients with idiopathic right ventricular arrhythmia compared with arrhythmogenic right ventricular dysplasia. Heart, 2002, 87：41 –47.

14. Fontain BB, Tonet J, Gallais Y, et al. Ventricular tachycardia catheter ablation in arrhythmogenic right ventricular dysplasia：a 16 year experience. Curr Cardiol Rep, 2002, 2：498 –506.

15. Ellison KE, Friedman PL, Ganz L I, et al. Entrainment mapping and radiofrequency catheter ablation of ventricular tachycardia in right ventricular dysplasia. J Am Coll Cardio, 1998, 32：724 –728.

16. Wichter T, Borggrefe M, Haverkamp W, Chen X, Breithardt G. Efficacy of antiarrhythmic drugs in patients with arrhythmogenic right ventricular disease. Results in patients with inducible and noninducible ventricular tachycardia. Circulation, 1992, 86：29 –37.

17. Fontaine G, Tonet J, Gallais Y, et al. Ventricular tachycardia catheter ablation in arrhythmogenic right ventricular dysplasia；a 16 – year experience. Curr Cardiol Rep, 2000, 2：498 –506.

18. Borger van der Burg AE, de Groot NM, van Erven L, et al. Long – term follow – up after radiofrequency catheter ablation of ventricular tachycardia：a successful approach? J Cardiovasc Electrophysiol, 2002, 13：417 – 423.

19. Priori SG, Aliot E, Blomström – Lundqvist C, et al. Task Force on sudden cardiac death of the European Society of Cardiology. Eur Heart J, 2001, 22：1374 –1450.

20. Darshan Dalal, Rahul Jain, Harikrishna Tandri, et al. Long – term efficacy of catheter ablation of ventricular tachycardia in patients with Arrhythmogenic Right Ventricular Dysplasia/Cardiomyopathy. J Am Coll Cardiol, 2007, 50：432 –440.

21. William G. Stevenson, Kyoko Soejima. Catheter Ablation for Ventricular Tachycardia. Circulation, 2007, 115：2750 –2760.

22. Marchlinski FE, Zado E, Dixit S, et al. Electroanatomic substrate and outcome of catheter ablative therapy for ventricular tachycardia in setting of right ventricular cardiomyopathy. Circulation, 2004, 110：2293 –2298.

23. Domenico Corrado, Cristina Basso, Loira Leoni, et al. Three – dimensional electro – anatomical voltage mapping and histologic evaluation of myocardial substrate in right ventricular outflow tract tachycardia. J Am Coll Cardiol, 2008, 51：731 –739.

24. Philippine Kiès, Marianne Bootsma, Jeroen Bax, et al. Arrhythmogenic right ventricular dysplasia/cardiomyopathy：Screening, diagnosis, and treatment. Heart Rhythm, 2006, 3：225 –234.

 心室颤动机制和射频消融治疗的困惑

心室颤动（简称室颤）是各种恶性室性心律失常的发展趋势和结果，主要由室颤引起的心脏性猝死（sudden cardic death，SCD）在美国每年要夺去 30~40 万患者的生命。医院以外发作室颤的患者幸存率不足 3%，且发作室颤的患者有着较高的复发率，多于再次发作时危及生命[1]。服用抗心律失常药能减少但不能完全消除其发作，尤其当患者处于各种应激状态下时易反复发作。埋藏式自动复律除颤器（implantable cardioverter defibrillator，ICD）可以在室颤发生后 10 余秒内电击除颤，在这段时间内除颤的成功率几乎为 100%。ICD 是目前唯一获的广泛认可得室颤治疗策略，但是只针对症状控制以及价格昂贵的明显局限性限制了其普及推广[2,3]。

基于室颤机制研究的成果，近年来部分学者进行了大胆的尝试，其中包括对触发室颤的早搏或局部电位进行预防性的导管射频消融，这些尝试取得了令人鼓舞的即刻效果。已经尝试消融成功的病例包括特发性室速和室颤，LQT 和 Brugada 综合征引起的室颤，心梗后室颤以及瓣膜病继发室颤等。学者们期望能够用类同普通室上速或早搏的导管消融方法治疗室颤，然而就室颤研究现状而言，这种治疗策略的可行性还存在较大争议，如室颤机制问题尚未解决，已有的导管消融病例上缺乏远期随访的结果等等，都成为不支持导管消融用于防治室颤的理由。

一、室颤机制

（一）室颤触发机制

室颤往往由落在易损期的室性早搏或者其他局部发生的电活动触发，这些早搏或者局部的电活动可以是生理性或原发性的，也可以是伴随器质性心脏病或者药物作用后发生的异常电活动。很久以前，学者们就意识到部分室性早搏有触发室颤等恶性心律失常的风险，并且根据经验提出了所谓早搏的恶性程度分级（表 8-3-1）[4]，并由此衍生出生理性早搏和病理性早搏的概念，指出生理性的早搏不需要特殊治疗，病理性的早搏因为容易引起室颤等恶性后果或者明显不适的症状，需要进行积极的治疗。近来已经有学者对这类分级提出异议，已经证明，部分归类为生理性早搏的患者同样有触发室颤的风险[5]，过于频繁的早搏发生即使不触发室颤，也可能通过使心脏增大和心功能下降导致不良的后果[6]。

表 8-3-1 Lown 等提出的室早危险分层

0 级	无室早
1 级	偶有单发室早（1/min 或 ≤30/h）
2 级	频发室早（>1/min 或 >30/h）
3 级	多源性室早
4 级	A. 2 个连发室早；B. 3 个或以上连发室早
5 级	伴有 R on T 现象的室早

注：早搏的级数越高表明发生室速的可能性越大

目前发现普肯耶－心肌连接处（purkinje－myocardial junction，PMJ）与室颤触发相关，在室颤的实时标测中也发现触发室颤的早搏之前有领先的普肯耶样电位（P 电位，见图 8-3-1），并且早搏多

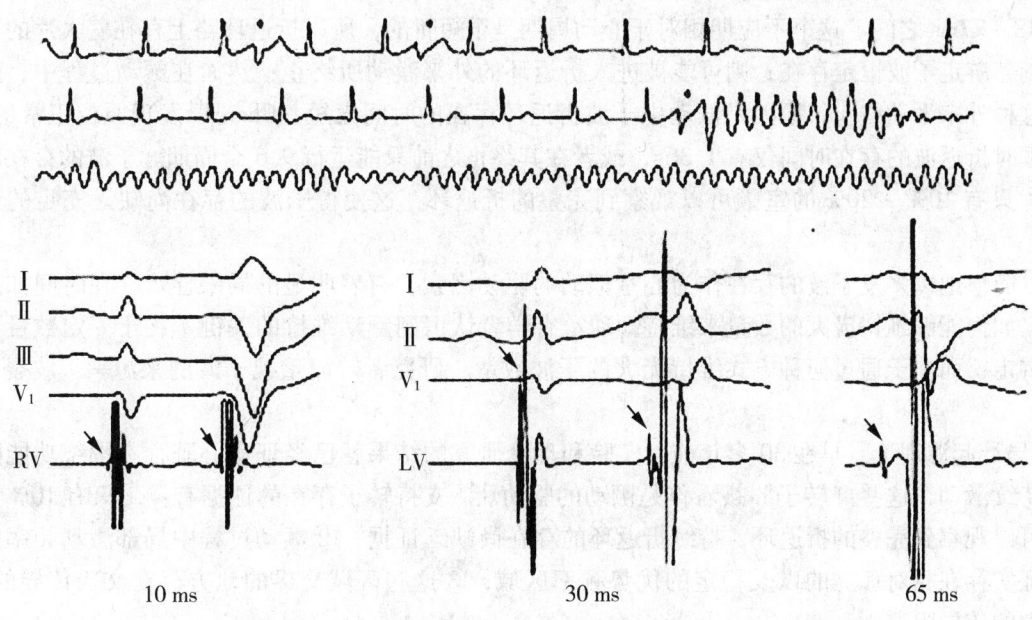

图 8 - 3 - 1　触发室颤的早搏前记录到领先的普肯耶电位（箭头所示），这种电位和早搏都成为射频消融预防室颤的靶点。引自 Lancet 2002；359：677～678.

起源于 PMJ 分布丰富的乳头肌基部，提示室颤的起始与这一部位的异常电活动有关[7]。

普肯耶细胞和心室肌细胞电生理性质存在显著的差异，表现在普肯耶细胞的膜阻抗远比心室肌细胞高，动作电位时程（action potential duration，APD）也比心室肌细胞长。普肯耶细胞包含了一种功能和结构上的钙反应系统，这个系统可以将发生在肌膜下的钙火花（calcium spark）转变为快速的肌膜钙释放，由此产生幅度大而持续时间长的穿细胞钙波，这与普肯耶细胞的触发活动以及可能存在的异常自律性有关[8]。正是由于上述基础的存在，早期后除极（early afterdepolarizations，EAD）的形成和传导在普肯耶纤维中显得比较容易。

在 PMJ 部位，正常情况下细胞间的耦联作用使普肯耶细胞的静息电位、平台期电位和 APD 都与耦联的心室肌细胞相接近，不利于 EAD 和心律失常的发生。梗死条件下：①大量心室肌细胞的坏死使普肯耶纤维和心室肌的膜阻抗比例失调而失去对耦联普肯耶细胞 EAD 的抑制作用；②梗死区存活的普肯耶细胞恢复性质发生变化，最大除极速率下降和 APD 明显延长，交替现象明显，加上外界缺血导致的生化条件改变和机械刺激，触发活动增多；③在缺血损伤带去极化时缺血损伤的心室肌细胞产生朝向正常心室肌细胞的损伤电流，这种损伤电流可以通过可以通过 PMJ 诱发普肯耶细胞的 EAD。梗死条件下 PMJ 部位明显增多的触发活动使得这一部位成为最常见的室颤触发部位。

（二）室颤维持机制

1. 多发子波理论　40 多年前由 Moe[9] 提出心脏颤动的多发子波理论，认为颤动是独立的子波围绕大量不可兴奋组织随机扩散的结果，颤动的维持依赖于子波的数量，当子波数量不足时，子波或者衰竭或者相互融合成为一个激动波（wavefront），使得颤动恢复为较规则的心动过速或者扑动。

Moe 建立了计算机模拟的心脏颤动模型，通过特定公式可以计算出诱导室颤的所需的颤动数（fibrillation number），这个颤动数由组织长度，传导速度的倒数以及不应期相关的常数决定。这种"颤动数"理论提示心脏颤动的生理复杂机制部分取决于组织的长度和质量特点，组织质量的减少导致没有足够的空间同时容纳能够导致颤动维持的子波数量，电生理行为的复杂程度进行性下降。所以室颤只能在心脏较大的动物身上得以维持，比如人、狗和猪等，在心脏较小的动物如兔、鼠、蛙等，除非有器质性疾病基础或其他干预因素，否则维持室颤非常困难。

颤动中子波的实质是折返激动，但却不同于一般的折返激动。Cha[10] 等观察折返激动的终止，发现当起源于标测组织范围以外的波扩散进入折返波的传导通路，折返波就会终止。颤动心肌组织的不应期在 48～77ms 之间。这个不应期相对于心动周期是很短暂的，所以折返环路上存在着大片的可兴奋区域。倘若游走子波恒定存在，则可能被进入折返环的外来激动所终止；然而在颤动过程中，颤动并不能被这种外来激动终止，原因是颤动中子波折返环存在的时间太短。Chen[11] 发现原位正常的心脏，发生室颤时折返波的存在时间仅有 1.36s，或者在其终止之前只能运行 9.6 个周期。子波的存在时间如此短暂，只有 10%～20% 的室颤可以观察到完整的折返环，这使得子波的存在尚缺乏充足的形态学证据。

所以简单地以多发子波的存在作为心室颤动的驱动因素，有着明显的局限性。存在时间如此之短的子波，如何能够维持庞大的数量来维持颤动？有学者认识到颤动维持的关键不在于一定数量恒定的子波的游走，而在于通过何种方式维持庞大的子波数量。研究者转而重视子波的来源——波裂，寻找答案。

2. 局灶起源理论　早在 30 多年前，实验和理论研究的结果就已经证实心脏存在围绕功能阻滞区运转的持续激动，这些"转子"被看作是颤动的驱动灶。支持转子存在的证据有：①只有 10%～20% 的室颤可以观察到完整的折返环，持续折返环的存在尚缺乏证据；②颤动过程中局部激动频率的傅立叶转换证实存在相对孤立的以及稳定的优势频率区域；③这些区域交界的地方存在文氏传导的特点，即不稳定的传导阻滞[12]。

大量研究工作围绕被认为是室颤机制的转子展开，并形成了二种流派。其一，认为颤动机制在于转子的不稳定性和破裂，室颤中的混沌现象与单个螺旋波破裂或者反向转动的成对螺旋波的碰撞产生大量螺旋子波的无序状态有关。有研究者提出，当动作电位振荡（电交替）的幅度足够大以至于在激动波到达时产生传导阻滞现象，就会导致波裂和转子破裂[13,14]。其二，部分研究者认为在一定条件下转子可以长期存在于结构正常的心脏而成为时间和空间上高度集中的激动组织中心，这个中心即使在室颤的发生过程中间也存在，因为激动在心肌的三维空间的播散是各向异性的，由此产生激动波扭曲和不稳定性，最终导致激动波破裂和相互重复的碰撞，产生大量的子波。Gray[15] 等证明，一个单独的移动的转子依赖其转动的频率可以产生复杂的激动现象，甚至包括尖端扭转性室性心动过速和室颤。快速转子作为保持整个颤动心脏的起源部位，不断的散发出快速的连续的波阵面，在没有异质性影响的组织中这些激动可以扩散到整个介质，然而正是心肌在解剖或功能学上的异质性导致了波裂和大量子波的形成。新形成的子波经历递减传导或者在与其他子波或者边界的碰撞中衰减，剩下部分成为新的转子。

近来又有研究者提出，颤动中的转子具有游走的特点，即转子在其游走和激动波扩散的途径上都有可能遭遇阻滞，这些阻滞带来的复杂的波裂和转子破裂和碰撞，都可能参与颤动机制[16]。由此可以看出，局灶起源并不能独立于折返机制之外，局灶起源理论的新的研究方向，也将更加倚重波裂的机制。

上述两大理论已经公认，颤动维持的关键在于波裂（wavebreak），波裂不仅意味着局部兴奋传导的中断，也意味着旧的折返环的破裂和新的折返环的形成。室颤基质（substrate）是作为适合颤动形成的大环境的心脏电生理性质，这个环境应该有利于波裂的发生。目前认为导致波裂的因素主要有心脏固有异质性和动态不稳定性两方面，习惯上人为的将室颤的机制分为室颤起始和室颤维持两部分来理解，其中固有异质性多用来解释室速和室颤的起始，而动态不稳定性（恢复性质）多用来解释颤动的维持机制，但是两者在整个室颤起始和维持过程中都有作用。

3. 固有异质性　多数学者认为心肌固有的异质性是触发、自律性增高和折返的基质。即使正常的心脏也存在明显的解剖类型和形态以及电生理异质性，这种异质性经常被异常的遗传条件（离子通道疾病或者遗传性心肌病）或者各种器质性心脏病（如缺血性心脏病）扩大，使折返和波裂更加容易发生。

PMJ 的折返激动也可能是折返和波裂发生的因素，普肯耶-心室肌传导和心室肌-普肯耶传导的不对称是折返产生的基质[17]。不论在左右心室，束支下传的激动都只能够通过乳头肌基底部的 PMJ 传递到心室肌，并且因为高的阻抗比值导致传导延迟，而从心室肌逆传的激动则可以在 PMJ 以外的广泛区域发生，传导速度也快于前者。PMJ 的传导延迟可以被各种病理条件以及超速起搏加重，各种条件均可使局部细胞的性质发生变化，不稳定性和离散程度增加，折返活性增加而诱发心律失常。

固有异质性不仅表现于电生理性质，如解剖学上的纤维排列与连接特点，PMJ 部位心内膜平面的崎岖不平的形态特点，纤维走向改变，也会影响激动的传导而易化折返。前述研究中提示，颤动过程中激动折返途径上心肌的不应期远低于颤动周期，研究者就提出这种条件下导致波裂发生的原因可能是解剖学因素，但是目前该领域的研究不多。正是基于对固有异质性在室颤起始中作用的认识，研究者大胆进行了以预防室颤为目的室性早搏起源部位的消融治疗尝试，这些尝试中在消融靶点几乎都可以观察到普肯耶电活动，消融的近期令人鼓舞，远期疗效还存在很大争议。

4. 动态不稳定性和恢复性质 恢复性质的改变导致激动波的动态不稳定性。恢复性质最初指动作电位随心脏激动节律的增加而缩短，广义的恢复性质还应该包括组织水平的传导速度（condective velocity，CV）和有效不应期（effective refractory period，ERP）受激动节律影响而发生的动态变化，其中不应期的变化是 APD 和 CV 变化产生的结果。这种恢复性质有着重要的生理意义，因为快速节律下收缩期的缩短可以保证舒张期充分的冠脉灌流时间和心室肌的供氧，以保证下一次心搏的正常进行。APD 及 CV 与心率的动态相关可以通过电学恢复曲线量化。APD 恢复曲线的斜率被证明是螺旋波折返时波长稳定性的重要指标[18]。

正常状态的心肌有着离散分布，但有相对稳定的恢复性质，激动频率变化导致的 APD 调整都有相对固定的标准。当外界因素或自身持续高频率激动导致心肌代谢障碍，心脏恢复性质发生变化，恢复曲线坡度增加且离散度增大，快速心率下 APD 的缩短程度和离散也明显增加（导致波阵面的扭曲）。此时，快速激动导致不稳定的 APD 恢复性质使得 APD 和激动波长出现不同激动间的交替现象，但是波的传导速度尚保持稳定。起搏频率进一步增加就会影响传导速度恢复性质，激动波的传导就会根据舒张间期减慢或者加速，激动波离前面一个波的距离就会发生改变，可能导致传导途径上激动波相互碰撞而发生波裂。当同一个激动波在不同区域的波长（传导速度动作电位时程的乘积）出现不一致时，不应期的离散就增加，导致激动波阵面的自发扭曲破裂[19]。

作为解释波裂发生的主要机制，固有异质性和恢复性质变化带来的动态不稳定性被赋予不同的意义；固有异质性多用于解释室颤的起始，而动态不稳定性多用于解释室颤的维持；但是两者不可粗糙的分开理解，因为恢复性质也有着区域离散的特点，实际上是一种动态变化的固有异质性。

上述室颤机制的研究现状，提供了室颤治疗可能的部分出路。除已经获得广泛认可的 ICD 以外，有学者提出了将防止波裂作为室颤的治疗靶点，理论基础就是恢复曲线斜率与波裂发生的相关关系，通过药物调整心脏整体的恢复性质来预防波裂和逆转颤动；还有临床医生发现室颤有着固定的触发早搏位点以后，尝试对这些位点进行消融，早搏消除以后室颤未再发作。虽然动物试验提示触发位点和驱动灶在解剖上可能并不完全重合，但是临床实践尝试消融的位点却和室颤实时标测报道最多的驱动灶部位相吻合，即乳头肌基底部的 PMJ。所以这种消融策略可能还包含了对驱动灶的隔离。关于局灶起源机制的研究新近已经倾向于将特发室颤驱动灶多定位与左室后游离壁插入室间隔部位的后乳头肌，并且有报道对于这个部位的消融隔离可以预防室颤。

二、室颤消融

广义的室颤消融可以定义为以预防室颤为目的射频消融治疗，包含的范畴很大；狭义的室颤消融则指针对室颤触发物的射频消融治疗，类同室性早搏和室速的消融。

除预激并房颤的患者通过消融旁道预防室颤以外[20]，目前多数室颤消融的都是以触发室颤的室性早搏作为消融靶点，即使没有室性早搏，标记最早激动部位的普肯耶电位作为消融靶点，也可能取得同样的效果。自 2002 年开始至今，全世界范围内已经报道了超过 100 例以室颤防治为目的射频消融治疗尝试，有效率高达88%[21]。涉及病变范围包括器质性心脏病继发室颤（缺血性心肌病，瓣膜病，心肌病等），心脏电学疾病（LQT，Brugada综合征等），不明原因的特发室颤等。

（一）心肌梗死后室颤的预防性消融

心肌梗死后预防室颤一般用β受体阻滞剂合并/或不合并胺碘酮，但是一些容易发生心律失常风暴的患者并不能用药物很好的控制。在实验中发现透壁梗死的心内膜下有普肯耶网状结构的存活，但是其电生理特性发生了明显变化。沿梗死瘢痕周围边缘带分布的普肯耶分支纤维在梗死后多形性室速的发生机制中有重要作用，对普肯耶纤维网的局部的消融可以起到预防和治疗梗死后多形性室速的作用。德国的Bänsch[22]（2003）、美国的Marrouche[23]（2004）和Ashwath[24]（2005）、法国Haïssaguerre[25]（2003）等小组验证了对这种触发物施行消融对终止心律失常风暴的作用。

Marrouche等选择了有陈旧心梗病史（>6个月前发作）并且有确切的Holter或其他电学监护记录到室颤风暴的8例患者，7例ICD不能终止室颤，1例尽管使用了左室辅助装置仍然有多次心脏停搏伴血流动力学障碍。8例患者接受了针对触发室颤的单形性室性早搏的消融手术。利用CARTO同步电压标测确定梗死瘢痕和梗死边缘带的位置。沿梗死边缘带分布的早搏最早激动位点即为消融的靶点，并通过领先于早搏的高频低幅的普肯耶样电位（Purkinje like potential，PLP）进行确认。未诱发出室性早搏者，在窦性心律下用CARTO沿梗死边缘带仔细标测PLP，最早位点作为消融靶点，选用冷盐水灌注电极进行消融（图8-3-2）。消融初步成功的标志是在最后一次放电后30分钟内没有记录到室性早搏。在不能诱发室性早搏的患者，沿着梗死边缘带消融记录到确切的PLP，消融终点为所有的PLP消失。

消融完成后8例患者室颤风暴明显减少，术后平均随访时间10±6月，只有1例患者（植入左室辅助装置）记录到一次室颤发作，另一例患者转为单形性室速（周期500ms），并在11个月后导致ICD休克的发生，可认为是血流动力学稳定和消融成功。另外3例患者在ICD记录中显示有非持续性单形性室速发作，但未引起ICD放电，随访期内植入左室辅助装置的患者死于败血症休克。没有患者死于心衰和心律失常。

（二）LQT_s和Brugada综合征患者室颤消融

LQT_s和Brugada综合征由于离子通道基因突变和功能的异常，改变了广泛心肌细胞的复极过程而使得室颤的诱发阈值下降，这种影响受到其他条件，如心室肌本身的异质性、复极相关离子通道分布的区域特点、自主神经系统、体内外环境等的限制[26]。这些限制使得室颤在起源部位和发作特点上显现出一定的规律性，有望成为新的治疗靶点。研究提示右室起源的室性早搏在Brugada综合征中有重要意义[7]。Morita等[27]在45例Brugada综合征患者中的9例观察到11种室性早搏形态，其中10种为右室起源（7例为右室流出道，2例为右侧室间隔，1例为右室心尖部）。

Haïssaguerre[28]的研究小组选择了4例LQT和4例Brugada综合征进行研究。所有患者在心律失常风暴发生两周以内都有频发室性早搏的记录，心电监测或ICD的记录提示室性早搏触发室颤。1例LQT患者为单形性的右室流出道室性早搏，2例患者多形性室性早搏起源于左室的外周普肯耶纤维的左前或左后分支和介于两者之间的区域，1例早搏来源于左室后支远端的普肯耶纤维。Brugada综合征患者出现的室性早搏均为单形性，3例为右室流出道起源形态，1例为左束支传导阻滞伴电轴上偏形态，提示来源于右室前游离壁的普肯耶纤维网。

4例LQT患者中，接受了长达12~24分钟的射频能量消融，室性早搏消失。Brugada综合征患者中，3例起源于右室流出道的患者在最早激动位点消融7~10分钟后，室性早搏消失。第4例患者的室性早搏起源于右室前壁的普肯耶纤维网，10分钟的消融消除所有室性早搏。术后LQT和Brugada综合征患者分别随访了24±20个月和9±8个月，所有患者均未再发室颤，晕厥和猝死。1例LQT患者仍然继续使用β受体阻滞剂，另一例患者由于其他因素有一次室性早搏再发。

（三）特发性室颤消融治疗

特发性室颤是指有室颤发作史，而心脏结构正常，没有静息和可诱导的心电图异常，且病因不明。

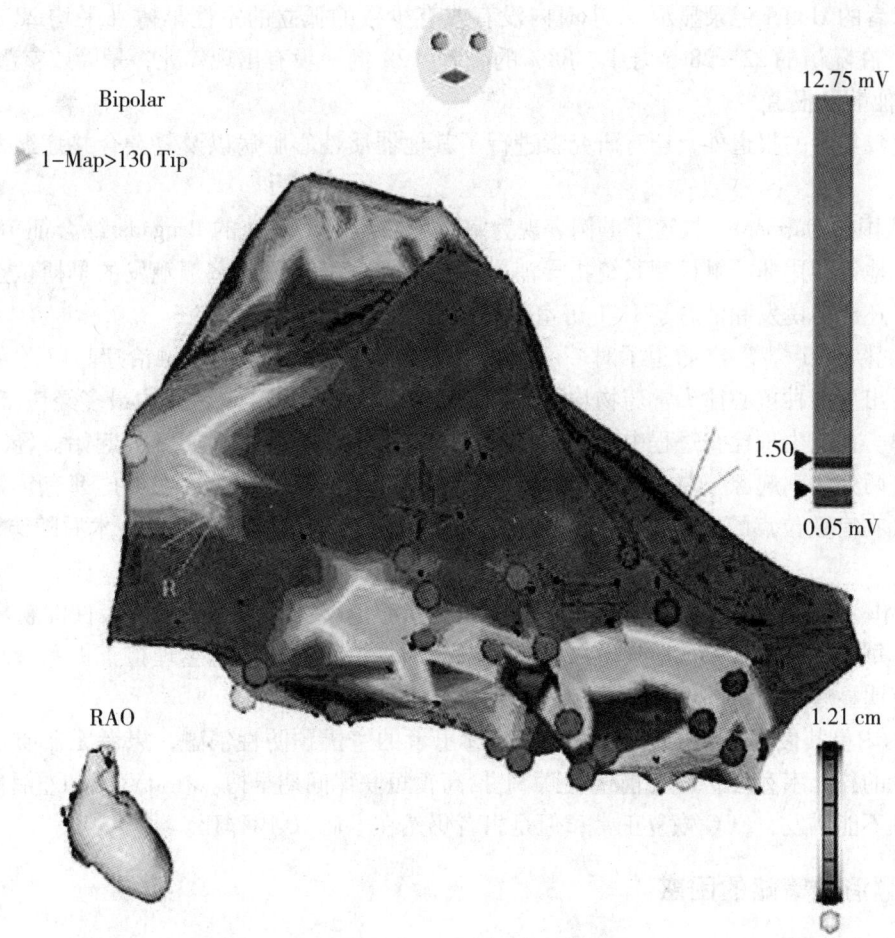

图 8 - 3 - 2 窦性心律下利用 CARTO 系统双极电压标测图指导心肌梗死边缘带的 PLP
消融治疗室颤。其中红色为梗死带，绿色和黄色为梗死边缘带，紫色为电压正常的心肌组
织。该患者的早搏起源于梗死边缘带的蒲肯野系统，红棕色点代表消融靶点，紫色点代表
标测到 PLP，白色点代表标测到碎裂电位。（引自 J Am Coll Cardiol 2004；44∶1700～1706）

这类患者约占 SCD 幸存者的 5%～10%。2002 年以来 Haïssaguerre[29]等报道了标测和消融 32 例特发性
室颤触发因素的结果。英国 Betts（2004），美国 Saliba（2002），日本 Takatsuki（2001）和 Noda
（2005），国内郭成军（2003），江洪（2004），单其俊（2007），台湾 Yu（2005）等也报道完成了室性
早搏触发室颤的射频消融治疗[30～32]。

　　入选 Haïssaguerre 小组研究的 32 例反复发作特发性室颤的患者，都观察到与室颤发作相对独立的
触发室颤的室性早搏，还观察到室颤发作后立即有频发的室性早搏。同诱发室颤的室性早搏相比，这
些在室颤后发生的形态和配对间期多样化，所以标测和消融选择在室颤发作后数天内进行，以便能够
定位触发物室性早搏的起源部位。27 例患者中标测到室性早搏起源于左侧或右侧的普肯耶纤维网，还
有 5 例起源于右室流出道。起源于普肯耶纤维的室性早搏定位在右室前壁和室间隔左室面下半部的广
泛区域：起源于左前和左后分支分别会表现为电轴的下偏（inferior）和上偏（superior），起源于中间
区域的室性早搏波形态介于两者之间。同时，起源于普肯耶网的室性早搏其 QRS 宽度明显要比起源于
右室流出道者窄。在心内标测还发现：普肯耶 - 心肌间传导时间和相应的室性早搏的形态相关；重复
出现的普肯耶电位提示普肯耶系统可能导致室颤发生和普肯耶 - 心室肌之间的传导阻滞。消融可导致
短暂的室性早搏增多，在一些病例中和室颤的发生有关。经过 13±7 次的消融后，不同形态的室性早
搏进一步消失。消融后记录的电图也显示普肯耶电位的消失和稍微延迟的局部心室电图。

术后除颤记录显示其中 1 例患者再发室颤，1 例患者再发短暂的多形性室速；均未重复上述治疗程序。其他患者的 Holter 记录显示 24 小时内没有或有少数的孤立的室性早搏（平均 28 ± 49 次；0 到 145 次之间）。在随访的 22 ± 28 个月中，88% 的患者（28 例）没有出现猝死，晕厥或室颤的再发。

（四）其他散发报道

除上述比较集中的报道外，还有研究者进行了其他器质性心脏病以及复杂合并症继发室颤的消融治疗。

2004 年法国的 Darmon[33] 报道了 1 例表现为室颤和左房右房房速的 Brugada 综合征 18 岁男性患者的消融治疗。他们利用非接触标测系统指导消融了位于 RVOT 的作为室颤触发的早搏位点。在电生理检查过程中，还成功诱发和消融了 1∶1 房室传导的右房和左房的房速。

2004 年香港的 Li[34] 等 47 报道了对一例大动脉瓣手术后频发室颤的消融治疗。17 岁的患者在手术修复瓣膜以后出现多种抗心律失常药物均不能控制室颤的反复发作，一天之内最多经历了 14 次体外除颤来维持心律。在电生理检查过程中观察到多次室颤发作均由一个窄的 QRS 波起始。经过对左右心室的精细标测，两处分别起源于左室前间隔和下间隔部位的早搏被消掉，这些早搏都有领先程度不同的普肯耶电位（在有效位点的标测分别领先于相应 QRS 波起始部位 68 和 30ms）。术后随访 2 个月，没有室颤的再发。

2005 年 Mlcochova[35] 报道了 2 例心肌病伴室颤风暴的消融。这 2 例心肌弥漫性淀粉样变的患者室颤反复发作，每次发作都有单形性早搏领先的特点，药物治疗无效。电生理检查提示最早激动位点位于左室内没有明显瘢痕组织的部位。消融后早搏消失，室颤未再复发。

2008 年国内单其俊[36] 等报道一例，30 岁男性患者的室颤预防性消融，患者无器质性心脏病，为多次发生晕厥的猝死幸存者，ECG 前壁导联 ST 抬高，短联律间期早搏。在 RVOT 和左后间隔部位消融早搏后，室颤不能诱发，ECG 恢复正常；但是患者仍然在术后 10 周猝死。

三、室颤消融策略的困惑

1. 机制和方法学问题　由于室颤发作时血流动力学极不稳定，不可能实施消融，室颤的导管消融只能定位于非颤动心律下的预防性射频消融治疗。目前室颤消融的实质是针对触发物的消融，这个消融在方法和治疗目的上与部分室性早搏消融重叠，只能从消融前病史和相关心律失常发作记录来后发诊断消融的意义，而不能从方法上将早搏、室速和室颤的消融加以区分。

由于室颤的机制问题目前尚没有完全解决，射频消融治疗室颤的方法学也有待完善。上述基于较固定起源的早搏或 P 电位的触发物并不能解释所有的室颤诱发，如多源性早搏诱发的室颤。有学者提出新的消融治疗策略应该着眼于触发物和基质的改良，然而基质改良的途径将更加复杂。由于存在心律失常时血流动力学的显著差异，治疗房颤的线性消融和隔离策略并不适于直接运用于室颤消融中。虽然基础研究中有通过隔离乳头肌治疗室颤的报道，但也有学者证实，局部心肌的隔离并不能终止隔离部位之外的心肌颤动。此外，室颤机制中触发物并不等同于驱动灶，单纯消融触发物之后，只要驱动灶存在，其他触发因素仍有诱发室颤的可能；不同于触发物存在于固定的解剖结构，作为颤动维持中心的驱动灶是一个功能学的概念，定义为颤动过程中激动频谱最高的部位，这个位置随着颤动的进展可能发生转移[16]。

2. 射频消融的远期效果尚不明了　目前已经报道的室颤消融均在近几年完成，随访平均时间均不超过 2 年，我们仍然缺乏对于室颤消融长期随访的资料，部分学者提醒临床工作者持谨慎态度。Segal[37] 等 2005 年报道了他们对 40 例梗死相关室性心动过速消融的长期随访结果，他们发现虽然这种消融治疗的即刻成功率可以达到 82.7% 甚至更高，然而在平均随访 3 年之后，45% 的患者出现新的室速甚至室颤发作，仅有 42.5% 的患者完全没有室性心律失常的再次发作。这样的研究结果对室颤消融的研究者也敲响了警钟，单纯基于触发位点的消融而不改善致心律失常的基质，远期效果可能并不理想。

2008 年初揭晓的 SMASH － VT 试验提供了射频消融治疗预防室颤发作的积极证据，同时也提示这种治疗措施并不能在 ICD 治疗的基础上进一步提高生存率。这个试验入选了 128 例患者，这些患者在至少入选前一个月发作心梗，并计划或者已经置入 ICD 用于预防恶性心律失常引起的猝死。入选患者随机分为单纯 ICD 组和 ICD + 射频消融治疗组，射频消融采用窦律下的梗死边缘带 P 电位消融。随访两年以后，两组的生存率没有差别，但是 ICD + 射频消融治疗组患者 ICD 的放电次数较单纯 ICD 组显著下降[38]。

　　临床试验的结果提示，预防性的射频消融治疗可能通过减少室性心律失常的发作次数达到降低猝死风险目的，但是这种方法的疗效和安全性尚缺乏更加严谨的验证，预防室颤的导管消融并不能够防治猝死的个案也有报道。最近的 ACC 和 ESC 指南上只推荐射频消融治疗用于二级预防，用以减少 ICD 放电次数。

　　3. 其他室颤防治策略的前景　由于存在其他已经证实疗效的治疗方法，射频消融治疗目前并不是室颤和猝死二级预防的首选。虽然存在费用过高和只针对症状等缺陷，ICD 作为能够有效控制室颤进展的唯一方法，仍然是目前室颤治疗的一线选择。一些抗心律失常药物如胺碘酮、β 受体阻滞剂以及钙通道阻滞剂等，虽然可能通过抑制触发因素而减少室颤发作的风险，但多数这类药物改善远期生存率的效果并不明显，因此不能作为预防室颤及猝死的首选。近年来部分学者提出通过药物调控整个心脏的恢复性质，达到基质改良和预防甚至逆转室颤的目的，并在动物心脏灌流实验中获得了成功。虽然在既往临床试验中多数抗心律失常药物并未表现出降低猝死风险的长期效应，动物实验结果提示，室颤发作时紧急使用这些药物可能逆转颤动。

　　应该指出，特别是在当前室颤机制还没有完全阐明的条件下，在器质性心脏病存在前提下的室颤发作，不应忽视原发疾病控制对室颤预防的协同作用。比如预激综合征患者因为室颤发生心脏性猝死的比例是 0.0 ~ 0.6%（主要原因为预激并房颤导致的快速心室反应恶化），针对旁道的消融治疗虽然不能改变心室肌的室颤诱发特点，但是已经报道可以通过减少室颤诱发条件而有效的预防猝死发生。

　　总之，虽然近期疗效令人鼓舞，由于目前对室颤机制的认识尚不充分，缺乏长期疗效的证据，以及经验的不足，在全世界室颤的导管消融治疗仍不成熟。对于室颤而言射频消融只能作为对 ICD 治疗的补充，其技术、策略和适应证都还需要进一步的探讨。随着对室颤机制的研究深入，在改善基质的基础上，通过导管消融治疗室颤而预防 SCD 的目标可能实现。

（江　洪）

参 考 文 献

1. Consensus Statement of the Joint Committees of the Unexplained Cardiac Arrest Registry of Europe and of the Idiopathic Ventricular Fibrillation Registry in the United States. Survivors of out – of – hospital cardiac arrest with apparently normal heart. Need for definition and standardized clinical evaluation. Circulation, 1996, 95:265 – 72.

2. 全国恶性室性心律失常治疗对策研讨会纪要. 中国起搏与心脏电生理杂志, 1998, 12:3 – 4.

3. 张澍, 华伟, 陈柯萍等. 心脏性猝死的预防及我国埋藏式心律转复除颤器应用状况. 中国介入心脏病学杂志, 2003, 11:173 – 176.

4. Lown B, Fakhro AM, Hood WB Jr, et al. The coronary care unit. New perspectives and directions. JAMA, 1967, 199: 188 – 198.

5. Noda T, Shimizu W, Taguchi A, et al. Malignant entity of idiopathic ventricular fibrillation and polymorphic ventricular tachycardia initiated by premature extra systoles originating from right ventricular outflow tract. J Am Coll Cardiol, 2005, 45: 1259 – 1265.

6. Takemoto M, Yishimura H, Ohba Y, et al. Radiofrequency catheter ablation of premature ventricular complexes from right ventricular outflow tract improves left ventricular dilation and clinical status in patients without structural heart disease. J Am Coll Cardiol, 2005, 45:1259 – 1265.

7. Haissaguerre M, Shah DC, Jais P, et al. Role of Purkinje conducting system in triggering of idiopathic ventricular fibrillation. Lancet, 2002, 359:677 – 678.

8. Huelsing DJ, Spitzer KW, Pollard AE. Electrotonic suppression of early afterdepolarizations in isolated rabbit Purkinje myocytes. Am J Physiol Heart Circ Physiol, 2000, 279: H250 – H259.

9. Moe GK. On the multiple wavelet hypothesis of atrial fibrillation. Arch Int Pharmacodyn Ther, 1962, 140: 183 – 188.

10. Cha Y – M, Uchida T, Wolf PL, et al. Effects of chemical subendocardial ablation on activation rate gradient during ventricular fibrillation. Am J Physiol, 1995, 269: H1998 – H2009.

11. Chen P – S, Wolf PD, Dixon EG, et al. Mechanism of ventricular vulnerability to single premature stimuli in open – chest dogs. Circ Res, 1988, 62: 1191 – 1209.

12. Weiss JN. Ventricular Fibrillation: Experimental and Theoretical Developments. Cardiac Electrophysiology Review, 2001, 5: 343 – 345.

13. Jalife J. Ventricular fibrillation: Mechanisms of initiation and maintenance. Annu Rev Physiol, 2000, 62: 25 – 50.

14. Zaitsev AV, Berenfeld O, Mironov SF, et al. Distribution of excitation frequencies on the epicardial and endocardial surfaces of fibrillating ventricular wall of the sheep heart. Circ Res, 2000, 86 (4): 408 – 417.

15. Gray RA, Jalife J, Panfilov AV, et al. Mechanisms of cardiac fibrillation. Science, 1995, 270: 1222 – 1223.

16. Chen PS, Weiss JN. Runaway Pacemakers in Ventricular Fibrillation. Circulation, 2005, 112: 148 – 150.

17. Berenfeld O, Jalife J. Purkinje – Muscle Reentry as a Mechanism of Polymorphic Ventricular Arrhythmias in a 3 – Dimensional Model of the Ventricles. Circ. Res, 1998, 82: 1063 – 1077.

18. Weiss JN, Chen PS, Qu Z, et al. Ventricular Fibrillation: How Do We Stop the Waves From Breaking? Circ. Res, Dec 2000, 87: 1103 – 1107.

19. Pak HN, Hong SJ, Hwang GS, et al. Spatial dispersion of action potential duration restitution kinetics is associated with induction of ventricular tachycardia/fibrillation in humans. J Cardiovasc Electrophysiol, 2004 Dec, 15 (12): 1364 – 1365.

20. Bootsma M, van der Wall EE, Schalij MJ. Risk of ventricular fibrillation in patients with Wolff – Parkinson White syndrome. Ned Tijdschr Geneeskd, 2003 Apr 12, 147 (15): 708 – 714.

21. Hocini M, Pasquie JL, Jais P, Haissaguerre M. Ablative strategy: a definite treatment for cardiac arrhythmias? Rev Prat, 2004 Feb 15, 54 (3): 291 – 297.

22. Bänsch D, Oyang F, Antz M, et al. Successful Catheter Ablation of Electrical Storm After Myocardial Infarction. Circulation, Dec 2003, 108: 3011 – 3016.

23. Marrouche NF, Verma A, Wazni O, et al. Mode of initiation and ablation of ventricular fibrillation storms in patients with ischemic cardiomyopathy. Journal of the American College of Cardiology, 2004, 43: 1715 – 1720.

24. Ashwath ML, Sogade FO. Focal origin of ventricular fibrillation in a patient with ischemic cardiomyopathy. J Natl Med Assoc, 2004 Sep, 96 (9): 8 – 1231.

25. Sanders P, Hsu LF, Hucini M, et al. Mapping and ablation of ventricular fibrillation. Minerva Cadioangiol, 2004, 52: 171 – 81.

26. Chinushi M, WasnizukaT, ChinushiY, et al. Induction of ventricular fibrillation in Brugada syndrom by site – specific right ventricular premature depolarization. Pacing Clin Electrophysiol, 2002, 25: 1649 – 1651.

27. Morita H, Fukashima – Kusano K, Nagases, et al. Site – specific arrhythmogenesis in patients with Brugada syndrome. J Cardiovasc Electrophysiol, 2003, 14: 373 – 379.

28. Haïssaguerre M, Extramiana F, Hocini M, et al. Mapping and Ablation of Ventricular Fibrillation Associated With Long – QT and Brugada Syndromes. Circulation, 2003, 108: 925 – 928.

29. Haïssaguerre M, Shoda M, Jaïs P, et al. Mapping and Ablation of Idiopathic Ventricular Fibrillation. Circulation, 2002, 106: 962 – 967.

30. 郭成军, 张英川, 方东平, 等. 射频消融触发心室颤动的室性早搏治疗心室颤动. 中华心律失常学杂志, 2003, 7: 80 – 86.

31. 江洪, 杨波, 唐其柱, 等. 射频消融室性早搏治疗特发性心室颤动. 中国起搏与心电生理杂志, 2004, 18 (6): 429.

32. Yu CC, Tsai CT, Lai LP, Lin JL. Successful radiofrequency catheter ablation of idiopathic ventricular fibrillation presented as recurrent syncope and diagnosed by an implanted loop recorder. Int J Cardiol, 2005 Jul, 11.

33. Darmon JP, Bettouche S, Deswardt P, et al. Radiofrequency ablation of ventricular fibrillation and multiple right and left atrial tachycardia in a patient with Brugada syndrome. J Interv Card Electrophysiol, 2004, 11 (3): 205 – 209.

34. Li YG, Gronefeld G, Israel C, Hohnloser SH. Catheter ablation of frequently recurring ventricular fibrillation in a patient after aortic valve repair. J Cardiovasc Electrophysiol, 2004 Jan, 15 (1):90 –93.

35. Mlcochova H, Saliba WI, Burkhardt DJ, et al. Catheter Ablation of Ventricular Fibrillation Storm in Patients with Infiltrative Amyloidosis of the Heart. J Cardiovasc Electrophysiol, 2005 May, 17:1 –5.

36. Shan Q, Yang B, Chen M, et al. Short – term normalization of ventricular repolarization by transcatheter ablation in a patient with suspected Brugada Syndrome. J Interv Card Electrophysiol, 2008, 21:53 –57.

37. Segal OR, Chow AWC, Markides V, et al. Long – term results after ablation of infarct – related ventricular tachycardia. Heart Rhythm, 2005, 2:474 – C482.·

38. Reddy VY, Reynolds MR, Neuzil P, et al. Prophylactic Catheter Ablation for the Prevention of Defibrillator Therapy. N Engl J Med, 2007, 357:2657 –2665.

 **射频消融中如何避免损伤房室传导**

一、房室结区的解剖生理及比邻关系

在房室结区及其附近的消融操作均可能损伤到房室传导，正确了解房室结区的解剖及生理是每一位术者必备的基础。房室结区由较宽的区域组成，包括冠状窦、三尖瓣环隔叶区、房间隔部（tendon of Todaro）构成的三角区域（Koch's triangle）、和靠近左房间隔（二尖瓣区）等。与其比邻的重要相关结构有：冠状静脉窦口、三尖瓣环间隔部、二尖瓣环间隔部、房间隔（左、右靠近瓣环部）、室间隔（左、右靠近瓣环部）、主动脉右冠窦及无冠窦等。在以上区域内，包含了传导系统、心房组织、心室组织等，具备了相关心律失常的组织学基础。在此消融消除病灶的同时，有可能损伤到房室结快径路、房室结本部、希氏束、及左右束支等房室传导系统。

二、房室结区及邻近组织相关的快速性心律失常

房室结区及邻近组织也是心律失常的常见起源部位，相关的快速性心律失常有间隔房室旁路引起的房室折返性心动过速、房室结双径路折返性心动过速，希氏束旁房性心动过速、高位起源的特发性室间隔室性心动过速、希氏束旁起源的室性早搏及室速、束支折返性室速等。

三、准确的心律失常机制鉴别及定位诊断

对心律失常的机制或定位的错误诊断可能误伤房室传导，例如将正常的房室结逆传当成房室旁路消融，将特发性高位左室间隔起源的室速当成房室结双径路、或间隔旁路消融等。当较好的正常室房逆传与间隔旁路（隐性）同时存在时，心室起搏可经两条路径同时逆行传导，此时标测是不可靠的；可靠的标测定位应该在心动过速时进行，多数情况下间隔旁路与房室结及希氏束有足够的距离（3～5mm 以上），但消融应该在窦律时进行，以免传导系统有损伤表现时，及时终止放电。不典型房室结双径路、或间隔房速与间隔旁路的鉴别，RS_2 心室刺激简便有效，理想的刺激部位为室间隔靠近瓣环处。房速及房室结双径路折返途径均在房室结及以上部位，与希氏束及以下心室无关；而房室旁路引起的房室折返途径却包括心房、心室、房室传导系统及旁路，除了 RS_2 外，还有多种鉴别方法可用。部分特发性高位左室间隔起源的室速，体表心电图酷似室上速，伴有较好的室房逆传（1∶1 逆传），与房室结双径路折返、及间隔房室旁路折返之间主要根据希氏束电图特征来鉴别，室上速时希氏束为前传，HV 间期同正常窦律时；而特发性室速时希氏束为逆传，HV 间期短于正常窦律时。

四、选择合理的消融途径

在大多数情况下，在房室结区及附近精确的定位标测，即可安全有效地完成消融治疗，而又保存正常的房室传导。

临床上消融致三度房室阻滞多发生在房室结慢径路的消融中。在传导系统中，快径路是最脆弱、最易被损伤的部分，如何识别及确定快径路的区域很重要；在 X 线透视下，其解剖上位于记录到最大的希氏束电位电极的后下方（数毫米），心内电图特征为房波较大，可以记录到相对小的 H 波，AH 较希氏束部的短，甚至 AH 可靠在一起，有时导管机械压迫局部可出现交界区节律、或不同程度的房室阻滞。所以在慢径路及间隔旁路的消融中，要求小 A 波大 V 波，即尽量靠近瓣环。

少年儿童的房室结双径路折返性心动过速，慢径路的消融位置多较高，加之窦性心率相对成年人

较快，导管摆动明显，是出现消融致房室传导阻滞的重要人群之一，应该谨慎。而在一些老年人，由于心脏位置的变化，希氏束的位置可能较低，在冠状静脉窦口水平，慢径路、或后间隔旁路消融的安全空间较小，需要警惕。

在慢径路的消融中，对于心动过速时 AH 较长者（多在280ms 以上），多可在较低位（冠状静脉窦口、或口下缘水平，部分可能在口缘内，远离快径路）消融成功，这样可以大大减少损伤快径路的机会。消融应在窦律下进行，利于及时观察交界区节律反应及房室传导情况。

右前间隔旁路多在希氏束的上方，虽然距离仅数毫米，甚至消融靶图上带有小的 H 电位，但消融多安全有效。个别情况下，旁路与希氏束十分接近，消融可引起二者同时损伤者（可逆性的），可考虑选择动脉逆行主动脉无冠窦内消融，有成功病例报道，安全有效。准确的标测定位后，消融应该在窦律下进行；其原因一方面消融导管易于稳定，另一方面可及时发现房室传导损伤的征象而及时终止放电。

中间隔旁路消融也是引起房室阻滞的较常见部位之一。由于习惯性地先采用右侧途径，对位置较深、或偏左侧者，消融有效而易于反复，多通过增加消融条件，加大损伤深度来取得成功，但同时房室传导损伤的机会也明显增加，此时别忘了经动脉逆行的左侧途径可能安全有效。在左中后间隔旁路的消融中，也有导致三度房室阻滞的报道，其原因可能有起搏、或心动过速中消融，导管头移位；损伤到房室传导时不能被及时发现。在间隔旁路的消融与慢径路消融不同，如果出现交界区节律，提示消融影响到了传导系统，应立即终止放电，在确认安全的情况下再继续，消融均应在窦律下进行。

近年来，希氏束旁起源的房速多有报道，传统的希氏束旁标测消融也面临了安全性与有效性的难题。对于此类有其体表心电图及心内心电图特征的房速，有经验的术者多采用经动脉逆行主动脉无冠窦内标测与消融，安全高效。从解剖上来看，无冠窦正好位于房间隔之上，邻近希氏束及房室结，但又有足够的安全空间。

在临床上，高位起源的特发性左室间隔室速时有碰到，易被误诊为室上性心动过速。病灶位于左后分支近端、或左束支远端，有消融导致三度传导阻滞的病例报道。由于解剖位置在主动脉瓣下，需要选择合适型号的消融导管，以利于导管稳定操控。在室速时精确标测后，窦律下放电消融。

希氏束旁起源的室早及室速临床上少见，消融时需要权衡利弊，避免不必要的并发症。

束支折返性室速是扩张型心肌病患者中较常见的室速之一，窦律时患者可有不同程度的左、右束支阻滞的心电图表现，正确的电生理诊断是关键。对已经有左束支阻滞表现的患者，消融阻断右束支常给术者带来过完全房室阻滞的担忧，但从实际效果来看应该是安全可取的。

五、熟练稳定的导管操控及监测

消融中正确熟练的操作技术、清楚的体表心电图和心内电图监测也是减少并发症的重要保证之一，要有严谨的工作态度及良好的操作习惯。在交界区内或附近实施消融时，应作严密的心内及 X 光透视监视，有报道在行流出道室速消融时，导管移动致三度房室阻滞的病例。在无满意的体表及心内电图监测的情况下消融是危险的，因为消融出了问题还不能及时被发现。对于心腔较大、或心跳幅度较大患者，导管摆动明显，不易稳定，可借助长鞘来帮助稳定。导管边移动边放电是有风险的，尤其在间隔部，容易引起传导系统损伤。

默契的治疗团队配合是减少并发症的另一重要保证，治疗团队的建立及培训是高水平治疗的前提条件。术中术者要同时准确掌控台上、台下及患者等诸多方面情况是不可能的，需要团队成员各司其职，准确把握治疗流程的每一个环节，一旦发现不良征象，及时终止放电，消融致三度房室阻滞基本可以避免。回顾既往并发症的发生，不少是因为术者、或台下成员在某一流程环节的疏忽造成，为此付出过沉重的代价。

六、适宜的消融条件

导管消融早已经进入温控消融模式时代，相对于非温控消融模式，温控消融具有更高的安全性及有效性。非温控消融模式在放电的即刻就输出了设置的能量，一旦发现不安全情况，回旋余地相对较小；温控模式的输出是从小递增的，一般需要数秒乃至十几秒钟才能达到设置的高限输出能量，即使发现不安全情况，回旋余地也较大。另外通过实时了解温度、功率及阻抗等参数，可间接判断消融的效果。同样的道理，高功率消融（30W以上）虽然快捷有效，但是一旦发生传导损伤，恢复余地也就减小了。理想的消融导管头与组织的接触，20～30W的能量输出即可形成足够的消融损伤体积。所以，在间隔部消融适宜的消融条件是，当消融导管头有血流冲击时（瓣上）温度设置55℃，能量输出上限30W即可；当消融导管头无血流冲击时（瓣下）温度设置60℃，能量输出上限30W即可。当瓣下消融因温控保护，能量输出上不去时（例如低于10W），盐水灌注消融导管可作为选择。

七、提示房室传导受到损伤的征象

当传导系统受到损伤时，常常出现交界性节律，越靠近房室结本部及快径区，交界性越快。首次放电消融，不管是双径路或旁路，出现交界性节律后应及时停止放电，观察房室传导反应情况，再继续消融。在慢径路消融时常常出现较慢的、与窦律交替出现的交界性节律，在室房为1:1的关系情况下，可以继续消融放电，一般有效的持续性放电20～30秒即足够。当出现较快的交界性节律、及房室非同步分离，提示快径路损伤阻滞，当然也有直接就出现P-R间期延长、或二/三度房室阻滞者，及时停止放电（3～4秒之内），多能够于数分钟内自行恢复。此时应根据房室传导恢复情况决定是否继续消融，如果不完全房室传导损伤持续存在、或房室传导不应期明显延长者，最好终止手术，一月后视情况再行消融。

消融中也可发生左束支阻滞、或右束支阻滞。单侧束支阻滞一般不会引起严重临床后果，但是也应该避免，因为远期的影响无法预测。

当右前、中间隔旁路为显性预激，窦律下标测消融时，有时会出现交界性心律而预激波消失，容易被误认为消融有效，继续加强消融放电就会造成永久性房室传导阻滞，正确的处理是一旦QRS波变窄正常，应及时停止放电观察确认是交界性节律、还是窦性心律。因此消融后，如果预激波变得更加明显、或完全预激状态，提示正常房室传导有损伤、或已经完全阻滞，只要不能再诱发出房室旁路引起的房室折返性心动过速，就可以终止消融手术。否则，当消融阻断房室旁路时，三度房室阻滞也就在所难免了。

八、房室传导损伤后的处理

机械压迫引起的传导阻滞都能短期内（数分钟）自行恢复，不需特殊处理。一旦发现房室传导损伤征象，立即停止放电，并及时移开消融导管头。观察数分钟，即刻恢复者，可以继续消融。恢复较慢者，需要再评价房室传导功能，如果已经出现持续不完全房室阻滞、或房室传导不应期明显延长者应及时终止消融术，以后酌情再行消融。

如果出现三度房室阻滞不能恢复者，必须终止消融术，并留置临时起搏导管，起搏保护是出现三度房室阻滞后最重要、最有效的处理措施。出现三度房室阻滞后，多习惯性地使用3天大剂量皮质醇激素，效果如何不得而知。至于三度房室阻滞能否恢复、何时恢复，这更是一个听天由命的问题。出于种种原因，消融导致三度房室阻滞是术者所不愿面对的，多存侥幸心理而不愿留置临时、或永久起搏保护，盼着出现自行恢复的奇迹。要知道，急性三度房室阻滞患者发生猝死的几率约4%，一旦出现后果更难承担，国内就曾有此类事例发生。

对于何时安装永久性心脏起搏器，可能存在不同意见的争议，笔者认为观察期最长不要超过两周，即术后两周不能恢复者即需安装永久性心脏起搏器。国内有一些远期恢复房室传导的报道，值得庆幸，但起搏器治疗于患者无害。

术中出现过一过性房室阻滞、或消融面较大、时间较长者，要注意术后晚发房室阻滞的发生（术后3～7天），此类患者术后观察至少一周，晚发房室阻滞恢复者甚少，一般来说均需安植永久性心脏起搏器。

（邓　华）

 # 不适当的窦性心动过速

不适当的窦性心动过速（inappropriate sinus tachycardia，IST,）又称为慢性非阵发性窦性心动过速（chronic non - paroxysmal sinus tachycardia）或永久性窦性心动过速（permanent sinus tachycardia），是 P 波形态与正常窦性心律相同，以休息状态下心率增快或在极轻用力时心率不成比例的增快为特征的一种窦性心动过速。

一、流行病学情况

因为 IST 可能不是一个单一病因所致的疾病，诊断上需要排除许多继发性疾病，所以 IST 的流行病学资料很难准确统计。国外一组对 604 人的中年人群进行随机 24 小时动态心电图观察，发现 24 小时平均心率 > 90 和白天卧位或坐位时心率 > 100 bpm 者占该人群的 1.16%，明显高于预激综合征（0.15% ~ 0.31%），阵发性室上性心动过速（0.23%）和异位房性心动过速（0.46%）[1-5]。

二、临床特征

临床上诊断为 IST 的患者并不多。根据国外文献报道，IST 患者多为女性，且多数为从事卫生医疗工作者，如心脏科护士或理疗师等，而且对这种现象并无很好的解释。推测可能这类人群接触到目前尚未被认识的致病的职业因素，或者是 IST 的患者在人群中并不少见，只有哪些接受了复杂的各项检查、反复就医的患者，最后才有机会被经过专门培训的心脏病或电生理专家确诊和治疗。IST 的症状轻重不一，患者常表现为心悸、头晕、胸闷、气短、乏力、易出汗等。虽然晕厥前症状和不能耐受运动的症状也不少见，但最常见的症状是心悸。多数情况下，症状与心动过速的程度不成比例。

三、自然病程

非阵发性室上性心动过速可导致心动过速介导的心肌病，从而恶化患者的预后[6]。尽管 IST 患者心率持续增高伴有明显症状，也有报道长期 IST 患者可伴有高血压病[7]，但一般来说，IST 患者的预后良好[8]，只见报道一例慢性非阵发性窦性心动过速患者出现了严重的左室功能障碍[9]。

四、发病机制

IST 发病的确切机制尚无定论，可能是多种病因所致。目前认为与下列三个方面有关：

1. 自主神经功能失调　Bauerufeind 报道 7 例不适当窦性心动过速的患者，只有 1 例患者用普萘洛尔和阿托品完全阻断自主神经后固有心率有明显增加，2 例患者用普萘洛尔后窦性心率明显减慢，而对苯福林引起的高血压的压力反射的反应正常，5 例患者用阿托品后心率有迟缓增加，而压力反射的反应正常，因而认为这些患者是自主神经对窦房结的调控失常所致[10]，另外一些作者发现这些患者的心率变异性减低，而且主要是迷走张力减低[11]。

2. 窦房结自律性异常　Lowe 等在 3 个 IST 患者中发现窦房结的超微结构异常。在这些有症状的患者中手术切除下来的窦房结组织经电子显微镜检查发现其中含有很多脂褐质空泡，虽然目前尚未明了引起这种改变的原因，但说明窦房结组织可出现细胞的异常变化[12]。Morillo 等证实用普萘洛尔和阿托品阻断自主神经后，其固有窦性心率异常升高，而用心率变性评估所有 6 例患者的交感—迷走神经平衡是正常的[13]。这些资料说明这些患者至少存在窦房结的原发性异常—自律性增高，有可能由于迷走反应被抑制或对儿茶酚胺的反应过度使得更加恶化。

3. IST 的另一种潜在的机制是位于窦房结附近的局灶性房性心动过速。在临床上，与 IST 不同，房性心动过速的发作不可预见，而且与活动或肾上腺素刺激无关。从睡眠中将患者惊醒的"窦性"心动过速很可能是房性心动过速，特别是静息时窦性心律正常时。但是，许多的房性心动过速对儿茶酚胺敏感，而且可因用力而激惹，在这种情况下，临床上鉴别非常困难。

五、诊断与鉴别诊断

IST 的诊断主要是依据完整的临床特征，而不是仅仅靠电生理检查。也就是说，电生理检查的主要目的，是在有明显伴随症状的 IST 患者中，排除其他的心律失常。IST 患者可有各种不同的症状，如心悸、胸闷、胸痛、气短、头晕、先兆晕厥等，但症状的严重程度与心动过速不一定成正比。证明休息时或极轻用力时的症状与窦性心动过速相关是重要的，运动试验和动态心电图监测是证实这种心律失常及其与症状相关的最有用的方法，不过 12 导联心电图能够更好地鉴别异位性房性心动过速。在行无创检查之后，可行固有心率测定和有创电生理检查，以便进一步明确患者发病的机制，排除类似 IST 的其他心动过速及指导治疗。

（一）固有心率测定

评估固有心率有助于鉴别 IST 的发病机制和指导治疗。检查方法是用药物阻断自主神经，即先静注普萘洛尔 0.2mg/kg，然后在 2 分钟内，静注阿托品 0.04mg/kg，随后观察心率变化情况。正常的预测固有心率按 118.1 – （0.57 × 年龄）计算。但是确定固有心率在实际指导治疗方面的有用性并未得到充分的评估，是否一定比按经验治疗的方法更好尚需进一步研究。

（二）电生理检查

当临床上拟诊为 IST，并已行无创检查之后，可以行电生理检查，排除类似 IST 的其他心动过速，如起源于界嵴（CT）上部附近或右上肺静脉的房性心动过速；证实心动过速是自发的，静脉注射儿茶酚胺类药物后更易诱发及心动过速的表现方式符合正常窦房结的生理反应等。

1. 电生理检查方法 在行电生理检查时，除放置常规的电极导管（HRA，HBE，CS，RVA）外，一般要沿 CT 放置一根 20 极的多极电极导管，来检测心房的激动顺序变化。在检查中，要用程序刺激方法来试图激发心动过速，应常规应用儿茶酚胺类药物。静注异丙肾上腺素一般从 0.5 ~ 1mcg/min 开始，每 3 ~ 5 分加量一次，逐渐达最大量 6 mcg/min，同时评估窦性心率的周长和 CT 上的最早激动部位，也可用阿托品（1mg）后评估最大窦性心率周长。

由于窦房结在解剖上位于心外膜的界沟内，而在心内膜的类似结构就是界嵴（CT），因而直接从界嵴开始标测有助于确定 IST 的最早心房激动点。但遗憾的是用标准 X 线透视方法不能直接看到界嵴结构。为了克服这一局限性，欧美国家一般都采用心内超声（ICE）来识别心内膜的解剖结构如界嵴部。

2. IST 的电生理特征

（1）用程序刺激方法不能诱发房性，室上性心动过速。

（2）尽管应用自主神经刺激方法（阿托品或异丙肾上腺素），最早的心房激动点总是沿 CT 移动，并可用沿 CT 放置的多电极导管上的电激动顺序变化予以证实。

（3）心动过速时，心房激动顺序在 CT 上呈头尾激动型，心率较快时，最早心房激动点向 CT 的上部移动，而心率较慢时，向 CT 下部移动。而局灶性房速时，对自主神经刺激的变化的反应主要是频率的变化，而最早激动点应几乎是固定的。

（4）与局灶性自律性房性心动过速患者相比，IST 患者的心动过速的发作和终止都是逐渐地发生的。

3. IST 的诊断标准

（1）休息时，或极轻的用力时，心率 >100 bpm，且伴有相应的症状。

（2）P 波形态与窦性心律相同在 I 、Ⅱ 、aVF 导联上直立。

（3）排除生理性窦性心动过速。

（4）排除类似 IST 的其他心动过速，如右房房性心动过速或窦房结折返性心动过速等。

4. 鉴别诊断（表8-5-1）

（1）窦房结折返性心动过速：在电生理检查时，IST 可用肾上腺素能药物（通常是异丙肾上腺素或阿托品）诱发。与窦房结折返性心动过速不同，IST 不能用程序刺激诱发，而窦房结折返性心动过速则可用期前刺激可靠地诱发。

（2）起源于窦房结附近的局灶性房性心动过速：鉴别 IST 和自律性房性心动过速可能是很困难的。部分原因是这二种心动过速都可被肾上腺素能药物所诱发。心房的激动顺序有助鉴别 IST 和起源于上部界嵴以外的房性心动过速。IST 的界嵴的激动顺序总是从高到低。由于窦房结完全位于界嵴内，当用肾上腺素药物刺激时，随着窦性心率的增加，心房的最早激动部位亦在界嵴内逐渐向头部移位。最早激动点和心率都是逐渐变化的。在局灶性房性心动过速，心率和心房的最早激动点都突然地变化成局灶性房速的频率和部位。随着肾上腺素能药物继续刺激，房性心动过速的频率可以继续增加，但通常其起源部位则无明显的变化。

表8-5-1　IST 与局灶性房速和窦房结折返性心动过速的鉴别诊断要点

	IST	窦房结折返性心动过速	局灶性房性心动过速
诱发	肾上腺素能药物阿托品	期前刺激易诱发	期前刺激，burst 刺激，肾上腺素能药物
发作时心率的反应	数秒/数分钟逐渐	立即	立即，温醒现象发生在数个心搏以内
起源点移位	逐渐	突然	突然
局部心内电图	正常	正常	碎裂电位
终止方式	逐渐	突然	突然
对迷走神经刺激反应	减慢/下移	突然终止	无效 减慢但起源点无变化 终止

六、治疗

目前尚无大系列的研究评估对 IST 的治疗。通常都先给予药物治疗，但药物治疗的效果往往不佳。近10年来，人们尝试了多种消融或改良窦房结的方法，取得了较好的效果。

（一）药物治疗

一般开始的药物治疗都是凭医生的经验，所用药物包括 β 受体阻滞剂、钙离子拮抗剂。这两种药一般没有严重的副作用。在少数难治性患者，可能需要应用对窦房结的自律性抑制更明显的药物，如乙胺碘呋酮或心律平等，但必须慎重考虑这两种药物的潜在的严重副作用。

（二）非药物治疗

在症状严重而药物治疗效果不好的患者，则需要非药物治疗。非药物治疗方法包括外科手术切除窦房结[14,15]、窦房结动脉栓塞法[16]及导管消融法。导管消融法又包括激光消融和射频消融等。虽然激光消融的作用在动物试验中已得到证实，但没有在人体广泛应用[17,18]。射频消融已在人体得到较广泛的应用，并取得了较好的效果。

（三）射频消融的原理

窦房结位于右心耳和上腔静脉连接处外侧部的终末嵴附近，沿其长轴排列，呈扁平的椭圆形结构。

长约 10~20 mm，宽 5~7 mm，位于心外膜下约 1 mm 深处。另外，Boineau 在犬和人体心脏上均证实在窦房结之外的相邻心房组织内广泛分布有起搏细胞群，它们具有窦房结的功能。由于窦房结及其周围心房组织这种解剖学上和功能上的特点，构成了对其结构和功能进行部分改良的可行性。总之，射频消融治疗 IST 主要是基于这样的一种共识：窦房结组织位于界嵴，其上部的自律性高于中下部。手术中首先用拟交感神经药物或阿托品促使窦房结的兴奋点上移至最顶端，通过电生理标测确定窦房结最顶端的部位后行射频消融，以便达到消除窦房结自律性最高的上部，而保留自律性较低的下部，同时保留窦房结的变时功能。消融窦房结的有效性和安全性首先在动物实验上得到证实[17,19]。1994 年 Waspe 首次用射频消融治疗患者的不适当的窦性心动过速，随后 Morillo 和 Lee 相继报道用射频消融既可有效地控制不适当的窦性心动过速的心率，又能较好地保留正常窦房结功能[13,20]。

（四）射频消融的方法

射频消融前，常规将多极电极导管分别置于 CS，HBE，RVA. 另将一根 20 极电极导管置于右心房的界嵴处，标测心房激动顺序。先行心内电生理检查，用 S1S2 程序刺激及短阵快速刺激（Burst）确定患者的心动过速是自发的，不能人为地诱发和终止，同时排除其他的心律失常如房性心动过速及室上性心动过速等。然后静脉滴注异丙肾上腺素，使患者达到较高的都行心率，以便确定患者最快窦性心率时的最早心房激动点（理论上是窦房结的最顶端）。射频消融的靶点先从心房的最早激动点（即界嵴的最上端）开始，沿界嵴逐渐下移。射频消融时采用温控导管，温度设置为 60℃~70℃，功率 20~40W，每次放电持续时间 30~60 s[21]。

由于窦房结位于界嵴内，集中标测界嵴并消融可以缩短手术时间、提高消融的成功率。遗憾的是在 X 线荧屏下不能直观地看到界嵴，因而国外学者用心内超声检查的方法来确定界嵴的部位，明显地提高了手术的成功率[22]。心内超声可以达到三个方面的作用：一是可以指导并保证多极电极导管沿界嵴正确放置，提高电极导管标测的准确性，另一方面是可以监测和保证消融导管在窦房结所在的界嵴部位消融（图 8-5-1），从而提高消融的有效性和成功率。另外，还可以监测消融过程，防止和早期发现相应的并发症如上腔静脉狭窄、心脏压塞和局部血栓形成等。但缺点是心内超声的设备和导管目前比较昂贵，另外操作和诊断需要较高的专业知识和经验。

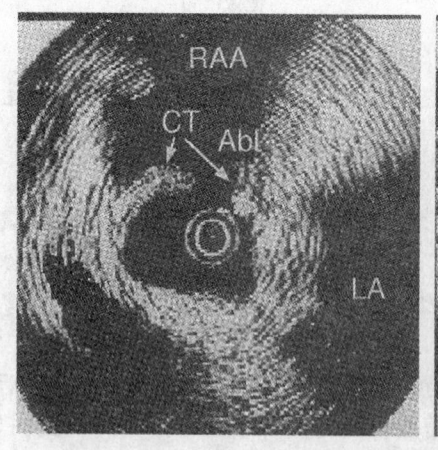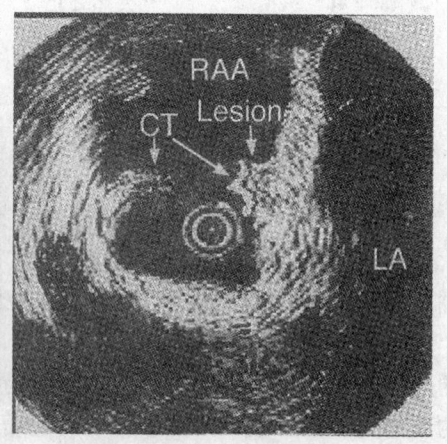

图 8-5-1　在 ICE 指导下，将消融导管放置在紧靠界嵴的位置

两幅图均采自上腔静脉/右心房交界处，同时可见右心耳。因界嵴跨行于上腔静脉的前面，所以在侧壁和间隔面均可见到界嵴。左幅图可见界嵴侧面的特征性扇形成像，而且显示消融导管紧密地与组织保持接触。右幅图显示射频消融产生的损伤灶。每幅图中心的清晰的圆圈是 ICE 自身的导管。RAA：右心耳；LA：左心房；CT：界嵴；ABL：消融道关；Lesion：消融损伤灶。

由于三维电生理标测技术的发展，电-解剖标测技术在指导不适当的窦性心动过速方面具有很多的优势。根据我们的应用经验[23]，电-解剖标测可以准确地提供两方面的信息：一是可以标测静滴异丙肾上腺素后心房的最早激动点，从而准确地定位窦房结自律性最高的最顶部。二是可以确定最早心房激动点的三维空间部位，为有效的消融提供准确的解剖部位。

（五）射频消融的终点

相同条件下，窦性心率下降30%或<90 bpm，甚至有报道称需要出现交界性心律。

（六）射频消融的并发症

RFCA治疗IST最主要的并发症是发生窦性心动过缓而需要植入心脏起搏器。部分自主神经功能失调的女性，RFCA术后心率虽然有所减慢，但症状改善可能不明显。因此，对IST患者行RFCA应严格掌握适应证，必须确属IST，其症状系由于心率过快引起者方可行射频消融治疗。

（七）阜外医院的经验和体会

我们曾先后对2例难治性IST患者行射频消融治疗取得了较理想的效果。第一例患者女性，52岁，自1980年开始自觉心悸、胸闷，静卧时脉率一般在90 bpm左右，稍活动脉率则达到120~130 bpm。于l997年10月23日来我院行射频消融治疗。入院检查心电图示：窦性心动过速，动态心电图24小时总心搏173490次，最慢心率79 bpm，最快心率200 bpm，平均心率117 bpm。采用静脉注射美托洛尔10 mg、阿托品2 mg测固有心率为166 bpm。采用普通的多级电极导管标测，在X线透视引导下行RFCA术，共放电35次，窦性心率从消融前的166 bpm降到98 bpm。心房激动的最早激动点从$CT_{1,2}$下移到$CT_{5,6}$（图8-5-2）。RFCA术后第5天按同样方法测固有心率为93 bpm。心率变异性分析示LF/HF比率增高，PNN50及RMSSD降低。提示患者不适当的窦性心动过速可能是因交感神经张力增高或迷走神经张力减低而引起窦房结自律性增高所致。本例在RFCA中沿界嵴自上至下约10 mm的范围反复释放射频电流达35次，使窦性心率从消融前的166 bpm逐渐降到98 bpm。射频消融中除出现2次极短暂的2:1窦房阻滞外，未出现窦性停搏、窦房阻滞或其他心律失常。术后追踪随访已10年，目前患者仍维持正常的窦性心率，日间心率在70~90 bpm，无任何不适，一直坚持正常的工作。

第二例患者为女性，34岁。因持续性心悸，胸闷二年半于2003年1月被转来我院行射频消融术治疗。患者入院后Holter示最大心率176 bpm，平均心率127 bpm；测固有心率126 bpm。常规导管的放置和心内电生理检查方法与上例相同，但采用了CARTO标测。在基础心率状态下用CARTO标测系统标测右心房，构右心房的三维解剖结构图，并在此图上显示心房激动的顺序（图8-5-3）。然后静滴异丙肾上腺素2 μg/min，使心率提高20~30次/分后再重复CARTO标测。比较静滴异丙肾上腺素后和基础状态下标测到的右心房电激动顺序图，证实窦房结激动在心率提高时向上腔静脉方向移行。然后在心房激动的最早点开始行射频消融，直到使心率下降30%为止。然后用重复标测模式，标测射频消融后心房激动顺序，证实射频消融使心率下降后，窦房结的激动沿界嵴向下移行。结果显示，在基础心率下用CARTO标测右心房，可见心房最早激动点位于上腔静脉和右心房交界的后外侧（图8-5-3A）。当静滴异丙肾上腺素后心率升高，右心房最早激动点移行于上腔静脉与右心房交界处的前上方（上移约3mm，图8-5-3B），在此处行RFCA（输出功率20~35W，温度55℃~65℃，时间30~60s）共21次，心率从RFCA前未静滴异丙肾上腺素时的145 bpm降至98 bpm，静滴异丙肾上腺素后的心率从RFCA前的170 bpm降至140 bpm。再次标测右侧心房，心房最早激动点向下移植至右房中部（图8-5-3C）。术后第3天Holter示最大心率125 bpm，平均心率95 bpm，固有心率94 bpm。射频消融的放电次数明显少于我们以前用常规标测方法指导射频消融治疗不适当窦性心动过速的放电次数（35次）。术后患者病情明显好转，心悸、气短等症状明显减轻。现在已随访4年，患者一直正常上班工作，除偶尔工作劳累后感心悸外，日常生活均恢复正常。

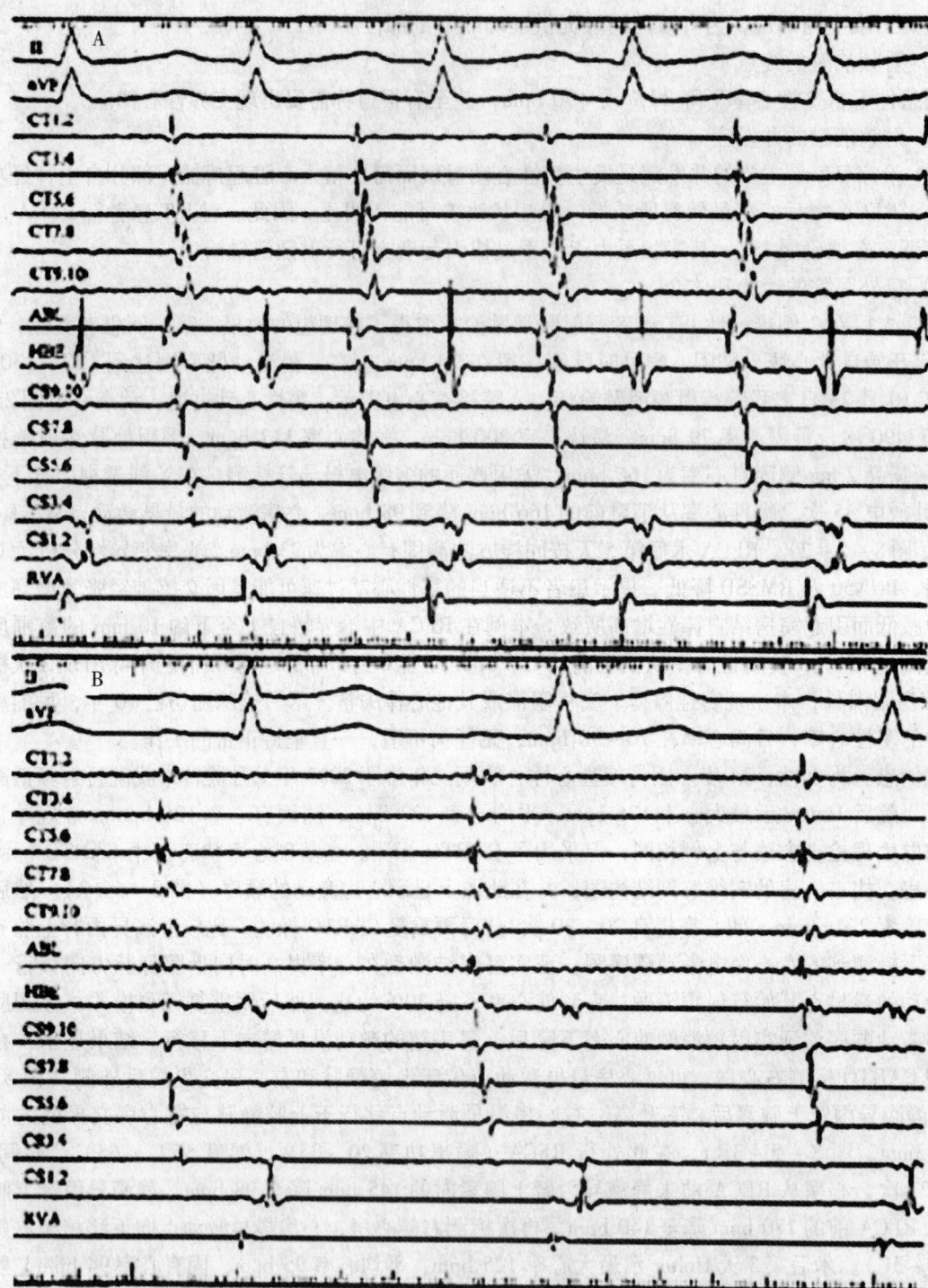

图 8 - 5 - 2　射频消融前后电生理检查

　　A 图：自上而下依次为体表心电图 I，aVF 导联，沿界嵴放置的 5 对电极（CS1.2 ~ CS9.10），大头导管（ABL），希氏束（HBE），冠状窦导管自远而近有 5 对电极（CS9.10 ~ CS1.2）及右室心尖部（RVA）记录心内电图，射频消融前心房激动顺序在 CS 导管上以 CT1.2 最早，大头导管在此附近标到更提前的心房激动点，此部位即是开始射期消融的靶点。B 图：体表及心内电图的排列顺序同 A，射频消融结束时，心房激动的最早激动点已下移到 CS5.6。

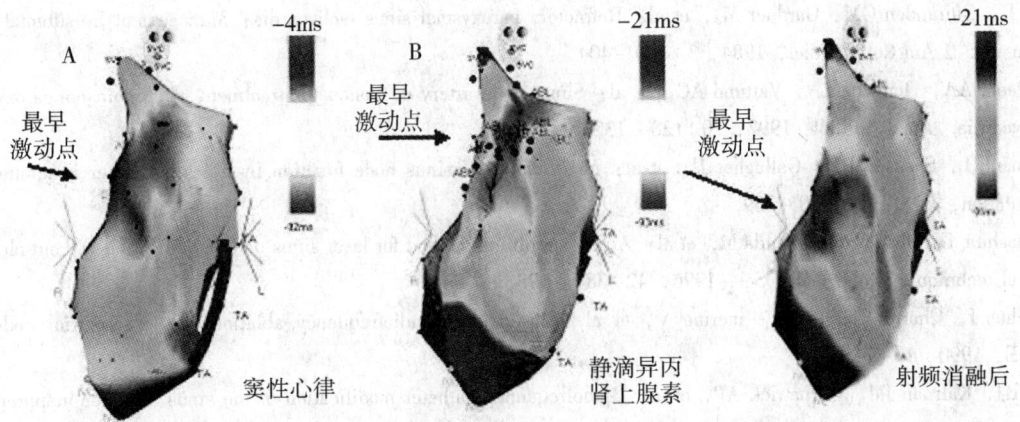

图8-5-3　在窦性心律、静滴异丙肾上腺素和射频消融后心房激动的顺序变化

图A．在窦性心律下，心房激动的最早激动点位于上腔静脉与右心房交界处的前外侧（沿界嵴向下）；

图B．静滴异丙肾上腺素后心房激动的最早激动点向上方移动。射频消融从最早激动点逐渐向下；图C．射频消融后心房激动的最早激动向下移动至右房中部。

（方丕华　王方正）

参 考 文 献

1. Packard JM, Graettinger JS & Graybiel A. Analysis of the electrocardiograms obtained from 1000 young healthy aviators：ten year follow-up. Circulation, 1954, 10：384-400.

2. Hejtmancik MR. The electrocardiographic syndrome of short P-R interval and broad QRS complexes：a clinical study of 80 cases. Am Heart J, 1957, 54：708-721.

3. Guize L, Soria R, Chaouat JC, et al. Prevalence and course of Wolf-Parkinson-White syndrome in a population of 138, 048 subjects. Ann Med Interne, 1985, 136：474-478.

4. Orejarena LA, Vidaillet H Jr, DeStefano F, et al. Paroxysmal supraventricular tachycardia in the general population. J Am Coll Cardiol, 1998, 31：150-157.

5. Poutiainen AM, Koistinen MJ, Airaksinen KEJ, et al. Prevalence and natural course of ectopic atrial tachycardia. Eur Heart J, 1999, 20：694-700.

6. Shinbane JS, Wood MA, Jensen DN, et al. Tachycardia-induced cardiomyopathy：a review of animal models and clinical studies. J Am Coll Cardiol, 1997, 29：709-715.

7. Lopera G, Castellanos A, Moleiro F, et al. Chronic inappropriate sinus tachycardia in elderly females. Ann Noninvasive Electrocardiol, 2003, 8：139-143.

8. Wising P. Familial, congenital sinus tachycardia. Acta Med Scand, 1941, 108：299-305.

9. Brandt RR & Shen WK. Bradycardia-induced polymorphic ventricular tachycardia after atrioventricular junction ablation for sinus tachycardia-induced cardiomyopathy. J Cardiovasc Electrophysiol, 1995, 6：630-633.

10. Bauernfeind RA, Amat-Y-Lyon F, Dhingra RC, et al. Chronic nonparoxysmal sinus tachycardia in otherwise healthy persons. Ann Intern Med, 1979, 91：702-710.

11. Sgarbossa EB, Yamanouchi Y, Rejna TG, et al. Autonomic imbalance in patients with inappropriate sinus tachycardia. J Am Coll Cardiol, 1995, 25：193A（abstract）

12. Lowe JE, Hartwich T, Takla M & Schaper J, et al. Ultrastructure of electrophysiologically identified human sinoatrial nodes. Basic Res Cardiol, 1988, 83：401-409.

13. Morillo CA, Klein GJ, Thakur RK, et al. Mechanism of ĭnappropriate´sinus tachycardia. Role of sympathovagal balance. Circulation, 1994, 90：873-877.

14. Lowe JE, Hartwich T, Talkla M, et al. Ultrastructure of electro-physiologically identified human sinoatrial nodes. Basic

Res Cardiol, 1988, 83:401-409.

15. Yee R, Guiraudon GM, Gardner MJ, et al: Refractory paroxysmal sinus tachycardia: Management by subtotal right atrial exclusion. J Am Coll Cardiol, 1984, 3:400-404.

16. de Paola AA, Horowitz LN, Vattimo AC, et al: Sinus node artery occlusion for treatment of chronic nonparoxysmal sinus tachycardia. Am J Cardiol, 1992, 70:128-130.

17. Littmann L, Svenson RH, Gallagher JJ, et al: Modification of sinus node function by epicardial laser irradiation in dogs. Circulation, 1990, 81:350-359.

18. Yamashita T, Okada M, Yoshida M, et al: A new simplified method for laser sinus node modification without electrophysiological technique. Kobe J Med Sci, 1996, 42:389-398.

19. Sanchus J, Chorro FJ, Lopez~merino V, et al. Closed chest radiofrequency ablation of the sinoatrial node in dogs. PACE, 1990, 13:745.

20. Lee RJ, Kalrnan JM, Fitzpatrick AP, et al. Radiofrequency catheter modification of the sinus node for inappropriate sinus tachycardia. circulation, 1995, 92:2919.

21. 王方正、张奎俊、方丕华等. 射频消融治疗不适当的窦性心动过速一例. 中华心律失常杂志, 1997, 1:117-121.

22. Kalman J, Lee R, Fisher W, et al. Radiofrequency catheter modification of sinus pacemaker function guided by intracardiac echocardiography. Circulation, 1995, 92:3070-3081.

23. 方丕华、马坚、楚建民等. CARTO 标测指导射频消融治疗不适当的窦性心动过速. 中国心脏起搏与心电生理杂志, 2004, 18:12-15.

 房性心动过速及导管消融进展

　　房性心动过速是指起源于心房的一种快速性心律失常，占有症状的室上性心动过速的比例低于10%。大多数的临床研究发现，在所有因室上性心律失常就诊成人患者中，房速大约占5%。而在儿童患者中发生率更高，无先天性心脏病的儿童患者中房速大约占10%～15%；在患先天性心脏病行外科手术后的儿童患者中这个比例还要高。有些房速患者可有频发的房性早搏，且对抗心律失常药物治疗无效。因此，导管消融治疗房性心动过速的重要作用日趋增大，在有经验的中心甚至已经成为房性心动过速的一线治疗手段。本章主要结合本中心遇到的不同类型房性心动过速导管消融中遇到的特殊问题和消融策略进行讨论。

一、定义和分类

　　房性心动过速传统的定义仍依据心率＜240次/分，P波之间有等电位线的心电图标准。然而，心率和是否存在等电位对房性心动过速机制的判定缺乏特异性。晚近，有人提出按照房性心动过速的发生机制上分为"基质"机制、局灶起源性机制和大折返机制[1]。这种分类有利于采用不同的治疗策略和对发病机制的判定。局灶性房速常起源于心房的某一区域并向两心房扩布，对房速起源的局部行导管消融可成功治愈心动过速，该心动过速的可能机制包括自律性异常、触发活动和微折返。大折返房性心动过速是由围绕固定的和功能性解剖屏障发生的一个或多个折返环折返激动形成的，对折返环路的关键峡部等区域的线性消融可治愈这种心动过速。其临床特点是心房激动的折返环路涵盖了整个心动过速的周长，并可以被心房起搏拖带。从消融的治疗角度上，房性心动过速可以是局限性，也可以是大折返性房性心动过速。

　　欧洲心脏病学会和北美起搏与电生理学会的专家组按照发生机制和解剖定位的不同对房扑和规律性房性心动过速进行了分类[1]。房性心动过速是指起源于心房并有规律心房律的心动过速，进一步分为局灶性或大折返性房速。局灶性房速可能是由于自律性机制、触发机制或微折返机制所引起。局灶性房速是激动由单一兴奋灶呈放射状、圆形或向心性向外传播，而并不存在电活动跨越整个折返环的情况。大折返性房速是由于折返激动通过一个相对较大的并有潜在明确特点的折返环所引起。大折返性房速以电活动环绕整个折返环反复激动模式为特点。已知的激动模式包括单一折返环（如典型房扑）、2个折返环形成的8字折返、以及通过邻近瘢痕或解剖学屏障处（如三尖瓣）的狭窄通道所形成的折返。典型房扑、低位折返环性折返、双折返环折返、左房大折返性房速、瘢痕性房速以及右房游离壁大折返性房速等均属于大折返性房速。

　　按照这种分类方法可能使一部分房速，如不适当性窦速和窦房折返性心动过速不易分类。除了这种分类方法的局限性以及临床工作中并不常采用根据发生机制来分类等限制外，用局灶性和大折返性来分类对射频消融治疗是很有用的。因为大折返性房速需要多点消融并需要使用拖带或瘢痕标测折返环的较大部分，所以这种分类法对于消融术有重要意义。因此，下面我们主要侧重局灶性房速和大折返性房速进行讨论。

二、局灶性房性心动过速的发生机制和临床特点

　　局灶性房性心动过速可起源于心房的任何部位，既往的研究认为局灶性房性心动过速有起源的好发部位，右房房速最常起源于接近功能学和解剖学特殊变化的部位，如界嵴、三尖瓣环、冠状窦口、包括接近房室结区域附近的房间隔和右心耳[2]。左房局灶性房速最常见的好发部位为肺静脉内或肺静

脉口周围和左心耳，以及二尖瓣瓣环的附近[2,3]。从心动过速好发部位所提示的这些特殊的解剖结构上看，常提示我们应注意心脏各向异性在其中的作用，如细胞间连接不良和胚胎发育异常在心律失常起源中的作用[4]。

局灶性房速的三个可能机制是微折返机制、自律性机制和触发机制。Chen 等使用多种起搏和药物方法研究了 36 例房速患者[5]。其中 70% 的患者没有器质性心脏病。并根据下述发现将心动过速分为 3个组。

出现下述一个或多个特点者定义为自律性房速：①房速仅能通过输注异丙肾上腺素诱发；②程序刺激不能诱发或终止房速；③房速可被超速起搏一过性抑制但其后房速可以逐渐恢复其心房率；④普萘洛尔可终止心动过速；⑤房速发作和终止有温醒和冷却现象；⑥腺苷不能终止房速。结果 36 例患者中有 7 例符合自律性机制。

36 例房速患者中 9 例可能为触发性机制。触发性房速有下述的一项或几项特点：①快速心房起搏或心房期前刺激需要达到临界周长才能诱发房速；②房速不能被拖带但可以被超速抑制或终止房速；③在房速诱发前使用单相电位记录导管可以记录到延迟后除极电位，但在远离心动过速的区域不能记录到；④腺苷可以终止房速；⑤诱发房速时很少需要异丙肾上腺素；⑥双嘧达莫（潘生丁）、普萘洛尔、维拉帕米、氯化腾喜龙、Valsalva 动作和颈动脉窦按压在所有患者中均可终止房速。

20 例患者为微折返性房速。微折返性房速有下述特点：①使用心房起搏和期前刺激可以重复诱发房速；②使用单相动作电位导管不能记录到延迟后除极；③心动过速时起搏可显性和隐匿性拖带心动过速；④维拉帕米和腺苷可以终止房速；⑤诱发房速的早搏刺激的联律间期和心动过速第一跳的间期呈反变关系。

这项研究的主要局限性是不同机制的房速其药物反应特点上有重叠。比如，维拉帕米和腺苷均可终止折返性房速和触发性房速。不同的机制其临床意义并不清楚。在一项随访研究中，Chen 等进行了一项文献复习以确定房速的机制是否对成功消融有所帮助。他们将房速分为自律性和非自律性两组。自律性房速在儿童患者中更常见并常为阵发性。右房自律性房速最常见的起源位置是在高位右房并沿界嵴分布。多因素分析表明了心动过速的起源位置，但并不能准确预测其机制。

详细的激动顺序标测也被用来确定房速的机制。我院对遇到的有心脏外科手术史的患者应用右房电解剖学标测研究发现，这些患者多数为大折返性房速，但也有少数病例术中标测为局灶性房速（图8－6－1），因此，在消融策略上则完全不同。与国外的研究相似。

Engelstein 等仔细的研究了腺苷对房速的作用，并在 27 例患者中检验了腺苷对不同机制房速的作用。其中 5 例患者为房内折返性房速，7 例患者为自律性房速，1 例患者为触发性房速（其他 14 例患者为其他机制－窦房折返性房速或房扑）。腺苷对折返性房速患者没有作用，对自律性房速患者可以一过性抑制或减慢房速的心房率并可终止触发活动性房速。Kall 等在 17 例房速患者中研究了 6～12mg 腺苷的作用。结果显示腺苷可以终止 3 例患者的房速（18%），一过性抑制 4 例患者的房速（18%），在其他 10 例患者中可以产生完全性房室阻滞但未影响心动过速周长。只有异丙肾上腺素可以帮助诱发的房速才表明其对腺苷敏感。基于这个发现，作者认为异丙肾上腺素可以帮助诱发的自律性房速可以被腺苷一过性抑制。在由房性期前刺激诱发和终止的房速患者中不足 50% 对腺苷敏感而自发性房速且不能被诱发的患者中也只有不足 50% 对腺苷敏感。最后，这些研究者认为房速对腺苷的敏感性并不能说明房速的机制。Lerman 等对 30 例房速患者使用了 3～18mg 腺苷。其中 15 例患者终止了心动过速，3 例患者的心动过速被一过性抑制。腺苷对其余的患者无效。腺苷的作用是可重复的。腺苷对 13 例大折返性房速患者中的 12 例患者无效。17 例局灶性房速患者中 14 例患者的心动过速被终止，其余 3 例的房速被一过性抑制。绝大多数的房速起源于界嵴或心房的其他部位并呈无休止性，不持续且反复发作的形式。

Chiale 等[6]报道了 8 例反复性单形性无休止性房速，心动过速发作至终止时可见到其周长逐渐增加。使用比心动过速周长更长的心房起搏或静脉使用利多卡因可以终止房速，但静脉维拉帕米无效。其中 2 例患者使用美西律有效。心动过速均位于右房，其确切机制仍有待进一步研究。

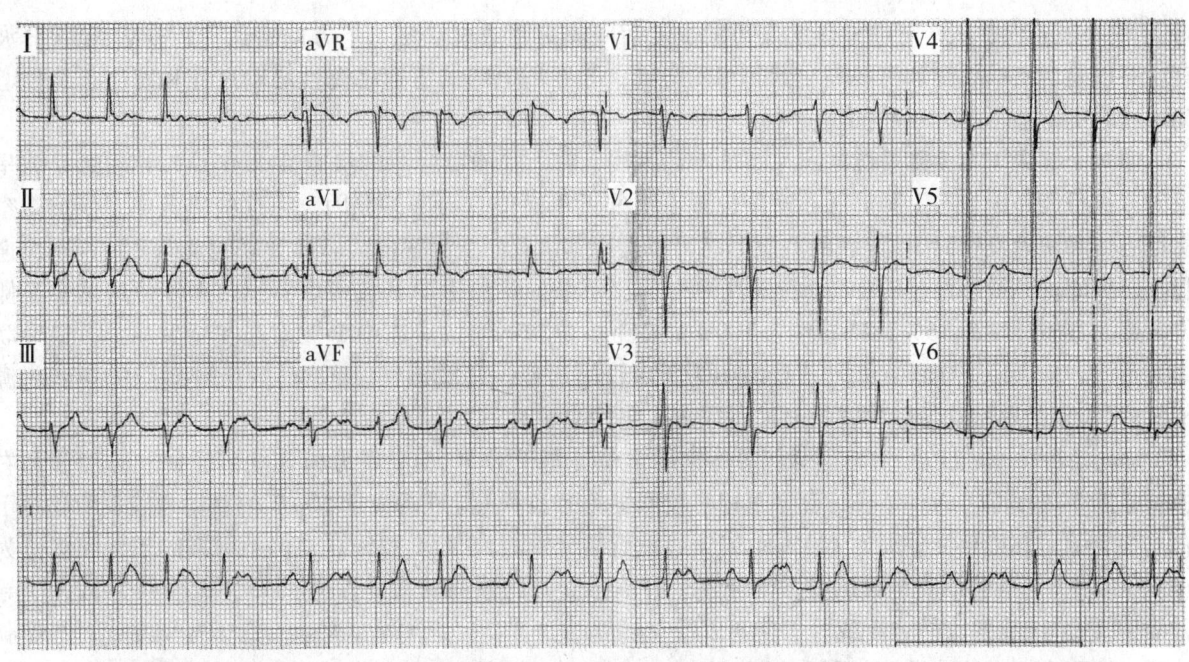

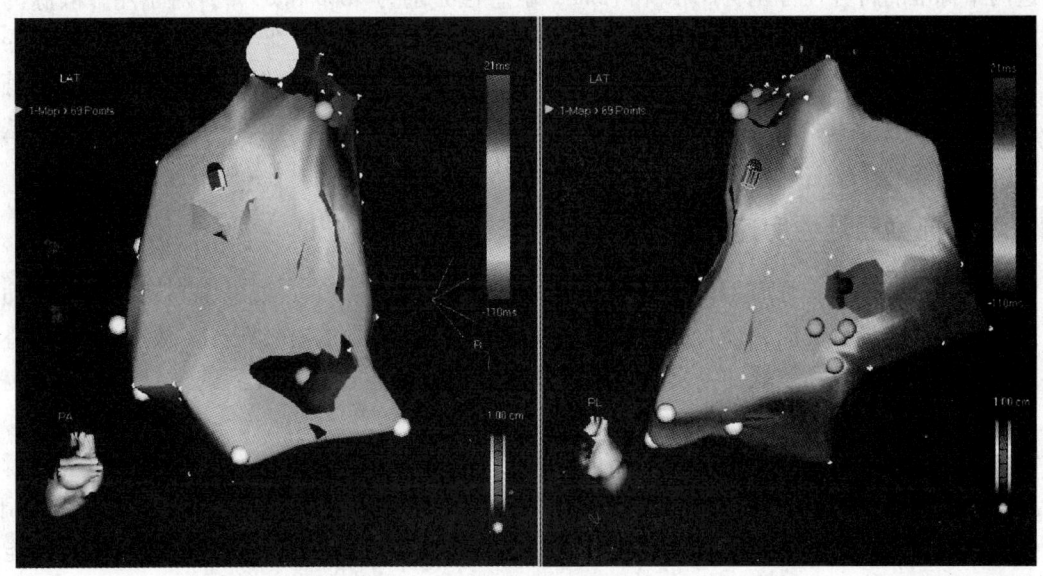

图 8-6-1　患者男，31 岁。曾行二尖瓣和主动脉瓣置换术，术后两个月开始出现心动过速，
曾应用多种抗心律失常药物，术中三维标测却为局灶性房速，消融治疗成功

　　自主神经系统可能在一部分房速患者的诱发或触发中有一定的作用。这种作用的确切机制仍不清楚，自主神经系统的作用可能由心房容量来调节。由于体位改变、呃逆、吞咽和吸气所触发的房速以及由 Valsalva 动作、氯化腾喜龙或 β 受体阻滞剂可终止的房速可能都表明了这一作用。

三、局灶性房速的心电图定位

　　总的来说局灶性房速以在所有心电图导联上可以见到由等电位线所分隔的 P 波为特点。对于 P 波形态和心房起源位置有大量的报道。房速起源的主要位置包括沿界嵴区域、4 根肺静脉内或附近（上肺静脉更为常见）、冠状窦内或附近、上腔静脉、房间隔和 Koch 三角。aVL 和 V₁ 导联的 P 波形态最有助于鉴别右房房速和左房房速。aVL 导联的 P 波呈正向或双向说明起源于右房，而 V₁ 导联 P 波正向说明起源于左房。其他利用 P 波极性预测房速起源的方法有：①aVR 导联 P 波负向通常提示为右房局灶起源性房速[7]；②胸前和下壁导联均负向提示为三尖瓣瓣环下方起源的房速[4]；③V₆ 导联 P 波负向，

V_1 导联 P 波正向，三个下壁导联均呈负向提示后间隔房速或冠状窦口下方的房速[6]；④V_1 导联 P 波直立可以是房室结周围和房间隔左侧起源的房速；⑤界嵴上部的房速在窦性心动过速和窦房折返性心动过速时的 P 波形态几乎相同。

但对于起源于右上肺静脉的房速不能准确预测，右上肺静脉起源的房速其 P 波 aVL 导联的 P 波呈正向，这可能是因为右上肺静脉在解剖位置上更邻近于高位右心房的原因。在这些患者中，仔细观察窦性心律和房速发作时 V_1 导联的 P 波形态可以发现其由双向变为正向。aVR 导联的负向 P 波说明房速起源于界嵴，其敏感性位 100%，特异性为 93%。下壁导联的正向 P 波可以鉴别出上侧位房速和下侧位房速，其敏感性为 86%，特异性为 100%。在下中位和下侧位房速中 P 波形态在至少一个下壁导联中为负向。V_5 和 V_6 导联的负向 P 波说明为下中位的房速，其敏感性位 92%，特异性为 100%。起源于 Koch 三角的房速其下壁导联的 P 波时限短于窦性心律时。

Haissaguerre 等报道了对肺静脉起源房速的定位。基于对 30 例患者分析建立了区别左肺静脉和右肺静脉的 3 条标准。aVL 导联的直立而相对较低平的 P 波和 I 导联的高于 $50\mu V$ 的直立 P 波表明起源于右上肺静脉，其特异性分别为 100% 和 97%，敏感性分别为 38% 和 72%。这两条标准的阳性预测值为 100% 和 98%。Ⅱ 导联有顿挫的 P 波对于左上肺静脉起源的预测的特异性为 95%，敏感性为 39%。导联Ⅲ/Ⅱ的 P 波振幅比例大于或等于 0.8 以及 V_1 导联的间期（大于 80ms）也有助于鉴别左或右肺静脉起源。这两个标准的特异性分别为 75% 和 73%，敏感性分别为 96% 和 85%，对于左肺静脉的阳性预测值分别为 79% 和 76%。左肺静脉起源的特点是在 I 导联为低电压、低平的 P 波，在 aVL 导联为负向，Ⅱ、Ⅲ 导联电压与之类似，V_1 导联 P 波正向成分时限延长。上肺静脉起源的房速与下肺静脉起源房速在 P 波振幅上有显著不同，上肺静脉起源房速 Ⅱ 导联 P 波振幅高于或等于 $100\mu V$。使用这个标准鉴别上肺或下肺静脉起源特异性为 74%，敏感性为 81%，其阳性预测值为 86%。

四、不同部位局灶性房速的特点及消融策略

一旦消融部位被确定，可应用 25 ~ 50W 的消融能量放电 30 ~ 60s，放电中心动过速出现加速的现象，常提示该点对热量有反应，多为成功消融这种自律性心律失常的有效靶点。放电 10 秒内心动过速很快终止多表明十分有效和较低的复发率。是否被成功消融可通过手术前后的诱发和静点异丙基肾上腺素来证实。

对消融过程的有效性和安全性中的几个问题的关注是非常重要的。第一，需要注意的是对不适宜性窦性心动过速的改良问题。对窦房结的导管消融首先从界嵴的上部开始，并沿界嵴逐渐向下消融，在静点异丙肾或阿托品后较术前心率下降 25% ~ 30% 为有效消融的终点。过度的或不适当的能量释放可引起窦房结功能受损而需要植入永久起搏器，也可因窦房结周围局部的狭窄引发上腔静脉阻塞综合征，也有膈神经受损的报道。第二，需要注意房间隔或 Koch 三角房速有引起房室阻滞的危险。对能记录到希氏束电位的部位不是射频能量释放的绝对禁忌部位，可采用滴定法消融（可以从低能量 10W 开始，逐渐递增，最大能量可达 40W），消融中需严密监测房室传导，预防房室结受损。第三，瓣环周围的房速其成功消融的心内电图同旁道消融特点相似，为大 V 小 A 的图形。第四，应当注意心脏静脉起源的房速心房激动和 P 波前的高频 Spike 电位的特点。温控法消融（不超过 50℃ ~ 55℃）可以避免血栓形成，以及导管结痂和静脉狭窄的风险。

导管消融局灶起源性房速消融结果已经多篇报道。从相关报道的 252 例消融的病例中表明其成功率为 93%，复发率 7%。左房房速较右房房速成功率低，多部位起源的房速比单部位起源的房速复发率明显增高。值得注意的是，患者年龄是存在多源性房速和成功消融后房速复发的独立预测指标。这些发现提示心房退行性改变导致的病理学变化在致心律失常方面起重要作用。对药物治疗无效的多源性房速房室结消融可以作为改善症状的一种治疗手段[8]。下面我们简单介绍以下几种不同部位房速的消融特点。

（一）起源于界嵴部位的房速

腔内心电图对于鉴别临近界嵴部位的房速很有用处。房速可能产生于界嵴的所有部位，因为其是无器质性心脏病患者房速的好发部位，在一项研究中发现占所有房速的 2/3，故称其为房速的点火环。这个区域的房速发作聚集的一个生理原因是因为界嵴组织内细胞与细胞间的横向耦联较差而使其有显著的各向异性，这可能形成缓慢传导和微折返。另一原因可能是含有具有自律性的细胞团。这种心动过速的特点与其在界嵴的具体起源部位有关（如界嵴的上部或下部特点各不相同）。如界嵴上部房速有时与窦性心动过速难以鉴别，如某些病例除心率较正常人增快外，其心率变化也具有昼夜的变时性，甚至夜间心率降到 70 次/分左右。而心电图上 P 波形态与窦性心律也完全一致，使我们只有通过消融结果中观察到心率是突然下降还是逐渐下降到正常心率，回顾性诊断为房速还是不适宜性窦速。

（二）起源于房室瓣环的房速

数个研究组的报道引起了对这种心动过速的注意[3]。起源于三尖瓣环的房速并不少见，一项研究报道占右房房速的 13%。其典型的 P 波形态在胸前导联和下壁导联为负向。房速也可以起源于二尖瓣环，其 P 波在 aVL 导联为负向，于 V₁ 导联为正向。Peter M Kistler 等[9]报道了 172 例中 7 例二尖瓣房速，多数分布在二尖瓣上部，靠近左纤维三角及和二尖瓣和主动脉瓣连接处。心电图特点：肢导 P 波电压较低，Ⅱ，Ⅲ，aVF P 波振幅较低，胸导 P 波为负正双向或等电位。在一项研究中，6 例患者中的 5 例均使用腺苷中止了房速，而且腺苷的剂量均低于终止房室结折返性心动过速剂量的 1/2。由于这种心动过速对腺苷的敏感性和邻近瓣环的细胞的电生理特性类似于房室结特性并缺少 connexin43，所以推测这种心动过速的机制可能是涉及这些结样细胞的微折返。我们曾遇到一例二尖瓣环房速，长期被误诊为窦性心动过速，之后经常规电生理检查确诊为二尖瓣环房速，经穿间隔后而消融根治。

（三）起源于冠状窦口肌束的房速

在一项右房房速的研究中报道起源于这一区域的局灶性房速大约占 12%[10]。多数房速起源于冠状窦口的外缘或紧临口内。在一项报道中发现房速起源于冠状窦内深处，推测可能是起源于冠状窦肌束中，因为心动过速不能由左房心内膜消融而可由冠状窦内消融成功。本例的致心律失常基质推测是由于由左房心外膜延伸环绕冠状窦的肌束。起源于冠状窦的房速中常可见到 V₆ 导联的负向 P 波。（图 8 -6 -2）

（四）起源于房间隔的房速

本组房速包括起源于上房间隔、中房间隔、下房间隔和 Koch 三角的房速。这种房速与起源于三尖瓣环的房速类似，比界嵴处房速对腺苷更敏感。此外，在一项研究中发现 45% 的间隔处房速需要使用异丙肾上腺素诱发，而起源于右房游离壁的房速仅有 32% 的患者需要。前间隔和中间隔的右房房速在 V₁ 导联上 P 波呈双向或负向。V₁ 导联上 P 波呈双向或负向，而所有的下壁导联 P 波呈正向或双向常支持前间隔房速的诊断；V₁ 导联上 P 波呈双向或负向而在至少 2 个或 3 个下壁导联上 P 波为负向支持中间隔房速的诊断。V₁ 导联 P 波正向而所有的下壁导联 P 波均负向说明为后间隔房速。电生理检查对于鉴别这种房速和不典型房室结双径路或间隔部旁道非常重要。在一些研究中，27% 至 35% 的患者为起源于此区域的心动过速。

右房房速患者中约 10% 的患者其房速起源于 Koch 三角的顶部（房室结移行细胞区）。必须强调这种心动过速也是对腺苷敏感并需要异丙肾上腺素诱发。这种房速的多数患者可在不损伤房室结的情况下消融成功。心动过速时的 P 波时限比窦性心律时短 20ms。在无器质性心脏病患者仔细标测左房也很重要。在右房单侧心房激动标测不能分辨房速是起源于左或右房，激动经过 Bachmann 束的快速跨间隔传播可产生早期的右侧突破点。在左房房速患者，一项研究发现 P 波在 V₁ 导联是正向的，但其他研究中并不是如此。在一项 16 例患者的研究中，其最早心房激动位于 Koch 三角，但在 40% 的患者发现房速起源于左房。我们一例 12 岁男孩，长期为无休止性心动过速并出现心脏扩大，后经电生理确诊为房间隔区域的房速，各种刺激及药物均无法终止心动过速，但在穿刺房间隔时机械刺激使房速突然终止，之后经消融治疗成功。随访一年，心脏结构及功能均恢复正常（图 8 -6 -3）。

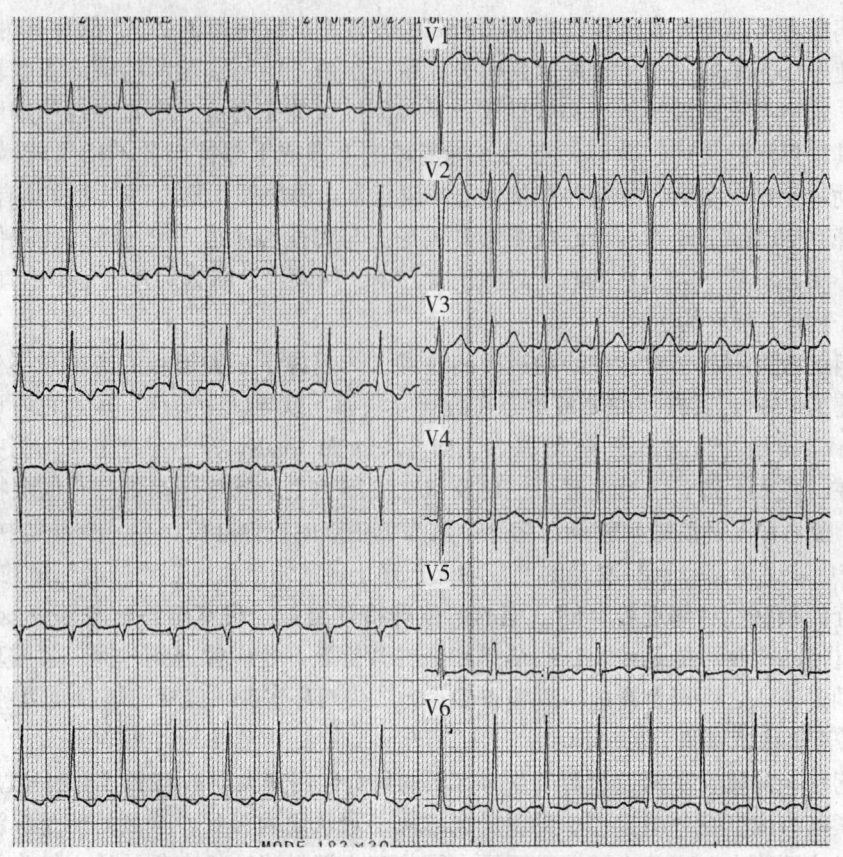

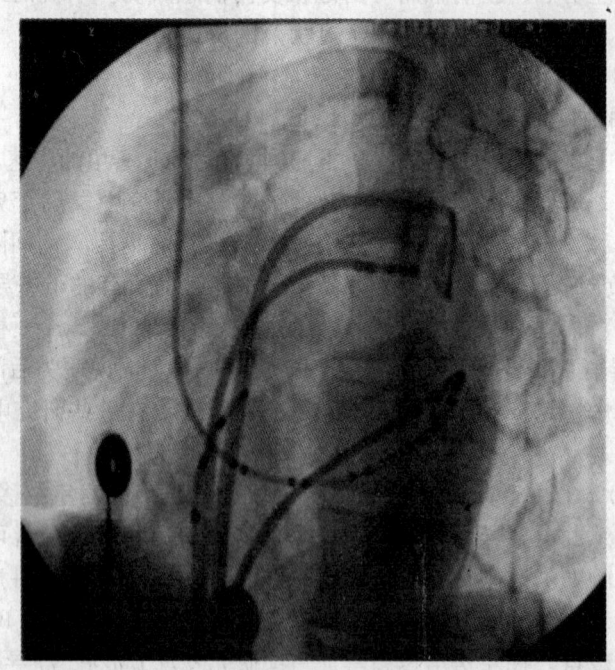

图8-6-2 患者女，23岁。无休止性房速，左房
心内膜消融失败，当消融导管送至冠状窦内后终止房
速。左图为心动过速心电图，右图为消融靶点影像。

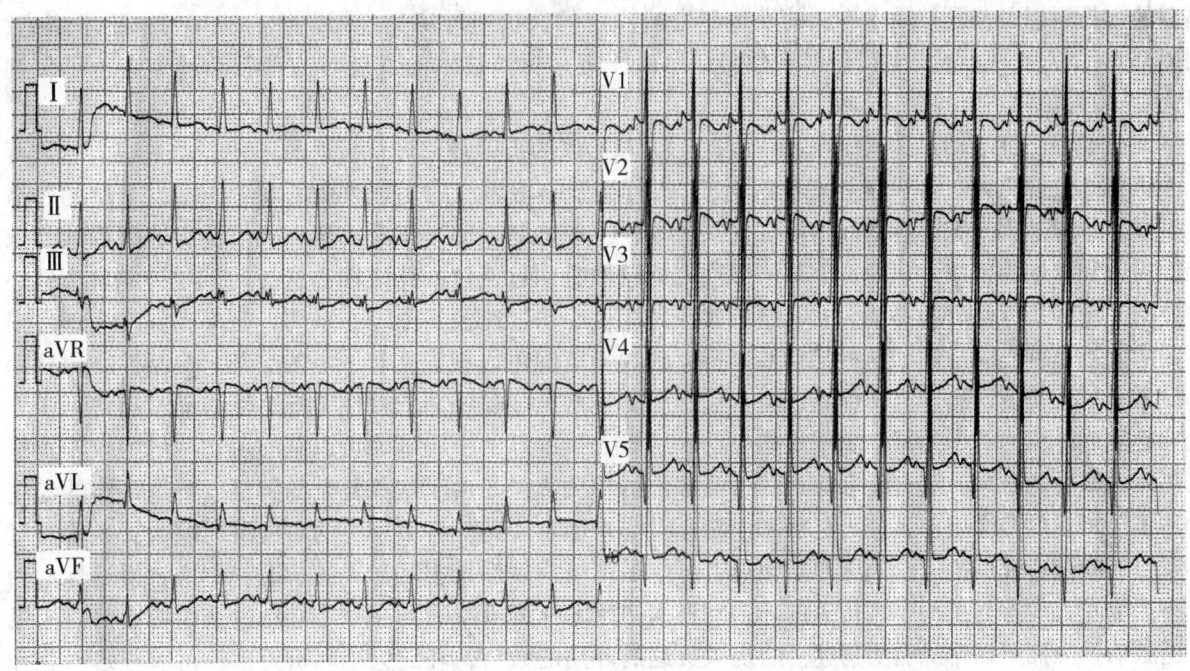

图8-6-3 患者男,12岁。卵圆窝周围的间隔部房速,穿刺房间隔时机械刺激使房速突然终止,之后经消融治疗成功。随访一年,心脏结构及功能均恢复正常。

（五）心耳部房性心动过速

心耳部房速并不多见,可见于左、右心耳部,其起源可位于心耳的深部,也可位于心耳的开口部位。右心耳房速的心电图有时可与窦性心律相混淆,只是 P 波形态在 V_1 导联更为负向。由于心耳部激动发出后,激动的扩布首先需要从心耳先扩布到心房,再从心房扩布到对侧心房,因此 P 波形态显示更宽大,甚至达到120ms 以上。消融策略包括心耳内点消融或心耳口部电隔离。我们的经验提示,心耳部房速的点消融多数情况下必须应用冷灌注导管才能消融成功。

（六）不适宜性窦性心动过速

不适宜性窦速并不常见,对其特点了解也较少,其可能是一组异质性的疾病。确切机制不能肯定,可能与下列因素有关:①窦房结本身自律性增强(固有心率高于对照);②自主神经介导作用(β肾上腺素敏感性增高,迷走神经敏感性降低);③窦房结功能异常。这种综合征的特点是持续性的静息时心率升高并在较轻的身体活动时心率过度增加。一些患者的固有心率增加,其他患者对异丙肾上腺素的反应增强。这种心动过速的心电图特点是 P 波形态与窦性心律时相同。一些患者可能有原发性自主神经系统功能异常、体位性直立性心动过速或原发性窦房结功能异常等疾病。近来一项对18 例不适宜性窦速患者使用静脉腺苷(0.1~0.15mg/kg)的研究发现这类患者对腺苷反应并不敏感,与行电生理检查的年龄匹配的患者相比其窦性周期的延长较少。在行药物自主神经阻滞后也能见到这种现象。这说明在这种综合征中窦房结可能存在器质性病变。Shinbane 等报告25 例长期随访结果,均为女性,年龄33±8岁,消融术后窦性周长延长21%±24%(即刻效果),37%获得良好疗效,7 例需再次手术,3 例因窦性停搏植入起搏器。我们一例儿童患者在消融术后第二天出现大于3 秒的窦性停搏,幸运的是术后第四天恢复正常。

五、大折返性房速的分类和机制

大折返性房速可分类为峡部依赖型(依赖于三尖瓣环—下腔静脉峡部间的传导)和非峡部依赖型房速[1]。成人中大折返性房速中的绝大多数为峡部依赖性。非峡部依赖型大折返性房速中的绝大多数与瘢痕区域有关,常常是切口性。大折返性房速包括房扑、低位环形折返、双波折返、起源于右房游离壁的大折返以及与既往手术有关的发生于右或左房的大折返性房速包括既往心房切开、手术瘢痕、间隔部人工补片、缝合线或其他解剖学障碍。由于近来标测技术的发展对这种心动过来进行了仔细研究。

大折返性房性心动过速是围绕一"大的"屏障形成的折返环路进行折返的一种心动过速，它既可见于正常的心脏患者（如围绕界嵴的折返），也可见于心房组织的病理改变的患者。根据激动的传播是否经过三尖瓣到下腔静脉之间的峡部（三尖瓣—下腔静脉峡部）把具有典型大折返房速分为峡部依赖性房速和非峡部依赖性房速。峡部依赖性大折返性心动过速包括典型性心房扑动、顺钟向典型性心房扑动和低环折返性心房扑动。非峡部依赖性大折返心动过速包括围绕心房切口瘢痕和围绕病理性损害区的大折返性心动过速。这种切口性大折返的频率范围可以很宽，有一定的交叉。典型性心房扑动是最常见的大折返性房速，即使其以前有过心房切开术史。非峡部依赖性大折返性心动过速常见于先天性心脏病外科修补术后或二尖瓣疾病外科术后。大折返环的中心屏障可以是心房切口的瘢痕，也可以是间隔修补的补片、缝合线和瘢痕的边缘部位的相关部位。由于这些复杂的解剖、折返环路的易变性和多环折返的多个出口，使得标测和消融显得非常困难。无外科手术史的右房游离壁大折返是通过界嵴上的间隙造成的折返，而无手术瘢痕者可能是围绕病理性损害区形成的折返。左房大折返性心动过速提示左心房参与了整个大折返的环路。根据初始的标测没有看到在整个心动过速中右心房内未见折返激动，因而可以排除右房房速。心房大折返的环路的数目，环的大小和折返部位可有很多变化和不固定。应用碎裂电位标测来确定解剖屏障和折返环路的关键峡部对指导靶点消融至关重要。

六、大折返性房速的心电图特点

大折返性房速的心电图定位远比局灶性房速的心电图定位复杂。大折返性房速折返环的心电图电位受到心房解剖、手术切口和心房波阵传导的影响。例如，顺钟向和逆钟向房扑以在下壁导联上的 P 波的不同极向为特点。这两种房扑的折返环所环绕的路径相同，但 P 波极向受到心房波阵所行进的方向影响（如脚头位或头脚位）。邻近欧氏嵴的大折返环可能会产生与典型房扑类似或相同的 P 波形态。产生于左房后壁或侧壁和涉及左肺静脉的左侧房扑其特点为冠状窦激动顺序为由远端或中段向近端激动并且显示脚头位的激动顺序，在 V_1 导联 P 波低平或正向，在下壁导联常为直立 P 波。

心电图对大折返性房速的定位更加复杂，可靠性更低。临床上多种不同折返环周长和不同 P 波形态的房速，可能是一由于房内不同的折返环独自形成，也可以是不同折返环同时激动所形成的。例如，左房大折返环房速在心电图上可以表现为典型房速的特点，如 P 波独立存在，P 波间有等电位线，或表现为典型性房扑的图形，也可表现为 V_1 导联上 P 波直立向上的非典型房扑的图形[1]。另外，表现为典型性房扑体表心电图的患者可以是右房游离壁和峡部依赖参与的大折返性房扑，也可以是局部孤立的异位激动，而下腔静脉三尖瓣峡部只是旁观者，或者是包括冠状窦心房肌参与的左房大折返所形成的。这就意味着对表现为典型性房扑的患者行下腔静脉三尖瓣峡部进行拖带标测，以确定消融靶点，彻底根治心动过速是必须的。

七、大折返性房速的标测及消融策略

（一）激动和拖带常规标测技术

常规标测技术包括激动标测和起搏拖带标测，该方法常用于确定传导障碍区或阻滞区，以判定消融导管是否在折返环路上来指导消融[1,11]。首先，典型的房内折返性心动过速可通过激动顺序标测寻找到最早和最晚的激动顺序而明确诊断，心房激动的标测范围应达到整个折返周长的 90% 以上。标测电极导管不容易到达的一些复杂的解剖部位可能会导致通过心动过速折返环路的激动未被完全标测出来。可通过标测电位低电位区、碎裂电位、瘢痕或补片上的电位消失或由于通过阻滞区的各不相同的激动顺序而形成的双电位等电传导特点，来确定传导阻滞和传导延缓区域。电极导管的轻微移动导致电信号振幅和时限的显著变化，也是确定典型解剖障碍区传导的重要手段。在大多数围绕损伤区的大折返性房速的患者中，这些异常的区域常为相应的心房切口或补片的部位，认识这些区域有助于我们对可能的解剖环路的判定。其次结合舒张期电位和起搏后间期与心动过速周长相差小于20ms的隐匿性拖带可确定折返环内的"保护性峡部"。

确定关键峡部的隐匿性拖带的经典标准的敏感性和特异性最初是建立在对室速的研究基础之上的。Morton等研究了这些标准确定心房拖带的敏感性和特异性。他们使用典型房扑模型并使用4种不同频率在7个不同位点行拖带标测。扑动周长减去10ms的隐匿性拖带对峡部位点诊断的敏感性达100%，但其特异性只有54%。扑动周长减40ms特异性可提高至98%，但敏感性只有65%。扑动周长减30ms，敏感性和特异性分别为85%和90%。10例患者中5例患者可以在非峡部部位见到隐匿性拖带。这项研究说明了Nakagawa等研究的重要性，仅仅依靠拖带单一标准来确定消融靶点可能会降低消融的成功率。这些发现也说明了仅仅依靠一种标准来确定复杂大折返性房速的消融位点是很困难的。总的来说，联合解剖学方法和电生理学标测的方法用来保证这种复杂心律失常的消融成功。

（二）三维标测

三维标测系统作为一项新的技术不仅应用于电生理和解剖标测，也为复杂的大折返性心动过速的消融提供了有创的帮助。它们能够准确地确定心房大折返的折返环路的各个部分，其中包括致密区，补片瘢痕区，并能够重建激动模板的等时图和电压图。等时激动标测的分析也可以快速确定缓慢传导区和拖带起搏和导管消融的相应部位。三维电解剖标测可以使瘢痕和补片区以及解剖障碍区清晰显示出来，使我们很容易对折返环的峡部进行横向线性损伤区。另外，对所有消融过的部位进行定位和储存，并可检验消融线路上有无可传导间歇。

既往的研究表明，以前有瘢痕史的峡部依赖性房扑和大折返性房扑是瘢痕性大折返房速的最常见机制，通常为房内的两个折返环路向两个方向折返，最后通过一共同通道单向激动传导。消融其中的一个折返环路常可显露出另一折返环路，这就要求我们必须仔细观察心房激动顺序和心电图形的变化，因此两个环路的消融对消融手术的成功显得尤为重要。Nakagawa等[12]对患先天性心脏病外科修补术后的16例患者行电解剖标测，以确定其是否存在独立的通路，他们提示该研究的目的就是要证实"没有独立存在的异常通路就没有大折返性心动过速"。结果发现在所有的患者中均有一较大面积的低电压区（≤0.5mV）该区域内均存在一条狭窄的通道（其宽度≤2.7cm），该通路可以是小的瘢痕之间的独立通路，也可以是正常心肌之间的异常通道。该通道可经过在折返环内起搏拖带被证实。不论心电图图形，心动周期还是起搏拖带，在狭窄的通道内外的确是完全不同的。在该通道内局灶消融或较短的线性消融可以替代因心房切口和解剖屏障形成的峡部进行较长的线性损伤，可成功地治愈这种大折返性房性心动过速。并且发现常规标测技术无法确定其关键通道，消融成功率是较低的，尤其对那些要施Fontan手术的患者。Delacretaz等也有发现，在某些病例中，当确定了某一较窄的峡部后，对其进行局灶消融就可终止心动过速。

通过应用非接触标测系统发现右房大折返房速可以是激动从界嵴中间的缝隙传导而形成的心房上部环形折返，其折返环路可以围绕中心屏障既可以顺钟向折返，也可以形成逆钟向折返，其折返环路是由界嵴，功能性阻滞区和上腔静脉构成。在界嵴上更低的缝隙突破点也被发现，这可能是由于界嵴上缓慢传导的各向异性在该区域进一步受损形成了房内折返性心动过速的基础。通过对该传导缝隙（折返环路上最窄的部位）进行线性消融即可中止这种右房游离壁的大折返房速。左房大折返房速可表现为两个或三个折返环路的折返。由于这种复杂的折返环路，多种电位折返环，碎裂电位的存在和因低电压区限制了起搏拖带等因素，使得应用常规导管标测受到挑战。三维标测技术结合常规标测手段可以对大折返性房速进行电解剖和电激动重建，使得导管消融变得更容易。最近的报告发现，心房的解剖学基质上常存在较大范围的无电位区（<0.05mV），这些区域相对集中在左房后壁，也可在肺静脉口部或心耳部存在的阻滞区（间期≥50ms的双电位）[48]。左房大折返性房速通常由1~3个反复多变的大小折返环围绕着二尖瓣环，肺静脉，阻滞区或低电压区的折返。Ouyang等[13]进一步阐明了两种不同基质间保护性峡部在大折返房速中的重要性。Markowitz等[14]认识到了在左房大折返性房速的发

生中左房间隔和右肺静脉之间峡部的作用，对关键峡部的传导进行阻滞可成功治愈这种心动过速和预防复发。我们一例瓣膜置换术后房速，经三维标测证实为左房大折返性房速，反复进行二尖瓣环峡部消融均不能终止心动过速，之后采用二尖瓣环上缘和右肺静脉之间的线性消融根治房速。这可能提示左房大折返性房速，其缓慢传导区不一定均像三尖瓣峡部一样必须依赖二尖瓣峡部来维持折返（图8-6-4）。

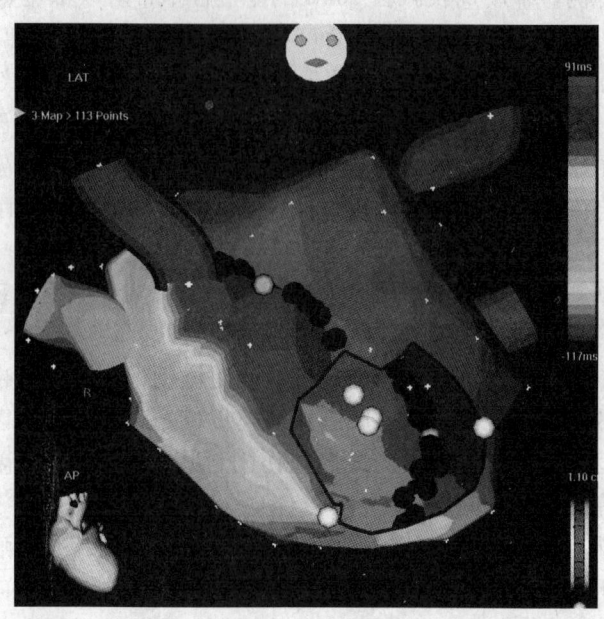

图8-6-4　患者女，62岁。风湿性联合瓣膜病后
左房大折返性房速，反复行左房峡部消融无效，之后
采用二尖瓣上缘和右肺静脉之间的线性消融根治房速。

（四）大折返房速导管消融的结果

导管消融可在电生理指导下对具有缓慢传导的关键峡部的出口和入口部进行消融，也可以通过解剖学标测对两个瘢痕之间或瘢痕与邻近的解剖学屏障区之间最窄的部位进行线性消融。成功消融的终点是指消融放电中心动过速终止，心动过速不能被诱发和消融后消融线两侧出现双向阻滞。大量随访认为解剖标测法消融优于电生理常规标测法，房速复发的原因是发生新的心动过速，或由于峡部宽而厚而未形成彻底阻断，也可能是并未诊断出可能存在的各种折返路径。8mm大头导管和冷盐水灌注导管对可能较厚或瘢痕的心房壁的消融可大大提高成功率。

六、结论

在心脏介入的电生理时代可通过常规电生理技术和新的三维标测系统明确房速的诊断，对房速机制和局部激动或者折返环的详细研究表明大多数房速可被成功治愈，三维标测技术的应用使部分房速的消融更加容易，且有很低的并发症和复发率。

（李学斌）

参 考 文 献

1. Saoudi N, Cosio F, Waldo A, et al. Classification fo atrial flutter and regular atrial tachycardia according to electrophysiologic mechanism and anatomic bases: Astatement from a joint expert group from the Working Group of Arrhythmias of the European Society of Cardiology and the North American Society of Pacing and Electrophysiology. J Cardiovasc Electrophysiol, 2001,

12 : 852 - 866.

2. Reithmann C, Hoffmann E, Dorwarth U, et al. Electroanatomical mapping for visualization of atrial activation in patients with incisional atrial tachycardias. Eur Heart J, 2001, 22 : 237 - 246.

3. Matsuoka K, Kasai A, Fujii E, et al. Electrophysiological features of atrial tachycardia arising from the atrioventricular annulus. Pacing Clin Electrophysiol, 2002, 12 : 1187 - 1189.

4. Yamane T, Shah DC, Peng JT, et al: Morphological characteristics of P wave during selective pulmonary weon pacing. J Am Coll Cardiol, 2001, 38 : 1505 - 1510.

5. Chen SA, Chiang CE, Yang CJ, et al. Sustained atrial tachycardia in audlt patients: Electrophysiological characterisitics, pharmacological response, possible mechanisms and effects of radiofrequency ablation. Circulatio, 1994, 90 : 1262 - 1278.

6. Chiale PA, Franco A, Selva HO, et al. Lidocaine - sensitive atrial tachycardia. J Am Coll Cardiol, 2000, 36 : 1637 - 1645.

7. Rankovic V, Karha J, Passman R, et al. Predictors of appropriate implantable cardioverter - defibrillator therapy in patients with idiopathic dilated cardiomyopathy. Am J Cardiol, 2002, 89 : 1072 - 1076.

8. Ueng KC, Lee SH, Wu DJ, et al. Radiofrequency catheter modification of atrioventricular junction in patients with COPD and medically refractory multifocal atrial tachycardia. Chest, 2000, 117 : 52 - 59.

9. Kistler PM, Sanders P, Hussin A, et al. Focal atrial tachycardia arising from the mitral annulus: electrocardiographic and electrophysiologic characterization. J Am Coll Cardiol, 2003, 41 : 2212 - 2219.

10. Tritto M, Zardini M, De Ponti R, et al. Iterative atrial tachycardia originating from the coronary sinus musculature. J Cardiovasc Electrophysial, 2001, 12 : 1187 - 1189.

11. Delacreatz E, Ganz LI, Soejima K, et al. Multiple atrial macro - reentry circuits in adults with repaired congenital heart disease: Entrainment mapping combined with three - dimensional electroanatomic mapping. J Am Coll Cardiol, 2001, 37 : 1665 - 1676.

12. Nakagawa H, Shah N, Matsudaira K, et al. Characterization of reentrant circuit in macroreentrant right atrial tachycardia after surgical repair of congenital heart disease: Isolated channels between scarsallow: "focal" ablation. Circulation, 2001, 103 : 699 - 709.

13. Ouyang F, Ernst S, Vogtmann T, et al. Characterization of reentrant circuits in left atrial macroteentrant tachycardia: Critical isthmus block can prevent atrial tachycardia recurrence. Circulation, 2002, 105 : 1934 - 1942.

14. Markowitz SM, Brodman RF, Stein KM, et al; Lesional tachycardias related to mitral valve surgery. J Am coll Cardiol, 2002, 39 : 1973 - 1983.

7 特殊旁路的射频导管消融治疗

本文主要讨论以下几种与普通旁路的电生理特点或消融方法有所不同的特殊旁路。包括：心外膜旁路，Mahaim 纤维，慢传导旁路和伴有 Ebstein 畸形的旁路。其中最常见的为心外膜旁路，占后间隔和左后旁路中的 1/5，约占该部位旁路失败病例的一半。

一、心外膜旁路

对旁路的研究开始于 20 世纪初，Kent 发现在房室环心房侧有类结节样组织并可与心室相连，被后来的研究者称为旁路[1]。20 世纪 30 年代 Wolff - Parkinson - Wilson 在心电图上发现了一种宽 QRS 并伴有心动过速的患者，并推断这种心电图改变及心动过速是由旁路引起[2]。40 年代人们在这种心电图伴有心动过速死亡的患者中发现旁路的存在，这种旁路是一种连接人类心房与心室的肌组织。80 年代进一步的解剖学研究证实这种肌束位于房室瓣环根部，非常靠近心内膜。这种旁路是临床上最常见的一种，也就是人们所说的心内膜旁路。因为心内膜旁路非常靠近心内膜，在心内膜侧进行射频消融非常容易成功。

对心外膜旁路的研究开始于 20 世纪 80 年代，人们在预激综合征伴房颤的患者中发现有的旁路是由憩室引起的，当时人们只认为这是预激综合征中一些极特殊的患者[3]。随着射频消融技术的发展，人们发现在旁路患者中尤其是在后间隔旁路及左室后旁路中，一部分患者在心内膜消融极难成功，而在位于心外膜的冠状静脉窦中容易消融成功，人们称这些旁路为心外膜旁路。20 世纪 90 年代人们认为心外膜旁路是与心内膜旁路一样的旁路，只是旁路在瓣环上的位置不同而已。近几年我们在研究中发现心外膜旁路是冠状静脉窦参与的旁路[4]。冠状静脉窦（CS）的近端与心房有广泛的连接，心中静脉（MCV），心后静脉（PV）及憩室上面有心肌覆盖，电生理证实上面与肌组织相连，形成心外膜旁路。

心外膜旁路从组织胚胎发育到旁路特点与心内膜旁路是完全不同的两种旁路。心外膜旁路的心房端是 CS，CS 上面被广泛的心肌组织覆盖，与左右心房都有广泛的连接。旁路的心室侧是 CS 的分支及其与心室相连的异常肌组织。我们的研究发现在心外膜旁路中只有 20% 是伴有 CS 及 MCV 憩室，10% 伴有 CS 或 MCV，心小静脉（SCV）扩张，绝大多数 70% 是 CS 正常的病例。在这些病例中绝大多数患者通过 MCV 上的肌束与心室相连，一少部分通过 PV 及 CS 上的肌组织与心室相连（图 8 - 7 - 1）。

心外膜旁路的消融与心内膜旁路也不同。它的最佳消融点是在 MCV，PV 或憩室中记录到旁路电位的部位。在这些部位消融放电的成功率非常高，而在心内膜消融这些部位能量很难穿透心外膜，因此成功率非常低。我们的另一项研究发现在没有 CS 憩室的心外膜旁路病例中，2/3 的病例在冠脉造影中发现理想消融靶点到动脉的距离小于等于 2mm，在部分小于等于 2mm 距离的病例中消融放电约 2/3 的患者出现冠状动脉狭窄，有的甚至出现急性心肌梗死，可能需行冠状动脉介入治疗。为了避免冠状动脉狭窄的出现，我们常将导管在心中静脉中进深一点或退浅一点，来减少消融中可能出现的危险，但最好将导管远端电极移动到距动脉大于 5mm 的部位。这里要强调一下，它们之间的距离随着心动周期的变化在不断变化，我们所说的距离是心动周期中最近的距离。

另一种方法是消融心外膜旁路的另一侧，那就是心房与 CS 的连接端。这种消融非常困难，因为 CS 与心房之间有广泛的连接，这种消融是逐点的，直到分离 CS 与左房及右房的所有连接点，但这种消融可避免损伤动脉。理论上讲，在从心房到 CS，从 MCV 到 MCV 与心室的异常肌束到其与心室的连接部的任何部位阻断其传导都可使旁路的消融成功。还有一种消融方法是在心内膜消融使其能量穿透

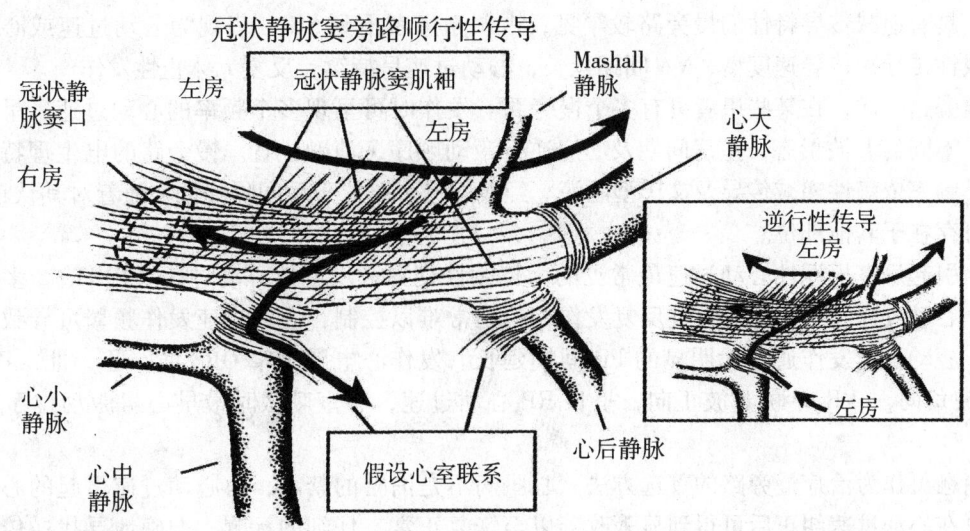

图 8 - 7 - 1   由冠状静脉窦肌袖形成的心外膜旁路传导示意图（引自参考文献 4）

到心外膜。它的消融方法是在心内膜距心外膜旁路走行接近的地方标测旁路电位，在心内膜上可能标测到远场的旁路电位，它与心外膜标测到的局部旁路电位出现一致。在该部位消融，可能成功，但成功率不高，而且复发率高。

二、Mahaim 纤维

1937 年 Mahaim 和 Benatt 在尸检中发现从希氏束到心室肌的异常连接组织，其后又发现房室结到心室肌的异常连接组织，即束室纤维和结室纤维，统称为 Mahaim 纤维。1975 年 Anderson 认为结室纤维可以产生临床上典型的 Mahaim 心动过速，束室纤维则不参与心动过速。近年来随着导管消融术的应用证实以前认为结室纤维引起的心动过速实际上主要是由起源于右房游离壁的具有递减传导的特殊纤维引起，即房束纤维与房室纤维。目前根据解剖走行将 Mahaim 纤维分为房束纤维、房室纤维、结室纤维和束室纤维。房束纤维占 Mahaim 纤维的绝大多数。Young 等将 Mahaim 纤维特点概述为：①右前的房束纤维；②无逆传功能；③递减传导功能；④心室内走行长；⑤终止于右心室远端。

Mahaim 综合征患者的静息心电图一般正常，Mahaim 纤维最典型特点是递减传导，采用心房频率递增刺激时，AV 间期逐渐延长伴心室预激程度的不断增加，心电图出现左束支阻滞图形的宽 QRS 波，HV 间期不断缩短，H 波最后移至 QRS 波中间。心电图波 QRS 波逐渐增宽，最后达最大程度预激。最大预激的出现提示心室激动完全经 Mahaim 纤维下传，此时继续增加频率，AV 间期仍逐渐延长，提示 Mahaim 纤维具有递减传导特性。

房室纤维的电生理表现与折返途径与房束纤维类似，结束纤维引起心动过速报道极少，心动过速时可出现室房分离。束室纤维认为不引起激动折返，在心电图上可有预激表现，但不出现心动过速。Mahaim 纤维介导心动过速的折返途径前传经 Mahaim 纤维，逆传经房室结，心电图呈左束支阻滞型。射频消融是治疗 Mahaim 纤维安全和有效的首选方法。Mahaim 纤维射频消融术中，在三尖瓣环可记录到具有特征性的 Mahaim 纤维电位，该电位类似希氏束或右束支电位，频率高，时限短[5]。一般认为在三尖瓣环上标测到旁路电位的部位是房束旁路的成功消融靶点。但对于未能标测到旁路电位的情况下，以心动过速时三尖瓣上心室最早激动点作为消融靶点，同样能有效消融阻断旁路达到治疗目的[6]，这种情况可见于房室纤维。

三、慢传导旁路

20 世纪 70 年代以前人们认为房室旁路的传导并无递减特性。随着心电生理学进展，人们发现持续性交界性反复性心动过速的机制是由房室折返引起，其旁路逆传呈现慢传导及递减传导的特性，称为慢旁路。具有递减传导特性的慢旁路较罕见，占预激患者不到5%，表现为心动过速或心室起搏时室房呈递减性传导，传导速度慢，VA间期延长，心动过速呈持续，反复无休止性发作[7]。

同普通旁路一样，在某些患者可有多个慢旁路。发作时可呈现多个频率的心动过速，呈现不同的传导周长，不同的P波形态，室房间期及心房逆行激动顺序，消融位置。慢旁路的电生理特征为传导速度慢，具频率依赖性递减传导及文氏型阻滞。经典的慢旁路位于后间隔部位。随着对其认识的发展，发现其还可存在于其他部位。

慢旁路引起房室折返心动过速最常见的为持续性交界区反复性心动过速（PJRT）。多发生于儿童及青年，心动过速几乎为持续性且反复发作，药物常难以控制，心动过速发作频繁可导致心动过速性心肌病。心动过速发作通常无明显的PR间期延长。发作心电图为窄QRS波，Ⅱ，Ⅲ，aVF，V$_4$～V$_6$导联P波负向，aVR导联P波正向，呈长RP心动过速，心室刺激时最早心房激动位于冠状窦口附近。

射频消融可作为治疗慢旁路的首选方法。心肌病不是消融的禁忌，由心动过速引起的心肌病和心功能损害可在心动过速纠正后可得到显著改善以至恢复正常。仔细的标测，准确地寻找逆传心房最早激动点是消融成功的关键。标测时应在冠状窦口或心房最早激动部位进行标测，寻找最早的心房激动点应为最短的VA间期或最提前的A波，而非所谓的VA融合。因慢旁路传导时间长，其消融部位的VA间期也较长，不易记录到非常接近或融合的VA间期，因此只要标测到逆传心房最早激动部位即可作为消融靶点，有效靶点逆传房波前可有旁路电位[8]。

四、伴 Ebstein 畸形的旁路

预激综合征所伴发的室上性心动过速多见于心脏结构正常的患者，但少数患者可同时合并有先天性心脏病。合并的先天性心脏病以三尖瓣下移畸形最为常见，占成人先天性心脏病的1%，常由于三尖瓣隔瓣，后瓣下移并附着于房室环下面的室间隔和右室壁不同部位而将右室分化为固有瓣环至下移瓣膜之间的房化右室和下移瓣膜至心尖的功能右室。三尖瓣下移畸形其中约有5%～20%的病例合并有预激综合征，旁路几乎均位于右侧，最常见的部位为右后间隔。Van Hare报告三尖瓣下移畸形并房室旁路多位于右后间隔、右后侧壁[9]，Till J等报道此类患者30%合并有多旁路[10]。对于无血流动力学障碍的Ebstein畸形合并预激综合征者射频消融术是一种安全，有效的治疗选择。

Ebstein畸形患者消融手术中导管操作要轻柔，减少机械刺激引起心房颤动发生的几率。由于三尖瓣下移，右房及房化右室明显扩大，三尖瓣也扩大，导管贴靠比较困难，可以采用倒U形特殊手法有利于导管和瓣环的贴靠。在右侧游离壁消融过程中，如果选用最大弯度导管仍接触不良，AV波较小且不稳定时应根据瓣环大小选择适当型号的Swartz鞘。由于Swartz鞘有特定的弯曲造型，使得大头导管不仅能紧密接触三尖瓣环，记录到稳定的较大AV波，而且导管固定良好，不易移位，有利于旁路消融，减少复发。

Ebstein畸形患者的旁路者具有特殊的电生理表现，旁路位于右侧和后间隔者达94%。Ebstein畸形伴发旁路大部分为Kent束，以右后间隔多见，约有20%～30%的心电图表现为预激综合征图形[11]。合并Mahaim旁路可占13%左右。伴Ebstein畸形的旁路射频导管消融时消融导管在房室环处进行标测消融，理想的消融解剖部位仍在房室环上，而非下移的瓣叶附着处，以X线显影结合心内AV波比例作为消融靶点的定位指标。首先将导管置于瓣环上，然后在瓣环上标测寻找最早V波或心动过速及心室起搏时的最早A波及旁路电位的部位，作为消融靶点。对于术中证实有多条旁路者，可以剥笋法进行消融，即先消融典型的旁路，消融成功后再仔细标测和消融其余的旁路。对旁路成片状者，可在放电中逐点移动导管，使旁路传导顺序逐渐改变，直到旁路传导消失。

（孙英贤）

参 考 文 献

1. Kent AFS. Researches on the structure and function of the mammalian heart. J Physiol, 1893, 14：233 – 254.

2. Wolff L, Parkinson J, White PD. Bundle – branch block with short P – R interval in healthy young people prone to paroxysmal tachycardia. Am Heart J, 1930, 5：685 – 704.

3. Gerard M, Colette M, George J, et al. The coronary sinus diverticulum：A pathologic entity associated with the Wolff – Parkinson – White syndrome. Am J Cardiol, 1988, 62：733 – 735.

4. Yingxian Sun, Mauricio A, Kenichiro O, et al. Coronay sinus – ventricular accessory connections producing posteroseptal and left posterior accessory pathways. Circulation, 2002, 106：1362 – 1367.

5. Hluchy J. Mahaim fibers：electrophysiologic characteristics and radiofrequency ablation. Z Kardiol, 2000, 89 Suppl 3：136 – 143.

6. Haissaguerre M, Cauchemez B, Marcus F, et al. Characteristics of the ventricular insertion sites of accessory pathways with anterograde decremental conduction properties. Circulation, 1995, 91：1077 – 1085.

7. Manita M, Kaneko Y, Kurabayashi M, et al. Electrophysiological characteristics and radiofrequency ablation of accessory pathways with slow conductive properties. Circ J, 2004, 68：1152 – 1159.

8. Meiltz A, Weber R, Halimi F, et al. Permanent form of junctional reciprocating tachycardia in adults：peculiar features and results of radiofrequency catheter ablation. Europace, 2006, 8：21 – 28.

9. Van Hare GF. Radiofrequency ablation of accessory pathways associated with congenital heart disease. Pacing Clin Electrophysiol, 1997, 20：2077 – 2081.

10. Celermajer DS, Bull C, Till JA, et al. Ebstein'anomaly：presentation and outcome from fetus to adult. J Am Coll Cardiol, 1994, 23：170 – 176.

11. Iturralde P, Nava S, Sálica G, et al. Electrocardiographic characteristics of patients with Ebstein's anomaly before and after ablation of an accessory atrioventricular pathway. J Cardiovasc Electrophysiol, 2006, 17：1332 – 1336.

 # 小儿射频消融进展

十余年来，射频消融（radiofrequency catheter ablation，RFCA）广泛用于根治预激综合征、房室结折返性心动过速、房性心动过速、心房扑动、特发性室性心动过速和频发性室性早搏，取得极好的疗效，已成为根治上述心律失常的首选方法。射频导管消融用于治疗小儿快速型心律失常国内外均有报道，虽然开展小儿射频手术的心脏中心和治疗的例数远远低于成人，但其成功率和并发症与成人无异。2004 年 Van Hare 等[1]报道了 2 761 例 0～16 岁小儿阵发性室上性心动过速射频消融结果，总成功率95.7%，并发症4%，没有死亡病例。Kugler 等[2]将美国儿童射频导管消融注册登记资料分为两组（1991～1995 年和 1996～1999 年）进行比较，结果显示消融失败率自早期的 9.6% 提升到近期的4.8%，并发症由 4.2% 降低为 3.0%。随着射频消融技术的成熟，适应证趋于小龄化，对婴幼儿射频消融手术的风险是否增加存在争议。2001 年 Blaufox 等[3]回顾了美国 27 个中心登记的 137 例自出生至1.5 岁婴儿的射频消融效果，与 5 960 例非婴儿相比，成功率和并发症均无明显差异。因此，对心动过速发作频繁的婴儿，抗心律失常药物疗效不佳或心动过速危及生命时，该资料支持有经验的电生理医师选择射频消融手术。2005 年 Aiyagari 等[4]回顾了美国两大电生理中心资料，对照体重≤15kg 组和体重 15.1～20kg 组射频消融的近期/远期成功率和并发症均无明显差异。1991 年 10 月北京大学第一医院电生理室首先在国内以射频导管消融成功治疗儿童快速型心律失常[5]，迄今已逾 800 例，最小年龄 4个月，消融总成功率＞95%，并发症＜1%。实践证明，射频导管消融亦可相对安全有效地用于治疗小儿快速型心律失常。

一、预激综合征

预激综合征是小儿最为常见的室上性心动过速，自胎儿期即可发作心动过速。年龄＜1 岁者常表现为无休止性心动过速，抗心律失常药物难以控制。持续心动过速可导致心功能不全。当合并有器质性心脏病时，更增加了猝死的风险。突然发作的频率非常快的心动过速可因心输出量突然下降导致晕厥。近年来，随着小儿预激综合征射频消融方法的日趋成熟，对有症状的阵发性心动过速的学龄儿童以及药物疗效不佳的婴儿，选择射频消融治疗已无争议。对于无症状的小儿预激综合征进行危险性分层是困难的，无论是回顾性还是前瞻性研究均显示成人无症状性预激综合征的危险性分层标准并不适用于小儿。鉴于大量实践经验提示有创性电生理检查的安全性，更多的儿科电生理医生选择以电生理检查评估其危险性及选择适当的治疗[6]。

1. 评价　射频导管消融治疗小儿预激综合征（房室旁路所致房室折返性心动过速），方法成熟，疗效肯定，总成功率＞95%[1,3,7]，与成人资料无显著差异。旁路所在位置影响消融成功率，左侧游离壁旁路成功率（97.8%）高于右侧游离壁旁路（90.8%），约 3% 因间隔旁路而放弃消融[1]。Blaufox 等[3]的注册登记资料显示，年龄＜1.5 岁的婴儿（体重 1.9～14.8kg）预激综合征射频消融成功率为94.5%，主要并发症 4.6%，非婴儿的成功率为 91.5%，主要并发症 2.1%，两者间无显著差异。实践证明，射频导管消融可安全有效地用于治疗儿童和婴儿预激综合征。

2. 患者的选择　选择手术的年龄取决于临床症状、旁路位置以及手术操作医生的经验：①左侧房室旁道的射频消融由于涉及左心导管操作及可能发生的相应并发症，如动脉闭塞、主动脉瓣损伤等，选择＜2 岁患儿时应极为慎重；②右前、中间隔旁路消融发生三度房室传导阻滞的风险大，选择任何年龄的患者均应谨慎；③右侧游离壁旁路和右后旁路操作相对安全，如果临床表现为无休止性心动过速或心动过速频繁发作，抗心律失常药物不易控制，为防止发生心功能不全，根据手术医师的经验在

较小年龄的患儿既可选择消融手术治疗，笔者成功手术的最小年龄是 4 个月婴儿。

3. 方法学　房室旁路的电生理特征现已明了，对旁路的定位技术也已成熟，小儿手术和标测方法与成人相同。基于儿童特点，术中需注意根据患儿年龄和旁路位置选择相应粗细和弯度的消融电极导管。

二、房室结折返性心动过速

由房室结双径路所致房室结折返性心动过速是成人最常见的室上性心动过速之一，儿童较成人相对少见，随年龄的增长，发生率逐渐增加。婴儿期极为罕见，儿童期发生率仅为室上性心动过速的 13% ~ 16%，症状出现的高峰时期在 8 岁以后，至青春期成为室上性心动过速的最常见原因[8]。

1. 评价　应用射频消融治疗儿童房室结折返性心动过速的报道日益增加。早期通过消融改良房室结快径路的方法，因其极易发生完全性房室传导阻滞目前很少采用。取而代之的是经消融改良房室结慢径路取得良好效果，完全性房室传导阻滞并发症的风险明显降低。儿童房室结折返性心动过速消融成功率 95.7% ~ 97%，复发率 5% ~ 10%[9,10]。

2. 患者的选择　虽然射频消融治疗小儿房室结折返性心动过速成功率与成人无明显差异，但复发率及完全性房室传导阻滞并发症的风险相对高于成人患者，这可能与下列因素有关：儿童期 AVN 发育尚不成熟，发放射频消融能量的强度及时间较成人趋于保守；年幼儿的房室结面积相对较小，导致完全房室阻滞的几率要高于成人。由此，在年幼儿的房室结折返性心动过速，采取射频消融治疗需慎重，症状明显者，可口服抗心律失常药物控制发病次数，待年龄增长（ > 7 岁），房室结发育相对成熟后，再酌情选择射频消融治疗[9]。

3. 方法学　选择 7F 加硬消融电极导管，沿三尖瓣环向前至冠状窦口周围，标测小 A 大 V 波，其间无 H 波，且 A 波碎裂处放电。放电时出现间断的交界性早搏、逸搏或短阵交界性心律是消融可能成功的标志。

为减少/避免完全性房室传导阻滞的发生，消融时应注意下列几点：①采用窦性心律下消融；②放电时自 50℃/15 ~ 25W 开始试放电，根据反应逐渐小心增加温度和瓦数，短时多次放电；③放电时如出现 PR 间期或 AH 间期延长、心率室房分离的快速交界性心动过速或导管位置的改变，应立即停止消融。

三、房性心动过速

房性心动过速简称房速，在儿科临床意义很重要。小儿房速不少见，约占儿童室上性心动过速的 4% ~ 10%。房速可表现为短阵自限性、阵发持续性和持续无休止性心动过速。持续无休止性房速，可引起心功能失代偿。

1. 评价　在房速的非药物治疗中，射频消融已成为首选方法。局灶性房速的消融成功率为 60% ~ 100%，影响成功率的主要因素为房速的起源位置[13]。房速可起源于心房任一部位或与心房相连的解剖结构，如肺静脉、冠状静脉窦等。儿童房速以右房房速且单源性房速多见，射频消融成功率 > 90%。在经验丰富的电生理医生，左房房速消融成功率接近右房房速。

2. 患者的选择　目前对于房速，射频消融不作为一线治疗，多选用抗心律失常药物治疗，但有效率低。对于已出现心功能不全征象的患儿，应早期选择射频消融或将射频消融作为一线治疗方案。

3. 方法学　房速可以起源于左、右心房的几乎任何部位，左侧房速多起源于肺静脉口。房速消融时，需将标测电极置于冠状静脉窦和希氏束，必要时于右心房放置 HALO 电极，有助于房速的定位。主要标测方法为激动顺序标测，以体表心电图或心内电图 A 波最早出现导联作为参照导联，标测到最早心房激动点为消融靶点。左房房速消融时，少数儿童消融电极导管可经解剖上未闭合的卵圆孔到达左心房，如不存在卵圆孔未闭或房间隔缺损，则需穿刺房间隔将消融电极导管送入左房。

四、心房扑动

心房扑动（房扑）是成人室上性心动过速中相对少见的一种，其发生率远低于房颤。儿童房扑的发生率高于成人，自胎儿、新生儿期至年长儿均可发病，房颤则少见[14]。

儿童房扑可见于：①先天性心脏病瓣膜异常并发右心房扩大；②先天性心脏病术后，特别是涉及右心房切开的手术；③合并于病态窦房结综合征；④无器质性心脏病。心脏结构正常者预后良好。

1. 评价　①典型房扑：于右心房峡部行线形消融造成双向阻滞，疗效肯定，成功率90%~95%，复发率低，已成为一线治疗方法；②非典型房扑或心房切口折返性房速/房扑：常规电生理标测方法难以成功标测和消融。但新型三维电解剖标测系统—Carto标测系统能三维显示心腔结构、显示传导径路、定位记忆及电位幅度二维或三维定位。自应用以来，随着经验的积累，成功率明显提高，复发率降低，X线曝光时间明显缩短。

2. 患者的选择　①典型房扑：除外因心脏结构异常导致心房容量负荷过重的病因，如电转复或抗心律失常药无效，年龄>1岁小儿可选择射频消融（选择手术的最小年龄需根据电生理医生的经验）。少数患儿房扑为病态窦房结综合征所致，消融成功后表现为窦性停搏和/或窦性心动过缓，可能需要植入永久性心脏起搏器，术前需向患儿家长交代；②非典型房扑或心房切口折返性房速/房扑：因常规电生理标测方法难以成功标测和消融，射频消融不作为一线治疗方法。在有条件的电生理室可选择应用三维标测系统。

3. 方法学　①典型房扑的射频消融：典型房扑具有明确固定的折返机制，成功消融取决于打断大折返环路，目前最有效的方法为右心房峡部线性消融。于左前斜位45°，消融电极导管自冠状窦口下方三尖瓣环处，标测到小A大V为起点进行消融，预设温度60℃，每回撤2~3mm消融20~30s，逐渐回撤消融导管至下腔静脉；②非典型房扑或心房切口折返性房速/房扑的射频消融：折返环路和关键峡部不恒定，消融线路位置的确定须根据不同患者的具体情况而定。应用传统的多极导管标测技术很难明确折返环的位置，特别是对于复杂先心术后患者。新的三维电解剖标测系统—Carto系统和非接触球囊导管标测系统可以直观地显示心内电传导的记录和关键峡部，对不同患者设计各自独特的消融线，目前已积累了一些经验。

五、特发性室性心动过速、室性早搏

不伴有器质性心脏病的室性心动过速，称为特发性室性心动过速（特发性室速）在儿童少见[15]，其流行病学资料十分有限。在笔者电生理室接受射频消融治疗的心动过速儿童及婴儿共800例，其中特发性室速52例，本组资料特发性室速占儿童心动过速的6.5%。特发性室速血流动力学改变较轻，预后良好。Pfammatter等[15]报道98例小儿特发性室速，发病年龄5.4（0.1~15.1）岁，其中27%在婴儿期即发生室速。98例患儿中，经临床或超声心动图证实存在左室心功能不全者36%，其中1/3（全部病例的12%）症状严重（心衰或晕厥）。多数患儿（64.2%）随访过程中未服用抗心律失常药，平均随访47个月，没有患者死亡。婴儿期发病者室速自愈率89%，其预后好于1岁以后发病者（室速自愈率56%）。

不伴有器质性心脏病的室性早搏是儿童期非常常见的心律失常，多数预后良好。在临床上偶发早搏的患儿多无明显症状，常在体格检查或做心电图时才被发现。这些早搏虽然是良性的，却可能表现为对抗心律失常药物耐受，并严重影响患儿的生活质量。长期频发的早搏，如早搏>1万次/24hr或>20%，还可能导致左心室扩大和心功能不全，这类患者选择射频消融治疗成功后经随访，左室功能得到明显改善，左室舒张末内径（LVDd）明显缩小，左室射血分数（LVEF）显著提高[16,17]。

1. 评价　射频消融治疗特发性室速已被广泛应用，方法成熟，成功率高。其中以激动起源于右室流出道的室速和左室中后间隔部室速最为多见，成功率高。起源于其他部位的室速，成功率较低。器质性心脏病并发的室速标测困难，成功率较低，复发率较高。

室性早搏多起源于右室流出道。对起源于右室流出道的、无器质性心脏病的频发单源性室性早搏，射频消融是安全有效的，成功率81%～83%。影响消融成功的主要因素是部分患者早搏起源于心外膜或右室流出道以外的部位[16~18]。

2. 患者的选择　①特发性室速：因方法成熟，效果肯定，已成为临床一线治疗方法。在小儿特发性室速，如室速发作频繁，症状明显，抗心律失常药物控制不满意者，可选择射频消融。右室流出道室速射频消融操作过程对小儿而言相对安全，手术年龄可相对放宽。笔者患者组右室特发性室速最小手术年龄为1岁7个月。左室中后间隔部室速由于涉及左心导管操作及可能发生的相应并发症，特别是年龄越小，手术损伤左束支的风险增大，选择＜2岁患儿时应极为慎重。起源于其他部位的室速以及器质性心脏病并发的室速标测较困难，成功率较低，选择患者应慎重。在有条件的电生理室可选择应用三维标测系统，成功率有所提高；②室性早搏：起源于右室流出道或左室中后间隔部的频发性室性早搏（>1万次/24hr），症状明显，影响生活或学习，超声心动图或心脏核磁共振检查显示左心室扩大、射血分数降低者可选择射频消融治疗。起源于右室流出道和左室间隔以外部位的室性早搏，因标测困难，成功率相对低，症状严重者根据电生理医生的经验，可酌情选择射频消融治疗。

3. 方法学　①起源于右室流出道的室速/室性早搏采用起搏标测方法；②起源于左室间隔部的室速/室性早搏采用激动顺序标测。

六、射频导管消融的并发症

儿童期射频消融的危险性与成人相同。与成年患者相比，儿童射频消融的并发症无明显增加。美国"儿科电生理学会（The Pediatric Electrophysiology Society）"基于射频消融注册资料报告的主要并发症为2.9%，包括出血、脑卒中、感染、心脏瓣膜损伤、心肌穿孔、房室传导阻滞和冠状动脉痉挛。笔者电生理室800例小儿射频消融的并发症＜1%，为房室传导阻滞、婴幼儿股动脉闭塞和麻醉意外，这些并发症主要发生于手术开展早期。并发症的发生与手术医师的经验密切相关。在经验丰富的电生理室，并发症少见。

1. 完全性房室传导阻滞　产生完全性房室传导阻滞的危险与消融部位有关，见于间隔部位旁路，房室结折返性心动过速，房扑，间隔部位房速，以及起源于希氏束旁室速的消融。为避免或减少发生房室传导阻滞，手术医师的经验很重要：①在房室结改良治疗房室结折返性心动过速时，掌握适当的手术年龄，坚持消融慢径，消融时密切观察消融导管位置、体表和心腔内电图的变化，由低能量开始短时多次放电，可明显减少完全性房室传导阻滞的发生；②右侧间隔房室旁路的消融容易发生严重房室阻滞，术中应精确标测、显示希氏束，消融靶点尽量选在心房侧，窦律下小能量短时试放电，必要时以放弃手术为代价，减少严重房室传导阻滞的发生。

2. 血管并发症　小儿处于发育阶段，幼小且脆弱、血管管径细、动静脉距离近，造成穿刺困难易误伤动脉或动/静脉栓塞。因此，小儿较成人更易发生血管并发症。

（1）纵隔血肿、血/气胸：是由于穿刺锁骨下静脉时误穿锁骨下动脉或穿刺过深所致。为防止发生穿刺并发症，注意穿刺角度和深度，穿刺成功后，坚持X光下观察导丝是否插至下腔静脉这一步骤，如误穿锁骨下动脉，避免扩张，直接拔除穿刺针和导丝即可。一旦发生纵隔血肿，密切观察病情变化，影响循环、呼吸者需开胸处理。小的血/气胸患者一般可以耐受而无需处理，较大的血气胸需及时穿刺引流，通常不会造成严重后果[19]。

（2）冠状动脉损伤：冠状动脉损伤是射频消融极少见的并发症，却具有潜在的生命危险。目前已有发生于儿童病例的个案报道，见于房室结折返性心动过速的慢径消融[20]、后间隔旁路消融[21]以及合并于Ebstein畸形的右侧旁路消融损伤右冠状动脉[22]。

（3）栓塞：有报道血栓栓塞总的发生率在0.6%～1.3%，在左侧旁路和左室室性心动过速消融时这种危险增加。涉及穿刺动脉操作时，尽量避免选择2岁以下小儿，注意术后压迫血管的力度要适中，术中与术后应用抗凝剂，可以减少和避免栓塞的发生。

3. 心脏压塞　心脏压塞是死亡的主要原因。资料表明，心脏压塞并不是射频消融电流消融的直接后果，造成心脏压塞的主要原因与粗暴操作有关：如放置冠状静脉窦电极遇阻后用力推送，经主动脉逆行送管于主动脉根部跨瓣时穿破动脉窦，行房间隔穿刺导致左/右心房、冠状静脉窦、主动脉根部穿孔，左室内操作等。一旦发生心脏压塞，需行心包穿刺引流，出血不止者尽快开胸手术处理。

（李小梅）

参 考 文 献

1. Van Hare GF, Javitz H, Carmelli D, et al. Prospective assessment after pediatric cardiac ablation: demographics, medical profiles, and initial outcomes. J Cardiovasc Electrophysiol, 2004, 15 (7):759 – 770.

2. Kugler JD, Danford DA, Houston KA, et al. Pediatric radiofrequency catheter ablation registry success, fluoroscopy time, and complication rate for supraventricular tachycardia: comparison of early and recent eras. J Cardiovasc Electrophysiol, 2002, 13 (4):336 – 341.

3. Blaufox AD, Felix GL, Saul JP, et al. Radiofrequency catheter ablation in infants </ =18 months old: when is it done and how do they fare?: short – term data from the pediatric ablation registry. Circulation, 2001, 104 (23):2803 – 2808.

4. Aiyagari R, Saarel EV, Etheridge SP, et al. Radiofrequency ablation for supraventricular tachycardia in children < or =15 kg is safe and effective. Pediatr Cardiol, 2005, 26 (5):622 – 626.

5. 李小梅，丁燕生，李万镇，等. 射频导管消融治疗儿童室上性心动过速100例体会. 中国心脏起搏与心电生理杂志, 1996, 10 (3):129 – 130.

6. Niksch AL, Dubin AM. Risk stratification in the asymptomatic child with Wolff – Parkinson – White syndrome. Curr Opin Cardiol, 2006, 21 (3):205 – 207.

7. Nielsen JC, Kottkamp H, Piorkowski C, et al. Radiofrequency ablation in children and adolescents: results in 154 consecutive patients. Europace, 2006, 8 (5):323 – 329.

8. Blaufox AD, Rhodes JF, Fishberger SB. Age related changes in dual AV nodal physiology. Pacing Clin Electrophysiol, 2000, 23 (4 Pt 1):477 – 480.

9. Van Hare GF, Javitz H, Carmelli D, et al. Prospective assessment after pediatric cardiac ablation: recurrence at 1 year after initially successful ablation of supraventricular tachycardia. Heart Rhythm, 2004, 1 (2):188 – 196.

10. Van Hare GF, Chiesa NA, Campbell RM, et al. Atrioventricular nodal reentrant tachycardia in children: effect of slow pathway ablation on fast pathway function. J Cardiovasc Electrophysiol, 2002, 13 (3):203 – 209.

11. 李小梅主编. 小儿心律失常学. 北京：科学出版社, 2004, 362 – 381.

12. Lesh MD, Kalman JM. To fumble flutter or tackle "tach"? toward updated classifiers for atrial tachyarrhythmias. J Cardiovasc Electrophysiol, 1996, 7:460 – 466.

13. Scheinman MM, Huang S. The 1998 NASPE prospective catheter ablation registry. PACE, 2000, 23:1010 – 1028.

14. Saoudi N, Casio F, Waldo A, et al. A classification of atrial flutter and regular atrial tachycardia according to electrophysiological mechanisms and anatomic bases. Eur Heart J, 2001, 22:1162 – 1182.

15. Pfammatter JP, Paul T. Idiopathic ventricular tachycardia in infancy and childhood: a multicenter study on clinical profile and outcome. Working Group on Dysrhythmias and Electrophysiology of the Association for European Pediatric Cardiology. J Am Coll Cardiol, 1999, 33 (7):2067 – 2072.

16. Sekiguchi Y, Aonuma K, Yamauchi Y, et al. Chronic hemodynamic effects after radiofrequency catheter ablation of frequent monomorphic ventricular premature beats. J Cardiolvasc Electrophysiol, 2005, 16 (10):1057 – 1063.

17. Takemoto M, Yoshimura H, Ohba Y, et al. Radiofrequency catheter ablation of premature ventricular complexes from right ventricular outflow tract improves left ventricular dilation and clinical status in patients without structural heart disease. J Am Coll Cardiol, 2005, 45 (8):1259 – 1265.

18. Seguel M, Schumacher E, Gonzalez R. Radiofrequency catheter ablation of symptomatic isolated ventricular extrasystole in patients with a normal heart. Rev Med Chil, 2001, 129 (1):60 – 66.

19. 胡大一，马长生主编. 心律失常射频消融图谱. 第二版. 北京：人民卫生出版社, 2002, 651 – 652.

20. Blaufox AD, Saul JP. Acute coronary artery stenosis during slow pathway ablation for atrioventricular nodal reentrant tachy-

cardia in a child. J Cardiovasc Electrophysiol, 2004, 15（1）：97 - 100.

21. De Paola AA, Leite LR, Arfelli E. Mechanical reperfusion of acute right coronary artery occlusion after radiofrequency catheter ablation and long - term follow - up angiography. J Invasive Cardiol, 2003, 15（3）：173 - 175.

22. Bertram H, Bokenkamp R, Pauster M, et al. Coronary artery stenosis after radiofrequency catheter ablation of accessory atrioventricular pathways in children with Ebstein's malformation. Circulation, 2001, 103（4）：538 - 543.

窄 QRS 心动过速诊断与消融治疗

窄 QRS 心动过速（narrow QRS complex tachycardia）指 QRS 时限 < 120ms 的心动过速，包括房性心动过速（AT）、典型与非典型房室结折返性心动过速（AVNRT）、房室折返性心动过速（AVRT）、持续性交界区折返性动过速（PJRT）、心房扑动和心房颤动等。在过去很长一段时间只能用药物治疗，由于药物治疗仅是一种对症治疗而非根治性治疗手段，加之药物治疗有时无效或出现明显的副作用，促使人们探讨新的治疗方法。自 1968 年心内电图和程序刺激技术的问世，促进了对窄 QRS 心动过速发生机制、位点及路径的认识。射频消融术引入心律失常治疗领域，开创了微创技术根治心律失常的新局面，具有划时代意义。近年来，随着电生理研究的深入和新的标测技术和消融能源的应用，进一步提高了心律失常根治的成功率和安全性。本章重点讨论前四类心动过速的诊断与治疗。

一、窄 QRS 心动过速电生理评价

AVNRT 发生与维持局限于房室结区域，AVRT 必须有心房和心室参与，AT 局限于心房，其发生与维持与房室结和心室无关。临床上可以应用电生理评价方法确定窄 QRS 心动过速的机制和起源部位，具体评价内容包括[1]：①心动过速诱发方式；②心动过速时心房激动顺序；③束支阻滞时对心动过速传导和周期的影响；④是否需要心房心室参与心动过速的诱发和维持；⑤心动过速时心房和心室刺激的作用；⑥药物和生理调控对心动过速的作用。

二、窄 QRS 心动过速的机制

窄 QRS 心动过速是心内科常见急诊，多发生心脏正常者。AVNRT 和 AVRT 是折返性心律失常中常见类型，AT 包括自律性增强、触发活动和折返三大类。

1. 自律性增强是正常自律细胞或异常自律细胞的 4 相自动除极加速引起，电生理特点：①发作起始有温醒现象，终止时有冷却现象；由于心动过速是因单一自律性增强的局灶激动所诱发，所以第一个和随后的 P 波心房激动顺序和形态都相同；②异丙肾上腺素可诱发；③程序刺激既不能诱发，亦不能终止；④心动过速可被超速起搏暂时抑制；⑤可被普萘洛尔终止，但腺苷、异搏定、颈动脉窦按压等无效；⑥单相动作电位记录无后除极表现。

2. 触发活动由后除极引起，主要见于某些病理情况下，如局部儿茶酚胺浓度增高、低血钾、高血钙、洋地黄中毒等。其电生理特点：①电刺激可重复诱发，诱发心动过速的刺激的配对间期或周长与心动过速发作时的周长之间呈正比关系；②单相动作电位记录有后除极表现；③程序刺激可终止；④心动过速不能被拖带，对超速刺激呈加速反应；⑤可被腺苷、维拉帕米、普萘洛尔、颈动脉窦按压等终止。

3. 折返是窄 QRS 心动过速最常见的机制，形成折返性心律失常需具备如下条件：①有一个功能性或解剖的折返环；②其中一条通道发生单向传导阻滞；③另一条通道发生缓慢传导；④适时早搏。其电生理特点：①程序刺激可诱发和终止；②心动过速可被拖带；③诱发心动过速时，期前刺激配对间期与最后一个刺激至心动过速发作的第一次心跳间期呈负相关；④大部分病例可被腺苷、维拉帕米终止。

临床上可根据 AT 对静脉推注腺苷的反应来初步判断其机制，其流程图如下[2]：

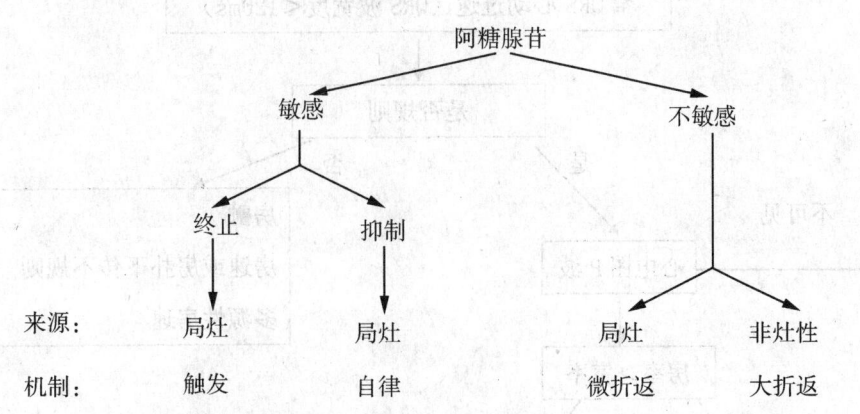

图 8 - 9 - 1 静脉推注腺苷的反应来初步判断 AT 机制

三、窄 QRS 心动过速鉴别

（一）体表心电图

1. 根据心动过速是否整齐、P-R 与 R-P 间期及 P 波与 QRS 波关系进行鉴别。对比窦性心律与心动过速时体表心电图的特点有助于窄 QRS 心动过速的鉴别，如心动过速时 Ⅱ、Ⅲ、aVF 导联有伪 s 波，V_1 导联有伪 r 波提示为典型的 AVNRT；P 波形态与窦性相似可除外 AVNRT 与 AVRT；Ⅱ、Ⅲ、aVF 导联 P 波直立基本可除外 AVNRT；心动过速伴房室传导阻滞可除外 AVRT；室上性心动过速伴束支阻滞使心动过速周期延长肯定为 AVRT，且旁道位于束支阻滞侧；窦性心律时有预激表现则 AVRT 可能性大。但心动过速有时 P 波无法识别，P-R > R-P 或 P-R < R-P 均包括多种心动过速，给鉴别诊断带来困难。这时可以考虑用心动过速对药物的反应或/和心内电生理检查鉴别。体表心电图鉴别流程图如下[3]：

2. 根据心动过速对腺苷的反应进行鉴别，鉴别流程如图 8 - 9 - 2[3]：

（二）心内电生理检查鉴别

通过激动顺序标测很容易确定间隔部位以外 AT 和 AVRT 的诊断，如心动过速呈偏心性传导肯定为 AVRT。心内电生理检查鉴别难点在于心房最早激动点在间隔区的心动过速，包括间隔区起源的 AT、间隔旁道参与的 AVRT（包括慢旁道参与的 PJRT）和 AVNRT。PJRT 非常少见，是一种无休止或近似无休止的室上性心动过速，频率一般为 130～240 次/分。目前已证实 PJRT 是由具有递减传导特性的隐匿型房室旁道参与的顺向型 AVRT。这种旁道内有慢反应细胞，对腺苷敏感，常位于后间隔部位，在心房的插入点通常在冠状静脉窦口附近；房室结为心动过速的前传支，慢旁道为逆传支。心动过速发作时，Ⅱ、Ⅲ、aVF 导联 P 波负向，R-P > P-R。心动过速发作或心室刺激，心房激动最早部位在冠状静脉窦口，故很容易与非典型的 AVNRT 混淆。鉴别方法：

1. 心动过速时，VA 间期 < 70ms 考虑 AVNRT，排除 AVRT，AT 理论上可能，但实际不常见[4]。

2. 心动过速时发生功能性束支阻滞，VA 间期延长，肯定 AVRT 诊断[4]。

3. 心动过速时自发 A - V 阻滞或静脉推注 ATP 后心动过速未终止出现 A - V 阻滞，可排除 AVRT，需鉴别 AVNRT 与 AT。

4. 心室程序刺激若无室房递减传导则提示有典型房室旁道；若有室房递减传导，考虑 AVNRT，但不能除外慢旁道（PJRT）。

5. 心动过速时心室超速刺激：不夺获心房，或夺获心房，但停止心室起搏后呈 A - A - V 关系[4] 均提示 AT；超速起搏拖带心动过速并呈 QRS 融合波肯定为 AVRT，排除 AVNRT 和 AT。

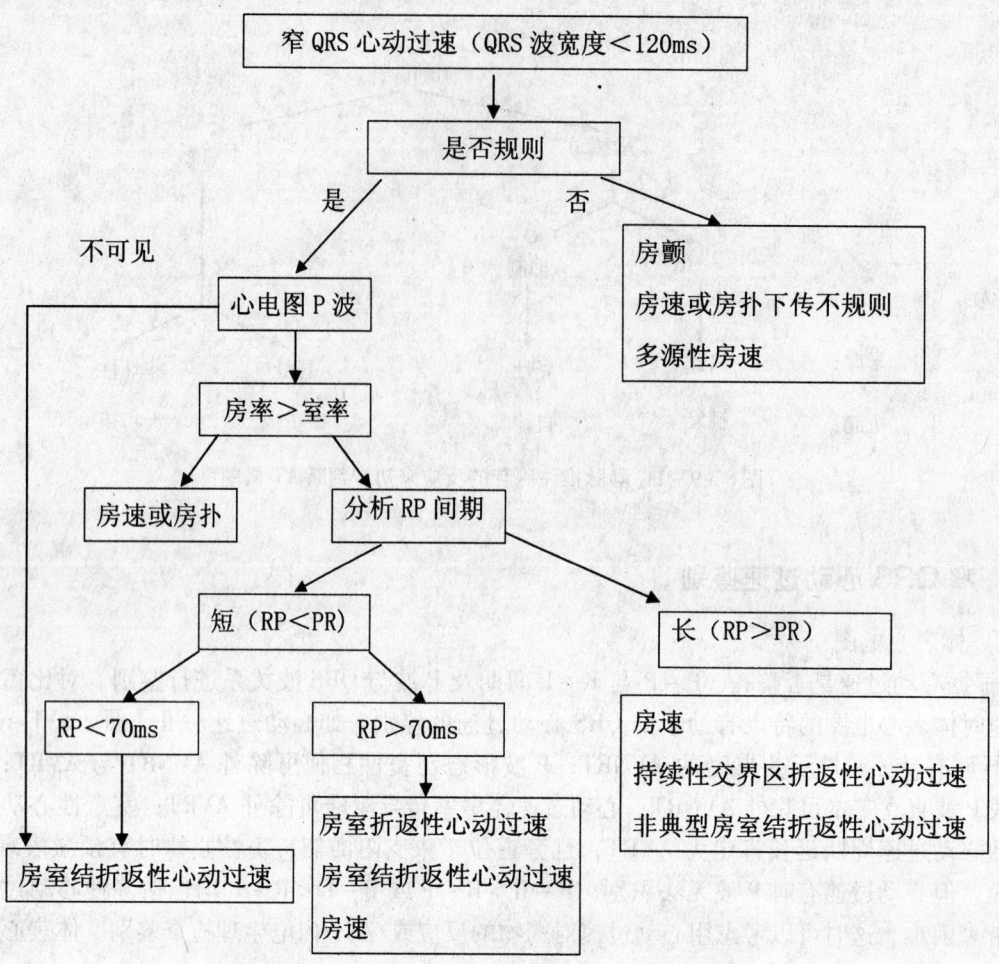

图 8-9-2　体表心电图鉴别窄 QRS 心动过速流程图

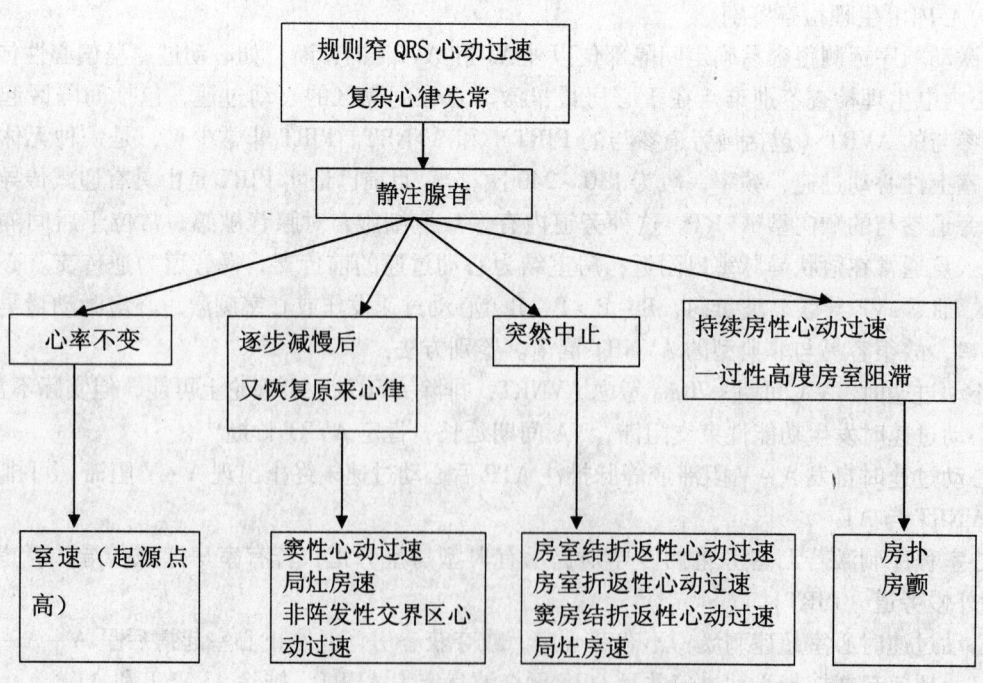

图 8-9-3　静推腺苷鉴别窄 QRS 心动过速

6. RS₂ 刺激：希氏束不应期内心室早搏刺激使心房激动提前或推后，或终止心动过速，则肯定为 AVRT，排除 AVNRT 和 AT。是鉴别 PJRT 与 AVNRT 的重要方法。但刺激部位远离旁道时会有假阴性。

7. 以较高电压刺激希氏束旁同时夺获心室肌和希氏束或右束支，然后逐步降低电压至只夺获心室肌，不夺获希氏束或右束支，观察不夺获希氏束或右束支时心房激动顺序、S - A 和 H - A 间期的变化。S - A 间期和心房激动顺序不变提示房室旁道逆传；S - A 间期延长，H - A 间期不变提示房室结逆传而无旁道；心房激动顺序不同，则既有旁道亦有房室结逆传。

8. 右心室尖刺激 VA 间期与基底部同频率刺激的 VA 间期之差 >10ms 提示间隔旁道（不包括游离壁旁道）；若 <0，则排除间隔旁道。但刺激远离旁道时会有假阴性。

四、消融治疗

（一）定位

1. 体表心电图定位

（1）房性心动过速：AT 常见的起源部位为界嵴、肺静脉、三尖瓣环、间隔和左右心耳、冠状静脉窦＼二尖瓣环等，也有起源于主动脉无冠窦等[5]少见部位的报道。体表心电图定位主要针对局灶性 AT。局灶性 AT 是指冲动起源于心房很小区域（局灶），呈离心性扩布的一种心动过速，占室上性心动过速5%~10%。与大折返性 AT 的鉴别主要靠心内电激动图，但体表心电图也有一定的鉴别价值。与大折返性 AT 比较，局灶性 AT 的 P 波较窄，与窦性 P 波时限无差异，以 P 波时限 <160ms 判断局灶性 AT 敏感性和特异性均为90%；以 P 波时限/心动过速周长之比 <45% 判断局灶性 AT 敏感性为86%，特异性为98%[6]。AT 起源部位可以根据体表心电图各导联 P 波的极性来推断。aVL 导联 P 波负向（-）或低平提示 AT 于左房。V₁ 导联 P 波负向（-）或先正后负（+/-）诊断右房 AT 的特异性为100%，敏感性为69%，阳性预测价值为100%；V₁ 导联 P 波正向（+）或先负后正（-/+）诊断左房 AT 特异性为81%，敏感性为100%，阴性预测价值为100%。Ⅱ、Ⅲ、aVF 导联 P 波负向（-）提示 AT 偏下，Ⅱ、Ⅲ、aVF 导联 P 波正向（+）提示 AT 偏上。根据体表心电图各导联 P 波的极性推断 AT 起源部位的流程如图8-9-4（该流程图推断 AT 起源部位的准确性达93%）[7]：

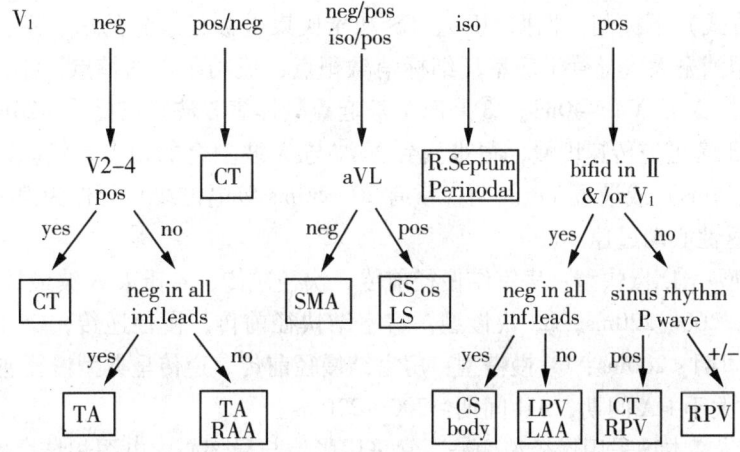

图8-9-4　体表心电图各导联 P 波的极性推断 AT 起源部位的流程图

　　neg：-，pos：+ iso：等电位，CT：界嵴，TA：三尖瓣环，RAA：右心耳，SMA：二尖瓣环上缘，Csos：冠状静脉窦口，LS：左间隔，CS body：冠状静脉窦体 LPV：左肺静脉，LAA：左心耳 RPV：右肺静脉。

（2）房室折返性心动过速：预激旁道定位：①V₁ 导联定区域：V₁ 导联 δ 波正向，QRS 波呈 R 或 Rs 型，旁道位于左游离壁区；V₁ 导联 δ 波先正后负，QRS 波呈 rS 型旁道位于右游离壁区；V₁ 导联 δ

波负向，QRS 波呈 QS 型，旁道位于间隔区；②Ⅰ、aVL 定左右：Ⅰ、aVL 导联 δ 波负向旁道位于左前或左侧游离壁；Ⅰ、aVL 导联 δ 波正向，且 QRS 波呈 r 或 rs 型旁道位于左后游离壁，若 QRS 波呈 R 型，则旁道位于间隔区或右游离壁；③Ⅱ、Ⅲ、aVF 导联定前后：Ⅱ、Ⅲ、aVF 导联 δ 波正向，旁道偏前，δ 波负向旁道偏后；④根据 V_2 和Ⅲ导联 QRS 波形态对右侧旁道进行校正：V_2 导联 QRS 波以负向为主，Ⅲ导联以正向为主，旁道位于前方；反之旁道则位于后方。

隐匿性旁道定位：根据心动过速时体表心电图各导联逆行 P 波的极性进行定位。Ⅰ、aVL 导联逆行 P 波负向，则旁道位于左游离壁区；Ⅰ、aVL 导联逆行 P 波正向，则旁道位于右侧。Ⅱ、Ⅲ、aVF 导联逆行 P 波多为负向，若为正向，提示旁道位于有前侧。但大多数情况下逆行 P 波难辨认，定位困难。

2. 心内膜标测定位

（1）房性心动过速

激动顺序标测：根据房速时高位右房（HRA）、冠状静脉窦（CS）、希氏束 A 波提前情况进行激动标测。HRA 的 A 波提前于体表心电图 P 波，提示右侧 AT，CS 中部及 CS 远端的 A 波提前于体表心电图 P 波，提示左侧 AT。在上述初步标测基础之上，采用消融大头导管细标消融靶点，成功靶点的局部 A 波较体表心电图 P 波提前程度的差异较大（20～50ms），一般要 >30ms。标测时若体表心电图 P 波难判断起点，可选用冠状静脉窦记录到的 A 波作参照寻找最提前的部位消融。有作者认为在双极标测基础之上，应用单极电图上出现 QS 样局部电位确定靶点可能更可靠。

起搏标测：在可能的靶点部位，以 AT 的心动周长起搏心房，若记录同步 12 导联体表心电图 P 波的极性与 AT 时相同，则为消融靶点。但起搏标测可靠性差，可作为激动顺序标测的补充。

隐匿性拖带标测：根据隐匿性拖带时刺激至 P 波的间期（S－P 间期）的长短确定房速折返环的缓慢传导区和出口来确定消融靶点。

Carto 和 EnSite3000 系统标测：Carto 和 EnSite3000 标测系统可重建心房三维电解剖图和房速时的电激动图，更有利于寻找 AT 的起源点或大折返环的关键峡部，更准确判定靶点，大大提高消融成功率。

（2）房室折返性心动过速：预激时可在窦律下标测，隐匿性旁道时可在心动过速或心室起搏（常用窦－室－窦起搏方式）下标测。根据 HRA、CS 和希氏束电极记录到的房、室激动顺序初步确定旁道的位置后，再采用消融大头导管于房室环细标消融靶点，成功靶点图特点：①A、V 或 V、A 融合；②无旁道传导延缓时 AV 或 VA≤40ms；③局部 V 波起点较体表 δ 波起点提前≥20ms；④记录到旁道电位。对于 PJRT，由于旁道逆传速度慢，很难找到 V 波与 A 波融合的靶点，仅能以心房最早激动部位（较体表 P 波提前≥15ms）或最短 VA 间期（常有 20～50ms 等电位线）处作为消融靶点。

（3）房室结折返性心动过速

AVNRT 分为三型：① 慢快型：房室结慢径前传，快径逆传，希氏束 A 波最早，AH 间期明显大于 HA 间期，AH 间期≥200～220ms；② 快慢型：房室结快径前传，慢径逆传，CS 口 A 波最早，AH 间期 < HA 间期，AH 间期 < 200ms；③ 慢慢型：房室结慢径前传，逆传呈典型慢径逆传顺序，CS 口 A 波最早，AH 间期通常大于 HA 间期，AH 间期≥200～220ms。

AVNRT 消融目前基本均采用慢径消融法，常采用影像与局部心内电图相结合确定靶点；也可以心动过速时最早逆传心房激动点或慢径逆传最早心房激动点作为消融靶点。靶点位置：RAO30° 透视位，希氏束与冠状静脉窦口中点偏下，部分患者位于冠状静脉窦口下方或在左后间隔。靶点图特征：小 A 波大 V 波，A/V < 1/4，A 波宽而碎裂。

（二）消融终点

1. 房性心动过速

（1）消融后重复放电前的诱发程序包括静脉滴注异丙肾上腺素均不能诱发房速。

（2）消融成功后，观察 30min 重复上述刺激仍不能诱发心动过速。

2. 房室折返性心动过速

（1）显性旁道：体表心电图 δ 波消失；心内电图原靶点处 AV 间期延长，等于或长于希氏束部位的 AV 间期。

（2）隐匿性旁道：快速心室起搏 VA 逆传由原来的 1∶1 偏心性逆传变为室房分离。

（3）心动过速不再诱发。

3. 房室结折返性心动过速

（1）房室结前传跳跃现象消失，且不能再诱发出 AVNRT（可不用异丙肾上腺素）。

（2）房室结前传跳跃现象未消失，但用异丙肾上腺素后仍不能诱发 AVNRT。

（3）出现持续性一度或一度以上的房室阻滞。

（殷跃辉　刘增长）

参 考 文 献

1. Josephson ME. 2008 Clinical cardiac electrophysiology：techniques and interpretations. 4∶176

2. Markowitz SM, Nemirovksy D, Stein KM, et al. Adenosine – insensitive focal atrial tachycardia：Evidence for de novo micro – reentry in the human atrium. J Am Coll Cardiol, 2007, 49∶1324 – 1333.

3. ACC/AHA/ESC Guideline for the management of patients with supraventricular arrhythmias. J Am Coll Cardiol, 2003, 42∶1493 – 531.

4. Knight BG, Ebinger M, Oral DH, et al. Diagnostic value of tachycardia features and pacing maneuvers during paroxysmal supraventricular tachycardia. J Am Coll Cardiol, 2000, 36∶574 – 582.

5. Ouyang F, Ma J, Ho SY, et al. Focal atrial tachycardia originating from the non – coronary aortic sinus：electrophysiological characteristics and catheter ablation. J Am Coll Cardiol, 2006, 48∶122 – 131.

6. Brown JP, Krummen DE, Feld Gk, et al. Using electrocardiographic activation time and diastolic intervals to separate focal from macro – re – entrant atrial tachycardias. J Am Coll Cardiol, 2007, 49∶1965 – 1973.

7. Kistler PM, Roberts – thomson KC, Haqqani HM, et al. P – wave morphology in focal atrial tachycardia：development of an algorithm to predict the anatomic site of origin. J Am Coll Cardiol, 2006, 48∶1010 – 1017.

 **经导管消融的能源概述**

对于心律失常，过去在很长一段时间里都只能用药物治疗。但药物治疗阵发性室性和室上性心律失常有时可能无效和/或产生明显的促心律失常作用。抗心动过速起搏技术，特别是近年来双腔 ICD 技术的发展，为心律失常的治疗增加了有效的治疗手段。但这些治疗方法昂贵，更重要的是这些治疗方法不是"根治性"的。在过去 20 年里，人们对产生心律失常的病理生理机制的认识迅速扩展，并发展了有效的电生理检查方法来确定这些心律失常的起源部位。能够识别心律失常的产生机制和产生部位，为外科手术或导管消融治疗这些心律失常提供了先决条件。外科手术治疗心律失常首先应用于 WPW 综合征，后来扩展到治疗多种室上性和室性心律失常。现在，导管消融已经取代外科手术作为一线治疗方法来"根治"大多数室上性或室性心动过速。已用于临床或正在进行临床试验的经导管消融的能源包括：①直流电消融；②化学消融；③微波消融；④射频消融；⑤激光消融；⑥冷冻消融和⑦超声消融。这些消融能源中，经导管直流电消融（弧光和非弧光）曾是首先应用的方法，但现在大多数已被射频消融所取代。经冠脉化学消融由于消融的部位直接受冠状动脉分布的影响，因而应用受限。激光和冷冻等早已用于外科手术患者，经导管超声消融和冷冻消融也已用于临床。下面主要简述射频消融、激光消融、冷冻消融和超声消融。

一、射频消融

射频能量是一种频率为 300 ~ 750kHz（范围 100 ~ 2000kHz）的交流电流在消融导管顶端和皮肤电极板之间产生的。射频能量在临床上的应用历史较早。1891 年 D'Arsonval 发现在外科手术中应用高频交流电可减少手术对神经肌肉的不良刺激。20 世纪 20 年代，神经外科学家 Harvey Gushing 和他的技师 WTBovie 对高频电流的止血作用进行了深入研究，并将其用于脑外科手术中。SAranow 和 BCosman 首先建立了用于脑手术的商用射频消融仪，并于 20 世纪 50 年代用于美国麻省总医院。随后，射频电流广泛用于神经外科、皮肤肿瘤科和慢性疼痛综合征等方面的治疗，收到了良好的效果。1985 年 2 月 Huang 首先将射频能量用闭胸犬模型进行治疗心律失常的试验。证实用传统的 2 mm 电极导管可以安全而有效地消融房室交界区。随后 Huang 对影响射频损伤灶大小的一些参数，包括电极大小、电极 - 组织接触面压力、脉冲功率、放电时间等进行了系统研究。1987 年德国医生 Borggrefe 首先应用射频能量对一名房室折返性心动过速患者进行了消融手术，成功地消除了患者的旁道。此后短短几年里，射频消融技术迅速发展，在房室结折返性心动过速、房室折返性心动过速、房性心动过速、心房扑动及室性心动过速等方面的应用都取得了十分满意的效果。

（一）射频消融的机制和影响因素

由于射频电流是一种正弦波，在导管顶端和皮肤电极板之间的作用会产生潜在的差异。与皮肤电极板相比，大头导管顶端的面积较小，因而其电流密度较高。射频导管本身并不产热，当射频电流流经作用部位的组织时，因组织的阻抗作用而转化为热能。这种热能主要通过传导和很小的辐射作用传递到紧邻的心肌组织。同时，这种热能也通过对流作用弥散到血液池中。在射频消融的交流电路中，导管顶端和心肌界面是主要的阻抗体，因而电流密度和所产生的热能在导管顶端最高，而在皮肤电极板最低。能否有效地加热心肌组织关键取决于导管与心肌组织的接触情况和稳定性，以及导管顶端的表面积。如果接触或稳定性不好，将导致热能弥散到血液池中，既使用很高的电压/功率，也不能产生足够的心肌温度。虽然较大的导管顶端面积能产生较大的损伤灶，但需要释放的功率也较大。另外，较大的表面积也易于产生较大的对流，使热能损失到血液池。因此，采用 4 ~ 5mm 消融大头应用 50W

的最大功率可以产生最大的射频损伤灶。如果使用 8～10mm 的大头导管，就需要 100W 的功率才能达到最大的损伤灶。实验证明 4～5mm 电极导管释放射频能量产生的损伤灶是最易控制和最合理的，能够满足大多数阵发性室上性心律失常的导管消融的要求。由于射频能量的损伤灶较小，加上瘢痕组织限制热能传导，使射频消融治疗与心内膜瘢痕有关的室性心动过速有一定困难。

如果射频消融时组织受热超过 50℃ 10 秒以上，就会导致因凝固性坏死和干燥所致的热损伤。射频消融应注意以下两个问题：

1. 组织温度　在临床工作中，最值得关注的是组织中温度升高和分布。组织中温度的动态变化是由组织构成、血液灌注、组织温度传导性、代谢过程中产热和射频能量的吸收等综合因素作用的结果。虽然在动物试验中，可以监测心肌组织中温度的变化，但临床上行心脏消融手术时，目前监测技术实际上只能测量导管顶端的温度。导管顶端温度监测技术和顶端面积较大的大头导管在很大程度上改善了射频消融灶的大小。重要的是要认识到电极上的温度，电极 - 组织界面上的温度和组织中的温度是有差别的。如果温度探测传感器远离电极 - 组织界面，这种差别甚至是非常显著的。温度监测和温度控制在射频消融中是非常有用的，因为它能提供有关组织受热情况的重要信息，也能使大头顶端形成结痂的可能性降至最低，从而使损伤灶达到最大。

用于射频导管消融的组织温度的范围是 50℃～90℃，但对于多数温控导管来说，目标温度或理想温度是 60℃～70℃。在这个温度范围内，心肌组织可以因平稳地干燥产生凝固性坏死。如果温度低于50℃，没有或只有极少的心肌组织坏死。由于热损伤灶扩大到最大容积一半的时间是 10 秒左右，因此超过 60 秒后再延长射频消融的时间将不会使损伤灶明显增大。同样，增加输出功率加热深层组织常常会导致电极 - 组织界面的温度过高而不能达到增加损伤灶的预期目的。

需要注意的是流动的血液产生的对流冷却作用会限制损伤灶的形成。因此，血液循环较快的部位，如靠近三尖瓣和二尖瓣环的部位，要比血液循环较慢的部位需要释放更大的射频功率。

2. 决定损伤灶大小的物理因素

作为消融各种致心律失常基质的首选治疗方法，射频导管消融得以迅速发展。但射频电流的直接加热作用产生的损伤灶相对较小和较浅。有几个影响射频导管消融的限制因素：如电极导管顶端面积小，分散的电流和导管顶端周围焦痂形成等。一些射频消融技术如增加功率输出，增大电极头端面积或应用顺序相连的四极导管放电，监测和控制电极温度和阻抗等能够部分克服这些局限性，提高导管消融的效力，产生更大和更深的损伤灶。然而所有这些技术都因消融需要有效的电流密度而大大削弱其作用。

通过冷却或降低电极 - 组织界面温度的机械方法能预防温度过高，从而防止应用高功率时在电极 - 组织界面形成焦痂。较低的温度可以使因组织形成焦痂而致电极阻抗升高的发生率降至最低。

一种主动冷却的方法是在射频消融时通过导管腔和消融导管进行盐水灌注。已经证明导管消融时盐水灌注可以产生明显增大的损伤灶，盐水灌注在高功率时使电极 - 组织界面保持较低的温度。这样就可以防止阻抗升高和使较深组织产生比电极 - 组织界面更高的温度。

另外，保持电极对心内膜轻微的压力可以促进射频能量作用于心内膜，而且射频导管消融的效力亦依赖于导管 - 组织的方向和电极接触的角度。已经发现导管与心肌表面平行、垂直或斜角放置产生的组织温度各不相同，电极斜角放置产生的损伤灶较大和较深。

（二）射频消融的适应证和治疗效果

射频消融是目前导管消融的主要能源，一切能用导管消融治疗的心律失常都适用于射频消融，但对于每种心律失常，射频消融的成功率和并症状发生率稍有差异。下面简要介绍几种常见的快速心律失常的射频消融在国际文献报道中的成功率、复发率和并发症发生率的情况。

1. 房性心动过速　采用常规的标测方法标测房性心动过速，射频消融的急性成功率为 69%～100%，复发率为 0～20%，并症为 0～8%。虽然心房壁一般较薄，但心脏穿孔并不常见，发生率并不比室上速消融高。但较薄的心房壁常常不能限制损伤灶的增大增深而伤及心外的组织结构，如在右或左心房侧壁、上腔静脉和左肺静脉房性心动过速消融时损伤右侧或左侧膈神经。如果在起源于窦房结附近的房性心动过速消融时有可能发生窦房结功能障碍。在消融起源于前间隔部的房性心动过速时可发生完全心脏阻滞，随着起源于肺静脉、冠状静脉窦和上腔静脉的房性心动过速越来越多地被识别，特别是对起源于肺静脉的房性心动过速进行环肺静脉消融可导致肺静脉狭窄和闭塞。

2. 心房扑动　对于逆钟向和顺钟向房扑，采用三尖瓣环 – 下腔静脉峡部（TV – IVC 峡部）双向阻滞的判断标准，射频消融的成功率可达93% ~ 100%，复发率8% ~ 10%左右。射频消融治疗心房扑动相对安全，但极少情况下亦可发生严重的并发症，包括心脏阻滞、心脏压塞和脑卒中。

3. 房室结折返性心动过速，采用慢经消融方法，射频消融治疗房室结折返性心动过速的成功率达99%，复发率3.4%，严重并发症三度房室阻滞的发生率为0.5%。

4. 房室旁路所致的房室折返性心动过速　根据旁路所在位置的不同，射频消融的成功率、复发率和并发症亦各不相同。①右侧游离壁旁路：射频消融的成功率要比其他部位旁路低，约88%；复发率亦较高，为5% ~ 10%左右。并发症极少见，比其他部位旁路消融的并发症要少；②后间隔旁路：由于解剖结构上的特点，后间隔旁路的消融亦较困难，成功率相对较低，手术时间和X线曝光时间相对较长；③左测游离壁旁路的成功率约86% ~ 100%，复发率大约2% ~ 5%。由于导管经主动脉在左心室操作，易出现瓣膜损伤栓塞和血管并发症，血管并发症占消融手术并发症的50%。股动脉途径的并发症包括腹股沟血肿、动脉血栓、主动脉撕裂、假性动脉瘤和动 – 静脉瘘。严重并发症如心脏压塞、心包积液、心脏穿孔及脑卒中的发生率在大系列射频消融报告中约为1.5%；④前间隔旁路：在一组74例患者的报道中，射频消融的成功率97%，其中3例患者术后出现右束支阻滞，无三度AVB患者；⑤中间膈旁路：在一组57例患者的报道中，射频消融的成功率98%，一例患者出现一度AVB，另一例患者出现持续性二度AVB，植入了永久起搏器。

（1）特发性左心室室性心动过速：在一组49例患者的报道中，射频消融的成功率94%，复发率11%，除了一例在消融后行心室程序刺激时诱发出室颤外，未发生其他并发症。

（2）特发性右心室室性心动过速：在一组268例患者的报道中，射频消融的成功率92%，复发率7%。在这组患者中，有3例患者发生严重并发症，并发症发生率为1%。并发症主要是心脏穿孔和心脏压塞，5例患者出现持续性右束支阻滞（2%）。

（三）大型国际多中心调查报告中射频消融的并发症

1. 房室旁路的射频消融　1995年NASPE（North American Society for Pacing and Electrophysiology）报道了北美175个中心进行房室旁路射频消融的5427例患者的结果。其中左侧游离壁旁路3096例，右侧游离壁885例，间隔旁路1446例，其射频消融的成功率分别是93%、85%和87%。总共有99例发生了明显的并发症（1.8%）。4例患者死亡（0.1%），7例心脏压塞（0.1%），心包积液10例（0.2%），脑卒中或TIA8例（0.1%），二尖瓣损伤2例（0.04%），主动脉瓣穿孔4例（0.1%），冠状动脉损伤3例（0.06%），穿刺部位血管损伤或大出血3例（0.06%），永久性AVB9例（0.2%），其他还有深静脉血栓形成、气胸和肺栓塞。欧洲心脏病学会心律失常工作组1993年也进行了一项类似的欧洲多中心射频消融调查（MERFS）。在该报告中，有2222例患者行房室旁路的射频消融术，共发生并发症99例，并发症发生率为4.4%。严重并发症包括意外的完全性房室阻滞、尖端扭转型室速、心脏穿孔/压塞、动脉和静脉血栓形成、肺栓塞、脑栓塞和死亡的发生率为2.3%。

2. 房室结改良术　1995年NASPE调查报告中5423例房室结折返性心动过速（AVNRT）患者进行了慢径消融术，成功率达97%。心脏阻滞的发生率0.11%，在MERFS报道880里AVNRT患者中，快径消融的三度AVB发生率为3.3%，慢径消融的三度AVB发生率为2%。另外，在NASPE报道的5423例患者中，心包炎或心脏压塞18例（0.3%），气胸5例（0.1%），血管损伤3例（0.1%），深静脉血栓5例（0.1%）。和AVRT的射频消融一样，AVNRT射频消融的患者亦可出现不适当窦性心动过速。

3. 心房扑动和房性心动过速　1995年NASPE调查报告570例房扑和569例房性心动过速患者行

射频消融术，总的并发症发生率分别为0.7%和1.7%，其中房扑和房性心动过速患者各发生1例完全性心脏阻滞，1例患者发生心脏压塞。在MERFS报告中，141例房性心动过速和房扑患者行射频消融术，其中7例发生并发症（5%），包括1例穿孔/压塞，2例心包积液和1例完全性房室阻滞。

4. 房室交界区消融　1995年NASPE调查报告，总共有2084患者行房室交界区消融术，总的并发症发生率3.7%。其中包括4例死亡患者（0.2%），1例急性心肌梗死（0.04%），2例脑血管意外（与左心室行希氏束消融有关）。2例患者心包炎或心脏压塞（0.1%）。

5. 室性心动过速　心脏结构正常的室性心动过速的射频消融的患者数正在增多，而且是有效的。1995年NASPE调查证实了射频消融室性心动过速844例的安全性。明显的并发症发生率是2.4%，无死亡病例。其中包括6例心脏压塞（0.7%），3例体循环栓塞，1例意外心脏阻滞（0.1%）。在MERFS报告中，共有320例患者行室性心动过速的射频消融术，出现并发症24例，发生率7.5%。血栓栓塞事件比较常见，发生率达2.8%。其中动脉血栓形成0.31%，肺栓塞0.63%，周围动脉栓塞0.63%和脑栓塞1.5%。其他并发症包括完全性心脏阻滞0.3%，穿孔/压塞0.3%，心包积液0.63%和穿刺部位出血0.63%。

二、激光消融

1958年Schawlow与Townes报告的微波受激发射放大（laser – light amplication by stimulated emission of radiation）原理，奠定了激光的理论基础。1960年Maiman制成第一台红宝石激光器，随后，激光首先用于眼科的视网膜凝固。很快又扩展到治疗癌症、血管瘤、皮肤病、上消化道出血及内脏癌肿。随着心脏电生理研究及激光—光导纤维技术的发展，激光在治疗冠状动脉粥样硬化性心脏病等基础上，又被用于药物难治性心律失常的治疗。动物实验及人体应用资料均初步证实其治疗心律失常作用比外科手术、心内膜电消融更为优越，是临床上治疗顽固性心律失常的又一新方法。

（一）激光消融的机制

激光束具有高度方向性，能量集中，相干性和单色性等四大特性。激光对病变组织的消融机制随所用激光源不同而异。主要机制为：①热效应：生物组织吸收的激光能量可转换成热能，从而导致组织发生一系列变化。组织加热到37℃~60℃时温度依赖性酶反应加速，60℃~70℃时蛋白质变性，细胞膜完整性受到破坏，超过100℃时组织炭化和汽化。氩离子激光器、二氧化碳（CO_2）激光器和掺钕钇铝石榴石（Nd：YAG）激光器等的治疗作用均基于这一原理；②光化学动力效应：紫外线激光的光能被病变组织充分吸收后，能直接裂解组织化学分子键以消蚀或切除病变组织。如准分子激光就是通过这一作用来消蚀或切除病变组织的；③压力效应：光本身具有光压。高能量的激光可产生很强的辐射压力。聚焦表面压强可达$200g/cm^2$。激光热作用可造成组织急剧膨胀，引起强大的机械应力并产生所谓的"次生冲击波效应"，引起组织细胞发生破裂性损害；④电磁效应：光波本质上是磁波，强激光必然伴随着强磁场，使生物组织分子离子化和产生自由基，对生物体产生刺激作用。

（二）激光消融的病理学改变

激光能量对生物组织的损伤作用因不同的激光波长、不同的释放方式、不同的功率、释放时间、功率密度及能量密度而不同。根据手术目的，大体可将激光对生物组织的作用分为组织切除和非切除。组织切除是激光外科的基础，它包括物质的排除，从蒸发到爆破。由于组织中有70%~90%的水分，所以，组织切除中首先是由热产生的水分蒸发，在体温时每蒸发$1cm^3$的水要消耗2500J的热，氩离子激光对组织的作用以热效应为主，在照射过程中，心肌细胞在短时间内吸收大量的能量，发生水肿、汽化及周围组织炭化或成为红色充血斑块。激光消融损伤灶在光镜下可分为三个部分：①中央区组织受热汽化而形成弹坑状；②周围区为弹坑周围一层坏死凝固组织，包括覆盖于表面的一层簿的炭化层及与其毗连的凝固区，其中含有汽化而形成的微空泡；③远周的振荡性损伤区细胞水肿；逐渐过渡到正常组织不易划分确切界限。在消融心律失常病灶时，则需要使心肌产生凝固性坏死，使心肌失去电活性，消除心律失常起源灶，而又不致引起心肌汽化穿孔导致心肌结构完整性破坏。为了达到这样一种理想的效果，许多研究者通过选择 Nd：YAG 激光，控制激光释放参数及在激光照射区用生理盐水冲洗等手段来实现。Bruneval 观察到在显微镜下，激光消融损伤灶按三个同心半圆层排列①表面烧焦的心外膜；②较深的凝固性坏死层；③更深的收缩带坏死。

（三）影响激光消融的因素

激光所能达到的最大深度是诸多因素综合作用的结果，概括起来有如下因素：

1. 激光波长　用于心内膜心肌消融的激光有多种，常用的有气体 CO_2 激光，固体 Nd：YAG，氩离子及准分子激光等。其中：

氩离子激光：波长 488μm 或 514μm，能被斑块或血红蛋白所吸收，能用一般光导纤维导入血管。

Nd：YAG：波长 1060 nm，穿透率比氩离子激光更强，它可为连续波，也可为脉冲波，能为一般光导纤维所传导。

生物组织对 600～1300 nm 波长范围的激光形成一个较低的吸收窗，这部分光可把组织穿透大于 1 cm 的深度。这一窗口是由于组织吸收引起电子越迁变弱而形成的，并且水对这一红外波的吸收也不强烈，这就为以光化学为媒介的治疗提供了一个重要途径。光能分布高度地依赖于波长，500 nm 波长的氩激光主要在组织的开始数毫米内被吸收，因而热作用的产生局限于表面；Nd：YAG 激光，波长为 1060 nm，没有如此高的吸收作用因而可进一步透射到心肌中。但这种波长的光有另一种同样重要的特性：它可被组织强烈地散射。高度的散射和较低的吸收特性导致 Nd：YAG 激光的热作用比氩激光更弥散。所以，Nd：YAG 激光比氩激光具有更弥散、范围更大的能量分布。与氩激光不同，Nd：YAG 激光消融具有产生大块组织光凝损伤，而且损伤灶边缘清楚的优点。当选择适当的能量密度时，不会有组织汽化。

2. 光导纤维（光纤）　光纤由中心的石英或化学玻璃细丝和周围的包层构成。激光进入光纤后，只要入射角限制在一定范围内，光束就在光纤周围的界面上发生全反射。常用的光导纤维是石英光导纤维，其直径有 200、300、400 及 600 μm。随着光纤直径的增大，其产生的激光损伤病灶的直径和深度亦增大。

3. 激光进入心肌所经过的介质　介质和心肌组织结构的不同，激光消融后组织学改变也存在着显著差异。在气体介质中，心肌组织汽化的面积和深度均随能量密度的增加而增加，且正常心肌损伤程度比异常心肌更为严重。在盐水介质中该差异减少，在血液介质中由于有形成分如 Hb 吸收能量，热效应增加，汽化区的面积与深度比前二者更大。在用光纤导管进行心内膜激光消融过程中，心内膜和光纤之间的血液干扰氩激光的作用，在氧化的血液中氩激光能被吸收的强度是 Nd：YAG 激光的 10 倍之多，而在去氧合血液中，其二者的差异甚至更大，氩激光吸收要大将近 50 倍。由于当血液去氧合情况下 Nd：YAG 激光缺少一个影响激光效应的因素因而在右室的消融过程可能不同于左心的消融过程。

4. 光纤导管与心肌组织的距离　激光电极导管消融的组织面积随着离组织面距离的增加而减少，这可能是光斑增大的结果。因为这可以引起激光能流通量呈指数衰减。只有被发射激光束的中心才连续有足够的激光能流通量破坏心肌。

5. 激光的释放方式

激光的释放方式可分为连续式和脉冲式释放二种。脉冲式激光比连续激光可产生较少的热积聚和热损伤。激光在连续式发射时，由于局部产生的热能不能迅速散发，热损伤较重，组织以炭化为主。相反，脉冲式激光留有间歇，使能量能够迅速消散，且高峰功率激光产生最大的光效应，使组织损伤以汽化为主。消融的最适脉冲间期为 0.5～1.0 s。

6. 激光功率、照射时间及激光能量　激光损伤灶的直径和深度与激光功率（Power）和激光照射时间（Duration）密切相关。Bruneval 等认为为了防止心脏穿孔和获得治疗效果，激光能量应限制在不产生"弹坑"（Crater）而又能产生显著的光凝效应（即引致心肌细胞坏死）的能量水平（400 J），而激光损伤的深度主要依赖于激光照射的能量。Lee 证明当固定激光能量时，损伤灶的大小主要取决于激光照射时间。Vincent 认为激光损伤灶的深度和直径随激光功率和照射时间的增加而增大。激光功率和照射时间相互作用结果不会影响损伤灶的直径，但激光功率和时间相互作用都影响损伤灶的深度。即除了功率和时间的单独作用外，还有联合作用的效应。Littmann 认为，激光能量（功率×时间）是描述与激光损伤灶直径关系的较好的表述变量（比单独的功率或时间都要好），换言之即低功率和长时间与高功率和短时间的配对，只要输送的总能量保持恒定，其激光损伤灶的大小无明显差异。能量密度（等于功率密度与照射时间的乘积）同心肌组织汽化的面积与深度直接相关。而 Lee G 认为激光的功率密度越高，照射时间越长，组织气化坏死的程度越严重。

（四）激光消融治疗心律失常的实验研究

1. 激光消融房室结—希氏束

1984 年 Narula 首次报道用氩离子激光消融希氏束成功。1989 年 Curtis 采用开胸手术，切开右心房，将 400μm 的石英光纤插入 7 F 的空心二极电极导管中，在标测到希氏束电位处用氩离子激光 3 ~ 4.5W 照射 20 秒，结果 6 条实验犬中有 5 条犬产生完全房室传导阻滞，再次证明了用氩离子激光消融房室传导的可行性。1993 年 Li'dmann 采用经主动脉根部（无冠瓣下）途径，标测希氏束，用 Nd：YAG 激光（10 ~ 20W × 2.5s）消融 16 条犬的希氏束，结果 8 条犬出现完全性房室传导阻滞，4 条犬房室传导持续延长，从而说明从主动脉根部用 Nd：YAG 激光经导管消融房室结是一种快速、简单、安全的产生房室传导阻滞的方法。

2. 改良房室结传导特性

Littmann 采用 Nd：YAG 激光，在开胸手术中，经右房切口，在冠状窦口前方以 20W 功率，每次短时照射 1 ~ 3 秒，直至在心房起搏（200 次/分）时出现 ⅡAVB。结果 12 条实验犬中，有 9 条犬保持了 1 : 1 房室传导，导致房室结文氏周期的心房起搏周长从 183 ± 6ms 增至 261 ± 24ms（+43%），诱发房颤时的平均 RR 间期从 248 ± 14ms 增至 330 ± 27ms（+32%），房颤时最短 R - R 间期从 215 ± 11ms 增至 275 ± 20ms（+28%），该试验说明利用分级 Nd：YAG 激光照射房室结还可以改良房室结的前传特性，并且在窦性心律时通常可保持 1 : 1 的房室传导，而在快速房律时却可减慢心室率，从而提示激光改良房室结有可能成为一种控制严重房性快速心律失常患者的心室率的非药物治疗手段。

3. 改良窦房结功能

Littmann 采用开胸手术，于右心房和上腔静脉之间标测心房最早激动点，然后在静注异丙肾上腺素获得最大心率时再重复标测窦房结起搏点，最后用 Nd：YAG 激光 30W，经 600 μm 光纤照射到窦房结起搏点的心外膜，直至心率减慢 30 ± 5%，经 Holter 和药物电生理检查追踪其激光照射的长期效应，在激光照射后 10 周时，24 小时平均心率减少 17.4 ± 5%，最大心率减少 30.5 ± 3.5%，注射自主神经阻断剂后心率降低 32.7 ± 3.5%，注射异丙肾上腺素时的最大心率降低 23.1 ± 4.6%（所有参数 P < 0.01）。通过该实验作者认为，在儿茶酚胺药物的刺激下标测最早激动点，采用标测引导下分级激光照射窦房结可以成功地限制最大心率而不引起显著的心动过缓，因而激光改良窦房结功能有可能成为患冠心病并伴有不适当的窦性心动过速综合征，需进行（搭桥）手术治疗患者控制患者心率的一种非药物治疗方法。

（五）激光消融的临床应用及效果评价

尽管激光消融已被用于开胸手术中消融房室旁路来治疗 WPW 综合征引起的室上速及消融房室结—希氏束治疗快速房性心律失常，但目前临床上应用最多的仍是用激光消融治疗难治性室性心动过速。1986 年，Saksena 报道用氩离子激光消融术治疗恶性室性心动过速患者 5 例，1989 年该作者再次报道用术中标测引导氩离子激光消融治疗 20 例因冠心病引起的室性心动过速患者。20 例患者共诱发出 38 种形态的 VT（平均每人 1.9 种）大多数 VT 起源点位于室间隔、左室下壁和后壁。其中 31 次 VT 单独用激光消融（82%），5 次 VT 采用激光消融结合心内膜机械切除（13%），2 次 VT 单独用心内膜机械切除（5%）。随访 1 年无猝死患者，总存活率为 90%。从而作者认为单独应用术中脉冲式氩离子激光消融或与标准的外科手术相结合可提高外科消融手术治疗 VT 或室颤的有效率。1987 年 Svenson 报道用 Nd：YAG 激光在开胸下行标测引导下激光消融术治疗室性心动过速患者 17 例。17 人诱发出 55 种形态的 VT，其中 52 种 VT 被激光成功消除。心梗患者室速的激光消融成功率高达 100%。随访 6～18 月，无自发性 VT 复发，亦无可诱发的室速。1992 年 Selle 报道用 Nd：YAG 激光"连续"消融术治疗冠心病引致的室性心动过速 51 例用手持探查电极记录单极（滤波 0.5Hz～1kHz）和双极（滤波 50Hz—1kHz）电图，通过记录室速时舒张中期电位或最早的收缩期前电位而确定室速的起源点，手术中逐个诱发、标测不同形态的 VT，并根据 VT 起源点的不同采用心内膜和/或心外膜激光消融逐个消除不同形态的室速直至不能再诱发出室速为止。51 例患者中因手术死亡 8 人（16%），在手术前 EF < 20% 的 12 人中，手术死亡 5 人（41%）；在术前 EF > 20% 的 39 人中，手术死亡 3 人（8%）；存活的 43 人中 38 人（88%）随访 1 年以上无持续性 VT 复发。

（六）激光消融的并发症

激光消融的安全性较高，但在激光参数选择不当时也可产生并发症：如心律失常、血栓形成、心功能改变、心肌穿孔、结痂或室壁瘤的形成，以及辐射产生的化学物质对人体的有害作用。动物实验已发现在激光照射过程中可出现各种心律失常如频发室早、短阵非持续性室速，甚至室颤。临床上行激光消融手术后亦可由 Holter 观察到上述心律失常。超声及组织病理学观察表明：激光消融的局部偶有血栓形成，但激光消融治疗室速的患者，经超声多普勒心动图检查，多数未发现血栓形成。在用激光导管消融房室结的动物实验中所遇到的最严重的并发症是心肌穿孔。另外由于与冷冻一样，激光消融组织结构保持完整，所以心室穿孔和室间隔缺损的危险性很小。

三、冷冻消融

1948 年 Hass 等首次在犬的心脏上进行冷冻实验，1977 年 Gallagher 等首次利用冷冻手术消融心脏的左侧房室旁路。随后许多学者利用冷冻手术消融各种房室旁路，改良房室结折返性心动过速患者的房室传导，"切除"房颤、房扑患者的房室结—希氏束，冷冻异位房性心动过速，交界区心动过速患者的异位灶或房室结周围组织等。1978 年 Gallagher 等又首次进行了冷冻消融室性心动过速（室速）病灶的手术，并获得成功。之后美国、英国、前苏联、加拿大及日本等国的学者对冷冻消融心律失常进行了一定的基础研究和临床观察。

（一）冷冻手术的设备及工作原理

心脏冷冻手术和其他冷冻外科的方法一样，利用膨化气体 Joule-Thompson 效应产生足够的低温来冷冻有活力的心肌组织。冷冻仪主要包括 3 个部件：①储存冷冻剂的部件，可用氧化亚氮或液氮作为冷冻剂；②温度监测及调控部件；③冷冻探头，探头直径从 5mm 至 15mm 不等，探头温度可从室温至 -70℃可调。

（二）影响冷冻损伤灶的因素及冷冻损伤灶的病理特点

影响冷冻损伤灶的主要因素：①冷冻探头的大小：冷冻探头的直径越大，损伤灶的直径亦越大，深度亦越深；②冷冻温度：温度高低与病灶范围大小成正比；③冷冻时间：损伤灶的直径和深度随冷冻持续时间延长而增大或加深；④组织温度及血供情况：组织温度和血供对冷冻探头的低温有中和作用。

冷冻损伤灶的病理特点包括：①光镜下，冷冻损伤灶的病变均匀一致、边缘整齐、与周围正常心肌境界分明；②冷冻后 1～8 小时内可见急性心肌凝固性坏死，8 小时后可见大量红细胞渗出及白细胞浸润，并有纤维素性心外膜炎、血管纤维素性坏死等改变，三天后即可见成纤维细胞增生，半月后冷冻损伤区周围由肉芽组织包裹，最后形成一个坚硬、均一的纤维瘢痕。

（三）冷冻标测

准确地判断心动过速产生的病灶部位是手术成功的关键。在冷冻手术中，冷冻标测具有其优越性。将心肌温度降至 0℃～10℃，15～30 秒内就会导致产生生物电的组织出现可逆性失活。根据这一原理，对通过术前心内膜标测和术中心外膜标测所确定的病灶部位，采用冷冻标测加以证实。即在产生心动过速的病灶部位上，把温度逐渐降至 0℃～10℃，若心动过速迅速终止，则表明该处心肌组织就是产生心动过速的解剖部位。

（四）手术方法

探头的温度一般在标测时调至 0℃，但病灶确定后需进行冷冻治疗时探头调至 -60℃ ~ -70℃，冷冻时间一般为 90—180 秒。按冷冻部位可分为心外膜冷冻和心内膜冷冻。心外膜冷冻主要用于位于离心外膜较近的各种房室旁路及快速心律失常的异位起搏点或折返环路处。而心内膜冷冻主要用于位于间隔部的房室旁路、房室结折返性心动过速的房室传导的改良，"消融"心房颤动、心房扑动患者的房室结—希氏束及位于心内膜的快速心律失常的异位灶。一般地说，心外膜冷冻时，冷冻损伤的范围较广而深，心内膜冷冻如不阻断心脏血液则冷冻损伤的范围和深度就相对小一些。

（五）外科冷冻手术治疗快速性心律失常的临床观察

1. 冷冻手术治疗房颤、房扑、房速　1977 年 Gallagher 报道用冷疑方法在 3 例顽固性心律失常患者"消融"房室结 - 希氏束，产生完全性房室传导阻滞。Bredikis 报道了不用体外循环的而行冷冻手术消毁房室结的手术方法。该作者用冷冻手术"消融"房室结—希氏束加植入起搏器治疗房颤或房扑患者 72 例，成功 66 例，改善 4 例。用全部或部分冷冻右房或左房行冷凝分离术治疗房颤或/及房扑患者 33 例，成功 12 例，改善 21 例。用冷冻手术消融房速异位灶治疗房速 26 例，其结果成功 25 例，无效 1 例，总有效率达到 95% 以上。

2. 改良房室结折返性心动过速患者的房室传导　8 个被证实有房室结折返性心动过速的患者进行房室结冷冻改良手术。在房间隔下部的 Koch 三角区周围分别冷冻 9 个直径为 3mm 的冷冻点（ -60℃，2 分钟），手术后，每例患者都只有一条单一的房室结传导曲线，在追踪观察期间（1 月 ~ 5 年）没有患者诱发房室结折返性心动过速。Bredikis 用冷冻消融房室结周围组织治疗 53 例房室交界性心动过速患者，其中成功 51 例，改善 1 例，总有效率达 98%。

3. 冷冻手术治疗房室旁道所致的房室折返性心动过速　1977 年 Gallagher 等首次报道用冷冻手术消融房室旁道。Watanabe 用这种冷冻手术消融了 28 例 W - P - W 综合征患者的 31 根 Kent 束（23 条在游离壁，1 条在右前间隔，7 条在后间隔），所有患者的房室旁道均被有效地消除。Lee 用冷冻消融手术治疗 18 例间隔旁道引起的室上性心动过速患者（前间隔 3 例，后间隔 12 例，前后间隔有 2 条旁道 3 例）手术当时成功率达 100 %。Silka 报道用冷冻手术治愈 1 例 11 岁男孩因 Mahaim 束引起的结室束性心动过速，术中联合应用心外膜和心内膜冷冻。

4. 冷冻手术治疗室性心动过速　1978 年 Gallagher 等首次报道用冷冻手术成功地治愈 1 例变异型硬皮病患者的持续性室速。1985 年 Ivey 等用冷冻治疗下壁心肌梗死伴室速患者 3 例。1996 年 Ott 等报道用手术切除加冷冻治疗心肌错构瘤伴室速患者 11 例。上述均获得 100% 手术疗效。报道较多的是心肌梗死伴室速的冷冻治疗，其临床疗效均达 92% ~ 100%。近年 Caceres 等报道了 39 例冠状动脉病变引起的难治性持续性室速患者，其诱发的 67 次室速的起源部位在室间隔 57%，靠近二尖瓣环 22%，左侧壁 12%，后乳头肌基底部占 7.5%，前乳头肌 1.5%；手术成功率 76%（即术后不能诱发室速，无自发室速），临床成功率 16%（即术后能诱发室速或有自发室速，但能用药物控制），总有效率 92%。

（六）冷冻导管消融治疗快速心律失常的经验

经静脉导管行冷冻消融始于 1991 年，但当时所用的冷冻导管较粗（9F），而且没有可用于记录心内电图和起搏的电极。目前，冷冻导管消融在欧、美等国家已用治疗 AVNRT、AVRT、房性心动过速、心房扑动和心房颤动。FROSTY 临床试验显示，用 4mm 的冷冻消融导管治疗 AVNRT 患者 103 例和 AVRT 患者 49 例的成功率分别为 93% 和 77%，比射频消融的成功率略低。其原因可能是医生对于冷冻消融技术和冷冻消融导管的熟悉程度不如射频消融技术和射频消融导管。目前，用冷冻消融隔离房颤患者的肺静脉治疗房颤亦取得了较好的效果。我院于 2005 年 1 月在国内首先应用冷冻导管对 3 例室上性心动过速患者进行了成功的消融。至今国内文献报道的冷冻消融治疗房室结折返性心动过速共 57 例，成功率为 96.5%（55/57），并发症 4 例，1 例为肺栓塞，3 例为一过性房室阻滞。

冷冻导管消融经验总结：

1. 安全性高　已有许多研究表明，冷冻导管消融与射频消融相比，消融后结缔组织结构的完整性保持的更好，不会因消融产生心肌穿孔，因而可安全地用于冠脉静脉窦内的消融。同时，冷冻消融后心肌表面形成附壁血栓的可能性更小，对于需行大面积消融如房颤的线性消融术，安全性更高。

2. 冷冻标测　通过冷冻标测可避免意外损伤正常的房室传导和不必要地损伤非靶点的正常心肌组织。因为用冷冻标测模式，将心肌局部温度降至 $-20℃$ ～ $-30℃$ 时，心肌组织可暂时失去电活性，但停止冷冻标测后可立即恢复正常，这一特点在 AVNTR 的消融中非常重要。当通过解剖和心内电图初步确定慢径消融的靶点后，可进行冷冻标测，在标测的过程中可进行心房程序或 burst 刺激，验证慢径是否消失，如消失则说明靶点正确，继续进行冷冻消融，如果不消失则说明靶点不精确，应重新进行标测。同时在冷冻标测和冷冻消融中患者不会出现射频消融中常见的加速性交界性心律，因而可以非常清楚地监视房室前传是否正常。一旦出现房室阻滞，立即停止冷冻消融，一般在数秒钟内均可恢复正常。

3. 冷冻粘附作用　当冷冻消融大头导管的头端温度降至 0 ℃ 以下时，导管头端和心肌之间就会形成冰球（iceball），使消融大头导管和心肌紧密粘附，这一特点在 AVNRT 消融中也很重要，因导管和心肌表面紧密粘附，消融过程中导管位置稳定，不会发生导管突然移位而意外地误伤正常的房室传导系统。同时因冷冻粘附作用，可保证有效的冷冻消融效果。

4. 冷冻消融作用　冷冻消融不会出现象射频消融时那样使心肌组织烧焦的情况，因而患者在冷冻消融过程中不会出现疼痛。因冷冻消融有以上诸多优点，将来在易发生房室传导阻滞的儿童 AVNRT 患者的治疗、心外膜旁路需行 CS 内消融和心房颤动的消融中可能会发挥更大的作用。

四、超声消融

超声能量将机械能转为热能，产生破坏性损伤灶的频率是 4～9MHz。超声可以被"聚焦"，因而具有不需要与组织接触的独特优点。初步研究已将超声用于消融阵发性房颤的局灶性触发点，方法是通过将一个球囊放在肺静脉来释放超声能量将肺静脉与左心房心肌隔离。15 例阵发性或持续性房颤的患者，每例均成功地隔离了左侧上下肺静脉和右上肺静脉，但只有 1 例隔离了右下肺静脉，其余 14 例中 9 例右下肺静脉无肺静脉电位，另 5 例右下肺静脉的口径太小放不进超声消融导管。平均随访 35 ±6 周，4 例（27%）患者房颤复发，2 例（13%）患者有短暂的房性心动过速，其余 9 例（60%）患者不服药仍能维持窦性心律。也有评估超声消融室性心动过速的试验正在进行中。理论上，可以设计既具有释放超声能量又能评估组织对释放能量反应的超声转能器，虽然这种技术令人振奋，但没有电生理信息使得这种消融技术只能是以解剖为基础的消融。

（侯　煜）

参 考 文 献

1. Josephson ME Catheter and Surgical Ablation in the Therapy of Arrhythmias. In: Josephson ME, eds. Clinical Cardiac Electrophysiology (third edition). Philadelphia: Lippincitt Williams & Wilkins, 2002:710 – 714.

2. Huang SKS, et al. Historical Aspect of Radiofrequency Energy Application. In: Huang SKS, eds. Radiofrequency Catheter Ablation of Cardiac Arrhythmias (Second Edition). New York: Futura Publishing Company, Inc, 2000, 3 – 7.

3. Lin JC, et al. Physical Aspect of Radiofrequency Ablation. In: Huang SKS, eds. Radiofrequency Catheter Ablation of Cardiac Arrhythmias (Second Edition). New York: Futura Publishing Company, Inc, 2000, 13 – 22.

4. Nath S, et al. Pathophysiology of Lesion Formation by Radiofrequency Catheter Ablation. In: Huang SKS, eds. Radiofrequency Catheter Ablation of Cardiac Arrhythmias (Second Edition). New York: Futura Publishing Company, Inc, 2000, 25 – 41.

5. Wharton M, et al. Ablation of Atrial Tachycardia in Adults. In: Huang SKS, eds. Radiofrequency Catheter Ablation of Cardiac Arrhythmias (Second Edition). New York: Futura Publishing Company, Inc, 2000, 139 – 159.

6. Feld GK, et al. Radiofrequency Catheter Ablation for the Treatment of Type 1 Counterclockwise and Clockwise Atrial Flutter.

In：Huang SKS, eds. Radiofrequency Catheter Ablation of Cardiac Arrhythmias（Second Edition）. New York：Futura Publishing Company, Inc, 2000, 209 - 229.

7. Taylor G, et al. Selective Slow Pathway Ablation for Treatment of AV Nodal Reentrant Tachycardia. In：Huang SKS, eds. Radiofrequency Catheter Ablation of Cardiac Arrhythmias（Second Edition）. New York：Futura Publishing Company, Inc, 2000, 423 - 457.

8. Miles WM, et al. Ablation of Right Free Wall Accessory Pathways. In：Huang SKS, eds. Radiofrequency Catheter Ablation of Cardiac Arrhythmias（Second Edition）. New York：Futura Publishing Company, Inc, 2000, 465 - 490.

9. Chen SA, et al. Radiofrequency Catheter Ablation of Posteroseptal Accessory Atrioventricular Pathways. In：Huang SKS, eds. Radiofrequency Catheter Ablation of Cardiac Arrhythmias（Second Edition）. New York：Futura Publishing Company, Inc, 2000, 495 - 506.

10. Wood M, et al. Catheter Ablation of Left Free Wall Accessory Pathways. In：Huang SKS, eds. Radiofrequency Catheter Ablation of Cardiac Arrhythmias（Second Edition）. New York：Futura Publishing Company, Inc, 2000, 509 - 536.

11. Schluter M, et al. Ablation of Anteroseptal and Midseptal Accessory Pathways. In：Huang SKS, eds. Radiofrequency Catheter Ablation of Cardiac Arrhythmias（Second Edition）. New York：Futura Publishing Company, Inc, 2000, 541 - 556.

12. Wu D, et al. Ablation of Idiopathic Left Ventricular Tachycardia. In：Huang SKS, eds. Radiofrequency Catheter Ablation of Cardiac Arrhythmias（Second Edition）. New York：Futura Publishing Company, Inc, 2000, 601 - 616.

13. Wilber DJ, et al. Ablation of Idiopathic Right Ventricular Tachycardia. In：Huang SKS, eds. Radiofrequency Catheter Ablation of Cardiac Arrhythmias（Second Edition）. New York：Futura Publishing Company, Inc, 2000, 621 - 645.

14. Lin AC, et al. Complication Associated with Radiofrequency Catheter Ablation. In：Huang SKS, eds. Radiofrequency Catheter Ablation of Cardiac Arrhythmias（Second Edition）. New York：Futura Publishing Company, Inc, 2000, 737 - 743.

15. 方丕华. 激光物理因素对心肌消融效果的影响. 中华心律失常学杂志, 1997, 1：50.

16. 方丕华. 激光消融治疗心律失常的新进展. 中国协和医科大学博士研究生毕业论文, 1996, 93 - 107.

17. 方丕华. 冷冻消融试验性犬心肌梗死后室性心动过速的病理观察. 中国循环杂志, 1997, 12：69.

18. 方丕华. 冷冻消融室性心动过速的新进展. 心血管学进展, 1995, 16：279.

19. 方丕华. 冷冻消融治疗室上性心动过速的现况. 医学研究通讯, 1995, 2：4.

20. Friedman PL, et al. Catheter cryoablation of supraventricular tachycardia. ResuLts of the multicenter prospective "frosty". Trial. Heart Rhythm, 2004, 1：129 - 138.

21. 方丕华. 冷冻导管消融治疗室上性心动过速的初步体会. 中华心律失常杂志, 2005, 9：48 ~ 52.

22. Natale A, et al. First Human Experience With Pulmonary Vein Isolation Using a Through - the - Balloon Circumferential Ultrasound Ablation System for Recurrent Atrial Fibrillation. Circulation, 2000, 102：1879 - 1882.

 常见室上速消融失败的原因分析

室上性心动过速广义上包括房室结折返性心动过速、房室折返性心动过速、房性心动过速、心房扑动、心房颤动以及不适当窦性心动过速。通常临床心电生理医生采用导管射频消融方法治疗的室上性心动过速是指房室结折返性心动过速、房室折返性心动过速、房性心动过速及心房扑动等。自 1987 年开展导管射频消融治疗心动过速以来，由于能源可靠，技术成熟以及创伤小、风险低、疗效好使这项技术迅速在世界范围开展。我国在 1991 年～1992 年起开展此项工作，技术的不断成熟，在大医院房室结折返性心动过速及房室折返性心动过速的治疗成功率达到 95%～98%。房性心动过速治疗成功率达 85%～90%。但在稍小一些的医院治疗成功率要低一些。然而仍然有一些病例的治疗尚不能获得成功。对失败病例进行分析讨论对我们进一步提高治疗成功率有极大的帮助。

一、设备及导管的选择

开展导管射频消融离不开相应的医疗设备。带 C 型臂的 X 线机、多导电生理仪是此项工作的必需设备。射频消融仪对治疗的成败起着一定的作用。目前进口的射频消融仪有美国强生公司生产的 Stockert 射频仪、美国 IBI 公司生产的 IBI 射频消融仪（1500－T8）。国产方面有四川锦江医疗设备公司、河南开封医疗设备公司等生产的射频仪都能很好地达到临床治疗的要求。这些射频仪均有温度控制功能，设定一定的温度，能量可自动调节。目前在国内还有相当一部分医院使用的射频仪不带温度控制功能。治疗中效果不好，弄不清是消融位置不对还是能量比达不到。造成手术时间的延长及部分病例的失败。因此温控功能的射频仪对提高治疗成功率起着重要作用。

不同类型的心动过速，不同部位的心动过速应选择不同的消融导管。举强生公司 Webster 导管为例，Webster 消融导管分为黄弯、红弯、蓝弯、蓝加硬、橘黄弯等。黄弯导管前端可弯曲部分的长度为 3.8cm，红弯导管前端可弯曲部分的长度为 5.1cm，蓝弯及蓝加硬为 6.3cm，橘黄弯为 7.6cm。通常做左前、左侧旁道选择红弯导管，左后旁道选择黄弯或红弯导管，而右侧旁道、房室结双径路、房性心动过速常选择蓝加硬消融导管。蓝加硬消融导管在长度上比普通蓝弯导管短为 90cm，普通导管为 110cm 长，材料比普通导管更坚韧，导管稳定性强、贴靠好。在 Ebstein's 畸形合并右侧旁道时，由于三尖瓣下移使右心房增大，通常采用橘黄弯导管可更好地贴靠在三尖瓣环上。双弯导管可用于室性心动过速的消融，两侧都能打弯可灵活地到达间隔的前侧或后侧。常规导管顶端 4mm，为增加消融面积现公司提供 8mm 消融导管，可用于房扑的线性消融。冷盐水灌注导管，因导管与组织贴靠处温度较低，使热损伤更深而在表面不易形成结痂。常用于室速及房颤的消融。

二、导管不能到达准确的位置及导管不稳定

初学者常因操作不熟练使导管不能到达准确的位置。这需要操作者对心脏解剖有清楚的了解，掌握顺钟向、逆钟向旋转导管在不同的腔室所能到达的位置，经过 50 例左右的训练一般可以解决。少数情况因心脏结构问题使导管很难到达位置，如左室假腱索或旁道位于很靠前的位置。此时可通过其他途径抵达该部位。

导管不稳定便会与组织贴靠不好，不能获得有效而准确地放电。上面提到在做左侧旁道、双径路、房速时可通过选择蓝弯加硬导管增加稳定性。对右侧游离壁旁道可将导管做成倒 U 型或通过 SwartZ 鞘使导管更加稳定。另外在消融过程中，可间断透视监测导管的稳定程度。

三、起源部位异常

（一）心外膜旁道

心外膜旁道在失败病例中占8%。其特点为在心腔内不能标测到满意的靶点，心内膜侧反复消融不能成功。心外膜旁道可分为左侧心外膜旁道及右侧心外膜旁道。

1. 右侧心外膜旁道　右侧心外膜旁道常位于游离壁，当内膜侧不能标到满意的靶点时，可尝试心外膜途径。通常采用心包穿刺的方法：剑突下局麻，穿刺针与皮肤呈35～45°角指向左肩部透视下进针。在无心包积液情况下，常用的穿刺针斜面大、顶部尖、穿刺风险大。可采用麻醉科硬膜外穿刺使用的穿刺针。穿刺针有突破感后注射造影剂，见造影剂在心包散开后送导丝及鞘管。透视下将导管送至接近心内膜标测较好处，反复标测与心内膜比较，获得好的靶点后，应行冠状动脉造影，确定消融点不在冠状动脉处，最好距冠状动脉0.5～1.0cm以上放电消融。

2. 左侧心外膜旁道　左侧心外膜旁道常位于后间隔部。成功的消融需要了解后间隔部位的解剖情况，旁道的分类及体表心电图特点，最后经冠状静脉系统进行消融。后间隔旁道的解剖位置（图8-11-1）。后间隔旁道分类有四种：①右后间隔旁道占64%；②左后间隔旁道占13%；③冠状静脉内旁道占13%；④心中静脉内旁道占10%。后间隔旁道的体表心电图特点：Richard方法：右后间隔旁道：V_1导联QRS波负向，Ⅱ导联δ波呈等电位线，aVR导联δ波负向。冠状窦或心中静脉旁道：Ⅱ导联δ波呈负向（有顿挫），aVR导联波δ正向。左后间隔旁道：Ⅱ导联δ波呈负向。根据我们自己的经验：右后间隔旁道：V_1导联呈QS或rS，Ⅱ、Ⅲ、aVF主波向下，心腔内电图心室起搏或心动过速发作时，冠状窦VA由近端至远端逐渐分开。左后间隔旁道，V_1导联呈R、Rs，V_2导联主波向上，Ⅱ、Ⅲ、aVF主波至少有两个向下，心室起搏或心动过速发作时冠状窦近、中、远端VA均融合。心中静脉旁道：V_1 QRS呈M型或RS型，V_2导联主波向上，Ⅲ、aVF主波向下，至少有一个导联带有顿挫。

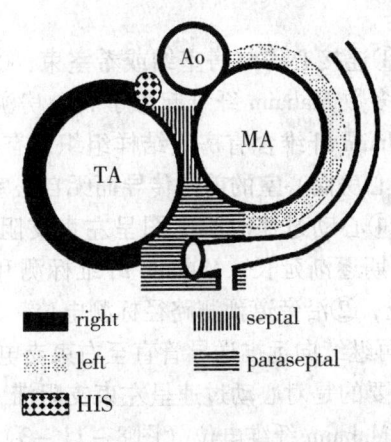

图8-11-1　后间隔旁道的解剖位置

（二）起源于心耳部

心耳部起源的房速占局灶房速的3.8%。特点为：心房常规部位不能找到提前较多的靶点，相对较好的位置消融不能成功，右房内激动顺序以10～11点最早，左房以冠状窦远端早、左上肺静脉附近早。心电图特点：起源于右心耳：①V_1导联P波负向，3/5有顿挫；②V_1～V_6 P波逐渐立直；③Ⅱ、Ⅲ、aVF导联P波直立或有直立部分；④Ⅰ导联P波直立或先等电线后直立，avR导联P波负向或等电线，aVL可有各种变化。起源于左心耳：①V_1导联P波直立；②Ⅱ、Ⅲ、aVF导联P波直立；③aVL导联P波负向。当导管位于心耳部时，可标测到较体表P波平均提前30ms的局部电图（图8-11-2）。

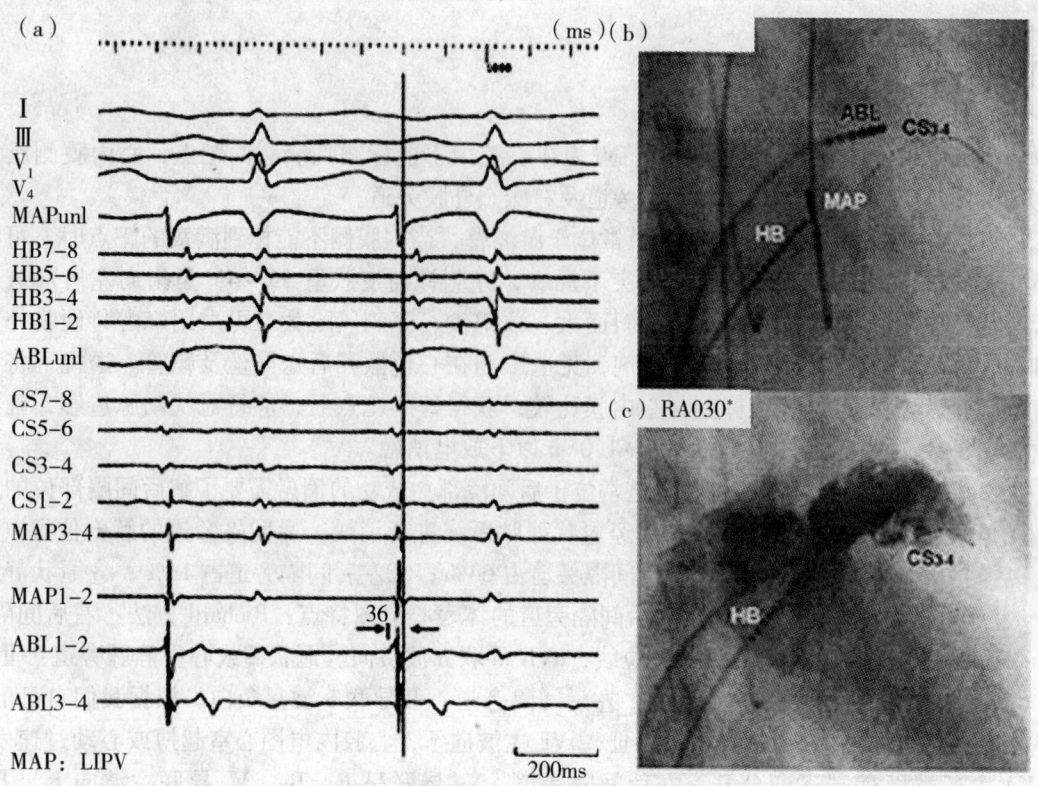

图 8 - 11 - 2　导管位于心耳部，局部电图提前 36ms

四、电生理特点特殊

（一）Mahaim 纤维最初被认为①连接心房与房室结或希室束；②连接心房与心室肌。目前对 Mahaim 纤维的认识发生改变，起码大多数 Mahaim 纤维起源于右心房游离壁附近三尖瓣环处，终止于右束支远端或心室近三尖瓣环处。Mahaim 纤维含有房室结样组织，有缓慢、递减传导，可被腺苷阻断。Mahaim 纤维电生理特点：①只存在心房向心室的前向传导而无自心室向心房的逆向传导；②前传速度缓慢；③具有房室结样递减传导；④心动过速时心电图呈左束支阻滞 + 电轴左偏；⑤心房起搏时随 QRS 增宽而 HV 间期缩短，A - δ 间期逐渐延长。Mahaim 纤维标测和消融：在心动过速或心室起搏下①沿三尖瓣环标测 Mahaim 纤维电位；②沿旁道预测路径标测电位；③标测旁道远端插入点，心室最早的激动电位；④标测右束支电位，再继续向远推送导管直至右束支电位消失处。

Mahaim 纤维消融并不困难，重要的是对心动过速呈左束支阻滞 + 电轴左偏的情况，注意寻找 Mahaim 纤维的电生理特点及注意寻找 Mahaim 纤维电位（图 8 - 11 - 3）。据文献对 Mahaim 纤维分布情况的统计，位于游离壁占 62%，后侧壁占 20%，前侧壁占 10%，前壁占 3.4%，后壁占 3.4%。

（二）持续性交界性房室折返性心动过速（PJRT）

PJRT 为一种无休止性或反复发作性房室折返性心动过速，发作时心室率可在 120 ~ 240 次/分，通常对药物治疗无反应。PJRT 心电图特点：①窄 QRS，A - V 1∶1 传导的心动过速；②逆 P 在 Ⅱ、Ⅲ、aVF 导联为负向；③R - P' > P' - R；④可自发恢复窦性心律，几个心跳后可又发生心动过速；⑤窦性心律时 P - R 间期正常；⑥心动过速常发生在窦律加速后（图 8 - 11 - 4，图 8 - 11 - 5）。最早 PJRT 被认为仅存在右后间隔处，近些年来发现 PJRT 也可发生在其他部位。据文献报道，PJRT 76% 位于右后间隔、6% 位于左后间隔、2% 位于左前侧壁、4% 位于左前壁、4% 位于左后侧壁、6% 位于右中间隔。PJRT 电生理特点：①旁道可有递减传导；②心动过速时局部 V - A 可不融合；③心动过速时，局部 A 波与参照点相比提前程度较少。局部 A 波一般可提前 5 ~ 30ms。消融时可做该点上、下、左、右比较，虽然提前不多，但相对为最提前处即可放电消融。

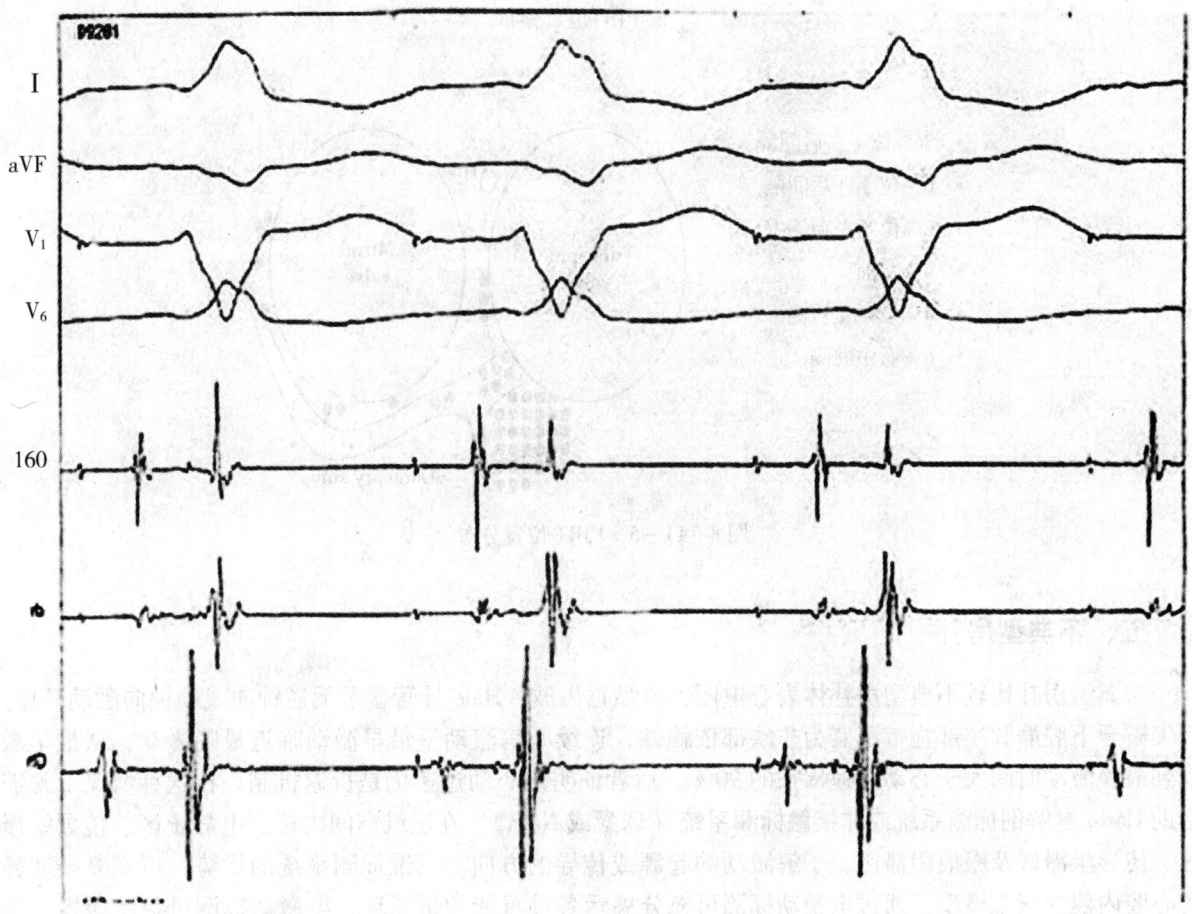

图 8-11-3 Mahaim 纤维电位，心腔内第一道为消融导管，在 A 波与 V 波之间可见 Mahaim 纤维电位。

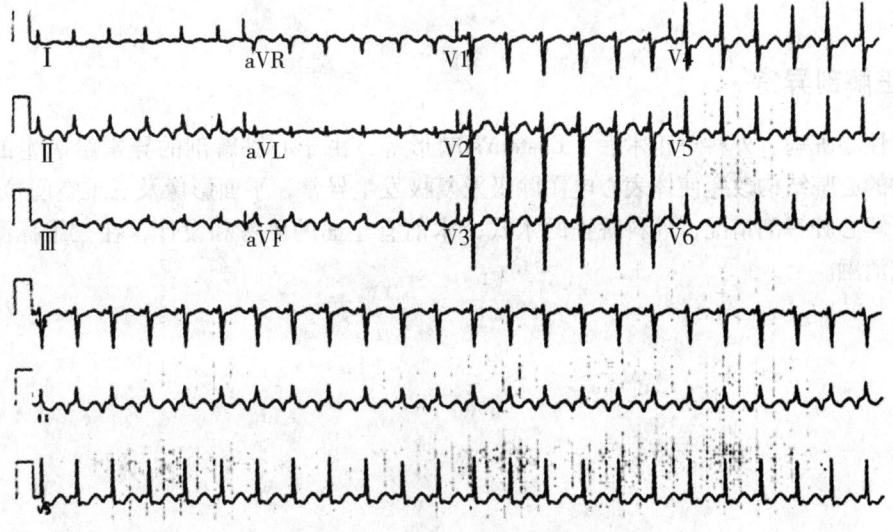

图 8-11-4 PJRT 体表心电图

PJRT位置分布

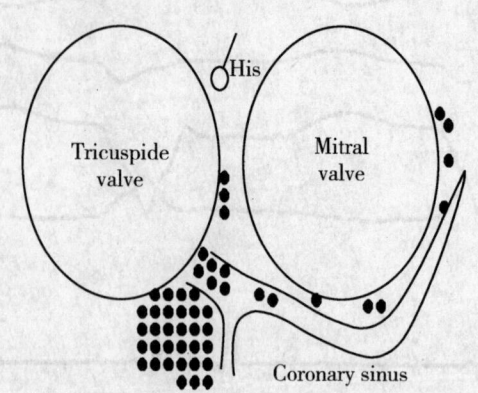

- 76%位于右后间隔
- 6%位于左后间隔
- 2%位于左前侧壁
- 4%左前
- 4%位于左后侧
- 6%右中间隔

图 8 - 11 - 5　PJRT 位置分布

五、不典型房扑

　　与典型房扑比较不典型房扑体表心电图无典型锯齿波，Halo 导管显示无逆钟向或顺钟向激动顺序，三尖瓣至下腔静脉峡部拖带证实为非峡部依赖性，连续心房激动呈最早激动临近最晚激动，从最早激动到最晚激动时间大于心动过速周长的 90% 。后者证明该心动过速仍是折返机制。在这种情况下常需借助 Carto 电解剖标测系统或非接触标测系统（球囊或 Navx），在三维空间内标测电静止区、传导缓慢区、传导阻滞区及瘢痕阻滞区，了解激动的起源或传导的方向。三维标测系统的优势：可在复杂变异的心腔内建立三维模型，通过电激动标测可充分展示各种可能的折返环，电激动标测可显示缓慢传导区、传导阻滞区及电静止区。电压标测可显示瘢痕组织区。在三维模型下可保证线性消融的连续性。不典型房扑常见的关键通道有，右侧房扑：电静止区至三尖瓣环；电静止区至下腔静脉；终末嵴至三尖瓣环。左侧房扑：电静止区至肺静脉；电静止区至二尖瓣环；左下肺静脉至二尖瓣环，左上肺静脉至右上肺静脉。

六、心脏解剖异常

　　各种先天性心脏病、外科矫正术后、Ebstein's 畸形等，由于心脏解剖的异常给医生的导管操作带来困难。异常的心脏结构改变使体表心电图除极及复极发生异常，平面影像及三维空间位置发生改变。医生应仔细了解心脏解剖情况，外科矫正的术式，术前有全面的思考和设计，在三维标测系统的帮助下可成功完成消融。

（商丽华）

 **冷冻消融治疗室上性心动过速新进展**

20 世纪 70 年代，直视条件下的冷冻消融手术已用于治疗药物无效的心律失常。2000 年左右，经皮导管冷冻消融开始应用于临床电生理领域，目前经导管冷冻消融技术已被应用于治疗各种心律失常。以下将近年来冷冻消融治疗室上性心动过速的临床应用进展做一概述。

一、冷冻消融的特点：

1. 冷冻损伤的病理、生理特点　已有研究报道[1]，冷冻消融灶的边界较规则、分明，损伤灶范围以外的心肌在电镜下观察亦无影响，较少出现由于消融后损伤反应进展累及希氏束，发生延迟损伤现象，因此特别适用于在重要的电生理组织（如 His 束）附近区域的消融。消融后结缔组织基质保留完整，组织修复快，瘢痕形成较少，不会形成气压伤，血栓形成和瘢痕挛缩狭窄的风险低，炎症反应轻。Oswald 等[2] 做了射频消融和冷冻消融后血液中不同生化指标对比，19 例典型房扑患者，其中 10 例行冷冻消融，9 例性射频消融，手术终点是右房峡部双向阻滞。术前留血样，化验 TnT，CK 和 CK - MB，术后 6h，24h 分别再次化验。并测定术前和术后 24h 的 C 反应蛋白（CRP）。结果 TnT，CK 和 CK - MB 冷冻消融组明显高于射频消融组，CRP 则相反。提示虽然冷冻消融心肌损伤比较严重，但心内膜损伤轻以及不易形成血栓，减少了炎症反应。因此当需要在静脉组织中消融，冠状动脉附近消融以及左室较大范围消融时，该技术比射频消融的安全性更高。

2. 冷冻标测作用　冷冻标测作用是冷冻消融技术的显著优点之一。冷冻标测时由于温度控制在一定范围内，心脏组织或传导组织的功能抑制是可逆的，这样决定了冷冻具有标测功能，可最大限度地避免意外房室阻滞发生的可能性[3]。通过冷冻标测可避免意外损伤正常的房室传导和不必要地损伤非靶点的正常心肌组织。其原理是基于这样的共识，采用冷冻标测模式，将心肌局部温度降至 - 30℃时，心肌组织可暂时失去电活性，停止冷冻标测后可立即恢复正常。当温度低于 - 50℃时才会产生永久性损伤，如此宽的温度窗为术者进行冷冻标测提供了条件。FROSTY 试验[4] 通过临床试验证实了冷冻标测的有效性，该研究入选 160 例室上性心动过速（包括典型房室结折返性心动过速、房室折返性心动过速、房颤）患者，对其分别进行冷冻标测和冷冻消融慢径、房室旁路及希氏束。79% 的患者其冷冻标测的电生理反应在数秒钟内完全恢复，15% 的患者可在 1～6 分钟内恢复。6 例患者在复温后 4～21 分钟完全恢复。更重要的是，冷冻标测能够在 64% 的患者中成功地识别出消融靶点。

3. "冷凝粘附"作用　冷冻消融过程中，消融导管可借由"冷凝粘附"作用，与组织进行稳固的贴靠，从而避免了受心脏搏动影响而导致的导管移位，可较精确地定位消融靶点。当冷冻消融大头导管的头端温度降至 0℃以下时，导管头端和心肌之间就会形成冰球（iceball），使消融大头导管和心肌紧密粘附，这就是冷冻粘附作用。这一特点使消融过程中导管位置稳定，不会发生导管突然移位而意外地损伤正常的房室传导系统[3,5]。

二、冷冻消融治疗房室结折返性心动过速（AVNRT）

虽然 AVNRT 的射频消融的成功率高，但房室阻滞的并发症仍不可完全避免。冷冻消融时因冷冻导管与靶点粘附，不会因导管移位损伤正常的房室传导系统，消融过程不产生交界性早搏或交界性心律，可直接观察房室传导情况，且冷冻方法在一定冷冻范围内损伤的组织具有可逆性，因此其安全性高。FROSTY 临床试验[4] 显示，冷冻消融治疗 AVNRT 103 例的成功率为 93%，比射频消融的成功率略低。其原因可能是医生对于冷冻消融技术和冷冻消融导管的熟悉程度不如射频消融技术和射频消融导管。

Jennifer 等[6]回顾2001年1月到2006年4月连续80例房室结折返性心动过速消融术后患儿，研究射频消融改为冷冻消融在变换方式及结局方面有何不同。患者数量、标测以及损伤程度两种术式没有明显差别。尽管冷冻消融总的消融时间和标测时间较长，但X线照射时间相对较少。二者有相同的复发率（2%）。结论是冷冻消融同射频消融一样安全有效。Skanes 等[5]报道了18例房室结折返性心动过速行冷冻消融慢径改良术，冷冻标测时记录到12例慢径逆传消失。17例成功消融了慢径，1例由于温度未能低于−38℃失败，附加了射频消融成功。消融过程中没有加速性交界性心动过速出现，因此不能够监控慢径消融靶点是否是有效位置。但是粘着的大头导管允许消融时心房起搏，可以检测慢径的传导情况，同时可以非常清楚地监视房室前传是否受到影响。1例消融前间隔处不慎出现了短暂的PR间期延长，可能是损伤了快径，1例出现了一过性（6.5s）2：1房室传导阻滞，复温后PR间期均恢复正常，房室结不应期都没有变化。以上两例在复温时发生了加速性交界性心动过速，冷冻消融时却没有。随访了全部患者4.9±1.7月没有复发。我院于2005年1月，在国内首先应用冷凝导管对3例室上性心动过速患者进行消融，手术全部成功[7]。至今国内文献[8~10]报道冷冻消融治疗房室结折返性心动过速共57例，成功率为96.5%（55/57），并发症4例，1例为肺栓塞，3例为一过性房室阻滞（AVB）。

三、冷冻消融治疗典型房扑

Nicholas 等[11]对32例典型房扑患者随机进行射频消融和冷冻消融，导管分别选用8mm Blazer Ⅱ XP和9F 8mm Freezor Max。28例患者完成了14.7个月随访，其中射频消融15例，冷冻消融13例。结果是除1例外，冷冻消融组所有患者消融的右房峡部都达到了双向阻滞。冷冻消融手术用时较长（171比99min），X线暴露时间相似（30比29min），冷冻消融的疼痛评分较低（0.4比3.5），随访期间有两例冷冻消融组患者复发。Rodriguez[12]等研究冷冻消融治疗三尖瓣环依赖性房扑，入选15例患者，结果100%成功完成三尖瓣环峡部双向阻滞，但平均手术时间较长，约4.7h。Manusama[13]等设计的临床研究旨在证实冷冻消融治疗三尖瓣峡部环依赖性房扑的安全性和有效性，报道术后即刻成功率达97%，平均随访17.6个月后，成功率为89%。总的手术时间平均3.2小时，但X线暴露时间并没有明显延长。

四、总结

冷冻能量用于经皮导管消融手术并不意味着能够取代射频消融，但冷冻消融可以作为射频消融的有效补充手段。在某些情况下冷冻消融比射频消融有着明显的优势，如在前间隔旁路或邻希氏束旁路的消融。同样在一些特殊情况下如导管固定不好，需要在静脉中消融，邻近冠状动脉消融等，冷冻消融非常有用。因此，一个全面的电生理专家应该像熟悉射频一样，熟悉冷冻标测和冷冻消融的优势和局限性，更加有效地将二者应用于心律失常领域。随着冷冻导管设计的改进和冷冻消融技术的进一步成熟，冷冻消融势必展示出良好的前景。

（方丕华　侯　煜）

参 考 文 献

1. Khairy P, Chauvet P, Lehmann J, et al. Lower incidence of thrombusformation with cryoenergy venus radiofrequency catheter ablation［J］. Circulation, 2003, 107：2045－2051.

2. Oswald H, Gardiwal A, et al. Difference in humoral biomarkers for myocardial injury and inflammation in radiofrequency ablation versus cryoablation［J］. Pacing Clin Electrophysiol, 2007, 30：885－890.

3. Skanes A, Dubuc M. Klein G, et al. Cryothermal ablation of the slow pathway for the elimination of atrioventricular nodal reentrant tachycardia［J］. Circulation, 2000, 102：2856－2860.

4. Friedman PL, Dubuc M, Green MS, et al. Catheter cryoablation of supraventricular tachycardia. Results of the muhicenter prospective "frosty" trial［J］. Heart Rhythm, 2004, 1：129－138.

5. Lustgarten DL, Keane D, et al. Cryothermal ablation: mechanism of tissue injury and current experience in the treatment of tachyarrhythmias [J]. Progress in Cardiovascular Diseases, 1999, 41:481-498.

6. Jennifer N. Avari M. D, et al, Experience and Results During Transition from Radiofrequency Ablation to Cryoablation for Treatment of Pediatric Atrioventricular Nodal Reentrant Tachycardia [J]. Pacing and Clinical Electrophysiology, 2008, 31:454-460.

7. 方丕华，马坚等. 冷凝导管消融治疗室上性心动过速的初步体会 [J]. 中华心律失常学杂志，2005，1:48-52.

8. 陈艺贤，刘俊良，卢应良. 冷冻导管消融治疗各种心律失常的初步观察 [J]. 中国心脏起搏与心电生理杂志，2007，21:132.

9. 方丕华，任振芳，马坚，等. 经导管冷冻消融治疗房室结折返性心动过速 [J]. 中国心脏起搏与心电生理杂志，2007，21:137.

10. 屈百鸣，车贤达，王长华，等. 冷冻消融慢径治疗房室结折返性心动过速的初步临床应用 [J]. 中国心脏起搏与心电生理杂志，2005，19:43.

11. Nicholas John Collins, Malcolm Barlow, et al. Cryoablation versus Radiofrequency Ablation in the treatment of Atrial Flutter trial [J]. J Interv Card Electrophysiol, 2006, 16:1-5.

12. Rodriguez LM, Geller JC, Tse HF, et al. Acute results of transvenous cryoablation of supraventricular tachycardia [J]. J Cardiovasc Electrophysiol, 2002, 13:1082-1087.

13. Manusama R, Timmermans C, Limon F, et al. Catheter-based cryoablation permanently cures patients with common atrial flutter [J]. Circulation, 2004, 109:1636-1640.

13 超声和激光消融治疗心律失常的新进展

二十世纪八十年代以来，以射频电能的应用为标志，经皮导管消融开始广泛应用于临床电生理治疗领域。经过 20 余年的发展，经皮导管消融已是相当成熟的治疗技术，成为许多快速性心律失常的首选治疗手段。

在使用射频电能的同时，人们也先后开发出了其他的能量方式，如激光、冷冻、超声、微波等。目前射频电能仍是导管消融的主流能量方式，应用最为广泛。但其他的能量方式，往往可以在某一方面具有优势，因而也会在一定的领域内受到人们的青睐。如冷冻的突出优势为其所固有的安全性，因而成为不少电生理学家对儿童患者，以及成人的间隔部起源的心律失常（如房室交界区折返性心动过速、间隔部旁路参与的房室折返性心动过速等）进行消融时的首选能量方式。

近十年来，导管消融治疗心房颤动（简称房颤）成为临床电生理领域的热点。目前导管消融治疗房颤的主流术式是三维电解剖标测指导的环肺静脉前庭（PV antrum）电隔离术，所使用的能量是盐水灌注射频电能。这一术式的有效性已为电生理学家所公认。它的并发症相对少见，主要为肺静脉狭窄、心房—食管瘘、卒中等，但这些并发症一旦发生，则往往是致命的。它的另一缺点是需逐点消融、集点成线，相对费时。因此人们希望新的消融术式及消融技术能满足如下几方面的要求：①成功率高；②安全性好；③简化操作，节省手术时间。激光、冷冻、超声、微波等能量方式先后进入人们的视野。本章主要介绍超声和激光在心律失常治疗领域的应用。

一、超声消融

目前超声消融治疗心律失常在国内尚未获得推广，国外仅见于房颤的消融治疗。动物实验研究报道了阵发性室上性心动过速（简称室上速）的超声消融治疗[1]。房颤超声消融在内科及外科领域均有应用。房颤超声消融的关键技术是超声球囊导管的应用，目前经皮超声球囊导管已发展到第二代，且已推出经食管超声肺静脉前庭环形隔离导管。在心脏手术中，经心外膜超声消融左心房后壁，经胸腔镜行心外膜超声消融左心房后壁等导管均在临床试用之中。

（一）经皮超声球囊导管消融

1. 第一代超声球囊导管（图 8 - 13 - 1） 第一代超声球囊导管（balloon circumferential ultrasound ablation system）大致可分为两个部分，体部及远端球囊部。体部为一中空的长管，长管的中央孔道可容直径为 0.035 英寸的导丝通过。中央孔道也可用于选择性肺静脉造影。体部远端是超声发射换能器（transducer），超声频率为 6MHz。超声换能器被球囊包绕，球囊直径最大可膨胀至 2.2cm。当从导管尾端向球囊注入造影剂时，球囊膨胀，当抽出液体时，球囊回缩。

第一代超声球囊导管为弯度不可控的导管，需通过一内径为 12F 的长鞘导入靶肺静脉内，而长鞘自身的弯度也往往是不可控的，则还需借助可调弯导管（如普通消融导管）

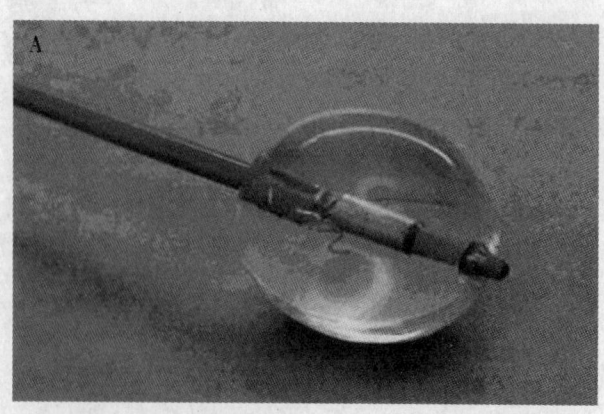

图 8 - 13 - 1 第一代超声球囊导管
导管系统由中空的体部及远端的球囊组成，球囊中央为超声发射换能器。

的引导方能置入肺静脉内。

　　超声球囊导管沿 12F 长鞘引导进入靶肺静脉内后，还需反复调整球囊进入导管的角度及深度，使球囊恰好能在肺静脉口部良好贴壁（图2）。球囊贴壁程度需通过肺静脉造影确认，先使球囊膨胀，阻断肺静脉血流，然后注入造影剂行阻塞段远端造影（图8－12－2）。

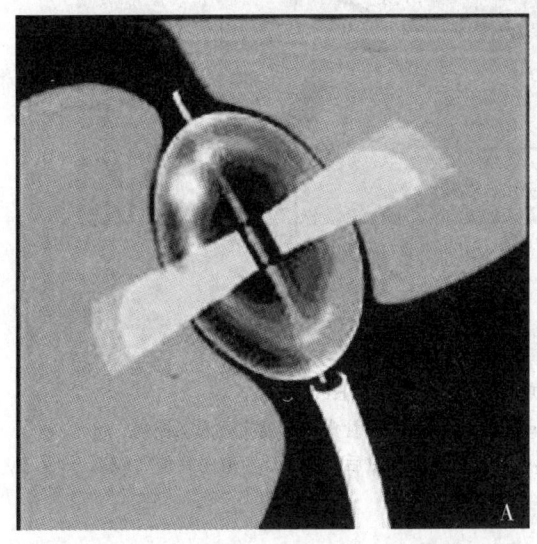

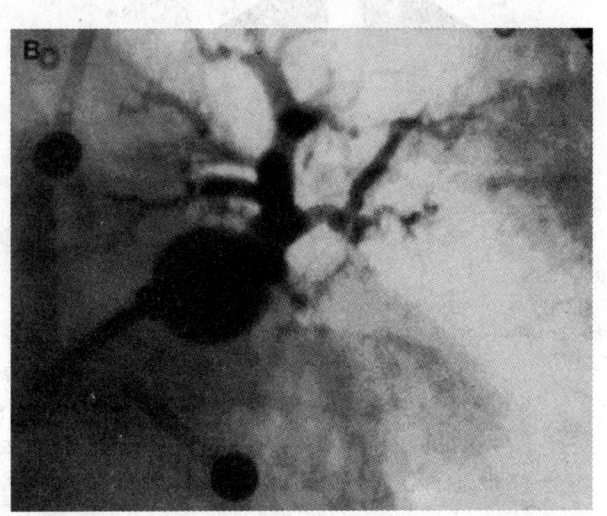

图8－13－2　第一代超声球囊导管消融示意图
球囊与肺静脉壁贴靠良好，球囊进入肺静脉的深度及角度理想，超声（黄色所示）作用的盘面与肺静脉壁垂直，且刚好位于肺静脉口部。

图8－13－3　第一代超声球囊导管 X 线影像
导管与肺静脉主干同轴，球囊与肺静脉壁贴靠良好。

　　超声消融时，组织温度要控制在 60℃ 以上，每次消融时间 2min 左右（自球囊充分膨胀后开始计时），消融终点为肺静脉 - 心房电传导的双向阻滞。若 Lasso 电极导管未证实肺静脉电隔离，则需重新置入超声球囊导管再次超声消融。显然，房颤超声球囊导管消融为单支肺静脉口电隔离。Natale 等[2]对 15 例房颤患者进行了消融治疗，平均每支肺静脉消融 1～29 次（平均4次），平均手术操作时间 224 ±89 分钟（135～360 分钟），X 线透视时间 62 ±39 分钟（37～120 分钟）。13 例患者完成了所有肺静脉的电隔离。术后未出现急性肺静脉狭窄。平均随访 35 ±6 周，10 例患者（66.7%）维持窦性心律。

　　Saliba 等[3]使用相同的术式，对 33 例房颤患者共 85 支肺静脉进行了消融，结果远不如 Natale 小组乐观。平均每支肺静脉需消融 6.7 次。24 例患者完成了所有肺静脉的电隔离。平均随访 22 个月，仅有 13 例患者（39.4%）维持窦性心律。Saliba 等分析，影响手术即刻及长期成功率的最大因素为肺静脉口部几何形态的不规则，导致超声球囊难以与肺静脉壁良好贴靠。

　　2. 第二代超声球囊导管（图8－13－4）　第二代超声球囊导管的正式名称为"高强度聚焦超声球囊导管"（balloon - based high - intensity focused ultrasound catheter, HIFU）。第二代超声球囊导管在外形上与第一代超声球囊导管相似，但有两个方面的重大改进：①实现了头端弯度的可控性；②实现了超声聚焦性，球囊由两部分构成，近端小球囊充入二氧化碳，远端大球囊充入水，并在两个球囊间形成了水/二氧化碳界面。超声（6MHz）波发射后，经水/二氧化碳界面产生反射，便可实现声束的聚焦，声束的聚焦环位于球囊远端约 4mm 处，聚焦的功能在于提高作用于被消融组织的超声能量。

　　球囊导管经 16F 长鞘及导引导丝，即可导入靶肺静脉内。球囊规格有多种，膨胀后的直径自 20mm 至 30mm 不等。消融时，一般控制功率上限于 45W。20mm 的球囊，一次消融的时间为 40s；25mm 的球囊，一次消融时间为 60s；30mm 球囊，一次消融时间为 90s。消融后，组织损伤深度可达到 4mm。

　　第二代超声球囊导管既可实现单支肺静脉口部环形消融，也可完成单支肺静脉前庭部环形消融。

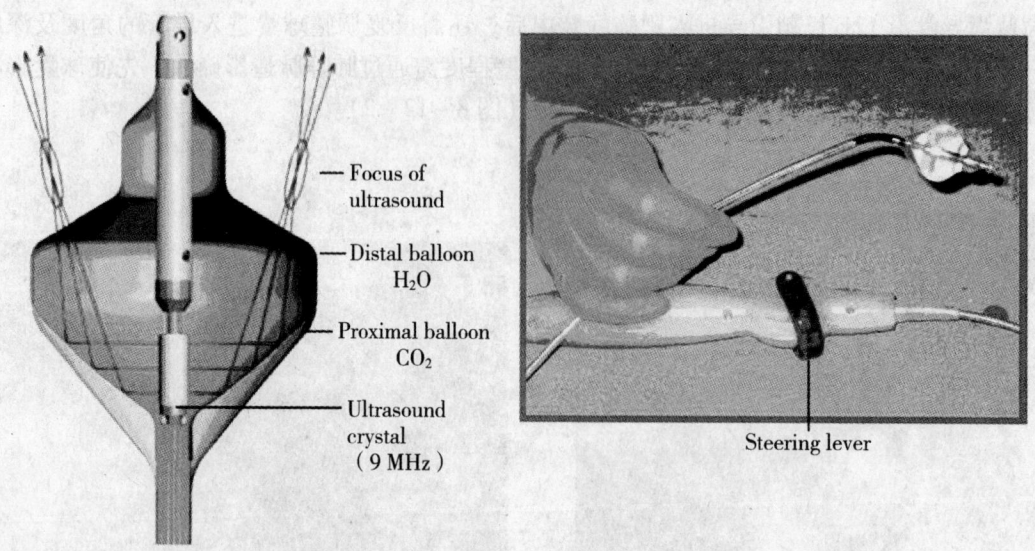

图 8 - 13 - 4 第二代超声球囊导管示意图（左）及实物图（右）

第二代超声球囊导管系统设有体外导管控制手柄（Steering lever），以便对导管头端弯度实现人工控制。超声从压电晶体（Ultrasound crystal）发射，经水/二氧化碳（H_2O/CO_2）界面反射后，可实现声束的聚焦（focus of ultrasound）。

在前庭部消融只需选用直径更大的球囊。电隔离效果的确定仍需放入 Lasso 电极导管。

Schmidt 等[4]应用第二代超声球囊导管，对 12 例阵发性房颤患者 46 支肺静脉作了单支肺静脉口部环形消融，有 41 支肺静脉（89%）完成了电隔离。每支肺静脉消融 2 ~ 23 次（平均 6.5 次）。平均手术操作时间及 X 线照射时间为 354 ± 91 分钟及 75 ± 18 分钟，球囊置入于左心房的总平均时间 211 ± 80 分钟。平均随访 387 天（120 ~ 424 天），7 例患者（58%）维持窦性心律，2 例患者于随访期间各有一次房颤发作，2 例患者出现了持续 12 个月以上的右侧膈神经麻痹。

（二）经食管超声消融

经食管超声消融还处于临床研究阶段，尚未正式推广应用[5]。其原理是，经食管插入超声探头，将 1MHz 的超声能量聚焦于各支肺静脉前庭部。每支肺静脉前庭环周均分为 8 个节段进行消融，最终目标也是实现肺静脉电隔离。

（三）超声心外膜房颤迷宫消融术

在心脏外科手术如瓣膜置换、冠状动脉旁路移植等的同时，可直视完成心外膜超声消融。经心包穿刺或在胸腔镜条件下可行微创手术迷宫术（mini - maze procedure）。微创迷宫术为在左心房后壁的心外膜面，环 4 支肺静脉前庭作一消融环，并在左下肺静脉口与二尖瓣环之间的区域作线性消融。超声心外膜迷宫术实施时，将 8 ~ 12 个超声发射探头呈线性排列于一条带上，在心外膜面将此带环绕于 4 支肺静脉前庭，顺次由各个超声探头发射超声波消融肺静脉前庭。整个环周的消融过程可按设定的程序自动完成，约需费时 10 分钟左右。

Groh 等[6]对 129 例合并器质性心脏病的房颤患者于心脏外科手术的同时，在心脏不停跳状态下，通过超声心外膜消融进行改良微创迷宫术。阵发性房颤为 43 例，持续性房颤为 20 例，永久性房颤为 66 例。所有患者均未出现消融相关的死亡及严重并发症。平均随访 385.5 天（6 ~ 670 天），随访 6 个月、12 个月、18 个月时的维持窦性心律的患者比例分别为 83.2%、84.4% 及 86.2%。

超声消融虽已诞生数年，但无论是内科领域的超声球囊导管消融，还是外科领域的超声心外膜消融，均处于临床应用的初期阶段。器械的改进还有空间，而术者的经验也不够丰富，总体来说，超声消融在房颤治疗领域尚未显出能超越射频消融的优势。随着技术的进步，球囊与肺静脉壁贴靠问题必将得到更好的解决，相信超声消融在心律失常治疗领域将有良好的应用前景。

二、激光消融

激光能源很早就已应用于医学领域，如可用于焊接与眼底剥离的视网膜等。但作为治疗心律失常的能源，目前尚处于动物实验及临床研究阶段。

Keane 与 Ruskin[7] 于 1999 年曾使用单根光导纤维，成功将激光导入山羊的右心房，并在右心房前壁产生线性损伤，从而验证了激光消融产生线性损伤的可行性（图 8 – 13 – 5）。他们认为，激光消融具有如下几个方面的优点：①损伤线较细；②导管是否与心内膜紧密接触，对能量的释放无大的影响；③消融导管（即光导纤维）由特福纶（Teflon）材料制成，消融过程中，导管自身不产热，因而导管与心内膜相接触的界面不易产生焦痂；④激光能量的释放不受阻抗升高的影响。

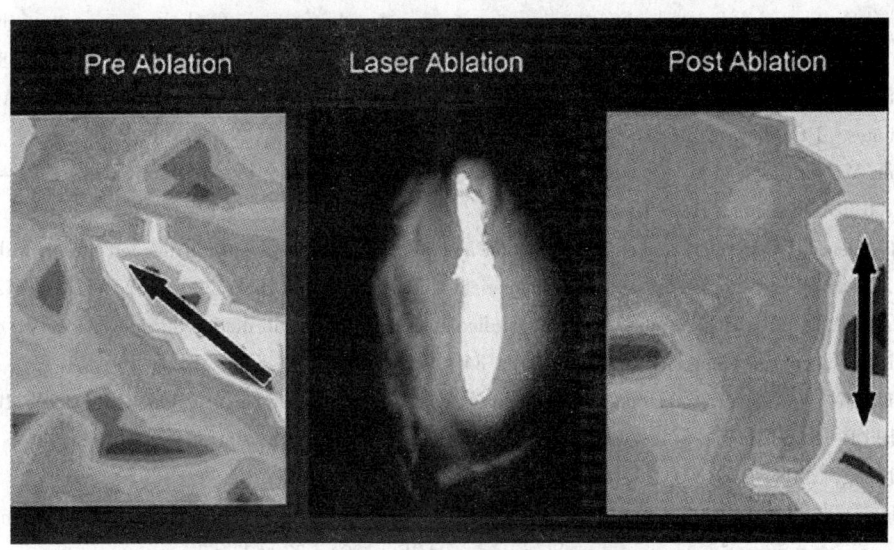

图 8 – 13 – 5　激光消融产生线性损伤的可行性

消融前（Pre Ablation），激动的波阵面由右下指下左上；激光消融（Laser Ablation）时，由白色的光柱在心房壁产生线性损伤；消融后（Post Ablation），波阵面无法直接穿越线性损伤区，只能由损伤线右侧的下方扩布至上方。

近年来，人们逐渐将对激光能源的注意力集中到房颤的治疗领域，主要是拟使用激光球囊导管实现环肺静脉口线性隔离。先后有多位电生理学家进行了相关的动物实验及临床研究[8]。他们所使用的导管（图 8 – 13 – 6），在球囊未膨胀前的直径为 10 ~ 12F；球囊内充入重水（即一氧化二氘，D_2O）与造影剂的混合物膨胀后的直径为 21 ~ 26mm，可产生直径为 15 ~ 17mm 大小的光环，光环粗约 3mm。这

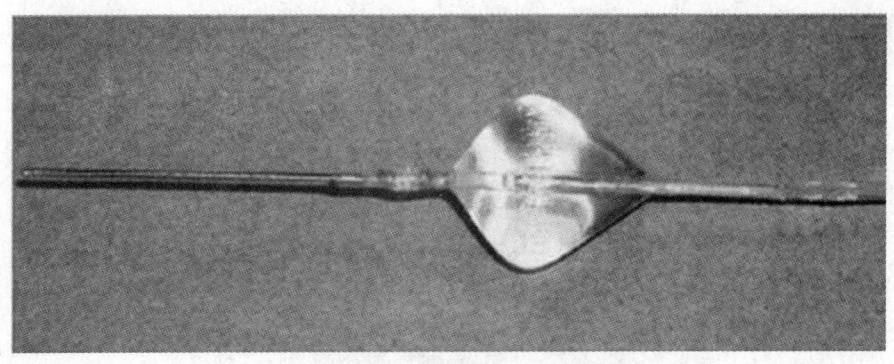

图 8 – 13 – 6　激光球囊导管实物图

球囊内充的是重水及造影剂的混合液体。

意味着，使用激光球囊导管消融直径为 15～20mm 左右的肺静脉口时，可环肺静脉口产生约 3mm 粗的消融线。

目前人们正在探索适合行环肺静脉口线性隔离激光能源的光谱、能量、温度、消融时间等参数。预期在不远的将来，激光能源可能将正式应用于房颤导管消融治疗领域。

（徐亚伟　唐　恺）

参 考 文 献

1. Strickberger SA, Tokano T, Kluiwstra JUA, et al. Extracardiac ablation of the canine atrioventricular junction by use of high - intensity focused ultrasound. Circulation, 1999, 100：203 - 208.

2. Natale A, Pisano E, Shewchik J, et al. First human experience with pulmonary vein isolation using a through - the - balloon circumferential ultrasound ablation system for recurrent atrial fibrillation. Circulation, 2000, 102：1879 - 1882.

3. Saliba W, Wilber D, Packer D, et al. Circumferential ultrasound ablation for pulmonary vein isolation：Analysis of acute and chronic failures. J Cardiovasc Electrophysiol, 2002, 13：957 - 961.

4. Schmidt B, Antz M, Ernst S, et al. Pulmonary vein isolation by high - intensity focused ultrasound：First - in - man study with a steerable balloon catheter. Heart Rhythm, 2007, 4：575 - 584.

5. Pichardo S, Hynynen K. Circumferential lesion formation around the pulmonary veins in the left atrium with focused ultrasound using a 2D - array endoesophageal device：a numerical study. Phys Med Biol, 2007, 52：4923 - 4942.

6. Groh MA, Binns OA, Burton HG, et al. Ultrasonic cardiac ablation for atrial fibrillation during concomitant cardiac surgery：Long - term clinical outcomes. Ann Thorac Surg, 2007, 84：1978 - 1983.

7. Keane D, Ruskin JN. Linear atrial ablation with a diode laser and fiberoptic catheter. Circulation, 1999, 100：e59 - e60.

8. Doll N, Suwalski P, Aupperle H, et al. Endocardial laser ablation for the treatment of atrial fibrillation in an acute sheep model. J Card Surg, 2008, 23（3）：198 - 203.

9. Reddy VY, Houghtaling C, Fallon J, et al. Use of a diode laser balloon ablation catheter to generate circumferential pulmonary venous lesions in an open - thoracotomy caprine model. PACE, 2004, 27：52 - 57.

 14 心脏病外科术后心房内折返性心律失常的导管消融

心脏病外科术后常常形成心房内折返性心动过速（intra – atrial reentrant tachycardia，IART），发生的时间由术后数天至 10 年不等，文献报道先天性心脏病外科术后心房内折返性心动过速的发生率高达 10% ~ 37%[1]。Kalman 等将手术后心房内折返性心动过速称为切口性折返性心动过速（incisional atrial reentrant tachycardia），这些心动过速多是通过瘢痕和解剖障碍区之间折返的心动过速，如瘢痕 ~ 三尖瓣环、瘢痕 ~ 下腔静脉之间的折返。有作者认为多数手术后大折返性房性心动过速都是峡部依赖性心房扑动，但 IART 包括下腔静脉 ~ 三尖瓣环峡部依赖性心房扑动（房扑）和心房切口周围瘢痕折返性心动过速[2]。

一、产生机制

IART 是周长固定的快速房性心律失常，突发突止，心房刺激可以诱发、终止和拖带[3]。诊断 IART 标准：①心动过速时房室关系不一定是 1:1 传导；②心房激动顺序不符合经过房室结或旁路的逆行传导；③单个的心房期前刺激可以诱发和/或终止心动过速；④心房刺激可以显性或隐匿性拖带心动过速[4]。

有研究[5]认为 IART 是大折返机制，心脏病外科手术后心房复杂的解剖屏障，包括瘢痕、缝合线、假体材料等，常常是形成折返环的基础，推测形成这些解剖障碍的主要原因与手术本身和/或手术中血流动力学监测时的损伤有关，包括心房切口、套管插入处的线性阻滞和电静止区等。最近发现在右房游离壁的折返很小、很局限，小折返环也可能是术后发生心动过速的基础。目前认为 IART 折返包括切口的折返、房间隔缺损缘和左心房间的折返、右心房外侧壁复杂的弥散的瘢痕折返。

二、标测和射频消融

心脏病外科术后常常形成 IART，由于用抗心律失常药物很难控制，也可能引起血流动力学不稳定，所以射频消融越来越引起关注。国外报道外科手术后的 IART 消融成功率在 70% ~ 90%，而术后复发率在 10% ~ 30%[6]。有报道[7]证实心房切口处瘢痕为折返环路的中心，射频消融可以成功治疗 IART。消融治疗主要从手术切口至相近的解剖障碍例如至房室沟、下腔静脉或上腔静脉行线性消融，即可阻断折返，治愈心动过速。Kalman 等报道在心房切口瘢痕或手术缝合处至房室沟消融，而 David P Chan 等报道尽管有心房切口瘢痕，在许多患者心房扑动的三尖瓣环峡部是 IART 折返环的一部分，三尖瓣环峡部消融有很高成功率，消融成功的标准是冠状静脉窦口起搏和低位右房起搏证实三尖瓣环峡部达到双向阻滞。

（一）相关概念

标测和消融时涉及一些相关概念[8]：

1. 瘢痕区　局部无电位或心内电图电压 <0.1mV 为瘢痕区，多代表手术切口形成的瘢痕。

2. 双电位　在一个位置记录的心内电图上两个分离的波形相距至少 20ms 以上为双电位，多代表局部有传导阻滞。

3. 线形双电位　0.5cm 以上距离记录到至少 4 个这样的电位为线形双电位，代表局部传导阻滞形成了线性传导阻滞区，房性心动过速多是围绕这样线性阻滞区的折返。

4. 慢传导区　如果每个区域传导时间一致，每个区域传导延迟为 IART 周长的 12.5%，慢传导区定义为从任何区传导 ≥25% IART 周长。

5. 碎裂电位 超过三个单独的正向或负向的连续的低电压心内电图为碎裂电位。

（二）标测方法

主要有常规标测方法和三维标测方法。

1. 常规标测方法 在心动过速时，利用多导管同时记录的方法寻找激动最早的心房激动点，标测碎裂电位区、低电压区，结合影像，确定解剖障碍区，进行起搏拖带标测，寻找折返环的关键峡部行射频消融。文献报道常规标测行射频消融的即刻成功率达 70% ~ 80%，但复发率高达 33% ~ 53%。文献有报道采用 20 极 Halo 电极结合常规心内电生理标测技术可以提高消融成功率，如 Nakao M 等[9]报道 45 例心脏外科术后出现 IART 患者，采用 20 极 Halo 电极进行常规心内电生理标测和射频消融，即刻成功率达 100%，随访 3 ~ 125 月，8 例患者复发，复发率 17.7%。但常规标测技术在复杂心律失常的射频消融中有其局限性：①在 X - 线透视下不能直观地显示解剖障碍，不能确定导管位置和解剖障碍之间的准确关系；②当多个折返环同时存在时，拖带起搏会使心动过速由一个折返环路转移至另一个折返环路；③在某些折返环位点，起搏过程中的递减性传导会增加起搏后间期，从而导致假阴性结果[10]。

2. 三维标测方法 随着三维标测技术在 IART 中的应用，提高了手术成功率、减少了术后复发率。常用的三维标测系统有 Carto 和 Ensite3000 系统。三维标测系统可以实时重建心腔电 - 解剖图，对各种解剖障碍区如心房切口瘢痕、瓣环、腔静脉入口、补片、插管位置可作准确的标识。电压标测不仅可标识出低电压区、瘢痕区，也可显示双电位、碎裂电位等。激动扩布标测可直观地显示折返途径与解剖障碍（屏障）的关系，显示激动所经过的关键峡部，因而有效地指导峡部线形消融，并能以最短的线形消融终止心动过速。同时还能显示消融线是否完整，可提高手术即刻成功率，减少复发率[11]。

（三）射频消融策略

IART 射频消融策略有两种[7]：一种是在心动过速时确定孤立的舒张期心房电位，然后通过起搏拖带标测确定心动过速的折返环的峡部，沿最窄的峡部位置消融。另一种方法是依据手术后房速多是围绕折返在心房切开术后瘢痕周围折返的概念，在心房切口的瘢痕和解剖屏障（如三尖瓣环、下腔静脉、上腔静脉）之间行线性消融。

（四）导管消融效果

Tanner H[12]等报道 Carto 指导下对 36 例先心病术后出现 IART 患者进行射频消融即可成功率100%，术后随访 17 ± 7 月，92% 患者无复发。采用 Kaplan - Meier 分析 1 年治愈率 91%，3 年治愈率75%。他们总结分析发现 48%IART 为峡部依赖性心房扑动，尽管常规标测方法可以标测并消融峡部依赖性房扑的折返环，但这些患者常常合并存在另一种折返环，22% 峡部依赖性房扑电生理检查证明也有瘢痕相关的心动过速，因此，认为电解剖标测可以作为先心病术后 IART 射频消融首选标测方法。

我们采用电解剖标测 22 例先心病外科术后出现 IART 的患者[13]，根据电压标测和激动扩布标测，IART 折返环可以分为以下几种情况：①以三尖瓣环为中心传导障碍区，以下腔静脉口为次要传导障碍区，其关键性峡部在二者之间，此种折返 12 例次（占 46.2%）。因而认为下腔静脉 ~ 三尖瓣环峡部在IART 中起着重要的作用，和文献报道一致；②以游离壁瘢痕或切口为中心传导障碍区，以下腔静脉口、上腔静脉口或另一个瘢痕区为次要传导障碍区，关键性峡部在二者之间，此种折返 12 例次（占46.2%）；③以房间隔补片或修补瘢痕为中心障碍区，以三尖瓣环或冠状静脉窦口为次要障碍区，此种折返 2 例次（占 7.6%）。22 例患者即刻成功率为 95.45%，随访 22 ± 7（2 ~ 33）个月，长期随访成功率为 90.9%。

（任振芳 方丕华）

参 考 文 献

1. Anne' W, Rensburg H V, Adams J, et al. Ablation of post - surgical intra - atrial reentrant tachycardia. Eur Heart J, 2002, 23：1609 - 1616.

2. 楚建民，马坚，方丕华，等. 先天性心脏病术后心房内折返性心动过速的射频消融. 中国心脏起搏与心电生理杂志，2005，2（19）：98－100.

3. Triedman JK、Bergau DM，Saul JP，et al. Eficacy ofradiofrequency ablation for control of intra－atrial reentrant tachycardia in patients with congenital heart disease. J Am Coll Cardiol，1997，4（30）：1032－1038.

4. Akar JG，Kok LC，Haines DE，et al. Coexistence of type I atrial flutter and intra－atrial reentrant tachycardia in patients with surgically corrected congenital heart disease. J Am Coll Cardiol，2001，2（38）：377－384.

5. Triedman JK，Alexander ME，Beml CI，et al. Electroanatomic mapping of entrained an d exit zones in patients with repaired congenital heart disease and intra－atrial reentrant tachycardia. Circulation，2001，103：2060－2065.

6. Nakagawa H，Shah N. Matsudaira K，et al. Characterization of reentrant circuit in macroreentrant right atrial tachycardia after surgical repair of congenital heart disease. Circulation，2001，103：699.

7. Chan DP，Van Hare GF，Mackall JA，et al. Importance of Atrial Flutter Isthmus in Postoperative Intra－Atrial Reentrant Tachycardia. Circulation，2000，102（11）：1283－1289.

8. Mandapati R，Walsh EP，Triedman JK，et al. Pericaval and periannular intra－atrial reentrant tachycardias in patients with congenital heart disease. J Cardiovasc Electrophysiol，2003，2（14）：119－125.

9. Nakao M，Nogami A，Sugiyasu A，et al. Catheter ablation of tachycardias after undergoing a surgical atriotomy using a multipolar electrode catheter. Circ J，2005，69：837－843.

10. 石佳，楚建民. 心脏病外科手术后房内折返性心动过速的机制及其治疗研究进展. 中国心脏起搏与心电生理杂志，2006，5（20）：443－447.

11. 詹贤章，吴书林，杨平珍，等. 先天性心脏病外科手术后切口性房性心动过速三维电磁导管标测及射频消融. 中华心血管病杂志，2002，4（30）210－213.

12. Tanner H，Lukac P，Schwick N，et al. Irrigated－tip catheter ablation of intraatrial reentrant tachycardia in patients late after surgery of congenital heart disease. Heart Rhythm，2004，9（3）：268－275.

13. 楚建民，任振芳，马坚，等. Carto 标测指导导管消融心脏病术后心房内折返性心动过速. 中华心律失常学杂志，2007，3（11）：174－177.

选择性消融窦房结与房室结周围神经治疗缓慢性心律失常

心脏的自主神经系统一方面通过改变心肌的不应期（变时）、传导速度（变速）、收缩力（变力）调节心脏的兴奋性、自律性、传导性和舒缩性；另一方面通过改变冠状动、静脉的口径，调节心肌血流量（变流）和营养供应，对维系心脏正常的结构、节律和功能起着重要的作用。自主神经张力失衡或病变，引起多种疾病。临床上常见迷走神经张力病理性增高导致的窦房结功能异常、房室传导障碍和血管迷走性晕厥。尽管心脏的结构与功能正常，患者常有心悸、乏力、胸闷、气短、头晕与晕厥等症状，严重影响生活质量。用药物对因治疗，由于迷走抑制剂缺乏器官特异性，全身副作用多，难以长期耐受。症状严重者，采用心脏起搏治疗。起搏器虽缓解症状，但为非根治手段，一生多次更换，年轻者不易接受。而且对于血管减压型和混合型迷走性晕厥，起搏器效果较差。新近 Pachon[1,2] 等报道采用消融心脏神经节的方法，治疗迷走张力病理性增高导致的窦房结功能异常和房室传导障碍，使部分患者免除了永久起搏器治疗。但非选择性消融心脏神经节，可能影响自主神经对心肌营养及变速、变时、变力和对冠状动、静脉变流功能的调节，本章介绍选择性消融窦房结与房室结周围神经，用以治疗缓慢性心律失常的方法与初步经验。

一、解剖基础

Pachon[1] 等对心脏神经节的消融以动物实验发现的三个心脏脂肪垫为基础（图 8 - 15 - 1）。

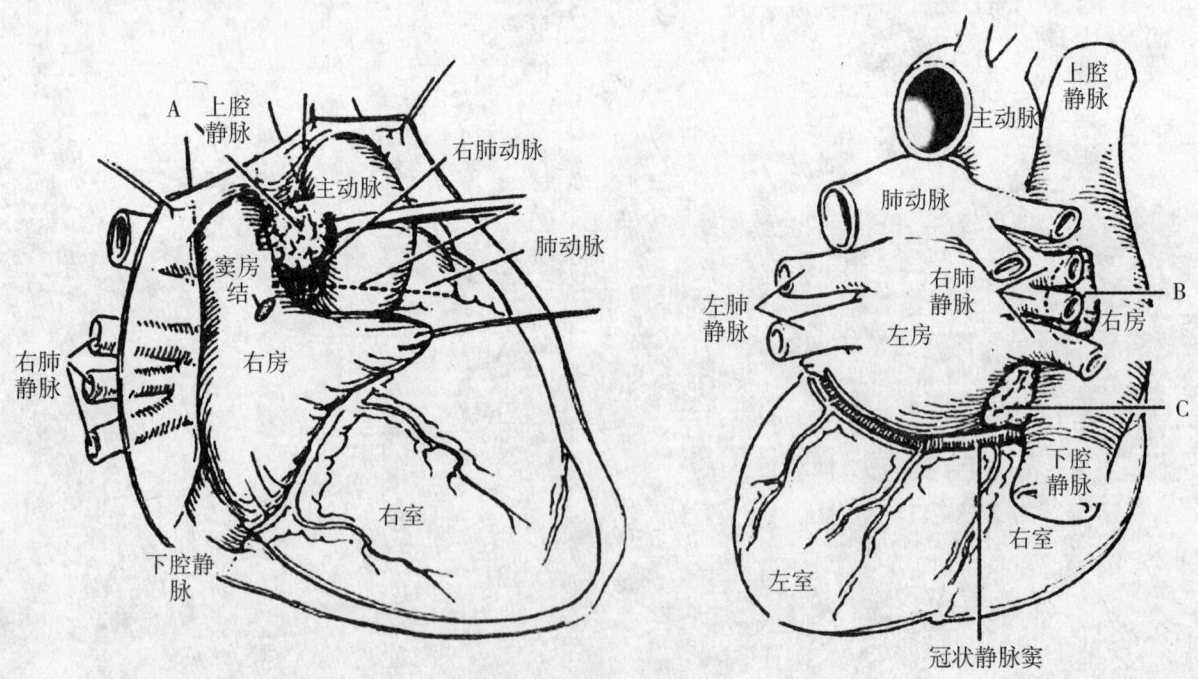

图 8 - 15 - 1　犬心脏的脂肪垫

A 第三脂肪垫，B 第一脂肪垫，C 第二脂肪垫。引自 Chiou CW，等. Circulation，1997，95：2375～2584。

第一脂肪垫位于上腔静脉与右上肺静脉之间，第二脂肪垫位于下腔静脉与右下肺静脉和冠状静脉窦之间，第三脂肪垫位于上腔静脉与主动脉之间[3]。脂肪垫内含神经节，神经节由交感神经节后纤维和迷走神经的节前纤维、节后神经元和节后纤维组成。消融脂肪垫，仅毁坏迷走神经的节前纤维、节后神经元和纤维；交感神经的节后纤维部分受损，但不影响交感节前纤维、和节后神经元，不影响交感神经节后纤维的再生，起到去迷走神经的效果。

然而，解剖学研究表明人体心脏的神经支配远比简化的动物脂肪垫模式复杂[4,5]。摘除脂肪垫后可见自主神经由心门大血管根部分配至心房、心室和心脏的血管（图8-15-2）。

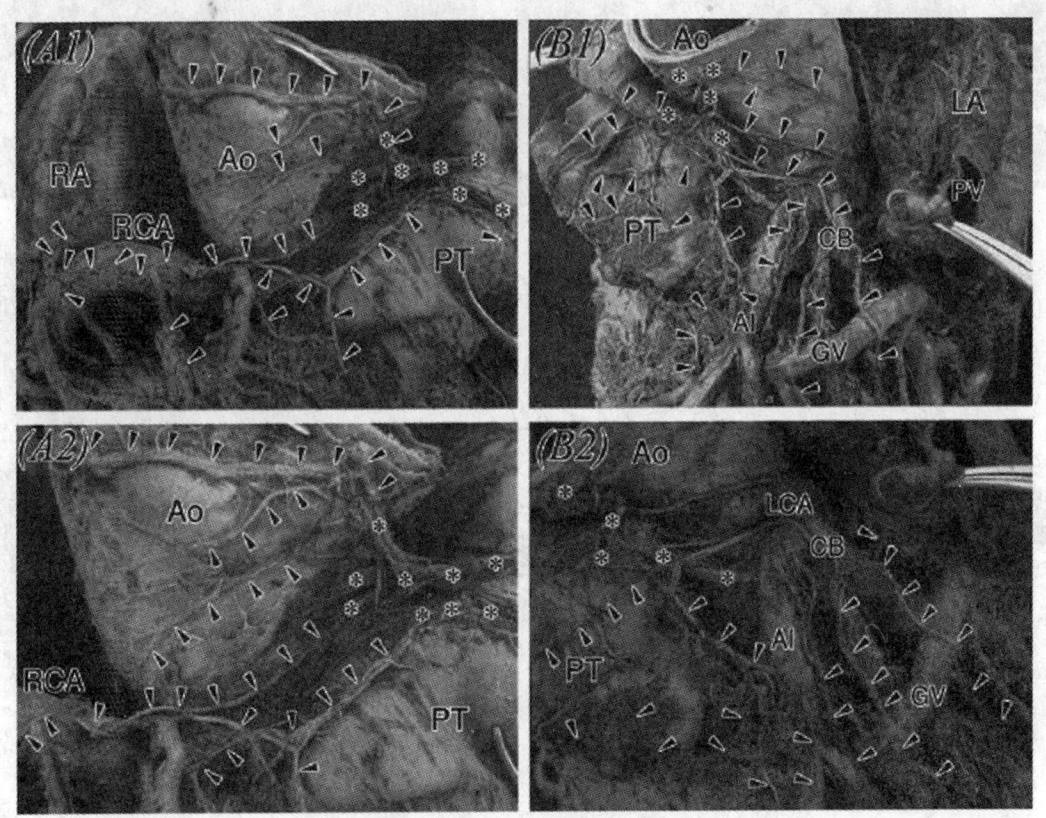

图8-15-2　心脏的自主神经由大血管根部分配至心房、心室和心脏的血管

Ao：主动脉；RA：右心房；LA：左心房；PT：肺动脉干；RCA：右冠状动脉；LCA：左冠状动脉；PV：肺静脉；GV：心大静脉。箭头和星号标记自主神经的走行。引自 Kawashima T. Anat Embryol，2005，209：425~438。

透光显微镜观察发现自主神经元不仅分布于脂肪垫内，而且分布于脂肪垫下方的心房壁内（图8-15-3）。

不仅有节后迷走神经元，也有节后交感神经元。神经元成簇分布，组成7~11组神经节。在心房壁内神经元、节前纤维、节后纤维组成复杂的网络系统，对效应靶器官和靶组织行反馈调节，难以区分传出神经和传入神经。心房神经节内的神经纤维，不仅支配心房，而且支配心室和心脏的血管，因此，毁坏神经节不只影响心律，也影响冠脉血流、心脏的收缩力和内分泌功能。已有报道心房颤动者消融神经节后，交感神经优势导致了心室章鱼瓶样收缩、心功能异常和胃肠道功能紊乱。为减少消融的不良影响和副作用，根据临床病情，针对最终效应靶器官和靶组织周围的神经行选择性消融，可能更为可取。

二、病例选择

射频消融心脏的自主神经，已用于治疗迷走神经介导的病态窦房结综合征、高度房室阻滞、血管迷走性晕厥和一些快速性心律失常。对此类患者而言，正确识别症状是由迷走神经功能异常所致，而非器质性病变引起，是治疗成功的关键。通常选择反复心悸、乏力、胸闷、头晕、晕厥等症状的年轻患者，心电图或动态心电图证实症状因高度房室阻滞（图8-15-4）或病窦综合征（图8-15-5）所

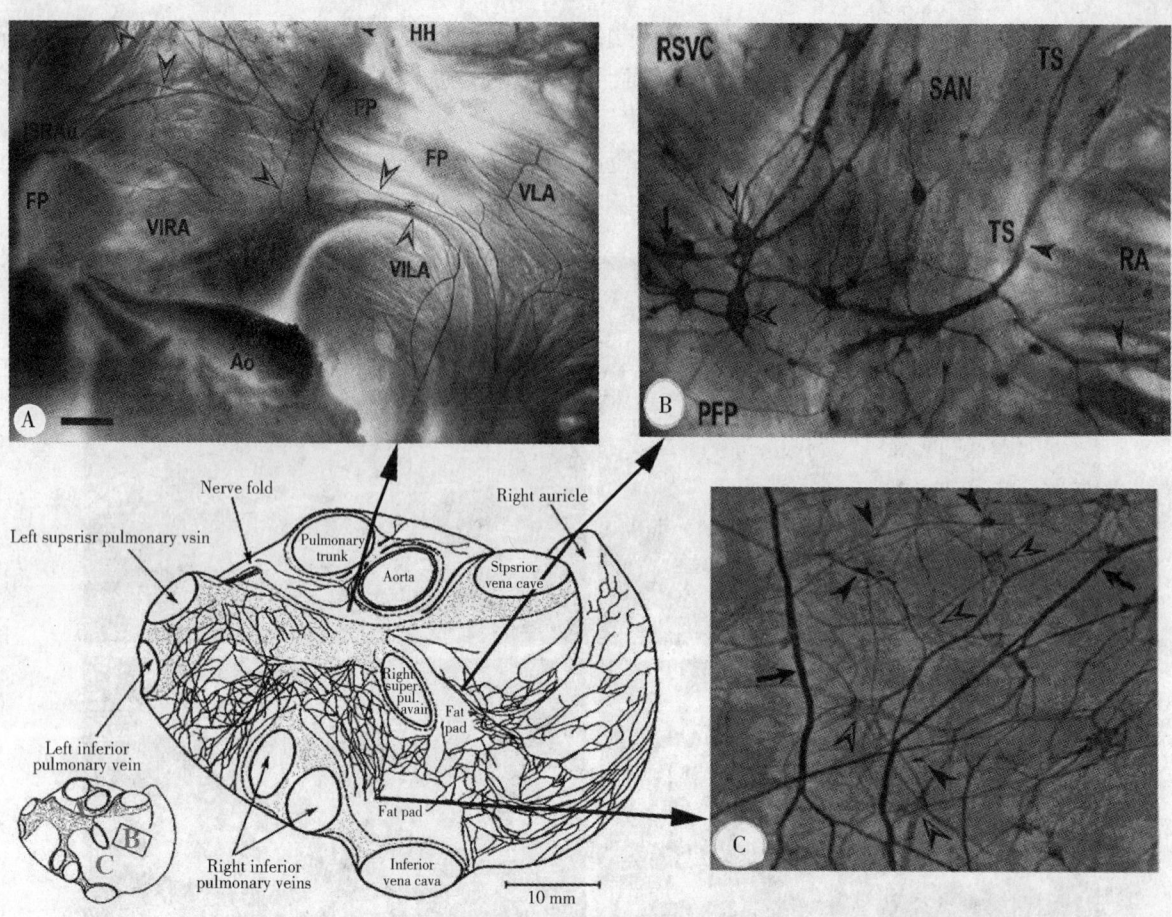

图 8 – 15 – 3   透光显微镜显示心房壁内的神经元和神经纤维网络

心房背侧观。Ao = 主动脉；SAN = 窦房结；RA = 右心房。改自 Pauza DH，等. Anat Rec，2000，259：353 ~ 382。

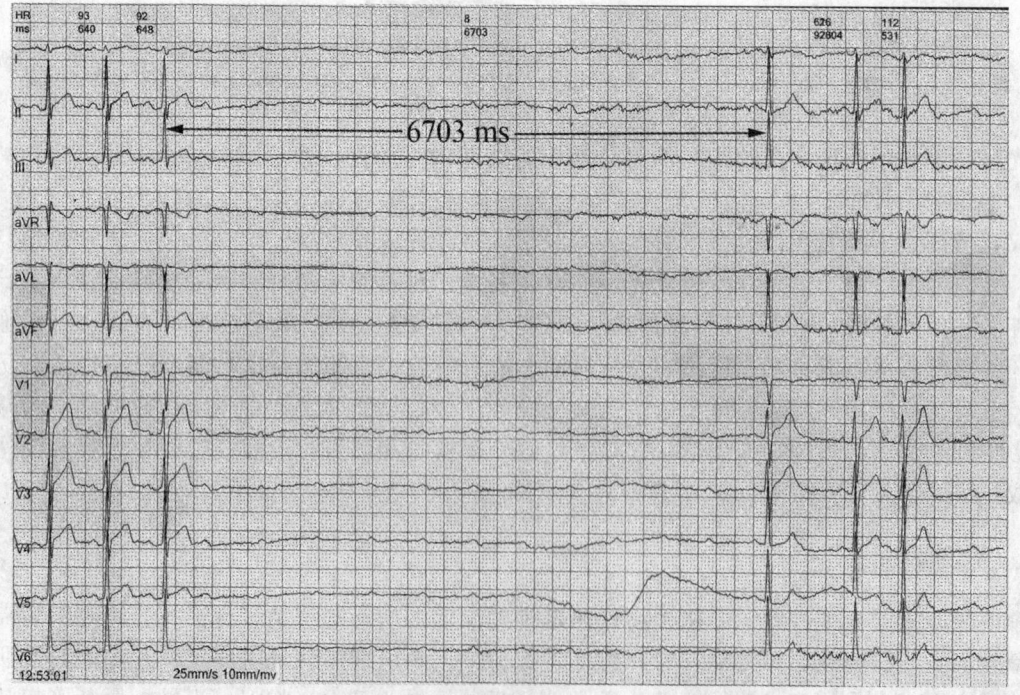

图 8 – 15 – 4   阵发高度房室阻滞的 12 导联动态心电图片段

取自一男性 30 岁患者，饥饿后反复晕厥，倾斜试验阳性，于国外行心脏电生理检查未见异常。

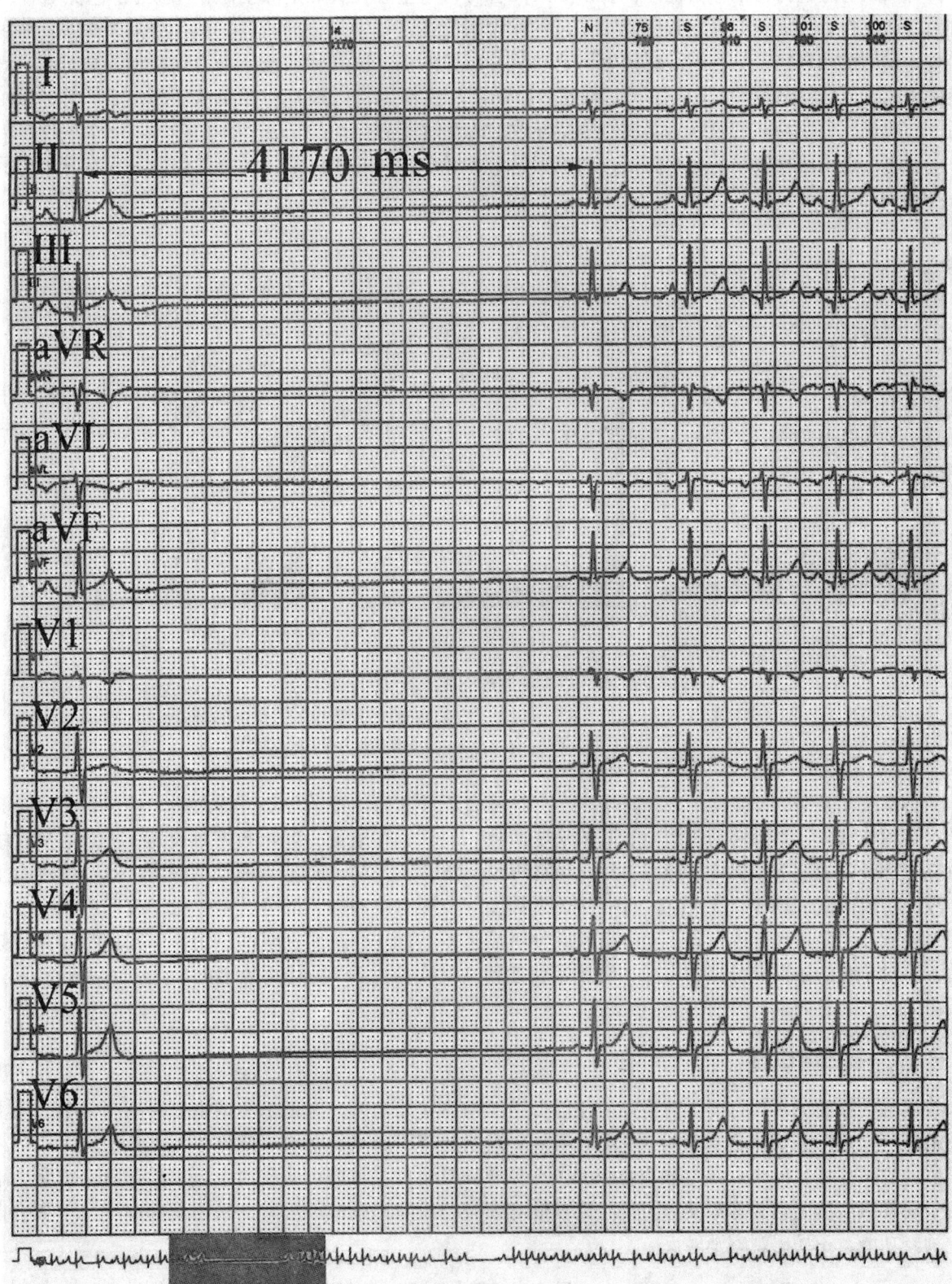

图 8 - 15 - 5 病窦综合征的 12 导联动态心电图片段

取自一女性 14 岁患者，术前多家医院就诊，多次动态心电图证实为病窦综合征合并高度房室阻滞。

致，有永久心脏起搏器治疗指征，符合以下条件者可行电生理检查和射频消融：①症状严重，影响日常生活和工作；②症状为阵发和反复发作，发作时间与迷走张力变化的规律一致，餐后、休息、夜间加重，日间活动减轻；③有持续症状者，运动试验，异丙肾上腺素和阿托品可消除缓慢心律失常并改善症状；④冠状动脉螺旋CT成像、心脏超声心动图、血清生化检查与阿托品试验相结合，除外冠心病、心肌炎、心肌病、瓣膜病等器质性病变导致的心动过缓。

动态心电图心率波动的频谱分析，对识别迷走神经介导的心律失常，区分其原因，很有帮助（图8-15-6）。

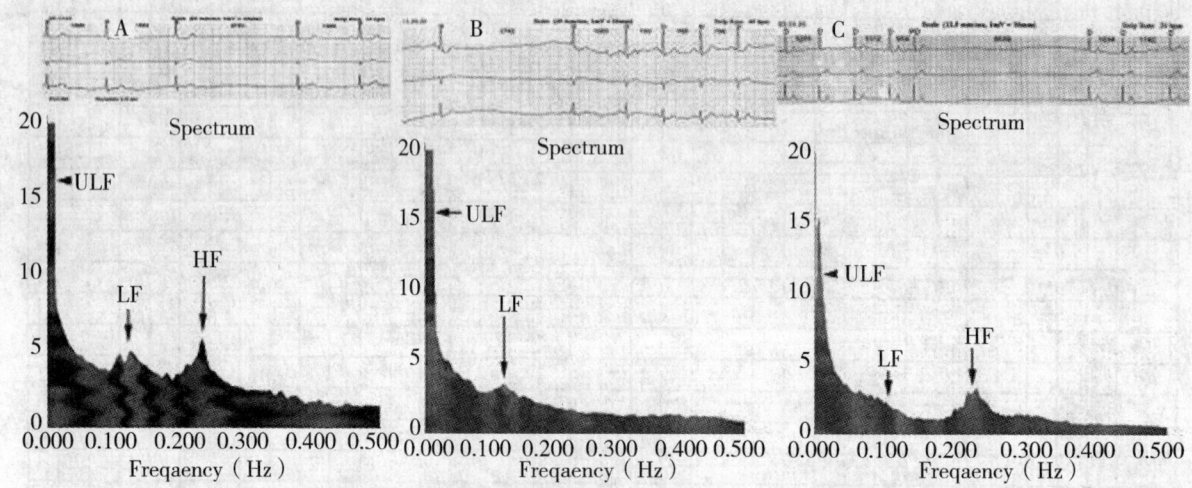

图8-15-6　三例病窦综合征的心率波动频谱分析

HF：高频成分；LF：低频成分；ULF：极低频成分。A图：HF明显，提示症状为迷走神经介导；B图：HF缺失，提示为器质性病变；C图：LF缺失，HF明显，提示症状为交感神经张力低下，迷走神经张力相对过高所致。

心率波动频谱的低频峰与高频峰均高，高频峰高于低频峰，提示心动过缓由迷走神经张力过高介导；高频峰缺失，提示心动过缓由器质性病变所致。而低频峰缺失，高频峰相对较高，提示心动过缓由交感神经张力低下，迷走神经张力相对增高所致。分段分析24小时心率波动的频谱，更易发现自主神经的功能紊乱（图8-15-7）。通常与迷走神经调节相对应的高频成分，主要见于夜间睡眠中。夜间高频成分明显增高，或白昼活动中高频成分明显，提示自主神经功能紊乱。用自回归模型计算的频谱，可对重叠的频谱成分分别定量，克服了快速傅立叶变换（FFT）计算频谱的不足，后者的定量分析需人为设定各频率成分的带宽。

三、电生理检查

消融治疗前后常规行电生理检查，评价窦房结与房室结功能。测量窦房结恢复时间（SNRT）、文氏阻滞点（WP）、房室传导时间A-H与H-V间期及其用药和消融前后变化。为避免消融左房壁神经节的剧烈疼痛，Pachon等主张全身麻醉。全身麻醉影响自主神经功能和消融效果的评价，消融中不便于观察患者的主观和客观反应。我们针对最终效应靶组织周围神经消融，采用局部麻醉，不影响自主神经功能，不妨碍观察消融反应。

四、选择性神经消融

（一）消融靶点的定位

Pachon等针对左、右心房外膜脂肪垫的神经节消融，仅用X线平面影像定位，定位欠精确。肺静脉更邻近脂肪垫，多数需要穿刺房间隔，消融左心房，损伤范围大。我们针对窦房结与房室结周围的神经组织消融，多数不需要穿刺房间隔。在X线透视或/和造影指导下，结合64排螺旋CT的心脏立

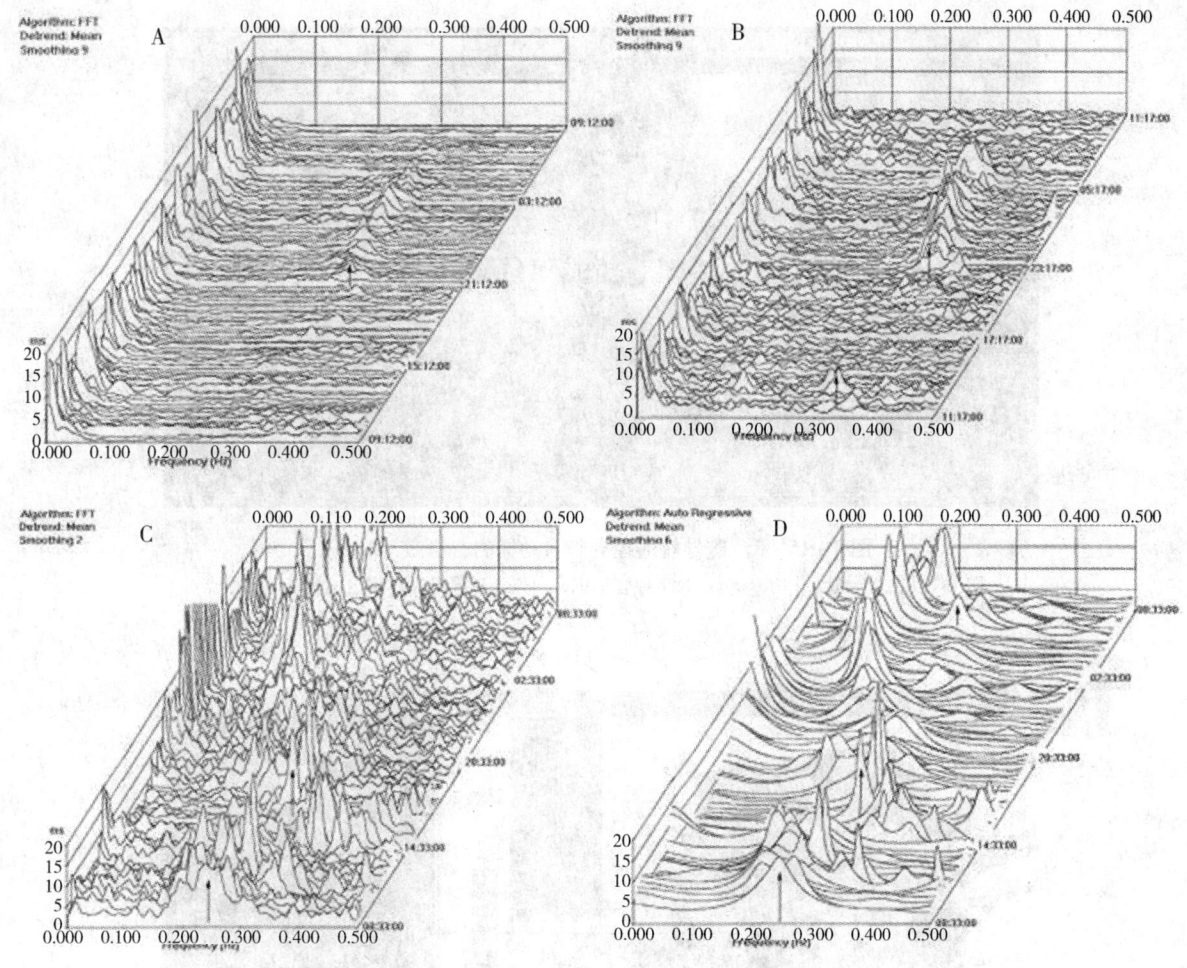

图8-15-7　正常人与病窦综合征患者心率波动24小时分段频谱对照

A图：正常人；B图：病窦综合征无自主神经功能紊乱；C、D图：病窦综合征有自主神经功能紊乱，C为FFT计算的频谱；D为自回归模型计算的频谱，箭头指示高频成分。

体解剖影像，以手工或磁导航（图8-15-8）遥控操作导管[6]，标测窦性心律心房激动顺序（图8-15-9）和希氏束所在位置（图8-15-10），以心房最早激动点为窦房结区域，根据术前诊断围绕并避开窦房结及房室结，记录神经组织电位，作为消融靶点[7]。

（二）神经组织电位的辨别

Pachon等用FFT分析心房电图的频谱，识别其高频成分。FFT计算量大，需增加专用前置放大器。FFT分析所截取数据的长短，影响其频谱分辨力，数据短于一个心动周期，则频率分辨率低；数据长于一个心动周期，则增加混淆因素，不便于操作。我们用数字滤波技术作频谱分析，无需增加新的硬件设备，不受频率分辨率的影响，可实时显示心内电图成分的变化。高通截止频率设置在100Hz，心肌电位明显衰减，突显了神经组织电位的高频成分，采用现有设备，即可完成消融治疗。

（三）消融方法

均采用温控消融。Pachon等对根据心房电图频谱分析确定的靶点，功率设置最高30J，肺静脉附近60℃，15秒，其他部位70℃，30秒。脂肪垫消融，采用70℃，60秒。我们消融温度设置为60℃，功率为45W，放电时间为30~60秒，神经电位消失为有效放电。窦房结周围放电前先行局部起搏，避开膈肌刺激部位，避免损伤膈神经。

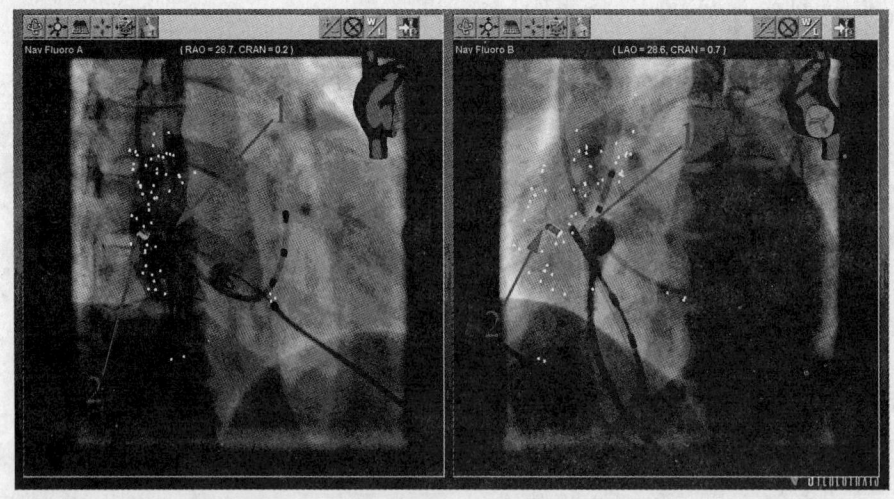

图 8 - 15 - 8　磁导航遥控导管自动标测右房激动顺序

图中 1 为磁性导管，2 为 Carto - RMT 导管标识，白点为磁导管在右房内的自动记录位点。

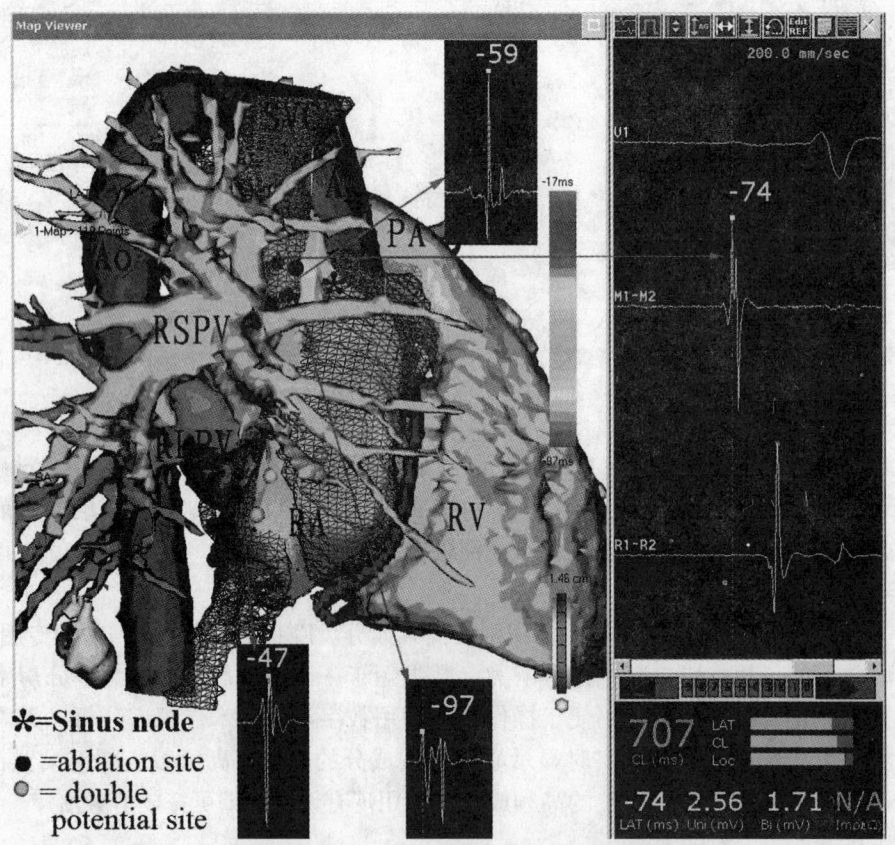

图 8 - 15 - 9　右心房电激动顺序与螺旋 CT 心脏立体影像融合显示图

示窦房结最早激动区双电位及其周围神经消融靶点电图的高频电位。Ao：主动脉；PA：肺动脉；RA：右心房；RLPV：右下肺静脉；RSPV：右上肺静脉；RV：右心室；SVC：上腔静脉。

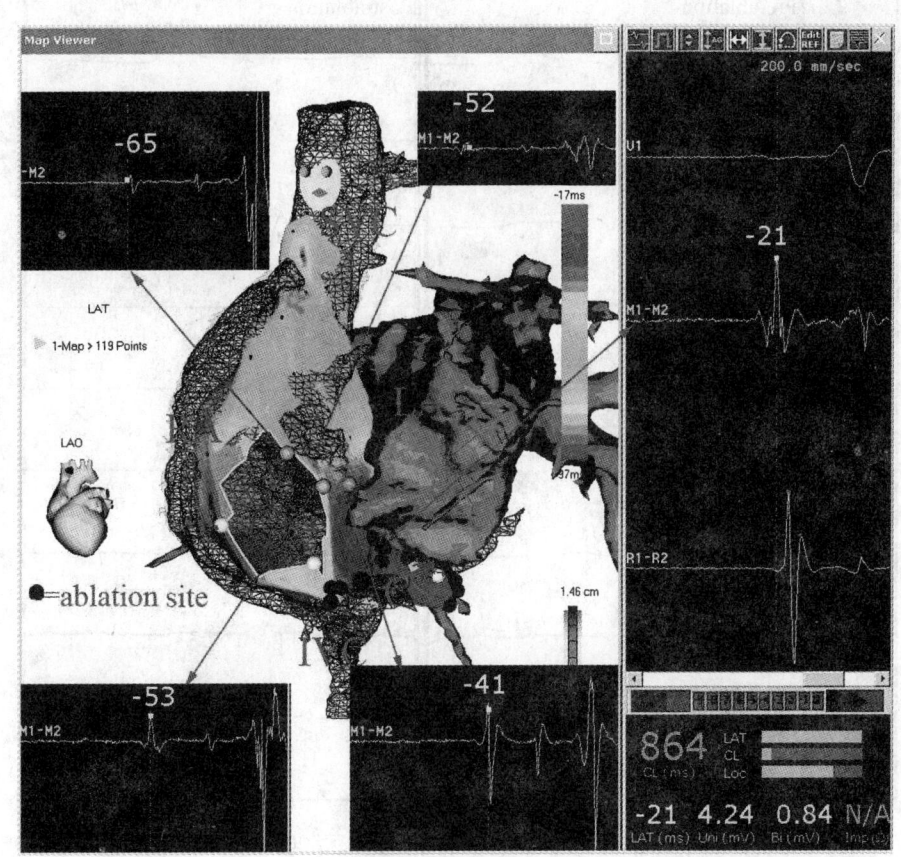

图 8-15-10　右心房电激动顺序与螺旋 CT 心房立体影像融合显示图

示希氏束所在位点和房室结周围神经消融靶点电图的高频电位。CS：冠状静脉窦；IVC：

下腔静脉；LA：左心房；RA：右心房；SVC：上腔静脉。

（四）消融终点

Pachon 等的消融终点为心房频谱分析图中右移的信号消失、窦性心率增加、文氏点持续增加和完成解剖消融。我们的消融终点为重复电生理检查，心率（HR）持续性增快 20%，或 SNRT 缩短 20%，WP 大于 120 次/分，或 A-H 间期持续缩短≥20ms（图 8-15-11）。

（五）观察指标与统计分析

术中观察神经消融对心率、血压、房室传导的影响和消融反应（图 8-15-12），分析消融前后 HR、SNRT、WP、AH 间期、HV 间期的变化，以配对 t 检验行统计分析，$P < 0.05$ 为差异有显著性。术后一月内常规复查动态心电图，其后门诊或电话随访，了解患者的症状，根据症状确定是否行动态心电图检查，明确有无缓慢心律失常复发。

五、消融反应与治疗效果

Pachon[1] 等采用非选择性消融 3 个心房神经节的方法治疗 21 例患者，其中 7 例有房室阻滞，13 例有窦房结功能障碍，6 例有迷走性晕厥。平均年龄为 47.5（19~70）岁。用 FFT 分析心房电图的频谱，发现普通心肌电图的主要能量集中在 40Hz 的频率区域，而神经组织的电位主要频带 >100Hz，以神经组织电位为靶点并结合解剖部位消融，20 例完成手术，1 例因为房间隔穿刺风险高未完成手术，平均消融点为 28.7±15 个。随访 9.2±4.1 月，病态窦房结综合征者平均心率由 54±7 次/分升高到 71±10 次/分；术前大于 2 秒的停搏时间 30±52 次，术后无大于 2 秒的停搏；窦房结恢复时间由 1.76 秒减少

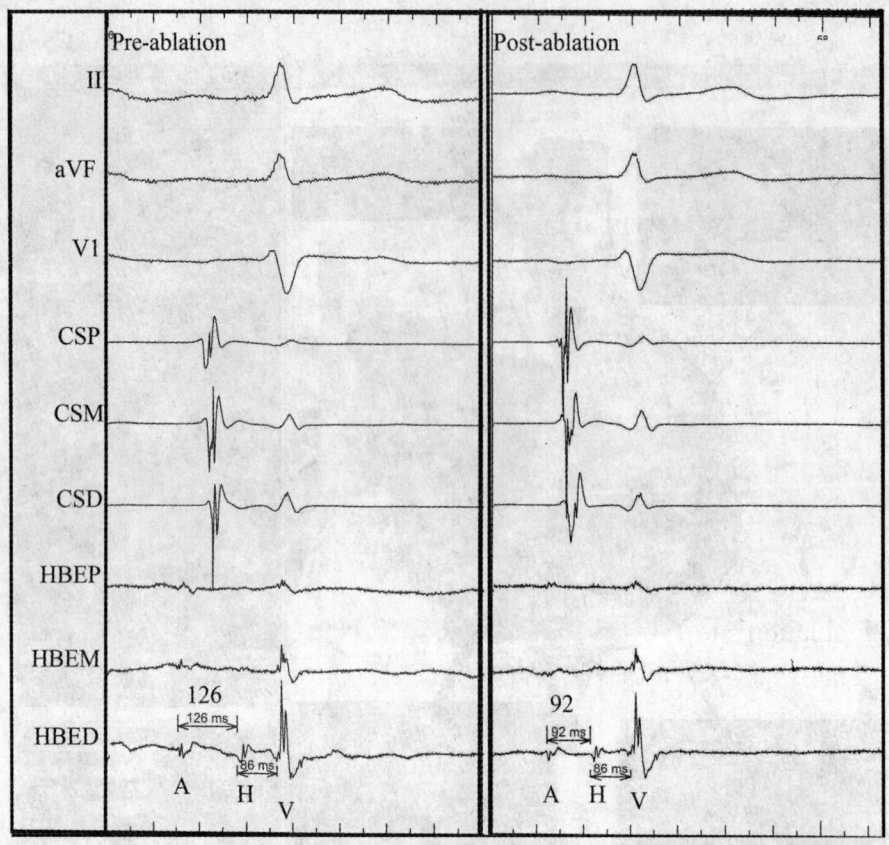

图 8 – 15 – 11　消融后同一位置的 A – H 间期缩短≥20ms 为消融终点之一

CSP：冠状窦近端电图；CSM：冠状窦中端电图；CSD：冠状窦远端电图；HBEP：希氏束
近端电图；HBEM：希氏束中端电图；HBED：希氏束远端电图。

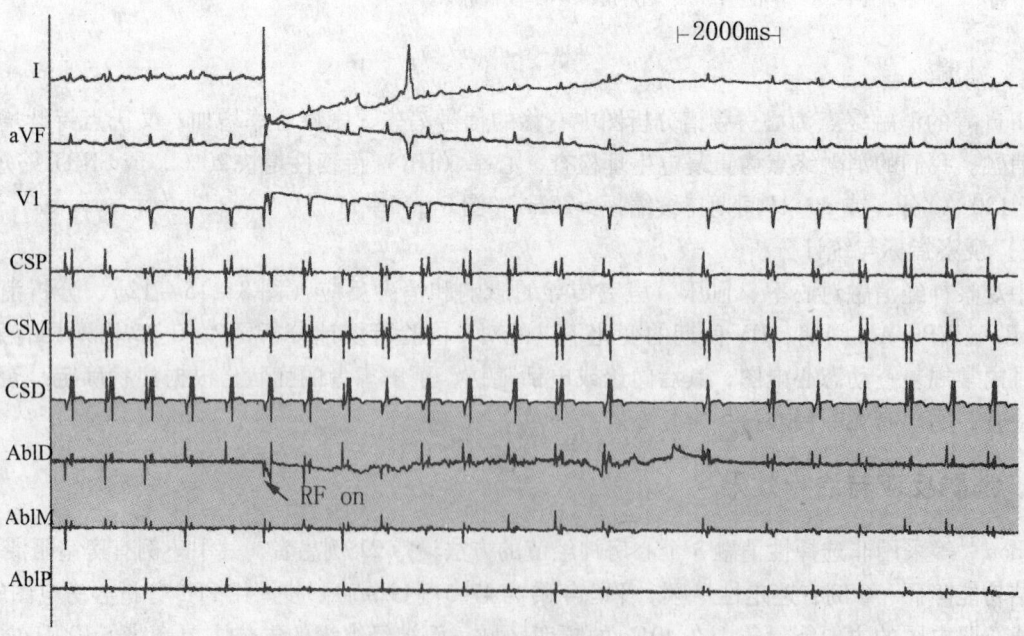

图 8 – 15 – 12　神经消融中的一过性迷走激惹反应

AblP、AblM、AblD 依次为消融导管近、中、远端电图。RF on：开始放电时间。

到 1.16 秒，随访中 13 例患者中只有 1 例有症状。7 例功能性房室传导阻滞患者，术后均无晕厥或者头晕等症状，文氏点由 124 ± 22 次/分升高到 160 ± 18 次/分，术前大于 2 秒的停搏时间 38.3 ± 56 次，术后无大于 2 秒的停搏。血管迷走性晕厥患者 5 例术后均无症状，直立倾斜试验术前均为阳性，表现为心脏抑制型，术后 1 例为阳性，表现为血管减压型，但血压下降程度小，患者无症状。

我们采用螺旋 CT 影像和电解剖标测的立体定位，选择性消融窦房结和房室结周围的神经组织，治疗 13 例患者，6 例有黑矇或晕厥。高度房室阻滞 7 例，病窦综合征 4 例，病窦综合征合并高度房室阻滞 1 例，单纯窦性心动过缓 1 例。采用 100 ~ 500Hz 的滤波通频带宽，13 例患者于窦房结和房室结周围均记录到心房电图内的高频尖电位，局部消融 10 ~ 15 秒，高频电位消失，消融中先出现窦性心动过缓或慢交界性逸搏、A－H 延长等迷走效应，1 例于上腔静脉高处消融，消融中心率明显加快、血压升高、胸闷、呼吸困难，ST－T 无改变，停止消融 1 小时后症状消失。1 例消融时窦性心率先快后慢。即刻成功 12 例，1 例消融中虽有迷走激惹反应，但消融失败，其症状为持续性，不符合迷走张力的变化规律，可能为隐匿的器质性病变所致，提示神经消融不适于治疗器质性心动过缓。消融后同消融前比较，基础心率增快（69.33 ± 13.05bpm 比 55.33 ± 12.09 bpm，$P < 0.05$），SNRT 明显缩短（921 ± 64.51 ms 比 1386.76 ± 279.53 ms，$P < 0.01$），文氏点明显缩短（464 ± 40.98 ms 比 590 ± 96.18 ms，$P < 0.01$），AH 间期明显缩短（90.67 ± 12.53 ms 比 106 ± 15.68 ms，$P < 0.05$），HV 间期无明显变化（46.67 ± 20.42 ms 比 46.33 ± 20.72 ms，$P > 0.05$），均提示消融治疗的去迷走神经效果。术后随访 13 ± 5.89 月，11 例患者症状消失，动态心电图示房室传导阻滞消失、窦性心率加快、窦性停搏明显减少。由于初期经验少，消融深度不足、范围过小、时间过短，1 例术后第 4 天复发，植入永久心脏起搏器。1 例术后一月症状复发，但程度不严重，未做特殊处置。13 例患者均未损伤窦房结、房室结及膈神经，未见心脏压塞等并发症。

六、问题与前景

目前有限的资料证实，选择性消融窦房结和房室结周围的神经组织，可安全、有效地治疗迷走神经介导的缓慢性心律失常。一方面为根治功能性病态窦房综合征、高度房室阻滞和迷走性晕厥，提供了新技术，带来了新希望。另一方面也发现了新问题，为基础和临床研究开辟了新领域。下列问题尚待明确：①心脏神经的解剖分布规律、个体变异及其与疾病发生与发展的关系；②心脏自主神经的再生与消融的远期疗效；③心率波动的频谱分析用于识别自主神经异常的诊断标准及其评价消融效果的价值；④心脏神经组织电位的分布规律及其与传导系统电位或心房碎裂电位的鉴别，与缓慢和快速性心律失常的关系[8,9]；⑤针对血管减压型迷走性晕厥的消融靶点组织和治疗效果等。随着上述问题的明确和消融技术的不断完善与精简，射频消融必将在缓慢性心律失常的治疗中发挥越来越大的作用。

（郭成军）

参 考 文 献

1. Pachon M JC, Pachon M EI, Pachon M JC, et al. "Cardioneuroablation" – new treatment for neurocardiogenic syncope, functional AV block and sinus dysfunction using catheter RF – ablation. Europace, 2005, 7：1 – 13.

2. Pachon M JC, Pachon M EI, Lobo TJ, et al. Syncopal High – Degree AV Block Treated with Catheter RF Ablation without Pacemaker Implantation. PACE, 2006, 29：318 – 322.

3. Chiou CW, Eble JW, Zipes DP. Efferent vagal innervation of the canine atria and sinus and atrioventricular nodes：the third fat pad. Circulation, 1997, 95：2375 – 2584.

4. Kawashima T. The autonomic nervous system of the human heart with special reference to its origin, course, and peripheral distribution. Anat Embryol, 2005, 209：425 – 438.

5. Pauza DH, Skripka V, Pauziene N, Stropus R. Morphology, distribution, and variability of the epicardiac neural ganglionated subplexuses in the human heart. Anat Rec, 2000, 259：353 – 382.

6. 郭成军，吕树铮，陈韵岱，张英川. 应用磁导航技术遥控标测和消融治疗快速性心律失常. 中国心脏起搏与心电生理杂志，2007，21：319 - 323.

7. 方冬平，任澎，郭成军，等. 心脏结周消融治疗缓慢心律失常. 中华心律失常学杂志，2007，11，448 - 451.

8. Lellouche N，Buch E，Celigoj A，et al. Functional characterization of atrial electrograms in sinus rhythm delineates sites of parasympathetic innervation in patients with paroxysmal atrial fibrillation. J Am Coll Cardiol，2007，50：4 - 1331.

9. 郭成军. 室性心律失常的组织学起源. 中国心脏起搏与心电生理杂志，2007，21：283 - 284.

第 九 篇

心脏起搏和 ICD

 **起搏系统感染及处理**

一、起搏系统感染

尽管起搏系统感染发生率已小于1%，但由于全球共有300多万患者接受了心脏起搏器治疗，且植入数量逐年增多，因此起搏系统感染发生的绝对值并不少。起搏系统感染的处理相当棘手，应该高度重视这一并发症。感染主要与手术时无菌操作状况、手术时间长短、埋藏部位、是否发生囊袋血肿以及患者一般状况与免疫抵抗力等有关[1,2]。

（一）起搏系统感染的类型及原因[3~6]

1. 囊袋伤口破裂感染 原因包括囊袋血肿造成伤口缝合处张力过大；因囊袋过小，体形消瘦，皮下组织少，脉冲发生器或导线与皮肤长期摩擦致囊袋裂口破溃外露感染；糖尿病患者，自身免疫系统功能低下。

2. 囊袋皮肤坏死 因囊袋过小，起搏器持续压迫局部组织，造成缺血；起搏器埋植过浅，影响了皮肤血运；囊袋过于偏外侧，同侧上肢活动造成起搏器不断与局部组织摩擦，形成无菌性炎症。

3. 囊袋内炎症和脓肿形成 糖尿病患者自身免疫系统功能低下；手术操作时间过长；无菌操作不严格。

4. 起搏导线感染 皮下电极导线磨损破溃感染；囊袋感染累及电极导线。

5. 发热和血培养阳性，伴或不伴有感染灶。

（二）起搏系统感染的处理原则步骤[7]

临床上常见的起搏系统感染为囊袋及其周围感染，败血症及全身感染并不多见。术后早期感染多由金黄色葡萄球菌所致，常伴有发热和全身症状；术后晚期感染多由表皮葡萄球菌所致，通常只表现局部感染而无发热和全身症状。感染病菌的种类由细菌培养来确定。

使用抗生素是处理起搏系统感染的基本措施。但大多数情况下仅应用抗生素难以消除细菌感染，临床上经常见到囊袋感染使用抗生素后被控制，但不久又反复发作的情况。无论是早期感染还是晚期感染，多数学者认为应将起搏系统包括导线和脉冲发生器全部取出方可控制感染。对于全部系统感染，通常采取以下处理措施[8]。

1. 仅处理感染伤口或导线 切口裂开感染，可直接清创缝合。皮肤溃破而有电极导线外露者，如外露导线与脉冲发生器尚有一段距离者，可只对感染的导线进行消毒处理。

2. 感染局部清创而保留起搏系统 感染不严重，可试用保守疗法，对感染局部进行清创而保留整个起搏系统，将脉冲发生器及电极导线用碘伏浸泡 30min，局部予以彻底清创，再将原脉冲发生器与导线置于原囊袋内，并给予足量抗生素。

3．保留电极导线、更换起搏器 若起搏系统植入时间很久，电极导线并未感染且阈值测试正常，可将导线用碘伏浸泡 30min，局部彻底清创后用原电极导线与新脉冲发生器连接，埋于原囊袋内，并给予足量抗生素。

4．将起搏系统全部取出 有明显感染，特别是局部清创后再次发生感染的患者，最彻底的解决方法是将起搏系统全部取出，待感染消除后再更换一套新的起搏系统。取出全部系统的主要难点在于拔除起搏导线。起搏系统植入时间较短（数月内）者，导线容易取出；如起搏导线埋植时间较长，导线与周围组织和心肌粘连，不仅难以拔除且存在较大的风险。而且必须有外科作为后盾。拔除的方法有多种，大致可分为 3 种：①直接牵引法；②血管内反推力牵引法；③外科开胸手术法。

5．保留原电极导线，再植入一套新的起搏系统 原起搏系统植入时间较久而电极导线无法拔除，感染又较重，将原电极导线近端剪掉一段，外套硅胶套，对囊袋彻底清创后，将原电极导线局部深埋，于对侧植入新的一套起搏系统并给予足量抗生素。

6．开胸手术取出导线 对于感染严重、败血症、持续出现发热且电极导线拔除失败的患者，则需要外科开胸手术取出电极导线；对于血管内取电极导线失败或心脏破裂者，此法为唯一的补救措施。

（三）起搏系统感染的预防

起搏器植入后并发感染是严重的并发症，处理也较为困难，因此预防措施显得特别重要。应从以下方面着手[9,10]：①术前对患者的总体情况应有了解：如局部皮肤状况，是否合并糖尿病等；②起搏器植入场所应坚持严格的无菌管理制度；③术前停用阿司匹林、华法林及肝素等抗血小板和抗凝药；④囊袋血肿是导致囊袋感染的关键因素，因此预防囊袋血肿极为重要。术中应彻底止血，术后加压固定 24h；⑤制作囊袋要选择合适位置，不要过度靠外或靠上，以免因皮下组织少或经常活动摩擦而使皮肤破溃；⑥制作囊袋时要逐层分离，在胸大肌筋膜面做囊袋。囊袋大小应适中，避免囊袋过紧、过小或过浅，造成脉冲发生器顶压局部组织，影响血液循环而致皮肤破溃；⑦起搏导线应放于起搏器后下面，偏深一些，防止导线弹出表面。起搏导线进入静脉口以及转折处，应避免张力过高而磨破皮肤；⑧围手术期预防性使用抗生素是预防起搏器术后感染的重要措施，抗生素应在术前开始应用，术后再应用 2~3 天，可显著降低术后感染发生率；⑨如局部皮肤红肿热痛，应及时给予抗生素或紫外线理疗；⑩囊袋皮肤变薄，颜色发黑，有可能溃破，应尽早手术切开，清创。

二、起搏电极导线拔除[11,12]

随着起搏和除颤器在临床的广泛应用，电极导线的拔除越来越受到重视，拔除技术和工具的不断改进，明显提高了拔除的成功率和减少了相关并发症的发生。归结起来，拔除电极导线有以下方法：

（一）直接牵引法[13]

直接牵引法是临床上最早应用的拔除方法。具体有：①胶布固定法。切开皮肤和分离出皮下的电极导线，牵引线一端捆住电极导线近端，另一端与贴在患者胸壁的胶布连接，通过不断缩短牵引线，逐渐拔出电极导线；②滑轮重物悬吊法。患者卧床，牵引线经设在床头或床脚处的滑轮，悬挂一定重量的物体，每 1~2 天逐渐增加悬挂物的重量，由此缓慢地拽出电极导线。这两种方法只是简单地牵引电极导线的近端，未对血管和心内被纤维粘连的电极导线进行分离。不仅牵引的时间长达数天或数周，而且成功率极低，常常发生多种严重并发症（如电极导线断裂、心内膜和三尖瓣叶的撕裂、心脏破裂和心脏压塞，甚至死亡）；③其他仅用于少数病例或文献个案报道的方法，例如经上或下腔静脉，运用组织活检钳（forceps）、猪尾导管（pigtail catheter）或套圈导管（snares catheter）夹住或套住心腔内电极导线，经体外施力拔除电极导线。

（二）血管内反推力牵引技术[14,15]（intravascular countertraction techniques）

20 世纪 80 年代后期，血管内反推力牵引术开始在临床上应用。使用统一标准化的专用拔除工具，包括：①经原植入静脉途径拔除电极导线的锁定钢丝（locking stylet）、双层金属或塑料套叠式扩张鞘管（telescomping sheaths）、激光套管、射频电流套管；②经下腔静脉途径拔除电极导线的长鞘管（long sheath）、可控圈套钢丝（snares）、捕抓网篮导管（retrieval baskets）。20多年的临床应用和大规模多中心统计资料证实，血管内反推力牵引技术是目前最有效和相对安全的电极导线拔除方法，几乎可用于拔除不同条件下的各种电极导线，能彻底解决起搏和除颤器植入后的顽固性感染、电极导线断裂并脱入心腔等严重并发症。该技术的基本原理是：通过锁定钢丝或捕抓网篮导管，将牵拉力直接引至电极导线的远端，并防止电极导线的断裂；经套叠式扩张鞘管或长鞘管钝性分离血管和心腔内包绕电极导线的纤维组织，使牵拉力更加有效地集中于电极导线的远端，提高拔除成功率；在牵拉锁定钢丝或捕抓网篮导管的同时，扩张鞘管顶住局部心肌，保持与牵引方向相反的推力，有利于远端电极脱离所附着的心内膜，同时避免牵引过程中可能发生的血流动力学障碍和心肌撕裂。

（三）外科开胸手术

需在体外循环下切开心房或心室，直视拔除电极导线。尽管改善了拔除的成功率，但开胸手术拔除电极导线的创伤大，有一定的死亡率（0%～12.5%），而且也不宜在临床推广使用。目前仅用于经静脉拔除有禁忌证或拔除失败的患者。

1. 经静脉拔除电极导线的适应证　拔除电极导线是一项风险性较高的有创性治疗措施，伴有一定的严重并发症。对于具体病例，一定要再三权衡利弊，严格掌握适应证。

2000年北美心电生理和起搏学会发表有关经静脉拔除电极导线的适应证[11]，共分为3大类。

Ⅰ类（一致公认必须拔除的电极导线）。① 因起搏系统的静脉部分感染，或因起搏器囊袋感染（而血管内电极导线又无法以无菌方法与囊袋分开）所致的败血症（包括心内膜炎）；② 残留的电极导线断片引起危及生命的心律失常；③ 残留的电极导线、电极导线断片或拔除电极导线的金属器械已经或即将对患者的身体造成损害；④ 残留的电极导线或电极导线断片引起临床严重的血栓栓塞事件；⑤ 所有可利用的静脉均发生闭塞，但又需要植入新的经静脉起搏系统；⑥ 电极导线干扰其他已植入装置的正常功能（例如，起搏器或除颤器）。

Ⅱ类（通常需要拔除的电极导线，但权衡拔除的利弊，仍存有争议）。① 未累及静脉内电极导线的局部囊袋感染、破溃或慢性瘘道，可通过无菌切口将电极导线切断，并将电极导线与感染部位完全隔离；② 无原因可查或怀疑起搏系统所致的潜在性感染；③ 起搏器囊袋或电极导线植入处长期疼痛并引起患者明显不适，但药物、外科手术及其他方法又不能解除；④ 因电极导线的设计不当或失误，对患者可能构成威胁。尽管这种威胁并不会因电极导线的残留而即刻或即将发生；⑤ 电极导线干扰恶性疾患的治疗；⑥ 电极导线植入处受到创伤后，电极导线可能会干扰该部位的修复；⑦ 电极导线妨碍新的需要植入性装置的静脉途径；⑧ 年轻患者的弃用电极导线。

Ⅲ类（一致公认不需要拔除的电极导线）。① 拔除电极导线的弊明显大于利；② 老年患者的弃用电极导线；③ 使用过程中电极导线的性能一直稳定可靠，在更换起搏器时证实电极导线功能参数正常并可继续使用。

除上述的适应证外，决定是否需要拔除电极导线时，还应考虑以下几个临床因素：① 患者的年龄；② 患者的性别；③ 患者的整体健康状况（包括生理和心理），如合并的疾病、心功能状态、家族史和既往外科手术史、能否接受输血（宗教的限制）和外科手术治疗、有无恶性肿瘤；④ 电极导线的粘连物有无钙化现象；⑤ 心腔内有无赘生物；⑥ 血管内电极导线的数目；⑦ 电极导线植入的时间；⑧ 电极导线的脆性、一般状况和物理特性；⑨ 医师的经验；⑩ 患者的期望。

2. 经静脉拔除电极导线的禁忌证　目前尚无绝对的禁忌证。以下患者的临床状态或情况可能成为经静脉拔除电极导线的相对禁忌证：① X线检查证实心房或上腔静脉内有累及电极导线的钙化；② 缺乏所需的设备；③ 患者不适于紧急开胸手术；④ 已知电极导线是经非正常途径（如锁骨下动脉、心包腔）植入。

（王方正　任晓庆）

参 考 文 献

1. Chrissoheris MP, Kadakia H, Marieb M, et al. Pacemaker pocket infection due to Mycobacterium goodii: case report and review of the literature. Conn Med. 2008, 72 (2): 75 - 77.

2. 张建军，杨新春，胡大一，等. 462 例永久起搏器植入术并发症的相关因素分析及防治对策. 中国心脏起搏与心电生理杂志，2004, 18 (6): 456 - 457.

3. Jenkins SM, Hawkins NM, Hogg KJ. Pacemaker endocarditis in patients with prosthetic valve replacements: case trilogy and literature review. Pacing Clin Electrophysiol, 2007, 30 (10): 1279 - 1283.

4. Karchmer AW, Longworth DL. Infections of intracardiac devices. Cardiol Clin, 2003, 21 (2): 253 - 271.

5. Izquierdo R, Llorente C, Mayo J, et al. Pacemaker infection due to Aspergillus: report of two cases and literature review. Clin Cardiol, 2005, 28 (1): 36 - 38.

6. Uslan DZ, Baddour LM. Cardiac device infections: getting to the heart of the matter. Curr Opin Infect Dis, 2006, 19 (4): 345 - 348.

7. Darouiche RO. Treatment of infections associated with surgical implants. N Engl J Med, 2004, 350 (14): 1422 - 1429.

8. Chambers ST. Diagnosis and management of staphylococcal infections of pacemakers and cardiac defibrillators. Intern Med J, 2005, 35 Suppl 2: S63 - 71.

9. Bailey SM, Wilkoff BL. Complications of pacemakers and defibrillators in the elderly. Am J Geriatr Cardiol, 2006, 15 (2): 102 - 107.

10. Sharma S, Tleyjeh IM, Espinosa RE, et al. Pacemaker infection due to Mycobacterium fortuitum. Scand J Infect Dis, 2005, 37 (1): 66 - 67.

11. North American Society of Pacing and Electrophysiology Lead Extraction Conference Faculty. Recommendations for extraction of chronically implanted transvenous pacing and defibrillatior leads: Indications, facilities, training. PACE, 2000, 23: 544 - 551.

12. 王方正，马坚，何梅先，等. 经静脉拔除心内膜导线：目前认识和处理建议. 中华心失常学杂志，2002, 6: 263 - 269.

13. Bongiorni MG, Giannola G, Arena G, et al. Pacing and implantable cardioverter - defibrillator transvenous lead extraction. Ital Heart J, 2005, 6 (3): 261 - 266.

14. Verma A, Wilkoff BL. Intravascular pacemaker and defibrillator lead extraction: a state - of - the - art review. Heart Rhythm, 2004, 1 (6): 739 - 745.

15. Kutalek SP. Pacemaker and defibrillator lead extraction. Curr Opin Cardiol, 2004, 19 (1): 19 - 22.

2 起搏电极导线脱位的预防和处理

埋藏式心脏起搏器应用于临床治疗缓慢性心律失常已有半个多世纪的历史，目前全球共有300万以上患者进行心脏起搏治疗，每年有40多万患者植入新的起搏器，心脏起搏治疗的效果已经肯定，起搏器已日益成为心脏病治疗的重要组成部分[1]。近年来，由于起搏技术的发展尤其是起搏器植入器材的改良以及一些特殊的传送和定位系统应用于临床，起搏器电极导线更易于到位和固定。常见起搏器并发症的发生率在绝大多数大中型医院呈逐渐降低的趋势，但是由于起搏治疗指征的拓宽、特殊功能起搏器的应用等，起搏治疗遇到的新问题也有所增多，与起搏有关的总并发症发生率并没有减少。临床上最常出现和对患者产生威胁最大的并发症有电极脱位、气胸、感染和心肌穿孔引起的心脏压塞。

起搏器电极导线在植入后发生的任何形式的位置变化都称为电极导线脱位（图9-2-1所示）。电极脱位可导致起搏器的起搏和（或）感知功能障碍，是经静脉植入起搏器最常见的严重并发症，可引起严重后果。电极脱位发生率文献报道不一，为2%～8%，其中心室电极导线脱位率约为2%，心房电极导线脱位率约3%[2]。但是编者1500例起搏治疗患者的资料显示心房电极导线脱位的发生率1%，低于心室电极导线的脱位率（1.6%）。近年来国内有学者报道起搏电极导线脱位率有上升趋势，并认为双极电极导线的应用可能是电极脱位率反跳的主要因素[3]。文献报道电极脱位90%发生在1周内[4]，Fleck等[5]报道80%发生在3个月内，表现为起搏或（和）感知失灵。早期脱位常发生在术后24～48h，晚期脱位可发生于术后1个月以后。电极导线脱位后大多需要手术重新定位电极导线，个别难以定位的导线需要改用特殊电极导线如翼状电极导线改为螺旋电极导线，或者改选易于固定电极导线的起搏位置等。

一、电极导线脱位的原因

导致起搏器电极脱位的原因是多方面的，主要的原因与手术者的技术熟练程度有关。常见的原因如下：

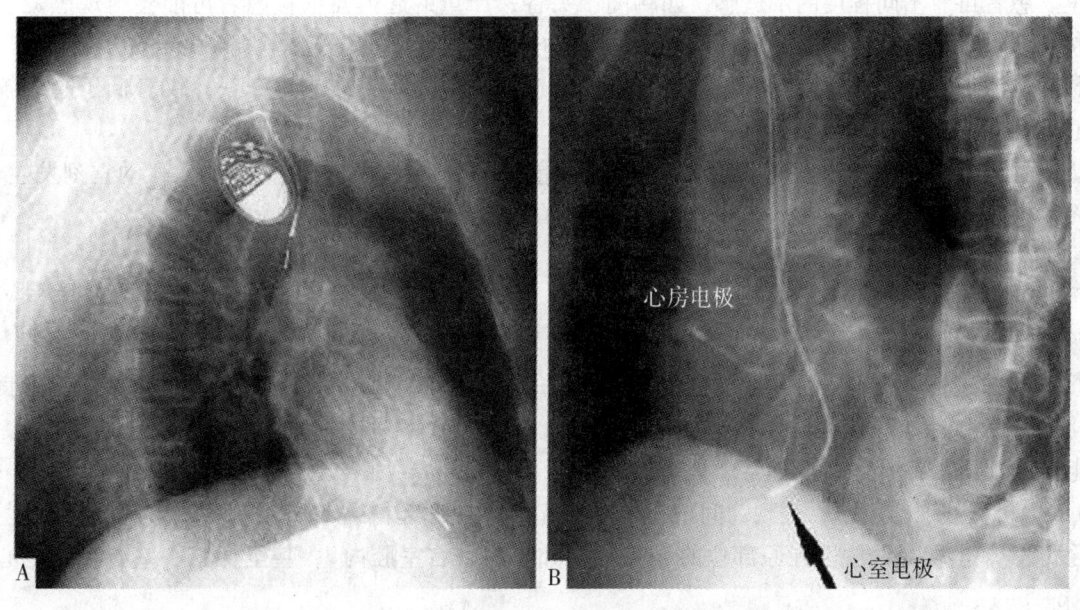

图9-2-1　A心房电极脱位；B心室电极脱位

1. 术者的技术熟练程度 术者的技术熟练程度非常重要，多数电极脱位发生在年植入起搏器较少的医院和医生，在年植入量 100 台以上的医院或者年植入量 50 台以上的医师电极脱位的发生率很低，这与术者技术熟练程度和经验密切相关，包括电极导线在心腔内的位置、导线在心腔内预留长度和曲度、对电极的特性的认识以及患者的心脏结构特点等因素有关。

2. 电极导线的缝扎固定不牢、电极导线张力不合适，个别情况下固定前电极已经脱位而固定后未再测试参数亦未再透视。

3. 患者自身的因素 儿童、声乐及舞蹈演员由于他们的个性以及职业特点，在植入导线时导线预留不足或过度余留等均可造成脱位；慢性咳嗽、术后过大幅度地深呼吸、过度的上肢活动等也是导致电极脱位的原因。

4. 患者心脏结构问题也是电极脱位的原因之一，先天性心脏结构异常如右位心、左上腔静脉以及多种先天性心脏疾病由于心脏的解剖结构异常加上血流动力学改变使得电极导线到位固定困难且易脱位。翼状头电极较螺旋电极易于脱位，老年患者局部乳头肌萎缩、肌小梁发育不良、纤细变平及松弛，心内膜表面光滑，不利于电极导线的固定。

5. 早期植入的起搏系统可因起搏器过重或因锚状起搏电极导线较硬，可以引起电极脱位甚至电极穿孔。相对单极电极而言，双极电极粗而硬、柔顺性差，尤其是头部的硬度明显增大，使电极导线难于牢靠地固定，因此脱位发生率较单极电极高。

二、分类

1. 根据发生时间的早晚，电极脱位分为早期脱位和晚期脱位。前者是指发生在电极导线植入 6 周内，6 周以后发生称为晚期脱位。一般来说早期脱位发生率较高，常累及心房电极，而晚期脱位很少引起特殊的临床事件。

2. 根据脱位程度，导线脱位分为大脱位（明显脱位）和微脱位。大脱位有显著的放射影像学特征，而微脱位则影像学改变不明显，多为导线顶端微小的脱位。后前位和侧位胸部放射影像足以显示导线的位置。

三、临床表现

电极脱位临床表现为起搏失灵，有漏搏现象，多伴有感知不良，提高脉冲发生器的输出电压仍不能纠正。患者可有不同程度的不适感，如胸闷、头昏，严重的起搏器依赖患者可能会出现黑蒙、眩晕等症状，严重者可以发生阿斯综合征。心电图或心电监护显示起搏器起搏功能和感知功能异常，表现为无脉冲刺激信号也无心室激动波，或者有刺激脉冲信号但无心室或心房夺获，仅有低于起搏频率的自搏心律等。

也有报道在心电监测中发现平卧位起搏感知功能良好，唯左侧卧位或左肩前上移动立刻发生晕厥，心电图示完全房室阻滞，有起搏信号而无夺获起搏的少见远期电极脱位的表现。

四、电极导线脱位的诊断

诊断电极脱位最简便、有效的检查是心电图和 X 线片检查，可通过程控仪，测定起搏阈值、感知和阻抗等参数进一步明确是否存在电极脱位。患者的临床症状常提示可能发生了起搏器功能不良，结合心电图和 X 线检查可以明确诊断。

起搏电极导线脱位的判断如下[6]：

1. 电极导线明显脱位 表现为间歇起搏或不起搏，加大起搏器输出能量和调整感知灵敏度无效，经 X 线证实，电极导线脱落在原部位的心腔中（如右房、右室腔内），甚至从右心室游动到右心房或腔静脉。

2. 电极导线微脱位 表现为间歇起搏或不起搏，特别是患者体位改变或深呼吸时出现。X 线未能发现明显移位，但起搏阈值已升高到早期的 3~5 倍，甚至起搏功能或感知功能失灵。

五、电极导线脱位的预防

起搏技术应用的早期阶段由于技术熟练程度和起搏材料等诸多原因，电极导线脱位率发生较高，尤其是心房导线[7]，随着多种功能不同类型起搏器（如三腔，四腔起搏以及双腔起搏埋藏式除颤器）和特殊电极导线的问世及应用，双室同步起搏中置于冠状窦内的心室电极脱位率更高[8]。多数认为翼状电极比螺旋电极脱位率高，也有报道，电极导线脱位的发生率在主动固定的螺旋电极导线和被动固定的翼状电极导线中是相似的。因为导线脱位与导线植入者的经验关系更大，而与导线固定方式的关系较小。预防电极脱位应该从多方面入手，手术的每一个细节都要认真对待。通常采取以下措施预防脱位[9,10]：

1. 规范技术操作，确保电极头端嵌顿在肌小梁内，可减少电极脱位[11]；检测心室电极头端是否嵌顿在右心室肌小梁内的方法：可适当用力回拉电极，若头端位置不变，则证实已钩挂牢靠，若头端很容易移位，则说明未在肌小梁内，需重新放置；心房电极头端在右心耳内固定良好的标志：后前位透视电极头端随心房的收缩左右摆动，右前斜位电极导线头端前后摆动，深吸气电极导线头端展开的角度不超过 80°。适当提拉、推送、左右旋转电极使头端位置固定。

2. 护理上选择正确卧位预防电极脱位，一般情况下手术中电极到位、固定好、参数满意、预留导线弧度理想、皮下固定牢固发生脱位的机会很少，一般不强调严格卧床。对于一些可能脱位的"危险患者"，卧位对于手术的成功特别重要，因心内膜电极头插在右心室的肌小梁内，结合血流动力学的分析，导管电极端金属重力和克服血流浮力的影响，患者取平卧或左侧卧位最适宜，一般 24h 内限于平卧或左侧卧位，并避免相应肢体过度的运动，此时心内膜组织水肿消失，能稳定地包裹电极导线。

3. 囊袋不宜过大，对于特别肥胖、皮下脂肪松弛者可将起搏器置于胸肌上，防止起搏器的移位过度牵拉导致电极导线脱位。

4. 对老年心腔明显扩大（如扩张型心肌病）、肌小梁变平患者，可采用主动固定电极导线。

5. 对双极电极导线，尤其是心室双极电极导线的物理性能（如柔顺性）进一步熟悉；植入双极电极导线时，急性期各种参数的达标标准严格掌握，均符合以下条件：心房起搏阈值 <1.5V，P 波振幅 >2.5mV，心室起搏阈值 <1.0V，R 波振幅 >5.0mV，心房及心室的起搏系统阻抗为 500~1000Ω。

6. 手术过程中有很多环节可改变电极位置及张力，术毕常规透视留术后正侧位胸片，确认电极情况，留作以后参照。

7. 预留足够长的电极导线（尤其是儿童），重视双极电极尤其是心室电极在右心房中的适当预留，以保证其顺应性，预留长度太短或太长都容易造成电极导线脱位。

六、电极导线脱位的处理

根据临床表现和心电图、X 线等检查结果怀疑为电极导线脱位后，应进行起搏器程控，典型的电极导线脱位表现为起搏阈值升高而电极导线阻抗降低。如何处理电极导线脱位取决于患者的具体情况，一般需要重新调整电极导线的位置。通常根据起搏器电极导线脱位的时间（早期脱位或者晚期脱位）、患者的临床表现、是否为起搏器依赖、脱位的电极导线情况（心房电极导线还是心室电极导线、是螺旋电极导线还是被动的翼状电极导线）以及所表现出的起搏器功能障碍的程度不同，处理的方法和处理的难易程度也有所不同[12]。

1. 若脱位不严重，可增加起搏器输出电压，观察起搏效果，对于个别脱位不明显的患者曾有人通过令患者左侧位卧床两周左右的时间，有可能使电极导线复位。

2. 大脱位患者，需要在 X 线透视下重新调整电极位置。早期的脱位（1 周内），由于电极导线头端与局部心内膜心肌尚未发生粘连，可从原切口处分开进行电极导线位置的调整，测定有关起搏参数满意后，连接电极导线和脉冲发生器观察起搏效果，确定起搏功能和感知功能均正常后缝合固定；晚期的电极导线脱位，由于电极导线与锁骨下静脉以及电极导线头端于心内膜局部组织粘连纤维化，调整电极导线通常比较困难，此时切忌过度牵拉导线以免将心肌、瓣膜、腱索或静脉粘连处损伤，导致锁骨下静脉破裂、心脏瓣膜功能障碍、心脏破裂出血、心脏压塞，严重者可以危及生命，因此需要耐心操作、小心分离，当调整电极导线困难时可以将脱位电极导线旷置，重新置入新的电极导线。

七、总结

随着心脏起搏技术的不断发展及各种改良电极导线和带有主动固定装置的螺旋电极导线的普遍应用，安装技术亦不断改进并已逐渐成熟，电极导线脱位的发生率有所降低，但仍是术后常见并发症。了解其发生原因、临床表现、诊断方法以及预防和处理原则，及时预防和处理并发症具有极其重要的临床意义。

严格操作规范，熟练掌握起搏器置入技术和多种新的电极导线置入辅助装置的应用；选择理想的位置安置起搏电极导线，并测试各项参数达到理想的标准；重视电极导线在心房心室里长短的预留，注意导线的张力；皮下隧道进入囊袋端、穿刺部位等处的电极导线要牢靠固定，防止呼吸对电极导线的影响；根据不同患者的具体情况做好起搏器悬吊孔与皮下组织的牢固缝合，尤其是对于老年、肥胖的患者，以免起搏器由于重力下坠使起搏器囊袋变成隧道而牵拉电极导线而引起电极导线的脱位。

加强术后随访及起搏器知识宣传教育，建议定期复查起搏器参数，有症状时立即就医。随访时在了解心脏起搏器工作状态时，不仅仅要测试起搏器的各项参数，必要时进行 X 线下的电极位置的确认。

（蔡尚郎）

参 考 文 献

1. Walsh EP, Cecchin F. Recent advances in pacemaker and implantable defibrillator therapy for young patients. Curr Opin Cardiol, 2004, 19 (2): 91 – 96.
2. 任自文，吴永全，主译. 临床实用心脏起搏与除颤. 北京：人民卫生出版社，2004, 409 – 410.
3. 郭继鸿. 起搏电极导线脱位的临床探讨. 中国心脏起搏与心电生理杂志，2002, 16: 8 – 10.
4. Ellenbogen KA, Wood MA. Cardiac pacing and ICDs. 3rd ed. Malden Massachusetts USA: Blackwell Science Inc, 2001, 216 – 284.
5. Fleck T, Khazen C, Wolner E, et al. The incidence of reoperations in pacemaker recipients. Heart Surg Forum, 2006, 9 (5): E779 – 782.
6. 郭继鸿，许原，李学斌. 起搏电极导线脱位的临床探讨. 中国心脏起搏与心电生理杂志，2002, 16 (1): 8 – 10.
7. Arnsbo P, Moller M. Updated appraisal of pacing lead performance from the Danish Pacemaker Register: the reliability of bipolar pacing leads has improved. PACE, 2000, 23 (9): 1401.
8. Valls – Bertault V, Mansourati J, Gilard M, et al. Adverse events with transvenous left ventricular pacing in patients with severe heart failure: Early experience from a single centre. Europace, 2001, 3 (1): 60.
9. Ciolli A, Di Lorenzo M, Lo Sardo G, et al. Pacemaker twiddler's syndrome: An unusual form of pacing wire displacement. Ital Heart J, 2001, 2 (4): 321.
10. Mellert F, Esmailzadeh B, Schneider C, et al. An unusual case of pacemaker failure: Complete disconnection of connector block and battery of a subpectorally implanted dual chambei pacemaker. PACE, 2002, 25 (41): 509.
11. 张建军，杨新春，胡大一，等. 462 例永久起搏器置入术并发症的相关因素分析及防治对策. 中国心脏起搏与心电生理杂志，2004, 18 (6): 456 – 457.
12. 易忠，郭继鸿. 起搏电极导线脱位. 中国心脏起搏与心电生理杂志，2006, 20 (4): 367 – 368.

 起搏导线导致心脏穿孔的识别与处理

根据中华医学会心电生理和起搏分会和中国生物医学工程学会心律分会 2002～2005 年全国心脏起搏器应用调查报告显示，被调查的全国 467 家医院 2005 年起搏器植入总量达 18090 台，与 2004 年相比，增长 11.2%，其中新植入 16595 台，更换 1495 台。从 2002 至 2004 年，起搏器植入总数年平均增长 11% 左右，保持较强的增长趋势。提示我国永久起搏器临床应用处于快速增长阶段。其中，植入型心律转复除颤器（ICD）和双心室同步起搏治疗（CRT）的应用数量也有了较大增长。面对上述现状，行起搏器植入术的医师应特别需要熟练掌握起搏治疗相关并发症的识别和处理。起搏器植入并发症发生率为 3%～7%，其中起搏导线导致的心脏穿孔是起搏植入术少见但严重的并发症，国外报道发生率约 1.2%，国内尚无大规模统计数据。

一、概念

起搏术后心脏穿孔最早由 Crow 于 1966 年报道，是指发生在起搏器植入术中或术后，与心脏起搏电极导线相关的心脏穿孔，主要为心房肌和心室肌穿孔，绝大多数在术中和术后早期发生。近年来，随着 ICD、CRT、主动固定螺旋电极等新技术的广泛应用，导线导致心脏穿孔的范畴也在不断延展，起搏器相关的三尖瓣、二尖瓣穿孔；冠状静脉窦穿孔；右室起搏电极导线到达左心室的心脏穿孔；右房螺旋固定起搏导线导致主动脉穿孔等少见病例均有报道。另外，有的患者起搏器植入术后早期未见明显穿孔迹象，但在术后远期（文献报道最长 3 年后）发生心脏穿孔，目前将时间超过 1 月的穿孔定义为晚期穿孔，这一现象也不在少数。

Parsonnet 等对 1474 例起搏器植入患者进行 9 年随访，9 例患者发生心脏穿孔，发生率为 0.6%；2 例出现心脏压塞，发生率为 0.1%。Trigano 等对 119 例植入起搏器患者进行前瞻性研究，仅 1 例发生心包积液，发生率为 0.8%。Sivakumaran 等观察 1021 例植入起搏器患者，结果发现植入心房螺旋电极导线心包炎发生率为 5%，心脏压塞发生率为 1.25%，被动固定导线心包炎及心脏压塞的发生率为 0%。2006 年美国 Mayo 心脏中心回顾分析 4000 余例起搏器植入资料，心脏穿孔的发生率为 1.2%；由于 ICD 电极导线含有除颤线圈，较普通起搏电极导线质地硬，因此也较容易发生心脏穿孔，其发生率为 0.6%～5.2%。目前国内尚无确切资料，仅见零星报道。

二、病因和危险因素

起搏器术后发生心脏穿孔的常见原因包括：曾经或正在使用激素、使用主动固定电极导线或临时起搏电极导线（往往较硬）、将成人电极导线应用于儿童、电极导线预留过长致局部张力过大、体重指数 <20 患者植入双极电极导线等情况均可增加心脏穿孔的风险。此外，与单极导线相比，双极导线由于直径较粗、质地较硬而更容易发生心脏穿孔；电极头端表面积小的电极导线因局部压强大而易致心脏穿孔；术者经验不足或术中遇到胸廓畸形（如脊柱侧凸）、血管异常（左上腔静脉、上腔静脉闭锁或锁骨下静脉栓塞）等使起搏术时间过长亦可增加心室电极导线穿孔的可能。除此以外，高龄和心脏基础病变也是起搏导线穿孔的重要原因之一。

三、导线导致心脏穿孔的识别

心脏穿孔是起搏器植入最严重的并发症之一，可以发生在起搏器术中或术后几年内。导线导致心脏穿孔的早期识别首先需要起搏医师对心脏穿孔高危患者进行识别。根据上述导线穿孔常见的病因和危险因素分析，起搏医师对高龄老人，有心肌病病史（扩张型心肌病、陈旧心肌梗死等），术前心脏

超声提示心室壁明显变薄，起搏电极导线固定耗费时间长，选择主动固定螺旋电极导线的患者尤其需要提高警惕，术后巡视和观察的频率应比一般患者适当增加。

由于电极导线穿孔的部位、头端到达的位置可能不同，因此导线穿孔的临床表现形式和轻重多种多样。穿孔的右室电极导线在术中可以穿透心室壁、心包腔、进入肺组织；穿过心室肌、心包、肋间隙，到达左侧乳房下的皮下组织；穿越右室游离壁、心包腔、膈肌进入腹腔；穿过室间隔后在左室后壁起搏；穿过室间隔、左室游离壁，进入左侧胸膜腔。心房主动固定电极导线可以穿过心房肌、心包腔进入肺组织；可以引起主动脉穿孔，需与心脏压塞相鉴别，需要外科手术。另外，临时心外膜起搏的钢丝电极可以经过膈肌穿破左横结肠引起肠穿孔。上述这些复杂特点需要起搏医师对其中最常见的临床症状和体征做到及早识别。其中包括患者出现与电刺激相关的胸痛症状；肋间肌、膈肌刺激现象，表现为胸腹部或膈下肌肉抽动；新出现的心包摩擦音；无明显原因出现血压下降、心率增快、呼吸困难等心脏压塞症状等。对上述这些症状早期识别后，下一步就需要立即对起搏器的起搏和（或）感知功能进行测试。电极导线心脏穿孔后常常会表现为起搏和（或）感知功能不良，甚至起搏和感知功能丧失。常常首先波及的是起搏功能，对完全起搏器依赖的患者（如三度房室阻滞而心室率很慢）会由于起搏电极导线穿孔所致的起搏功能的突然丧失而死亡；对于存在一些基础心脏病的患者，如果出现感知功能异常，有引发恶性室性心律失常的风险。十二导联体表心电图早期识别电极穿孔也有重要帮助。体表心电图上除了表现起搏和（或）感知功能异常外，还可由原来的左束支传导阻滞图形变为右束支传导阻滞图形。

近年来，起搏器植入术后远期电极导线导致心脏穿孔引起了大家的广泛关注。据文献报道，起搏器植入术后远期心脏穿孔的发生率在 0.1%～0.8%，而 ICD 植入术后远期心脏穿孔的发生率在 0.6%～5.2%，明显高于普通心脏起搏器。这与目前广泛应用直径更小的主动固定螺旋电极以及 ICD 心室电极本身较为僵硬有直接关系，另外与植入 ICD 患者右心室心肌壁薄和心腔扩大也有一定关系。目前对起搏器植入术后远期电极导线导致心脏穿孔的具体机制尚不十分清楚，临床上主要表现为胸痛、气胸、血气胸，而发生心脏压塞或死亡的可能性较小，这一点与电极导线急性心脏穿孔的特点明显不同。由于其发生具有一定隐蔽性，同时在起搏器植入术后相当长的一段时间才出现，因此对这种远期导线导致心脏穿孔的识别可能需要通过更加严密的随访和临床观察才能实现（图 9-3-1）。

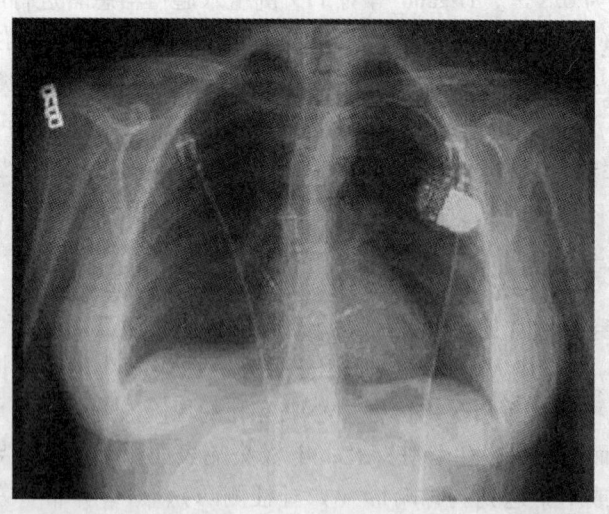

图 9-3-1　DDD 起搏器植入 10 个月后心房电极导致心脏穿孔

另外，还有部分电极导线穿孔导致肺栓塞、脑栓塞的临床个案报道也提醒我们在起搏器植入术后病情监测中需要提高警惕，应对与起搏导线导致心脏穿孔可能相关的临床症状与体征加强观察。

四、诊断

由于电极导线导致心脏穿孔的临床表现多种多样，如何能在早期识别的基础上做到准确诊断是下一步安全有效治疗的关键。根据我们的临床经验，诊断电极导线导致的心脏穿孔通常情况下根据患者出现胸痛、呼吸困难、腹痛、膈肌刺激、心包摩擦音、心悸、血压下降等临床征象，同时辅助X线胸片、心电图、心脏彩超、起搏器程控等常规手段一般都能得到准确诊断，其中需要有几点值得注意：①正位胸片未见电极超过心脏边缘并不能排除导线导致心脏穿孔的诊断，有时需要从不同角度进行反复确认；②临床症状不典型时，心脏彩超发现局限性心包积液有助于明确诊断；③起搏心电图为右束支阻滞并不一定意味着心脏穿孔等原因引起的左室起搏，有时正常情况亦可出现；④常规影像学方法无法明确是否存在导线导致心脏穿孔时，可通过心脏多层螺旋CT明确诊断，这一点在近几年多篇文章中均有涉及（图9-3-2）。

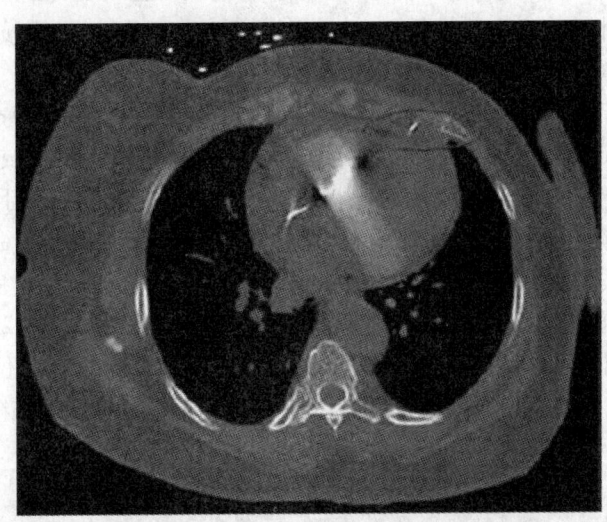

图9-3-2　胸部CT发现ICD右室电极导线导致心脏穿孔合并局限心包积液

五、处理

起搏电极导线引起心脏穿孔的处理有两个要点，包括电极导线的处理和心包积液/心脏压塞的处理。另外，从发生起搏电极导线引起心脏穿孔的时间上也分为起搏器植入过程中的处理、植入术后早期发生导线穿孔的处理以及远期导线穿孔的处理3种。

对术中发生急性穿孔的患者，首先需要拔出起搏电极导线，然后严密观察有无心包积液和（或）心脏压塞症状出现，如果有，需紧急进行心包穿刺引流；有些患者积液量短时间内迅速增加，出现血流动力学异常或在心包穿刺过程中出现呼吸困难而血压继续下降时，需要紧急外科手术，切开心包腔，往往可见到大块血凝块。待观察一段时间确认心包腔内无活动性出血、患者血流动力学稳定时可继续行起搏电极植入等相关操作。随着CRT在国内的广泛开展，由于冠状静脉壁较薄，在操作过程中导丝、逆行造影导管、左室电极等容易引起冠状静脉发生夹层、撕裂甚至穿孔，从而在手术过程中患者出现心包积液甚至心脏压塞症状，这时需要立即退出所有冠状静脉内操作器械，严密观察待血流动力学平稳后再行电极植入。

术后早期发生穿孔的患者，也需要拔出起搏电极导线并重新放置，这往往在导管室X线透视下就能完成，随后定期复查心脏超声，观察有无心包积液，大多数患者都能得到妥善处理并很少需要外科开胸处理。上述处理的前提是早期识别和诊断，如果患者已经因为急性穿孔发生了严重的心脏压塞，则按上述心脏压塞的处理方法进行处理。

对慢性穿孔的患者，由于电极导线与心肌组织牢固粘连，经静脉拔出电极导线会相当危险，一般为避免可能发生的潜在并发症，对晚期穿孔的电极导线的拔出，应在手术室内进行。一旦电极导线头端移出心包腔引起无法控制的出血伴有血管或肺损伤的潜在危险时，必须取出穿出心内膜的电极导线。然后，根据导线的型号决定取出的方法：如果是头端为螺旋状的主动固定电极，由于并发症低，可以在食管超声指导下经静脉拔出；另一方面，翼状电极头端较大，有倒叉，经静脉拔出容易损伤周围组织，这种情况下，一般需要考虑双期外科手术：首先剪断电极导线头端以减少拔出过程中出血或损伤组织的危险，然后很容易经静脉拔出，不需要额外的器械牵引。拔出电极导线后，可以重新植入新的电极导线。有报道心房主动固定电极导线植入3个月后安全经静脉途径拔出。

六、典型病例

患者女性，76岁，主因发作性胸闷、心悸5年，加重7h入院。入院诊断：冠心病、阵发性房颤、二度Ⅱ型房室阻滞。入院后10天在局麻下植入双腔永久起搏器，心房电极为被动固定电极，术中参数：P波振幅9.4mV，刺激阈值0.4V，阻抗530Ω。心室电极为主动固定螺旋电极，固定于右室流出道室间隔中下1/3部位，术中参数：R波振幅35.2mV，刺激阈值0.4V，阻抗533Ω。晃动患者及嘱患者深吸气和咳嗽，电极位置稳定。术后第1天患者在翻身后出现心前区疼痛，疼痛为刺痛，随心脏搏动疼痛明显，伴后背部疼痛。做心电图提示DDD起搏心电图，QRS为起搏融合波。胸片提示心室主动固定螺旋电极超出心缘2mm。起搏器程控提示心室电极感知不良。床旁心脏超声提示右室局限心包积液。考虑心室电极心脏穿孔，决定急诊对心室电极导线进行重新定位。沿原手术切口暴露起搏器囊袋，透视下将心室起搏主动螺旋电极撤出右心室至右心房，观察30min，患者生命体征平稳，心率波动在70～80次/分之间，血压波动在100～120/60～70mmHg之间，无胸闷、憋气症状。重新固定心室起搏主动螺旋电极于右室流出道室间隔中下1/3部位。心室电极测试：R波振幅23.8mV，刺激阈值0.4V，阻抗533Ω。晃动患者及嘱患者深吸气和咳嗽，反复不同角度透视显示电极位置稳定（图9-3-3）。术后严密观察10天，患者无心脏压塞症状，起搏、感知功能正常，拆线后出院。

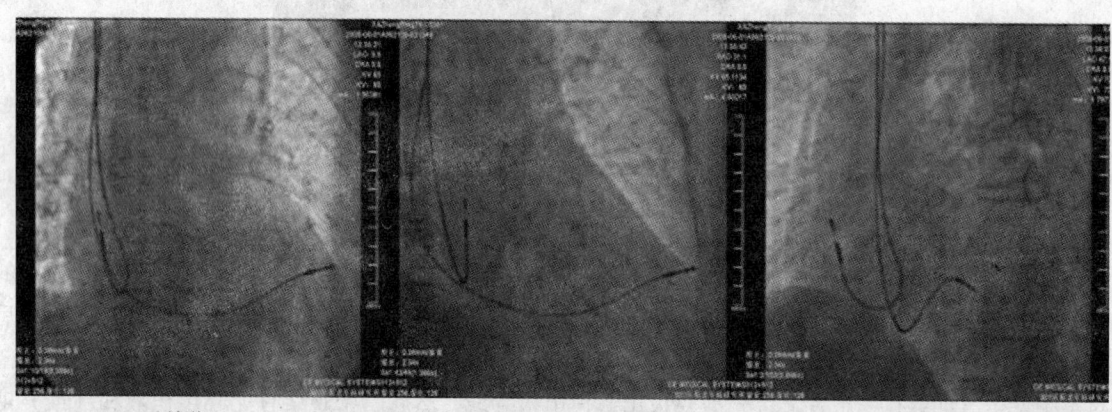

后前位 　　　　　　右前斜30° 　　　　　　左前斜45°

A　重新定位前

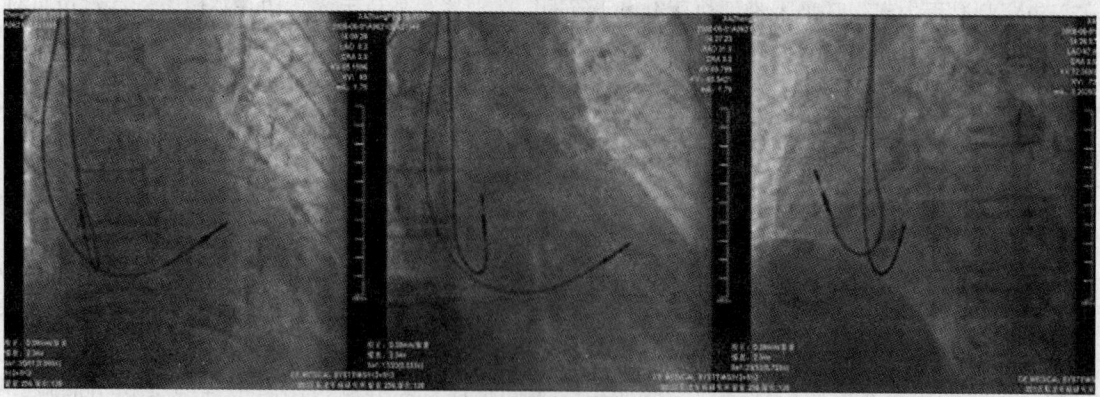

后前位 　　　　　　右前斜30° 　　　　　　左前斜45°

B　重新定位后

图9-3-3　心室电极重新定位前后不同角度下X线影像

（卢才义　高　磊）

参 考 文 献

1. Park RE, Melton IC, Crozier IG. Delayed defibrillator lead perforation. Pacing Clin Electrophysiol, 2008, 31∶785 – 786.

2. Namazi M, Karbasi – Afshar R, Safi M, et al. Diaphragmatic Stimulation∶ A case of Atrial Lead Dislodgement and Right Atrium perforation. Indian Pacing Electrophysiol J, 2008, 8∶133 – 136.

3. Carlson MD, Freedman RA, Levine PA. Lead perforation∶ incidence in registries. Pacing Clin Electrophysiol, 2008, 31∶ 13 – 15.

4. Satpathy R, Hee T, Esterbrooks D, et al. Delayed defibrillator lead perforation∶ an increasing phenomenon. Pacing Clin Electrophysiol, 2008, 31∶10 – 12.

5. Krivan L, Kozák M, Vlasínová J, et al. Right ventricular perforation with an ICD defibrillation lead managed by surgical revision and epicardial leads – case reports. Pacing Clin Electrophysiol, 2008, 31∶3 – 6.

6. Ngele H, Behrens S, Azizi M. What can happen during coronary sinus lead implantation∶ dislocation, perforation and other catastrophes. Herzschrittmacherther Elektrophysiol, 2007, 18∶243 – 249.

7. Lopes LR, Brand L, Carrageta M. Single – step transvenous extraction of a passive fixation lead with delayed perforation of the right ventricle. Europace, 2007, 9∶672 – 673.

8. Danik SB, Mansour M, Singh J, et al. Increased incidence of subacute lead perforation noted with one implantable cardioverter – defibrillator. Heart Rhythm, 2007, 4∶439 – 442.

9. Tamin SS, Hussin A, Za I, et al. Successful placement of left ventricular pacing lead despite coronary sinus perforation into the pericardial space with an obstructive flap. Pacing Clin Electrophysiol, 2007, 30∶276 – 279.

10. Hirschl DA, Jain VR, Spindola – Franco H, et al. Prevalence and characterization of asymptomatic pacemaker and ICD lead perforation on CT. Pacing Clin Electrophysiol, 2007, 30∶28 – 32.

11. Khan MN, Joseph G, Khaykin Y, et al. Delayed lead perforation∶ a disturbing trend. Pacing Clin Electrophysiol, 2005, 28∶251 – 253.

 **起搏器现代诊断功能**

人工心脏起搏器自 1958 年应用于临床以来，历经了半个世纪的发展过程。尤其是近 30 年来，计算机进入了科技领域的迅猛发展时代，起搏器同样也是一个微处理器，与计算机的发展同步而行，因此起搏器的功能也不断在革新、演变，功能日渐增多。现在所用的心脏起搏器不仅是一项对心血管疾病的重要的治疗技术，并且还具有对自身心律失常、起搏系统自身故障及参数设置不当引起的各种心律失常的重要诊断功能。现在的起搏器不但能够自检故障，并且能自动纠正故障，发现故障后自动调整某些参数，可将心律失常发生率降低到最小程度，或将其存储于起搏器中以提供给医生作为参考，提高医生对心律失常、起搏功能异常的分析判断能力和治疗水平，这一作用称为起搏器的诊断功能（pacemaker diagnosis function），或内置 Holter 功能。起搏器对心律失常的诊断作用主要依靠其内存功能完成。起搏器对心律失常的诊断功能有其独到的特点，对心律失常的记录、研究和诊断作用是用其他方法不能替代的。起搏器获取心电信息，即起搏器实测数据（real time telemetry）的精度及能力比一般 Holter 检测技术强，因为起搏器的心电采样是依靠心内电极导线完成的，而心内电极导线位于心房或心室腔内，记录局部电位图，其图形振幅及斜率较体表心电图高，而且起搏器设有专门的抗干扰线路以及预防交叉感知的线路，所以其心电信号的采集与判断准确度高于体表 Holter 的等同能力。因此，起搏器内设的 Holter 功能有较高的可靠性、记录时间较长及记录的参数较多，并可随时捕捉与症状有关的心律失常，这是体表心电图和 Holter 无法比拟的独到之处。

现在所用的起搏器均有信息存储功能，可存储心脏突发事件、捕捉心律失常、起搏系统工作状况、起搏与自身心律及模式转换信息等。起搏器内设的 Holter 功能是由内置的微处理器及很多特殊软件系统共同完成的，其测定的各种数据及绘制总结的各种图表都存储在起搏器的资料库内，需要时医生通过程控仪调取、下载、并可打印出来。

起搏器对于心律失常及与起搏有关的心律失常的诊断作用是通过起搏器内置的微处理器和随机存取存储器（random access memory，RAM）完成的，可存储并提取某些有关的信息，这种先进的装置能感知并辨认心脏的心电信号并加以处理，利用这些收集和存储的信息来启动治疗措施。因为 RAM 能同时记录和组织许多不同的资料。能够按照任何顺序存、读和写出数据资料。它的最大存储量会随着计算机存储技术的发展而增大，存储信息会更多。起搏器存储功能的研究方向是设法提高芯片的整合能力、开发低能耗线路、增大存储功能的微处理器。

存储方面的技术问题：

1. 感知方面的问题　高质量的感知功能是起搏器存储资料的先决条件，换言之，感知功能就是对某些事件的监测，只有监测到这些事件才能进行存储，否则谈不上信息的存储，所以感知功能是存储成败的关键。临床应用的双腔起搏器在感知方面存在两个主要问题，即要求有高敏感度的感知系统，又要有较短的心室后心房空白期。

感知问题：对感知度的要求较高，灵敏度较低的感知系统检测房性心律失常是困难的，因为心房波形振幅较低，信/噪比较小，易受其他信号干扰，容易出现假阳性反应，尤其是房性心律失常波振幅比正常房波还要小，感知更困难。假如监测不到这些心律失常，就无法将其存储。

空白期对感知的影响：在心室后心房空白期和 AV 间期之内无法感知心内信号，直接影响着起搏器对房颤波的检测，空白期设置较长时将会有较多的房波落入空白期，无法记录这些心律失常，不能被起搏器检测而影响模式转换。要想感知快速房性心律失常并将其记录下来，启动自动模式转换功能，必须缩短心室后心房空白期，但问题是较短的空白期就意味着为交叉感知创造了机会。非模式转换功能的双腔起搏器基本上不会发生交叉感知，其重要原因是心室后心房空白期设置较长，通常为250ms以上，而模式转换起搏器心室后心房空白期只能设为100～150ms，为此也为交叉感知带来了新问题。但新一代的起搏器心室后心房不应期可在感知逆行P波后自动延长以防止出现室房逆传而引起的起搏器介导性心动过速（PMT）。

2. 存储的方法 目前起搏器采用的存储方法大致分为4种，即统计方法、直方图、线性存储和模拟数据存储。

统计法：是起搏器最早采用的存储方法，这种方法较为简单，采用这种方法存储信息（心室起搏频率）临床应用价值有限。

直方图：将某些数据可以较长时间存储于起搏器内，需要时以直方图形式显示出来，直方图是存储资料的有用方法，可用来分析起搏、自身心律或感知功能。采用这种方法存储信息也有明显的限制性，由于存储时间段的不同和心脏事件随机发作的特点，都可能造成偏差。当遥测显示全部存储资料时，难以识别和调出某次发作的心脏事件。

线性图：另一种存储诊断资料的方法是趋势图，如心率趋势被存储，每10秒存储一次。导线阻抗趋势图，可以长期监测导线阻抗变化，以线条形式记录下来。线性资料比较实用，在保证明确诊断的前提下存储时间尽可能短，因其要耗费大量的存储空间，存储容量有限。

模拟数据：如用于心内心电图的模拟数据，将心内信号以数据方式存储起来，需要时可通过程控仪在屏幕上转换为心电图图形显示出来（图1），因这些图形信息的存储需要大量存储空间，因此存储数量较小，只能存储很短时间的心电图，以供临床分析。

具有诊断功能的资料均可在起搏器内存储，如事件记录、模式转换记录、24h心率变化趋势、导线阻抗趋势、起搏阈值变化等，这些资料存储完成后，再通过程控仪调出有价值的资料，提供给医生进行分析。由于受起搏器内存储量和存储方法的限制，不可同时存储所有的可观察项目，也许在不久的将来这些资料可同时在起搏器内进行存储或单项存储，能同时提供一些有价值的资料。在选用存储资料前，要考虑好存储的目的、存储的必要性和实用性，减少不必要的存储。需要存储时选用将被存储的内容，打开存储键即可进行存储。

一、起搏器诊断功能分类

不同厂家及不同型号的起搏器诊断功能的项目不完全相同，纵观起搏器的存储内容，大致可将起搏器最有价值的诊断功能归纳为如下几种方法：

（一）自动诊断功能（Automatic diagnosis）

这些功能不需要选择，起搏器植入体内后根据内设的程序这些功能将自动启动。这一诊断功能可能包括以下内容：①各种心律（率）的直方图；②房室传导功能直方图；③起搏器下传时间（AV间期）的直方图；④频率适应性感知器控制的心律情况；⑤快速房性心律失常事件；⑥快速室性心律失常事件；⑦起搏器工作模式自动转换的记录；⑧窦性心律优先事件；⑨实际起搏电压值自动程控的趋向；⑩感知灵敏度值自动调整的趋向；⑪电极导线慢性阻抗值的趋向；⑫频率骤降反应的发生的情况；⑬关键性参数调整前后的整体情况。

（二）选择性诊断功能

选择性诊断功能是起搏器本身就已具有的功能，但不是植入后自动启动运转，而是根据病情需要医生通过程控器特殊设定。

这些选择性诊断功能的特点是对绝大多数监测的参数和功能的记录都比自动诊断功能更加详细，这些详尽的资料，将为起搏器自动诊断提供基础：①心率的经常性趋向；②详尽的实际输出电压值自动化程控的详尽数据；③感知灵敏度值自动化程控的详尽资料；④快速房性、室性心律失常事件的详尽情况；⑤起搏器工作模式转换的详尽资料；⑥频率骤降反应的详尽资料；⑦对心律失常的捕捉作用。下文所述内容是起搏器的主要诊断功能，也是临床医师在观察起搏后心律变异的常用方法。

二、对心律（率）的观察与评价

起搏器植入后通过内设的 Holter 功能可将患者的心律（率）变异的各种参数全信息地记录、整理、归纳，然后用图或表的方式进行总结，医生可以随时采用程控仪将这些存储的资料调出，供医生分析、诊断患者心律情况，为程控起搏器和用药提供参考依据。同时，医生还能应用这些资料观察和评价患者的心律及心律失常。起搏器记录的心律较为准确可靠，它是通过心内电极导线将其心内信号传递于起搏器中的感知器内，几乎不受外界因素的影响。这些资料的重要价值是其他方法（包括体表动态心电图）不能替代的研究与评价心律失常的手段。

（一）对心律（率）事件的监测

起搏器内设置的 Holter 功能可持续不断地记录患者心律（率）的各种数据，并将这些数据进行归纳统计。起搏器监测功能可将心律按不同的种类、不同的频率以及各种心律（率）所占的不同比例绘制成直方图、线性图以及数字形式记录下来，并可随时调出或打印结果，使随访医生对患者既往的基本心律以及各种心律（率）的相关情况有一简明了解。

阅读起搏器监测的心律（率）图形时首先要熟悉各种心律的英文缩写。不同厂家起搏器所用的英文缩写字母及表达方式不全相同。如 Medtronic 公司双腔起搏器中起搏事件简写为 P，感知事件简写为 S，心房激动传至心室简写为 A－V，AS 为心房感知事件，VS 为心室感知事件，AP 为心房起搏事件，VP 心室起搏事件，PMT 为起搏器介导性心动过速，PVC 为室性期前收缩，PAC 为房性期前收缩，PVCR 为室性心动过速，PACR 为房性心动过速，MS 为起搏模式转换。

1. 心率条形图　起搏器存储功能可以条形图或其他形式记录出心率某一时间段的变化趋势，图 9－4－1 中是起搏器记录出的 24h 心率变化趋势，以坐标形式显示出心率变化状态，通过该图可以清楚地了解心率在某一时间段的变化情况，从本图中可以看出患者心率变化较大，心室率变化范围在 60～138bpm 之间。

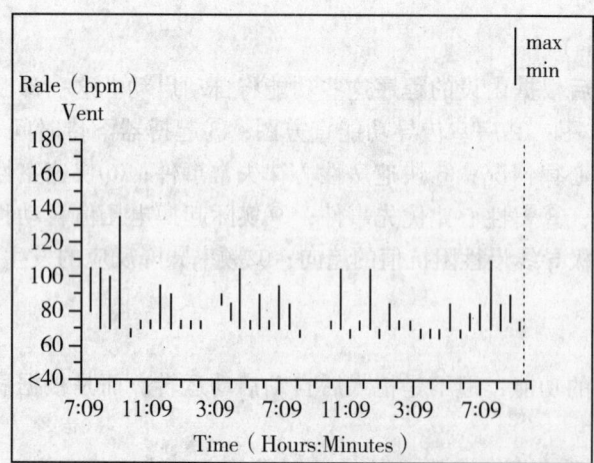

09/20/00 9:49:57 AM
Pacemaker Model:Medtronic.SIGMA SD 203   Medtronic.SIGMA Software 996301 v 1.1
Serial Number:PJD628021S   Copyright（c）Medtronic,Inc.1998
24 Hour Rate Tred   Page 1

24 Hour Rate Trend Cverview–Ventricular   09/19/00 7:09:26 AM–09/20/00 9:45:26 AM

Initial Interrogation

Mode   DDD
Lower Rate   70 ppm
Upper Tracking Rate   120 ppm
Upper Sensor Rate   110 ppm
Rate Response Curve   7

Data Collected

Excludes refractory senses
Rolling trend collected.
Sampled every 360 sec

图 9－4－1　心室频率－时间采样报告图

双腔起搏器可分别收集心房和心室率的变化，本图监测时间为 24h，每 6min 采样一次，落入起搏器不应期内的 R 波不能被记录。纵坐标为频率，横坐标代表时间。图中可见患者最高心室率为

138bpm，最低心率为60bpm。部分时间段心率明显增快，但增快原因应结合临床具体情况进行分析。根据起搏器设定的上限频率为120bpm，快于120bpm可能为快速房率经房室结下传引起的心动过速，不可能为经起搏器下传引起的心动过速。

临床意义：起搏器可分别收集一日或多日的心率变化情况，可显示出患者心率的整体变化趋势，以及最高和最低频率变化分布；了解患者对起搏频率反应情况，可为抗心律失常药物应用及调整提供理论依据。

2. 心率变化点状图　与上图为同一患者，本图以点状形式显示出心率变化。要想了解条形图内某一时间段的详细情况，将光标移动到某一时间段，再进入"Zoom in"子菜单中可显示出更为详细的心房或心室频率变化资料（图9-4-2）。可观察24小时记录中的任何一时间段心率事件。图中纵坐标代表心率，横坐标代表时间。图中○代表起搏0%~12%，◎代表起搏13%~87%，●代表起搏心率为88%~100%。

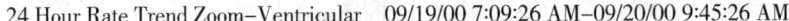

24 Hour Rate Trend Zoom-Ventricular   09/19/00 7:09:26 AM-09/20/00 9:45:26 AM

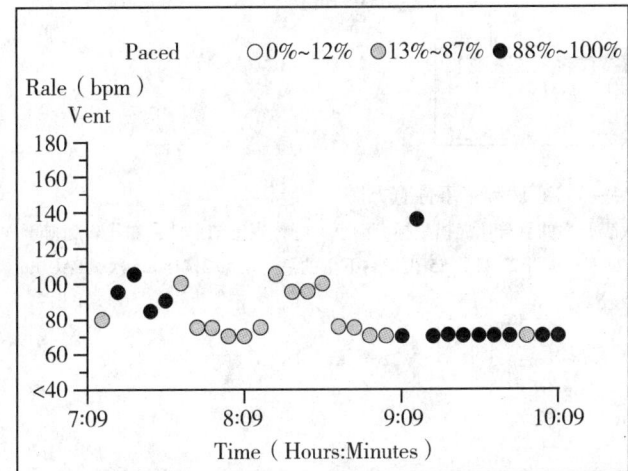

图9-4-2　24h心率趋势记录图

"Zoom in"子菜单中的起搏比例，本图收集了患者3h的心率变化，其中有起搏与自身心率事件所占百分比。

3. 心率事件直方图　心率事件存储可将某一时间段的心率变化以条形直方图形式存储起来，需要了解心率变化时医生可用程控仪随时调出，以供参考分析心率变化范围，起搏感知事件数量分布（图9-4-3、9-4-4、9-4-5）。

Pacesetter起搏器内设的Holter功能还可将随访期记录统计的心律（率）相关数据制成表格及直方图。图9-4-5A是患者随访期中上述的各种不同心律所占比例的直方图，从图中可以看出，患者在随访期中起搏器VAT工作模式（心房感知，心室起搏）事件占45%，PR心律则为心房感知，被感知的自主心房激动沿房室结下传心室为0；AV为DDD工作模式（心房起搏，心室起搏）占55%；AR为心房起搏，然后沿房室结下传心室，即AAI工作模式为0；PVE（室性期前收缩）为0。图9-4-5B从图中可以看出患者心率多集中在57~125bpm之间，心率慢时主要为心房起搏；心率在70bpm以上时多为心房感知。

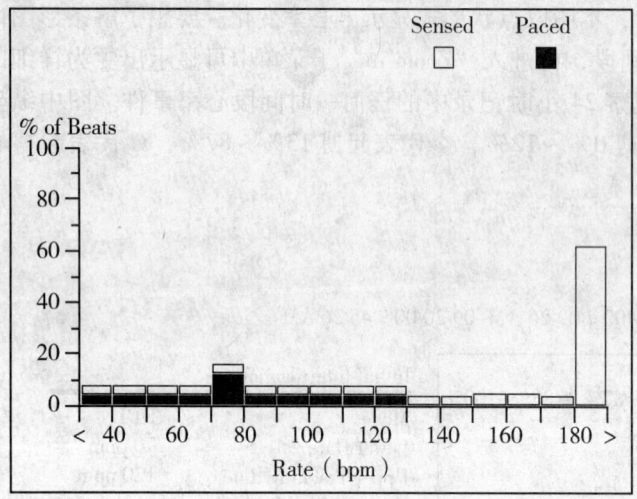

09/20/00 9:48:28 AM
Medtronic.SIGMA Software 996301 v 1.1
Copyright（c）Medtronic,Inc.1998

Pacemaker Model:Medtronic.SIGMA SD 203
Serial Number:PJD628021S

Atrial Heart Rate Histogram Report   Page 1

Date Collection Period:06/27/00 12:05 PM–09/20/00 9:45 AM（Over Last 85 days）

Sensed   Paced

% of Beats

Rate（bpm）

Initial Interrogation

Mode	DDD
Lower Rate	70 ppm
Upper Tracking Rate	120 ppm
Upper Sensor Rate	110 ppm

Notable Data

Total Beats	21,418,025
Refractory Senses	Included
PAC runs	4,202,677

图 9 – 4 – 3 心房频率事件直方图

　　图为经起搏器检测到的房率事件，纵坐标代表心率的百分比，横坐标为频率。□代表感知事件；■代表起搏事件所占的百分比。本图显示收集时间为 2000 年 6 月 27 日~9 月 20 日共 85 天，右下角的总心房率 21418025 次，PAC runs 为房速次数，从本图来看患者房速或房颤发作次数较多。

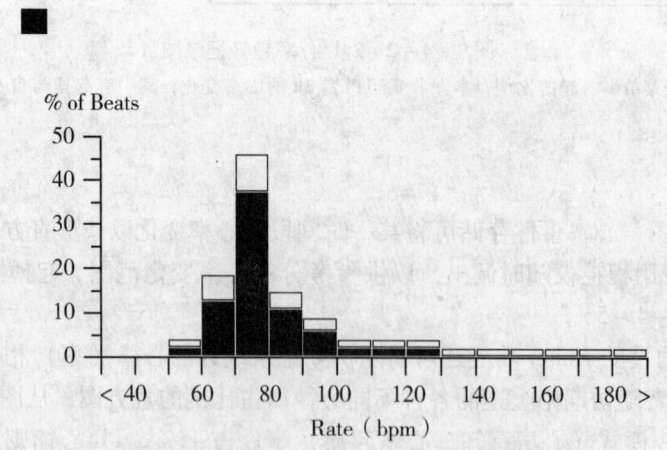

Ventricular Histogram

Paced

% of Beats

Rate（bpm）

图 9 – 4 – 4 心室频率事件直方图

　　图为 DDD 起搏器，与上图为同一患者。纵坐标代表心率的百分比，横坐标为频率。□代表心室感知事件；■代表心室起搏事件所占的百分比，图中可见患者心室率波动于 50 ~ 130bpm，多数是心室起搏。

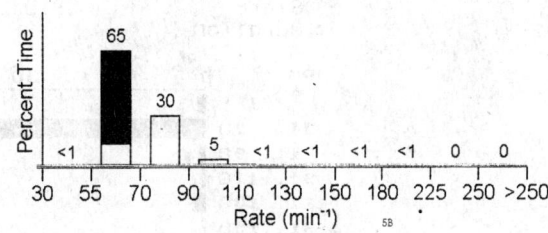

ST. JUDE MEDICAL
© 1983-2004. St. Jude Medical, Inc.
16 Apr 2008 08:38
Page 2a
Affinity® DC Model: 5230 Serial: 653566 PR 7.0
3510P Serial: 17788 (3307_4.8.5m)
Mode .... DDD
Base Rate .... 60 min⁻¹
Hysteresis Rate .... Off min⁻¹
Rest Rate .... Off min⁻¹
Max Track Rate .... 105 min⁻¹
AV Delay .... 170 ms
PV Delay .... 150 ms
Rate Resp. AV/PV Delay .... Off
Note: The above values were obtained when the histogram was interrogated.
Date Read: .... 16 Apr 2008 08:37
Total Time Sampled: .... > 373d 12h 12m 25s
Date Last Cleared: .... 2 Nov 2005 08:13
Date Frozen: .... 16 Nov 2006 01:52
Percent of counts paced in atrium 46%
Percent of counts paced in ventricle 99%
Total Time at Max Track Rate 0d 16h 23m 55s
Event Histogram
Event Histogram, Percent of Total Time
Percent Time
48
1
51
<1
<1
PV
PR
AV
AR
PVE
5A
Heart Rate Histogram
Heart Rate Histogram, Percent of Total Time
Percent Time
<1
65
30
5
<1
<1
<1
<1
0
0
30
55
70
90
110
130
150
180
225
250
>250
Rate (min⁻¹)
5B

图9-4-5 各种心律（率）的直方图

图9-4-5A 随访期中各种心律的直方图（图中字母的代表意义：P 心房感知，A 心房起搏，R 心室感知，V 心室起搏）；图9-4-5B 不同心律段中各种心律所占比例的直方图（□心房感知，▨ 心房起搏，●心室期前收缩）。从图中可以看出患者自身房律事件占48%，提示窦房结功能较好，而房室结传导功能不良。

在同步体表动态心电图中找出3次心率在120bpm的心房感知心室起搏工作模式（VAT），3次快速VAT工作模式，均出现在室性期前收缩之后，分析其原因为每次室性期前收缩之后均有一逆行P波出现，心房感知器感知到逆向P波之后触发心室起搏，室房逆向传导时间为400ms，为起搏器介导性心动过速（PMT）。起搏器介导性心动过速发作时放置磁铁，介导性心动过速发作即终止，延长PVARP后介导性心动过速未再出现。

4．数字形式存储 起搏器内存储的信息可以数字形式显示存储，可以数字形式显示出某日某时的心律失常发作情况（图9-4-8）。

在Sigma系列起搏器中，对房颤发作记录。图中显示出最近期13天内快速房率发作时间、次数及持续时间。左侧为监测时间为2008年3月6日至3月19日，依次向右为房颤时持续时间，检测到的每分钟最高心房频率，模式转换。第一天（3月6日）下午4：02房颤发作持续时间为29s，发作时房颤频率>400bpm。

5．模拟数据存储 将心内信号以数据方式存储起来，需要时通过程控仪在屏幕上转换为心电图图形显示出来（图9-4-9），因这些图形信息的存储需要大量存储空间，因此存储数量较小，只能存储很短时间的心电图，以供临床分析。

图为心房电极记录的P波，下图为心室电极记录的R波。P波位于R波的前向传导区。A-A为P波周期；V-V为R波周期，Markers为事件标记，AS为心房感知事件，VS为心室感知事件。

```
ACTIVITY REPORT                    ATR.

Start              09.01.2008      08:59
Duration                           55.25
                          Mean Values
Actual Heart Rate                  56  ppm
Sensor Indicated Rate              63  ppm
Overall Sensor Signal               3  %
Sensor Signal during Activity      20  %
Daily Activity Duration
at Max. Sensor Rate                 0  h
                                   10  min
Overall                             4  h
                                   14  min
                        Maximum Values
Actual Heart Rate                 147  ppm
Sensor Indicated Rate             127  ppm
- - - - - - - - - - - - - - - - - - - - - - - - -

HEART RATE HISTOGRAM               ATR.

Start              09.01.2008      08:59
Duration                           55.25

ppm      0    25    50    75   100  %    Count
  <51                                2    90016
 51.. 70                            92  4078324
 71.. 90                             1    57128
 91..110                             1    34868
.11..130                             3   148192
.31..150                             1    37272
.51..170                             0     8954
.71..190                             0        0
  >190                               0        0
```

图 9 − 4 − 6　Biotronic 公司起搏器记录的心率直方图

图 9 − 4 − 6 可见患者心率多在 50 ~ 70bpm（92%），心房感知后触发心室起搏（VAT 工作模式），即频率 111 ~ 130bpm 有 3 次。

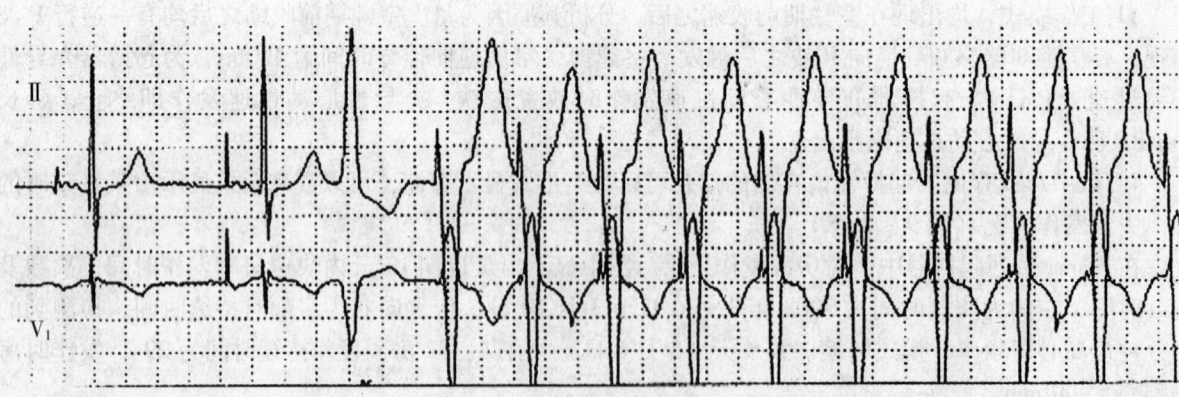

图 9 − 4 − 7　起搏器介导性心动过速

Atrial High Rate Episode Report   Pa

Data Collection Period: 03/06/08 4:02 PM - 03/19/08 9:46 AM (Over Last 13 days)

A. Min. Detection Rate	180 ppm	Mode	DDD
A. Detection Duration	5 sec	Lower Rate	70 ppm
A. Events to Terminate	5 beats	Upper Tracking Rate	110 ppm
		Upper Sensor Rate	110 ppm
Episodes Detected	1,034		
Episodes Recorded	14	Percent of Total Duration	99%

Date/Time	Duration	Maximum Rate (bpm)	Notable Data
03/06/08 4:02 PM	29 sec	>400	
03/19/08 6:33 AM	73 sec	366	MS
03/19/08 6:34 AM	16 min	>400	MS
03/19/08 6:50 AM	60 sec	>400	MS
03/19/08 6:52 AM	6 min	>400	MS
03/19/08 6:57 AM	50 min	>400	MS
03/19/08 7:47 AM	11 min	>400	MS
03/19/08 7:58 AM	3 min	>400	MS
03/19/08 8:01 AM	44 min	>400	MS
03/19/08 8:45 AM	25 min	>400	MS

图 9 - 4 - 8 　用 Medtronic 9790C 程控仪从 Sigma D303 型起搏器中遥测出的房颤发作详细资料

Episode #698-FVT

Chart speed 25.0 mm/sec

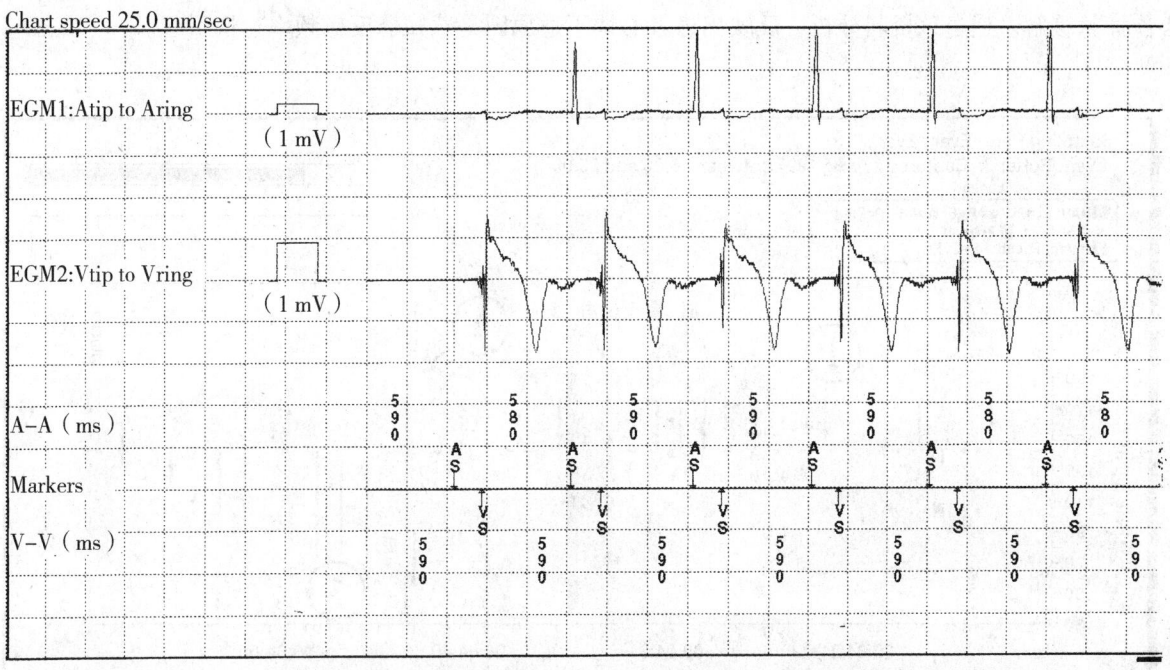

图 9 - 4 - 9 　起搏器内存存储的模拟数据经程控仪在屏幕上转换为心电图形式显示出来

（二）对心律失常的捕捉作用

起搏器患者发生不适症状的几率和引发的原因很多，包括窦性心律不适当地增快引起的心室起搏频率过高、心室上限跟踪频率设定太高、起搏器介导性心动过速、室性期前收缩、室速、室上性心动过速等。由于患者不确定性的发作和发作持续时间短暂，仅依赖一次动态心电图或多次体表心电图做出明确诊断确实不易。总之，为了有效治疗，必须找出病因，作出明确诊断。但佩带起搏器的患者起搏器内置Holter功能对于心律失常的捕捉有其独到之处，为短暂心律失常的诊断带来便利。目前部分起搏器通过内设的Holter功能可以十分便利地捕捉阵发性心律失常，起搏器的这一功能称为Snapshot功能。

1. 具体方法 ①患者心悸不适症状发生后，应用已准备好的普通磁铁放在有该功能的起搏器上方点击1秒，则完成触发该事件的记录；②以磁铁点击之时为触发点，起搏器可将触发点前的97个心动周期及触发点后的30个心动周期的心电资料存储备用；③患者在日常生活中，可相继进行3次上述过程的触发记录；④医生对患者进行随访时，通过程控器可以显示、打印出事件的完整资料（图10～12）。

2. 记录资料内容 ①磁铁点击触发记录的起止时间；②时间选择标尺，通过标尺可观察每次事件记录中不同时间段的资料；③图中有上下垂直的实线作为点击时间标志；④有详细的图注，结合图注可以清楚地了解患者点击前后的心律（率）及变化；⑤医师通过分析记录的资料能够诊断心悸发生时患者的心律（率），进而确定病因及处理的方法。

3. 几个患者症状发生时点击记录的实时资料 图9-4-10～11是几例患者症状发作时的记录资料。图中标有箭头的实线是点击的时间标记，从图9-4-9中可以看出。在点击之前心室率均在140ppm以上，可能因起搏频率太快引起患者心悸。放置磁铁后起搏频率减慢。根据图注分析后发现心室率过快原因为频率反应性起搏器感知器频率太快所致，放置磁换后使感知器心律暂停，心率下降，心悸症状缓解。通过该资料分析，反映出患者心悸不适原因是感知器反应频率过快引起。

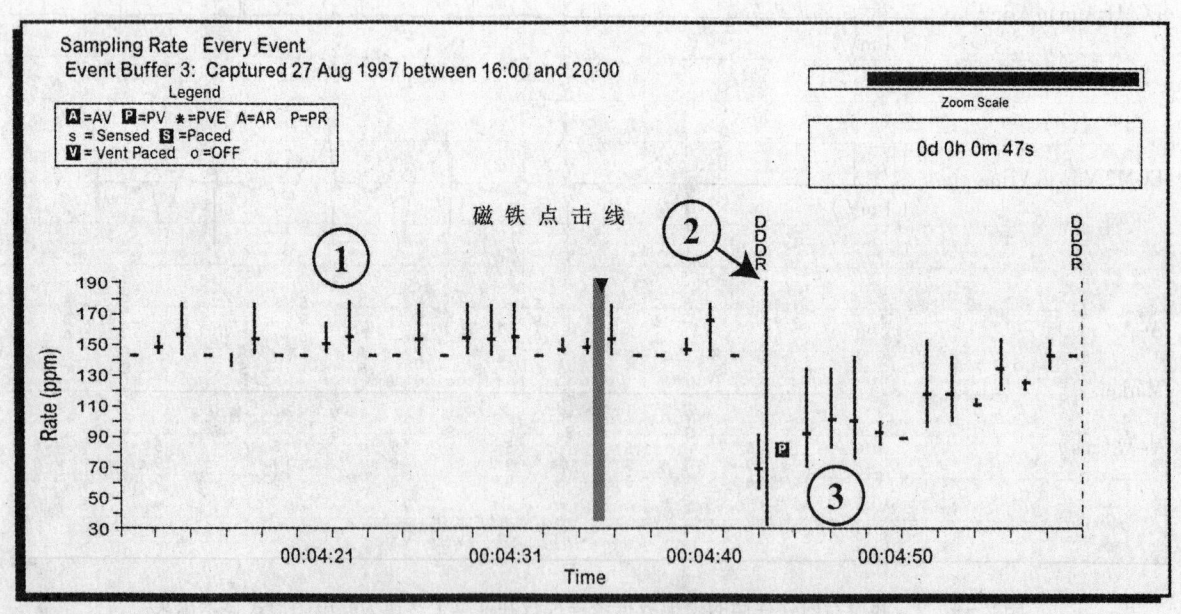

图9-4-10 对患者症状发作时突发事件记录分析

图中可见心率较高，频率均高于140bpm，系起搏器的频率反应性感知器心律，该值太高引起患者心悸；②垂直线代表患者有症状时放置磁铁的时间，DDDR处为放置磁铁后感知器失去作用，感知器频率停止，心悸症状缓解。

图9-4-11是进入详情分析，P为心房感知心室起搏，图中箭头标出的实线仍然是点击的标志，点击前的心率高达140bpm，根据图注进行分析后发现，140bpm的心室率是心房感知器感知到较快的

房率后引起过快的心室起搏频率所致。这一资料反映出患者心悸不适的原因是房率过快导致心室起搏频率过快，起搏器跟踪上限频率设置太高所致。应降低上限跟踪频率，或打开模式转换功能，这些情况可以得以避免。

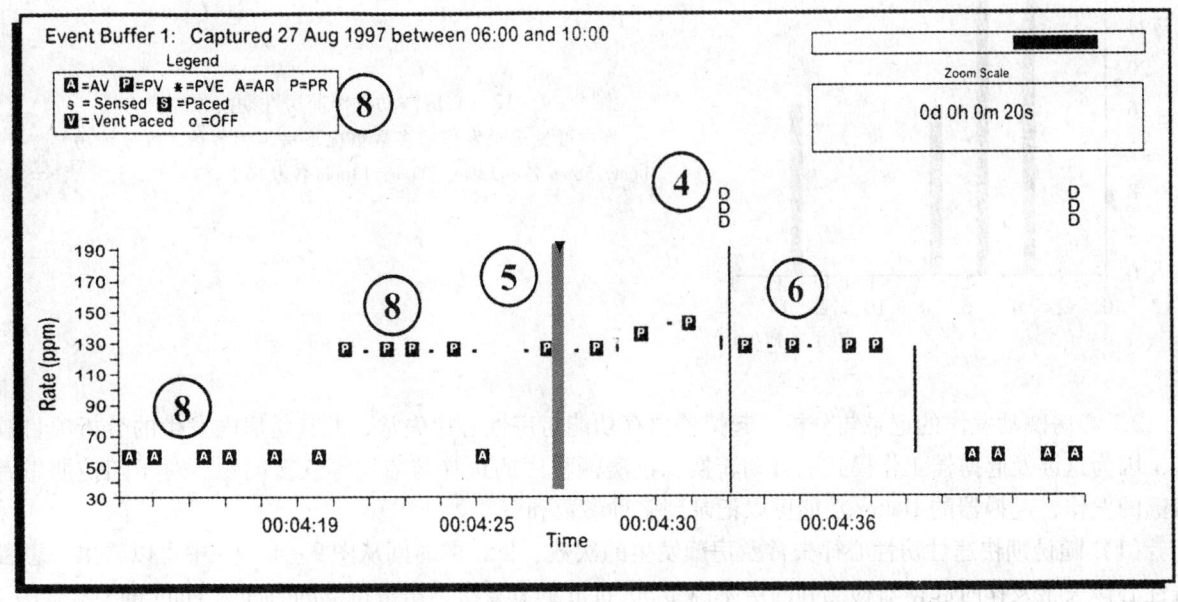

图 9 - 4 - 11　事件突发记录——展现出 20s 的起搏情况

心室跟踪频率过高时引起心悸不适，图为患者心悸不适时用磁铁点击起搏器时的记录。图中显示点击前后心率偏快，心率最快 140bpm，P 为心房感知心室跟踪频率（VAT）工作方式，提示跟踪频率设置太高所致。

应当说明，患者点击触发记录的磁铁是普通磁铁，不需要特殊设备，患者可以在任何状态下感觉不舒服时进行磁铁点击，各种活动均不受限制，只是需要随身携带点击用的磁铁即可随时捕捉心律失常。

显然，应用起搏器内设的 Holter 功能十分容易确定患者心悸不适的原因，比普通的 Holter 检测更简单、更及时，阳性检出率更高。引发心悸的原因查明后，医生可针对不同原因进行起搏器程控和相应的治疗。

（三）对不同心律失常的记录和分析

起搏器存储功能有助于对患者心律失常的记录、分析和诊断。在某种程度上其优越性已经超过了普通的 Holter，因为起搏器内存记录的时间长（可达几个月），可随时记录心律失常发作情况，或可用磁铁点击方法捕捉心律失常突发事件，而且对心律失常分析和归纳总结的项目多，通过这些长时间的详尽资料记录、统计、分析，医生能对患者心律失常有更全面深刻的了解。也应当看到，这也能成为心律失常的自然变异率、抗心律失常药物的评价等进行临床研究的可靠、绝妙的方法。起搏器的这些特殊功能不但能对心率变异进行监测分析，而且还能对单发或频发的期前收缩事件进行记录分析和判断。

1. 房性期前收缩　随访期的房性期前收缩的发生次数及分布也能经起搏器存储功能进行记录和总结。除此，这一功能还能将房早与快速性房性心律失常的关系总结出来。例如每次房颤发作前的房性期前收缩的个数。从图 9 - 4 - 12 中可以看出，该患者房颤发作前房性期前收缩的数量较多，这一时间段内，房性期前收缩 3bpm 约占 33%，5bpm 约占 33%，7bpm 和 13bpm 各占 16%。这些资料对 DAO 起搏器（动态心房超速抑制起搏）患者选择抗房颤的治疗程序十分重要。

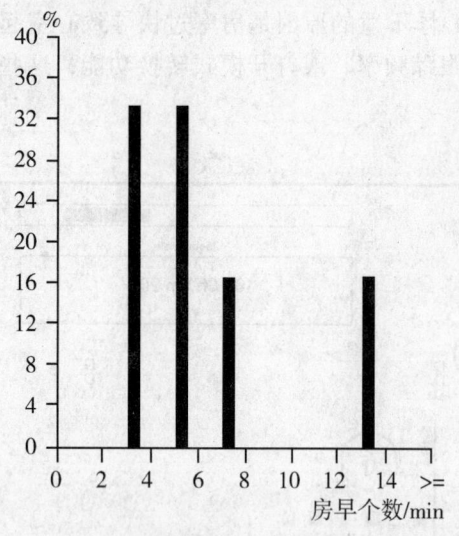

图9-4-12 心房颤动发作前房性期前收缩直方图

图中可见房颤发作前多数情况下房早为多数，每分钟房早3bpm，5bpm各占33%，7bpm，13bpm各占16%。

2. 心房颤动发作的记录与分析 起搏器内存功能对房性心律失常，尤其是房颤发生的分析项目较多，因为这涉及起搏器工作模式的自动转换、抗房颤程序的选择与应用等众多问题。对于随访期患者房颤的发作，起搏器的Holter功能可以记录到多种参数和资料。

（1）随访期快速性房性心律失常及房颤发生的次数、持续的时间从图9-4-13中可以看出，患者房性心律失常发作时起搏器检测到的房率高于300bpm的有2次，房颤持续的时间为1min的1次，另1次持续时间为48h以上。在房颤发作期间，因起搏器检测到的房波率达到了模式转换要求，均进行了模式转换。否则会出现较快的心室跟踪频率，让患者感到心悸，模式转换后起搏频率减慢，可以避免较快的跟踪频率。

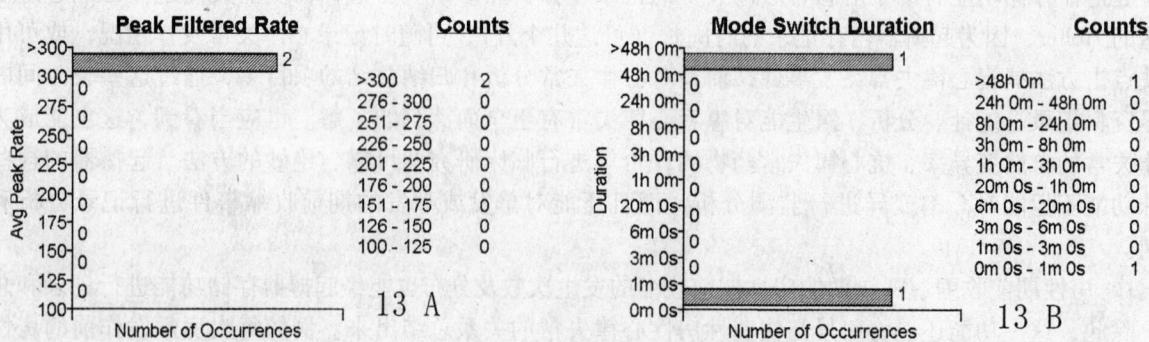

图9-4-13 快速房颤发作及起搏器工作模式（Biotronic起搏器）

A左为平均峰波率，图右侧为被检测到的房波频率和发作次数。图中可见快速房性心律失常发作时被起搏器检测到的房波频率>300次/分有2次；B左侧为快速房性心律失常发作时持续的时间，条形图为模式转换（AMS）持续时间，右图数字为AMS工作次数及时间。本图中一次房颤发作持续1分钟，另一次持续了48h以上。

（2）心房颤动发作时的时间分布：起搏器存储功能记录的患者心房颤动发生时间在 24h 中的分布（图9-4-14）。从图9-4-14A 可以看出该患者房颤的发生时间集中在晚 10 时到次日早 8 时之间，房颤发作可能与迷走张力较高有关，有可能本例患者属于慢频率依赖性的迷走性房颤。相反，图9-4-14B 患者房颤发生的时间集中在白天，可能属于交感性房颤。通过对房颤发作时间分布观察，更利于对其预防和治疗。

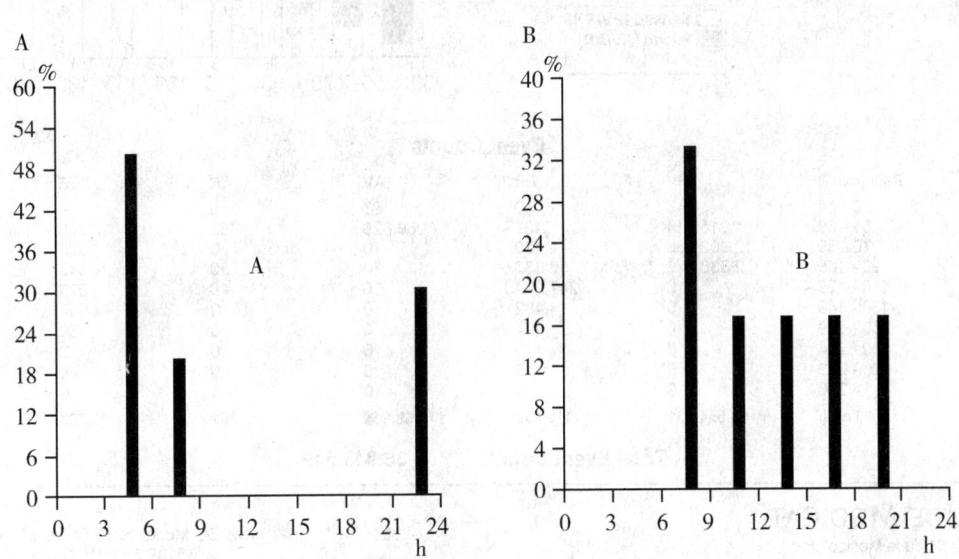

图9-4-14　心房颤动发作时间分布直方图

A 图房颤发作多集中在夜间可能为迷走性房颤；B 图房颤发作多集中在早 8：00～晚 8：00 可能为交感性房颤。

3. 室性期前收缩　起搏器内设的 Holter 功能识别室早的标准是心室感知器感知到 QRS 波，其前面没有感知或起搏的心房波。图9-4-15 是一例患者随访时的心律直方图及各种心律在不同心率段的分布。从图9-4-16 中可以看出，患者室早出现的心率段均在较快的心率时发生，心率越快室早越多，似乎与心室频率有关，呈频率依赖性，心率慢时并未见室早出现。

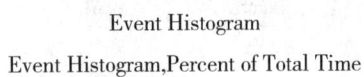

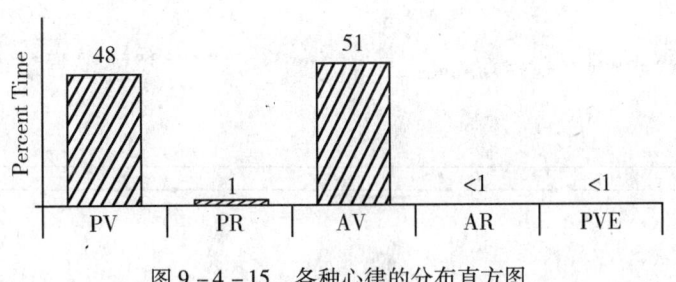

图9-4-15　各种心律的分布直方图

图9-4-15 中可见室性期前收缩占小于总时间的 1%。

从图9-4-17 心动周期变化中可了解心律失常发作情况，心动周期越短提示心率越快，本图为房、室心动周期，上方 o 代表房率周期，·下方为心室心动周期。从本图周期可以看出最短的心室率周期只有 250ms，那么最快心率为 240bpm，提示室速发作。

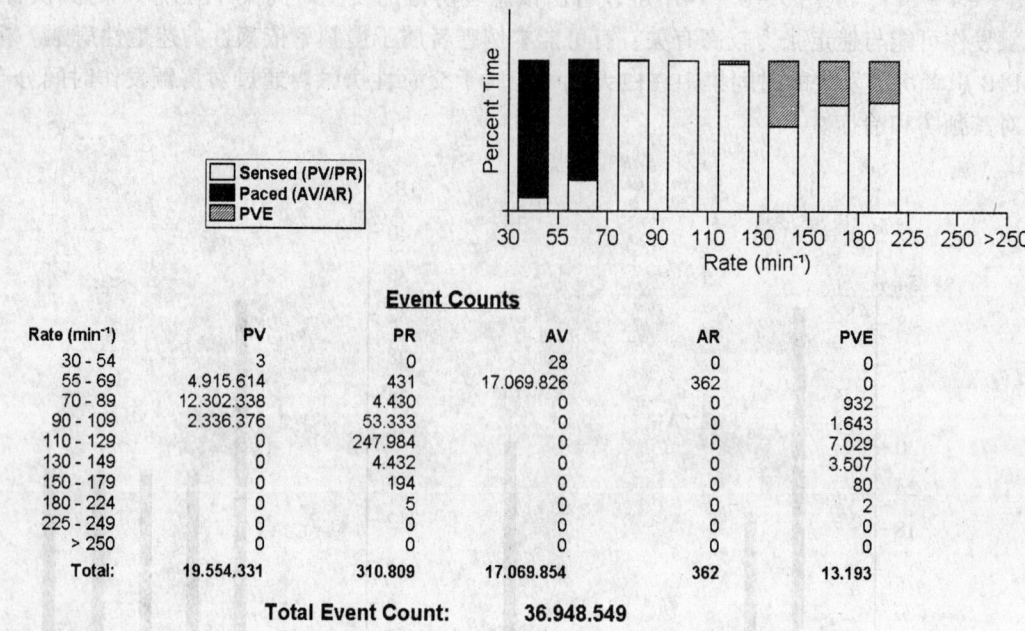

Heart Rate Histogram, Percent Of Time Per Rate Bin

Event Counts

Rate (min⁻¹)	PV	PR	AV	AR	PVE
30 - 54	3	0	28	0	0
55 - 69	4.915.614	431	17.069.826	362	0
70 - 89	12.302.338	4.430	0	0	932
90 - 109	2.336.376	53.333	0	0	1.643
110 - 129	0	247.984	0	0	7.029
130 - 149	0	4.432	0	0	3.507
150 - 179	0	194	0	0	80
180 - 224	0	5	0	0	2
225 - 249	0	0	0	0	0
> 250	0	0	0	0	0
Total:	19.554.331	310.809	17.069.854	362	13.193

Total Event Count: 36.948.549

Page 2b
Affinity® DC Model: 5230 Serial: 653566 PR 7.0
3510P Serial: 17788 (3307_4.8.5m)

图 9 - 4 - 16 室性期前收缩的计数

室性期前收缩分布情况，从图 9 - 4 - 16 中分析可以看出，心率 >70bpm 出现了室早，随着心率加快室早数量增加。

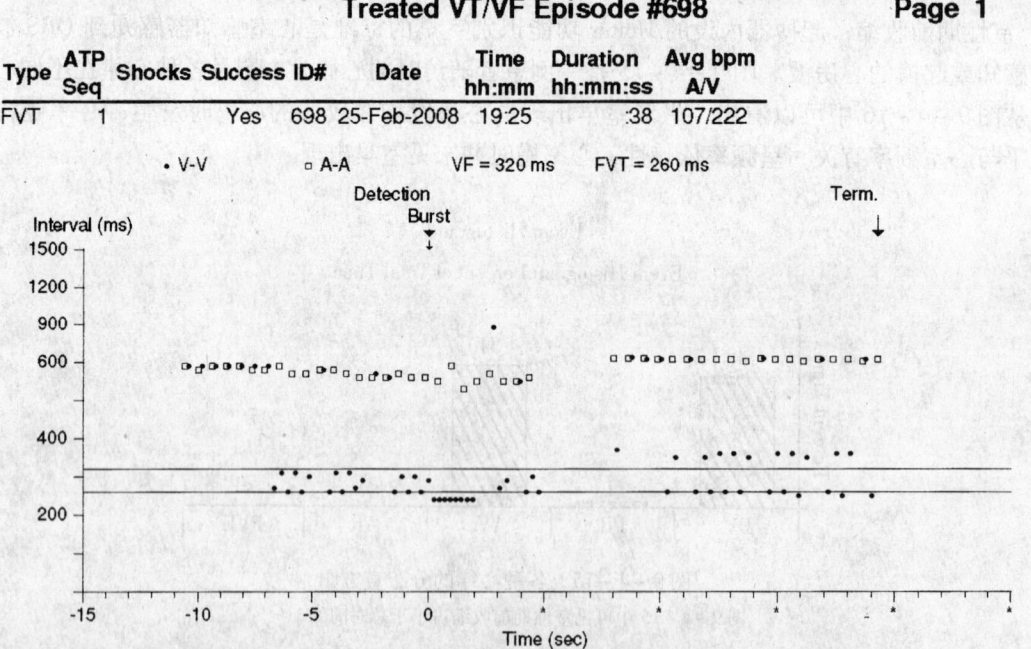

Treated VT/VF Episode #698   Page 1

Type	ATP Seq	Shocks	Success	ID#	Date	Time hh:mm	Duration hh:mm:ss	Avg bpm A/V
FVT	1		Yes	698	25-Feb-2008	19:25	:38	107/222

• V-V   □ A-A   VF = 320 ms   FVT = 260 ms

图 9 - 4 - 17 心房、心室心动周期图

图中可见最短心室率周期只有 250ms，那么最快心率为 240bpm，提示室速发作。起搏器能够详细记录出室早发生时间，室早性质，单发还是室速发作，持续时间和发作时最快心率（图 9 - 4 - 18）。

Initial Interrogation Report

Atrial High Rate Episodes: 1,034　Percent of Time: 98.6%

Date/Time	Duration hh:mm:ss		Max Atrial Rate (bpm)
03/06/08 4:02 PM	:29	First	>400
03/19/08 6:57 AM	:49:34	Longest...	>400
03/19/08 9:39 AM	:01:53	Last	0

Ventricular High Rate Episodes: 6

Date/Time	Duration hh:mm:ss		Max Vent. Rate (bpm)
03/07/08 3:56 PM	:03	Longest...	197
03/18/08 8:41 AM	:01	Fastest	240
03/18/08 12:31 PM	:01	Last	240

Pacing (% of total):		Event Counters	
AS - VS	18.6%	PVC singles	42,144
AS - VP	25.9%	PVC runs	539
AP - VS	8.3%	PAC runs	392,094
AP - VP	47.2%		

图 9 - 4 - 18　各种心律事件统计表

从表中可以看出心房高频事件 1034 次，占总心率的 98.6%。房率 > 400bpm 发生在 2008 年 03 月 06 日持续时间为 29s；第二次发生于 2008 年 03 月 19 日，持续时间为 49min34s。最高心室率为 240bpm，发生于 2008 年 3 月 18 日，上午 8：41 分，持续时间为 0.1s。单个室性期前收缩 42144 次，室速 539 次，房速 392094 次。

三、对房室结传导功能的评价

正常心脏传导径路只有一条，即心房激动经房室结下传心室。而起搏器植入后，从心房传至心室的径路又增加了一条，即有二条传导径路，一是经自身房室结下传心室，另一条径路是经起搏器下传心室。至于从哪条径路下传心室，取决于二者的传导速度，换言之，哪条径路传导速度快即从哪条径路下传。如自身 PR 间期传导时间为 150ms，起搏器设定的 AV 间期时间为 200ms，自身的房室结传导为一条较快的高速路，那么心房激动必然经房室结下传心室。经起搏器内设的 Holter 功能能够记录并统计出经何条径路下传的数据，通过这些数据可评估患者自身的房室结传导功能。了解到这些数据后对于起搏器 AV 间期的设定和用药后对房室结功能的影响评估极为有帮助。如起搏器 AV 间期设定为 180ms 时，仍有较多的心房激动经房室结下传心室，说明自身房室结传导功能较好，可以将起搏 AV 间期延长，尽量使心房激动经房室结下传心室，这样有利于心脏的收缩功能，也利于节约能源。下图中 AS - VS 即为心房感知、心室感知，代表自身窦律经房室结下传心室；AS - VP 为心房感知、心室起搏，代表感知心房 P 波后经起搏器下传心室；AP - VS 为心房起搏后经房室结下传心室；AP - VP 为心房起搏经起搏器下传。图 9 - 4 - 19 是一位房室结传导功能明显延迟的患者，起搏器设置的起搏 AV 间期为 250ms，感知 AV 间期为 210ms。

四、起搏器对自身功能的监测

（一）导线阻抗趋势图（lead trend）

起搏脉冲电流通过电极导线进入心肌时，必然遇到心肌的抵抗作用，即心肌对输入的起搏脉冲电流有一定的阻力，称之为心肌阻抗。在电极导线出现故障时，如电极导线移位、导线断裂、绝缘层破

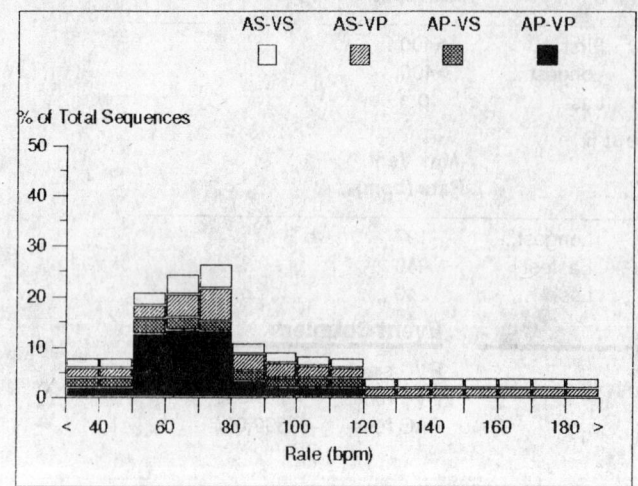

Pacemaker Model: Medtronic.SIGMA SD 303　　　　　Medtronic.SIGMA Software 9963A5v4.1
Serial Number: PJD202453S　　　　　　　　　　　　　Copyright (c) Medtronic, Inc. 1998

A-V Conduction Histogram Report　　　　　　　　　　　　　　　　**Page 1**

Data Collection Period: 03/06/08 4:02 PM - 03/19/08 9:46 AM (Over Last 13 days)

AS-VS　AS-VP　AP-VS　AP-VP

% of Total Sequences

Rate (bpm)

Initial Interrogation

Mode	DDD
Lower Rate	70 ppm
Upper Tracking Rate	110 ppm
Upper Sensor Rate	110 ppm
Paced AV	250 ms
Sensed AV	210 ms
Rate Adaptive AV	On

A-V Sequences

Total Sequences	677,926
AS-VS	18.6%
AS-VP	25.9%
AP-VS	8.3%
AP-VP	47.2%

图 9 – 4 – 19　AV 传导直方图

起搏 AV 间期设定为 250ms，感知 AV 间期设为 210ms 时，经房室结下传的比例为 26.9%（AS – VS18.6% + AP – VS8.3%），可见患者的房室结传导功能不良。

损、心内膜纤维化、电极插头松动等可导致电极阻抗的变化。通过测定心肌阻抗可了解起搏情况及起搏故障的原因。起搏器内存功能可对心肌阻抗的变化进行监测及采样记录，如每 3h 测量一次心肌阻抗，每 3d 记录一次最大和最小心肌阻抗值，记录时间为 360d（图 9 – 4 – 20）或 720d。若想观察心肌阻抗情况时可随时经程控仪遥测出所存储的资料进行分析。测定心肌阻抗时，约定使用的电压为 5.0V，脉宽为 1.0ms，连续测定 4 个起搏周期，如果在测定导线阻抗时出现自身心律会妨碍心肌阻抗的测定。

心肌阻抗变化趋势的临床意义：这一功能可定期测定心肌阻抗，在心肌阻抗监测过程中，如有导线故障，起搏器自动转换导线极性，可将双极导线系统转变为单极，以防止双极导线起搏失效，转换后导线仍能正常工作，而不影响起搏。目前所用的导线，心肌阻抗值一般为 300 ~ 1000Ω，如果心肌阻抗超出此范围，提示导线故障、起搏器插头松动、电极周围纤维化等，可进一步检查起搏故障的原因。如使用的是双极导线，起搏器自动转换为单极，再进行观察是否能正常工作。一般情况下心肌阻抗超出正常范围多因电极导线出现问题。

（二）对起搏电源阻抗的监测

起搏器内电池为起搏线路正常工作提供了动力保障，他的动力不足必然影响到起搏器的正常工作。电池阻抗代表着电池功能是否正常，起搏器电源耗竭或称为电池耗竭，即为脉冲发生器内电池老化，碘化锂（目前所用的起搏器电池均为锂碘电池）形成增多，内阻抗增大，无法提供足够的驱动电流来维持脉冲发生器的正常工作。起搏器内锂碘电池启用时输出电压一般设为 2.8V（±5%），电池电流 7.0 ~ 15uA，内部阻抗 <1000Ω。在电池老化过程中，碘化锂形成逐渐增多，随之，内部阻抗增加，电压下降。当电池电压接近 2.30V 时，脉冲发生器工作将处于不稳定状态，导致起搏器工作失常。当电压进一步降低，电池阻抗升至 8000Ω 时，为择期更换指示的特定电压（elective replacement indicator, ERI），建议更换起搏器。否则由于电池阻抗增大，无法提供足够的驱动电流来维持脉冲发生器的正常工作。起搏器可通过测定电池阻抗来预测更换时间。

Pacemaker Model: Medtronic.SIGMA SD 203
Serial Number: PJD620913S

06/21/00 9:03:14 AM
Medtronic.SIGMA Software 996301v1.1
Copyright (c) Medtronic, Inc. 1998

Ventricular Impedance Trend - Chronic Report   **Page 1**

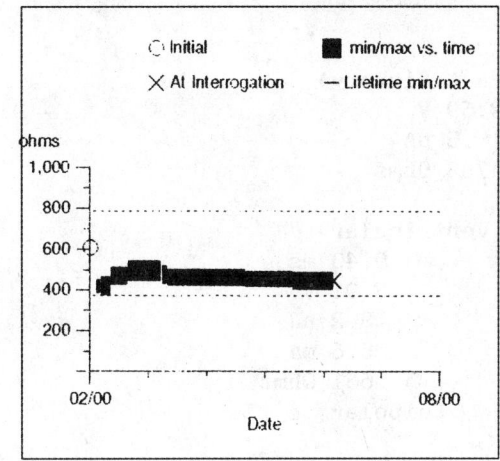

Ventricular Impedance Trend - Chronic Report   02/15/00 11:06 AM - 06/21/00 9:01 AM

Initial Interrogation	
Pace Polarity	Unipolar
Sense Polarity	Unipolar
Lead Monitor	Monitor Only

Measured Impedances	
Initial	606 ohms
At Interrogation	449 ohms
Lifetime Min	376 ohms
Lifetime Max	787 ohms

Ventricular Impedance Trend - Chronic Report   02/15/00 11:06 AM - 06/21/00 9:01 AM

From - To	Min - Max (ohms)
02/18/00 - 02/21/00	381 - 457
02/21/00 - 02/26/00	376 - 470
02/26/00 - 03/06/00	425 - 515
03/06/00 - 03/23/00	444 - 548
03/23/00 - 03/24/00	450 - 548
03/24/00 - 03/26/00	431 - 523
03/26/00 - 05/06/00	419 - 507
05/06/00 - 05/30/00	413 - 499
05/30/00 - 06/20/00	402 - 492
06/20/00 - 06/21/00	402 - 450

图 9-4-20 心室阻抗趋势图

坐标图中，纵坐标为心肌阻抗，横标为时间，标图内二线间为心肌阻抗变化值，即最小阻抗和最高阻抗值。如果为双腔起搏器可同时记录出房、室心肌阻抗。下方记录为测定阻抗的起始和终止时间，以及阻抗变化范围。本图阻抗最小值为376Ω，最大阻抗为507Ω，均在正常范围，说明心肌阻抗正常，电极导线性能良好，功能正常。

（三）对起搏阈值的监测

人工心脏起搏是通过起搏系统以一个预先设定的或可变频率来刺激心肌细胞，使心肌细胞内部离子重新分布，触发心肌动作电位，使心肌产生有效收缩。用最小电能量能够使心肌恢复跳动的方法即为起搏阈值。阈值的变化受生理或病理因素的影响而改变。起搏器 Holter 功能可监测起搏阈值动态变化（图9-4-22），以曲线形式记录出下来，可使你清楚了解阈值变化情况，观察某一时段内阈值波动水平，可根据阈值曲线将起搏器输出电压调至最低水平。在分析这些阈值变化时应注意有无阈值升高，若阈值升高应进一步分析升高原因，注意是否和用药物有关，导线工作是否正常。

MEDTRONIC 9790　PROGRAMMER　9886A420　　8/23/02 10:14
Copyright (c) Medtronic, Inc.　1993
------------------ BATTERY/LEAD REPORT ------------------ Page 1 of 1

Pacemaker Model: Prodigy DR 7861　　Serial Number:　PDJ000095

Battery/Lead Values:　　Collected:　8/23/02 10:13

Battery Status: OK		
Estimated Time to Replacement(Average)	3 months(Past History)	
Battery Voltage	2.69 V	
Battery Current	16.5 uA	
Battery Impedance	4783 Ohms	

Lead Status:	Atrial	Ventricular
Pulse Duration	0.40	0.40 ms
Pulse Amplitude	3.93	3.91 V
Output Energy	7.0	8.2 uJ
Lead Current	4.7	5.6 mA
Lead Impedance	794	661 Ohms
Pacing Configuration	Unipolar	Unipolar

图 9－4－21　电池阻抗测定

图中可见电池阻抗为 4783Ω，电池替换时间为 3 个月。表明电池已老化，需择期进行更换。

ST. JUDE MEDICAL
© 1983-2004. St. Jude Medical, Inc.
16 Apr 2008 09:23

Page 7a
Identity® XL DR Model: 5376 Serial: 1078695 PR 9.4
3510P Serial: 17788 (3307_4.8.5m)

Ventricular AutoCapture Long Term Threshold Record

Mode .... DDD
Base Rate .... 55　min^{-1}
E/R Sensitivity .... 9,4　mV

Note: The above values were obtained when the data was interrogated.

Date Read: 16 Apr 2008 09:20
Sampling Rate: 8 Hours
Sample Counts: 128

Date Last Cleared: 7 Jul 2005 13:53
Automatic Pulse Amplitude: 1,000 V
Ventricular Pulse Width: 0,4 ms
I : Inhibited

16 Apr 2008 09:24

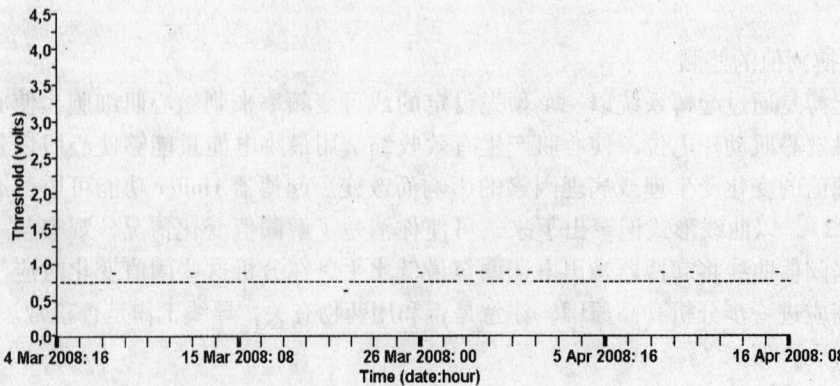

图 9－4－22　经程控仪遥测出的起搏阈值

纵坐标为起搏阈值，横坐标为时间。起搏器采样时间为 2008 年 3 月 4 日至 4 月 16 日，阈值波动在 0.6～0.8V 之间，属正常范围。

（四）监测自身心搏振幅变化

感知阈是起搏器对心脏自身跳动时的 P 波或 R 波的认知能力，或称为感知能力。按需起搏器是起搏器能对自身 P 波或 R 波认知的基本条件，起搏器何时发放脉冲取决于两个条件，一是起搏器设定的起搏周期，二是在起搏周期内有无自身心律出现。在起搏周期之内感知到自身心律，起搏脉冲则停止发放；如在起搏周期之内无自身心律出现，起搏脉冲则定时发放。所以 P 波或 R 波振幅的高低，电极导线功能好坏对起搏器感知至关重要，当自身心律振幅较低达不到起搏器感知要求标准时，必然影响到起搏器的感知功能。由于起搏器的感知敏感度可以调整，所以了解心内 P/R 波的变化，对于及时纠正起搏功能故障极有帮助。通过对自身心律振幅的监测，可将起搏功能调整的更加合理，可防止低感知或过感知出现，感知阈值变化可作为调整感知度的重要依据。为了使该值的设定更加合理，起搏器内设置的 Holter 功能可将随访期心房波和心室波的振幅值绘制成图，使医生一目了然（图 9 - 4 - 23、9 - 4 - 24）。

图 9 - 4 - 23 起搏器内设 Holter 功能记录了患者 2007 年 11 月 6 日至 2008 年 4 月 22 日一段时间内的 P 波振幅变化，原来设定的心房感知灵敏度值为 1.0mV，应用心房双极感知。心房波的振幅波动在 2.0 ~ 2.8mV 之间，从监测图中可以得知，1.0mV 的心房感知灵敏度值的设定在多数情况下，其安全度均达到 1.5 倍以上，都能合理感知。从图 9 - 4 - 23 中还可以看出，心房波振幅不是一成不变的，其受多种因素的影响，该值的变化幅度较大。

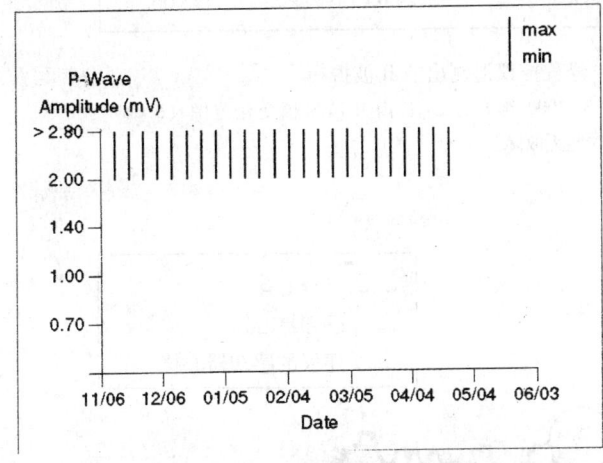
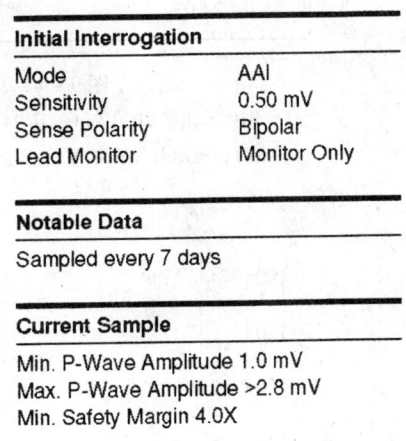

图 9 - 4 - 23　经程控仪遥测出的 P 波振幅

图 9 - 4 - 23 中示出了 5 个月时间内 P 波变化范围（2.0 ~ 2.8mV），将心房感知度调整为 1.0mV，其感知安全范围在 1.5 倍以上，能够合理感知，不易出现低感知或过感知。

（五）频率反应性功能

心脏变时功能（chronotropic competence）是指心率随体力活动或情感刺激有一动态变化，心率能根据体力活动或情感所需提高到相应水平，为身体氧耗提供了有力保障。病窦综合征的患者经常随着时间推移会出现窦房结功能减退；心肌缺血及抗心律失常药物会影响变时功能；>50% 起搏器患者的窦房结变时功能无法满足患者运动和情感所需。

为了重建窦房结病变患者的心脏变时功能，人工心脏起搏系统利用人工传感器感知人体生理、生化或活动物理量，而不感知其他变量，进行公式计算，调节起搏频率，使起搏频率能够模拟正常人的心率变化，恢复人体在运动期间心率应有的动态变化，血流动力学达到最佳化，即频率适性起搏器，又称为频率应答起搏器。该功能是由起搏器内含的频率反应感知器完成的。起搏器频率反应性功能对患者是否恰当有很多影响因素，例如频率反应性阈值（autothreshold）应当适当设置，否则频率反应性的启动可能迟钝或过于敏感。一个更重要的影响因素是频率反应的斜率（slope）。有的起搏器具有自动建议最佳斜率的功能，应用时，患者需进行很短时间的活动（常不到6分钟）。活动中，体动传感器将被激活和启动，并在整个活动时间段画出几条动态心率曲线图（图9-4-24）：①有心率的曲线图（感知器程控在观察状态）；②目前设定的频率反应斜率控制的心率曲线图；③推荐的频率反应斜率控制的心率曲线图；④根据绘制的三条曲线的比较，医生能够决定是否采用起搏器提供的斜率建议值。

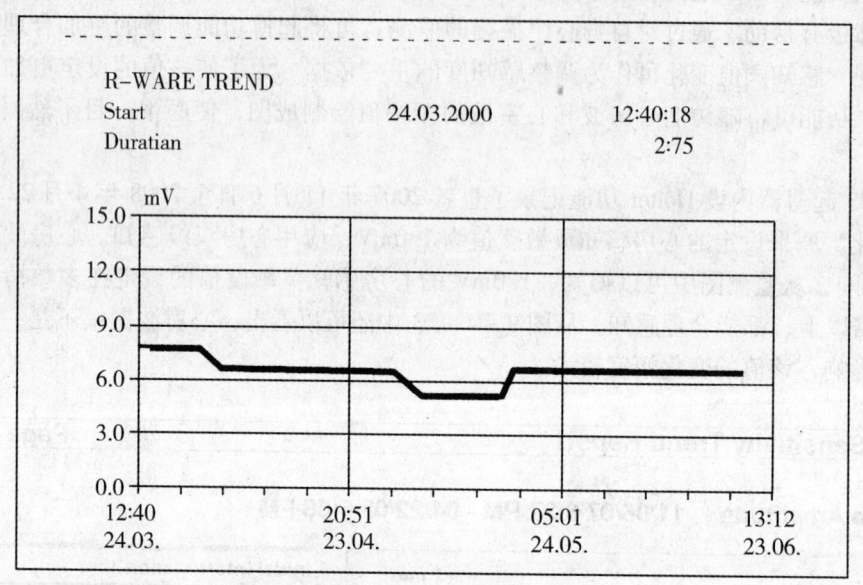

图9-4-24 经程控仪遥测出的 R 波振幅

　　图中示出了 2000 年 03 月 24 日至 2000 年 6 月 23 日内 R 波振幅变化范围（5.0～8.0mV），提示 R 波振幅很好，电极功能无故障。

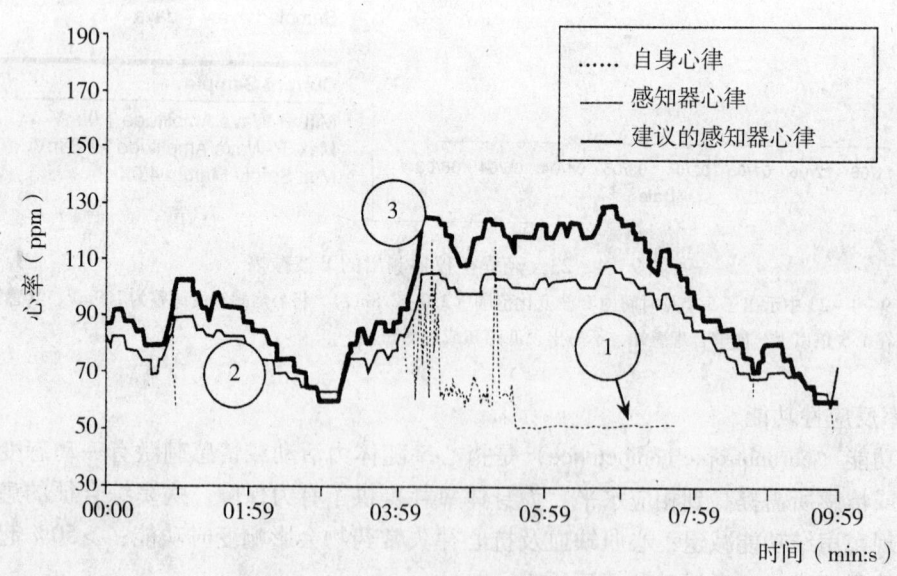

图9-4-25 传感器频率反应斜率的预测

　　将起搏器的斜率反应传感器程控在观察状态，患者运动后，起搏器可自动计算和绘制出对运动反应的不同心率曲线；①自主心率反应曲线；②起搏器设定的斜率值基础上频率反应性心率曲线；③建议起搏器值的斜率值驱动的频率反应性心率曲线。

小结：各厂家的不同型号起搏器内设的存储功能有自己的特点，但因篇幅受限不能做逐一介绍。起搏器内设的存储功能涉及的项目多，观察指标全面，对医生程控起搏器具有指导作用，同时对临床医生提高心律失常的认识和诊治水平将起到巨大的帮助作用。任何东西有其利也有其弊，不但要看到其长处，也应看到其不足之处。它的优越之处是，起搏器内设的 Holter 功能记录和观察心律失常时间较长，而且观察的项目比较广泛，感知是利用心内电极感知心房、心室波，感知灵敏度高，不易受外界因素干扰。但其不足之处是对记录及判断的结果没有医生的校对。因此一旦发生错误，则全部资料都会存在严重问题。例如起搏器心房感知的问题，如果心内心房电图振幅太低（如心房颤动），或心房感知灵敏度值设置不恰当，可以造成心房的低感知或过感知，这将导致对房早的统计，对各种心律的比例的统计均会发生错误。有鉴于此，医生应用起搏器内设的 Holter 功能时，最重要的前提是起搏器心房感知功能应当十分可靠。除此，阅读和应用这些资料时，需要有独立的分析、认识和判断能力，应结合临床和其他检查进行综合分析判断，这样可提高对心律失常的判断能力，使其发挥出应有的独特能力，更利于临床工作。

（耿仁义）

参 考 文 献

1. 耿仁义，朱中林. 双腔起搏器计时周期在起搏心电图分析中的作用. 中华心律失常学杂志. 1999，6：147.
2. 耿仁义，朱中林. 起搏器的程控及遥测功能. 耿仁义，朱中林主编. 人工心脏起搏心电图. 北京：中国医药科技出版社. 2001，610 – 679.
3. 耿仁义，朱中林，陈守龙. 自动模式转换起搏器对阵发性心房颤动检出的临床探讨. 中国心脏起搏与电生理杂志. 1999，13（3）：164.
4. 耿仁义. 不同类型起搏器的计时周期及工作特性. 耿仁义，朱中林主编. 人工心脏起搏心电图. 北京：中国医药科技出版社. 2000，206 – 210.
5. 耿仁义，朱中林. 双腔起搏器的 AV 间期的程控和临床应用. 中华心律失常杂志. 2001，5：381.
6. 耿仁义. 不同类型起搏器的计时周期及工作特性. 耿仁义，朱中林主编. 人工心脏起搏心电图. 北京：中国医药科技出版社. 2000，206 – 210.
7. 耿仁义，朱中林. 双腔起搏器的 AV 间期的程控和临床应用. 中华心律失常杂志. 2001，5：381.
8. 耿仁义，朱中林，华伟. 起搏器的程控及遥测功能. 耿仁义，朱中林，华伟主编. 实用心脏起搏技术. 北京：人民军医出版社. 2004，382 – 424.
9. 郭继鸿，张萍主编. 动态心电图学. 北京：人民卫生出版社. 2003，742 – 757.

 5 频率适应性心脏起搏的临床应用进展

一、概述

频率适应性起搏器（rate adaptive pacemaker）起搏频率能随人体的代谢活动而自动改变，以满足人体活动时的需求。在植入起搏器的患者中，大约有 50% 以上的患者对运动、情绪改变等不能作出正常的心率反应，即患者的心率不能随机体的代谢活动的增加而增加，这种情况叫做心脏变时性功能不全（chronotropic incompetence），而频率适应性起搏器主要适用于这类患者。第一台频率适应性起搏器应用于临床是 1986 年由美国 Medtronic 公司生产的，以后其他公司的传感器陆续上市，并广泛应用于临床。至今，这类起搏器的临床应用已 20 余年。在美国，植入起搏器的患者中，90% 以上的患者为频率适应性起搏器。

（一）频率适应性起搏的临床重要性

心血管系统的主要功能是将氧气及营养物质输送到全身各器官，同时排除组织代谢所产生的废物。要完成这一重要功能，心脏必须确保足够的心排血量，而心排血量的多少取决于心率及每搏量，即心排血量 = 心率 × 每搏量。正常人安静时心排血量大约 5~6 L/min，而运动时心排血量可增加达 20 L/min 以上，为安静时的 3~4 倍。活动时，为保证足够的心排血量，心率及每搏量均需增加，而前者更为重要，尤其是在次极量或极量运动时，心排血量的增加主要取决于心率增加的程度。由此可见，对于存在心脏变时性功能不全的患者，频率适应性起搏在改善患者的运动耐量及生活质量是具有何等的重要性。

频率适应性单腔起搏器（VVIR）的极量运动试验结果表明，该起搏方式与传统的 VVI 起搏比较，运动中起搏频率增加了 69%，运动时间延长了 32%。对于严重心脏变时性功能不全而植入双腔起搏器的患者，运动时 DDDR 起搏的心排血量比 DDD 明显增加，患者的生活质量也明显优于 DDD 及 VVIR 起搏。

此外，间歇性发作的房性心律失常，如房颤及房扑可产生不适宜的心室反应，使之不能产生适当的频率调整。另外，对于心脏收缩功能低下，如心力衰竭患者及心脏收缩储备能力降低的患者，如老年人，其活动时心排血量的增加更依赖于心率的快慢，这些患者在植入无频率支持的起搏器，其心排血量、运动耐量及生活质量等都会受到不同程度的影响。

（二）心脏变时性功能不全的诊断标准及表现形式

1. 诊断标准 用氧消耗量的方法诊断变时性功能不全比较可靠，但需要特殊设备，临床使用不太方便。目前临床上仍然常用 Bruce 运动平板试验来判断有无心脏变时性功能不全，即运动时最快心率小于预测值的 80% 则认为患者存在变时性功能不全。如果运动时最大心率 <120 次/min 时为轻度变时功能不全，运动时最快心率 <100 次/min 时为严重心脏变时性功能不全。此方法是用来诊断冠心病，对评价心脏变时性功能不全存在不足，其一：是安装起搏器的患者以老年人为主，这些患者中的多数合并有器质性心脏病，因此，不能或不宜做极量运动。其二：运动试验检测冠心病的终点或评判标准为是否有心肌缺血，而评判心脏变时性功能不全的观察指标为心率增加的程度及由此而导致心排血量的改变情况。但由于此方法比较简单，容易被临床医生接受，所以应用比较广泛。

2. 表现形式 心脏变时功能正常者，在极量或次极量运动时，心率的反应为开始时有相对快速的上升，在稳定活动状态时有一比较稳定而合适的最大心率，在活动结束后缓慢恢复到基线。而心脏变时性功能不全者，通常有 4 种表现形式（图 9-5-1）。

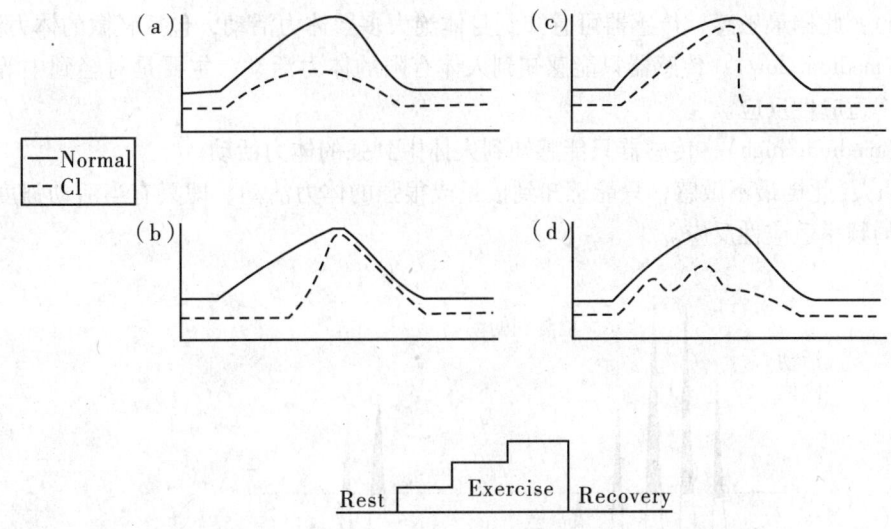

图9-5-1　心脏变时性功能不全患者活动时心率变化模式

注：实线为正常窦房结功能（normal）；虚线为变时性功能不全者（cl）。

（1）在极量运动过程中，最大心率明显低于相应年龄的预测值，且运动的初始及恢复阶段心率反应显著降低（图9-5-1a）。

（2）运动中最大心率与预测值相近，但运动的初始阶段心率的反应明显下降或延迟（图9-5-1b）。

（3）运动的初始反应及最大心率值接近正常，但是在运动结束后，心率迅速下降，并可出现长间歇（图9-5-1c）。

（4）运动中心率变化波动很大，无规律，呈忽快忽慢的趋势，但最快心率明显低于正常值（图9-5-1d）。

心脏变时性功能不全具有动态演变的特点，同一患者在不同的时间可表现以上多种方式。

二、频率适应性反应的原理及应用

引起起搏频率适应性变化的关键因素是传感器。当窦性心率不能随人体活动而增加时，起搏器的传感器则模拟窦房结功能，通过增加起搏频率以满足人体正常活动及代谢的需要。传感器的种类很多，但临床上应用较多的是体动传感器、体动加速度传感器、每分钟通气量传感器、QT间期传感器及感知心肌阻抗的传感器。

（一）体动传感器

以Medtronic SIGMA系列频率适应性加速度传感器为例。通过安置在起搏器机壳内面的压电晶体感知患者运动时产生的加速度力，加速度力使压电晶体的构形发生改变。这些机械变化再转化为电信号。这些电信号经起搏器内设法处理后，以脉冲形式发出。当由机械能转化为电信号达到一定强度时，即活动感知阈值时，起搏器输出频率便发生改变。通常情况，人体活动强度越大，加速度力引起压电晶体的构形改变越大，由机械能转化为电信号也越多，从而，更多的起搏脉冲发放导致较快的起搏频率。

1. 可程控参数

（1）感知下限及上限频率（lower rate and upper sensor rate）：感知下限频率是指在无窦性心率或体力活动时的最低起搏频率，可程控范围通常在70~90次/min，每档10次。感知上限频率是指在极量运动时的最快起搏频率，可程控范围通常在一般在100~170次/min之间。临床上可根据患者的具体病情选择，如年龄、体力活动状况、心功能及有无合并症等。

（2）活动感知阈值（activity threshold）：活动感知阈值是指能够引起起搏频率适应性改变的最小活动强度（图9-5-2），共设4个档次：

低档（low）：此档最敏感，传感器可感知到身体绝大多数体力活动，包括轻微的体力活动。

中/低档（medium/low）：传感器只能感知到人体有限的体力活动，主要是对轻到中等强度的体力活动才作出频率适应性反应。

中/高档（medium/high）：传感器只能感知到人体中到强的体力活动。

高档（high）：此档最不敏感，只能感知到极量或很强的体力活动，即只有当活动强度很大时起搏器才出现相应的频率适应性反应。

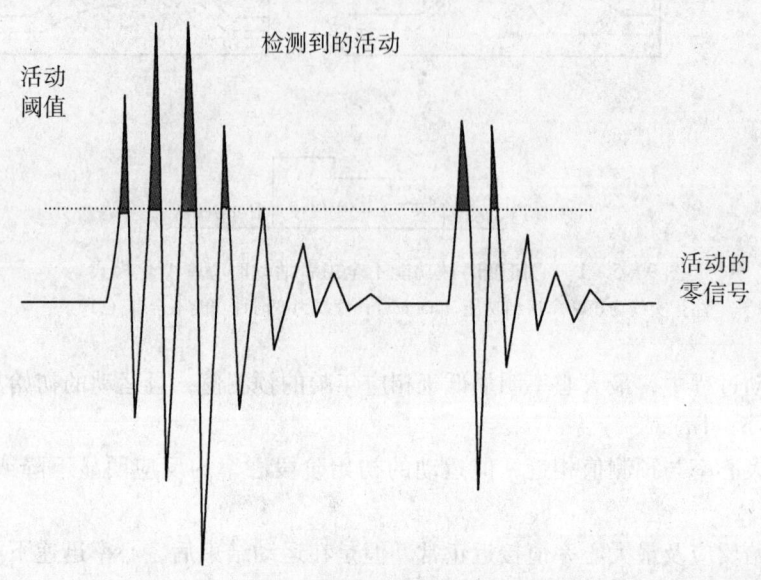

图 9-5-2　活动感知阈值

从以上可以看出，档次越高越不敏感。临床上根据患者的具体情况选择感知阈值档次。大多数患者可放在中/低档。

（3）频率适应性斜率（rate response curve）：频率适应性斜率是以患者活动量的增加为横坐标，起搏频率为纵坐标绘成的曲线。起搏器根据频率适应性斜率和感知上限及下限频率建立患者在某一活动范围内比较稳定的起搏频率。一共有 10 档，由于儿童患者比老年人需要更高的频率支持，所以，同样的档次，儿童的起搏频率明显快于老年人。对于同样强度的活动量，如果设置的档次越高，则起搏频率越快。一般而言，如无明显心功能障碍或心脏贮备功能良好的患者，可程控在相对较低的档次。反之，心功能不全、心脏储备能力不足或平时活动较少的患者，通常需要程控在较高档次。

大多数患者频率适应性斜率可设置在 7 档。

（4）运动加速时间（activity accelerating time）及减速时间（activity decelerating time）：

运动加速时间：是指活动开始后起搏频率上升到所设定的上限频率所需的时间。有 15s、30s 及 60s 3 档。

运动减速时间：指活动停止后起搏频率下降到运动前或下限频率所需要的时间。有 2.5min、5min 及 10min 3 档。

一般情况，将运动加速时间设置在 30s，运动减速时间设置在 7min。

2. 临床应用　此类体动传感器比较简单，术后程控简易，主要调节感知阈值及频率适应性斜率。长期使用性能比较稳定，并且频率适应性反应与人体活动的相关性比较好，因此，临床应用很广泛。此类传感器的主要优缺点：

优点：

（1）临床使用方便简单，可同任何标准电极导线连接。

（2）体动感知无明显增加起搏器电能的消耗。

（3）长期使用稳定性好。

（4）频率适应速度快。

（5）术后程控简易。

缺点：

（1）对非生理性的体内外的振动缺乏特异性。如拍击起搏器、在颠簸的路上行走或车内颠簸可使起搏器频率加快。患者在睡眠时翻身时挤压起搏器，亦能激活压电晶体传感器，导致起搏频率增加。

（2）上下楼梯的影响：由于下楼产生的颠簸比上楼要强，因此，下楼时传感器的起搏频率比上楼时要快。

（二）加速度传感器

以 Medtronic KAPPA 700 系列频率适应性起搏器为例，此为体动加速度传感器。

1. 原理　加速度传感器被安放在起搏器的电路板上，不与起搏器机壳接触，对运动的反应与起搏器同胸大肌的接触没有关系，所感知的运动指标是身体前后向、左右向、上下向及侧向等不同方向的加速度变化，此改变所产生的应力使传感器受压变弯曲，这些机械变化再转化为电信号，经起搏器内设法处理后，以脉冲形式发出。当由机械能转化为电信号达到一定强度时，即活动感知阈值时，起搏器输出频率便发生改变。通常情况，肌体活动强度越大，加速度受压弯曲的程度也越大，由机械能转化为电信号也越多，活动记数相应增加，从而，更多的起搏脉冲发放导致较快的起搏频率。

与 SIGAMA 系列压电晶体传感器不同的是，加速度计对于直接作用于起搏器的机壳振动，如按压起搏器等无感知。此外，KAPPA 700 传感器对超过活动阈值的感知信号的频率和幅度都有记录。这样能更好地决定患者在整个活动中的运动负荷而产生相应的起搏频率。

2. 主要程控参数　与 SIGAMA 系列相似，但更符合生理要求，如感知频率除下限及上限频率外，还有日间活动频率（activities of daily living rate，ADL）即患者在白天一般活动时所能达到的中度起搏心率。起搏器对以上的感知频率均可自动调整。当开启起搏器的"频率轨迹优化功能"（rate profile optimization）时，起搏器每天自动收集患者日间活动频率及极量活动频率，并与患者希望达到的目标频率比较，如果二者比较接近，起搏传感器不调整输出频率。如果传感器记录到的患者实际频率明显低于理想的目标频率，则起搏传感器自动增加输出频率。如传感器记录到患者的实际频率高于患者的目标频率时，起搏器自动降低输出频率。以上频率调整的目的是最大限度的满足每一位患者的实际需要。

KAPPA 700 系列采用双斜率的频率适应性反应，即对每一患者的日间活动频率及上限频率的斜率可单独程控，这更生理性。每一斜率曲线有 5 个档次，档次越高，起搏输出频率越快，对于同样强度的活动量，如果设置的档次越高，则起搏频率越快。一般而言，如无明显心功能障碍或心脏贮备功能良好的患者，可程控在相对较低的档次。反之，心功能不全、心脏储备能力不足或平时活动较少的患者，通常需要程控在较高档次。

此类起搏器由于采用加速度计感知患者身体活动，除频率适应性反应与人体活动的相关性比较好外，抗外界非生理性干扰能力明显提高。

3. 临床应用　主要优缺点如下。

主要优点：

（1）频率适应性反应速度快。

（2）与 SIGMA 系列的感知频率比较，KAPPA 系列起搏器增加了日间活动频率，这样更能满足患者白天活动的生理需求。

（3）对非生理性刺激的反应性明显降低，这些非生理性刺激包括：拍击起搏器、在颠簸的路上行走或车内颠簸，在睡眠时翻身时挤压起搏器等。

（4）由于使用双斜率频率适应性，因此对日间活动频率范围及上限频率范围可独立调控，这就使得频率适应性反应更加生理性。

（5）长期使用稳定性好。

主要缺点：

（1）对调节非运动性代谢的增加不敏感，如思维及情感活动。

（2）对运动后的频率反应不如每分钟通气量传感器。

（三）每分钟通气量传感器

1. 原理   每分钟通气量传感器通过测量电极导线顶端电极与脉冲发生器之间的经胸阻抗，测得潮气量和呼吸频率，然后计算出每分钟通气量，并与安静状态的基础值相比较，经脉冲发生器的内设算法自动调节起搏输出频率。每分钟通气量传感器需要特殊的双极电极导线。

2. 临床应用   此类传感器的最大优点为起搏频率的改变与活动量变化的相关性比较好，因此在临床上应用比较广泛。如 Ela Talent、Medtronic Kapp400、Guidant Insignia Plus；Guidant Pulsar Max Ⅱ 等。但与体动传感器比较，这类传感器对运动反应的起始频率上升比较慢，比窦房结慢30s。此外，还受其他因素，如讲话及非运动或代谢性增加引起呼吸频率加快的影响。

（四）QT 间期传感器

1. 原理   根据人体活动或情绪改变时，QT 间期与体内代谢活动相适应性缩短或延长这一生理特点研制而成。通过测定 QT 间期的变化，可以反应出人体在运动、情绪改变及思维活动时交感神经的兴奋程度。

2. 临床应用   此类频率适应性起搏的特点是起搏频率的增减与代谢活动的相关性比较好，长期使用性能比较稳定。但不足之处为频率适应性反应比较慢；需要心室完全起搏，这对房室结功能良好的患者不利，因为增加心室起搏的比例不但增加耗电量，而且增加心衰及房颤的发生率。此外，影响 QT 间期的药物，如胺碘酮等将影响起搏器频率适应性效果。心肌缺血对 QT 间期有一定的影响。高血钙时 QT 间期缩短，而低血钙时 QT 间期延长，这些都将影响起搏器频率适应性效果。

（五）感知心肌阻抗的传感器

近年来上市的新型闭环式频率适应性起搏器，如 Biotronic Inos 及 Protos 起搏器利用了正常人体调节原理（图9-5-3）。当运动、情绪变化或思维活动时，交感神经兴奋，心肌收缩力增加，但由于窦房结变时性功能障碍，心率不能相应加快。此时，起搏器的感知器则模拟正常窦房结功能，增加起搏频率从而满足人体代谢的需要（图9-5-4）。由于其调节过程是双向性的，即活动或情绪改变引起起搏频率的增加，而增加的起搏频率导致的心输出量及血压的增高又对中枢交感神经系统起到负反馈的调节作用。因而，此类起搏器又称为闭环式频率适应性起搏器。不同于加速度及分钟通气量传感器，这类传感器是单向性的，即当活动时触发起搏频率加快，但增加的起搏频率对人体无负反馈的调节作用，因此，又叫做开环式频率适应性起搏。

1. 原理   Inos 及 Protos 闭环式频率适应性起搏的工作原理为心室电极连续采集每一心动周期心肌

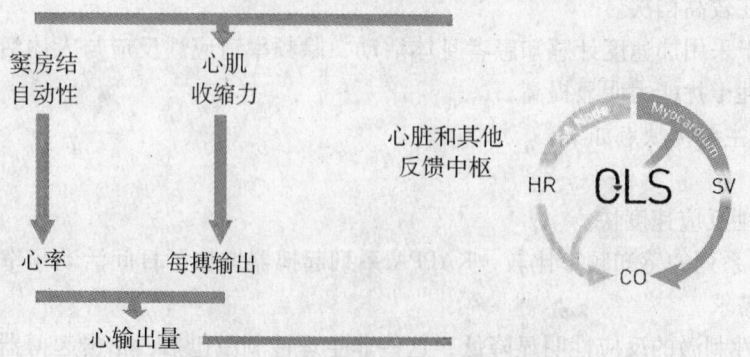

图9-5-3   人体正常的闭环式调节过程

注：CLS：闭环刺激；HR：心率；CO：心排血量；SV：每搏量；SA

Node：窦房结；Myocardium：心肌。

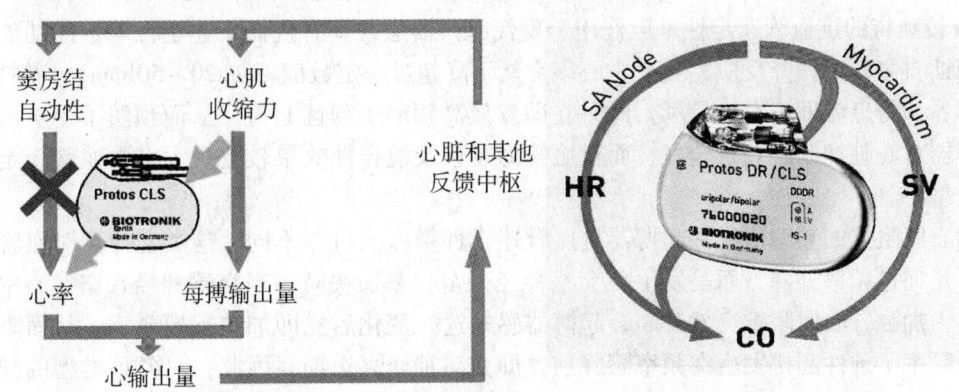

图9-5-4 心脏变时性障碍者，起搏器的闭环调节过程

阻抗的变化，绘成阻抗曲线。心脏收缩时，心肌收缩力逐渐增加，心肌阻抗随心肌收缩力的增加而成比例增加，因为，心肌收缩力与心肌阻抗呈正相关，而与心腔内的血容量呈负相关。在收缩晚期，心肌收缩力及阻抗均达到最大值，而此时心腔内的血容量最少。起搏器将每一心动周期心肌阻抗的变化绘成阻抗曲线后与以前安静时记录到的阻抗曲线比较，根据二者的差值来调节起搏频率。差值越大，起搏频率增加的幅度越大。比如，安静时，当前记录到的阻抗与以前休息时记录到的阻抗曲线相同，因而起搏器不改变输出频率。一般活动时，心肌收缩力及阻抗增加的幅度较小，因此，起搏频率的增加不大。当剧烈活动，由于心肌收缩力明显增加，因而，心肌阻抗变化很大，起搏感知器当感知到这一变化后，其增加起搏频率的幅度也相应大。

2. 特点

（1）能感知情绪变化、思维活动等自主神经功能改变。目前临床上常用的加速度或分钟通气量等传感器只能感知体力活动的改变。Protos起搏器的感知器，不仅能感知体力活动，而且还能感知脑力活动。因而，此类感知器更符合生理要求，其功能更接近窦房结。这类起搏器适用于需要各类起搏器的患者，尤其是活动少、长期卧床、老年人以及以脑力劳动为主的患者。

（2）程控简单。一般只需设置下限及上限频率。而加速度或分钟通气量等传感器通常需要程控多种参数，除下限及上限频率外，其他的参数包括活动感知阈值、频率适应性斜率、加速度时间及减速度时间等。而每一项还包括不同的内容。如感知阈值有不同的档次（低档、中/低档、中/高档及高档），必须根据不同的患者随时调整。

（3）不需要特殊电极导管。任何公司生产的心室起搏电极导管均可使用。而分钟通气量传感器需要双极起搏电极导管。

（4）β受体阻滞剂等心肌抑制药物无明显影响起搏器频率适应性反应。由于此类感知器通过测定心肌阻抗来调节起搏频率，而心肌阻抗与心肌收缩力呈正相关，当使用β受体阻滞剂等心肌抑制作用药物时心肌收缩力下降，理论上将影响起搏器输出频率。但实际上，感知器是根据阻抗变化差值来调整起搏频率的，而不是根据心肌阻抗绝对值的大小。由于β受体阻断剂对安静及活动时心肌收缩力均有抑制作用，因而，心肌阻抗的绝对值都相应降低，这样二者间的差值与用药前比较变化并不大。所以，长期使用β受体阻断剂等心肌抑制药物并不明显影响起搏器频率适应性反应。

（5）心脏器质性病变对起搏器频率适应性反应的影响。当起搏器患者发生急性心肌梗死时，由于坏死的心肌收缩力下降，电极导管测定到的心肌阻抗也相应下降。因此，虽然由于疼痛等引起交感神经兴奋及情绪改变，但起搏频率并不相应加快。

当心力衰竭或扩张性心肌病患者植入了此类起搏器，心肌收缩力明显减弱，因此，心肌阻抗也减小。但只要患者在活动或思维、情绪等变化，交感神经兴奋能够引起心肌收缩力增加，与安静时比较，阻抗变化值明显，则起搏器便能发挥相应的频率适应性改变。反之，如果病情很重，患者绝对卧床，当交感神经兴奋时心肌收缩力仍无明显增加，此时，起搏器频率适应性作用也明显减弱。

（6）有较独特的抗血管迷走性晕厥作用。现代起搏器通常具有抗血管迷走性晕厥的功能。首先是识别晕厥前期自主心率骤降反应，当自主心率突然下降超过一定数值（如20～50bpm），并持续一定的时间，起搏器认为患者即将发生晕厥，此时立即发放高频率干预性起搏，从而预防了晕厥的发生。通常此类起搏器对心脏抑制型效果较好，而对血管抑制性及混合性效果较差。大多数血管迷走性晕厥患者属于混合型。

而感知心肌阻抗的频率适应性起搏器抗血管迷走性晕厥的机制不同。这类起搏器对血管迷走性晕厥的诊断不是通过频率骤降，而是发生在交感神经兴奋频率加快时。当交感神经兴奋，心率加快，同时心肌收缩力加强，心肌阻抗突然升高，起搏器感知这一变化后立即加快起搏频率，从而阻止了晕厥的发生。高频率干预性起搏发生在频率骤降前，即交感神经兴奋期，因此，对各种类型的神经介导性晕厥的效果均好。

3. 临床效果 Malinowski K 等比较每分钟同期量传感器、加速度传感器、QT间期传感器及感知心肌阻抗的闭环式起搏器在日间不同活动（上下楼、散步、快步行走、跑步、上肢活动等）及思维活动时起搏器频率适应性变化。结果显示，不论是躯体活动还是脑力活动，感知心肌阻抗的频率适应性反应效果最好，更接近健康人窦房结功能。尤其是思维活动时，后者的起搏频率调节反应好，此类传感器是唯一能够感知躯体及脑力活动的传感器。

我们在20例病态窦房结综合征合并不同程度变时性功能障碍的患者植入了 Biotronic Protos DDDR 起搏器，在随访中对所有患者进行测试，具体过程如下：将起搏器程控为 DDD - CLS，即开启频率适应性闭环功能。患者休息5min后看计算机屏幕进行思维活动测试，先看不同的颜色，然后进行算术测试（加、减、乘、除），由简单到复杂。做完后休息15min，然后将起搏器程控到 DDDR，即关闭闭环刺激，打开加速度传感器，再重复以上相同测试。将每次测试结果打印出来，并比较两种传感器在患者思维活动时起搏频率的变化。结果显示，闭环式传感器对思维活动敏感，起搏频率随思维活动而成相关性改变，而加速度传感器则引起起搏器频率适应性变化不大。

PRE - INVASY 临床试验在34例血管迷走型晕厥患者安装了这类频率适应性起搏器，平均随访47.3个月，晕厥发作由原来的100%减少到2.9%。INVASY 临床试验共41例血管迷走性晕厥患者入选，在平均随访18.9个月中无一例患者再发晕厥。这些结果显示，闭环刺激频率适应性起搏器对血管迷走性晕厥的预防作用好。

（六）复合传感器

目前，临床上常用的大多数单传感器均存在不足，最常用的是感知体动及感知每分钟通气量的传感器，都不够理想。理想的传感器应是：反应速度快、反应的相称性高、敏感性及特异性强。因而，近年来常将两种原来不同的传感器组合在一起，以弥补相互之不足。如体动传感器反应速度快，但反应的相关性较低，反之，每分钟通气量传感器的反应速度慢，但相关性好，二者正好取长补短。下面以体动传感器与分钟通气量传感器组合（图9-5-5）为例来说明这类传感器的特点：

Medtronic KAPPA 400 系列频率适应性起搏传感器将体动压电晶体传感器与每分钟通气量传感器相结合。此二种传感器结合的最大优势为体动传感器在活动初始阶段的快速起搏频率弥补了后者的不足，而每分钟通气量传感器在运动达一定时间及强度后，其起搏频率与机体代谢相关性好以及运动后起搏频率下降缓慢，

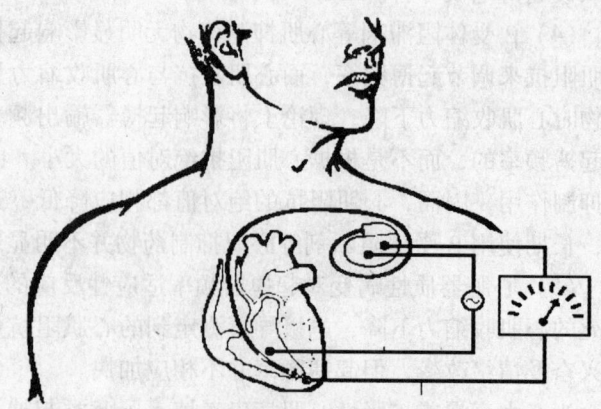

图9-5-5 组合传感器

左图为体动压电晶体传感器，右图为每分钟通气量传感器。

此优点克服了体动传感器在这方面的不足。

1. 正常工作过程（图 9 - 5 - 6） 当安静或轻微活动时，即活动频率在比较低的范围内，起搏频率主要由体动传感器驱动。随着活动量的增加，即活动频率逐渐升高时，体动传感器的作用逐渐削弱，而每分钟通气量传感器的主导作用则不断加强。当活动频率达到并超过日间活动频率时，体动传感器的作用消失，起搏频率完全由每分钟通气量传感器控制。因而，患者在做强体力活动时，起搏上限频率完全由每分钟通气量传感器控制。

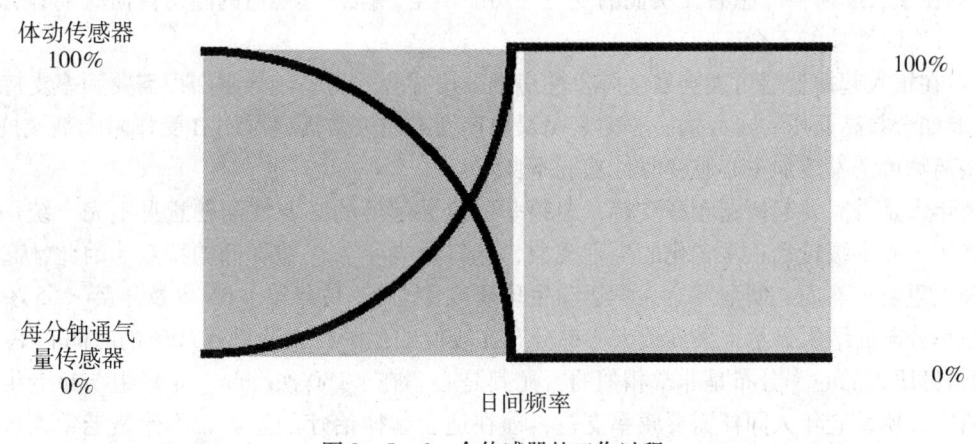

图 9 - 5 - 6 合传感器的工作过程

2. 交叉核对 由于任何单一的传感器都可能错误地输入一些非生理性信号而导致不适当的高频率起搏，如体动传感器在感知拍击起搏器的振动、在颠簸的路上行走或车内颠簸，在睡眠翻身挤压起搏器时等均可导致起搏频率加快。类似情况，如每分钟通气量传感器在被动急促呼吸、反复活动上肢等时也可导致非生理性频率适应反应。这些单一传感器的不足可通过交叉核对得到克服。其工作方式如下：

当每分钟通气量传感器显示的频率高于日间活动频率时（超过日间频率的 25%），起搏器在发放高频率脉冲前检查体动传感器显示的频率，如果体动传感器无反应或反应很低时，起搏器的实际输出频率，即交叉核对频率被限制在超过日间频率适当的频率范围内。具体而言：

如果：体动传感器频率≤50%（日间频率 - 低限频率）＋低限频率。

则：起搏器实际输出频率（交叉核对频率）＝日间频率＋25%（上限频率 - 日间频率）。

举例说明：如果下限频率、日间频率及上限频率分别是 60bpm、100bpm 及 140bpm，体动传感器显示的频率为 80bpm，此频率＜50%（日间频率 - 低限频率）＋低限频率，则交叉核对频率即实际起搏频率 = 100 + 25%（140 - 100）= 110。

当体动传感器显示高频率而每分钟通气量传感器未跟随反应，即显示低频率或完全无反应时，起搏频率被限制在日间活动的频率范围内。此情况常见于刷牙、颠簸等。这样就避免了这些非生理性刺激导致的高频率起搏。

由于使用了交叉核对，从而避免或减少了单一传感器导致的错误的起搏频率加速。如体动传感器感知到的拍击起搏器、在颠簸的路上行走或车内颠簸或睡眠、翻身时挤压起搏器等导致的快速起搏，以及由于每分钟通气量传感器感知到的非生理性过度通气（如哮喘发作）引发的起搏频率不适当加快。

此外，还有体动传感器与 QT 间期传感器组合。

三、频率适应性起搏的适应证

目前频率适应性起搏的主要适应证为心脏变时性功能不全的患者。这些患者由于窦房结功能障碍使之自身的心率不能随人体活动及情绪刺激而增加，因而影响生活质量。而频率适应性起搏传感器可以尽可能地模仿正常窦房结的电活动，当感受到人体代谢活动增加时自动调节起搏频率，以满足患者代谢活动的需要。

除变时性功能障碍外，频率适应性起搏的适应证还包括：①心房静止；②慢性房颤或房扑伴心室率缓慢者；③间歇性发作的房性心律失常，如房颤及房扑合并不适宜的心室反应者。

虽然频率适应性起搏的主要适应证是心脏变时性功能不良患者，但大多数学者认为，DDDR 起搏适合于所有需要 DDD 起搏治疗者，而 VVIR 起搏适用于任何需要 VVI 治疗的患者。这是因为：

1. 虽然在植入起搏器时患者无明显的变时性功能不全，但在起搏器的随访任何时期部分患者可能会发展为心脏变时性功能不全。

2. 患者在植入起搏器后可能会发生阵发性房颤、房扑合并房室传导阻滞而需要频率支持。

3. 患者如合并高血压、冠心病、心力衰竭及快速性心律失常需要服用 β 受体阻断剂或抗心律失常药物，这些药物可诱发或加重心脏变时性功能不良。

对于老年人是否需要起搏器频率支持，即频率适应性起搏的必要性问题意见不完全统一，传统观念认为，老年人心率缓慢是正常老化的生理现象，这符合老年人代谢降低的特点，因此，起搏频率支持不如年轻人重要。然而，明尼苏达大学运动生理研究室对 57 位年龄 >65 岁及年龄 <65 岁的正常人平均43h 心率分布的结果显示，大多数人心率分布在较低的范围，大约只有10% 的时间心率 >100 次/min。而两组健康人的心率分布是非常相似的，尤其是心率在 <130 次/min，年轻组与年老组无显著性差异。此研究说明，老年人同样需要频率支持，即在适合起搏治疗的患者，不论是老年人还是年轻人均需要频率适应性起搏。

对于冠心病心绞痛的患者一般认为不适合植入频率适应性起搏器，因为心率加快会增加心肌氧耗量，从而诱发或加重心绞痛。然而 Van Campen 等在 18 位冠心病心绞痛患者进行运动平板试验及心肌核素显像，比较 VVI 与 VVIR 起搏方式对心绞痛及运动耐量等显示，VVIR 组，平均运动时间增加28%，二组心绞痛发作次数、硝酸甘油消耗量无显著性差异，此外，VVI 组与 VVIR 组心肌核素显像也无明显区别。此结果表明，冠心病心绞痛患者同样可以植入频率适应性起搏器。

对于心力衰竭患者，尤其是心脏收缩功能明显不全时，由于每搏量明显降低，当活动时心排血量的增加在一定范围内主要依赖于心率的加快，因此，频率的支持对于维持适当的心排血量尤其重要。

总之，对于符合起搏器治疗指征的患者，不论当时有无变时功能不全，如条件允许，应尽量安装频率适应性起搏器。

频率适应性起搏系统除脉冲发生器及电极导线以外，还有 2 个重要组成部分，即传感器和内设算法，此 2 个部分与频率适应有重要的联系。

四、小结

频率适应性起搏作为一种理想的生理性起搏器在临床上广泛应用已有 20 多年的历史。它通过匹配的传感器，感知人体活动及代谢变化，从而改变起搏频率，使起搏器的输出频率尽可能地模拟正常窦房结的功能。多年来的临床实践已证实，频率适应性起搏不论对患者，还是医生都有明显的益处：①提高患者的运动耐量，从而改善生活质量；②改善心力衰竭患者的心功能。充血性心力衰竭合并心动过缓安装起搏器的患者，由于心脏每搏量的降低，心排血量主要依赖于一定范围内心率的增加。尤其是在运动时，心率的增加对维持适当的心排血量更重要；③对于临床医生而言，频率适应性起搏使得医生用药更方便、安全及有效。因为起搏器患者可能合并有快速性心律失常（如房颤及房扑伴室率快，室性心律失常等）、高血压、冠心病、心力衰竭等需要用抗心律失常药物、β 受体阻断剂以及洋地黄类等，这些药物可能使得患者的心慢更慢，并诱发或加重心脏变时性功能障碍。如果植入的时频率适应性起搏，则无需担心这些药物对心脏变时功能的影响。

频率适应性起搏的主要适应证为心脏变时性功能不全者。心脏变时性功能不全虽然主要发生在病态窦房结综合征的患者，但房室传导阻滞以及束支阻滞的患者也可能同时伴有变时性功能障碍。心脏变时性功能障碍在植入起搏器患者中的实际发生率不详，估计在50%左右。部分患者在植入起搏器时可能无明显变时性功能不全，但在起搏器的随访任何时期，部分患者可能会发展为心脏变时性功能不全。此外，患者如合并高血压、冠心病、心力衰竭及快速性心律失常需要服用β受体阻断剂或抗心律失常药物，这些药物可诱发或加重心脏变时性功能不良。由于上述原因，频率适应性起搏对于绝大多数起搏器患者均适用。在美国，频率适应性起搏器占植入总数的90%以上，而在我国的比例很低，可能仅占植入总数的20%～30%，如此大的差距应当引起广大临床医生的重视。

　　起搏器频率适应性反应的决定因素是传感器。理想的传感器应具备以下条件：①反应速度快：即运动的初始阶段，起搏频率上升快；②反应的相称性高，即起搏频率与运动强度或代谢的相关性好；③敏感性强，即能够感知比较小的活动量而做出适当的频率反应；④特异性强，即不感知非生理性刺激；⑤不仅能感知体力活动，而且还能感知情绪及思维活动。然而，目前临床上使用的大多数单传感器均不能达到以上要求。这是因为窦房结受到许多因素，尤其是神经体液因素的调节作用，因此，用起搏频率来模拟窦房结的功能必须考虑多种因素的影响。为提高传感器的效力，近年来除不断改进各传感器的性能外，将不同性能的传感器组合以弥补相互之不足。感知心肌阻抗的闭环式频率适应性起搏器不仅能够对体力活动做出相适应的频率应答反应，而且还能感知情绪变化、思维活动等自主神经功能改变。此外，这类起搏器具有比较独特的抗血管迷走性晕厥作用。因此，这类频率适应性起搏器应当有良好的应用前景。但这类起搏器目前在我国的用量及临床研究不多，因而，其疗效尚需待广泛性使用后才能得到进一步证实。

（杨杰孚）

参 考 文 献

1. Lopez－Jimenz F，et al. Health values before and after pacemaker implantation. Am Heart J，2002，144：687.

2. Mianulli M，et al. Do elderly pacemaker patients need rate adaptation－Implications of daily heart rate behavior in normal adults. PACE，1996，19［Pt Ⅱ］：681.

3. Van Campen L，et al. The effect of rate responsive pacing in patients with angina pectoris on the extent of ischemia on zol－thallium exercise scintigraphy. PACE，2002，25：430.

4. E Occhetta，M Bortnik and C Vassaneliosed loop stimulation for the prevention of vasovagal syncope：results from the IN-VASY. prospective feasibility registry. Europace，2003，5：153－162.

5. L Griesbach，T Huber，B Knote，et al. HärtelClosed Loop Stimulation：Therapy for Malignant Neurocardiogenic Syncope. Progress in Biomedical Research，2002，7（4）：242－247.

6. C Binggeli，F Duru，R Corti，et al. Autonomic Nervous System－Controlled Cardiac Pacing：A Comparison Between Intracardiac Impedance Signal and Muscle Sympathetic Nerve Activity. PACE，2000，23（1）：1632－1637.

7. S Osswald，T Gron，C Grädel，et al. Closed－Loop Stimulation Using Intracardiac Impedance as a Sensor Principle：Correlation of Right Ventricular dP／dt max and Intracardiac Impedance During Dobutamine Stress Test. PACE，2000，23（1）：1502－1508.

8. K Malinowski. Interindividual Comparison of Different Sensor Principles for Rate Adaptive Pacing. PACE，1998，21（2）：2209－2213.

 **埋藏式自动复律除颤器进展**

一、概述

心脏性猝死是现代医学面临的一个重要问题，在美国每年夺去大约40万生命[1]。心脏性猝死的主要原因以前一直不清楚，直至心电图监测技术的应用，证实了医院外心脏停搏者多数是由心室颤动引起的，大部分患者（大于80%）先出现室性心动过速，持续恶化发生室颤。因为心室颤动（室颤）自行转复非常少见，因此，一个最重要的决定室颤患者生存的因素是：从室颤发生至得到除颤治疗的时间。医院外心脏停搏的总死亡率很高（高于75%），主要由于不能得到及时有效的除颤治疗。由Mirowski最早设计的埋藏式自动除颤器，为恶性室性心律失常的治疗提供了一个确实有效的治疗方法，开辟了一个新的治疗领域。体内自动除颤器可以在心律失常发生10~20s内释放电击除颤，在这段时间除颤成功率几乎100%，这种装置可以对自发性室颤作出有效的反应，感知危及生命的恶性室性心律失常，并进行有效的治疗防止心脏性猝死的发生。在过去十多年的应用中，埋藏式心律转复除颤器（Implantable Cardioverter - Defibrillator，ICD）已经被证明了其防止院外心脏性猝死的效果。ICD技术发展非常迅速，具有诊断和多种治疗功能的新一代ICD开始在临床应用。ICD的临床适应证也不断放宽。至20世纪90年代，ICD技术的发展已经对心脏性猝死的治疗发生了深远影响，因为越来越多的患者得到了ICD治疗。

应用体内电除颤的历史可以追溯到20世纪60年代，由Miroski和Schuder等成功地证明了用上腔静脉和右室心尖部的电极可以进行有效的体内除颤，最初的工作是由Mirouski和他的同事在Baltimore的Sinai医院进行的，他们成功地在犬身上进行了埋藏式自动除颤试验，经过10年的研究和改进，Mirowski和他的同事们于1980年2月4日在美国的Johns Hopkins大学医学中心成功地在人体上埋入世界上第一例埋藏式自动除颤器。1985年，美国食品药物管理委员会（FDA）正式通过ICD临床应用，在此之前仅有35个医学机构进行临床研究和应用，至80年代末，世界上已有400多个医学中心，已植入了1万多只ICD，根据有关机构统计，至1995年，新植入的ICD总数将超过为10万只，每年新植入ICD超过2万只。2000年，全世界年植入量近10万只，美国一年植入量超过6万只。而我国1992年植入第1台ICD，至2002年，总数不到500例，与国外差距较大。

二、ICD的结构和功能

ICD系统主要包括两个基本部分：脉冲发生器和识别心律失常、释放电能的电极导线系统。脉冲发生器的能源由两个锂-银、钒五氧化物电池提供，其外壳是由钛金属制成，连接头由环氧化物制成。连接头有3~4个电极插孔，可以与除颤以及感知电极连接。不同ICD生产厂家ICD设计有所不同，目前脉冲发生器的重量在70~130克不等，体积在30~100ml左右。所有ICD系统均使用心内膜或心外膜电极来感知心律失常，新一代的ICD系统大多采用心内膜电极，不仅用这些电极感知心律失常，而且用它进行抗心动过速起搏以及VVI或DDD起搏治疗，这类电极还可以释放电能量进行除颤。心内膜电极集感知、起搏和除颤于一身，最远端为一对起搏和感知电极，其后为心内膜弹簧除颤电极（图9-6-1），电极固定方式有主动和被动固定两种。选择何种类型的电极须根据植入手术时除颤阈值测定结果来定。

目前的ICD系统绝大多数采用心率作为心律失常的感知参数，也有些系统除了心率外，还应用其他参数。应用心率作为心律失常感知参数时，当心率超过ICD预先设定的心律失常心率标准，则心律

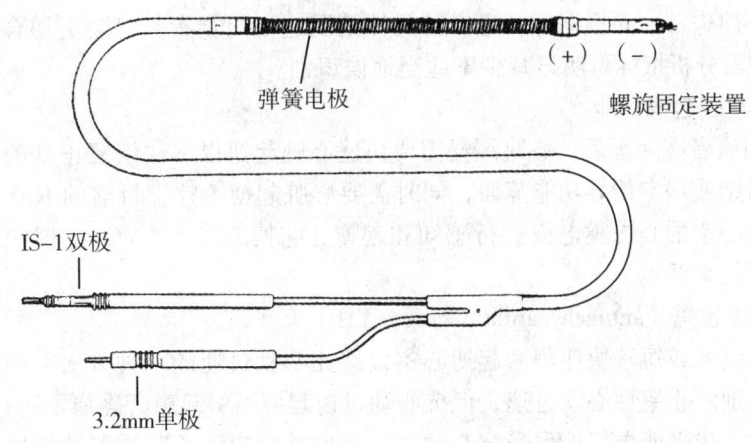

弹簧电极   螺旋固定装置

IS-1双极

3.2mm单极

图9-6-1 ICD电极导线

失常被感知，并触发 ICD 系统充电及通过除颤电极释放电能除颤，如果第一次电击不成功，则 ICD 系统重新工作和释放另外的电击进行除颤，一般可连续释放 3~6 次电击，直至除颤成功。最新一代的 ICD 系统除了转复/除颤功能外，还具有抗心动过速起搏治疗以及抗心动过缓起搏治疗，这些系统可以对一种或多种心律失常以不同的反应。例如，对于持续性室性心动过速，ICD 系统识别后首先进行抗心动过速起搏治疗以终止心动过速，若无效或心动过速恶化，则进行低能量的心律转复电击治疗，若仍无效则进行较高能量的除颤治疗，除颤治疗后，若心率慢，还可进行心室起搏治疗。所有这些治疗方式可以通过体外程控加以选择以及设定参数。除颤能量大小可以通过体外程控设定，对于室颤，通常除颤能量为 15~30J，对于单形性室速的转复则选择更低的能量。下面详细介绍一下 ICD 的一些基本功能。

（一）室速和室颤的识别

抗心动过速起搏，心脏复律及除颤均依赖于 ICD 自动对 VT 和 VF 的精确识别。已有多种判断指标被用来自动识别 VT 和 VF，但到目前为止，以单纯的心率（Rate）作为判断心动过速的主要标准仍是在抗心动过速起搏器和自动埋置式心脏复律除颤器中应用的最主要方法。预先在 ICD 设置室速和室颤的识别频率，当心动过速频率超过室速识别频率（例如 160 次/min），则被 ICD 判断为室速。当心动过速或室颤频率超过室颤的识别频率（例如 220 次/min），则被 ICD 判断为室颤而进行治疗。

除频率以外，可程控指标尚有发作的突发性（onset），心率稳定性（stability）及心率持续性。发作的突发性指标主要用于鉴别窦性心动过速和室性心动过速。因为大多数窦性心动过速都是逐渐开始，而大多室速都是突然发作，借此而将二者区别开来。心率稳定性指标旨在识别心动过速中排除房颤，因为房颤的心动周期是不规则，即"不稳定"的，而一般心动过速时则是"稳定的"，故而可以识别是心动过速还是房颤。心率的持续性指标主要是用于防止 ICD 对非持续性室速在已恢复窦性心律的情况下电击。

VF 的感知依赖于选择合适的敏感性设置。VF 中心内电图的幅度变化使感知每个 VF 信号要比感知每个单形性 VT 信号要困难得多。由于 VF 心电图的幅度要比窦性心律或 VT 心电图幅度小得多，所以感知 VF 的敏感性设置要比感知缓慢性心律失常或单形性 VT 要高一些。但是如果敏感性设置过高又会发生对 T 波，周围肌肉收缩和呼吸噪音的过度感知，从而促发不适当的放电，自动增益控制可通过调整在前一信号之后对信号感知的阈值而在一定程度上补偿过度感知的作用。此外，其他几种提高感知特异性的方法应用于临床，例如心内电图宽度（EGM width），其机制是室性心动过速绝大多数 QRS 波是宽的，而室上性心动过速如心房扑动、心房颤动、窦性心动过速、房性心动过速等 QRS 波绝大多数是窄的，因此 ICD 自动根据心内电图（EGM）的宽度来识别心动过速是室速还是室上速。这一指标的应用进一步增加了 ICD 诊断室速的特异性。其他方法包括心房感知、心电图频谱、右室阻抗和右室压力。后面两种能够反映心律失常的血流动力学意义，因而更具有吸引力。当然单一的识别参数不可能正确地识别所有的心律失常，而根据每一患者的具体情况选定组合参数将会更切合实际。另外，应用双腔ICD的P-R逻辑分析指标可明显减少不适当地误识别。

（二）心动过缓心脏起搏功能

部分植入ICD的患者在除颤后，心跳缓慢需要快速心脏起搏以尽快恢复正常的血流动力学，此外一部分患者合并窦房结或房室传导功能障碍，同时需要心脏起搏治疗，目前的ICD均具有心动过缓心脏起搏功能，通过右心室的心内膜电极进行感知和起搏，起搏方式为VVI，起搏频率及电压等参数可以根据需要通过程控仪来调整。

（三）抗心动过速起搏（antitachycardia pacing，ATP）

是一种程序期外刺激或短阵快速刺激起搏心室以终止心动过速的一种方法。和高能电击一样，抗心动过速起搏可有效地终止室性心动过速，但抗心动过速起搏不引起患者疼痛不适。而且电能消耗少。因而和高能电击相比，患者能更好地耐受抗心动过速起搏并相应延长起搏器的使用寿命。另外还能缩短高能电击充电所需要时间。尽管抗心动过速起搏具有以上优点，但单纯安装抗心动过速起搏器患者仍有猝死的危险。其原因有3个方面：一是VT患者也易有VF，而起搏治疗不能终止VF；二是超速起搏刺激具有加速VT的危险性；三是VT的自然病程难以预测，在某次VT时抗心动过速起搏有效不能保证在以后VT时仍继续有效。正因为这些原因，除非同时安装一个备用埋植式除颤器，单独的抗心动过速起搏器未能广泛应用。

目前，抗心动过速起搏的作用已被第三代ICD所采用，既利用了抗心动过速起搏所具有的患者易耐受、耗电少、速度快的优点，又用复律和除颤功能克服了抗心动过速起搏致心律失常恶化的潜在危险性。已有资料表明：在接受ICD治疗的患者中，有91.1%的心律失常首先由抗心动过速起搏治疗，而受抗心动过速起搏的室速中，91.6%的室速被有效终止，3.1%的室速加速恶化，5.3%的VT无效。在抗心动过速起搏中，刺激脉冲的释放方式对抗心动过速有效性的影响正在研究之中。常用的抗心过速的脉冲释放方式有如下几种：

1. 固定频率的短阵快速刺激（burst）　固定频率发放一阵脉冲刺激（4～12个），第一个电脉冲与VT的R的配对间期为VT周期的70%～90%，其后的电脉冲间期均相同，如第一阵电脉冲不能终止心动过速，则释放第2阵、第3阵，直至第6阵电脉冲，各阵刺激的第一个脉冲与VT的R波的配对间期不变（图9-6-2）。

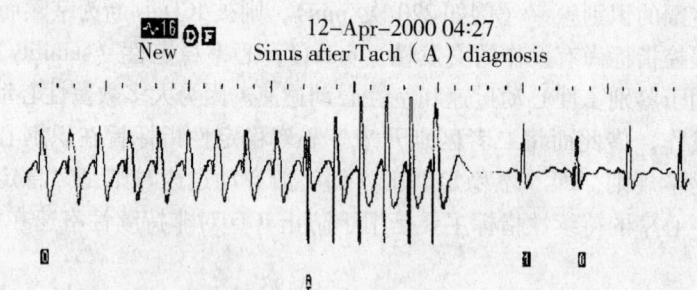

New　12-Apr-2000 04:27　Sinus after Tach（A）diagnosis

图9-6-2　ICD识别室性心动过速，发放ATP治疗成功转复窦性心律

2. 自动递减扫描刺激（autodecremental 或 RAMP）　每阵刺激包括几个电脉冲，第一个脉冲与VT的R波的配对间期以及第2个脉冲与第一个脉冲的间期为VT周期90%。自第2个脉冲间期之后，每个脉冲间期递减3%。自第2阵刺激开始，每阵第一个脉冲与VT的R波配对间期较上阵递减5%。

此外，还有一些其他扫描刺激方式，较少应用。

（四）低能量复律（Cardioversion）

低能量复律的电击能量一般在5焦耳以下。1982年Zipes首次证实了低能量转复VT的可行性。低能量复律起初用于重症监护病房（ICU）和电生理实验室，后来研制成功低能量复律的埋置式装置用以代替抗心动过速起搏器，期望该装置能最大限度地减少高能量电击带来的不适，而同时又能克服抗心动过速起搏所具有的使 VT 加速的危险性，然而埋置式低能量复律器也同样被证明具有使 VT 加速恶化为 VF 的危险性。由于没有支持性的高能量除颤，这种复律器因而不能安全地被使用。Wasp 在对 13 个患者的研究中，低能量复律的成功率为 62%，促进 VT 加速的发生率为 14%。Ciccone 的实验显示低能量转复 VT 的成功率为 52%，促使 VT 加速的发生率为 8%，另外在低能量复律之后，有 18% 的患者出现缓慢心律失常。多数研究表明，虽然低能量复律和快速心室起搏一样能有效地终止室性心过速，但如与支持性抗心动过缓起搏和高能量除颤一起应用时，将会更加安全，更加实用。

（五）高能量除颤（Defibrillation）

目前，大多数除颤器最大释放能量为 30～34 焦耳。ICD 在感知并确认发生室颤后，经过几秒钟的充电后释放高能量除颤脉冲（图 9-6-3），目前新一代 ICD 可连续释放 1～6 个高能量除颤脉冲。

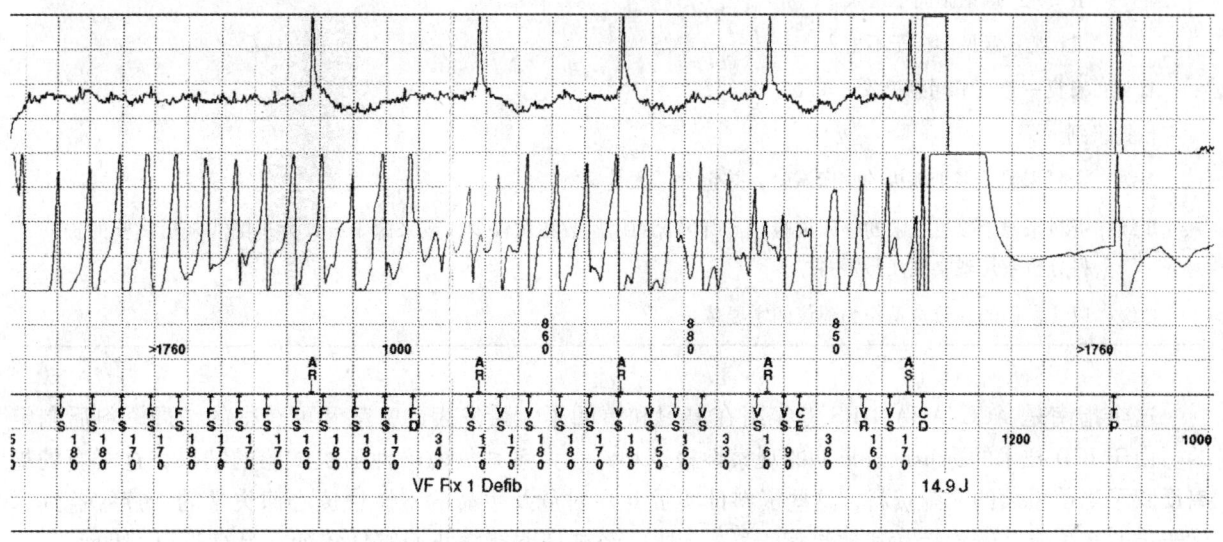

图 9-6-3 ICD 识别心室颤动，自动 15J 高能量除颤成功

（六）信息储存记忆功能

ICD 还具有信息储存记忆功能，可将心律失常发作以及治疗过程的信息（包括数据以及心内电图）储存起来，医生可根据临床需要，随时通过体外程控仪，读取储存的信息，以帮助临床诊断，判断 ICD 治疗效果，以及及时地调整诊断和治疗参数。以 Medtronic 7227 型 ICD 为例，它可将每次随访期间（如 3 个月）的所有快速室性心律失常发作的时间、次数以及治疗结果的信息储在 ICD 里，若发生除颤或抗心动过速起搏治疗，它可详细记录室速或室颤发生时间，发作时的心率，得到 ATP 或除颤治疗的情况，以及治疗前后的心内电图。随着技术进步，ICD 的信息储存容量不断增加，目前新一代的 ICD 可储存长达 30min 的心内电图，为医生判断和分析 ICD 的工作情况提供了有价值的信息。

三、ICD 治疗的适应证

最早植入的适应证是：患者患有顽固性 VT/VF，药物治疗无效，并且至少两次发生心脏停搏。后来这个严格的标准被放宽为，患者只发生一次心脏停搏，或患者患有持续性室速伴有血流动力学改变，而药物治疗无效并不适合外科手术治疗的患者。随着第 3 代抗心动过速起搏功能的 ICD 系统的开发和应用，适应证进一步放宽。

ICD 治疗的适应证主要是两类人群：①既往有持续性室性心律失常病史的患者；②室性心律失常的高危患者[2]。2002 年 ACC/AHA/NASPE 根据意见是否一致以及证据水平制定了新的 ICD 治疗指南[3]：非一过性或可逆性原因引起的室颤或室速所致的心脏骤停；伴有器质性心脏病的自发的持续性室性心动过速或无器质性心脏病的自发性持续性室性心动过速，但对其他治疗无效；原因不明的晕厥，在心电生理检查时能诱发有血液动力学显著临床表现的持续性室速或室颤，而药物治疗无效、不能耐受或不可取；伴发于冠心病、陈旧性心肌梗死和左室功能障碍的非持续性室速，在心电生理检查时可诱发室颤或持续性室速，而不能被Ⅰ类抗心律失常药物所抑制；心肌梗死后1个月或冠状动脉搭桥术后3个月，左室射血分数≤30%（基于MADITⅡ试验）。2008年ACC/AHA/HRS对这一指南再次进行了修订[4]，具体内容见表9-6-1和9-6-2。

表9-6-1 植入器械的指南

Ⅰ类：意见一致，公认应植入

Ⅱ类：意见分歧

    Ⅱa类：意见倾向于植入

    Ⅱb类：意见倾向于不植入

Ⅲ类：意见一致，不同意植入

依据级别

A级：资料来源于多个随机的临床试验，并包含了大量病例

B级：资料来源于数目有限的临床试验，且所包含的病例数相对较少，或来源于设计合理的非随机试验的资料分析或是观察性注册资料

C级：以专家们的一致意见作为建议的主要依据

这个指南是ACC/AHA/HRS专家组在复习和审阅了大量发表的文献和可获得的结局资料后制定的。由于ICD技术的进步以及早期的观察性报道和许多大系列的前瞻性随机试验的结果，这个新的指南反映了当前发表的文献资料，这些资料证实了ICD对危及生命的室性快速心律失常的治疗裨益远远优于抗心律失常药物治疗和其他治疗[5-6]。ICD已经被证明能防止心脏性猝死，且最近已表明ICD与抗心律失常药物相比，减低总死亡率20%~54%。再者，许多研究已表明ICD能有效地终止99%危及生命的室性快速心律失常。

四、ICD埋植和测试

（一）经静脉电极导线植入

非开胸电极植入系统目前广泛应用于临床。临床上首次应用非开胸电极植入系统始于1988年，由CPI公司首先推出Endotak系统，由于Endotak出现一些问题，如电极导线在除颤时破裂等而限制其广泛应用。经过不断改进后，电极导线可靠性不断提高。改进的心内除颤电极导线正在临床广泛应用。

非开胸的ICD系统在20世纪90年代迅速发展。1993年，美国FDA正式批准通过了第三代的非开胸除ICD系统，使ICD的植入量进一步增长。自1994年以来，经静脉单极除颤系统开始在临床应用，进一步简化了手术过程，提高了除颤效果，推动了临床的广泛应用。临床应用结果表明，至少95%的患者采用非开胸ICD系统可以得到满意的除颤阈值。国内自1996年开始应用非开胸ICD系统，发展较快，阜外医院王方正等报道了15例非开胸ICD的经验，15例患者均成功地植入了经静脉单导管ICD。平均除颤阈值为12.8J（5~15J）。R波高度为9.9mV（3.7~14.6mV）。所有ICD埋于患者胸前的肌肉下囊袋里，无手术并发症发生。

表 9－6－2　2008 年 ACC/AHA/HRS ICD 治疗适应证

Ⅰ类

1 非可逆性原因引起的室颤或血流动力学不稳定的持续室速所致的心脏骤停。（证据水平：A）

2 伴有器质性心脏病的自发的持续性室性心动过速，无论血流动力学是否稳定。（证据水平：B）

3 原因不明的晕厥，在心电生理检查时能诱发有血流动力学显著临床表现的持续室速或室颤（证据水平：B）

4 心肌梗死所致 LVEF＜35％，且心肌梗死 40d 以上，NYHA Ⅱ或Ⅲ级（证据水平：A）

5 NYHA Ⅱ或Ⅲ级，LVEF≤35％的非缺血性心肌病患者（证据水平：B）

6 心肌梗死所致 LVEF＜30％，且心肌梗死 40 d 以上，NYHA Ⅰ级（证据水平：A）

7 心肌梗死所致非持续室速，LVEF＜40％且心电生理检查能诱发出室颤或持续室速（证据水平：B）

Ⅱa 类

1 原因不明的晕厥，伴有明显左室功能障碍的非缺血性扩张型心肌病（证据水平：C）

2 心室功能正常或接近正常的持续性室速（证据水平：C）

3 肥厚型心肌病，有一项以上主要 SCD 危险因素（证据水平：C）

4 致心律失常性右室发育不良/心肌病，有一项以上主要 SCD 危险因素（证据水平：C）

5 服用 β 受体阻断剂期间发生晕厥和（或）室速的长 QT 综合征（证据水平：B）

6 在院外等待心脏移植的患者（证据水平：C）

7 有晕厥史的 Brugada 综合征患者（证据水平：C）

8 没有引起心脏骤停，但有明确室速记录的 Brugada 综合征患者（证据水平：C）

9 儿茶酚胺敏感性室速，服用 β 受体阻断剂后仍出现晕厥和/或室速（证据水平：C）

10 心脏结节病、巨细胞性心肌炎或 Chagas 病（证据水平：C）

Ⅱb 类

1 非缺血性扩张型心肌病，左室射血分数≤35％，NYHA Ⅰ级（证据水平：C）

2 有 SCD 危险因素的长 QT 综合征（证据水平：B）

3 有晕厥和严重器质性心脏病，侵入性和非侵入性检查不能找到原因（证据水平：C）

4 有猝死史的家族性心肌病患者（证据水平：C）

5 左室致密化不全患者（证据水平：C）

Ⅲ类

1 即使符合上述Ⅰ、Ⅱa 和Ⅱb 类适应证，但预期寿命短于 1 年（证据水平：C）

2 无休止的室速或室颤（证据水平：C）

3 存在明显的精神疾病，可能被器械植入术加重，或是不能进行系统的随访（证据水平：C）

4 没有条件行心脏移植或 CRT－D 治疗，药物难以控制的 NYHA Ⅳ级心衰患者（证据水平：C）

5 原因不明的晕厥，既没有诱发室速也没有器质性心脏病者（证据水平：C）

6 合并 WPW 综合征的房性心律失常、右室或左室流出道室速、特发性室速，或无器质性心脏病的分支相关性室速，经手术或导管消融可治愈者（证据水平：C）

7 没有器质性心脏病，由完全可逆病因导致的室速（如电解质失衡，药物或创伤）（证据水平：B）

　　目前在临床上应用的非开胸植入 ICD 系统根据除颤电极的构成大致可以分为两类：

　　1. 以心内线圈电极为主的除颤系统　虽然各个厂家设计有所不同，但右心室的三极感知和除颤电极基本相同，经静脉植入的心内膜三极感知和除颤电极，在此之后为一用于除颤的线圈电极。此线圈电极需与另一电极构成除颤电路。另一除颤电极的设计各厂家有所不同。CPI 的 Endotak 系统在心室感知除颤电极的心房段加设另一线圈电极，构成除颤电路。这些系统在临床应用时，大多数患者可得到满意的除颤效果，但仍有相当一部分患者不能得到满意的除颤阈值，而改用其他非开胸 ICD 系统或开胸植入 ICD 系统。

　　2. 单极除颤系统　单极除颤系统是指除颤器外壳本身作为除颤的一个电极，与心内的线圈除颤电

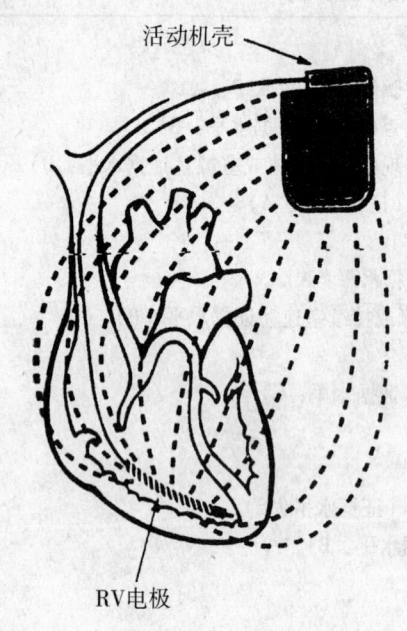

活动机壳

RV电极

图9-6-4 右心室的线圈电极与左胸前的
除颤器外壳构成除颤电路

极构成除颤电路。该系统具有以下特点：①手术操作进一步简化，只需经静脉植入一根三极的感知与除颤电极，将除颤器直接埋于左胸前的皮下或胸肌下，由右心室的线圈电极与左胸前的除颤器外壳构成除颤电路（图9-6-4）；②除颤阈值低，因为除颤器外壳作为除颤电极，大大地增加了除颤电极的面积，从而进一步有效地降低了除颤阈值。

（二）除颤阈值测试

当感知和除颤电极导线固定后，电极与体外除颤测试系统连接进行除颤阈值测定。进行除颤阈值测定时，首先需要诱发心室颤动。室颤的诱发方法有两种，一种为T波电击，即在T波易损期上以低能量电击诱发室颤，另一种方法为50Hz交流电刺激，两种方法均能非常有效的诱发出室颤。虽然除颤阈值的标准各个医学中心有所区别，但大多数医院采用连续两次20J或以下的能量能有效除颤作为成功标准，即除颤阈值等于或低于20J，才可考虑电极与脉冲发生器连接，并将脉冲发生器植入。也有某些医院采用15J作为植入ICD的标准。目前ICD系统最大除颤能量在30~34J，除颤阈值应低于最大的除颤能量10J以上（安全界限），以保证最大能量释放时高于95%的成功率。某些新的ICD系统最大释放能量可达35~40J。可以允许植入ICD时除颤阈值为20~24个J。完成阈值测定后，将脉冲发生器与电极连接，诱发室颤，检验整个ICD系统感知心律失常和除颤功能及效果。

（三）除颤器植入

关于除颤器的植入，以往由于除颤器体积较大，只能埋藏于患者腹部，通常为左上腹，然后通过经胸腔的长隧道与经静脉植入的除颤电极相连接。由于设计的不断改进，除颤器的体积和重量不断减少，目前临床上应用除颤器均埋藏于患者胸前，避免了由长隧道引起的一些电极并发症。作为单极除颤系统的一个极，除颤器必须埋藏在左胸前。ICD胸前植入可埋于肌肉下囊袋或皮下囊袋，视患者胸前皮下组织而定，若患者较瘦，皮下脂肪少，可将ICD埋于肌肉下，对于皮下脂肪较多的患者，可将ICD埋于皮下囊袋。以往的ICD植入手术通常在手术室进行，由于非开胸除颤系统简化了手术过程，目前大多数在导管室进行，由心内科医生植入（图9-6-5）。

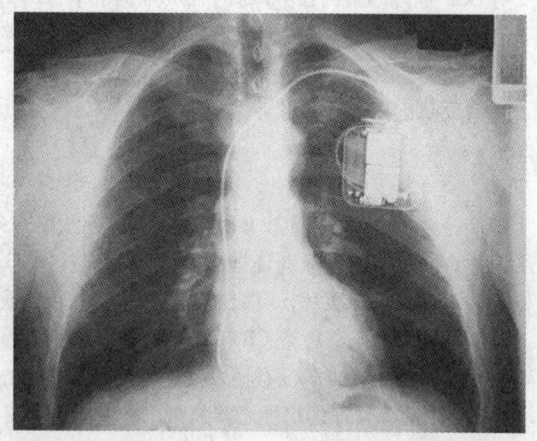

图9-6-5 经静脉植入ICD后的X线片影像

五、双腔ICD

研究表明：埋藏式心律转复除颤器经常会发生误放电，误放电的比例可达27%~41%，使植入ICD的患者生活质量下降，而误放电多发生于患者出现室上性的快速心律失常，如心房颤动、心房扑动、室上性心动过速、窦性心动过速等等。因此如何准确地识别室性心动过速和室上性快速心律失常是减少误放电的关键。双腔ICD增加了心房电极导线，可直接记录心房的电活动，为准确识别室上性快速心律失常提供了条件。以Medtronic Gem DR双腔ICD为例，双腔ICD采用分别心房P波与心室R

波的逻辑关系来准确区分室上性与室性心律失常（图 9 - 6 - 6）。另外结合心率指标 R - R 间期规律指标等进一步提高了识别的准确率。下面介绍一下双腔 ICD 如何识别 SVT 及 VT：

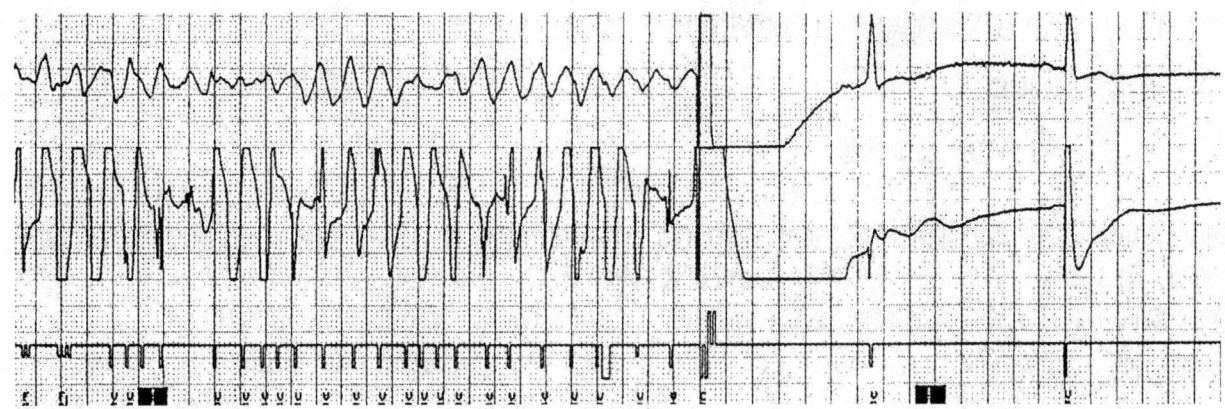

图 9 - 6 - 6　双腔 ICD 心房、心室腔内图

1. Gem DR 设置了 SVT 识别指标，可以程控开或关，当程控为开时，心动过速频率超过了 VT 识别频率，但小于 SVT 识别上限频率，则 ICD 自动进入 SVT 识别区进行识别。若符合任何一条 SVT 识别指标，则 ICD 将撤回要发放的治疗。

2. 当 SVT 识别指标关闭时，心动过速超过了 VT 识别频率，则 ICD 发放预先设置的治疗。

3. 当 SVT 识别指标程控开时，心动过速超过了 VT 识别频率，并超过了 SVT 大识别上限频率（SVT 上限频率一般与心室颤动的识别频率相同），则 ICD 发放预先设置的治疗。

4. SVT 的识别，通过分析 P 波与 R 波的逻辑关系，来识别 SVT。正常传导时，P 波位于 R 波之前，且为 1∶1 的传导关系。例如，当发生窦性心动过速时，P 波落入 ICD 心室激动间期之前的前向传导区，且为 1∶1 传导关系，则识别为窦性心动过速。当发生室性心动过速时。P 波与 R 波无固定关系，即房室分离，ICD 将通过分析 8 个心室间期，以及 P 波活动来确认房室分离，当出现以下情况时，确认为房室分离：在心室间期内无心房事件，或平均 PR 间期与前 8 个平均 PR 间期不等，差别超过 40ms。当发生房颤或房扑时，通过以下分析来确认为 SVT：

1. 超过 1∶1 的房室传导（如 4∶1，5∶1 等）。

2. 心室间期不规则。

3. P - R 平均间期小于 R - R 间期（心房频率快于心室频率）。

应用双腔 P - R 逻辑分析指标可明显减少不适当地识别导致的误放电，临床研究报道，300 例应用双腔 ICD 患者采用 P - R 逻辑分析指标，在随访过程发生的 1092 次心动过速发作中，室速和室颤动识别率为 100%。92% 的所有发作被准确分类和识别，与单腔 ICD 单纯应用频率识别指标相比，减少误放电 72%，明显地提高了植入 ICD 患者的生活质量。

研究表明，植入 ICD 的患者有许多伴有心动过缓，需要双腔起搏治疗，与单腔 ICD 相比，双腔 ICD 除了可更准确识别和治疗快速室性心律失常，而且更有效地用于治疗心动过缓。此外，一些患者合并有快速房性心律失常，以及心功能不全，双腔起搏对于这些患者将优于单腔起搏。Higgins 等报道了 122 例植入 ICD 患者中，有 35 例（28.7%）符合 ACC/AHA I 类起搏适应证。Iskos 等报道了 398 例接受 ICD 治疗患者，随访 3 年，最终 22% 患者另外植入了或需要植入双腔起搏器。

Best Study 于 1999 年公布结果，该研究回顾分析了美国 Mayo Clinic 253 例植入 ICD 的患者，分析有多少患者需要双腔 ICD 治疗，其中，11% 因心动过缓明确需要起搏治疗（已植入起搏器患者或 NASPE I 类起搏适应证），约 28% 患者需要双腔起搏（为 NASPE Ⅱ 类适应证，NYHA 心功能分级 Ⅲ、Ⅳ 级），14% 为可能需要双腔 ICD（有阵发性房颤时，或 EF < 20%）。因此，约 53% 的植入 ICD 患者可能需要双腔 ICD 治疗，使患者从中受益。因此双腔 ICD 与单腔 ICD 相比，有下列优点：

1. 植入 ICD 的部分患者中需要心动过缓起搏治疗。
2. 房室顺序起搏对于心功能不全者可改善或保持心功能。
3. 基于心房起搏的双腔起搏可防止一些快速房性心律失常发作。
4. 双腔 ICD 可以准确识别室上性快速心律失常，减少误放电。

六、三腔 ICD

(一) COMPANION 临床试验

约 30% 的心衰患者由于传导系统阻滞导致心脏功能失同步。对于合并 QRS 增宽的 25% ～ 30% 的严重心衰患者，CRT 改善收缩功能并逆转左室重构，两者均为扩张性心肌病 (DCM) 临床表现的病生理机制；对于缺血性心肌病伴或不伴心力衰竭患者，ICD 治疗降低了病死率 (MADIT－Ⅱ)。从理论上讲双心室同步起搏＋埋藏式除颤器治疗 (三腔 ICD) (图 9－6－7) 可降低心衰患者的死亡率。

2003 年 3 月在美国 ACC 年会上，由 Bristow MR，Saxon LA，BoehmerJ，等领导的心力衰竭患者药物/起搏和除颤器治疗对比研究 COMPANION (COMParison of MedicAl Therapy, PaciNg, and DefibrillatION In Heart Failure) 临床试验指导委员会正式公布了 COMPANION 试验的结果。心脏再同步治疗 (CRT) 降低慢性心力衰竭患者住院次数，心脏再同步治疗＋埋藏式除颤器 (CRT＋ICD) 可降低病死率。

(二) COMPANION 主要入选标准

NYHA 分级 Ⅲ 或 Ⅳ；NSR，QRS ≥ 120ms，PR 间期 > 150ms；LVEF ≤ 35%，LVEDD ≥ 60mm；适宜的药物治疗；包括 β 阻断剂 (至少 3 个月)，利尿剂，ACEI/ARB。

主要终点：死亡或距再次入院时间 (均包括所有原因)。再入院定义：除为行 CRT 或 CRT－ICD 治疗外所有原因入院者；包括在急救室使用血管活性药物治疗失代偿性心衰超过 4 小时。

次要终点：所有原因的病死率，心脏疾患患病率，

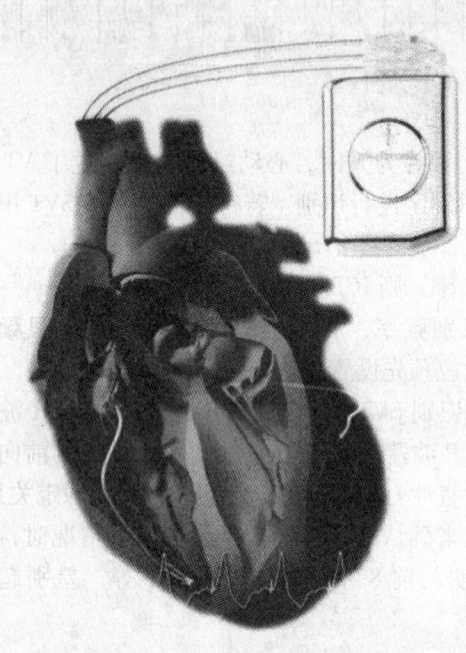

图 9－6－7 三腔 ICD 示意图

极量运动试验 (亚组研究)。

首例患者于 2000 年 1 月 24 日入选。入选患者 1520 例，随机分为药物治疗、双心室起搏治疗 (CRT)、双心室起搏＋除颤器 (CRT＋ICD) 治疗 3 组，进行前瞻性随访。2002 年 11 月 18 日研究管理委员会认为：研究已达到主要终点事件 (～1000) 的靶目标数，中位随访时间 16 个月。对于主要终点事件 (CRT 与 CRT－ICD 组)，以及病死率 (CRT－ICD 组) 已接近或超出预定的有效性监测界限。建议终止病例入选，并于 2002 年 12 月 1 日停止有效性随访。

(三) COMPANION 初步研究结果：

1. CRT 与 CRT－ICD 均可减低联合终点事件 (总死亡率及/或心衰入院率)。
2. CRT 治疗使病死率呈下降趋势 (12 月率降低 24%)。
3. 联用 ICD 与 CRT 治疗使病死率进一步下降，导致后者明显降低 (12 月率降低 43%)。
4. CRT－ICD 组中，缺血性与非缺血性心肌病患者病死率无明显差别。

七、ICD 治疗效果评价

与 ICD 有关的临床试验

（一）ICD 与抗心律失常药物

1. AVID 试验：以往与安慰剂对照的临床研究已证实胺碘酮可有效地改善心肌梗死后室性心律失常患者的生存率。虽然 ICD 已在临床证实可防止心脏性猝死的发生，但一直没有随机的大规模临床试验来比较是否 ICD 治疗优于抗心律失常药物。1993 年由美国国立心肺血研究所组织了 50 个美国和加拿大的医学中心开展了抗心律失常药物与埋藏式除颤器（Antiarrhythmics Versus Implantable Defibrillation，AVID）的临床试验。试验目的是比较对于室颤或只有血流动力学改变的顽固性室速患者应用 ICD 与抗心律失常药物胺碘酮或索他洛尔（sotalol）相比，是否可降低总死亡率。

1993 年进行了预试验，1994 年开始正式试验，共有 1016 例患者进入研究，入选试验的患者条件：①发生过 VF；②发生过 VT 伴晕厥；③VT 无晕厥但 EF < 0.4 以及收缩压 < 80mmHg，接近晕厥患者。试验随机分为两组，一组应用抗心律失常药物胺碘酮或索他洛尔，另一组应用非开胸 ICD 系统。经过 3 年的前瞻性随访，AVID 临床试验于 1997 年宣告结束，并公布了结果：507 例患者被分配接受植入型除颤器治疗，93% 采用了非开胸电极导线系统，5% 采用了心外膜系统，有 509 例患者被分配接受抗心律失常药物治疗，结果：与抗心律失常药物组（122 例死亡）相比，接受除颤器治疗的患者在整个的研究过程中具有较好的生存率，这些生存率的数字代表了在 1 年、2 年和 3 年死亡率分别降低（95% 的可信限）39% ±20%；27% ±21% 和 31% ±21%。由植入型心脏复律除颤器发出抗心动过速起搏和电击室性心动过速患者中比心室颤动患者更常见。接受除颤器治疗包括抗心动过速起搏或电击的累积患者百分比如下：对于室性心动过速患者，3 个月时为 36%，一年时为 68%，两年时为 81%，三年时为 85%；对于心室颤动患者则分别为 15%、39%、53% 和 69%（P < 0.001，室速患者对室颤患者）。

总之，埋藏式心律转复除颤器与抗心律失常药物（胺碘酮或索他洛尔）相比，第一年可降低总死亡率 39%，第二年和第三年可降低总死亡率 27% 和 31% 图 9 - 6 - 8。结论：对于致命性室性心律失常患者，ICD 应作为首选治疗。

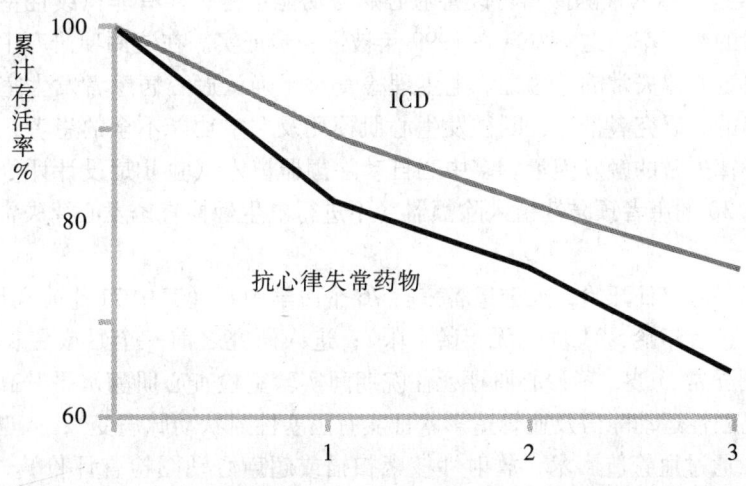

图 9 - 6 - 8　AVID 试验 ICD 组和药物治疗组的 1、2、3 年累积存活率

2. MUSTT（多中心非持续性心动过速试验）：目的是比较电生理指导下的抗心律失常药物与 ICD 治疗效果。1999 年发表结果。共有美国，加拿大 85 个医疗中心参加，入选患者 2 202 例，入选标准为冠心病非持续性室性心动过速，EF < 40% 患者。经过电生理检查诱发出持续性室性心动过速患者 704 例，随机分为电生理指导下的抗心律失常药物治疗，和非电生理指导下的药物治疗及 ICD 治疗。结果：平均随访 39 个月，与电生理指导下和非电生理指导下的抗心律失常药物治疗相比，对于冠心病非持续性室性心动过速，EF < 40% 患者 ICD 可降低心律失常死亡率 73% ~76%，降低总死亡率 55% ~60%，但电生理指导下的抗心律失常药物治疗不能改善生存率。

（二）预防性 ICD 治疗

1996年5月在北美心脏起搏与电生理年会上，Moss教授介绍了MADIT试验的初步结果，引起了很大反响。MADI试验，即多中心埋藏式自动除颤器试验（Multicenter Automatic Defibrillation Trial）的主要目的是观察冠心病、室性心律失常（非持续性室速）患者，应用ICD进行预防性治疗，与传统的抗心律失常药物比较是否能降低总死亡率。进入研究患者的选择标准为：①心肌梗死后3周以上；②有非持续性室速史；③EF<35%。共有196例患者进入试验。随机分为两组，一组为应用ICD治疗，另一组应用抗心律失常药物治疗，包括胺碘酮，β受体阻断剂，IA类抗心律失常药物和索他洛尔，药物选择由医生自行决定。结果平均随访32个月中，药物治疗组总死亡率为39%，ICD治疗组为16%，比药物治疗组降低了54%。结论，心肌梗死后高危患者应用ICD预防性治疗，与传统的抗心律失常药物治疗相比，可显著降低死亡率。此试验结果公布以来，一直引起很大争论，是否应该应用ICD对于心肌梗死后高危患者进行预防性治疗，尚难下定论，因为MADIT试验毕竟病例数量较小，因此还需要进行大规模临床试验来验证此结论。此外，ICD治疗价格昂贵，对心肌梗死后高危患者常规应用ICD预防治疗，目前不太现实。

从目前临床情况出发，特别是从AVID试验结果得到的启示，对于致命性室性心律失常患者，ICD优于抗心律失常药物，应作为治疗的首选。随着ICD技术的不断发展，功能的不断完善，ICD的治疗适应证也将不断扩宽。

（三）充血性心力衰竭患者猝死的预防

1. MERIT-HF试验中不同NHYA分级患者的死因分析表明，近一半的心衰患者死于心律失常，因此ICD对心衰患者而言非常重要。心衰患者是否需要植入ICD主要参考发生SCD的危险分层以及患者的整体状况和预后，最终结果要因人而异。重度心衰患者的预期存活时间和生活质量不高，ICD可能不是最佳治疗策略。

2. MADIT-Ⅱ试验：心肌梗死后左心室功能不全的患者具有充血性心力衰竭以及心律失常相关猝死的危险。1996年报道了植入性除颤器可改善冠心病心功能不全，伴有非持续性室性心动过速，并可诱发持续性室速患者的生存率。这一发现在1999年被进一步证实。在这两项研究中，患者均进行了了有创的电生理检查来决定心律失常的危险性。电生理检查对于确认冠心病患者发生室性心律失常的危险的预后价值是不明确的。研究者推论，既往发生心肌梗死及左室功能不全的患者，瘢痕组织可能是一个重要的恶性室性心律失常的触发因素。多中心自动除颤器植入试验Ⅱ是设计评价既往心肌梗死伴有左室射血分数少于0.30的患者预防性植入除颤器（不进行电生理检查诱发心律失常）潜在改善生存率的效果。

试验于1997年7月11日开始，入选患者来自76个医学中心（其中71个在美国，5个在欧洲）。

患者入选标准：患者年龄>21岁（无年龄上限）；进入研究之前一个月或更长时间发生过心肌梗死（通过发现心电图异常Q波，疑诊心肌梗死住院期间实验室检查心肌酶水平升高，铊扫描有固定缺损，或心室造影有局限性运动障碍及血管造影术证实有阻塞性冠状动脉病变）；入选试验前3个月内左室射血分数≤30%（通过血管造影术，放射性核素扫描或超声心动图检查评价）。潜在合格的入选患者由当地的心血管专科医生，内科医生及家庭医师提供。入选患者不需要进行电生理检查诱发室性心律失常。

患者提供书面知情同意书后，在获得基本病史，12导联心电图，以及体格检查后，被随机按3∶2比例分配接受植入式除颤器治疗或常规药物治疗。

试验中应用的经静脉除颤器系统（Guidant, St. Paul, Minn.）已获FDA批准，植入除颤器采用标准的技术，在植入除颤器过程中进行测试，并要求达到有效除颤能量标准以及10J安全界限，除颤器的程控以及患者药物的使用由患者的医生决定，在受试的两组患者中，强力推荐应用β受体阻断剂，ACE拮抗剂以及降脂药物。

试验终点为：各种原因引起的死亡。

结果：入选患者共1232例。平均随访20个月（6天~53个月）。在最后随访时间两组患者的基础特点及心血管用药是相似的。试验中，共有8749次按时间表随访，常规治疗组94%，除颤器组97%。

应用 Kaplan 和 Meier 评价两组间生存率，两条生存曲线在大约9个月时开始分开，此后持续分离（$P=0.007$）。这些生存曲线提示除颤器治疗后死亡率减少。第一年减少12%，第二年减少28%，第三年减少28%。

此项研究提示植入除颤器可改善既往心肌梗死后左室射血分数≤30%患者的生存率。与常规药物治疗相比，除颤器治疗可减少31%的死亡危险性。电生理检查或诱发室性心律失常并不作为本试验入选标准。两组基本特点是平衡的，且均接受了标准的心血管药物治疗，两组中较高比率的患者接受了 ACE 拮抗剂，β 受体阻断剂，利尿剂和降血脂制剂。

此次试验显示植入除颤器可以改善既往心肌梗死伴左心室功能不全患者的生存率。因此，预防性植入除颤器在这些患者中是值得推荐的。

3. SCD - HeFT 临床试验

2004 年 3 月，具有里程碑意义心力衰竭心脏性猝死试验（Sudden Cardiac Death in Heart Failure Trial SCD - HeFT）的结果公布，显示 ICD 治疗能延长心功能不全患者的寿命。本研究共收入 2 521 名患者，是目前最大规模的 ICD 临床试验。其结果显示，中度心功能不全患者，接受 ICD 治疗的死亡率较未植入 ICD 下降 23%。NIH 研究显示对于有心脏性猝死危险的患者应给予更积极的诊断和治疗。本试验也提示作为预防性用药，胺碘酮不能提高生存率。

SCD - HeFT 是 1 个安慰剂对照，分 3 个亚组的试验。1997 年开始收入患者直至 2001。研究 ICD 和抗心律失常药物对中度心功能不全（纽约心脏病协会心功能分级 Ⅱ - Ⅲ 级）伴有左心室泵功能损害患者的疗效。研究中 1/3 的患者接受了由 Medtronic 公司提供的 ICD，1/3 的患者接受用于控制快速心律失常胺碘酮的治疗，1/3 患者接受安慰剂治疗。所有的患者都给予了合适、可耐受的心功能不全药物治疗，例如 ACE 抑制剂、β 受体阻断剂、利尿剂、statins 和阿司匹林。

八、抗心律失常药物与 ICD 相互作用

大约有 50% 植入 ICD 患者需要应用抗心律失常药物治疗室上性及室性心律失常，多数电生理医生愿意用抗心动过速起搏功能治疗持续性室性心动过速以减少电击治疗，可是对于室性心律失常导致 ICD 频繁放电者，同时应用抗心律失常药物是必须的。另外应用抗心律失常药物治疗的一个目的是提高心动过速起搏的效果。另外药物用来抑制心房颤动、心房扑动、房性及室上性快速心律失常。

β 受体阻断剂常常用于植入 ICD 伴有心血管疾患的患者。它可使患者室性心律减慢并使心房颤动的心室率减慢，否则这些快速心率可进入 ICD 的 VT 和 VF 诊断区。目前仅有很少的研究来证明应用抗心律失常药物可预防植入 ICD 的患者不适当的放电。一组对照研究显示，植入 ICD 后应用抗心律失常药物并不能延迟第一次放电时间以及放电之间的间期。另一个随机双盲前瞻性对照研究评价了植入 ICD 患者应用Ⅲ类抗心律失常药物索他洛尔的治疗效果。在这个研究中患者被分为 LVEF 小于 0.30 或大于 0.30 两组，研究的 3 个终点分别为：任何原因导致的第一次电击，任何原因的死亡；第一个有室性心律失常导致的正确电击以及任何原因引起的死亡；第一个有室上性心律失常导致的不适当电击和任何原因引起的死亡。与对照组相比，索他洛尔治疗组明显减少任何原因引起的电击次数（1.42 ± 3.53/年与对照组的 3.89 ± 10.65 次/年，$P=0.008$）。死亡率降低及任何原因所致的电击次数减少与 LVEF 是否大于或小于 0.30 无关。根据这个研究得出结论，可能索他洛尔可安全、有效的降低死亡的危险以及推迟第一次放电的时间，治疗效果与左心功能无关。

抗心律失常药物可影响 VT 的频率，一般认为较慢频率的 VT 容易被抗心动过速起搏终止。因此一些医生专门应用抗心律失常药物以增加抗心动过速起搏的效果，有些药物可明显降低 VT 的频率使其低于 ICD 的识别频率，在这种情况下，对于 ICD 患者应用抗心律失常药物，应该用无创的方法测试以保证 ICD 可以有效地感知和发放治疗。

许多抗心律失常药物也可影响 DFT。有时候药物可以使 DFT 升高超过安全界限，使电击终止 VF

和 VT 失效。系统的研究抗心律失常药物发现作用于钠通道药物多数可增加除颤所需能量。研究发现有些药物例如奎尼丁对 DFT 的作用与用药剂量有关，代谢因素如酸中毒可以增加利多卡因对 DFT 的影响，而呼吸性碱中毒可减少利多卡因的作用。普鲁可因酰胺具有钾通道阻滞的作用，有降低 DET 的趋势。大多数研究表明，胺碘酮可使 DFT 升高。另外需要注意的是，抗心律失常药物也可影响起搏阈值，有潜在的影响心动过缓起搏以及抗心动过速起搏治疗的效果。最后，钠和钾通道阻断剂可使心动过速频率减慢低于 ICD 的识别频率而影响对 VT 和 VF 的识别。所有的抗心律失常药物具有潜在的降低电脉冲的传导速度（dv/dt）、延长 QRS 波时限、减慢传导。有时这些现象可导致"双倍感知"每个 QRS 波。

对于植入 ICD 应用抗心律失常药物后的频繁发作 VT 的患者，可考虑导管消融减少 VT 发作。这种治疗主要针对 VT 是单形性，血流动力学稳定的患者。器质性心脏病的特点和心律失常病灶的特点决定标测和消融的方法。成功率由特发性右室流出道 VT 的 90%，到心梗后 VT 的 40% ~ 60% 不等。导管消融对控制植入 ICD 患者发作具有重要的价值。

九、ICD 术后的随访及更换

（一）ICD 术后随访

因为 ICD 电容需要周期性工作以保持其功能，因为需要测量充电时间评估电池容量，患者在植入 ICD 后需要每 3 个月随访一次。通常进行非介入性的体外电池测量以及整个 ICD 系统工作的评估，有时也需要介入性的（如插入心内导管）电生理随访。所有目前的 ICD 系统均可通过体外程控仪程控了解 ICD 的工作情况，另外也可用磁铁进行体外暂时调控，例如将磁铁置于脉冲发生器上可暂时终止抗心动过速感知和治疗功能。目前的 ICD 系统均具有记忆功能，可记录每次心律失常发生情况及除颤治疗情况。通过体外程控可将这些资料调出。有时患者的临床表现也有助于明确 ICD 电击，在 ICD 放电前，有时患者会出现头晕以及晕前表现，提示室性心律失常的出现。除颤时患者通常会有明显电击感觉。而在某些室性心动过速的抗心动过速起搏治疗或低能量的电转复时，患者有时无明显感觉。

合适与不合适的放电有时很难区别。例如，房颤伴有快速的心率超过 ICD 心律失常的感知频率，可能会触发放电并记录下来，非持续性室速有时也会触发放电。这种情况多见于早期没有第二次确认功能的 ICD 产品，目前新一代的 ICD 具有放电前第二次确认功能，可以消除非持续性室速的不必要放电。由电极导管破裂导致的电极感知功能障碍（过度感知），有时会由于干扰信号触发放电。电极导管破裂可以通过 X 线检查发现。窦性心律时发生放电，提示 ICD 系统的感知功能不良，分析窦性心律时的周长以及放电时的心率周长有助于诊断和调整 ICD 的感知和识别功能。

（二）ICD 更换

绝大多数植入 ICD 系统的患者，当有证据表明电池耗竭时，如充电时间延长，应考虑更换脉冲发生器，大约 50% 的患者，更换脉冲发生器后发生过电击或抗心动过速起搏治疗，提示这些患者对 ICD 的需要。对于植入 ICD 后从未发生过电击的患者，当电池耗竭时是否更换脉冲发生器应根据患者的具体情况决定。例如患者心律失常种类、发生情况、心脏病本身严重程度、电生理检查结果等，绝大多数在植入 ICD 期间没有发生电击的患者仍应考虑更换因为有许多患者在植入 ICD 许多年后仍发生电击，说明患者对 ICD 治疗的需要。更换脉冲发生器时可进行选择，可选择同型号产品，也可选择换代产品。目前正在进行临床试验的新一代 ICD 均可与已应用的电极系统相匹配。除颤电极通常不需要更换，除非发生问题。在进行更换手术时，应重新测试整个电极系统是否仍有效感知心律失常以及有效的除颤，另外测试新的脉冲发生器的工作情况。临床经验表明，大多数患者植入的电极系统，更换脉冲发生器时，反复测试，工作良好，仅有极少数患者在更换脉冲发生器时，测试除颤阈值较前升高。第一代的 ICD 使用寿命仅 2 年左右，而目前的新一代的 ICD 使用寿命可达到 8 ~ 10 年。

许多潜在的因素，包括心脏病的类型和严重程度、心功能状态、细胞内电解质浓度、电极系统结构、除颤脉冲波形和位相方式以及某些药物等均可影响除颤阈值。植入 ICD 系统后虽然一些药物治疗改变、疾病本身变化，但大多数因素保持相对稳定。药物对除颤阈值的影响，在实验研究和临床研究有所不同。目前的一些临床研究提示，胺碘酮可造成除颤阈值改变，研究表明，与未服用胺碘酮的患者相比，长期服用胺碘酮的患者可使除颤阈值有意义的升高。对这些患者，在更换脉冲发生器时，应反复测试阈值，及保证新植入的脉冲发生器能有效的除颤，并有一定的高于除颤阈值的安全除颤能量界限。

十、未来 ICD 的发展

20 世纪 80 年代初只有一个 ICD 生产厂家，生产简单的仅有除颤功能的 ICD。到 80 年代末已有 5 个生产厂家生产高技术、多功能的 ICD，新一代的 ICD 系统将诊断与治疗功能结合起来，使之更有效地在临床应用，它已在临床应用。目前许多厂家积极开发更先进的除颤电流波形技术（例如双相、4 相脉冲波形）和电流释放系统（双向释放、顺序释放）等，将进一步简化 ICD 植入手术、减少电击能量、提高除颤效果，并可进一步减少电池和脉冲发生器体积。脉冲发生器的体积减小将使安装过程进一步简化，使脉冲发生器更易埋于胸前。降低除颤阈值、延长电池寿命也可有意义的降低植入 ICD 的费用，而费用昂贵是影响 ICD 系统广泛应用的重要因素。

未来 ICD 将朝着多功能方面发展，从目前单一室性快速心律失常治疗向各种心律失常，包括快速室性、房性心律失常、缓慢心律失常，心功能衰竭等多种治疗发展。这种多功能治疗仪，心内电极导线，将增至 3~4 根，成为 3 腔或 4 腔 ICD。对于心功能衰竭伴有室内阻滞患者，可应用双心室 3 腔 ICD（CRT-D），既可治疗心律失常，又可双心室同步起搏改善心功能。此外这种多功能治疗仪将装有药物自动释放系统，可预防房性，室性快速心律失常的发生，以及辅助治疗心力衰竭。这种仪器在心腔内的导线上装有监测装置，可自动感知室性期前收缩和测算心率变异，当出现频发室性期前收缩或心率变异性减低时，它将自动在心腔内释放抗心律失常药物，防止室性快速心律失常的发生。此外，它在心腔电极上装有测量心腔内压力和心肌阻抗的装置，当心功能恶化，它将自动释放利尿剂、强心剂和扩血管药物等，对于长期抗凝服用华法林的患者，它将自动定期测算体内的凝血状态，并自动释放高效华法林。上述很多技术实际上已经处在实验研究和临床研究阶段，有望在不远的将来应用于临床。

（华 伟）

参 考 文 献

1. Zheng ZJ, Croft JB, Giles WH, Mensah GA. Sudden cardiac death in the United States, 1989 to 1998. Circulation, 2001; 104 (18): 2153 - 2158.

2. Passman R, Kadish A. Sudden death prevention with implantable devices. Circulation, 2007, 116 (5): 561.

3. Gregoratos G, Abrams J, Epstein AE, et al. ACC/AHA/NASPE 2002 guideline update for implantation of cardiac pacemakers and antiarrhythmia devices: summary article: a report of the American College of Cardiology/American Heart Association Task Force on Practice Guidelines (ACC/AHA/NASPE Committee to Update the 1998 Pacemaker Guidelines). Circulation, 2002, 106 (16): 2141 - 2145.

4. Epstein AE, Dimarco JP, Ellenbogen KA, et al. ACC/AHA/HRS 2008 guidelines for Device - Based Therapy of Cardiac Rhythm Abnormalities: executive summary. Heart Rhythm, 2008, 5 (6): 934 - 935.

5. Duray G, Israel CW, Hohnloser SH. Recent primary prevention implantable cardioverter defibrillator trials. Curr Opin Cardiol, 2006, 21 (1): 15 - 19.

6. Maron BJ, Spirito P, Shen WK, et al. Implantable cardioverter - defibrillators and prevention of sudden cardiac death in hypertrophic cardiomyopathy. JAMA, 2007, 298 (4): 402 - 405.

　心脏再同步化治疗心力衰竭的临床疗效评价

心脏再同步化治疗（cardiac resynchronization therapy，CRT）是心力衰竭治疗领域中一项令人瞩目的进展，近年来 CRT 取得突飞猛进的发展，从 20 世纪 90 年代开展，随着大量多中心临床试验结果的公布，2005 年 CRT 治疗心力衰竭已发展为Ⅰ类适应证，本章节将回顾循证医学对 CRT 临床疗效的评价。

一、CRT 疗效的临床验证

自 1998 年 ACC/AHA 将起搏治疗心力衰竭的适应证从Ⅲ类改为Ⅱb 类后，PATH - CHFⅠ、Ⅱ，INSYNCⅠ、Ⅱ，MIRACLE，MUSTIC 等多项多中心临床试验就陆续出现，这些研究主要针对 CRT 治疗心衰有效还是无效进行设计分析的，结果一致证实：CRT 能改善心衰患者的多项功能性指标，缓解临床症状，稳定神经内分泌状态，大大提高了患者的心功能和血流动力学参数。依据上述循证医学的结果，ACC/AHA 于 2002 年将 CRT 治疗心力衰竭的适应证从Ⅱb 升为Ⅱa 类，这大大肯定了 CRT 在心衰治疗中的地位。CARE - HF 研究结果 2005 年 4 月在《新英格兰杂志》发表后，ACC/AHA 立即修改指南，将 CRT 治疗心衰的适应证从Ⅱa 类升至Ⅰ类。CRT 在这一阶段将不仅仅限于其有效性的研究，而升级至对心衰患者生活质量及其死亡率和生存率等进一步的评价。

（一）CRT 改善心衰患者临床症状和运动耐力

多项研究证实 CRT 能有效减缓心衰症状，提高患者运动耐力，降低 NYHA 心功能 0.5 ~ 0.8 级，提高 6min 步行距离达 20%，增加氧耗峰值 10% ~ 15% 以及大大提高生活质量评分，更重要的是 CRT 能在药物治疗的基础上进一步获益。但这些研究的最大缺点在于随访期较短暂。针对这种情况，有些研究进一步对患者追踪观察一年以上，评价了 CRT 对临床症状和运动耐力的中长期疗效。以观察这两项指标为主要终点事件的研究主要有 MUSTIC 和 PATH - CHF 研究。

MUSTIC 研究是随机、单盲、对照交叉设计，入选 67 例 NYHAⅢ级的心衰患者，窦性心律，同时存在左室收缩功能障碍，QRS > 150ms。主要终点是 6min 步行距离（6MWD），次要终点是生活质量评分、峰值氧耗等，结果证实 CRT 明显改善慢性心衰伴室内传导延迟患者的运动耐力和生活质量，并在此后的 1 ~ 2 年中持续获益[1]。

PATH - CHF 研究入选 41 例患者，通过交叉起搏设计，比较左室和双室起搏的短期和长期疗效，主要终点为活动能力的测试，结果表明 CRT 对心衰伴室内传导延迟患者的临床症状和活动耐力有长期的改善作用，而双室起搏和左室起搏在短期内无明显差异[2]。

CRT 改善临床症状，提高运动耐力的短期和长期疗效肯定的是，患者在最佳药物治疗的基础上能进一步获益，生活质量大大提高，这种主观感觉的好转也是 CRT 在心衰治疗中能持续发展的重要前提之一。

（二）CRT 改善心功能、逆转心脏重构

随着 CRT 工作的逐渐成熟，MUSTIC、PATH - CHF、CONTAK - CD、MIRACLE、CARE - HF 等循证医学发现 CRT 不仅能够改善心功能和血流动力学，亦能拮抗神经内分泌、逆转心脏重构。其中以观察心脏超声指标为主要终点事件的研究主要有 PATH - CHF、MIRACLE 试验。

PATH - CHF 研究入选了 25 例心衰伴 QRS 延长的患者，其中缺血性 7 例，特发性扩张性心肌病 18 例，结果显示 CRT 可减小患者的左室容积，部分对 CRT 无反应者多具有更高基础的左室舒张末容积[3]。MIRACLE 研究观察 CRT 对心脏重构逆转的疗效，并试图分析哪些亚组患者能够获益。结果表

明非缺血性心衰患者和基础二尖瓣反流较轻的患者在射血分数和心室重构上改善更明显，女性比男性在再住院率上获益更佳[4]。

汇总多项临床试验结果显示：CRT能明显提高符合适应证要求的心衰患者的血流动力学指数，并逆转心脏重构。同时发现CRT对非缺血性心衰患者疗效更显著。

（三）CRT改善与心衰事件有关的住院情况

早期的随机研究常常以患者症状和心功能为主要终点事件，尽管它们不能强有力的证实CRT能降低患者发病率和死亡率，但这些研究显示了CRT对心衰患者的住院率呈明显下降趋势。在MUSTIC研究中，经CRT治疗的心衰患者的月住院率比未经CRT治疗的患者低7倍[1]。MIRACE研究中CRT治疗的心衰患者的住院天数减少了77%[5]。2003年公布的一项对MUSTIC、MIRACLE、INSYNC－ICD、CONTAK－CD研究的荟萃分析结果提示CRT能够降低心衰患者的住院率30%[6]。COMPANION研究显示，CRT或CRT－D能降低因心衰发生的死亡和再住院率联合终点事件的35%～40%，其中再住院率减少了76%[7]。CARE－HF研究表明，CRT降低了因心衰恶化住院率的52%[8]。

CRT降低心衰患者的再住院率和住院天数，这种优势得益于CRT短期和长期改善患者临床症状、心功能，逆转心脏重构的基础，与上述几点临床疗效密切相关。

（四）CRT降低心衰病死率和全因死亡率

2003年发表了一篇有关CRT对死亡率作用的荟萃分析[6]，通过汇总CONTAK－CD，INSYNC ICD，MIRACLE，MUSTIC 4项临床研究数据，证实CRT能降低心衰患者的病死率达51%（OR＝0.49，95% CI＝0.25～0.93），同时降低全因死亡率（OR＝0.77，95% CI＝0.51～1.18）。然而却没有一个临床试验以全因死亡率作为主要终点事件，大多都作为次级事件中的一个观察指标。COMPANION和CARE－HF研究以全因死亡率作为复合终点事件的一部分。

COMPANION研究是目前最大的观察双室起搏和双室起搏加ICD对总死亡率和因心衰住院率为复合终点事件的临床试验。研究入选了1520例NYHA Ⅲ～Ⅳ级的缺血性或非缺血性、射血分数＜35%、左束支传导阻滞的心衰患者，按照1∶2∶2的比例随机分为3组，分别为最佳药物治疗组（OPT），OPT＋CRT（CRT－P），OPT＋CRT＋ICD（CRT－D）。结果发现CRT－P和CRT－D组均能降低全因死亡率和住院率联合终点事件的20%（P＜0.01）。其中CRT－P使总死亡率下降了24%，CRT－D使总死亡率下降了43%。然而该研究存在两个弊端，第一是随访期过短，仅观察了14个月；第二是没有设计比较CRT－P与CRT－D之间的孰好孰差[7]。

CARE－HF研究是具有里程碑意义的前瞻性、随机对照多中心研究，共有82个欧洲医学中心参与，研究始于2001年，结果于2005年公布，该研究入选813例患者，随机分为药物治疗组（404例）和药物联合CRT组（409例）。平均观察29.4个月，药物联合CRT组可降低因心血管事件发生死亡和住院率的联合终点的37%（P＜0.001），降低全因死亡率达36%（P＜0.002）。更令人关注的是，CRT组心脏性猝死的患者（29例）少于药物对照组（38例）。然而该实验入选的患者有一半是扩张性心肌病患者，非缺血性心肌病患者本身SCD的发生率较低，对CRT获益就更加明显[8]。

2006年发表的一项对CARE－HF、COMPANION、MIRACLE、MUSTIC、MUSTIC－AF的荟萃分析指出，CRT能显著降低全因死亡率达29%（OR 0.71，95% CI 0.57～0.88）。其中CRT能降低进展性心衰死亡率达38%（OR 0.62，95% CI 0.45～0.84）。同时发现CRT对SCD的影响是中性的[9]。

综上大型临床试验结果，CRT对符合适应证的心衰患者降低总死亡率的疗效是肯定的，但CRT对其中因恶性心律失常死亡或SCD的影响并未显示优势，甚至有研究者对多项小样本研究分析得出CRT有潜在的致心律失常作用，增加某些敏感人群的死亡率[10]。因此，为确保CRT的安全有效性，CRT患者的选择应严格按照指南执行。

二、最新的循证医学对CRT适应证的拓展与挑战

（一）心房颤动（atrial fibrillation，AF）合并心衰

CRT 临床研究主要局限于窦性心律患者，很少纳入合并房颤的患者，原因主要是合并房颤的心衰患者通常高龄，合并其他疾病概率高、预后不佳；多需先行房室结消融术；难以确切评价独立于心室率控制之外的单纯 CRT 疗效。然而，进展期心衰患者中有 25% ~50% 的患者合并房颤，且药物治疗效果不甚理想，因此非药物治疗 CRT 对这部分患者的疗效评价成为近年来研究的热点。

MUSTIC – AF 试验[11,12]是一个随机、单盲、交叉研究，旨在评价心脏再同步化对两种不同心衰人群的效用：一类是窦性心律；一类是需要安装永久性起搏器的心室律慢的持续性房颤患者（>3 个月），不管这类患者有否行房室结消融。在房颤患者中（59 例），又随机分为双室起搏组和仅右室起搏组，3 个月中由于很高的退出率（42%），仅 37 例患者完成交叉试验，结果发现这两种起搏模式差异无统计学意义。但对这 37 例患者进一步分析发现在双室起搏后 6MWD 和氧耗峰值均有所提高，其中 33 例患者在 12 个月的随访期内从 CRT 中仍持续获益。同时发现窦性心律患者比房颤患者从 CRT 中获益更明显。

OPSITE 试验[13]发现对房室结消融后心室率控制良好的 AF 患者给予右室起搏能大大改善临床症状，提高生活质量（NYHA 分级平均改善 0.5 级，6MWD 平均提高 35m，$P<0.01$），而左室起搏和双室起搏仅有轻微改善（NYHA 分级平均改善 0.1 ~0.2 级，6MWD 平均提高 4 ~12m）。PAVE 试验[14]发现房室结消融后 6 个月，双室起搏能大大提高房颤患者的 6MWD 和射血分数，且比右室起搏更显优势；双室起搏对射血分数≤45%、NYHA Ⅱ ~ Ⅲ级的患者更有益。但这些研究仅限于短期观察，长期随访的临床研究目前很少。2006 年发表了一篇 CRT 对房颤患者长期疗效的结果报导[15]，入选来自两个欧洲中心，600 余例患者，其中 162 例是房颤患者，所有的 AF 患者术前均应用药物或房室结消融以保证足够的心室夺获，结果发现房颤患者与窦性心律患者都能从 CRT 中获益，但在 AF 患者中，仅 AV 消融后的患者表现出心脏重构的逆转（LVEF 从 26.8% ±7.1% 增至 39.5% ±13.6%，LVESV 减少了 36% ±16%，$P<0.001$）。4 年的随访结果表明 AV 消融后的房颤患者的全因死亡率远远低于未经 AV 消融的患者（分别是 4.3% 和 15.2%/年）[16]。

因此，汇总多项 CRT 治疗房颤患者的临床研究，目前主张所有行 CRT 治疗的房颤患者必须保证接近 100% 的心室夺获，不论采用何种方法包括射频消融。因为消融术可以保证 CRT 完全、持续、规则的控制心室节律。

2007 年 ESC 新指南中将同时经充分抗心力衰竭药物治疗后 LVEF≤35%、左室扩张、NYHA Ⅲ ~ Ⅳ级的症状性心衰患者，合并持续性房颤并满足房室结消融作为 CRT 的 Ⅱa 类适应证，提升了 CRT 在房颤人群的治疗地位。OPSITE 和 PAVE 研究入选的 AF 患者中并非都是慢性充血性心衰患者，因此这两项研究的结果对评价 CRT 对心衰伴房颤患者的疗效有一定的混淆因素。目前为止，仅有 MUSTIC – AF 研究评价了 CRT 对心衰伴房颤患者的疗效，但结果未给出满意答案。因此，需要更大规模的、设计严密的多中心临床试验评价 CRT 在这一领域的疗效。AVRET – AF 研究[17]是正在进行的一项随机、多中心临床试验，它假设在双室起搏后行 AV 消融能显著提高射血分数（EF）低的慢性房颤患者的运动耐力和心功能，这项研究结果将对心衰合并房颤患者如何施行 CRT 提供进一步依据与选择。

（二）NYHA Ⅰ ~ Ⅱ级的患者

SCD – HeFT 试验表明 ICDs 对心衰程度较轻的患者有益[18]，但 CRT 对 NYHA Ⅰ ~ Ⅱ级的患者并未显示出明显优势。CONTAK – CD 研究中入选了小部分 NYHA Ⅰ ~ Ⅱ级患者，结果提示 CRT 能逆转这部分患者的心脏重构，但没有 NYHA Ⅲ ~ Ⅳ级患者明显[19]。可能因为这部分患者本身症状较轻，住院率和病死率均较低，且 NYHA Ⅰ ~ Ⅱ级患者的治疗目标与 NYHA Ⅲ ~ Ⅳ级不同，主要在于延缓心衰进展、降低住院率、病死率尤其是猝死率。达到这种目标的试验终点事件围绕着逆转心脏重构以及改善临床症状和发病率、病死率观察。既往评价 CRT 对这部分患者的临床疗效的研究较少，且样本量小，说服力不强；虽然目前的研究结果未体现出 CRT 对轻度心衰患者的显著优势，但至少未显示出明显坏处。2008 年公布的 REVERSE 研究结果就 CRT 对这部分患者的安全性和有效性给出了明确评价。REVERSE 研究是前瞻性、多中心、双盲、随机对照研究，入选来自美国、加拿大、欧洲等 73 个中心的 610 例患者，入选标准是无症状的左室功能障碍或 NYHA Ⅰ～Ⅱ级、QRS≥120ms，LVEF≤40%，LVEDD≥55mm，随机分为 CRT + OPT 和 OPT 两组。主要终点是心衰临床症状改善情况，次级终点是左室收缩末容积指数。研究目的是评价 CRT 对无症状左室功能障碍或轻度心衰伴心室不同步患者的安全性和有效性[20]。2008 年第 57 界 ACC 年会报道了该研究结果，表明在轻度心衰患者中应用 CRT 治疗不仅可以逆转左室重构，并可能降低轻度心衰患者死亡率；但患者的生活质量和 6MWD 没有得到明显改善。该研究将进一步观察 CRT 对轻度心衰患者的长期疗效如何。因此，对已经使用最佳药物治疗的轻度心衰患者，为进一步改善或逆转心衰病情的进展并降低病死率，仍应考虑 CRT 治疗。

（三）窄 QRS 波群

CRT 入选标准中将 QRS > 120ms 作为评价心室不同步的指标，因此，CRT 对 QRS < 120ms 的心衰患者的疗效依据很少。实际上利用 QRS > 120ms 作为衡量心室不同步的指标并不科学，因电－机械活动未必同步，尤其对于进展期心衰患者。窄 QRS 波有时也存在心室不同步。因此利用心脏超声评价心脏同步活动情况更科学。近年来出现一些小规模的临床试验探讨 CRT 对 QRS < 120ms 但超声显示存在心脏活动不同步的心衰患者的疗效研究[21]，结果显示 CRT 能有效逆转这部分心衰患者的心脏重构并改善临床状况。但这些小样本研究结果说服力差，2007 年进行的 RethinQ 研究是一项前瞻性、多中心、随机、双盲对照研究，旨在评价 CRT 对 QRS < 120ms 但超声提示存在机械不同步的心衰患者的疗效。入选标准是具备 ICD 适应证、NYHA Ⅲ级、QRS < 130ms、超声显示存在心脏机械不同步的患者，观察的主要终点事件是运动能力（峰值氧耗量）和生存率，次级终点事件是生活质量和 NYHA 分级[22]。

随着超声技术的发展，利用心电图 QRS > 120ms 作为评价心室不同步的依据的确不够严谨，但目前为止所有验证 CRT 疗效的循证医学都以 QRS > 120ms 为标准。因此，尽管有些研究也证实了应用机械不同步标准选择 CRT 人群能获益，但该项标准对于指导适应证人群的意义仍需进一步探讨，尤其是 QRS 不宽的心衰患者。可能 RethinQ 研究结果会带给我们一定的启示。

（四）CRT－D（CRT plus ICD）

尽管 NYHA Ⅱ级患者的猝死率比 NYHA Ⅲ～Ⅳ级患者高，但 NYHA Ⅲ～Ⅳ级患者中仍有高达 59% 的猝死率，占总死亡率的 39%。因此 CRT 患者多属心脏性猝死（sudden cardiac death，SCD）的高危人群，推荐预防性植入 ICD 以防止恶性心律失常事件导致的心脏骤停。另一方面，相当一部分植入 ICD 的患者伴有充血性心力衰竭及室内传导延迟，而 CRT 可改善这一部分患者的心功能，逆转心脏重塑，从而可能减少恶性室性心律失常的发生，减少 ICD 的放电次数。

2007 年 ESC 公布的心脏起搏和再同步治疗指南充分肯定了 CRT－D 的疗效，将符合 ICD 适应证的心力衰竭患者接受 CRT－D 治疗升级为Ⅰ类适应证：符合 ICD 的Ⅰ类适应证（首次植入或升级）；标准抗心力衰竭药物治疗基础上 NYHA 心功能分级Ⅲ～Ⅳ级，LVEF≤35%，左心室扩大；窦性心律；心脏运动不同步即 QRS 时限≥120 ms。

目前的难题在于 CRT－P 与 CRT－D 之间的比较，COMPANION 研究虽提出了这个问题，但没有得到解决，主要原因有两点：①平均随访期仅限 14 个月；②没有对这两种治疗方案设计直接比较分析[5]。该研究只得出了 CRT－D 和 CRT－P 对全因死亡率和住院率的影响类似的结论，CRT－D 的优势仅限于短期，在随访 9 个月后，CRT－D 和 CRT－P 组中患者的生存曲线呈平行分布。因此目前还没有可靠的证据支持 CRT－D 优于 CRT－P，亦无法支持 CRT－D 适用于所有行 CRT 治疗的患者。

目前推荐选择最恰当的装置（CRT 或 CRT－D）主要基于两方面考虑：①患者的预期存活寿命，若接受 ICD 治疗，则需要 1 年以上；②效益花费比。结合 COMPANION、MIRACLE ICD、CONTAK CD 和国内小样本研究的结果，国内专家目前认为：符合 CRT 适应证同时又是 SCD 的高危人群，尤其是心肌梗死后或缺血性心肌病的心功能不全患者，应尽量植入 CRT－D[23]。

三、小结

CRT 的成功前提是严格按照适应证选择患者，规范围手术期处理和最佳药物的调整。10 多年的努力和大量的临床试验已经充分证实 CRT 对心力衰竭治疗的有效性和安全性，并且随着研究的深入，CRT 的适应证在不断拓展，我们坚信，随着更多循证医学研究结果的公布，CRT 工作会更加成熟和广泛应用，使更多的心衰患者能从中获益。

（严　激　孟培娜）

参 考 文 献

1. Linde C, Leclercq C, Rex S, et al. Long - terms benefits of biventricular pacing in congestive heart failure: Results from the MUSTIC study. J Am Coll Cardiol, 2002, 40:111 - 118.

2. Auricchio A, Stellbrink C, Sack S, et al. Long term clinical effect of hemodynamically optimized cardiac resynchronization therapy in patients with heart failure and ventricular conduction delay. J Am Coll Cardiol, 2002, 39:6 - 2033.

3. Stellbrink C, Breithardt OA, Franke A, et al. Impact of cardiac resynchronization therapy using hemodynamically optimized pacing on left ventricular remodeling in patients with congestive heart failure and ventricular conduction disturbances. J Am Coll Cardiol, 2001, 38:1957 - 1965.

4. Woo GW, Johnson JW, Conti JB, et al. Ventricular reverse remodeling and 6 - month outcomes in patients receiving cardiac resynchronization therapy: analysis of the MIRACLE study. J Interv Card Electrophysiol, 2005, 12:107 - 113.

5. Abraham WT, Fisher WG, Smith AL, et al. Cardiac resynchronization in chronic heart failure. NEngl J Med, 2002, 346:1845 - 1853.

6. Bradley D, Bradley E, Baughmann, et al. Cardiac resynchronization and death from progressive heart failure. JAMA, 2003, 289:730 - 740.

7. Bristow MR, Saxon LA, Boehmer J, et al. Comparison of Medical Therapy, Pacing, and Defibrillation in Heart Failure (COMPANION) Investigators. Cardiac - resynchronization therapy with or without an implantable defibrillator in advanced chronic heart failure. N Engl J Med, 2004, 350:2140 - 2150.

8. Cleland JGF, Daubert JC, Erdmann E, et al. The effect of cardiac resynchronization therapy on morbidity and mortality in heart failure (the Cardiac REsynchronization - Heart Failure [CARE - HF] Trial). N Eng J Med, 2005, 352:1539 - 1549.

9. Rivero - Averza M, Theuns DA, Garcia - garcia HM, et al. Effects of cardiac resynchronization therapy on overall mortality and mode of death: a meta - analysis of randomized controlled trials. Eur Heart J, 2006, 27 (22):2682 - 2688.

10. Basu Ray I, Fendelander L, Singh JP, et al. Cardiac resynchronization therapy and its potential proarrhythmic effect. Clin Cardiol, 2007, 30 (10):498 - 502.

11. Leclercq C, Walker S, Linde C, et al. Comparative effects of permanent biventricular and right - univentricular pacing in heart failure patients with chronic atrial fibrillation. Eur Heart J, 2002, 23:1780 - 1787.

12. Linde C, Leclercq C, Rex S, et al. Long - term benefits of biventricular pacing in congestive heart failure: Results from the MUltisite STimulation in cardiomyopathy (MUSTIC) study. Journal of the American College of Cardiology, 2002, 40:111 - 118.

13. Brignole M, Gammage M, Puggioni E, et al. Comparative assessment of right, left, and biventricular pacing in patients with permanent atrial Fibrillation. European Heart Journal, 2005, 26:712 - 722.

14. Doshi RN, Daoud EG, Fellows C, et al. Left ventricular - based cardiac stimulation post AV nodal ablation evaluation (the PAVE study). Journal of Cardiovascular Electrophysiology, 2005, 16:1160 - 1165.

15. Gasparini M, Auricchio A, Regoli F, et al. Four - year efficacy of cardiac resynchronization therapy on exercise tolerance and disease progression: The importance of performing atrioventricular junction ablation in patients with atrial fibrillation. Journal of the American College of Cardiology, 2006, 48:734 - 743.

16. Gasparini M, Auricchio A, Lamb B, et al. Four year survival in 1285 patients undergoing cardiac resynchronization therapy (CRT): The importance of atrioventricular junction ablation in patients with atrial Fibrillation. European Heart Journal, 2006, 368.

17. Hamdan MH, Freedman RA, Gilbert EM, et al. Atrioventricular junction ablation followed by resynchronization therapy in patients with congestive heart failure and atrial fibrillation (AVERT - AF) study design. Pacing and Clinical Electrophysiol-

ogy，2006，29：1081 - 1088.

18. Bardy G，Lee KL，Mark DB，et al.　（SCD - HeFT study）．Amiodarone or an implantable cardioverter - defibrillator for congestive heart failure．N Engl J Med，2005，352：225 - 237.

19. Higgins S，Hummel J，Niazi I，et al.　Cardiac resynchronization therapy for the treatment of herat failure in patients with intraventricualr conduction delay and malignant ventriculartachyarrhythmias．J Am Coll Cardiol，2003，42：1454 - 1459.

20. Linde C，Gold M，Abraham WT，et al.　Rationale and design of a randomized controlled trial to assess the safety and efficacy of cardiac resynchronization therapy in patients with asymptomatic left ventricular dysfunction with previous symptoms or mild heart failure—the REsynchronization reVErses Remodeling in Systolic left vEntricular dysfunction（REVERSE）study．Am heart J，2006，151（2）：288 - 294.

21. Bleeker GB，Holman ER，Steendijk P，et al.　Cardiac resynchronization therapy in patients with a narrow QRS complex．J Am Coll Cardiol，2006，48（11）：2243 - 2250.

22. Beshai JF，Grimm R.　The resynchronization therapy in narrow QRS study（RethinQ study）：methods and protocol design．J Interv Card Electrophysiol，2007，19（3）：149 - 155.

23. 陈柯萍，牛红霞.《ESC/EHRA 心脏起搏与心脏再同步化治疗指南 - 2007》.解读 - 心脏再同步化治疗部分.心血管病学进展，2008，1：6 - 9.

 双心室起搏治疗心衰进展

　　充血性心力衰竭是心内科治疗学上的难题，是使患者丧失工作能力，具有较高死亡率的严重疾患，每年有成千上万的患者死于心力衰竭。充血性心力衰竭的临床症状主要由于左心室扩大、心功能减退、心排出量减少造成，相当一部分患者往往合并房室传导或心室内传导延迟，进一步加重心力衰竭。目前的主要治疗以药物为主，包括应用强心、利尿、扩血管药物，以减轻心脏的前负荷、后负荷及增加心脏收缩力。虽然应用药物可缓解症状，但仍有相当数量的患者，即使应用最佳的药物治疗，仍不能改变心功能衰竭进行性加重及改善预后。近几年来，国际上进行了一系列双心室起搏治疗充血性心力衰竭的多中心临床研究，研究结果令人振奋，为治疗充血性心力衰竭的治疗开创新的途径，展示了希望。现将目前的一些研究进展作一简要叙述。

一、充血性心力衰竭与心室内传导延迟

　　充血性心力衰竭患者 QRS 间期常常延长。当延长大于 120ms 时，常由于出现了完全性左束支传导阻滞所致。提示充血性心力衰竭心室激动异常要比人们想象的复杂。

　　Wiggers1927 年阐述了协调的左心室收缩依赖于正常的心室激动。异常的心室激动导致心室收缩期延长和不协调，并且降低压力上升和下降的峰值速度。应用超声心动图可以评价异常心室激动产生的心肌运动。M 型超声显示在右束支传导阻滞时，右侧房室环起始活动延迟。同样，左束支传导阻滞时，左侧房室环起始活动延迟。当患者心电图出现左束支传导阻滞时，其二尖瓣反流间期大大延长，因为等容收缩和舒张时间均延长。当心室激动异常进一步加重时，二尖瓣反流可持续 650ms 甚至更长，而心率较少改变。此外，左心室激动延迟可导致左右心室及左心室内收缩不协调，使心室排血效率下降。

　　理论上讲，左右心室同步起搏（心脏再同步治疗，Cardiac Resynchronization Therapy，CRT）可恢复正常的左右心室及心室内的同步激动（图 9-8-1），减轻二尖瓣反流，从而增加心排出量，确切的机制需进一步研究证实。

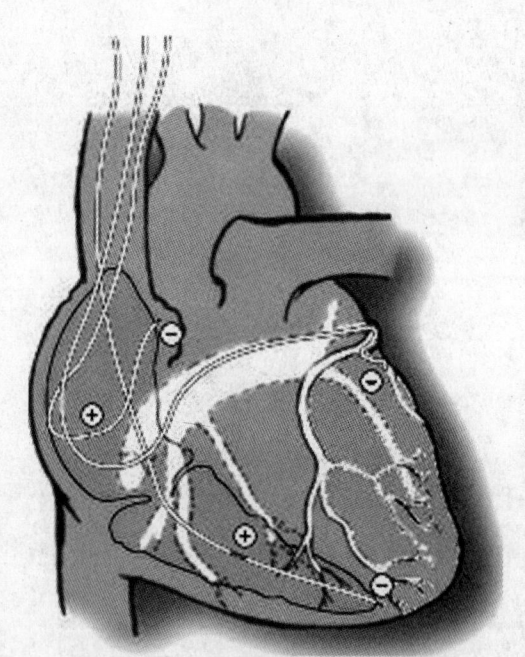

图 9-8-1　示三腔双心室起搏电极导线位置示意图

二、心脏再同步治疗的临床应用评价

　　1998 年 11 月，Danid Gras 等发表了心室多部位起搏治疗充血性心力衰竭的多中心研究（InSync Study）初步结果。这一研究由欧洲和加拿大 14 个医学中心参加。初步总结了 84 例患者应用双心室起搏平均随访 10 个月的结果。81 例患者均为 NYHA 心功能分级Ⅲ或Ⅵ级患者，LVEF <35%，左心室内径大于 60mm，均伴有心室内传导阻滞，QRS 波时限 >150ms。患者应用抗心衰药物治疗至少 1 个月，心功能无明显改善。所有患者植入了双腔起搏器，心室起搏采用右心室与左心室双心室起搏，左心室起搏途径采用经冠状静脉窦心大静脉或其他分支起搏左心室，电极采用专为左心室起搏设计的

Medtronic2187 冠状静脉窦电极。结果，81 例患者有 68 例成功地经冠状静脉窦途径起搏左心室（84%），另 13 例由于不能进入心大静脉或其他分支，或起搏阈值过高，而不能有效起搏左心室。在平均 10 个月随访中，有 75% 患者，心功能由 Ⅲ、Ⅵ 级改善为 Ⅰ、Ⅱ 级；6min 步行距离由平均 299 米增加至 418 米（$P < 0.05$），双心室起搏改善心功能的效果十分肯定。

MUSTIC Study 为欧洲多中心研究，共有 17 个医学中心参加。于 2000 年在欧洲心脏病学年会上公布了结果。研究于 1998 年开始，已入选患者 131 例。入选标准：充血性心衰患者 LVEF < 35%，左室内径 > 60mm，6min 步行距离小于 450 米，患者均伴有室内传导阻滞，窦律时 QRS 波时限 > 150ms，起搏时 > 200ms。研究分为两组：第一组为窦性心律患者有 67 例患者；第二组为慢性房颤行房室结消融者共 64 例患者。采用自身交叉对照方法进行研究，患者被随机选择双心室起搏或者不起搏，3 个月后，轮换治疗模式，自身比较治疗效果。治疗效果主要观察 6min 步行距离以及生活质量。结果：第一组窦性心律患者，起搏与不起搏相比运动耐量提高 23%，生活质量 Minnesota 指数改变 30%，表明生活质量提高。第二组慢性房颤患者活动耐量，在起搏与不起搏无显著性差异，但生活质量有明确改善，此外在交叉对比治疗模式后，83% 患者自愿选择了双心室起搏模式。因此，双心室起搏可改善患者心功能，而窦性心律患者受益更大。

MIRACLE Study 为在美国和加拿大进行的多中心双心室起搏治疗充血性心衰的临床研究，此研究为随机双盲对照前瞻性研究，研究于 1999 年 9 月正式开始至 2002 年 3 月，已有 453 例患者进入研究。入选者为 NYHA 分级 Ⅲ Ⅳ 级，伴有心室内传导阻滞，QRS 宽度 > 130ms，LVEDD > 55mm，LVEF < 35%，患者被随机分为对照组和双心室起搏治疗组，以往的传统药物治疗不变，平均随访 6 个月[1]。结果：经冠状静脉窦左心室起搏的成功率为 93%，6min 步行距离从平均 300m 增加至 350m（$P < 0.05$），生活质量评分改善 22%，心功能平均改善一级，此外，左心室内径缩小，LVEF 提高，提示双心室起搏影响心室重构。

上述多中心研究证明，充血性心力衰竭伴心室内传导阻滞患者，双心室同步起搏可使心功能平均改善 1～1.7 级，左心室射血分数值平均提高 5%～7%。6min 步行距离增加 20%～40%，生活质量评分改善 20%～50%。

三、心脏再同步起搏治疗适应证

由于多中心临床试验的结果已充分证明了双心室起搏治疗慢性心衰的效果。2002 年 10 月，由美国 ACC/AHA/NASEPE 共同制订的心脏起搏器新的临床应用指南中，已正式将双心室起搏治疗慢性心衰列入心脏起搏治疗适应证中[2]。根据这个新的临床应用指南，双心室起搏治疗慢性心衰适应证为：

1. NYHA 分级 Ⅲ～Ⅳ 级。

2. 伴有心室内传导阻滞，QRS 宽度 ≥ 130ms。

3. 左心室舒张末径 ≥ 55mm。

4. LVEF ≤ 35%。

（一）符合 CRT 植入条件的患者

CRT 治疗的关键是检出最可能从 CRT 中受益的人群。一直以来，QRS 波的宽度被认为是机械运动的电学反映。因此，基线 QRS 增宽的患者似乎有更高的 CRT 反应率。左室功能越差，代表不同步程度越重，对 CRT 的反应率越高。

CRT 疗效不佳者的比例波动在 18%～32%。CRT 反应者的病因多是特发的扩张性心肌病，通常没有心肌梗死的病史。与之相对应，CRT 疗效不佳的独立预测因子是：有心肌梗死病史、无明确的二尖瓣反流、心衰病因是缺血性心肌病。

超声组织多普勒等新技术已用于评价收缩不同步，并且已有研究证实了其可靠性[3~4]。有数项研究表明，组织多普勒成像（TDI）检出的收缩不同步是 CRT 受益的独立预测因子，不论是短期还是长期疗效。针对 25 例拟接受 CRT 治疗的终末期心衰患者研究表明，TDI 测量的间隔和侧壁达到峰值收缩速度的时差≥60ms 是 CRT 疗效的指示因子。并且，2/3 的患者在 CRT 治疗后立即出现了 LVEF 的增加；随访至 6 个月时 NHYA 心功能分级改善、运动耐量提升、生活质量提高。另外一项涉及 25 例合并左束支传导阻滞中重度心衰患者的 CRT 研究表明，TDI 所检测的左室不同步程度有助于预测 CRT 的长期疗效。然而，以往多采用的 QRS 波宽度不能预测 CRT 疗效。Yu 等分析了 30 例接受 CRT 治疗的患者，其中 17 例患者 CRT 治疗后表现为左室重塑逆转，临床症状改善。30 例患者在接受 CRT 治疗前、治疗后 3 月均接受了 TDI 检查。研究发现，收缩不同步是唯一一项可以预测 CRT 疗效的指标。植入 CRT 前不同步程度 >32.6ms 预示属于 CRT 反应者。

（二）CRT 植入技术和难点

制约 CRT 发展的"瓶颈"在于左室起搏技术。最初的左室起搏采用的是心外膜导线，但已逐步被经冠状静脉窦植入导线所代替。最近，借助胸腔镜将左室电极缝至心外膜的方法正在试用。穿间隔起搏左室内膜的方式应用前景欠佳，原因在于技术复杂，而且需要持续抗凝以预防血栓形成。导线植入系统取得了很大进展，表现在应用的导线植入系统类似冠脉造影装置；导线可以是预成形的单极导线，可以借助特殊的导引导管进行冠状静脉窦造影（图 9 - 8 - 2）。以上进步极大地提高了左室电极植入成功率（90% ~95%），减少了并发症，同时还将导线移位率由 20% 降低至不足 10%。对于选择最佳的冠状静脉分支而言，冠状静脉造影十分重要。存在不同步的心衰患者，其后壁激动通常晚于间隔。已往的研究已经证实，为达到最大程度的同步化，通常应该起搏左室侧壁或侧后壁，而不是前壁或心尖。

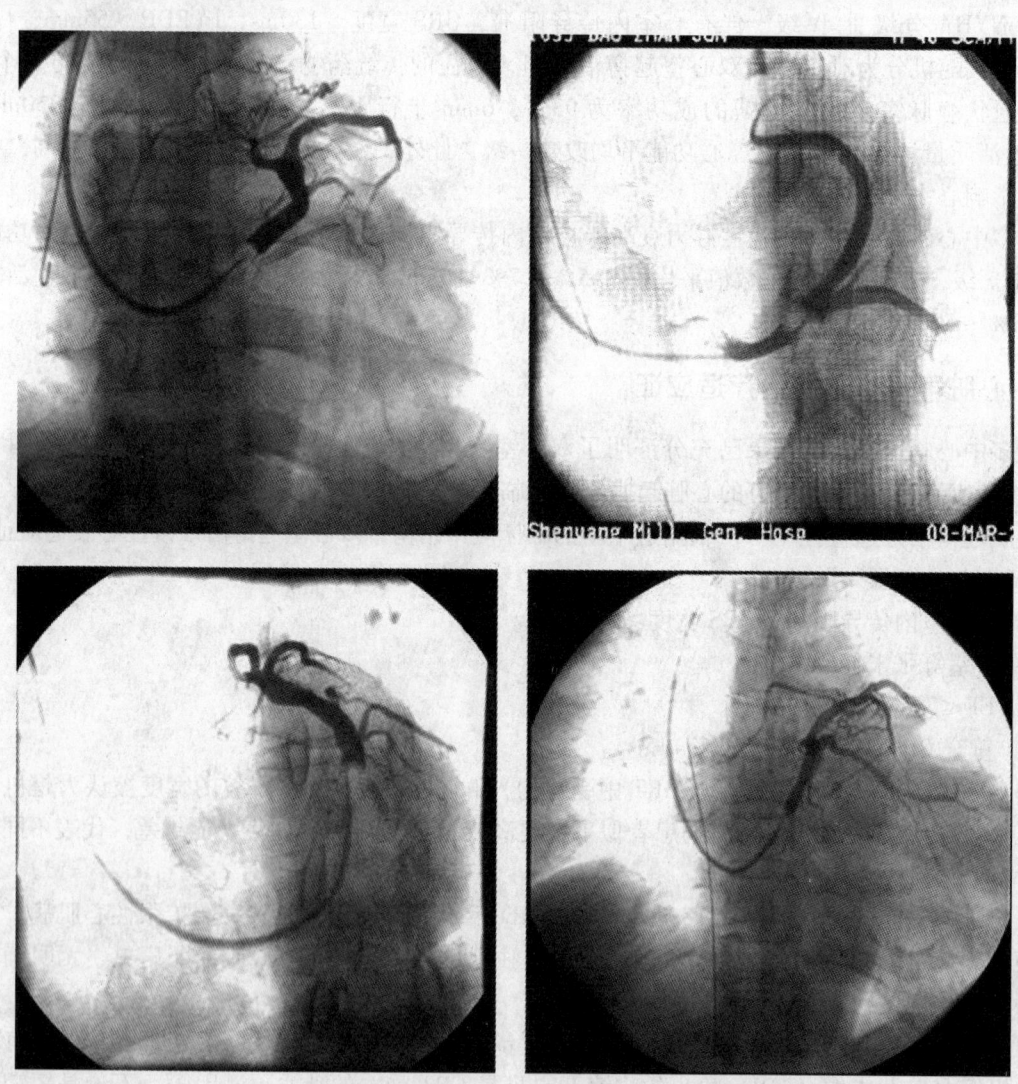

图 9 - 8 - 2　示冠状静脉窦逆行造影显示不同的分支血管

如何到达最佳起搏位点尚需冠状静脉造影的引导。新型起搏导线可以比较容易的到达起搏位点（图9
-8-3），并获得满意的起搏和感知阈值。另一新近展在于新近推出的 Insync Ⅲ 8042 不但可以分别程控
心房、右室和左室电极，还可以单独程控 VV 间期。

CRT 尚存在以下技术难点：冠状静脉窦造影、如何将电极导线植入到最佳静脉分支、如何解决感
知/起搏阈值增高以及膈神经刺激等问题。其中，新型预成形导线的推出有益于解决导线移位和阈值增
高的问题。

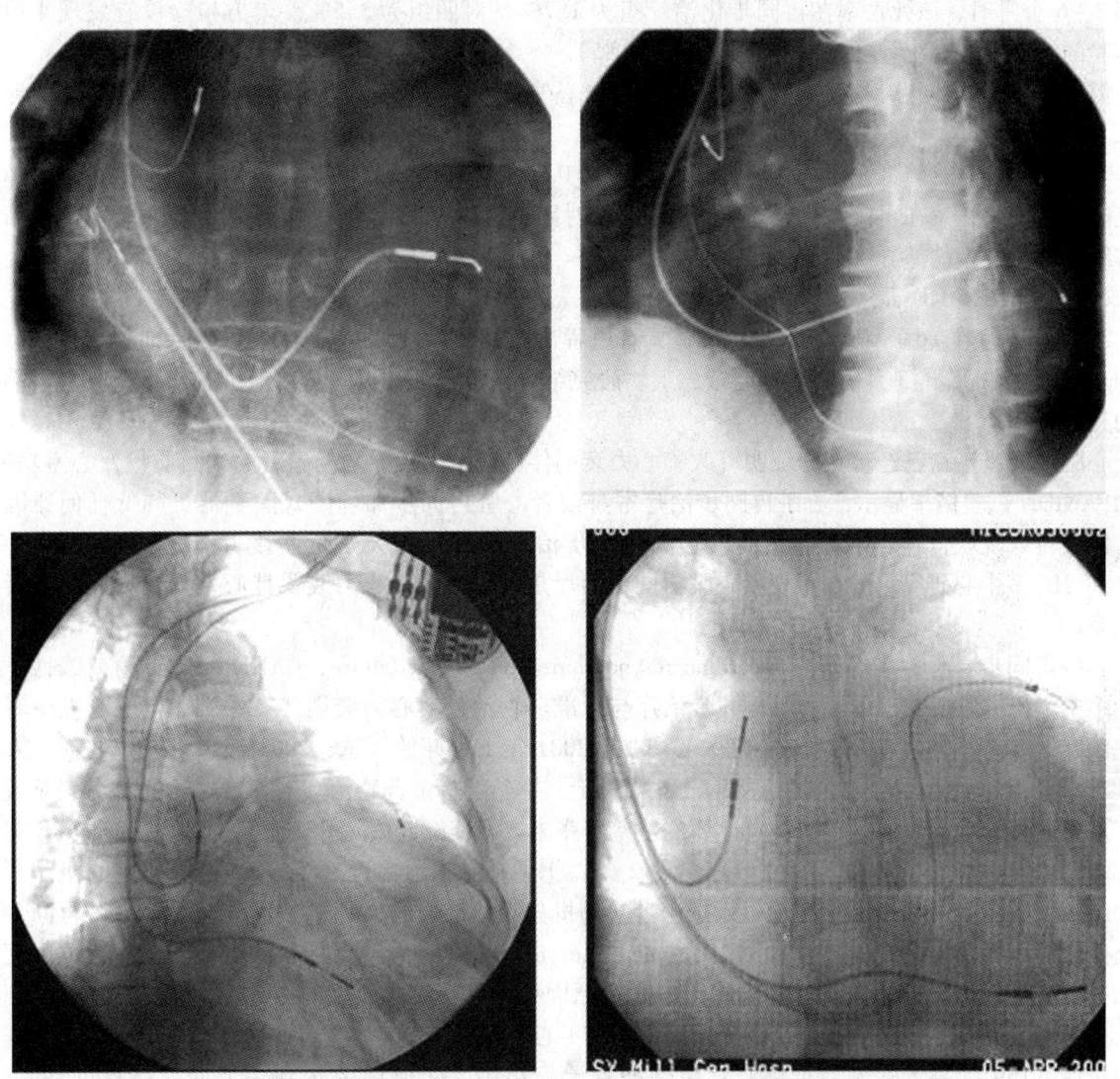

图9-8-3　示2187、2188、4189和4191型电极导线植入后的影像

四、心脏再同步治疗与死亡率

（一）2003 年 JAMA 杂志发表了一篇关于 CRT 治疗的荟萃分析

荟萃分析总结了已发表的 11 篇文献来自 4 项随机对照临床试验的结果。入选的 4 项临床试验包
括：CONTAK CD，Insync ICD，MIRACLE，MUSTIC。4 项临床试验的基本特点相似，表现在平均年龄
63～66 岁，平均左室射血分数 21%～23%，入选的病例大多数是中到重度的心力衰竭男性患者
（NHYAⅢ～Ⅳ）。不同之处在于，基础病因是缺血性心肌病的心衰患者在 MUSTIC 试验中只有 37%，
而在其他 3 项研究中占大多数。值得注意的是，4 项试验中评价心室电不同步的指标之一 QRS 波时限
相近（平均 158～176ms），非同步被证实与左束支传导阻滞相关。

四大试验的入选患者均植入了 ICD 或有再同步化功能的起搏器，并随机分为再同步化治疗开、关两组。CONTAK CD 的 490 名入选患者中有 54 例经胸植入了左室心外膜电极，其余的患者以及 Insync ICD、MIRACLE、MUSTIC 的所有患者皆经静脉植入左室电极。随访时间 3~6 个月不等。

CONTAK CD、Insync ICD、MIRACLE 研究均未发现再同步化可以减低进行性心力衰竭死亡率，然而，荟萃分析 4 大研究 1634 例患者数据后，得出以下相反结论：与对照组比较，再同步治疗组可以降低 51% 的进行性心力衰竭死亡率，并且统计学有显著意义，OR = 0.49，95% 可信区间 0.25~0.93。随访到 3~6 个月时，该死亡率在再同步化治疗组为 1.7%，对照组为 3.5%。卡方检验没有发现 4 项临床试验的结果存在有统计学意义的差异（$P = 0.85$）。

但是，心脏再同步化不能有意义地降低非心衰死亡率，具体表现为：治疗组 3.2%，对照组 2.8%。

心脏再同步化有降低全因死亡率的趋势（OR = 0.77，95% 可信区间 0.51~1.18）。3~6 个月随访结束时，全因死亡率在再同步化治疗组为 4.9%，对照组达 6.3%。卡方检验证实 4 项试验的研究结果没有统计学意义上的差异（$P = 0.83$）。

（二）CARE-HF 研究

2005 年 3 月在美国 ACC 年会上公布了具有里程碑意义的 CARE-HF 多中心临床试验结果。该研究同步发表在 2005 年 3 月的新英格兰杂志上。研究结果显示，心脏再同步治疗可有效降低心力衰竭患者的死亡率[5]。

心脏再同步治疗已经被充分证明可改善心力衰竭伴有心室内传导延迟患者的生活质量及心室功能。COMPANION 试验结果显示，心脏再同步治疗本身或者心脏再同步加埋藏式除颤器可降低任何原因的死亡以及再入院联合终点事件。然而，心脏再同步治疗降低患者死亡危险度并未达到统计学意义。CARE-HF 多中心研究目的在于观察心脏再同步治疗是否可以降低心力衰竭伴心室内传导延迟患者的死亡率。

心脏再同步-心力衰竭研究（cardiac resynchronization-heart failure，CARE-HF）为前瞻性、随机、多中心研究。研究比较了心脏再同步治疗与标准药物治疗对心力衰竭伴有心脏非同步收缩患者死亡率的疗效。该研究由 82 个欧洲心脏中心参加。2001 年 1 月开始入选，2003 年 3 月入选结束。入选标准：患者年龄 18 岁以上；心力衰竭病史 6 周以上；在给予标准药物治疗时 NYHA 心功能分级 Ⅲ 或 Ⅳ 级；左室射血分数 <35%；根据身高计算的左室舒张末内径 ≥30mm；QRS 宽度 ≥120ms。若 QRS 宽度在 120~149ms 之间，还需满足以下 3 条中的 2 条：①主动脉射血前延迟 >140ms；②心室间机械延迟 >40ms；③左室后外侧壁激动延迟。入选患者被随机分为标准药物治疗组和标准药物 + 心脏再同步治疗组。心脏再同步治疗组植入 Medtronic Insync 或 Insync Ⅲ 三腔起搏器。主要研究终点：所有原因死亡率和因心血管事件导致的住院。次要终点：所有原因死亡率。结果：共有 813 例患者入选，404 例患者入选标准药物治疗组，409 例患者入选标准药物 + 心脏再同步治疗组，平均随访 29.4 月。在心脏再同步组中，159 例患者达到主要终点；单纯药物治疗组中 224 例患者达到主要研究终点（39% Vs 55%，危险比 0.63，95% 可信区间 0.51~0.37；$P < 0.001$）。就任何原因的死亡终点而言，心脏再同步组中 82 例患者死亡，单纯药物治疗组中 120 例患者死亡（20% Vs 30%，危险比 0.64，95% 可信区间 0.48~0.85，$P < 0.002$）。与药物治疗组相比，心脏再同步治疗可降低所有原因死亡率 36%（图 9-8-4）。此外，相对于药物治疗组，心脏再同步治疗降低了心室间的机械延迟、收缩末期容积指数以及二尖瓣反流面积，并增加了左室射血分数，改善了患者症状和生活质量（所有比较 $P < 0.01$）。

结论：在心力衰竭同时伴有心脏收缩不协调的患者中，心脏再同步治疗可改善患者症状和生活质量，减少并发症和死亡的危险。这些益处是在标准药物治疗之外获得的。植入心脏再同步治疗起搏器应当考虑在这些患者中常规应用。

五、心脏再同步 + 埋藏式除颤器（三腔 ICD）治疗

约 30% 的心衰患者由于传导系统阻滞导致心脏功能失同步。对于合并 QRS 增宽的 25%~30% 的严

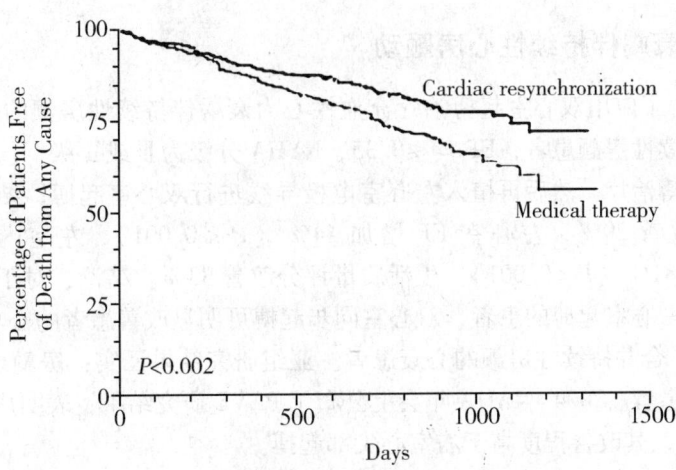

图9-8-4 心脏再同步治疗可降低所有原因死亡率36%

重心衰患者，CRT 改善收缩功能并逆转左室重构，两者均为扩张性心肌病（DCM）临床表现的病理生理机制；对于缺血性心肌病伴或不伴心力衰竭患者，ICD 治疗降低了病死率（MADIT-Ⅱ）。从理论上讲双心室同步起搏+埋藏式除颤器治疗可降低心衰患者的死亡率。

（一）COMPANION 临床试验

2003 年 3 月在美国 ACC 年会上，由 Bristow MR，Saxon LA，BoehmerJ，等领导的心力衰竭患者药物起搏和除颤器治疗对比研究 COMPANION（COMParison of MedicAl Therapy，PaciNg，and DefibrillatION In Heart Failure）临床试验指导委员会正式公布了 COMPANION 试验的结果。

约30%的心衰患者由于传导系统阻滞导致心脏功能失同步。对于合并 QRS 增宽的25%~30%的严重心衰患者，CRT 改善收缩功能并逆转左室重构，两者均为扩张性心肌病临床表现的病生理机制；对于缺血性心肌病伴或不伴心力衰竭患者，ICD 治疗降低了病死率（MADIT-Ⅱ）。目前尚无适当的有说服力的前瞻性临床研究观察 CRT 或 CRT+ICD 对于心衰人群中主要临床终点事件的影响，包括病死率或病死率+住院次数。COMPANION 试验初步假设：对于合并 QRS 波增宽的严重心衰患者，当与适宜的药物治疗联合应用时：单独应用双心室心脏同步治疗（CRT）可降低所有原因的病死率以及住院次数；双心室 CRT 结合 ICD（CRT+ICD）可降低所有原因的病死率以及住院次数。

（二）COMPANION 主要入选标准

①NYHA 分级 Ⅲ 或 Ⅳ 级；②NSR，QRS ≥120ms，PR 间期 >150ms；③LVEF ≤35%，LVEDD ≥60mm；④适宜的药物治疗，包括 β 受体阻断剂（至少 3 个月），利尿剂，ACEI/ARB。

主要终点：死亡或距再次入院时间（均包括所有原因）。再入院定义：除为行 CRT 或 CRT-ICD 治疗外所有原因入院者；包括在急救室使用血管活性药物治疗失代偿性心衰超过 4h。次要终点：所有原因的病死率，心脏疾患患病率，极量运动试验（亚组研究）。

首例患者于 2000 年 1 月 24 日入选。入选患者 1520 例，随机分为药物治疗，双心室起搏治疗（CRT），双心室起搏+除颤器（CRT+ICD）治疗 3 组，进行前瞻性随访。2002 年 11 月 18 日研究管理委员会认为：研究已达到主要终点事件（~1000）的靶目标数，中位随访时间 16 个月。对于主要终点事件（CRT 与 CRT-ICD 组），以及病死率（CRT-ICD 组）已接近或超出预定的有效性监测界限。建议终止病例入选，并于 2002 年 12 月 1 日停止有效性随访。

（三）COMPANION 研究结果

1. CRT 与 CRT-ICD 均可减低联合终点事件（总死亡率和或心衰入院率）。

2. CRT 治疗使病死率呈下降趋势（12 月率降低 24%）。

3. 联用 ICD 与 CRT 治疗使病死率进一步下降，导致后者明显降低（12 月率降低 43%）。

4. CRT - ICD组中，缺血性与非缺血性心肌病患者病死率无明显差别。

六、充血性心力衰竭伴持续性心房颤动

Leon等2002年报告了应用双心室起搏治疗充血性心力衰竭伴持续性房颤的患者。该研究包括20例充血性心力衰竭伴持续性房颤患者，EF均≤0.35，NYHA分级为Ⅲ或Ⅳ级，入选研究前均已进行了房室结消融+右心室起搏治疗。然后再植入左心室电极导线进行双心室起搏，结果：双心室起搏治疗后：患者心功能分级改善29%，左心室EF增加44%（$P < 0.001$），左室内径缩小6.5%（$P < 0.003$）。住院时间减少81%（$P < 0.001$）。生活质量评分改善33%。结论：对于充血性心力衰竭伴持续性房颤已进行消融加右心室起搏的患者，双心室同步起搏可明显改善患者的心功能。

MUSTIC研究涉及了合并持续性房颤的心衰患者。亚组研究结果证实：房颤患者仍可受益于CRT，只是受益程度不如窦律患者。2004年AHA年会上公布了PAVE研究结果，表明房室结消融后的房颤患者能从CRT治疗中受益，其改善程度高于右室心尖部起搏。

七、心脏再同步治疗充血性心力衰竭国内应用情况

目前，国内应用双心室起搏治疗充血性心力衰竭的病例已近300例。阜外医院已为110余例（1999年7月-2004年5月）充血性心力衰竭伴心室内阻滞患者进行了双心室起搏治疗。2002年，华伟等报道了56例双心室起搏治疗充血性心力衰竭患者的效果，患者中男性43例，女性13例，平均年龄52.9岁。心功能均在Ⅲ~Ⅳ级（NYHA），体表心电图平均QRS波时限为143.1ms。其中5例为慢性心房颤动，其余为窦性心律患者。患者均进行了双心室同步起搏，慢性心房颤动患者先行房室结消融术。术前先进行逆行冠状静脉窦造影了解冠状静脉窦分支血管分布，然后将起搏电极导线分别置于右心房，右心室及冠状静脉窦分支血管起搏左心室，慢性心房颤动患者仅进行左右心室起搏。观察双心室起搏前后左心室射血分数变化以及体表心电图QRS波变化。结果：双心室同步起搏后，患者心功能得到明确改善，左心室射血分数从26.1%提高至34.2%（$P < 0.05$），左心室充盈时间延长，二尖瓣反流量减少。心功能平均改善Ⅰ级。QRS波时限由术前的143.1ms缩短至124.8ms。初步临床观察提示，双心室同步起搏可有效改善充血性心力衰竭伴心室内阻滞患者心功能。

总之，心脏再同步治疗为心力衰竭患者提供了新的治疗方法，初步的临床研究已经显示了令人鼓舞的结果。随着研究的不断深入，起搏电极的不断改进，心脏再同步治疗将会给心力衰竭患者带来新的希望。

（华 伟）

参 考 文 献

1. Young JB, Abraham WT, Smith AL, et al. Combined cardiac resynchronization and implantable cardioversion defibrillation in advanced chronic heart failure: the MIRACLE ICD Trial. JAMA, 2003, 289 (20): 2685 - 2684.

2. Gregoratos G, Abrams J, Epstein AE, et al. ACC/AHA/NASPE 2002 guideline update for implantation of cardiac pacemakers and antiarrhythmia devices: summary article: a report of the American College of Cardiology/American Heart Association Task Force on Practice Guidelines (ACC/AHA/NASPE Committee to Update the 1998 Pacemaker Guidelines). Circulation, 2002, 106 (16): 2145 - 2151.

3. Gorcsan J3, Tanabe M, Bleeker GB, et al. Combined longitudinal and radial dyssynchrony predicts ventricular response after resynchronization therapy. J Am Coll Cardiol, 2007, 50 (15): 1476 - 1483.

4. Byrne MJ, Helm RH, Daya S, et al. Diminished left ventricular dyssynchrony and impact of resynchronization in failing hearts with right versus left bundle branch block. J Am Coll Cardiol, 2007, 50 (15): 1484 - 1490.

5. Cleland JG, Daubert JC, Erdmann E, et al. The effect of cardiac resynchronization on morbidity and mortality in heart failure. N Engl J Med, 2005, 352 (15): 1539

 # 不同起搏方式对心功能及心律失常的影响

自50年前首次植入人工心脏起搏器以来，人工心脏起搏技术便迅猛发展，起搏模式先后经历了固定频率型起搏、按需型起搏、房室顺序性起搏、频率适应性起搏以及双室同步起搏。现今起搏器已趋于完善，功能复杂而精确，起搏模式也有多种。但是要让起搏治疗达到最大效果，除了与起搏器本身及参数设定有关外，更重要的是临床医生应对每一个患者按照个体化原则，选择最佳起搏模式，使其更接近生理状态，改善心功能，减少心律失常的发生，提高生活质量，降低死亡率。本文对目前临床上常用的各种起搏模式对心功能及心律失常的影响作以具体分析，为广大临床医生选择治疗方案提供参考。

一、心室按需起搏模式（VVI）

VVI起搏模式因其手术简便、价格低廉，而于20世纪60年代中期至70年代在国内得到广泛应用。但是这类起搏模式存在以下问题：①由于VVI起搏方式不能保持房室收缩同步，易引起起搏器综合征，起搏器综合征主要是[1]由于起搏方式所致房室同步丧失，或产生不适当的房室同步，导致的一组体征和症状。据估计植入VVI起搏器的患者高达20%存在起搏器综合征[2,3]；②由于VVI起搏电极放置的常用位置为右心室心尖部，该部位起搏时，心室除极方向为从心尖部向心底部，且右心室激动早于左心室，造成左、右心室间收缩失同步，影响心室泵血功能，心排出量降低[4]；③VVI起搏易引起患者发生房性快速心律失常并使房性快速心律失常趋于严重。机制可能与以下因素有关：①VVI起搏的房室及室间收缩失同步均可使心排出量降低，进而使窦房结及心房血液供应减少；②VVI起搏房室收缩失同步使心房扩张；③SSS患者VVI起搏室房逆传发生率高达70%[5]。

因此VVI起搏方式不适用于心功能不良[6]，如果VVI起搏时血压下降20mmHg以上，提示有起搏器综合征，应改用其他起搏模式。此外，VVI起搏为固定的起搏频率，起搏频率不能随机体代谢需要发生变化，因此起搏后患者运动时心排出量的增加不能由心率的增加所达到，所以运动能力明显下降。

由于该种起搏模式为非生理性起搏，近20年来植入的永久起搏器中VVI型所占比例逐年下降，而相应的生理性起搏逐年上升。

二、心房按需起搏模式（AAI）

AAI起搏在保证患者基本心率的同时，保持了心房，心室之间最好的同步性，同时具有最理想的电生理稳定性，使起搏节律及血流动力学效果最大程度地接近心脏的正常生理状态[7]，属于生理性起搏。

AAI起搏可降低栓塞和卒中的危险性，减少充血性心力衰竭（心衰）的发生率和总的死亡率，70岁以上的病态窦房结综合征者尤为明显[8]。与VVI起搏相比AAI起搏具有以下优势：①AAI在保障有效心率与节律的同时，保持了房室收缩同步，预防了起搏器综合征的发生；②AAI起搏冲动经正常房室结下传至心室保持了左右心室收缩同步。避免了因左右心室间失同步造成的心输出量下降；③抑制房性心律失常，机制可能与以下因素有关：①AAI起搏后，患者心率的提高使迷走神经张力增高引起的心房有效不应期缩短和心房不应期的不均匀性得到改善[9]；②较快的起搏频率控制了心房率，抑制了异位节律点的形成，起到生理性超速抑制作用[10]；③随着起搏心率增加，患者心排出量明显增加，心房肌和窦房结相应可以得到较多的血液供应，使窦房结起搏及传导功能得到一定的恢复。

　　然而 AAI 起搏也有其局限性，如 SSS 患者同时存在持续性房颤、房性静止、心房扩大及房室传导阻滞等，此时起搏脉冲将不产生或无法正常下传而致不起搏或无效起搏。因此 AAI 不适于[6]①房室阻滞（包括潜在性的）；②慢性心房颤动；③心房应激性过低及（或）心内 A 波振幅过低。目前推荐 AAI 起搏器可用于：①心房起搏试验 130bpm 不发生文氏阻滞；②HV 间期 <55ms 的病窦患者。

　　尽管大量资料显示，对于无房室传导阻滞的病态窦房结综合征者，AAI 起搏优于 VVI 起搏，但 AAI 起搏器的使用率却很低，主要是担忧将来可能出现房室传导阻滞，此担忧目前尚无根据。通过仔细选择而采用 AAI 起搏的患者，出现 Ⅱ 度或 Ⅲ 度房室传导阻滞的年发生率仅约 1%。Andersen 等[11]对 225 例窦房结功能障碍而房室结功能正常的患者进行 AAI 与 VVI 两种起搏模式的比较，随访至 5.5 年时 AAI 组的死亡率、心衰发生率、血栓栓塞及房颤发生率均有显著下降。正在进行的大型临床试验 DANPACE（比较 AAI 与 DDD）及 SAVE-PACE（程控房室间期为 350ms）将对病态窦房结综合征伴正常房室传导者 AAI 与 DDD 起搏作进一步评价[12]。

三、房室顺序起搏模式（DDD）

　　房室顺序双腔起搏达到了房室收缩顺序的同步，属于生理性起搏[13]。这种双腔起搏模拟了房室激动的正常顺序，克服了起搏器综合征，因此越来越受到医学界的重视。多年来大量证据表明房室顺序起搏比以心室为基础的起搏能获得更多的血流动力学益处，将 VVI 起搏变为 DDD 起搏后，心排出量随之增加 10%~53%[14]。一些研究表明了心房和心室顺序起搏的好处，可使心房平均压降低，肺毛细血管楔压降低，心室充盈增加，致每搏量增加，心排血量增加，二尖瓣适时关闭，二尖瓣反流减至最少。其中房室同步的益处主要归功于心房收缩的合适时间从而保障了心室的充盈。但是，也有一些非侵入性的研究并没有得出患者可以从房室顺序起搏中得到最大的益处。实际上，房室同步引起的心输出量增加的变化与左室充盈压有关，低左室充盈压的患者可以得到更多的益处是因为它在 Starling 曲线的升段。基于双腔起搏相对于单腔起搏所表现出的优势，人们期望双腔起搏可以获得血流动力学益处并将之转化为心脏死亡的减少，心衰风险的降低及生活质量的提高。

四、频率适应性起搏（AAIR、VVIR、DDDR）

　　最初研制的起搏器是固率起搏，没有感知功能，因此不具有心率的正常增减。据估计，高达 50% 需植入心脏起搏器的患者发生了"变时功能不良"[15]。针对这一问题，研究者寻找到了一种能决定心室起搏频率功能的传感器，该传感器可感知机体的信息以决定起搏器输出的频率快慢。Mond 和 Kertes 将之称为"频率适应性起搏"。频率适应性起搏是通过生物传感器，感知患者体动、呼吸或代谢变化等生理参数，如 QT 间期、中心静脉血温度、氧饱和度、右室 dt/dp 等，来适时自动调节起搏频率，尽量模拟人体自身状态。RAMP 研究[16]也表明变时功能不全与心率相关的生活质量有显著的相关性，常用的频率适应性起搏有 VVIR 和 DDDR 模式。由于 DDDR 不仅保持了房室顺序收缩，还纠正了心脏变时功能不全，维持了运动时的心脏泵血功能的增加，所以理论上 DDDR 模式要优于 VVIR 模式。早期众多回顾性研究及生活质量问卷调查也证实了 DDDR 模式相对于 VVIR 模式可以提供房室同步、减少房颤的发生、降低栓塞和卒中的风险、减少新的充血性心衰的发生、降低死亡率提高生存率。然而此后进行的前瞻性随机临床试验却得出了不同的结论。

　　PACE 研究[17]将 407 例老年病态窦房结综合征或房室传导阻滞植入起搏器患者分为 DDDR 及 VVIR 组，随访结果一级终点（生活质量）及二级终点事件（死亡、脑卒中及房颤发生率）两组无差异；仅亚组分析显示 DDDR 组的病态窦房结综合征患者生活质量优于 VVIR 组，且房颤发生率有显著性下降。另外还有一些大型随机、双盲临床试验，如 CTOPP[18]和 MOST[19]MOST 研究结果也认为双腔起搏较 VVI 起搏并不降低患者的全因或心血管死亡率，也不降低房颤、心衰、脑卒中及栓塞的发生率。MOST 亚组实验首次揭示了这个问题的根本原因在于双腔起搏右室起搏百分比（VP%）过高所致。Sweeney[20]等通过大规模临床试验数据的回顾性研究指出，病态窦房结综合征 QRS 波群正常的患者心室起搏频率的增加与房颤和心衰的发生率有关。DAVID[21]试验也证实：不必要的右室起搏，是非常重要的 HF 和 AF 的预测因子。因此对于存在良好的自身房室传导且需植入起搏器的患者，其治疗重点是如何将右室起搏的比例降至最低，从而保护房室结的功能，使房室结优先传导。

五、右室流出道起搏

右心室心尖部（RVA）起搏具有安置电极方法简单、电极尖端易于固定等优点。但 RVA 起搏造成了心室激动顺序的异常，双心室收缩和舒张的同步性丧失，产生类似左束支传导阻滞的图形，使 QRS 波增宽；还能引起心室腔内的血液分流，心室腔内的分流将使收缩期延长、左心室射血期缩短，左心室每搏量下降，从而影响了心脏的泵血功能。长期 RVA 起搏会引起左室收缩、舒张功能受损[22,23]，并可导致心室灌注和神经支配的改变[24]。Rosenqvist 等[25]发现右室心尖部 DDD 起搏要比 AAI 起搏产生间隔矛盾运动，使局部射血分数降低 25%，左室整体射血分数降低 5%。

随着主动固定的螺旋电极的问世，使右室流出道（RVOT）起搏如同 RVA 一样达到易固定，起搏感知功能均良好的效果。动物研究表明[26]，间隔部希氏束和浦氏纤维或希氏束起搏可保留正常的心室激动顺序，改善血流动力学。RVOT 起搏时，电极靠近希氏束和浦氏纤维系统，从心底部向心尖部激动心室，较右室心尖部起搏更早激动左心室，所以此处起搏能使心室激动顺序更加接近生理状态。Mera 等[27]在人类和动物模型中证实射血分数的改变与 QRS 波群时限有关。考虑到 RVOT 起搏后体表心电图 QRS 间期较窄，提示 RVOT 起搏较 RVA 起搏血流动力学优越的机制可能为更正常的心室间隔激动顺序，以及右室和左室的更同步激动。但急性试验的数据表明 RVOT 起搏的急性血流动力学效果并不优于 RVA 起搏，尚无大规模的临床研究依据[28]。

六、双心室同步起搏模式（CRT）

近来对同时起搏两个心室进行了较多努力，试图改善心室起搏的血流动力学结果。双心室起搏克服了与右心室起搏有关的不稳定的室间传导延迟，产生更为同步的心室收缩和舒张。Foster 等[29]应用心外膜电极模拟双心室起搏的研究发现，双心室起搏与单独右室或左室起搏相比，心排血量明显较高。上世纪 90 年代起，通过将电极导线经冠状静脉窦逆行送入左室静脉起搏左室而替代心外膜起搏的 CRT 治疗，已经显示能够改善心衰患者的整体心功能并提高运动耐量，降低心衰患者的再住院率。由 14 个医学中心参与的前瞻性、非随机试验的 INSYNC 研究[30]表明，75% 的患者在植入 INSYNC 三腔起搏器后 10 个月随访时心功能由 Ⅲ～Ⅳ 级（NYHA 分级）改善为 Ⅰ～Ⅱ 级（NYHA 分级），平均 6min 步行距离及生活质量得到明显改善，QRS 波宽度也明显缩窄。此外关于 CRT 长期大规模的临床试验 MUSTIC[31]、MIRACLE[32]、COMPANION[33]，也显示了 CRT 可以改善患者的心功能，增加射血分数，减少二尖瓣的反流，增加 6min 步行的距离，以及减少再住院率。最近公布的 CARE-HF 研究显示 CRT 可以有效降低心衰患者的死亡率。但是，左室整体和局部射血分数的改善、左室重构以及起搏与药物结合均需评价，这种起搏模式的适应证亦需进一步确定。

七、问题与展望

病窦综合征合并房室阻滞的患者，使用房室延迟后，可能会导致舒张期二尖瓣反流。频率适应开启后，可能会增加心室起搏。窦房结功能不全的患者，心房起搏与双心室起搏均保持了房室同步和心房激动，但是双腔起搏会引起不必要的心室起搏，如果这些患者使用双腔起搏可能会以心室间不同步为代价而获得更多的生理性房室延迟。完全性房室阻滞的患者，起搏完全依赖，如何降低右室起搏，是否安置在心室间隔部起搏以替代右室心尖部起搏及双心室同步起搏可能是临床医生优先考虑的问题。因此对每一个患者应当按照个体化的原则，选择起搏模式。

尽管起搏器已经发展了 50 余年，随着先进的起搏器技术各种各样的起搏模式应用于临床，就目前循证医学的结果而言对最佳起搏模式、最佳房室间期、起搏电极的最佳植入部位仍不清楚，房室同步、变时反应、心室间同步均存在潜在的局限性。因此鉴于真正意义的生理性起搏仍需作大量的工作，以改善患者的生活质量和生存率。

（齐国先 孟 亮）

参 考 文 献

1. Ellenbogen KA, Stambler BS. Pacemaker syndrome. In Ellenbogen KA, Kay GN, Wilkoff BL (eds): Clinical Cardiac Pacing. Philadelphia, PA. WB Saunders, 1995, 419 – 431.

2. Ausubel K, Furman S. The pacemaker syndrome. Ann Intern Med, 1985, 103: 420 – 429.

3. Nish mura RA, Gersh BJ, Vliestra RE, et al. Hemodynamic and Symptomatic consequences of ventricular pacing. PACE, 1982, 5: 903 – 910.

4. 王鸣和主编. 心脏起搏器在临床应用. 临床心律失常诊疗手册. 第一版. 上海科学技术文献出版社., 2004, 227 – 230.

5. Akhtar M. Retrograde conduction in man. PACE, 1981, 4: 548 ~ 562.

6. 王鸣和主编. 心脏临时起搏术常规. 临床心律失常诊疗手册. 上海科学技术文献出版社, 2004, 319 – 320.

7. 郭继鸿. 生理性起搏及临床应用. 心血管病学进展, 2006, 27 (2): 144 – 148.

8. Shen WK, Neubauer SA, Espinosa RE, et al. Should age be consideration in mode selection in permanent pacing? A survival analysis. J Am C oll Cardial, 1995, (Abs. suppl): 13A – 16A.

9. Coumel P. Autionomic influnces in atrial tachyarrhythmias. Cardiovasc Electrophysiol, 1996, 7: 999 – 1007.

10. 耿仁义，朱中林. 心房起搏对病态窦房结综合征合并阵发性快速性房性心律失常的影响（摘要）. 中华心血管病杂志, 1995, 23: 194.

11. Anderson HR, Nielsen JC. Long – term follow – up of patients from a randomised trial of atrial versus ventricular pacing for sick – sinus syndrome. Lancet, 1997, 350 (9086): 1210 – 1216.

12. Hussein SJ, Hennekens CH. Lamas GA. An update on clinical trials in pacing: is dual chamber pacing better. Curr Opin Cardiol, 2004, 19 (1): 12 – 18.

13. Ellenbogen KA, Wood MA. Pacemaker selection – the changing definition of physiologic pacing. N Engl J Med, 2005, 353 (2): 145 – 155.

14. Janosik DL. labovitz aj. basic physiology of cardiac pacing. i n Ellenbogen ka, kay gn, wilkoff bl (eds): clinical cardiac pacing, philadelphia, pa, wb, saunders, 1995, 367 – 398.

15. Mond HG, Kertes PJ. Rate response cardiac pacing. Melbourne, Australia: Teletronics and cardis press, 1989.

16. Montanez A, Hennekens CH, Zebede J, et al. Pacemaker mode selection: the evidence from randomized trials. Pacing Clin Electrophysiol, 2003, 26 (5): 1270 – 1282.

17. Lamas GA, Orav EJ, Stambler BS, et al. Quality of life and clinical outcomes in elderly patients treated with ventricular pacing as compared with dual – chamber pacing. N Engl j med, 1998, 338: 1097 – 1104.

18. Kerr CR, Connolly SJ, Abdollah, et al. Canadian trial of physiological pacing: effects of physiological pacing during long – term follow – up. Circulation, 2004, 109 (3): 357 – 362.

19. Link MS, Helkamp AS, Estes NAM, et al. Hign incidence of pacemaker syndrome in patients with sinus node dysfunction treated with ventricular – based pacing in the Mode Selection Trial (MOST). J Am Coll Cardiol, 2004, 43: 2066 – 2071.

20. Sweeney MO, Helkamp AS, Ellenbogen KA, et al. Adverse effect of ventricular pacing on heart failure and atrial fibrillation among patients with a normal baseline QRS duration in a clinical trial of pacemaker therapy for sinus node dysfunction. Circulation, 2003, 107: 2932 – 2937.

21. Wilkoff BL, Cook JR, Epstein AE, et al. Dual – chamber pacing or ventricular backup pacing in patients with an implantable defibrillator: the Dual Chamber and VVI Implantable Defibrillator (DAVID) Trial. JAMA, 2002, 288: 3115 – 3123.

22. Zile MR, Blaustein AS, Shimizu G. Right venticular pacing reduces the rate of left ventricular relaxation and filling. Am J Coll Cardiol, 1987, 10: 702 – 709.

23. Rosenqvist M, Issaz K, Botvinick EH, et al. Relative importance of activation sequence compared to atrialventricular synchrony in left ventricular function . Am J Coll Cardiol, 1991, 67 (2): 148 – 156.

24. Lee MA, Dae MW, Langberg JJ, et al. Effects of long – term right ventricular apical pacing on left ventricular perfusion, innervation, function, and histology. Am J Coll Cardiol, 1994, 24: 225 – 232.

25. Rosenqvist M, Issaz K, Botvinick EH, et al. Relative importance of activation sequence compared to atriolventricular synchrony in left ventricular function . Am J Coll Cardiol, 1991, 67: 148 – 156.

26. Mabo P, Scherlag B, Munsif A, et al. AA technique for stable H is – bundle recording and pacing: electrophysiological and hemodynamic correlates. PACE, 1995, 18: 1894.

27. Mera F, Delurgio D, Patterson RE, et al. A comparasion of ventricular function during high right ventricular septal and apical pacing after His – bundle ablation for refractory atrial fibrillation . P acing Clin electrophysiol, 1999, 22: 1234 – 1239.

28. de Cock CC, Meyer A, Kamp O, et al. Hemodynamic benefits of right ventricular out flow tract pacing: comparision with right ventricular apex pacing. Pacing Clin Electrophysiol, 1998, 21 (3): 536 – 541.

29. Foster AH, Gold MR, Mclaughlin JS. Acute hemodynamic effects of atriobiventricular pacing in humans. Ann T horac Surg, 1995, 59: 294 – 300.

30. Gras D, Mabo P, Tang T, et al. Multisite pacing as a supplemental treatment of congestive heart failure: preliminary results of the Medtronic Inc insync study . PACE, 1998, 21: 2249 – 2255.

31. Linde C, Leclercq C, Rex S, et al. Long – term benefits of biventricular pacing in congestive heart failure: result from the multisite Stimulation Cardiomyopathy (MUSTIC) study. J Am Coll Cardiol, 2002, 40 (1): 111 – 118.

32. Abraham WT, Fisher WG, Smith AL, et al. Cardiac resynchronization in chronic heart failure. N Engl J Med, 2002, 346 : 1845 – 1853.

33. Leclercq C, Kass D. Reting the failing heart: principles and current clinical statues of cardiac resynchronization . J Am Coll Cardiol, 2002, 39: 194 – 201.

10 起搏治疗神经介导性晕厥

神经介导性晕厥（neurolly mediated syncope syndrome，NMSS）是指多种因素触发的神经反射，引起周围血管扩张、低血压，以及心动过缓，并导致晕厥发作。神经介导性晕厥包括：①颈动脉窦综合征（carotid sinus syndromes，CSS）；②血管迷走性晕厥（vasovagal syncope，VVS）；③其他反射性晕厥（排尿性晕厥、咳嗽性晕厥等）。

根据血压与心率的反应，神经介导性晕厥可分 3 个类型：①血管抑制型（vasodepressor syncope）：以血压下降为主；②心脏抑制性（cardionhibitory syncope）：以心率明显减慢或停搏为主；③混合型：既有血压下降，同时伴有明显的心率减慢。本章重要介绍起搏治疗血管迷走性晕厥和颈动脉窦综合征。

一、迷走性晕厥（vasovagal syncope，VVS）

1932 年，Lewis 首先提出了"血管迷走"（vasovagal）这一概念，认为血管迷走性晕厥的产生，是由于突然的迷走神经活性增强引起心率明显减慢、突然的交感活性降低或消失引起血管明显扩张，强调血管和心率两因素共同参与晕厥的发生。血管迷走性晕厥是晕厥的最常见原因，占晕厥总数的 40%，年轻人多见，常常无器质性心脏病。往往有明显的诱因，如恐惧、紧张、疼痛以及预见可能发生的创伤或疼痛、站立时间过久以及在拥挤闷热的环境等，在晕厥发作前常出现头晕、乏力、恶心、出汗、腹部不适、视物模糊等先兆症状，发作时脸色苍白伴大汗，一般能马上恢复意识，有倒地即醒的特点，尽管 30%~40% 患者反复发作，但预后较好。血管迷走性晕厥发作时，可表现血压下降及缓慢性心律失常，后者可为窦性心动过缓、窦性停搏、窦房阻滞、房室阻滞、交界性逸搏心律等，甚至心脏停搏。多数患者为血压下降和心率减慢的两种表现形式（混合型，占65%），但也有表现为血压下降为主（血管抑制型，占25%）或心率下降为主（心脏抑制型，占10%）。典型的发作可以通过详细的病史询问即可得出诊断，不能确定的可通过倾斜试验以明确诊断。

倾斜试验（tilt testing）是通过被动改变受试者的体位，激发神经反射，用以诊断血管迷走性晕厥的一项技术。倾斜试验诱发血管迷走性晕厥的确切机制目前仍不明确，有几种学说，经典的"心脏反射"学说认为，血管迷走性晕厥患者在直立位时，由于大量的血液存留于肢体远端，身体下部静脉的血液淤积程度较健康人显著，造成静脉回心血量突然减少，引起左室收缩加强，激活左室后下区的机械感受器，反射性引起交感神经活性减低，迷走神经兴奋亢进，出现外周血管扩张、心率减慢，心排出量减少，血压下降，脑灌注减少，导致晕厥发作。

但也有学者发现在部分倾斜试验阳性的血管迷走性晕厥患者，在晕厥发作前，并没有左室容量的降低和左室收缩力的变化。某些去神经支配的心脏移植患者、用阿托品阻断迷走神经的患者以及植入起搏器保持心率稳定的患者，倾斜试验也能诱发晕厥发作。因此，"心脏反射"学说并不是血管迷走性晕厥的唯一机制。

目前，倾斜试验已成为诊断血管迷走性晕厥的"金标准"，对于诊断不明的晕厥患者可行倾斜试验以提高临床诊断率，直立倾斜试验引起血管迷走性晕厥的敏感性50%（30%~74%），特异性90%；药物激发试验敏感性增加为67%~83%，特异性降为75%。并不是所有晕厥患者都需要进行倾斜试验，2001 年欧洲心脏病学会制定的晕厥处理指南中建议倾斜试验的适应证如下：

Ⅰ类适应证

1. 不明原因的单次晕厥，发生在危险环境（如身体意外受伤、或特殊职业如公共汽车司机、机械操作员、飞行员、油漆工、外科医生、建筑工人、运动员等）、无器质性心脏病的再发晕厥、有器质性心脏病的再发晕厥但已除外了心脏性晕厥。

2. 评估患者对神经介导性晕厥的易感程度，对临床有帮助。

Ⅱ类适应证

1. 了解晕厥发作时的血流动力学变化以指导治疗。

2. 鉴别阵挛性晕厥与癫痫。

3. 反复晕厥，原因不明。

4. 反复的眩晕或前兆晕厥。

Ⅲ类适应证

1. 评价疗效。

2. 无外伤、未发生在危险环境的单次晕厥。

二、颈动脉窦综合征（carotid sinus syndromes，CSS）

颈动脉窦综合征是指对颈动脉窦刺激的过度神经反射导致心动过缓和（或）血压下降，从而引起晕厥。常见诱因为局部炎症、外伤、肿物、衣领压迫、颈部肌肉加压、其他刺激颈动脉窦的动作等。颈动脉窦综合征在老年人多见，常有器质性心脏病。晕厥发作前常无预兆，以心脏停搏和心动过缓为特点。与血管迷走性晕厥的区别见表9-10-1所示。

表9-10-1 血管迷走性晕厥与颈动脉窦综合征的区别

分类	VSS	CSS
发作	常见	少见
发作年龄	12~50岁	>50岁
前驱症状	常有	常无
心脏疾病	常无	常有
诊断试验	倾斜试验	颈动脉按压
反应类型	混合型（65%）	混合型（20%）
	心脏抑制型（60%）	心脏抑制型（10%）
	血管抑制型（25%）	血管抑制型（20%）
治疗	宣教及药物	常需起搏治疗
	起搏治疗	

对怀疑颈动脉窦综合征的晕厥患者，可行颈动脉窦按压试验。颈动脉窦按压多数是在平卧位进行的，也有平卧位与直立位均做。需持续的心电监测，血压监测，最好是无创性的，因为其血管抑制反应是快速的，因此如果不是持续的血压监测，不可能发现血压下降。基础测试后，持续按压右侧颈动脉窦5~10s，按压点位于胸锁乳突肌前，在环状软骨水平。如果按压一侧未产生阳性反应，则1~2min后再次按压对侧。单纯平卧位的阳性率为35%，但是在没有晕厥的患者中也常常能观察到异常反应。例如在各种心血管病患者中17%~20%有异常反应。在严重的颈动脉狭窄的患者为38%为阳性。如果只在平卧位进行按压，那么有1/3患者会漏诊。另一种方法是在在平卧和直立位均按压。在不明原因晕厥的100例患者中，49%阳性，有晕厥和窦性心动过缓的老年人中为60%，在其他3个无晕厥的101例对照患者中仅为4%。组间对照研究显示，与第一种方法比较，此方法在晕厥患者中有更高的阳性率（49%比41%），在无晕厥的患者中有更低的阳性率（5%比15%）[12]。第二种方法不仅提高了阳性率，更重要的是能更好地评价血管抑制的成分，过去对此估计不足，在大多数心脏抑制的患者有

血管抑制的触发存在。对血管抑制的重要性评价在于选择治疗方法，比如起搏治疗对于有严重血管抑制反应的混合型患者的效果明显差于明显的心脏抑制型。

颈动脉窦按压试验的重复性较好，据报道93%的患者用第二种方法能重复阳性或阴性反应[4]，而另一研究表明在心室停搏 >3s 的患者其重复性为 100% 。因此年龄 >40 岁的不明原因晕厥患者，建议行颈动脉窦按压，但在有颈动脉病变的卒中危险的患者避免按压。在颈动脉窦按压时应行心电监测和持续的血压监测，按压时间为 5 ~ 10s，在平卧或直立时均可进行。在按压过程中或按压后即刻出现为心室停搏≥3s 和/或收缩压下降≥50mmHg 则为阳性。

三、神经介导性晕厥的治疗

神经介导性晕厥治疗目标为预防晕厥发作和与之有关的损伤，改善生活质量。治疗包括以下几方面：

（一）一般治疗

1. 宣传教育，使患者了解晕厥发作的诱因，发作前的典型症状以及了解晕厥再发的可能性。避免容量不足、闷热拥挤和站立时间过长等诱发因素，帮助患者识别将要出现的事件，因而避免晕厥的再发。血管扩张剂治疗可使血管迷走性晕厥容易发作，因此对敏感患者应减药或停药。

2. 增加日常含盐/电解质液体摄入以增加血容量。

3. 直立倾斜运动锻炼，血管迷走性晕厥反复发作的患者，逐渐延长站立时间（称之为倾斜锻炼）可减少晕厥的发作。Abe 等对 24 例反复发作的、难治性的血管迷走性晕厥患者进行倾斜锻炼，患者肩背部靠墙站立，双足根距墙 15cm，持续 30min，每天 2 次。10d 后，重复倾斜试验，22 例患者未出现晕厥，2 例出现晕厥的患者继续训练至 28d，再次重复倾斜试验为阴性。坚持倾斜锻炼后，随访 5 ~ 18 个月，无晕厥发作。Abe 等进一步比较了药物治疗与倾斜锻炼的作用，发现倾斜锻炼的效果，远远优于传统药物治疗。

（二）药物治疗 很多药物可用于血管迷走性晕厥，包括①β 受体阻断剂：降低交感刺激；②α 受体激动剂：增加外周阻力和有效血容量；③抗胆碱药：降低迷走神经张力；④盐皮质激素：增加 Na^+ 的重吸收，增加血容量；⑤茶碱类：阻断腺苷、增加心率、升高血压。这些药物在多数非对照研究或短期的对照研究中结果满意，但几个长期安慰剂对照的前瞻性试验未能显示这些药物较安慰剂更有效。

（三）起搏治疗 对于经上述治疗后仍反复晕厥发作，并且发作时伴有心动过缓的患者，植入双腔起搏器可以减少患者的晕厥发作次数，改善患者的生活质量。

四、起搏治疗神经介导性晕厥

神经介导性晕厥发作时，可表现血压下降及缓慢性心律失常，后者可为窦性心动过缓、窦性停搏、窦房阻滞、房室阻滞、交界性逸搏心律等，甚至心脏停搏。根据血压与心率的反应，可分血管抑制型、心脏抑制性、混合型 3 种类型。如表 9 – 10 – 1 所示，多数患者表现为混合型（占 65% ~60%），血管抑制型占 25% ~20%，心脏抑制型占 10% ~20%。由于 75% ~80% 的患者晕厥发作时伴心率下降，因此起搏治疗有可能对这部分患者有帮助。

临床试验的结果

颈动脉窦综合征的晕厥患者，已有研究证实起搏治疗为一有效的方法。对于血管迷走性晕厥，以往认为起搏治疗作用有限，因为起搏治疗不能预防倾斜试验中晕厥的发作。但是有 3 个非随机对照研究结果表明对于倾斜试验诱发的心脏抑制型血管迷走性晕厥患者起搏治疗使 50% ~80% 的患者晕厥不再发生，使 78% ~93% 的患者晕厥发作明显减少。而且多中心、随机对照的临床试验结果也表明在部分晕厥发作与心动过缓有关的患者中起搏治疗是有效的，分别介绍如下（表 9 – 10 – 2）：

表 9 - 10 - 2　起搏治疗血管迷走性晕厥的临床试验

临床试验	类型	病例数	倾斜试验	时间	晕厥再发生率	P
VPS	随机对照 （起搏与非起搏）	54	心脏抑制	1995.6 ~ 1997.4	22% vs 70% （下降85.4%）	P = 0.000022
VASIS	随机对照 （起搏与无治疗）	42	心脏抑制	1992.4 ~ 1999.5	5% vs 61%	P = 0.0006
SYDIT	随机对照 （起搏与阿替洛尔）	93	心脏抑制	1997.12 ~ 2000.7	4.3% vs 25.5%	P = 0.004
VPS Ⅱ	随机双盲 （DDD 与 ODO）	100	倾斜试验阳性	1998.9 ~ 2002.4	33% vs 42% （下降30%）	P = 0.14

1. 北美起搏治疗血管迷走性晕厥研究（North American Vasovagal Pacemaker Study，VPS）。VPS 是第一个随机对照的起搏治疗血管迷走性晕厥的研究，选择反复晕厥发作（≥6 次），倾斜试验阳性，伴心脏抑制反应的患者共 54 例，随机分为起搏治疗组和非起搏治疗组，起搏组为有频率骤降反应（Rate drop response，RDR）的 DDD 起搏器。此研究从 1995 年 6 月开始入选患者，1997 年 4 月进行中期评估分析显示，起搏治疗组晕厥发生率为 22%，非起搏组 70%，起搏治疗使晕厥发生率下降 85.4%，差异非常显著，因此提前终止研究。但晕厥前症状两组间无差别，起搏组 74%，非起搏组 63%。但 VPS 为一开放性研究，因此不能排除起搏治疗的安慰剂作用。另外，入选患者为高度选择性的，为晕厥反复发作并且倾斜试验诱发出心动过缓的患者。再次，药物治疗没有规范化，不能比较起搏与药物治疗的差别。

2. 欧洲 VASIS 试验（Pacemaker Versus No Therapy：A Multicenter Randomized Study，VASIS）。选择反复晕厥发作（≥3 次）、倾斜试验诱发心脏抑制反应的患者共 42 例，随机分为起搏组和非起搏组，起搏治疗为带频率滞后功能的 DDI 起搏器。1992 年 4 月开始入选患者，1999 年 5 月结束。平均随访 3.7 ± 2.2 年，起搏治疗组晕厥再发生率为 5%，非起搏组为 61%（P = 0.0006）。与 VPS 研究一样，VASIS 入选的为严重的心脏抑制性的晕厥患者，心室停搏时间在 3s 以上，并且不能除外起搏治疗的安慰剂作用。研究显示起搏器植入并不能预防倾斜试验的晕厥发作，此结果与 Sra 等的短期研究结果一样，说明短期研究的结果并不能预测长期结果。在本研究中用常规的 DDD 起搏器治疗效果很好，未用有 RDR 的起搏器，说明 RDR 并无更多的益处，此结果与其他研究不同。

3. 晕厥诊断与治疗研究（syncope diagnosis and Treatment Study，SYDIT）。选择反复晕厥发作（≥3 次）、倾斜试验诱发心脏抑制反应的患者共 93 例，随机分为起搏组和阿替洛尔药物组（剂量为 100mg/d），起搏组为有 RDR 的 DDD 起搏器。1997 年 12 始入选患者，2000 年 7 月 31 日中期评估，结果显示起搏组晕厥复发率为 4.3%，药物为 25.5%，差异非常显著（P = 0.004）。因此提前终止研究。β 受体阻断剂治疗每年仍有 10% ~ 20% 的晕厥发生，而且，在有些心脏抑制型的患者中，β 受体阻断剂可加重心动过缓，从而使晕厥症状恶化。同样，此研究存在与前两个研究一样的局限性，即入选患者为高度选择性的，并且不能除外起搏器的安慰剂作用。

4. 由于上述 3 个研究的局限性，因此迫切需要有安慰剂对照的临床试验以证实起搏预防晕厥的有效性。Mcleod 等报道了起搏器预防儿童晕厥的发作，为随机双盲、交叉研究，将起搏器程控为不起搏、VV Ⅰ 起搏带频率滞后及 DDD 起搏带 RDR。每种治疗方法持续 4 个月，结果显示，预防晕厥发作，起搏治疗较非起搏治疗有效，两者起搏方式之间无差别。DDD 起搏在预防近似晕厥发作方面，较 VV Ⅰ 起搏有效。但由于病例数较少，仅 12 例。VPS Ⅱ 研究为一多中心、随机对照的临床研究以评价有 RDR 的双腔起搏器是否优于安慰剂以及是否优于无 RDR 的双腔起搏器（逸搏频率为 45bpm）。随访 6 个月结果显示起搏组晕厥发作较非起搏组减少，起搏组为 30% 患者晕厥复发，非起搏组为 40%。起搏治疗使晕厥发作减少 28.7%，但未达到统计学意义 ($P = 0.153$)。

五、起搏治疗神经介导性晕厥的适应证

尽管 VPS Ⅱ 研究并没有如人们期望那样，得出起搏治疗有效的结论。但是对于心脏抑制型血管迷走性晕厥患者，经一般治疗效果不明显时，可考虑双腔起搏器治疗。因为神经介导性晕厥患者出现心动过缓时可伴房室阻滞或有潜在房室阻滞存在，因此，AA Ⅰ 起搏器禁用；而 VV Ⅰ 起搏器在部分患者可出现起搏器综合征，引起低血压，可使患者更易出现症状，因此不推荐使用 VV Ⅰ 起搏器，对神经介导性晕厥患者建议植入双腔起搏器。有研究表明有频率骤降功能的双腔起搏器（如 Medtronic 公司的 Kappa 700，DR 系列）治疗效果更好。频率骤降反应是指在一定时间内频率突然下降多少次或下降至某一数值时，起搏器进行高频率干预。由于血管迷走性晕厥的患者血压下降往往发生在心率下降之前，因此以往起搏治疗对心脏抑制型患者有效，对混合型患者可能效果欠佳。而有频率骤降反应功能的起搏器，在神经反射发生时，高频率起搏，使心排出量增加，能部分代偿由于血管扩张引起的血压下降，因此对混合型和心脏抑制型的血管迷走性晕厥患者治疗均有效。

目前有频率骤降识别功能的起搏器的识别方法主要可分为两类：①对频率的识别，如 Medtronic 公司的 Kappa700 DR 系列；②对频率滞后的识别，设置滞后的频率或间期，如 St. Jude 公司的起搏器 Integrity 5346，以及 Ela 公司的起搏器 Brio D 220、Talent 230 等。以美敦力公司的 Kappa 700 DR 起搏器为例，频率骤降反应的识别方法有两种：一种为频率骤降识别，另一种为低限频率识别。有以下几个可程控参数：频率下降的次数（Drop size，10~50bpm），下降的频率（Drop rate，30~100bpm），识别的心跳数（Detection beats，1~3 次）干预频率（Intervention rate，50~100bpm），干预时间（Intervention duration，1~5min）。为了避免对期前收缩后出现代偿间期进行起搏干预，识别的心跳数需程控为 2 次以上，只有连续 2 个心动周期频率骤降达到程控的标准，起搏器才进行高频率干预。如果选用低限频率的识别方法，必须将低限频率程控为低于患者日常的最低频率，避免不适当地高频率干预，此方法不适用于合并有心动过缓需要低限频率起搏支持的患者。国外有学者研究报道，对于植入 Kappa 700 DR 起搏器的患者，首次程控推荐使用以下参数选择：识别方法为频率骤降识别或两种均选；低限频率为 45 次/min；下降的频率为 50~60 次/min；频率骤降次数为 25~30 次/min；识别窗口为 30s~1 min；干预频率为 100 次/min；干预时间为 1~2min。在程控时，使下降的频率增加或使频率下降的次数降低均可增加起搏器识别频率骤降的敏感性，但特异性下降。同样，在选用低限频率识别方法时，如果提高低限频率，则可使识别的敏感性增加，但降低了特异性。

有频率骤降反应的起搏器的型号很多，其治疗的基本原理相同，但有差异之处，因此了解每一型号起搏器的功能，并针对患者的特殊情况加以选择，将更利于患者的治疗。比如 St. Jude 公司的 Integrity 5346 起搏器可以治疗血管迷走性晕厥、心动过缓并且具有预防房颤的功能，因此适用于同时有血管迷走性晕厥合并心动过缓和阵发性房颤的患者。但最重要的是植入起搏器后，必须对患者进行定期随访，合理程控并调整频率骤降反应的识别参数，使起搏器能敏感地识别频率骤降并进行积极干预，同时又要避免不适当的高频率起搏干预，以免给患者带来不适感并增加起搏器的电池消耗。

并不是所有神经介导性晕厥均需要起搏治疗，2002 年 ACC/AHA/NASPE 起搏器指南中起搏器治疗神经介导性晕厥的适应证如下：

第 Ⅰ 类：反复发作的颈动脉窦刺激导致的晕厥，或在未用任何可能抑制窦房结或房室传导药物的前提下，轻微按压颈动脉窦即可导致超过 3s 的心室停搏者。

第 Ⅱ 类：Ⅱ A 类：

1. 反复发作晕厥，虽诱因不明，但证实有高敏性心脏抑制反射。

2. 明显的有症状的神经心源性晕厥，合并自发或倾斜试验诱发的心动过缓。

第 Ⅲ 类：

　1.　颈动脉窦刺激引起的高敏性心脏抑制反射，但无症状或仅伴迷走神经反射的症状如眩晕、头昏或两者兼有。

　2.　反复发作晕厥、头昏或眩晕，而缺乏颈动脉窦刺激引起的心脏抑制反射。

　3.　场景性血管迷走性晕厥，避免场景刺激晕厥不再发生。

（陈柯萍）

 11　植入式循环记录仪的临床应用

　　晕厥发作的患者在进行病因初步筛查以后，如果晕厥原因仍不明确，其晕厥称作原因不明的晕厥。原因不明的晕厥确定病因非常困难，其中很重要的一点是因为晕厥发作的频率很低。晕厥发作时明确患者的心律非常重要，一方面如果证实存在明显的心律失常，则晕厥的病因得以诊断，另一方面如果证实发作时不伴有明显的心律失常，则可以除外晕厥系心律失常所致。晕厥是否为心律失常所致与患者的预后密切相关，但2次晕厥发作间期往往以月甚至以年计算，普通的无创心电长程记录仪器，如HOLTER、事件记录仪以及电话心电监护设备都很难真正有效记录到晕厥发作当时的心律。植入式循环记录仪（Implantable Loop Recorder，ILR）是一种可以植入体内无需体表电极的长程心电记录仪器。由于ILR具有可以循环记录的特点，因此可以用于发作频率不高但是反复发作的晕厥患者。

一、ILR的功能

　　目前临床常用的ILR是美国Medtronic公司生产的Reveal Plus 9526型可植入循环记录仪系统，以下所述ILR均指Reveal Plus 9526型产品，如图9 - 11 - 1。ILR大小约6.1cm×1.9cm×0.8cm，类似于一个普通的U盘大小；电池寿命14个月。该仪器为钛金属壳，机壳背面有2个间距3.7cm的电极，该电极用于记录心电信号。ILR所记录的心电图是双极单导联心电图，可以分成不同时段共记录21min（信号未被压缩）或42min（信号被压缩）的心电图。为了获取最大存储时间，ILR常常被设置为42min；存储的内容可以通过程控仪复制到其他数字存储设备，也可以擦除后重新开始新一周期的存储。

　　目前，新一代的ILR事件存储有两种模式，包括患者激活和自动激活，每种模式都有不同的方案供临床选择。其中患者激活是事件获取的主要模式。由于事件发生时患者心律可能是正常的窦性心律，此时患者激活将是获取事件的唯一方式。患者意识到发作晕厥后，可以使用激活器（activator）激活ILR，激活器如图9 - 11 - 2。激活时，需将激活器紧邻ILR按下激活器上的按钮遥控激活ILR，ILR激活后将冻结存储激活之前数分钟和激活之后数分钟的心电信号，其时长可以人工设置，为了保证记录晕厥发作时的心电信号，患者激活之前的存储时间都明显长于之后的存储时间。激活是通过发射射频信号完成，在激活器上有一个可视反馈装置，以协助患者确定激活是否有效，有效时绿灯闪亮，无效时黄灯闪亮，需重新激活。激活器的使用寿命为24个月或激活2000次，其电池为不可替代电池。

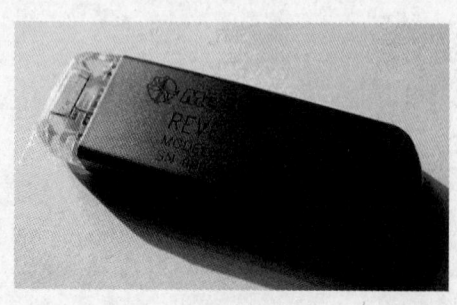

图9 - 11 - 1　Reveal Plus 9526型植入式循环记录仪，类似于一个普通U盘大小

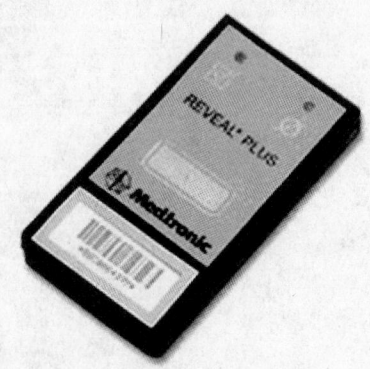

图9 - 11 - 2　6191型激活器，有效激活时绿灯闪亮

自动激活是患者激活模式的辅助支持，可以作为患者手动激活的补充。ILR 自动激活时对心律失常事件的认定是基于频率的检测方式，自动激活功能可以增加患者对产品的接受程度，并且可以记录一些无症状心律失常事件。

二、ILR 的植入

ILR 的植入对于一个起搏器植入医师而言非常简单，无需透视，也无需电极导线等，但 ILR 植入过程也有其特殊性。

（一）植入部位

原则上，如果仅仅使用患者激活模式，ILR 可以植入在上胸部的多个部位，包括左或右前胸、锁骨中线、乳房下、腋下等，但如果同时使用自动激活功能，推荐将 ILR 植入在左锁骨中线、胸骨左缘以及第一肋、第四肋之间的区域，如图 9 - 11 - 3 所示。植入时囊袋尽可能靠近第一肋骨和胸骨，同时远离乳房组织。在此区域植入，可以最大限度地减少体位变动时 R 波幅度的变化，获得良好的 R/T 比例从而避免 T 波被误识别为 R 波，另外也可以减少身体手臂运动和体位改变时的干扰，减少装置的移位。

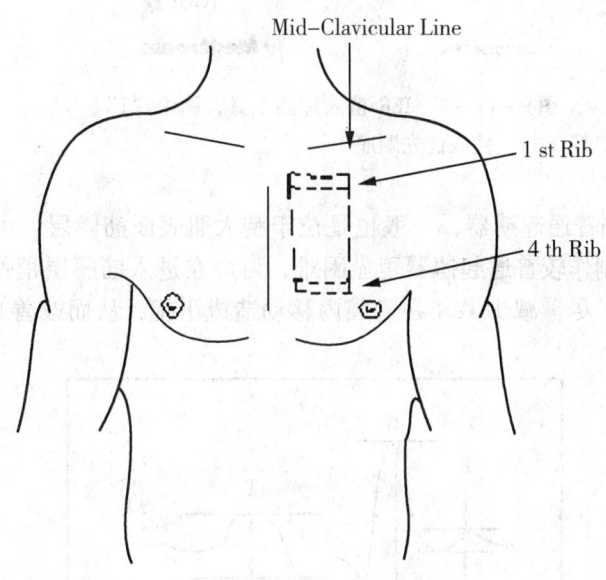

图 9 - 11 - 3 ILR 植入区域，推荐将 ILR 植入在左
锁骨中线、胸骨左缘以及第一肋、第四肋之间的区域

（二）植入前标测

如果仅使用患者激活模式，ILR 植入并不需要进行术前标测，因为在上胸部几乎任意部位所记录的心电信号都足够清晰，肉眼可辨。植入前标测的主要目的在于最小化体位变动或运动时 R 波幅度的变化或可能带来的干扰，以及最大化 R/T 比例，从而减少不适当的自动激活。

植入前标测首先需要处理植入区域内的皮肤，用酒精擦拭以获得良好信号，同时准备配有 ECG 电缆线或 ECG 测量系统的程控仪和 7 个电极片。通过 Medtronic 公司提供的标测工具（如图 9 - 11 - 4）在植入区域内粘贴 4 个电极，顺时针方向分别以 E1、E2、E3 和 E4 表示。每两个电极之间距离 4.5 cm（模仿 ILR 上电极距离）。程控仪 LL 电缆线（所接电极代表 ILR 头端位置）首先接 E1 电极，RA 电缆线（所接电极代表 ILR 尾端位置）首先接 E4 电极；其他 3 根电缆线所接电极可以放置于身体任何部分（其中 1 个作为参考，另外 2 个用于消除噪音）。ILR 位置的优先顺序（头尾方向）分别是：E1 > E4，E2 > E4，E1 > E3，E1 > E1。然后选择第一个满足以下 2 条标准的位置：① R/T > 2∶1；② R/P

>5：1；其中 R、T、P 分别为 QRS 波群、T 波、P 波振幅的绝对值，如图 9 - 11 - 5 所示。

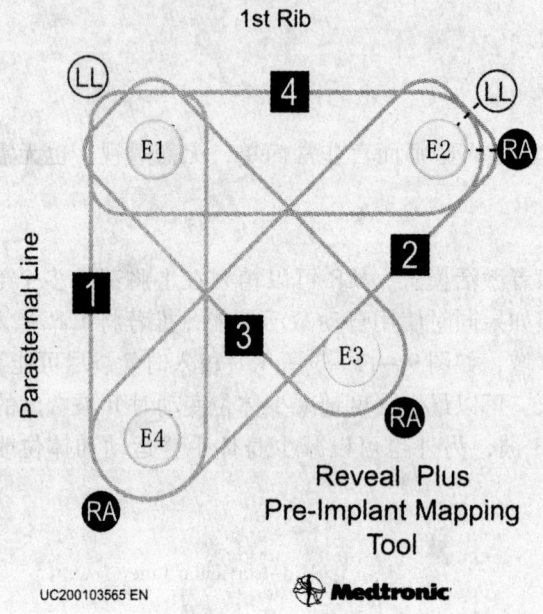

图 9 - 11 - 4　ILR 植入标测工具，图中 "1"、"2"、
"3"、"4" 代表优先顺序

（三）植入过程

ILR 囊袋的制作基本同普通起搏器，一般也是位于胸大肌表面筋膜层。由于 ILR 囊袋皮肤切口较小，呈狭长形，所以囊袋制作较普通起搏器稍显困难，可以在进入筋膜层稍作分离以后，利用 ILR 本身作为工具制作囊袋。为了尽量减少 ILR 在囊袋内移动造成干扰，从而改善自动激活功能，ILR 囊袋

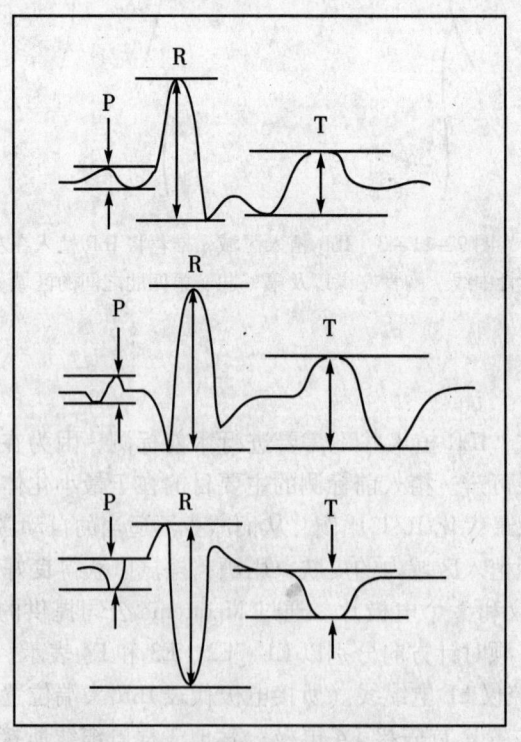

图 9 - 11 - 5　ILR 标测时 QRS 波群、P 波及 T 波振
幅的测量方法，不论波形如何取振幅的绝对值

制作总的原则是宜紧不宜松，同时需要用不可吸收缝线通过 ILR 头端的两个缝合孔将 ILR 头端缝合在胸大肌表面。ILR 在囊袋中放置时需要确保电极面（有文字的一面）朝向皮肤。植入完成后技术人员需要通过程控仪对激活模式、增益、感知以及心律失常事件等参数进行设置。

三、ILR 植入后患者教育及随访

ILR 植入后技术人员需要向患者以及与之一起生活的其他家庭成员介绍手动激活器的详细使用方法，并且要求患者及至少一名其他家庭成员实际操作练习，以确保他们能够熟练掌握激活器的使用方法，这一点非常重要。患者应该爱护激活器，必须随身携带。在事件发生后患者需要及时打电话给医生，不论是否激活都应该在事件发生一周内至医院随诊。

移动电话的铃声会对 ILR 产生类似高频事件的干扰，如图 9 - 11 - 6 所示，ILR 可能自动激活储存，因此植入 ILR 的患者应该避免将移动电话置于胸前靠近植入部位。体外试验证实，移动电话铃声对 ILR 的干扰发生在听见铃声前 2~4s 并一直持续至铃声结束，高频事件的周期在 80~260ms，振幅不尽相同。一般该高频事件可能会掩盖自身的 P 波，但不会影响 QRS 波群的识别，也不会造成 ILR 长期功能障碍，不需重新程控。

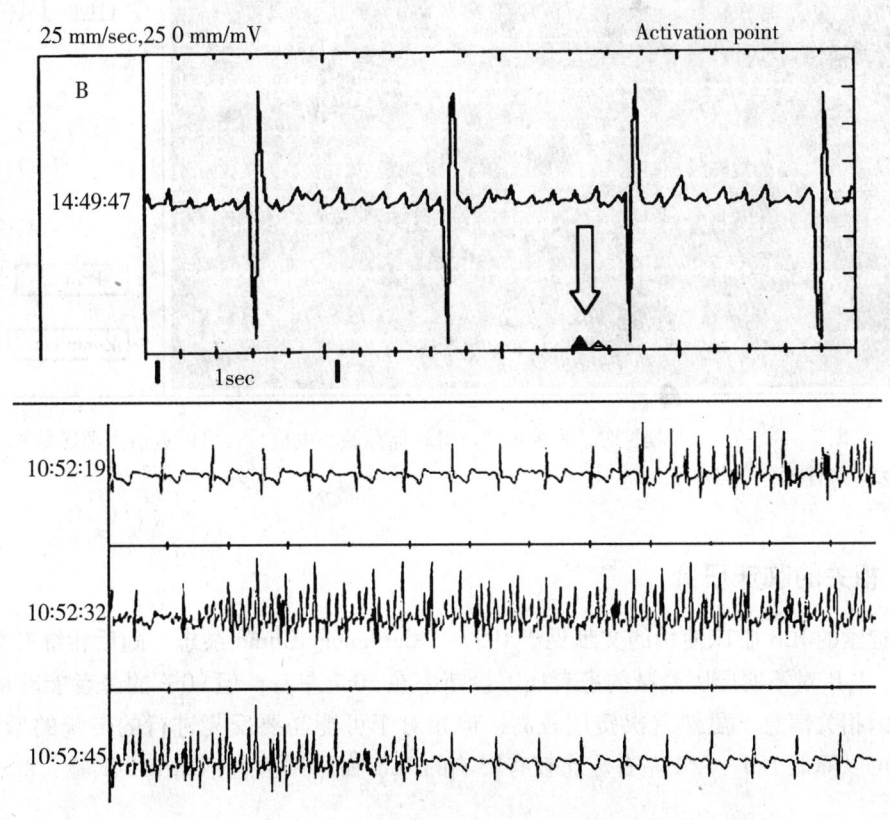

图 9 - 11 - 6 移动电话铃声造成的高频事件伪像不尽相同

图片分别来源于 Trigano A 等，J Interv Card Electrophysiol. 2005 Apr；12 (3)：237 - 40. 和
Trigano A 等 Int J Cardiol. 2007 Mar 2；116 (1)：126 - 30.

磁共振检查也会对 ILR 产生干扰，包括高频事件和自身 QRS 记录幅度明显降低从而产生类似于心脏停搏的伪像，但以前者居多。一组小样本临床研究显示，磁共振检查过程中，植入 ILR 的患者没有任何症状，ILR 没有发生移位和发热现象，检查结束后 ILR 的各项参数及功能也没有发生任何变化。

其他如电子监测设备和金属探测门都可能对 ILR 的记录造成干扰，植入 ILR 的患者应尽可能远离强磁场和电场。

患者发生晕厥事件后应该至医院随访，通过程控仪可以读取手动激活以及自动激活时间点前后的心电记录，如图 9 – 11 – 7 所示。ILR 事件记录察看具有 3 个变焦水平，有利于更清楚地研读心律失常的具体特征。需要注意的是，每次点击"PROGRAM"都将删除储存器中所有事件并开始新的存储周期。如果没有晕厥事件发生，应该多长时间随诊一次 ILR，目前没有统一的观点；作者认为可以半年随诊一次，以及早发现自动存储的严重心律失常。患者晕厥的病因如果经 ILR 证实为缓慢性心律失常并植入永久起搏器，此时是否应该取出 ILR 尚有争议。鉴于植入 ILR 的花费仅仅发生在植入时，同时有报道缓慢性心律失常所致晕厥患者植入永久起搏器后，ILR 又记录到快速性室性心律失常，因此一般 ILR 的取出时间多根据电池寿命决定。

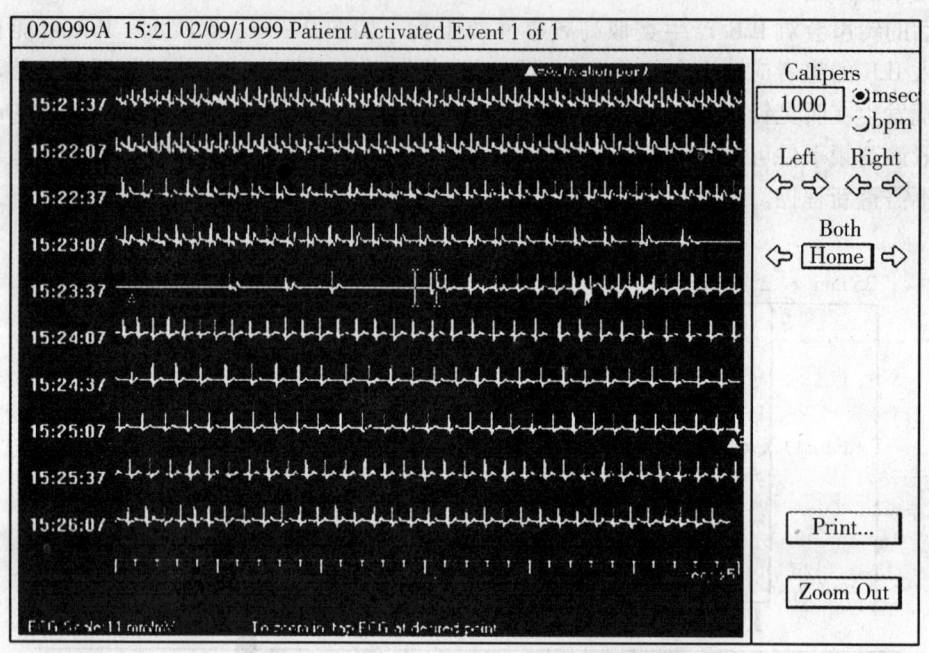

图 9 – 11 – 7　ILR 程控时，程控仪获取 ILR 储存的心电信号；可以点击兴趣区域放大，共有 3 个变焦水平。

四、ILR 相关的临床研究

最早可以检索的 ILR 临床使用的文献见于 1997 年 Cardiology Clinic 杂志，随后相继有数十篇文献发表。总体而言，ILR 对不明原因晕厥的患者病因诊断率在 50% 左右，但 90% 的患者能够从 ILR 植入中获得一定的病因相关信息。虽然首次费用较高，但相对于可能需要反复进行的传统的晕厥诊断方法，总的费用仍然可以降低 1/4 ~ 1/2 左右。比较有影响的 ILR 临床试验包括 RAST 试验、ISSUE 系列临床研究等。

晕厥随机评估试验（randomized assessment of syncope trial，RAST）是一个单中心前瞻性随机对照试验，比较了原因不明晕厥患者传统心脏检查（包括体外长程心电记录仪器、倾斜试验、心脏电生理检查）与植入 ILR 后病因诊断率，其中 ILR 植入后随诊 1 年。两组共入选 60 例患者，如果每组患者接受相应的检查后仍然未能明确病因，则进行交叉评估，接收另外一组患者的检查方法。结果显示，ILR 组 27 例患者有 14 例明确诊断，未能明确诊断的患者中 6 例接受交叉评估，1 例得以诊断；传统心脏检查组 30 例 6 例明确诊断，未能明确诊断的患者中 13 例接受交叉评估，8 例得以诊断。ILR 组病因诊断率明显高于传统心脏检查组（55% vs 19%，$P = 0.0014$），费用比传统诊断降低 26%。

不明原因晕厥的国际研究（international study of syncope of uncertain etiology，ISSUE）是一项多中心前瞻性研究，分析 ILR 在不明原因晕厥的 3 组患者中的诊断作用。第一组 111 例患者没有明显器质性心脏病，心电图无束支传导阻滞。所有患者进行倾斜试验后植入 ILR，其中 82 例患者倾斜试验阴性，29 例患者倾斜试验阳性，随访期间共有 34% 的患者发作晕厥。研究结果发现，晕厥发作时最常见的心律失常是严重心动过缓和心脏停搏（分别为 46% 和 62%），倾斜试验结果与晕厥是否复发无关，与晕厥发作时的心律失常表现无关。第二组 52 例患者心电图存在束支传导阻滞，心脏电生理检查阴性。植入 ILR 后 22 例患者发作晕厥，其中 17 例患者系完全性房室传导阻滞所致，2 例患者与房室传导无关，3 例患者晕厥发作后未能正确激活 ILR 从而没有心电记录。研究结果提示该组患者晕厥复发多数有一个同样的机制，即突然发生的房室传导阻滞；发作晕厥的束支传导阻滞患者，心脏电生理检查阴性不能除外间歇性完全房室传导阻滞；这一组患者晕厥病因诊断过程中，ILR 可能可以替代心脏电生理检查。第三组 35 例患者伴有明显器质性心脏疾病（缺血性心脏病或肥厚型心肌病，同时伴有中度左心功能不全）且心脏电生理检查阴性，植入 ILR 后随诊期间 19 例患者发作晕厥，14 例患者 ILR 成功记录了发作时的心电图。其中 4 例由于心动过缓，5 例由于室上性心动过速，只有 1 例由于室性心动过速所致，尚有 4 例心律无明显变化。研究结果提示该组患者发作晕厥的机制是多元化的，未必是室性心动过速，ILR 指导下有针对性的治疗策略似乎才更为合理。

ISSUE 研究的一个亚组分析显示，植入 ILR 后部分不明原因晕厥患者虽然未能明确诊断，即非心律失常性晕厥，但大部分患者可以从 ILR 记录的心率变化得到相关的诊断信息。晕厥发生时心率增快提示心血管系统反射激活，可能为血压相关型晕厥，如神经介导反射性晕厥或自主神经功能障碍所致的晕厥。

不明原因晕厥国际研究 2（international study on syncope of uncertain etiology 2，ISSUE 2）也是一项多中心前瞻性研究，包括了 9 个国家 63 个中心 392 例患者，每个阶段随访时间 1 年。该试验评估了早期应用 ILR 在反复发作的怀疑神经介导性晕厥患者治疗中的作用。患者入选后植入 ILR，至发生第一次明确的晕厥为第一阶段；ILR 证实此次晕厥并指导接下来的治疗后启动第二阶段。392 例患者 1 年晕厥复发率 33%，其中 103 例晕厥复发的患者为 ILR 所证实从而进入第二阶段。第二阶段随诊中 53 例患者接受了有针对性的治疗（47 例因心脏停搏中位数时间 11.5 s 植入了起搏器，6 例进行了抗心动过速治疗，包括导管消融 4 例，可植入的心脏复律除颤器 1 例，抗心律失常药物 1 例），剩余 50 例患者未予特殊治疗。53 例接受针对性治疗的患者在随后的随访中再次晕厥发生率为 10%，而未予特殊治疗的 50 例患者晕厥发生率 41%，治疗后相对危险性下降 80%（$P=0.002$），其中进行起搏器植入治疗的患者 1 年晕厥发生率更是降到了 5%。研究显示，神经介导性晕厥基于早期植入 ILR 的诊断治疗策略安全、有效，更具有针对性。

由于 ILR 的安全性与有效性，不明原因晕厥国际研究 3（international study on syncope of uncertain etiology 3，ISSUE 3）则直接把 ILR 作为临床试验中晕厥患者可靠的诊断工具。该研究是一项多中心、前瞻性、随机双盲、安慰剂对照设计的临床研究，旨在评估心脏抑制型神经介导反射性晕厥起搏治疗的有效性。所有入选的患者不论倾斜试验是否阳性均植入 ILR 以判断晕厥发作时的心律。心脏抑制型的患者植入双腔起搏器，并随机分为治疗组（起搏器打开）和安慰剂组（起搏器关闭），安装起搏器后首次发作晕厥为试验的一级终点。计划入选 710 例患者，预期 2 年时间治疗组和安慰剂组各入组 60 例患者。该试验 2007 开始，目前正在进行中，预计结果将影响今后神经介导反射性晕厥的治疗策略。

五、目前的共识

在所有常规的检查之后，晕厥的病因仍不清楚，如果病史及心电图特点提示心律失常的可能性，可以考虑皮下植入 ILR。ILR 在不明原因晕厥患者，包括儿童和老年患者诊断中的作用已具共识。

2004 年欧洲心脏病学会（ESC）晕厥处理指南关于可植入的循环记录仪适应证建议如下：

Ⅰ类：在所有检查之后晕厥的机制仍不明确，有临床或 EEG 表现提示心律失常晕厥或有反复晕厥造成伤害的患者有植入循环记录仪的指征。

Ⅱ类：在有临床或 ECG 表现提示心源性晕厥心功能良好的患者中，在初始检查阶段可替代传统检查。

Ⅱ类：在有怀疑或有确定神经介导晕厥表现且晕厥事件经常发生造成伤害的患者中，在植入起搏器前评估心动过缓对晕厥的作用。

（Ⅰ类：该诊断或处理方法的应用、益处及有效性已有证据证实或意见高度一致。Ⅱ类：该诊断方法应用及有效性的相关证据或意见存在不一致的地方。）

2006 年美国心脏学会及美国心脏病学基金学院（AHA/ACCF）关于晕厥评估的科学声明指出：超过 90% 的不明原因晕厥的患者植入 ILR 1 年后可以获得一定的诊断信息。ILR 较其他传统方法，如HOLTER、事件记录仪以及电生理检查等更容易明确晕厥的病因。

六、ILR 的其他应用

虽然反复发作的晕厥是 ILR 植入的理想适应证，但临床上很多其他的疾病也可以从长程心电信号记录中获益。在一组 74 例原因不明或药物治疗无效的癫痫患者，研究者进行了心脏方面的评估，包括倾斜试验和颈动脉窦按摩，同时 10 例患者植入 ILR。27% 的患者倾斜试验阳性，10% 的患者颈动脉窦按摩阳性。10 例植入 ILR 的患者有 2 例在癫痫发作之前存在明显心脏停搏，其中 1 例缘于心脏传导阻滞，1 例缘于窦性停搏。该研究提示，42% 不典型或药物治疗无效的癫痫患者存在心血管方面的疾病。ILR 的自动激活功能也具有潜在的利用价值。心脏性猝死高危人群植入 ILR 能够及早发现有意义的心律失常。一些起搏器的诊断功能如果能够与 ILR 结合可能将会拓展 ILR 的临床应用。

七、展望

ILR 在不明原因晕厥患者诊断中的应用价值已经明确，它可以确定晕厥是否为心律失常所致，有利于对晕厥患者进行有针对性的治疗以及对其预后进行科学的评估。ILR 在国内应用逐渐开始，在某些医院已经有相对较多的不明原因晕厥患者通过 ILR 得以诊断和治疗；但总体而言，ILR 的应用相对于我国大量的晕厥患者远远不够，这一方面因为 ILR 的一次性价格略显昂贵，另一方面也与国内心脏病学专业医生对 ILR 的认识不足有关。考虑到反复发作的晕厥带来多次重复的检查费用以及给患者造成的心理压力，更重要的是晕厥背后的病因给患者带来的可能风险，提高我国不明原因晕厥的诊断水平十分必要，而提高不明原因晕厥的诊断水平，ILR 必然是一个不可或缺的重要手段。

（方 全）

参 考 文 献

1. Wong JA, Yee R, Gula LJ, et al. Feasibility of magnetic resonance imaging in patients with an implantable loop recorder. Pacing Clin Electrophysiol, 2008, 31 (3):333-337.

2. Trigano A, Blandeau O, Dale C, et al. Risk of cellular phone interference with an implantable loop recorder. Int J Cardiol, 2007, 2; 116 (1):126-130.

3. Sosin MD, Cadigan PJ, Connolly DL. Should you remove an implantable loop recorder after the diagnosis is made? Heart, 2003, 89 (9):1013.

4. Brignole M, Menozzi C, Moya A, et al. Nonarrhythmic syncope documented by an implantable loop recorder (an ISSUE substudy). Am J Cardiol, 2002, 90 (6):654-657.

5. Strickberger SA, Benson DW, Biaggioni I, et al. AHA/ACCF Scientific Statement on the evaluation of syncope. Circulation, 2006, 17; 113 (2): -327.

6. Brignole M, Alboni P, Benditt DG, et al. Guidelines on management (diagnosis and treatment) of syncope - -update 2004. Europace, 2004, 6:467-537.

7. Landau WM. Randomized assessment of syncope trial: conventional diagnostic testing versus a prolonged monitoring strategy. Circulation, 2002, 12; 105 (10):E61-1.

8. Brignole M, Sutton R, Menozzi C, et al. Early application of an implantable loop recorder allows a mechanism-based effec-

tive therapy in patients with recurrent suspected neurally mediated syncope. Eur Heart J, 2006, 27：1085 - 1092

9. Brignole M. International study on syncope of uncertain aetiology 3 (ISSUE 3)：pacemaker therapy for patients with asystolic neurally - mediated syncope：rationale and study design. Europace, 2007, 9 (1)：25 - 30.

10. Moya A, Brignole M, Menozzi C, et al. Mechanism of syncope in patients with isolated syncope and in patients with tilt - positive syncope. Circulation, 2001, 11；104 (11)：1261 - 1267.

11. Menozzi C, Brignole M, Garcia - Civera R, et al. Mechanism of syncope in patients with heart disease and negative electrophysiologic test. Circulation, 2002, 11；105 (23)：2741 - 2745.

12. Brignole M, Menozzi C, Moya A, et al. Mechanism of syncope in patients with bundle branch block and negative electrophysiological test. Circulation, 2001, 23；104 (17)：2045 - 2050.

13. Andrew K, George JK, Allan C, et al. Use of implantable loop recordings. In：Douglas P. Z, Jose Jalife, eds (eds). Cardiac Electrophysiology：From Cell to Bedside. 4th ed. Philadelphla：Saunders, 2004, 788 - 792.

第 十 篇

国际指南解读

 **ACC/AHA 动态心电图指南简介**

　　随着循证医学的发展，国际上许多国家为了规范动态心电图的仪器参数、操作规程、适应证和禁忌证、结果解释和临床意义及操作技师和报告医师所应具备的知识等制定过相关的指南。其中最完善、最具影响的是美国美国心脏病学会（ACC）和美国心脏协会（AHA）制定的动态心电图指南。

　　ACC/AHA 于 1980 年成立专门的分委会和工作组来评估各种心血管的诊断方法和治疗措施。分委会由 9 人组成，Suzanne B Knoebel 任主席。工作组由 5 人组成，Charles Fisch 为主席。工作组主要负责回顾文献，衡量各个证据支持或反对某种诊断技术或治疗手段的强度，包括评价已知资料的预期结果、病人特殊因素、并发症、可能影响试验选择或病人选择的问题、随访频率及费用等。工作组于 1988 年起草了 ACC/AHA 的第一个动态心电图指南。该指南于 1988 年 10 月被 ACC/AHA 两个主要的学术组织接受和批准，于 1989 年 1 月同时在美国 Circulation 和 JACC 杂志上发表。指南试图通过制定普遍接受的诊断、处理、预防特定疾病或情况的方法帮助临床医师决策。指南实际上只适用于大多数情况和大多数病人的需要；对于特殊病人，医师需要根据病人的具体情况而定。

　　1999 年由 11 人组成的新的委员会和由 9 人组成的工作组对该指南进行了大幅度的修订。美国心脏病学会/美国心脏病协会/美国内科医师学会－美国内科学会 1998 年成立临床能力工作组。2001 年该工作组制定和发表了一个《心电图和动态心电图的临床能力声明》，对动态心电图（AECG）监测的适应证、阅读动态心电图所必需的最基本的医学知识、技术知识、培训和保持这种能力的要求作了更明确地阐述。

　　1999 年修订的动态心电图指南引用了 20 世纪 80 年代以来设计合理、结果可靠的有价值的文献 304 篇，全文长达 37 页。所以该指南更注重于证据、表述的客观性和新的医学进展。下面通过对 1989 年和 1999 的动态心电图指南做一个大概的比较，并对指南中非常重要而临床中很容易忽视的问题进行简述，希望对认识两个指南发表相隔 10 年期间动态心电图的发展趋势有所帮助。

一、概述

　　10 年间固态数字技术的迅速发展扩展了心电图数据经电话传送，并提高了软件分析系统的准确性。这些进步，加上更好的信息质量和更强的计算机分析心律失常的能力开拓了 AECG 应用的新领域。多导联及遥测信号的应用扩大了传统 AECG 在心律失常检测上的应用。新的研究证实，监测心律失常可评估药物和医疗器具（起搏器和 ICD）的作用。AECG 对一过性 ST 段改变的解释仍有争议，但已积累了相当多的资料，特别是在评价无症状心肌缺血的预后价值方面有更多可用资料。心率变异（HRV）分析在预测高危心脏病患者的死亡率方面显示了良好的前景。尽管有这么多的新进展，但真正的全自动分析系统仍未完善，技师和医师参与分析系统的分析仍是必需的。1999 年指南在动态心电图的适应证分类中均将 1989 年指南中的"一般同意"改为了"有证据和/或一般同意"，把有证据放在了各类适应证的首位，说明 1999 年指南中的各项建议多数是建立在循证医学的基础上。另外，将原来的 Ⅱ 类适应证进一步细分为 Ⅱa 和 Ⅱb 使指南的各项建议更加准确客观。

动态心电图技术在特定的临床情况下的有用和有效性按以下分类表示：

Ⅰ 类：有证据表明和/或一般认为某种诊断方法或治疗措施是有用和有效的。

Ⅱ 类：对某种诊断方法或治疗措施的有用和有效性的证据有矛盾和专家观点有分歧。

Ⅱa 类：证据/观点支持有用/有效。

Ⅱb 类：证据/观点不能充分证明有用/有效。

Ⅲ 类：有证据表明和/或一般认为某种诊断方法或治疗措施无效，而且在某些病例中可能有害。

二、AECG 设备

1999 年指南对 AECG 的记录和回放设备的研究进展、性能参数及操作要求作了更详细地阐述，对心律失常和缺血分析提出了更具体的技术要求。循环记录仪，特别是可植入皮下的循环记录仪及固态记录技术在十年中迅速发展。AECG 设备可以检测和分析心律失常和 ST 段改变，也可以对更为复杂的 RR 间期和包括晚电位、QT 离散度和 T 波改变的 QRS-T 形态进行分析。

AECG 记录仪有两种：一种为持续监测仪，通常应用 24~48h，用于监测发生在这一时间段内的症状或心电图改变；另一种为间断记录仪，可长期监测（数周到数月），提供短暂的、简短的数据来发现发生频率较低的事件。间断记录仪有两种类型：一种是循环记录仪（loop recorder），适合于症状十分短暂，或症状仅为短暂乏力，可以马上触发记录仪并记录储存心电图的患者。新型循环记录仪能够植入皮下而进行长期记录，对很少出现症状的患者特别有用。另一种类型的间断记录仪是事件记录仪，佩戴在病人身上，并在事件发生时由病人触发。它不适用于意识丧失或意识几乎丧失的心律失常患者。适用于症状发生频率低、不严重但持续存在的心律失常病人。

持续记录仪：常用的 AECG 记录仪小而轻便，有 2~3 条双极导线。记录和回放系统的频率响应从 0.67 到 40Hz。常用的记录方法是盒式磁带记录。磁带转动速度为 1mm/s。这种记录方法允许重放和问询整个记录期，故称"全息显示"（full disclosure）。因此它适用于检测心律失常及传导异常，但它可能在记录低频信号如 ST 段上有一定局限性。不恰当的低频反应或从高频 QRS 信号的明显的时段转换可能导致 ST 段的干扰变形，从而可能导致缺血判断的错误，特别是在应用某些振幅调节（AM）系统的情况下。较新的 AM 系统设计具有改进的低频记录和回放的特点，并已证明能够准确地记录 ST 段偏移甚至 T 波改变。频率调节系统（FM）避免了这一缺点，因为它们的设计采用理想的低频反应而没有低频"推动"作用。另一种记录方法是应用固态记录装置直接以数字化模式记录心电图信号。直接数字化记录避免了磁带机械记录在分析前需进行模拟 - 数字转化的缺点。心电图信号记录可达每秒 1000 个。这些固态记录可以迅速得到分析，并且目前一些记录仪装备了微处理器，可以在获得 QRS-T 波群的同时对其进行"在线分析"。存储方法包括闪光卡或便携式硬盘。记录完成后可将闪光卡从记录仪中取出，并插入另一台仪器中进行回放和数据分析，或者将数据通过电子传送到其他地点进行分析。与闪光卡不同，硬盘不能从记录仪中取出，但数据可以下载到其他存储装置上或进行电子传送。

电极准备和导线系统应用的方法：放置电极区域的皮肤应备皮，必要时应该用砂带轻轻擦拭，并用酒精棉签彻底清洁。为了更好地记录低频的 ST 段，应在电极放置前用电阻计测量皮肤电阻。电极间的阻抗应 ≤ 5KΩ，最好 ≤ 2 KΩ。多数在胸壁贴 5~7 个电极，通过 2 或 3 个双极导线记录信号到 2 或 3 个通道，第 3 条通道专门用于记录起搏器信号。双极导联最常用的是 CM5、CM3 和改良下壁导联。如果进行 AECG 监测的患者其运动试验存在缺血性改变，AECG 导联结构应模拟运动试验中 ST 段改变最大的导联。当病人佩戴好记录仪后，可用一条检验导线连接记录仪和标准心电图机来校验振幅、心率和记录的波形。一旦放置好导线，在患者离开实验室之前，应记录患者站位、坐位、左右侧卧位和仰卧位的图形，以除外干扰所致的 ST 段改变。

　　CM5 是检出心肌缺血敏感度最高（89%）的单一导联。加上 CM3 可使敏感度增加到 91%，加下壁导联可使敏感性增加到 94%，特别是可提高单纯下壁缺血的检出率。AECG 所有 3 个导联联合应用的敏感性为 96%，比联合应用 2 个导联（CM5 和下壁导联）敏感性高 2%。因此，常规鉴别缺血可能只需要 2 个导联。

　　心律失常和心肌缺血的日间变异以及最佳记录时间：心律失常发作的频率或 ST 段压低的程度每日存在变异。要确定心律失常频率大幅度减少与治疗有关，那么在治疗后心律失常的发生频率需减少65% ~95%。缺血性 ST 段压低的频率、时程和程度的变异同样显著。因此鼓励患者在 AECG 记录间进行相似的日常活动是必要的。检出缺血并对缺血发作进行量化的最理想和最可行的记录时间是 48h。AECG 变异对判断治疗效果的影响很大，如患者治疗前后监测 48h，缺血事件需减少 75% 才能达到统计学意义。

　　间断记录仪：也称为"事件记录仪"，包括①病人有症状后触发、记录并存储短期心电图的记录仪；②可持续记录心电图，但仅存储病人感受到症状并触发仪器后的短期心电图（5 ~300s）。这两种记录仪常应用固态存储器，并能通过常规电话线传输数据。

　　回放系统和分析方法：绝大多数回放系统用计算机软件进行数据分析并打出报告。应由有经验的技术员或医师对心律失常的分类和每次缺血发作进行回顾，以确保诊断的准确性。尽管单独应用计算机可能有助于鉴别缺血，但有经验的观测者评估后发现，计算机得出的结论常常是错误的。通读全部记录是最基本的要求。

　　1. 心律失常分析　每次搏动均应分类为正常、室性期前收缩、室上性期前收缩、起搏心律、其他或未知，并且每种异常均应创建一个模板。计算机将每一模板的异常心律数量制成表格，描述房性和室性心律失常频率的总结数据通过图表形式加以显示。系统自动存储有意义心律失常事件的心电图条图并记录每日发作次数。

　　2. 缺血分析　必须仔细检查 QRS－T 形态以确保适于鉴别缺血性改变。心律应为正常窦性心律，基线 ST 段偏移应≤0.1mV，形态为上斜型，T 波直立。尽管 ST 段平坦或伴随 T 波倒置仍可判断，但应避开下斜型或铲挖状（scooped）ST 段。监控导联的 R 波高度应≥10mm。12 导联心电图提示左室肥厚、预激综合征、左束支传导阻滞或非特异性室内传导延迟≥0.10s 的患者，不适用 AECG 检测缺血。AECG 检测缺血时选择的导联不应有≥0.04s 的 Q 波或明显的基线 ST 段改变。右束支传导阻滞时 ST 段偏移是可以判断的，特别是在左胸导联。药物如地高辛和一些抗抑郁药可以干扰 ST 段并妨碍对 ST 段压低作出正确解释。通常用标尺在 PR 段确定等电位点，在 J 点和/或 J 点后 60 ~80 ms 来鉴别是否有ST 段偏移。缺血的诊断依赖于一系列的心电图改变，包括 ST 段水平或下斜性压低≥0.1mV，逐渐出现并消失，持续时间最少 1min。每次短暂缺血发作的间隔时间至少为 1min，在此期间 ST 段回到基线（1×1×1 标准），指南推荐的发作间隔时间为 5 min。

三、心率变异性

　　在 1989 年的指南中只对心脏移植、重度糖尿病的神经病变、睡眠呼吸暂停综合征和冠心病患者的RR 间期变异特点作了简短介绍，将重度糖尿病的神经病变、睡眠呼吸暂停综合征作为 AECG 评估 RR间期特征的 I 类适应证，将预测冠心病的预后作为 II 类适应证。但在 1999 年的指南中将重度糖尿病的神经病变和睡眠呼吸暂停综合征均改为了 III 类适应证。而对冠心病的预后的判断主要是观察有无心肌缺血。1999 年指南对心率变异性产生的机制、分析方法、记录和分析的技术要求作了详细地阐述。

　　心脏交感和迷走神经的平衡明显反映在心脏周期每搏的变化中。通常可用频谱分析和时域分析两种方法对每一个 RR 间期进行分析。频谱分析可以评价 RR 间期的迷走调节。频谱分析通常通过快速傅立叶转化完成，将 RR 间期分为高频（0.15～0.40 Hz）、低频（0.04～0.15 Hz）、极低频（0.0033～0.04 Hz）和超低频（≤0.0033 Hz）。频谱测定收集自不同时间间隔（大约2.5～15 min）。副交感调节主要影响高频（HF）组成部分。低频（LF）部分受到交感和副交感神经系统的共同影响。LF/HF 比被认为是交感—迷走平衡和交感调节的量度标准。时域分析提供了一种简单的方法来确定那些平均 RR 间期和 RR 间期标准差变异减低的患者。时域分析包括所有正常搏动的平均 RR 间期；SDANN 指整个记录中每 5 min 时段内平均正常窦性 RR 间期的标准差；SDNN 指所有正常窦性 RR 间期的标准差；SDANN 指整个记录中所有 5 min 时段内平均正常 RR 间期标准差的平均值；pNN50 指 RR 间期变异超过 50ms 所占的百分数；rMSSD 指全程 RR 间期差的均方根。HRV 的另一种时域测定是三角指数，是把运用离散标度 7.8 ms 测得的所有 RR 间期制成直方图，其高度代表所有 RR 间期的总数而得到的几何数据。直方图的高度等于模式框内间期的总数。

记录和分析的技术要求：

1. 记录时间：由于 HRV 具有特殊适应证，长期（24h）或短期（5min）记录均需进行。HRV 随监测时间延长而增加。ESC 和 NASPE 特别工作组提供了长、短期记录获得的各个 HRV 参数的频率范围。频域方法在短期记录中更有优势。在频率最低的波段，记录时间至少 10min。如短期评估，HF 记录应接近 1min，而评估 LF 时应接近 2 min。ESC/NASPE 特别工作组成员建议 HRV 短期分析的标准化记录时间为 5min。

2. 伪差和心律失常：无论短期还是长期监测，HRV 分析取决于输入数据的完整性。心电图信号中的伪差或噪音可能导致 R 波时程的分析错误。HRV 检测的另一个问题是存在与运动有关的伪差。R 波的漏检或错检可以导致 RR 间期的较大偏差。导致 HRV 分析困难的其他因素是存在心律失常。持续房颤时不能进行 HRV 分析。间断异常的心跳能够扰乱正常的 RR 间期，处理异常心跳有两种方法，包括剔除偶发的异常波动和对无异常搏动的时段限制分析。

四、对与心律失常相关症状的评估

1999 年指南对应用 AECG 评估可能与心律失常有关的症状的适应证提出更详细的建议。在 Ⅰ 类适应证中强调晕厥和心悸症等状应是"原因不明"或"无法解释"，原来的 Ⅱ 类适应证被改为 Ⅱb 类，附加了另外 2 条适应证。另外，对晕厥和心悸等常见症状被 AECG 检出的可能性和临床意义作了较详细地介绍。

AECG 最广泛的应用之一是确定病人的短暂症状与心律失常的关系。一些症状通常是由一过性心律失常造成的：包括晕厥、先兆晕厥、头晕眼花以及心悸。然而，其他的一过性症状并不与心律失常相关，如呼吸困难、胸部不适、乏力、出虚汗、或者神经系统症状。ACEG 记录可能有 4 种结果：第一，病人出现典型症状的同时存在导致此种症状的心律失常。这一发现最为有用，并对治疗有指导意义。第二，有症状但 AECG 没有发现心律失常，这一发现同样有用，因为它证明症状与心律失常无关。第三，AECG 有心律失常存在，但患者一直没有症状。这种结果仅有不可靠的价值。第四，在 AECG 监测过程中无症状，同时也未记录到心律失常，这种结果没有价值。

病人的症状通常决定选择何种记录方法。持续 AECG 监测适用于意识完全丧失，以及不能佩戴或打开事件记录仪的病人，尤其适用于每天或几乎每天都出现症状的病人。许多病人数周或数月才出现一次症状，对这种病人可选用间断或事件记录仪（通常可以经电话传输）。

AECG 对一些特殊症状的检查作用不一。晕厥的诊断评估决定于许多临床因素，晕厥病人无症状期的心率可能有一定价值。AECG 监测到的间断、无症状心动过缓可能提示诊断。一项研究评估了重复 3 次 24h 动态心电图监测的结果。第一个 24h 记录有 15% 的患者出异常。第二和第三个记录时间段的阳性率分别为 11% 和 4.2%。心悸患者发作时 AECG 监测的收获比晕厥患者大，因为心悸发作的频率高于晕厥。门诊 AECG 监测的病人中 31%～43% 有心悸发生。而且，在以前有心悸症状的病人中，发生无症状的室上性心律失常比有症状的更为常见。

应用 AECG 评估可能与心律失常有关的症状的适应证：

Ⅰ类

1．发生无法解释的晕厥、先兆晕厥或原因不明的头晕患者。

2．无法解释的反复心悸病人。

Ⅱb类

1．发生不能用其他原因解释的气短、胸痛或乏力的患者。

2．疑一过性房颤或房扑时发生神经系统事件的患者。

3．患者出现晕厥、先兆晕厥、头晕或心悸等症状，已鉴别出其原因并非心律失常，但治疗这种病因后症状仍持续存在者。

Ⅲ类

1．患者有晕厥、先兆晕厥、头晕或心悸等症状，通过病史、体格检查或实验室检查已经确定病因。

2．患者发生脑血管意外，无心律失常发生的其他证据。

五、对无症状心律失常患者风险评估

在 1989 年的指南中，特发性肥厚型心肌病和心梗后左室功能不全的患者都是Ⅰ类适应证，但在 1999 年的指南中均改为了Ⅱb类适应证；1989 年指南中Ⅱ类适应证如已知的稳定冠心病或已行 CABG 或 PTCA 术的患者伴有心功能不全或心律失常，预激综合征，常 QT 综合征，已证实的明显主动脉瓣并伴有心律失常的症状及扩张性心肌病伴有心律失常的症状的患者等，在 1999 年的指南中均被取消。而且在 1999 年的指南中没有Ⅰ类适应证，比较详细地介绍了心肌梗死后、充血性心力衰竭和肥厚性心肌病的研究进展。

心肌梗死后存活者发生猝死的风险增加，在心梗后头一年内发生率最高。造成猝死的主要原因是室性心动过速和心室颤动。目前，已出院的心梗后生存者 1 年内发生恶性心律失常的风险为 5% 或更低。24h 以上的 AECG 监测通常在出院前完成。心梗后生存者在梗死后出现频繁室性期前收缩（PVC，≥10/h）和严重室性心律失常（如频发室早、多形性室早、室性心动过速）者死亡率较高。在大多数研究中，室性心律失常的阳性预测价值（PPV）较低，范围为 5% ~ 10%。如果同时伴左室功能降低，能够使其敏感性增加。HRV（如 rMSSD 或 pNN50）以及压力反射敏感性（BRS）等高频测定的值降低，提示迷走神经对 RR 间期的调节作用降低。心梗后 HRV 和 BRS 降低的特殊机制尚不清楚。HRV 和 BRS 的降低是心梗病人死亡率增加的预报因子。然而，尽管有明显的统计学意义，但心梗后单独应用 HRV 和 BRS 评价预后的价值较低。风险分析的最理想时域参数是 SDNN 和 HRV 的三角指数。高危患者的 SDNN < 70 ms，HRV 的三角指数 < 15，或者 BRS < 3ms /mmHg。将 AECG、左心室功能和普通心电图联合应用可提高危险分层的阳性预测准确性（敏感性 80%，特异性 89%）。FarreH 等人认为 HRV 降低和晚电位阳性是心梗后发生心律失常事件的较强预兆。射血分数 ≥40% 的无症状的心梗病人不需要进行 AECG 监测，因为这类病人极少发生恶性室性心律失常。心梗后左室功能降低的生存者死于心血管事件的风险增加。

充血性心力衰竭，无论是缺血性心肌病还是扩张型心肌病的患者，通常存在复杂的室性心律失常，死亡率较高。近期几项大样本的研究发现，室性心律失常（如室速，非持续性室速）是患者死亡和猝死的敏感指标，但不是特异性的。没有证据表明，严重 CHF 的患者应用药物治疗减少心律失常发生频率或增加 HRV 能够明显地降低总死亡率或猝死的发生率。因此，在 CHF 或扩张型心肌病患者中，常规应用 AECG 或 HRV 评估风险尚无充分的证据。

肥厚型心肌病患者中猝死和晕厥十分常见。室性心律失常或 HRV 与肥厚型心肌病患者预后之间的确切关系仍有待讨论。AECG 在这些病人日常治疗中的特殊意义尚不清楚。

目前，不伴其他症状的二尖瓣脱垂、慢性二尖瓣反流及主动脉瓣狭窄患者是否需要进行 AECG 监测或 HRV 评估尚未定论。糖尿病与交感神经和副交感神经细小纤维的弥漫性病变有关。一半以上有症状的糖尿病神经病变患者将在 5 年内死亡。常规进行 HRV 检查是不必要的。通过心电图或超声心动图证实有左心室肥厚的高血压患者，其复杂室性心律失常的发生率增加。左心室肥厚患者发生室性心律失常、心肌梗死和猝死的风险均增加。对没有症状的左心室肥厚患者进行 AECG 监测的意义并不确定。AECG 监测已经用于各种心脏手术的术前及术后评估。没有心肌缺血和严重左室功能不全的非心脏手术的高危患者术前进行 AECG 监测，发现术前存在室性心律失常与术后事件的发生无相互关系。AECG 监测对持续心肌挫伤或睡眠呼吸暂停诊断的价值不大。一些治疗心脏疾病的药物能直接或间接地影响自主神经系统。分析 RR 变异可能为判断药物的药理作用提供帮助。在药物开发中，分析 RR 变异可能有助于明确药物作用机制。

总之，尽管心律失常检测和 HRV 分析提供的信息可能对判断无症状心律失常患者远期发生心脏事件的风险增加有益，但由于它们的敏感性及 PPV 相对较低，目前它们的应用价值受限。将 AECG、HRV、信号平均心电图和左室功能等检查结合起来分析，有可能提高信息的质量，但将这些不同检查的数据最佳地结合起来仍很困难。特发性心肌病、慢性心力衰竭以及心肌梗死后射血分数低的患者可能从 AECG 或 HRV 监测中受益。然而，目前这些检查不能推荐作为其他病人的常规检查。

在无心律失常症状患者中用 AECG 检出心律失常评估远期心脏事件发生风险的适应证：

Ⅰ类：无。

Ⅱb类：

1. 心肌梗死后左室功能不全的患者（EF≤40%）。

2. CHF 患者。

3. 特发性肥厚型心肌病患者。

Ⅲ类：

1. 持续心肌挫伤的患者。

2。高血压伴左室肥厚患者。

3. 心梗后左室功能正常患者。

4. 非心脏手术患者进行术前心律失常评估。

5. 睡眠呼吸暂停患者。

6. 瓣膜性心脏病病人。

无心律失常症状患者测定 HRV 评估远期心脏事件发生风险的适应证：

Ⅰ类：无。

Ⅱb类：

1. 肌梗死后左室功能不全的患者。

2. CHF 患者。

3. 特发性肥厚型心肌病患者。

Ⅲ类：

1. 心梗后左室功能正常患者。

2. 糖尿病患者评估糖尿病神经病变。

3. 存在可能干扰 HRV 分析的心律失常（如房颤）的患者。

六、评估抗心律失常治疗的效果

AECG 广泛应用于评估抗心律失常治疗的效果。其中用 AECG 监测所行的 CAST 试验的结果使无症状心律失常患者抗心律失常治疗的概念发生了彻底的改变。控制无自发症状或症状轻微的室性心律失常的治疗不仅无效，而且是有害的。因此目前不推荐此类病人使用Ⅰ类抗心律失常药物治疗。

AECG 指导其他抗心律失常药物治疗影响死亡率的对照研究数据尚不充分。但许多研究评估了

Ⅰa、Ⅰb和Ⅲ类抗心律失常药的应用。这些研究已经证明，抗心律失常药物治疗既无获益也无不良反应。对于胺碘酮的研究，得到的结论是相互矛盾的，一些研究显示有所收益，而另外一些则显示死亡率没有明显的变化。已经证明在 AECG 监测期间根据药物反应指导胺碘酮治疗能够改善这些结果。ICD 为危及生命的室性心律失常患者提供了治疗。目前使用的 ICD 许多都可以存储事件发生时的心电图，因此，目前不要求应用 AECG 监测 ICD 的治疗效果。

致心律失常的概念包括心律失常药物治疗导致新的心律失常出现或使原有的心律失常恶化。致心律失常可能发生在药物治疗的早期或晚期。以前无症状的室性心律失常患者，致心律失常通常被定义为室性心律失常或室性心动过速发作频率的增加。这种增加需要区分是致心律失常，还是心律失常频率的变异。无症状的临床致心律失常还包括 Q—T 间期延长、窦房结功能障碍及新出现的房室传导异常或使原有异常加重，这些可以在接受抗心律失常药物治疗的患者中通过 AECG 监测而发现。

AECG 评估抗心律失常治疗的适应证：

Ⅰ类：

评估个体对抗心律失常药物的反应，其心律失常的基线特点是可重复，并且频发的程度应足以进行分析。

Ⅱa类：

高危患者中检测抗心律失常治疗的致心律失常作用。

Ⅱb类：

1. 评价心房颤动心室率控制。
2. 门诊判定治疗期间反复发生的有症状或无症状的非持续性心律失常。

Ⅲ类：无。

七、评估起搏器和 ICD 功能

在 1989 年的指南仅有评估起搏器功能的内容，对植入除颤器患者指南只在Ⅱ类适应证中建议用于评估室上性心律失常。1999 年的指南将评估 ICD 和起搏器功能并列在指南中，将 1989 年指南中有关评估抗心动过速起搏器功能和评估频率反应性生理起搏器功能的Ⅰ类适应证从指南中删除，而将评估频繁接受 ICD 治疗患者对辅助药物治疗的反应加入到Ⅰ类适应证中。应用 AECG 可监测心脏节律异常与频繁发生的症状之间的关系，从而对评估有症状患者是否需要安置起搏器起到一定辅助作用。AECG 对证实是否存在显著的缓慢性心律失常，以及评估患者症状与心律失常之间是否相关两方面均有作用。起搏器植入后，AECG 可评估起搏器功能，并且可指导设定频率反应和自动模式转换等参数。有时 AECG 可以作为起搏器术后持续遥测评估起搏器功能的辅助手段；从而辅助决定是否需要重新设定程序或进行手术干预。目前应用的起搏器具有有限的 AECG 监测功能，尚不能完全替代传统的 AECG。现在仍需通过各种复杂的步骤来完成这项工作，无论分类的依据是心房感知还是起搏。在随访问询时，可以通过起搏器内存获得表格数据，定量分析心房心室感知及起搏所占的百分比，包括无心房活动的心室感知的定量分析。尽管这些步骤主要是为了了解起搏器的功能，使包括房室延迟、频率适应、心率的上限和下限在内的参数的设定最佳，这些数据还能够确定室性心律失常发生的频率。与起搏器相比，目前应用的 ICD 具有事件发生时详细记录心电图的能力。然而，这些记录在十分有限的时间内完成（通常设定为每次事件 5~30s，总的记录时间最长不超过 5~10 min）。尽管这些记录为临床医师提供了更完整和详尽数据，但记录时间有限和缺乏体表心电图 QRS 波群形态成为其主要的局限。

在对植入 ICD 的患者进行门诊随访时，AECG 可对与 ICD 有关的症状进行间断监测。电极植入后，心房和心室的起搏阈值有所改变，长期随访中能够发现异常的感知和夺获。适当设定输出参数能使 ICD 使用寿命延长，在重新设定程序后可应用 AECG 对 ICD 功能进行评估。AECG 是评估 ICD 放电治疗是否恰当的有效辅助工具，并能评估药物辅助治疗的效果，药物治疗的目的是为了使 ICD 放电的频率减到最小。尽管目前应用的 ICD 可存储触发 ICD 的心电图，但是单纯通过此记录区分是室速还是室上速较为困难。目前，AECG 仍是调整仪器功能的有效辅助工具，包括确保设定的心动过速检出心率与日常活动所能达到的最大心率没有重叠。

AECG 评估起搏器和 ICD 功能的适应证：

Ⅰ类：

1. 通过评价频繁发生的心悸、晕厥或先兆晕厥等症状来评估设备的功能，以除外肌电抑制和起搏器诱导的心动过速，并且帮助设定改进参数如频率适应和自动模式转换等。

2. 在设备问询未能确定诊断时评估可疑的部件失灵或功能障碍。

3. 评估频繁接受 ICD 治疗的患者对辅助药物治疗的反应。

Ⅱb类：

1. 作为对连续遥测的替代或辅助方法，评估起搏器或 ICD 植入后即刻的术后起搏器功能。

2. 评估植人除颤器患者室上性心动过速发作时的心率。

Ⅲ类：

1. 通过设备问询、ECG 或其他有用数据（如胸片等）足以确定潜在的原因/诊断时，评估 ICD 或起搏器功能障碍。

2. 对无症状患者进行常规随访。

八、对心肌缺血的监测

1989 年的指南就认为如果整个 AECG 设备从记录、分析和回放都进行适当的控制，AECG 就可以可靠地检测到心肌缺血的 ST 段改变。1989 年的指南将检测心肌缺血的适应证按有胸痛病人检测心肌缺血、无症状病人检测心肌缺血和已知冠心病患者检测无症状心肌缺血 3 种情况分别提出建议。1999 年的指南只将心肌缺血检测作为单独一项提出适应证的建议，但在该建议中没有Ⅰ类适应证。1999 年指南认为随着技术的进步，AECG 监测可以提供冠心病患者的心肌缺血的准确而有临床意义的信息。没有证据表明 AECG 可以提供关于无症状的未诊断冠心病患者出现缺血的可靠信息。鉴于运动试验中没有缺血证据的患者进行 AECG 监测的相对较少，多数研究评估了运动试验阳性与 AECG 监测发现心肌缺血的关系。在运动试验阳性患者中，只有 25% ~30% 患者在 AECG 监测时证实有缺血存在。运动负荷试验中缺血的程度和 AECG 监测中缺血发生的频率和持续时间有明显的相关性。

与运动试验不同，AECG 监测的优势为日常活动状态下对心肌缺血的监测。AECG 监测也可对因躯体残疾、周围血管病变或肺部疾病不能运动的病人进行危险分层。如果可疑为变异型心绞痛而运动试验阴性的心绞痛病人，应用 AECG 监测有助于对其进行评估。然而，对于有症状的病人，诊断仍依靠运动试验。

AECG 监测可对缺血提供综合的评估。许多研究证明，如果不应用 AECG 进行评估，有 80% 发生在日常生活中的无症状缺血事件不能被诊断。一些研究的结果证实，对接受抗心绞痛药物治疗并且能够充分控制症状的病人进行 AECG 监测中发现，无症状缺血事件的发生很频繁。然而，这些缺血的临床意义尚不清楚。

关于 AECG 对心肌缺血的预测价值，指南认为应用 AECG 监测心肌缺血可以识别高危病人，对于稳定型冠心病的患者，AECG 监测的心肌缺血事件与将来冠脉事件和心脏性猝死的高发相关。与一些临床情况和 ECG 相比，AECG 监测到的心肌缺血为一项独立的预测指标。与运动试验相比，AECG 监测检出的缺血能够提供更多的预后信息。对冠心病患者进行危险分层或进行术前评估时；单独行运动试验检查或同时进行心肌显像仍然作为首选。对于不能完成运动试验的病人，AECG 可以用于进一步评估。

AECG 在冠心病治疗评估中起着重要的作用，随机临床研究结果提示，治疗后 AECG 提示心肌缺血改善可能与冠心病患者预后改善相关。

AECG 对心肌缺血的监测有一定的局限性，除心肌缺血外，其他许多原因也可引起 ST 段的改变。

这些原因包括过度通气、高血压、左室肥厚、左室功能不全、传导异常、体位改变、快速心律失常、预激综合征、交感神经系统异常、精神药物、抗心律失常药物、洋地黄、药物水平变化和电解质异常等。因此 AECG 监测心肌缺血时必须预先排除这些情况的影响。另外，ST 段压低和缺血事件的频率和持续时间存在每日间的差异，这使得 AECG 记录缺血并评价治疗疗效十分困难。因此需要通过延长 AECG 监测时间（48～72h）和连续监测病人相似的情绪和体力活动。由于技术要求和诊断标准的复杂性，AECG 监测心肌缺血必须在专门的试验室内进行，并且技术人员要经特殊的培训。

ST 段压低是 AECG 监测缺血时常见的心电图改变，偶尔可以表现为一过性的 ST 段抬高（特别是变异型心绞痛患者和主干近端狭窄的患者），这种改变提示存在透壁心肌缺血。有时 AECG 监测也能发现 T 波方向和形态的变化；然而，目前没有证据表明这种改变对心肌缺血有特殊的提示意义。

AECG 监测心肌缺血的适应证：

Ⅰ类：无。

Ⅱa 类：

1. 怀疑变异性心绞痛患者。

Ⅱb 类：

1. 评估无法运动的胸痛患者。

2. 无法运动的血管外科患者进行术前评估。

3. 已知 CAD 和不典型胸痛综合征患者。

Ⅲ类：

1. 不能运动的胸痛患者进行初次评估。

2. 有症状患者进行常规筛查。

九、儿科患者

1989 年指南中没有儿科患者的内容。1999 年指南认为，儿科患者应用 AECG 的目的是评估与心律失常相关的症状，对有或无心律失常症状的心血管疾病患者进行危险评估和对药物治疗或起搏器治疗进行评估。

AECG 监测普遍用于对有或无心律失常的小儿心脏病患者进行定期评估。进行此项检查的基本目的是评估疾病的进程（如长 QT 综合征或肥厚型心肌病）、患儿的生长发育、是否需要调整药物剂量以及先天性心脏病患者外科手术后是否有迟发心律失常等。

应用 AECG 对以往进行过手术治疗的先天性心脏病患者进行定期评估必须要考虑到缺陷的类型、心室功能和术后迟发心律失常的风险。尽管心律失常对于这些病人的临床意义尚有争议，但与心室功能不全相关的频发室早确实提示患者远期猝死的风险较高。甚至在没有明显症状的情况下，在这些病人中发现复杂心律失常也提示需要进一步完善检查。

对患有肥厚型或扩张型心肌病、长 QT 综合征的年轻患者应定期监测 AECG，因为这些疾病是进展性的，同时随着生长发育，需要对药物剂量进行调整。AECG 监测的主要作用是发现潜在的心律失常，对无症状患者的治疗进行再评估。

AECG 监测对 QT 间期临界延长的患者诊断长 QT 综合征的作用有限。AECG 可用于发现突发心律失常事件风险较高的无症状先天性完全房室传导阻滞患者，这些患者可以从预防性植入起搏器中获益。

儿科病人 AECG 监测的适应证：

Ⅰ类：

1. 发生晕厥、先兆晕厥或头晕的已知心脏疾病患者，以前证实为心律失常或为起搏器依赖者。

2. 其他方法不能确诊的与劳力相关的晕厥或先兆晕厥。

3. 评估肥厚型或扩张型心肌病患者。

4. 评估可能的或已证实的长 QT 综合征。

5. 先天性心脏病术后遗留明显血流动力学异常并发生心悸的患者。

6. 评估快速躯体发育期抗心律失常药物的效果。

7. 无症状的先天性完全房室传导阻滞。

Ⅱa 类：

1. 无合理解释的和无明显的心脏病临床证据的晕厥、先兆晕厥或持续心悸。

2. 开始抗心律失常治疗后，特别是有显著致心律失常作用的药物治疗后评估心律。

3. 在与心脏手术或导管消融相关的一过性房室阻滞发生后评估心律。

4. 评估有症状患者的频率反应或生理起搏功能。

Ⅱb 类：

1. 评估先天性心脏病术后无症状的患者，特别是遗留明显血流动力学异常或术后迟发心律失常发生率较高的患者。

2. 评估以前发作过心动过速的小儿（<3 岁）以确定先前未知的心律失常是否复发。

3. 评估可疑持续房性心动过速患者。

4. ECG 或运动试验可见复杂室性期前收缩的患者。

Ⅲ 类：

1. 发生非心源性原因所致的晕厥、先兆晕厥或头晕。

2. 无心脏病临床证据的胸痛。

3. 为无症状的运动员进行常规筛查。

4. 无心脏病患者发生短暂心悸。

5. 无症状的预激综合征。

十、对动态心电图医师的能力要求

2001 年 ACC/AHA 发表了有关心电图和动态心电图的临床能力的声明，这就是 ACC/AHA 对从事动态心电图工作的人员应具备的相关能力的一个指南。该指南再次确认连续动态心电图装置可提供包括心律失常，ST 段改变和心率变异性等多个心脏电活动参数分析。当应用监测评估间断性症状的原因时，症状的频率决定了记录仪的类型。连续记录可用于评价频发的与心律失常相关的症状（至少每日 1 次）、晕厥或先兆晕厥及不能解释的心悸。相反，对于发生频率低的症状，间歇事件记录的效价比更高。在某些情况下，连续监测后继以间歇事件监测更有临床价值。对于接受抗心律失常药物治疗的患者，可用连续监测评价药物反应，记录房颤节律和排除药物的致心律失常作用。连续性动态监测适于对植入心脏起搏器或除颤器（ICD）患者的频繁心悸，晕厥或先兆晕厥进行评价，适于评估植入装置对心肌电活动的抑制、起搏器介导的心动过速和帮助优化生理性起搏。连续监测还适于评价潜在的起搏器或 ICD 工作不良和评价伴随的药物治疗效果。它还有利于评估无症状心肌缺血。这可能包括发现缺血和评价抗缺血药物的疗效。对于可以接受运动试验的患者首选动态心电图筛查有无潜在缺血或无症状心肌缺血是不理想的。

指南阐述了动态心电图诊断人员必备的知识。动态心电图是临床心电图学的一部分，因此对判断动态心电图能力的标准与心电图相同。然而动态心电图在检测技术和认识方面有特殊之处，需要额外的知识。这些知识包括：①动态心电图的适应证；②心律失常知识，正常人和心脏病患者心律失常的诊断和意义；③正确评价患者昼夜的心律变异性和自主神经对心律的影响；④运动、过度通气、传导异常、电解质紊乱、药物、饮食、体温、Valsalva 动作、缺血和与多种心脏疾病相关的短暂复极现象等所致心电图变化的知识；⑤关于心脏病药物和它们对心电图中传导和复极的影响，特别是致心律失常作用的知识；⑥关于对各种年龄段患者，动态心电图诊断的敏感性、特异性和正确性的认识，特别是 ST 段动态改变和 Bayer 理论的应用知识；⑦对缺血性 ST 段变化最大范围标准的认识；⑧动态心电图中心脏起搏器和 ICD 的夺获、感知或起搏失败的表现；⑨对动态心电图中 ICD 适当和不适当的抗心动过速起搏或除颤表现的认识；⑩对动态心电图连续或间断记录的利与弊的认识，和由于该装置固有的缺陷或信号处理的限制出现假阳性或假阴性结果认识；⑪可以做全导心电图的动态心电图装置特点；⑫正确评价技术员编辑动态心电图计算机计算的结果，和需要确定技术员的能力。

因为在记录、分析和报告系统方面有所不同，该指南仅描述动态心电图共同的特征。重要的是做出判断的医生应理解用于动态心电图的设备和技术，熟悉本实验室应用的特定系统。然而医生能通读动态心电图是至关重要的。不管系统处理的方法如何，医生应了解该系统在心律失常的识别和分类和诊断心肌缺血方面潜在的假阳性和假阴性。

在动态心电图判断的技术方面，由于记录和分析程序固有的问题，动态心电图可能会产生一些错误信息。计算机错误识别和分析心律失常和 ST 段变化主要由于在长达 24h 记录过程中来自多方面的噪音。计算机分析系统许多错误的潜在来源非常复杂，动态心电图技术方面的专家需要理解计算机在识别 QRS 波群和分类的计算方法，而且问题还与计算机分析结果的编辑有关。解释动态心电图的医生应具备评价所有失败可能存在的技术方面的知识。因此，显示全导心电图的系统为临床医师首选，因为这样可以像阅读 12 导联心电图一样。标准 12 导联心电图在动态心电图的判断方面有额外的作用。

指南规定分析动态心电图的人员必须经过基本训练。分析动态心电图的能力取决于对标准 12 导联的理解程度。由于动态心电图装置的原因，多种因素会使评价心律失常或心肌缺血时出现假阳性或假阴性。除了上述要求的分析动态心电图的所需的相关知识外，还要熟悉产生这些假阳性或假阴性的原因。动态心电图识别心律失常和分类出现技术性假阳性或假阴性的原因有：①计算机对 QRS 识别和分类计算方法不恰当；②噪音干扰或导联基线漂移或伪差；③记录低电压；④记录器使用不同的磁带驱动器或存储不当；⑤QRS 图形和电压的生理性变异；⑥对先前的磁带或记忆存储器消磁或记录清除不完全；⑦分析时技师对动态心电图作了不适当或不正确的分析；⑧动态心电图中不正确的时间标记。

动态心电图对心肌缺血的识别和解释出现假阳性或假阴性的原因①ST 段定位的变化；②过度通气；③突然的过渡运动诱发的 ST 段改变；④血管调整性或 Valsalva 诱导的 ST 段改变；⑤心室内传导异常。

另外，分析动态心电图的医生还应具备关于伪差或短暂的生理性改变的知识。

重要的是接受训练者应在有经验医生的指导下阅读足够的动态心电图，这些图应包括干扰正确判断的大多数技术或生理现象。指南建议学习动态心电图分析的医师必须在动态心电图高年资医师指导下分析 150 份动态心电图。直接与操作动态心电图装置的技师交流能使出学者更好地理解在记录和分析中产生的伪差和错误。通过动态心电图专家周密设计的课程，并配合包括典型的记录和对这些记录分析的教学可以使医生胜任对动态心电图的分析工作。

要维持分析动态心电图的能力，指南建议每年至少阅读 25 份动态心电图。

（方丕华　任振芳）

 **ACC/AHA 运动试验指南**

心电图运动试验（exercise testing）是一种简便、经济和相对安全的无创性检查方法，广泛应用于冠心病及其他心血管疾病的诊断与预后评价。本文拟对心电图运动试验的概况、ACC/AHA 指南以及进展作一介绍。

根据心肌供血的特点，心率值可反映心肌耗氧量，故提高心率后可暴露心肌缺血。人体运动可分为等长型（isometric，如负重）、等张型（isotonic，如跑步）以及混合型（resistive），其中等张型运动符合生理，也符合运动试验的原理，是运动试验的主要类型。目前均采用分级运动试验，主要有两种方式：①活动平板（exercise treadmill test），国内外广泛采用，在运动时应注意避免过分倚在扶栏上；②踏车（bicycle ergometer test），主要特点为经济，占地少，噪声低，身体上部运动少而便于监测记录，但易出现股四头肌疲劳而难以达到目的心率，运动时应主要避免用力握手柄。以检出心肌缺血为目的的运动试验通常采用亚极量负荷，目标心率定为最大心率（220 – 年龄）的 85% ~ 90%。

运动试验的结果应包括对运动耐量、临床症状、血流动力学反应及心电图变化评价。心电图运动试验的阳性标准为 ST 段水平型或下斜型下移或上抬（不包括 aVR 及有病理性 Q 波的导联）≥1mm 至少持续至 QRS 波终点以后 60 ~ 80ms。运动所致的心肌缺血可表现为心绞痛、ST – T 改变、心功能不全或心律失常等，而运动中心电图提示缺血的主要有 ST 段下移、ST 段抬高、R 波改变以及 U 波倒置等。虽然有研究认为 ST 段心率校正等指标更为准确，但最新指南仍然沿用了原来的标准。

最新指南

ACC/AHA 关于运动试验的最新指南中与前次有部分改动，亦有增加的新内容，我们将部分新概念、新进展的内容摘译出来，限于篇幅的原因，其他较常知的内容未做摘译，整理成文报道如下：

一、禁忌证

绝对禁忌证	急性心肌梗死（2 天内）
	高危的不稳定型心绞痛*
	未控制的、伴有症状或血流动力学障碍的心律失常
	有症状的严重主动脉狭窄
	未控制的有症状心力衰竭
	急性肺栓塞或肺梗死
	急性心肌炎或心包炎
	急性主动脉夹层分离
相对禁忌证+	左冠状动脉主干狭窄
	中度狭窄的瓣膜性心脏病
	电解质异常
	严重的高血压 ++
	快速性或缓慢性心律失常
	肥厚型心肌病和其他形式的流出道梗阻
	精神或身体异常不能运动
	高度房室传导阻滞

注：* ACC/AHA 关于不稳定心绞痛/非 ST 段抬高心肌梗死治疗指南。+ 如运动试验的益处超出它的危险性亦可在相对禁忌证时进行运动试验。++ 缺少明确的证据，委员会建议标准为 SBP > 200mmHg 和/或 DBP > 110mmHg。

运动试验应由一组受过良好培训的内科医师监督操作。

二、运动试验结果分析

运动试验结果分析应当包括运动量，临床表现，血流动力学以及心电图反应。

三、终止运动试验的指征

绝对指征

1. 试验中运动负荷增加，但收缩压较基础血压水平下降超过 10mmHg，并伴随其他心肌缺血的征象

2. 中、重度心绞痛

3. 增多的神经系统症状（例如共济失调、眩晕、近似晕厥状态）

4. 低灌注表现（发绀或苍白）

5. 由于技术上的困难无法监测心电图或收缩压

6. 受试者要求终止

7. 持续性室性心动过速

8. 在无诊断意义 Q 波的导联上出现 ST 段抬高（≥1.0mm）（非 V$_1$ 或 aVR）

相对指征

1. 试验中运动负荷增加，收缩压比原基础血压下降≥10mmHg，不伴有其他心肌缺血的征象

2. ST 段或 QRS 波改变，例如 ST 段过度压低（水平型或下垂型 ST 段压低 >2mm）或显著的电轴偏移

3. 除持续性室性心动过速之外的心律失常，包括多源性室性期前收缩，室性期前收缩三联律，室上性心动过速，心脏阻滞或心动过缓

4. 劳累、气促、哮喘、下肢痉挛、跛行

5. 束支传导阻滞或心室内传导阻滞与室速无法鉴别

6. 胸痛增加

7.*高血压反应

注：*缺少明确的依据，委员会建议 SBP >250mmHg 和/或 DBP >115mmHg。

四、诊断冠心病

（一）ST 段解释事项

1. 静息 ST 段压低 静息 ST 段压低被认为是已知或未知冠心病患者发生不良心脏事件的一个标志。在这些患者中，以附加运动诱发的 ST 段压低 2mm 或恢复期下斜型 ST 段压低大于或等于 1mm 作为诊断终点，是诊断任何冠脉疾病都非常有用的标志（敏感性 67%；特异性 80%）。

2. 导联选择 单独的 V$_5$ 导联总是优于下壁导联及 V$_5$ 与 II 导联的联合应用，因为 II 导联假阳性率很高。在那些无心梗病史及静息心电图正常患者，胸导联本身是可靠的冠心病标志，下肢导联监测仅提供极少的附加诊断信息。在静息心电图正常的患者，局限于下壁导联的运动诱发的 ST 段压低对于确认冠心病意义不大。

3. 右胸导联 委员会不推荐在临床进行运动试验时使用右胸导联。

4. 上斜型 ST 段压低 下斜型 ST 段压低比水平型 ST 段压低更有力地预测冠心病，两者都比上斜型 ST 段压低预测性好。然而，在 ST 段缓慢上斜型压低的患者，例如，当上斜斜率少于 1mm/s 时，冠心病患病概率可能增加。如果缓慢的上斜型 ST 段压低被作为心电图异常的标准，则运动试验的敏感性提高，但特异性下降（出现更多的假阳性结果）。委员会倾向于采用更普遍使用的阳性试验定义：水平型或下斜型 ST 段压低 1mm（目测斜率为 0 或负数）。

5. ST 段抬高 在典型运动试验室中仅可在 1/1000 的患者见到无 Q 波的导联上 ST 段抬高。正常心电图上 ST 段抬高（除外 aVR 或 V$_1$ 导联）代表透壁性缺血（由冠脉痉挛或严重病变引起），发生率低（临床试验室中仅占 0.1%）。与 ST 段压低相比，ST 段抬高更容易导致心律失常，并且更易定位缺

血区域。$V_2 \sim V_4$ 导联的 ST 段抬高，提示左前降支病变；侧壁导联 ST 段抬高，提示左回旋支和对角支病变；Ⅱ、Ⅲ、aVF 导联出现 ST 段抬高，提示右冠脉病变。

6. R 波的变化　很多因素影响运动时 R 波振幅反应，但 R 波的变化不具诊断意义。典型的 R 波振幅改变是由静息时逐渐增大至亚极量运动，可能在 130 次/分的心率，然后振幅在最大运动时降至最小，如患者由客观体征或主观症状停止运动，R 波的振幅改变也就由静息时增至该运动终点。这些患者的 R 波反应是正常的，但因为亚极量运动被划分为异常。运动诱发的 R 波振幅改变并无独立的预测意义，但是因为这些患者常常是亚极量运动而与冠心病相关，并且 R 波降低也常出现于极限量运动中。以 R 波波幅来校正 ST 段压低的程度并未显示出能恒定地提高运动诱发 ST 段压低的诊断价值。

7. ST/心率校正　目前已提出几种心率校正的方法以提高运动心电图的诊断准确性。可以由人工或计算机计算出相对于心率的 ST 段最大斜率。另一项技术，称为 ST/HR 指数，通过运动诱发的心率增加来区分峰值运动时 ST 段压低水平的不同。研究未发现 ST/HR 指数比单纯的 ST 段测量能更准确地提示诊断。尽管 ST/HR 校正在一些无症状个体试验中显示出额外的预后价值，这些数据并不直接地适用于有症状患者的诊断。但是，我们可认为 ST/HR 方法，在有症状患者中，至少具有同标准方法相等的精确性。尽管还未得到证实，某些情况下使用 ST/HR 方法可能是有用的，包括在出现临界或模棱两可的 ST 段反应，如 ST 段压低常伴发快的运动心率时进行判断。

8. 计算机处理　尽管运动心电图的计算机处理有很大帮助，但它可引起假阳性的 ST 段压低。为了避免这个问题，应当给内科医生提供原始的心电图记录，未处理过的心电图数据，以对比由运动试验检测器产生的任何均数。最好在任何均数后均给出原始心电图数据。增益度以及预处理程度应和心电图记录一起提供给内科医生，并且与 AHA 的推荐相比较（O 到 $100 Hz$）。最好以 AHA 标准作为默认设置。所有均数都必须认真地标测并给予解释，特别是那些模拟原始数据，应当避免以平均数据模拟原始数据。应在平均心电图波群中插入明显的间隔，检查标记并确定 PR 等电位线和 ST 段测量点。还没有任何的计算机评分或标准被充分证明值得广泛应用。至少有一项列举了这些缺点的研究显示，计算机测量与目测法具有可比性，并且当与评分法联合时，它们可提供更高的试验性能。

（二）其他

1. 地高辛　地高辛可引起运动时的异常 ST 段反应。这种异常的 ST 段压低在所研究的健康人群的发生率为 25%～40%，并与年龄呈直接相关。减轻它对复极模式的影响，需要 2 周时间。

2. 左室肥厚并异常复极　这种心电图异常使运动试验特异性下降，而敏感性不受影响。因此，标准运动试验仍是首选试验，仅对那些阳性结果的患者推荐另外的检查。

运动诱发的 ST 段压低常常伴发左束支传导阻滞，但与缺血无关。即使在健康的正常人都可以出现 ST 段压低 1mm，在左束支传导阻滞的患者还没有确定具有诊断意义的 ST 段压低水平。

3. 右束支阻滞　右束支阻滞患者常常在前胸导联（$V_1 \sim V_3$）出现运动诱发的 ST 段压低，与缺血无关。然而，左胸导联（V_5、V_6）或下侧壁导联（Ⅱ、aVF）的试验特征与正常静息心电图性质相似。右束支阻滞并不降低负荷心电图诊断心肌缺血的敏感性、特异性或预测价值。

4. 服用 β 受体阻断剂　除了 β 受体阻断剂对最大运动心率的显著影响，根据转诊医生处方使用的 β 受体阻断剂情况，确定使用 β 受体阻断剂的患者亚组。在一组进行试验以评估冠心病可能的连续男性患者中，发现是否服用 β 受体阻断剂不影响试验结果。在常规运动试验中，当患者表现可能的缺血症状或有高血压时，内科医生无需冒风险让患者停用 β 受体阻断剂。然而，因为不充分的心率反应，运动试验对接受 β 受体阻断剂患者的诊断或预后价值有所下降。必须依据个体差异来决定是否需要为做运动试验而停止 β 受体阻断剂治疗，并且在停药时十分谨慎以避免潜在的血流动力学反弹现象，因其可引起心绞痛或高血压恶化。

5. 其他药物　很多药物，包括抗高血压药物、血管扩张剂都可以通过改变血压的血流动力反应影响试验结果。紧急应用硝酸酯类可以减轻心肌缺血所致的心绞痛和 ST 段压低。氟卡尼与运动试验诱发的室性心动过速相关。

6. 心房复极 心房复极波在方向上与 P 波相反，并且可以延伸到 ST 段和 T 波。运动试验中扩大的心房复极波可以引起非缺血性、下斜型的 ST 段压低。基于此表现为假阳性结果的患者具有较高的峰值运动心率，无运动诱发的胸痛，并且在下壁导联出现显著下斜型 PR 段。

五、运动试验危险度

1. 早期阳性运动试验结果（在 Bruce 方案的前两个阶段中出现 ST 段压低大于或等于 1mm）提示高危险度。而可以进入第四阶段的患者，无论 ST 段反应如何，危险度均较低。

2. 以运动诱发的 ST 段压低 ≥0.1mV 以及不能完成 Bruce 方案的第一阶段为基础，为高危险度人群。这些患者平均年死亡率为 59%。那些至少可以运动至 Bruce 方案第三阶段，而无 ST 段改变的患者（34%）构成了低危险度患者（评估的年死亡率 <1%）。

3. 预后评分量表。使用 Cox 回归分析，Mark 和其同事应用从 2842 例已知或可疑冠心病患者，进行诊断性血管造影之前的运动试验数据，创立了 Duke 平板评分。纳入研究的患者无一例进行过血运重建或近期发生过心肌梗死，平板计分的计算方法为：

平板计分：运动时间 -5 × （ST 段偏移水平 mm）-4 × 运动心绞痛指数（未运动诱发心绞痛计分为 0，出现运动诱发心绞痛计分为 1，因运动诱发心绞痛且终止运动试验计分为 2）。

注：ST 段偏移水平可以在 J 点之后 60~80ms 测得，如运动诱发的 ST 段压低少于 1mm，则计算中 ST 偏移水平计分为 0，运动时间以标准 Bruce 方案为准。

这一评分系统定义的高危险度患者（得分少于或等于 -11，占 13%），年平均心血管死亡率大于或等于 5%。低危险度患者得分高于或等于 +5（占 34%），年平均心血管死亡率为 0.5%。

4. 对老年患者预后评估的价值，以代谢当量来表示的运动负荷是唯一与全因死亡率相关的平板变量（以临床预后变量作校正）。然而运动负荷和运动诱发的心绞痛在两组患者中都提示心脏事件（死亡及心肌梗死）。

5. 预后评分系统。这个评分系统包括两个和 DuKe 平板计分相同的变量（运动时间或代谢当量等效变量和 ST 段变化 mm）以及两个不同的变量（运动时收缩压下降低于静息水平、充血性心衰病史以及服用地高辛）。评分的计算方法为：5 × （充血性心衰/地高辛）［是为 1，否为 0］+运动诱发的 ST 段压低 mm + 收缩压变化值 - 代谢当量，在这里收缩压升高超过 40mmHg 为 0，升高 31~40mmHg 为 1，升高 21~30mmHg 为 2，升高 0~11mmHg 为 4，低于试验前站立时收缩压为 5。

6. 变时功能不全。定义为达不到年龄预期的最大运动心率的 80%~85%，或低变时性指数（以代谢当量水平校正心率）。结果显示，在 2 年的随访期内，低变时性指数与增加了 84% 的全因死亡率相关。

六、心肌梗死后的运动试验

1. 心肌梗死后的运动试验意义：①危险分层和预后评估；②出院后运动量的心功能储备，包括家务及工作量评估，以及作为综合地减少心脏危险度及心脏康复期的运动锻炼的评估；③评估药物治疗是否充分，以及是否需要应用其他的诊断或治疗措施。

2. 运动方案可选用亚极量运动试验或症状限制性运动试验。亚极量运动试验有预定的终点，常定义为 120 次/分的峰值心率或 70% 的预测最大心率或峰代谢当量为 5。症状限制性运动试验是患者持续进行运动，直至出现必须终止运动的症状或体征（例如心绞痛、疲劳、ST 段 ≥2mm 压低、室性心律失常、收缩压比静息时低 10mmHg 或更多等）。改良 Bruce 方案、改良 Nanghton 方案及标准 Bruce 方案是最常用的运动平板试验方案。斜形平板或踏车方案有利于功率的稳定逐渐上升，且可以较好的评估心功能储备，但在早期心肌梗死后患者还没有广泛的研究。

3. 安全性 心梗后进行运动试验看起来是安全的。致死性心脏事件的发生率包括致死性心梗和心脏破裂为 0.03%，非致死性心梗以及成功抢救的心跳骤停发生率为 0.09%，复杂心律失常包括室速发生率为 1.4%。症状限制性运动试验事件发生率为亚极量运动试验的 1.9 倍。

4. 危险分层与预后

(1) 运动不能：大规模的溶栓试验数据证实，不能进行运动试验的患者不良心脏事件的发生率最高。

(2) 运动诱发的缺血：研究证实心肌梗死后运动诱发的缺血型 ST 段压低是心脏死亡的一个很重要的预测指标。

出现症状性（而非无症状性）、缺血型 ST 段压低≥1mm，是心脏死亡率的独立预测指标。但根据以前的标准，这些患者的绝对死亡率还是很低（1.7%）。其他一些研究显示，只有 ST 段压低 >2mm、较低运动水平出现 ST 段压低、或已得到控制的心衰患者出现 ST 段压低才是死亡或非致死性心梗的独立预测指标。

(3) 运动能力：运动试验中所能达到的代谢当量水平，或运动持续时间，是心梗后发生不良心脏事件的一个很重要的预测指标。平板运动试验中未能达到 5 个代谢当量的运动量提示预后不良。

(4) 血压：运动试验中，收缩压未能升高 10~30mmHg，被认为是心梗后发生不良心脏结局的独立预测指标。在有 Q 波的心梗患者，收缩压未能超过 110mmHg 提示预后不良，而在无 Q 波的心梗患者中则否。GISSI-2 研究者报告，在接受溶栓治疗的患者，运动试验中峰值心率（次/分）与血压（mmHg）的乘积少于 21700，是心梗后 6 个月内死亡率的独立预测指标（相对危险 1.71）。

(5) 其他的变量：一些研究显示，运动诱发的缺血在有 Q 波的心梗患者和非 Q 波心梗患者中的发生率相近。研究表明，运动诱发的 ST 段压低在非 Q 波心肌梗死患者中比在 Q 波心肌梗死患者中提示更高的心脏死亡率。

5. 心梗后运动建议：心梗后运动试验对于建议患者及其家庭进行出院后安全的家务、娱乐以及职业活动是有用的。运动试验中以代谢当量表现的功能储备，可被用来评估具体活动的耐受力。

七、女性患者心电图分析的准确性

运动诱发的 ST 段压低，在女性患者不如男性患者敏感。这反映女性患者中严重冠心病的发病率较低，以及很多女患者不能运动至最大氧储备。ST 段反应在女性患者中也认为是不够准确的。

运动试验的标准方法包括，将 ST 段反应分类为阳性或阴性。在女性患者注意 ST 段压低的特征（临床表现），而不是单纯的 ST 段压低绝对值，可以提高运动试验的准确性。ST/HR 比值已证明具有价值，但目前还未广泛应用。避免在下壁导联判断 ST 段压低。

平板运动试验中女性和男性心绞痛发生率相似，但是女性患者中的劳力型心绞痛较少提示冠脉病变。

综合 ACC/AHA 关于运动试验的最新指南，我们认为，平板运动试验是一项很有意义的检查项目，但仍有很多值得研究的地方，如一过性 Q 波出现的意义、R 波降低的意义等，有待于国内外同仁的进一步努力。

（李春雨）

 **ACC/AHA/ESC 关于诊治室上性心律失常的指南**

　　室上性心律失常是一组常见的心律失常，最常用的治疗方法是药物和导管消融。过去 20 余年来，已证明导管消融相当有效，而且常常是根治性的。为了提高和优化对室上性心律失常的处理，美国心脏病学会（ACC）、美国心脏协会（AHA）和欧洲心脏病学会（ESC）联合组成了一个专家委员会，于 2003 年制定了一个室上性心律失常诊治指南。

　　该指南有 62 页，除心房颤动（AF）以外，对所有室上性心律失常的流行病学、发病机制、诊断标准和治疗方法进行了系统的论述。目的是要给临床医生提供一个诊治室上性心律失常的实用的权威性指南。因篇幅所限，现将该指南简要摘译，供读者参考。

一、流行病学

　　在 MESA 研究中，阵发性室上性心动过速（PSVT）在人群中的患病率是 2.25/1000 人，而发病率是 35/100 000 人/年。年龄对 PSVT 有一定的影响，PSVT 发作的平均年龄是 57 岁（从婴幼儿到 90 岁以上）。房室结折返性心动过速（AVNRT）发作的年龄大于房室折返性心动过速（AVRT）（32 ± 18 岁 vs 23 ± 14 岁）。性别在 PSVT 中亦起一定的作用，女性发生 PSVT 的相对危险性是男性的 2 倍（RR = 2.0，95% CI = 1.0 ~ 4.2）。

　　有关心房扑动（AFL）的流行病学研究中，大约 60% 的 AFL 患者第一次发作都有某种特定的诱发因素（如外科手术、肺炎、或急性心肌梗死等）。其余患者 AFL 的发生与慢性疾病有关（如心力衰竭、高血压病和慢性肺部疾病），只有 1.7% 的患者没有器质性心脏病或诱发因素（孤立性 AFL）。AFL 的总发病率是 0.088%，其中 58% 的患者也有 AF。AFL 的发病率随年龄增大而明显增高，从年龄 50 岁的 5/100 000 增加到 80 岁的 587/100 000。AFL 患者男性是女性的 2.5 倍，而且诊断 AFL 的患者是 PSVT 的 2 倍。

二、室上性心律失常的一般机制

　　所有快速心律失常都是由一种或一种以上的机制所致，包括冲动形成和冲动传导障碍。前者指自律性异常，后者则指折返。触发活动是与复极异常有关的一种心动过速的机制，在复极过程中，后除极达到足够的幅度就会达到心肌细胞的"阈值"，从而触发早期动作电位的产生。最常见的心律失常机制是折返。形成折返需要 2 个条件：一是单向阻滞，二是慢传导。折返是 AVRT、AVNRT 和 AFL 的产生机制。

三、室上性心律失常的临床表现、一般检查和处理

（一）未证实的心律失常

1. 临床病史和体格检查　与心律失常有关的症状包括心悸、乏力、头晕、胸闷、呼吸困难、近似晕厥或晕厥。与心律失常有关的症状可以提供诊断心律失常的主要线索。医生应注意患者的心悸是否规则。不规则的心悸可能是期前收缩、AF 或多源性房性心动过速所致；突发突止的规则而阵发性心悸常常是 AVRT 或 AVNRT。相反，窦性心动过速发作和终止则是缓起缓止。

　　晕厥可见于大约 15% 的患者，通常发生于快速 PSVT 刚发作时或心动过速突然终止后的长间歇。晕厥亦可见于 AF 时通过房室旁路的快速传导，或伴有器质性心脏病，如主动脉瓣狭窄，肥厚型心肌病或心脑血管病。当室上性心动过速持续数周到数月，并伴有快速心室反应时，会导致心动过速性心

肌病。

心动过速时进行常规体检并不能作出明显的诊断，如果有不规则的大炮 A 波和（或）S₁ 的强度呈不规则变化，则强烈提示规则的心动过速是室性心动过速。

2. 诊断性检查 如果患者有阵发性规则的心悸，同时患者的静态 12 导联心电图上有预激波，则足以诊断 AVRT。如果患者心电图上有预激波，而又有不规则的阵发性心悸的病史，则强烈提示患者是 AF 发作。这样的患者可能出现猝死，需要立即行电生理检查。因为预激综合征（WPW）有可能发生致命的心律失常，所有患者都应作进一步检查。

对于持续性 PSVT 患者，应作超声心动图检查来排除器质性心脏病；对于频发（如每周数次）而短暂的心动过速，可作 24h 动态心电图检查；对于不太频发的心律失常，可携带式心律失常记录器（wearable loop recorder）要比 24h 动态心电图更有用。对于发作很少（少于每月 2 次）但血液动学不稳定的症状严重的患者，植入性心律失常记录器（loop recorder）有助于明显诊断。如果临床表现和其他方法不能明确心律失常的诊断，则经食管心房记录和起搏有助于诊断。

3. 治疗 患者的治疗取决于症状的性质。期前收缩患者应消除所有促发因素，如过多的咖啡因、酒精、吸入尼古丁和各种消遣性药物，或甲状腺功能亢进等。良性期前收缩常常是休息时明显，而运动时减少。

如果心律失常的临床表现是阵发性的，但 12 导联心电图不能明确其机制时，在作有创性电生理检查和/或导管消融前没有必要再作其他的诊断性检查。应教会患者作迷走神经刺激方法，如果能排除明显的心动过缓（<50 bpm），可以根据经验给予 β 受体阻断剂。由于有致心律失常的危险，没有确诊的心律失常不要用 I 类或 III 类抗心律失常药治疗。

（二）已证实的心律失常

1. 诊断性检查

（1）窄 QRS 波心动过速的鉴别诊断：如果 QRS 波窄（<120ms，心动过速几乎都是室上性的。看不见 P 波而 RR 周期规则最常见于 AVNRT。AVNRT 时可在 V₁ 导联上出现假 r 波和（或）在下壁导联（II、III、aVF）上出现假 S 波。如果 P 波出现在 ST 段，而且 RP>70ms，最可能是 AVRT。如果 RP>PR，最可能的诊断是非典型 AVNRT，永久性交界性心动过速（PJRT）或房性心动过速（AT）。

（2）宽 QRS 波心动过速的鉴别诊断：宽 QRS 波心动过速可以分为 3 类：

1）室上性心动过速伴束支阻滞：束支阻滞可出现于任何室上性心律失常，如果顺传型 AVRT 时出现与旁路所在位置同侧的束支阻滞则心动过速的频率会减慢。

2）室上性心动过速伴房室旁路传导：AT、AFL、AF、AVNRT 或逆传型 AVRT 时均可出现经房室旁路传导。宽 QRS 波伴左束支阻滞图型可见于前传通过其他类型旁路（如房 - 束，结 - 束或结 - 室旁路）的情况。

3）室性心动过速：下列心电图特征有助于鉴别宽 QRS 波心动过速的机制。

a. 室房分离，融合波。

b. QRS 波的宽度，RBBB 图形时 QRS 波宽度>0.14s，LBBB 图形时>0.16s 支持室性心动过速的诊断，但 QRS 波宽度无助于区别室性心动过速和室上性心动过速伴房室旁路传导。

c. 心动过速 QRS 波的特征：①心前导联 RS（从 R 波起始处到 S 波的最低点）间期>100ms，高度提示室性心动过速的诊断；②心前导联 QRS 形态相似而且全部呈负向的 QS 波（负向一致性）支持室性心动过速的诊断，但正向一致性不能排除左后旁路前传的 AVRT；③室性融合波提示室性心动过速的诊断；④QR 波提示心肌有瘢痕，出现在心肌梗死后 40% 的室性心动过速患者。

2. 治疗 经过仔细检查，仍不能明确宽 QRS 心动过速的诊断时，应按室性心动过速治疗。终止血流动力学不稳定的窄或宽 QRS 波心动过速的最有效而快速的方法是直流电复律。

（1）窄 QRS 波心动过速的急诊处理：对规则的窄 QRS 波心动过速，应先采取迷走神经刺激方法终止心动过速。如果无效，则静脉注射抗心律失常药，可选用腺苷（或三磷酸腺苷，ATP）或钙通道拮抗剂。腺苷与钙通道拮抗剂和β受体阻断剂相比，其优点是作用快速、半衰期短。因此，除严重哮喘外，腺苷是首选药物。腺苷潜在的副作用是诱发AF（1%～15%），AF一般是短暂的，但对少数患者可能构成一定危险。对于有频发房性期前收缩或室性期前收缩（可以促发PSVT的早期复发）的患者，长效药物（如维拉帕米/地尔硫䓬或美托洛尔）是有效的。但静脉注射钙通道拮抗剂，并与β受体阻断剂合用时应特别小心，因为可能出现低血压和/或心动过缓。

（2）宽QRS波心动过速的急诊处理：血流动力学不稳定的心动过速，应立即行直流电复律。如果心动过速时血流动力学稳定，而且明确是室上性的，则处理方法和窄QRS波心动过速一样。如用药物终止稳定的宽QRS波心动过速，建议静脉注射普鲁卡因酰胺和（或）索他洛尔。对于左心受损或有心力衰竭体征的患者，可首选胺碘酮。要终止不规则的宽QRS波心动过速（如预激性AF）建议用直流电复律，如果患者血流动力学稳定，适合用伊布利特或氟卡胺进行药物复律。

四、各种特异性心律失常

（一）不适当窦性心动过速

不适当的窦性心动过速是休息时心率持续性增快或窦性心率与体力、情感、病理或药物的作用程度不相关或不成比例。不适当窦性心动过速的潜在病理基础可能有多种，但主要机制可能是①窦房结自律性增高；②自主神经调节异常：交感神经张力过高，而迷走神经张力减退。

不适当的窦性心动过速患者中医务工作者的比例很高。大约90%的患者是女性，平均年龄为（38±12）岁。主要症状是心悸，也可有胸痛、气短、头昏、头晕和近似晕厥等。

诊断标准：①24h Holter证实白天活动时心率过度增快，出现持续性窦性心动过速（心率＞100bpm），但夜晚心率正常；②心动过速（和症状）是非阵发性的；③P波形态和心内电图的激动顺序与窦性心律相同；④排除继发性原因（如甲亢、嗜铬细胞瘤、身体调节功能减退）。

治疗：β受体阻断剂对大多数患者是有益的，应作为治疗的一线药物。钙离子通道阻滞剂（如维拉帕米和地尔硫䓬）也有效。对于大多数难治性不适当的窦性心动过速患者，导管消融改良窦房结是一种非常重要的治疗方法。但潜在的并发症有心包炎、膈神经损伤、上腔静脉综合征和需要植入永久性起搏器。

（二）窦房结折返性心动过速

窦房结折返性心动过速是折返环累及窦房结的心动过速。心动过速呈阵发性，常常呈非持续性短阵发作。P波与窦性心律时相同或相似，通常由一个房性期前收缩触发和突然终止。

机制：窦房结内传导的不均匀性为折返提供了一个基础，但是仍不清楚折返环是否仅局限于窦房结本身，还是结周的组织也是必需的，或是围绕界嵴部分的折返也起作用。但这种心律失常和AVNRT一样对迷走神经刺激方法和腺苷有反应，提示窦房结组织参与了折返环。

临床表现：在行电生理检查的室上性心动过速患者中，窦房结折返性心动过速的发生率是1.8%～16.9%，而在局灶性AT患者中高达27%。患者常有心悸、头晕和近似晕厥，极少有晕厥。

诊断：下列特征高度提示这一心律失常：①心动过速和与其相关的症状是阵发性的；②P波形态与窦性心律相同；③心内心房激动顺序是从高到低、从右到左，与窦性心律的激动顺序相似；④房性期前刺激可诱发或终止心动过速；⑤迷走神经刺激方法或腺苷可终止心动过速；⑥诱发心动过速不依赖于心房或房室结的传导时间。

治疗：有症状的窦房结折返性心动过速可用迷走神经刺激方法、腺苷、胺碘酮、β受体阻断剂、钙离子通道阻滞剂等。一般射频导管消融可成功治愈持续性窦房结折返性心动过速。

（三）房室结折返性心动过速

AVNRT是PSVT中最常见的一种，女性更多见。临床表现为心悸、头晕、颈部搏动。一般没有器质性心脏病，心动过速的频率常为140～250 bpm。

AVNRT是二条功能上和解剖上明显不同的通道之间的折返。大多数情况下，快径位于Koch三角的顶端附近，而慢径延伸至房室结致密体的下后方，并沿着三尖瓣环的间隔面延伸到冠状静脉窦的稍上方。

典型 AVNRT 中，快径作为折返环的逆传支，而慢径作为前传支（即慢 - 快型 AVNRT）。心电图上 V₁ 导联常可见假 r′波。大约 5% ~ 10% 的患者表现为非典型 AVNRT，前传通过快径，而逆传通过慢径（即快—慢型 AVNRT），从而导致心动过速时 RP 间期长。在更少见的情况下，心动过速的二条经路都由慢径组成（即慢 - 慢型 AVNRT），P 波在 QRS 波之后（即 RP 间期≥70ms）。

治疗：对于宁愿长期口服药物治疗而不愿导管消融的患者，可用钙通道拮抗剂，β 受体阻断剂和地高辛。对于没有器质性心脏病，而对房室结阻滞剂效果不好的患者，Ⅰc 类药物如氟卡胺和普罗帕酮可作为首选。大多数情况下，不需要用Ⅲ类药物如索他洛尔或胺碘酮。Ⅰa 类药物奎尼丁、普鲁卡因酰胺和双异丙吡胺等因疗效一般，而且有致心律失常等副作用，现已限制使用。需要指出，胺碘酮对于有器质性心脏病，特别有左心室功能障碍者是安全的。

单剂量药物治疗是指当单用迷走神经刺激方法无效时，为了终止心动过速，给予一次药物治疗的方法。这一方法适用于 AVNRT 发作不频繁，但持续时间长（如数小时）而能很好耐受者。这样可以避免患者在不发作期间长期而不必要的药物治疗。单剂量口服氟卡胺（大约 3mg/kg）可以在青少年和年青成年人而没有器质性心脏病的患者中终止 AVNRT 的急性发作。有试验表明，单剂量口服地尔硫䓬（120mg）加普萘洛尔（80mg）优于对照组和氟卡胺，低血压和窦性心动过缓是少见的并发症。

导管消融：沿三尖瓣环的后间隔区消融慢径可以明显减低房室阻滞的危险，因而是消融的首选方法。慢径消融的优点是完全性房室传导阻滞的发生率低（1%），而且没有 PR 明显延长的不利血流动力学后果。NASPE 前瞻性导管消融注册试验选入 1197 例进行房室结改良术的患者，成功率达 96.1%，2 度或 3 度房室阻滞的并发症仅 1%。在慢径消融中并发房室传导阻滞的原因包括快径向后移位，慢径（和冠状静脉窦）向上移位，或消融中导管无意中向前移位。虽然术前已存在 1 度房室传导阻滞应引起重视，但似乎并不明显增加发生完全性房室传导阻滞的危险性。消融后复发率大约是 3% ~ 7%。

在已证实的室上性心动过速患者可以行慢径消融术，但这些患者在作电生理检查时可能仅仅被证实有双径现象。由于在这种情况下，心动过速的诱发不能作为消融成功的终点，所以在消融过程中出现加速性交界性心律就成为提示治疗 AVNRT 慢径消融成功的替代终点。导管消融已成为优于长期药物治疗的一种首选方法。

（四）局灶性和非阵发性交界性心动过速

1. 局灶性交界性心动过速　交界区发放快速异常冲动这一情况曾用过多种术语，如"交界性异位心动过速"和"自主性交界性心动过速"等。但每个名词均存在一定的不足，所以本指南使用在心律失常机制上为中性涵义的局灶性交界性心动过速。

诊断：局灶性交界性心动过速的统一特征是其起源于房室结或希氏束。心律失常的这种起源部位由于不需心房或心室传导的参与，因而呈现不同的心电图。心电图特征包括心率 110 ~ 250 bpm 和窄 QRS 波或典型的束支阻滞图形。常有房室分离。电生理检查时，每个心室波前都有希氏束波。根据对 β 肾上腺素能刺激和钙离子通道阻滞剂的反应，认为该心律失常的电生理机制是自律性异常或触发活动。

临床特点：局灶性交界性心动过速，即自律或阵发性交界性心动过速，是一种非常少见的心律失常，在儿童中比成年人更少见。局灶性交界性心动过速有几种不同的综合征，其中最多的"先天性交界性异位心动过速"和"术后交界性异位性心动过速"只发生在儿童患者，因此没有包括在本指南中。

这种心律失常通常与运动和应激相关，可以无器质性心脏病和/或有先天性心脏病（如房间隔或室间隔缺损）。患者常有明显的症状，如不治疗，可出现心衰，特别是当心动过速呈无休止性时。

治疗：β 受体阻断剂有效，静脉注射氟卡胺可减慢或终止心动过速。导管消融通过消除房室结附近的病灶可治愈心律失常，但手术有并发房室传导阻滞的危险（5% ~ 10%）。

2. 非阵发性交界性心动过速　非阵发性交界性心动过速是一种良性心律失常。其特点是频率为 70 ~ 120 bpm、窄 QRS 波心动过速。其机制是高位交界区的自律性增高或触发活动。有典型的"温醒"

和"冷却"现象（warm－up and cool－down），不能被起搏方法所终止。这种心律失常可能是某种严重疾病的一个表现，如洋地黄中毒、心脏手术后、低钾血症或心肌缺血等，其他还有慢性阻塞性肺疾病伴缺氧，心肌炎等。该心律失常需要与 AT、AVNRT 和 AVRT 进行鉴别。

该心律失常的处理主要是纠正潜在的异常情况。当洋地黄中毒的唯一临床表现是交界性心动过速时，停用洋地黄就可以。但是，如果同时有室性心律失常或高度的心脏阻滞，则需应用洋地黄结合剂。持续性交界性心动过速可以被 β 受体阻断剂或钙离子通道阻滞剂所抑制。

对于局灶性交界性心动过速，多数专家认为用下列方法治疗有效：β 受体阻断剂、氟卡胺、普罗帕酮、索他洛尔、胺碘酮及导管消融。对于非阵发性交界性心动过速，治疗洋地黄中毒，纠正低血钾，治疗心肌缺血是有效的。β 受体阻断剂和钙离子通道阻滞剂亦有效。

（五）房室折返性心动过速

总人群中可以用心电图检测到预激波（Δ）的比率是 0.15% ~ 0.25%。而在旁路患者的第一代亲属中可以检出的比率为 0.55%。根据旁路所在的部位、旁路的传导类型或是否有前传或逆传功能等，可对旁路进行分类。大约有 8% 的旁路具有递减性前传或逆传。永久性交界性反复性心动过速（PJRT）是指一种临床上少见的综合征，其特征包括旁路呈慢传导隐匿性旁路，通常位于后间隔。在 Ⅱ、Ⅲ、aVF 导联上 P 波倒置，RP 长于 PR。

只有逆传的旁路称为"隐匿性"旁路，而具有前传的旁路称为"显性旁路"。显性旁路通常都有前传和逆传功能，单纯只有前传的旁路少见，而单纯只有逆传的旁路很常见。心电图上有预激波而且有心动过速的患者可以诊断为 WPW 综合征。房室折返性心动过速（AVRT）可进一步分为顺传型和逆传型。逆传型 AVRT 仅占 WPW 综合征患者的 5% ~ 10%。

对于 WPW 综合征患者，AF 是一种具有潜在致命危险的心律失常。如果旁路的前传不应期短，AF 时就会导致快速的心室反应，继而恶化为室颤。据统计大约有 1/3 的 WPW 患者也有 AF，旁路似乎在 AF 的发生中起着一定的病理生病作用。外科手术或导管消融旁路通常可以同时消除 AF 和 AVRT。

WPW 综合征患者猝死和危险性分层：据估计，WPW 综合征患者的猝死发生率是 0.15% ~ 0.39%（3 ~ 10 年随访）。回顾性研究有心脏骤停史的 WPW 患者，发现下列情况增加患者的危险性：①自发或诱发的 AF 时，最短的 RR 间期 < 250 ms；②有症状的心动过速；③多条旁路；④Ebstein 畸形。家族性 WPW 的猝死发生率也高，但表现为家族性 WPW 综合征患者相当罕见。间歇性预激和普鲁卡因酰胺可使预激消失的患者的危险性较低。

急诊治疗：对于逆传型 AVRT 患者，药物治疗可以指向旁路或房室结。但对于逆传通过另一条旁路传导的逆传型 AVRT 患者，房室结阻滞剂无效。慎用腺苷，因为它可诱发 AF 和快速的心室反应。伊布利特、普鲁卡因酰胺或氟卡胺因可以减慢旁路的传导，应作为首选药物。同样，当 AT 或 AFL 伴有作为旁观者房路时，亦应首选上述药物。

长期药物治疗：主要作用于房室结的抗心律失常药物有地高辛，维拉帕米，β 受体阻断剂，腺苷和地尔硫䓬。主要抑制旁路传导的药物包括 Ⅰ 类药物（如普鲁卡因酰胺、双异丙比胺、普罗帕酮和氟卡胺）和 Ⅲ 类药物（如 Ibutilide、索他洛尔和胺碘酮）。抗心律失常药物治疗正逐渐被导管消融所取代。

预防性治疗：目前尚没有关于 AVRT 预防治疗的临床对照试验。可用于治疗 AVRT 的药物包括改变房室结传导（如钙离子通道阻滞剂，β 受体阻断剂、地高辛）或改变心房、心室和旁路传导的药物（如Ⅰa、Ⅰc、或Ⅲ类抗心律失常药）。尽管没有临床试验的资料，长期口服 β 阻断剂可以用于治疗 WPW 综合征，特别是电生理检查已证明旁路不能快速前传的患者。

小规模临床试验证明普罗帕酮、氟卡胺和索他洛尔口服可有效地预防 AVRT 复发。由于胺碘酮具有公认的器官毒性作用，除了有器质性心脏病而又不适合作导管消融者外，一般不用胺碘酮治疗旁路患者。维拉帕米和地尔硫䓬不应单独用于治疗显性旁路患者，因为这些患者 AF 时能够通过旁路快速传导。同样，地高辛在这种情况下也不应使用。

　　单剂量口服治疗：对于不常发作的心动过速患者，可以采用单剂量治疗，即只有在心动过速发作时服用抗心律失常药物。这种方法仅适用于没有显性预激、发作不频繁和血流动力学稳定的心动过速患者。联合应用地尔硫䓬（120mg）加普萘洛尔（80 mg）可使81%门诊随访患者在2h内终止PSVT。单独应用氟卡胺的效果要比联合应用地尔硫䓬和普萘洛尔明显差一些。

　　导管消融：导管消融旁路的成功率在大多数报道中为大约95%。消融左侧游离壁旁路的成功率要比其他部位稍高一些。在首次成功消融术后，由于首次消融损伤所致的炎症或水肿的消退，大约有5%患者的旁路因恢复传导而复发。与导管消融有关的并发症来源于放射性损伤、血管穿刺（如血肿、深静脉血栓、动静脉瘘、气胸）、导管操作（如瓣膜损伤、微血栓、冠状静脉窦或心肌穿孔、冠状动脉撕裂、血栓形成），或射频能量的释放（如房室传导阻滞、心肌穿孔、冠状动脉痉挛或闭塞、短暂缺血发作或脑血管事件）。与旁路导管消融手术相关的死亡率为0%~0.2%。最常见的主要并症是完全性房室阻滞和心脏压塞，意外房室阻滞的发生率为0.17%~1.0%，心脏压塞的发生率为0.13%~1.1%。

　　无症状旁路患者的治疗：发现预激时年龄小于40岁的患者，大约有1/3的患者最终会出现症状，而40岁以后才发现有预激者一般不会再出现症状，大多数没有症状的预激患者的预后良好。对于从事高危职业（如校车司机、飞行员和潜水员等），应根据每个人的临床情况决定是否行旁路消融术。影响预激后果的最重要因素是行电生理检查时AVRT或AF的可诱发性。另外有多条旁路也是未来发生心律失常的预测因子。在一个研究中，115名不可诱发心律失常的旁路患者，在随访中仅有3.4%的患者出现有症状的室上性心律失常。相反，47例能诱发心律失常的旁路患者中，62%的患者出现了有症状的心律失常（包括有3例出现VF）。

　　总的说来，有WPW综合征的患者（即预激波加症状），特别是心律失常时血流动力学不稳定的患者，导管消融应作为一线治疗。对于不常发作、症状很轻的室上性心动过速患者，如果没有预激的证据，可选择的治疗方法有多种。对于隐匿性旁路患者，处理方法与AVNRT一样，患者的意愿是决定治疗方法的重要参考因素。导管消融非常有效，而且危险性低，对于有症状患者可以作为首选治疗。

　　（六）局灶性房性心动过速

　　局灶性房性心动过速（AT）的心房频率通常为100~250 bpm，极少情况下可达300b pm。非持续性AT通常可见于Holter记录中，很少有症状，持续性AT相对少见，大约是行室上性心动过速导管消融术患者的10%~15%。局灶性AT患者的预后一般良好，但无休止性AT除外，因为它可导致心动过速性心肌病。成年人中，局灶性AT可发生在没有心脏病的患者，但常常与潜在的心脏异常有关。局灶性AT可以是阵发性的，也可以是永久性的。

　　AT时PR间期直接受心动过速频率的影响。心动过速时出现房室传导阻滞可排除AVRT，而且使得AVNRT的可能性极小。AT时通常在P波之间有等电位线，这有助于区别典型或非典型的AFL。

　　虽然准确的AT定位需要心内标测，但12导联心电图上不同于窦性心律的P波形态有助于确定局灶性AT的起源部位。P波在Ⅰ、aVL导联上呈负向，而在V_1导联上呈正向支持AT起源于左心房。另外，在下壁导联上P波呈负向，提示AT起源于心房下部，而P波呈正向则提示起源于心房的上部。值得注意的是，起源于高位界嵴或右上肺静脉的AT的P波形态可能与窦性心律的P波相似，但是起源于右上肺静脉的AT的P波在V_1导联上通常是正向的。

　　局灶性AT的起源部位在心房内并不是随机分布的，而是倾向于集中在某些特定的解剖区域。大多数右侧AT起源于界嵴。左侧AT常位于肺静脉，房间隔或二尖瓣环。在多数情况下，它们常是AF的促发因素。

　　局灶性AT的可能机制包括自律性异常或升高、触发活动（由于延迟后除极）或微折返。"温加速"和（或）"冷减速"现象提示自律性异常。自律性AT倾向于发作呈无休止性，特别是在儿童患者；而触发活动所致的AT则可表现为无休止性或阵发性。

　　最常与诱发局灶性AT有关的药物是洋地黄。药物诱发的AT通常都伴有房室阻滞，测量地高辛浓度有助于诊断。治疗需停用洋地黄,发生持续性高度房室阻滞时,应考虑用洋地黄结合剂。

急诊治疗:给予腺苷可使相当大部分的 AT 终止。另外,AT 对静脉注射维拉帕米或 β 受体阻滞剂也敏感。Ⅰa 和 Ⅰc 类药物可以抑制自律性或延长动作电位时相,因此对一些 AT 患者可能有效。心房起搏和直流电复律对自律性增高的 AT 无效。但直流电复律对微折返或触发机制的 AT 有效。对 AT 的急诊治疗通常都采用静脉注射 β 受体阻断剂或钙离子通道阻滞剂,其目的是终止 AT 或控制心室率。为了直接抑制心动过速的起源点,可以静脉注射 Ⅰa、Ⅰc 或 Ⅲ 类药物。没有心力衰竭的人可静脉注射Ⅰa 或 Ⅰc 类药物,而心室功能差的患者应首选胺碘酮。

长期药物治疗:因为已证明钙离子通道阻滞剂和 β 受体阻滞剂有效、而且副作用最小,可以作为首选治疗。如果这些药物无效,可试用Ⅰa、Ⅰc(氟卡胺和普罗帕酮)联合房室结阻滞剂,或Ⅲ类药物(索他洛尔和胺碘酮)。由于 AT 常发生在老年人和有器质性心脏病的患者,Ⅰc 类药物只有在排除冠状动脉疾病之后才能应用。

导管消融:有关研究显示,AT 导管消融的成功率为 86%,复发率为 8%。18% 的 AT 起源于左心房,10% 的患者有多个起源点。明显并发症的发生率低(1% ~ 2%),这包括心脏穿孔、损伤左、右膈神经和窦房结功能异常。在房间隔或 Koch 三角消融可产生房室阻滞。

对于抗药或无休止性 AT,特别是出现心动过速诱发的心肌病时,最好的治疗是导管消融。

(七)多源性房性心动过速

多源性房性心动过速(MAT)需要根据心动过速不规则、有 3 种或以上不同的 P 波形态及不同的心率而诊断。这种心律失常最常与潜在肺部疾病有关,但也可来源于代谢性或电解质紊乱。用抗心律失常药很难奏效,据报道用钙通道拮抗剂对小部分患者有效。由于存在潜在的肺部疾病,β 受体阻断剂通常忌用。

(八)大折返房性心动过速

1. 峡部依赖性房扑(AFL) 峡部依赖性 AFL 指折返环涉及下腔静脉—三尖瓣环峡部(CTI)的心律失常。最常见的 AFL 是绕三尖瓣环逆钟向折返,较少见的 AFL 是绕三尖瓣环顺时针方向折返。逆钟向 AFL 在心电图上的特征是在下壁导联上 AFL 波呈负向,V_1 导联上呈正向,V_6 导联过渡到负向,频率 250 ~ 350 bpm。顺时针方向 AFL 的房扑波刚好与上相反。患者的心电图常表现不典型,需要在电生理检查时通过在 CTI 拖带起搏予以证实。

峡部依赖性 AFL 也可出现双环或低环折返。双环折返型 AFL 是指两种 AFL 同时共用典型 AFL 的折返径路。低环折返是指折返环通过界嵴绕下腔静脉折返。但这种 AFL 仍然依赖于 CTI 的传导,因此消融峡部有效。

临床表现:AFL 患者常有心悸、呼吸困难、乏力或胸痛症状。AFL 可出于 25% ~ 35% 的 AF 患者,AFL 频率大约为 300 bpm。如 2∶1 房室传导,则心室率为 150 bpm,个别情况下亦可以 1∶1 房室传导。Ⅰc 类药物通过减慢心房率,也可引起 1∶1 房室传导,因此应当与房室结阻滞剂合用。AFL 如果不治疗,也可引致心肌病。

急诊治疗:如果患者有急性血流动力学障碍或充血性心力衰竭,则应紧急直流电复律。一般用小于 50 J 的能量就可转复为窦性心律。大多数情况下,当患者为 2∶1 房室传导,而且血流动力学稳定时,则可用房室结阻滞剂控制适当的心率。转复窦性心律亦可用心房超速起搏。AFL 超过 48h 的患者,在采用任何方式转复心律前都应抗凝治疗。在进行药物转复时,应注意控制心率反应。总之,AFL 的急诊治疗包括电起搏、直流电或药物复律或房室结阻滞剂。这些方法的预期效果如下:

(1)房室结阻滞剂:有两个临床试验提示静脉注射地尔硫草可以快速减慢心率,但控制心率不如AF 患者有效。主要副作用是低血压,发生率约 10%。有一个临床试验比较静脉注射地尔硫草和静脉注射地高辛控制心率,结果显示:静脉注射地尔硫草通常在 30min 内达到心率控制,而静脉注射地高辛则需要 4h 以上。有一个小型临床试验比较了静脉注射维拉帕米和地尔硫草的作用,结果显示两药对控制心率和心脏收缩功能的作用相似,但静脉注射维拉帕米发生有症状性低血压的比例明显高于静脉注射地尔硫䓬。钙离子通道阻滞剂减慢心率的作用与静脉注射 β 受体阻断剂相似。静脉注射胺碘酮优于静脉注射地高辛，但效果不如静脉注射钙离子通道阻滞剂或 β 阻断剂。不过静脉注射钙离子通道阻滞剂、β 受体阻断剂或胺碘酮很少将 AFL 转为窦性心律。

（2）急诊静脉注射药物转复心律：

1）静脉注射伊布利特：可使 38% ~76% 的 AFL 转为窦性心律，转复时间平均为 30 min。持续性多形性室性心动过速的发生率为 1.2% ~1.7%，非持续性室性心动过速（不需要直流电复律）的发生率为 1.8% ~6.7%。临床试验显示，静脉注射伊布利特比静脉注射普鲁卡因酰胺的转复率高得多（76% vs 14%）。有严重器质性心脏病或 QT 间期延长或有潜在窦房结病变的患者不能用伊布利特。

2）静脉注射Ⅰc 类药物：有临床试验比较静脉注射氟卡胺，普罗帕酮和维拉帕米的效果，其转复窦律的比率分别为 13%、40% 和 5%。副作用包括 QRS 增宽、头晕和感觉异常。

3）静脉注射索他洛尔：临床试验提示静脉注射索他洛尔（1.5 mg/kg）转复窦律的作用不如大剂量伊布利特（2mg）（19% vs 70%）。

（3）急诊非药物治疗：

1）体外直流电复律：复律成功率为 95% ~100%，能量只需要 5~50 J。当需要快速终止 AFL 时，可用体外直流电复律。

2）心房超速起搏：复律成功率为 82%（55% ~100%）。一些研究已证实经食管起搏对于转复窦律是有效的。另外，应用抗心律失常药如普鲁卡因酰胺，伊布利特和普罗帕酮有利于提高心房起搏的转复成功率。重要的是应当认识到心房超速起搏可能会导致持续性 AF。另外，在转复为窦律前可能先出现一段时间的 AF。

（4）长期药物治疗：

1）Ⅰ类药物：有关氟卡胺的回顾性研究提示其对 AFL 的长期有效率是 50%。有临床试验比较奎尼丁和氟卡胺的作用，结果提示奎尼丁的副作用明显高一些。应用Ⅰc 类药物一定要与 β 受体阻断剂或钙离子通道阻滞剂合用。

2）Ⅲ类药物：已有多个临床试验评价了多非利特的有效性。最高剂量（500 μg bid），维持 AFL 患者的窦性心律达 350 天以上的有效率为 73%。多非利特的禁忌证包括：肌酐清除率 <20，低血钾、低血镁和基础状态下 QT 间期延长。

（5）AFL 患者的抗凝治疗：起初人们认为 AFL 复律时栓塞的危险性可以忽略不计。但观察研究显示这些患者有明显的危险性，栓塞发生率为 1.7% ~7%。有关 AF 患者抗凝治疗的指南亦适用于 AFL 患者。心律转复（包括电复律、药物复律或消融手术）只有在下列情况下方可考虑：患者已抗凝治疗（INR 2~3）、AFL 持续时间 <48h，或经食管超声（TEE）没有发现心房血栓。TEE 阴性的患者应给予抗凝治疗。

（6）峡部依赖性 AFL 的导管消融：在三尖瓣环和下腔静脉之间的峡部进行消融可以治愈 AFL。用 CTI 双向阻滞的判断标准可将 AFL 的长期成功率提高到 90% ~100%。有多个研究已经证明用普罗帕酮、氟卡胺或胺碘酮治疗的 AF 患者有 15% ~20% 发展为 AFL。当 AFL 成为主要心律时，消融 CTI 并继续用抗心律失常药物可以减少 AFL 的发生，并有利于 AF 的药物治疗。根据消融前有无 AF，成功消融 CTI 后的 AF 发生率有差异。消融只有 AFL 的患者，术后随访 18 ± 14 个月，AF 的发生率为 8%；相反，术前有 AF 和以 AFL 为主的患者，随访 20 ± 14 个月，AF 的复发率为 38%。而术前以 AF 为主的患者，则 AF 的复发率达 86%。

2. 非 CTI 依赖性 AFL　不依赖于 CTI 的 AFL 较少见。大多与产生传导阻滞和折返中心障碍区的心房瘢痕有关。以往累及心房的手术如先心病修补、二尖瓣手术或心房迷宫手术等是常见的原因。由此所致的心律失常称为"切口相关性大折返性房性心动过速"。这类 AFL 的心电图上的 AFL 波不同于 CTI 依赖性 AFL。在有些患者，很难识别明显的 P 波，这可能是广泛的心房瘢痕所致。

消融非 CTI 峡部依赖性 AFL 要比 CTI 依赖性 AFL 困难得多。CTI 依赖性 AFL 也常见于以往有过心房手术的患者，而且 CTI 依赖性和非依赖性大折返性 AFL 常同时存在于单一患者。成功的消融有赖于识别折返环的关键部位。房间隔缺损而行修补术时在右心房所作的手术切口可能是成年人"切口相关性折返性房性心动过速"最常见原因。切口常常位于右心房的侧壁，折返波常绕切口瘢痕循环，沿着手术瘢痕下缘向下作线性消融至下腔静脉或沿手术切口上缘向上作线性消融至上腔静脉，常常能打断折返环。有 6 个临床试验共包括了 134 例因各种先心病行外科矫治术的 AFL 患者，消融术使 50% ~ 88% 的患者在平均 2 年的随访期内没有复发 AFL。

大折返性 AFL 也可出现在左心房，但比右心房 AFL 少见得多。消融手术亦有效，但因研究的病例很少，其有效性和并发症还不清楚。

五、室上性心动过速患者的特殊情况——妊娠

妊娠时治疗室上性心动过速的主要担心是对胎儿的潜在副作用。因为所有常用的抗心律失常药物都可以在一定程度上通过胎盘屏障，虽然受孕的头 8 周是致畸危险性最大的时期，但此后妊娠时用药亦有其他副作用。妊娠的第 4 个月至第 9 个月用抗心律失常药主要是担心其对胎儿生长和发育的影响及其促心律失常作用。

所有抗心律失常药物都被认为对胎儿有潜在的毒性作用，如果可能的话都应避免应用，特别是在妊娠的头 3 个月。症状轻微而且心脏结构正常的患者，除了给予安慰外，不需要任何治疗。只有症状不可耐受或心动过速导致血流动力学紊乱时才用抗心律失常药物。

建议有症状的心动过速女性患者在考虑妊娠前应行导管消融。导管消融可作为抗药、不可耐受的室上性心动过速的妊娠患者的治疗方法。如果需要行导管消融，应在妊娠 4~6 个月时进行。

（一）急诊转复房室结依赖性心动过速

如果迷走神经刺激方法不能终止室上性心动过速，可以静脉注射腺苷。

如果腺苷无效，建议静脉注射普萘洛尔或美托洛尔。静脉注射维拉帕米引起母体低血压，继而引起胎儿低灌注的危险性较大。

现有资料提示在妊娠的所有阶段直流电复律都是安全的，必要时可以应用。

（二）预防性抗心律失常药物治疗

如果需要预防性药物治疗时，地高辛或 β 阻滞剂（如普萘洛尔或美托洛尔）可作为一线药物。地高辛应用广泛，是妊娠期间最安全的抗心律失常药。普萘洛尔和美托洛尔一般认为是安全的，但在妊娠的头 3 个月内最好避免使用。

如果上述药物无效，可以考虑用索他洛尔，但应用该药的经验有效，仍需慎用。

氟卡胺应用的经验亦有限，但妊娠期间似乎是相对安全的。普罗帕酮应用的经验更少，但在 7~9 个月时应用未发现对胎儿有副作用。虽然极个别有副作用，如胎儿血小板减少和第 8 对脑神经毒性作用，奎尼丁也被认为相对容易耐受。普鲁卡因酰胺被认为能很好耐受，短期应用似乎相当安全。妊娠期间，胺碘酮应限制应用于对其他药物无效和有致命性心律失常的患者。

（方丕华 摘译）

室性心律失常的处理和心脏性猝死的防治指南

——ACC/AHA/ESC 关于《室性心律失常处理和心脏性猝死预防指南》的精粹

严重的室性心律失常（ventricular arrhythmias，VA）是心脏性猝死（sudden cardiac death，SCD）的主要原因和表现形式。以往，国内外有关学术组织发布过不少相关诊断和治疗的指南，对于指导正确治疗起了积极作用。但由于指南的来源和出台年份不同，各指南之间存在不尽统一之处。

2006 年 7～8 月，美国心脏病学会（ACC）、美国心脏学会（AHA）、心律学会（HRS）和欧洲心脏病协会（ESC）及欧洲心律学会（EHRA）通过对涉及室性心律失常治疗和预防 SCD 内容的 19 个相关临床指南和 4 个专家共识进行更新和合并，共引用 1085 篇参考文献，重新制定和更新了 VA 处理和 SCD 预防指南，其目的是统一和整合以前发表的各种相关指南/建议，使之成为美国和欧洲心血管病学界主要心脏病学会组织达成共识的纲领性文件。该指南注重依据临床证据，但也强调临床医师不必像执行教科书那样、而应在执行指南原则的过程中根据不同国家和地区的不同具体情况有所改变。该指南于同年 9 月同时在美国和欧洲由 J Am Coll Cardiol、Circulation 和 Eur Heart J 等重要医学期刊发表。本文将其基本精神和内容精粹介绍如下，部分内容的编排顺序在原指南的基础上有所调整。

一、室性心律失常的分类

（一）根据临床表现分类

1. 血动力学状态稳定　无症状，即没有心律失常的症状；或症状轻微，如心悸，咽喉、胸、颈部等处不适和心悸。

2. 血动力学状态不稳定　晕厥前表现：眩晕、失重、下沉感等；晕厥；心脏猝死；心脏骤停。

（二）按电生理学分类

1. 非持续性室性心动过速（NSVT）　连续 3 次以上的室性搏动、持续时间＜30s，频率＞100bpm，心动周期长度＜600ms。

（1）单形性：NSVT 的 QRS 波为单一形态；

（2）多形性：NSVT 的 QRS 波形态变化于周期长度 600～180 ms。

2. 持续性室性心动过速（SVT）　VT 持续时间＞30S，或由于血动力学障碍需紧急电复律。

（1）单形性：SVT 的 QRS 波为稳定的单一形态；

（2）多形性：SVT 的 QRS 波形态在周期长度 600～180mS 内有改变或形态多样。

3. 束支折返性 VT　VT 折返于希-普肯耶系统，通常为 LBBB 形，常见于心肌病。

4. 双向性 VT　VT 的 QRS 波方向沿额面电轴 1:1 交替出现，常发生于洋地黄类药物中毒。

5. 尖端扭转型 VT（Tdp）　伴有 QT 或 QTc 延长为特征，在心律失常时 QRS 综合波围绕基线发生变化和扭转。典型者由短-长-短的偶联间期引起；短偶联间期的变异由正常-短偶联间期引起。

6. 心室扑动（VFL）。

7. 心室颤动（VF）。

（三）根据病因分类

1. 慢性冠心病。

2. 心力衰竭。

3. 先天性心脏病。

4. 神经源性疾病。

5. 结构正常的心脏。

6. 婴儿猝死综合征。

7. 原发性心肌病 扩张型心肌病、肥厚性心肌病、致心律失常性右心室心肌病（ARVC）。

二、室性心律失常和心脏性猝死的临床表现

无症状伴或不伴心电图异常。

伴有因 VA 引起的症状：心悸、气促、胸痛、晕厥或晕厥前表现。

血动力学稳定的 VT。

血动力学不稳定的 VT。

心脏骤停：心脏停搏（窦性停搏、A - VB）；VT；VF；无脉搏的心电活动（心脏电 - 机械分离）。

三、室性心律失常和心脏性猝死风险的评估

在所有的冠心病死亡中，约 50% 从出现临床症状到死亡时间均很短（1h 内），即 SCD。SCD 发生率随不同地区和国家不同而不同。在美国，估计每年 SCD 发生率为 20～45 万例，平均每年 30～35 万人，约为（0.1%～0.2%）/年。欧洲 SCD 发生率与美国类似。中国尚无精确调查数据，根据小样本调查结果，推算每年 SCD 在 54～100 万人左右。SCD 的发生率在以下人群中依次增加：正常人群、高危亚组人群、有任何冠心病事件史者、LVEF≤30%、心力衰竭、心脏骤停复苏者、MI 后 VA 者。可见，冠心病者、特别是有 VA 者的风险最高（图 10 - 4 - 1）。VA 可发生在有或无器质性心脏病者，其表现与器质性心脏疾病的严重程度和类别有很大的重叠。如血流动力学稳定的、能耐受的 VT 可发生在有 MI 史和心功能受损的患者。预后和治疗除了决定于临床表现外，亦取决于症状和心脏疾病本身的严重程度。

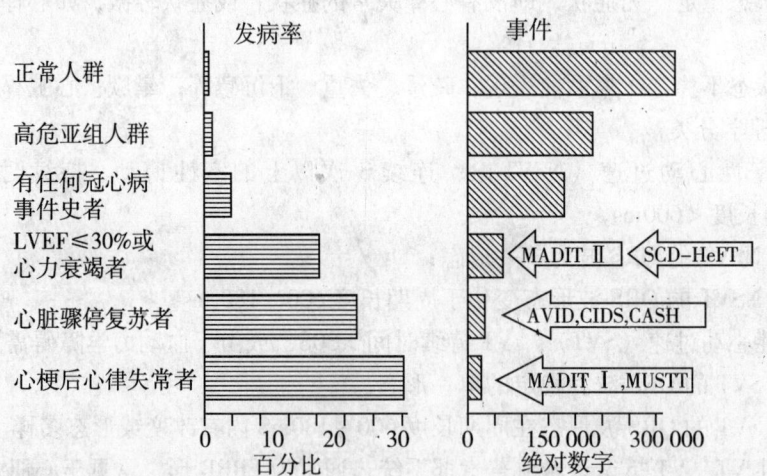

图 10 - 4 - 1　总人群和特殊亚组人群 1 年以上心脏性猝死事件和事件率的绝对数

总人群是非选择的 35 岁以上人群，高危亚组系具有首个冠心病事件的多种危险因素者。包括特殊亚组病人的临床研究显示在右图。AVID = Antiarrhy - thmics Versus Implantable Defibrillators；CASH = Cardiac Arrest Study Hamburg；CIDS = Canadian Implantable Defibrillators Study；EF = ejection fraction；HF = heart failure；MADIT = Multicenter Automatic Defibrillator Implantation Trial；MI = myocardial infarction；MUSTT = Multicenter UnSustained Tachycardia Trial；SCD - HeFT = Sudden cardiac Death in Heart Failure Trial.

（一）非侵入性检查

1. 12 导联常规体表心电图 所有病人均应该做的最基本和常用的检查，有助于发现心肌梗死/坏死的异常 Q 波、心室肥厚、房室及束支传导阻滞、长 QT 综合征（LQTS）、短 QT 综合征（SQTS）、

Brugada 综合征、致心律失常性右心室心肌病（ARVC），也有助于发现电解质异常、器质性心脏病导致的心律失常（证据水平：A）。

2. 运动试验　推荐条件为：根据年龄、性别、症状等方面提示有心肌缺血症状或 VA 的临界或高度可能性的患者；确定 VA 是否系运动所诱发，包括对儿茶酚胺敏感的多形性室性心动过速（CPVT）的诊断和检测（Ⅰ类推荐 证据水平：B）。对由于运动诱发的 VA 患者，运动试验有助于评价药物或消融治疗的效果（Ⅱa 类推荐 证据水平 B）。年龄、性别、症状提示冠心病可能性小的 VA 患者，以及没有冠心病证据的中老年孤立室性期前收缩（PVC）患者不推荐运动试验（Ⅱb 类推荐证据水平 C）。

3. 动态心电图（Ⅰ类推荐）　用以检测和确诊心律失常、QT 间期和 ST 段的变化、T 波电交替；并判断危险、评价 VA 的疗效（证据水平 A）；判断患者的症状是否与一过性 VA 的发作相关，以及是否发展到致命性 VA 的危险分层；对偶尔发生的怀疑与心律失常相关的症状如晕厥，当传统诊断技术不能确诊时，推荐用植入性记录仪检测（证据水平 B）。

4. T 波电交替　用于 VA 病人的诊断和危险评估，以及评估发生致命性 VA 的风险（Ⅱa 类推荐 A 级证据）。

5. 平均信号心电图（SAECG）、心率变异性（HRV）、压力反射敏感性（baroflex sensitivity）和心率震荡（heart rate turbulence）　是有争议的检测技术（Ⅱb 类推荐，证据水平 B）。

6. 心脏超声　适用于所有器质性心脏病伴严重 VA 或 SCD 患者（Ⅰ类推荐证据水平 B）。超声心动图检查对伴有 VA 的扩张型心肌病、肥厚型心肌病、MI 及缺血性心肌病、心脏瓣膜病、高血压伴中－重度左心室肥厚的患者具有很高的准确性、对 ARVC 则正确性为中等。用于 Brugada 综合征患者则价值很小。常规心电图不能确定心肌缺血与 VA 的关系时可以通过运动试验＋SPECT 检查，不能行运动试验者可行心脏超声或心肌灌注 SPECT 的药物激发试验。如果心脏超声检查不能准确评估左、右心室的结构或功能改变，推荐用 MRI、CT 或放射性核素显像。也可经冠脉造影诊断冠心病（Ⅱa 类推荐，证据水平 B）。

（二）侵入性检查—心脏电生理试验（EP）

EP 系通过记录基础状态和应用药物时心内电刺激对心律的影响，评估 VA 并对 SCD 进行危险分层；用以记录 VT 诱发和终止窗口，指导射频消融治疗，评价药物疗效、再发 VT 或 SCD 的风险、晕厥是否与心律失常有关、ICD 治疗的指征等。器质性心脏病或左室功能受损患者，当晕厥原因不明且非侵入性检查不能确定而又怀疑缓慢性或快速心律失常是晕厥的原因时，推荐心脏行 EP 检查。

Ⅰ类推荐：对冠心病患者行心脏 EP 试验，用于评估 MI 后伴有的症状如心悸、晕厥前症状和晕厥与 VA 的关系，用以指导和评价 VT 射频消融（证据水平 B）；用于诊断性评价原因不明的宽 QRS 波心动过速的机制（证据水平 C）。

Ⅱa 类推荐：作为 MI 后 NSVT 和 LVEF≤40% 患者的危险分层（证据水平 B）。

四、室性心律失常的心脏结构基础

VA 与心肌的状态有关。绝大多数研究提示 3/4 的 SCD 患者有冠心病，特别是活动性的冠状动脉病变和斑块的破裂；此外，肥厚型、扩张型心肌病、ARVC、冠状动脉畸形和痉挛，代谢综合征等均是 VA 的病理学基础。

五、室性心律失常的处理和心脏性猝死的防治

（一）植入 ICD 预防心脏性猝死

与传统的抗心律失常药物比较，ICD 显著降低 SCD。指南详细比较了美国 ACC/AHA 和欧洲 ESC 以往有关植入 ICD 对 SCD 进行一级预防的差别，明确确定了新的统一的治疗推荐级别和证据级别：MI 后左室功能不全、LVEF≤30%、或 30%～35%、NYHA 心功能Ⅱ～Ⅲ级者，ICD 植入为Ⅰ类推荐（A 级证据）；MI 后 LVDF、LVEF 31%～35% 或更低、NYHA 心功能Ⅰ级，ICD 植入为Ⅱa 类推荐（B 级证

据）；非缺血性心肌病、LVEF≤30% 或30% ~35%、NYHA 心功能 Ⅱ~Ⅲ，ICD 植入为Ⅰ类推荐（B 级证据）；非缺血性心肌病，LVEF≤30%、或31-35%，NYHA 心功能 Ⅰ级，ICD 植入为Ⅱb 类推荐（B级证据）。总之，ICD 的植入推荐类别和证据水平均比原来的指南有明显加强和提升。所有拟植入 ICD 者，均应以理想的药物治疗为基础、预计能在良好的状态下生存在1年以上。

1. 冠心病 MI 和 VA 导致的左室功能障碍　应积极治疗心力衰竭；有心肌缺血伴快速型 VA 应积极治疗心肌缺血，包括冠状动脉血运重建术；如因为 MI 和 LVDF 又不能做冠脉血运重建术，推荐植入 ICD 行一级和二级预防。其中一级预防患者的入选标准：MI 40 天后、LVEF 30% ~40% 或更低，NY-HA 心功能Ⅱ或Ⅲ级；血动力学状态不稳定的 SVT 也推荐植入 ICD 行一级预防。MI 后心功能正常或接近正常者，反复发作 SVT 者也推荐植入 ICD（Ⅱa 类推荐）。

MI 后 LVDF，用 β 受体阻断剂预防 VT 无效者，推荐与胺碘酮联合应用以减少 VT，也推荐用索他洛尔。植入 ICD 后仍反复发作 SVT 或 VF 者，可选择导管消融、外科手术、或药物（胺碘酮和索他洛尔）辅助治疗。

对于 MI 后 LVEF≥40%，反复发作的血流动力学稳定的 VT，以治愈为目的的导管消融或服用胺碘酮替代 ICD 的效果不肯定（Ⅱb 类推荐）。无症状、NSVT 者禁忌预防性应用抗心律失常药物，有 MI 史者禁忌用Ⅰc 类抗心律失常药物。

2. 非缺血性扩张型心肌病　束支折返性 VT，推荐 EP 明确诊断并予以射频消融治疗；不能明确诊断的宽 QRS 波心动过速、伴晕厥或晕厥前症状者，也应该 EP 检查明确诊断；DCM 的 SVT 或 VF 者，为预防 SCD 则植入 ICD。对不能解释晕厥原因的伴显著 LVDF 的 DCM 者，植入 ICD 的推荐级别为Ⅱa 类。左室功能正常或接近正常的 DCM 患者，可以植入 ICD 有效的终止 SVT（Ⅱa 类推荐）。

3. 急性血流动力学不稳定的心衰患者　这类患者的室性或室上性心律失常，当电复律失败及/或纠正了可逆转性原因后仍不能终止或为预防再发作，推荐胺碘酮。植入 ICD 后，为了抑制有症状的 VA 可选择胺碘酮、索他洛尔及/或 β 受体阻断剂（Ⅰ类推荐）。NYHA 心功能Ⅲ~Ⅳ级、在理想药物治疗的基础上、窦律、QRS≥120mS，推荐心室再同步化治疗（CRT）+ICD 治疗；LVEF 正常或接近正常的心衰患者，反复稳定的 VT，推荐植入 ICD；NYHA Ⅲ-Ⅳ级、LVEF≤35%、QRS≥160mS（至少≥120ms 并有心室失同步证据），推荐 CRT 治疗（Ⅱa 类推荐）。

多数认为：①心衰患者，拒绝或不能植入 ICD 时，为抑制有症状的 VA 以预防 SCD，在其他理想药物治疗基础上，加用胺碘酮、索他洛尔及/或 β 受体阻断剂；②MI 后有植入 ICD 的适应证，但患者不能或拒绝植入者，应用胺碘酮；③血流动力学稳定的反复 VT 发作不能或拒绝植入 ICD 者，应用胺碘酮的效果不确切（Ⅱb 类推荐）。

所有心搏骤停生存者、有过致命性 VT、不明原因高度怀疑 VA 包括 VT、VF 导致的不能解释的晕厥或明确是 VA 导致的晕厥者，推荐植入 ICD 进行二级预防。

（二）抗室性心律失常药物及其选择

1. β 受体阻断剂：无论是否存在心衰的器质性心脏病，β 受体阻断剂是减少 SCD 主要的肯定安全和有效的药物。尽管胺碘酮可以减少在有 MI 史和非缺血性扩张性心肌病、左室功能受损情况下的 SCD，但心力衰竭心脏猝死研究（SCD-HeFT）结果提示胺碘酮没有增加生存的益处。尽管索他洛尔抑制 VA 的作用类似于胺碘酮，但其显著的促心律失常作用未能证实可以增加生存率。

2. 未植入 ICD 者　有快速 VA 又不适合植入 ICD 者，指南仍然推荐 β 受体阻断剂作为第一线治疗药物。如果治疗剂量无效，可试用胺碘酮或索他洛尔——前提是用药期间，密切监测其副作用。

3. 已植入 ICD 者　因反复 VT/VF 而 ICD 频繁放电除颤（心动过速风暴），需要增加抗心律失常药物及（/或）射频消融来控制 VA 的反复发作和减少与之相关的 ICD 电击。索他洛尔可以有效地抑制心房和心室快速心律失常，β 受体阻断剂与胺碘酮联合应用是可替代的方案，静脉注射胺碘酮是有效的；因阵发或慢性房颤快速心室率导致 ICD 放电时，联合应用 β 受体阻断剂及/或钙离子通道阻滞剂，胺碘酮则列为在其他治疗禁忌、不能耐受或无效情况下的第二线药物，如果各种可选择的药物均无效，则行房室结消融。

（三）室性心律失常的非药物治疗

1. 植入式和体外电复律器 包括 ICD、体外自动除颤器（AED）、马甲式自动除颤器，均被 FDA 批准。ICD 防治 VA/SCD 的效果已由多项临床研究结果肯定。由于 AED 的可操作性及应用方便，在公众场所的广泛装备和普及应用，可显著提高现场抢救的成功率。

2. 射频消融 适应证（Ⅰ类推荐）：持续性单形性 VT、药物治疗无效、不能耐受或不愿长期药物治疗；束支折返性 VT；已植入 ICD，但反复发作 VT 多次放电、不能有效程控、或药物无效、或不希望长期药物治疗者（证据水平均为 C）；显性前向传导房室旁道（W-P-W 预激综合征）伴房颤经旁道下传、快速心室率诱发 VF（心搏骤停）复苏者（证据水平 B）。Ⅱa 类推荐：NSVT、有显著症状的特发性频发 PVC（证据水平 C）；W-P-W 预激综合征旁道有效不应期 <240ms 者（证据水平 B）。

对起源于左室后间隔的 PVC 激发的 VA 风暴，指南不推荐行普肯耶纤维电位消融，不推荐对无症状的频繁发作的 PVC 的预防或为治疗心动过速性心肌病行射频消融（Ⅱb 类推荐，证据水平 C）。

无症状的非频发的 PVC 禁忌射频消融（Ⅲ类推荐证据水平 C）。

3. 左颈胸交感神经节切除术 对 LQTS，植入 ICD 后仍反复发作晕厥或有心脏骤停事件，且 β 受体阻断剂无效或不能耐受时，左颈胸交感神经节切除术的意义，因病例和证据有限，指南没有具体推荐。

4. 冠状动脉血运重建术 冠心病患者的冠脉血运重建术，特别是冠状动脉左主干和左前降支近端的血运重建术，长期观察的结果表明可减少 SCD，指南未作具体推荐。

（四）特殊心律失常的紧急治疗

1. 心脏骤停：指南推荐首先行心肺复苏，程序见图 10-4-2。

2. 急性冠状动脉综合征（ACS）相关的心律失常 无具体推荐，但指南指出：ACS 发生 VT、VF 高达 20%。ACS 引起致命性 VA 的机制可能不同于稳定型冠心病，急性心肌缺血所致的心律失常可能与折返、异常的自律性增高和触发活动有关，并由此影响各种内环境如血钾水平和自主神经状态。急诊 PCI 和 β 受体阻断剂的应用能显著减少 ACS 患者 VF 的发生，肯定了预防性应用 β 受体阻断剂能减少 VF，肯定了纠正低钾血症和低镁血症预防电解质紊乱诱发的 VF。利多卡因虽可减少 VF，但因其增加与心动过缓相关原因的死亡率，故预防性应用利多卡因被完全否定。

3. 心肌损伤/坏死 心脏生化标记物肌钙蛋白水平较低，即小面积 MI 时，SVT 的治疗方案同心脏标记物正常者（Ⅰ类推荐 证据水平 C）。

4. 持续性单形性 VT 诊断不清楚的宽 QRS 波心动过速治疗同 SVT，血流动力学不稳定的 SVT 直接行直流电复律（Ⅰ类推荐 证据水平 C）。Ⅱa 类推荐：稳定的 SVT，推荐静脉用普鲁卡因胺［证据水平 B，一些欧洲国家用 Ajmaline（阿义马林）］；静脉胺碘酮作为第二线，仅在电复律不能转复、普鲁卡因胺无效时用；对仍不能终止的持续性单型 VT，可考虑行经静脉导管起搏终止（证据水平 C）。伴急性心肌缺血或 AMI 者，静脉用利多卡因为Ⅱb 类推荐（证据水平 C），即不主张使用。对起源不明的宽 QRS 心动过速、特别是伴有心功能不全，禁用钙通道阻滞剂如维拉帕米、地尔硫䓬（Ⅲ类推荐 证据水平 C）。

5. 反复单形性 VT 冠心病或特发性单形 VT 发作时，推荐静脉应用胺碘酮、β 受体阻断剂、普鲁卡因胺（一些欧洲国家用索他洛尔或阿义马林）（Ⅱa 类推荐 证据水平 C）。肯定的特发性右室流出道 VT 射频消融治疗。

6. 多形性 VT Ⅰ类推荐：任何反复发作的、伴血流动力学不稳定的多形性 VT，立即电复律；系心肌缺血或不能排除缺血原因者静脉用 β 受体阻断剂（证据水平 B）；非先天性或获得性复极异常长 QT 综合征（LQTS）者静脉用负荷量胺碘酮（证据水平 C）；不能除外心肌缺血的多形 VT，应当作冠脉造影甚至冠脉血运重建（证据水平 C）。利多卡因用于伴急性心肌缺血或 AMI 的多形性 VT 为Ⅱb 类推荐（证据水平 C），即不宜用。

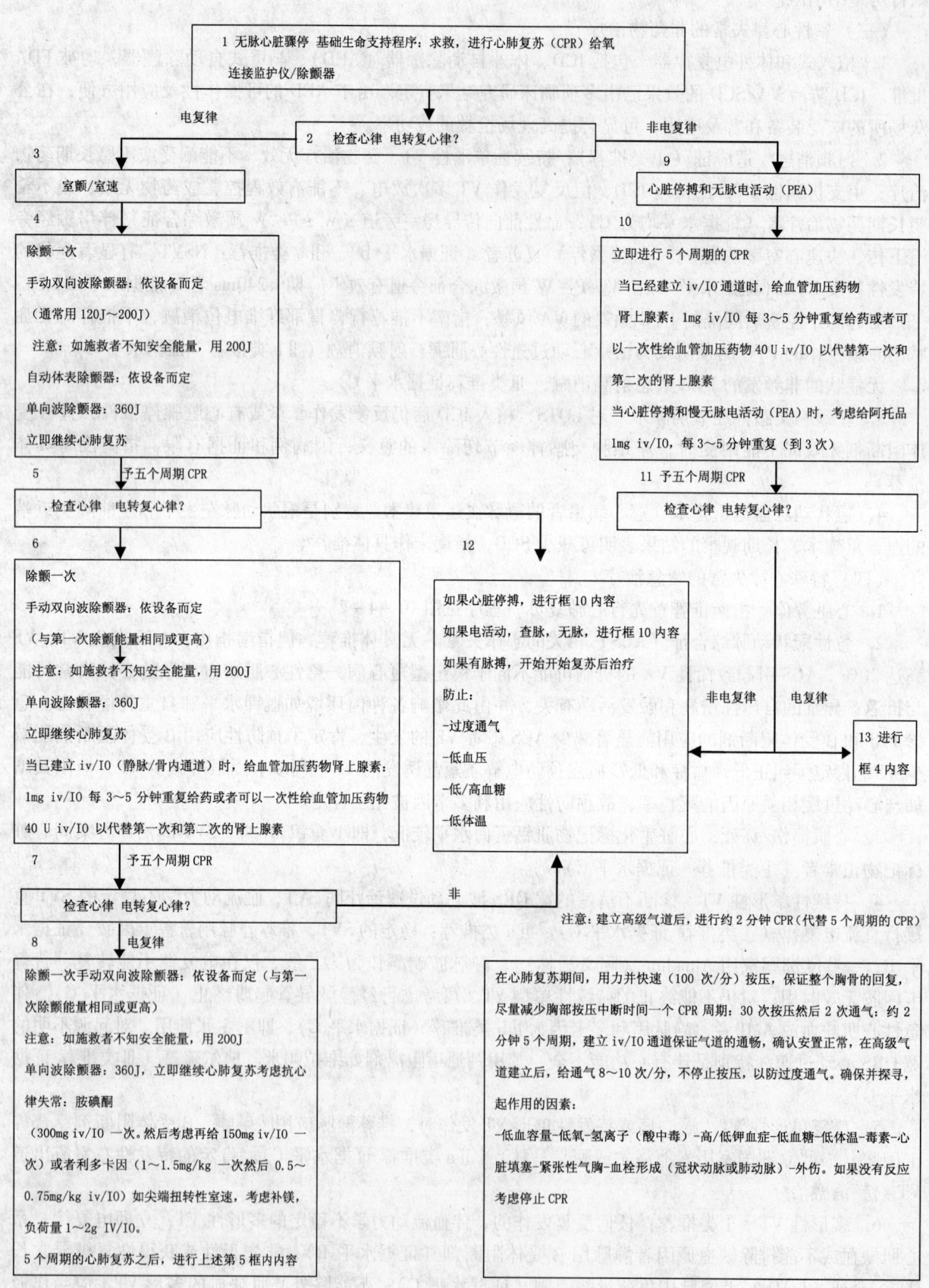

1 无脉心脏骤停 基础生命支持程序：求救，进行心肺复苏（CPR）给氧

连接监护仪/除颤器

电复律

2　检查心律 电转复心律？

非电复律

3

室颤/室速

9

心脏停搏和无脉电活动（PEA）

4

除颤一次

手动双向波除颤器：依设备而定

（通常用 120J～200J）

注意：如施救者不知安全能量，用 200J

自动体表除颤器：依设备而定

单向波除颤器：360J

立即继续心肺复苏

10

立即进行 5 个周期的 CPR

当已经建立 iv/IO 通道时，给血管加压药物

肾上腺素：1mg iv/IO 每 3～5 分钟重复给药或者可

以一次性给血管加压药物 40 U iv/IO 以代替第一次和

第二次的肾上腺素

当心脏停搏和慢无脉电活动（PEA）时，考虑给阿托品

1mg iv/IO，每 3～5 分钟重复（到 3 次）

5　予五个周期 CPR

.检查心律 电转复心律？

11 予五个周期 CPR

检查心律 电转复心律？

6

除颤一次

手动双向波除颤器：依设备而定

（与第一次除颤能量相同或更高）

注意：如施救者不知安全能量，用 200J

单向波除颤器：360J

立即继续心肺复苏

当已建立 iv/IO（静脉/骨内通道）时，给血管加压药物肾上腺素：

1mg iv/IO 每 3～5 分钟重复给药或者可以一次性给血管加压药物

40 U iv/IO 以代替第一次和第二次的肾上腺素

12

如果心脏停搏，进行框 10 内容

如果电活动，查脉，无脉，进行框 10 内容

如果有脉搏，开始开始复苏后治疗

防止：

-过度通气

-低血压

-低/高血糖

-低体温

非电复律　电复律

13 进行

框 4 内容

7　予五个周期 CPR

检查心律 电转复心律？

非

注意：建立高级气道后，进行约 2 分钟 CPR（代替 5 个周期的 CPR）

8　电复律

除颤一次手动双向波除颤器：依设备而定（与第一

次除颤能量相同或更高）

注意：如施救者不知安全能量，用 200J

单向波除颤器：360J，立即继续心肺复苏考虑抗心

律失常：胺碘酮

（300mg iv/IO 一次。然后考虑再给 150mg iv/IO 一

次）或者利多卡因（1～1.5mg/kg 一次然后 0.5～

0.75mg/kg iv/IO）如尖端扭转性室速，考虑补镁，

负荷量 1～2g IV/IO。

5 个周期的心肺复苏之后，进行上述第 5 框内容

在心肺复苏期间，用力并快速（100 次/分）按压，保证整个胸骨的回复，

尽量减少胸部按压中断时间一个 CPR 周期：30 次按压然后 2 次通气：约 2

分钟 5 个周期，建立 iv/IO 通道保证气道的通畅，确认安置正常，在高级气

道建立后，给通气 8～10 次/分，不停止按压，以防过度通气。确保并探寻，

起作用的因素：

-低血容量-低氧-氢离子（酸中毒）-高/低钾血症-低血糖-低体温-毒素-心

脏填塞-紧张性气胸-血栓形成（冠状动脉或肺动脉）-外伤。如果没有反应

考虑停止 CPR

图 10 - 4 - 2　无脉心脏骤停的高级生命支持流程

7. 尖端扭转型 VT（Tdp）　Ⅰ类推荐：对 Tdp 患者，首先停用相关的药物，纠正电解质异常；由心脏传导阻滞和有症状的窦性心动过缓引起的 Tdp，推荐急性期临时起搏和长期的永久起搏治疗（证据水平 A）。Ⅱa 类推荐：伴有 LQTS、发作较少的 Tdp，静脉注射硫酸镁，但对正常 QT 者的作用不好（证据水平 B）。对心脏停搏依赖的 Tdp，急性期临时起搏和长期的永久起搏治疗（证据水平 B）。伴有窦缓（原文如此；应当为窦速）的 Tdp 者，急性期治疗用 β 受体阻断剂联合临时起搏（证据水平 C）。非先天性 LQTS，反复发作停搏依赖的 Tdp 者，应用异丙肾上腺素作为急性期临时治疗（证据水平 B）。Ⅱb 类推荐：将 Tdp 病人的血钾浓度控制在 4.5～5 mmol/L（证据水平 B）；LQT3 的 Tdp 患者静脉应用利多卡因或口服美西律（证据水平 C）。

8. 不间断的 VT　Ⅰ类推荐：急性心肌缺血导致的反复发作的不间断多形性 VT 予以血运重建和 β 受体阻断剂，再静脉应用抗心律失常药物如普鲁卡因胺或胺碘酮（证据水平 C）。

Ⅱa 类推荐：频繁反复发作或不间断的单形性 VT，静脉用胺碘酮或普鲁卡因胺后行 VT 消融（证据水平 B）。

Ⅱb 类推荐：VT 风暴患者，分别静脉注射胺碘酮、β 受体阻断剂或两药合用（证据水平 C）；频繁反复发作或不间断的 VT 可以考虑超速起搏或全麻（证据水平 C）；一些频繁反复发作或不间断的 VT 患者可考虑用脊髓调制术（Spinal cord modulation）（证据水平 C），一般不主张采用、且临床证据尚少。

9. VT 风暴　多形性 VT 风暴可静脉用 β 受体阻断剂，这是唯一的绝大多数情况下有效的药物。也可联合用胺碘酮。

（五）与特殊病理情况有关的室性快速心律失常和心脏性猝死

1. 陈旧性 MI（PMI）所致的左心室功能不全　Ⅰ类推荐：由 PMI 和 VA 引起的 LVDF 的病人的心衰应当积极治疗（证据水平 C）；应当积极治疗室性快速心律失常患者的心肌缺血（证据水平 C）；冠状动脉血运重建可以减少在 VF 发生前有直接、明确证据证明存在心肌缺血的病人 SCD 的危险（证据水平 B）；如果冠状动脉血运重建不能进行，又有 PMI 和 LVDF 的证据，对于长期接受了理想药物治疗并估计具有良好功能状态生存 1 年以上的从 VF 复活的病人应当植入 ICD（证据水平 A）；由于 PMI（MI 后至少 40 天）所致的 LVDF 患者（LVEF 30－40% 或更低、NYHA 心功能 Ⅱ～Ⅲ级、长期接受了理想药物治疗并估计具有良好功能状态生存 1 年以上者）ICD 疗法作为 Ⅰ级预防通过减少 SCD 而降低总死亡率（证据水平 A）；由于 PMI 所致的 LVDF 患者、存在血动力血不稳定的 SVT、长期接受了理想药物治疗估计具有良好功能状态生存 1 年以上者，ICD 是通过减少 SCD 而减少死亡率的有效疗法（证据水平 A）。

Ⅱa 类推荐：由于 PMI 所致的 LVDF 患者、LVEF 30%～35% 或更低、NYHA 心功能 Ⅰ级、接受了长期药物治疗、估计具有良好功能状态生存 1 年以上者植入 ICD 是合理的（证据水平 B）；胺碘酮、通常与 β 受体阻断剂联合使用于因 PMI 和对 β 肾上腺素能受体阻断剂无反应的 VT 所致的 LVDF 患者是有益的（证据水平 B）；由对 β 受体阻断剂无反应的 PMI 所致的 LVDF 病人，索他乐尔是减少 VT 症状的合理疗法（证据水平 C）；PMI 所致的 LVDF 患者，为了改善频繁发作的 VT、VF 症状，可采用导管射频消融、外科手术、药物如胺碘酮或索他乐尔等作为 ICD 的辅助治疗（证据水平 C）；不能或未植入 ICD 的 PMI 所致 LVDF 病人，为了减少反复发生的血动力学稳定的 VT 症状，使用胺碘酮是合理的（证据水平 C）；MI 后 LV 功能正常或接近正常者，接受了长期理想药物治疗、并估计在良好功能状态下生存 1 年以上，ICD 作为反复发生的 VT 的治疗是合理的（证据水平 C）。

Ⅱb 类推荐：PMI 和反复发生的血动力学稳定的 VT 所致的 LVDF、LVEF ＞40% 的病人，为改善症状，治疗性导管射频消融或胺碘酮替代 ICD（证据水平 B）；PMI 所致的 LVDF 病人、具有 ICD 指征，但不能或没有植入 ICD，用胺碘酮治疗（证据水平 C）。

Ⅲ类推荐：无症状的非持续性 VA 患者，不建议预防性使用抗心律失常药物以减少死亡率（证据水平 B）；有 MI 史的患者不使用 I C 类抗心律失常药（证据水平 A）。

2. **瓣膜性心脏病**　所有瓣膜性心脏病和 VA 患者均应进行现代评价和治疗（Ⅰ类推荐 证据水平 C）。二尖瓣脱垂、严重二尖瓣反流伴严重 VA 患者行二尖瓣修复和置换对减少 SCD 危险的效果不确定（Ⅱb 类推荐 证据水平 C）。

3. **代谢因素和炎症**　指南介绍了心肌炎、风湿性心脏病、心内膜炎，浸润性心肌病，内分泌疾病和糖尿病，终末期肾功衰竭，肥胖、肥胖症膳食、厌食症情况下的治疗策略。总之，有致命性心律失常的治疗同其他疾病，包括 ICD 的植入。

（1）急性心肌炎：出现有症状的缓慢心律失常及/或心脏传导阻滞者予临时起搏治疗；有症状的 NSVT 或 SVT，可用抗心律失常药物；与 VT 相关的急性主动脉瓣反流和急性心内膜炎并发主动脉或瓣环脓肿并有房室传导阻滞者，应直接外科治疗，除非有禁忌；心肌炎急性期禁忌植入 ICD。

（2）内分泌疾病：主要是电解质（钾、镁、钙）平衡、内分泌疾病本身的治疗。糖尿病伴 VA 者的治疗同无糖尿病者。

（3）终末期肾功能衰竭伴 VA 的急性治疗：应着重于保持血流动力学稳定状态和电解质（钾、镁、钙）的平衡。

（4）肥胖与厌食：肥胖须减少体重；厌食者：逐步增加饮食可以有效地减少 VA 和 SCD 的风险。禁忌非平衡的、极低热量摄入的饥饿疗法，因为可能引起致命性 VA。

4. **可逆的一过性 VA**　急性心肌缺血或 MI，VF 或多型 VT 导致心脏骤停患者，推荐及时行心脏血运重建术以减少 SCD 的风险，除非明确电解质异常是 VF 或多型 VT 导致心脏骤停的原因，否则所有的治疗和评估策略同无电解质异常者。在应用抗心律失常药物或电解质异常情况下，持续性单形性 VT 治疗策略同无电解质异常或未应用抗心律失常药物者，因为抗心律失常药物或电解质异常不应该认为是持续单形 VT 唯一的原因。抗心律失常药物或其他药物使得 QT 间期延长导致的多形 VT，建议立即停用（可在网址为：www.qtdrugs.org 和 www.torsades.org 中查到这些药物）。

5. **其他**　先天性心脏病、心包疾病者的 VA 同其他疾病 VA 的治疗，包括 ICD 和起搏器植入。尽管肺动脉高压患者 SCD 占死亡率的 30% ~ 40%，但肺动脉高压及其他肺病患者 SCD 一级预防的效果不确定（Ⅱb 类推荐）。

（六）心肌病的室性心律失常

1. **非缺血性扩张型心肌病**　见前述。

2. **肥厚型心肌病（HCM）**　Ⅰ类推荐：持续性 VT 或 VF 的 HCM 患者，长期接受了理想药物治疗，并估计具有良好功能状态的生存在 1 年以上，推荐 ICD 治疗（证据水平 B）。

Ⅱa 类推荐：伴有 1 个或多个 SCD 的主要危险因素（心脏骤停事件 VF、自发 SVT、早发猝死家族史、不能解释的晕厥、左室壁厚≥30mm、运动血压异常、非持续性自发 VT）、长期接受了理想药物治疗、估计具有良好功能状态的生存期在 1 年以上的 HCM 者，ICD 植入预防 SCD 是有效的（证据水平 C）；有持续性 VT 或 VF 史的 HCM 者，当不能植入 ICD 时，胺碘酮治疗是有效的选择（证据水平 C）。

Ⅱb 类推荐：对 HCM 者的 SCD 危险评估进行 EP 检查（证据水平 C）；对有一个以上的 SCD 主要危险因素者，如果不能植入 ICD，不推荐胺碘酮作为 SCD 的一级预防（证据水平 C）。

3. **致心律失常性右室心肌病（ARVC）**　Ⅰ类推荐：ARVC 有 SVT 或 VF 史，长期接受了理想的药物治疗、估计具有良好功能状态的生存期在 1 年以上，推荐 ICD 植入预防 SCD（证据水平 B）。

Ⅱa 类推荐：ARVC 病变广泛、包括左室扩张，1 个或多个家族成员有 SCD 或不能诊断的晕厥且不能排除 VT 或 VF 作为晕厥原因时，植入 ICD 预防 SCD 是有效的（证据水平 C）；对不能植入 ICD 有 SVT 或 VF 史的 ARVC 者可以用胺碘酮或索他洛尔预防 SCD（证据水平 C）；对 ARVC 反复发作 VT 者，尽管有最好的抗心律失常药物治疗，射频消融作为辅助治疗是有效的（证据水平 C）。

Ⅱb 类推荐：不推荐对 ARVC 患者行 EP 检查评估 SCD 的风险（，证据水平 C）。

4. **神经肌肉障碍**　VA 治疗方案同无神经肌肉障碍患者。对神经肌肉病——营养不良、Kearns - Sayre 综合征、特发性肾出血、腓侧肌萎缩，因为不能预测房室传导阻滞的进展，指南对无论有否症状，只要有传导阻滞（包括 I 度房室传导阻滞）则植入永久起搏器的选择是 II b 类推荐（证据水平 B）。

（七）遗传性心律失常症候群

包括 LQTS、Brugada 综合征、CPVT 和 SQTS，这类人群患病率低于 2/10 000，遗传因素决定了在不能确定有心脏结构异常的情况下对 VT 和 SCD 的易感性。

1. 长 QT 综合征　临床或分子医学技术诊断的 LQTS 患者，首先建议改变生活方式，包括避免竞赛性体育活动，如 LQTS1 患者，禁止游泳或至少在监管之下；LQTS2 患者避免听觉刺激，特别是在睡觉时（如避免电话铃声和闹钟声）。所有 LQTS 患者都应避免应用延长 QT 间期的药物和排钾/镁药物；临床诊断的 LQTS（如存在 QT 间期延长）推荐 β 受体阻断剂；有心脏骤停史，推荐 β 受体阻断剂与植入 ICD 联合应用。QT 间期正常的 LQTS，仍推荐用 β 受体阻断剂，如仍有 VT 及/或晕厥发作，则在 β 受体阻断剂的基础上植入 ICD，推荐级别为 II a 类。应用 β 受本阻断剂仍有晕厥、Tdp 或心脏骤停复苏者，左心脏交感神经切除术和心脏骤停高危的 LQTS 亚型如 LQT2 和 LQT3 患者应用 β 受体阻断剂同时植入 ICD 为 II b 类推荐。

2. Brugada 综合征　有心脏骤停史的 Brugada 综合征是植入 ICD 的绝对适应症。自发的 V_1、V_2、V_3 的 ST 段抬高并有晕厥史，有或没有证实 SCN5A 基因突变的 Brugada 综合征患者，推荐 ICD 植入；临床监测的自发 ST 段抬高模型包括：通过药物激发伴有或无症状的 ST 段抬高，没有被记录到的心脏骤停事件的 VT 的 Brugada 综合征患者，推荐植入 ICD；Brugada 综合征电风暴可用异丙肾上腺素治疗。多数认为无症状的 Brugada 综合征患者，有自发 ST 段抬高，有或无 SCN5A 基因突变，EP 检查行风险评估的价值有限；Brugada 综合征的电风暴用奎尼丁治疗无效。

3. 儿茶酚胺多形性 VT（CPVT）　临床诊断的 CPVT，有自发或有记录的应激诱导的 VA，首先推荐 β 受体阻断剂；CPVT 患者的心脏骤停生存者，推荐联合 β 受体阻断剂与 ICD 治疗。遗传分析诊断提示，没有 CPVT 临床症状的儿童，可用 β 受体阻断剂有效的预防；在用 β 受体阻断剂时，出现晕厥及/或有记录的持续性 VT，则应在使用 β 受体阻断剂的基础上植入 ICD。不推荐遗传分析诊断、没有 CPVT 临床症状的成人用 β 受体阻断剂（II b 类推荐）。

4. 短 QT 综合征（SQTS）　指南没有具体推荐。对 KCNH2 基因突变者，可用奎尼丁治疗，但长期效果不明；KCNQ1、KCNJ2 基因突变的 SQTS，奎尼丁疗效不清楚，尽管会有 T 波过感知增加不适宜放电的风险，仍要考虑植入 ICD。

（八）心脏结构正常的心律失常

1. 特发性 VT　起源于右室或左室的有症状、药物无效、或不能耐受药物或不愿长期服药的特发性 VT，推荐导管消融治疗；有明显心悸或怀疑流出道 VT 时，可行 EP 检查行诊断性评价；β 受体阻断剂或钙通道阻滞剂及/或 IC 类药物用于有症状的右室起源的 VT 患者；左室功能正常或接近正常的 SVT 患者，推荐植入 ICD。

2. 电解质紊乱　应用利尿剂导致的低钾/镁血症继发的 VA，推荐补充钾/镁以逆转诱因；心脏结构正常、有过致命性 VA 者，维持血钾水平在 4.0 mmol/L 以上；心脏结构正常继发于地高辛中度的 VT 治疗，推荐补充镁盐。

3. 饮酒　VA 与酒精摄入相关者，应完全戒酒。戒酒后仍有反复发作的致命性 VA 时，治疗方案同其他疾患，如果需要可植入 ICD。

4. 吸烟　疑有或明确有 VA 及/或中止的 SCD（aborted SCD）者，强烈推荐戒烟。吸烟是 SCD 独立的危险因子，与是否有冠心病无关。戒烟可显著地减少 SCD 风险。

5. 血脂水平　冠心病患者用他汀治疗可减少心血管事件包括 VA 和 SCD。对有 VA 的冠心病患者补充 n-3 多不饱和脂肪酸被认为益处不大。血脂异常、冠心病发生率增高，VT/SCD 发生增加，尽管有研究表明，有效降脂可使 SCD 的相对危险降低 40%，但其对 SCD 的一级预防作用并未确定。游离脂肪酸或未酯化的脂肪酸同样也是 SCD 的独立危险因子。

六、特殊人群室性快速心律失常的治疗和心脏性猝死预防

1. 运动员　SCD 最主要的原因是 HCM、冠脉异常、ARVC、心肌炎，前二者分别占 SCD 的 36% 和 19%。检查包括体格检查、了解是否有早发 SCD 家族史、有否心血管疾病如心肌病和离子通道异常的特殊迹象；在体育场馆等公共场所放置 AED。

2. 孕妇　血流动力学不稳定的 VT/VF，直接电复律/除颤。LQTS 的孕妇，有明显症状时推荐妊娠期和产后全程服用 β 受体阻断剂，除非存在禁忌。

3. 老年病人　老年病人的治疗策略同年轻患者，但抗心律失常的药物剂量和给药方法应根据这类患者的药物代谢动力学调整。

4. 儿童患者　有遗传基础（离子通道缺陷或心肌病）的 SCD 或持续性 VA 的高危儿童患者，推荐 ICD 和药物联合治疗。在决定植入 ICD 前必须充分考虑到风险—ICD 功能障碍、感染、电极脱位等会抵消 ICD 益处，而表现与药物治疗等同的益处。左室功能不全（LVEF≤35%）的自发持续性 VA 儿童，推荐 ICD 植入。对有症状的流出道或间隔 VT，药物无效，或不能耐受以及不愿意服药者，推荐射频消融。孤立的 PVC 儿童患者，禁忌药物治疗；在不能除外 VT 诊断的婴儿，禁用毛花苷丙（西地兰）或维拉帕米。心脏功能正常、无症状的 NSVT 年轻患者，禁忌射频消融治疗。

5. 植入 ICD 的患者　需常规随访分析 ICD 的功能状况，以减少 ICD 不适宜治疗的风险。

6. 药物诱发的 VA

（1）地高辛中毒：停用地高辛；出现持续性 VA、严重房室传导阻滞、及（或）心搏暂停，推荐应用地高辛抗体；轻度中毒的孤立异位性搏动，恢复正常电解质水平（包括维持血清钾水平≥4.0 mmol/L）和吸氧，监测心律失常；严重中毒——持续性 VA、严重房室传导阻滞、及（或）心搏暂停时，补镁或起搏治疗；严重地高辛中毒并有高钾血症情况下，可透析治疗；严重地高辛中毒患者，禁忌用利多卡因或苯妥英钠。

（2）药源性 LQTS：应用了延长 QT 间期的药物致 QT 间期延长者停用相关药物；偶发 Tdp 者，静脉注射硫酸镁、并补充血清钾水平至 4.5~5.0 mmol/L（Ⅱb 类推荐）；反复发作 Tdp，心房或心室起搏或静脉注射异丙肾上腺素。

（3）钠离子通道阻滞剂：停用相关毒性的药物；因为会增高除颤阈值或影响起搏功能，故对已植入起搏器的患者，在停药的同时，需重新程控起搏器，必要时调整电极位置。使用钠离子通道阻滞剂出现房扑 1:1 下传的患者，停药同时应用阻滞房室结的药物如地尔硫䓬、维拉帕米、β 受体阻断剂，并可考虑房扑消融。反复发作 VT 或电复律无效者，加用 β 受体阻断剂和推注钠盐的疗效不确切（Ⅱb 类推荐）。

（4）三环类抗抑郁药：地西泮（安定）类药物包括甲硫达嗪和氟哌啶醇可以延长 QT 和导致 Tdp。

（5）其他：器质性心脏病患者，在用蒽环类抗生素如阿霉素之前，全面心脏评估包心脏超声检查，并长期随访；间隙高剂量和累积剂量超过推荐水平后，应避免应用。注射 5-氟尿嘧啶的患者应密切观察，一旦出现心肌缺血的症状和体征应立即停药，并不再给药。

（何国祥）

参 考 文 献

Zipes DP, Camm AJ, Borggrefe M, et al. ACC/AHA/ESC 2006 Guidelines for Management of Patients With Ventricular Arrhythmias and the Prevention of Sudden Cardiac Death: A Report of the American College of Cardiology/American Heart Association Task Force and the European Society of Cardiology Committee for Practice Guidelines. JACC, 2006, 48 (5): e247 - e346.

2007 年欧洲心脏起搏和心室再同步化指南解读

1984 年 ACC/AHA/NASPE 组织的工作组最早制定了起搏器应用指南，并分别于 1991 年和 1998 年重新修定。2002 年 10 月该组织对指南进行了部分改动。中华医学会心电生理和起搏分会心脏起搏学组亦于 1998 年颁布了《植入型心脏起搏器的工作规程》，2002 年《植入型心脏起搏器治疗——目前认识和建议》问世。2007 年欧洲心脏病学会（ESC）年会上，公布了 ESC 联合欧洲心脏节律学会（EHRA）制定的首个心脏起搏和心脏再同步治疗指南。

第一节 人工心脏起搏

一、窦房结疾病

（一）指南要点

1. Ⅰ类推荐

（1）以症状性心动过缓（包括有或没有慢频率依赖性心动过速）为主要的临床表现的窦房结疾病。症状是自发的或者与药物有关而该药物目前没有合适的替代品。（证据水平：C）

（2）窦房结疾病伴晕厥，晕厥可以自发或电生理检查诱发。（证据水平：C）

（3）以症状性变时功能不全为表现的窦房结疾病，该症状性可以自发或药物引起而目前没有合适的替代品。（证据水平：C）

2. Ⅱa类推荐

（1）自发或与药物有关而目前没有合适替代品的症状性病态窦房结疾病，心率 <40 次/分，没有该症状与心动过缓有关的证据。（证据水平：C）

（2）无法解释的晕厥，电生理检查校正窦房结恢复时间（CSNRT）>800ms。（证据水平：C）

3. Ⅱb类推荐 临床症状轻微的窦房结疾病，清醒静息状态下心率低于 40 次/min，没有窦房结变时功能不全的证据。（证据水平：C）

4. Ⅲ类推荐

（1）无症状的窦房结疾病，包括药物引起的心动过缓。（证据水平：C）

（2）ECG 检查发现窦房结功能障碍，但症状与心动过缓无关或间接相关。（证据水平：C）

（3）由非必用药物所致的症状性窦房结功能障碍。（证据水平：C）

（二）指南解读

窦房结疾病又称病态窦房结综合征，包括良性窦性心动过缓、窦性停搏、窦房阻滞以及慢快综合征等一系列心律失常。后者在窦性心动过缓、窦房阻滞的基础上出现以阵发性房性心动过速以及房颤等心动过速。而房颤可以重构包括窦房区在内的心房肌，引起栓塞等一系列症状。

窦房结疾病不仅包括窦房结冲动形成或传导到右心房的障碍，还包括更为广泛的心房结构异常，这正是快速心律失常发生的基质。部分患者同时还有房室传导的异常。窦房结疾病最明显的症状是晕厥或先兆晕厥，同时疲乏、呼吸困难、活动耐量下降或认知障碍也可能是其症状之一。这些症状主要是由于显著心动过缓或变时功能不全所致。后者的特点是心率对运动的反应性降低，无法达到年龄预测最大心率的 85%。

长期以来的经验和大量的研究表明窦房结疾病起搏治疗的效果主要是改善症状和减少房颤的发生，

而不是降低死亡率。有证据表明对窦房结疾病患者进行心房起搏或双腔起搏时房颤的发生率低于单独的心室起搏，同时双腔起搏有显著提高患者运动耐量和减少起搏器综合征的趋势。但在降低卒中发生率、改善心功能心衰以及降低病死率方面研究结果尚不一致。

选择起搏模式和起搏器类型是一个比较复杂的问题，总的趋势倾向于右心室起搏最小化、频率应答以及心房间隔部起搏（而不是右心耳起搏）等一系列抗心动过速程序的双腔起搏器。目前没有相关的数据显示选择性单部位心房起搏、多部位右心房起搏或双心房起搏在窦房结疾病中的疗效。指南不再推荐单纯的心室起搏。考虑到今后房室传导阻滞发生的可能，即使目前房室结功能正常，指南仍推荐用 DDD 起搏替代 AAI 起搏。

二、房室传导阻滞和室内阻滞

（一）房室传导阻滞指南要点

1．Ⅰ类推荐

（1）慢性症状性三度或二度房室阻滞（莫氏Ⅰ或Ⅱ型）。（证据水平：C）

（2）伴有神经肌源性疾病（强直性肌营养不良，克塞综合征等）的三度或二度房室阻滞（莫氏Ⅰ或Ⅱ型）。（证据水平：B）

（3）房室交界区消融或瓣膜术后预计无法恢复的三度或二度房室阻滞（莫氏Ⅰ或Ⅱ型）。（证据水平：C）

2．Ⅱa类推荐

（1）无症状的三度或二度房室阻滞（莫氏Ⅰ或Ⅱ型）。（证据水平：C）

（2）有症状且 PR 间期较长的一度房室阻滞。（证据水平：C）

3．Ⅱb类推荐

（1）伴有神经肌源性疾病（强直性肌营养不良，克塞综合征等）的一度房室阻滞。（证据水平：B）

4．Ⅲ类推荐

（1）无症状的一度房室阻滞。（证据水平：C）

（2）阻滞部位在希氏束以上无症状的二度Ⅰ型房室阻滞。（证据水平：C）

（3）预计可以恢复的房室阻滞。（证据水平：C）

（二）慢性双分支或三分支阻滞指南要点

1．Ⅰ类推荐

（1）间歇性三度房室阻滞。（证据水平：C）

（2）二度Ⅱ型房室阻滞。（证据水平：C）

（3）交替性束支阻滞。（证据水平：C）

（4）有症状，电生理检查发现 HV 间期≥100ms 或起搏诱发希氏部位以下阻滞。（证据水平：C）

2．Ⅱa类推荐

（1）虽未证实晕厥由房室阻滞引起，但可排除其他原因（尤其是室性心动过速）引起的晕厥。（证据水平：B）

（2）伴有神经肌源性疾病（强直性肌营养不良，克塞综合征等）的任何形式分支阻滞。（证据水平：C）

（3）无症状，电生理检查发现 HV 间期≥100ms 或起搏诱发希氏部位以下阻滞。（证据水平：C）

3．Ⅱb类推荐　无

4．Ⅲ类推荐

（1）分支阻滞不伴房室阻滞，亦无症状。（证据水平：B）

（2）分支阻滞伴一度房室阻滞，亦无症状。（证据水平：B）

（三）指南解读

许多非随机研究显示完全房室阻滞植入永久性心脏起搏器可以改善患者的生存率，尤其是发生过晕厥的患者。二度Ⅰ型房室传导阻滞的患者是否植入起搏器存在争议，但如果传导阻滞发生在房室结以远或者伴有症状可以考虑植入起搏器。二度Ⅱ型房室阻滞伴有宽 QRS 波，常会进展为完全性房室阻滞并出现症状，建议起搏器治疗。对于一度房室阻滞患者，当 PR 间期无法随心率加快而相应缩短，或 PR 间期过长（大于 300ms）而出现症状时，建议植入双腔起搏器纠正 PR 间期改善症状。指南强调在决定永久性心脏起搏器治疗之前，应该检查房室阻滞是否因可逆性原因引起，避免不必要的起搏治疗。

患者在运动时发生传导系统远端的房室阻滞，如果排除了缺血因素，很可能是希普系统受损且预后不良，建议进行永久性心脏起搏治疗。如伴有心脏淀粉样变性、肉瘤样病变或神经肌肉疾病等进展性疾病的房室阻滞也应考虑永久性心脏起搏治疗。

无症状的双分支和三分支阻滞患者除间断出现二度或者三度阻滞以及心内电生理检查发现希氏束远端水平存在传导障碍（HV>100ms 或快速心房起搏出现希氏束以及希氏束下阻滞）外一般不需起搏治疗。有晕厥症状并有明确的希浦系统传导异常的束支阻滞患者，87% 的患者将出现持续性房室阻滞，应植入心脏起搏器。在束支阻滞并心脏电生理检查正常的患者中，利用植入式心电循环记录器能够发现大部分晕厥发作都是长间歇引起的，而出现长间歇的主要原因是突发的阵发性房室阻滞。有晕厥症状且房室传导正常的束支阻滞患者一过性房室阻滞的发生率较高，应接受心脏起搏器治疗。

目前临床研究表明在房室阻滞患者 DDD 起搏较 VVI 起搏能明显降低房颤发生，但在改善生活质量、降低卒中发生以及全因死亡等方面存在争议。当然，起搏器综合征在 VVI 起搏中相对较高发生率亦是起搏模式选择的重要考虑因素。对于需要植入永久性起搏器的房室阻滞或束支阻滞的患者，其左室射血分数低于 35%，应综合各方面的因素考虑适合常规起搏还是 ICD 和（或）双心室起搏进行心脏再同步化治疗。

虽然血流动力学研究发现右室流出道起搏和右室流出道结合心尖部起搏优于单独右室心尖部起搏，而且间隔部起搏（包括希氏束起搏或希氏束旁起搏）和双室起搏在一些研究证实在改善左室功能以及血流动力学方面优于右室心尖部起搏，但鉴于目前临床研究结果存在一定争议，故目前尚无关于右心室起搏部位的建议。

三、急性心肌梗死伴房室阻滞

（一）指南要点

1. Ⅰ类推荐

（1）持续性三度房室阻滞，心梗发生前不论有无室内阻滞。（证据水平：B）

（2）持续性二度Ⅱ型房室阻滞伴束支阻滞，不论 PR 间期是否延长。（证据水平：B）

（3）一过性二度Ⅱ型房室阻滞或者三度房室阻滞伴新出现的束支阻滞。（证据水平：B）

2. Ⅱa类推荐 无。

3. Ⅱb类推荐 无。

4. Ⅲ类推荐

（1）一过性二度或者三度房室阻滞不伴束支阻滞。（证据水平：B）

（2）新出现或入院时就存在左前分支阻滞。（证据水平：B）

（3）持续性一度房室阻滞。（证据水平：B）

（二）指南解读

尽管治疗急性心肌梗死的新方法不断发展（包括溶栓和冠脉介入治疗），心室内传导异常的发生率并没有明显改变，而房室阻滞的发生率虽有一定程度的下降但仍然较高。急性心肌梗死后出现传导障碍的性质及预后与其他类型的传导异常相同，且急性心肌梗死后永久起搏器植入的适应证是房室阻滞伴室内阻滞。下壁心肌梗死合并传导异常可以是一过性（7 天内多可恢复）且多数可以耐受，无需植入起搏器。急性心肌梗死伴发的房室阻滞可望恢复或者对远期预后无不良影响，一般不需植入永久起搏器。急性心肌梗死相关的持续性传导障碍（＞14 天）根据具体情况决定是否植入永久起搏器。

四、反射性晕厥

（一）颈动脉窦综合征指南要点：

1. Ⅰ类推荐　颈动脉窦意外受压晕厥（或先兆晕厥）反复发作，且颈动脉窦按摩可以重复，在排除抑制窦房结和房室结药物作用出现心室停搏持续 3s 以上。（证据水平：C）

2. Ⅱa 类推荐　无明确的颈动脉意外受压出现反复发作且无法解释的晕厥（或先兆晕厥），但该症状可由颈动脉窦按摩再次诱发，在排除抑制窦房结和房室结药物作用出现心室停搏持续 3s 以上。（证据水平：B）

3. Ⅱb 类推荐　首次出现晕厥，不论有或没有明确的颈动脉窦受压，但晕厥（或先兆晕厥）可由按摩颈动脉窦诱发，且在排除抑制窦房结和房室结药物作用出现心室停搏持续 3s 以上。（证据水平：C）

4. Ⅲ类推荐　无症状性的颈动脉窦高敏反应。（证据水平：C）

（二）迷走反射性晕厥起搏指南

1. Ⅰ类推荐　无

2. Ⅱa 类推荐　40 岁以上反复发作严重血管迷走性晕厥，ECG 和/或倾斜试验记录到长时间心室停搏，其他治疗无效，并告知研究结果尚有争议。（证据水平：C）

3. Ⅱb 类推荐　40 岁以下反复发作严重血管迷走性晕厥，ECG 和/或倾斜试验记录到长时间心室停搏，其他治疗无效，并告知研究结果尚有争议。（证据水平：C）

4. Ⅲ类推荐　反射性晕厥发生时无明确心动过缓。（证据水平：C）

（三）指南解读

反射性晕厥范畴较广，有着共同的机制（血管扩张和/或心动过缓）。指南仅阐述起搏器在颈动脉窦综合征和迷走性晕厥的应用，顺便讨论其在腺苷敏感性晕厥时的应用。

颈动脉窦按摩引起心室停搏持续 3s 以上及收缩压下降 50mmHg 以上即可诊断为颈动脉窦综合征。指南强调通过按摩颈动脉窦使症状再现对于诊断颈动脉窦综合征的必要性，同时研究提示颈动脉窦按摩阳性具有预测发生自发性长时间室性停搏的价值，起搏治疗可以预防心室停搏相关症状的发生。但因为不再应用药物治疗心脏抑制型颈动脉窦综合征，故心脏起搏治疗认为是唯一有效治疗。目前起搏模式的选择尚无一致意见。

是否进行起搏治疗迷走性晕厥存在一定争议。因为起搏治疗只能纠正心室停搏而不能预防血管扩张导致的低血压，而低血压正是血管迷走性晕厥患者出现意识丧失的主要机制，故起搏治疗仅限于严格筛选后少数严重反复发作血管迷走性晕厥和动态心电图和（或）倾斜试验时出现心脏停搏时间较长的患者。指南认为选用的起搏器应该能逐个周期调控心脏起搏模式（DDIR + 频率滞后，DDD/AMC，DDD/AVD 频率滞后），进而能随时起搏心室率并控制心率的突然降低。有研究显示具有血流动力学传感器（感知心肌阻抗和心内峰值加速度）的起搏器可在心率骤降发生前诊断血管迷走性晕厥事件，而AAI 起搏模式不适合选择。

目前尚没有设计完善的随机研究证实腺苷试验阳性患者起搏治疗的有效性，故指南没有制定确切的心脏起搏器植入适应证建议。

五、儿童和先天性心脏病

（一）起搏指南要点

1. Ⅰ类推荐

（1）先天性三度房室阻滞合并以下任一情况：①心动过缓相关症状；②婴儿心室率小于 50～55 次/分；③先天性心脏病且心室率小于 70 次/分；④心室功能不全；⑤宽 QRS 逸搏心律；⑥复杂室性异位节律；⑦突发的心室停搏大于 2～3 个基本心动周期；⑧QTc 延长；⑨存在母源抗体介导的传导阻滞。（证据水平：B）

（2）二度或三度房室阻滞伴症状性心动过缓或心室功能不全。（证据水平：C）

（3）外科术后持续 7 天以上的二度 Ⅱ 型或三度房室阻滞。（证据水平：C）

（4）有症状的窦房结功能障碍。（证据水平：C）

2．Ⅱa 类推荐

（1）儿童出现无症状的窦性心动过缓，且合并复杂先天性心脏病伴静息状态下小于 40 次/min 或心室停搏大于 3s 以上。（证据水平：C）

（2）慢 - 快综合征需要抗心律失常治疗，该心律失常其他治疗如导管消融不可实施。（证据水平：C）

（3）长 QT 综合征合并下列任何一种情况：①2∶1 或三度房室阻滞；②心动过缓相关症状（自发的或 β 受体阻断剂所致）；③长间歇依赖性室性心动过速。（证据水平：B）

（4）合并先天性心脏病，出现因窦性心动过缓或房室不同步导致的血流动力学障碍。（证据水平：C）

3．Ⅱb 类推荐

（1）无 Ⅰ 类起搏器植入适应证的先天性三度房室阻滞。（证据水平：B）

（2）外科术后出现一过性三度房室阻滞，恢复窦性心律后残余双分支阻滞。（证据水平：C）

（3）青少年先天性心脏病患者，无窦性心动过缓相关症状且静息状态下小于 40 次/min 或心室停搏大于 3s 以上。（证据水平：B）

（4）合并任何一种形式房室阻滞的神经肌源性疾病且无症状。（证据水平：C）

4．Ⅲ 类推荐

（1）外科术后出现一过性房室阻滞，7 天内恢复房室传导。（证据水平：B）

（2）外科术后出现无症状的双分支阻滞，伴或不伴有一度房室阻滞。（证据水平：C）

（3）无症状的二度 Ⅰ 型房室阻滞。（证据水平：B）

（4）青少年出现无症状的窦性心动过缓，最慢心率 40 次/min 以上且最长心室停搏时间少于 3s。（证据水平：C）

（二）起搏指南解读

决定是否应用心脏起搏器治疗时要结合患者的年龄、症状、病种、自然病程、可能并存的器质性先天性心脏病。这些年龄段的患者起搏器植入的主要适应证：①症状性心动过缓；②慢 - 快综合征；③先天性三度房室阻滞；④外科手术造成或三度房室阻滞及长 QT 综合征。对婴儿、儿童以及青少年是否进行起搏治疗是一个比较复杂的问题。既要考虑成长带来的影响和安装起搏器后家庭和病人的心理问题，又要考虑不安装起搏器可能引起心脏结构和功能改变以及猝死等。

婴儿和儿童单纯的先天性房室阻滞主要表现为异常缓慢的心室率，而不表现为其引发的症状。目前已经明确，患儿的症状并不是心脏起搏治疗的主要标准，现代的观点则是根据很多标准（平均心率、固有心率时的长间歇、运动耐受性、有无母体抗体介导的阻滞和心脏结构异常），多数人认为应当建议早期进行起搏治疗，减少晕厥事件的发生，阻止进行性心功能不全和二尖瓣反流。

房室阻滞是先天性心脏病外科手术的主要并发症之一，发生率约 1%～3%。术后房室阻滞持续 7 天以上时应该植入起搏器。已发现很多术后房室阻滞的患者植入起搏器后房室传导能随后恢复。然而，目前还不能识别包括患者特点、阻滞类型或修补术类型相关的预测因素。

对于合并房室阻滞或有症状性心动过缓证据或长间歇依赖性室速的长 QT 综合征者，都应当进行起搏器植入。但对于长 QT 综合征猝死的高危患者，尤其是心脏停搏的幸存者，应当建议植入心律转复除颤器。

对于心室功能正常的房室阻滞患者或幼儿，心室频率应答式按需起搏模式（VVIR）多数情况下足以维持良好的心功能。在幼儿患者，经锁骨下或上腔静脉同时植入2根起搏导线可能使血栓形成和静脉闭塞的危险增加。在青少年和年轻成人患者，可升级为双腔起搏系统。心功能不全或存在明显的心衰、起搏器综合征以及因心房和心室收缩长期不同步而出现相关症状是将起搏器升级为双腔起搏系统的常见适应证。

六、心脏移植

（一）起搏指南要点

1. Ⅰ类推荐　移植后3周仍有因窦性心动过缓或房室阻滞出现的症状性心动过缓。（证据水平：C）

2. Ⅱa类推荐　心脏移植后心脏变时性功能不全并影响生活质量。（证据水平：C）

3. Ⅱb类推荐　心脏移植后1~3周出现的症状性心动过缓。（证据水平：C）

4. Ⅲ类推荐

（1）无症状的心动过缓和可耐受的心脏变时功能不全。（证据水平：C）

（2）单纯用来监测的心脏排异反应。（证据水平：C）

（3）心脏移植后第一周出现的心动过缓。（证据水平：C）

（二）指南解读

尽管手术术式从标准的心房吻合术改进为双腔静脉吻合术，使窦房结功能不全发生率明显下降，但由于手术创伤、窦房结动脉损伤以及缺血等仍可导致窦房结和房室结功能障碍。心脏移植后是否植入永久起搏器目前没有统一的标准。但心脏移植术后3周仍存在心动过缓应考虑永久起搏治疗。推荐DDDR或AAIR起搏模式。

七、肥厚梗阻型心肌病（HOCM）

（一）起搏指南要点

1. Ⅰ类推荐　无

2. Ⅱa类推荐　因β受体阻断剂导致的症状性心动过缓，而没有其他药物可以替代。（证据水平：C）

3. Ⅱb类推荐　左室流出道压力阶差明显，药物治疗无效且间隔消融和外科手术存在禁忌。（证据水平：A）

4. Ⅲ类推荐

（1）患者无症状。（证据水平：C）

（2）有一定的症状，但无明显的左室流出道梗阻的现象。（证据水平：C）

（二）指南解读

DDD起搏治疗和短房室延迟可以部分降低左室流出道压力阶差，改善心功能和患者的生活质量。但与间隔消融以及外科手术相比，压力阶差和症状的改善仍不满意。目前没有研究证实起搏治疗可以改善预后或者降低死亡率。故仅在间隔消融和外科手术存在禁忌或者心动过缓需要起搏以及需要ICD治疗时才考虑植入起搏器。

八、睡眠呼吸暂停综合征

约4%中年男性和2%中年女性存在该综合征。有研究发现心房频率较平均夜间心率快15bpm可以改善患者的症状，但在随后单纯阻塞性睡眠呼吸暂停综合征临床研究中并没有得到证实。最近研究发现心房－双室起搏治疗可以改善合并慢性心衰患者的中枢性呼吸暂停、生活质量以及心室间的非同步化，提高心脏泵血功能。

第二节 心室再同步化治疗心力衰竭

充血性心力衰竭（CHF）是常见而又难治的临床综合征，其患病率和死亡率一直居高不下，据美国国立健康统计中心资料，纽约心脏病协会（NYHA）心功能分级 Ⅱ ~ Ⅲ 级者年死亡率为 15%，Ⅳ 级者年死亡率高达 50%。虽然传统"强心、利尿、扩血管"抗心衰治疗和血管紧张素转换酶抑制剂、β 受体阻断剂以及醛固酮拮抗剂等应用，使许多患者受益，但仍有相当数量的患者不能阻止病情的进一步加重。心脏移植、心肌成形术、心脏辅助泵等因为创伤大、费用昂贵、疗效不确切等各种原因在晚期心力衰竭患者中应用有限。20 世纪 90 年代发展起来的心脏再同步化治疗（CRT）治疗难治性心力衰竭经过一系列的试验和临床研究取得令人满意的疗效，逐渐成为一种具有良好前景的新治疗方法。

一、指南要点

1. 心力衰竭患者 CRT-P 或 CRT-D 的应用建议 充分抗心力衰竭药物治疗基础上左室射血分数（LVEF）≤35%、左室舒张末内径 >55 mm、窦性心律、QRS 时限≥120ms、NYHA 心功能分级 Ⅲ ~ Ⅳ 级的症状性心力衰竭患者。CRT-P 降低病死率（Ⅰ类适应证、证据级别：A）；CRT-D 可应用于预期寿命长于 1 年者（Ⅰ类适应证、证据级别：B）。

2. 具有永久起搏治疗适应证心力衰竭人群的 CRT 应用建议 左室射血分数（LVEF）≤35%、左室扩大、NYHA 心功能分级 Ⅲ ~ Ⅳ 级的症状性心力衰竭患者，同时符合永久心脏起搏的适应证（首次植入或起搏器升级）（Ⅱa 类适应证、证据级别：C）。

3. 具有 ICD 植入适应证心力衰竭人群的 CRT-D 应用建议 满足 ICD 治疗的 Ⅰ类适应证、充分抗心力衰竭药物治疗基础上左室射血分数（LVEF）≤35%、左室扩大、QRS 时限≥120ms、NYHA 心功能分级 Ⅲ ~ Ⅳ 级的症状性心力衰竭患者（首次植入或升级）（Ⅰ类适应证、证据级别：B）。

4. 合并持续性心房颤动心力衰竭患者的 CRT 应用建议 充分抗心力衰竭药物治疗基础上左室射血分数（LVEF）≤35%、左室扩大、NYHA 心功能分级 Ⅲ ~ Ⅳ 级的症状性心力衰竭患者，合并持续性房颤并满足房室结消融的适应证（Ⅱa 类适应证、证据级别：C）。

二、指南解读

CRT 治疗慢性心力衰竭经历了 MUSTIC-SR，MIRACLE，MUSTIC AF，PATH CHF，MIRACLE ICD，COMPANION，CARE-HF 等研究的证实，随着技术的发展和循证医学的积累，其治疗心力衰竭的适应证进一步拓宽，应用前景越来越开阔，使越来越多的心衰患者从中获益。

2003 年和 2004 年分别发表在 JACC 和《国际心脏病杂志》的两项荟萃分析结果以及 2005 年发表在《新英格兰杂志》的 CARE-HF 研究结果，使 CRT 治疗心力衰竭得到了公认。欧洲心脏病协会，美国 ACC/AHA 随即修改了心力衰竭的治疗指南，将 CRT 治疗心力衰竭的适应证从 Ⅱa 类升为 Ⅰ类，证据水平定为 A 级。2007 年 ESC/EHRA 根据最新的医学研究结果和荟萃分析制定了新的指南，该指南 Ⅰ类适应证与以前的没有太大的变动，最大的改动是进一步拓宽了 CRT Ⅱa 类适应证，提升了 CRT 在特定人群的治疗地位。但该建议主要是基于以往的小规模临床试验，证据级别仅为 C 级，尚有待观察。

该指南在目前研究的基础上就 CRT 治疗心衰的几个需要解决的几个问题进行了阐述。

1. QRS 时限：目前关于 CRT 的疗效是来自以 QRs 时限≥120 ms 为标准的临床试验。虽然目前有些小规模的临床研究发现 CRT 对 QRS 时限 <120ms 有一定的疗效，但目前仍没有足够证据证实。2007 年《新英格兰杂志》发表的研究结果表明窄 QRS 心衰人群并不能从 CRT 治疗中受益，但病例数有限，缺乏足够的说服力。目前仍需更大规模的临床研究以及荟萃结果证实。

2. 房颤心衰患者究竟是否也能从 CRT 中受益？中重度心力衰竭患者的房颤发生率为 25% ~ 50%，

但 CRT 的随机试验主要是局限于窦性心律的患者。迄今为止，MUSTIC - AF 和近期一项大型前瞻性研究分析了房颤患者的 CRT 治疗。后者证实 CRT 联合房室结消融可显著改善左室功能和活动耐量；而应用药物控制心室率并接受 CRT 治疗者的效果不佳。OPSITE 和 PAVE 两项小型临床试验观察了药物治疗无效的快心室率房颤患者，接受房室结消融后予不同方式的起搏治疗，因为观察的终点不同，故其疗效有待进一步观察。

3. NYHA 心功能分级 Ⅰ ~ Ⅱ 级的轻度或无症状性左室收缩功能不全患者能否受益？目前的研究结果存在争议，虽然 MIRACLE ICD Ⅱ 研究证实 CRT 治疗后峰值耗氧量无明显好转，但尚需大型随机临床试验的进一步证实。

4. 心力衰竭患儿的起搏治疗：涉及该人群的 CRT 治疗临床试验很少，其中大部分是针对手术后的先天性患儿，证实短期症状和收缩功能改善。但尚缺乏足够的证据，需要进一步研究。

5. 植入 CRT 还是 CRT - D？CRT 患者系心脏性猝死的高危人群，虽然 CRT 可以显著降低该风险，但不是最佳治疗方法。目前关于 CRT - D 和 CRT - P 的适应证存在一定交叉。指南强调基于以下两方面的考虑：①患者的预期存活寿命，若接受 ICD 治疗，则需要 1 年以上；②效益花费比。

6. 双心室还是单纯左心室起搏？目前越来越多的证据提示，单纯左心室起搏疗效与双心室起搏相当。指南提出在部分合并左束支阻滞、符合传统 CRT 治疗适应证、高龄和（/或）有并发症，但不符合心动过缓起搏适应证的患者，为改善其生活质量，单纯左心室起搏亦是可行的。

（周胜华）

参 考 文 献

1. Sanchez - Quintana D, Cabrera JA, Farre J, et al. Sinus node revisited in the era of electroanatomical mapping and catheter ablation. Heart, 2005, 91：189 - 194.

2. Fuster V, Ryden LE, Cannom DS, et al. ACC/AHA/ESC 2006 guidelines for the management of patients with atrial fibrillation：a report of the American College of Cardiology/American Heart Association Task Force on practice guidelines, the European Society of Cardiology Committee for Practice Guidelines (Writing Committee to Revise the 2001 guidelines for the management of patients with atrial fibrillation) developed in collaboration with the European Heart Rhythm Association, the Heart Rhythm Society. Europace, 2006, 8：651 - 745.

3. Connolly SJ, Kerr CR, Gent M, et al. Effects of physiologic pacing versus ventricular pacing on the risk of stroke and death due to cardiovascular causes. N Engl J Med, 2000, 342：1385 - 1391.

4. Lamas GA, Lee KL, Sweeney MO, et al. for the Mode Selection Trial in Sinus - Node Dysfunction. Ventricular pacing or dual - chamber pacing for sinus - node dysfunction. N Engl J Med, 2002, 346：1854 - 1862.

5. Nielsen JC, Kristensen L, Andersen HR, et al. A randomized comparison of atrial and dual - chamber pacing in 177 consecutive patients with sick sinus syndrome：echocardiographic and clinical outcome. J Am Coll Cardiol, 2003, 42：614 - 623.

6. Padeletti L, Purefellner H, Adler SW, et al. Worldwide ASPECT Investigators. Combined efficacy of atrial septal lead placement and atrial pacing algorithms for prevention of paroxysmal atrial tachyarrhythmia. J Cardiovasc Electrophysiol, 2003, 14L：1189 - 1195.

7. Knight BP, Gersh BJ, Carlson MD, et al. Role of permanent pacing to prevent atrial fibrillation：science advisory from the American Heart Association Council on Clinical Cardiology [Subcommittee on Electrocardiography and Arrhythmias] and the Quality of Care and Outcomes Research Interdisciplinary Working Group, in collaboration with the Heart Rhythm Society. Circulation, 2005, 111：240 - 243.

8. Shaw DB, Gowers JI, Kekwick CA, New KHJ, Whistance AWT. Is Mobitz type I atrioventricular block benign in adults? Heart, 2004, 90：169 - 174.

9. Kim MH, Deeb GM, Eagle KA, et al. Complete atrioventricular block after valvular heart surgery and the timing of pacemaker implantation. Am J Cardiol, 2001, 87：649 - 651.

10. Brignole M, Menozzi C, Moya A, et al. International Study on Syncope of Uncertain Etiology (ISSUE) Investigators. Mechanism of syncope in patients with bundle branch block and negative electrophysiological test. Circulation, 2001, 104：

2045 – 2050.

11. Connolly SJ, Kerr CR, Gent M, et al. the Canadian Trial of Physiological Pacing (CTOPP) Investigators. Effects of physiologic pacing versus ventricular pacing on the risk of stroke, death due to cardiovascular causes. N Engl J Med, 2000, 342: 1385 – 1391.

12. Kerr C, Connolly SJ, Abdollah H, et al. the Canadian Trial of Physiological Pacing (CTOPP) Investigators. Effects of physiological pacing during long – term follow – up. Circulation, 2004, 109: 357 – 362.

13. Tang AS, Roberts RS, Kerr C et al. the Canadian Trial of Physiologic Pacing (CTOPP) Investigators. Relationship between pacemaker dependency, the effect of pacing mode on cardiovascular outcomes. Circulation, 2001, 103: 3081 – 3085.

14. Huang M, Krahn AD, Yee R, et al. Optimal pacing for symptomatic AV block: a comparison of VDD and DDD pacing. Pacing Clin Electrophysiol, 2004, 27: 19 – 23.

15. Hoijer CJ, Meurling C, Brandt J. Upgrade to biventricular pacing in patients with conventional pacemakers and heart failure: a doubleblind, randomized crossover study. Europace, 2006, 8: 51 – 55.

16. Witte KK, Pipes RR, Nanthakumar K, et al. Biventricular pacemaker upgrade in previously paced heart failure patients—improvements in ventricular dyssynchrony. J Card Fail, 2006, 12: 199 – 204.

17. Kindermann M, Hennen B, Jung J, et al. Biventricular versus conventional right ventricular stimulation for patients with standard pacing indication and left ventricular dysfunction. J Am Coll Cardiol, 2006, 47: 1927 – 1937.

18. Thambo JB, Bordachar P, Garrrigue S, et al. Detrimental ventricular remodeling in patients with congenital complete heart block and chronic right ventricular apical pacing. Circulation, 2005, 110: 3766 – 3772.

19. Simantirakis EN, Prassopoulos VK, Chrysostomakis SI, et al. Effects of asynchronous ventricular activation on myocardial adrenergic innervation in patients with permanent dual – chamber pacemakers: an I (123) – metaiodobenzylguanidine cardiac scintigraphic study. Eur Heart J, 2001, 22: 323 – 332.

20. Kolettis TM, Kyriakides ZS, Tsiapras D, et al. Improved left ventricular relaxation during short – term right ventricular outflow tract compared to apical pacing. Chest, 2000, 117: 60 – 64.

21. De Cock CC, Giudici MC, Twisk JW. Comparison of the haemodynamic effects of right ventricular outflow – tract pacing with right ventricular apex pacing: a quantitative review. Europace, 2003, 5: 275 – 278.

22. Stambler BS, Ellenbogen K, Zhang X, et al. ROVA Investigators. Right ventricular outflow versus apical pacing in pacemaker patients with congestive heart failure and atrial fibrillation. J Cardiovasc Electrophysiol, 2003, 14: 1180 – 1186.

23. Occhetta E, Bortnik M, Magnani A, et al. Prevention of ventricular desynchronization by permanent para – hisian pacing after atrioventricular node ablation in chronic atrial fibrillation a crossover, blinded, randomized study versus apical right ventricular pacing. J Am Coll Cardiol, 2006, 47: 1938 – 1945.

24. Simantirakis EN, Vardakis KE, Kochiadakis GE, et al. Left ventricular mechanics during right ventricular apical or left ventricular – based pacing in patients with chronic atrial fibrillation after atrioventricular junction ablation. J Am Coll Cardiol, 2004, 43: 1013 – 1018.

25. Wong CK, Stewart RAH, Gao W, et al. Prognostic differences between different types of bundle branch block during the early phase of acute myocardial infarction: insights from the Hirulog and Early Reperfusion or Occlusion (HERO) – 2 trial. Eur Heart J, 2006, 27: 21 – 28.

26. Meine TJ, Al – Khatib SM, Alexander JH, et al. Incidence, predictors, and outcomes of high – degree atrioventricular block complication acute myocardial infarction treated with thrombolytic therapy. Am Heart J, 2005, 149: 670 – 674

27. Parry SW, Richardson D, O' Shea D, et al. Diagnosis of carotid sinus hypersensitivity in older adults: carotid sinus massage in the upright position is essential. Heart, 2000, 83: 22 – 23.

28. Disertori M, Brignole M, Menozzi C, et al. Management of syncope referred for emergency to general hospitals. Europace, 2003, 5: 283 – 291.

29. Brignole M. Randomized clinical trials of neurally mediated syncope. J Cardiovasc Electrophysiol, 2003, 14: 564 – 569.

30. Thaulow E, Webb G, Hoffman A, et al. Task Force on the management of grown up congenital heart disease of the European Society of Cardiology. Eur Heart J, 2003, 24: 1035 – 1084.

31. Deharo JC, Jego C, Lanteaume A, et al. An implantable loop recorder study of highly symptomatic vasovagal patients: the heart rhythm observed during a spontaneous syncope is identical to the recurrent syncope but not correlated with the head – up

tilt test or ATP test. J Am Coll Cardiol, 2006, 47:587-593.

32. Stephenson EA, Casavant D, Tuzi J, et al. Efficacy of atrial antitachycardia pacing using the Medtronic AT500 pacemaker in patients with congenital heart disease. Am J Cardiol, 2003, 92:871-876.

33. Jaeggi ET, Hamilton RM, Silverman ED, et al. Outcome of children with fetal, neonatal or childhood diagnosis of isolated congenital atrioventricular block. J Am Coll Cardiol, 2002, 39:130-137.

34. Villain E, Coastedoat-Chalumeau N, Marijon E, et al. Presentation and prognosis of complete atrioventricular block in childhood, according to maternal antibody status. J Am Coll Cardiol, 2006, 48:1682-1687.

35. Gross GJ, Chiu CC, Hamilton RM, et al. Natural history of postoperative heart block in congenital heart disease: implications for pacing intervation. Heart Rhythm, 2006, 3:601-604.

36. Sachweh JS, Vazquez-Jimenez JF, Schondube FA, et al. Twenty years experience with pediatric pacing: epicardial and transvenous stimulation. Eur J Cardiothorac Surg, 2000, 17:455-461.

37. Janousek J, Tomek V, Chaloupecky VA, et al. Cardiac resynchronization therapy: a novel adjunct to treatment and prevention of systemic right ventricular failure. J Am Coll Cardiol, 2004, 44:1927-1931.

38. Vernooy K, Verbeek XAAM, Peschar M, et al. Left bundle branch block induces ventricular remodelling and functional septal hypoperfusion. Eur Heart J, 2005, 26:91-98.

39. Cazeau S, Leclercq C, Lavergne T, et al. Effects of multisite biventricular pacing in patients with heart failure and intraventricular conduction delay. N Engl J Med, 2001, 344:873-880.

40. Achilli A, Sassara M, Ficili S, et al. Long-term effectiveness of cardiac resynchronization therapy in patients with refractory heart failure and narrow QRS. J Am Coll Cardiol, 2003, 42:2117-2124.

41. Brignole F, Gammage M, Puggioni E, et al. Comparative assessment of right, left, and biventricular pacing in patients with permanent atrial fibrillation. Eur Heart J, 2005, 7:712-722.

 **2008 年 ACC/AHA/HRS 心律失常植入装置指南解读**

1991、1994、1998 年 ACC/AHA 有关心脏起搏器和抗心律失常装置植入指南的发布[1]，对于在全球范围规范起搏治疗、尤其是起搏适应证起到了重要作用。2002 年，北美心脏电生理和起搏学会（NASPE）的加盟，使得重新修订的 ACC/ AHA /NASPE 起搏器指南[2]进一步成为全球这一领域的金标准[2]。

随着临床随机对照研究结果的不断发布，心脏再同步治疗日益普及，尤其是有关急性冠脉综合征、心房颤动、室性心律失常与猝死指南的相继问世，人们在翘首期盼着新的起搏治疗指南的发布。本应在 2006 年发布的指南更新在大家的切切盼望中迟迟未见出台，反而相继发表了"2006 年心房颤动指南"和"2006 年室性心律失常处理与心脏性猝死指南"[3]。2007 年 8 月，欧洲心脏病学会和欧洲心律学会联合发布了"心脏起搏与再同步治疗指南"[4]，这是欧洲首次独立发布心脏起搏领域的指南，而欧洲恰恰正是心脏起搏的发祥地，也是心脏再同步起搏治疗充血性心衰的起源地，因此，欧洲心脏起搏与再同步治疗指南一问世，便引起了全世界心律失常领域的广泛关注。

仅仅 9 个月之后，2008 年 5 月底，ACC/AHA/HRS 联合 AATS（美国胸科医师学会）/STS（胸科医师协会），在多个杂志全面推出了心律失常植入装置指南[5]，在全球逐渐统一指南的大气候下，再次形成美欧对立的局面，此举迅速引起了全球学者的广泛关注。本文将重点解读 2008 年新指南与 2007 年欧洲指南的不同之处。

一、指南的涵盖范围

与既往的心脏起搏指南不同，2007 年心脏起搏与再同步治疗指南主要阐述两个方面的问题：①缓慢性心律失常、晕厥和其他特殊情况下的永久性心脏起搏；②心力衰竭患者的心室再同步治疗。而有关 ICD 的内容并未再独立成篇，而是融合在 CRT 内（CRT－D 部分），这主要是因为 2006 年 ACC/AHA /ESC 室性心律失常与猝死指南[3]中已对 ICD 做了详细描述。

而 2008 年 ACC/AHA/HRS 指南则对所有心脏植入性器械（包括起搏器、CRT、ICD）进行了深入细致地描述，与 2002 版仅简明扼要地用表格列举本版指南与上版的不同之处相比，几乎是重新制定，甚至连 2006 年新制定的 ACC/ AHA /ESC 室性心律失常与猝死指南中 ICD 的适应证也进行了修订。

与 1998 版和 2002 版心脏起搏指南相比，不论是 2007 欧洲版指南，还是 2008 美国版指南，均对很多内容进行了细化，比如对反射性晕厥（reflex syncope），细分为颈动脉窦综合征、血管迷走性晕厥和腺苷敏感性晕厥 3 部分；对儿童和先天性心脏病，细分为年轻人窦房结功能不良与慢快综合征、先天性房室阻滞、房室阻滞与心脏外科手术、长 QT 综合征、成人先天性心脏病等几部分；特殊情况的起搏部分新增了睡眠呼吸暂停综合征（Sleep apnoea）等。

在 2002 版指南里，仅在其他特殊情况下的永久性心脏起搏部分中包含了很少部分的原发性扩张型心肌病的起搏治疗，而在这两个新指南中，心脏再同步治疗已经成为指南中非常重要的部分，不仅阐述 CRT 治疗的原理、循证医学证据、投效比分析、未解决的问题，更对 CRT－D 的适应证、对有持续性房颤的患者能否进行 CRT 治疗进行了阐述。

此外，新指南还对起搏器程控随访提出了明确要求，针对起搏器随访门诊的构成、功能和目标，起搏器患者出院前的评估，长期随访的方法，起搏相关的特殊问题等问题进行了阐述，并对 CRT 治疗人员与设备、患者筛选流程、治疗中的特殊问题以及长期随访等进行了规范。

二、欧版与美版指南的最大分歧

欧洲新指南明确指出:"尽管起搏模式和方法的选择变得趋于复杂,但总趋势应为①最少右心室起搏的双腔起搏(防止由于右室心尖部起搏导致的双心室失同步);②频率适应性起搏;③具有预防心动过速多种算法并结合房间隔起搏而非右心耳起搏的起搏器"。基于此理念,欧版指南"不再推荐进行单一的心室起搏,而且,双腔起搏以普遍认为可接受的价格提高了生存期校正的生活质量。至于选择植入 AAI 还是 DDD 起搏器,虽然 DDD 价格较贵,需要考虑的是患者是否有发展为房室阻滞的可能,即使发生概率很小(年发生率约1%)。"[4]

因此,在欧版指南起搏模式选择方面,除了不伴有快速房性心律失常的患者可选择 AAIR 之外,其余所有因窦房结功能不良或房室阻滞植入起搏器的患者,均选用 DDDR 起搏模式[4]。如此大力推荐双腔起搏以及频率适应性起搏,在历史上还是第一次。

此外,最小化右心室起搏,包括各种特殊程序如 AVSH、MVP、AAISafer 等也首次进入了起搏模式选择的指征中[4]。

与之相反,美版指南并没有欧洲版这么激进。VVI 这种在欧版指南中几乎已经被淘汰的古老的起搏模式,在美版指南中仍占很重要的地位;最小化右心室起搏也未出现在模式选择中,更不必说在欧版指南中所有起搏模式均必带的频率适应性起搏模式了[5]。欧美两版新指南如此大唱反调令很多学者大跌眼镜,有些不知所措。

美版指南[5]特别列表说明其为什么没有大力推荐基于心房的起搏,列举了 Danish(225 例)[6]、PASE(407 例)[7]、CTOPP(2568 例)[8]、MOST(2010 例)[9]、UK – PACE(2021 例)[10] 5 项比较基于心房与基于心室起搏的随机对照研究,后 4 项还涉及了频率适应性起搏。基于心房的起搏优于基于心室起搏表现在几个方面:

1. 对生活质量的改善 MOST 研究支持,CTOPP 研究不支持,Danish 研究和 UK – PACE 研究未提供,在 PASE 研究中,窦房结功能不良亚组支持,房室阻滞亚组不支持。

2. 减少或减轻心力衰竭 仅 Danish 研究支持,MOST 研究边缘状态,其他 3 项研究均不支持。

3. 减少心房颤动 Danish、CTOPP、MOST 研究支持,另 2 项不支持。

4. 减少卒中或血栓栓塞 仅 Danish 研究支持,其他 4 项均不支持。

5. 减少死亡 仅 Danish 研究支持,其他 4 项均不支持。

基于此,美版指南并未像欧版指南那样极力推荐基于心房的双腔起搏、最小化右心室起搏以及频率适应性起搏。

三、2008 美版指南中缓慢心律失常起搏治疗的适应证

(一)窦房结功能不良的适应证(表 10 – 6 – 1)

(二)获得性房室阻滞的适应证(表 10 – 6 – 2)

(三)双束支及三分支阻滞的适应证(表 10 – 6 – 3)

(四)心肌梗死急性期后永久起搏器适应证(表 10 – 6 – 4)

表 10 - 6 - 1　窦房结功能不良的适应证

适 应 证	类 别	证据等级
1. 经证实的症状性心动过缓伴窦房结功能障碍（包括导致临床症状的频发窦性停搏）	I	C
2. 有临床症状的变时性功能不全患者		
3. 因必需应用的药物治疗导致的症状性窦性心动过缓		
1. 尚未确定症状和心动过缓（心率＜40 次/min）相关，但证实有窦房结功能障碍者	Ⅱa	C
2. 不明原因的晕厥，电生理检查发现或诱发显著的窦房结功能异常		
1. 清醒时心率长期＜40 次/min，但症状轻微	Ⅱb	C
1. 无症状的窦房结功能障碍患者	Ⅲ	C
2. 有心动过缓的疑诊窦房结功能障碍患者，但在症状发作时明确证实无心动过缓		
3. 因非必需药物治疗导致症状性心动过缓的窦房结功能障碍患者		

表 10 - 6 - 2　获得性房室阻滞的适应证

适 应 证	类 别	证据等级
1. 症状性（包括心衰症状）或伴室性心律失常（推断由房室阻滞所致）的任何水平的三度或高度房室阻滞（修订）	I	C
2. 因心律失常或其他情况必须使用的某种药物引起的任何水平的三度或高度房室阻滞		
3. 窦性心律伴任何水平的三度或高度房室阻滞，清醒状态下无症状，出现下列情况之一时：①记录到≥3s 的窦性停搏；②逸搏心律的频率低于 40 次/min；③逸搏心律起源于房室结以下		
4. 房颤或窦性心律伴任何水平的三度或高度房室阻滞，清醒状态下无症状，但出现一次或一次以上≥5 秒的长间歇（新增）		
5. 房室交界区导管消融术后出现的任何水平的三度或高度房室阻滞		
6. 心脏外科手术后出现的、预计无法恢复的任何水平的三度或高度房室阻滞		B
7. 伴有神经肌肉疾病（例如强直性肌萎缩、Kearns - Sayre 综合征、Erb 肌营养失调[四肢 - 腰肌营养不良] 和腓肠肌萎缩症，不论有无症状）的任何水平的三度或高度房室阻滞		B
8. 任何类型及水平的症状性二度房室阻滞		B
9. 无症状的持续性三度房室阻滞出现下列情况之一时：①任何水平的阻滞，清醒状态下心室率≥40 次/分（伴心脏增大或左室功能不全）；②阻滞部位位于房室结以下（由Ⅱa 升级而来）		
10. 无心肌缺血情况下，运动时出现的二度或三度房室阻滞（新增）		C
1. 无症状的持续性三度房室阻滞，逸搏心律频率＞40 次/min，不伴心脏扩大（新增）	Ⅱa	C
2. 无症状的二度房室阻滞，电生理检查发现阻滞水平在希氏束或以下部位		B
3. 一度或二度房室阻滞出现类似起搏器综合征样症状或血流动力学障碍		B
4. 无症状的二度Ⅱ型房室阻滞，QRS 波群时限正常。如果 QRS 波群时限增宽（包括孤立性右束支传导阻滞），则升级为 I 类建议		B
1. 无论是否有临床症状，神经肌肉性疾病（例如强直性肌萎缩、Erb 肌营养失调[四肢 - 腰肌营养不良] 和腓肠肌萎缩症）伴发的任何程度的房室阻滞（包括一度房室阻滞），因为此类房室阻滞的进展难以预料	Ⅱb	B
2. 使用药物和/或药物毒性作用所致的房室阻滞，即使在停药后阻滞仍然持续存在（新增）		

续　表

适 应 证	类 别	证据等级
1. 无症状的一度房室阻滞	Ⅲ	B
2. 无症状的二度Ⅰ型房室阻滞，如果阻滞水平在希氏束（房室结）以上，或不能确认 阻滞水平在希氏束或以下部位者		C B
3. 有可能恢复正常并且不再复发的房室阻滞（如药物中毒、Lyme病、一过性迷走神经 张力增高，或无症状的睡眠呼吸暂停综合征患者在低氧时出现的房室阻滞）		

表10 -6 -3　双束支及三分支阻滞

适 应 证	类 别	证据等级
1. 慢性双束支阻滞伴高度房室阻滞或间歇性三度房室阻滞（修订）	Ⅰ	B
2. 慢性双束支阻滞伴二度Ⅱ型房室阻滞		B
3. 交替性束支阻滞		C
1. 虽未证实晕厥由房室阻滞引起，但已排除其他可能导致晕厥的原因，特别是室速	Ⅱa	B
2. 无症状的慢性双束支阻滞，电生理检查时偶然发现 HV 间期明显延长（≥100ms）		
3. 电生理检查过程中偶然发现起搏诱发的非生理性希氏束或以下水平阻滞		
1. 无论是否有临床症状，神经肌肉性疾病（例如强直性肌萎缩、Erb 肌营养失调［四 肢 - 腰肌营养不良］和腓肠肌萎缩症）伴发的双束支阻滞或任何分支阻滞均可考虑 植入永久性起搏器	Ⅱb	C
1. 无房室阻滞或无症状的分支阻滞	Ⅲ	B
2. 无症状的分支阻滞伴一度房室阻滞		

表10 -6 -4　心肌梗死急性期后永久起搏器适应证

适 应 证	类 别	证据等级
1. ST 段抬高型急性心肌梗死后发生的希氏束或以下水平持续性二度房室阻滞伴交替性 束支阻滞，或急性心肌梗死后出现希氏束或以下水平的三度房室阻滞	Ⅰ	B
2. 一过性房室结以下水平高度或三度房室阻滞合并束支阻滞。如果阻滞水平不明确，可 能需要进行电生理检查		B
3. 症状性持续性二度或三度房室阻滞		C
无	Ⅱa	
1. 阻滞部位在房室结水平的持续性二度或三度房室阻滞，无论有无临床症状	Ⅱb	B
1. 无室内传导障碍的一过性房室阻滞	Ⅲ	B
2. 仅有左前分支阻滞的一过性房室阻滞		
3. 无房室阻滞的新发生的束支或分支阻滞		
4. 合并束支或分支阻滞的无症状永久性一度房室阻滞		

（五）颈动脉窦高敏综合征和神经心源性晕厥患者永久性起搏器植入适应证（表 10 - 6 - 5）

表 10 - 6 - 5 颈动脉窦高敏综合征和神经心源性晕厥患者永久性起搏器植入适应证

适 应 证	类 别	证据等级
1. 自发的或颈动脉窦刺激和颈动脉窦压力反射诱发的 >3s 的心室停搏，伴反复晕厥	I	C
1. 无明确诱因的超敏性心脏抑制≥3s，伴晕厥（新增）	IIa	C
1. 显著症状性神经心源性晕厥，记录到自发的或直立倾斜试验诱发的心动过缓（降级）	IIb	B
1. 无症状或症状不明确的颈动脉窦刺激所引起的超敏性心脏抑制反应者	III	C
2. 避免引起迷走神经张力增高活动的治疗可有效预防的情景性血管迷走性晕厥患者		

（六）心脏移植后患者永久起搏器植入适应证（表 10 - 6 - 6）

表 10 - 6 - 6 心脏移植后患者永久起搏器植入适应证

适 应 证	类 别	证据等级
1. 心脏移植术后发生持续性不适当或症状性缓慢性心律失常，且预期不能恢复者及其他符合植入起搏器 I 类指征的情况	I	C
无	IIa	
1. 心脏移植术后患者相对性心动过缓持续时间较长或反复发生，影响其恢复和出院的患者	IIb	C
2. 心脏移植术后发生晕厥的患者，无论是否记录到心动过缓的临床证据		
无	III	

（七）自动检测和起搏终止心动过速的永久起搏器植入适应证（表 10 - 6 - 7）

表 10 - 6 - 7 自动检测和起搏终止心动过速的永久起搏器植入适应证

适 应 证	类 别	证据等级
无	I	
1. 反复发作、可被快速起搏终止的室上速，经导管消融和/或药物治疗失败，或不能耐受药物治疗者	IIa	C
无	IIb	
1. 存在具有快速前向传导功能旁路的患者	III	C

（八）起搏治疗心动过速的建议（表 10 - 6 - 8）

表 10 -6 -8 起搏治疗心动过速的建议

适 应 证	类 别	证据等级
1. 持续的长间歇依赖性室性心动过速，伴或不伴有 QT 间期延长	I	C
1. 先天性长 QT 综合征的高危患者	IIa	C
1. 反复发作的症状性房颤伴窦房结功能障碍，药物治疗无效者	IIb	B
1. 频发的或复杂的室性早搏，不伴有 QT 间期延长	III	C
2. 可逆性因素引起的尖端扭转型室速		A

（九）起搏预防心房颤动的建议（表 10 -6 -9）

表 10 -6 -9 起搏预防心房颤动的建议

适 应 证	类 别	证据等级
无	I	
无	IIa	
无	IIb	
1. 没有其他永久性心脏起搏器植入指征，仅为预防房颤而植入起搏器（新增）	III	B

四、2008 美版指南中心力衰竭再同步治疗的适应证（表 10 -6 -10）

表 10 -6 -10 心力衰竭再同步治疗的适应证

适 应 证	类 别	证据等级
1. 心功能 III 级或 IV 级，射血分数 ≤35%、QRS 波群时限 ≥0.12s，窦性心律患者，在优化药物治疗的基础上，植入 CRT 或 CRT - D 以改善症状	I	A
1. 心功能 III 级或 IV 级（非卧床），LVEF ≤35%，QRS 波群时限 ≥0.12s，房颤患者，在优化药物治疗的基础上，可以考虑植入 CRT 或 CRT - D 治疗	IIa	B
2. 心功能 III 级或 IV 级（非卧床），LVEF ≤35%，依赖心室起搏的患者，在优化药物治疗的基础上，可以考虑植入 CRT 治疗		C
1. 心功能 I 级或 II 级，LVEF ≤35%，需要植入永久起搏器或者 ICD，需要较多心室起搏的患者，在优化药物治疗基础上，可以考虑植入 CRT 治疗	IIb	C
1. LVEF 降低、无临床症状，且无其他起搏器植入适应证的患者	III	B
2. 合并慢性非心脏性疾病，身体功能状态及预期存活寿命受限的患者		C

鉴于 CRT 治疗的有效率仅为 60% ~70%[11]，因此，如何筛选出可获益的患者成为临床广为关注的焦点。目前临床 CRT 获益的患者主要是基于 QRS≥120ms 作为双心室不同步的指标，并且迄今为止仍无证据表明 QRS <120ms 患者可受益于 CRT 治疗[12]。电不同步并不总与机械不同步相一致，反之亦如此[13]。应用机械不同步筛选 CRT 患者仍需进一步随机研究证实，因此，美版 2008 指南中 CRT 治疗

的适应证仍未改变。

无症状左心室收缩功能不全或轻度心衰（NYHA Ⅰ~Ⅱ级）患者应用 CRT 治疗可否获益？这类患者的治疗目的主要为防止疾病的心衰的进展、减少心脏性死亡（尤其是猝死）。CONTAK - CD 研究中 CRT 治疗半年后 NYHA Ⅰ~Ⅱ级患者有显著的重构逆转，尽管不如 NYHA Ⅲ~Ⅳ级患者更明显。MIR-ACLE CD Ⅱ研究结论与之相仿。仍需要进一步大规模随机对照研究证实。鉴于此，指南中未推荐对 NYHA Ⅰ~Ⅱ级患者进行 CRT 治疗。

五、2008 美版指南中其他起搏治疗的适应证（表 10 -6 -11 ~ 10 -6 -12）

表 10 -6 -11　关于肥厚型心肌病患者起搏的治疗建议

适 应 证	类 别	证据等级
1. 肥厚型心肌病患者合并窦房结功能障碍或房室阻滞	Ⅰ	C
无	Ⅱa	
1. 存在显著的静息或激发后左室流出道梗阻和顽固临床症状的肥厚型心肌病患者。同 Ⅰ类适应证一样，存在猝死危险因素时，可考虑植入双腔 ICD	Ⅱb	A
1. 无症状或经药物治疗症状可以控制的肥厚型心肌病患者	Ⅲ	
2. 有症状、但无左室流出道梗阻证据的肥厚型心肌病患者		C

表 10 -6 -12　儿童、青少年、先天心脏病患者进行永久起搏治疗的建议

适 应 证	类 别	证据等级
1. 高度或三度房室阻滞，伴症状性心动过缓、充血性心衰或低心排出量	Ⅰ	C
2. 窦房结功能障碍，表现为与年龄不相符的心动过缓。应根据年龄和预期的心率来定义心动过缓		B
3. 心脏外科术后出现的高度及三度房室阻滞，术后 7 天仍未恢复传导		B
4. 先天性三度房室阻滞，伴宽 QRS 波群逸搏心律，包括复杂的室性逸搏心律或心功能异常		B
5. 先天性三度房室阻滞的婴儿，心室率低于 55 次/min；或充血性心衰心室率低于 70 次/min		C
1. 先天性心脏病伴窦房结功能不良所致的心动过缓，为预防房内折返性心动过速，其窦房结功能不良原发或继发于抗心律失常药物	Ⅱa	C
2. 1 岁后的先天性三度房室阻滞，平均心率 <50 次/min，心室停搏时间超过基础心动周期的 2~3 倍，或有变时性功能不全相关的症状		B
3. 复杂的先天性心脏病，静息心率 <40 次/min，或伴长 RR 间期 >3s		C
4. 先天性心脏病，窦性心动过缓致血流动力学受损或导致房室机械不同步		C
5. 先天性心脏病外科手术后不能解释的晕厥并有一过性完全性心脏阻滞并除外其他原因的晕厥		B
1. 心脏外科术后一过性三度房室阻滞，可恢复为窦性节律，但遗留双束支阻滞	Ⅱb	C
2. 婴儿和青少年的无症状先天性三度房室阻滞，但心室率可耐受，QRS 波群时限正常，心室功能正常		B

续 表

适 应 证	类 别	证据等级
3. 复杂先天性心脏病双室修复术后的青少年，伴无症状窦性心动过缓，静息时心率 < 40 次/min 或心室停搏时间 > 3s		C
1. 先天性心脏病外科术后，仅有一过性无症状房室阻滞并可恢复正常房室传导	Ⅲ	B
2. 外科术后无症状的双束支阻滞，伴或不伴一度房室阻滞，且没有一过性完全性房室阻滞		C
3. 无症状的二度Ⅰ型房室阻滞		C
4. 无症状的窦性心动过缓，RR 间期 < 3s 且最低心室率 > 40 次/min		C

六、2008 美版指南中 ICD 治疗的适应证（表 10 –6 –13 ~ 10 –6 –14）

表 10 –6 –13　成人 ICD 治疗适应证

适 应 证	类 别	证据等级
1. 室颤或血流动力学异常的持续性室速引起心脏骤停的幸存者，排除其他完全可逆性病因	Ⅰ	A
2. 器质性心脏病伴自发性持续性室速，无论是否伴有血流动力学障碍		B
3. 不明原因的晕厥，电生理检查诱发血流动力学不稳定的持续性室速或室颤		B
4. 心肌梗死 40 天后，LVEF≤35%，NYHA 心功能Ⅱ或Ⅲ级		B
5. 非缺血性扩张型心肌病，LVEF≤35%，NYHA 心功能Ⅱ或Ⅲ级		B
6. 心肌梗死致左室功能不全，心梗发生 40 天后，LVEF≤30%，NYHA 心功能Ⅰ级		A
7. 心肌梗死相关的非持续性室速，左室射血分数≤40%，电生理检查诱发出室颤或持续性室速		B
1. 不明原因的晕厥，显著左室功能异常，非缺血性扩张型心肌病	Ⅱa	C
2. 持续性室速，左室功能正常或接近正常		C
3. 肥厚型心肌病（HCM）患者有一项及一项以上 + 主要心脏性猝死危险因素		C
4. 致心律失常性右室发育不良/心肌病（ARVD/C）患者有一项以上主要心脏性猝死危险因素		C
5. 长 QT 综合征（LQTS）患者在应用 β 受体阻断剂情况下，仍出现晕厥和（或）室速		B
6. 院外等待心脏移植者		C
7. Brugada 综合征，有晕厥史		C
8. Brugada 综合征，记录到室速发作，但未引起心脏骤停		C
9. 儿茶酚胺敏感性多形性室速（CPVT），应用 β 受体阻断剂后，仍出现晕厥和（或）室速		C
10. 心脏结节病、巨细胞性心肌炎、南美洲锥虫病		C
1. 非缺血性扩张型心肌病，左室射血分数≤35%，NYHA 心功能Ⅰ级	Ⅱb	C
2. 有心脏性猝死危险因素的 LQTS		B

续 表

适 应 证	类 别	证据等级
3. 晕厥伴严重器质性心脏病，有创和无创性检查均不能明确晕厥的原因		C
4. 与猝死相关的家族遗传性心肌病		C
5. 左室心肌致密化不全		C
1. 符合 ICD 植入指征（Ⅰ、Ⅱa、Ⅱb），但预期寿命短于 1 年	Ⅲ	C
2. 无休止的室速或室颤		C
3. 患有精神性疾病，植入 ICD 可能会加重精神症状，或不能定期随诊者		C
4. 药物难治性 NYHA 心功能Ⅳ级心衰患者，不准备接受心脏移植或植入 CRT - D 治疗		C
5. 不明原因的晕厥，无器质性心脏病，未能诱发室速		C
6. 外科手术或导管消融或能够根治的室颤或室速（如预激综合征伴房性心律失常、右室或左室流出道室速，特发性室速，束支折返性室速，不伴器质性心脏病）		C
7. 无器质性心脏病，引起室速的病因完全可逆（如电解质失衡，药物或外伤）		B

表 10 - 6 - 14 儿童和先天性心脏病患者 ICD 治疗适应证

适 应 证	类 别	证据等级
1. 心脏骤停幸存者，排除任何其他可逆原因	Ⅰ	B
2. 先天性心脏病伴持续性症状性室速，并接受血流动力学和电生理检查评估。也可以慎重选择其中部分病例行导管射频消融和外科手术替代治疗		C
1. 先天性心脏病伴不明原因的晕厥反复发作，心室功能不全或电生理检查诱发室性心律失常	Ⅱa	B
1. 复杂先天性心脏病伴反复晕厥，严重心室收缩功能不全，有创和无创性检查不能明确晕厥原因者	Ⅱb	C
1. 与成人相同	Ⅲ	C

2008 年 ACC/AHA/HRS 指南 ICD 适应证的亮点：

1. ICD 一级预防指征接受了 SCD - HeFT 标准（LVEF≤35%，NYHA Ⅱ ~ Ⅲ级）。
2. 新增列出遗传性心律失常和某些非缺血性心肌病的 ICD 适应证。
3. MADIT Ⅱ适应证（缺血性心肌病，LVEF ≤30%，NYHA Ⅰ级）从Ⅱa 升为Ⅰ类适应证。
4. 强调 ICD 一级预防，针对优化药物治疗、且预期生存 1 年以上的患者。
5. 强调在 ICD 植入前进行独立的危险评估，包括患者的意愿。
6. 鼓励优化程控，以尽可能减少非必要的心室起搏。
7. 无症状心动过缓（尤其夜间）不鼓励植入起搏器。
8. 新增加了电池耗竭前的起搏器/ICD 程控部分。

七、小结

欧洲版和美国版指南相继推出，尽管两版指南中存在一些不同的意见，但对于全球心律失常植入装置的规范必将有很大的推动作用。期待着我国的指南修订尽快出台，结合我国的具体国情制定出我国医师、患者、政府均可接受的具有中国特色的指南。

（张海澄）

参 考 文 献

1. Gregoratos G, Cheitlin MD, Conill A, et al. ACC/AHA Guidelines for Implantation of Cardiac Pacemakers and Antiarrhythmia Devices: Executive Summary A Report of the American College of Cardiology/American Heart Association Task Force on Practice Guidelines (Committee on Pacemaker Implantation). Circulation, 1998, 97: 1325 – 1335.

2. Gregoratos G, Abrams J, Epstein AE, et al. ACC/AHA/NASPE 2002 Guideline Update for Implantation of Pacemakers and Antiarrhythmia Devices. A Report of the American College of Cardiology/American Heart Association Task Force on Practice Guidelines (ACC/AHA/NASPE Committee on Pacemaker Implantation). Circulation, 2002, 15: 2145 – 2193.

3. Zipes DP, Camm AJ, Borggrefe M, et al. ACC/AHA/ESC 2006 Guidelines for Management of Patients With Ventricular Arrhythmias and the Prevention of Sudden Cardiac Death—Executive Summary: A Report of the American College of Cardiology/American Heart Association Task Force and the European Society of Cardiology Committee for Practice Guidelines (Writing Committee to Develop Guidelines for Management of Patients With Ventricular Arrhythmias and the Prevention of Sudden Cardiac Death). J Am Coll Cardiol, 2006, 48 (5): 1064 – 1108.

4. Vardas PE, Auricchio A, Blanc JJ, et al. Guidelines for cardiac pacing and cardiac resynchronization therapy. The Task Force for Cardiac Pacing and Cardiac Resynchronization Therapy of the European Society of Cardiology. Developed in Collaboration with the European Heart Rhythm Association. European Heart Journal, 2007, 28: 2256 – 2295.

5. Epstein AE, DiMarco JP, Ellenbogen KA, et al. ACC/AHA/HRS 2008 Guidelines for Device – Based Therapy of Cardiac Rhythm Abnormalities: A Report of the American College of Cardiology/American Heart Association Task Force on Practice Guidelines (Writing Committee to Revise the ACC/AHA/NASPE 2002 Guideline Update for Implantation of Cardiac Pacemakers and Antiarrhythmia Devices) Developed in Collaboration With the American Association for Thoracic Surgery and Society of Thoracic Surgeons. J. Am. Coll, Cardiol. 2008, 51: 1 – 62.

6. Andersen HR, Nielsen JC, Thomsen PE, et al. Long – term follow – up of patients from a randomised trial of atrial versus ventricular pacing for sick – sinus syndrome. Lancet, 1997, 350: 1210 – 1216.

7. Lamas GA, Orav EJ, Stambler BS, et al. Quality of life and clinical outcomes in elderly patients treated with ventricular pacing as compared with dual – chamber pacing. Pacemaker Selection in the Elderly Investigators. N Engl J Med. 1998, 338: 1097 – 1104.

8. Kerr CR, Connolly SJ, Abdollah H, et al. Canadian Trial of Physiological Pacing: effects of physiological pacing during long – term follow – up. Circulation, 2004, 109: 357 – 362.

9. Fleischmann KE, Orav EJ, Lamas GA, et al. Pacemaker implantation and quality of life in the Mode Selection Trial (MOST). Heart Rhythm, 2006, 3: 653 – 659.

10. Toff WD, Camm AJ, Skehan JD. Single – chamber versus dualchamber pacing for high – grade atrioventricular block. N Engl J Med, 2005, 353: 145 – 155.

11. Hawkins NM, Petrie MC, MacDonald MR, et al. Selecting patients for cardiac resynchronisation therapy: electrical or mechanical dyssynchrony? Eur Heart J, 2006, 27: 1270 – 1281.

12. Bleeker GB, Holman ER, Steendijk P, et al. Cardiac resynchronization therapy in patients with a narrow QRS complex. J Am Coll Cardiol, 2006, 48: 2243 – 2250.

13. Yu C – M, Chan Y – S, Zhang Q, et al. Benefits of cardiac resynchronization therapy for heart failure patients with narrow QRS complexes and coexisting systolic asynchrony by echocardiography. J Am Coll Cardiol, 2006, 48: 2251 – 2257.

 **2006 年心房颤动治疗指南解读**

2006 年 8 月，ACC/AHA/ESC 联合发布了新的心房颤动（简称房颤）治疗指南。该版指南是在 2001 年房颤指南的基础上，结合近年来房颤研究领域一些大规模临床试验证据而修订完成的。在这 5 年时间里，关于房颤发病机制的认识取得了一定的进展；众多循证医学证据成为临床实践新的依据；而射频消融治疗房颤也取得了新的突破。因此，新的房颤治疗指南在重视循证医学证据的基础上，也更加关注了房颤研究的新进展，修改了抗凝治疗的指征，首次确立了经导管消融在房颤治疗中的地位，同时在抗心律失常药物使用方面也有一些改动。

一、整体策略的选择

2006 房颤指南强调房颤患者治疗策略的选择应当充分体现个体化，初步的评估因素包括：①病人年龄；②症状的表现形式和严重程度；③并存的基础心血管疾病情况；④房颤的类型和持续时间；⑤合并用药情况；⑥近期和远期的治疗目标；⑦药物治疗和非药物治疗手段并重。在决定治疗策略时，需要对上述这些因素进行综合考虑，并强调无论采用哪一种治疗策略，都要充分考虑抗凝治疗策略的必要性。抗凝治疗依据的主要是患者是否具有血栓栓塞并发症的危险因素，而不是患者的心律状态（即用药后能够维持窦性心律）。鉴于 AFFIRM 等研究入选的多是高龄（平均 70 岁）、伴器质性心脏病的持续性房颤患者，所以其结论不能推广至年轻的、无器质性心脏病患者，或者有严重症状的患者。虽然总体而言，药物治疗是房颤患者转复并维持窦性心律策略的一线选择，导管消融等非药物治疗仍属二线选择，但对于一部分伴有严重症状的年青房颤患者，导管消融更应该优选。

二、节律控制和室率控制

关于房颤的治疗策略，是通过抗心律失常药物（AAD）转复并维持窦性心律还是仅仅控制心室率，长期以来始终是一个争论的话题。2001 年的房颤指南在这个问题上也因为当时的几个大型临床试验尚在进行中而无定论。随着 AFFIRM、RACE、STAF、PIAF 等研究结果相继发布，这一争论已经告一段落。这些临床研究比较了两种治疗策略的优劣，结果发现，控制节律的策略并不优于控制心室率。当然，这并非要否定节律控制策略，因为研究同时揭示：维持窦律的优势之所以丧失，是由于目前 AAD 的副反应大，足以抵消维持窦性心律带来的益处。

2006 房颤指南在强调控制心室率重要性的同时，用药分型也更加适用于临床，分为急症处理和慢性维持治疗。心室率控制的目标是静息时 60～80/min，中等程度活动时 90～115/min。β 受体阻断剂和非二氢吡啶类药物仍然是控制心室率的首选药物（Ⅰ类推荐），地高辛则是心力衰竭伴房颤的首选药物，值得注意的是，新指南肯定了胺碘酮在控制心室率方面的作用，并在房颤伴房室旁道或伴心力衰竭患者中的应用为Ⅱa 类推荐，而在 2001 年指南中为Ⅱb 类推荐。此外，新版房颤指南还建议，对于发作较少的阵发性房颤患者可以尝试采用发作后顿服大剂量抗心律失常药物（如普罗帕酮 600mg）进行急性转复的方案。对于诊断明确的迷走神经介导的房颤可以首选双异丙吡胺或氟卡胺；而对于交感神经介导的房颤可以首选 β 受体阻断剂或索他洛尔。

2006 房颤指南更清楚地明确了房室结消融的指征。如果心室率控制不佳、或患者不能耐受心室率控制的药物、或疑有心动过速性心肌病时，可行房室结消融。消融房室结和起搏器植入虽然能够明显改善症状，但长期右室起搏有可能带来不良作用。

三、房颤的抗凝治疗

房颤患者的死亡率大约是正常窦性心律人群的两倍，且该死亡率随年龄增长而增高。血栓栓塞是房颤的一个非常危险的并发症，也是房颤致残的一个重要原因。抗凝治疗是房颤治疗策略中重要的一环，也是前瞻性随机多中心研究较多、结果比较肯定的治疗策略。

2001 年房颤指南中推荐以患者的年龄、性别、心脏疾病风险和并存疾病来决定合适的抗凝治疗。根据该指南，只要具有一项危险因素（年龄 >75 岁、心力衰竭、左心室射血分数 ≤0.35、甲状腺功能亢进、高血压、风湿性心脏病、心脏瓣膜置换术后、既往有栓塞疾病史及心房血栓）或年龄 >60 岁且伴有冠状动脉疾病或糖尿病患者均需要接受口服华法林治疗。2006 房颤指南在继续强调房颤患者抗凝治疗重要性的同时，提出了房颤患者缺血性脑卒中危险分层的概念。将不同患者的卒中风险进行评估，并将风险因素分为低危（女性、年龄 65～74 岁、冠状动脉疾病、甲状腺功能亢进）、中危（年龄 ≥75 岁、心力衰竭、高血压、糖尿病、左心室射血分数 ≤0.35）和高危（既往卒中史、短暂脑缺血史、栓塞疾病史、二尖瓣狭窄、心脏瓣膜置换术后）；并明确指出：患者无风险因素时，只需服用阿司匹林（81～325 mg/d）；当只具有 1 项中危因素时，可选择使用阿司匹林或者华法林；具有 1 项以上中危因素或具有任何高危因素时，则推荐使用华法林。使用华法林时国际正常化比率（INR）应维持在 2.0～3.0，而心脏瓣膜置换术后患者 INR 应维持在 2.5 以上。已接受抗凝治疗的患者应定期评估其抗凝需要及抗凝药物的使用剂量。推荐开始每周检测 INR，稳定后改为每月定期检测。虽然心房扑动的栓塞性疾病发生率要低于房颤，但在没有足够的证据以前，其抗凝治疗策略与房颤相同。

四、房颤的非药物治疗

（一）房颤的外科治疗

目前房颤外科治疗的主要术式仍然是迷宫手术。虽然这项治疗的效果非常理想，远期成功率高达 70%～95%，且术后血栓栓塞事件显著减少，但由于其创伤较大，需要体外循环支持，因此限制了其临床应用，多适用于那些同时需要进行外科手术矫正的患者。外科迷宫手术的主要并发症包括术后需要安装永久起搏器（主要见于同时施行右房迷宫的术式）、术后因反复出血而需要再次手术、心房传导功能丧失、致心律失常作用（例如心房扑动）、心房食管瘘以及死亡（当单纯施行迷宫术时 <1%）等。

近年来，有一些新的房颤外科治疗术式问世。这些新型术式主要有 3 个特点：①通过特殊器械进行经心外膜或心内膜的消融（射频、微波、超声等），而不是传统的"切和缝"；②干预部位主要是左心房，特别是环绕肺静脉进行消融、切除左心耳以及左心房峡部消融；③更多采用微创技术，特别是胸腔镜技术。目前，房颤的外科治疗已经成为心外科医师关注的一个热点，相信随着这些新型术式，特别是微创术式的广泛采用，房颤外科治疗适应证可能会有一个较大的拓展。

（二）房颤的导管消融治疗

2006 房颤指南简要回顾了房颤导管消融治疗的发展历程、目前的主要术式及其临床效果。总体而言，2006 房颤指南对于导管消融治疗措施的评价是比较审慎的。新版房颤指南介绍了不同房颤消融术式的成功率，多数在 70%～90% 之间，如果单从数字上看，已经远远高于抗心律失常药物治疗。同时，新版房颤指南也着重指出了现阶段这项治疗技术的某些重要不足，如多数研究随访时间较短（1 年），部分患者需要进行 2 次甚至 3 次消融术、术后的无症状房颤问题以及操作本身相关的并发症（肺静脉狭窄、血栓栓塞、左房食管瘘及术后出现左房心房扑动等）等。此外，2006 房颤指南还指出了房颤导管消融治疗未来的研究方向，例如：该项治疗远期效果的评价，最佳适应证，不同消融方法之间的优劣比较以及与其他治疗措施，比如房室结消融 + 双心室起搏治疗之间的比较等。尽管如此，对于反复发作的阵发性房颤患者，如果经过一线抗心律失常治疗无效，或者出现严重不良反应，在进一步的处理策略中，2006 房颤指南与 2001 年房颤指南有了显著不同之处。具体表现在：①将导管消融治疗作为与二线抗心律失常药物（胺碘酮等）并列的一种治疗选择，例如对不合并器质性心脏病的房颤患者，若服用普罗帕酮无效，可以换用胺碘酮，亦可选择导管消融治疗；②如果一线抗心律失常药物已经选择了胺碘酮，那么建议二线方案将直接转入导管消融治疗；③2001 年房颤指南中推荐的三线抗心律失常药物（双异丙吡胺、普鲁卡因酰胺和奎尼丁），在新版房颤指南中未再被单独作为一类方案提出。即如果胺碘酮治疗无效将不再推荐使用其他药物。因此，对于无显著心脏结构异常（特别是心肌肥厚和心脏扩大）的患者，如果一种抗心律失常药物治疗无效，可以选择胺碘酮亦可选择导管消融治疗；而对于合并心脏结构异常或心力衰竭患者，胺碘酮是唯一的试金石，如果无效，建议选择导管消融治疗。

虽然 2006 房颤指南肯定导管消融为一种独立的房颤治疗手段，但调查显示，即便对于已经接受导管消融治疗的房颤患者，仍有约 1/3 需要继续服用抗心律失常药物治疗才能有效维持窦性心律。目前，导管消融仍然是一项高度依赖高科技设备和手术者经验与技术的昂贵治疗，有一定的并发症和复发率，需要进一步发展。因此，在现阶段导管消融技术尚不完善、房颤机制尚不十分清楚，以及我国经济和医疗条件有限的情况下，将导管消融作为阵发性房颤的首选治疗还为时过早。况且迄今尚未有一项大规模随机试验证实导管消融作为一线治疗优于药物治疗。2006 年美国国立卫生研究院发起的 CABANA 研究，将在 100 余家医院入选 3000 例房颤患者，随机比较导管消融、抗心律失常药、控制心室率 + 抗凝作为一线治疗的终点事件发生率，在 CABANA 试验结果未公布之前，我们尚不能得出导管消融和药物治疗孰优孰劣的结论，起码目前还不能将导管消融作为未经抗心律失常药物治疗的频繁发作的症状性阵发性房颤的首选治疗。

（三）房颤的起搏治疗

近年来，与房颤导管消融热形成鲜明对照的是，房颤的起搏治疗似乎有些冷落。虽然曾有多项研究对不同起搏模式、不同起搏部位、新型抗房颤程序等在预防房颤发作方面进行了大量的研究，但整体结果令人失望。诚如 2006 房颤指南所总结的，目前在房颤起搏治疗领域的共识主要有 2 个：①对于同时具备常规起搏治疗适应证的房颤患者而言（比如慢 – 快综合征），基于心房的起搏在减少房颤发作和卒中事件方面效果要显著优于基于心室的起搏。这同时也是近年来生理性起搏领域所取得的重要成就之一；②起搏治疗作为一线治疗措施，在预防房颤发作方面的价值未被证实。

（四）埋藏式心房除颤器治疗

目前有关埋藏式心房除颤器（IAD）治疗房颤的研究并不多。2006 房颤指南指出：由于 IAD 的主要适应证是那些发作不频繁，但发作时症状难以耐受的房颤患者，而这部分患者同时也是导管消融治疗的适应证。因此，IAD 的临床应用范围非常有限，仅适用于那些因合并左心室功能障碍而需要同时需要植入埋藏式心律转复除颤器（ICD）的患者。

五、其他

与 2001 年房颤指南相比，2006 房颤指南加强了对临床实际问题的关注。新增了急性房颤和围术期房颤等章节。对这两类临床上常见类型房颤的处理、抗凝治疗等提出了参考意见。另外，新指南还提及了血管紧张素转换酶抑制剂（ACEI）和他汀类的一些新发现。研究表明，ACEI 和他汀类在维持窦性心律、控制房颤复发中可能具有作用。2006 房颤指南指出，虽然没有充分的证据推荐，但对一些特定的人群，如高血压、冠心病患者，这两种药物可能可以作为房颤的一级预防及维持窦性心律、防止复发的用药。

总之，2006 年房颤治疗指南充分考虑了近年房颤的研究进展，尤其是大规模临床试验带来的证据，以及射频消融等治疗手段的进步，并在前 2001 年房颤指南的基础上，详细论述了房颤的各个方面。新版房颤指南在房颤治疗的整体策略方面主要有以下精神：①继续强调抗凝治疗的重要性，但华法林抗凝的适应证有从严的趋势；②具体治疗策略的选择需要高度个体化，其中需要特别考虑房颤类型、症状严重与否、患者年龄及并存的基础心脏病情况；③抗心律失常药物虽然是一线治疗选择，但与 2001 年房颤指南比较，其作为二线和三线治疗的地位有所下降，而导管消融的地位有明显上升。2006 房颤指南对从事房颤研究的学者，无论基础研究，还是临床治疗都有较高的参考意义。

（宋治远 仝识非）

参 考 文 献

1. Fuster V, Rydén LE, Asinger RW, et al. ACC/AHA/ESC Guidelines for the Management of Patients With Atrial Fibrillation: Executive Summary A Report of the American College of Cardiology/American Heart Association Task Force on Practice Guidelines and the European Society of Cardiology Committee for Practice Guidelines and Policy Conferences (Committee to Develop Guidelines for the Management of Patients With Atrial Fibrillation) Developed in Collaboration With the North American Society of Pacing and Electrophysiology. Circulation, 2001, 23 104 (17): 2118.

2. Fuster V, Rydén LE, Cannom DS, et al. ACC/AHA/ESC 2006 Guidelines for the Management of Patients with Atrial Fibrillation: a report of the American College of Cardiology/American Heart Association Task Force on Practice Guidelines and the European Society of Cardiology Committee for Practice Guidelines (Writing Committee to Revise the 2001 Guidelines for the Management of Patients With Atrial Fibrillation): developed in collaboration with the European Heart Rhythm Association and the Heart Rhythm Society. Circulation, 2006, 114 (7): e257 – 354.

3. AFFIRM Investigators. Baseline characteristics of patients with atrial fibrillation: the AFFIRM Study. Am Heart J, 2002, 143: 991 – 1001.

4. Nichol G, McAlister F, Pham B, et al. Meta – analysis of randomised controlled trials of the effectiveness of antiarrhythmic agents at promoting sinus rhythm in patients with atrial fibrillation. Heart, 2002, 87: 535 – 543.

5. Saksena S, Prakash A, Ziegler P, et al. Improved suppression of recurrent atrial fibrillation with dual – site right atrial pacing and antiarrhythmic drug therapy. J Am Coll Cardiol, 2002, 40: 1140 – 1150.

5. Lee MA, Weachter R, Pollak S, et al. ATTEST Investigators. The effect of atrial pacing therapies on atrial tachyarrhythmia burden and frequency: results of a randomized trial in patients with bradycardia and atrial tachyarrhythmias. J Am Coll Cardiol, 2003, 41: 1926 – 1932.

7. 黄从新. 对 2006 年 AHA/ACC/ESC 心房颤动治疗指南的评价. 中国实用内科杂志, 2007, 27 (22): 1731 – 1734.

8. 刘兴鹏, 马长生. 心房颤动治疗的整体策略与非药物治疗措施的地位. 心血管病学进展, 2006, 27 (5): 554 – 556.

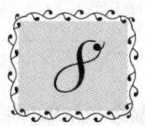

2007 年心房颤动导管消融治疗专家共识解读

心房颤动（房颤）的导管消融治疗历经 10 余年的飞速发展已经从一项研究性的治疗手段发展成为临床常规的治疗方法之一。然而，近年有关这项治疗的适应证选择、最佳消融策略、疗效评价标准、围术期抗凝方案以及人员培训要求等诸多重要的问题不仅没有统一的共识，而且答案纷扰，这不仅给开展此项工作的电生理医师造成了一定的困惑和困难，而且使得难以对学术刊物上来自不同中心的研究结果进行比较。有鉴于此，2007 年国际上相继有两份关于房颤导管消融治疗的专家共识发表，旨在为回答上述问题提供相对一致的答案或者参考。这两份专家共识分别由美国心律学会（HRS）/欧洲心律协会（EHRA）/欧洲心律失常学会（ECAS）等 3 家学术团体联合颁布以及由来自房颤导管消融领域多位国际著名专家联合编写。本文主要解读这两份专家共识的核心内容。

一、适应证选择

选择房颤导管消融适应证前首先需要界定房颤的类型。在 HRS/EHRA/ECAS 颁布的专家共识中，除已熟知的阵发性房颤、持续性房颤和永久性房颤等房颤类型外，新增加了长病程持续性房颤（long – lasting persistent atrial fibrillation）这一新的房颤亚型。该型房颤的定义是指持续时间已经超过 1 年的持续性房颤。不难看出，长病程持续性房颤病人必然有部分归于传统的持续性房颤，而另一部分则属于永久性房颤。之所以增加这一新的定义，主要是从导管消融，这一房颤治疗的新措施出发的：一来这部分病人属于现阶段房颤导管消融治疗中最为困难的病例，当然也是研究的热点；二来，这部分房颤患者中确有部分经过导管消融治疗后可以长期维持窦性心律，因此将其称为"永久性"房颤无疑并不恰当。

在适应证的表述方面，两份专家共识都表示遵循 2006 年由美国心脏病学学会（ACC）、美国心脏协会（AHA）和欧洲心脏病学会（ESC）联合颁布的"房颤治疗指南"所确定的原则，即现阶段的房颤导管消融治疗的基本定位是药物治疗的一种替代选择，主要用于左心房尚未显著增大的症状性房颤患者。在此原则的基础上，两份专家共识又进一步细化了适应证选择建议。概括而言，具有以下特征的房颤患者适于接受导管消融治疗：①对 I 类或 III 类抗心律失常药物治疗无效或无法耐受的症状性房颤；②可以作为一线治疗，当仅在极少数情况下应用；③经过选择的伴有心衰的症状性房颤患者。经食管超声证实存在左房/左心耳血栓是房颤导管消融治疗的绝对禁忌证。需要说明的是，上述第一条实际上指的主要是阵发性房颤，因为持续性房颤，特别是长病程持续性房颤和永久性房颤，针对其房颤心律的药物治疗主要是 II 类和 IV 类等具有减慢心室率作用的抗心律失常药物，而不是 I 类或 III 类这两类主要用于转复房颤和预防复发的抗心律失常药物。心衰房颤如果消融成功很可能是获益最大的房颤亚组，但同时也是对消融治疗最不易耐受的一个亚组。特别是当消融失败时，交感神经的代偿激活反而可能会恶化心衰患者的心功能。此外，需要特别强调的是，这两份专家共识都建议将改善临床症状、而不是减少卒中或终点事件作为是否考虑进行导管消融治疗的主要出发点，因为后者尚需循证医学的研究加以证实。

二、消融策略与效果

众所周知，现阶段有多项房颤导管消融策略并存，不同策略的主要干预部位和消融终点如表 10 – 8 – 1 所示。

表 10 − 8 − 1 现阶段的房颤导管消融策略

消融策略	干预部位	消融终点
肺静脉节段性消融	肺静脉开口	肺静脉电学隔离
环肺静脉消融	肺静脉开口外 1 ~ 2cm	消融环内双极电图振幅降低 > 90% 或 < 0.05mV
环肺静脉前庭隔离	肺静脉前庭开口	肺静脉及其前庭电学隔离
复杂碎裂电位消融	所有能够记录到该型电位的部位	房颤终止或者已消除所有该型电位
线性消融	左房顶部、二尖瓣峡部、三尖瓣峡部	跨越传导线的双向传导阻滞
神经节消融	肺静脉开口周围及左房的其他神经节分布部位	高频刺激神经节分布区域无迷走反应出现
其他	如主导频峰消融等	

如表 10 – 8 – 1 所示，现阶段至少有 6 种独立的房颤导管消融策略并存。当然，作为一份由多位专家完成的"官方"文件，这两份专家共识都不可能对这些消融策略做出厚此薄彼的评价。但是，透过上述这些消融策略的干预部位，可以看到肺静脉开口周围是现阶段绝大多数消融策略的干预部位，因此，专家共识强调，以肺静脉/肺静脉前庭作为靶区域应为现阶段房颤消融的基石，而且消融术中应尽可能以完全电隔离作为终点。绝大多数专家认为，对于（长病程）持续性房颤仅进行肺静脉电隔离显然不够，故目前在多数电生理中心，复杂碎裂心房电位消融、神经节消融及心房线性消融多是作为肺静脉/肺静脉前庭消融策略的辅助措施。此外，对于既往有典型房扑病史或术中诱发出三尖瓣峡部依赖的房扑的患者进行三尖瓣峡部的消融。若需要进行心房线性消融，应通过标测或起搏的方法确定消融线的完整。关于上述消融策略的比较问题，笔者认为，由于短期内房颤，特别是持续性房颤的机制不会彻底阐明，所以上述消融策略还必将共存一段时间。事实上，对于持续性房颤上述消融策略在术中往往需要联合应用，特别是肺静脉电隔离 + 心房线性消融 + 心房复杂碎裂电位消融。有鉴于此，对于拟开展房颤消融的中心来讲，在熟练掌握肺静脉电隔离技术的基础上，努力掌握其他房颤消融措施是非常必要的。

房颤导管消融治疗的效果究竟如何是另一个目前颇有争议的问题。关注的焦点主要是两个方面，其一，远期效果如何？其二，无症状房颤的比例？要回答这两个问题，无疑首先需要进行长期的密集的随访，但这却又是困难的。目前多数中心的成功定义指无症状性房颤发作，同时定期通过长程心电记录设备（24 ~ 48h）未检出无症状性房颤。关于随访的间隔和时间，专家共识给出了最低标准，即术后第一年至少每隔 3 个月，然后每隔 6 个月随访 1 次，直至术后 2 年。每次随访期间都应描记心电图并记录动态心电图。同时对于经常有心悸发作的患者，应尽可能采用事件记录仪等更先进的心律记录手段。

三、围术期抗凝

房颤导管消融治疗的围术期抗凝极为重要，如处理不当甚至会增加血栓栓塞并发症的几率。综合分析这两份专家共识的意见，大致可分为以下 3 个方面。

（一）房颤导管消融术前抗凝策略

为最大限度地减少由房颤消融术所导致的血栓栓塞事件，故应根据患者的 $CHADS_2$ 积分及房颤类型进行不同的抗凝治疗（表 10 – 8 – 2）。$CHADS_2$ 积分是指房颤患者合并以下 5 项卒中临床危险因素的积分：心衰、高血压、高龄、糖尿病、既往卒中史。在这 5 项危险因素中，合并既往卒中史者积 2 分，其余每项危险因素各积 1 分。$CHADS_2$ 积分 ≥2 分者，属于卒中高危人群。建议在房颤消融的当天或前一天进行食管超声检查，以明确左房及心耳部有无血栓。

表 10 - 8 - 2 房颤导管消融术前抗凝策略

CHADS$_2$ 积分	房颤类型	抗凝策略
≥1 分	所有类型	华法林≥3 周，并使保持 INR 2~3；消融前换用静脉注射普通肝素或皮下注射低分子肝素作为过渡（Bridging）治疗
0 分	持续性房颤	华法林≥3 周，并使保持 INR 2~3；消融前换用静脉注射普通肝素或皮下注射低分子肝素作为过渡（Bridging）治疗
0 分	阵发性房颤	同上或口服阿司匹林 75~325 mg/d

（二）房颤消融术中的抗凝策略

房颤导管消融时需要频繁操作左房鞘管，加之导管在动脉系统内消融，因此在多个环节上容易形成血栓/气栓/焦痂。为此，细致的鞘管操作及在消融过程中保持全程有效的抗凝是非常必要的。专家共识建议，房间隔穿刺后常规给予 100U/kg 的负荷量普通肝素（100~150 IU/kg），随后按 10IU/（kg·h）剂量静脉滴注或分时静脉注射；术中间隔 10~15 min 检测一次激活的凝血时间（ACT），并及时调整肝素剂量使 ACT 值保持 300~350s；对于心房显著增大或者左房自发显影的患者，ACT 可能需要保持在更高水平，即 350~400s 之间。

（三）房颤消融术后的抗凝策略

房颤导管消融术后，待 ACT＜200s 后再拔除鞘管，拔管后 4~6h 开始静脉应用肝素或皮下注射低分子肝素，并开始口服华法林，待国际标准化比值（INR）达到 2~3 后可停用肝素。专家共识建议房颤消融术后华法林应至少服用 3 个月，此后是否继续应用华法林治疗缺乏有效的临床试验证据。多数学者认为，3 个月后的抗凝策略选择，需根据患者的 CHADS$_2$ 评分以及此间有无房颤复发而定。术后 3~6 个月无房颤复发者，可考虑停用华法林，改为口服阿司匹林 75~325 mg/d；需要强调的是，专家共识建议，对于 CHADS$_2$ 积分≥2 的高卒中危险患者，即使术后无房颤复发，也建议继续服用华法林并保持 INR 在 2~3 的范围内；CHADS$_2$ 积分为 1 分者，术后服用阿司匹林或华法林均可。新近 Oral 等的研究表明，房颤导管消融后血栓栓塞的发生率为 1.1%，多数发生在消融后的 2 周内；而且即使患者合并有卒中危险因素（年龄＞65 岁、既往卒中史除外），如消融后房颤未复发，亦可安全地停用华法林。

四、并发症

相较室上速的导管消融治疗，房颤导管消融的并发症有其特殊性。其一是有其特有的并发症；其二是总体并发症发生率高于室上速的导管消融治疗。

（一）房颤导管消融的特有并发症

1. 心房食管瘘 心房食管瘘较为罕见，然而一旦发生，绝大多数致命。心房食管瘘多发生在射频消融 1 周后，症状表现为吞咽困难、吞咽痛、持续发热、菌血症、间断性心肌缺血、脑栓塞、肢体栓塞等，临床症状常缺乏特异性。因此，房颤消融术后如患者出现下列任一或多项症状时应及时排查心房食管瘘的可能。这些临床表现主要包括：高热、吞咽困难、呕血、神经系统症状、白细胞增多、败血症及感染性心内膜炎的相关症状等。如疑诊心房食管瘘，推荐 MR 或螺旋 CT 扫描诊断，同时避免食管内镜检查，以免空气沿瘘口进入心脏导致栓塞或心肌梗死。

2. 肺静脉狭窄 导管消融所致的肺静脉狭窄并无特异性的症状与体征，最常见的症状为呼吸困难，轻者仅在劳力时出现，重者在静息时亦可出现，大多呈进行性加重；其次是咳嗽，通常呈持续性；其他还包括胸疼、血痰、低热、反复发作且抗生素治疗无效的肺部感染等。肺部听诊偶可闻及湿性啰音。肺通气/灌注扫描是常用的检查手段，如发现部分肺野灌注缺损，而通气正常则提示肺静脉狭窄。肺静脉狭窄的确诊需行磁共振或多排 CT 肺静脉扫描及肺静脉造影。

（二）房颤导管消融的主要并发症发生率

文献报道中的房颤导管消融的主要并发症发生率差别很大。在一项多中心注册研究中，共入选了8745 例接受房颤消融术的患者，其心脏压塞、脑卒中和一过性脑缺血发作（TIA）等 3 项严重并发症的合计发生率为 2.16%。而另一项样本量非常接近（8682 例）的单中心（意大利 Pappone 实验室）研究结果却显示，上述 3 项严重并发症的合计发生率仅为 0.14%，二者相差竟高达 15 倍！这无疑更充分证实了房颤导管消融并发症更加强烈的依赖于术者经验的事实。

五、人员培训

目前，缺乏能够独立完成房颤导管消融治疗的术者是限制该治疗推广普及的最主要瓶颈。因此，如何培训出更多的房颤导管消融术者是一个迫切需要解决的问题。专家共识指出，在房颤消融的培训内容方面，应该至少包括以下几个方面：①合理选择患者；②心房及其毗邻结构的局部解剖；③消融策略的概念；④资格认证；⑤如何及时发现、预防和处理并发症；⑥适当的随访和规范的术后处理。在培训人员的准入标准方面，2006 年 ACC/AHA 的声明要求，在临床电生理中心培训时受训者应至少完成房颤手术 30～50 例，而且最好是在年手术量超过 100 例的中心。此外，若进行独立的消融，应在基本培训结束后进一步培训。有趣的是，在房颤导管消融的威尼斯共识 2007 中，还在房颤导管消融的专家们中就这一问题进行了一次问卷调查，笔者将其这次问卷调查的结果以图的形式总结如下：

- 问题1：在接受房颤消融培训前，受训者需要施行多少例房颤之外的心动过速的导管消融治疗？

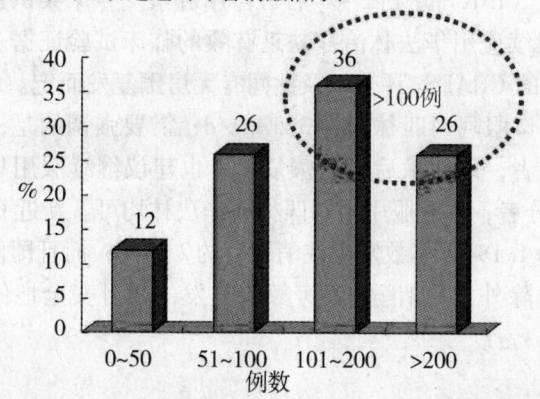

图 10-8-1　有关房颤导管消融的问卷调查结果之一（圈部分为多数专家的意见）

- 问题2：在接受房颤消融培训前，受训者需要参与多少例房颤导管消融术？

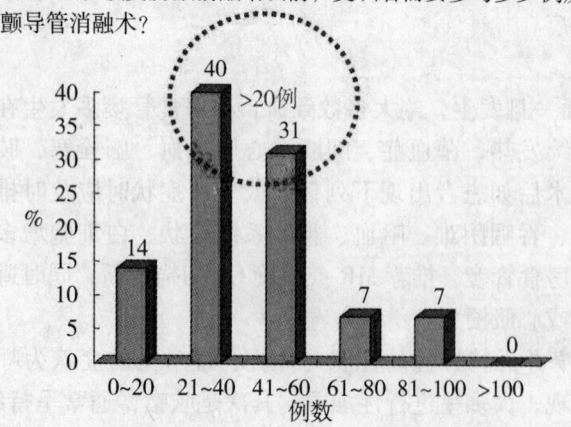

图 10-8-2　有关房颤导管消融的问卷调查结果之二（圈部分为多数专家的意见）

- 问题3：在接受房颤消融培训前，受训者做为助手施行多少例房颤导管消融治疗？

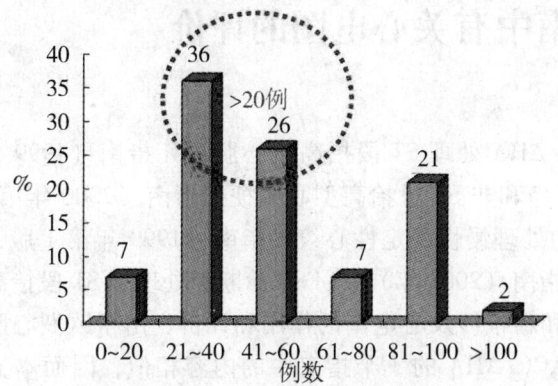

图 10 - 8 - 3 有关房颤导管消融的问卷调查结果之三（圈部分为多数专家的意见）

- 问题4：房颤消融培训中，受训者需要施行多少例房颤消融术方可独立开展此项治疗？

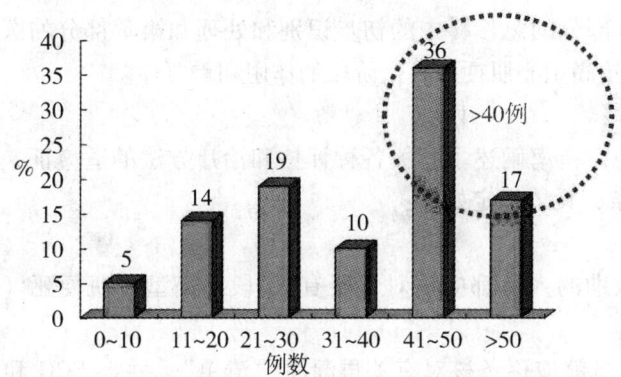

图 10 - 8 - 4 有关房颤导管消融的问卷调查结果之四（圈部分为多数专家的意见）

　　据上所述，2007 年发表的两部房颤导管消融专家共识无疑对于规范现阶段的房颤导管消融治疗具有重要的指导意义。然而，必须看到，现阶段的房颤导管消融治疗目前还仍未完善，而是正处于快速进展之中，因此，在临床实践中，在参考这两部重要文献的同时亦应特别注重与时俱进。

（刘兴鹏）

 冠心病指南中有关心电图的评价

有关冠心病的国际指南主要有 5 个：①ACC/AHA 处理 ST 段抬高型心肌梗死指南（1999 年第 1版，2004 年修改）；②ACC/AHA 处理不稳定心绞痛和非 ST 段抬高型心肌梗死指南（2000 年第 1 版，2002 年第 2 版，2007 年再修改）；③ACC/AHA 的处理慢性稳定性心绞痛指南（1999 年第 1 版，2002年修改）；④ESC 处理 ST 段抬高的急性心肌梗死指南（2003 年）；⑤ESC 诊断和处理非 ST 段抬高型急性冠脉综合征指南。在这些指南中均有较多内容和篇幅涉及心电图的作用和评价，由于欧洲心脏病学会（ESC）的 2 个指南中涉及的 ECG 的内容与 ACC/AHA 的 3 个指南中的内容相似，因而本文不再赘述。

一、ACC/AHA 处理 ST 段抬高型心肌梗死指南中有关心电图的评价

在该指南中，第 5 部分的院前处理，第 6 部分的急诊科中的初步识别和处理和第 7 部分的医院内的处理等，均较详细地阐述了心电图在 ST 段抬高型心肌梗死各个阶段的作用和重要性。

（一）第 5 部分的院前处理

在 5.2 小节有关院前胸痛的评估和治疗中，指南阐述了有关各种评估和治疗方法的适应证，将心电图的作用定为Ⅱa 类适应证，列为第 2、3 条，具体规定如下：

Ⅱa 类：

2. 所有参与高级生命支持（ACLS）的救助的人员都应该对怀疑有 ST 段抬高型心肌梗死（STEMI）患者行常规 12 导联体表 ECG 检查。

3. 如果存在 STEMI 的证据，院前救助人员就应逐条核对有关再灌注"清单"，并将 ECG 和"清单"的结果传送给预定的医疗控制中心和/或收治医院。

由于 AHA 和 ACC 极力推荐救护人员对所有被怀疑有心脏缺血的胸部不适患者行 12 导 ECG 检查，所以，要求对参与高级生命支持（ACLS）的人员进行心电图知识的培训，并提供 12 导 ECG 仪。

在 5.3 小节中有关院前给予溶栓治疗应采取的各项措施，将急救人员对 ECG 知识掌握情况规定为：

Ⅱa 类

在下列情况下可行院前溶栓治疗：①救护车上有医生；②组织精良的急救中心（EMS）配有能够在现场传输 12 导 ECG 的全职救护人员，而且救护人员进行过初步的和不断的心电图知识和 STEMI 治疗的培训，能在线下达医嘱和有 STEMI 处理方面有经验的指导者。

（二）第 6 部分的急诊科的初步识别和处理

6.2.3 小节将有关 ECG 的作用和要求的规定为：

Ⅰ类：

1. 所有胸部不适患者（或类似心绞痛患者）或有 STEMI 其他症状的患者在到达急诊科后的 10min之内必须行 12 导联 ECG 检测，并呈送给有经验的急诊科医生。

2. 如果初始心电图不能诊断 STEMI，但患者仍有症状，而且临床上高度怀疑为 STEMI 时，应每隔5～10min 做一次心电图，或采用连续 12 导联心电图监测 ST 段变化，以便检测到进展中的 ST 抬高。

3. 对于下壁 STEMI 患者，应获取右胸导联的心电图，以便发现提示右心室梗死的 ST 段抬高。

12 导 ECG 在急诊科是整个治疗决策过程的核心。这是因为有充分的证据表明，ST 段抬高可以识别从再灌注治疗中获益的患者。死亡率随着 ST 段抬高的导联数的增加而增加。初始 12 导 ECG 上预测

死亡的重要因素包括左束支阻滞（LBBB）和前壁心肌梗死。$V_1 \sim V_4$ 抬高 0.1mV 的诊断标准可能会减低早期复极患者中 STEMI 的特异性。有证据表明，用前间隔导联 ST 段抬高 ≥0.2mV 更适合诊断 STE-MI。

局限于 V_1 至 V_4 导联的 ST 段明显下移，伴随右胸导联的高 R 波和直立的 T 波，提示正后壁心梗和左回旋动脉阻塞。这种情况下，后壁导联（V_7 或 V_8）及二维超声心动图非常有助于诊断。

由于 STEMI 患者可能突然出现致命的室性心律失常，所有患者到达急诊科后都要行心电图监测。

虽然新出现或假定是新出现的 LBBB 对心肌梗死患者来说具有高度危险性，但这种心电图表现也常常是因为顾虑心电图诊断心肌梗死标准不可靠和治疗心肌梗死的风险而导致再灌注治疗延迟或缺失的原因。在这种情况下，直接 PCI 可能优于溶栓治疗。因此，指南建议，对于新出现或假定新出现的 LBBB 伴有典型缺血病史的患者，应采用下列 3 种 ECG 标准之一诊断为心肌梗死：①在 QRS 正向波的导联上 ST 段抬高 ≥0.1mV；②$V_1 \sim V_3$ 导联 ST 下移 ≥0.1mV；③在 QRS 呈负向波的导联，ST 段抬高 ≥0.5mV。

6.3.1.6.7 小节有关再灌注评估中，将应用 ECG 评估再灌注治疗的效果定为：

Ⅱa 类

开始溶栓治疗后的 60~180min 之间应该监测 ST 段抬高，心律和临床症状等情况。提示再灌注的无创检查结果包括：症状减轻，保持或恢复血流动力学和心电的稳定性及开始治疗的 60~90min 内 ST 段抬高幅度降低至少 50%。

（三）第 7 部分的住院期间的处理

7.1.1 小节中，将患者在 CCU 行心电图监测的有关要求定为：

Ⅰ类

6. 心电图监测的导联应根据梗死的部位和心律情况而定，以便达到最佳观察 ST 段偏移，心电轴变化，传导障碍和心律失常的效果。

7.1.1.1 小节有关不良事件的监测和治疗中，涉及心电图的重要内容如下：

心电图监测是 CCU 工作人员的一项重要的任务。他们必须能够熟练地阅读心电图，根据梗死部位和心律选择合适的导联，以及放置导联在合适的部位来检测右室梗死。已经证明，计算机监测心律失常的方案优于医务人员。精确而合适的导联放置和细致的电极和皮肤处理对于改善 ST 段监测的临床价值是很重要的。

护士应该监测缺血的 ST 段变化，特别是在早晨常规护理时。因为有证据显示，患者在 6 AM 和中午之间更易于出现缺血事件。目前，心电图监测者一般仅单纯用计算机分析心律失常，或者分析心律失常和心肌缺血。在美国的医院里，一般 ST 段的监测功能用的不够。

因为 ST 段的变化在同一患者可能因不同的缺血机制而使得在不同的导联间变化，所以有关 ST 段监测的共识是应行 12 导联监测。包括 STEMI 在内的急性冠脉综合征患者最应优先监测 ST 段。指南建议对这类患者最少监测 24h，直到没有不良事件后 12~24h 为止。对 STEMI 患者进行心电图监测的好处是能够评估行溶栓治疗后罪犯动脉是否开通，发现 PCI 冠脉的突然再闭塞，正在发生的心肌缺血（即再灌注治疗失败），反复心肌缺血，梗死面积扩展及发现短暂的心肌缺血。

在 7.5 小节有关梗死面积大小的估测中，指南阐述了 5 种方法可以用于估测梗死面积的大小。

7.5.1 小节中将 ECG 技术估测梗死面积大小的作用定为：

Ⅰ类

所有 STEMI 患者都要进行 ECG 随访 24h，而且在出院时要评估再灌注是否成功和（或）梗死的范围，评估方法部分是通过有无新的 Q 波来确定。

基础心电图上 ST 段移位的范围为测量心肌受损的数量提供了一个半定量的方法，可以估测以后心肌梗死面积的大小。采用 QRS 计分系统（基于 QRS 波的每个波的间期和幅度），通过 12 导 ECG 计算出来的点数可以估测心肌梗死的面积大小。如此算出来的每 1 个点代表大约 3% 的左室心肌，这个方法的实用性已在确诊为心肌梗死患者的尸检研究中得到证实。但是，这个方法耗时较多，在同时伴有 LV 肥厚，分支或束支阻滞及明显的 ST 段移位导致 QRS 波形态变形时，其准确性受到限制。

7.6.6 小节中将 ECG 诊断右心室梗死的作用定为：

Ⅰ类

所有下壁 STEMI 和血流动力学恶化的患者都应该描记 V_4R 导联的心电图，看有无 ST 段抬高，同时行超声心动图检查，以便确定有无右室梗死。

在 V_1 导联和右前胸导联 V_4R 上 ST 段抬高 1mm，是右室缺血患者最有诊断价值的 ECG 表现。这种心电图表现可能是暂时性的，一半的患者在症状发作的 10h 内 ST 段抬高恢复正常。

7.11.1.1 小节中根据不同的情况将运动试验的作用分别定为Ⅰ、Ⅱb 和Ⅲ类

Ⅰ类

1. STEMI 患者，如没有预选做心导管治疗，而且没有高危的特征，那么在住院期间或出院后早期要行运动试验，以便评估有无无可诱发的心肌缺血和其程度。

2. 当患者基线异常影响 ECG 诊断时，应在行标准运动试验时，加做超声心动图和心肌灌注影像检查。

Ⅱb 类

STEMI 患者可以在出院前行运动试验，以制定出院后的运动处方或者评估以前经冠脉造影诊断的冠状动脉病变的功能状态。

Ⅲ类

1. 未进行成功的再灌注治疗的患者在 STEMI 的 2 天内，不应行运动试验。

2. 下列患者不应行运动试验，不稳定的梗死后心绞痛，失代偿的 CHF，致命的心律失常，限制运动能力的非心脏原因，及有其他行运动试验的绝对禁忌证的患者。

3. 运动试验不应作为已被预选做心脏导管手术的 STEMI 患者而行危险性分层。STEMI 患者行运动试验以便达到以下目的：①评估功能状况和患者从事家务和工作的能力；②为心脏恢复建立运动参数；③评估患者目前治疗的有效性；④对 STEMI 患者发生心脏事件的可能性进行危险分层；⑤评估 STEMI 后的胸痛症状；⑥给患者提供 STEMI 后重返工作时有关功能状况的保证。

如果患者已行院内心脏康复治疗（包括低水平运动）、没有心绞痛、心衰的症状、而且在运动试验前 48~72h 基线心电图稳定的话，低水平的运动试验似乎是安全的。

有 2 种不同的方案已被用作这种非常早期的运动试验的终点。一种是传统的次极量运动试验（没有并发症的患者在 3~5 天时进行）结合下面一系列终点，包括：心率峰值达到 120~130bpm 或根据年龄达到预测极量心率的 70%，功耗峰值达 5 个代谢当量（METS），或者出现临床或 ECG 终点：轻度心绞痛或呼吸困难，ST 段下移超过 2mm，劳力性低血压或出现 3 个或以上的连续的室性期前收缩，无论哪一个终点首先达到。第二种方案是行症状限制性运动试验（5 天或 5 天以后进行），而不是达到目标心率或代谢当量水平时停止运动试验。

二、ACC/AHA 处理不稳定心绞痛和非 ST 段抬高型心肌梗死指南中有关心电图的评价

该指南在第 2 部分的初始评估和处理、第 3 部分的早期住院处理和第 6 部分的特殊人群中，对心电图在处理不稳定心绞痛和非 ST 段抬高型心肌梗死（UA/NSTEMI）中的作用，作了较详细的评价。

（一）第 2 部分 初始评估和处理

在 2.1 小节的临床评估 UA/NSTEMI 中，将 ECG 的作用定为：

Ⅱa 类

3. 所有院前的急诊医疗服务（EMS）人员对怀疑为 ACS 的胸痛患者都应行 12 导 ECG 检查，建议最好使用带有计算机自动诊断功能的心电图机。

4. 如果 12 导 ECG 显示急性心肌损伤或缺血，高级生命支持（ACLS）人员就应将 ECG 传送给预定的医疗控制机构和收治医院。

在 2.2 小节早期危险分层中，将心电图的作用和相关要求分别定为 Ⅰ、Ⅱa 类，并分别列为第 3、4 条。

Ⅰ 类

3. 所有胸部不适（或类似心绞痛）或有疑似 ACS 的其他症状的患者，在到达急诊科后应尽快行 12 导 ECG 检查，并送给有经验的急诊医生诊断评估，时间应争取在 10min 内完成。

4. 如果初始 ECG 不能明确诊断，但患者的症状仍持续存在，而且高度怀疑为 ACS 时，应每间隔 15~30min 做一次心电图，以便发现潜在的进展中的 ST 段抬高或下移。

Ⅱa 类：

3. 如果初始心电图不能明确诊断，应该加做 $V_7 \sim V_9$ 导联，以便排除左回旋支阻塞所致的心肌梗死。

4. 如果初始心电图是非诊断性的，可以采用连续 12 导心电图监测代替间断 12 导心电图检查。

在 2.2.6 小节有关就诊时早期危险性评估中，指南指出：ECG 可提供独特的和重要的诊断和预后方面的信息，虽然 ST 抬高具有早期猝死的危险性最高，但就诊时 ECG 上 ST 段下移预示 6 个月时发生猝死的危险性最高，ST 段下移的程度与危险性有很强的相关性。

在 2.2.6.1 小节对心电图在 UA/NSTEMI 初始评估和处理的作用进行了较详细的阐述。

心电图不仅对临床上怀疑为 CAD 者提供关键的证据，而且通过心电图异常的类型和程度还能提供有关预后的信息。有症状时记录的心电图特别有价值。

静息状态下有症状时出现的短暂 ST 变化（≥0.05mV），并于症状缓解时消失这种情况强烈提示急性心肌缺血，并极有可能是有严重的 CAD。现有心电图提示心肌缺血的患者，如有以往的心电图做比较将会更加提高诊断的准确性。

12 导心电图虽然不是完美无缺，但其作用处于评估和处理急性心肌缺血患者决策程序中的中心地位。在至少 2 个相邻导联上 ST 段抬高≥0.1mV 的患者中，90% 以上的患者通过一系列的心肌酶测定而最终确诊为心肌梗死。这样的患者应首先考虑为急性再灌注治疗的人选。ST 段下移的患者刚开始时考虑为不稳定心绞痛或非 ST 段抬高性心肌梗死，鉴别这二者最终依赖于检测血液中心肌坏死的生物学标志物。高达 25% 的 NSTEMI 和 CK-MB 升高的患者在住院期间进展为 Q 波型心梗，而其余的 75% 为非 Q 波型心肌梗死。T 波倒置也可能提示 UA/NSTEMI，临床表现疑似 ACS 患者，胸前导联明显的 T 波倒置强烈提示急性心肌缺血，特别是提示左前降支（LAD）有临界狭窄病变。有这种心电图改变的患者，心脏前壁的收缩功能减退，而且如果仅给予药物治疗，危险性很高。血管成形术常常可以逆传这种倒置的 T 波和室壁运动障碍。

非特异性 ST 段和 T 波变化通常被定义为 ST 段偏移 <0.5mm（0.05 mV）或 T 波倒置≤2mm（0.2mV），与前述心电图变化相比，对诊断帮助不大。Ⅲ 导联上孤立的 Q 波可能是正常的心电图，特别是在下壁任何导联上都没有复极异常时。胸痛患者如心电图完全正常也不能排除 ACS 可能性，因为 1%~6% 的这类患者最终被证明患有心肌梗死（定义为 NSTEM），而且至少有 4% 的患者被证明是不稳定心绞痛。ST 段和 T 波变化时必须考虑其他可能的常见原因，如 ST 段抬高常见于左室室壁瘤，心包炎、心肌炎、变异性的心绞痛、过早复极、左室心尖球囊综合征（Takotsubo 心肌病）和 WPW 综合征等；而深倒 T 波见于中枢神经系统疾病和用三环类抗抑郁药或吩噻嗪类药物治疗患者。

左回旋支闭塞所致的急性心肌梗死的 12 导 ECG 变化可能是非诊断性的。只有大约 4% 的急性心肌梗死患者有局限于 $V_7 \sim V_9$ 导联而 ST 段抬高，而且在标准的 12 导联心电图上无表现。有后壁导联 ST 段抬高在诊断上非常重要，因为它将患者归为急性 STEMI 而行急诊再灌注治疗。有无右室导联（$V_4R \sim V_6R$）或后壁胸导联（$V_7 \sim V_9$）ST 段抬高对于下壁导联 ST 段抬高的患者提供预后方面的信息，分别预示住院期间致命性并发症发生率的高低。

参考心电图上正后壁心肌梗死,最近有人根据心脏磁共振(CMR)成像技术定位的结果,提出了新的定位诊断术语。CMR 研究提示,V_1 和 V_2 导联异常增高的 R 波(等同于 Q 波)说明心肌梗死位于 LV 侧壁,而 I 和 aVL(但不包括 V_6)上的异常 Q 波表示中-前壁心肌梗死。因而,心电图上的"后壁"和"高侧壁心梗"在解剖上应分别是"侧壁心梗"和"中-前壁心梗"。

在 2.3 小节有关 UA/NSTEMI 的紧急处理中,将心电图的作用定为:

I 类

2. 如果初始 12 导联 ECG 和心脏生物学标记物测定正常,有 ACS 可能的患者应当在胸痛或医院的遥测病房进行心脏监测,应在预定的和特定的时间间隔内行心电图检查(或连续 12 导联 ECG 监测)和心脏生物学标记测定。

3. 怀疑为 ACS 的患者,如果 12 导联 ECG 和心脏生物学标记物测定正常,应该在急诊科、胸痛监护室或门诊行负荷试验(运动或药物)来激发心肌缺血(时间应在 72h 内)来代替住院,试验结果阴性的低危患者可以在门诊治疗。

(二)第 3 部分早期住院处理

在 3.4 小节有关出院前危险分层中,将运动心电图试验的作用定为:

I 类

3. 选择负荷试验应根据静息时 ECG、运动能力、当地专家和技术配备情况。平板运动试验对于能够运动的患者有用的,这些患者应没有基础 ST 段异常,束支阻滞,LV 肥厚,心室间传导异常,起搏心律,预激和地高辛效应等。

由于简单、价廉,操作方法和试验意义的解释广为人知,标准低水平的运动 ECG 负荷试仍然是那些能够运动,而且静息时 ECG 的 ST 段偏移能够判断的患者最合适的试验。

(三)第 6 部分特殊人群

对运动 ECG 在一些特殊情况下的作用作了简要概述,如:

在 6.1.3 小节中有关负荷试验在女性中的作用和意义,指南认为一般 ECG 负荷试验对女性的预测价值比男性差,主要是因为女性患 CAD 的可能性要比男性低。

在 6.3.2 小节中有关 CABG 术后心电图的变化情况,指南认为,与以往没有 CABG 术的 UA/NSTEMI 患者相比,CABG 术较常见于男性,老年人及更可能伴有糖尿病的患者。30% 以上的 CABG 术后患者的静息 ECG 异常,因此 ECG 负荷试验较少有结论性结果。

三、ACC/AHA 处理慢性稳定性心绞痛指南中有关心电图的评价

在该指南中的第 2 部分有关诊断和第 3 部分有关危险性分析中对常规心电图和运动心电图的作用作了较详细的阐述。

(一)第 2 部分 诊断

在第 2.3.1 节中,对 ECG 在慢性稳定性心绞痛诊断中的作用定为:

I 类

1. 静息 ECG 用于无明显的非心脏性胸痛的检查。

2. 胸痛发作时行静息心电图检查。

所有疑似心绞痛的患者都应记录静息时 12 导联 ECG,但是 50% 或更多的慢性稳定性心绞痛的患者的 12 导联 ECG 是正常的。静息 ECG 正常不能排除严重的 CAD。有左室肥厚的心电图证据或符合心肌缺血的 ST-T 改变支持心绞痛的诊断。有陈旧的 Q 波型心梗的心电图改变支持 CAD 的诊断。但是,某些 Q 波是不确定的,如 III 导联上孤立的 Q 波或 V_1 和 V_2 导联上的 QS 波。

胸痛患者如有房颤,快速室性心律失常会增加 CAD 潜在的可能性,但这些心律失常也常由其他的心脏病所致。各种程度的 AV 阻滞可以出现在慢性 CAD 患者,但也可由许多其他病因所致,故诊断的特异性很低。左前分支阻滞、右束支阻滞、左束支阻滞常出现在 CAD 患者,而且常提示存在多支冠

脉。但这些表现亦缺少特异性。

静息心电图正常的心绞痛患者中，大约有50%的患者在胸痛时心电图异常。常见窦性心动过速，而窦性心动过缓不常见。ST段抬高或下移有助于确定心绞痛，并提示在低工作量时出现心肌缺血，提示其预后不良。许多高危险性患者不需要进一步的无创性试验。冠状动脉造影通常可明确冠状动脉狭窄的严重性和血管成形手术的必要性和可行性。静息ECG上ST-T下移或倒置的患者，胸痛时这些异常表现"假正常化"是可能有CAD的另一个指标。胸痛时出现快速心律失常，AV阻滞，左前分支阻滞或束支阻滞也将增加CAD的可能性。

在第2.3.2节中，根据各种不同的情况，指南将运动试验的诊断作用分别定为Ⅰ、Ⅱa、Ⅱb、Ⅲ类，并对运动试验的相关问题进行了阐述。

Ⅰ类

依据年龄、性别和症状预计CAD的可能性为中度的患者，包括那些完全性右束支阻滞或休息时ST段下移小于1mm的患者。

Ⅱa类

怀疑为血压性痉挛的心绞痛患者。

Ⅱb类

1. 依据年龄、性别和症状预测患CAD的可能性很高的患者。

2. 依据年龄、性别和症状预测患CAD的可能性很低的患者。

3. 服用地高辛的患者，其ECG上基线ST段下移小于1mm者。

4. ECG符合左室肥厚而且基线ST段下移小于1mm者。

Ⅲ类

1. 有下列基线ECG异常的患者　①预激综合征；②心室起搏心律；③静息状态下ST下移大于1mm；④完全性左束支阻滞。

2. 由于陈旧性心肌梗死或冠状动脉造影已经确诊为CAD的患者。但运动试验可以用作功能状态和预后的评估。

另外，指南对运动试验的一些相关问题作了如下阐述：运动试验一般来说是一种安全的方法，但心肌梗死和死亡的发生率仍有≤1/2500人次。运动试验的绝对禁忌证包括2天以内的急性心梗，有症状或血流动力学障碍的心律失常，有症状的主动脉狭窄，有症状的心衰，急性肺栓塞或肺梗死，急性心肌炎或心包炎及急性主动脉夹层。相对禁忌证有：左主干狭窄、中度主动脉狭窄、电解质异常、收缩压>200 mmHg、舒张压>110 mmHg、快速心律失常或缓慢性心律失常、肥厚性心肌病或其他类型的流出道梗阻、精神或体力受损导致不能适当的运动及高度房室传导阻。过去，不稳定心绞痛是运动试验的禁忌证，但是新的信息提示运动平板和药物试验对于不稳定心绞痛的低危门诊患者和已排除心肌梗死，而且已无心绞痛和CHF的低或中度危险的不稳定心绞痛的住院患者是安全的。

虽然并不总是需要亲自监护，但运动试验应有受过适当训练的医生监护。心电图、心率、血压应在运动试验的每一步骤及ST段异常和胸痛期间都应仔细地监护和记录。运动试验常常是因为受试者达到了根据年龄预测的最大心率的标准的百分数（常为85%）而终止运动试验，但还有很多其他情况而致运动试验终止。终止运动试验的绝对指征包括：收缩压自基线血压下降>10 mmHg，中到重度的心绞痛、头晕或近似晕厥、灌注不良的体征，如发绀或苍白，监测ECG或收缩压的仪器出现故障，受试者要求终止，持续性室速或ST段抬高≥1mm而没有诊断的Q波（除外V$_1$或aVR导联）。

终止运动试验的相对指征包括尽管运动负荷增加，在没有心肌缺血情况下收缩压较基线下降10mmHg以上，ST段水平型或下垂下降2mm以上，明显的电轴偏移，各种心律失常如多源性室性期前收缩、室性期前收缩三联律、室上性心动过速、心脏阻滞或缓慢性心律失常；出现下列症状如疲乏、气短、喘息、腿部抽筋或跛行等；不能与室速区别的束支阻滞或室间传导延迟；逐渐加重的胸痛；收缩压>250 mmHg，舒张压>115 mmHg。

　　关于运动试验结果的解释，指南指出：运动试验结果的解释包括症状反应、运动能力、血流动力学反应和 ECG 反应。发生与心绞痛一致的缺血性胸痛，特别是因它而迫使终止运动试验时是很重要的。运动能力异常，收缩压对运动的反应，心率对运动的反应都很重要，但最重要的心电图改变是 ST 段下降和 ST 段提高。运动试验阳性的最常用的定义是运动中和运动后 ST 段呈水平或下垂型下降或提高≥1mm（QRS 波终点后 60~80ms）。

　　与其他无创性负荷试验相比，运动 ECG 是费用最低的诊断性试验。负荷超声心动图的费用要比其高 2 倍，负荷单光子计算机断层摄影术（SPECT）是其 20 倍。

　　有关运动试验的敏感性和特异性：一份汇集了 147 篇已发表的有关 24074 例运动试验研究报告的荟萃分析结果显示，运动心电图的平均敏感性 68%±16%，平均特异性 77%±17%。而最近一份通过严格设计尽量缩小人为偏差的有关 814 名男性患者的研究显示，敏感性是 45%，特异性 85%，因而指南认为运动心电图真正的诊断价值在于其相对较高的特异性。运动试验的敏感性一般低于无创影像学负荷试验。

　　运动心电图最有诊断价值的是预测患阻塞性 CAD 可能性为中等强度的患者。如一个 50 岁男性有不典型的心绞痛，而患 CAD 疾病的可能性是 50% 的患者。已出现在一些发表的研究报告中的有关患 CAD 的可能性为中等的人为定义是 10%~90%，这一概念在 20 年前首次被提出，并被 2002ACC/AHA 有关运动试验的更新指南所采用。

　　指南对影响运动试验的其他因素作了如下评价：

　　地高辛：可使 25%~40% 健康者出现异常的运动诱发的 ST 段下移。

　　β受体阻断剂：如果可能的话，建议停用β受体阻断剂和其他抗缺血药物 4~5 个半衰期。

　　其他药物：抗高血压药和血管扩张剂通过改变血压的血流动力学反应而影响运动 ECG 试验。短期应用硝酸制剂减弱心绞痛和与心肌缺血相关的 ST 段下降，氟卡胺与运动诱发的室性心动过速相关。

　　左束支阻滞：左束支阻滞时常出现与缺血无关的运动诱发的 ST 段下降。

　　右束支阻滞：右束支阻滞时常在前胸导联（V_1~V_3）出现与缺血无关的运动诱发的 ST 段下移，但 ST 段下移出现在左胸导联和下壁导联（Ⅱ、aVR），它具有与正常静息 ECG 一样的意义。

　　左室肥厚伴复极异常：该情况下常因特异性减低而出现假阳性结果。

　　静息 ST 段下降：静息 ST 段下降是无论有无已知的 CAD 患者中发生不良心脏事件的标志。在静息时 ST 段下移≤1mm 的患者中出现的运动诱发的 ST 段另外继续下降是 CAD 的敏感指征。

　　导联选择：12 导联 ECG 提供的敏感性最大。单独的 V_5 导联一向都比下壁导联及 V_5 联合Ⅱ导联都要好。没有陈旧性心梗和静息时心电图正常的患者，单独的胸前导联就是 CAD 的可靠标志。静息时 ECG 正常的患者，运动诱发的 ST 段下降局限于下壁导联时，其诊断价值很小。

　　上斜型 ST 段下降：ST 段上斜型下移小于每秒 1mV 的患者有冠心病的几率增加。

　　心房复极：心房复极波的方向与 P 波相反，可以延伸到 ST 段和 T 波。运动时过大的心房复极可以导致非缺血性下垂型 ST 段下降。运动试验假阳性者的运动心率的峰值高、无运动诱发的胸痛、明显的下垂型 PR 段出现在下壁导联。

　　ST 段抬高：当静息心电图正常时，ST 段抬高（除 aVR 或 V_1 外）非常少见，代表血管痉挛或严重损伤所致的透壁性缺血，极大地增加心律失常的可能性，并可定位缺血的部位。

　　R 波变化：许多因素都影响 R 波对运动的反应，而这些反应都没有诊断意义。

　　女性：与男性相比，特别是在绝经期前，女性的 CAD 的患病率要低一些，女性患 CAD 的可能性较低，意味着女性的运动试验有较多假阳性。例如，在 CASS 临床试验中，几乎一半的具有心绞痛症状的女性患者的冠状动脉造影正常，但他们中许多人的运动试验的结果都是阳性的。女性的运动试验的敏感性较男性低，同样特异性也较低。

　　（二）第 3 部分　危险性分层

　　在第 3.2 节，指南对 ECG 危险性分层的作用作了如下评价：

静息时 ECG 异常的慢性稳定性心绞痛患者的危险性比静息时 ECG 正常者高。心电图上有至少一个部位的陈旧性心梗患者，心脏事件的危险性增加。实际上，心电图上有多导联的 Q 波患者（常伴随 V_1 导联的 R 波，后壁梗死），常有明显的左室射血分数降低，这是决定 CHD 患者自然病程的重要因素。有持续性 ST-T 倒置（特别是静息 ECG 的 $V_1 \sim V_3$ 导联上）常提示未来发生急性冠脉事件的可能性增加，而且预后也差。当心电图有左束支阻滞、分支阻滞（常是左前分支阻滞加右束支阻滞）、二度或三度 AV 阻滞、房颤或室性心律失常都提示心绞痛患者的预后可能差。心绞痛患者心电图上有左室肥厚也常提示死亡率和致残率增加。

在第 3.3 节中将运动试验在危险性分层和预后评估的作用分别定为 Ⅰ、Ⅱb 和Ⅲ类。

Ⅰ类

1. 接受初步危险性和预后评估的患者。

2. 心脏症状发生明显变化的患者。

Ⅱb 类

1. 有下列心电图异常的患者　①预激综合征；②心室起搏心律；③静息状态下 ST 段下移 >1mm；④完全性左束支阻滞。

2. 已行心导管检查明确了处于临界冠脉病变引起缺血的患者。

3. 心绞痛类型发生明显改变，提示心肌缺血的血管成形术后的患者。

Ⅲ类

患有严重疾病，预计生命有限或不能行血管成形术的患者。

除非患者准备行心导管检查，否则，所有怀疑为或已知为 CAD 的患者都应行运动试验，以便评估未来心脏事件发生的危险性。大多数首次出现心绞痛的患者的静息心电图正常，这些患者的左室功能很可能是正常的（92% ~96%），因而预后极好。运动试验在无静息时 ST-T 改变，LVH 和应用地高辛的患者中的特异性较高。

运动试验结果也可用于"滴定"药物治疗达到希望有效的水平，如对运动的心率反应正常提示可以增加 β 受体阻断剂。

对于血管成形术后 6 月发生胸痛的患者，指南将运动试验的作用定为Ⅱb 类，即提示心肌缺血的心绞痛类型发生明显变化的患者行运动心电图试验。

CABG 术后行运动试验：行运动试验鉴别外科手术后常常不典型的胸痛是心脏性还是非心脏性。CABG 术后运动 ECG 有多方面的局限性，静息 ECG 异常很常见。在这种情况下，如要确定缺血的部位，最好选择负荷影像试验。

PCI 后行运动试验：虽然 PCI 术后的再狭窄大多数发生在 6 个月以内，但也有延迟发生的再狭窄。运动 ECG 预测再狭窄并不敏感，其敏感性在 40% ~55% 之间，明显低于 SPECT 或运动超声心动图。因此，如要确定缺血的部位，最好选用负荷影像试验。

对于无症状患者行运动试验对危险评估和预后的作用，指南分别定为Ⅱb 类和Ⅲ类。

Ⅱb 类

动态心电图上显示有可能心肌缺血或 EBCT 检查发现严重的冠脉钙化的无症状患者。

Ⅲ类

1. 动态心电图上显示有可能心肌缺血或 EBCT 检查发现严重的冠脉钙化的无症状患者，但有下列基础心电图异常：①预激综合征；②心室起搏心律；③静息状态下 ST 段下移 >1mm；④完全性左束支阻滞。

（方丕华　李晓枫）

第 十 一 篇

国内心电学规范

 **常规心电图检测技术操作规范**

一、概述

心脏在机械性收缩之前，首先产生生物电信号，利用专门仪器在体表将这种生物电信号记录下来并描记在坐标纸上的方法，称为心电图检测技术。记录心电图的仪器称为心电图机。相对于现代各种衍生心电图描记方法如动态心电图、运动心电图、心内心电图、食管心电图等，这种传统的心电图检测技术又称为常规心电图或称体表心电图、静态心电图，简称心电图。

二、适应证

Ⅰ类

1. 胸痛、胸闷、上腹不适等可疑急性冠脉综合征、急性肺栓塞者。
2. 心律不齐可疑期前收缩、心动过速、传导阻滞者。
3. 黑蒙、晕厥、头晕可疑窦房结功能降低或病态窦房结综合征者。
4. 了解某些药物对心脏的影响：如洋地黄、奎尼丁及其他抗心律失常药物。
5. 了解某些电解质异常对心脏的影响：如血钾、血钙等。
6. 心肌梗死的演变与定位。
7. 心脏手术或其他大型手术的术前、术后检查及术中监测。
8. 心脏起搏器植入术前、后及随访。
9. 各种心血管疾病的临床监测和随访。

Ⅱa类

1. 高血压、先天性心脏病、风湿性心脏病、肺心病。
2. 心血管以外其他系统危重症病人的临床监测。
3. 对心脏可能产生影响的疾病：如急性传染病，呼吸、血液、神经、内分泌及肾脏疾病等。
4. 运动医学及航天医学。
5. 正常人群体检。
6. 心血管疾病的科研与教学。

Ⅱb类

1. 大面积的皮肤感染、烧伤。

2. 某些全身性皮肤疾病　如全身性重症银屑病、中毒性表皮坏死松解症、恶性大泡性红斑等。

三、心电图机的分类

1. 按功能分类　普通单一功能心电图机、多功能数字化心电图机（计算机自动测试分析报告存储等）。

2. 按采集、描记导联数量分类　单导联、双导联、多导联（3 导联以上）心电图机。WHO、国际心脏节律学会等推荐应用 12 导联同步心电图机以提高诊断准确性。

3. 按记录方法分类　热笔式、热振式、计算机打印等。

4. 按电源分类　交流、直流、交直流两用心电图机。

5. 按机型分类　便携式和台式心电图机。

四、基本技术参数标准

1. 安全性　按照国际电工技术委员会（IEC）的要求，与人体直接接触的医用电器设备的电源与信号采集、放大部分之间应有一定的安全隔离措施，根据隔离的安全程度可分为 3 级（B、BF 及 CF）。心电图机应符合最高安全级别 – CF 级，可用于记录心腔内心电图。

2. 灵敏度　标准灵敏度为 10 ± 0.2 mm/mV；最大灵敏度 $\geqslant 20$ mm/mV；至少提供 5、10、20mm/mV 3 个档位，转换误差小于 $\pm 5\%$。

3. 噪声　小于 $15\mu V$。

4. 输入阻抗　不小于 $2.5M\Omega$。

5. 频率响应　$0.05 \sim 100$Hz，$\geqslant 3$dB。

6. 时间常数　$\geqslant 3.2$s。

7. 共模抑制比　大于 80dB。

8. 走纸速度　至少提供 25、50mm/s 两个档位，转换误差小于 $\pm 5\%$。

9. 交流漏电　小于 $10\mu A$。

10. 滤波器　交流电滤波器（50/60Hz）和 EMG 过滤器（25/35Hz）。

11. 滞后　记录系统的滞后不超过 0.5mm。

12. 耐极化电压　加 ± 300mV 极化电压，灵敏度变化不大于 $\pm 5\%$。

13. 记录笔偏转幅度 $\geqslant \pm 20$mm。

14. 外接输出灵敏度为 1V/mV $\pm 5\%$，输出阻抗小等于 100Ω，输出短路时不能损坏机器。

15. 外接直流信号输入灵敏度为 100mm/V $\pm 5\%$，输入阻抗对地不小于 $100k\Omega$。

16. 多导联数字化心电图机应具备

（1）采样率：$\geqslant 500$sample/s。

（2）频率响应：$0.05 \sim 150$Hz，$\geqslant 3$dB。

（3）共膜抑制比：$\geqslant 110$dB。

（4）热阵打印：Y8 点/mm，X16 点/mm。

（5）A/D 转换器：16 位以上。

（6）显示屏分辨率：$\geqslant 320 \times 240$dot。

（7）其他：多导同步采集、传送及存储心电图、建立数据库、自动分析诊断、测量、连网及统计学分析等。

五、操作流程

1. 由临床医生根据需要提出书面申请，申请内容包括患者的一般资料、心脏活性药物的使用情况、临床初步诊断、申请理由、检测要求（如附加导联、特殊体位）等。

2．患者办理相应的确认手续（紧急情况除外）。

3．心电图室按临床要求执行心电图检测。

4．出据心电图检查报告。

六、检测要求

1．环境　室温不得低于18℃，检查室远离大型电器设备，检查床宽度不小于80cm，如果检查床一侧靠墙，床附近的墙内不应有电线穿行，如使用交流电操作，心电图机必须有可靠的接地线（接地电阻<0.5Ω）。

2．工作开始前检查心电图机各条线缆的连接是否正常，包括导联线、电源线、地线等。

3．认真阅读检查申请单，快速了解病人的一般情况以及临床对检测心电图的要求，描记心电图标准12导联及/或附加导联、特殊体位。

4．除有精神症状、婴幼儿等不能配合者需用药物镇静外，被检测者应在醒觉状态下，休息5min后仰卧接受检测，检测时要求患者全身放松、自然呼吸。

5．电极安置部位的皮肤应先做清洁，然后涂以心电图检测专用导电介质或生理盐水并应浸透皮肤，以减少皮肤电阻，保证心电图记录质量。

6．按照国际统一标准，准确放置标准12导联电极，包括3个标准肢体导联（Ⅰ、Ⅱ、Ⅲ）、3个加压肢体导联（aVR、aVL、aVF）和6个心前导联（$V_1 \sim V_6$）。女性乳房下垂者应托起乳房，将 V_3、V_4、V_5 导联电极置于乳房下缘的胸壁上。

7．可疑或确诊急性心肌梗死首次检查时必须做18导联心电图，即标准12导联加 V_7、V_8、V_9、V_3R、V_4R、V_5R 导联，检测后壁导联时患者必须仰卧，检测电极可使用一次性监护电极。

8．心电图记录每个导联至少描记3个完整的心动周期。

9．记录心电图时设定标准电压为10mm/mV，走纸速度为25mm/s，并做标记。

10．其他要求

（1）心电图室应远离电梯及其他大型电器设备。

（2）工作完毕后，应切断电源、盖好机器防尘罩，清洗、消毒电极。

（3）交直流两用心电图机应定期充电，以延长电池使用寿命。

（4）同时使用除颤器时，不具有除颤保护的普通心电图机应将导联线与主机分离。

（5）心电图机属度量医疗器械，应按规定定期接受相关部门检测。

七、正常心电图的分析

1．P波

（1）形态：P波位于QRS波群之前，形态呈圆钝型，可伴有轻微切迹，在Ⅰ、Ⅱ、$V_4 \sim V_6$ 导联直立，aVR导联倒置。

（2）时限（宽度）：P波时限不超过0.11s，双峰型者，两峰间距小于0.04s。

（3）振幅（电压）：不超过0.25mV，小于同导联R波的1/2，$V_1 < 0.2$mV。

（4）V_1 导联P波终末电势（$PtfV_1$）：≤ -0.03mm·s。

2．PR间期　心率在正常范围时PR间期为0.12~0.20s。

3．QRS波群

（1）时限：小于0.11s。

（2）形态：QRS波群主波通常在Ⅰ、Ⅱ、$V_4 \sim V_6$ 导联向上，aVR、V_1、V_2 导联向下。①Q波：无切迹，振幅小于同导联R波1/4，以R波为主的导联时限小于0.04s。②R波振幅：Ⅰ导联不超过1.5mV，aVL导联不超过1.2mV，aVF导联不超过2.0mV，aVR导联不超过0.5mV，V_1 导联不超过

1.0mV，V_5（或 V_6）导联不超过 2.5mV（女性不超过 2.0mV），$RV_5 + SV_1$ 不超过 4.0mV（女性不超过 3.5mV）。心前导联 R/S 比例逐渐增高。3 个标准肢体导联或 3 个加压肢体导联的 QRS 波群峰值不得同时低于 0.5mV。

4. ST 段　ST 段应与等电位线平行一致，但允许轻度抬高或降低，抬高一般不超过 0.1mV，下降不超过 0.05mV。

5. T 波　圆钝型、无切迹，一般无明显的起始点（上升支缓慢），Ⅰ、Ⅱ、aVF、V_5、V_6 导联必须直立，aVR 导联倒置，T 波的方向应与 QRS 波群的主波方向一致。T 波振幅不应低于同导联 R 波的 1/10。

6. U 波　应与其 T 波方向一致。振幅不超过同导联 T 波振幅 25%，最高不应超过 0.2mV。

7. QT 间期　0.32 ~ 0.40s，QT 间期与心率有关，心率较慢时可以相对延长（不长于 0.44s），心率较快时可以相对缩短（不短于 0.30s）。为消除心率对 QT 间期的影响，可用校正 QT 间期（Q – Tc），其公式为：Q – Tc ＝ QT／RR（单位 = s），或采用 Bazett 公式计算：Q – Tc = k . $\sqrt{RR}$，k 为常数（男性 0.37，女性 0.39）。

8. 额面平均电轴

世界卫生组织（WHO）推荐成人标准：正常值范围是 −30° ~ +90°；电轴左偏：−30° ~ −90°；电轴右偏：+90° ~ +180°；电轴不确定：−90° ~ +180°。

心电图时间间期的测量规则：在同步 12 导联（至少 3 个标准导联同步记录）心电图进行。其中 P 波、QRS 波群时限及 QT 间期以 12 导联中波形出现最早的导联为起点，波形结束最迟的导联为终点。PR 间期以 12 导联中最早出现的 P 波为起点，至最早出现的 QRS 波起始为终点。

（王志毅　陶晓娟　方丕华　整理）

2　动态心电图

一、概述

动态心电图通常称为 Holter，是以研发者美国的物理学家 Norman. J. Holter 的名字所命名。Holter 从 1933 年坚持不懈的研制，动态心电图于 1961 年投入到临床。动态心电图的英文名称还有（daynaimic electrocardiogram，DCG），动态心电图的通用名词还有长时间心电图（long – term electrocardiogram）、长时间活动心电图（ambulatory long – term electrocardiogram）等。目前国内外已统称为动态心电图（ambulatory electrocardiograph，AECG）。

二、定义

动态心电图是将病人昼夜日常活动状态下的心脏电活动，用 3 导联或多导联连续 24 ~ 48h 记录，并经计算机分析处理，并用打印机打印出图文分析报告的动态心电图。随着现代医学和科学技术，特别是电子计算机技术的发展而不断发展，现代的动态心电图，已能用小型大容量数字化心电信号记录器多导（3 ~ 12 导联）同步，长时间（24h 或更长）、连续（全信息）监测并记录自然活动下的心电信息，所记录的心电信息输入计算机自动分析处理并经专业人员修改编辑，由激光打印机打印出具有正常心电活动、心律失常、ST 段及 T 波改变、心率变异性（heart rate variability；HRV）、QT 间期及心脏起搏器状况等内容的分析报告，为临床诊疗提供丰富的信息和重要的依据。已成为现代心脏学的重要临床心电诊断技术，在全球范围内广泛应用。

三、适应证

评估可能与心律失常有关的症状的适应证。

Ⅰ类

1. 发生无法解释的晕厥、先兆晕厥或原因不明的头晕患者。

2. 无法解释的反复心悸患者。

Ⅱb 类

1. 发生不能用其他原因解释的气短、胸痛或乏力的患者。

2. 疑一过性房颤或房扑时发生神经系统事件的患者。

3. 患者出现晕厥、先兆晕厥、头晕或心悸等症状，已鉴别出其原因并非心律失常，但治疗这种病因后症状仍持续存在者。

Ⅲ类

1. 患者有晕厥、先兆晕厥、头晕或心悸等症状，通过病史、体格检查或实验室检查已经确定病因。

2. 患者发生脑血管意外，无心律失常发生的其他证据。

在无心律失常症状患者中检出心律失常评估远期心脏事件发生风险的适应证：

Ⅰ类 无。

Ⅱb 类

1. 心肌梗死后左室功能不全的患者（EF≤40%）。

2. 充血性心力衰竭患者。

3. 特发性肥厚型心肌病患者。

Ⅲ类

1. 持续心肌挫伤的患者。

2. 高血压伴左室肥厚患者。

3. 心肌梗死后左室功能正常患者。

4. 非心脏手术患者进行术前心律失常评估。

5. 睡眠呼吸暂停患者。

6. 瓣膜性心脏病患者。

无心律失常症状患者测定 HRV 评估远期心脏事件发生风险的适应证：

Ⅰ类 无。

Ⅱb类

1. 心肌梗死后左室功能不全的患者。

2. 充血性心力衰竭患者。

3. 特发性肥厚型心肌病患者。

Ⅲ类

1. 心肌梗死后左室功能正常患者。

2. 糖尿病患者评估糖尿病神经病变。

3. 存在可能干扰 HRV 分析的心律失常（如房颤）的患者。

评估抗心律失常治疗的适应证：

Ⅰ类

评估个体对抗心律失常药物的反应，其心律失常的基线特点是可重复，并且频发的程度应足以进行分析。

Ⅱa类

高危患者中检测抗心律失常治疗的致心律失常作用。

Ⅱb类

1. 评价心房颤动心室率控制。

2. 门诊判定治疗期间反复发生的有症状或无症状的非持续性心律失常。

Ⅲ类 无。

评估起搏器和 ICD 功能的适应证：

Ⅰ类

1. 通过评价频繁发生的心悸、晕厥或先兆晕厥等症状来评估设备的功能，以除外肌电抑制和起搏器诱导的心动过速，并且帮助设定改进参数如频率适应和自动模式转换等。

2. 在设备问询未能确定诊断时评估可疑的部件失灵或功能障碍。

3. 评估频繁接受 ICD 治疗的患者对辅助药物治疗的反应。

Ⅱb类

1. 作为对连续遥测的替代或辅助方法，评估起搏器或 ICD 植入后即刻的术后起搏器功能。

2. 评估植入除颤器患者室上性心动过速发作时的心率。

Ⅲ类

1. 通过设备问询、ECG 或其他有用数据（如胸片等）足以确定潜在的原因/诊断时，评估 ICD 或起搏器功能障碍。

2. 对无症状患者进行常规随访。

监测心肌缺血的适应证：

Ⅰ类 无。

Ⅱa 类

怀疑变异型心绞痛患者。

Ⅱb 类

1. 评估无法运动的胸痛患者。

2. 无法运动的血管外科患者进行术前评估。

3. 已知冠心病和不典型胸痛综合征患者。

Ⅲ类

1. 能运动的胸痛患者进行初次评估。

2. 无症状患者进行常规筛查。

四、设备

动态心电图系统由记录系统、回放分析系统和打印机组成。

记录系统由记录器和导联线组成。记录器有磁带式（目前已基本淘汰）和固态式，固态式又分为固态记录器和闪光卡记录器。目前动态心电图的导联从 2 通道、3 通道已发展到 12 导联、18 导联系统。12 导联、18 导联有助于确定室性期前收缩和室速的好发部位、旁路定位以及对心肌缺血的相对定位。但通过美国心脏协会数据库和麻省理工学院数据库以及这些年的临床实践证明，12 导联系统的Holter 并没能取代 3 通道的系统，只是两种记录方式和系统各有侧重，在临床应用上可互补。

记录器采集数据后首先把记录的心电数据传送到计算机中，主机采用性能良好的计算机或心电工作站，其硬件设施能支持动态心电图分析软件的运行，以 16 ~ 19 英寸高分辨率的彩色显示器显示出心电信号及有关分析、数据、图表（直方图、趋势图等），采用鼠标或键盘输入参数和指令，进行动态心电图分析和编辑，才能得到最终的动态心电图报告。在计算机进行分析过程中，首先要进行 QRS 波的检出，确定每个心搏的类型，然后对逐个心搏的特性进行分析，目前已有公司开发出可进行 P 波、PR 间期分析的软件。动态心电图的内容包括：24h 或 48h 的心律失常分析、ST 段偏移的检测和分析、起搏心电图的分析（有些机器还设有起搏通道）、T 波电交替、窦性心率震荡、睡眠呼吸暂停综合征等。随着电子学、计算机技术这些科技的飞速发展，动态心电图的硬件和软件也是日新月异的发展，但目前动态心电图的分析系统尚不能达到满意的准确度，在分析的过程中进行人工干预是必不可少的。

五、基本技术指标

动态心电图的专业人员应该了解记录器影响心电图波形质量的关键指标，即：频率响应、采样频率和分辨率。

1. 频率响应是电子学领域中用来衡量线性电子学系统性能的主要指标。目前多数记录器的频响范围是 0.5 ~ 60Hz，低频下限频率过高时，可使动态心电图波形的 ST 段产生失真，如高频的上限不够高时，动态心电图波形的影响表现为 Q 波、R 波和 S 波的波幅变低，形状变得圆滑，R 波的切迹和 δ 波可能消失。

2. 采样频率是指记录器每秒钟采集心电信号电压的点数。采样频率越高，心电图波形的失真就越小，所采集的数据就会更加精确的表示连续的心电图波形；当采集率过低时，Q 波、R 波、S 波的波幅都会减小，波形呈阶梯状，心电图上将会丢失部分有意义的信息，应用适当的采样频率是必要的。目前多数记录器的采样频率为 128Hz，256Hz 但对于上限频率达 100Hz 的系统来说，合适的采样频率应达到 512Hz，对于起搏信号和 ICD 信号的记录器其采样频率应达到 4000Hz，但目前的部分有起搏通道的记录器，起搏通道采样频率达 1000Hz 时，基本就能较准确的记录起搏脉冲并检测到起搏器的实际工作状况了。

3. 分辨率是指运算采样数据并进行模—数转换采集信号的能力，用数码的二进制位数表示，最小分辨率为 8bit，分辨率 16bit 时可达到当前计算机运算水平，分辨率可决定 QRS 复合波振幅测量的准确性。

　　记录器的频率响应、采样率和分辨率应该是一个和谐的统一，如果采用较低的分辨率，则会使QRS复合波振幅精确性减低；如果过高追求太高的采样率，会使记录的数据成倍的增加，为数据的下载和存储带来较大的负担，并影响分析效率。

六、操作流程

（一）安装前的准备工作

　　专业技术人员根据临床医生的申请单内容将患者的 ID 号、姓名、性别、年龄、临床诊断等相关资料填写在 Holter 资料袋封面上，或在医疗网上直接申请预约的，再根据病情需要或临床要求选用 3 通道、12 导联或起搏器记录器，并准确写明记录器或闪光卡的编号，以便次日取下记录器时进行核对，并把拆下的闪光卡装入袋内，回放分析后打印的病人资料也需装入资料袋内。

（二）物品准备

　　记录器、导线（目前多数导线与记录器是相对固定连接的）、闪光卡（或固态记录器）、碱性电池、电极片、95% 的酒精纱条、专用砂纸、绷带、病人检测日记。

（三）皮肤处理

　　先用酒精纱条擦拭预贴电极片的部位，再用砂纸轻打磨局部皮肤，导电液能更快更好地渗入角化层，使阻抗很快下降，使偏移电压趋向稳定（偏移电压的起伏与心电信号叠加可导致基线漂移和伪差）。

（四）规范粘贴电极片

　　3 通道动态心电图电极片粘贴位置（图 11 - 2 - 1）：

　　第一通道 CM5：红色"正极"位于左腋前线第五肋；白色"负极"位于胸骨柄处右侧。

　　第二通道 CMaVF：棕色"正极"位于左锁骨中线第七肋缘；黑色"负极"位于胸骨柄处白色和蓝色中间（有的厂家是黑色"正极"、棕色"负极"，可根据图形而定）。

　　第三通道 CM1：橙色"正极"位于胸骨右缘第四肋；蓝色"负极"位于胸骨柄左侧。

　　地线：绿色位于右锁骨中线第六肋。

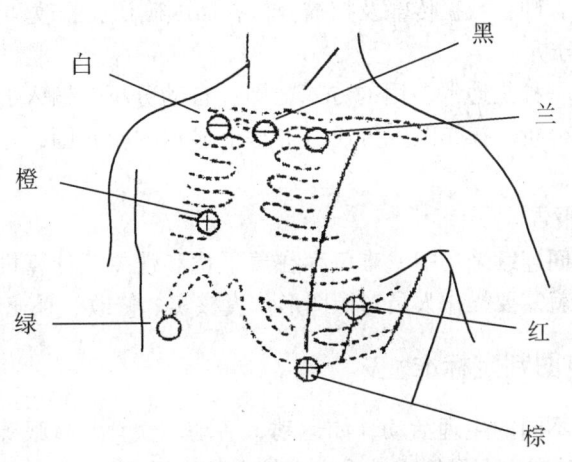

图 11 - 2 - 1　三通道贴放位置

　　12 导联动态心电图电极片粘贴位置（图 11 - 2 - 2）：

　　RA：位于右锁骨中线第二肋。

　　LA：位于左锁骨中线第二肋。

　　LL：位于左锁骨中线第七肋缘。

RL：位于右锁骨中线第七肋缘。

CM1：位于胸骨右缘第四肋。

CM2：位于胸骨左缘第四肋。

CM3：位于 CM2 和 CM4 联线的交叉点。

CM4：位于左锁骨中线第五肋。

CM5：位于左腋前线第五肋。

CM6：位于左腋中线第五肋。

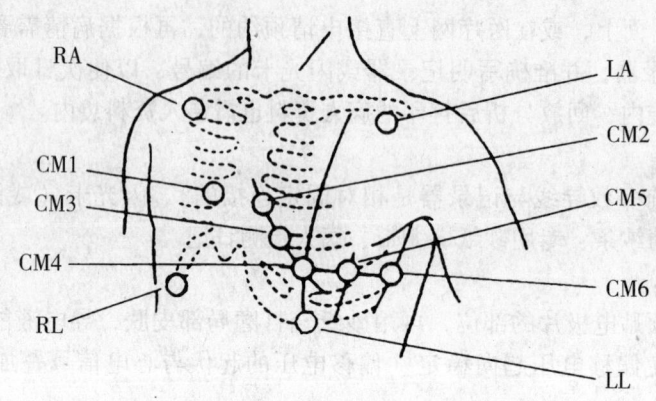

图 11 - 2 - 2 十二导联贴放位置

（五）电极导线的固定

将电极导线按规定颜色扣牢在电极片上，再用绷带将胸前零散导线捋顺系牢，顺腰围固定好。

安装电池，观察记录器运行正常后，向病人嘱咐注意事项及填写监测日记的要求以及取下记录器时间，最后将记录器装入盒套，斜肩佩戴即可。

七、动态心电图的回放分析

回放分析分为 3 个步骤，即：数据传输及扫描分析；回顾确认、删改和编辑；打印报告。

（一）数据传输及扫描分析

目前有两种回放方式：一种是通常多用的方式，即：自动分析，输入的过程亦是分析的过程；另外一种是在人工干预下扫描分析，操作医生可通过屏幕上显示的栅状图，在扫描的同时进行对计算机误判的修改和对图形的确认。

（二）回顾编辑和打印报告

动态心电图在昼夜长时间连续采集中，难免存在着干扰和伪差，计算机分析软件达不到完全准确无误的识别干扰或伪差，这就需要操作人员对照图形认真核实、修改、补充和编辑，最后再打印报告。

八、正常人动态心电图判定标准

由于检查者在 24h 里有不同的生理活动，如运动、活动、饮食、睡眠等，因此病人的体位、自主神经的张力也不同，24h 的动态心电图检查结果会有较大的变异。

（一）心率

成年人 24h 平均窦性心率为 59 ~ 80bpm，并且随着年龄的增加而下降，但白天最高心率的降低更明显。老年人最高心率一般不超过 130bpm。女性比男性高 5 ~ 10 bpm。窦性心动过速在动态心电图上十分常见，年轻人运动时窦性心率可高于 180bpm。但是，在夜间睡眠中最低窦性心率可位于 40 ~ 60bpm 间，尤其是凌晨 4 ~ 5 时。如果夜间最低心率低于 35bpm，应考虑迷走神经张力增高或窦房结功能低下。

常规心电图设定的窦性心率的正常范围为 60～100bpm，显然不适合动态心电图。但是，窦性心率的动态心电图正常值尚缺乏。

（二）ST 段变化

动态心电图的 ST 段改变较正常的体表心电图更容易发生，因为进行动态心电图检查时病人常有体位改变、电极片粘贴不紧等问题存在，会影响动态心电图的记录，可出现 ST 段上斜型压低。正常运动情况下，左侧卧位时影响 V_3～V_5 导联 ST 段，而右侧卧位时影响 V_3～V_5 导联的 ST 段，而肢体导联受影响较小。在体表心电图上，ST 段下移的标准通常为 J 点后 ST 段水平和下斜型下移 0.1mV，持续 1min 以上。如果以此标准，正常人群 ST 段压低的发生率为 10%。

九、诊断中应注意的问题

（一）窦性心动过缓与窦性心动过速

在常规心电图中，窦性频率小于 60bpm 是窦缓的定义，但在动态心电图中并不适宜，正常成年人在夜间睡眠中或凌晨 3 点至 5 点时窦性频率常在 40bpm～60bpm，甚至小于 40bpm；而窦速在常规心电图中的定义是 100bpm～160bpm，可是在动态心电图监测中随着情绪激动和体能活动量，正常成年人的窦性心率常见于 110bpm～150bpm，运动时年轻人甚至可高于 180bpm，所以动态心电图监测时，在评定结论中一般不下窦缓、窦速的诊断。但是，当监测中最快心率小于 80bpm，总平均心率小于 50 或 55bpm，下窦缓不会有大的争议；也有的学者提出 24h 总心搏大于 14 万可下窦速。另外有一种情况，当患者在静息状态或轻微活动时，窦率常大于 100bpm，活动时显著加快，同时心率变异性也减低，临床症状与心动过速有相关性，而且临床用药效果不佳，在能排除右房房速和窦房折返性心动过速的情况下，方可下不适当窦速。

（二）期前收缩性的心律失常

在动态心电图中期前收缩是最常见的心律失常，常见的是房性期前收缩和室性期前收缩，按 24h 发生的期前收缩数量，将 ≥30/h 的期前收缩称为频发。房性期前收缩、室性期前收缩在人群中发生率高，多见于器质性心脏病患者，也可见于"健康"人群，孤立的无症状的期前收缩多见于健康人，但期前收缩数量 24h 通常少于 100 次，其发生率随着年龄增长而增加。因室性期前收缩可诱发室速、室扑、室颤等致命心律失常，故对室性期前收缩更加重视，室性期前收缩其危险不取决于数量，而是取决于发生的病因，基础心脏病的严重程度，心功能状况，对血流动力学的影响；对血流动力学的影响又取决于室性期前收缩的频率、期前度和室性期前收缩发生的部位，如是器质性心脏病，数量不多也要予以重视。

（三）室性心律失常药物疗效的评价

可采用 ESVEN 标准，即患者治疗前后自身对照，达到以下标准才能判定治疗有效：

室性期前收缩减少 ≥70%。

成对室性期前收缩减少 ≥80%。

短阵室速消失 ≥90%，15 次以上的室速及运动时 ≥5 次的室速完全消失。

抗心律失常药物治疗经动态心电图复查，若室性期前收缩增加数倍以上或出现新的快速心律失常或非持续性室速转为持续性室速，并出现明显的房室阻滞及 QT 间期延长等，均应注意药物的致心律失常作用。

（四）病态窦房结综合征的诊断标准

动态心电图是评价窦房结功能较可靠的检查方法，它能证实窦缓、窦房阻滞、窦性停搏以及快速心律失常（慢－快综合征）的存在，并能证实心律失常与症状之间的相关性，其诊断指标如下：

1. 持续缓慢的窦性心律，24h 总心搏数小于 8 万次，24h 平均心率小于 55bpm，最快心率小于 90bpm，最慢心率小于 35bpm。

2. 窦性停搏甚至短暂的全心停搏。

3. 二度Ⅱ型窦房阻滞伴交界性或室性逸搏及逸搏心律。

4. 窦缓伴有短阵或阵发的心房扑动、心房颤动或室上速，终止时的窦房结恢复时间大于2s以上。

5. 常伴有过缓的交界性逸搏心律（提示双结病变）。

（五）心肌缺血的评价标准

动态心电图能连续检测24～48h，对心肌缺血的敏感性和特异性均已超过70%，对已确诊的不稳定性心绞痛、变异性心绞痛、心肌梗死后的心肌缺血都有助于明确诊断，尤其是无痛性心绞痛和评价标准通常选用美国国立心肺血液研究院提出的"三个一"标准，即ST段呈水平型或下斜型压低≥1mm、持续≥1.0min、两次间隔≥1.0min。

1999年ACC/AHA动态心电图应用工作指南中建议，将"三个一"标准中间隔时间改为≥5.0min。

心肌缺血评估时要密切结合临床资料和病人的自觉症状，注意鉴别体位和呼吸、心动过速以及干扰和伪差所致的ST段发生的假阳性改变。

心率对ST段变化的影响及校正：

正常心率时，ST段压低点（L点）在"J"点之后80ms，如心率增快120bpm以上，L点应在J点之后5ms。心率较快时，可以用ST/HR比值消除心率影响，ST/HR≥1.2uV/bpm为异常。

心肌缺血负荷测算：

可根据心肌缺血及缺血负荷检测对冠心病的心肌缺血作定量分析，评价其疗效。

根据ST段异常改变的幅度×发作阵数×持续时间 = 总负荷。

在描记ST段趋势曲线的基础上，计算ST段压低的面积（-mm×min）。

Nademanee等研究发现心肌总缺血负荷负值 < -60mm. min/24h者，70%愈后佳；而≥-60mm. min/24h者仅有6%预后佳。

（六）评估ICD和起搏器功能

1. 动态心电图是评估ICD放电治疗是否恰当的有效辅助检测手段，并能评估药物辅助治疗的效果。

2. 通过评价有症状时，如：心悸、黑蒙、先兆性晕厥或晕厥时的ICD及起搏器的工作状况，以除外肌电抑制和起搏器诱导的心动过速（PMT）。

3. 检测起搏器的感知、起搏功能有无间歇性异常。

4. 观察起搏器的参数设定以及特殊功能运行对其病人是否适宜。

5. 对无症状的起搏电极异常给予提示。

6. 可定量分析心房心室感知及起搏所占的百分比，并对无症状患者进行随访。

（七）动态心电图检测中长间歇的诊断

1. 当长PP间期小于基本窦性心律的两倍时可参考以下3种诊断：

（1）房性早搏未下传：长PP间期中可见期前的房性P'波，有时可融于T波内。

（2）二度Ⅰ型窦房阻滞：PP间期呈文氏缩短又继以延长，长PP间期小于基本窦性最短PP的两倍。

（3）如长PP间期排除以上两个诊断，基本窦律PP间期慢而不规则，方可诊断窦缓不齐。（如大于2s以上不除外窦性停搏）

2. 长PP间期与基本窦性PP间期呈整倍数，即可诊断为二度Ⅱ型窦房阻滞。

3. 长PP间期大于基本窦性PP间期两倍以上，而不成整倍数，即可诊断窦性停搏。

4. 当长PP间期远大于3s以上，可诊断为短暂的全心停搏（因室性逸搏的低限频率是20bpm，3s以上未出现各类逸搏，即证明4类起搏点均停搏）。

5. 如长RR间期远大于3s以上，但其间可见规律的窦性P波，其后均无下传QRS波群，可诊断为心室停搏。

6．发生在动态心电图监测中的阵发的室上速、心房扑动、心房颤动终止时出现的长 RR 间期，应描述为窦房结恢复时间。如长于 3s 或更长，诊断窦性停搏是不够严谨的，但可写为继发性窦性停搏或继发性短暂的全心停搏，因机制上是因为超速抑制所致。

7．在起搏器心电图中出现较长的 RR 间期，不要诊断窦性停搏，应评定为过度感知，系感知肌电产生抑制所致的长间期。

（卢喜烈　尹彦琳　方丕华　整理）

 # 心电图运动负荷试验

一、概述

心电图运动负荷试验（ECG exercise test）是指通过运动增加心脏负荷，使心肌耗氧量增加，用于冠心病及其他疾病的诊断、鉴别诊断及预后评价的一种检查方法。

二、类型

1. 活动平板运动试验　活动平板运动试验是目前的器械运动中引起心血氧耗量最高方式，并能人为的控制进程与运动耐量。

2. 踏车运动试验　踏车运动试验达到的心肌氧耗能力比活动平板运动要小，而无充分的"温醒"过程，其优点是占地面积小，运动过程中记录的心电图伪差相对较少。

三、适应证

（一）诊断阻塞性冠心病的适应证

Ⅰ类

根据年龄、性别和症状，成年患者（包括完全性右束支传导阻滞或静息 ST 段压低小于 1mm 者）具有中等度的患冠心病可能性者（具体的例外情况在 Ⅱ 和 Ⅲ 中注明）。

Ⅱ类

Ⅱa 类　血管痉挛性心绞痛患者。

Ⅱb 类

1. 根据年龄、性别和症状预测冠心病可能性大的患者。

2. 根据年龄、性别和症状预测冠心病可能性小的患者。

3. 基线 ST 段压低小于 1mm 并服用地高辛的患者。

4. 心电图诊断左心室肥厚并基线 ST 段压低小于 1mm 者。

Ⅲ类

1. 有以下静息心电图异常的患者：

（1）预激综合征。

（2）心室起搏心律。

（3）静息 ST 段压低超过 1mm。

（4）完全性左束支传导阻滞。

2. 已证实心肌梗死或先前冠脉造影显示严重病变的明确诊断的冠心病患者，然而，运动试验可测定心肌缺血和危险度。

（二）评估有症状患者或有冠心病史患者的适应证

Ⅰ类

1. 初始评估可疑或已知冠心病的患者，包括那些完全性右束支传导阻滞患者或静息心电图 ST 段压低小于 1mm 的患者。

2. 可疑或已知冠心病的患者，之前进行过评估，现在临床症状有明显的改变。

3. 低危险度不稳定性心绞痛患者，发作后 8～12h，已无活动性缺血或心衰表现。

4. 中等危险度不稳定性心绞痛患者，发作后2~3天，无活动性缺血或心衰表现。

Ⅱ类

Ⅱa类

中等危险度不稳定心绞痛患者，初始心脏标记物正常，重复心电图无明显改变，症状发作后6~12h心脏标记物正常，且在观察期间无其他心肌缺血依据。

Ⅱb类

1. 有以下静息心电图异常的患者：

（1）预激综合征。

（2）心室起搏心律。

（3）静息ST段压低大于或等于1mm。

（4）完全性左束支传导阻滞或任何室内传导差异并QRS波超过120ms。

2. 临床稳定的患者定期监测以指导治疗。

Ⅲ类

1. 有严重合并症患者可能限制预期寿命和（或）准备行血运重建术患者。

2. 高危不稳定性心绞痛患者。

（三）心肌梗死后行运动试验的适应证

Ⅰ类

1. 出院前行预后评估，运动处方，评估药物治疗（心梗后大约4~76天进行次极量运动试验）。

2. 出院后早期预后评估，运动处方，评估药物治疗，了解心脏恢复情况，如未进行出院前运动试验者（症状限制，大约14~21天）。

3. 出院后晚期预后评估，运动处方，评估药物治疗，了解心脏恢复情况，如早期进行的是次极量运动试验者（症状限制，大约3~6周）。

Ⅱ类

Ⅱa类

在已进行冠脉血运重建术的患者出院后，运动量咨询和（或）运动训练作为心脏康复的一部分。

Ⅱb类

1. 有以下静息心电图异常的患者：

（1）完全性左束支传导阻滞。

（2）预激综合征。

（3）左心室肥厚。

（4）地高辛治疗。

（5）静息ST段压低超过1mm。

（6）心室起搏心律。

2. 对继续参加运动训练或心脏康复的患者进行定期训练。

Ⅲ类

1. 合并严重的疾病可能限制预期寿命和（或）准备行血运重建术患者。

2. 任何时候，对急性心肌梗死伴有失代偿心力衰竭、心律失常或非心脏情况严重限制运动能力的患者进行评估。

3. 出院前评估已被选定或已进行过心导管的患者，尽管在导管术前或术后进行负荷试验，有助于评估或确认冠脉病变的严重性处于边缘状态引起的缺血及其分布，仍推荐应用负荷影像学检查。

（四）无症状或已知冠心病患者群行运动试验的适应证

Ⅰ类 无。

Ⅱ类

Ⅱa类 对计划开始积极运动的、无症状的糖尿病患者进行评估。

Ⅱb类

1. 对多重危险因素人群进行评估，以指导降低危险性的治疗。

2. 对年龄超过45岁的无症状男性和年龄超过55岁的无症状女性进行评估。

（1）计划开始积极运动的患者（尤其是惯于久坐的人群）。

（2）从事患病可能影响公众安全职业的人群。

（3）由于其他疾病（例如外周血管疾病和慢性肾衰竭）发生冠心病危险性较高人群。

Ⅲ类

对无症状男性或女性的常规筛查。

四、禁忌证

（一）绝对禁忌证

1. 急性心肌梗死（2天内）。

2. 高危不稳定性心绞痛。

3. 未控制的、伴有症状或有血流动力学障碍的心律失常。

4. 有症状的严重主动脉狭窄。

5. 未控制的有症状的心力衰竭。

6. 急性肺栓塞或肺梗死。

7. 急性心肌炎或心包炎。

8. 急性主动脉夹层。

（二）相对禁忌证

1. 冠状动脉左主干狭窄。

2. 中重度狭窄的瓣膜性心脏病。

3. 电解质异常。

4. 严重高血压（>200/110mmHg）。

5. 快速性或缓慢性心律失常。

6. 肥厚型心肌病或其他原因所致的心室流出道梗阻。

7. 精神或身体异常不能配合。

8. 高度房室阻滞。

五、技术参数标准

（一）基本设备

1. 活动平板运动试验检查仪。

2. 踏车运动试验检查仪。

（二）心肺复苏设备

除颤器、氧气、输液器、抢救车（内置心肺复苏必备药物）、断电电源保护器、血压表、听诊器。

（三）运动负荷量的确定

运动负荷量分为极量、亚极量和症状限制性运动试验。极量是指心率达到自己的生理极限的负荷量。这种极量运动量一般多采用统计所得的各年龄组的预计最大心率为指标。最大心率粗略计算法为：220 - 年龄数；亚极量是指心率达到85%~90%最大心率的负荷量，最大心率粗略计算法为：195 - 年龄数，在临床上大多采用亚极量运动试验。症状限制性运动是以患者出现严重症状或体征作为终止运动指标。

（四）运动试验方法

1. 踏车运动试验（bicycle ergometer test）　让患者在装有功率计的踏车上作踏车运动，以速度和阻力调节负荷大小，负荷量分级依次递增。负荷量以 kg·m/min 计算，每级运动 3min。男性由 300kg·m/min 开始，每级递增 300kg·m/min；女性由 200kg·m/min 开始，每级递增 200kg·m/min。直至心率达到受检者的预期心率。运动前、运动中及运动后多次进行心电图记录，逐次分析作出判断。

表 11 -3 -1　踏车运动方案

级别	男性		女性	
	（kpm/min）	运动时间（min）	（kpm/min）	运动时间（min）
1	300	3	200	3
2	600	3	400	3
3	900	3	600	3
4	1200	3	800	3
5	1500	3	1000	3

2. 平板运动试验（treadmill test）

这是目前应用最广泛的运动负荷试验方法。让受检者在活动的平板上走动，根据所选择的运动方案，仪器自动分级依次递增平板速度及坡度以调节负荷量，直到心率达到受检者的预期心率，分析运动前、中、后的心电图变化及运动量，临床表现，血流动力学改变 4 个方面判断结果。目前最常用的运动方案是 Bruce 方案。对于年龄大有心脏病患者亦可采用修订的 Bruce 方案。

表 11 -3 -2　Bruce 方案分级标准

级别	时间（min）	速度（英里/小时）	坡度（度）
1	3	1.7	10
2	3	2.5	12
3	3	3.4	14
4	3	4.2	16
5	3	5.0	18
6	3	5.5	20
7	3	6.0	22

表 11 -3 -3　Bruce 修订方案分级标准

级别	时间（min）	速度（英里/小时）	坡度（度）
1	3	1.7	0
2	3	1.7	5
3	3	1.7	10
4	3	2.5	12
5	3	3.4	14
6	3	4.2	16
7	3	5.0	18
8	3	5.5	20
9	3	6.0	22

六、基本操作流程和要求

（一）运动试验前

1. 复核检查适应证及禁忌证，简单询问病史，必要时体格检查，阅读 12 导联常规心电图和各种临床检查资料。评估运动平板负荷试验风险度。

2. 检查前一天禁酒，检查当日吃早餐，餐后至少 2h 进行，检查前不得喝浓茶、咖啡、吸烟及饮酒，不能剧烈运动。

3. 向患者介绍此项检查的目的、步骤、意义及有可能发生的危险性，以取得患者配合。并让患者阅读知情同意书，同意后本人或其代理人签字。

4. 准备好心肺复苏设备及急救药品，防止检查过程中意外情况发生。定期检查药品有效期。

5. 检查时应温度适中18℃~26℃，患者充分暴露前胸，电极放置位置如附图所示，即将肢体导联的电极移到躯干部，上臂电极置于锁骨下窝的最外侧，下肢电极置于髂前上棘上方季肋部下方。另亦可将下肢电极放置在左右锁骨中线与肋弓交界处。胸前导联位置不变。在电极安放部位，胸毛多者，剃除，用电极片携带的小砂片打磨患者局部皮肤，再用酒精棉球擦拭脱脂。待酒精挥发皮肤干燥后，再用酒精擦拭脱脂。

将电极片贴在相应位置。患者穿好鞋套站立在运动平板上。将电极导联线联接在相应导联电极片上。复核导联位置。将血压感应电极置于肱动脉搏动最强处，绑好袖带，用于运动过程中测量血压。

6. 告知病人运动过程中若有不适，如胸痛、头晕等及时告知医生，指导患者学会运动方法。

7. 由一位受过良好训练的心内科医师参加（至少一名心电诊断医师，一名心内科医师参与检查）。运动检查室的房间位置，尽可能设置在离心血管内科最近的位置。

8. 运动前应描记受检者卧位、立位心电图并测量血压。

9. 确定运动试验的方案。目前最常用的运动方案是 Bruce 方案。对于年龄大有心脏病患者亦可采用修订的 Bruce 方案。

（二）运动试验中

1. 连续监测心电图，每分钟记录一次心电图，如需要可多次记录。

2. 血压监测，每3min 测量一次，如发现异常，应每分钟测量一次。

3. 受检者的临床监护，运动中注意观察病人的一般情况，如呼吸、意识、神态、面色、步态等。告之患者如有胸痛、严重的疲乏、头昏、下肢关节疼痛等情况要及时告诉医生。如出现运动试验的终止指征，要立即终止运动，防止发生意外。

（三）运动试验后

1. 连续监测心电图 每分钟记录一次心电图，至少观察 6~10min，如需要可多次记录。如果6min 后 ST 段改变仍未恢复到运动前图形，应继续观察至恢复运动前图形。

2. 血压监测 每3min 测量一次，至少观察 6~10min，如发现异常，应每分钟测量一次。如果6min 后血压仍异常波动，应每分钟测量一次，直至恢复运动前血压。

3. 检查完毕，进行结果分析应包括运动量，临床表现，血流动力学以及心电图反应 4 个方面。书写诊断报告。

（四）诊断报告内容

1. 试验名称，如 Bruce 或其他。

2. 试验持续时间。

3. 试验最大运动当量（METs）；

4. 运动中最高心率是否达到靶心率及达到靶心率的百分比或未达到靶心率的原因。

5. 运动过程的最高血压，最低血压，运动前血压。对有价值的血压变化应详细描述。

6. 运动中有无不适症状，对不适症状的变化过程应详细描述。

7. 描述 ST 段运动前、中、后改变，描述 ST 段形态改变，描述 ST 段改变与症状的相互关系。

七、终止运动试验指征

（一）绝对指征

1. 试验中运动负荷增加，但收缩压较基础血压水平下降超过 10mmHg，并伴随其他心肌缺血的征象。

2. 中、重度心绞痛。

3. 渐进性神经系统症状（例如共济失调、眩晕、近似晕厥状态）。

4. 低灌注表现（发绀或苍白）。

5. 由于技术上的困难无法监测心电图或收缩压。

6. 受试者要求终止。

7. 持续性室性心动过速。

8. 在无诊断意义 Q 波的导联上出现 ST 段上移（≥1.0mm）（非 V_1 或 avR）。

（二）相对指征

1. 试验中运动负荷增加，收缩压比原基础血压下降≥10mmHg，不伴有其他心肌缺血的征象。

2. ST 段或 QRS 波改变，例如 ST 段过度下移（水平型或下垂型 ST 段下移 >2mm）或显著的电轴偏移。

3. 除持续性室性心动过速之外的心律失常，包括多源性室性期前收缩，室性期前收缩三联律，室上性心动过速，心脏阻滞或心动过缓。

4. 劳累、气促、哮喘、下肢痉挛、跛行。

5. 束支传导阻滞或心室内传导阻滞与室速无法鉴别。

6. 胸痛增加。

7. 高血压反应 SBP >250mmHg 和/或 DBP >115mmHg。

八、判断标准

结果分析应包括心电图反应、临床表现、血流动力学以及最大 METs。

（一）运动试验阳性标准

1. 运动中出现典型的心绞痛。

2. 运动中心电图出现 ST 段下斜型或水平型下移≥0.1mV，持续时间大于 1min。

3. 如运动前心电图已有 ST 段下移，则运动后 ST 段在原水平上再下移≥0.1mV。

4. 运动中或运动后在 R 波占优势的导联上 ST 段缺血性弓背向上型上移≥0.1mV。

（二）可疑阳性标准

1. 在运动中或运动后以 R 波占优势的导联上 J 点后 80ms 处出现 ST 段水平型或下斜型下移≥0.05mV 而 <0.1mV。

2. ST 段上斜型下移，J 点后 60ms 处下移≥0.15mV 或 ST 段斜率 <1mV/s（25mm/s 走纸速度），持续至少 1min。

3. U 波倒置。

4. 出现严重的心律失常，如多源性期前收缩、室性心动过速、房室传导阻滞、窦房阻滞、心房颤动、心房扑动。

5. 异常心率恢复：指从运动峰值心率到两分钟后心率的变化少于或等于 12bpm。

6. 运动后延迟的收缩压反应：指恢复期第 3min 的收缩压与第 1min 的收缩压比值大于 1。

7. 运动中收缩压较安静时或前一级运动时下降≥10mmHg。

九、临床意义

1. ST 段的改变

（1）ST 段下移：运动时发生 ST 段下移改变是心肌缺血最可靠的指标，准确测量 ST 段很重要，通常选择 PQ 连接点为等电位线。

（2）ST 段上移：运动时诱发 ST 段上移往往发生在 Q 波心肌梗死的患者，常常提示室壁运动异常或有室壁瘤，无 Q 波导联运动时 ST 段上抬则是提示局部心肌有严重的透壁性缺血或心外膜缺血，缺血区域相对应的冠状动脉有高度的狭窄。也可以是运动诱发左主干痉挛所致变异型心绞痛。

2. T 波改变　运动后单纯的 T 波改变对诊断一般无意义。T 波假性正常化需结合临床并做进一步检查，如放射性核素心肌显像证实有无心肌缺血。

3. U 波倒置　运动试验时出现 U 波倒置较少见，但具有较高的特异性，高度提示心肌缺血，是左前降支冠状动脉严重狭窄的标志。

4. QRS 波群改变　运动引起 QRS 波群的幅度改变是多种多样的，目前认为运动引起 QRS 波振幅的改变对心肌缺血的诊断和预测无价值。对已知的冠心病人运动引起 QRS 间期延长是心肌缺血的一种征象。

右束支传导阻滞患者常常在 $V_1 \sim V_3$ 导联出现运动诱发的 ST 段压低，与缺血无关。然而，出现 $V_4 \sim V_6$ 导联特异性较高。右束支传导阻滞并不降低负荷心电图诊断心肌缺血的敏感性、特异性或预测价值。

运动诱发的 ST 段压低伴左束支传导阻滞，常常不伴随心肌缺血。当心率 <125 次/min 时出现左束支传导阻滞且伴随典型心绞痛，提示心肌缺血；心率≥125 次/min 时出现左束支传导阻滞，常常发生在冠脉正常者。

运动引起一过性、非频依赖性左前分支传导阻滞，常提示左前降支近端病变或三支血管病变。

5. 心律失常　运动时由于儿茶酚胺的分泌增加，心肌的兴奋性增加、传导加速、不应期缩短，因此往往在运动时诱发心律失常。运动试验诱发的心律失常最常见的是室性心律失常，主要是室性期前收缩。在健康人和病人中运动引起的室性期前收缩发生率相近，均为 50% 左右。室性期前收缩本身不能作为心肌缺血的诊断指标，但在已知冠心病病人及其他心脏病人中，运动诱发的室性期前收缩时间越早，Lown 分级级别越高，提示预后越差或病情越重。运动试验时引起的室性心动过速同样不单独是冠心病的诊断标准，因为除冠心病外，还可发生在有各种器质性心脏病的患者及健康人中。

（李春雨　王玉山　方丕华　整理）

 # 远程监测心电图

一、概述

利用计算机及现代通信技术远距离采集、传输、监测心电图称为远程监测心电图。电话传输心电图、遥测心电图等也归于此类。可捕捉偶有或一过性出现症状时的心电图，弥补了常规心电图与动态心电图的不足，可进行远程会诊。

二、适应证

1. 经过临床医师诊治并进行常规 12 导～18 导心电图检查，临床需要进一步观察日常心电图变化者。

2. 经常或偶有一过性心律失常出现，但常规心电图及 Holter 不易捕捉者。

3. 有头晕、黑蒙、晕厥等症状的患者。

4. 药物治疗前后观察心律、心率及不良反应者。

5. 冠状动脉支架术或旁路移植术，术后监测。

6. 急性心肌梗死患者康复期的监护及出院后监测。

7. 安装心脏起搏器患者术后及出院后监测。

8. 有心悸、胸闷等症状而常规检查未能确诊者，及疲劳、乏力、电解质紊乱者。

9. 有其他慢性病及心脏感觉不适者。

10. 社区医疗、健康保健、咨询、特殊人群心电图监测等。

三、禁忌证

1. 本仪器并非设计用于急诊情况。

2. 不能与除颤器同时使用（进行心脏除颤时，将电极导线从电极上取下）；使用电外科设备或者电凝治疗期间；靠近很强的电磁干扰源（如天线、高压变压器、发电机、磁共振成像设备）；在易燃气体环境下不应使用本仪器。

四、注意事项

1. 安装有心脏起搏器的患者，建议无线发射机与起搏器之间至少保持 30cm 距离，从而避免对起搏器产生潜在干扰。

2. 佩戴助听器的患者应谨慎使用，一些数字无线发射机可能会给某些助听器带来干扰。

3. 使用任何无线电发射设备（包括远程心电监测仪）都可能干扰未采用足够保护措施的医疗设备，从而影响其功能。如果规章有具体要求，则遇到保健设施时请关机，这是因为医院或保健设施可能正在使用对外部 RF 能量敏感的设备。

4. 远程心电监测仪的无线通讯部分采用专业的无线通信模块，该模块在通信工作状态下会发出 RF 信号。多数现代电子设备都屏蔽 RF 信号，但某些电子设备可能无法屏蔽远程心电监测仪无线发射机所发出的 RF 信号，产生潜在干扰。

五、监测仪设备基本组成

1. 心电采集器　是一个便携式的设备，包括电极、电池。使用心电采集器采集心电、记录、

发送。

心电采集器主要技术参数：

（1）安全分类：心电采集器属于内部电源 BF 型设备。

（2）通道数：单通道、双通道、3 通道、12 通道。

（3）记录方式：模拟式、数字式无压缩。

（4）记录时间：≥30s。

（5）导联方式：胸前模拟双极导联；威尔逊（Wilson）12 导联；改良 12 导联。

（6）输入动态范围：3mV pp，±10% 或 50μV 两者取大者。

（7）输入阻抗：应≥100MΩ。

（8）扫描速度：至少具有 25mm/s 的扫描速度，其误差不得大于 ±10%。

（9）耐极化电压：在 ±300mV 的直流极化电压下，信号幅度的变化不超过 ±5%。

2. 数据传输系统　发送器、电话机、手机、有线/无线通信传输信息网站系统、接收器。用电话机或手机发送心电图信号。数据传输方式：手动传输、自动传输、通过标准电话线进行音频传输、Internet 互联网传输、数字蜂窝移动通信网、远程数字无线通讯传输。

3. 心电图监测系统　包括接收器、心电图机、心电示波器、计算机、专家诊断工作站显示器、中心服务器、打印机。

六、基本操作流程

1. 心电记录仪主要适用于可活动的病人，在日常状态下使用，用户必须接受培训。记录和传输参数的设置主要由医务人员完成。患者应该在医生的指导下使用。测量结果、最终诊断应由医生做出。

2. 远程监测心电图导联方式：

（1）胸前模拟双极导联（图 11-4-1）：胸骨柄"-"极，心前区"+"极。

（2）威尔逊（Wilson）Ⅰ、Ⅱ、Ⅲ、aVR、aVL、aVF、V_1、V_2、V_3、V_4、V_5、V_6 12 导联胸部电极安装部位（图 11-4-2）如下：

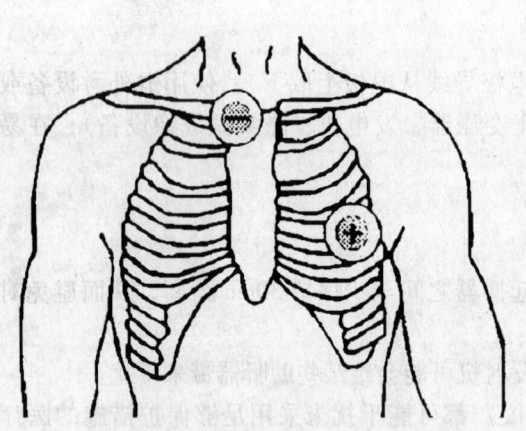
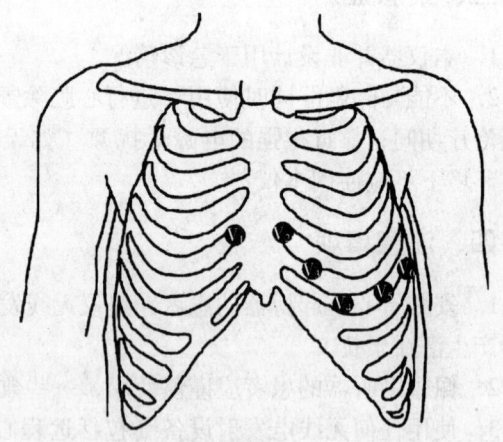

图 11-4-1　胸前模拟双极导联　　　　　图 11-4-2　威尔逊（Wilson）12 导联
　　　　　　　　　　　　　　　　　　　　　　胸部电极安装部位

V_1：胸骨右缘第四肋间隙　　　V_4：左第五肋间隙锁骨中线处

V_2：胸骨左缘第四肋间隙　　　V_5：左腋前线与 V_4 同一平面

V_3：V_2 与 V_4 之间　　　　　　V_6：左腋中线与 V_4 同一平面

四肢肢端部位安装肢体导联电极

（3）改良 12 导联

胸部电极安装部位同威尔逊（Wilson）12 导联胸部电极部位，四肢导联安装部位，将四肢导联移

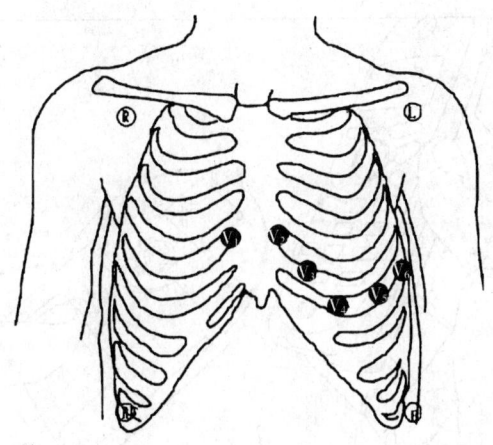

图 11 - 4 - 3 改良 12 导联

至身体躯干部位（图 11 - 4 - 3）。

3．监测心电图电极方式

（1）触点电极采集方式（图 11 - 4 - 4），使用便利快捷，可重复使用。

（2）导联线电极与一次性电极联合使用方式，规定部位安装一次性电极可监测多导联心电图。

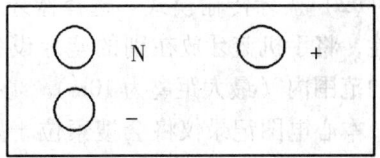

图 11 - 4 - 4 触点电极电极极性、位置示意图

4．电极安装

（1）病人的皮肤做好安放记录器的准备：必要时，剃去电极安放区域的体毛。用酒精擦拭、清洁电极安放处，清洁后的皮肤上涂上少量的导电膏。按照导联所示部位，安装电极。

（2）安放电极，使之牢固。不应将电极安放在骨性结构（肋骨、胸骨）的表面，使用优质的电极。

5．心电信号采集操作

（1）仪器由电池供能，装入电池时，注意"＋"、"－"极方向。

（2）开始启动键（仪器显示器上显示出当前的设置和状态）。

（3）被监测者需要选定一个测量姿势，保持身体放松，正常呼吸。需要将仪器按位置放置在胸部，保证仪器电极与胸部皮肤良好接触。

（4）手动记录心电图：当病人出现症状、感到不适等情况发生时，或者根据诊断目标和医生的建议，以固定的时间间隔手动记录心电图。按压开关，开始心电信号的采集。有的仪器会发出"嘟"的一声，表示心电采集正在进行。带有显示器的仪器，会出现心电采集预览界面，显示出当前设置和状态。

（5）心电信号采集结束之后，有的监测仪会发出"嘟"的响声，仪器屏幕会出现界面，此时，应将仪器取下。

（6）自动记录心电图：将电极线连接到电极上，心电图记录初始化就开始了，接通开关后，根据"设置"选项中设定的至少一个自动心律识别标准时，能进行自动记录。例如，心动过缓时心电监测仪就会自动记录心电图。仪器能发出视觉和听觉信号。听到信号后，病人必须保持镇静。开始心电采集时病人同时记录当时的状态，如出现的症状、感到不适等情况。

6．心电图信号的传输 一般心电图在每次记录后进行传输、或者将几个心电图一块儿传输、或者传输一段存储时间很长的心电图，传输期间，应当避免环境中的噪声。

（1）通过标准电话线进行音频传输（图 11 - 4 - 5）：选定了音频传输模式选项。拨打请求（传

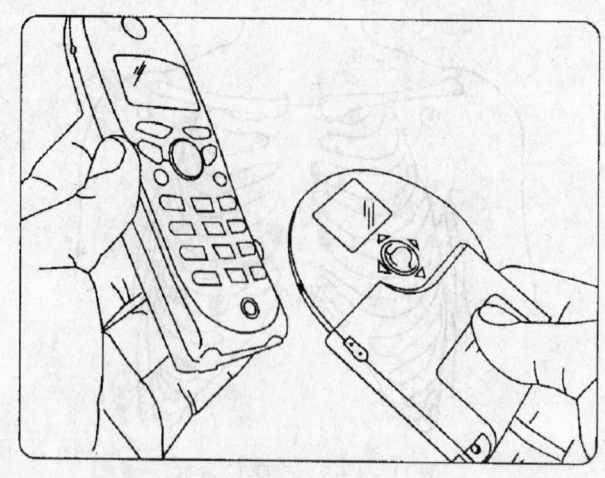

图 11 - 4 - 5　通过电话音频传输

输）心电图的电话号码，将电话的话筒距离心电图记录仪的发声孔 2cm 处传输心电图。

（2）蓝牙传输模式：选择蓝牙传输模式，手机激活蓝牙功能，将手机蓝牙放在别的蓝牙设备能够探测到的地方和有效的范围内（最大距离为 10m）。心电图记录仪显示器上将显示，本心电图记录仪将会搜索位于别的蓝牙设备能够探测到的、有效范围内的、已经激活的蓝牙。

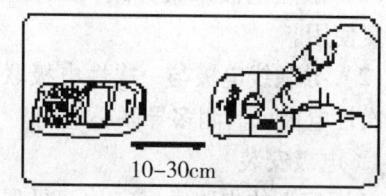

图 11 - 4 - 6　红外装置数字信号传送

（3）手机的红外接收装置数字信号传送（图 11 - 4 - 6）：手机有红外接收装置，在开启状态时可传送心电信号，周围不应有其他的红外接收装置的 IT 产品（如手提电脑）。让手机的红外接收装置正对远程心电监护仪的红外窗口，彼此间的距离为 10 ~ 30cm。

（4）手机的数字信号传送：心电记录仪与手机是一体机，记录心电后手机通过数字蜂窝移动通信网、无线局域网技术、GPRS 中国移动网传输心电信息。

7. 远程心电信息网　网站架设在网通数据机房专用服务器上，它提供所有心电病历的在线浏览服务。患者、发送者、专家、都可根据自己的用户名登录，并查看用户名权限范围内心电病历。WIRELESS 传输在院内使用，GPRS 一般应用于社区或个人。

12 导心电图远程诊断系统：系统是基于数字化心电检查设备—手持式心电检查仪设计，并通过互联网实现数字化 12 导心电图远程诊断的网络系统。系统以手持式心电检查仪为数字化心电检查设备，它由心电信息采集器、PDA、无线发送模块、GPRS 模块组成。通过 A/D 转换获取到数字心电信号，它与 PDA 通过 CF 或 SD 接口连接，采集到的心电信号直接以数字格式存储在 PDA 中。心电病历随时可通过 PDA 内置的无线发送模块或 GPRS 模块发送到心电中心服务器。

8. 专家诊断工作站　它与中心服务器通过互联网连接，可实时查看到发送的心电病历，当新病历到达时有声音提醒。安装独立的心电处理分析软件，心电处理分析软件支持显示、处理、分析心电波形并发出心电诊断显示心电波形、打印心电图。可以对软件的使用者实施权限管理，对使用者赋予不同程度的权限。

七、结果的判断标准

1. 远程监测心电图尚未制定判断标准，一般参考心电图、动态心电图（Holter）的判断标准。

2. 对一过性心律失常，依据病人病史、当时的状态、出现的症状、感到不适等情况诊断意义较大。

3. 安装心脏起搏器患者术后及出院后监测有诊断意义。

4. 心电图 ST－T 改变，依据病人病史、当时的状态、出现的症状有参考意义。

5. 病人出现头晕、黑蒙、晕厥等症状，依据病人病史、当时的状态、出现的症状有参考意义。

八、临床意义

远程心电监测仪利用现代计算机及通信技术在心律失常的监测方法上弥补了常规心电图与动态心电图 Holter 的不足，能够监测日常生活中出现的一过性症状时的心电图，对一些慢性病人和老年人，特别是处于现代化、快节奏中的上班族能够及时的监测和发送心电信号与并医生快速沟通，得到医生的健康指导。目前除监测心电图外还增加了无创血压、血氧饱和度、呼吸功能生理参数的监测。随着计算机技术的普及，计算机网络、无线技术、PDA 技术、蓝牙技术的发展，远程医疗监测技术必将得到迅速发展。

（杨 虎 任振芳 曹东芳 整理）

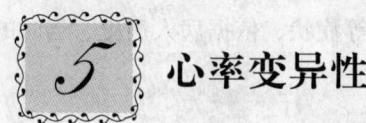

5　心率变异性

一、概述

心率变异性（heart rate variability，HRV）是指窦性心律时逐次心动周期之间的时间变异数。HRV分析是一项具有良好重复性、定量的判断自主神经功能的无创心电检测技术。

二、分析方法

HRV的分析方法包括时域分析、频域分析和非线性分析法。其中，时域、频域分析理论成熟，各项指标意义明确，易于临床广泛应用。而非线性分析法是一个有价值的方向，目前还处于研究阶段。

（一）时域分析法

该分析法的优点是抗干扰能力很强，适于长程检测分析，能够概括性的评价自主神经系统对心率的调控作用，分为统计法和图解法两大类。

1．统计法指标及其定义

（1）SDNN　全部正常窦性心搏间期（NN）的标准差，单位：ms。

（2）SDANN　全程按5min分成连续的时间段先计算每5min的NN间期平均值，再计算所有平均值的标准差，单位：ms。

（3）RMSSD　全程相邻NN间期之差的均方根值，单位：ms。

（4）SDNNIndex　全程按5min分成连续的时间段，先计算每5分钟的NN间期标准差，再计算这些标准差的平均值，单位：ms。

（5）NN_{50}　全部NN间期中，相邻的NN间期之差大于50ms的心搏数，单位：个。

（6）PNN_{50}　NN_{50}除以总的NN间期个数、乘以100，单位：%。

2．图解法指标及其定义

（1）三角指数：NN间期的总个数除以NN间期直方图的高度（在计算NN间期直方图时，横坐标的时间单位为1128秒，相当于7.8125ms），无量纲。

（2）TINN：使用最小方差法，求出全部NN间期的直方图近似三角形底边的宽度，单位：ms。

推荐使用SDNN、SDANN、RMSSD、三角指数4个指标，SDNN和三角指数用于长程、SDANN及RMSSD用于短程HRV分析。

（二）频域分析法

主要包括快速傅立叶转换法（FFT算法）和自回归分析法（AR算法），近年又研制成功一种新的通过微波转换方式的频域分析方法。时域分析不能仔细地辨别交感、迷走神经各自的活动情况，频域分析则可弥补这一不足，具有敏感、精确、定量性强的优点，在良好地控制检测条件的基础上，能够定量地分析交感、迷走神经活性的综合情况，以及受检者自主神经的昼夜变化规律。

1．频谱成分和频段划分

（1）总功率（TP）频段≤0.4Hz。

（2）超低频功率（ULF）频段≤0.003Hz。

（3）极低频功率（VLF）频段0.003～0.04Hz。

（4）低频功率（LF）频段0.04～0.15Hz。

（5）高频功率（HF）频段0.15～0.4Hz。

2. LF 及 HF 的标化　LF、HF 数值直接受总功率的影响，应分别进行标化后再行比较，其计算方法如下：LF（或 HF）norm = 100 × LF（或 HF）／（TP − VLF），单位：nu。标化的 LF 及 HF 能更直接地反映迷走、交感神经的变化。

3. 推荐使用的指标

（1）短程分析可采用：TP、VLF、LF、LFnorm、HF、HFnorm、LF/HF（5min 分析中 VLF 包括了 ULF，即≤0.04Hz 的频段均属于 VLF）。

（2）原则上不推荐使用频域指标进行长程（24h）分析，如有必要，建议采用：TP、ULF、VLF、LF、HF。不宜采用 LFnorm、HFnorm 及 LF/HF 等指标。

4. 频域分析的注意事项

（1）应对长程和短程分析进行严格区分，根据检测要求的不同进行正确选用，两者不能相互取代。

（2）短程分析采样过程中最好避免有期前收缩、漏搏等情况，如不可避免时，应在软件自动判别的基础上进行人工编辑，以确认窦性心搏分类的正确性。

（3）采用 FFT 方法除应提供频谱曲线及各频段的具体数据外，应说明所分析的样本数及所采用的平滑窗函数。采用 AR 法则应标明所使用的数学模型、计算时使用的数据个数、各频段的中心频率以及相应的测试要求。

三、设备和技术参数标准

设备应包括记录器、回放及分析的全部设备。为了保证 HRV 检测的精度，必须使用满足 HRV 检测技术要求的设备：

1. 心电信号记录器应满足 Holter 记录器的基本技术要求，其频带上限应大于 60Hz（3dB），共模抑制比应≥60dB。

2. 记录器的采样频率应≥250Hz。如果在 100Hz ~ 250Hz 之间，应使用抛物线插值方法计算 R 波的精确位置，NN 间期的测量误差应≤2ms。

3. 对于磁带式记录必须具有锁相时间跟踪信号，以保证心电图信号时间轴的精确和稳定。对于固态数字记录器，重建之后的心电图信号的幅度、相位畸变应很小。

4. 有高质量的 QRS 检出及心搏识别，并形成符合 HRV 分析要求的 NN 间期数据。对心搏的识别结果能在心电图全览图上进行人工编辑。

5. 能完成 SDNN、SDANN、RMSSD 和 HRV 三角指数四个指标的长程检测及分析。

6. 能进行短程的频谱分析，同时具备采用参数法和非参数法计算频谱的功能。

四、操作要求和流程

（一）HRV 检测要求

进行 HRV 检测有两种采样方式，一种是采用 Holter 记录器连续采集 24h 心电信号（长程检测），另一种是使用 HRV 分析仪器进行短程采样分析（短程检测）。长程 HRV 检测时，只要注意保持研究条件的可比性，则既可进行长程 HRV 分析，又同时能获得短程 HRV 分析的结果，从而了解 HRV 与 Holter 记录的心脏事件的相关性。然而，HRV 容易受到诸多因素的影响，因此在 Holter 记录前及记录中应认真做到以下几点，以确保检测结果的可靠性：

1. 测定前 24h 开始避免饮用咖啡、酒精及剧烈运动。

2. 检测前 8h 开始不吸烟。

3. 采样时间最好选择在 8 ~ 10 时，采样前安静休息至少 15min。

4. 保持睡眠充足，避免情绪波动。

5. 睡眠时卧室温度要求 22℃ ~ 24℃，卧具舒适。

6. 尽量停用 β 受体阻断剂、血管紧张素转换酶抑制剂、α 受体阻断剂、胆碱能和抗胆碱能药物、钙离子拮抗剂、洋地黄类药物、抗心律失常药物等对自主神经功能有影响的药物，如病情不允许停药，应将用药情况予以详细记录，以备分析时参考。

7. 另外，睡眠及起床时间、活动情况等资料也要在日志中进行详细记录。

在动态心电图长程 HRV 检测时，只要注意保持研究条件的可比性，将条件限定明确，则既可进行长程 HRV 分析，又同时能获得短程 HRV 分析的结果。长程 HRV 检测结果具备可比性，并在临床实践中显示出其特有的优势，有可能逐渐取代短程 HRV 检测，成为 HRV 检测的主要方式。

（二）HRV 数据处理流程

心电信号由电极采集之后，经过心电放大器进入模拟－数字变换器，采样后变成数字信号。下一步要检出 R 波的位置并识别伪差。由 R 波位置可以计算出 RR 间期，在对 RR 间期进行编辑的过程中首先对每个心搏的性质进行标记，这个过程可以在人工干预的条件下由计算机来完成。在短程 HRV 检测中，由于对 NN 间期数据的质量要求很严格，一般仍需由操作员人工对识别的结果进行核实和修正。对 RR 间期数据及心搏标记进行检查，剔除坏点或对散发的坏点进行校正之后得到连续的窦性心搏的 RR 间期数据，将这些数据作为 NN 间期数据进行 HRV 时域分析。对于满足一定长度要求的 NN 间期数据段（至少大于 256 个）经过插值及重新采样后，可以进行 HRV 频域分析。

五、结果的判断标准

欧美专家委员会参考了大量文献，提供了一组供参考的正常值（表 11 -5 -1）。2000 年全国心率变异性分析多中心研究协作组报道了中华医学会心电生理和起搏分会组织的由国内具有 HRV 研究基础的 8 所医院参加的多中心研究结果，为不同年龄组的中国人 HRV 各参数的正常值提供了参考依据（表11 -5 -2 ～ 表 11 -5 -5）。

表 11 -5 -1 HRV 的参考正常值

24h 时域分析	
SDNN	141 ± 39ms
	（<100ms 为中度降低，<50ms 为明显降低）
SDANN	127 ± 35ms
RMSSD	27 ± 12ms
HRV 三角指数	37 ± 15
	（<20 为中度降低，<15 为明显降低）
5min 安静平卧时频域分析	
总功率谱	3466 ± 1018ms^2
LF，LFnorm	1170 ± 416ms^2；54 ± 4nu
HF，HFnorm	975 ± 203ms^2；29 ± 3nu
LF/HF	$1.5 \sim 2.0$

【附】不同年龄组中国人 HRV 各参数的正常参考值：

表 11 −5 −2 各年龄组 5min 时域参数参考值

组别	SDNN（ms）	rMSSD（ms）	PNN$_{50}$	SDANN（ms）	SDNNindex	NN$_{50}$
小于 20 岁						
男性	71.36 ± 40.99	51.35 ± 37.96	22.75 ± 19.02	158.68 ± 54.78	87.56 ± 29.99	68.96 ± 46.59
女性	65.91 ± 16.94	38.98 ± 14.65	15.56 ± 10.45	116.39 ± 37.63	60.65 ± 24.33	55.58 ± 33.84
20 ~ 29 岁						
男性	53.77 ± 25.42	34.48 ± 22.10	13.36 ± 15.38	156.26 ± 40.99	73.94 ± 23.32	48.13 ± 43.89
女性	54.20 ± 25.71	39.29 ± 23.49	17.48 ± 16.59	134.41 ± 37.04	64.36 ± 19.89	61.13 ± 52.47
30 ~ 39 岁						
男性	51.62 ± 23.82	29.60 ± 17.12	9.28 ± 11.60	133.35 ± 48.03	64.04 ± 21.48	29.86 ± 34.94
女性	49.39 ± 21.11	36.03 ± 67.63	10.69 ± 13.02	122.60 ± 48.43	58.53 ± 18.16	99.40 ± 542.79
40 ~ 49 岁						
男性	48.65 ± 21.13	27.14 ± 16.12	6.88 ± 9.25	123.99 ± 33.82	58.57 ± 21.26	23.89 ± 29.32
女性	44.27 ± 18.28	29.40 ± 20.17	11.40 ± 32.05	115.35 ± 32.22	87.66 ± 447.97	29.79 ± 38.02
50 ~ 59 岁						
男性	44.23 ± 18.27	34.19 ± 93.78	5.73 ± 7.79	124.68 ± 58.38	50.11 ± 15.52	20.14 ± 25.06
女性	42.78 ± 19.32	26.05 ± 16.11	6.41 ± 8.93	115.60 ± 84.05	48.26 ± 15.20	22.97 ± 30.76
60 ~ 69 岁						
男性	40.31 ± 18.26	26.61 ± 16.13	6.83 ± 9.22	114.02 ± 33.78	52.92 ± 22.82	22.35 ± 28.75
女性	40.91 ± 19.96	29.22 ± 21.23	5.70 ± 8.49	108.12 ± 34.14	88.84 ± 361.13	19.73 ± 24.88
大于 70 岁						
男性	48.53 ± 32.27	31.50 ± 19.80	17.46 ± 16.19	136.20 ± 28.03	55.13 ± 14.08	61.50 ± 86.97

表 11 −5 −3 各年龄组 24h 时域参数的参考值

组别	SDNN（ms）	rMSSD（ms）	PNN$_{50}$	SDANN（ms）	SDNNindex	NN$_{50}$
小于 20 岁						
男性	188.24 ± 59.81	68.09 ± 27.12	29.59 ± 13.36	266.11 ± 56.74	87.99 ± 28.31	27050.00 ± 8113.05
女性	143.54 ± 27.07	43.28 ± 12.09	16.56 ± 7.53	116.39 ± 37.63	60.65 ± 24.33	13101.86 ± 8205.04
20 ~ 29 岁						
男性	173.80 ± 41.47	53.96 ± 29.64	17.85 ± 10.36	157.57 ± 41.63	74.30 ± 23.13	16588.76 ± 8838.19
女性	164.78 ± 126.71	54.49 ± 35.35	18.54 ± 12.40	136.24 ± 37.17	64.94 ± 19.95	18039.18 ± 10103.99
30 ~ 39 岁						
男性	148.42 ± 34.97	41.94 ± 25.04	11.55 ± 9.01	132.75 ± 47.78	64.43 ± 20.90	10886.92 ± 8456.01
女性	139.99 ± 29.44	46.26 ± 34.60	10.98 ± 8.07	121.60 ± 33.95	59.39 ± 17.43	10340.90 ± 7363.77
40 ~ 49 岁						
男性	140.84 ± 33.12	53.63 ± 114.47	17.89 ± 143.34	124.30 ± 33.02	58.23 ± 20.14	7111.01 ± 5990.74
女性	132.63 ± 29.95	53.41 ± 80.99	9.59 ± 9.28	115.74 ± 28.83	83.82 ± 417.10	8622.03 ± 7285.52
50 ~ 59 岁						
男性	134.53 ± 30.16	48.96 ± 81.78	6.93 ± 9.70	124.68 ± 55.22	50.49 ± 15.30	5869.98 ± 5598.17
女性	121.30 ± 26.83	41.22 ± 38.51	6.32 ± 7.45	114.70 ± 79.63	48.08 ± 14.76	5290.19 ± 4967.77
60 ~ 69 岁						
男性	142.86 ± 105.66	42.18 ± 41.84	7.04 ± 7.39	115.05 ± 35.81	53.43 ± 23.19	6224.27 ± 6126.65
女性	124.05 ± 25.39	46.84 ± 32.05	8.35 ± 7.83	107.52 ± 30.22	50.67 ± 19.71	6739.33 ± 5895.61
大于 70 岁						
男性	149.91 ± 21.13	42.88 ± 12.37	15.87 ± 9.19	136.20 ± 28.03	55.13 ± 14.08	11263.32 ± 1147.05

表 11 -5 -4　各年龄组 5min 频域参数的参考值

组别	TP	VLF	LF	LFnu	HF	HFnu	LF/HF
小于 20 岁							
男性	3580. 85 ±3381. 95	1752. 50 ±1305. 29	1127. 80 ±1315. 16	50. 93 ±33. 28	1224. 90 ±2453. 90	49. 04 ±33. 29	2. 48 ±2. 75
女性	2865. 87 ±2195. 87	1888. 82 ±1784. 98	551. 40 ±250. 46	58. 96 ±17. 32	425. 08 ±278. 55	41. 58 ±16. 38	2. 02 ±1. 84
20 ~29 岁							
男性	2872. 39 ±2272. 81	1793. 20 ±1763. 07	573. 17 ±590. 90	141. 71 ±838. 44	537. 11 ±742. 51	40. 45 ±23. 31	20. 56 ±134. 67
女性	2735. 50 ±2246. 59	1891. 87 ±3834. 06	595. 05 ±911. 36	55. 98 ±25. 39	707. 43 ±1176. 63	123. 50 ±859. 27	4. 78 ±20. 27
30 ~39 岁							
男性	2345. 40 ±2031. 61	1471. 38 ±1804. 53	525. 07 ±480. 96	63. 52 ±21. 88	406. 95 ±1251. 47	134. 80 ±1316. 70	3. 45 ±4. 09
女性	2018. 72 ±2173. 89	1332. 76 ±1567. 95	371. 69 ±360. 33	58. 51 ±22. 91	357. 49 ±729. 33	45. 44 ±45. 84	2. 66 ±3. 20
40 ~49 岁							
男性	2316. 33 ±2543. 50	1501. 29 ±1652. 80	467. 76 ±732. 74	64. 94 ±24. 54	309. 32 ±669. 83	36. 95 ±23. 41	3. 55 ±4. 19
女性	1642. 08 ±1684. 77	1140. 12 ±1342. 71	285. 23 ±325. 50	55. 88 ±23. 63	258. 95 ±413. 46	41. 76 ±24. 83	2. 55 ±3. 27
50 ~59 岁							
男性	1596. 05 ±1510. 82	1266. 97 ±1353. 44	255. 47 ±264. 25	61. 51 ±21. 35	152. 01 ±191. 06	37. 74 ±25. 70	3. 11 ±4. 91
女性	1317. 76 ±1228. 31	1099. 65 ±1319. 54	229. 15 ±354. 60	55. 96 ±24. 16	176. 98 ±272. 86	44. 09 ±26. 27	6. 72 ±42. 68
60 ~69 岁							
男性	1804. 48 ±3005. 64	1367. 82 ±2485. 71	337. 40 ±1160. 31	53. 71 ±24. 27	244. 14 ±524. 04	44. 88 ±25. 52	2. 85 ±6. 49
女性	1546. 03 ±2072. 76	1190. 22 ±1535. 48	251. 83 ±284. 77	53. 84 ±25. 62	293. 43 ±812. 57	47. 07 ±25. 95	2. 20 ±2. 22
大于 70 岁							
男性	3166. 94 ±3392. 70	2552. 50 ±2993. 52	300. 50 ±256. 63	50. 93 ±17. 38	313. 25 ±338. 41	49. 08 ±17. 38	1. 33 ±1. 13

表 11 -5 -5 各年龄组 24h 频域参数的参考值

组别	TP	VLF	LF	LFnu	HF	HFnu	LF/HF
小于 20 岁							
男性	9256. 56 ±7391. 82	1900. 40 ±990. 29	835. 80 ±618. 55	20. 00 ±15. 67	1943. 40 ±1631. 51	79. 99 ±15. 67	0. 29 ±0. 26
女性	1575. 26 ±672. 37	470. 68 ±352. 49	428. 32 ±197. 77	39. 94 ±10. 27	654. 96 ±280. 43	60. 91 ±9. 89	0. 70 ±0. 27
20 ~29 岁							
男性	4706. 50 ±5758. 62	2136. 56 ±4417. 62	674. 62 ±791. 73	30. 86 ±22. 69	1883. 77 ±2294. 08	75. 56 ±46. 53	0. 88 ±11. 69
女性	4024. 06 ±4729. 41	1236. 92 ±1748. 76	467. 14 ±751. 02	23. 86 ±19. 19	1950. 18 ±2189. 14	92. 87 ±100. 43	0. 46 ±0. 89
30 ~39 岁							
男性	3935. 10 ±4420. 75	2027. 31 ±3226. 92	660. 49 ±1142. 54	55. 54 ±175. 94	1304. 73 ±2250. 22	56. 09 ±36. 58	1. 53 ±2. 51
女性	2429. 26 ±2168. 42	1443. 11 ±2407. 17	297. 02 ±295. 40	151. 85 ±203. 03	879. 79 ±1148. 31	71. 70 ±47. 27	0. 67 ±0. 85
40 ~49 岁							
男性	2551. 80 ±3047. 97	1742. 73 ±2577. 52	358. 84 ±320. 00	86. 02 ±479. 52	597. 92 ±772. 50	53. 04 ±28. 30	7. 45 ±65. 97
女性	2027. 13 ±1872. 49	1138. 47 ±1490. 14	264. 32 ±262. 14	56. 81 ±176. 54	686. 99 ±1035. 98	127. 42 ±764. 12	0. 88 ±1. 27
50 ~59 岁							
男性	2315. 39 ±2463. 89	1760. 08 ±2368. 13	332. 84 ±486. 60	43. 39 ±26. 11	520. 19 ±882. 89	54. 39 ±33. 11	1. 37 ±1. 56
女性	1464. 64 ±1453. 83	937. 11 ±1421. 61	165. 03 ±234. 84	29. 99 ±20. 81	453. 32 ±519. 35	65. 62 ±26. 75	0. 62 ±0. 71
60 ~69 岁							
男性	1888. 05 ±3009. 88	1208. 47 ±2768. 79	240. 52 ±390. 68	31. 16 ±21. 78	550. 72 ±711. 06	68. 31 ±28. 42	2. 37 ±12. 29
女性	1726. 28 ±2994. 84	752. 70 ±1031. 31	189. 38 ±263. 53	28. 46 ±20. 09	842. 89 ±2746. 16	70. 84 ±21. 46	1. 14 ±5. 16
大于 70 岁							
男性	3175. 90 ±1329. 47	1796. 67 ±2158. 46	510. 67 ±429. 18	29. 77 ±22. 14	867. 67 ±476. 84	70. 23 ±22. 14	0. 52 ±0. 47

六、HRV 的临床意义

HRV 分析可用于任何需要了解自主神经功能状态的临床情况。时域参数通常反映迷走神经的功能状态。LF 反映交感及迷走神经的双重影响，而 HF 主要反映迷走神经的活性；LF/HF 比值反映交感和迷走神经之间的平衡，LF/HF 比值升高代表交感神经活跃，而 LF/HF 比值下降代表交感与迷走神经处于不平衡状态。

目前在实践中 HRV 分析有肯定价值的两个方面是：①用于急性心肌梗死后患者危险性的评估；②用于评估糖尿病患者自主神经系统的损害。

（一）HRV 降低是急性心肌梗死（AMI）后死亡危险性的预测指标

HRV 的降低是预测 AMI 后患者发生心脏性猝死和恶性心律失常危险的独立指标。对于 AMI 后患者危险程度评估，推荐采用 Holter 记录 24h 心电图进行长程 HRV 时域分析。判定 AMI 后危险度的指标为：高危患者，SDNN <50ms，三角指数 <15；中度危险患者，SDNN <100ms，三角指数 <20。

HRV 在 AMI 后立即降低，并在几周内开始恢复。梗死后 HRV 恢复的快慢，对以后死亡的危险性也有预测价值。应在心肌梗死的早期（梗死后 2~3 日），恢复期（梗死后 1~3 周）以及梗死后 1 年分别对患者进行 HRV 的检测，以判断 HRV 恢复的快慢，并对 HRV 恢复较慢患者死亡的危险性进行评估。

对急性心肌梗死患者 Holter 记录的心律失常事件发生前、后进行短程频域分析，可以获得自主神经活性与心脏事件相关性方面有价值的信息，对于临床治疗起到有益的指导作用。HRV 与平均心率、左室射血分数、室性异位心律、心室晚电位等联合使用可以提高危险预测的准确性。

（二）HRV 降低是糖尿病自主神经病变的早期警告

文献报道，一旦糖尿病患者的自主神经系统并发症（DAN）发生之后，5 年死亡率可达 50%。因此，早期发现自主神经系统的损害非常重要，HRV 检测应作为医生的一项常规检查方法，对每一位糖尿病患者的自主神经功能状况作出客观的评价，以利于判断预后和制订治疗方案。

长程、短程 HRV 分析都可以及早发现糖尿病患者自主神经系统的损害。在评估整个自主神经系统的功能时，长程比短程检测的灵敏度更高，重复性更好。卧床休息状态下，短程 HRV 频域分析有助于把交感神经与迷走神经之间的损害区分开。DAN 患者的 HRV 频域分析表现为：多数患者所有频带功率均降低；倾斜试验时 LF 不升高，提示交感神经受损或压力反射灵敏度降低；总功率异常降低而 LF/HF 比值不变；LF 的中心频率左移（其生理意义尚待研究）。

此外，在充血性心力衰竭、阻塞性睡眠呼吸暂停综合征、原发性高血压、心律失常事件（室性心动过速、心房颤动）、冠状动脉事件（心绞痛）、病窦综合征，乃至健康人群中发生心脏事件的可能性等临床研究中，HRV 分析已显示了潜在的临床应用价值，虽还须多中心大规模临床试验的进一步的支持，但已充分展现了其广阔的临床应用前景。

（曲秀芬　任振芳　整理）

6 心室晚电位

一、概述

心室晚电位（ventricular late potential，VLP）是指出现在 QRS 波群终末部、ST 段内的一种高频、低振幅、多形性碎裂电活动。由于这种心电活动发生在心室电活动的晚期，故形象地称为心室晚电位。所谓 VLP 实际上是在心室某部小块心肌内延迟发生除极所产生的电活动。由于这种电信号非常微弱，一般在几十微伏以下，其频率下限为 25～100Hz，上限为 300～500Hz，与肌电频谱部分重合，加之环境电磁干扰，故常规心电图难以捕捉到，信号平均心电图则可以记录到该电活动信号。

信号平均心电图（signal averaged electrocardiogram，SAECG）用以描记晚期心室（或心房）电活动，1982 年 Simson 发展了此项技术，应用双向 Butter worth 滤波，减少振铃现象，应用 X、Y、Z 3 个面记录 QRS 波，可以实时地叠加、滤波增大，使很小的信号波能清晰地分辨出来。并能定量地记录到心室晚电位，成为一种无创的具有很好预测价值的新技术。

二、记录技术

VLP 是一种高频率低振幅的碎裂电位，自心脏表面直接记录到的 VLP 振幅不超过 1mV，而从体表记录不超过 20～25μV，在常规心电图难以记录到，而且易受肌电、生理性体内杂音、电极干扰、检测器噪音及环境噪音等的影响，常使 VLP 的信号检测发生困难。故必须经高分辨增幅、高感度微处理、高通滤波及信号平均叠加等技术处理，把数百次心搏的心电信号进行同步平均叠加，使有规律出现的心电信号振幅放大，而毫无规律随机出现的噪音在叠加中相互抵消得以减弱，从而改善信号/噪音比，再经不同频率的滤波把无关信号滤掉，才能使 VLP 得以显露并容易被检出。

心室晚电位的检测可分为有创性直接记录法和无创性体表记录法两大类。

（一）有创性直接记录法

1. 心内膜标测　经静脉或动脉插入导管电极作左或右室心内膜标测。由于冠心病主要累及左心室，而且恶性心律失常也多起源于左心室，故在左室标测更利于检测心室晚电位。

2. 心外膜标测　在开胸心脏直视术中进行，利用探查电极在心外膜选多个探查点，于窦性心律时观察心电图 QRS 波群后是否出现心室晚电位。

据一些学者的研究结果表明，心肌梗死和室性心动过速患者中，心内膜标测法发现心室晚电位的几率高于心外膜标测法。

由于是直接描记，有创方法检出率高、干扰小，而且为实时每搏的心室电位而非叠加的，故准确性高、可靠性强。缺点是要行手术或心导管检测，不易被患者接受，而且一般医院也无条件进行。

（二）无创性体表记录法

无创性方法就是在被测试者体表放置电极，一般采用正交导联即 X、Y、Z 导联，应用高增益放大器和计算机作叠加平均，以消除噪声。由于晚电位振幅很小，在体表的振幅只有 20～25μV 以下，静态心电图根本无法描记出来。若将放大倍数加大，噪声同样被放大，仍然无法记录到心室晚电位。而采用计算机叠加技术可以抵消杂乱的噪声信号，并能保留稳定的心室晚电位信号。叠加的次数越多，噪声越小。当噪声小到一定的程度（<1μV）便可记录到心室晚电位。

自从 1978 年 Fontaine 等人采用体表标测方法成功地检测到心室晚电位与有创性直接标测记录的实时碎裂电位在时限对应上具有很好的相关性，证实从体表记录到的 VLP 是可行和可信的。由于无创性体表检测技术简便易行，病人无任何痛苦，并可重复进行，倍受临床重视而得到广泛应用，并已积累大量的资料，信号平均技术已成为检测心室晚电位的常用方法。

三、信号平均技术检测心室晚电位的方法

体表信号平均心电图有两种分析方法：时域分析法和频域分析法。

（一）时域分析（time domain analysis）

时域分析法步骤与要求：

1. 体表电极与导联　目前通常采用 Simon 倡导的 X、Y、Z 双极导联进行叠加。电极位置为：X 导联轴在左右腋中线第四肋间，Y 导联轴在胸骨柄上缘和左腿上方或髂嵴；Z 导联轴在第四肋间 V_2 部位和其对应后方脊椎左侧；正极方向是左、下、前方，另设一无关电极。

2. 信号平均技术　信号叠加平均技术是检测晚电位的重要步骤。常用的叠加方法有：

（1）时间叠加技术，在临床实际工作中只要叠加 200～300 次心搏，就可使噪音降至 $1\mu V$ 以下，可使晚电位显露而识别。国内外目前开展晚电位的检测大多采用时间平均叠加技术。

（2）空间叠加技术：其方法不够健全，尚未被广泛应用。采用信号叠加技术需具有高分辨性能的记录器。

3. 降低噪声　充分降低噪声是信号平均技术分析的关键。降低噪声的程度取决于平均搏动的数目、基础噪声水平和使用的滤波方式。小心处理皮肤、肌肉松弛和温暖的环境亦可减少病人产生的噪声。其基本原理为：VLP 具有周期重复性，而噪声为随机性，经叠加平均后，噪声相互抵消，真实的信号得以累积。信号越加越大，致使信号/噪音比率增大，终至噪声被滤掉，而 VLP 信号便脱颖而出。从理论上讲，噪声的减少程度与所叠加的心动周期数目的平方根成正比，即叠加程序重复次数愈多，噪声消除效果愈好。

4. 滤波特性　滤波的通频带和特性决定心电信号的形态和振幅，对时域分析结果至关重要，体表信号平均心电图是一种高分辨心电图，一般来说，低通滤波以滤掉高频信号为主，而高通滤波则以滤掉低频信号为主。VLP 为一种低振幅的高频信号，要捕捉到这种信号，势必要求在信号处理技术上滤掉低频信号，允许高频信号通过，方能使 VLP 信号显现。

目前，SAECG 的基本工作程序是：病人→前置放大→带通滤波→A/D 转换→QRS 波检测→建立模板→叠加平均→显示与记录。最后，把这种经过放大、叠加、滤波的心电信息记录下来，便是信号叠加心电图或称高分辨心电图。

但时域分析法存在以下一些问题：

（1）诊断标准不统一。

（2）不能检测出埋在 QRS 之中的 VLP。

（3）对有束支阻滞或心室内阻滞者，常难以鉴别。

（4）由于各患者 VLP 的频率范围不同，因此使用何种高频率滤波器带有一定的盲目性。有鉴于此，晚近便有关于 VLP 的频谱分析的报道。

（二）频域分析（frequency domain analysis）

心室晚电位是小块有病变心室肌细胞除极化所产生的延迟高频电位，其频率一般高于 20Hz，而复极化电位（ST 段和 T 波）是低频的。因此，分析高分辨心电图的另一途径是观察电压如何随频率而异，这就是频域分析，也称为频谱分析。VLP 的频域分析是以 SAECG 的频率成分和分布范围及其幅值或能量分布进行分析。可以说频域分析和时频分析是对同一动态信号的两种观察方法。

频谱标测法是一项可行和直观的 VLP 检测方法。它有以下优点：

1. 不需要时域分析所需的高通滤波条件的选择，而滤波频率的不同常会影响 VLP 的判断结果。

2. 对 QRS 波起点和终点定位要求不严格，不像时域分析常因 QRS 波起点和终点定位不准而导致同一人或不同人之间分析结果出入较大。

3. 特别适用于束支阻滞，尤其是冠心病或心梗后合并左右束支阻滞患者的 VLP 检测，而时域分析常难以判断。

4. 可清楚区分 VLP 与噪声，这也是优于时域分析的一个方面。

然而，频谱标测尚处于临床试用阶段，与时域分析方法相比，频域分析技术仍不成熟，国内外还没有统一的检测方法和诊断标准，还需作大量深入细致的研究工作。

四、心室晚电位的识别和测量

（一）心室晚电位的识别

在 SAECG 上呈现为 QRS 终末部以及 ST 段内可见高频、低幅碎裂波，其中常有一个或几个较明显的尖峰波，频率在 20～80Hz，振幅在 25μV 以下，持续时间在 10ms 以上即是 VLP。识别 VLP 时务必注意以下几点：

1. 确定 VLP 的终点　通常把基础噪声（位于 ST 段后半部，通常在 1μV 以下）作为参考标志，当低振幅高频波超逾基础噪声 3 倍时便为 VLP 与噪声的交界点，亦即 VLP 的终点。

2. 确定 VLP 的起点　各家所用标准不一。在经过滤波的叠加心电图上，如果在 QRS 波与低振幅高频碎裂波之间有一段等电位线存在，则 VLP 的起点不难确定，然而这种情况并不多见。在大多数情况下，VLP 与 QRS 波群末融合在一起而延伸入 ST 段内。因而有学者把 QRS 终末部低于 40μV 处作为 VLP 的起点，但也有人把低于 25μV 或 20μV 作为起点。

3. 测定 VLP 的时限　自 VLP 起点至终点的距离便是 VLP 的时限，它至少为 10ms。

4. 测定总 QRS 波群时限　指在经过滤波的综合导联叠加心电图上，自 QRS 起点至高频波的振幅超逾基础噪声 3 倍以上之处的时距。

5. 测定标准 QRS 波群时限　指在未经滤波的 X、Y、Z 或综合导联上所测得的最长的 QRS 波群时限。

6. 观察 RMS40　即观察经过滤波的综合导联叠加心电图上的 QRS 波群最后 40ms 内的振幅大小，如果振幅≤25μV，表明有 VLP 存在。

（二）心室晚电位的测量

在 SAECG 上晚电位的测量有两种方法：

1. 目测法　VLP 的分析受高通滤波和噪音水平影响较大：高通滤波取 25Hz 或 40Hz 所获结果是不同；噪音水平 >1.0μV，分别产生的假阴性率及假阳性率上升，因此，必须注意 VLP 检测中采用的高通滤波以及噪音水平。目测的内容有 VLP 起点、VLP 终点、VLP 时限、总 QRS 时限、标准时限、滤波后综合导联叠加心电图上 QRS 终末 40ms 内的振幅。

2. 微机自动测定分析法　应用特制的软件逆向扫描 ST 段，平均电压 3 倍于基础噪音的 5ms 段与基础噪音的交点，定为 QRS 波的终点。此 QRS 波的起始点和终点都需目测审定，数据分析系统应允许操作人员对自动判定的始点和终点作手动调整，然后进行其他参数测量计算和定量分析，准确性更为可靠。因此，一般主张用微机自动测定加入人工目测验证。

五、心室晚电位的判断标准

凡符合下列标准中两项者可确定有心室晚电位：

1. QRSD（信号平均后的 QRS 波群时限）≥120ms：代表叠加后经滤过的 QRS 波群总时限。

2. LAS（QRS 终末部振幅 40μV 以下信号持续的时间）≥40ms：代表碎裂电位持续的时间。

3. RMS40（QRS 终末 40ms 处均方根电压）≤25μV：代表碎裂电位的振幅。

这三项指标中，应把 RMS40 低于 25μV 为基本的指标，如果这项指标为阴性，便不应判断为晚电位阳性或异常的高分辨心电图。这项指标为阳性，加上其他两项指标中的一项阳性或两项都为阳性，是异常高分辨心电图或晚电位阳性的诊断标准。

六、临床意义

1. 是心室内折返的标志，可有助于解释部分室性心律失常的发病机制。
2. 对心室内折返有定位作用，可为手术阻断折返径路提供依据。
3. 可作为部分室性心律失常，尤其是室性心动过速、心室颤动的预测指标。
4. 作为一种鉴别不明原因性晕厥患者的筛选方法。
5. 可作为某些抗心律失常药物疗效观察的辅助指标。

VLP 检测是近年来开展的一项新技术，它的价值是肯定的。主要问题是目前使用仪器各异，检测方法繁多，影响了检测参数标准化，使各家研究结果难以互相比较。时域分析开展较久，积累了一定经验，重复性较好，仍将是临床常规使用的主要方法。频域分析积累资料不多，空域分析刚刚起步，有待于总结经验，以期找出更敏感、更有意义的参数。

总之，今后应在仪器性能和方法学上统一，应组织大规模人群的长期随访，做深入细致的标准化研究，以制定统一的 VLP 检测和判定标准，以使 VLP 在预测心脏性猝死中发挥更大作用。

（吴　祥　蔡思宇　整理）

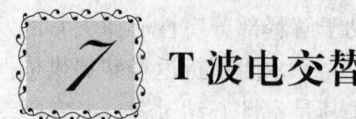

7　T波电交替

一、概述

　　T波电交替常见于急性心肌缺血、QT间期延长综合征、儿茶酚胺增多症以及多种严重电解质紊乱的患者。出现T波电交替是心室复极显著不一致的表现，提示心肌电活动不稳定，是临床患者发生恶性室性心律失常和心脏性猝死强有力的独立预测指标。

二、概念

　　T波电交替（T wave alternans，TWA）就是以T波成分为主的电交替，又称单纯性T波电交替（isolated T wave alternans），是指在规整的心律时，体表心电图上同一导联相邻T波形态、幅度甚至极性发生交替性改变，而不伴QRS波形态和心动周期的明显改变。

　　以往在常规心电图上观察到的T波电交替幅度为毫伏级（mV），又称显性T波电交替。而新近T波电交替的概念已发展为肉眼看不见的、幅度为微伏级（μV）的交替，又称微伏级T波电交替，需借助特殊的专用软件通过时域和频域定量分析方法才能进行检测。

　　T波电交替心电图图形改变有3种类型：①T波均直立，其振幅大小交替；②T波均倒置，倒置深浅交替；③T波直立与倒置呈双向交替，即极性电交替。（图11-7-1）

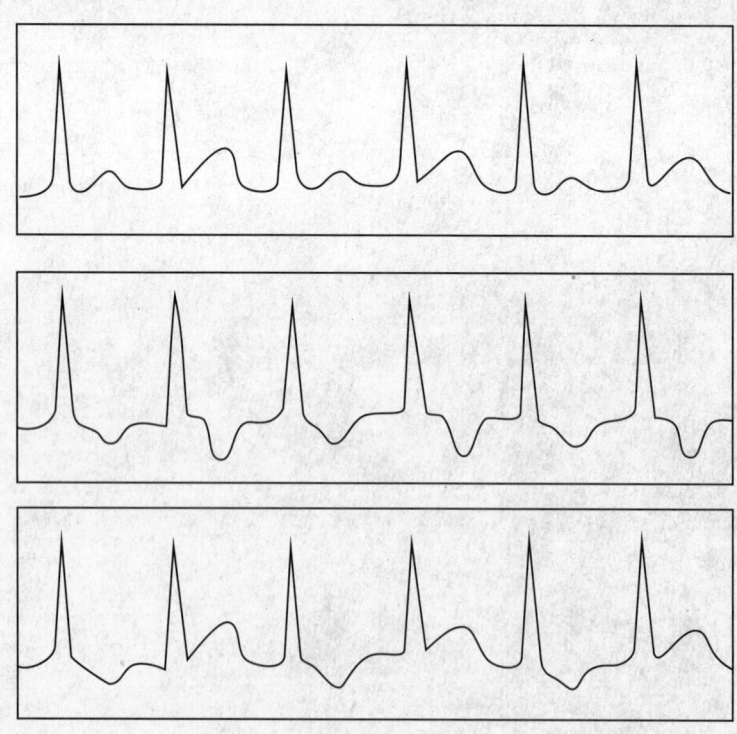

图11-7-1　T波电交替心电图

A　T波均直立，其振幅大小交替；B　T波均倒置，倒置深浅交替；C
T波直立与倒置呈双向交替，即极性电交替

三、必要的设备

目前应用于临床可以检测微伏级 T 波电交替的设备有 CH2000 心脏诊断系统。

四、操作方法

1. 频域分析检测操作流程

(1) 首先清洁皮肤，最大限度地减少噪声和基线漂移。

(2) 按照图示放置电极片 (图 11 - 7 - 2)。

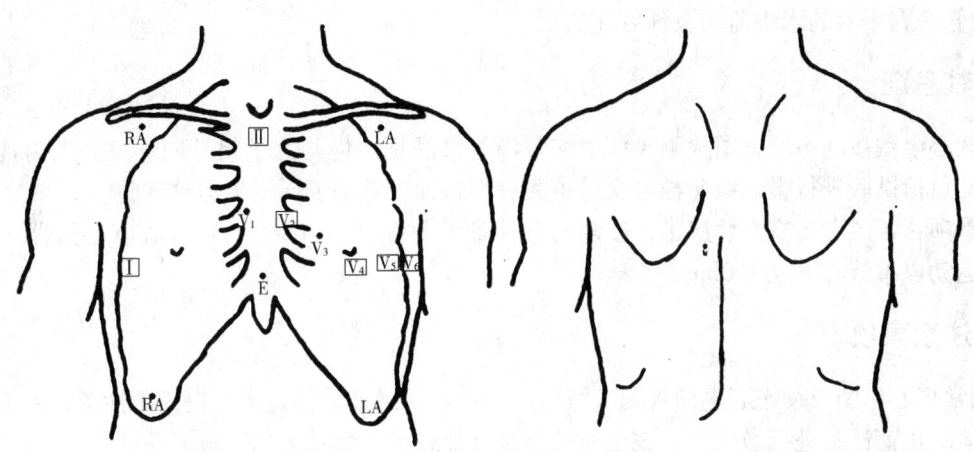

图 11 - 7 - 2　电极片安放位置

试验时使用 14 个记录电极，分为 2 种，一种是普通电极共 7 枚；另一种是特殊银 - 氯化银电极（为高分辨多段频谱感知电极）共 7 枚，可以降低肌电干扰和基线漂移对检测结果的影响，使运动时的干扰水平进一步降低。

(3) 按照休息时心率选择运动负荷方案并输入临床资料。

休息时心率小于 75bpm，选用 Bruce 运动负荷方案；休息时心率在 75～100bpm 之间，选用改良 Bruce 或 Naughton 运动负荷方案；休息时心率大于 100bpm，不运动直接采样。

(4) 检测过程：首先描记 5min 坐位静息时的心电图。然后开始运动，患者的频率用节拍器控制，节拍器的频率控制在患者实际心率的 1/3 或 2/3 左右的频率，避免按照患者实际心率 1/2 的频率运动，这样可以区分运动引起的干扰频带和交替波所在 0.5Hz 的频段。以 20W 运动负荷开始，每 2min 递增 20W 运动负荷，直至达到预期心率 105bpm。达预期心率后，继续运动至少 3min 并保持心率在 95～110bpm 之间，检测记录 T 波电交替图。运动结束后，再采集 3min 坐位心电图。

2. 药物负荷试验　对于不能运动或运动试验不能充分地增加心率的患者，可以通过药物负荷试验测量 MTWA。静脉滴注多巴胺最大剂量为 40μg/ (kg·min) 或静脉滴注阿托品总量为 3mg。

3. 时域分析检测操作流程　时域分析方法检测 T 波电交替用常规心电图或动态心电图。操作流程见常规心电图或动态心电图相关章节。

五、适应证

Ⅰ类

1. 不明原因晕厥或先兆晕厥的患者。

2. 肥厚型心肌病患者或有猝死家族史者。

3. 已明确的冠心病和心肌梗死病史患者，特别是反复出现急性心肌缺血发作或有室速、室颤者。

4. 长 QT 间期综合征的高危患者。

Ⅱ类

1. 有非持续性室性心动过速，频发室性期前收缩，以及心悸等症状明显者。

2. 左心功能不全的患者。

3. 已接受 ICD 治疗的患者怀疑有再发心律失常者。

Ⅲ类

1. 室上性心律失常患者及器质性心脏病进行心脏电生理检查者，作为附加试验。

2. 追踪抗心律失常药物的疗效。

3. 血管旁路手术的术中监测及预后评估。

六、禁忌证

用常规心电图或动态心电图检测 T 波电交替没有禁忌证。但是为了提高阳性率，人为地增快心率而实施运动负荷试验进行微伏级 T 波电交替检测有禁忌证。禁忌证同平板运动试验。

注意事项：若患者患有慢性房颤，过多的室性期前收缩（>10%），永久心脏起搏器术后或患者不能坚持运动以维持心率在 100bpm。

七、注意事项

1. 用常规心电图或动态心电图检测 T 波电交替没有禁忌证。但是为了提高阳性率，人为地增快心率而实施运动负荷试验进行微伏级 T 波电交替检测有禁忌证。禁忌证同平板运动试验。

2. 若患者患有慢性房颤，过多的室性期前收缩（>10%），永久心脏起搏器术后或患者不能坚持运动以维持心率在 100bpm 以上，则不适合进行该项检测。

八、结果判定参考标准

分别应用频域和时域分析法检测各种 T 波电交替信号的心电图，其结果有非常好的相关性。

1. 常规心电图判断显性 T 波电交替阳性参考标准　同一导联 T 波的形态、振幅、极性出现逐搏交替变化，其中 T 波振幅逐搏相差≥0.1mV。

2. 负荷心电图频域分析法判断微伏级 T 波电交替的参考标准

（1）阳性标准：

1）静息时，交替电压（V_{alt}）≥1.0μV，交替率（K 值）≥3，持续≥1min（图 11–7–3）。

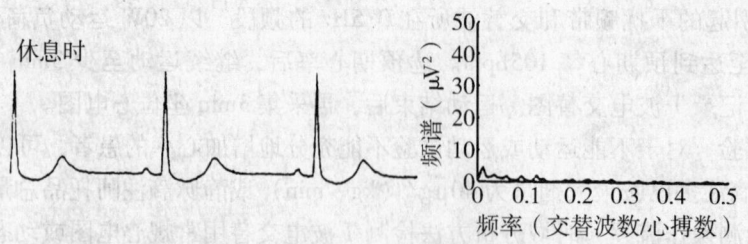

图 11–7–3　休息时频域分析图

2）运动后，V_{alt}≥1.9μV，K≥3，持续≥1min（图 11–7–4）。

3）持续性电交替（sustained alternans）：无论何时①V_{alt}≥1.9μV、持续 1min 或 1min 以上，K≥3；②在 Frank 导联的任何一个电轴（X、Y、Z 轴），综合电交替的能量（VM）或在任何一个胸导联和与其邻近的胸导联证实交替电压≥1.9μV；③如果心率 >120bpm，即使电交替减少或消失，其仍被认为

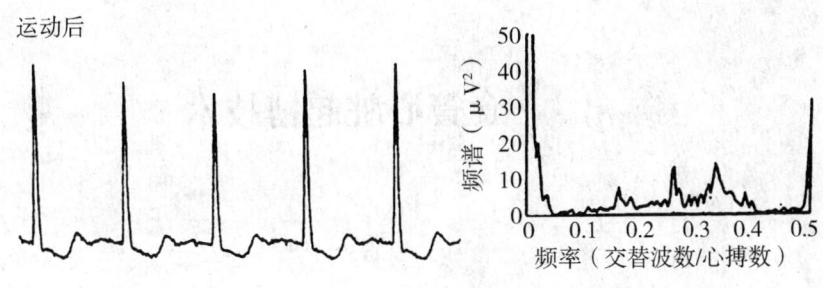

运动后

图 11 - 7 - 4　运动后频域分析图

是持续性电交替。

（2）阴性标准：心率≥105bpm 时，运动负荷试验中无持续≥1min 的 V_{alt} >1.9μV 的 T 波电交替为阴性。

（3）不确定型：未达到上述阳性或阴性诊断标准者为不确定型。

3．动态心电图时域分析法判断微伏级 T 波电交替阳性参考标准　为频域分析方法的 4 倍，即 V_{alt}≥7.6μV，K≥3.0。

在健康人群中，运动介导性 T 波电交替现象是非常罕见的，大约为 1%，短暂的微伏 T 波电交替无恶性室性心律失常的临床意义。微伏级 T 波电交替阳性主要见于陈旧性心肌梗死、冠心病、心肌病等，它与室速有相关性。目前，微伏级 T 波电交替检测主要用于已知或可疑发生室性心律失常和猝死患者危险性预测。

（王红宇　方丕华　整理）

 8 食管心脏起搏技术

一、概述

经食管心脏起搏是一种无创性临床电生理诊疗技术，包括经食管心房起搏和经食管心室起搏。

二、适应证

1. 测定窦房结功能。
2. 测定传导系统的不应期（包括心房不应期，房室结前传及逆传不应期，心室不应期）。
3. 预激综合征中测定旁道不应期，生成完全预激图形。
4. 房室结双径路的检测。
5. 阵发性室上性心动过速的诱发、诊断和治疗（终止心动过速）。
6. 某些特殊电生理现象的判定，如隐匿性传导、超常传导或裂隙现象。
7. 快速起搏作心脏负荷试验。
8. 出现房室传导阻滞或心脏停搏时作为临时起搏器。
9. 用于植入永久起搏器病人的复查。

三、禁忌证

1. 严重心功能不全。
2. 近期未控制的不稳定心绞痛。
3. QT 间期延长合并室速或阿斯综合征发作。

三、并发症

1. 恶心。
2. 臂丛神经刺激征（食管上段）。
3. 诱发室性心律失常（电极过深）。

四、食管心脏起搏技术

经食管心脏起搏技术主要包括：描记食管导联心电图（简称食管心电图）和心电生理刺激。

（一）描记食管心电图

通过食管电极导管描记到的心电图称为食管导联心电图。

1. 食管电极　目前常用特制的双极和四极食管起搏电极。

2. 描记方法　用中继线将 V_1 导联与食管电极导联尾端连接，可记录电极在食管不同深度的食管心电图。

3. 食管心电图图形识别

食管电极位置由浅到深，通常可记录到 4 种心电图波形：

（1）心房上区图形（电极深度在 25 ~ 30cm，相当于心房上部）P 波倒置，心室波呈 Qr 型，T 波倒置。

（2）心房区图形（电极深度在 30 ~ 35cm，相当于房室沟水平）如电极在左心房中部，P 波则先正

后负、振幅大、心室波呈 Qr 或 QR 型，T 波倒置；如电极在心房下部，P 波则高尖。

（3）移行区图形（电极在心房与心室移行处，深度 35～40cm）P 波双向或直立，振幅较小，心室波呈 QR 或 Qr 型，T 波双向或倒置。

（4）心室区图形（电极深度约 40～50cm 位于左室背面）P 波直立、振幅小、QRS 波较大，类似于 V_5～V_6 导联图形，常呈 qR 或 QR 型。

（二）心电生理刺激方法

常用刺激方法包括：分级递增刺激、超速抑制刺激、亚速刺激、猝发刺激。常用程序刺激方法包括：S_1S_2、$S_1S_2S_3$、$S_1S_2S_3S_4$、P/RS_2。

	方法	用途
分级递增刺激	比基础心率快 10～20bpm，每级递增 10～20bpm，持续 30～60s	测定传导系统的电生理特点；诱发和终止心动过速
超速抑制刺激	比基础心率快 30～50bpm（最快不超过 300bpm）持续 10～30s	终止阵发性室上性心动过速
亚速刺激	低于自身心率，一般为 70bpm，为非同步 S_1 刺激，	终止较轻的阵发性室上性心动过速
猝发刺激	先用较低频率，逐渐增加起搏频率，直至能保持 1:1 夺获心脏的所需频率	测定不应期，检测多旁道，诱发或终止阵发性室上性心动过速
S_1S_2	4 或 8 个 S_1 冲动发放之后，发放一个短联律间期的 S_2，为一组，分为反扫和正扫。扫描范围 200～500ms	测定传导系统的电生理特点；诱发和终止心动过速
S_2S_3 $S_2S_3S_4$	原理同上，但加发 S_3/S_3S_4 期前收缩刺激	测定传导系统的电生理特点；诱发和终止心动过速
P/RS_2	感知 4～8 个 P/R 波之后，发放 S_2 期前收缩刺激，反扫或正扫	测定传导系统的电生理特点；诱发和终止心动过速

五、操作前的准备工作

（一）病人准备

1. 根据食管心房起搏检查的适应证选择病人。

2. 停用可能影响检查结果的药物至少 5 个半衰期。

3. 受检者不必禁食，在餐后 2h 进行。

（二）检查室仪器、物品的准备

1. 心电生理刺激仪。

2. 普通心电图机或带有示波器的心电图机。也可以用多导电生理记录仪。

3. 食管电极导管。

4. 心电信号输入线、中继线。

5. 准备石蜡油、酒精、胶布、纱布等物品。

6. 备有急救药物和器械。

（三）工作人员准备

通常食管心房起搏由一名医生和一名技术人员操作完成。

六、操作过程

（一）描图

描记病人常规导联心电图，以备对照。

（二）插管

病人取平卧位，用纱布持导管，经鼻孔插入。通常将食管电极导管送入约 35cm 深度（从前鼻孔算起）。

（三）定位（以食管心房起搏为例）

1. 根据食管心电图波形定位，即观察 P 波及 QRS 波形态来确定位置。

将食管电极导管的尾端与心电图胸前导联电极，一般为 V_1 导联相连。选择 P 波正负双向或直立，而且振幅最大的部位为最佳定点。

2. 根据食管电极插入深度定位。

一般情况下男性的定位点在 37～39cm，女性在 35cm。按照身高测算的公式为：（受检者身高 + 200）÷10 = 插入导管深度的厘米数。

（四）连线

1. 描记普通体表心电图。

2. 将食管电极导管尾端插入心电刺激仪脉冲输出端。

（五）开机

（六）调感知

调感知包括调节感知灵敏度和感知不应期。

（七）测起搏阈值

以高于自身心率 20bpm 左右的频率设定 S_1S_1 起搏频率，起搏脉宽 10ms。刺激脉冲的电压幅度，应高于起搏阈值 2～5V。通常的起搏阈值约在 15～25 V 之间。

（八）根据病人的检查目的，按一定程序发放各种刺激脉冲。

（九）检查全部结束后，清洗、消毒食管电极导管。

七、临床应用

（一）窦房结功能测定

1. 窦房结恢复时间（sinus node recovery time，SNRT）及校正的窦房结恢复时间（CSNRT）测定　刺激方法：采用分级递增 S_1S_1 法。用较病人自身窦律快 20bpm 抑制窦房结）的频率起搏心房，持续 30s 或 60s 后停止起搏，每级递增 20bpm。直到 SNRT 不再增加，或起搏频率达 170～180 次/分。

结果判断标准：

（1）窦房结恢复时间（SNRT）：正常值为 800～1500ms，＞1500ms 为阳性，老年人正常值上限为 1600ms，＞2000ms 可诊断病态窦房结综合征。

（2）校正的窦房结恢复时间（CSNRT）。正常值＜550ms，老年人＜600ms

（3）窦交界区恢复时间（SJRT）：说明窦房结自律性低于房室结，或存在窦房阻滞。

（4）继发性 SNRT 延长现象或称继发性停搏：即便 SNRT、CSNRT 正常，出现继发性 SNRT 延长，亦考虑窦房结功能不良。特异性高。

2. 窦房传导时间（sinus atrial conduction time，SACT）测定　刺激方法：Strauss 刺激法 和 Narula 连续刺激法

结果判断标准：目前尚未统一，一般认为应＜120～160ms，＞160ms 即为阳性。

（二）进行房室结双径路传导的检测

食管心房起搏只能诊断前向双径路，其诊断标准如下：

1．分级递增法的诊断标准

（1）S_1 频率增加 10bpm 或 S_1S_1 间期缩短 50～100ms 内，S_1R_1（P_1R_1）延长≥60ms。

（2）某一起搏频率时出现两种 S_1R_1（P_1R_1）间期，相差≥60ms。

（3）某一起搏频率时出现不典型文氏现象。

（4）某一起搏频率时呈 1∶2 房室传导。

出现以上 4 种表现之一者均提示有双径路传导的可能，如果在 S_1R_1（P_1R_1）间期延长时房性房室结折返搏动或心动过速者便可确诊。

2．连续递增法的诊断标准　在频率连续递增或 S_1S_1 周期连续递减过程中，S_1R_1（P_1R_1）间期突然延长，当相邻两个 S_1R_1（P_1R_1）间期相差≥60ms 时也应考虑双径路传导。

在双径路诊断中，不要机械地认为凡是 S_2R_2 或 S_1R_1 间期延长值 <60ms 者均非双径路。关键要看 S_2R_2 或 S_1R_1 间期是否突然延长，是否能诱发房室结折返搏动或心动过速。

（三）在预激综合征中的应用

1．制造完全预激图形，可疑心室预激的诊断　应用 S_1S_2 或 S_1S_1 刺激，SR 并未随 S_1S_2 联律间期缩短或 S_1S_1 频率增加而延长，而且 Δ 波逐渐增大，QRS 波增宽，呈现完全预激图形。

2．测定旁路不应期　此处仅讨论 Kent 束不应期的测定方法。

（1）有效不应期可分为两种情况：①旁路有效不应期 > 房室结有效不应期时，旁路有效不应期 P_2 后Δ波消失，QRS 波转为正常时的最长 P_1P_2（S_1S_2）间期；②旁路不应期 ≤ 房室结不应期时，旁路有效不应期为 P_2 后呈完全预激图形的 R_2 突然消失得最长 P_1P_2（S_1S_2）。

（2）功能不应期：P_1 或 P_2 连续下传呈预激图形的最短 S_1S_2（R_1R_2）间期。

3．诊断多旁路　程序刺激（PS_2 或 S_1S_2）或分级递增刺激可见不同的 QRS 形态，除去预激不充分的因素外，提示存在不同部位的旁道。若多部位旁道分别位于左右侧时，诊断的准确性高。

（四）阵发性室上性心动过速的电生理检查

1．诱发心动过速　刺激方法包括：非程序刺激方法中的分级递增刺激和猝发刺激；各种程序刺激

2．终止心动过速　刺激方法：非程序刺激和程序刺激的各种方法。

（五）房室结传导功能检查

测定房室阻滞点：采用 S_1S_1 分级递增性起搏，每级增加 10bpm，直至出现 2∶1 阻滞。

1．一度阻滞点　S_1S_1 <120bpm，提示有隐匿性一度传导阻滞。

2．文氏阻滞点　S_1S_1 <130bpm 出现文氏传导，提示房室结功能低下。

3．2∶1 阻滞点　S_1S_1 <150bpm 出现 2∶1 房室阻滞，说明房室传导功能降低。

4．房室结加速传导　见于房室结内存在优先传导的患者，其常规心电图表现为 PR 略短或正常，但心房起搏频率 >200bpm，尤其 >220bpm 时仍能保持 1∶1 的房室传导。有助于鉴别是否为 James 旁路下传者。

由于迷走神经张力增高可引起一度阻滞点、文氏阻滞点及 2∶1 阻滞点下降，因此对这些患者，应在静脉注射阿托品 2.0mg 后重新测定，明确为功能性还是病理性。

（六）进行心脏负荷试验

用经食管心房起搏进行心脏负荷试验诊断冠心病，这一方法常用于不能运动或不宜做体力活动者。

1．操作方法

（1）用 S_1S_1 分级递增起搏，起始起搏频率高于自身心率 10～20bpm，每级起搏时间持续 3min，每个心率级间休息 3～5min，直至达到最大负荷心率。如在低于 150bpm 时出现文氏现象，则静脉注射阿托品 0.02mg/kg，改善房室传导。

（2）起搏时间达到后，突然停止起搏，描记起搏停止后即刻、2min、4min 和 6min 心电图。

（3）试验过程中出现心绞痛、ST 段压低、复杂性心律失常时应停止试验。

2．阳性判断标准　凡符合以下一条者为阳性：

（1）试验过程中或停止后出现心绞痛。

（2）出现 ST 段水平型压低≥0.5mm，持续时间≥2min。

3．临床意义 经食管心房起搏进行心脏负荷试验促进心肌耗氧量的增加只依赖于心室率的提高，心肌耗氧量不如运动试验大（因运动试验时，心肌耗氧量的增加取决于血压上升和心率加快的乘积），故敏感性不高。

（七）用于临时性起搏

1．用于心脏骤停的急救

（1）用于某些疾病引起严重的缓慢心律失常，心脏骤停其他治疗受限时。

（2）插管较深，可达 45～55ms，可连续起搏 60h。

2．用于保护性心脏起搏

（1）进行大的心脏手术时。

（2）心动过缓、房室阻滞的患者进行其他外科手术时。

（3）疑似病窦的心房颤动复律时，避免因窦房结起搏功能未及时恢复出现窦性停搏。

近年来，尽管心内生理检查技术日益完善，但经食管起搏这一诊疗技术仍在心律失常诊治领域起着不能替代的作用。

（谭 琛 方丕华 整理）

 **直立倾斜试验**

一、概述

直立倾斜试验（head – up tilt testing，HUT）是通过调整倾斜台的角度使受试者被动倾斜，从而用以激发和诊断血管迷走性晕厥（VVS）的一种方法。

二、适应证

Ⅰ类

1. 反复晕厥，或单次晕厥，但患者从事高危险性工作的患者，无论病史是否提示神经介导的（血管迷走性）晕厥，而且具备下列情况的患者：

（1）无器质性心脏病的证据。

（2）存在器质性心脏病，但通过一定的检查方法已排除晕厥的其他原因。

2. 虽晕厥的原因（如心脏停搏，房室传导阻滞）已经明确，但需进一步确定对神经介导性晕厥的易感性，以便调整治疗计划。

3. 作为评价运动诱发或与运动相关性晕厥检查方法的一部分。

Ⅱ类

1. 惊厥性晕厥与癫痫的鉴别。

2. 评估反复出现不明原因跌倒，特别是老年人。

3. 评估反复晕厥或近似晕厥患者。

4. 评估有周围神经病变或自主神经功能不全患者的不明原因的晕厥。

5. 追踪评价神经介导性晕厥的治疗效果。

6. 反复发作的特发性眩晕。

7. 反复发作的短暂性脑缺血发作（TIA）。

8. 慢性疲劳综合征。

9. 婴儿猝死综合征。

Ⅲ类

1. 单次晕厥发作，不伴外伤史或非高危工作患者，临床上明显支持血管迷走性晕厥诊断。

2. 晕厥原因明确，进一步明确神经介导的易感性也不会改变治疗计划的患者。

三、禁忌证

1. 左室流出道严重阻塞。

2. 严重二尖瓣狭窄。

3. 冠状动脉近端严重狭窄。

4. 严重脑血管狭窄。

5. 妊娠。

6. 患者拒绝。

四、操作规程

应用 HUT 检查体位改变时的血流动力学变化有十余年的历史了，但至今具体方法仍未能取得完全一致，主要是倾斜的角度和持续时间上的差异。但大都分为两个阶段：基础试验阶段及药物激发试验阶段。

（一）基础试验阶段

试验前3天停用影响自主神经的药物；试验前禁食4h以上；被试者平卧于倾斜床上，安静状态下平卧10min，连接好血压心电监测，开放静脉通道，在监测下按摩左颈动脉窦5～10s（60岁以上病人不作此项试验），若无颈动脉窦过敏表现，常规测血压、心率后，3～5s将床倾斜至60°～80°，持续30～45min，每3～5min测血压、心率一次，如出现低血压和/或心动过缓相关的晕厥或先兆为基础倾斜试验阳性。将患者回到平卧位，终止试验。

做直立倾斜试验时须注意以下一些情况：

1. 试验环境　为尽量减少病人受试时的外来干扰或病人的焦虑，应选择安静、光线暗淡与温度适宜的试验环境。受试前让病人安静平卧20～45min。在试验场所，必须备有急救药物以及心肺复苏（除颤）等设备。

2. 病人准备及试验记录　受试前禁水4h、禁食4h（或以上），开放静脉通道。若为首次试验，需停用心血管活性药物5个半衰期以上，检查时输注普通生理盐水。若为评价药物疗效，重复试验时应安排在同一时刻，以减少自主神经昼夜变化所致的误差，并尽量保持药物剂量、持续时间等其他试验条件的一致。试验过程中，应连续同步监测心率与血压，并进行记录。

3. 倾斜台　倾斜台要求有支撑脚板，两侧有护栏，胸膝关节处有固定带，以免膝关节屈曲，并可防止受试者跌倒。倾斜台变位应平稳迅速，它的变位角度应准确能达60～90°，并要求在10～15s内到位。

4. 倾斜角度　倾斜角度取60°～80°，但常用为70°。倾斜角小，阳性率低；倾斜角大，特异性降低。

5. 倾斜持续时间　基础倾斜试验在成年人或老年人通常选用30～45min，其依据为VVS者倾斜试验阳性多发生在45min以内。儿科病人可适当缩短时间。基础倾斜试验未激发症状者，加用药物激发。

（二）药物激发阶段

常用于激发试验的药物有异丙肾上腺素、硝酸盐、氯丙咪嗪、腺苷等。

基础试验阴性者，倾斜床回至水平位，静脉泵入异丙肾上腺素，起始剂量为1μg/min，剂量调整根据心率是否达到高于平卧位基础心率的20%，然后重复试验20min。也有研究者保持倾斜体位，将异丙肾上腺素从1μg/min开始，每3min增加用量，至5μg/min止。副作用：头痛、心悸、不能耐受而终止检查。异丙肾上腺素作为激发药物应用有其局限性，在有器质性心脏病患者中有报告出现室上性心律失常、变异型心绞痛，甚至心室颤动，此外，静脉插管本身也导致特异性明显减低。

近期研究表明，静脉或舌下应用硝酸盐既可以避免严重的副作用（仅有头痛），又有利于得到一个快速、准确的试验结果，即舌下含服硝酸甘油0.25～0.5mg，倾斜时间为15～20min。有研究者认为，硝酸盐激发试验前的基础试验持续时间长（45min）明显增加阳性率，而另一些研究者则认为基础试验对舌下硝酸盐激发试验没有明显增强影响，由此提出在日常繁忙的医疗活动中，单纯进行15min的药物刺激试验更加有利于直立倾斜试验的开展。

五、结果的判断标准

根据中华心血管病杂志编委会倾斜试验对策专题组于1998年推出的建议规定，在直立倾斜试验中，患者出现：

1. 血压下降　收缩压≤80mmHg和/或舒张压≤50mmHg，或平均动脉压下降≥25%。

2. 心率减慢　窦性心动过缓（<50次/min），窦性停搏代以交界性逸搏心律，一过性二度或以上房室传导阻滞或长达3s以上的心脏停搏。罕有长时间的心搏停止，一旦遇到必须静脉注射阿托品或进行短暂的心肺复苏，但结果必能完全而快速的恢复。

3．接近晕厥　指试验中出现面色苍白、出汗、胸闷、过度换气，继之黑蒙、听力减退、反应迟钝，但无意识丧失，恢复平卧位后症状立即消失，如不恢复平卧位，可能很快发生意识丧失。

4．晕厥　突发的、短暂的意识丧失伴不能维持自主体位，晕厥前可伴有或不伴有接近晕厥的先兆症状，恢复平卧位，意识可在几秒后自行恢复，5s内应完全恢复正常。

具备1和2任意一项加上患者出现接近晕厥或晕厥即可判断为阳性。

六、直立倾斜试验的反应类型

倾斜试验中，心率减慢与血压下降的反应可不完全平行。根据血压和心率的变化可分为3种不同的反应类型：

1．心脏抑制型　以心率陡降为特征，心率下降幅度 $>20\%$ ，收缩压无下降。

2．血管抑制型　血压降低 $\leqslant 80\mathrm{mmHg}$ ，同时伴有心率轻度减慢或变化不大。

3．混合型　血压降低 $\leqslant 80\mathrm{mmHg}$ ，心率下降幅度 $>20\%$ 。

七、临床意义

现在，直立倾斜试验被认为是识别血管迷走性晕厥的一种有效激发试验，而且可以作为反复发作不明原因晕厥疗效的评估手段之一。

目前对于倾斜试验基本步骤和原则要求意见基本一致，但在倾斜角度、时程以及药物激发等细节上还不能取得一致意见。具体试验方案的较小差别就可能导致试验结果不同。总的来说，倾斜角度愈大、时程愈长、激发药物剂量愈大，阳性率愈高，但同时特异性也降低。倾斜角度低于60°，阳性率很低，但特异性并无增加，超过80°时阳性率增加，但特异性明显降低。因此60°～80°被普遍接受，可以兼顾较高的敏感性和特异性。阳性反应多出现在倾斜后40分钟以内，更长的倾斜时间增加阳性率不多，所以过长的时程是不可取的。异丙肾上腺素浓度递增的方法耗时较多，且假阳性率太高，而直接采用口服硝酸甘油的方法既可节约时间，又有较高的特异性和敏感性。异丙肾上腺素的缺点是需要静脉点滴，而且病人感觉不适，其中一部分病人不能耐受而不得不终止试验。舌下含硝酸甘油可以避免静脉用药，也不必将床放平后再倾斜，节约时间，病人耐受性好。

倾斜试验是诊断血管迷走性晕厥的重要方法，但由于方法学本身存在上述问题，判断结果要结合临床和试验方案。如果临床表现是典型的血管迷走性晕厥，试验结果是阴性也不能排除诊断。反之，如果采用的是比较激进的方案，需要警惕假阳性。事实上，倾斜试验评价的是心血管系统的自主神经调节功能，对于神经介导性晕厥的诊断都有价值，并不局限于血管迷走性晕厥。倾斜试验一般的说是安全的，但对于反应严重的病人，特别是心脏抑制型病人还是有一定风险的。因此，临床表现典型者应当避免做倾斜试验。高度怀疑血管迷走性晕厥又不能排除病窦综合征、房室传导阻滞时应当先进行电生理检查。倾斜试验的远期重复性较好，近期重复性各类文献报道不一致，所以用以作为评价疗效的方法准确性欠佳。

（方丕华　李　智　整理）

 心电图药物试验

一、阿托品试验

（一）概述

不同剂量的阿托品对心脏的影响不尽相同。小剂量（<0.4mg）阿托品可刺激迷走神经，减慢窦性心率、P波减低、出现交界性逸搏或交界性逸搏心律、T波增高。大剂量（>0.5mg）阿托品可解除迷走神经对心脏的抑制作用，使窦性频率加快、P波增高、T波降低等心电图改变。

（二）机制

消除迷走神经对窦房结的影响。

（三）方法

1. 剂量 0.04mg/kg，成人最大剂量为 2mg，1min 内注射完毕。

2. 观察时间　阿托品增快心率的峰值在 15min 内，观察记录 1、2、3、5、7、10、15、20、30min 的窦性心率变化情况。

3. 注射后一般以 2~3min 心率最快。

（四）阳性标准

1. 心率≤90bpm。

2. 心率增加 <原有的 20%~50%。

3. 出现交界性心律，心率 40~60bpm。

4. 窦性心动过缓、窦房阻滞或窦性停搏等。

5. 诱发心房颤动。

6. 心率 >90bpm 有晕厥者，提示迷走神经功能亢进，可能为结外病态窦房结综合征（SSS）。

7. 正常人静注阿托品后，心率均 >100bpm，而 SSS 患者则 <90bpm。

（五）评价

1. 阿托品试验简便易行，有一定应用价值，偶有诱发室性心动过速、心室颤动、心绞痛的报道。

2. 阿托品试验阴性，不能完全排除 SSS。

3. 阿托品试验阳性，也不一定全是 SSS。

六、禁忌证

1. 青光眼。

2. 前列腺肥大、尿潴留。

3. 高温季节避免使用。

二、普萘洛尔试验

（一）概述

β受体阻断剂普奈洛尔（心得安）对 β₁、β₂ 受体均有阻断作用。对窦房结、心房肌、房室结、普肯耶纤维等均可减慢舒张期除极速度、降低自律性，降低心肌耗氧量，心肌收缩力减弱。基于上述作用，普萘洛尔被广泛用于心律失常和冠心病治疗，也常被用于临床药物试验。应用普萘洛尔试验，以鉴别自主神经功能紊乱所致的非特异性 ST-T 改变与心肌病变引起的 ST-T 改变。

（二）方法

受检者停用影响 ST－T 改变的药物 3 天（如洋地黄制剂、β 受体阻断剂、利尿剂等）。

1. 口服普萘洛尔试验　服药前记录常规 12 导联心电图，不少于 5～7 个心动周期。要求图形清晰、基线稳定、无干扰波。受试者口服普萘洛尔 20mg，分别记录服药后 30min、1h、2h 的 12 导心电图，与用药前的 12 导心电图进行对比分析。

2. 静脉注射普萘洛尔试验　极少采用。于注射前记录常规 12 导心电图，静脉注射普萘洛尔 5mg（5min），记录注药后 5、10 和 25min12 导心电图，与服药前 12 导心电图进行对比分析。

（三）结果判定

1. 用药后 ST 段恢复到等电位线，T 波由药前的低平甚至倒置转为直立者为普奈洛尔试验阳性，提示用药前 ST－T 改变是由交感神经功能亢进所致。

2. 用药后 ST－T 异常无变化者为普萘洛尔试验阴性，提示可能存在心肌病变。普萘洛尔可以使心脏耗氧量减小，在一定程度上可以使心肌缺血性 ST－T 改变好转。但经大量临床对比试验分析，这种作用并不影响普萘洛尔试验结果。

（四）适应证

适用于临床上疑有自主神经系统功能紊乱，同时伴有窦性心动过速、心悸、气短、多汗、失眠等，心电图 T 波低平或轻度倒置、ST 段轻度压低者，特别是青、中年女性患者。

（五）禁忌证

1. 重症器质性心脏病且合并心力衰竭者。

2. 严重低血压。

3. 严重窦性心动过缓。

4. 房室传导阻滞。

5. 慢性肺部疾患如：支气管哮喘、慢性支气管炎、肺气肿、肺源性心脏病、肺动脉高压。

6. 糖尿病。

7. 妊娠。

8. 肝肾功能不全等。

（六）注意事项

普萘洛尔降心率作用明显，心率低于 60bpm 时，应慎做试验，静脉注射普萘洛尔容易发生不良反应（如低血压、心率减慢、头晕等），剂量不宜过大，注射速度不宜过快（1mg/min），用药前、中、后应注意观察心率、心律及血压变化。

（七）评价

普萘洛尔试验对鉴别器质性与功能性 ST－T 改变具有一定价值。但也存在假阳性，应结合临床病历资料，必要时行平板运动试验、12 导联同步动态心电图检查或冠脉造影结果。

三、潘生丁试验

（一）概述

潘生丁试验是德国学者 Tauchert 于 1976 年首先提出并肯定了对冠心病的诊断价值。目前认为它对不能进行运动试验的可疑冠心病患者的诊断、对冠心病患者治疗措施的选择与疗效评估或对无症状心肌梗死恢复期患者危险度的分析是较准确、简易而安全的检测方法。潘生丁试验已从单一口服用药方法，发展到了静脉途径给药。

（二）机制

潘生丁是一种较强的冠状动脉扩张剂。大剂量静脉注射时，对正常或病变轻微的冠状动脉有明显的扩张作用，使其阻力突然降低，导致由这部分血管所供血的心肌血流量明显增加。而对已经阻塞或严重狭窄的冠状动脉，尤其是侧支循环的血管也有狭窄时，则很少有扩张作用，结果使血液自缺血心肌向非缺血心肌转移，使狭窄的冠状动脉血流减少（冠状动脉"窃血"现象），导致心绞痛发作或心肌缺血改变。

（三）方法

1. 受检前禁食 3h。

2. 受检者 24～48h 停用氨茶碱等含黄嘌呤成分的药物和潘生丁，12h 内禁饮茶、咖啡及含茶碱的饮料，停用心血管活性药物。

3. 受检者取仰卧位，试验前作常规 12 导联心电图，注射潘生丁后即刻、2、4、6 及 10min，分别描记 12 导联心电图，同时记录血压、心率；试验过程中持续心电监测，并注意患者的症状反应。

4. 给药方法多以 0.75mg/kg 体重加入生理盐水 10ml 稀释后静注，前 3min 注入 1/2 量，后 7min 注入余下的 1/2 量。

5. 备用药物　试验前准备好氨茶碱及硝酸酯类药。双嘧达莫（潘生丁）注射过程中或注射后，若出现心绞痛或心电图缺血型 ST 段改变时，应立即静注氨茶碱 50～150mg（稀释 10ml）于 1～2min 注入，或 250mg（稀释 20ml）于 5min 内注入，以减轻或缓解潘生丁的作用，如用氨茶碱不能终止心肌缺血反应，应尽快给予硝酸酯类。

（四）阳性结果判定

目前尚无公认的统一标准。通常以注射潘生丁过程中或注射后出现下列反应之一者可诊断为阳性。

1. 出现典型心绞痛，经注射氨茶碱后 30min 内缓解者。

2. ST 段下斜或水平型下移≥0.1mV，持续 1min，并于注射氨茶碱后 30min 内恢复原状态者。

3. 原 ST 段下移者，在原有基础上再下降≥0.1mV，持续 1min 以上。

4. ST 段抬高≥0.2mV。

5. 心电图 ST 段缺血型下降＜0.1mV，但＞0.5mV，同时有下列可疑阳性标准之一者：①出现心绞痛，但未经用氨茶碱而自行缓解者；②出现不典型心绞痛，但在注射氨茶碱后 3min 之内缓解者；③心电图 R 波占优势导联 T 波由直立变为平坦、双向或倒置者。

（五）适应证与禁忌证

1. 适应证

（1）可疑冠心病而不宜做运动试验者。

（2）对择期进行心血管或非心血管大手术的中老年患者，做冠状动脉血流储备能力及可能发生心脏事件的评估。

（3）从无症状或无并发症的心肌梗死恢复期患者中筛选出高危险者。

2. 禁忌证

（1）不稳定型心绞痛。

（2）有并发症的急性心肌梗死。

（3）心力衰竭及严重心律失常未控制者。

（4）不能停用黄嘌呤类药物的重症肺或支气管病患者。

（六）评价

对冠心病诊断的敏感性为 67%～93%，特异性为 67%～100%。对多支冠状动脉病变预测的敏感性高于单支病变。假阴性多见于单支病变或轻度狭窄病变者。

目前多与超声心动图或放射性核素心肌断层显像结合应用。

四、多巴酚丁胺试验

（一）概述

多巴酚丁胺为 β_1、β_2、α_1 肾上腺素能受体兴奋剂。实验证实，大剂量多巴酚丁胺可使显著冠状动脉狭窄患者的心率明显加快、心肌收缩力增强、收缩压升高、心率血压乘积增大，导致心脏舒张期缩短，冠状动脉灌注不足，侧支血供尤其是心内膜下侧支血供减少，并使心脏后负荷增加，心肌氧耗增加，加之冠状动脉血流分布不均匀，从而诱发心肌缺血。

（二）方法

多巴酚丁胺首剂为 5μg/（kg·min），静脉滴注，每间隔 3min 增加 5μg/（kg·min），至 30～40μg/（kg·min），或出现下列情况之一者为停药指征：①ST 段下移≥0.2mV；②出现心绞痛；③收缩压下降 >15mmHg；④显著的副作用或心律失常；⑤达到年龄预测最大心率的 80%；⑥严重高血压。

（三）判定标准

每个剂量开始时，给药前、停药后 5min 均应做 12 导联常规心电图，整个试验过程中应作心电监护。出现典型心绞痛或 ST 段压低≥0.1mV 为阳性标准。

（四）副作用

主要有头痛、恶心、心律失常等。

（五）评价

检测冠状动脉多支病变的敏感性为 84%，特异性为 64%。多巴酚丁胺半衰期短，用药剂量易控制，引起心肌缺血的作用肯定，且引起的副作用可被 β 受体阻滞剂所拮抗。因此是一种检测冠心病既安全又准确的方法。

此试验常与超声心动图结合应用。

五、异丙肾上腺素试验

（一）概述

异丙肾上腺素能兴奋心脏的 β 受体，使心率增快、心肌收缩力加强、心肌糖原分解增加，从而使心肌耗氧量明显增加，故可作为增加心脏负荷的药物，用以进行负荷试验。

（二）方法

1. 先记录 12 导联对照心电图。

2. 静脉注入 5%～20% 葡萄糖 20ml 后，再作 1 次 12 导联心电图。

3. 在心电监护下，静脉滴入异丙肾上腺素，速度为 1～2μg/min，可用 0.2mg 异丙肾上腺素加入 5%～10% 葡萄糖液 200ml 中，即稀释液 1～2ml/min 速度滴入。直至出现缺血型 ST - T 改变、胸痛或心率 >130bpm 为止。

（三）判定标准

1. ST 段呈缺血型下降≥0.1mV，持续 1min 以上者为阳性。

2. 出现典型心绞痛也为阳性。

（四）注意事项

异丙肾上腺素有诱发异位心律的危险，甚至可能诱发心室颤动，故要注意掌握适应证与禁忌证，试验时必须有医师指导并严密观察心电图变化。如有特殊变化，立即对症处理。

（五）禁忌证

凡近期发作心绞痛、急性心肌梗死、快速心律失常、明显的心功能不全及血压超过 150/100mmHg 者应列为禁忌证。

六、心脏固有心率测定

（一）概述

心脏固有心率（IHR），是指排除自主神经系统对窦房结自律性的影响后，窦房结固有的自律性。为排除自主神经对窦房结自律性的影响，采用药物阻滞自主神经的方法。

（二）方法（表 11 - 10 - 1）

表 11 −10 −1 心脏固有心率测定

药物	剂量	途径	注射时间	计算 IHR 时间
阿托品	2mg	静脉	3min	注射后 7min
普萘洛尔	5mg	静脉	3min	注射后 7min
普萘洛尔	10mg	静脉	10min（1mg/min）	
阿托品	0.04mg/kg	静脉	2min	注射后 3min 内最快心率

1. 采用修改后的 Jose 法，普萘洛尔 0.2mg/kg，以 1mg/min 的速度静脉注射，10min 后阿托品 0.04mg/kg 静脉注射，2min 内注射结束，可阻断自主神经。

2. 普萘洛尔 5mg，阿托品 2mg，混合后静注 5min，用药后 5~10min 内最快而稳定的心率，即为实测的窦房结固有心率。

3. 用药前记录静息心电图，用药后每隔 2min 记录 10s 心电图，了解心率。

（三）正常值及阳性标准

1. 固有心率实测值 正常值为 101 ± 11bpm，如≤80bpm 为阳性（或称固有心率降低），固有心率实测值随年龄增加而降低。

2. 固有心率估计值的计算公式

（1）固有心率估计值 = 117.2 − 0.53 × 年龄（Jose 1966）。

（2）固有心率估计值 = 120.3 − 0.588 × 年龄（Frick 1967）。

（3）固有心率估计值 = 118.1 − 0.57 × 年龄（Jordan 1978）。

（四）评价

1. 固有心率与年龄相关，年龄越大，固有心率越低。

2. 病窦综合征者，其固有心率多低于 80bpm。

3. 阻断自主神经后，重复测定窦房结恢复时间，综合评价其结果更为可靠。

（张海澄 方丕华 整理）

心电图报告格式和诊断名词、术语规范化建议（草案）

卫生部 2004 年下发 163 号文件后，在全国心电学界引起了强烈反响，不少专家学者和基层心电学工作者就有关"心电图工作者诊断权"的问题曾向卫生部有关部门做过反映。2007 年 9 月在北京国际心血管病论坛—现代心电图学分论坛上，来自全国的心电学专家和代表专门研讨了"谁出具心电图报告更合适"的问题。与会专家认为，卫生部的 163 号文件对中国心电学事业的发展具有重要的指导作用，心电学工作者应当认真贯彻落实。但是，如何根据中国的实际情况，发挥广大的心电学工作者的作用，在行政法规的指导下正当行使心电学检查和出具检查报告的权利，还需要制定一些具体可行的措施和补充规定。因为多数心电学工作者没有执业医师资格，按卫生部文件规定不能出具"诊断性报告"，而只能出具"描述性检查报告"。但由于心电图诊断的特殊性，许多疾病（如多数心律失常）的心电图诊断本身就具有诊断性，而且许多心电图诊断名词与疾病诊断名词相同，如片面地解读卫生部的 163 号文件，按"描述性检查报告"要求出具诊断，反而使心电图报告更模糊，对临床医生诊断疾病不利。因此，为了认真贯彻落实卫生部的 163 号文件，与会专家建议从两方面制定相关的补充规定：

一、将心电图诊断名词规范化

根据心电图特征对疾病诊断的准确程度不同，将心电图诊断名词分为 3 类：

第 I 类：单凭心电图特征就能明确诊断的"心电图诊断名词"。如各类心律失常等。

第 II 类：心电图特征缺乏特异性，不能明确为某一特定的疾病，则采用真正的"描述性诊断名词"。如 ST 段抬高、压低，T 波高尖、低平等。

第 III 类：必须结合临床与心电图特征方能给予诊断的心电图诊断名词。如 Brugada 综合征、急性心肌梗死等。

二、明确心电图诊断的格式和权限

1. 在心电图报告中，不用"心电图诊断报告"，而一律采用"心电图检查报告"。

2. 获得初级以上专业职称的心电图工作者，书写和出具第 I 类和第 II 类心电图诊断名词，均视为"描述性检查报告"。

3. 对于第 III 类心电图诊断名词，不具有执业医师资格的心电图工作者，书写和出具检查报告时，要求采用以下报告格式："心电图符合 xxx 病的特征，请结合临床"。

2007 年 11 月 16～18 日在北京召开中国心电学论坛会议期间，"中华医学会心电生理和起搏分会心电学组和"中国医药生物技术协会心电学技术分会"组织部分全国知名的心电学专家和心血管病专家对上述各类心电图诊断名词的规范化进行了充分的讨论，并取得了广泛共识。

附录 1　心电图本身能明确诊断的名词（I 类）

附录 2　心电图描述性诊断名词（II 类）

附录 3　需结合临床的心电图疾病诊断名词（III 类）

附录 4　参会专家名单

中华医学会心电生理和起搏分会

中国医药生物技术协会心电学技术分会

2008 年 1 月 10 日

（方丕华　张海澄　整理）

附录 1 心电图本身能明确诊断的名词（Ⅰ类）

一、窦性心律及窦性心律失常

1. 窦性心律
2. 正常心电图
3. 大致正常心电图
4. 窦性心动过缓
5. 窦性心动过速
6. 窦性心律不齐
7. 窦房阻滞
8. 二度窦房阻滞
9. 二度Ⅰ型窦房阻滞（文氏型窦房阻滞）
10. 二度Ⅱ型窦房阻滞
11. 窦性停搏
12. 窦性早搏
13. 窦室传导
14. 窦性夺获
15. 窦房结游走性心律
16. 窦房结折返性心动过速

二、房性心律失常

17. 房性早搏
18. 房性早搏（二联律，三联律，成对，插入性，多源性）
19. 房性早搏未下传
20. 房性早搏伴室内差异性传导
21. 房性心律
22. 心房内游走节律
23. 房性并行心律
24. 心房扑动（典型、非典型）
25. 不纯心房扑动
26. 心房颤动
27. 心房颤动伴三度房室阻滞
28. 心房扑动伴三度房室阻滞
29. 心房内阻滞
30. 心房静止
31. 心房分离
32. 房性逸搏
33. 房性逸搏心律
34. 房性心动过速（短阵、持续性，阵发性，多源性）
35. 加速性房性自主心律（非阵发性房性心动过速）
36. 紊乱性心房节律
37. 房性夺获
38. 心房回波

39．房性融合波

三、房室交界性心律失常

40．房室交界性心律

41．房室交界性早搏（二联律，三联律，插入性）

42．房室交界性逸搏

43．加速性交界性自主心律（非阵发性交界性心动过速）

44．交界性并行心律

45．反复搏动

46．反复心律

47．伪反复心律（逸搏夺获二联律）

48．逸搏夺获

49．房室交界性夺获

50．交界性心动过速（特发性，持续性）

51．干扰性房室脱节（分离）

52．等频性干扰性房室脱节

53．阵发性室上性心动过速

54．房室结折返性心动过速（慢—快型、快—慢型、慢—慢型）

55．房室折返性心动过速（顺传型、逆传型）

56．房室分离

57．室房逆传

58．室房分离

四、传导异常

59．一度房室阻滞

60．二度房室阻滞

61．二度Ⅰ型房室阻滞（文氏型、莫氏Ⅰ型）

62．二度Ⅱ型房室阻滞（莫氏Ⅱ型）

63．几乎完全性房室阻滞

64．完全性房室阻滞△

65．2∶1房室阻滞

66．高度房室阻滞

67．三度房室阻滞△

68．右束支阻滞（完全性，不完全性）

69．左束支阻滞（完全性，不完全性）

70．左后分支阻滞

71．左前分支阻滞

72．左间隔支阻滞

73．双分支阻滞

74．三分支阻滞

75．双束支阻滞

76．室内阻滞

77．室内差异性传导

78. 间歇性束支阻滞

79. 心室预激（A型、B型）

80. 间歇性预激

五、室性心律失常

81. 心室停搏（注明停搏时间）

82. 全心停搏

83. 室性融合波

84. 心室夺获

85. 心室颤动

86. 心室扑动

87. 室性逸搏

88. 室性逸搏心律

89. 加速性室性自主心律（非阵发性室性心动过速）

90. 室性并行心律

91. 室性并行心律性心动过速

92. 双重性室性并行心律

93. 室性早搏（二联律，三联律，成对，插入性，多源性，多形性）

94. 室性心动过速（阵发性，持续性，短阵性，单形性，多形性，多源性）

95. 尖端扭转型室性心动过速

96. 双向性室性心动过速

97. 束支折返性室性心动过速

五、起搏心电图

98. 心室起搏

99. 右心室起搏

100. 左心室起搏

101. 双心室起搏

102. 三腔起搏

103. 心房起搏

104. 心室按需起搏（VVI起搏）

105. 心房按需起搏（AAI起搏）

106. 房室顺序起搏（DDD起搏）

107. 心房感知后心室起搏（VAT方式）

108. 心房感知不足

109. 心房感知过度

110. 心房起搏障碍

111. 心室感知不足

112. 心室感知过度

113. 心室起搏障碍

114. 起搏器介导的心动过速（PMT）

附录 2　心电图描述性诊断名词（Ⅱ类）

一、P 波异常

115. P 波消失
116. 房扑波（F 波）
117. 房颤波（f 波）
118. P 波增宽
119. P 波双峰
120. P 波高尖
121. P 波高电压
122. 异位性 P 波
123. 双相 P 波
124. 逆行性 P 波
125. V_1 导联 P 波终末电势增大（Ptf V_1）

二、QRS 波群异常

126. 胸导联低电压
127. 肢体导联低电压
128. 胸导联高电压
129. 左室高电压
130. 右室高电压
131. 双室高电压
132. 胸导联 R 波递增不良
133. 胚胎 r 波（线性 r 波）
134. 异常 Q 波
135. 进展性 Q 波
136. 等位性 Q 波
137. 位置性 Q 波
138. QRS 波群电交替
139. QRS 波群间期延长
140. 顺钟向转位
141. 逆钟向转位
142. 心电轴正常
143. 心电轴左偏
144. 心电轴右偏

三、ST - T 异常（注明所在导联）

145. T 波改变
146. ST - T 改变
147. ST 段抬高（上斜型，弓背向上型，弓背向下型）
148. ST 段压低（水平型，下斜型，上斜型）
149. ST 段延长
150. ST 段缩短

151. ST – T 呈鱼钩样改变
152. T 波改变
153. T 波平坦
154. T 波低平
155. T 波双向（正负、负正）
156. T 波电交替
157. T 波高尖
158. T 波切迹
159. 巨大倒置 T 波
160. 巨大高耸 T 波
161. 帐篷状 T 波
162. 冠状 T 波
163. T 波宽大
164. 幼稚型 T 波

四、其他

165. J 波
166. Brugada 波
167. Lambda 波
168. Osborn 波
169. Epsilon 波
170. δ 波
171. 心室早期复极
172. QT 间期延长
173. QT 间期缩短
174. U 波（增高、倒置、双向）
175. 3 相阻滞
176. 4 相阻滞
177. 传出阻滞
178. 超常传导
179. 文氏现象
180. 反文氏现象
181. 逆文氏现象
182. 魏登斯基现象
183. 裂隙现象
184. 分层阻滞现象
185. 跳跃现象
186. Ashman 现象
187. 蝉联现象
188. 钩拢现象
189. 温醒现象
190. 冷却现象
191. R on T

192. R on P
193. 宽 QRS 波心动过速
194. $S_1S_2S_3$ 综合征
195. 短 PR 间期
196. 长短周期现象
197. 完全代偿
198. 不完全代偿

附录 3 需结合临床的心电图疾病诊断名词（Ⅲ类）

199. 双心房扩大
200. 右心房扩大
201. 左心房扩大
202. 左心室肥大
203. 左心室肥大伴劳损
204. 右心室肥大
205. 右心室肥大伴劳损
206. 双侧心室肥大
207. 双心室肥大伴劳损
208. 右位心
209. 不适当窦性心动过速
210. 肺动脉栓塞
211. 心肌梗死
　　　　前壁心肌梗死
　　　　广泛前壁心肌梗死
　　　　前间壁心肌梗死
　　　　高侧壁心肌梗死
　　　　下壁心肌梗死
　　　　侧壁心肌梗死
　　　　正后壁心肌梗死
　　　　右心室心肌梗死
　　　　Q 波型心肌梗死
　　　　非 Q 波型心肌梗死
　　　　ST 段抬高型心肌梗死
　　　　非 ST 段抬高型心肌梗死
　　　　心房心肌梗死
212. 心绞痛发作心电图
213. 变异型心绞痛心电图
214. 心肌炎
215. 心包炎
216. 心肌病
217. 洋地黄作用
218. 洋地黄中毒
219. 高钾血症
220. 低钾血症
221. 高钙血症
222. 低钙血症
223. 病窦综合征
224. Brugada 综合征
225. 预激综合征
226. 早期复极综合征
227. 长 QT 综合征

228. 短 QT 综合征
229. 无脉性电活动（电－机械分离）
230. 高血压性心脏损害
231. 冠心病
232. 肺心病

附录4 参会专家名单（按姓氏拼音）

姓名	单位	职称
陈清启	青岛大学医学院附属医院	教授
楚英杰	河南省人民医院	主任医师
方丕华	北京阜外心血管病医院	教授
郭继鸿	北京大学人民医院	教授
何秉贤	新疆医科大学附一院	教授
黄织春	内蒙古医学院附属医院	教授
李春雨	山东济宁医学院附属医院	主任医师
刘 霞	上海瑞金医院	主任医师
刘仁光	辽宁医学院附属一院心研所	教授
卢喜烈	北京301医院	副主任
浦介麟	北京阜外心血管病医院	教授
王 斌	北京大学航天临床医学院	教授
王方正	北京阜外心血管病医院	教授
王红宇	山西医科大学附属二院	教授
王志毅	天津医科大学总医院	主任医师
魏经汉	郑州大学第一附属医院	教授
吴 祥	浙江大学医学院附属二院	教授
许 原	北京大学人民医院	教授
杨 虎	北京大学第一医院	副教授
杨钧国	华中科技大学协和医院	教授
尹彦琳	北京阜外心血管病医院	教授
张 澍	北京阜外心血管病医院	教授
张海澄	北京大学人民医院	教授
张开滋	大连医科大学教学医院	教授
钟杭美	重庆第三军医大学新桥医院心研所	主任技师
周金台	天津医科大学总医院	教授

第十二篇

国外心电学研究集萃

 **心电图导联发展的十字路口**

一、概述

心电图（ECG）是快速无创评价心脏疾病及状态的最佳方法之一。静息 12 导联 ECG 已经广泛用于在紧急情况下排除或诊断心脏疾患，如心脏节律是否正常，梗死的定位以及面积，传导阻滞的部位等。临床的需要推动了负荷 ECG 或动态监测 ECG 的应用，但其导联及电极位置不同于标准 12 导联，增加了解读 ECG 的难度，因此心电导联的标准化再次引起人们的兴趣。

ECG 用于诊断心脏疾病的原理：

1. 大部分心脏疾病是局限性的：如某支血管狭窄所致心肌缺血；某节段心肌梗死；传导系统某个部位的阻滞等。

2. 局限性心脏疾病的电学表现在体表也是局限性的：如右冠堵塞导致下壁心肌梗死引起 Ⅱ、Ⅲ、aVF 等下壁导联的 ST 段抬高及 Q 波形成，左或右束支传导阻滞可以通过左胸或右胸导联的 QRS 波极性鉴别等。

3. 标准 12 导联 ECG 未对所有的部位取样，时常遗漏有诊断意义的信息。最近发展起来的"简化的（reduced）"或"推导的（derived）"导联系统获取诊断信息的能力各不相同。

4. ECG 诊断标准具有导联特异性：如在 $V_1 \sim V_3$ 出现任意 Q 波即诊断心肌梗死，而在 Ⅱ、Ⅲ、aVF 导或 $V_4 \sim V_6$ 导联则需要两个连续导联出现宽度 >30ms 的 Q 波。

5. ECG 形态与采用的参考导联有关：如从远端肢体导联推导的威尔逊中心电极（Wilson Central Terminal，WCT）、从 M – L（Mason – Likar）胸壁导联推导的 WCT、或单极参考导联的 ECG 波形各不相同。

二、ECG 导联的设计和应用

（一）信号的获取

体表电位标测技术是获取 ECG 信号的标准方法，在过去的 40 年中已经进行了相当多的研究。Barr 等第一次证实应用 24 个优化的躯体导联足以获取所有的体表心电信号，这些导联通过某种方式可以在较小的误差下重建所有其他 104 个躯体记录点的心电信息。同样，Lux 等用 30 个优化导联在很小的误差下再现了 162 个额外躯体电极的信号，进一步证明了可以通过优化的有限导联系统再现全部心电信息。而且，标准 12 导联 ECG 获取的体表心电信息还少于经过优化的 8 导联 ECG。

Lux 和 Evans 的研究证实 12 个独立的电极可以涵盖 98% 的通过 192 个导联获取的体表 ECG 信息。但实际上记录 ECG 的导联不是相互独立的，而且需要包含相当的冗余，所以要获取同等量的信息必须导联的数目需要多于 12 个。

（二）诊断性信息的获取

Kornreich 等应用体表电位标测的方法验证了识别疾病的最佳躯体位置，同时证明了这种通过选择最具统计学显著性的体表导联记录 ECG 的检测方法的诊断价值优于标准 12 导 ECG。但这种方法需要应用标测系统，而且在选择最佳导联之前必须已知疾病的诊断，通过一种分类系统从已知诊断组中选择导联可以解决这一问题。Kornreich 等和 Lux 等将"信号"导联和"诊断"导联的概念结合起来，用最佳的信号导联重建体表心电标测图，从中选择最佳诊断导联用于实施诊断。

（三）诊断标准

虽然通过优化信号或诊断导联有助于提高 ECG 诊断价值，但所有的临床 ECG 诊断标准均基于 12 导联系统，且没有简单直接的方法将用不同导联系统记录的数据进行转换。也就是说，疾病诊断的 ECG 标准是高度导联依赖及特异性的。

（四）参考导联

参考导联也会导致 ECG 的解读出现误差。在标准 12 导联 ECG，胸导联 $V_1 \sim V_6$ 的参考电位基于 WCT，即左右上肢及左下肢导联的代数和。而 M-L 参考导联为左右锁骨及左下肢导联的代数和，与应用 WCT 作为参考导联的 ECG 明显不同。况且一些监测系统仅以单纯的胸导为参考。因此疾病诊断标准必须对导联和参考导联有特殊说明。

（五）新的导联系统：替代导联（alternative）或简化导联（reduced）

根据急诊评价以及其他诊疗过程中心脏监测的需要，临床应用了一些新的简便快捷的导联系统。其中部分系统可以向标准 12 导系统转换，但准确性不一。在制定指南和建立 ECG 应用标准时必须考虑到电极放置不正确、不一致，电极或参考电极的随意放置等问题。

（六）导联系统间的转换

Barr 及 Lux 等的研究通过已记录的心电信号重建未记录部位的 ECG。这些方法基于最小均方差估计、线性回归等数学及统计学方法，是测量（数据获取）与诊断（数据解释）间的重要联系。由此通过 3、4 个或 N 个导联的心电信号可以重建其 12 导联 ECG，但实际上任何重建方法都伴有随着电极数目降低的误差。

目前心电学研究焦点集中于以下方面：优化信号获取；利用已有信息（经过统计学转换）提高 ECG 在诊断、鉴别和监测心脏疾病方面的价值；建立对导联选择依赖更少，而更多与电位分布特征有关的诊断标准。

Drew 和 Kligfield 对于 ECG 导联系统的标准化进行了详尽的论述，随着新的替代和简化导联系统在急诊室和缺血监测方面应用逐渐增多，标准与非标准（M-L）肢体导联电极的放置容易相互混淆，可能使诊断出现错误。

Schijvenarrs 等分析了 ECG 结果出现差异的原因，包括导联随意放置、误放置或前后不一致等，由于与诊断标准采用的导联不同，可能导致误诊。Pahlm 和 Wagner 采用 M-L 参考导联记录的 ECG 与标准肢体导联（WCT）记录的 ECG 有很大差异，这种差异会导致 ECG 的误读。Toosi 和 Sochanski 进一步证明了随意或不一致放置参考导联的风险，有必要采用特别的标记以保证其与设计诊断标准时采用的导联系统相一致。

Wagner 和 Pahlm 应用 24 个放置在额面和轴面的导联以更好地观察 ECG 变化的连续性，虽然这种方法并不能提供更多心电信息，但由于它可以在 2 个截面上连续显示波形的异常，有助于更好地解读 ECG。

Wang 和 Horacek 应用简化导联或替代导联重建了标准的 12 或 18 导联 ECG。与之类似，Mann 等通过校正 M－L 参考导联记录的 ECG，重建 WCT 参考导联下的 12 导 ECG。Nelwan 等应用"EASI"导联系统重建标准 12 导联 ECG，并比较了两种转换方法：一般转换（general transformation）与患者特异转换（patient－specific transformation）的重建效果，后者效果更佳，但需要既往 ECG 做参考，故实用性差。

　　Donnelly 等介绍了选择最佳信号导联的方法，比较了"优化信号获取"的导联与"优化诊断"的导联间重要的区别。Finlay 等分析了一系列不同的导联系统，它们重建未测量数据的能力不同，但在获取的信息方面差别不大。Kormreich 和 Lux 证实通过为 12 导 ECG 补充某些导联，可以优化信息获取，为导联转换提供更多证据，有助于提高 ECG 的诊断价值。

（侯翠红　宋　雷　译　方丕华　校）

摘自 Robert L. Lux. Journal of Electrocardiology, 2008, 41：183－186.

 **心电图最佳导联数目**

　　标准心电图所应用的导联以及电极放置方式已应用于临床达半个世纪。众所周知，目前的标准12导联心电图不能完全准确且敏感检测出诸如急性心肌梗死、心室肥厚等的心血管病变。为提高心电图的诊断能力，目前已提出众多导联系统，但尚未得到心血管界的广泛认可。本文旨在论述心电图究竟需要多少导联；以及研究者们为提高急性心肌梗死诊断敏感性和特异性所做的努力。

　　人类的首例体表心电图由 Waller 于1887年描记得到，并由 Einthoven 推广至临床。某些情况下（如冠状动脉成形术、运动试验），由于骨骼肌的干扰，使得肢体导联不适宜放置在标准导联位置。为此，1966年 Mason – Liker 推出了新型导联放置模式，即将肢体导联放置于躯干部。此放置模式的不足之处在于常常会改变电轴方向，降低心肌梗死的检出率。因此，临床在分析心电图时一定要明确是否应用 Mason – Liker 导联放置模式。

　　标准12导联心电图检测急性心肌梗死的敏感性较差，主要原因包括：心梗面积过小不易检测出；导联可检测区域有限而不足以覆盖心梗部位；ST 段改变不特异。为此，在原有 $V_1 \sim V_6$ 胸前导联的基础上，增加了部分导联：$V_7 \sim V_9$ 后壁导联、$V_{3R} \sim V_{9R}$ 右胸导联。

　　后壁导联：回旋支（LCX）或右冠状动脉（RCA）分支病变时可导致后壁心肌梗死。然而，常规12导联心电图无后壁导联，诊断后壁心肌梗死主要依据前壁导联的 ST 段压低。近年来针对后壁导联已开展了多项研究。一项纳入225例正常人群的后壁导联心电图模式研究发现，J 点处的 ST 段抬高不会超过 0.5mm，J 点后 80ms 处 ST 段抬高 0.5 ~ 1.0mm 的发生率在 V_7、V_8、V_9 导联分别是 8.9%、5.8% 和 3.1%。研究提示，$V_7 \sim V_9$ 导联 J 点处 ST 段抬高或 J 点后 80ms ST 段抬高 1mm 以上即为异常。再者，就急性心肌梗死而言，最重要的问题是紧急开放罪犯血管。因此，需要通过体表心电图识别病变血管以易化介入治疗。关于 LCX 或 RCA 单支血管成形术患者的心电图前瞻性研究发现，RCA 闭塞时最常见的心电图改变是 II、III 和 aVF 导联的 ST 段抬高；LCX 闭塞时最常表现为 $V_7 \sim V_9$ 导联 ST 段抬高。因此，借助后壁导联可有助于鉴别 RCA 还是 LCX 闭塞。许多研究已证实后壁导联有助于识别标准心电图不易发现的后壁心肌梗死，如 Zalenski 等人发现通过追加 $V_7 \sim V_9$ 导联，可显著提高急性 ST 段抬高性心肌梗死的诊断敏感性。

　　右胸导联：右心室梗死很少孤立发生，多合并其他室壁的心肌梗死，而且易出现高度房室阻滞、右心室功能不全，预后不佳。标准12导联心电图时仅有右心室梗死的间接提示征象，如 V_1 导联 ST 段抬高 >1mm，但敏感性不佳。研究发现，RCA 闭塞时常常表现为 $V_{5R} \sim V_{6R}$ 的 ST 段抬高，且可与 LCX 或左前降支（LAD）的闭塞相鉴别。RCA 闭塞时也可出现 V_{3R}、V_{4R} 导联的 ST 段压低或 ST 段在正常范围内的抬高。测量 ST 段应在 QRS 波群后 40ms 处进行，抬高 >0.6mm 方有临床意义。右胸导联可敏感地识别有无右心室心肌梗死，研究提示，$V_{4R} \sim V_{6R}$ 导联 ST 段抬高 >1mm 识别右心室梗死的敏感性达 90% ~ 100%、特异性 68% ~ 95%。此外，运动试验中亦应用了右胸导联，但其检测出心肌缺血的敏感性尚存争议。

　　12导联心电图来源于10个体表电极，仅能覆盖有限的体表电位，不能全面体现心肌的电位变化。体表电位标测（Body surface potential mapping，BSPM）通过在体表多部位记录电位变化，可以更好地覆盖并详细记录体表电位。研究证实，BSPM 可提高心肌梗死的诊断敏感性和特异性，尤其是在基础状态下即合并束支传导阻滞者。此外，BSPM 还可以用于评估再灌注的疗效、识别应激诱发的心肌缺血、提高左心室肥厚的诊断准确性。但是，由于 BSPM 需多导联记录、操作耗时，而且获取的信息量不易全面准确解释，故难以在临床广泛应用。

　　虽然应用更多的导联能获得更多的信息，但多电极/导联可能会干扰超声心动图、胸片等检查或操作，不适宜准确、快速的放置。鉴于此，临床推出了较少导联且放置更简单的心电图记录装置。如：Frank 导联系统：即借助放置在胸部的 5 个电极和后背部的 2 个电极，可帮助识别急诊冠脉介入适应人群，并能评估梗死面积。EASI - 12 导联心电图：通过置于胸部的 5 个电极可用于评估心律失常和心肌缺血，其准确性与 12 导联心电图相当，而且因为操作便捷更适用于急诊。引申的胸前导联：即减少记录所需电极数，但通过个体化的设置其他电极的放置位置，以重建所去除电极的导联信息。

　　总之，临床记录心电图时所需的最佳电极/导联数尚无定论。标准 12 导联心电图记录系统被广泛认可，其他心电图记录系统要想替代之，必须经过临床实践证实有确凿的优势。增加一定的电极数似乎可以增加特定人群如心肌梗死的诊断信息。诸如 BSPM 这种需要众多电极导联的心电图记录系统虽可增加心电信息，但可操作性不佳，尚需进一步研究。减少电极数理论上可行，而且尤其适用于急诊。

（牛红霞　摘译　方丕华　校）

摘自 Trägårdh E，et al. Cardiol Clin，2006，24（3）：317 - 330.

3 应用 24 导联标准心电图判定急性冠脉闭塞的部位

目前已有很多种其他导联系统对于标准 12 导联心电图的补充方法，这些导联需要安放其他的电极甚至需要全部的"体表图"。然而，如果我们以电极的空间位置综合考虑一下每个 12 导联的正向和负向电极的话，也可以从标准心电图中获得这些补充性的数据。我们可以认为：①ST 段压低等价于在标准导联的 ST 段的抬高；②或者是负向或"反向"导联的 ST 段抬高等价于标准导联上的抬高。此综述认为该研究用了一些或全部的反向标准导联来提供补充性的临床价值，没有增加电极的数量甚至没有改变标准的 10 个电极的部位。

标准 12 导联心电图上 ST 段的抬高已经变成临床上探查急性心肌梗死的广为接受的方法，就像已被广为采用的诊断性词汇：ST 段抬高性心肌梗死（STEMI）。这些已制定好的 STEMI 诊断标准的特异性很高（98%），但其敏感性却很低（42%）。在左回旋支（LCX）梗塞的患者其敏感性尤其低。我们认为以 24 导联心电图的附加能力来定位受损或者潜在受损心肌的范围是可能的（表 12 – 3 –1）。

表 12 –3 –1　STEMI 和等价 STEMI 的标准

ACC/ESC 的 STEMI 标准	STEMI 的等价标准
在至少 2 个解剖上相邻的标准肢体导联（顺序从 aVL to Ⅲ，包括 aVR）上或者胸前导联 V_4 到 V_6 ST 段抬高至少 0.1mV 或者胸前导联 V_1 到 V_3 至少 0.2mV	在至少 2 个解剖上相邻的导联或者在一个解剖上与显示 ST 段压低相邻的一个导联上 ST 段压低至少 0.1mV。（例如，aVL 导联 ST 段压低和Ⅲ导联 ST 段抬高）

由主要的冠状动脉堵塞引起的急性透壁性心肌缺血可产生一个心外膜的损伤电流，此电流表现为朝向受累区域的 ST 段的偏移可被探测到。对于左前降支的病变，心电图上的典型表现是在胸前导联的 V_2 或 V_3 上 ST 段最大的抬高，右冠状动脉病变则表现为肢体导联 aVF 或 Ⅲ 的 ST 段最大的抬高。然而，除了当 LCX 动脉占主导时（供应后降支动脉），其急性堵塞的表现则代替为 V_2 或 V_3 导联上 ST 段的最大压低，这种 ST 段的压低常常被错误的认为仅仅是心肌需求增加引起的缺血表现。因此，指南推荐有急性冠脉综合征的一组患者不进行急性再灌注治疗。最近，Martin 等人用"等价 STEMI"这个词，正像表 1 中提到的一样，来区分于延迟增强心脏磁共振（DE – CMRI）证明的急性梗死，他们往往在已广泛接受的 STEMI 标准中被忽视。

等价 STEMI 梗死比 STEMI 梗死可能会小很多。然而，Martin 等人用（DE – CMRI）在 2 组患者记录到通常与急性心肌梗死相似大小的梗死，尽管这个结果可能仅仅在 STEMI 组中会由于使用静脉内再灌注治疗而受到影响。仅仅在被 STEMI 和等价 STEMI 标准都忽略掉的患者组中，其大小常规上不超过 20g。

心电图的显示方法可加强或者模糊化支持为急性冠脉综合征患者做出相应治疗决定所需的诊断信息。所示为经典的显示方法，包括 6 个肢体导联的 2 个分开组（Ⅰ，Ⅱ，和Ⅲ；和 aVR，aVL，和 aVF）和 6 个胸前导联的 2 个整合组（V_1，V_2，and V_3；and V_4，V_5，and V_6）。尽管每个导联都提供心脏电活动的正性和负性视图，这个经典的形式却只能提供 12 个正性视图。在瑞典，White 引进了一种形式（有时作为"Cabrera 顺序"被提及）来把肢体导联重组成一种单一的顺序，它包括在Ⅰ导和Ⅱ导中间的反向 aVR（– aVR），来建立一个额面心脏电活动的整合逻辑显示视图，与在胸前导联经典显示方法中所用的相似。顺序显示的应用显示可提高额面 QRS 波测量的速度和准确性。Anderson 等人提议联合运用全部额面和横面 12 导联的顺序生成一种心电活动的"全景视图"。在一个对此专题有贡献的个人交流中，Fred Kornreich 认为 V_{4R} 导联是Ⅲ 和 V_1 导联的桥梁。

就像在这些替换性显示方法中 aVR 导联被转换其相应的负性导联一样，其他的心电图导联也可以被反向转换。包括全部标准导联负性和正性视图可以为一种新的显示形式提供基础性信息，它可以提高标准 ECG 的临床价值。如果 Einthoven 三角是等边三角形的话，正性相邻的顺序肢体导联应该是相隔 30 度。因为没有胸前导联的统一的关系，构建一个 6 个相邻正性导联相离 30 度的模型是必要的，因此，在每个正性和负性电极之间便有 180 度。在这个专题中的一项研究认为从人体表图中得到的数据可记录到标准胸前导联的"镜像记录"的精确部位。注意，更多的这些部位的侧面距"胸前导联"正性电极的直接反向部位有相当大的距离。

在由 Martin 等人所做的关于急性冠脉综合征患者的研究中，由 DE－CMRI 记录到的急性心肌梗死的组中 58 个患者中，仅仅有 29 个（50%）可通过美国心脏病学会/欧洲心脏病学会（ACC/ESC）的 STEMI 标准可以鉴别出来，但是 58 个患者中的其他 20 个可用等价 STEMI 的 ST 段压低标准鉴别出来（$P=0.0001$）。等价 STEMI 表准的应用也把特异性从 97% 降低到了 93%（$P=0.50$）。

Sadanandan 等人在研究中用 24－导联心电图来解释在有急性前壁心肌梗死胸前导联典型 ST 段偏移的患者中肢体导联各种 ST 段偏移方向的意义。人们进行这项研究来检验一种假设，即联合胸前导联中的典型急性左前降支（LAD）闭塞的前壁和左侧的 ST 段偏移和在肢体导联中典型急性右冠状动脉（RCA）闭塞的下壁 ST 段偏移实际上是 LAD 远端闭塞的一个征象。相反，肢体导联中上壁的 ST 段的偏移是 LAD 近端闭塞的一个征象。

根据肢体导联中 ST 段的偏移方向将在 V_1 到 V_4 导联上有 ST 段抬高的患者分组：①在 -Ⅲ 和 - aVF 导联上有 ST 段抬高的；②无肢体导联 ST 段抬高的；③在Ⅲ 和 aVF 上有 ST 段抬高的。前壁的心肌梗死范围大小和有前壁 ST 段偏移患者的左室功能不良与肢体导联的 ST 段偏移方向直接相关：大多是上方的，中间的无 ST 段的偏移，最少是下方的。

尽管考虑全部可得的反向 12－导联可为急性冠状动脉闭塞的诊断提供最高的敏感性，但是它还是会带来一个"不可接受的"特异性的降低。目前急性血栓性闭塞的治疗，无论是冠脉内治疗还是静脉内再灌注治疗都要求有高水平的敏感性和特异性。在 Perron 等人进行的选择性冠状动脉成形术中治疗性球囊堵塞产生的 ST 段偏移空间方向的研究中，他们肢体导联的额面和胸前导联的横面钟表图来作为研究的参考。附加的 V_1 导联和其他从 V_6 导联开始的顺钟向导联提供 LCX 堵塞的诊断信息，附加的 - aVL 导联和其他从Ⅲ导联开始的顺钟向导联提供 RCA 堵塞的诊断信息，附加的 -Ⅲ导联和其他从 aVL 开始的逆钟向导联提供斜冠状动脉堵塞的诊断信息。可得的 12 反向导联的 7 个导联可将仅仅用标准 12 导联时 61% 的敏感性提高到 78%（$P\leqslant0.01$），同时也将特异性从 96% 降到了 93%（$P=0.06$）。aVR 导联可能对左室尖部受累的诊断有用，aVR 导联已经被认为是诊断冠状动脉左主干堵塞的关键。

最近 Tragardh 等人的报告考虑到一些基本问题，"我们到底需要多少个心电图导联?""附加的后壁和右侧电极是否能提供额外的诊断信息?"他们认为我们可以不用放置其他的电极而获得急性心肌梗死诊断的最多信息，通过加上的反向导联或者单一考虑 ST 段的偏移，而不是仅仅看标准 12 导联心电图的 ST 段抬高。

需要进行进一步的研究来判断一下几个方面的内容：

1. 考虑反向导联上的 ST 段抬高或者标准 12 导联的 ST 段偏移的比较好的临床接受性。

2. 在不同导联上 ST 段抬高或者压低的最佳诊断界值。

3. 与临床不可接受的特异性降低有关的 ST 段方向。

4. 如何决定可提供无论是标准或是反向导联都无法反映的心脏电活动视图的附加电极的最佳放置位置。

这些研究的完成可以引领我们超越目前急性冠脉综合征中心电图的应用水平。定位急性冠脉堵塞的位置和评估急性梗死的危险心肌范围也是可能的。这种标准心电图应用的创新可能会带来患者诊断准确性的提高，更恰当的再灌注治疗判断，更好的远期预后。

识别出一项新方法的临床价值，比如说 24 导联心电图，是非常重要的。在心电学杂志上，Perron 等人的研究成果已发表其上，有 Kligfield 和 Gettes 分别所做的评论。

（王勇译　方丕华　校）

摘自 Galen S. Wagner, et al. ［J］. Journal of Electrocardiology 2008，41：238 - 244.

从不标准的记录位点获得标准心电图记录的可能的方法

1966 年 Mason 和 Likar 发表了他们将肢体电极放置在躯体上从而可以在运动时持续记录心电图的方法。他们声称这种电极放置体系记录的心电图与标准的外周电极记录的基本相同。这在他们研究的有限的正常个体中可能的确一样。他们明确将上肢电极放置在"锁骨下窝,锁骨较低的末端下 2 厘米",但是关于左腿电极的放置就不那么明确了。他们描述为"在腋前线上髂前上棘和肋缘连线的一半,这个点并不关键而且可以在各个方向上相差几厘米"。

现在,关于 Mason – Likar 电极放置体系记录"基本相同的心电图"(和远端电极相比)的观念仍然根深蒂固,虽然事实并不是这样。我们常常会发生这种情况,当将远端电极记录的心电图和近端位点记录的相比,两次的心电图会有差别。虽然这在之前就有几位作者指出,但是直到 Mason 和 Likar 发表后的 20 年才有关于这方面可靠的一系列的比较。Papouchado 等人在 1987 年提出"将肢体电极放置在躯体上使心电图产生了重要的变化"。1989 年 Sevilla 等人写到"用躯体位点代替肢体导联使得 QRS 波产生了实质上的改变,这让运动导联记录的心电图不再是标准的心电图"。Jowett 等人在 2005 年提到"按照标准的方法记录心电图是极其重要的,任何电极放置上的改变都应该记录在心电图上"。

一、现在的问题

1. 现在在内科医生中仍有关于放置远端电极与放置躯体电极产生的波形基本一致的误解。

2. 通过躯体电极记录的心电图经常被按照以远端电极记录的心电图而发展出来的标准来解释。这在可视或手动以及以电脑为基础的心电图解释中确实存在。

3. Mason – Likar 电极放置体系没有很好的定义左腿电极的位置。

二、针对现在的问题可能的解决方法

1. 继续将远端电极设定为标准,但是要敦促心电图机生产厂家将躯体电极记录的心电图标记为"非标准、躯体电极记录",并向心电图技术员强调贯彻使用这种标记的重要性。这种标记也应该在心电图数据库中应用,警示医生不要将"远端电极的标准"应用在躯体电极记录的心电图上。

2. 明确在任何环境下(休息、运动和监控下)躯体电极放置的标准。最近一些专业团体认可并发表了一些新的心电图标准,但是这些标准仍然需要修改。然而这需要建立大量关于躯体电极记录的静态心电图的新数据库并为修改现有的电脑解释标准提供基础。

3. 每当从近端电极记录下心电图时,都尽可能真实的重建出与之对应的"远端记录的心电图"。已经有相关的数学程序被开发出来。

4. 开发出新的近端但是非躯体电极的位点,这些位点更接近于远端位点,但是在监控的环境下仍然适用。已经有报道关于在上臂的腋窝水平上放置对称的电极来记录心电图,这种心电图较 Mason – Likar 电极放置体系更接近于 12 导联心电图。

(陶军译　方丕华　校)

摘自 Olle Pahlm, et al. Journal of Electrocardiology, 2008, 41:202 – 210.

标准心电图中诊断急性冠状动脉综合征的最佳导联

心电图在急诊室诊断急性心肌梗死（AMI）或不稳定性心绞痛即急性冠脉综合征（ACS）中起决定性作用。而心电图的 12 个导联的诊断价值并非同等重要。如果几个导联或导联的组合能如同标准 12 导联心电图那样很好地诊断 ACS，那么在无法做 12 导联心电图的情况下，例如院前危重患者筛选（prehospital triage）、ACS 的心电监测或在开发心电图诊断软件时，这些导联会有应用价值。

人工神经网络（artificial neural networks，ANNs）是广泛用于医学的一种用于识别复杂图形的机器信息记录工具（machine learning tool）。此网络是将不同的心电图模式与预期的分类标准相联系而识别信息。并已用于心电图自动分析的不同方面，如诊断心肌梗死。有关研究表明此网络是分析可疑 ACS 的一个很好的工具。

本研究旨在采用 ANNs 以阐明：当与机器分析工具同时使用时，标准 12 导联心电图中哪一个导联或哪几个导联的联合应用对急诊诊断 ACS 最有预测价值。

一、方法

（一）研究人群

1997 年 7 月~1999 年 3 月在 Lund 大学医院急诊室就诊的主诉胸痛的患者，收集其首次心电图资料。心电图是在患者到急诊室后 5 分钟到 1 小时内记录的。只入选心电图的电子资料可恢复的患者，除外心电图有严重技术缺陷或戴起搏器患者的心电图。每份心电图分为"ACS""非 ACS"，取决于患者的出院诊断。ACS 的出院诊断分为 AMI 或不稳定性心绞痛。

最后的资料包括 862 例患者，345 例 ACS，517 例非 ACS，非 ACS 中 123 例诊断稳定性心绞痛，114 例怀疑心绞痛，其他 280 例为"其他诊断"。ACS 和非 ACS 的平均年龄分别为 69±13 和 62±18 岁。ACS 组有 227 例男性和 118 例女性，而非 ACS 组有 291 例男性和 226 例女性。

（二）心电图

用计算机化的心电图仪记录 12 导联心电图。每个导联的下列 12 项指标做进一步分析：QRS 时限、QRS 面积、Q 波时间、Q 波振幅、R 波时间、R 振幅、ST-J 振幅、ST 坡度（ST 段起始的坡度）、ST 振幅的 2/8、ST 振幅的 3/8、正向 T 波的振幅、负向 T 波的振幅。所有时间和振幅分别以毫秒（milliseconds）和微伏（microvolts）表示。ST 振幅的 2/8 和 ST 振幅的 3/8 由 J 点到 T 波终点的间期 8 等分所得，该间期的第 2 和第 3 分段末的振幅分别为 ST 振幅的 2/8 和 ST 振幅的 3/8。每 12 导联心电图共收集 144 个测量值。为减少输入神经网络的测量值个数，对每个导联的 12 个测量值进行要素分析（principal component analysis，PCA），只选每个导联中最重要的 6 个测量值，结果所有 12 导联中共采用 72 个测量值。

（三）人工神经网络

是一套计算机数据分析处理系统。此研究中，通过使用具有捕获技术的神经网络集合来建立 ACS 预测分类法，详见于 Cross 等的研究报告。

（四）统计分析

用 ROC 曲线下面积判断神经网络的效能（performance）。用 permutation 检验进行检验分析，$P < 0.05$ 为有统计学差异。

二、结果

3 个最佳的肢体导联是Ⅰ、Ⅲ和 aVL，有相似判断效能（ROC 面积分别为 74.1%，75.0% 和 75.5%），而Ⅱ、aVR 和 aVF 则未达到这一效能（ROC 面积分别为 68.6%，67.9% 和 72.0%）。胸导联中 V_2 最佳（ROC 面积 74.3%），V_3 和 V_6 与之几乎相同（ROC 面积均为 73.7%）。

不同导联组合中，Ⅲ和 aVL 是 2 个导联的最佳组合，ROC 面积 78.9%。6 个肢体导联中任意 2 个导联组合产生的 ROC 相似（77.9%），增加 1 个胸导到 2 个最佳导联组合总是增加判断效能。最佳的 3 个导联组合是Ⅲ、aVL 和 V_2（ROC 面积为 82%）。

用全部 12 个导联时神经网络判断效能为 80.5%，2 个肢体导联加 1 个胸导的组合的效能与之接近。最好的 3 个导联组合（Ⅲ、avL 和 V_2）与全部 12 导联心电图效能类似。

三、讨论

本研究试图建立在急诊室诊断 ACS 的最佳导联或导联组合。结果显示，最佳单一导联是 aVL（ROC 面积为 75.5%），6 个肢体导联与 V_2（80.2%）或 V_3（80.7%）的组合在诊断 ACS 的效能等同于 12 导联心电图（80.5%）。令人吃惊的是，仅用Ⅲ、aVL 和 V_2 导联也具有类似的鉴别 ACS 能力（82.0%）。表明仅 3 个导联就包含了标准 12 导联心电图诊断 ACS 的的信息，这至少在所研究的人群中如此。

本结果显示，仅用 3 个导联就能很好地分辨 ACS。而目前的共识是在以 ST 改变诊断急性心肌缺血时标准 12 导联心电图都是必要的。因此，减少导联的情况下，如果只监测 ST 段以检测心肌缺血是不够的。我们发现Ⅲ、aVL 和 V_2 诊断 ACS 与 12 导联一样，可能是由于除 ST 段外还包括许多其他的心电图指标。

本结果对于未来临床决策支持系统（CDSS）中的心电图分析有重要作用。

四、结论

本研究的目的不是去发现最佳的预测 ACS 的神经网络分类法，而是比较不同导联和导联组合所能提供的信息量。我们发现 aVL 是预测 ACS 的最佳的单个导联，Ⅲ、aVL 和 V_2 预测 ACS 的效能与全部 12 导联相同。至少在我们的研究人群中，此三导联似乎包含了 12 导联心电图中所有预测 ACS 的信息。此发现可能对开发心电图诊断支持软件以及在不能做 12 导联心电图的场合有应用价值。

（韦丙奇 译 方丕华 校）

摘自 Michael Green, et al. Journal of Electrocardiology, 2007, 40: 251 –256.

6 通过理论与实验研究的结合深入理解心电冲动的扩布

　　电冲动的扩布是指已兴奋的上游组织产生的局部环形电流使下游可兴奋的静息心肌兴奋的过程，这一过程由以下几个因素决定：①动作电位的上升支作为电驱动力；②组织结构；③细胞外间隙的电阻特性；④影响细胞内及细胞间的电阻特性的因素，例如缝隙连接形成的细胞间耦联，细胞大小及细胞的表面积－体积比。这一过程相当复杂，而理论与实验研究的一致性可加强对其的认识。

一、单细胞链及细胞束的扩布

　　基于神经组织的扩布模型，心肌细胞可简化成一个均质的圆柱体，心电冲动的扩布主要由动作电位及组织的电阻特性决定。心肌激动时膜电位沿长轴的空间分布 $[Vm = f(x)]$ 等于其时间分布 $[Vm = f(t)]$ 经扩布速度及 θ 的定标 $[Vm(x) = \theta \cdot Vm(t)]$，被动的电特性的改变不影响动作电位的形态。这一模型已成功地用于评价 Na^+ 电流，I_{Na} 抑制及轻度细胞脱耦联对扩布的影响。

　　Luo－Rudy（LR）模型是更为实际的线性细胞链扩布的模型。图12－6－1A 是由细胞构成的心肌束模型，包括多个可兴奋元件，由代表缝隙连接的电阻分隔开。线性细胞束模型有助于定义扩布的安全系数（safety factor，SF）。SF 可精确描述抑制除极膜电流及细胞间脱耦联对传导的影响。图12－6－1 阐释 SF 的生物物理学定义：电冲动沿着细胞链扩布时，波阵（wave front）分隔已兴奋的上游组织和静息的下游组织。局部环形电流流入波阵后，环形电流或轴电流使可兴奋下游元件的膜电位达到可激动内向 Na^+ 电流的水平（Na^+ 阈电位），由此产生的动作电位使波阵继续向下游前进形成前向的扩布。图12－6－1A 的方程式显示只要扩布的 SF 大于1，扩布即可维持。方程式的分子等于细胞激动产生的电量，该电量可分为流入膜电容产生动作电位的部分（左项）和流向下游去兴奋新的细胞的部分（局部环形电流或轴电流）。方程式的分母是兴奋一个给定的细胞所需的电量。SF 的定义非常直观：要使扩布得以进行，一个已激动的细胞除极离子通道产生的电量（分子）必需大于兴奋相同的细胞所需的电量（分母）。图12－6－1B 示意 SF 概念对于 Na^+ 与 Ca^{2+} 通道在扩布中的作用的解释。抑制 Na^+ 可减小 SF，当约85%的 I_{Na} 被抑制后扩布即阻断。有趣的是扩布的速度在阻断前仍相对较快，约 20cm/s。正如图12－6－1B 所示，Na^+ 被抑制到一个特定水平时，SF 突然减小，因此传导至阻断的转换非常迅速。图12－6－1B 显示的理论模型与几个实验研究对应良好，这些研究表明通过除极或药物阻断 I_{Na} 时的传导速度约为 25cm/s。细胞外 $[K^+]$ 升高或心肌缺血时可抑制 Na^+ 通道，逐搏分析可观察到突然的阻断，这与模拟研究的结果一致。

　　图12－6－1C 示细胞间部分脱耦联（缝隙连接电导下降）可使 SF 增加，传导更稳定。只有高度脱耦联时 SF 才突然减小导致扩布阻断，而阻断前的传导速度可低至 1cm/s。细胞间脱耦联增加 SF 的貌似矛盾的现象是因为脱耦联减少局部电流的"穴"（sink）流向下游，因此波阵可聚积更多的局部电流。图12－6－1D 显示细胞间脱耦联使细胞内的扩布更为一致，而大体水平的传导延缓是细胞之间的传导延迟所致。

　　实验研究表明，药物或基因敲除连接蛋白致细胞间脱耦联可产生 1cm/s 的缓慢传导，而传导延缓主要发生在细胞之间。

二、二维扩布

　　二维扩布在连续的传导介质中与一维扩布是一致的，在不连续的介质中则有所不同。不连续的二维扩布模型包括几何膨展（geometric expansion）部和峡部，不连续的特点为扩布波前处已兴奋的上游元件与可兴奋的下游之间失匹配，见图12－6－2。

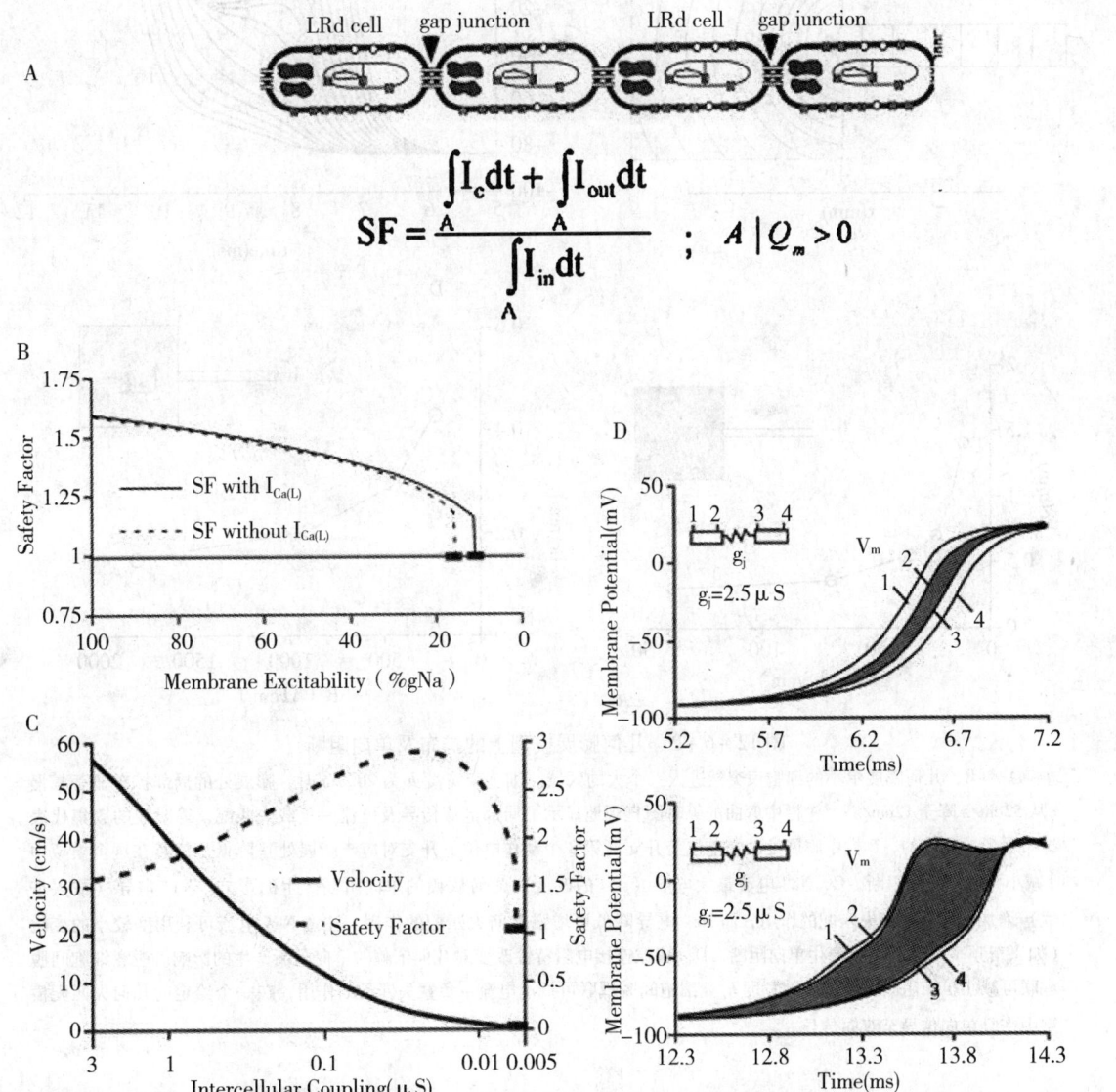

图 12 - 6 - 1　钠电流（% g Na）及细胞间耦联的改变对一维细胞束扩布的影响

A，计算扩布及定义 SF 的细胞束示意图。方程式分子左项代表流入膜电容并产生动作电位的电量，右项等于流向下流去激动静息细胞的电量。分母代表激动细胞所需的电量。B，Na+ 电流最大电导（g）的改变对扩布 SF 的影响。当约 85% 的 Na+ 电流受到抑制时扩布阻断。Na+ 显著抑制时，L 型钙电流支持扩布。阻断前的扩布速度约为 20cm/s。C，缝隙连接电阻特性改变对传导速度及 SF 的影响。细胞间脱耦联（注意横坐标为对数）时传导缓慢，每秒仅数厘米直至阻断发生。这一速度显著低于 Na+ 抑制时的扩布速度，是由于细胞间脱耦联初始时 SF 增加，当细胞间脱耦联加剧时（＞100 倍），SF 减小最终发生阻断。D，相邻细胞（信号 1 和信号 2，细胞 1；信号 3 和信号 4，细胞 2）在正常耦联（上）及 10 倍脱耦联（下）时动作电位上升支的模拟。细胞间脱耦联使细胞间传导明显延迟（信号 2 和 3 的差距，灰色区域），而细胞内及细胞间的传导时间在正常耦联时是相等的。

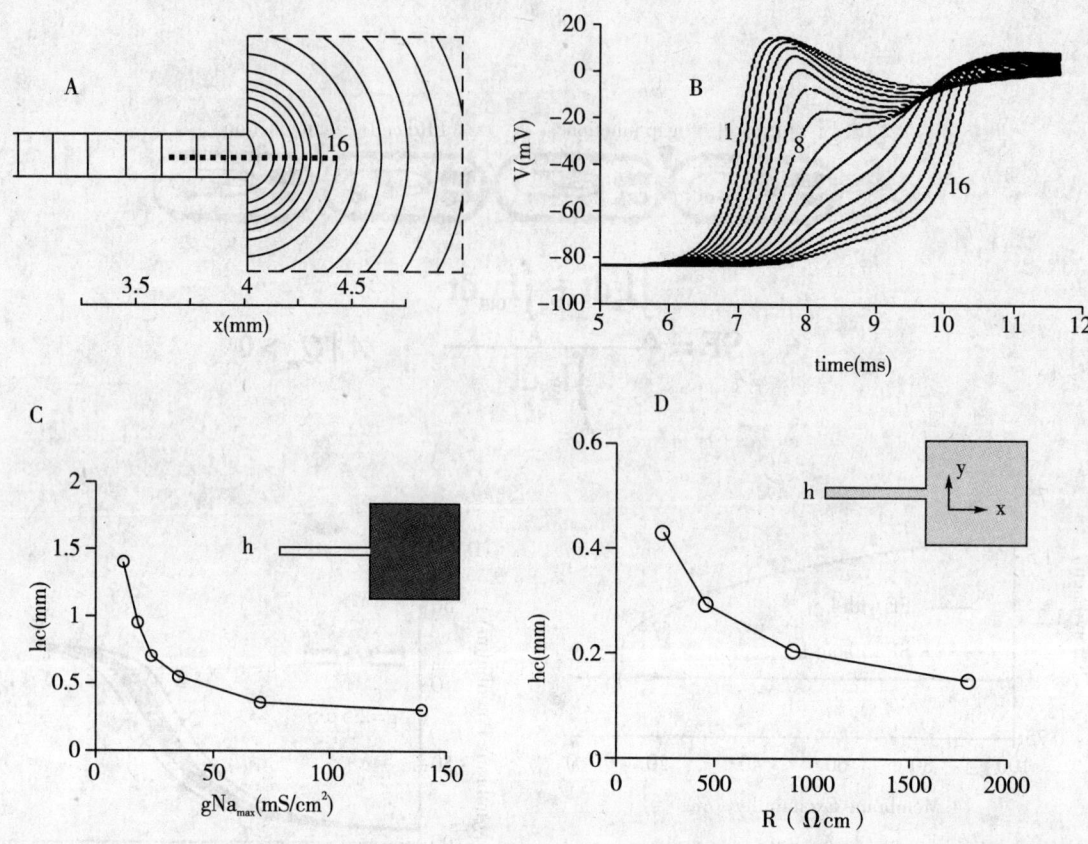

图 12-6-2 几何膨展模型上的扩布及单向阻断

A 和 B，几何膨展示小的细胞束突然进入一个大的区域。细胞束宽度 h 为 $200um$ 时，膨展处的局部扩布显著减慢（从 $52cm/s$ 降至 $12cm/s$）。A 栏中弯曲的等时图直观地显示了局部电流传导及电流－负载失匹配，等时线的簇集代表扩布缓慢。相应的，B 栏中膨展处动作电位上升支（第 8 个动作电位上升支对应于膨展处）降低。注意在这个模拟中 h 减小可产生单向阻断。C，Na^+ 电流最大电导（g）的改变对几何依赖的单向阻断产生的影响。Na^+ 电导（或兴奋性）增加可降低几何失匹配的作用，而 Na^+ 电导降低可增强几何失匹配的作用。注意 Na^+ 电流可利用度较小的变化（如兴奋频率改变）即可产生单向阻断。D，缝隙连接电阻特性改变对几何依赖的单向阻断产生的影响。注意细胞间脱耦联可减小扩布阻断发生的关键宽度 h_c。细胞间脱耦联可抵消电流－负载失匹配的作用，在一个给定的几何失匹配模型中恢复单向传导至双向传导。

（曾志宇 译 方丕华 校）

摘自 André G. Kléber. Journal of Electrocardiology, 2007, 4：S136－S141

 多种形式的电交替

心脏电交替有多种表现形式，可体现在体表心电图、单个细胞及组织水平。不同类型的细胞和组织传导交替及其在体表心电图上的表现是一个重要而复杂的课题，目前 T 波电交替（T – wave alternans，TWA）及微伏级 TWA 研究较多，并且微伏级 TWA 被认为与心室颤动（VF）有关。

一、细胞交替

1. 动作电位时程恢复（action potential duration restitution）　　T 波电交替可由细胞动作电位时程（action potential duration，APD）交替引起。APD 与前一个电位的舒张期（diastolic interval，DI）相关，APD 恢复斜率 >1 即可产生交替。这种基于恢复的 APD 交替与折返碎裂成多波混沌状态（即 VF）有关，而降低 APD 恢复曲线斜率可使多波的 VF 转变成单波的单形性心动过速。但也有作者认为 APD 恢复可能不是心电图 TWA 的原因，因为在 APD 恢复曲线基本平坦的心率下也可观察到 TWA。

2. 钙动力学　　心肌细胞内钙的转运过程精细而复杂。快速起搏家兔的心肌细胞，可发生电压（V）交替和 Ca 交替，但这时很难除外 Ca 的震荡是由 V 的震荡引起。而当人为控制 V 的水平时，仍然可以观察到显著的细胞内 Ca 震荡；因此细胞内 Ca 有独立于 V – 驱动震荡的自身非线性动力学。有作者观察到 Ca 释放曲线的斜率呈高度非线性，肌质网（sarcoplamsic reticulum，SR）内 Ca 的浓度高时斜率大。最近的研究表明无舒张期 SR Ca 震荡时也可发生细胞内 Ca 震荡，这可能与兰尼丁（ryanodine）受体失活有关。Ca 震荡的确切机制仍在研究中。

3. 正性和负性 V – Ca 耦联　　V 和 Ca 的震荡彼此独立，它们可同相（in phase）出现（高 Ca，长 APD），也可异相（out of phase）出现（高 Ca，短 APD）。出现哪一种形式取决于钠 – 钙交换体（sodium – calcium exchange，NaCaX）与 L 型 Ca 电流 I_{Ca} 的相对强度，如果 NaCaX 强于 I_{Ca} 则出现正性耦联，反之亦然。

二、组织水平的交替

不同类型的细胞交替可在组织水平产生不同的现象。当组织内所有细胞同相交替时可形成组织水平最简单的交替，即空间一致性交替，这是心电图 TWA 的组织基础。注意细胞交替可以是 APD – 驱动（短 DI）或 Ca – 驱动（长 DI）的，平板试验中出现的微伏级 TWA 因 DI 相对较长，源自 Ca – 驱动的震荡可能性较大。更为恶性的交替形式为空间不一致。不一致性交替可由多种机制引起：传导速度恢复，期前搏动，基于解剖的 APD 梯度，结构障碍以及负性 Ca – V 耦联。一致性交替在心电图上表现为 TWA，而不一致性交替因涉及组织传导速度的变化，在心电图上表现为 QRS 波的交替。

不一致性交替是波裂（wave break）的重要原因，而波裂是 VF 的关键因素。VF 可以认为是由不应期的离散度（dispersion of refractoriness）引起的，而不一致性交替显著增加了不应期的离散度。

三、结线（nodal lines）

不一致性交替出现时，在一个给定的心跳中，有的区域 APD 的改变是正向的（短 – 长），有的区域则是负向的（长 – 短），这些区域由 APD 变化为零即没有交替的线性区域（结线）分隔开。有作者提出动力性（与结构性相对）结线模型，并得到以下推论：动力性结线总是与波的局部传导方向相垂直，起搏间期缩短时，动力性结线向起搏部位移动。这些推论已得到实验证实。

（曾志宇　译　方丕华　校）

摘自 Alan Garfinkel. Journal of Electrocardiology, 2007, 40：S70 – S74

心电图的个体内差异

分析心电图（ECG），就必须要知道 ECG 测量值在正常人群中的分布，有很多研究提出了 ECG 正常值的标准。但 ECG 正常值的个体间差异是明显的。而个体内差异，即同一个体在不同时间记录的 ECG 的差异，是影响 ECG 分析的重要因素。造成个体内差异的原因可分为技术原因和生物学原因。

一、心电图差异的技术原因

过去认为这种差异是心电图机的种类、质量以及记录过程、采用的导联系统的差别造成的。但目前认为，以上差别并不重要。

（一）电极放置

正确的电极位置是准确记录 ECG 的关键。现在普遍认为 12 导联 ECG 是标准心电图，而监护心电图的电极常位于特殊位置，所以，对两者进行比较应慎重。

胸前电极应通过触摸胸骨骨性结构来准确定位，胸前导联位置轻微改变，可使一些正常 ECG 产生类似急性前间壁心肌梗死的改变。常见的错误是将电极放置于肋骨上或胸骨上，而不是放置于肋间，或者是放错了肋间。对于女性，建议将电极放置在乳腺之上。

（二）电极反接

电极反接理论上有很多种，但显然只需要考虑常见的情况。肢体导联和胸前导联电极反接不太可能发生。一个常见且容易识别的错误是左、右手电极反接，而手、脚电极反接不容易被发现。胸前导联反接可导致波形变化的不协调。

（三）肢体导联位置变异

有时候需要将肢体导联电极移至躯干以减少运动造成的伪差，紧急情况还可以缩短记录时间。Mason 等将上肢电极置于锁骨下窝，左下肢导联置于髂嵴和肋缘中点的腋前线上。这种 Mason – Likar 导联系统广泛应用于运动负荷试验，运动前基础状态 ECG 也采用这种电极位置。Mason 认为这种导联系统的 ECG 可以和标准 12 导联 ECG 进行比较，但有报道这种导联作出的 ECG 有波幅和波形的改变，与标准 12 导联 ECG 并不完全一致。

（四）记录过程和仪器

1. 电极大小　理论上，心电图导联记录的是体表两点间的信号；而实际上，电极覆盖一定大小的区域，记录的是该区域的平均电位。采用较大的电极会导致所有导联的波幅降低，但仅在较小的接近心脏的区域会产生较大的电位差。采用较小的电极的缺点是电极阻抗高，不适合低输入阻抗的仪器。

2. 备皮和电极凝胶　皮肤－电极触点的阻抗和记录仪输入阻抗的比率对 ECG 记录质量很重要。如果不备皮，皮肤－电极阻抗的范围是 50~200kΩ。高输入阻抗的记录仪可以减小阻抗的差异，现代的心电图机的输入阻抗是 10MΩ。擦伤皮肤或者使用导电凝胶，可以降低皮肤－电极阻抗。

3. 带宽和采样率　记录系统的频率响应过低会导致 ECG 波幅降低。记录儿童心电图需要更大的带宽。所以，2007 年 AHA 规定成人心电图截止高频为 150Hz，儿童心电图截止高频为 250Hz。

AHA 规定采样率是最小截止频率的 2~3 倍。采样率过低会影响计算机测量和分析心电图。长期储存常需要降低采样率，导致信息丢失，影响心电图对比。

4. 噪音　不同来源的噪音可以干扰心电图。肌肉紧张和颤动可以产生肌电干扰；由交流电产生的电磁场引起 50 或 60Hz 的干扰，或者产生这些频率的谐波。患者活动会导致基线漂移或电极突然脱落。这些干扰可以影响计算机对心电图的诊断。尽管制定了专用的滤波，噪音仍然会影响心电图测量。

二、心电图差异的生物学来源

心电图差异的生物学来源可以是由种族、性别、胸廓形状等个体间差异造成的，也可以是由体质（年龄、体重）和生理功能（怀孕、姿势、呼吸）等个体内差异造成的。心脏位置变异是主要影响因素，很多生理因素可引起心脏位置改变。根据 MRI 检查结果，心脏位置改变，可以显著影响 QRS 波幅。X 线检查发现心脏在额面上的转位会导致 QRS 波的电轴偏转。

（一）年龄

在 0 到 18 岁年龄组，ECG 正常值很大程度上与年龄相关。成年人的年龄对 ECG 的影响较小。随着年龄的增长，QRS 波幅降低，电轴左偏，PR 间期和 QT 间期延长。这些变化趋势在 50 岁以后趋于平缓。此外，种族、性别、肥胖等因素也会与年龄因素相互影响，例如，对于正常体重的男性，V_5 导联 R 波振幅随着年龄而降低，而对于正常体重的女性，则是随着年龄而增高的。在心脏节律方面，随着年龄增长，室上性期前收缩和室性期前收缩的发生率是显著增加的。

（二）体重

肥胖者的心电图伴有 QRS 电轴偏转和胸导联电压降低。电轴左偏的原因是横位心，而胸导联电压降低则是因为皮肤到心脏的距离增加。左心室高电压（LVH）假阳性多见于消瘦的人；胸导联波幅与体重或体重指数负相关。因此，建议根据体重调整 LVH 的诊断标准。

（三）妊娠

妊娠期间对心血管系统的影响包括，水钠潴留、血容量增加、静息心排出量增加、伴有心率加快。子宫增大使心脏处于横位，理论上导致 QRS 电轴左偏，但实际上，QRS 和 T 电轴方向的改变是不确定的。

（四）呼吸

呼吸对心电图的影响涉及波幅、波宽、电轴方向、节律、间期的长短。在不同呼吸条件下（呼吸频率和深度、呼气末屏气或吸气末屏气）记录心电图会产生个体内差异。

呼吸对波幅和电轴的影响是因为呼吸引起心脏位置改变，而且肺充气和排气也改变了胸前电极到心脏的距离，还改变了肺的电导率。

（五）体育锻炼

体育锻炼对 ECG 的影响包括心动过缓、室内传导时间延长、电压增高和 ST 段抬高，上述改变在女性中不显著，甚至有相反的表现，如窦性心动过速。此外，还有体育锻炼导致 PQ 间期延长、不完全右束支传导阻滞的报道。

（六）进餐

进餐可导致显著的 ECG 改变。正常人进餐后出现心率加快、T 波波幅降低和 QT 间期缩短、电轴轻度左偏。心脏病患者餐后可有 ST 段压低和 T 波倒置。这可能是自主神经调节的结果。食物的温度也会对 ECG 产生影响，喝冷饮会引起复极改变。

总之，引起 ECG 个体内差异的原因很多，有些因素比较重要。ECG 差异性表现在三个水平上，即信号水平、测量水平和诊断分析水平。个体内差异通常不如个体间差异明显，但有时也很重要，如能将性别、肥胖等因素考虑在内，心电图的诊断水平将得到提高。

（韩　昊　译　方丕华　校）

摘自 Bob J. A. Journal of Electrocardiology, 2008, 41：190-196.

 心电图正常值范围概念更新

——79743 例受试者心电图测试结果

　　心电图正常值范围沿用多年，至今未曾修订过。然而多年以来，世界人群的年龄构成，种族构成已发生了变化，同时，影响心电图各指标的心脏疾病和与之相关的非心脏疾病的发病，病程以及药物治疗状况也发生了很大的改变，所以心电图的正常值范围需要重新界定和更新。本研究旨在分析应用计算机数字信号测量的心电图各指标，界定年龄和/或性别相关的新的指标范围。

　　79743 例受试者来源于健康志愿者和药物临床实验 CCSSI 筛选的健康者。心电图的采样采用两种系统，一种是经美国 FDA 和欧洲 CE 认证 CCSSI 所有的 MTX－2 系统，另一种是美国 GE 公司的上市产品 MCA 1200，两种系统采样的测量值间无显著性差异。79743 例受试者中首先排除安装心脏起搏器，心脏病，糖尿病，降脂治疗的病例，再从其余的的受试者中排除可能造成心电图改变的非心脏疾病，如终末期肾衰，高血压，急性中风。最后排除非窦性心律，急性、亚急性或陈旧心肌梗死，室性期前收缩，左右心室肥厚，左右束支传导阻滞，室内传导延迟（IVCD）者以及伪差心电图，最终筛选出 46129 例作为心电图正常值指标分析的受测者。

　　测试结果显示心电图各指标因年龄和性别不同有很大差异，如正常 20～29 岁女性 QRS 电轴左偏不超过 -3°，而对于正常的 90～99 岁的女性左偏则不超过 -63°。30～39 岁女性 96% 的 QRS 时限在 69～110ms 之间；而对于 90～99 岁女性相应范围则在 65～170ms 之间，总之，心电图的时限指标在年龄较大受试者明显长。

　　以往沿用的心电图正常值范围过于简单和笼统，以下标准在 Marriatt 的《心电图》一书中作为教科书标准沿用多年没有改变：成年人心率 60～100bpm，PR 间期 140～210ms，QRS 时限 70～110ms，QRS 电轴 -30°～90°，QTc 上限 460ms，这些标准因为没有考虑年龄和性别的因素，作为判断标准造成了许多错误的诊断。旧的标准有可能过度诊断了窦性心动过缓，I 度房室阻滞，应用本研究新的指标范围能够更准确地对以上情况做出诊断，能更准确的根据年龄对 QRS 电轴进行判定，根据年龄和性别对 QT 延长做出判定，同时能更明确的认识心电图指标的性别和年龄差异。

　　研究所采用的高清晰度数字化心电图采样与分析系统目前已广为应用，所测量的数值的确与以往纸质描记心电图，单纯计算机测量或者计算机辅助人工测量的数值间存在差异。这也是本研究与其他研究，如 Lilly 研究，Lamb 和 Simonson 研究结果不同的原因之一，这些研究多采用分辨率低的纸质描记采样，而且研究中所应用的界定正常和异常的标准不是基于以年龄和性别差异为基础的不同标准，而是基于简单的通常认可的标准，比如心率正常范围 60～100bpm。另外一些原因也造成了我们的研究结果与既往其他结果不同：种族基因不同，记录仪器、方法不同，受试人群的健康状况不同，尤其是既往研究多为小样本和同种族样本研究。

表 12 -9 -1　正常受试者不同年龄、性别组心率、PR 间期、QRS 间期及电轴测量值

组　　别	2%	中位数	98%	人数
Heart rate（beats/min）				
All	48	68	98	46, 129
M	47	66	98	21, 567
F	49	68	98	24, 562
0 - 9	60	84	120	963
10 - 19	49	70	101	1345
M, 20 - 29	44	63	91	2528
F, 20 - 29	49	69	96	2469
30 - 69	48	68	97	33, 685
70 - 99	46	65	93	5139
PR interval（ms）				
All	113	154	212	46, 119
M	115	157	218	21, 561
F	112	151	205	24, 558
0 - 9	92	127	167	963
10 - 19	104	141	186	1345
20 - 59	114	153	203	32, 083
M, 60 - 69	120	163	226	3273
F, 60 - 69	116	156	213	3323
M, 70 - 79	123	168	250	1716
F, 70 - 79	116	160	221	2070
M, 80 - 99	121	177	282	502
E, 80 - 99	118	163	237	844
QRS interval（ms）				
All	69	91	109	46, 129
M	71	94	109	21, 567
F	68	88	107	24, 562
M, 0 - 9	61	79	101	579
F, 0 - 9	57	77	96	384
M, 10 - 19	65	89	108	776
F, 10 - 99	69	89	107	24, 178
M, 20 - 99	73	95	109	20, 212
QRS axis（°）				
All	—40	37	91	45, 944
M	—45	36	91	21, 466
F	—35	38	90	24, 478
0 - 19	0	60	102	2293
20 - 29	—10	60	95	4978
30 - 39	—25	47	91	7337
40 - 49	—31	40	90	10, 327
50 - 59	—41	30	87	9316
60 - 69	—46	20	87	6567
70 - 79	—51	9	87	3779
80 - 99	—60	1	76	1347

M 代表男性；F 代表女性

表 12－9－2　全部受试者心率及 PR 间期测量值

组　别	心率（bpm）								PR 间期（ms）							
	平均值	标准差	中位数	98%	2%	99%	1%	人数	平均值	标准差	中位数	98%	2%	99%	1%	人数
All	68	12	67	97	47	102	45	79 487	159	26	157	221	115	235	110	78 846
Male	67	13	65	97	46	102	43	41 222	163	27	160	229	117	246	112	40 773
Female	69	12	68	97	49	103	47	38 265	155	24	153	211	113	223	108	38 073
0－9	85	15	84	120	60	129	58	990	128	18	127	167	92	183	86	989
10－11	71	13	70	100	48	105	46	1 477	142	20	141	186	104	194	100	1475
20－29	67	12	66	95	46	98	43	6086	150	21	149	198	112	207	106	6086
30－39	69	12	68	95	48	100	46	9569	153	21	152	200	114	208	110	9567
40－49	69	12	68	96	48	101	46	15 392	155	22	154	205	115	215	111	15 379
50－59	68	12	67	97	48	102	46	18 578	160	23	158	213	118	224	113	18 516
60－69	67	12	65	96	46	102	44	16 585	165	27	163	228	119	244	113	16 414
70－79	65	12	64	95	45	101	43	8432	171	31	167	246	120	268	115	8188
80－89	65	12	64	95	46	101	44	2259	176	36	171	276	120	308	114	2124
90－99	70	15	66	125	45	146	43	119	180	37	177	283	116	337	73	108
M，0－9	84	14	83	117	58	127	57	598	129	18	128	169	94	189	89	597
M，10－19	70	13	69	99	47	106	45	847	142	21	141	188	104	197	100	846
M，20－29	64	12	63	91	45	97	42	3127	153	21	151	200	114	210	110	3127
M，30－39	67	12	66	95	46	99	44	4605	156	21	154	203	118	212	114	4604
M，40－49	68	12	67	96	47	101	45	7104	159	22	157	208	118	219	114	7096
M，50－59	68	12	66	97	47	102	45	9936	163	24	161	219	121	232	115	9885
M，60－69	65	13	64	96	44	102	42	9457	169	28	166	235	122	253	116	9316
M，70－79	64	13	62	96	44	102	42	4509	177	34	172	263	123	284	117	4333
M，80－89	63	12	61	94	44	98	41	1001	186	40	180	306	125	326	115	933
M，90－99	64	11	62	95	43	95	43	38	197	45	191	342	140	342	140	36
F，0－9	88	15	86	125	62	133	60	392	127	18	126	165	91	169	86	392
F，10－19	73	12	71	101	53	105	50	630	141	19	140	181	103	191	99	629
F，20－29	69	11	69	96	49	99	46	2959	148	21	147	195	110	202	104	2959
F，30－39	70	11	69	96	50	100	48	4964	150	21	149	198	111	205	107	4963
F，40－49	70	11	69	97	50	102	48	8288	152	22	151	202	113	212	109	8283
F，50－59	69	11	68	96	49	102	47	8642	156	22	155	207	115	215	111	8631
F，60－69	68	12	67	95	48	101	46	7128	160	24	158	217	116	227	111	7098
F，70－79	67	12	66	95	46	101	44	3923	164	26	162	227	118	238	112	3855
F，80－89	67	12	66	97	47	102	46	1258	168	31	164	246	118	265	112	1191
F，90－99	72	16	69	144	46	147	44	8	172	30	171	234	91	242	69	72

表 12 -9 -3　全部受试者 QRS 间期及电轴测量值

组　别	QRS 间期（ms）								QRS 电轴（度）							
	平均值	标准差	中位数	98%	2%	99%	1%	人数	平均值	标准差	中位数	98%	2%	99%	1%	人数
All	94	15	93	136	70	149	67	79 487	28	38	30	91	−50	98	−60	79 122
Male	98	15	96	144	73	155	69	41 222	26	40	28	91	−56	100	−68	40 985
Female	91	13	90	123	68	138	65	38 265	31	35	33	91	−42	95	−50	38 137
0 - 9	79	10	78	101	60	103	57	990	44	36	54	100	0	111	−1	981
10 - 19	89	11	88	113	66	118	63	1477	56	31	63	104	−3	110	−15	1468
20 - 29	93	11	93	116	72	121	69	6086	55	29	60	99	−14	106	−27	6060
30 - 39	93	11	92	116	71	121	68	9569	43	32	46	91	−26	105	−36	9528
40 - 49	92	12	92	118	70	124	67	15 392	34	34	37	91	−35	95	−45	15 330
50 - 59	94	14	93	130	71	144	68	18 578	24	36	25	90	−45	91	−56	18 495
60 - 69	96	16	94	148	71	158	68	16585	17	38	15	87	−56	91	−67	16510
70 - 79	98	19	95	155	71	163	68	8432	11	40	1	87	−66	91	−75	8382
80 - 89	100	21	96	158	71	166	68	2259	5	41	1	87	−73	91	−80	2250
90 - 99	101	25	94	165	66	182	60	119	−3	45	−14	89	−74	124	−87	118
M, 0 - 9	80	10	79	101	61	107	59	598	45	36	54	99	0	120	0	593
M, 10 - 19	90	12	90	117	65	122	61	847	56	32	64	103	−12	110	−30	839
M, 20 - 29	97	11	97	120	75	124	71	3127	56	31	62	101	−22	107	−34	3112
M, 30 - 39	96	11	96	120	74	125	70	4605	42	34	45	95	−31	105	−44	4582
M, 40 - 49	96	12	96	122	74	130	71	7104	32	36	35	91	−42	100	−50	7064
M, 50 - 59	97	14	96	138	74	150	71	9936	22	38	21	90	−51	91	−63	9879
M, 60 - 69	100	17	97	152	74	162	71	9457	15	39	10	87	−61	91	−74	9407
M, 70 - 79	102	20	98	159	74	170	71	4509	9	44	1	90	−73	98	−85	4478
M, 80 - 89	106	22	100	164	75	171	70	1001	3	44	1	87	−80	91	−87	994
M, 90 - 99	106	28	95	170	65	170	65	38	−7	49	−15	76	−89	76	−89	37
F, 0 - 9	77	10	77	96	57	101	55	392	43	37	53	102	0	107	−15	388
F, 10 - 19	87	10	87	109	67	112	63	630	56	29	60	105	−1	110	−4	629
F, 20 - 29	90	10	89	110	70	112	67	2959	55	27	59	95	−3	105	−15	2948
F, 30 - 39	89	10	89	110	69	114	67	4964	45	31	46	91	−20	104	−30	4946
F, 40 - 49	89	11	89	111	69	117	66	8288	36	32	39	90	−30	91	−39	8266
F, 50 - 59	90	12	90	115	69	129	66	8642	28	34	29	88	−40	91	−45	8616
F, 60 - 69	92	15	90	136	69	150	65	7128	20	35	18	87	−46	91	−56	7103
F, 70 - 79	94	16	91	143	69	153	66	3923	12	36	1	87	−55	90	−65	3904
F, 80 - 89	96	19	92	153	69	160	66	1258	7	38	1	87	−66	91	−73	1256
F, 90 - 99	99	23	93	167	64	185	59	81	−1	43	−13	106	−63	132	−69	81

表 12 – 9 – 4 正常受试者心率及 PR 间期测量值

组 别	心率 (bpm)								PR 间期 (ms)							
	平均值	标准差	中位数	98%	2%	99%	1%	人数	平均值	标准差	中位数	98%	2%	99%	1%	人数
All	69	12	68	98	48	103	46	46 129	156	24	154	212	113	224	109	46 119
Malc	68	12	66	98	47	103	45	21 567	159	25	157	218	115	230	110	21 561
Female	70	12	68	98	49	103	47	24 562	153	23	151	205	112	217	107	24 558
0 – 9	85	15	84	120	60	129	58	963	128	18	127	167	92	179	86	963
10 – 11	72	13	70	101	49	105	47	1345	142	20	141	186	104	194	100	1345
20 – 29	67	12	66	94	46	98	43	4997	150	21	149	198	112	206	108	4997
30 – 39	69	11	68	95	48	99	46	7365	153	21	151	201	114	208	110	7364
40 – 49	69	12	68	97	49	102	47	10 363	154	22	153	203	114	213	111	10 363
50 – 59	69	12	68	98	49	102	47	9359	157	23	156	208	116	218	112	9359
60 – 69	69	12	67	98	48	103	45	6598	161	25	159	221	118	232	112	6596
70 – 79	66	12	65	93	46	99	44	3790	166	28	164	232	118	251	113	3786
80 – 89	65	11	64	89	47	96	45	1284	172	34	168	260	120	284	114	1281
90 – 99	67	12	66	95	47	95	47	65	181	32	179	272	116	282	116	65
M, 0 – 9	84	14	83	116	59	127	57	579	129	18	128	169	94	185	88	579
M, 10 – 19	71	13	70	99	48	106	47	776	142	20	141	188	105	195	100	776
M, 20 – 29	64	12	63	91	44	97	42	2528	153	21	151	200	114	211	111	2528
M, 30 – 39	67	12	66	95	47	100	44	3411	156	21	154	203	118	210	114	3411
M, 40 – 49	68	12	67	97	47	101	45	4316	158	21	156	206	117	215	114	4316
M, 50 – 59	69	12	68	98	48	103	46	4460	160	23	159	212	120	222	115	4460
M, 60 – 69	68	13	67	99	47	104	45	3275	165	26	163	226	120	239	115	3273
M, 70 – 79	65	12	63	94	45	100	43	1718	172	29	168	250	123	264	115	1716
M, 80 – 89	62	10	61	87	46	95	44	483	182	37	177	282	121	308	114	481
M, 90 – 99	62	12	59	95	48	95	48	21	191	39	188	282	140	282	140	21
F, 0 – 9	88	15	86	126	62	133	60	384	127	18	126	165	91	171	86	384
F, 10 – 19	73	12	71	101	52	104	50	569	141	19	140	181	102	190	99	569
F, 20 – 29	69	11	69	96	49	99	46	2469	148	21	147	195	110	200	105	2469
F, 30 – 39	70	11	69	95	50	99	48	3954	150	21	148	198	111	204	108	3953
F, 40 – 49	70	11	69	97	50	103	48	6047	151	21	150	201	112	211	109	6047
F, 50 – 59	69	11	68	97	49	102	47	4899	155	22	153	203	115	211	111	4899
F, 60 – 69	69	12	68	97	49	102	47	3323	158	23	156	213	116	224	111	3323
F, 70 – 79	67	11	66	93	47	98	45	2072	161	25	160	221	116	231	110	2070
F, 80 – 89	66	11	65	91	48	96	47	801	166	29	162	237	119	264	114	800
F, 90 – 99	70	11	68	94	47	94	47	44	176	26	177	225	116	225	116	44

表 12 -9 -5 正常受试者 QRS 间期及电轴测量值

组 别	QRS 时限 (ms)								QRS 电轴 (度)							
	平均值	标准差	中位数	98%	2%	99%	1%	人数	平均值	标准差	中位数	98%	2%	99%	1%	人数
All	91	10	91	109	69	109	66	46 129	34	35	37	91	−40	93	−49	45 944
Malc	94	10	94	109	71	112	68	21 567	33	37	36	91	−45	97	−54	21 466
Female	88	10	88	107	68	108	65	24 562	35	34	38	90	−35	91	−45	24 478
0 − 9	79	10	78	101	59	103	57	963	44	36	53	101	0	112	−1	955
10 − 19	88	10	88	108	66	109	62	1345	56	30	63	102	−3	109	−15	1338
20 − 29	92	10	93	109	71	110	69	4997	55	29	60	95	−10	103	−25	4978
30 − 39	91	10	92	109	70	109	68	7365	44	31	47	91	−25	98	−35	7337
40 − 49	91	10	91	109	70	109	67	10 363	36	33	40	90	−31	91	−42	10 327
50 − 59	91	10	92	109	70	110	67	9359	27	34	30	87	−41	91	−49	9316
60 − 69	91	10	92	109	70	109	67	6598	20	34	20	87	−46	87	−56	6567
70 − 79	91	10	92	109	69	109	66	3790	14	35	9	87	−51	87	−62	3779
80 − 89	91	10	91	109	70	109	67	1284	8	36	1	77	−60	87	−70	1283
90 − 99	89	10	89	112	63	114	59	65	−3	36	−8	76	−60	76	−60	64
M, 0 − 9	80	10	79	101	61	107	59	579	44	36	53	100	0	122	0	574
M, 10 − 19	89	11	89	108	65	110	61	776	56	31	65	102	−6	110	−30	770
M, 20 − 29	95	9	96	109	75	112	71	2528	56	30	62	100	−22	104	−30	2519
M, 30 − 39	94	9	95	109	74	112	70	3411	43	33	47	95	−30	101	−40	3397
M, 40 − 49	94	10	94	109	73	112	70	4316	34	35	39	91	−38	95	−46	4296
M, 50 − 59	94	9	94	109	73	112	71	4460	24	36	25	87	−45	91	−56	4435
M, 60 − 69	94	9	95	109	74	112	71	3275	18	36	17	87	−51	90	−63	3359
M, 70 − 79	94	10	95	109	72	109	69	1718	12	37	1	87	−59	88	−65	1714
M, 80 − 89	94	9	95	109	74	111	71	483	8	38	1	87	−65	87	−76	482
M, 90 − 99	88	7	89	100	74	100	74	21	1	43	−1	76	−60	76	−60	20
F, 0 − 9	77	10	77	96	57	101	55	384	42	37	52	103	0	107	−15	381
F, 10 − 19	86	9	86	107	65	108	63	569	55	29	61	104	−3	108	−7	568
F, 20 − 29	89	9	89	107	70	108	67	2469	55	26	59	91	−3	100	−12	2459
F, 30 − 39	89	9	89	107	60	109	66	3954	45	29	47	91	−16	91	−28	3940
F, 40 − 49	88	10	88	107	68	108	66	6047	38	31	41	90	−25	91	−33	6031
F, 50 − 59	89	10	89	108	68	108	65	4899	30	32	32	87	−35	91	−45	4881
F, 60 − 69	89	10	89	108	68	108	64	3323	22	33	23	87	−45	87	−49	3308
F, 70 − 79	89	10	89	108	68	109	65	2072	15	34	11	87	−46	87	−56	2065
F, 80 − 89	89	10	89	108	69	109	66	801	8	35	1	70	−56	85	−66	801
F, 90 − 99	90	11	89	114	59	114	59	44	−5	34	−13	75	−60	75	−60	44

　　为了准确的诊断和治疗，心电图正常值范围需要一个统一的标准，本研究结果作为新的诊断标准具有以下优势：①大样本研究；②多种族，多地域广泛的样本来源；③现代的，易于继续应用的测量仪器；④统一导联同步记录方法；⑤高分辨率的数字化测量标记；⑥同一诊断团体和统一的诊断标准；⑦心脏病专家阅图；⑧相对短的样本收集时间（3年）；⑨更趋于同时代的样本来源（2003～2005年）；⑩选用样本的状况对心电图的影响非常低。以上优势使得本研究的样本更接近反映总体真实情况，更有利于临床医生的应用以判定心脏的状况。

　　本研究的主要目标在于准确界定心电图心率，各波段时限，心电轴的正常值范围，以更好地为临床应用。建议现用的正常值范围应该废弃，而被来源于大样本量研究的结果，比如我们研究结果，这样基于年龄和性别差异的更准确的诊断指标和正常值范围所取代。同时这些更新的正常值范围应该整合到心电图计算机分析系统中，也应该纳入教科书中。

（巩　燕　译　方丕华　校）

摘自 Jay W. Mason，et al. Journal of Electrocardiology，2007，40：228-234.

 # 心电图在心腔肥厚和扩张诊断中的价值

现今心脏超声检查已在临床上广泛应用，内科医生首先想到通过心脏超声检查来了解心脏的结构和功能，以明确是否有心腔肥厚或扩大。心电图（ECG）是心内科的重要检查之一，那么现在面临的问题就是在心脏超声检查如此普及的情况下，观察心电图的变化对诊断心腔扩大还有价值么？

一、心房扩大

心电图的 P 波是心电图波形的最小部分之一，基于这个原因，正确测量很困难，因此 P 波异常的标准是非特异性的。一般认为，P 波起始部分代表右房除极，P 波的末端部分代表左房除极，如果有任何右房异常，P 波时间应不会增加，而起始部分的 P 波可能在波幅上有增加；另一方面，如果左房异常，P 波时间可能会延长，在某些导联 P 波会明显分为两部分。

与二维心脏超声检查结果相比较，Waggoner 及其同事评价了左房增大的心电图标准，发现心电图诊断左房异常的 38 例假阳性患者中，只有 2 例（5%）没有器质性心脏病。因此，他们认为心电图检查左房异常较左房增大更加有效。Waggoner 等使用的标准包括 P 波时间在 II 导联 ≥ 120ms，（V$_1$ 导联负向 P 波时间）／（PR 段间期）≥ 1.0，V$_1$ 导联 P 波终末电势 > 3mVms，V$_1$ 导联终末电势定义为负向 P 波时间与负向 P 波波幅的乘积。

二尖瓣 P 波定义为 II 导联 M 型 P 波，而且 P 波时间延长，二尖瓣 P 波常见于二尖瓣疾病，但这种类型的 P 波也可见于缩窄性心包炎或房内传导异常。

一项 53 例无并发症原发性高血压患者心电图研究显示，如果以 II 导联 P 波时间大于 0.12s、P 波振幅大于 0.25mv、Macruz 指数大于 1.6 和 V$_1$ 导联 P 波终末电势（Ptfv$_1$ ≤ -0.04mm·s）作为左房异常的心电图诊断标准，采用心脏超声检测左房内径和左房充盈情况，结果表明 Macruz 指数检测左房异常的敏感性为 58.5%，是心电图诊断左房异常的最敏感指标。该研究提示左房异常的心电图表现更多与心房的工作负荷量增加以及心室充盈受损有关。

（一）右房异常

右房异常在心电图报告中并不常见，表现为 V$_1$ 导联 P 波振幅增加，常见于先天性心脏病、肺动脉高压及阻塞性气道疾病的患者。慢性阻塞性肺疾病患者有经典"肺型 P"波，表现为 II 导联高尖 P，P 波振幅 ≥ 0.25mV。有研究表明右房异常的心电图诊断标准是非特异性的，而且有时不敏感。

有时没有右房增大或扩张的情况下，下壁导联出现的高尖 P 波称为"假性肺型 P"波，可能提示存在左心疾病，如左心房扩大。

KaPLan 及其同事评估心脏超声诊断右房增大的 100 例患者的心电图标准，最强有力的预测右房增大的指标是 QRS 电轴大于 90 度，V$_2$ 导联 P 波振幅大于 0.15mV，且在没有完全性右束支传导阻滞时 V$_1$ 导联 R/S 大于 1，这些标准综合的敏感性是 49%，特异性为 100%。另一方面，经典肺型 P 波的标准仅有 6% 敏感性。

（二）双房增大

偶尔心电图可表现出 P 波异常提示左心房及右心房均增大，在此类病例中称为双房增大。因此，双房增大的标准本质上是右房和左房增大的组合。

（三）信号平均心电图的使用

近十年来，有研究者利用信号平均心电图测量 P 波时间并作为心房增大的指标，信号平均心电图甚至可以作为房颤发生的一个预测参数。Dixen 等发现信号平均 P 波时间明显与左房直径相关。74 例

患者记录其信号平均心电图和心脏超声，发现左房容积、右房容积特别是总心房容积与信号平均 P 波时间显著相关。另一方面，Merckx 等研究表明信号平均心电图 P 波时间与多普勒组织成像测定的心房激动时间之间有显著关系。

（四）心房异常结论

对于评估心房增大心电图与心脏超声相比所占优势不多，增宽的 P 波不仅表明心房扩大，也可见于房内传导异常，因此只能提示存在心房异常。

二、左心室扩大

心电图无法区分左心室异常的不同类型（如左室肥厚是由心肌肥厚或左心室扩大引起）。Huwez 等介绍了一种用 M 型 ECG 对左室形态进行分类的新方法，以计算的左室质量指数大于 $131g/m^2$（男）或 $108 g/m^2$（女），及左室容积指数超过 $90ml/m^2$ 时为异常。Rautaharju 等提出了一些用 ECG 计算左室质量的公式，下列公式适用于白人男性和女性：

$$LV 质量（男性）= 0.026 \times CV + 1.25 \times W + 34.4$$
$$LV 质量（女性）= 0.026 \times CV + 1.12 \times W + 36.2$$

其中 LV 质量即左室质量克数，CV 即 Cornell 电压的微伏数（$R_{aVL} + S_{V3}$），W 即体重的千克数。

（一）影响左室肥厚 ECG 诊断标准的体质因素

1. 年龄和性别　ECG 电压值与年龄、性别有关：青春期达峰值，尤其是男性，此后随年龄增长而下降，50 岁后趋于平稳。在女性亦可见类似趋势。同一年龄段，男性和女性 QRS 波电压的正常值上限相差最大。故所有心室肥厚的诊断标准都应依赖于年龄和性别。

2. 其他因素　种族可能影响电压值大小。黑人的胸导电压高于白人，而中国人群低于白人，也低于黑人。另外，体质指数与胸导电压大小呈负相关。

（二）左室肥厚的不同诊断标准

1. Sokolow 和 Lyon 指数　1949 年，Sokolow 和 Lyon 提出了著名的左室肥厚的 ECG 标准，其中应用最广的是 $S_{V1} + R_{V5}$ 和 R_{V6} 中较大值 $\geq 3.5mV$。该标准不依赖年龄和性别。但在年轻患者，尤其是青年男性中，特异性不高。最近，Alfakih 等又提出新的诊断阈值，即男性 $\geq 3.8mV$，女性 $\geq 3.4mV$。他们还提出，50 岁以上者的正常上限为男性 4.6mV，女性 3.6mV。

2. Cornell 指数　康奈尔大学的研究人员于 1987 年提出了左室肥厚的诊断标准，该标准引入了电压时间乘积的概念，即 Cornell 电压与 QRS 时间的乘积，使诊断更准确。$R_{aVL} + S_{V3} > 2.8mV$（男性），$R_{aVL} + S_{V3} > 2.0mV$（女性）。重要的是，它与心脏超声所示左室改变相一致，并能准确评价预后，有助于判断左室质量，减少重复心脏超声检查。

（三）继发性 ST - T 改变与左室肥厚

ST - T 改变是预后不良的独立危险因素，且 ECG 与心脏超声互为补充。许多有 ST - T 改变的高血压患者均罹患冠心病。高血压患者有继发 ST - T 改变时，需注意是由于心肌肥厚还是存在心肌缺血。

（四）左室肥厚的综合标准

1. Romhilt Estes 标准　Romhilt 和 Estes 的评分标准虽不易人工操作，但可用于计算机程序，适用于各年龄、性别。表 12 - 10 - 1 示该评分法的主要标准。Romhilt Estes 标准还利用额面 QRS 轴、QRS 时间及类本位波，即 V_5 或 V_6 导联 QRS 波起始量至 R 波峰值处。

表 12 – 10 – 1 Romhilt – Estes 左室肥厚心电图评分标准

标　　准	积分
任何肢体导联 R 或 S≥2.0mV	3
或 S_{V1} 或 S_{V2}≥3.0mV	
或 R_{V5} 或 R_{V6}≥3.0mV	
左室肥厚典型的 ST – T	
未用洋地黄	3
服用洋地黄	1
左房受累	3
V_1 导联 P 波终末电压 >4mVms	
心电轴左偏≥30°	2
QRS 波间期≥90ms	1
类本位偏差 V_5 或 V_6≥50ms	1

积分 5 分肯定左室肥厚，4 分为可能左室肥厚

2. 与电压和间期相关的标准　最近，Salles 等结合 QT 间期延长和 Cornell 乘积，提高了持续高血压患者左室肥厚的检出率。QTc 间期大于 440ms，或 QT 离散度大于 60ms 且 Cornell 乘积大于 240mVms 者，较 QT 间期或 Cornell 乘积正常者发生左室肥厚的几率高 5.3 ~ 9.3 倍。

（五）声心动图诊断左室质量增大对 ECG 的影响

选择心脏超声提示左室质量增加的标准作为参考标准无疑会影响 ECG 诊断左室肥厚的敏感性。ECG 诊断标准基于 Sokolow 和 Lyon 或 Cornell 指数。心脏超声诊断左室质量增加的第一条标准仅与身高相关，第二条与体表面积相关。

（六）束支阻滞与左室肥厚

Havelda 等研究了 1400 例心脏的病理解剖，其中 70 例为左束支阻滞患者，而他们中的 93% 有左室肥厚。因此，左束支阻滞提示左室肥厚，且特异性较高。右束支阻滞时，ECG 诊断标准仍可用，尤在左房异常者。

（七）左室肥厚逆转

高血压患者治疗 1 年后，计算 Cornell 乘积提示左室肥厚有好转。Cornell 乘积减低者的 UCG 也很可能提示左室肥厚好转，且独立于收缩压及舒张压的改变。因此，有必要测量基线 ECG，并定期监测。

（八）心电图左室肥厚与预后

LIFE 研究提示，有继发性 ST – T 改变者，5 年随访期间发生心梗或心血管死亡的风险升高 1.5 倍。HOPE 研究中，以 ECG 左室肥厚好转或 Sokolow Lyon 标准未进展为复合终点事件，应用雷米普利治疗后，心梗、卒中、充血性心衰及死亡风险均有降低。一项纳入 19434 名退伍老兵的研究中，综合标准较单一电压标准能更好地预测心血管死亡率。

（九）ECG 与心衰

目前认为，心力衰竭多伴有呼吸困难或 ECG、胸片异常。ECG 诊断心衰的敏感性高（94%），特异性差（61%）；但具有极高的阴性预测值（98%）。

（十）左室肥厚结论

ECG 对于评价左室肥厚仍很有价值。在高血压治疗的随访中，ECG 简单有效，社区即可进行，又免去了不必要的心脏超声检查。

三、右室肥厚

心电图诊断右心室增大或者肥厚往往低估，早期 Flowers 和 Horan 的研究显示，利用 V_1 导联诊断右室肥厚的标准特异性高达 90%，但敏感性差（2%～18%）。Chou 和 Helm 描述三种右室肥厚心电图类型，具体如下：

A 型：V_1 导联高 R 波，V_6 导联的明显 S 波

B 型：V_1 导联 R/S＞1，R＞0.5mV

C 型：V_5 和 V_6 明显 S 波，V_5 导联 R/S＜1

A 型提示重度右室肥厚，如肺动脉狭窄，B 型与风湿性心脏病相关，C 型与 COPD 相关，有时也跟二尖瓣狭窄相关。

（一）ST－T 改变与右室肥厚

与左室肥厚相似，右室增大引起的继发 ST－T 改变也常见。典型改变表现为 V_1 及 V_2 导联 ST 段压低及不对称 T 波倒置，这种改变常见于先天性心脏病患者。

（二）其他因素

V_1 导联 R/S 比值增加有时可由后壁心肌梗死所致，在此类病例中，V_1 导联 R 波时间通常超过 40ms，且 T 波向上。在下后壁心肌梗死或侧壁心肌梗死，V_1 导联 R/S 增加不应错误解释为右室肥厚所致。

（三）右束支传导阻滞（RBBB）和右室肥厚

RBBB 使得心电图诊断右室肥厚变得困难，右室肥厚合并 RBBB 常见于先心病，RBBB 患者 V_1 和 V_2 导联的高 R 波诊断右室肥厚并不特异。

（四）右室肥厚结论

对于先心病或肺疾病患者诊断右室肥厚心脏超声比心电图更有价值。然而，肺栓塞患者由于右室容积增加导致心电图改变，如 V_1～V_3 导联 T 波倒置，因此观察心电图改变对肺栓塞的演变有较高的价值。

四、双心室肥厚

一般说来，双室肥厚的心电图诊断标准是左室肥厚和右室肥厚的综合表现。

五、小结

尽管心脏超声是心内科医生在诊断和评估心脏异常中的重要检查手段，但心电图仍然是临床上最常使用的无创检查。心电图检查简单、容易操作，患者易于接受，心电图的变化对于疾病的诊断、治疗效果和预后的判定均有重要的临床价值，心电图和心脏超声两种技术在疾病的诊断中的作用仍将是相辅相成的。

（熊长明　赵　妍　卢献灵）

非缺血性 ST 段抬高的讨论

在大多数健康人中，ST 段是低于等电位线的。ST 段抬高或降低是心肌缺血的典型表现。然而，还有许多导致 ST 段偏离等电位线的非缺血性病因。有趣的是在健康人和无症状人群中，存在 ST 段抬高即所谓早复极（ERPV）。Hiss 等报道，16~58 岁 6014 名美国健康男性空军军人，其中 91% 有一个或多个胸前导联 ST 段抬高 0.1~0.3 mV，V₂ 导联 ST 段抬高最常见、最显著。Surawicz 和 Parikh 报道 17~24 岁 529 名健康男性，V₁~V₄ 导联中一个或多个导联 ST 段抬高≥0.1 mV 发生率为 93%。随着年龄的增长，发生率逐渐下降，在≥76 岁男性人群中降至 30%。相反，在正常心电图（ECG），大约 20%的女性有 ST 段抬高≥0.1 mV，而且任何年龄其发生率均不变。

Boineau 发表了两篇描述上述现象的文章并且试图解释其病因学及意义。显然，去极化和复极化的变化都可以导致非缺血性 ST 段抬高或者说 ERPV。在许多个体中，还有 QRS 间期和形态改变和/或 T 波形态改变。Wang 等把正常（男性型）ST 段抬高（在 V₂ 导联中显示凹陷型 ST 段抬高达 0.1~0.3 mV）及正常变异型 ST 段抬高（见于 V₃~V₅ 的 T 波倒置，QT 间期缩短，和 QRS 高电压）和早复极化（最显著的是 V₄ 中 J 点的凹迹，高且陡直的 T 波，及 aVR 而非 aVL 的 ST 段降低）区别开来。Boineau 拓宽了 ERPV 定义，还包括正常（男性型）ST 段抬高和正常变异型 ST 段抬高。如 Boineau 主张，"有几种不同形式的 ERPV"，说明有不同发生机制导致非缺血性 ST 段抬高。

Boineau 还探讨了 ERPV 和不同类型心脏疾病之间的可能联系性，包括肥厚型心肌病，扩张型心肌病，心脏性猝死和 Brugada 综合征。不同特异形式的 ERPV 的特异预测价值以及和心脏病发病率的相关性应进一步研究。两种特征性的 ERPV 与猝死和室性心律失常有关，即 Brugada 综合征（右束支样 ST 段抬高和 V₁ 至 V₂ 导联的负向 T 波）和亚洲人群显著 J 波的 ST 段。

ERPV 现象提出了一个特殊的问题，即急诊科医生和心脏科医生如何分诊有急性胸痛的患者。尽管事实是高达 20% 的女性和 30%~90% 的男性在一些导联中有 0.1 mV 或更高的 ST 段抬高，但是现行指南推荐 12 小时内（即使症状已经缓解）提示有心肌缺血症状的患者和≥两个相邻 ECG 导联有 ST 段抬高（>0.1 mV）的患者应该接受即刻再灌注治疗，优先选择经皮冠状动脉介入治疗（PCI），尽量缩短开始再灌注时间。2004 ACC/AHA 的 ST 段抬高心肌梗死（STEMI）患者诊治指南建议：在患者到达急诊科 10 分钟内应该建立治疗决策。指南内容陈述"与胸前导联抬高 >0.1 mV 作为判断值比较，一些证据表明胸前导联抬高≥0.2 mV 作为诊断 STEMI 的判断值，可以有更高比例的患者正确地被判定为 STEMI"。同时也声明"如果向上的 ST 段改变是凹面型的而不是拱背型的，STEMI 可能性较小"。推荐的根据是 Wang 等的综述，但是，没有临床试验支持。因此，事实上还不知此征象是否准确。本指南没有描述如何区别缺血性 ST 段抬高和 ERVP。

另外，指南没有论及预先存在的 ST 段抬高（在以前 ECG 已出现的病例）和在典型 ERPV 患者中是否可以不进行急性再灌注治疗。非缺血性 ST 段抬高患者可能以主诉胸痛到急诊科就诊。这些患者中可能患有真正的 STEMI，表现为与基线 ECG 相比新出现 ST－T 改变及并发的动态变化，包括新产生 Q 波。有些患者可能有非－STEMI，而多数患者没有心脏标记物升高。

这种情况除了主要涉及经济和伦理方面外，还有潜在的易患性讨论问题。易患性病例是患者表现为胸痛和 ECG 有典型 ERVP 特征 ST 段抬高。接诊医生能保守的不做急性再灌注治疗吗？因为非－STEMI 患者也可能发展为心源性休克和死亡，该医生能为不遵循 ACC/AHA 指南负责任吗？

经济和伦理问题与核心质量措施相关。Medicare 与 Medicaid 服务中心遵循几个关于治疗 STEMI 的核心措施，包括入院到给予溶栓治疗的中位时间（目标≤30 分钟）或者到初期 PCI 的中位时间（目标

≤90 分钟）。医院的赔偿率是由院方施行这些措施的情况来决定。

目前，我们区别胸痛患者 ECG ST 段抬高原因是缺血性还是非缺血性的能力有限。Hirulog 最近的分析和早期再灌注或阻塞 2 试验均表明：ST 段抬高且接受再灌注治疗的患者中 11.3% 的心肌梗死患者未发现心肌酶谱阳性。尽管患者在心肌损害发生以前可能患有血管痉挛性心绞痛或者自发性再灌注，更为合理的解释是这些患者大部分只是非缺血性 ST 段抬高。

缺乏临床判断而遵循目前的指南可能导致过度使用再灌注治疗。对无 STEMI 患者行溶栓治疗或者行心脏导管治疗是与过多的危险和费用相关的。另一方面，单纯依赖 ECG 形态而不施行上述治疗，可能会剥夺患者正当且救命性的再灌注治疗，还与前面提到的易患性论题相关。

因此，现迫切需要提高鉴别缺血性和非缺血性 ST 抬高的能力。如 Boineau 建议，首先更好的理解潜在的发病机制和不同形式的 ERPV 意义，这两篇文章所讨论的观察结果和假说应该通过分子技术和直接影像（特别是磁共振成像）及流行病学工具进一步研究。另外，因不同种群的 ERPV 发生率不同，有必要检测在不同人群中鉴别缺血性和非缺血性 ST 抬高的形态学标准。

（赵智慧 译 方丕华 校）

摘自 Yochai Birnbaum. Journal of Electrocardiology, 2007, 40:6-9.

12 心电图能否鉴别左室心尖球囊综合征与前壁 ST 段抬高型心肌梗死？

左室心尖球囊综合征（TLVABS）也称为 Tako – Tsubo 心肌病，是一种急性发作的心脏疾病。其临床表现类似于急性心肌梗死，表现为突发胸痛、心电图 ST 段抬高、心肌酶轻度升高以及特征性的心尖部至中部的气球囊样变。患者左室造影或超声心动图出现左室心尖部至中部收缩功能减弱或消失，收缩末期心脏呈球囊样变，而冠脉造影并无明显狭窄。这种改变多发生于绝经后妇女。通常出现在较强精神刺激或在应激后，而且患者预后较好。

TLVABS 患者通常具有与前壁 STEMI 患者相同的心电图改变，表现为胸前导联 ST 段抬高，QT 间期延长、及动态的 T 波倒置。对于这两种疾病在心电学上是否可以鉴别报道较少。Kevin 等人曾针对 TLVABS 患者与左冠状动脉前降支闭塞引起的急性前壁 STEMI 患者心电图变化进行系统的分析，并得出一些有意义的结论。

入选 TLVABS 组与 STEMI 组患者的心电图心率、PR 间期、QRS 波群宽度、及 QTc 等数据上无统计学上差异。在 ST 段抬高的分布导联上两组不存在区别，主要均分布于 $V_2 \sim V_5$ 导联。而在胸前导联 ST 段抬高的程度上 STEMI 组明显高于 TLVABS 组。统计学分析表明：当患者的心电图 V_2 导联 ST 段抬高少于 1.75mm，V_3 导联 ST 段抬高少于 2.5mm 时，支持 TLVABS 的诊断（敏感性为 67%；特异性为 94%）。并得出以下公式：（3 × V_2 导联 ST 抬高值）＋（V_3 导联 ST 段抬高值）＋（2 × V_5 导联 ST 段抬高值），其结果少于 11.5mm 支持 TLVABS 诊断（敏感性 94%；特异性 72%）。并且与 STEMI 患者的心电图比较 TLVABS 的患者较少出现对应导联的 ST 段压低（6% vs 44%；$P = 0.003$）。研究系统评估了心电图在区分 TLVABS 和 STEMI 这两种疾病中的作用。但是这些数据并不支持心电图可以作为鉴别这两种患者是否需进行进一步介入治疗的依据。

我们发现大部分 TLVABS 患者的心电图异常均表现在 $V_2 \sim V_5$ 导联的 ST 段抬高。这种典型改变与冠状动脉左前降支闭塞导致的前壁心梗十分相似。但是，TLVABS 患者 ST 段抬高略低，并很少伴有对应导联的 ST 段压低。虽然心电图上可以得出这样的区别，但是由于临床患者存在个体差异，作为排除心肌缺血的诊断依据，这种区别显然是不充分的。

TLVABS 患者在症状及体征上与急性前壁心梗患者极为相似，均可出现突发性典型缺血性胸痛、呼吸困难、心肌酶学的升高、心电改变及左室收缩功能的异常。不同点在于前者没有冠状动脉的闭塞性病变。TLVABS 患者心电图出现 ST 段抬高其病因学还不清楚，对其病理生理学了解也不足。ST 段的抬高通常是心肌缺血或神经肌肉耦联损伤引起。而这种由于"心肌球囊样变"也可以引起 ST 段的抬高，另外，左室室壁瘤患者及有症状的心包炎患者的心电图也可以出现这种区域性的 ST 段异常。总之，心肌缺血不是心电图发生改变的唯一因素，对于 TLVABS 患者我们就不能给出心肌缺血的足够证据。

研究发现，TLVABS 在绝经后妇女中临床发病率较高，她们通常表现为明显的急性冠脉综合征症状，心电图上出现轻度 ST 段抬高同时不伴有对应导联的 ST 段压低。发病多在突发的精神刺激或急性应激后。我们认为这是唯一可以用来鉴别诊断 TLVABS 和前壁 STEMI 这两种疾病的可靠方法。

我们提供了在心电图上区别 TLVABS 与急性前壁心肌梗死患者的一些特征性改变，心电上这些微妙的变化虽然可以帮助 TLVABS 的诊断，但是仍不能排除患者需要进一步的诊断证据，例如大多数患者需要行急诊冠脉造影检查。

（黎 辉 摘译 方丕华 校）

摘译自：Kevein A. Bybee, et al. Journal of Electrocardiology, 2007, 40：38e1 –38e6.

 # 13 不同心电图标准对诊断左室肥大的可靠性

一、背景

左室肥大（LVH）是左室对于增高的动脉压的一种代偿机制。15%～20%的高血压患者伴有左室肥大，而且，在没有其他心血管危险因素时，这是心脏受损的最好预示之一。目前超声心动图（ECHO）是 LVH 的诊断标准，三维超声被看好并且其结果可以和心脏磁共振（MRI）相媲美，左室的厚度与解剖样本很好相关。但是，临床工作中，ECG 被用于在没有做其他检查前对 LVH 的诊断。ECG 相对于 ECHO 的优势在于其普及性，相对低费用以及操作简单。但是，ECG 主要用于评价心脏电活动，左室体积增大不一定伴有心电活动的增强，例如，高大 QRS 波群。因此，这就带来了大量 LVH 诊断标准的出现。但是对于不同种族患者，临床应用值得研究。种族差异性十分常见并且对于健康和疾病都很重要。ECG 会因各种原因显示不同的结果，例如，不同的体形，不同的机体构造以及其他生理差异性。大量资料表明种族差异性可导致 ECG 结果的不同。比如，非洲裔美国人的 QT 间期较白种人短，并且，T 波倒置和高电压 QRS 综合征在黑种人中发病率高于白种人，黑人 R 波峰值的平均值高于白种人。除此之外，广泛应用的 Comell 和 Sokolow－Lyon 电压标准尽管有高的特异性，但是，敏感性较低。非洲裔和白种人高血压患者在 ECG 上 LVH 的差异性较在 ECHO 上大。这两组人在左室大小方面存在生理性差异，但是，ECG 标准放大了这些差异性，原因在于这些机制仍没有被完全理解。文献表明了一些 ECG 标准在不同种族中敏感性和特异性方面的不同。本文通过文献综述，对于不同种族以心电图（ECG）为标准诊断为左室肥大（LVH）者，评价 ECG 诊断 LVH 的有效性。目的是总结基于非洲裔和白种人患者的研究的结果中的不同，并寻找其他种族患者的相似资料。

二、研究方法

（一）资料入选标准

我们采用标准的综述规则。以下是我们采用的入选标准：

1. 有准确的信息，包括两个或两个以上种族的对比分析。

2. 每个种族群应包括大于等于 50 样本来降低小样本含量造成的误差。

3. 研究对象是成人：LVH 是一种成人特发的疾病。

4. ECG 诊断标准是 Comell（电压 SV_3 + RaVL 2.0 mV 正常男性/2.8 mV 正常女性）和 Sokolow－Lyon 电压标准（电压 SV_1 + $RV_{5/6}$ 正常人 3.5 mV）。

5. 使用 ECHO 作为参考标准。

6. 对不同种族资料的分析应能够进一步对比。最初，我们检索到 66 篇文献，在将重复性的文献去除后留下 58 篇文献。在进一步检索中，找到 211 篇文献，5 篇文献符合我们的入选标准。

（二）资料总结

所有研究都是在 20 世纪末和 21 世纪早期在美国和欧洲完成，对比白种人和非洲裔患者。除了 Lee 是基于临床完成实验外，其他研究人员均在实验中心完成他们的研究。共同的目的是对比 ECG 和 ECHO 在诊断不同种族 LVH 中的作用。多数应用高血压诊断标准来选取研究对象，除了 Rautaharju 采用普通人群样本，其中只有一组是高血压患者。所有的研究采用 12 导 ECG 诊断 LVH 和 M 型 ECHO 作为参考标准。Crow，Lee，Chapman 和 Rautaharju 应用 Penn 法在舒张期末采用 Devereux 的公式来计算体表面积。Okin 也用该公式，但是，他将 97.5% 的正常体表面积作为正常人参考标准，因此，如果左

室体积指数（LVMI）大于 $49.2g/m^2$（男性）或大于 $46.9g/m^2$（女性）时诊断为 LVH。将异速生长与机体身高的关系对 LVM 测量的影响列入考虑范围。美国超声心动图协会建议使用 M 型测量法，并被 Rautaharju 和 Okin 采用。

这些研究都采用横断面研究，其中有一个同期研究，一个前瞻性双盲研究。只有 Lee 报道说明了他们对研究对象种族鉴别的方法。研究样本大小从 Lee 的 270 到 Rautaharju 的 5201。所有的研究的白种人的含量要大于非洲裔患者，除了 lee 的研究，他的研究中二者比例均等。大多数研究中，这两种种族组间大多有性别组成差异，白种人中男性比例较高，除了 okin 和 Rautaharju 的研究，他们的研究对象性别组成相当。Chapman 的研究中的研究对象的平均年龄最小（白种人 49 ± 14 岁，黑种人 44 ± 12），Rautaharju 的研究对象的评价年龄最大（男性 73.3 ± 5.8，女性 72.4 ± 5.4）。

三、结果

应用 ECG 对不同种族诊断 LVH 时存在着困难。Comell 和 Sokolow – Lyon 标准的敏感性都较低。尽管特异性普遍较高，特别是 Sokolow – Lyon 标准，非洲裔人依然比白人要低。这样就导致了在这一人群中假阳性率的增高，过高地估计了非洲裔人和白人之间 LVH 患病率的不同。大多数的研究者将这种不同归因于 2 种族在社会经济，生理，病理方面的不同。例如，营养因素，体型和体重，包括肥胖分布，生理方面心腔体积的不同，高血压患病率的不同，和其他存在的病理学因素。为了实际的临床和研究目的，这里通过对 2 种族研究得出 Comell 标准更具一致性。在没有更好的标准期间，Comell 应该作为首选，这样非洲裔和白种人都可受益。

（一）各研究组及数据集

在两种族中使用 Comell 标准敏感性较低，Sokolow – Lyon 标准也有同样的趋势。然而在非洲裔中显示略高的敏感性，特别是应用 Sokolow – Lyon 标准时，尽管非洲裔组比白人组的全部敏感性数据可信区间要宽。除了 Rautaharju 等 Okin 等数据外，各研究组为非洲裔组和白人组设定的两种标准可信区间都较宽。在这两种人种中应用 Comell 标准都有高的特异性。但是，采用 Sokolow – Lyon 标准时在白种人中的特异性较黑种人高。除了 Rautaharju 的研究，这两种标准的置信区间在两种人种分组中都较宽。

（二）观察各组研究

Chapman 等指出尽管全部数据较小，但黑人的两种 ECG 标准敏感性是白人的两倍（Comell，$P = 0.03$；Sokolow – Lyon，$P = 0.03$）。Rautaharju 等也得出同样结果，该研究组两种族和性别的敏感性都很低，但黑人种族更高一些。Okin 等提出，应用 Sokolow – Lyon 标准时敏感性在美国黑人中很高（$P < 0.001$），而应用 Comell 标准时敏感性在白人中稍高些（没有明显差异），在此研究中两种族女性所占比例明显不同（美国黑人 30.8%，白人 43%，$P = 0.013$），同时美国黑人肥胖人数是白人的两倍。Lee 等得出两种族敏感性近似相同，都相对较差。Crow 等支持以上研究结论，当应用 Sokolow – Lyon 标准诊断 LVH 时，黑人有着固定的特异性和很高的敏感性。然而，用 Comell 标准时两种族差异很小。

在 Chapman 等和 Rautaharju 等的研究中，黑人比白人特异性略低，而在 Okin 等研究中则明显低于白人（$P = 0.007$）。Lee 等用 Sokolow – Lyon 标准黑人比白人显示出明显低的特异性，更加支持以上结论。需要指出的是，Crow 等将种族和性别分层，根据受试者曲线，描述固定特异性（80%，85%，90% 和 95%）对应的敏感性水平，和预想的一样，在所有低特异性研究组中的敏感性较高，除了黑人男性应用 Sokolow – Lyon 标准，敏感性仅从特异性 95% 对应的 16% 提高到特异性 80% 对应的 17%。此次回顾只采用了 95% 特异性对应的敏感性水平。

四、讨论

由于 LVH 的 ECG 诊断标准主要基于白种人发展而来，所以 Sokolow – Lyon 标准在黑种人中的特异性较差。在没有将这两种标准推广运用到敏感性都高的黑种人前，我们讨论这篇综述的作用和局限性。

该综述的优缺点：

测量、选取以及过程中的误差会导致结果的偏差，包括缺乏标准的使用 ECG 的入选过程，缺乏标准的 ECHO 诊断，ECG 和 ECHO 操作者间的差异性，缺乏对研究对象种族的具体分类（除了 Lee 表达了自己的观点），Okin 采用稍作修改的 Comell 和 Sokolow - Lyon 标准。

在最初的选取研究对象过程中，所有的研究都基于一个基于 ECG 的排出系统，一定程度上，除外了一些患有明显 ECG 疾病的患者。Crow 的研究中，如果搞 R 波伴低平的 T 波或去极化异常的患者被淘汰。这样导致的结果是采用降低了敏感性的诊断标准时低的 LVH 发病率。除此之外，Okin 的研究中，入选的研究对象无论是按 Comell 或 Sokolow - Lyon 标准都符合 LVH 诊断标准。这样又会高估其敏感性。Chapman 和 Rautaharju 排出一切伴束支传导阻滞的患者，Lee 排出患有左束支传导阻滞的患者。关键在于，患者的淘汰和入选会影响该研究的推广。但是，对于本综述重要的问题是在一项研究当中，在种族间这些入选和淘汰标准是否一致。如上所述，所有的研究都采用了较为死板的淘汰标准，并没有因为人种的改变而相应的改变，因此，LVH 的流行性在两个人种中会有不同。

考虑到对超声心动图的读取及理解，Lee 的研究中没有对超声心动图的集中读取。由于不清楚不同操作者间的差异性，会使得研究的可靠性减低。在其他四个研究中，超声图像是集中读取，减少变异性。的确，Crow 说明了不同操作者间的相关指数是 83%。

其他潜在的领域的误差也存在，而且，在不同的研究者中体现的也各不相同。Okin 考虑机体体积指数，血压以及糖尿病的影响。Chapman 根据 LVM，年龄和性别很好的搭配两种人种。Rautaharju 将超声测得的 LVM 与机体体积联系起来，Lee 则根据体表面积将不同的 LVM 分组，这样可以得到一个 LVMI，并实现不同种族组间超声方面的比较，而不是直接 ECG 对比研究。Crow 将 LVM 与机体体积指数，血液及性别联系到一起。

两个种族组中年龄和性别的不同组成在每个研究中都有一定的不同。Okin 的研究中，男性的比例在黑人中是 69%，较白种人高（47%）。Crow 的研究中，也有类似的性别比例差异，黑种人男性比例（36%）明显低于白种人（67%）。每个种族组的平均年龄在多数研究中相当，除了 1999 年 Chapman 的研究，白种人的平均年龄（49 岁）较黑种人（44 岁）高 5 岁。Crow 的研究中，研究对象的年龄范围从 45 到 49 岁，而 Rautaharju 的研究中则到 65 岁或更老。在分析种族组间的不同时，对于未来的研究者，这有一个问题，是否年龄性别与 ECG/ECHO 值对于 LVH 的诊断有一定联系。

这篇综述缺少除白种人和黑色人种外的其他人种的资料。部分原因是入选文献的限制，主要集中在美国和欧洲，部分是因为生理性心室大小的不同以及高血压发病率在白色人种和黑色人种的不同。

更深在德原因是来自原数据。一些资料表明，当采用 ECHO 时，非洲裔个体的左室平均大小大于白色人种。但是，左室壁厚度的差异已被报道，超声研究表明，左室体积在两种人种间的差异相对较小或没有差异。甚至于在明显的 ECG 诊断的 LVH 患者中也如此。流行病资料有一定的局限性，因为诊断标准的不同。当发病率减少时，是阳性患者被剔出的结果。研究中忽略发病率或即使包括在内，经常不涉及 ECG 诊断的发病率与 ECHO 诊断的发病率间的比较。这一点很重要，因为一大部分的由 ECHO 诊断的 LVH 的分类尚不明确，而这一部分 ECG 也不涉及。这一点在我们使用来源于超声诊断的 LVH 作为 ECG 数据时应该特别注意，特别是在人群比较分析时。本综述并非把注意力集中在不同人种 LVH 发病率不同上，而是要说明 ECG 标准在诊断 LVH 中的敏感性和特异性。

超声作为 LVH 的诊断标准目前尚存争议，但目前仍是一个非常常用的方法。研究表明，最准确以及重复性高的诊断 LVM 的工具是心脏 MRI。不幸的是，相对于超声来说，此项技术较昂贵，而且需要对操作人员进行严格的培训，而且难以推广。虽然三维超声已证明与 MRI 有很好的相关性，所有的研究都使用广泛而且可以诊断除极低程度 LVH 外的大部分 LVH 的 M 型超声。

因为样本过小，相似的错误在许多研究中出现，例如，当差异存在时结论却为没有差异（Ⅱ类错误）。这样的误差经常出现在非洲裔组中，由于改组的样本含量往往小于白种人组。这些都可以在置信区间的变化范围中体现，非洲裔组的置信区间往往较大。除此之外，目前同一特异性水平的 ECG 标准的敏感性的评价由于接受者曲线没有运用或一定水平的特异性没有测量（如 Crow 的研究）而很难进行。因此，未来的研究应该使用接受者曲线之类的方法，以助于更好地对研究数据的比较。

结论和对未来实践的建议

白种人组中，Comell 和 Sokolow – Lyon 电压标准提供低的敏感性和较高的特异性。当没有 ECHO 或 MRI 时，这些标准可以检测出疑似 LVH 患者，但对于大多数患者其准确性较低。对于非洲裔患者，Sokolow – Lyon 电压标准的特异性较低，使用 ECG 诊断黑色人种患者时，很可能将 LVH 患者诊断为"正常人"，因此，这些人可能会接受不适当的治疗或接受不必要的其他检查。

由于相对较少的文献以及较少的种族被研究，当前的文献应注意涉及更多种族的研究。这更有助于理解目前 ECG 诊断标准的优缺点，同时，可以提供不仅对非洲裔患者或白种人患者有更高敏感性和特异性的 ECG 标准，而且能够为其他种族的患者服务。

此篇综述得到的宝贵的知识包括：①强调 ECG 标准在不同种族患者间的差异性；②对于非洲裔患者，Sokolow – Lyon 电压标准的特异性较低；③说明从当前的文献中得到的发现，Comell 标准较 Sokolow – Lyon 流行；④指出在将来的研究中应该加强种族分类的方法；⑤说明目前缺少对于非洲裔和白种人患者以外其他人种的研究。

（肖明虎 译 方丕华 校）

摘自 Andrew Peter Vanezis, et al. Journal of Electrocardiology, 2008, 20：1 – 7.

 **起搏心电图心肌梗死和心肌缺血的诊断**

对于植入起搏器的患者，ECG 诊断心肌梗死（MI）和心肌缺血非常困难。许多标准都不敏感，但是由于某些标准的高度特异性，可在有限的病例得出诊断。

一、陈旧性心肌梗死

表 12-14-1 列出了在诊断 MI 时的困难。总的来说，当应用 QRS 波群诊断时，敏感性较低（25%）而特异性接近 100%。通常从 QRS 波难以判断 MI 的时间。

表 12-14-1 心室起搏时诊断 MI 的困难

1. 单极刺激信号掩盖初始向量，产生假的 Q 波和损伤性 ST 段。

2. QS 综合波没有诊断价值。只有 qR 或 Qr 波可能有诊断价值。

3. 融合波可产生假心梗图形（qR/Qr 波或 S 波升支切迹）。

4. Cabrera 征很容易误诊。

5. QRS 结束后的逆传 P 波与 Cabrera 征相似。

6. 急性 MI 和缺血不易鉴别。

7. 依靠 ST 段异常鉴别急性 MI 和陈旧性或时间不能确定的 MI 非常困难。

8. QRS 波群的一些特征对诊断急性 MI 无价值。

9. ST 段改变通常但并不总是表示急性过程。

10. MI 时 QRS 波特征的显现可能需要变换左心前导联位置，如不同的肋间。

11. RV 起搏时可显示的 MI 的 QRS 波图形，在双心室起搏时会被掩盖。

12. qR 或 Qr 波群在双心室起搏时很常见，并不代表 MI。

13. 心脏记忆。RV 起搏恢复自身心律后 ST-T 波形异常（通常是 T 波倒置）与心脏记忆有关，而与缺血或非 Q 波 MI 无关。

14. QRS 异常的敏感性较低（特异性高）。

15. 注意并不是所有合并左束支阻滞的 MI 的诊断标准都适用于 RV 起搏时。

（一）前壁心肌梗死

1. St-qR 图形

由于右心室（RV）起搏时 QRS 波形态与左束支传导阻滞（LBBB）相似，许多左束支阻滞时 MI 的诊断标准也可用于 RV 起搏时。RV 起搏常常掩盖相对面积小的前间隔 MI。

RV 起搏与 LBBB 一样，靠近起搏电极的前间隔大面积 MI 会改变 QRS 波的初始向量，使向量指向右侧。在 I、aVL、V₅ 和 V₆ 导联形成初始 q 波，产生 St-qR 图形。异常 q 波宽度通常 0.03 秒或更宽，但更窄的 q 波也可做出 MI 诊断。偶尔在 V₂ 到 V₄ 导联可见到 St-qR 波，而正常情况下这些导联是不应出现 q 波的。为了使初始 q 波更明显，有时需要将电极片放在上一肋间或下一肋间。心室融合波可造成假梗死图形。

由于资料分析的方法不同，St-qR 图形的敏感性不一致，约为 10%~50%。总的敏感性在植入起搏器的患者中一般低于 50%，特异性为 100%。

表 12 -14 -1　诊断 MI 时没有价值的 QRS 标准

（1）$V_1 \sim V_6$ QS 波。

（2）RS 或 V_5 和 V_6 S 波。

（3）下壁导联 QS 波群。

（4）R 波轻微切迹。

（5）S 波升支轻微向上的粗顿。

2. S 波升支晚期切迹（Cabrera 征）

与 LBBB 一样，RV 起搏时大面积前壁 MI 可能在心前导联出现 S 波升支切迹，通常出现在 V_3 和 V_4 导联 - Cabrera 征 ≥0.03s，出现在 2 个导联。这一图形与 St - qR 图形可同时出现在前壁 MI。敏感性根据 MI 面积不同约为 25% ~ 50%，正确识别切迹情况下特异性接近 100%。有趣的是，人们如果忽略 q 波的诊断价值，Cabrera 征（0.04s 的切迹）在诊断前壁大面积 MI 时敏感性为 57%。

（二）下壁心肌梗死

RV 起搏时 Qr、QR 或 qR 诊断下壁心肌梗死的敏感性为 15%，特异性 100%。Cabrera 征在Ⅲ导联和 aVF 导联非常特异，但与前壁 MI 比较敏感性稍差。

（三）其他部位心肌梗死

后壁 MI 会使 QRS 波向量指向前方，在右心前导联产生明显的 R 波，但在 RV 起搏时不能做出诊断，这是因为多种原因可导致 V_1 导联 R 波增高。通常认为右心室 MI 时在 V_{3R} 导联 ST 段上抬。Klein 等建议 24 小时内 V_{4R} 导联 ST 段抬高可诊断 RV 梗死，但这种诊断要慎之又慎，除非合并下壁 MI。

（四）诊断时间不确定的心肌梗死时矛盾的图形

Kochiadkis 等研究了心室起搏在陈旧性心肌梗死（n =45）和对照组（n =26）的 ECG 表现，在常规心脏导管检查时行临时 RV 起搏。对照组中有 15 例在Ⅰ、aVL 或 V_6 可见到 Q 波。然而，不论 Q 波为 qR（Qr）或 QS 波这一点都没有特异性。鉴别这一点非常重要，因为在 RV 起搏时 QS 波在常规 12 导联没有诊断价值（在Ⅰ、Ⅱ、Ⅲ、aVF、V_5 和 V_6 导联 QS 波是正常的）。通常在没有 MI 时 RV 起搏在Ⅰ导联及 V_5、V_6 极少出现 qR 波。一个可能的原因是 Kochiadkis 等在对照组研究中某些起搏导管没有放置在 RV 心尖部，在Ⅰ导联和 aVL 导联产生了 qR 波。

有人认为 Q 波（qR 或 Qr）在Ⅰ、aVL 或 V6 对诊断没有用处，但他们的结论由于方法学问题受到质疑：①Q 波"异常"的患者仅 2 个额面电轴导联而不是 V_6 导联，没有特异性。②要求 LBBB 合并电轴左偏（大于 -30°）。正常的患者可能包括在"异常组"，这是由于起搏导管偏离了 RV 心尖部，可在无 MI 患者产生电轴左偏及在Ⅰ、aVL 导联形成 q 波。

因此，我们认为 Kochiadkis 和 Kindwall 的发现值得推敲，结论可能是错误的。

二、急性心肌梗死

没有心肌缺血或梗死情况下，心室起搏时 $V_1 \sim V_3$ 导联 ST 段是明显抬高的。而心肌缺血或梗死的诊断依靠 ST 段的动态抬高。Sgarbossa 等最近报道了心室起搏时 ST 段改变在诊断急性 MI 的价值及其高度特异性。在 QRS 波群以负向为主的导联 ST 段抬高 ≥5mm 是最好的标志，敏感性为 53%，特异性为 88%。这在他们的研究中是唯一的标准，并有统计学意义。其他不重要但特异性高的 ST 段改变包括 V_1、V_2 和 V_3 导联 ST 压低 ≥1mm（敏感性为 29%，特异性为 82%），在 QRS 极性一致的导联 ST 抬高 ≥1mm。在 RV 起搏时 $V_3 \sim V_6$ 导联可见与 QRS 波一致的压低。ST 段抬高 ≥5mm 的患者冠状动脉病变程度较其他 MI 患者更为严重。

三、心肌缺血

（一）ST 段抬高

心室起搏时明显的 ST 段抬高（＞5mm）近来已成为诊断心肌梗死的标志（特异性较好，敏感性一般），它也用于诊断严重可逆的透壁性心肌缺血。

（二）ST 异常

ST 压低在 V_1 和 V_2 导联极少是正常的，如存在，应该考虑前壁或下壁 MI 或缺血。

（三）运动诱发的 ST 改变

运动诱发的 ST 异常与完全性 LBBB 一样，均未能得以诊断。Diaz 等以 Sgarbossa 的标准为基础报道了两例，仍受到质疑。

四、心脏记忆

异常除极导致复极发生改变。心脏记忆指的是 T 波异常出现在一段时间的异常心室激动恢复正常后，如心室起搏、短暂 LBBB，室性心律失常或 WPW 综合征。起搏诱发的 T 波倒置通常发生于心前导联和下壁导联。窦律时记忆效应的 T 波方向与 QRS 波一致。可以说是 T 波追踪着异常 QRS 波向量的方向。因此，抑制起搏器可使自身心律的诊断性 Q 波出现，而起搏可产生明显的复极异常，这并不代表缺血、非 ST 抬高或非 Q 波 MI。在人类 RV 起搏 1 分钟后 T 波异常即可出现，20 分钟后变得明显。在右心室心内膜以生理频率起搏情况下，显著的复极异常在一周内可达到稳定状态。复极异常与心脏记忆有关，当除极恢复正常后，复极在一个月内可完全恢复。这些变化和持续时间与心室起搏的数量有关。心脏记忆与复杂的生物化学异常有关。血管紧张素抑制因子和 AT－1 受体阻滞剂可减弱短期记忆作用。钙拮抗剂减弱短期和长期记忆。长期心脏记忆与蛋白合成有关。

五、心脏记忆与缺血的鉴别

Shvilkin 等最近报道 RV 起搏诱发的心脏记忆可产生特殊的 T 向量，与心前导联缺血性 T 波倒置鉴别。鉴别点包括：①aVL 导联 T 波正向；②I 导联 T 波正向或等电位；③最大的心前导联 T 波倒置＞Ⅲ导联 T 波倒置。三条结合诊断心脏记忆的敏感性为 92%，特异性为 100%。可与缺血性 T 波倒置鉴别而无需考虑冠状动脉情况。

六、总结

在心室起搏时诊断 MI 的心电图标准中，起搏的 QRS 波敏感性不足但特异性高于初始 ST 异常。尽管不能确定 MI 发生的确切时间，从单一的 ECG 看，初始 ST 段异常强烈提示急性 MI 或严重缺血，需行急诊血运重建手术。患者胸痛病史及起搏心电图不能诊断也应该考虑急诊心脏导管检查，目的是施行血运重建术。

（刘志敏　译　方丕华　校）

摘译自 S. Serge Barold, et al. Cardiol Clin, 2006, 24：387－399.

 评价心电图在儿童大孔房间隔缺损中的筛查作用

一、简介

继发孔型房间隔缺损（ASD）是最常见的先天性心脏病之一，其发生率占新生活胎的3/10000～6/10000。单纯继发孔型 ASD 中约有5%～10%的患者需要接受介入治疗。

患有 ASD 的婴儿及儿童一般是无症状的。而患此疾病的成人则可能会有充血性心力衰竭，晚期会有肺动脉高压和艾森曼格综合征，房性心律失常或由矛盾性血栓引起的卒中等结果。早期如果经心导管检查发现肺循环和体循环血流量比（Qp：Qs）高于1.5，我们便会对其进行封堵，而现在大多于学龄前当二维超声提供右室扩大的证据时便会对其进行封堵。

对较大 ASD 的患者来说，体格检查往往较敏感，细心的医生可能会先寻求一些简便的诊断方式，诸如 ECG，以期在将一位怀疑为 ASD 的患者交给儿科专家或者行超声心动图之前，找到其右心室扩大的证据。

我们发现，ECG 中异常 QRS 波的形态和具有显著血流动力学表现的 ASD 是有一定联系的。这些 ECG 中的改变，在其他一些导致右心压力过大的心脏缺陷（如肺动脉瓣狭窄）中也可见到。这些 ECG 的改变包括6条公认的关于右室扩大或肥厚的诊断标准。这些标准主要反应的是右室扩大或肥厚所致的右侧电位差的增加。这6条诊断标准包括：①V_1 导联的 qR 波形或 V_4 导联的 R 波，使得 QRS 波群并非以小 R 波起始；②年龄在1周至青春期患儿的 V_1 导联的 T 波直立；③98%的 V_1 导联 R 波波幅随年龄增长；④98%的 V_1 导联中 R/S 随年龄增长；⑤V_1 导联的 rSR′图形中的 R′波在1岁以内超过15mm，1岁以后超过10mm；⑥98%的 V_6 导联 S 波波幅随年龄增长。尽管在超过3个月大的患儿中电轴右偏与右室扩大相关联，但认为其仅支持右室肥大，并非诊断标准。

大部分右室扩大的患者在早期的 ECG 研究中为有症状的成人。而今，大部分单纯 ASD 的患者为无症状的儿童。不同的患患者群使得对运用早期数据诊断 ASD 患儿右室扩大的问题出现了争议。最近，依据所选群体的不同，对 ECG 诊断右室扩大的敏感性从60%～90%均有报道，然而，上述诊断标准却并未被严格采纳。我们试图解决一个实际的问题：如何更好地运用这些诊断标准来判断这些患儿的 ASD 是否需要封堵？

二、方法和结果

1. 临床特征　99名1～18岁的患者符合选择标准（男性占56%），其中大部分患者为学前组和早期学龄组（平均年龄6.8±4.7岁，年龄中位值4.7岁）。69名患者接受了外科手术封闭 ASD（自体或补片），30名患者接受了经导管置入 Amplatzer ASD 封堵器（AGA Medical Corp. Golden Valley，MN）。所有患者均经超声心动图诊断为右心室容量过度负荷。

所有 ASD 直径经二维超声测量介于6到28mm 之间（平均直径15±5mm，直径中位值15mm）。当把缺损面积（假设缺损为圆形）与体表面积比较时，我们发现，患者越是年轻，缺损往往显得越大。在接受介入治疗的患者中，所置入封堵器的直径介于10～30mm（平均直径19±4 mm，直径中位值20mm）。Qp：Qs 介于1.1到6.2之间（均值2.1±1.0，中位值1.8）。我们发现在缺损面积与房水平分流量之间存在一种线性相关。

临床资料显示，95名患者（96%）可闻及胸骨左上缘收缩期喷射样杂音，75名患者（76%）有固定分裂的第二心音。分别有28%和5%的患者存在舒张期隆隆样杂音和右室搏动增强的体征。

2. 心电图分析 在研究人群当中，V_1 导联的平均 R 波波幅属正常范围（0.33mV）。在那些 V_1 导联有 RSR′图形的患者中，R′波的平均波幅亦在正常范围内，约 0.79mV。倒是在 98% 的 3 岁以上患者的 V_6 导联中，S 波平均波幅表现为略高的 0.52mV。因此，出现在 48% 的患者中的 V_6 导联的大 S 波，则成为右室扩大的前瞻性 ECG 诊断标准。分别有 18% 和 6% 的患者 V_1 导联中出现了大的 R′波和 Q 波。在 V_1 导联中，R 波波幅及 R/S 增大的出现率分别为 1% 和 2%。V_1 导联的直立 T 波在研究人群中并未出现。

总的来说，通过对所有入选患者的研究，并没有发现共同的心电图特征；在此研究人群中，相关电位差的心电特征及测算方法也与正常人群没有显著差异。总体看来，6 条右室扩大诊断标准中的 1 条或多条出现在 99 例患者中的 56 例。因此，右室扩大的诊断标准在此人群的敏感性为 57%。由于所研究人群的固有特征（只包括受累人群），使得该诊断标准的特异性和预测价值均未得到肯定。右心扩大如右房扩大和电轴右偏的心电图表现的出现率分别为 15% 和 30%。P 波平均波幅为 2.1mm，QRS 平均额面电轴为 101°。

为鉴别心电图上表现为右室扩大的一些临床因素，研究人群被分为了在心电图上有和无右室扩大依据的两组。在心电图上有右室扩大依据的一组年龄要显著的年轻（5.3±3.8 比 8.6±5.2 岁，$P < 0.001$），需要较大的 ASD 封堵装置（6.3±2.3 比 3.7±2.4 cm^2/m^2，$P = 0.005$），同时还有较大的 Qp：Qs（2.6±1.2 比 1.7±0.6，$P = 0.03$）。值得注意的是，即使在调整了入选人群的 ASD 大小以后，logistic 回归模型依旧显示右室扩大的心电图与低龄的相关性（$P = 0.004$，odds ratio = 0.85）。

在年龄低于 5 岁的小群体儿童中（n = 53），心电图监测右室扩大的敏感性增至 70%。低于 5 岁年龄组的 Qp：Qs 为 2.5±1.2，而高于 5 岁年龄组 Qp：Qs 为 1.7±0.4（$P = 0.03$）。在经介入方法治疗 ASD 的患者中，敏感性增至 80%（标准化封堵器面积 >6 cm^2/m^2，n = 10）。对那些以传统分流标准作为 ASD 封堵标准的患者（Qp：Qs >1.5：1，n = 23），其敏感性相当于总体水平（57%）。对于那些有显著左向右分流的患者（Qp：Qs >2.5：1，n = 7），其敏感性增至 71%。

三、讨论

以往 ECG 作为一项无创性检查，是诊断先心病心腔扩大的主要依据。ECG 检查大孔 ASD 患者右心扩大的能力在 50 年代已经明确。特殊的心电图标准以用于辅助确诊。尽管如此，随着近来用于检测心腔扩大的更高敏感性技术（如超声心动图）的出现，心电图在单纯继发孔型 ASD 的应用价值将会得到重新审视。

在接受 ASD 封堵术的儿童中，心电图诊断右室扩大的敏感性只有 57%。即使是在有很大的 ASD 和明确左向右分流的患者中，其敏感性也只是增加到 70% ~ 80%。

不同的是，最近有报道称 ECG 在诊断患 ASD 的低龄儿童右室扩大时，其敏感性接近 87%。出现此种不一致的情况可能有两种原因。首先，两组研究拥有各自不同的 ECG 诊断标准。Zufelt 诊断右室扩大基于出现"显著的"R′波，只要确定 R′波大于 r 波，而不管其波幅大小。然而在当前研究中，运用更多的还是定量的 R′波波幅。尽管显著的 R′波可以适当的提高 ECG 的敏感性，但却因其大量出现而降低了特异性。所以，没有考虑波幅的显著 R′波并不能作为右室扩大的诊断标准[8,15,16,21-24]。

其次，我们所研究的人群的年龄（平均年龄 6.8±4.7 岁）要比先前研究的人群年龄（平均年龄，2.9±2.8 岁）更大，跨度更广。我们的研究资料显示，即使在调整 ASD 大小之后，ECG 敏感性在低龄患儿中更高。导致敏感性增高的可能原因包括，低龄儿童较之年龄偏大的儿童及成人，其心前区导联的安放位置及心脏本身位置差异性较小。另外，心前区导联的电位差是与心脏和表面电极之间的距离的立方成反比的。低龄儿童拥有同样薄弱的胸壁，使得电位差能更好地反映心室的大小。解决这个问题的方法，就是让有更大年龄跨度且有相似的 Qp：Qs 值或容积指数的原发孔型 ASD 儿童接受 ECG 检查。

本研究中的大部分患儿都有 ASD 的临床依据，如肺血流杂音。种种物理检查使本研究中的大部分患儿更易于接受超声心动图检查。尽管本研究中有超过90%的患儿具有阳性体征，但其中近50%的患儿都没有右室扩大的心电图依据。所以，心电图所示的右室扩大与阳性体征并无明显的联系。

四、结论

本研究显示，在接受外科手术或介入治疗的大继发孔型ASD患儿中，右室扩大的ECG标准的敏感性仅为57%。尽管在那些低龄或有大量左向右分流的患儿中，其ECG诊断敏感性有所上升，但并不能因此就把ECG当作ASD的筛查工具。

（徐 亮 译 方丕华 校）

摘自 Cammon B. Arrington, et al. Journal of Electrocardiology, 2007, 40：484 – 488.

 **高频心电图在缺血性心脏病诊断与监测中的应用**

一、概述

高频心电图（HF - ECG 或 HF - QRS）通常指心电图信号中频率超过 100Hz（常在 150 ~ 250Hz 之间）的部分，存在于 QRS 波中。引自 Abboud 综述的图 12 - 16 - 1 显示，上面一条代表平均 QRS 波，下面一条代表在特定带宽范围内经滤过的 HF - QRS 信号，以及其上下波封（波形轮廓）。

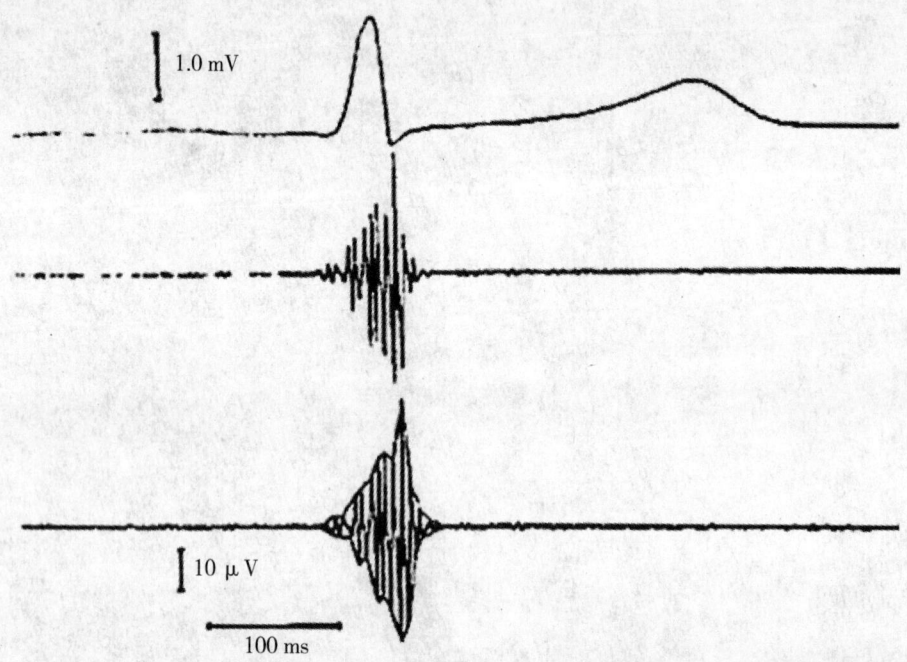

图 12 - 16 - 1 最上条：由 I 导联记录的平均心电图；中间：在 150 ~ 250Hz 范围内滤过的 HF - QRS 信号；最下条：HF - QRS 的波封。据 Prog Cardiovasc Dis 1993；5：311。

需要注意尽管原始记录在毫伏范围，但经滤过的信号却是微伏级的更低振幅。由于这些频率成分在肉眼观察信号时并不显示，几乎所有的商用标准 12 导联心电图记录系统采用去噪音滤过，正常地保留了在 0.05 ~ 100Hz 范围内的信号能量，也因此丢失了可能在更高频范围内获取的信息。但是，早在 1960 年代，一些研究者已经发现存在于心电图高频范围内（甚至到 1000Hz）额外的诊断信息。这些研究显示，在 QRS 波中暂时的形态和切迹数量增加与冠心病的发生和严重度相关。这些暂时的特征对应 40 ~ 150Hz 的频率范围，容易被额外的随机噪音掩盖。

因此，根据上述方法得出的结论往往并不一致。随后引入了时间平均法增加 HF - ECG 的信号/噪音比，即采用互相关算法和对平均信号进行高通滤过等办法对记录到的信号进行分离和定位。从 80 年代早期出现开始，HF - QRS 心电图的分析已被作为各种冠状动脉疾病（包括心肌缺血、心肌梗死）一种重要的实时和无创性检测方法。当前仍然在研究中使用的 2 种不同的方法是平均方根（RMS）和振幅减低区（RAZ）测量。

二、高频 RMS

RMS 方法对应于储存在 QRS 波群中 HF 成分的总能量。动物与人类研究显示，HF - RMS 降低能提示陈旧性心梗或监测急性心肌缺血（Goldberger 等在 80 ~ 300Hz 范围内，Talwar 等在 190 ~ 310Hz 内），有时甚至比监测 ST 段抬高更早。Abboud 等研究显示急性心梗患者使用溶栓剂进行再灌注治疗期间 HF - RMS（在 150 ~ 250Hz）增加。Pettersson 等指出 HF - RMS 测定（在 150 ~ 250Hz 范围内）在检测急性冠状动脉堵塞时的敏感性优于常规的监测 ST 段抬高。该研究在患者接受 PTCA 时通过延长球囊堵塞时间进行，结果显示球囊扩张时 HF - RMS 降低最大幅度平均达 1.9μV，敏感性达 88%，而 ST 段抬高方法的敏感性仅 71%。Tragardh 等比较了健康个体与缺血性心脏病患者的 HF - RMS（在 150 ~ 250Hz 范围内），在不考虑有无陈旧性心梗时，缺血性心脏病患者 12 导联 HF - RMS 总和低于健康者。然而，由于 2 组间存在很大重叠（正常组 24.3 ~ 72.9μV，缺血性心脏病组 15.2 ~ 74.9μV），该方法用于区分两组并不可行。Ringborn 等也发现类似的局限性，由于巨大的患者间变异，他未发现 12 导联 HF - RMS 总和在心梗组和无心梗组间有显著差别。相反，在一个应激试验中发现 HF - RMS 是区分健康个体和冠心病患者的很好指标。

三、振幅减低区

RAZ 测定首先由 Abboud 提出，这是一种在 150 ~ 250Hz 带宽范围内对平均滤过 QRS 波群的形态学测定。RAZ 定义为上下波封中两个相邻极大值或极小值间的间隔，且其中一个极值点的绝对值必须大于前后相邻的两个波封点。图 12 - 16 - 2 中，左图在 HF - QRS 波封内未发现 RAZ，而右图 RAZ 很明显。

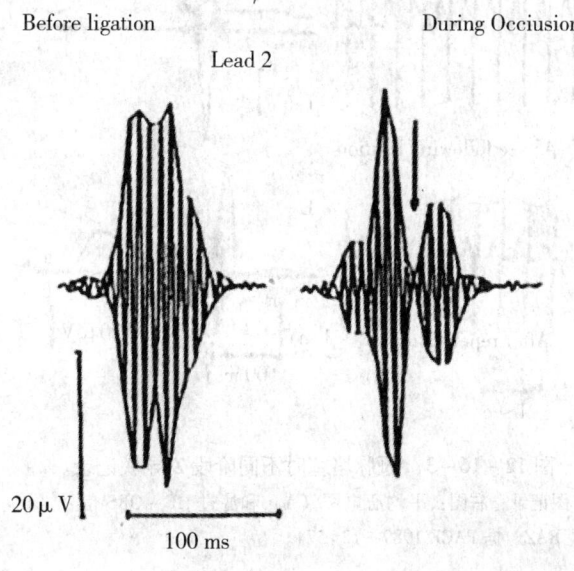

图 12 - 16 - 2　左图：PTCA 过程中动脉结扎前的 HF - QRS 信号和波封；右图：
动脉堵塞时出现 RAZ。据 Prog Cardiovasc Dis 1993；5：311。

许多研究显示 RAZ 的出现和数量与各种冠状动脉病变明显相关。在麻醉后的杂种狗身上进行了研究，通过一个插入左前降支的球囊逐渐扩张人为的诱发心肌缺血，整个试验包括球囊扩张 5 分钟，直至血管完全堵塞，紧接着缓慢放气以便再灌注。图 12 - 16 - 3 显示的是充气 - 放气过程中不同阶段在体表 Z 导联记录到的平均 HF - QRS 信号。

结果显示 10 条狗中有 9 条在动脉堵塞过程中出现 RAZ 或原有 RAZ 增宽，且早于 QRS 波群或 ST 段改变。其他在接受 PTCA 的患者身上进行的研究也得到相同发现。Abboud 等发现，在 PTCA 过程中，

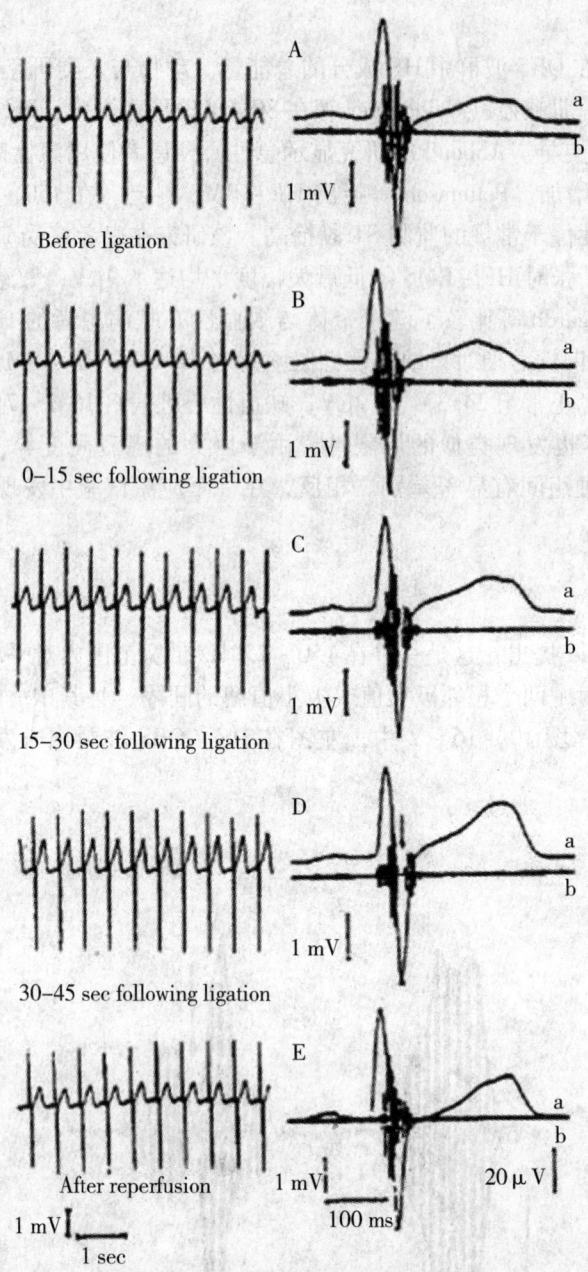

图 12 - 16 - 3   冠脉堵塞时不同阶段 Z 导联记录。

左图：心电图记录；右图：平均心电图（A）和滤过 HF - QRS 信号（B）。动脉结扎
30 - 45 秒后出现 RAZ。据 PACE 1989；12：574。

一旦球囊扩张开始，采用交叉相关功能计算的非平均 HF - QRS 形态改变就非常明显，比 ST 段和 T 波
形态改变更早，后者在大约 50 个心搏后才明显。此外，在一些原有 RAZ 的患者中，PTCA 结束后 RAZ
消失。在动脉堵塞过程中 HF - RMS 降低，治疗结束后恢复到初始值。另一个研究对健康个体和冠心
病患者分析了 HF - RMS 和 RAZ，未发现 HF - RMS 可以用于区分患者和健康者，而有 2 个心电图导联
存在 RAZ 被认为是一个好的指标（敏感性达 75％）。

四、商业化方面

HF - QRS 在无创性、实时诊断和监测冠状动脉疾病方面的前景，使许多公司推动高分辨心电图监

测仪的发展并使之商业化。Hyper – Q 系统（以色列 Biological Signal Processing 公司）是一个备用的基于 PC 的心电图监测系统（图 12 – 16 – 4），用于通过静息和应激测试（与平板运动仪相连）来早期诊断应激诱导的缺血性心脏病。

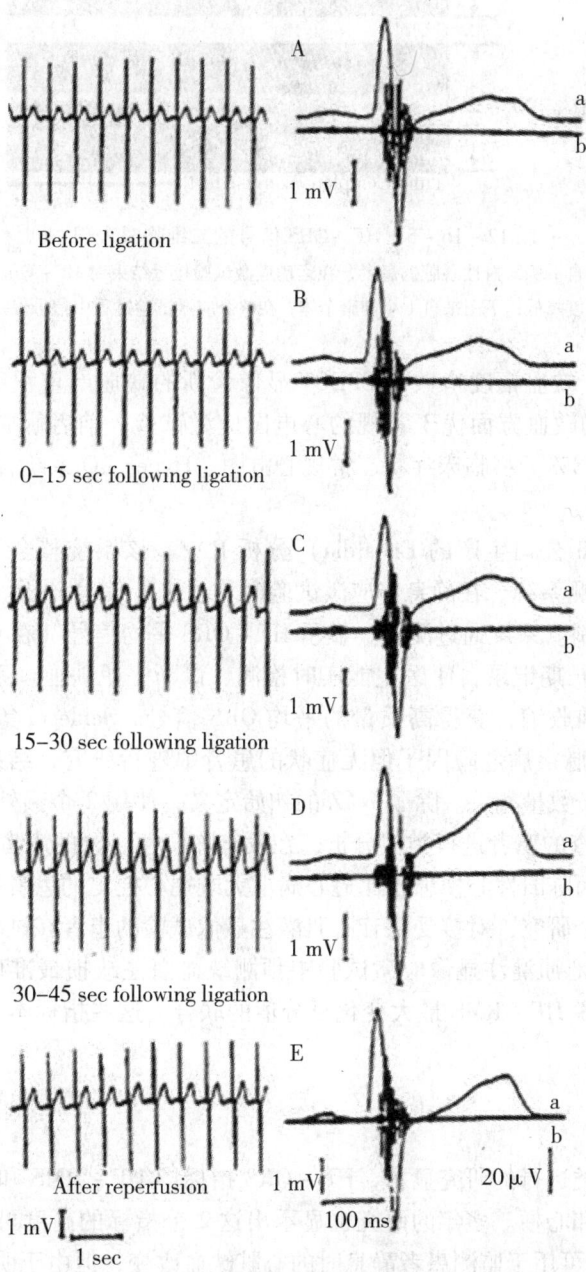

图 2 – 16 – 4　Biological Signal Processing 公司生产的 Hyper – Q 高分辨心电图监测系统

该系统在整个应激试验过程中监测 HF – RMS 自基线的改变（在 150 ~ 250Hz 范围内），将这些改变显现在 V$_1$ ~ V$_6$、Ⅰ、Ⅱ、Ⅲ、aVR、aVL、aVF 导联上。临时 HF – QRS 信号的二维图像以色带显示，使医生在试验过程中能直观地观察 HF – QRS 信号振幅和形态的动态变化，易于识别患者（图 12 – 16 – 5）。

最近一个大型研究将 Hyper – Q 系统的诊断功能与使用 SPECT 灌注显像的旧标准的缺血应激 – 静息差别积分进行比较，连续入选 885 例患者，其中 819 例诊断为无缺血，30 例轻度缺血，36 例中重度缺血。缺血指数定义为 HF – RMS 的相对变化，从 V$_1$ 到 V$_6$、L$_1$ 导联 2 个最大 HF – RMS 强度变化的平

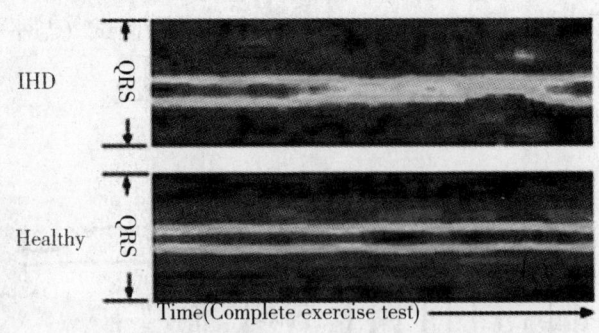

图 12 - 16 - 5 HF - QRS 信号的二维临时表现。

上图来自 1 例缺血性心脏病患者，在运动应激试验接近结束时 HF - QRS 信号变得
不规则、强度降低；下图来自 1 个健康个体，在整个应激试验过程中信号保持稳定。

均值计算出来。结果显示，缺血幅度指数与 SPECT 显像诊断的缺血严重程度间存在正性相关。Hyper - Q 系统在诊断应激诱导的缺血方面优于常规的心电图应激试验，前者敏感性、特异性分别为 78%、74%，后者分别为 56%、78%。将临床症状、常规心电图、Hyper - Q 系统合并后的敏感性与特异性分别达 78%、86%。

另一个系统（Cardiosoft 公司生产的 Encardia）分析 RAZ。该系统整合了一个高分辨（采样频率 1000Hz）12 导联心电图监测系统，在静息与应激试验时均可进行信号分析。该系统与一个标准 PC 连接，通过 USB 接口传输资料。系统通过测定、显示 HF - QRS 平均信号（在 150 ~ 250Hz 范围内）的临时趋势和 RAZ 积分，通过长期记录，使医生能实时检测、诊断心肌缺血。系统采用交叉相连滤过器，自动检测、排弃噪音、期前收缩，获得高质量的平均 QRS 信号。Schlegel 等使用 Encardia 系统在 103 例有 0 ~ 3 个或更多冠状动脉疾病危险因子但无症状的患者中进行研究，结果发现任一导联 RAZ 存在的可能性与冠心病危险因子数量相关。除了 RAZ 的初始定义，使用 2 个额外定义，使标准更严格。对 34 例因胸痛而接受导管检查的患者进行类似分析，在没有陈旧性心梗的患者中，RAZ 的发生率在导管检查有狭窄的患者中高，而陈旧性心梗患者比冠心病但无既往心梗史的患者有更多的 RAZ。Rahman 等使用相同系统进行了另一个研究，对接受腺苷心肌灌注显像试验的患者在试验前及试验中进行 12 导联 HF - ECG 记录，结果显示心肌灌注显像应激试验中预测缺血灌注缺损最准确的指标是基线 RAZ 积分和任意 4 个邻近心电图导联 HF - RMS 最大变化百分值的联合。这些指标本身都比常规的 ST 段变化监测更敏感。

五、结论及展望

许多在动物模型和人类进行的研究显示，HF - QRS 指标即 HF - RMS 和 RAZ，可以预测多种心脏病理变化，主要是冠心病和心梗。多年的研究也显示出这 2 个指标的高度可重复性，因此具有潜在的临床使用价值。HF - RMS 可用于监测患者静息时的心脏缺血改变，但由于明显的患者间变异，许多研究提出该指标不适于区分健康者和患者。至少在静息测量时，一些研究者发现 RAZ 形态测量是一个更合适的指标，但对 RAZ 外形或增宽的起源有待进一步了解。在一个带有分叉传导系统的三维心脏模型的计算机模拟中，局部传导速度减慢的缺血区和 RAZ 的出现之间存在相关性。RAZ 出现在最靠近损伤区域的导联。当然，其他因素也可导致 RAZ 出现。Schlegel 等指出，心脏生理变化改善而不是恶化导致 HF - QRS 波封区采样点加入以往的 "0" 区域。此外，引起常规 QRS 波群上低频切迹和扭挫的病理变化，并不一定伴随导管检查时的冠状动脉病变（如心室肥厚或结缔组织疾病），但是与 RAZ 的出现相关。

总之，HF - QRS 似乎是缺血性心脏病一个有前途的无创性诊断工具，可能可以作为常规心电图和 ST 段分析之外的标准。但是，在医生将 RAZ 和 HF - RMS 作为冠状动脉疾病和其他心脏病变一个敏

感、特异的指标之前，为更好地理解以上 2 个指标的机制，需要进行更多大规模的临床试验和深入的理论研究。

（蔡思宇　译　方玉华　校）

摘自 Shimon Abboud，et al. Journal of Electrocardiology，2006，39：82 – 86.

 **计算机化心电图的现状**

一、概述

自从心电图技术诞生至今，它一直是应用最为广泛的心脏病检查手段。在美国，目前几乎 100% 的心电图检查均采用计算机进行分析，每年可达 1 亿例次，在欧洲与世界其他地区所获得的数字也大致相同。

20 世纪 50 年代，模数转换器的诞生为数字化心电图的诞生提供了可能；60 年代，信号过滤技术为计算机化心电图分析提供了重要技术手段；80 年代，统计学原理应用于计算机分析程序，进一步提高了诊断的精度。

第一台可用的商业化的 12 导联心电图分析系统出现于 20 世纪 80 年代（Marquette Electronics）。此后惠普公司与 Marquette 公司将计算机分析程序整合入便携式心电图机，使其得到更为广泛的应用。

计算机化心电图分析主要包括三个步骤：①信号获取与处理；②图形识别与测量；③解释与诊断。第一阶段中，心电图机所获得的原始心电信号经过模 – 数转换器转换为数字信号，随后经过滤波、数据压缩、传输、备份存储等过程，进入第二阶段，对经上述过程处理的信号进行波形识别。此时，计算机首先对欲测量的信号进行筛选，如将期前收缩与基础心律加以区分，并可对数次心搏加以整合，并作为模板进行处理，从而对每次心搏的变异情况进行评价。此外，同步多导联监测可提高识别的准确度。一旦适当的波形起点与终点确定后，即可获得振幅、间期等测量信息。在最后阶段，通过将得到的测量参数与不同的诊断标准进行比较从而得出计算机诊断。

Willems 等对 9 种计算机分析程序与 8 名有经验的心电图专家的诊断情况进行了对比，所采用的数据库包括 1220 份心电图，主要来自心肌肥厚、心肌梗死以及正常对照人群。最终诊断采用非心电图技术手段加以证实。全部计算机程序的联合结果精确度为 76.3%，而心电图专家组为 79.2%。尽管有些计算机分析所得出的结果明显劣于专家组，但有一些则相对乐观。如对于通过对 ST 段进行分析诊断急性心肌损伤时，计算机组的敏感度低于专家组（52% vs 60%，$P < 0.001$），但是特异度较高（98% vs 95%，$P < 0.001$）。

此外计算机有时也会得出错误诊断。Bogan 等报告，2298 份计算机诊断的心房颤动心电图中有 19% 是错误的。尤其应当指出的是，由于对计算机诊断过于信赖，其中有 24% 未被临床医师加以纠正，而 10% 则接受了不适当的治疗，包括抗凝以及住院治疗。当然，心电图误诊并不仅仅是计算机的专利。在一篇对于当前心电图诊断的综述中，Salero 等发现 4%～33% 的临床医师诊断有明显错误，而高达 11% 的患者接受了不适当的治疗，严重临床事件包括可预防的死亡见于 0.1%～1.4% 的患者。

目前临床医师对于心电图的计算机诊断结果，有两种态度，一种是对于计算机算法的精确度过分依赖，另外一种则为基本不信任。由于目前的医学教育中计算机分析心电图很少涉及，大多数临床医生并没有对于计算机诊断结果的可靠性形成一个正确的认识。正如任何一种检查手段，计算机化心电图应当被视为临床诊断思维的一个有效的辅助手段而非替代手段。所以正确了解计算机分析的优点与不足对于合理使用这一工具至关重要。

二、计算机分析的优势

计算机分析的最大优势之一为对于关键参数的自动测量，包括心率、PR 间期、QRS 时限、QT 间期。尤其是校正的 QT 间期（QTc）以及电轴都可以自动计算结果，与人工方法相比，可以节省大量的时间。但同时，需要警惕的是，测量间期的精度在很大程度上取决于计算机对于波形起点与终点的判断，如 QT 间期由于 T 波终点很难判断，尤其是当合并有 U 波时会进一步增加分析难度。所以当接受抗心律失常药物治疗时，对计算机分析结果通过手工测量加以确认显得尤为重要。

当心电图相对简单但合并多种诊断时，计算机分析可以大大节省读图时间。此外，为了避免误诊，对于波形特点模棱两可的病例，计算机分析会提供两种以上的可能诊断。

总体来说，计算机分析可以使临床医生的读图时间从平均 81s 缩短到 64s（28%），同时提高了准确程度。

三、计算机分析的不足

计算机分析仅仅是一种对常规心电图的处理与分析手段，所以常规心电图技术的不足，采用计算机分析同样不能避免，例如，对于经超声证实的心肌肥厚仅有 50% 的敏感度。

一直以来，认为心电图对于诊断心律失常的诊断精度要高于心脏结构或者代谢异常。但遗憾的是，对于计算机来说，心律失常恰恰是最难分析的任务之一。对 11，610 份连续心电图的计算机分析结果，Varriale 等报告多源性房性心动过速容易被误诊为心房颤动，占全部诊断"心房颤动"的 14%。对于心房颤动的错误判断是计算机分析心电图最常见的问题之一。2005 年，Poon 等采用更新的计算机分析程序（GE Marquette，19 版）对 4297 例连续心电图进行分析，诊断结果中 13.2% 不准确，并且不包括 7.8% 的起搏器信号错误诊断。

计算机对于起搏器的电信号的识别目前仍未解决，Poon 报道全部起搏器心律中 75.2% 被误诊。由于脉冲刺激信号脉宽窄（一般 0.4 ~ 0.6ms），所以需要更高的取样率（> 1000Hz）才能对其加以识别。此外，目前双极起搏导线以及自动阈值测试功能的广泛应用使脉冲发生器输出进一步降低，从而增加了识别的难度。由于脉冲信号等高频电信号在数据压缩存储时，可能会丢失，所以未经压缩的心电图数据具有最好的信号保真度同时适于对起搏波形进行分析。所以尽管目前取得了一定程度的进展，但仍期待更为高级的分析程序以进一步改善对心房及心室的起搏信号的识别。而目前新开发的心脏节律识别软件，如 Marquette 12SL 心电图分析软件（GE Health Care Technologies，Waukesha，Wisconsin）最新版本为 20 版，已经将需要医师进行纠正的心电图诊断率降低至 4.1%。

四、未来展望

将来如欲充分利用计算机分析心电图所带来的技术进步，要面临来自多方面的挑战。对于临床医生而言，需要进一步提高 ECG 读图技能；而对于医疗培训机构则应当开办有关课程以使医生了解计算机化心电图的优势与不足；对于研究机构与公司而言，则应当开发更高级的分析软件、完善软件测试所使用的 ECG 数据库使之更接近临床情况等方面来提高计算机诊断的准确度。

展望未来，我们可以预测，计算机化 ECG 分析程序将进一步有助于简化临床诊断过程，为之提供帮助而非取而代之，直到将来实现真正意义上的全自动化分析。

（牛国栋　译　方丕华　校）

摘自 Richard H. Hongo，Cardiol clin，2006，24：491－504.

**动态心电图监测对评价扩张型心肌病预后的价值**

对于心室收缩功能不全患者检测其无症状室性心律失常是否具有临床价值一直存在着争议。许多心衰专家特别不支持对无心悸或晕厥症状的心功能不全患者进行动态心电图（AECG）监测，大多应用 I A 类、 I C 类、和Ⅲ类抗心律失常药物临床试验的结果反对把 AECG 监测中发现的无症状室性心律失常作为选用抗心律失常药物的依据，因为这些抗心律失常药物可能有害。但是 AECG 提供的信息对于评价预后以及作为选择 ICD 植入的依据可能还是有意义的。2003 年公布的 DEFINITE 试验结果显示，对于 AECG 监测发现的合并有非持续性室性心动过速（NSVT）或每小时 >10 个自发室性期前收缩的非缺血性心肌病患者，植入除颤器后全因死亡率有显著降低的趋势。因此对于扩张型心肌病（DCM）患者，AECG 监测也许有助于提高植入 ICD 的效价比。

Baker RL 等回顾性调查了 1988 ~1999 年密西根大学医疗中心诊治的 355 例心衰患者。入选标准包括 LVEF≤40%、无冠心病（冠状动脉狭窄≥70% 或心梗病史）以及研究期间有 AECG 监测资料。如果患者有晕厥、猝死或持续性室性心动过速或室颤病史，或 AECG 监测期间植入 ICD 则排除分析。有症状的室性心律失常，电生理检查或 AECG 监测后植入 ICD 者均入选该研究。其中有 30% 患者多次进行 24 小时心电监测，但该研究只分析了首次 AECG 监测资料。其中心率范围（heart rate range，HRR）定义为最大心率和最小心率之间的差异。室性心律失常分为成对室性期前收缩（couplets）或 NSVT（ >3 个连续室性心搏 ~ <30s 的室性心动过速）。AECG 显示合并持续性室性心动过速（ >30s）的患者不进入分析。该研究的首要终点是生存率。基线进行 AECG 监测的时间作为研究启动时间。通过回顾病历或查找社会安全死亡目录确定随访中的死亡，但不确定死亡原因。通过 Cox 比例危险分析确定单因素或多因素的死亡预测因子。依据上述分析结果建立死亡预测模型后，应用进入模型的预测因素在另外一个样本人群（1999 ~2002 年诊治的 144 例相同临床特征的患者）中对该预测模型的准确性进行验证。

该研究人群的平均年龄 56 ±17 岁，平均 LVEF：0.31 ±0.09。AECG 监测发现 31% 的患者出现 NS-VT。平均随访 57 ±40 月，94 例患者死亡（26%）。单因素分析发现年龄、LVEF、QRS 间期、房颤、平均心率、HRR、NSVT 及其相关指标、每小时平均室性期前收缩数及室期前收缩动总数等都是死亡的预测因子。多因素回归分析发现年龄、低 LVEF、增快的平均心率、降低的 HRR 以及 NSVT 是独立的死亡预测因子。单个 24 小时 AECG 监测中出现 NSVT 则死亡危险显著增加（RR = 1.63，95% CI 1.06~2.51）。无 NSVT 患者第 75 百分位数生存期限是 81 个月，而合并 NSVT 患者只有 36 个月（$P = 0.0002$）。HRR 每增加 1 次则死亡危险降低 1%（OR = 0.099，95% CI 0.982 ~ 0.997），而 HRR >76bpm 者第 75 百分位数生存期限是 78 个月，HRR <76bpm 者第 75 百分位数生存期限则只有 50 个月（$P = 0.017$）。依据多因素模型将患者分为低危组，中危组，和高危组（≥3.0），高危组患者的生存期限显著低于中危组（$P = 0.0001$）和低危组（$P < 0.0001$），而中危组的生存期限也显著少于低危组（$P = 0.008$）。

该研究结果提示评价 DCM 心衰患者室性心律失常具有判断预后的实际意义。NSVT 在 DCM 患者中较为常见（31%）但并不普遍，NSVT 和 HRR 是除了射血分数、心率和年龄以外的独立的死亡预测因子。而在另一个 DCM 队列研究人群中应用上述 5 个预测因素进行的分析验证了该模型对预后同等甚至更好的判断。关于 DCM 患者 AECG 监测中 NSVT 的预后意义，先前多个相对较小样本的研究并没有得到一致的结论。Meinertz 等和 Unverferth 等的研究支持 AECG 监测中出现 NSVT 提示 DCM 患者死亡危险增加。而另外一些研究结果则不支持 AECG 中的 NSVT 与患者不良预后有关。在一个 516 例大样本随机药物试验中，113 例 DCM 患者（36%）发现存在 NSVT，而亚组分析显示无论患者是否接受胺碘酮治疗，NSVT 均显著增加心脏性猝死的危险。

该研究还发现 AECG 监测中，平均心率增加和 HRR 降低对于 DCM 也是独立的死亡预测因素。关于心率对心衰患者死亡危险的预测先前已有有研究证实，但目前少有研究发现 HRR 的预后判断价值。HRR 可能反映了患者 24 小时体力活动的程度。体力活动量大的患者表现为较高的 HRR，因此发生不良事件的可能性小。HRR 可能也是心率变异性的一种反映形式。先前已有多个研究证实心率变异性是心衰患者全因死亡最好的单变量预测因子，但本研究并不能确定 HRR 在判断预后中的作用是否可以替代心率变异性的预测价值。

当然该研究也有缺陷之处。该研究是回顾性研究，研究人群进行 AECG 监测的原因不清楚，这有可能导致入选人群的选择偏倚。另外随访期间的抗心律失常治疗、除颤以及起搏器等治疗有可能改变高危人群的不良临床事件的发生。另外，心衰或左室心功能不全患者中猝死较为常见，大约 2/3 患者死于心脏性猝死。是否有可能恰巧有相似比例的合并有 NSVT 的患者死于室性心律失常？目前的资料无法确定这种偶然性。

总结：除了年龄、射血分数等有意义的临床指标外，AECG 监测也许是预测 DCM 死亡的有用的辅助指标。AECG 监测可确定 3 个明确的死亡预测因素：升高的平均心率，降低的 HRR，以及出现 NS-VT。联合评价这些因素可建立 Cox 模型预测死亡危险。虽然不支持应用 AECG 监测资料作为抗心律失常治疗 DCM 的依据，但该研究支持 AECG 这种无创检查对于评价 DCM 的长期预后具有实际的临床意义。

（樊晓寒 译 方丕华 校）

摘自 Robert L. Baker, et al. Journal of Electrocardiology, 2005；38：64－68.

 心磁图用于胎儿出生前心脏性猝死危险的评估

在人的生命过程中，胎儿期是死亡危险最高的时期。虽然一些胎儿死于子宫胎盘功能不良、胚胎缺陷或染色体异常，但是多数胎儿死亡原因不明。即使是那些已经明确有心律失常、心脏结构缺陷和严重心衰的猝死高危胎儿，其死亡的确切原因仍不清楚。这类胎儿多数有异常的电生理改变如复极异常或传导系统疾病等在新生儿和婴儿中已明确的疾病。

用心磁图这一无创技术，可以在数小时内逐搏地分析胎儿的心脏活动，从而可以对有猝死风险的高危胎儿进行电生理评价。我们的假设是心磁图能够显示这类胎儿中明确的传导系统疾病或心律失常、复极异常或心率变异性异常。

一、材料和方法

（一）患者

1996～2007 年在 Wisconsin－Madison 大学生物磁实验室检查的所有胎儿，总结这些胎儿的临床、超声心动图和心磁图资料。依据做心磁图检查的指征分为 3 组。第 1 组：主动脉瓣狭窄 3 例；第 2 组：各种心律失常 53 例：包括 1∶1 的折返性室上性心动过速（SVT）14 例、室性心动过速（VT）3 例、窦性心动过缓 4 例、房性期前收缩未下传 4 例、房室阻滞 30 例等；第 3 组：严重心衰并于心磁图检查后 2 周内死亡者 2 例。

心脏结构缺陷、心律失常或心衰的最初诊断由儿科心脏病专家用二维、脉冲和彩色多普勒及 M 型超声心动图做出。这些胎儿经常进行超声心动图和产科超声检查，通常每周一次，直至出生或宫内死亡。

（二）宫内治疗

对有持续心律失常的胎儿给予相应的药物治疗。第 1 组的 3 例严重的主动脉瓣狭窄胎儿进行了宫内球囊扩张。3 例中 2 例扩张前后均做了心磁图检查，第 3 例只在扩张后做了心磁图。2 例在扩张后用经胎盘的地高辛治疗直至出生。

（三）心磁图检查

心磁图（MCG）用 37 导生物磁图仪在磁屏蔽房间进行记录，通常每 10 分钟可以记录 5～10 帧图，用以前发表的方法排除母体的干扰。由 20～50 个连续的 QRS 波群计算平均波形。

室性和房性心律失常的诊断是依据心磁图下的心律监测图。室性心动过速定义为宽 QRS 波的心动过速，其频率超过了基础心室率；结性异位性心动过速（JET）定义为窄 QRS 波心动过速，其频率超过了基础心室率。QRS 时限增宽定义为 QRS 大于相同孕周下胎儿 QRS 的 96% 可信区间者。用 Bazett 公式计算 QTc：QTc = QT/RR0.5。用心律监测图观察肉眼可见的大的 T 波交替（TWA），并通过比较奇数与偶数心搏的图形发现微小的 TWA。判断最小和最大的胎儿心率（FHR）范围以及是否存在房性和室性 FHR 的变异。

（四）统计分析

将第 1 组和第 2 组胎儿的 QTc 与 93 例正常胎儿的 QTc 比较，用线性回归分析 QT 间期和 QTc 与孕龄及 HR 的关系。

二、结果

（一）临床结果

　　宫内死亡 2 例，均为第 3 组的胎儿，均接受了胎儿心磁图（fMCG）检查，分别在孕龄第 23 周和第 34 周时死亡，都有严重心衰，心血管概况计分（CVPS）为 5/10。1 例为严重的扩张型心肌病，另 1 例为严重的主动脉瓣狭窄合并三尖瓣发育不良和严重的三尖瓣关闭不全。第 1 组和第 2 组胎儿均出生时存活，出生后在新生儿监护病房观察并接受心脏专科医生的治疗。第 1 组共 3 例患儿。1 例于生后 48 小时内在心导管室内成功进行了主动脉瓣球囊扩张术；1 例进行了做外科手术的评估；另 1 例术前死于颅内出血。第 2 组的 53 例患儿生后进行了抗心律失常治疗。其中房室阻滞的患儿中符合儿童起搏器治疗指南的 1 类适应证者安装了起搏器；1 例先天性长 QT 综合征（LQTS）的患儿用大剂量的普萘洛尔和美西律治疗，虽然多次门诊心电图未发现 VT 和室性异位搏动，但在出生 4 个月时猝死。

　　（二）第 2 组胎儿的心率变异性

　　30 例房室阻滞的胎儿，依据室性心律加速的情况，分为两种不同的胎心率（FHR）类型。一种是反应性，见于自身免疫性三度房室阻滞，而心室率 >56 次/分者。在最后 1 次 fMCG 检查发现有反应性 FHR 的 14 例胎儿中，只有 2 例在新生儿期需要做起搏治疗。另一种是无反应性，见于自身免疫性三度房室阻滞而 FHR <56 次/分者，并且除 1 例外都有先天性心脏结构异常，这些患儿在新生儿期都需要起搏治疗。

　　（三）第 1、2、3 组中的 QTc 延长、TWA

　　第 1 组胎儿的复极异常表现为 T 波电交替（TWA），尽管球囊扩张明显缓解主动脉瓣狭窄，但是扩张前后均有 TWA。

　　第 2 组胎儿的复极异常表现为 QTc 明显延长，尤其在最大心率时。

　　第 3 组胎儿中，1 例扩张性心肌病的胎儿，在发生严重长时间的心率减慢之前出现 TWA 和心肌缺血，但是心率变异性却正常。另 1 例有严重的主动脉瓣狭窄和三尖瓣发育不良的胎儿，没有复极异常但是有间歇性二度房室阻滞和心率变异性减低。

三、讨论

　　本研究资料显示有 SVT、VT 或先天性心脏结构异常的胎儿有复极异常、心律失常和心率变异性异常。这些患儿预后往往不好：如有房室阻滞的患儿在新生儿期即需起搏治疗；有先天性 LQTS 的胎儿可能会在婴儿期因尖端扭转性室速而猝死；在合并心衰有心脏结构和功能缺陷患儿会发生宫内死亡。

　　本研究中，心磁图在患者的临床处理中起重要作用。在产前，室速或室上速的精确诊断有助于指导抗心律失常治疗和防止应用促心律失常药物。在先天性 LQTS 患者，避免了进一步延长 QT 间期的药物如胺碘酮和红霉素。在那些患房室阻滞且心率变异性和反应性降低的胎儿可预见到产后起搏治疗。最后，胎儿心磁图检查，尽管不能预测结果，但对这些高危妊娠的母亲的会诊有很大帮助。

（韦丙奇　译　方丕华　校）

　　摘自 Bettina F. Cuneo, et al. Journal of Electrocardiology, 2008, 41, 116. e1 – 116. e6.

心室颤动的成像技术

心室颤动（VF）的特征为心脏无序的收缩，其心电图表现复杂。传统上 VF 曾被视为一高度无序的随机电活动过程，源于多个、持续时间短的折返性电波。目前认为，VF 的发生机制与螺旋波（spiral waves）的形成有关。波阵面的不断破裂及新生子波的形成［总称波裂（wavebreaks）］使 VF 持续。而游走性或飘移性螺旋波和/或通过波裂产生的湍流则导致了 VF 心电图的复杂形态。子波的动力学，即其寿命、大小及轨迹等，由于细胞特性（如不应期、动作电位时限的恢复动力学、纤维各向异性等）的空间异质性，原则上亦会在空间上发生变化。熟悉这种空间构建（spatial organization）及那些影响 VF 时子波不稳定性的参数对于理解 VF 维持机制、开发更为有效的干预手段极为重要。

其他研究则表明，VT 时看似随机的事件里实际上嵌入了一种结构（structure），空间上 VT 由数目不多但相对较大的域（domains）构建而成，每一个域有单一的主导频率。VT 即是由具最高激动频率的域（代表母环，mother rotor）驱动，并激动周围心肌，但其边界因有较多不应组织则不被激动。

传统上研究 VF 是通过分析激动图（activation map）而进行的，试图探求波前不稳定的发生机制及部位。但由于波扩布的复杂性及其在方向上的突然变化，很难定量分析 VF 的结构和动力学。目前，电压敏感性染料（voltage - sensitive dyes）及光标测技术（optical mapping）已广泛用于 VF 结构及构建的研究，阐明了细胞特性、纤维走行及代谢等是如何影响 VT 的。

使用电压敏感性染料的荧光成像技术在 VF 时能够提供高质量的空间及时间激动图，以便做更为详尽的分析。这是因为：①源于电压敏感性染料的荧光改变与细胞内微电极记录的跨膜电位相同；②通过高速成像设备如光学二极管阵列、电耦合器件（Charge Coupled Device，CCD）、或互补金属氧化物半导体（Complementary Metal Oxide Semiconductor，CMOS）相机可以较容易的在多个部位同时进行记录，因为它们的空间分辨力更高；③从心脏的原始图像上很容易的辨认出解剖标记；④因为电活动是从相邻组织区域进行记录，而记录部位间并无死腔，因而更能准确判别扩布路径；⑤亦能同时记录其他参数如细胞内 Ca^{2+} 浓度。

用于研究 VF 机制的有关信号处理方法，包括：①快速傅立叶转换（fast Fourier transform，FFT）；②时 - 频域分析（time - frequency domain analysis）；③时 - 滞相关（time - lag correlation）；④互信息分析（mutual information analysis）；⑤识别位相奇异点（phase singularities）及波裂部位的位相重建技术（phase reconstruction techniques）。

FFT 频谱分析显示，VF 由一多个波形成（wave - make）和波裂的机制驱动，局部不应期通过限制每一部位 VF 频率及平均交互激动间期（average interactivation interval，AI）的范围而影响 VF 动力学。

为克服 FFT 频谱分析的缺陷，可以使用时频域分析来明确 VF 时频率源（frequency sources）的时间过程及寿命（产生和湮灭）。时频域分析也可验证低张力/渗透压或容积调整（或肿胀 - 激活）氯电流（$I_{Cl,vol}$）的激活对动作电位与 VF 动力学的影响。此外，它尚能消除不同研究中所报告的 FFT 频谱的差异。

心脏某一区域的 V_m 振荡的距离与另一区域的 V_m 相关。电图信号的互相关（cross - correlation，CC）随着距离的增加而呈指数级衰减。CC 的衰减率可用来计算相关长度（correlation length）。有关猪心脏的研究表明，相关长度的范围在 $4 \sim 10 mm$，比心脏本身小的多。VF 时相关长度短表明多个独立折返环同时存在。当两个电图信号互为独立时，最大 CC（CC_{max}）最可能为 0，但当 CC_{max} 为 0 时，两个信号仍有可能互为依赖，并可通过非线性函数关联。因此，当两个位点间存在非线性相关时，CC_{max} 可能不能监测到 VF 的空间构建。为此，可分析不同部位的互信息（mutual information，MI），因为 MI 相

对于 CC_{max}，仍然对非线性相关敏感。MI 图与 CC_{max} 图同时相结合，可揭示组织各向异性对 VF 的影响。

有研究使用 CMOS 相机观察豚鼠灌注心脏（n = 6）的前表面（1 × 1cm^2），其空间分辨率（100 × 100 像素）及时间分辨率（2000 帧/s）前所未有，通过光学记录 V_m 振荡而识别波碎裂（wave fractionations）。图 12 - 20 - 1A 显示 di4 - ANEPPS 染色的豚鼠心脏前表面的原始荧光影像，为 CMOS 相机记录。采用 burst 刺激诱发 VF，首先获取 V_m 的一介导数（the first derivative，dF/dt），然后将原始影像转为二元影像，以增加每一波前与其周围背景的对比度，进而清晰显示波前的动力学。采用以区域为基础的影像分析自动监测波碎裂，后者分成 3 类：递减传导（49% ±7%）、波碰撞（32% ±8%）、波裂（17% ±2%）即波分裂成子波。波碎裂以 34 ±4 裂/（s·cm^2）的频率出现。通过有关解剖障碍、纤维走行及相邻区域 V_m 的振荡，来确定波碎裂的位置。一旦明确波碎裂部位位于某一代表 100 × 100 m^2 组织的像素时，即检查其最邻近的 8 个位点在波裂发生前、发生时及发生后的 V_m 振荡。波前的碰撞与湮灭与均质性振荡有关（图 12 - 20 - 1D）。相反，波裂与非同步交替（discordant alternans）同时发生，对于后者，V_m 的幅度及持续时间从高 - 低（high - low）变为波裂位置对应面的低 - 高（low - high）。因此，V_m 的非同步交替由于不应期的突然离散导致了波裂。

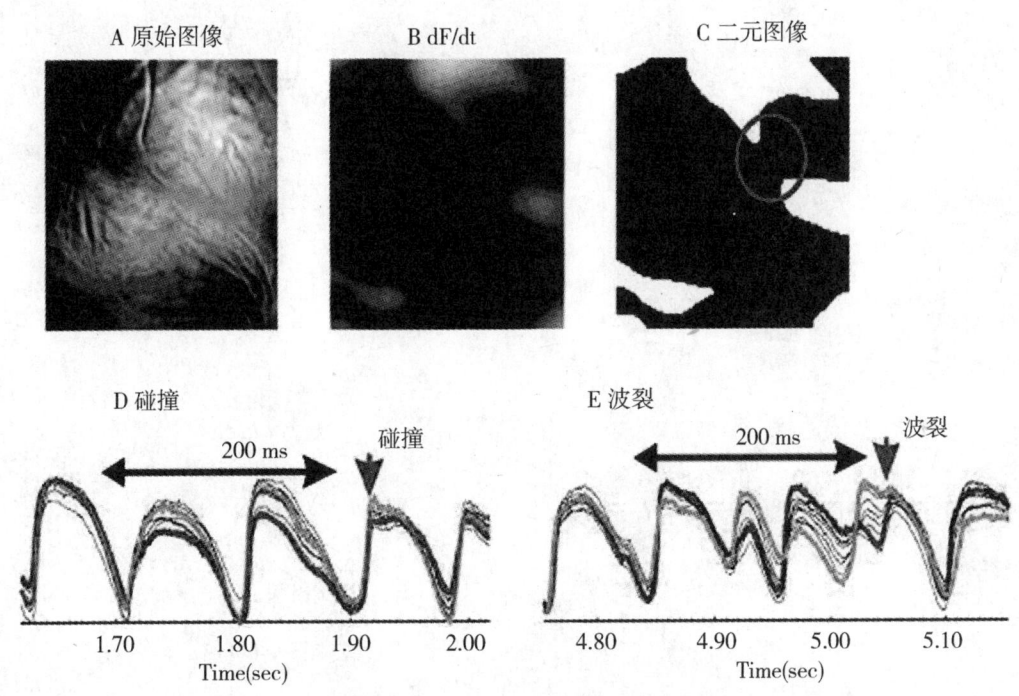

图 12 - 20 - 1 波裂发生前非同步交替

波裂表现为波前裂变为多个子波。从相邻周围 8 个像素的记录显示波裂发生前存在空间非同步交替。A，荧光影像快照；B，一介导数影像，以分离波前；C，自动波裂监测（红圈所指），通过相邻像素间的 CC 计算出局部同步度（degree of local synchronization）；D，波碰撞举例，波阵面裂变前 V_m 记录图显示同步。从所有可能配对的 8 个相邻像素计算出 CC（200 ms 记录）；E，波裂举例，V_m 记录图高度不同步，成反相位交替（out - of - phase alternation），最小相关为 0.47 ±0.05，显著低于碰撞时（n = 0.012）。

总之，光标测技术用于心律失常的成像研究，对于理解 VF 的性质及结构已卓有成效。随着所获资料在信噪（S/N）比、空间及时间分辨率等的进一步提高和运动伪迹的减少，我们期待着这些技术能够成功用于研究不同疾病状态下的心脏，如心肌缺血及其他代谢缺陷，此时光动作电位（optical Action Potentials）的幅度及动力学往往减弱。最新的 CMOS 相机所获资料的质量无与伦比，因而有可能记录到高 S/N 比的动作电位，并通过动作电位上升支的一介导数的最大值识别激动时间，进而较为准确的描记到激动波前。同样这些技术上的进步使得数字化影像分析算式观察 VF 时的激动波前和波裂成为可能。与位相重建技术所识别的位相奇异点相比，常规影像分析技术（image analysis routines）所确认的波裂位置很难出现假阳性，假阳性则归因于基线不稳及电压信号的 S/N 比较低。因此，常规影像分析技术监测到的波裂位置不会优先出现在解剖障碍（如大的冠状血管）或纤维走行特殊的区域，但可出现在被非同步电压交替所围绕的区域。光标测技术的发展将促进探针的研发，以更好的记录膜电位的变化、心肌细胞内外离子浓度及心脏的代谢与氧化 - 还原状态，与信号处理技术（时频域分析，CC，MI 及常规分析技术等）联手，对心脏电生理研究必将做出更大的贡献。

（陈良华 译 方玉华 校）

摘自 Guy Salama, et al. Journal of Electrocardiology, 2007, 40：56 - 61.

药物导致的 QT 间期离散：是否能预测尖端扭转型室速？

体表心电图 QTc 间期延长反映了所有心室肌细胞复极延迟的总和，而药物诱发的几乎都是由于快速延迟整流钾通道（I_{Kr}）抑制的结果。药物引起 QTc 间期的过度延长有致心律失常作用，能够诱发尖端扭转性室速（TdP）——一种存在潜在致死性具有独特表现的多形性室性心动过速。尽管进行了大量研究，目前对于 QT 间期与 TdP 的关联仍不完全清楚。

TdP 通常是一种短暂的心律失常，引起心悸的症状。当 TdP 为持续性，会导致脑缺血的症状，例如头晕、晕厥等。20% 的 TdP 会蜕变为室颤而引起死亡。与 TdP 相关的死亡率约为 10% ~ 17%。正是因为如此，药物引起 QT 间期延长经常会成为该药物从市场上被召回的原因。然而，QTc 间期并不是发生 TdP 的可靠标志。心肌内复极的空间离散在心室的电稳定与药物的致心律失常上都起着重要作用，因此已有很多方法从体表心电图上来估测心肌复极的离散。本文回顾了其中的一种方法——QT 离散度对于预测临床风险的作用。

一、QT 间期作为 TdP 的标志

QTc 间期延长被看做是发生 TdP 危险的标志，尽管它不是绝对可靠。这是由于 QT 间期与 TdP 紧密关联，就是说一种室性心动过速即使形态上符合 TdP 特点，如果发生前没有 QTc 延长许多医生也不将其诊断为 TdP；同时很多临床和实验室数据也表明，QTc 间期延长是药物诱发 TdP 的重要先兆之一。事实上，并不是所有引起形态类似于 TdP 的制剂都会导致 QT 显著延长；但不排除 QTc 间期虽然在发生室速前是正常的，而在诱发 TdP 前的即刻延长的可能。

值得一提的是，涉及动作电位的离子通道功能改变的本身并不足以诱发 TdP；可诱发 TdP 的药物也不是都阻断 I_{Kr}，而且并不是所有延长 QT 的药物诱发 TdP 的风险相同。由此就会提出，是否有其他提示心室复极延迟的参数对临床危险的评估更有预测价值呢？

二、复极离散与 QT 离散

心肌内不应期的离散在心室的电稳定性以及致心律失常作用上起着很重要的作用。电生理上讲，复极的空间离散不仅涉及心肌壁内外层，而且在心室的基底与心尖、间隔与游离壁以及左右心室间都存在，但是这些组织间动作电位时程上的差异并不容易产生致心律失常作用。相反的，紧密相连的组织间存在不应期的差别，例如正常组织与瘢痕组织间的差异，是产生致心律失常的病理基础。

QT 离散（QTd）是从体表心电图来评估心室复极的离散度，定义为 12 导联心电图中各导联 QTc 的最大差异（即最长 QTc 间期与最小 QTc 间期之差）。一项入选了 1839 例患者的前瞻性研究显示，QTc 延长与 QTd 增加是全因死亡和心血管死亡的预测因子；另一项有关长 QT 综合征患者的研究发现，β 受体阻滞剂治疗无效的患者，其 QTd 显著增加。由此提示，QTd 反应了心室复极的局部差异，QTd 的变化可能对于评价药物致心律失常的风险上有很大作用。因此，CPMP（欧洲药物监管联盟）提出，化学药物引起的 QTd 较基础值增加 100% 或者 QTd 超过 100ms，被认为是具有临床危险的标志。

一些研究支持 QTd 对 TdP 的预测价值。例如，试验发现，可能诱发 TdP 的药物（如 Almokalant, Terfenadine, Halofanrrine 等）均显示能够显著增加 QTd；而心衰患者使用 β 受体阻滞剂后，QT 离散减少。然而，由于各种研究的设计和样本量的关系，药物导致的 QTd 改变是否与 TdP 相关尚无定论，主要是因为 TdP 发生率很低的缘故。

但是目前对于 QTd 能否预测药物的致心律失常作用上仍存在很大争议。一些有潜在诱发 TdP 风险的药物，如 Terodiline、Risperidone、Dofetilide 等仅引起 QTc 延长，对 QTd 没有显著影响。另一方面，QTd 的测定还存在很多技术层面的问题。首先，对于 QTd 反应心室复极差异缺乏与心电图导联理论的相关性；其次，QTd 的重复测定缺乏一致性，特别是在心电图有明显 T 波形态异常时；另外，QTd 的测定依靠着三维的 T 波向量环在各心电图导联上的投影，那么，向量环越复杂，QT 间期的差别或误差也就越大。正是由于 QTd 存在着技术上的缺陷、局限性以及各项研究结果的差异，QTd 仅能当作是分析标准的 QT/QTc 间期的补充。应该说，QTd 作为评价心肌内复极离散的指标已被放弃了，而被另外一些更加复杂而科学的方法所替代。

三、代替 QTd 的新指标

（一）心肌壁内的复极离散（TDR）

由于心室各层心肌的离子通道密度的差异以及各种药物对离子通道作用的不同，引起了复极过程中存在着局部差异。中层的 M 细胞，复极的 I_{Ks} 电流弱而 I_{Na} 电流持续时间长，因而其动作电位的时程延长。阻断 I_{Kr} 的药物对这些细胞的影响明显，由此不仅引起 QT 延长，同时也导致 TDR 增加。TDR 增加目前被认为是诱发 TdP 的主要机制，可能会更好地预测药物诱发 TdP 的风险。实验性研究发现，心电图从 T 波高峰至 T 波结束的间期反应了 TDR，然而具体的测定方法（如选择哪个或是多少个导联）仍需进一步明确。另外，TDR 与 T 波的相关性也需要研究。

（二）T 波改变

T 波代表心室复极的反应，所以复极的延迟和异常会引起 T 波形态的改变以及 U 波出现。很长时间以来，T 波形态的改变被认为是 TdP 的先兆，T 波的不稳定或 T 波的电交替经常见于 TdP 发生之前。有研究认为，在合并 QT 间期延长时，T 波电交替大多是 M 细胞动作电位改变的结果，从而导致在产生交替时的 TDR 增加，引起 TdP 的发生。

（三）QT/RR 的变化

携带与 LQT1 基因有关突变的患者在 QTc 正常时，动态分析其 QT 间期随心率的变化（QT/RR 斜率）可能会帮助诊断。目前认为，分析 QT/RR 的关系可能是一种监测药物引起复极改变的敏感性指标。

（四）主要成分分析（Principal component analysis，PCA）

PCA 是近年发展的一项技术，用定量的方法测定 T 波多种波形的幅度，来描述 T 波形态学特征，因此 PCA 可用来直接测量 T 波的"复杂性"。研究发现，PCA 方法测定的 T 波向量环复极异常是心血管死亡的预测因子；然而在药物相关的心脏毒性方面 PCA 没有作用。近年来，认为测量所谓的 T 波非极化成分是评价 TDR 的一种方法，但关于药物诱发的非极化成分改变方面的研究很有限。

四、结论

总之，目前有很多 QTc 衍生的参数用于评价发生 TdP 的危险性，其中最可靠的参数还是药物引起基线经安慰剂校正后的最大或峰值 QTc 的延长。虽然评价一种新的化学制剂对 QTc 的影响是很重要的，但是确定会发生 TdP 的临床风险还有很大缺陷。测定 QTc 的离散目前已被否定，一些有希望的与复极离散相关的新参数的评价尚在研究中。

（戴 研 译 方丕华 校）

摘自 Rashmi R. Shah. Journal of Electrocardiology, 2005, 38：10 – 18

 QT 间期延长与药物安全性

这篇报道总结了在第 33 届国际心血管病会议的一个论坛会的研讨内容。主要是探讨：①临床前资料对于药物使用后产生的心脏安全性事件的预测作用；②体外促心律失常实验模型对于新药在临床导致的尖端扭转性室速的提示作用。应用心电图（ECG）进行无创性测量的新方法；③在人体中，评估药物诱发的 QT 间期延长的替代方法。

一、有哪些临床前资料对于健康受试者中药物引发的 QT 间期延长具有预测作用？

1. Cavero 的原理　很遗憾的是具有不同治疗作用的多种类别的药物均可以导致 hERG 通道携带的 K⁺ 电流的降低。这种药理学作用被认为可能与心室动作电位的复极过程的延迟相关。在心电图水平可以获得证实的证据即 QT 间期的延长，并有发生多形性室性心动过速——即尖端扭转性室速（TdP）的潜在风险。然而，阻滞 hERG 通道与药物引起的 TdP 之间的关系并不一目了然。尽管如此，对于非单纯的 hERG 阻滞剂的药物来说，这两种效应（QT 延长和 TdP）之间的关联作用已被充分认识。相反，诸如维拉帕米或是托特罗定（tolterodine），则没有这种关联作用。通过调整多种离子类型通道的开放，这些制剂可能在心脏复极/除极的循环中产生很小的变化。

学者们已经为了避免在患者体内发生药物诱导的 TdP 做出了诸多努力，其中重要的一项举措是在国际性协调会议上通过了 2 个指南，即 S7B 和 E14。这两项指南在欧共体，日本和美国正在被作为官方的规则加以贯彻执行。

S7B 指南主张在任何新药应用于人体之前都应该采用非临床的方法来确定其对于心脏的作用。这些方法的核心是需要进行体外实验（使用膜片钳试验克隆心脏 hERG 通道）以及体内实验（在清醒犬体内确定 QT 间期）。由这些实验产生的数据，对于任何新药用于人体时的心脏安全性评价是必不可少的。

E14 指南是 S7B 相对应的临床指南。其中主要的争论之一是"药物在开始用于临床的早期，即应该接受临床心电图评估，典型的包括需要对心脏复极的影响进行单独试验（完整的 QT/QTc 研究）。这个研究是"决定药物是否达到了影响心脏复极（以 QT/QTc 延长来检测）的药理学作用的阈值"。相关规定的阈值水平是延长 5 毫秒。因此，人们期待 S7B 的非临床检测可以对药物用于人体的临床效果具有近乎完美的预测作用。无论是对健康志愿者所进行的 I 期药物试验中的完整 QT/QTc 研究（简称 TQT）还是对存在有心脏风险可以促进心律失常发作的高危人群的 II/III 期研究，均有预测作用。然而，这种理想化的期待在近期美国 FDA 对 19 种药物使用的报告分析中受到质疑。9 种在 TQT 研究中呈现阴性的药物中，有 2 种阻滞 hERG 的 IC_{50} 为 1.0 mol/L 或更低，有 1 种在犬中明显延长 QTc >10%。另外，10 种在临床研究中呈现阳性（QTc 延长 6 至 62 毫秒）的药物中，仅有 5 种药物在体外试验中显示阻滞 hERG 通道，仅有 4 种药物在犬的体内试验显示延长 QT 间期。仅有 1 种在上述两项试验中证实均为阳性。然而，一个更为令人担忧的发现是在 10 种 TQT 阳性的药物中有 2 种不具有 S7B 指南建议检测的风险证据。尽管 FDA 的分析结果未受到这些严重质疑的影响，然而新药研究者有责任和义务为管理当局提供无瑕疵的数据资料。

与这些 FDA 结果相比，来自大型制药公司（Astra - Zeneca 公司，Merck 实验室和 Pfizer 公司）从事药物安全性研究宣称他们拥有可以支持 S7B 检测对于 TQT 研究结果极高的预测作用（>90%）的数据。例如，2006 年 5 月在华盛顿举行的药物信息联合会（DIA）上，辉瑞公司的 Wallis R 博士证实"通过对比 19 种药物体内研究和体外研究的浓度 - 反应曲线，非临床数据的预测值高达 90%。有一种

化合物在 TQT 研究中延长 QTc 未能从临床前数据中获得预测。这个化合物据有轻微的收缩血管作用，在第一次用于人体研究中（FIH 研究）即被发现。因此，结合临床前数据和 FIH 数据与 TQT 研究的吻合率为 100%。

这个研究的内容为：

1. 大多数导致 QT 延长并产生尖端扭转性室速的药物是通过抑制 hERG 通道而发生的。尽管那些仅影响单一离子通道（hERG 通道）的药物可能存在着心脏安全性问题，但是那些影响多个通道的药物可能是安全的（例如维拉帕米，hERG 和钙通道阻滞剂）。因此，未来需要设计一个比 S7B 更有价值的非临床的心脏安全性策略，用于探讨一种新药对于心脏的全面的心电生理作用。

2. 与 FDA 的阐述相反，多数药厂的安全性药理学研究者认为：S7B 的非临床策略对于临床 TQT 研究的结果的预测率为 80% 到 100%。然而，这种富有争议的论点尚未在同一时期的综述性发表物中获得支持。

3. 由于非临床性的资料包括致心律失常的试验不能确定一种药物在临床应用时完全不具有心脏毒性，因此对于心脏安全性的非临床性证据不仅要通过 TQT 研究加以确定，而且对于那些已被认识到应用药物后易发生心律失常的患者也应该进行非临床的安全性评价。

4. E-14 指南要求在目标人群中检测药物 TQT 的阳性率，会促使药物在获得官方批准使用之前确定其是否具有致心律失常作用。然而，要确定 QT 延长在最大耐受剂量时超过 5ms 但小于 15ms 药物的促心律失常的受控性，将需要药物上市后随访许多年，这是因为 Tdp 的发生率较少，而且几乎只发生在有严重心脏危险因素的患者。

二、在新药中确定心脏安全性的临床前策略——严新的研究

在 S7B 和 E14 指南中获得的共识是应该应用不同的体内和体外动物模型评价由药物导致的 QT 间期延长及可能发生的心律失常。这些模型的特点是模拟人体心脏中发生 Tdp 的病理状态，采用合理的种群的选择（例如兔子）和/或试验条件（例如缓慢的心室率，低钾血症，雌性，由房室阻滞引起的心肌病或洋地黄类药物），通过降低心脏正常生理状态下的复极作用，以提高试验的敏感性。

报告的重点在于关注在兔子体内应用孤立的动脉灌注获得左室楔压的试验模型。细胞外电极用于记录虚拟心电图，QT 间期，T 波峰值和末端值的差（Tp-e）以及 EAD-依赖现象发生率（例如 RonT 期前收缩和 TdP）进行定量的分析。另外，应用改进的 TdP 评分系统，可以测得人体游离血浆中不同血药浓度下导致的 QT 变化。这种功能可以解释相关研究中关于安全临界的结果。（在非临床研究中产生治疗作用的浓度和产生强烈副作用浓度之间的范围）。

应用上述动物模型的特征是可以获得较长时间的稳定的心电生理参数（超过 5 小时），这样可以允许对于需要检测的化合物在 4~5 种不同浓度下的参数进行检测。每种浓度监测时的时间可以达到 40 分钟左右。这种方法与应用 Langendorff 灌注心脏的兔模型有着明显的区别，这种方法的总试验时间仅为 90~120 分钟。另外，应用孤立的动脉灌注获得左室楔压的试验模型可以提高心脏 hERG 通道致心律失常作用抑制剂检出的敏感性和特异性。事实上，通过盲法进行的药物有效性研究，分析 13 种化合物（例如：西沙比利，克拉霉素，司帕沙星和红霉素）的临床特征，跟踪人体内心律失常事件，可以清晰地鉴别药物的安全性。

兔 Langendorff 灌注的心脏模型已经被大量用于确定心脏致心律失常作用的实验中。目前采用的方法和指标是测量 TRIaD 参数—单向动作电位三角，反向应用依赖性（在低的起搏频率时动作电位延长明显），动作电位的不稳定性（动作电位随心跳的变异性）。然而，已发表有效性研究提供的数据，不能准确地测定安全率，但是可以区分药物用于心脏是安全的还是有潜在非浓度依赖致心律失常的。

报告的最后结论是

1. 在盲法研究中已经证实了应用兔孤立动脉灌注获得左室楔压试验模型的有效性。对于检测药物诱导产生的 QT 延长和 TdP 具有高度特异性和敏感性。

2．另外，应用兔孤立动脉灌注获得左室楔压的试验模型进行临床前研究不仅可以用来区分 TdP 阳性和阴性的药物，而且通过应用 QT 延长，复极透壁弥散（作用）和 EAD 活力等综合信息能够衡量每种药物 TdP 发生的相对风险。

3．这种模型还可以显示从心外膜和心内膜测得的动作电位中钠和钙通道的作用、QRS 间期、收缩力和冠状动脉灌注压力。

三、药物诱导的 QT 间期可以通过非接触性的无创心磁图——Steinoff 研究

在 S7B 指南中，应用临床前试验评价 QT 间期延长的存在，在其他试验中，在存活动物中大量心电图测量用以确定新药在试验性动物体内对于心脏复极过程的改变。已经建立的测量流程是通过在麻醉动物中应用体外电极和在带有体外测定设备的清醒犬体内植入电极所获得的心电图。

心磁图（MCG）作为一项非接触性和无创的方法，为评估心电生理功能提供了一种替代方法。MCG 是通过放置在体外的敏感的磁场感应器去感知与心脏机械运动相关的电流变化所导致的磁场微小的变化。因此心磁图上的 MCG 信号的产生几乎与通过常规心电图测量所测的电位差是相似的。多通道的 MCG 设备可以作为经典的导联系统的替代检查，在心脏间期的测量方面，提供与传统的多导联心电图方法不尽相同的信息。因为磁场区域感受器不需要接触身体，在清醒的动物中不需要植入任何设备即可以测量。

许多近期的报道显示在犬、兔子、仓鼠和荷兰猪中可以记录到合适波幅的心磁图信息。其他应用 MCG 评估 QT 延长的研究是在大鼠和小鼠中进行的。

为了确定 MCG 中获得的 QT 间期的可靠性，在 11 只麻醉的荷兰猪中，同时应用传统的导联/心电图方法和 MCG 设备（Eagle Technology, Inc, Japan）获取心电和心磁信息。在试验中，使用静脉注射用异丙肾上腺素和外旋索他洛尔，因为他们可以对于 QT 间期产生相反的作用。在对照情况下，在清醒和麻醉的荷兰猪中，在应用 MCG 测量期间，5 分钟内的 QT 间期（参照 Bazett's 标准）是稳定的。

在麻醉的荷兰猪中，在 20 分钟的记录时间内，可以一跳一跳地记录注射异丙肾上腺素后心室率的升高和注射索他洛尔后心室率的降低。无论是通过应用 MCG 还是通过传统心电图放大器记录测量并获得心电图描记，均显示注射索他洛尔后的 QTc 间期的延长和注射异丙肾上腺素后的 QTc 间期的缩短具有相似的程度。另外，通过统计学对比显示：从 ECG 和 MCG 上获得的 PQ 间期，QRS 间期，QT 间期，和 QTc 间期是相似的。此外，多导 MCG 系统可以构建在心脏除极和复极过程中的磁场图谱。这些图谱在药物安全性评价中的价值是目前研究中的一个课题。

总之，在麻醉的和清醒的犬中的研究显示在评估心脏间期方面，MCG 和 ECG 具有相同的价值。在世界范围内已经安装了超过 100 个同上述研究中所使用的相似的生物磁测量设备，用于小动物的 MCG 研究。需要强调的是，除了对每只实验动物进行基线调整之外，MCG 不需要植入特殊的探针或应用特殊的动物标本。更加理想化的专用的动物 MCG 系统，即具有更加理想化的尺寸和感受器位置，正在改进中。研究人员期待改进的 MCG 技术更完整地用于新药心脏安全性评价上。

四、在人体评估药物诱导 QT 间期延长的策略的改变——Lux 的研究

对于新研制的药物心脏安全性评价强制性的试验，目前主要着眼于检测心脏复极改变方法的改进。在检测药物诱导产生的复极变化的药物检测中，通常采用的标准参数是心率校正的 QT 间期。然而，由于较低的信噪比，可以导致 QT 间期测量的错误，这是因为对于 T 波的末端有时很难精确确定。由于心脏复极呈现心率依赖性，目前有不同的校正方法在实际研究中应用。但是由于心率依赖的复极作用是复杂和不固定的，且在研究中和研究间存在差异，对于 QT 间期精确的心率校正往往是困难的。另外，不能应用任何一种简单的方法确定 QT 间期与有重要意义的参数如动作电位，存在着明确相关性。

我们展示了一个优于 QTc 评估心室复极的方法。这种方法不受心率影响，且可以提供一种统计学

的方法,用于对比在研究对象组内和组间检测药物诱导的 QT 和 QTc 的变化。这个方法是基于 ECG 的振幅。即测得所有导联的心电图振幅均方根(RMS),包括较小的 Holter 导联,标准的 12 导联或者数十或数百个体表电位标测的导联。在试验中,在 RMS 心电图上的 R 波峰值和 T 波峰值之间的间期可以提供一个对于平均动作电位的稳定的,高信噪比的评估,而且 RMS 心电图中的 T 波宽度在相关试验中已经被证实可以稳定评估复极时间离散度。目前,正在健康志愿者的研究,主要是针对 RMS 的方法在对于检测和跟踪药物产生的复极的变化是否较 QT 和 QTc 评价方法更加稳定。已知的复极离散度为心律失常产生的一个重要因素,RMS 也许可以提供一个药物心脏安全性评价方面潜在的替代方法,除此之外,这个方法可能对于评价心律失常风险的方法学提供帮助。

(张竞涛　译　方丕华　校)

摘译自 Icilio Cavero,et al. Journal of Electrocardiology,2007,40:S58 - S61.

 心脏性猝死的全球公共卫生问题

　　心血管疾病是全球人类死亡的主要原因，约占总死亡率的30%，即每年有1700万人因心血管疾病死亡，其中80%的心血管病死亡发生在发展中的低、中收入国家。在发展中国家，心血管疾病的死亡人数是艾滋病、疟疾和结核死亡总和的两倍。然而，心血管疾病流行病学的研究却未得以足够重视。

　　尽管死亡率是衡量全球卫生状况的一个指标，但它不能反映患者丧失劳动能力后的生活质量，而最为广泛使用的能反映全球疾病负担的一个指标是失能调整生命年。在未来的几十年里，全球心血管病的死亡率和疾病负担会显著增加。

　　据统计，心血管病死亡中约40%~50%是心脏性猝死（SCD），而其中80%由快速性室性心律失常（室性心动过速和心室颤动）引起。大约每年有600万人因快速性室性心律失常发生心脏性猝死，存活率在全球不足1%。在美国，由于有60%的SCD患者接受急诊医疗服务的治疗，SCD的存活率约5%~8%。在中、低收入国家，SCD导致高昂的经济和社会成本，恰恰这些国家占SCD所致全球死亡的80%。

　　哪些是SCD的高危人群？虽然常见的心血管危险因素可预测SCD，但尚无准确的预测指标。一些亚组研究显示，那些对自身危险因素知晓度低的人群是每年发生SCD的最主要人群。据统计，发生过SCD的患者中，第二次猝死出现的高峰时间在其后的6至18个月。

　　SCD的治疗包括一级预防和二级预防。一级预防是指预防首次致命性心律失常的发生。首要措施是要纠正常见心血管病的危险因素，如高血压病、高脂血症、糖尿病、肥胖和吸烟，尤其要戒烟。近期有临床试验证实，安装埋藏式心律转复除颤器（ICD）亚组患者的SCD发生率大大减少。二级预防是指预防曾有SCD史患者复发致命性心律失常。有关二级预防的临床试验证实，ICD可以降低心脏射血分数减少患者SCD的再发生率，这是药物治疗所无法达到的效果。在实施一级预防和二级预防措施前，评估成本－效益也是非常重要的。在发展中国家，ICD由于高昂的价格不能被大多数群体接受。

　　由于75%~80%的SCD发生在家中，对于高危SCD患者还建议使用家庭自动体外除颤器（AED）。尽管AED的有效性略低且需要前瞻性研究进一步证实，但其价格低而能被较大的社区所接受。在发达国家，ICD和AED的成本－效益是基本相等的，ICD被证实是有效治疗而更为接受，关于家庭AED的临床试验有待进一步进行。在发展中国家，大多数患者因ICD的高昂价格望而却步，如果AED与ICD有相等的成本－效益，那么AED则是一项有吸引力的措施，并且由于家庭成员能够掌握AED技术，能够挽救更多的生命。

　　在不久的将来，有意义的研究将关注危险分层，即区分有或无心血管疾病的高危SCD，并予以恰当的治疗，从而获得较高的成本－效益和减少公共保健费用。同时，AED对SCD治疗的有效性和成本－效益将被进行前瞻性地评估。这些工作将对减少发展中国家SCD的死亡率产生深远的影响。

（顾　晴　译　方丕华　校）

摘自 Rahul Mehra. Journal of Electrocardiology, 2007, 40:118-122.

 心脏性猝死的心电图标识

心脏性猝死（SCD）是指先前处于稳定状态的人由于心脏停搏发生突然意识丧失。很多来自动态心电图和电生理检查以及 ICD 中储存的数据等证据表明多数猝死发生的原因是室性心律失常。但在突然死亡的患者中，其实际的死亡原因尚难确定。猝死是个重要的公众问题，许多患者以猝死作为心脏疾病的首发表现。ICD 可有效治疗快速性室性心律失常。

一、一般人群中的猝死

大多数 SCD 患者中有冠脉疾病，小部分有扩张型心肌病。还可有心室肥厚，炎症等异常表现。心电图异常可引起对器质性心脏病的怀疑，但不是猝死的特异预测因子。

二、冠脉疾病患者中的猝死

心梗时的急性心肌缺血是一般人群中 SCD 的主要原因。在积极地进行心梗再灌注治疗时代，心梗后早期的猝死发生率是低的。由于绝大多数心梗后的患者猝死发生率很低，很难可靠地确定 SCD 的高危患者。

有证据表明心电图上左束支阻滞（LBBB）和左室肥厚（LVH）的表现与心律失常死亡风险增高相关。

三、心脏猝死和充血性心衰

充血性心力衰竭（CHF）患者的死亡率较高，多数是突然死亡。其中多数是室性心律失常，在严重的心衰患者中心动过缓和停搏也是重要原因。多数心电图有器质性心脏病表现并经常出现房性和室性心律失常。但没有既敏感又特异的心电图标识预测 CHF 患者的 SCD 风险。

四、肥厚型心肌病中的猝死

HCM 是一种自体显性遗传病，临床表现有呼吸困难，心悸，晕厥和 SCD。心电图有特异表现。有一些临床特征可确定高危患者如：心脏骤停和持续室速史，猝死家族史，不能解释的晕厥，运动时血压降低，严重 LVH。心电图的进展性 LVH 预示不良预后。

五、致心律失常性左室心肌病（ARVC/D）和 SCD

ARVC/D 主要病理变化是心肌细胞被条块状纤维脂肪组织替代，改变了心肌的去极化和除极化。患者有室性期前收缩（PVCs）或非持续性或持续性室速，并可产生晕厥。心律失常呈 LBBB 图形。此病由基因异常决定，可呈常染色体显性或隐性遗传。12 导联 ECG 出现以下特征都是诊断的重要临床线索，包括：①$V_1 \sim V_3$ 导联 T 波倒置；②$V_1 \sim V_3$ 导联 QRS 波持续时间≥110ms；③ 出现 epsilon 波。这些 ECG 特征同 RV 的形态学评价以及结构和功能一起帮助临床诊断。注意 ARVC/D 和右室流出道室早/室速鉴别，后者是良性的，无遗传性。

六、猝死和长 QT 综合征

近几十年来，越来越多的 LQTS 被发现。这些患者有家族聚集性，12 导联 ST 段延长，易发生多形室速，导致晕厥或猝死。以 QT 间期长度诊断 LQTS 时，与正常人有重叠。早期认为该病由于交感神经

支配的不平衡所致，现已发现很多编码心脏离子通道的基因发生突变是其重要原因。包括钾离子通道和钠离子通道。钾离子通道对儿茶酚胺敏感，有些 LQTS 患者输注肾上腺素后产生 QT 延长或 T 波改变。LQTS 疑似患者的风险分层依赖临床和家族史：晕厥，猝死和证实的尖端扭转室速。QT 持续时间和 T 波形态看起来也是有用的。T 波电交替早被认为是心律失常事件发生的预测因子，T 波切迹也是独立因素。

七、猝死和短 QT 综合征

2000 年首次描述了具有家族性猝死和显著短 QT 间期的少量患者。QRS 波正常，但 ST 段几乎不存在。临床表现包括从婴儿 VF 猝死到看似健康成年人的反复晕厥。这些患者无器质性心脏病和引起 QT 缩短的其他原因，有些患者伴有房颤。发现与钾离子通道基因突变有关。

八、猝死和 Brugada 综合征

1992 年，Brugada 和他的同事发现了貌似健康的晕厥和猝死患者。ECG 有特征改变：V_1 和 V_2 的 ST 段穹隆样抬高和负向 T 波，无 RBBB，这些患者无器质性心脏病证据。目前发现是由于钠离子通道基因突变，产生 2 相复极时心内膜和外膜电位差引起 2 相折返引发室速室颤。现在按心电图表现将 Brugada 综合征分成三型。ST 段的抬高受自主神经刺激和心率影响。钠通道阻滞剂可诱发 Brugada 综合征特征性的 ECG 改变，并被提议作为筛查方法应用。有些基因突变的表型对温度敏感。有典型 I 型 BrugadaECG 表现的患者，如果同时有猝死和晕厥或早死家族史的应考虑植入 ICD 预防猝死。对药物诱发才出现 I 型 BrugadaECG 的患者或非诊断性的右胸前导联 ECG 异常的患者，其危险性不高。

九、猝死和特发性室颤

有少数 VF 患者无可证实的心脏疾病和异常 ECG 表现。这可能是一群异质性疾病。有人根据临床特点分为两类：①短联律的尖端扭转室速，室早与前一个 QRS 波间间期很短，并蜕化为尖端扭转室速；②儿茶酚胺敏感多形室速：交感神经刺激可以反复产生进展性多形期前收缩，双向室速和多形室速并蜕化成室颤。

十、猝死和 WPW 综合征

一个或两个旁路横跨房室沟产生典型预激图形：短 PR 间期和 QRS 波起始顿挫，QRS 波时限延长。有些心电图特征可用于旁路定位，这对消融有用。在房颤时，旁路使冲动快速下传，可导致 VF 和猝死，旁路的传导特征是房颤时室颤发生的主要决定因素。此外，有室颤的患者多有多条旁道。静态或活动时旁路前传的消失预示旁路不应期 >300ms。这说明在房颤时，不会产生太快的心室率，因此发生室颤的危险性较低。

（姚述远　译　方丕华　校）

摘译自 Ott P, Marcus et al. Cardiol Clin, 2006, 24：453 － 469.

迷走神经介导的血管痉挛引起的致命性心室颤动

　　已知自主神经系统活动的改变在血管痉挛启动上发挥重要的病理生理学作用。由于血管痉挛引起的心绞痛发作常常发生于休息或在晚上，这似乎显示在血管痉挛的机制上涉及迷走神经活动比交感神经活动要多。然而，关于究竟是交感神经还是迷走神经活动起的作用一直有矛盾的研究结果。实际上，对于那些有致死性心律失常或猝死高危的变异心绞痛患者，其自主神经系统的神经活动的作用仍然未知，Takase 在 2006 年心电学杂志上报告了一例在动态心电图监测过程中发生心脏性猝死的变异心绞痛患者，该患者在猝死发生前已进行了一系列的动态 ECG 研究。通过对其心率变异性研究借以调查自主神经系统对心脏的控制作用，分析显示了迷走神经活动在这种情况下对引起致死性血管痉挛发作有重要作用。

　　该病例是一个 60 岁男性，以下腹部不适于胃肠门诊就诊的患者。既往史无特殊，家族史显示父母均有冠状动脉疾病。冠心病危险因素包括吸烟每日 1 包持续 35 年和冠状动脉疾病的家族史。体格检查除可触及下腹部包块外无其他异常。实验室结果显示了总胆固醇 251 mg/ml 和甘油三酸酯 308 mg/mL，虽然患者否认了血脂高的历史。胸部 X 线和 ECG 在正常范围内，内镜检察显示了胃和横结肠癌症。患者在作第一次肿瘤根治切除术的诱导麻醉期间发生持续不断的室性心动过速并引发心室颤动，后直流电复律，之后停止手术进一步评估心脏疾病。患者 UCG 检查正常，踏车运动测试阴性，动态 ECG 监测发现有明显的夜间 ST 抬高，冠脉造影显示冠状动脉正常。由此诊断变异心绞痛。一月后顺利完成肿瘤根治术出院。患者于心脏门诊随诊，每日服用一次硝苯地平缓释片 40mg 和二硝酸盐异山梨醇 20mg 两次。每 6 月检查一次动态 ECG 以发现无症状心肌缺血和心律失常。动态 ECG 在 6 个和 12 个月无异常。但术后十八个月的常规动态 ECG 检查期间，患者因心肺停止被送到急诊。动态 ECG 监测显示 1AM 左右发生了持续的明显 ST 段抬高，这些 ST 段抬高开始引发复杂、持续的室性心动过速，并且最终导致心室颤动和心搏停止。患者未能被复苏，尸检未被授权进行。

　　利用商业软件（MemCalc/ PRO；Suwa Trust Inc，Tokyo，Japan）分析动态 ECG 的心率变异性以获得 24 小时频谱密度。总频谱（0.0001～0.5 Hz），超低频谱（0.0001～0.003 Hz），极低频谱（0.0001～0.04 Hz），低频谱（0.04～0.15 Hz），高频谱（0.15～0.40 Hz），计算低频和高频谱比率。

　　在这个病例发现，增强的迷走神经活动导致了冠脉痉挛并最终引起心室颤动。4 个动态 ECG 监测到的室颤中的 2 个发现有提示血管痉挛的明显 ST 段抬高记录。当把动态 ECG 监测记录的心率变异性作为指数与伴有或没有血管痉挛发作相比较，动态 ECG 监测记录显示在 ST 段抬高发作之前显示为总频谱和高频谱活动的明显增加。由于高频谱活动反映迷走神经的神经活动，这些研究结果支持增强的迷走神经活动导致冠状动脉痉挛的概念。增强的迷走神经活动也可能通过导致内皮细胞功能异常而触发冠脉痉挛。但另有些更早的报告使用心率变异性作为衡量自主神经系统的神经活动的指数显示了与此不一致的结果。

　　回顾近年文献，该文章作者发现对自主神经系统神经活动的评估并未针对那些高危变异心绞痛伴有以下特征的患者：①多血管痉挛；②在冠状动脉系统主要分支有器质性冠状动脉病；③有复杂的威胁生命的室性心律失常；④药物难以控制的顽固性变异心绞痛。尽管这个病例不符合如前描述的高危患者，但在死亡发生时记录的动态 ECG 提供了心率变异性与致死性心律失常相关的重要结果。由于麻醉导致的心室颤动明显不能被考虑为自然发生，这个病例提示迷走神经活动增强与冠脉痉挛相关引起再发心肌缺血。另外，这个病例表明由于心率变异性提示的自主神经系统的不平衡状态引发的反复局部缺血导致致死性室性心律失常如心室颤动。虽然没有直接证据表明该病例迷走神经介导的血管痉挛易于引起致死性心律失常，但心率变异性监测可能成为一个新的诊断高危变异心绞痛患者的指标。这一病例提供了对变异心绞痛患者发生不可预知心脏性猝死的高危识别，包括对那些即使还不能明确分类为高危患者的病例。

（孟　丽　译　方丕华　校）

摘自 Bonpei Takase, et al. Journal of Electrocardiology, 2006, 39：183－187.

 **26 风险因素评估：不确定人群和个体的危险性**

心脏性猝死（SCD）是指短时间内，既往无致死性心脏疾病的患者因心脏原因导致的非正常死亡，在美国每年夺去大约 30 万人的生命。其中约 75% 由室速（VT）和室颤（VF）引起。

从流行病学的角度来看，死亡率最高的是院外心脏骤停和心梗后患者。所以，风险因素评估方法应不仅适用于专门的介入中心，也适用于社区医院。基于这些原因，提出了无创性风险评估。

无创性风险评估已经用于研究缺血性和非缺血性心脏病致心律失常的因素。比如检测心肌损伤的程度（LVEF，节段性室壁运动异常），心室电活动（动态心电图监测），传导异常（QRS 波时间，信号平均心电图），心室复极不均一（T 波交替变化），自主神经不平衡（心率变异性，心率紊乱）。

通过 MADIT II 试验，戈登等在初期 ICD 治疗的基础上，对患者进行风险因素评分。结果显示，ICD 对治疗左室功能减低的冠状动脉性心脏病患者有效，尤以高危患者有明显疗效，但对于低危和极高危患者疗效不显著。

一、心室功能

近几十年，左室射血分数（LVEF）一直是反映心室功能的重要标志，并与晚期死亡率有关，但近期研究表明，其对死亡率的影响不像以前报告的那样严重，而且作为主要的风险评估因素局限性很大。

二、动态心电图监测与 QRS 波宽

住院患者的动态心电图结果显示心梗后左心室功能障碍和死亡率与室性心律失常有关。通过 MAD-IT 和 MUSTT 试验，记录到非持续性室速及可诱发的室性快速性心律失常可用于指导猝死的一级预防及 ICD 的治疗。在 MUSTT 研究中，利用信号平均心电图（SAECG）发现，QRS > 114ms 和 LVEF ≤ 30% 为高危因素。

三、微伏级 T 波电交替（MTWA）

T 波的振幅、节律的变化（MTWA）与 SCD 和室性快速性心律失常有关。研究发现，MTWA 测试结果为阴性的缺血性心肌病患者，在两年随访期内无重大心律失常事件发生。MTWA 结果阳性的死亡率为 17.8%，阴性只有 3.8%。其他研究显示，MTWA 对心律失常危险分层的阴性预测价值高达 96% ~ 100%，说明左室功能减低但 MTWA 测试为阴性的患者可以不需要 ICD 治疗。

四、自主神经功能异常

众多研究显示，心率变时性功能不全可能直接导致 SCD，增加死亡率。对 CHF 患者的研究表明，心率变异性参数可预测预后及死亡率，但由于没有电生理检查的证实，这一结论还不确定。

五、电生理检查（EP）

诱发室性心动过速的检查可用来确定高危人群，但很局限。
MUSTT 和 MADIT II 试验表明 EP 可应用于 LVEF ≥ 30% 的患者，而左室功能严重减低的则不适用。

六、非缺血性心肌病的风险评估

近些年，CHF 和非缺血性心肌病越来越受到重视。通过研究，在美国，ICD 的适应证中已包括

LVEF≤30%的非缺血性心肌病。

很多研究表明，非缺血性心肌病、NYHA Ⅱ/Ⅲ CHF 和 LVEF≤40% 的患者为 SCD 高危人群，其 MTWA 结果异常。

七、总结

由于缺乏临床试验数据，无创性风险评估技术仍然缺乏。目前，LVEF 仍作为 ICD 治疗和 SCD 一级预防的主要标准。LVEF≤30% 的冠状动脉疾病和扩张型心肌病患者为高危人群。目前大部分检测技术侧重于患者静息状态下对电活动的研究，也有许多涉及 SCD 风险增加的运动和运动恢复期的评价。此外还有很多新技术包括基因、血清标志物的测定以及新的成像方法，也在不断成熟。如要风险评估结果更具有特异性，则需要结合多种方法进行综合评价。

（叶绍东　摘译　张　澍　校）

摘译自 Stefan H. Hohnloser, Cardiol Clin, 2008, 26：355－366.

 遗传性心律失常的心电图表现

近年来，随着导致原发性心电紊乱疾病的致病基因逐渐被识别，我们见证了临床电生理学的巨大发展。心律失常根据致病基因的类型分成若干亚类，一些新的心律失常综合征被发现，这不仅增加了我们认识这些疾病的病理生理学知识，同时也改善和简化了同类和个别患者的治疗方式。

一、长 QT 综合征

长 QT 综合征（LQTs）是一种原发性心电紊乱性疾病，在心电图上表现为 QT 间期延长，根据遗传基础不同又进一步分为几种亚型（LQTs1、2、3 型等）。QT 间期延长最主要的病理生理学机制是复极电流减小。钾通道是参与复极主要的离子通道，编码钾通道的基因突变导致通道功能丧失，如外向钾电流减小导致动作电位时程延长和 QT 间期延长。但钾通道功能增强性突变也可能引起 LQTs，还有一些少见的 LQTs 是由编码 L 型钙通道和转运蛋白的基因突变引起。

长 QT 综合征的次级分类促进了基因型和疾病表现型研究的发展，如 90% 的 LQTs 为 LQT1、2、3型，表明潜在的遗传缺陷影响心电图的特征性表现、触发和起始症状、预后及治疗。不同基因型的 LQTs 心电图表现不同：LQT1 表现为高振幅、宽大对称的 T 波，LQT2 为低振幅 T 波，LQT3 为长等电位线和尖锐的 T 波。这可能与突变离子通道的透壁不均一性有关。近来，我们发现典型的长间歇依赖性间断扭转型室速仅仅能够在 LQT2 中观察到；而 LQT1 在心率加快的情况下出现，由肾上腺素激活触发。这种基因特异性的发病特征是否具有不同的发生机制尚不明确。

不同基因型 LQTs 触发发病的因素不同，提示不同类型的 LQTs 患者治疗原则也不同。尤其是要根据心律失常的触发因素调整生活方式以防发作。对于最常见的肾上腺素触发，β 受体阻滞剂对多数 LQT1 有效而只对部分 LQT2 有效，但对 LQT3 无效。及时对有遗传家族使的家庭进行遗传咨询能够使未发病的患者及时得到治疗，还可以排除未携带致病基因的个体。

二、Brugada 综合征

Brugada 综合征与心脏性猝死密切相关。特征性心电图表现为右胸导联 ST 段抬高和传导参数的离散度增大。目前有三种特征性的心电图表现已经被识别，尤其是 I 型即马鞍形 ST 段抬高且无器质性心脏病是诊断 Brugada 综合征的必要条件。当基础状态下或药物诱发出现 I 型心电图表现，且有记录或药物诱发的室性心动过速，或有早期心脏性猝死表现，或家庭成员有相似的心电图表现，或有夜间濒死呼吸就可以诊断 Brugada 综合征。

关于 Brugada 综合征的电生理学机制现在还存在争议，究竟是心肌细胞除极紊乱还是复极紊乱还未得到证实。争议最大的就是每个 Brugada 综合征患者的病理解剖研究都发现了目前影像学手段无法检测出的心脏结构异常，而且编码心肌钠通道的基因突变仅能够在 20% ~30% 的患者中检测到，因此还不能排除 Brugada 综合征是一种器质性心脏病而将之视为纯粹的心电紊乱性疾病。近来在小鼠中的实验表明，钠通道功能下降确实与年龄相关的纤维组织形成有关。另一个争议就是自发或药物诱发出马鞍型心电图表现的患者发生恶性心律失常的危险性尚不确定。

三、其他原发性心电紊乱综合征

短 QT 综合征是其他原发性心电紊乱综合征中的一种，从首次发现这种疾病到致病基因被识别时间很短（<5 年），但它具有和上述疾病同等重要的病理生理学意义。目前已经在家族性和散发性短

QT 综合征患者中发现了三种通道功能增强性基因突变，而三种同一位点功能缺失性突变则导致长 QT 综合征 2 型、1 型和 7 型。全世界已经报道的短 QT 综合征不足 100 例，但实际患患者数可能远远超过报道的人数，这是当前罕见心律失常综合征研究的典型案例。

（舟玉琴　译　方丕华　校）

摘自 Arthur A. M. Wilde. Journal of Electrocardiology, 2007, 40 : S7 - S8.

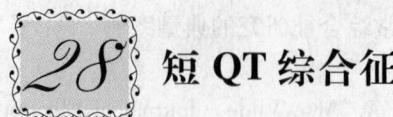

28 短 QT 综合征

2000 年，Gussak 首次提出短 QT 综合征（short QT syndrome，SQTS）诊断名称，报道了四例 QT 间期小于 300ms 的病例，其中 3 人为同一家系，其中之一系伴有阵发性房颤的 17 岁女性，另外一例散发病例为 37 岁女性，在心脏性猝死前曾有晕厥史。Kirilmaz 等报道的 SQTS 典型心电图是以经心率校正的持续短 QT 间期为特征。近年的研究发现，短 QT 综合征是一种与遗传相关的原发性心电疾病，与编码钾离子通道的基因突变有关。心电图 QT 间期的显著缩短是短 QT 综合征诊断的主要线索和标准。多数发生于无器质性心脏病的年轻患者，因室速、室颤的发作而导致猝死。

一、遗传学特征

至今，已发现 SQTS 的 3 个致病基因，按照基因发现的先后秩序，分别将 SQTS 命名为 SQT1、SQT2 及 SQT3。

表 12 - 28 - 1　短 QT 综合征的遗传学分类

	通道蛋白	突变基因	影响电流	影响动作电位时相
SQT1	HERG	KCNH2	I_{kr}	2、3 相
SQT2	KvLQT1	KCNQ1	I_{ks}	2、3 相
SQT3	Kir2.1	KCNJ2	I_{kl}	4 相

上三个基因均与 K 离子通道有关，前两者影响外向钾电流，而后者与内向钾电流相关。而以上任一基因的突变都可引起动作电位时程缩短。更有意思的是，前两个参与 SQTS 的基因同样参与了长 QT 综合征。

类似于其他遗传性心脏疾病，人们试图找到潜在的基因表现型与疾病的相关性，但迄今为止，仍然没有足够的证据能将不同的基因突变与任何特定的症状联系起来。此外，KCNH2 基因突变起初在一个家系中被发现与心室颤动有关，而在另一家系中，它同样被发现与心房颤动有关，因此，目前难以将 SQTS 按遗传学的发现分类与临床症状相联系。

二、SQTS 的心电图表现

SQTS 的特征之一是 QT 间期缩短，根据 Rrutaharju 等人的研究数据，目前认为短 QT 间期小于 330ms 作为短 QT 综合征的心电图诊断标准。SQTS 同时有以下心电图特征：①QT 间期的频率自适应性消失；②ST 段短或缺失；③T 波对称高尖；④PR 间期偶有缩短。它的起因仍然不明，最有可能的解释是心室复极化缩短。

三、诊断和鉴别诊断

SQTS 是一种新发现的、具有遗传性的心电失调临床综合征，以短 QT 间期、阵发性房颤和/或室性心动过速及心脏性猝死为特征的离子通道疾病。短 QT 综合征的诊断主要依靠心电图及临床表现，基因筛查有助于明确基因突变的类型。如果无器质性心脏病的年轻患者出现以下表现时应考虑短 QT 综合征的诊断：QT 间期显著缩短（≤330ms），ST 段缺失，胸前导联 T 波高尖、T 波双支对称或不对称、降支陡峭。患者可伴有房颤、室速、室颤等，临床心脏电生理检查可发现心房及心室不应期缩短。在诊断 SQTS 之前，必须排除一些继发性的短 QT 间期现象，比如高钙血症、高钾血症、酸中毒、恶性高热综合征，其他中毒等情况，使用地高辛、乙酰胆碱、某些激素如丙基睾丸素也可导致 QT 间期缩短。另外，短 QT 间期可见于一些运动员及早期复极综合征患者。迷走神经失调也偶有短 QT 间期。目前，心律失常的触发因素仍然不明。Algra 报道了 24 小时平均 QTc（<400ms）与心脏性猝死（SCD）相关危险度为 2.4，而平均 QTc 延长（>400ms）的 CD 危险度为 2.3。

四、发病机制

毫无疑问，SQTS 是一种以基因病变所导致的心脏电紊乱疾病，通常称为心脏离子通道疾病。迄今为止，对已发现的三个 SQTS 的突变基因进行的体外实验都显示，相关的离子通道功能增强，即表现为离子流异常增加，而增加的离子流恢复缓慢、甚至不能恢复，从而明显影响动作电位的复极时间。异常电流在动作电位复极时间的不同阶段激活，从而影响 QT 间期的长短及 T 波的形态。

但是，SQTS 心律失常发生的真正机制还不清楚，大多数学者们认为，QT 间期缩短导致心房和心室复极离散度（dispersion）增加，因而易于形成折返，而折返是心律失常产生的重要基础。

五、治疗

由于 SQTS 患者具有快速性心律失常及心脏猝死的高危性，因此 SQTS 的治疗重点在于预防和终止心律失常。迄今为止，公认的 SQTS 最有效的治疗手段是植入埋藏式心脏复律除颤器（ICD）。

现有资料表明，不同型号及功能的 ICD 的临床效果有所差异。Bjerregaard 等报道美国医师使用 ICD（型号：Guidant Vitality AVT A135）治疗 8 例 SQTS 患者，一年中未发现异常，而德国 Schimpf 等用 ICD 治疗的 5 例 SQTS 患者（1 例 Medtronic，4 例 St. Jude），3 例因为 ICD 误放电接受了除颤治疗。

对不适合植入 ICD 治疗的患者，特别是儿童及新生儿，以及发展中国家患者因为经费问题不能使用 ICD 的患者，抗心律失常药物治疗具有重要价值。SQTS 合并心房纤颤的患者也常用药物治疗。另外，抗心律失常药物治疗可以作为 ICD 的辅助治疗措施。

值得注意的是，药物治疗时应当注意心肌不应期及心率与 QT 间期的适应性（RR/QT 相关性）。一些抗心律失常药物在心率缓慢的时候能延长 QT 间期，而在心率快的时候有可能不延长 QT 间期，因此，在使用抗心律失常药物时应当重视观察心脏有效不应期的变化。

何种抗心律失常药物对 SQTS 治疗有效？从理论上推断，I 类及 III 类抗心律失常，如药物奎尼丁、氟卡因、索他洛尔、依布利特和普罗帕酮（propafenone）应该有效，但基础及临床试验表明，索他洛尔和依布利特不能延长 QT 间期，氟卡因只能轻度延长 QT 间期，只有奎尼丁能有效地使 SQTS 患者的 QT 间期恢复正常。目前，SQTS 合并心房纤颤患者的治疗，建议首选普罗帕酮，但具体机制不清。

六、结论

SQTS 是 2000 年新发现的一种恶性遗传性心脏电生理疾病，发现后 5 年期间，报道了 30 余例新病例，并且发现了 3 种不同的基因突变类型。比较而言，长 QT 综合征 1957 年就被发现，一共用了 12 年时间才报道了 25 例新病例。尽管如今新信息的传播比 50 年前更快捷，但这也提示了 SQTS 在具有高风险的心脏性猝死性疾病中可能占据突出的位置，尤其在儿童人群。

（胡立群 译 方丕华 校）

摘自 Gussak，Preben Bjerregaard. Journal of Electrocardiology，2005，38：375-377.

 长 QT 综合征致心律失常的机制

长 QT 综合征（LQTS）是先天性或继发性原因引起心室复极延长的一种疾病，以心电图 QT 间期延长为特征表现，其临床表现通常为反复晕厥或心脏性猝死，致死原因多为尖端扭转型室速（TdP）。尽管因心肌离子通道基因突变引起的先天性 LQTS 较少见，患病率约为 1/5000，但超过半数的基因携带者会出现反复晕厥，美国每年有 3000 至 4000 的儿童和青年因患此病而猝死。另一方面，继发性 LQTS，尤其是与用药相关的 LQTS 是很普遍的，这在临床实践和药物开发中都值得引起重视。

一、LQTS 的离子电流和细胞学基础

心外膜细胞、心内膜细胞以及 M 细胞（内膜下细胞）是三类不同的心肌细胞，其区别在于复极性质的不同。M 细胞的电生理特征是在心动过缓或是使用能延长 QT 间期的药物的情况下其动作电位时程（APD）相对于心内膜和心外膜会有非同步性延长，因此，这类细胞在心室复极延长（如 LQTS）中有重要的作用。M 细胞与另两类心肌细胞的不同之处在于它的缓慢型延迟整流钾电流（I_{Ks}）较小而晚期钠内流（I_{Na}）较大。而三种细胞上 I_{Kr} 通道的密度相似，该通道是大部分能延长动作电位时程的药物的作用靶点。因此，这三类细胞中 I_{Ks}/I_{Kr} 比例的不同就在 T 波的形成中起到重要作用。已证实大部分先天性 LQTS 是由于 I_{Ks} 和 I_{Kr} 的编码基因发生了突变。任何可改变 I_{Ks}/I_{Kr} 比的因素都可以导致异常的心室复极，可出现不同形态的 T 波。

心外膜细胞动作电位与 M 细胞在平台期的差异对应的是直立 T 波的起始，正常情况下二者动作电位之间差异存在较多的渐行性，以致 T 波的起始部分难以确定。M 细胞复极对应的是 T 波的末段，而心外膜的复极与 T 波的顶峰部分是一致的。因此，T 波顶峰至 T 波结束的间期（Tp-e），即 T 波的降肢，反映的是心室复极的跨壁离散（TDR）。这很有可能解释为何 T 波降肢是一个"易损期"，落在其内的电冲动（R-on-T 现象）可引起跨壁折返激动，进而发生多形性室性心动过速或是 TdP。已证实，Tp-e 间期作为反映 TDR 的指标，可用于临床上心律失常危险度的评估。

二、LQTS 易诱发心律失常的机制

普遍认为 TdP 是在 QT 延长和 TDR 增加的情况下由动作电位 2 相的早期后复极（EAD）所触发的。既往研究证实，EAD 引起的 RonT 期前收缩，在心室复极明显延迟时可引发 TdP。EAD 在 TdP 的形成发生中起了关键作用。由于 L 型钙离子通道（ICa）在心室复极延迟时发生 EAD 的电荷屏障，其再激活不仅依赖于时间，还取决于膜电位。以下情况容易发生 EAD：①心室复极延迟（即 QT 延长），I_{Ca} 再激活持续时间延长；②可改变 I_{Ca} 动力恢复并加速其再激活的因素，如交感张力的增加；③2、3 相膜电位的改变，可加速 I_{Ca} 的再激活。心内膜或内膜下动作电位 2 相 EAD 的出现在心电图上显示为 Tp-e 间期的明显延长，但这一电生理变化是否能增加 TDR 以及后者本身是否又会易化 EAD 的发生，目前尚无定论。我们近来研究数据显示使用能延长 QT 间期的药物后，在明显的 EAD 出现前就已经开始有 Tp-e 间期的延长。

TDR 增加是发生 TdP 的必需条件，因为它不仅是维持 TdP 的功能性折返基础，而且能易化 EAD 引发 TdP 的开始。在兔左室楔形动作电位模型中使用 QT 延长药物能显著增加 TDR，心内膜或内膜下细胞的 EAD 活动能传导至 APD 更短的心肌细胞并产生新的动作电位，这一过程很有可能是通过电张力效应实现的。延长 APD 的药物，能够使起搏开始部位由心内膜变为心外膜，去极和复极顺序发生变化，TDR 增加，从而促进 2 相 EAD 的跨壁传导及期前收缩的发生。

　　由于 T 波标志着心室复极的跨壁离散，起自复极时间短的心肌细胞（如心外膜细胞）的新动作电位体现为出现在 T 波降肢上的期前收缩，即 RonT 现象。临床上可以观察到，引发 TdP 的 RonT 期前收缩与之前的 QRS 波群主波方向相反，这提示 RonT 期前收缩可能起自心外膜。当然，TDR 增加引起折返激动也是 RonT 期前收缩诱发 TdP 的机制之一。我们利用兔右室楔形动作电位模型来验证 TDR 对 RonT 期前收缩的作用。由于右室壁厚度远小于左室，应用 I_{kr} 阻断剂引起 QT 间期延长，但并不能显著增加 TDR。尽管动作电位 2 相频繁出现 EAD 电活动，但并没有出现 RonT 期前收缩。因此，TdP 可能仅发生在左心室。

　　总之，LQTS 诱发 TdP 依赖于两个先决条件：EAD 的出现以及 TDR 增加，前者是 TdP 的触发因素，而后者可以易化 EAD 的传导，并以功能性折返激动来维持 TdP。

（陶　军　译　方丕华　校）

　　摘自 Ramarao S. Lankipalli, Tiangang Zhu, Donling Guo. Journal of Electrocardiology, 2005, 38：69 －73.

 基因突变与心律失常

电压门控性钠通道是心肌细胞快速除极即心脏兴奋的主要因素。钠通道激活引发细胞膜除极后迅速失活，钠电流关闭。随后由钾外流引发细胞膜复极，同时钠通道恢复至静息状态以便再次开放引发下一次动作电位。这种不连续的钠通道开放和关闭的持续时间对于正常的心肌兴奋收缩偶联和心脏收缩过程以及随之产生正常的收缩压和心室充盈非常重要。钠通道突变则导致心脏电信号传导必需的时间被扰乱，因而能够造成猝死。

一、钠通道基因突变增加心律失常的易感性

编码心肌钠通道 α 亚基的 *SCN5A* 基因突变与许多心律失常有关，包括长 QT 综合征（LQTs）、Brugada 综合征（RrS）、孤立性心脏传导异常（ICCD）、病态窦房结综合征或合并存在以上多个综合征（图 12 - 30 - 1）。

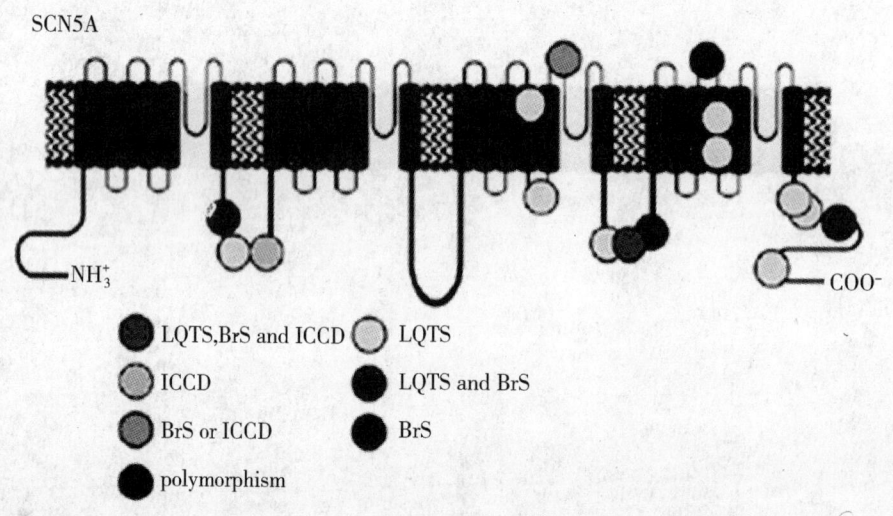

图 12 - 30 - 1 钠通道突变与心律失常

图示电压门控性钠通道突变分别导致 LQTs、BrS、ICCD 或混合性病变的突变位点

Brugada 综合征表现为心电图右胸导联 ST 段抬高和右束支阻滞，与 Brugada 综合征有关的 *SCN5A* 基因突变均为钠通道"功能缺失"性突变。例如，发生在钠通道 D Ⅲ P 段的 R1432G 突变导致钠电流消失，T1620M 突变使钠通道失活加快且从失活状态恢复减慢；C 末端突变使钠通道稳态失活曲线移向更负的膜电位从而钠通道利用率降低。关于 Brugada 综合征的发生机制有两种观点：一种认为，钠通道功能缺失选择性促进有大量复极钾电流的心外膜复极，心外膜动作电位平台期消失，患者心电图 ST 段抬高即为动作电位平台期弥散的表现。另一种认为，Brugada 综合征的心电图表现是由于钠通道功能丧失，通道激活曲线向除极方向偏移导致传导极度减慢，部分区域的心肌细胞已经开始复极，而部分心肌细胞仍在除极造成。

长 QT 综合征表现为 QT 间期延长和易于发生多形性室性心动过速，部分由于 *SCN5A* "功能增强"性突变，例如钠通道 Ⅲ~Ⅳ 链接子残基 3 缺失（ΔKPQ）和 C 末端 E1784K 和 Ⅰ1768V 突变，导致在动作电位时程中激发一个小的持续电流从而使复极时间延长造成。遗传性长 QT 综合征主要是常染色体

显性遗传，少数为常染色体隐性遗传，但常常表型更严重。

二、钠通道基因突变影响药物治疗效果

钠通道阻滞剂被广泛用于治疗快速性心律失常，但由于钠通道阻滞剂具有复杂的药理效应和不可预知的毒副作用，甚至诱发严重的心律失常，因此，评价钠通道阻滞剂对动作电位的影响，尤其是存在基因突变时对离子通道动力学的影响变得非常困难。例如，有研究显示钠通道阻滞剂氟卡胺能够缩短由钠通道突变引起的 LQT3 的 QT 间期，但氟卡胺用于有诱因的 Brugada 综合征患者却能诱发 ST 段抬高。因此，氟卡胺用于 LQT3 具有治疗作用，用于 Brugada 综合征时是一种诊断手段。某些情况下，隐性 LQT3 综合征患者应用氟卡胺能够激发 Brugada 综合征的表现（ST 段抬高）。因此，合理应用氟卡胺对 LQT3 和 Brugada 综合征相关的突变可以进行鉴别和治疗。

三、研究基因突变和药物作用的方法

目前，研究基因突变和药理学效应之间关系的方法多基于功能水平：基因、细胞和系统。但心律失常是一种综合性的紊乱状态，普通单水平的方法常无法揭示基因突变如何影响蛋白质的功能，进而通过复杂的反应和细胞行为导致细胞电学失同步和组织水平的致心律失常效应，最终导致心肌细胞收缩协调性丧失。能够将基因和系统行为衔接起来的唯一方法就是转基因动物。但由于小鼠与人的心脏生理具有巨大的差异，一些在人类中发现的疾病表型很难复制，且小鼠的基因突变也可能表现出非常复杂的表型，使分析变得非常困难。

其他的技术包括基因克隆、细胞培养和蛋白质表达，但如果用简化的方法研究人蛋白质的功能，在组织和系统水平结合动物实验则更能接近人的心脏生理。与之相补充的方法就是离子通道模拟技术，即以单系统中得到的实验数据建立模型，用高仿真的计算机技术模拟离子通道的动力学。模型可以帮助识别当一个组分不能产生一种行为时的后果，推测缺失组分的性质，从而再用实验去证实；模型也可以用于检测变异，如突变和药物如何影响系统的行为（图 12 - 30 - 2）；还可以在保持系统参数和内在相互作用特征的情况下繁殖这种突变的个体。将上述方法相结合可以准确揭示心律失常的起源，如心律失常的触发机制，或在复杂的细胞和组织环境中找到导致心律失常的特异性成分；对模型的理论研究还能够揭示突变导致的细胞水平的异常，某些情况下，通过计算机模拟心电图还可以将这些细胞学行为和预测的体表心电图结合起来研究。这些方法使心律失常的发生机制易于理解，若结合电生理、

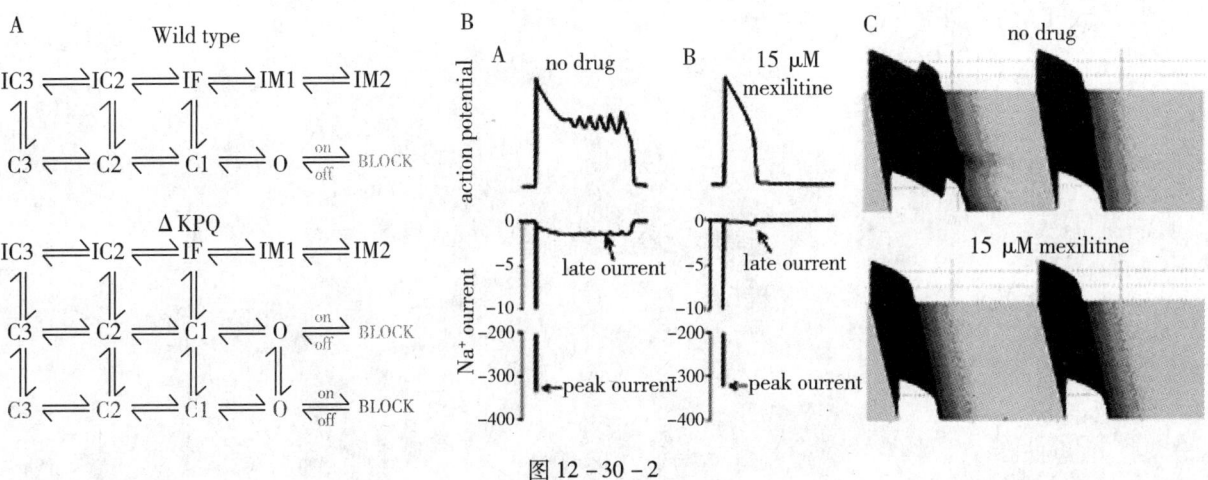

图 12 - 30 - 2

A. 钠通道 ΔKPQ 突变导致复杂的药理效应并降低药物作用效果。图示钠通道开放药物 mexilitine 与野生型和 ΔKPQ 突变的钠通道结合的 Markov 模型简化图。B. 模拟钠通道 ΔKPQ 突变时 mexilitine 对心室肌细胞动作电位的作用效果。小剂量的 mexilitine 通过阻断由 ΔKPQ 突变导致的晚钠电流使后除极消除动作电位形态恢复正常。C. 模拟 mexilitine 对局部包含 ΔKPQ 突变心肌的药理效应。

遗传学、分子生物学、细胞生理、药理和其他方法，对于阐明各种离子通道缺陷导致的临床综合征的发生机制具有重要价值。

（冉玉琴 译 方丕华 校）

摘自 Zheng I. Zhu. Journal of Electrocardiology 2007，40：S47 - S50.

 心肌病新的定义和分类

自 1995 年世界卫生组织（WHO）/国际心脏病学联合会（ISFC）心肌病分类出台以来，心肌病的相关研究取得了显著进展，特别是心肌病和心律失常分子遗传学领域取得了突破性进展，一些心肌病和致命性心律失常的病因已经明确。为此美国心脏病协会（AHA）根据近 10 年心肌病和心律失常领域的研究新进展，于 2006 年 3 月提出心肌病新的定义和分类。

心肌病常伴随心脏功能异常，可以是机械的即收缩或舒张功能异常，也可以是原发性心电疾病易发生致命性心律失常。离子通道病（如长 QT 综合征、Brugada 综合征和儿茶酚胺介导的心动过速等）就是原发性心电疾病，无组织病理解剖异常，导致心律失常的异常病理基础是心肌细胞离子通道的功能或表达异常，在常规的无创性影像检查、心肌活检、甚至尸检都未发现这些患者发生结构性病理改变。但最近的研究表明离子通道突变除引起心电紊乱外，亦会导致生物力学特性及蛋白质结构的改变，从而导致离子通道水平的心肌细胞发生器质性病理改变，如 SCN5A 基因突变可导致扩张性心肌病。因此，2006 年由美国心脏协会（AHA）起草的关于"心肌病的最新定义和分类"的科学陈述把离子通道病归到了心肌病中。

与原定义及分类法比较，新的定义和分类克服了单纯从解剖形态学分类的局限性，而是从全新的视角，即从分子遗传学角度全面理解心肌病的发病机制，首次将离子通道病列入原发性心肌病范围。

心肌病是一组异质性心肌疾病，由各种不同原因（大多为遗传性原因）引起，伴有心肌机械或电活动障碍，常表现为不适当的心室肥厚或扩张，可导致心律失常甚至心脏性猝死或心功能衰竭，该病可局限于心脏本身，亦可为全身系统性疾病的心脏表现。

新定义将原发性心电活动异常所致疾病归入心肌病范畴，离子通道病（长 QT 综合征、Brugada 综合征和儿茶酚胺介导的心动过速等）是原发的心电疾病，没有明显的组织病理学异常，心律失常发生的分子病理基础局限在心肌细胞上。编码离子通道或调节离子转运的蛋白质的基因突变改变了细胞膜上钠、钾、钙等离子通道的生物物理学性质和蛋白质结构，引起离子通道构型异常或表达水平异常，因此，将其归结于心肌病的范畴是有科学依据的。

新定义明确指出由其他心血管疾病引起的心肌病理改变不包括在心肌病范畴，如心脏瓣膜病、高血压性心脏病、先天性心脏病、冠心病等所致心肌病变，亦不包括心肌或心腔内肿瘤。不建议使用"缺血性心肌病"这一命名，心肌病的分类亦不包括它。

新的分类法基于疾病受累器官的不同将心肌病分为两大类，即原发性心肌病和继发性心肌病。原发性心肌病是指病变仅局限在心肌，根据发病机制，原发性心肌病又分为遗传性、混合性及获得性三种。遗传性心肌病包括肥厚性心肌病、致心律失常性右室心肌病、左室致密化不全、线粒体肌病和离子通道病等。混合性心肌病包括扩张性心肌病和限制性心肌病。获得性心肌病包括炎症性心肌病、应激性心肌病、围生性心肌病、心动过速性心肌病、酒精性心肌病等。继发性心肌病是指心肌的病变是全身多器官病变的一部分，心脏受累的程度变化很大，包括淀粉样变性心肌病、糖尿病性心肌病、糖原蓄积所致的心肌病、脚气病性心肌病和肿瘤放化疗并发心肌损伤等。

大约有 50% 的肥厚性心肌病（HCM）患者显示出家族遗传性，由基因突变造成的肌节功能异常是引发 HCM 的主要原因。在家族遗传性 HCM 患者中已发现在肌小节中至少有 10 个基因的异常，包括：β 肌球蛋白重链、肌钙蛋白 T、α-原肌球蛋白、肌球结合蛋白-C、调节性肌球蛋白轻链、肌钙蛋白 I、α-肌动蛋白等。已经证明肥厚型心肌病是一种常染色体显性遗传的家族遗传性疾病，为肌力产生障碍的原发性肌原纤维疾病，由于编码收缩蛋白的基因缺陷所致，如 β 肌球蛋白重链基因、肌球蛋白

连接蛋白和肌钙蛋白 T、肌钙蛋白 I，异常蛋白造成舒张期肌丝的松弛受损。

近年来研究发现 30% ~50% 的扩张型心肌病为家族遗传性疾病，常伴有骨骼肌和神经肌肉病变。家族性扩张型心肌病（无论是常染色体遗传还是 X 连锁遗传）基因缺陷为编码蛋白的基因突变如营养障碍基因、肌糖蛋白（sarcoglycan）和核纤层蛋白基因（1amin A/C）。由于所有细胞骨架蛋白均与肌肉收缩力的传递有关，家族性扩张型心肌病被认为是一种细胞骨架疾病。

致心律失常性右室心肌病（ARVC），一种常染色体显性或隐性疾病，已经发现编码桥粒斑蛋白、盘状球蛋白、plakophilin2、桥粒核心糖蛋白 2 和桥粒糖蛋白 2、雷诺丁受体 2 及转化生长因子（TGF）β₃ 的基因突变。右心室的变薄、扩张为桥粒断裂、细胞损伤和纤维脂肪组织替代的结果，部分病例可能与心肌细胞凋亡有关。

大部分长 QT 综合征和短 QT 综合征为钾离子通道病，Brugada 综合征和 Lenegre 病为钠离子通道病（SNC5A），儿茶酚胺依赖性室性心动过速为雷诺丁受体 2 突变，雷诺丁受体 2 控制钙离子自肌质网中的释放。除 Lenegre 病为累及特殊传导系统的心肌病外，所有这些综合征的心脏结构均正常，易发生细胞膜电不稳定，引起致命性心律失常。

总之，心肌病的概念中纳入了一大类遗传性心肌病，不仅包括了先前发现的有明显形态学异常的心脏病，还包括了新近发现的表现为原发性心律失常，而无结构改变的疾病。而在此之前，这类疾病一般划分在心律失常的范畴。不断有证据表明，这些"原发性电紊乱"心肌病常常与"传统的结构性"心肌病交错在一起。因此，心肌病的最新定义和分类更科学和合理。尽管科学家对最新分类方法仍持有不同意见，但相信随着分子遗传学的不断进展，心肌病的分类方法会更加完善，并为临床医学接受和认可。

（滕思勇 译 方丕华 校）

摘自 Domenico Corrado，et al. Journal of Electrocardiology，2005，38：81 –87.

 **室性心律失常流行病学改变**

一个世纪前，科学家就认识到心室颤动是多数心脏性猝死的原因。时至今天，室性心动过速仍然是导致死亡的重要原因，但室性心律失常所致死亡的发病率并不十分清楚。据美国心脏协会统计数据表明：①2004年，美国发生31万例心脏性猝死；②北美每年院外心脏猝死的发生率为55/10000人，即约166200人；③大约2/3的心脏猝死患者无明显器质性心脏病；④急救医疗服务机构救治的20岁以上人群院外心脏猝死发生率约36～81/100000人，其中20%～38%最初记录到室性心律失常。调查发现，近数十年来室性心律失常导致的死亡发生率有所减少，但在一些年轻人群的发生率则稍增加。

一、室性异位激动

研究发现，发生在收缩末期或T波内的所谓的易损期的局部短暂的电活动可诱发室性异位搏动，而R波出现在T波降肢易导致室性异位激动和猝死。因此认为室性异位激动特别是频发室性期前收缩、成对室早和非持续性室速可导致死亡，但实际上无症状性室性心律失常在健康人群并不少见。Hill等报道接受美国空军训练的122043名相对年轻、健康人群，心电图检查中室性期前收缩的发生率为0.78%。Chiang等在5129名社区人群中发现有3.6%的个体有室性期前收缩。Framingham研究中无明确冠心病患者记录1h心电图，33%个体记录到室性期前收缩。不论有无冠心病，中年男性监测6h发现有62%患者记录到无症状性室性心律失常。

室性心律失常发生率与年龄和性别明显相关。Hill等发现，16～19岁室性异位搏动的发生率为0.47%，45～49岁则为1.91%。Tecumseh研究显示，16～29岁室性异位搏动的发生率为1.4%，60～69岁人群的发生率则增加至10.7%。2.9%女性记录到室性早搏，而男性为4.4%。值得注意的是，室上性早搏的发生率同样与年龄有关，但性别间无差异。

二、冠心病和室性异位搏动

室性心律失常和冠心病密切相关。室性期前收缩在冠心病患者特别是男性更多见，然而其与年龄增加的关系更加明显。Framingham研究中，频发室性期前收缩或复杂室性异位搏动（多形室早、成对室早、非持续性室速和RonT室早）与冠心病相关。冠心病患者室早的发生率为58%，而无冠心病者为33%。室早人群15.8%有冠心病，而无室早患者仅5%有冠心病。GISSI研究中64%患者出现心律失常，同未溶栓时代的研究如MPIP和BBHAT试验相比，发生率有所降低。GISSI研究中非持续性室速的发生率为6.8%，远低于MPIP研究中的11.3%和Cats等报道的19.5%。

三、室性心律失常相关性死亡

防治室性心律失常相关性死亡至关重要，因为它是常见的猝死原因之一，常发生在壮年时期的无明显基础心脏患者群，难以预测，如能迅速终止室性心律失常，患者大多预后良好。记录到室性心动过速或室颤导致心脏停搏预示室性心律失常相关性死亡。从1980至2000年，室颤的年发生率在美国下降了56%，在男性和女性分别下降57%和51%，男性发生率显著高于女性。心室颤动所致心脏骤停在黑人和白人明显降低，但在亚洲/太平洋岛屿居民则不明显。心搏停止和无脉性电活动的发生率在这一时期并没有明显降低。欧洲城镇居民心室颤动所致心脏骤停发生率同样下降。从1994年到1999年，赫尔辛基院外室颤的发生率减少了48%。

致命性室颤常迅速蜕变成心搏停止或无脉性电活动。因而，如记录时间较晚常不能准确反映最初的心律失常类型，用记录到室颤作为考虑室性心律失常相关性死亡可能导致漏诊。Holmberg 等发现心脏猝停患者最初记录的心电图 43% 为室颤，但估计 60% ~70% 患者发病的最初心律为室颤。

心脏骤停可作为估计室性心律失常相关性死亡的替代指标。原发心脏骤停的年发病率为 41 ~91/100000 人。美国在 2000 年时为 91/100000，较 1980 年下降了 34%。然而，Chugh 等利用医疗急救系统（EMS）的数据显示用心脏性猝死或心脏骤停反映室性心律失常相关性死亡仍可能低估了发病率。该研究中心脏性猝死定义为，出现症状后 1h 内死亡或曾在 24h 内被看到无症状存活。结果显示，心脏性猝死的年发生率为 53/100000 人。35 岁以上人群中，35 ~44 岁人群的发病率最低，而 75 ~84 岁年龄段人群发病率最高。

为了评估整个国家的趋势，美国 CDC 分类统计 1999 年心脏疾病死亡。结果显示，1999 年共有728743 名患者死于心脏疾病，其中 462340 例死于心脏性猝死，120244 例发生在急诊或就诊途中，341780 例死于院外。同男性相比，女性心脏性死亡总人数和院外死亡人数多些，但急诊或就诊途中死亡人数较男性少。心脏性猝死占 35 ~44 岁心脏疾病死亡人数的 75.4%。院外心脏疾病死亡随年龄增长而增加，0 ~4 岁为 5.8%，85 岁以上人群则增加到 61%。心脏性猝死占心脏疾病死亡总数，白人为63.7%，黑人为 62.3%，阿拉斯加土著印第安人为 59.8%，环太平洋岛民为 55.8%，西班牙人为54.2%。白人院外死亡发生的比例最高，黑人在急诊和就诊途中发生的死亡比例最高。心脏性猝死与年龄显著相关，年龄调整后总死亡的发生率为 175.4/100000 人。年龄调整后黑人发病率最高，其次为白人。统计表明，心脏性猝死在 1989 至 1998 年的发病率下降。除了阿拉斯加土著印第安人女性外，其他种族女性和所有种族男性的发病率均下降。经年龄调整后心脏性猝死的发生率在 10 年内下降了 8.3%。

四、室性心动过速性死亡与冠心病的关系

统计分析表明 70% 心脏性猝死由冠心病导致，因此大部分室性心动过速性死亡可能与冠心病有关。Chugh 等研究证实心脏性猝死患者尸检发现 76% 患者有冠心病。Bunch 等发现，大部分院外室颤性猝停由冠心病导致，而且院外室颤性猝停的减少亦是因冠心病相关性室颤的减少。

Framingham 研究显示，冠心病相关的室性心动过速性死亡有所降低。该研究将 40 ~79 岁人群分为1950 ~1969 年、1970 ~1979 年、1980 ~1989 年、1990 ~1999 年四个时期。结果显示，冠心病总死亡率降低了 59%，心脏性猝死降低了 49%，非突发性心源性死亡降低了 64%。大约半数心脏性猝死患者无冠心病或心力衰竭病史。1950 ~1969 和 1990 ~1999 组室性心律失常性死亡的降低与危险因素的改变密切相关。高血压发病率从 48% 降至 38%，收缩压从 140 降至 130mmHg，高血压控制率从 7% 增加至20%，胆固醇从 241mg/dl 降至 207mg/dl，吸烟率从 44% 降至 27%。但糖尿病发病率从 3% 升高至8%，体重指数从 26.1kg/m^2 增加至 26.9 kg/m^2，年龄从 56 岁增加至 60 岁，男性比例从 44% 增加至47%。这可能是高血压、胆固醇和吸烟的控制减少了冠心病致命性室性心律失常和其他原因的死亡。并且这些有益作用超过了糖尿病、肥胖和老龄化等增加的不利影响。

Framingham 研究中，心脏性猝死患者在 1950 ~1969 组危险因素更多。从 1950 ~1969 年到 1990 ~1999 年龄段，心脏性猝死患者年龄、糖尿病患病率和体重指数均增加，而平均血压、高血压患病率、胆固醇水平均下降。从 1990 到 1999 年，无冠心病或心力衰竭病史患者心脏性猝死风险降低了 39%，提示一级预防可降低室性心动过速所致死亡。同期其他证据显示，二级预防降低了有冠心病和心力衰竭病史患者因室性心律失常性导致的心脏性猝死达 57%。

同 1950 ~1969 年相比，1990 ~1999 年心脏性猝死加上心血管事件复苏失败死亡减少了 38%，比单纯计算心脏性猝死减少 49% 要低一些。这提示更有效的复苏方法减少了室性心律失常导致的死亡。

五、减少室性快速心律失常性死亡的方法

大部分快速性室性心律失常所致死亡与冠心病有关，死亡的减少主要是由于冠心病相关死亡的减

少。Framingham 研究显示，过去 50 年快速室性心律失常性死亡的减少反映了冠心病死亡率的降低。因不论有无冠心病史患者的死亡率均降低，因此死亡率的降低与一级和二级预防均有关。

Ford 等分析了各种冠心病如急性心肌梗死、不稳定心绞痛、心梗后二级预防、血管重建术后二级预防、慢性心绞痛、心力衰竭等的治疗，包括复苏、溶栓、直接血管成形术、冠脉旁路移植手术、β受体阻滞剂、ACEI、阿司匹林等。结果显示，从 1980 年到 2000 年，经年龄调整后的死亡率男性从 542.9/100000 降至 266.8/100000 人，女性从 263.3/100000 降至 134.4/100000 人，在 2000 年冠心病减少了 342745 例死亡。大约 47% 死亡率的降低归功于治疗，包括心肌梗死后二级治疗或血运重建、急性心肌梗死后和不稳定心绞痛的基础治疗、治疗心力衰竭、稳定型心绞痛的血运重建和其他治疗措施。44% 冠心病死亡的降低归功于危险因素的改变，包括总胆固醇、收缩压、吸烟率、静止活动等降低。该研究提示，传统冠心病危险因素的降低和循证医学治疗冠心病并发症减少了致命性快速室性心律失常的发生。

六、总结

室性心律失常对人群影响的研究集中在两个方面：无症状性室性异位搏动和心脏性猝死。尽管研究认为室性异位搏动可导致致命性快速室性心律失常，更多的证据显示它的危险性仍不确定。在无明确心脏病患者，室性异位搏动与未发现的心脏疾病相关，在多数个体并不引起不良后果。但在器质性心脏患者，室性异位搏动预示基础疾病更严重，预后更差。减少快速室性心律失常所致死亡需多方面努力如提高一级预防、治疗冠心病并发症和二级预防等。

（杨天伦　谢启应　摘译　方圱华　校）

摘译自 Kelley P. Anderson，FHRS，FACC. The Changing Epidemiology of Ventricular Arrhythmias. Cardiol Clin，2008，26：321－333.

 **特发性室性心动过速**

室性心动过速虽然最常见于有器质性心脏病的患者，但有10%的患者无明显的器质性心脏病，称之为特发性室性心动过速（IVT）。特发性VT与器质性心脏病导致的VT在治疗和预后方面都有着极大的区别。

对临床上未发现明显器质性心脏病证据的VT就可诊断为IVT。为发现这些器质性心脏病的证据，有时需要进行冠状动脉造影，而进一步的检查例如右室活检等很少进行。需要指出的是，随着心脏结构和功能评价技术的不断发展，检查技术分辨率不断提高到细胞和分子水平，使这类心律失常的各种可能的机制得到更深入的认识。例如，正电子发射体层成像已经被用于证实特发性VT患者存有功能上的自律性变化；I^{131}后碘苯甲基胍成像染色能够显示出某些表现为特发性VT的患者流出道区的异常。

特发性VT特异地表现为单形性室性心动过速。多形性室性心动过速和室颤在正常心脏中也可出现，但是其机制和预后与特发性VT都有不同。通常将特发性VT分为流出道特发性VT，左室特发性VT和自发性室性心动过速。

一、流出道特发性VT

绝大多数的特发性VT起源于流出道。典型的流出道区域包括肺动脉和三尖瓣间的右心室区，左心室基底部心内膜区及其内主动脉下的左室流出道，主动脉瓣尖，以及左室基底部的心外膜区。起源于这些部位的心动过速临床表现为频发的单形性室性期前收缩，非持续室性心动过速反复发作，持续性室性心动过速较少见。

根据Lerman等人的基础研究，延迟后除极（delayed afterdepolarization，DAD）介导的触发电活动是这些心律失常的机制。典型的DAD触发电活动由细胞内的钙超载介导。流出道特发性VT受儿茶酚胺类的刺激而频繁发作，导致细胞内环磷酸腺苷（cAMP）和钙离子浓度升高，因此，这种心律常可被快速刺激诱发，而不论有无异丙肾上腺素的输注。而且，这种对cAMP的依赖性很好地解释了这类心动过速对β受体阻断剂，钙通道阻断剂和腺苷的敏感性。

虽然流出道的解剖学范围相对狭小，但是来源于该区的心动过速的ECG表现非常多样，而且其ECG的形态往往可以预见，所以ECG是这类患者接受电生理检查前准确定位起源点的重要工具。明确起源的部位在治疗方案的制定以及对患者陈述相关风险时非常重要。

右室流出道（RV outflow tract，RVOT）特发性VT是最常见的流出道心动过速类型，约占所有流出道心动过速的75%。RVOT特发性VT特征性表现为左束支传导阻滞（left bundle branch block，LBBB）伴电轴右偏。多项研究证明12导联的ECG能够进一步对这些心动过速的起源定位。Jadonath等人将RVOT划分成九份，并根据R波的过度加上Ⅰ导联和aVL导联QRS的形态，以此从前往后区分RVOT的不同部位。前部在Ⅰ导联表现为Q波（Q波或qR波）而在aVL导联为QS波。后部在Ⅰ导联表现为R波，而心前导联QRS的由负向波转为正向波的过渡提前出现（在V$_3$导联R＞S）。所有患者在aVR导联都为QS。Dixit等进行了更为细致的观察，更加精确地从室间隔区到游离壁区分了RVOT型心动过速。与游离壁相比，来源于与其相对应的室间隔区的RVOT型心动过速在下壁导联显示出更高、更窄的单相R波。与室间隔区RVOT型心动过速不同，游离壁的RVOT特发性VT在下壁导联有切迹，而心前导联QRS主波由负向波到正向波的过渡较晚出现。对来源于RVOT上部的VT作进一步定位可以借助于Ⅰ导联QRS波的形态。后部的RVOT型心动过速主要表现为Ⅰ导联的正向QRS波，前部主要表现为负向，而介于两者间的表现为多形性QRS波。

来源于主动脉瓣区的特发性 VT 与源自 RVOT 和 LVOT 区的有相似的临床特征，但是 ECG 形态不尽相同。欧阳等指出，与来源于 RVOT 相比，源自主动脉瓣的 VT，其 V_1 导联和 V_2 导联的 R 波持续时间更长，R/S 波振幅的比值更大。除此以外，主动脉瓣 VT 心前导联的过渡更早，出现在 V_3 导联以前。虽然 VT 可以起源于右冠瓣和无冠瓣，但是多数情况下 VT 起源于左冠瓣，特别是左、右冠瓣的交界处。根据起源于主动脉瓣的不同，这类心动过速会出现右束支传导阻滞（right bundle branch block，RBBB）或 LBBB 的不同形态。Latif 等认为 I 导联和 V_1 导联的 QRS 形态有助于区分 VT 是起源于主动脉窦还是主动脉瓣二尖瓣交界处。起源于左冠状动脉瓣或主动脉瓣二尖瓣交界处的 VT 常在 I 导联出现终末 S 波。

极少数的（9% ~ 13%特发性 VT）流出道 VT 起源于心外膜的特定区域，病灶常出现在冠状静脉窦的近端。ECG 在提示心外膜的起源上也许有用。Tada 等发现，与右室或左室心内膜组相比，心外膜组 R 波的振幅在下壁的导联显著增加；I 导联显示为 rS 或 QS，而 aVL 导联 Q 波的振幅比 aVR 导联的大（比值 >1.4）。

综上所述，如果经过细心的分析，12 导联 ECG 在流出道特发性 VT 定位方面是一非常有力的工具，对这类心律失常的成功消融起着非常重要作用。

对流出道 VT 的处理包括药物治疗和导管消融。首次治疗方案的制定需根据 VT 发作的频率和临床症状的严重程度而定。大多数流出道心动过速都是由触发活动引起的，所以腺苷，维拉帕米，β 受体阻断剂和颈动脉窦按摩常常能有效地终止这类心动过速。慢性抑制性治疗常选用 β 受体阻断剂和钙通道阻断剂，无效者选用 I 类或 III 类抗心律失常药治疗往往有效。

有严重临床症状的患者，药物治疗常常是无效的。随着射频导管消融的迅速发展，对药物无效的特发性 VT 的成功率已超过 80%。在制定消融方案时，12 导联 ECG 用于心动过速起源的大体定位，进一步的定位包括心动过速的起搏标测和激动标测。当起搏标测点位于临床心律失常的起源位置时，ECG 能很好地模拟这种临床心律失常（12 个导联完全相同，包括切迹）。激动标测是另一心内膜标测方法，因为这些心律失常是受触发活动介导的，起源部位的电图一般先于体表 QRS 出现约 20ms。唯一一例外的是起源于主动脉瓣的特发性 VT，此处室早时的电位可提早于窦性心律 QRS 波 50ms。电 - 解剖的三维重建在导管标测中很有帮助，有助于起源位置的精确定位。如果不间断地进行三维重建，就能根据激动顺序将最早期起源处定位于一个极小的区域（ <5 mm ），典型病例，起搏标测与该区域应有很好的一致性。虽然对很多流出道心动过速的患者能够成功地消融，某些发生于心外膜的心动过速，不得不从心脏大静脉甚或用心包穿刺术进行消融。因为有可能发生冠脉的损伤，所以在对心外膜或主动脉窦消融前必须进行冠状动脉造影，但在主动脉瓣周围（包括瓣上和瓣下）的消融极少有冠脉损伤的报道。流出道 VT 消融的并发症很少见，主要包括 RBBB（1%）和心脏穿孔，后者可以导致心脏压塞。

大多数流出道 VT 的患者预后良好，然而，患者若伴有右室流出道频发室早则会进展为自发性室颤或多形性 VT。一般由罕见的偶联间期短的右室流出道频发室早引起的多形性 VT，对室早的成功消融有良好的预后。此外，频发的室性期前收缩可能会产生心动过速介导的伴左室功能失常的心肌病；经 VPC 消融后，左室功能也许能够恢复。

二、特发性左室室性心动过速（ILVT）

这类 ILVT 最常见的类型为维拉帕米敏感性心动过速。Zipes 等人在 1979 年首先对此进行描述，这种心动过速有以下三联征：①可以由心房刺激诱发；②RBBB 伴电轴左偏；③见于无器质性心脏病的患者。ILVT 患者典型的临床症状包括有心悸，疲劳以及昏厥前症状，昏厥和心脏性猝死极其罕见。持续的心动过速引起的心动过速性心肌病并不常见。大多数心动过速发生在静息状态下，故运动试验对这种心动过速评价并不可靠。

ILVT 的解剖学基础并不清楚，在心动过速发作时用心内膜激动标测经常发现 ILVT 起源于室间隔左室面下后部。Nakagawa 等最近发现先于普肯耶纤维电位的舒张晚期电位，并发现其更接近于左束支主干。然而，有研究表明，某些心动过速起源于假腱索，假腱索从左心室游离壁的下后部一直延伸到室间隔的基底部，切断假腱索或者对隔区肌腱附着点进行消融可以终止这种心动过速。

很多证据表明，局部折返是维拉帕米敏感性 ILVT 的主要机制。通过程序刺激心房或心室刺激能够诱发或终止心动过速，证明初始额外刺激的联律间期与初发的心动过速 QRS 存在反比关系，而且这种心动过速能够被拖带。Okumura 等对心动过速的环路的特点进行了更深入的研究，证实了在 RVOT（起搏点）与左室激动的最早部位间存在一个慢传导带。Tsuchiya 等将这一慢传导带进一步定位于舒张期晚电位（late diastolic potential，LDP）与普肯耶电位之间的间隔内。而且，LDP - 普肯耶电位间期变化先于 VT 周期长度的变化。另外，慢传导带的慢传导部分是钙离子通道依赖的，部分是钠离子通道抑制的，因为静脉注射维拉帕米和利多卡因能够延长心动过速周期长度，而这种延长完全归因于慢传导带传导的延长。慢传导带的入口被认为在左室间隔的基底部附近，与 LDP 位点相近。总之，折返的环路由位于 LDP 附近的入口，LDP 与普肯耶电位之间的慢传导带，以及位于普肯耶电位远端的出口共同组成。

因为 ILVT 的患者可有正常结构的心脏，所以 12 导联 ECG 在许多患者可以是正常的。与其左室起源相应，ILVT 时表现为右束支型，伴电轴左偏，并伴有一相对窄的 QRS 时程（一般不长于 140ms），以及大多数患者的 RS 间期短于 80ms，提示左后分支附近有折返出口存在。有一小部分的患者表现出右束支阻滞图形，额面电轴右偏，提示出口位于左前分支附近。因为相关的 QRS 较窄而且复杂，加上对维拉帕米的敏感性，ILVT 有时会与变异的室上性心动过速难以鉴别。

静脉注射维拉帕米能够有效地快速终止 VT，所以对于轻，中度患者，可用维拉帕米长期治疗。对那些症状较重，对药物治疗不耐受或不敏感的患者，应该考虑射频消融。很多方法可用于识别消融位点，包括起搏标测，激动标测，普肯耶电位的识别，和 LDP 的识别。无论起搏标测还是激动标测，成功消融靶点为心动过速或者起搏标测时较 QRS 出现提前 30 毫秒的激动波。值得注意的是，基于起搏标测（用于识别环路的出口）与激动标测（用于识别环路更近部位）的部位并不完全一致，因为 ILVT 的环路很大。另一成功消融的位点为一显著的高频普肯耶电位，位于心动过速中最早出现的心室激动之前；也可能远离最早的心室激动，对该部位进行消融可以终止 VT 并防止再次诱发；然而，该电位在 VT 中并不总能发现。最近的研究表明，对折返环中的 LDP 进行消融也能成功地终止 VT 而不复发。这些研究都有赖于心动过速的诱发，有时在电生理室难以做到。

与流出道 VT 相似，ILVT 患者的长期预后通常较好。然而如果患者的心动过速持续不断则有可能发展为心动过速性心肌病。

三、自发性室性心动过速

自发性 VT 也是肾上腺素或普萘洛尔敏感性的，患者年龄常小于 50 岁并易被运动诱发。自发性 VT 可发生于左右心的任何位置，但在某些区域更为常见，如二尖瓣环周围，乳头肌，希氏束旁，以及右室流出道。因此，ECG 可表现为 RBBB 或 LBBB，单形或多形 VT。然而必须认识到，这些非典型的特征（如非流出道）并不一定提示为器质性心脏病。尽管这种心律失常的潜在机制仍未得到详尽的阐明，其中某些类型被认为是由自律性引起的，因为能被运动和儿茶酚胺诱发，对 β 受体阻断剂敏感，而对钙通道阻断剂无反应，且不被程序性刺激诱发。

（钟敬泉 摘译 方丕华 校）

摘译自 Shuaib Latif, et al. Cardiol Clin, 2008, (26): 367 - 380.

 室性心动过速的基因治疗初现曙光

一、引言

尽管心脏病的诊断和治疗措施取得了明显的进步，但心脏骤停仍是发达国家常见的死亡原因。回顾分析这些心脏骤停的死亡病例，发现心脏骤停的最常见原因是室性心律失常，包括室性心动过速和心室颤动，电生理检查提示这类心律失常通常起源于心肌梗死边缘区。起源心肌梗死后瘢痕区的室性心动过速，是冠心病患者致死和致残的重要原因。药物对这类心律失常的治疗效果不确切，而 ICD 由于价格昂贵和技术原因限制了其在临床的应用，因此，应用基因疗法治疗心律失常是值得尝试的治疗方案。这篇综述将探讨制备心肌梗死后室速模型的方法和传递目的基因至心梗区域的方法，讨论利用 KCNH2 – G628S 突变基因治疗室性心动过速的实验结果。

二、猪瘢痕相关的室性心动过速模型

为了建立一个可靠的模型评价室速的治疗效果，研究者评价了几种心肌梗死模型建立的实验方案：冠状动脉内皮损伤、微球注入法、血凝块或者血栓灌流和球囊阻塞法。但良好的模型必须具备以下因素：心肌梗死区域稳定，室速的诱发条件可靠，心肌梗死相关动脉显影清晰并能作为随后基因传递的路径。为了使研究结果能够快速应用到临床，研究者选择了与人类解剖学类似的大型动物制备模型。应用球囊阻塞猪的前降支中段可以获得良好的心肌梗死动物模型。用于建立模型的实验动物必须健康，左室射血分数（LVEF）约 68% ± 3%，左室直径 2.7 ± 0.1 厘米，心内电生理检查不能诱发室速。心肌梗死模型建立以后，左室射血分数进行性下降，3 周后稳定在 42% ± 2%，左室直径 2.9 ± 0.2 厘米。第一周室速的诱发率为 0，第二周为 57%，第三周和第四周均为 100%。室速的波形和周长稳定，不随心肌梗死的时间改变。在窦性心律下，蓝网状大头电极在前间隔标测到电位延迟和低振幅的电信号；室性心动过速时，这一区域不断被激活，甚至横跨整个舒张期。这些电生理现象均提示前间隔是室速折返径路的中心区域，病理组织切片表明残存心肌细胞存在于纤维变性的瘢痕区，提示瘢痕区是室速的传导区域。

三、传递目的基因至猪心室肌细胞

瘢痕相关室速基因治疗的进展实际上是目的基因传递至心室肌细胞方法学的发展。这种方法学需要回答两个问题：最好的载体是什么？最好的传递方法是什么？目前，病毒是转移遗传物质至成熟或者有丝分裂后细胞的最有效载体。数篇文献报道了慢病毒可有效转移遗传物质至心肌细胞，其他病毒也有文献报道。而腺病毒（AD）和腺相关病毒尚未见成功报道。腺病毒易于包装和扩增，被广泛应用于短期转染的研究。腺病毒的主要问题是会诱导宿主强烈的免疫反应，被转移的目的基因仅在宿主细胞内表达 2~6 周，基于以上原因，腺病毒载体不能够用于长期研究。腺相关病毒可以使目的基因在多个器官和动物模型中长期表达。

目前有两种方法将基因载体转运至心肌细胞：将载体直接注射至心肌细胞或通过冠状动脉将载体灌注至心肌细胞。注射方法能够形成密集高度局限的基因转移区，但基因表达的范围大都局限于注射点周围 1~2 毫米的区域内。而通过冠脉灌注相对效率较低，却可以将目的基因转移到较大范围的心肌细胞中。

随着技术上的不断改进和突破，冠状动脉灌注法成为转运目的基因的有效方法。目的基因转移至

宿主细胞必须克服三道屏障：广泛分布于毛细血管的内皮细胞层屏障，微血管内皮细胞间屏障，是否在内皮细胞间停留足够时间并粘附于心肌细胞受体。为了进一步了解基因传递系统的特性，选择携带报告基因的腺病毒做为研究工具，腺病毒采用广泛应用的 Adβgal，即缺失 E_1，E_3 的重组腺病毒，编码大肠埃希菌 LacZ 在心肌的表达水平。

为了提高转移效率，有必要对动物模型采取预处理，包括口服 5 - 磷酸二酯酶抑制剂，冠脉内灌注血管内皮生长因子（VEGF）、硝酸甘油（TNG）和腺苷等。预处理后，将 $5 \times 10^9 \text{pfu/ml}$ 的 AD 溶解于 KB 液中，X - gal 染色结果表明左右室前间隔及前壁心肌细胞表达目的基因的比率为 34% ±3%。降低预处理溶液的组分（腺苷、VEGF 或 TNG）会降低基因转移效率，但增加任何一种成分的浓度并不能增加基因转移效率。同 1mmol/L 钙浓度相比，降低钙浓度可增加基因转移效率，钙离子浓度为 0.05mmol/L 时基因转移效率为 46% ±3%，但同基线钙浓度相比未显示统计学差异（$P = 0.02$）。

利用体内的静脉系统可显著提高基因的转移效率。通过心大静脉灌注病毒可明显提高基因转移效率，为 64% ±4%，优于从前降支灌注，两者差异有显著性（$P < 0.001$）。堵塞心大静脉后通过前降支灌注病毒，基因转移效率有升高趋势，为 45% ±4%（$P = 0.13$）。通过前降支和心大静脉同时灌注病毒可达到很好效果，基因转移效率增至 78% ±6%，目标区域达到最佳效果即高密度均匀的基因转移。目前，冠脉内灌注取得最佳基因转移效率的条件包括了预处理溶液在基因转移前 2 ~ 10 小时内应用，将腺苷、TNG、VEGF 制备鸡尾酒溶液，终浓度为腺苷 5mg/ml、TNG 250μg/ml，VEGF 0.5μg/ml，钙离子 0.05mmol/L。用鸡尾酒溶液同时灌注冠状动脉和静脉 3 分钟，然后用含有病毒的鸡尾酒溶液（不含 VEGF）灌注上述血管 2 分钟。采用上述方法，在心肌梗死室速动物模型中评价基因转移效率为 45% ±7%。

四、瘢痕相关室速的基因治疗

应用前降支/心大静脉同时灌注病毒的方法评价 15 只心肌梗死后瘢痕相关性室速动物模型的基因治疗效果。5 只动物接受编码 KCNH2 - G628S 的 AD，5 只动物模型接受编码 βgal 的 AD 作为阴性对照组，另 5 只动物模型不接受任何编码基因作为空白对照组。KCNH2 - G628S 对野生型 HERG 通道有负显性效应，抑制 IKr 电流。因此，KCNH2 - G628S 可降低或消除被感染心肌细胞的 I_{Kr}。目的基因转移 1 周后，所有编码 KCNH2 - G628S 的动物模型不再诱发持续性室性心律失常，而阴性及空白对照组均可反复诱发室性心动过速。KCNH2mRNA 的定量研究表明，表达 G628S 突变的动物模型在前间隔中部和后间隔 mRNA 水平分别较阴性对照组增加 2.7 ± 0.4 和 2.0 ± 0.7 倍，而梗死区外 mRNA 水平与对照组无差别。

为进一步明确目的基因的功能，应用蓝网状大头电极标测心内电位，测量心肌细胞的单相动作电位，膜片钳分析 G628S 的功能。在窦性心律下，表达 G628S 的动物模型同阴性和空白对照组相比，瘢痕区的低电位和分级激动顺序无变化，提示 G628S 并没有改变电传导。而表达 G628S 动物模型的细胞单相动作电位发生明显变化，前间隔心肌细胞的动作电位时程和有效不应期增加，在心脏其他部位则未发现明显变化。膜片钳分析经 MAP 确证表达 G628S 的心肌细胞，发现表达 G628S 的心肌细胞动作电位时程明显增加（G628S 937 ±117 ms，对照组为 592 ±69ms，$P < 0.01$）。

安全性是新治疗措施的核心内容，而评价心律失常治疗新措施的安全性，应首先明确该措施是否存在促心律失常作用。必须从目的基因表达区域，表达目的基因的心肌细胞或整个心脏组织，来寻找促心律失常的证据，甚至植入除颤器以检测或治疗可能自发的心律失常。结果是在任何一组动物模型均未记录到自发性心动过速。但在评价期间，可记录到频发室性期前收缩，他们可能起源于表达目的基因的心肌细胞。已有研究显示 KCNH2 - G628S 突变可引起长 QT 综合征，但 G628S 转基因动物模型的 QT 间期同转基因前和对照组相比并没有增加。心室 Burst 刺激也没有诱发心动过速，在体和离体记录心肌细胞单相动作电位没有发现后除极现象。最后，应用 PCR 技术并没有检测到心肌梗死区域以外的心肌细胞 KCNH2 - G628S 的表达。

五、结论

由于抗心律失常药物有致心律失常作用并增加了死亡率，而 ICD 只降低 EF < 35% 患者的死亡率，而且，最近 ICD 的功能障碍及召回事件以及 ICD 的昂贵花费也呼唤新的治疗方案。因此，心律失常的基因治疗成为一种可供选择的治疗方案，转入 KCNH2 - G628S 基因至心肌瘢痕区可完全消除室性心动过速。尽管研究者观察的实验动物模型样本量尚小，观察时间比较短，但实验结果为我们提供了进一步研究的动力和信心。结合前期房室结改良可降低室上性心动过速的心室率及转入 IK1 突变基因可模拟生物起搏器功能等基因治疗的成功例子，研究者认为基因治疗心律失常是有效的，建议深入研究。

基因治疗心律失常已初露曙光，但存在许多问题：如转入基因的不均匀，表达量难以控制，载体的毒性效应，基因导入非目的器官，宿主激发免疫反应等，相信随着分子生物学技术的发展，这些难题将逐渐被攻克，基因治疗必将造福广大的心律失常患者。

（滕思勇译　浦介麟校）

摘自 J. Kevin Donahue, et al. Journal of Electrocardiology, 2007, 40：S187 - S191.

 心力衰竭患者心律失常的电生理标测

一、心力衰竭动物模型中心律失常的标测

（一）传导异常与心律失常

室性心动过速是导致心力衰竭（心衰）患者猝死最常见的原因，这种室性心动过速大多数为折返机制所致。单向传导阻滞是折返必备条件，传导减慢是传导阻滞一个关键的因素。已有证据表明在非缺血性心肌病患者中，传导速度的减慢与传导阻滞和心律失常相关，但是这种联系仍然被认为是间接的。动物实验的一个最主要优点是能够准确测量左、右心室心内膜和心外膜的传导速度，并且测量结果与该部位的细胞和分子改变直接相关。在长期快速心室起搏的非缺血性心肌病的动物模型中发现，心衰时传导速度显著减慢。有趣的是，传导速度的减慢并不仅仅局限于左心室，同时也发生于右心室及左右心室的不同部位。这些结果与心肌梗死犬的模型结果不一致，在愈合的心肌梗死模型中，传导速度的减慢只局限于梗死区域周边的心外膜。

（二）心脏波长与心律失常

理论上，折返环路的波长或空间不应期的长度必须短于波阵面围绕折返环传播时的路径长度，折返才可能发生。已有研究发现与正常心脏相比，期前刺激可以导致心衰动物折返环路波长的缩短，一旦缩短到某个临界值，就很容易诱发持续性的室性心动过速。心衰时折返环路波长的缩短说明缓慢传导可能更安全，该结果与以前计算机模拟研究以及单层肌细胞研究的结果相一致。

（三）潜在的机制

1. 细胞与细胞之间耦联的改变　在有关传导速度减慢的细胞和分子机制研究中发现，快速心脏起搏的犬心衰模型中，左心室的缝隙连接蛋白43（Cx43）表达明显减少，而肌细胞的兴奋性以及细胞外基质纤维化的改变不明显。心衰时虽然总Cx43表达降低，但是两个心室的低磷酰基成分却明显增加。另外，心衰时蛋白质的定位亦发生改变。Cx43和闰盘蛋白、N-钙粘蛋白之间的共区域化明显下降，提示Cx43朝无缝隙连接部位移动。虽然Cx43蛋白到底具有多大的功能还不确定。但是心衰时冲动传导的各向异性无变化，表明单侧的Cx43很可能呈低或无功能状态。

2. 复极化异常与心律失常　既往膜片钳技术研究已经证实，心衰时心肌细胞的早期和晚期复极都会出现关键性的变化，主要表现为复极时钾离子电流的下调和细胞内Ca^{2+}转运障碍。但是，复极的改变和折返性心律失常的发生之间仍缺乏直接联系的证据。最近，有人利用光学动作电位标测技术来研究正常和心衰犬心脏各层面的复极改变及其在心衰时心律失常中的作用。正如所期望的一样，心衰时心肌各层的动作电位时间明显延长，与在单个独立心肌细胞和整体动物模型研究中的结果一致。然而，心衰时左心室部位的动作电位时间的延长并不呈均质性，心内膜层和中层的延长远远超过心外膜层。心衰时复极各向异性的增加导致了心律失常的发生。然而，心衰时因mRNA和蛋白表达降低所引起的肌质网Ca^{2+}-ATP酶的功能障碍是否会进一步促进心律失常的发生还不清楚。

二、心衰患者中心律失常的标测

传统的标测技术如拖带、激动标测和起搏标测是导管消融治疗心律失常的基石，然而，这些标测技术多局限于血流动力学稳定、持续的心律失常中。新的三维标测技术的发展极大地提高了心律失常的导管消融治疗，同时对合并有器质性心脏病和心衰的心律失常的介入治疗亦产生了影响。目前，最常用的三维标测系统是CARTO电-解剖接触标测和Ensite非接触标测系统。

CARTO 系统中的定位板置于检查床下，定位板有 3 个能发射体外低磁场的线圈。大头导管顶端有一个磁场感应器，当大头导管在感兴趣的心腔内膜移动时，感应器可以感知到每个磁场的强度，并因此记录到与每个线圈之间的空间距离，从而精确定位大头导管头端的空间位置。随着导管在心腔中连续移动，就可以构建心腔的三维几何结构图形。在每个解剖标测点，通过大头导管的头端电极可以同时记录单极和双极信号。因此，每个标测点的位置和电位均可同步得到记录并构建出三维标测。CARTO 标测可在窦性心律时进行基质电压的标测或心律失常发生时进行局部激动时间标测。

Ensite 非接触标测系统中的球囊位于感兴趣的心腔中，球囊导管外面包裹着多电极矩阵，根据 Laplacian 计算方法，从 3360 个虚拟电图中可以记录 64 个单极心内电图。先将颜色进行编码，然后根据等电势图来描述心内膜面的复极化情况。

（一）室上性心动过速

心衰患者中，室上速的治疗非常重要。消除了室上速，可以恢复房室同步，降低心室率从而改善血流动力学。已有研究证实，消除心动过速可以明显改善心动过速性心肌病患者的心功能。心衰患者最常见的室上速为心房扑动、心房颤动和房性心动过速。

1. 心房扑动和房性心动过速　逆钟向折返的心房扑动通常由大的折返环路引起，折返环都经过三尖瓣环和下腔静脉之间的峡部，峡部进行拖带就可以诊断，而不需要先进的标测技术。但是心衰患者往往合并有潜在的心脏疾病，其心房扑动多为非峡部依赖型或瘢痕型的非典型的房扑。由于非典型房扑的复杂性，如果不采用高级的标测系统，消融治疗通常非常困难。三维标测不仅可以识别房扑的折返环路，而且还可以减少 X 线曝光时间，确保消融线的完整性。左房的房扑可发生于肺静脉隔离时或隔离后，通常沿着二尖瓣环、左房顶部或环状消融线上的缝隙折返而形成。左房房扑的标测和消融是非常艰巨的任务，三维标测系统已经证实对其消融非常有帮助。

虽然传统的标测方法也可以指导房速的消融，但是高级标测系统非常有助于局灶性房速起源点的定位及导管的移动。另外，这些标测系统还可以对希氏束进行标记，以避免消融过程中对房室结的损伤。如果房速为间断性发作或不持续或多种心动过速同时存在，非接触性标测系统尤其有用。

2. 心房颤动　房颤是临床中最常见的持续性心律失常。最近的研究证实导管消融治疗房颤后，心衰患者的左室功能可明显得到改善。尽管目前对房颤的机制有了进一步的认识，但是许多患者中房颤的病因学仍然还不清楚。在一些患者中，房颤可能与位于肺静脉口或 Marshall 韧带、界嵴、上腔静脉等部位的触发灶发放的快速电脉冲有关。消除这些触发灶可终止房颤的发作，非接触标测系统已经成功地应用于定位这些触发灶。由于这些触发灶通常间断发放冲动，并快速驱动引起房颤，所以常规标测方法根本不可能实现定位。因此，虽然激动标测在房颤的消融过程中作用有限，但是在左房的三维构建、消融点的准确定位以及减少曝光时间中都起着非常重要的作用。

（二）室性心动过速

传统的标测技术和高级标测系统均可用于无器质性心脏病的特发性室速的治疗中。合并有左室功能不全的患者，室速通常有多个折返环并且多变，高级标测系统可以准确地定位室速的起源点并指导消融导管的移动，从而减少曝光时间。在室性期前收缩和非持续性室速的消融中，尤其是当这些异位搏动为间断和偶发时，高级标测系统亦很有帮助。实际上，接触和非接触标测技术与传统方法相结合，已成为心衰患者中持续性室速消融治疗的一个主要手段。在血流动力学不稳定的室速消融治疗中，非接触标测非常有用，因为它只需要记录一个或几个搏动就可以进行激动标测。对血流动力学不稳定的室速还可以在窦性心律下采用高级标测系统行基质标测和消融。根据电压标测定位心室的瘢痕区，然后对瘢痕带进行消融。

非缺血性心肌病（如扩张性心肌病、致心律失常性右室心肌病等）患者的室速通常有多个折返环路，可以起源于各个不同部位，包括心外膜。这种室速的消融非常有挑战性，高级标测系统在标测和消融中帮助很大，消融方法与上面介绍的方法相似。接触性三维标测系统结合传统的标测技术如拖带和起搏标测，也可以应用于经心包穿刺的心外膜消融中。

三、未来的方向

　　高级标测系统自问世后的几年中，使心律失常的介入治疗发生了革命性的变化，随着新技术的发展和广泛应用，未来前景一片光明。例如，最近采用接触性标测来计算房颤时心电图的主导频率，并用来指导房颤消融部位的确定。此外，新的影像模式的开发尤其是心电图影像让将来心衰患者中心律失常及其基质的标测充满希望。

（姚述远　译　方丕华　校）

摘自 Joseph G. Akar, et al. Journal of Electrocardiology, 2006, 39：19 - 23.

 **自主神经系统在心律失常作用的新观点**

心脏性猝死（SCD）是冠状动脉疾病及心肌梗死后患者死亡和致残的主要原因。心脏性猝死的发生有一定的昼夜节律，临床试验显示 β 受体阻断剂能显著降低心肌梗死后 SCD 的发生率。这些研究结果提示，心梗后室性心律失常的发生与交感神经活性有密切关系。外周神经在损伤后会发生瓦氏变性（Wallerian degeneration），随之出现神经鞘细胞增生和神经轴突的再生，造成交感神经分布增加。心肌梗死后交感神经分布增加使得交感神经密度增高，更容易发生心律失常。但是，这种神经再生假说缺乏直接的实验室证据以证实交感神经再生有致心律失常的作用。若干个研究可证实神经再生和心律失常之间的关系，并进一步在 SCD 动物模型中直接获取交感神经活性的记录。

一、心肌损伤和交感神经的再生

在鼠心梗模型中，利用 GAP43 或者酪氨酸羟化酶（TH）标记神经纤维，通过计算机形态测量学测定神经再生的活性和心梗后交感神经的分布。其中，神经再生时 GAP43 发生上调。心梗后 3 小时内 GAP43 的免疫反应增加，1 周之内神经再生最为明显，2 个月后逐渐下降。心肌梗死区附近 GAP43 显著高于远离梗死区；心外膜区高于心内膜区。统计学分析显示梗死后时间与是否累及心外膜决定了神经再生活性。TH 可进一步确定心肌中是否存在稳定的神经再分布。心梗后 TH 阳性的区域神经纤维密度增高，尤其在梗死区。通过 qRT-PCR 技术证实梗死区神经生长因子（NGF）、胰岛素样生长因子、白细胞抑素、转化生长因子 β_3、白介素 -1a 的 mRNA 明显上调。

在犬心梗模型中有类似结果。与对照组相比，心梗组在心梗后 3 天、1 周和 1 月时梗死区和非梗死区 GAP43 都明显增高，提示心梗能引发神经再生。梗死区 NGF 明显增高，是对照组 4 倍。梗死组梗死区和非梗死区心肌 NGF 的 mRNA 都较对照组均明显增高，分别是对照组的 5 倍及 2 倍，但梗死区要高于非梗死区。星状神经节（SG）中蛋白测定的结果与之相似。冠状窦和主动脉中血清 NGF 在心梗后立即增加，3.5 小时后达到峰值，从梗死后 3 天至 1 个月 NGF 含量较稳定。提示心梗后即刻局部心肌立即释放 NGF，之后触发 NGF 生成增加。

鼠和犬心梗模型的研究结果都显示，心肌梗死会导致心肌中的生长因子上调，尤其是 NGF。这种现象在心梗局部尤为明显。除了局部心肌外，SG 和血清中 NGF 也明显增高。后者使得梗死区和非梗死区的神经再生。而且，坏死区发生去神经化改变的同时，梗死周围神经纤维密度明显增高，使得梗死区心肌神经分布明显不均一。

二、神经再生长和室性心律失常

以往研究显示，心律失常患者的心室神经密度明显高于无心律失常病史患者。在犬模型中，结扎左前降支，消融房室结造成完全性房室阻滞后持续给予 NGF 灌注或持续阈值下电刺激左侧 SG 促进交感神经再生。与对照组相比，给予 NGF 可使交感神经密度增加 2 倍（33.2 ± 12.1 vs $16.6 \pm 1.3 \mu m/mm^2$），室性心律失常发生率增加 10 倍。在 9 只犬中有 4 只死于室颤。长期左侧 SG 电刺激可使交感神经密度增加 4 倍（93 ± 42 vs $26 \pm 16 \mu m/mm^2$），室速发生率明显增高（36 ± 6 次/天），在 6 只犬中有 4 只发生 SCD。两个研究都证实，心梗后交感神经密度与室性心律失常之间因果关系。我们以往的研究显示，在快速起搏导致心衰的犬中，左室交感神经密度增高，其中猝死犬的神经密度最高。

三、自主神经活性的改变

在 Jardine 等人的研究中，心肌梗死后心脏交感神经活性明显增加，且自发室颤事件可在阵发性神经活性增强时出现。Jung 等研究显示，星状神经节活性（SGNA）增强伴随着心率和血压增高。在我们研究中，多数室速发生都是继发于星状神经节活性增加。

四、左、右星状神经节功能的差别

（一）QT 间期和心律失常

我们分析了犬 QT 间期的变化以进一步证实左侧星状神经节刺激会增加死亡率。这些犬均被制成为心梗和房室阻滞模型。第一组左侧 SG 持续给予 NGF 灌注；第二组右侧 SG 持续给予 NGF 灌注；第三组不给予 NGF 灌注。结果显示，与第三组相比，第一组 QT 间期显著延长，第二组 QT 间期缩短。第二组犬中无一例发生 SCD，而第一组 9 只犬中有 4 只发生猝死。通过 ICD 长期监测两组犬心律失常情况显示，第一组犬心律失常是第二组的 10 倍。由此可见，左、右星状神经节对心律失常影响不同。

（二）β 受体的表达

除了 QT 间期外，β 受体的表达也有差异。在本研究中，我们对 β_1 和 β_3 受体免疫反应性进行定量。与无 NGF 灌注犬相比，NGF 灌注左侧 SG 的犬的 β_3 受体免疫反应显著增加，而 NGF 灌注右侧 SG 的 β_3 受体下降。各组之间 β_1 受体无显著差别。β 受体介导儿茶酚胺与心肌细胞之间作用。β_1 和 β_2 受体有致心律失常作用，阻滞其作用可降低 SCD 发生率。β_3 已知存在人和犬心肌细胞中，被高浓度儿茶酚胺激活。β_3 表达增加可抑制 β_1 和 β_2 受体作用。此外，β_3 受体激活后可调整细胞膜上 I_{ca-L}，I_{ks} 和 CI 等离子通道，抑制 I_{ks}，轻度延长豚鼠心室肌细胞动作电位。由于 β_1 和 β_2 受体不受影响，因此 β_3 受体上调可能与 QT 间期延长和致心律失常效应有关。这个假设还需要进一步证实。

五、结论

我们发现心脏交感神经有高度可塑性。除心梗和快速起搏外，射频消融、高胆固醇血症和干细胞移植均可导致交感神经再生和不均一的再分布。在病变心肌中同时存在去神经化和神经分布增加，使得在交感神经兴奋时心肌细胞电生理的各向异性增加，从而导致室性心律失常和 SCD。

（陈若函 译 方丕华 校）

摘自 LAN S. CHEN, et al. Journal of Cardiovascular Electrophysiology, 2007, 18（1）：123 – 127.

 持续性室性心动过速的药物治疗

持续室性心动过速（VT）或心室颤动（VF）是造成猝死的主要原因。尽管使用植入式心律转复除颤器（ICD），抗心律失常药物仍然发挥主导作用。

一、Ⅰ类抗心律失常药物

Ⅰ类药物（钠通道阻断剂）根据药物与通道作用动力学和阻滞强度的不同又可分为Ⅰa、Ⅰb和Ⅰc类。结合/解离时间常数 <1 秒者为Ⅰb类药物（利多卡因，美西律）；≥12 秒者为Ⅰc类药物（普罗帕酮，莫雷西嗪）；介于二者之间者为Ⅰa类药物（奎尼丁，普鲁卡因）。

大量数据表明，Ⅰ类药物可抑制室性期前收缩，也可诱发 VT/VF，使 CHF 恶化。因此，可用于 VT/VF 的短期治疗，或用于其他疗法（包括 ICD）治疗无效的患者。

二、Ⅱ类抗心律失常药物

Ⅱ类药物（β 受体阻断剂）可有效治疗 VT/VF，尤其是治疗右心室流出道 VT，可抑制快速交感神经兴奋引起的多形性 VT/VF。

Ⅱ类药物能有效减少猝死事件的发生，降低死亡率。其中具有 β_2 受体阻断且伴或不伴 α 受体阻断作用（卡维地洛）的效果明显优于选择性 β_1 受体阻断剂（美托洛尔，比索洛尔，阿替洛尔）。

卡维地洛是一个 β_1、β_2 和 α_1 受体阻断剂，大剂量时可阻断 $I_{Ca,L}$，I_{Ks}，I_{Kr}，减少 Ca^{2+}、Na^+ 的内流，减少 K^+ 的外流。通过 CAPRICORN 试验，在对 LVEF≤40% 和 MI 患者为期 1.3 年的研究中，卡维地洛将 VT/VF 发生率从 3.9% 降至 0.9%。

β 受体阻断剂有时会导致窦性心动过缓和房室传导阻滞，但发生率小于 1%，建议广泛使用。

三、Ⅲ类抗心律失常药物

Ⅲ类抗心律失常药物（钾通道阻断剂），包括 D，l-索他洛尔和 D-索他洛尔，多菲利特、阿齐利特与胺碘酮。

D，l-索他洛尔治疗室早的作用优于 β 受体阻滞剂，预防室早发生的作用与Ⅰa 类药物相似，并能有效预防 VT/VF 的发生，且不良反应较少。相比美托洛尔，D，l-索他洛尔可能会增加 VT/VF 的发生率。

D-索他洛尔是相对单纯的 I_{Kr} 阻断剂，可作为长期治疗药物使用。但 SWORD 研究证实，D-索他洛尔会增加心梗后 LVEF≤0.40 的患者的死亡率。

阿齐利特是双通道（I_{kr} 和 I_{Ks}）阻滞剂，同时还有较弱的阻断 $I_{Ca,L}$ 以及 α 和 β 受体阻断作用，这些特性使其不易诱发尖端扭转型室性心动过速，致心律失常作用小于 D-索他洛尔和 D，l-索他洛尔。在 Singer 等的研究中，建议每日使用剂量为 75~125mg。

胺碘酮是多通道阻滞剂，可表现出Ⅰ~Ⅳ类所有抗心律失常药物的电生理作用，尖端扭转型室速发生率较低（<1%）。许多研究表明，胺碘酮可有效降低猝死率和死亡率，但不良反应较多：甲状腺功能低下症（7.0%），甲状腺功能亢进症（1.4%），周围神经病变（0.5%），肺浸润（1.6%），心动过缓（2.4%），和肝功异常（1.0%）。

由于存在诱发尖端扭转型室性心动过速的风险，且索他洛尔、阿齐利特对预防猝死和全因死亡无效，而胺碘酮虽然能明显降低心脏病患者猝死和全因死亡风险，但不良反应较多，鉴于以上原因，Ⅲ

类抗心律失常药物只作为短期治疗药物，或不能选择其他治疗方法时，其中首选胺碘酮。

四、Ⅳ类抗心律失常药物

Ⅳ类药物（非二氢吡啶类钙通道阻滞剂，维拉帕米和地尔硫䓬）主要用于 Belhassen VT（左室间隔或维拉帕米敏感 VT），右心室流出道 VT，儿茶酚胺多形性 VT，以及急性心肌缺血尤其是冠状动脉痉挛引起的 VT。

Ⅳ类药物的不良反应罕见，偶有房室传导阻滞或皮疹。此外，左室功能降低的患者应用时可能引起心衰发作。

五、他汀类药物

HMG – CoA 还原酶抑制剂（他汀类药物）可降低血胆固醇水平，能显著减少冠心病事件，CHD 死亡率及试验人群的总死亡率，可用于特发性充血性心肌病和 CHF 的治疗。不良反应少见，偶有横纹肌溶解的副作用。

六、肾素 – 血管紧张素 – 醛固酮系统抑制剂

ACE 抑制剂，血管紧张素受体拮抗剂（ARBs）和醛固酮阻滞剂的抗心律失常作用主要体现在提高钾、镁浓度，抑制交感神经兴奋，可长期用于器质性心脏病患者的治疗。醛固酮阻滞剂可用于 NYHA Ⅲ ~ Ⅳ 级的患者或 VT/VF 的患者。

常见不良反应有：干咳（2.0%），低血压（1.6%），肾功能不全（0.9%），高血钾（0.4%）等。

七、地高辛

地高辛治疗 VT/VF 无效，并可能增加猝死率。如 VT/VF 患者需使用，注意将血清地高辛浓度控制在 0.9ng/ml 以下。

不良反应除猝死外，地高辛中毒也很常见。常见有：地高辛中毒（11.9%），室上性快速心律失常（2.5%），二或三度房室传导阻滞（1.2%）。

八、结论

Ⅰ类药物用于治疗和预防 VT/VF 会增加猝死率和死亡率，Ⅲ类药物对猝死率和总死亡率的影响不确定，Ⅳ类药物对猝死和全因死亡没有影响。因此，Ⅰ和Ⅲ类药物用于短期治疗、VT/VF 急性发作、或其他长期治疗无效（包括 ICD）的情况。其中不影响猝死率的Ⅲ类药物（D，l – 索他洛尔，胺碘酮）为首选。Ⅳ类药物适用于以下情况：作为一线治疗药用于 Belhassen VT 或冠状动脉痉挛引起的 VT/VF，β 受体阻滞剂治疗右心室流出道 VT 或儿茶酚胺敏感性多形性 VT 的辅助治疗。

β 受体阻断剂能治疗和预防 VT/VF，并能降低器质性心脏病患者的猝死和全因死亡率。有发生 VT/VF 倾向的患者多数应选择 β 受体阻断剂，其中卡维地洛效果较好。

他汀类药物、ACE 抑制剂、ARBs 和醛固酮阻滞剂具有延迟的、非直接的抗心律失常作用，并能明显降低器质性心脏病患者的猝死和全因死亡率。地高辛对治疗和预防 VT/VF 无效，其血药浓度应控制在 0.9ng/ml 以下。

（李 琳 摘译 张 澍 校）

摘译自 L. Brent Mitchell, Cardiol Clin, 2008, 26：405 – 418.

诊断急性冠脉综合征最佳的心电图导联

心电图是急诊室诊断可疑急性心肌梗死或不稳定心绞痛，即所谓急性冠脉综合征（ACS）非常重要的工具。对于 ACS 的诊断，并非所有的标准十二导联心电图表现都一样好。如果个别导联或几个导联的组合对于 ACS 的诊断价值等同于标准十二导联 ECG，那么对于院前或心电监护等无法获得十二导联 ECG、或者对于设计心电图诊断软件来说都是非常有意义的结果。

人工神经网络（ANNs）代表机器的一种学习功能并被广泛用于医疗实践中，通过对心电图图形分类，经过自动分析做出诊断。本文拟通过 ANNS 的方法论证标准心电图导联中哪一个或者哪几个导联的组合对于急诊 ACS 有最佳的预测价值。

一、方法

选择 Lund 大学附属医院急诊室 1997 年 7 月至 1999 年 3 月胸痛患者的第一次 ECG 记录。按照出院诊断心电图分为"ACS"或"非 ACS"两组。ACS 包括急性心肌梗死（AMI）和不稳定心绞痛，急性心肌梗死是根据 WHO 诊断标准；诊断不稳定心绞痛的参数包括缺血症状（胸痛 > 15 分钟，晕厥，急性心衰或肺水肿）同时至少合并下列一项证据：①ECG 变化—短暂或持续性 ST 段压低（≥1mm）和/或 T 波倒置（≥1mm）不伴有 Q 波加深或 R 波振幅下降，或者②生化指标—CK - MB 5 ~ 10μg/L 或 TnT 0.05 ~ 0.1μg/L。共入选 862 名患者，其中 ACS 患者 345 名，非 ACS 患者 517 名。非 ACS 患者中，稳定性心绞痛患者 123 名，疑似心绞痛患者 114 名，其余归为"其他诊断"。两组年龄分别为 69 ± 13 岁和 62 ± 18 岁；ACS 组男性 227 名，女性 118 名；非 ACS 组男性 291 名，女性 226 名。

1. 心电图 12 导联 ECG 采用电脑心电图机记录（Simens - Elema AB, Solna, Sweden），选择以下 12 个参数：QRS 时间与面积，Q 波宽度与振幅，R 波宽度与振幅，ST - J 振幅，ST 斜率，ST 段振幅的 2/8 与 3/8，直立与倒置 T 波的振幅。通过采用主成分分析的方法（PCA），最后每个导联选择 6 个测量值，共计 72 个数据输入网络。

2. 人工神经网络（ANN） 我们基于 Bagging 算法构建了神经网络集成进行 ACS 预测分级。选择 50 个集合数，按照 PCA 步骤 6 个主成分被作为连续性变量输入 ANN 中。使用 K - 折交叉验证用来评估最好的参数，K - 折交叉验证重复 N 次，总的验证结果以 N×K 的均值表示。为了评价神经网路集成的表现，使用外部交叉验证环路。数据随机分为 5 个数据集，每个数据集包括一个测试集，其余为训练集。外部交叉验证环路共重复 20 次，共产生 100 个测试集和训练集，总测试结果取 100 次测试值的均数。

3. 统计 选择 ROC 曲线下面积来评价神经网络的表现。使用排列检验法进行统计分析，$P < 0.05$ 被认为存在统计学意义。

二、结果

肢体导联中最好的是Ⅰ、Ⅲ和 aVL，ROC 曲线下面积分别为 71.1%，75.0% 和 75.5%。胸导联 V₂ 最好，ROC 曲线下面积为 74.3%，V₃ 与 V₆ 导联 ROC 曲线下面积均为 73.7%。Ⅲ和 aVL 联合得到的 ROC 曲线下面积为 78.9%。六个肢体导联任意两两组合得到的 ROC 曲线下面积相似，均值为 77.9%（74.5% ~ 78.9%）。最佳的三个导联组合是Ⅲ、aVL 和 V₂，所得 ROC 曲线下面积为 82%。全部 12 导联 ECG 的 ROC 曲线下面积为 80.5%。相对于传统 ECG 对 AMI 诊断敏感性为 24.3%，单一最佳及三个导联组合的诊断敏感性为 34.1%，对不稳定性心绞痛的诊断敏感性为 5.2%。

三、讨论

本研究结果显示 aVL 是表现最好的单一导联，6 个肢体导联与 V2（80.2%）或者 V_3（80.7%）导联的组合对于 ACS 的诊断价值同 12 导联 ECG（80.5%）相似。单一导联 Ⅲ、aVL 和 V_2，对于 ACS 的诊断准确度非常相似（80.5%）。提示这 3 个导联的组合可能包含了标准 12 导联 ECG 中所有预测 ACS 的信息。

我们的结论与那些仅集中研究 ST 段变化的结果有所不同。比如在我们的研究中 aVL 是诊断 ACS 单一导联中最佳的，可是在球囊血管成形术引起的缺血诊断中，aVL 导联 △ST 太小，难以用来检测心肌缺血。由于本研究只有一份 ECG 供分析，原来已经存在的而与目前缺血无关的 ECG 变化可能影响到 ACS 的诊断。

通过较少的心电图导联，使用多个心电图变量来检测心肌缺血尚未见文献报道过。我们研究发现 Ⅲ、aVL 和 V_2 三个导联的结合对于 ACS 的预测能力等同于 12 导联 ECG，原因可能在于除 ST 段外，我们还选择了 ECG 的其他测量值。本研究引用了神经网络的方法用来诊断 ACS，既往研究已经证实这种方法对于 ACS 和 AMI 非常有诊断价值，尽管入选人群规模相对较小，但我们确信选出的导联是有价值的。

四、临床应用

本研究结果有助于未来医疗决策支持系统（CDSS）的创建。选择导联 Ⅲ、aVL 和 V_2，再加上临床资料如胸痛史，血压等就可以构建一个基于神经网络的 CDSS，有利于对 ACS 的快速诊断。尤其适用于标准 12 导联 ECG 无法取得的情况下，如院前急救或远程医疗时。而在实际临床应用中，这个 CDSS 还应该包括能够检测 ST 段抬高型心肌梗死的 ANN 系统。由于本研究的 ECG 数据来自特定时间段里一个研究中心的部分患者，因此存在一定局限性，另外本文所收集的 ECG 数据来自 90 年代后期，对 AMI 和不稳定心绞痛的诊断标准与现在有一定差异。

五、结论

本文研究目的旨在比较不同 ECG 导联及不同导联组合所提供的信息量差异。研究发现 aVL 是诊断 ACS 最好的导联，导联 Ⅲ、aVL 和 V_2 联合对于 ACS 的预测准确度同全部 12 导联 ECG 相似。提示这 3 个导联的组合可能包含了标准 12 导联 ECG 中所有预测 ACS 的信息量。这些发现可能有助于 ECG 诊断软件的开发应用，尤其在无法获得 12 导联 ECG 情况下的应用。

（权薇薇 韦丙其 译 方丕华 校）

摘自 Michael Green, et al. Journal of Electrocardiology, 2007, 40：251 – 256.

 P波离散度增加预示着电转复后 房颤复发率增高

  同步电转复治疗房颤的初始成功率很高，但至少有一半的患者房颤复发。大约57%的房颤复发发生在电复律后30天之内。Akyurek和他的同事们证明房内传导阻滞是心房电重构的重要原因，可能是房颤发生和持续的原因。阵发性房颤患者窦房结冲动在心房内和心房间传导时间的延长和不同步传导发生几率增加。P波离散度（P-wave dispersion PWD）是指标准12导联心电图中最长P波时限与最短P波时限的差，P波离散度增加反应心房内和心房间传导的不同步性增加。Dilaveris，Tukek等认为40ms的P波离散度是区分阵发性房颤患者和对照组的一个标准（敏感度83%，特异度85%），Andrikopolous等也认为P波离散度大于40ms是特发性房颤患者的一个特点。Tukek和他的同事们发现心房大小正常的患者如果P波离散度增加会出现阵发性房颤，而心房增大的患者即使P波离散度增加也不会出现房颤，在阵发性房颤组P波离散度在62±12ms。我们期望确定在电转复后即刻获得的P波离散度是否能预测房颤复发。Manios等的研究表明心房的电生理属性在电转复后会发生改变。到目前为止P波离散度对持续性房颤电转复房颤复发的预测作用还不清楚。

  我们统计分析了从1999年10月到2002年7月所有因房颤进行过选择性心电转复的病例。成功地转复为窦性心律的持续性房颤患者也包括在我们的研究中，本研究未包括心电转复未成功的患者。我们在心电转复后的当天或第二天使用12导联心电图测量P波离散度。在放大镜的帮助下所有12导联的P波离散度都被测量出来，用最大的P波时限减去最小的P波时限，P波离散度大于或等于80毫秒都被认为是离散度增加。研究的时间限制在转复为窦性心律后的6个月。我们用患者的病例和心电图来判断房颤是否复发。组之间的差别用Student t进行检验，$P < 0.05$被认为有统计学意义。病例间的各种临床状况的差别（如高血压、糖尿病、阻塞性心衰、左房大小、左室射血分数等）用Logistic回归进行纠正。

  我们回顾分析了81个患者的病例。36个患者心电转复没有成功，余下的45例患者成功转复为窦性心律。这45例患者成为我们的研究对象。这45例中64%的患者房颤超过了6个月。所有的患者都是男性，这反映了这种病的病例构成。患者的平均年龄为：67.4±10年，最常见的并发症为高血压。

  讨论

  难治性房颤心电生理的不均一性是PWD值增大的前提，患者心电生理的不均一性使其易患房颤。有创性检查已经证明在难治性房颤患者心电生理的不均一性。在我们的系列研究中PWD值大于或等于80毫秒都是一个独立的导致房颤复发的危险因素。一些临床研究间接支持以PWD值增大为表现的不同源传导和传导延缓为房颤发生的危险因素。Ozer和他的同事们发现阵发性房颤组与无房颤组的区别是PWD值增大。Misier小组报道了一个非常有统计学意义的差别，这一差别是通过有创检查在有阵发性房颤的一小组病例的心房的不同位置测得的房颤间隔而获得的。几项不同研究的结果表明PWD值可能是变化的，甚至可能取决于电解质的水平。对通过12导联心电图测得的PWD增大目前还没有统一的值，但我们的研究结果倾向于使用一个较大的临界值，这样可以更准确地预测患者复发房颤的危险性。在我们的队列研究中，电转复后PWD值大于80毫秒的患者易于复发房颤。PWD值的测量简单而且是无创性的，这使得它能成为一个较理想的预测房颤复发的指标，但它缺乏精确评估的标准。回顾性的研究，样本量相对较小，研究的时间较短是本研究的缺点。我们使用的心电图纸的速度是25mm/ms，如果使用更快的速度，可能会获得更精确的结论。在本研究中，抗心律失常药物对PWD的影响不能排除。测PWD值时是否会受到不同观察者的影响还不能确定。在前面所提到的研究结果的基础上，

我们正在开始一项新的前瞻性研究。

结论

P波离散度增加可能预示着心房结构的改变。虽然我们的研究规模相对较小，但我们仍然能推测出 PWD 值大于 80ms 预示着心电转复后房颤复发的几率增大，我们还需要一项更大规模的前瞻性研究来进一步证实这一观点。

（龚丁旭 译 方丕华 校）

摘自 Christian Perzanowski, et al. Journal of Electrocardiology 2005, (38):43 –46.

 **心房颤动的神经基础**

此篇综述引用了最近的基础及临床研究结果，均显示心脏自主神经及神经节的靶向治疗抑制了房颤，且对心肌的损伤要小于目前应用的肺静脉隔离术。临床研究方面，1998 年，临床电生理学家发现大多数对于药物治疗和复律存在抵抗的阵发性房颤患者，在肺静脉的肌袖存在局灶的异位起源点，因而产生了应用射频消融将肺静脉与左心房隔离的治疗策略，到目前为止，这种术式的成功率有限（70%~85%）。而对肺静脉口处神经结（丛）（ganglionated plexi，GP）的靶向治疗成为一种新的方法。一些临床报告提供的证据表明这种新的术式可以增加对于阵发性房颤射频消融的成功率（91%~99%）。基础研究方面，一项包括体内和体外的动物实验为射频消融神经节（丛）终止房颤的方法积累了在机制上的证据。特别是 GP 末端释放的神经递质乙酰胆碱，可缩短心房肌和肺静脉肌袖的不应期。另外，神经兴奋所伴随的肾上腺素能神经递质的释放会动员过多钙内流，导致早期后除极和触发活动，特别是在肺静脉细胞。这些心脏局部神经节（丛）在药物抵抗的阵发性房颤的发生中扮演了重要角色，对于神经节丛的靶向性消融可在相当程度上增加终止这类房颤的手术成功率。

药物治疗无效的阵发性房颤的射频消融始于上世纪末 Bordeaux 研究组的具有突破性的发现。他们根据观察发现大多数阵发性房颤起源于肺静脉的异位局灶点。因而提出了消融的治疗策略，即通过在肺静脉口部节段性消融肺静脉与左心房连接处，使肺静脉与左心房达到电隔离。Pappone 采用了稍有不同的方法，用线性消融，并不一定完全隔离肺静脉，主要是改变心房的基质。

一、临床研究方法

在临床研究方面，通过在心内膜的射频消融隔离肺静脉来治疗药物抵抗性房颤的治疗策略已经应用了较长时间，因此可对其终止房颤的成功率进行评价。长期研究报道的成功率，从 70% 到 85% 不等。需要注意的是，一些研究强调肺静脉的电隔离对于手术的成功并非是必需的。的确，最近 Lemola 等说明肺静脉电隔离相对的成功率之所以在 80% 到 83%，是因为消融后围绕肺静脉的环状损伤区对独立于肺静脉之外机制有作用。这些作用机制包括对左房的分隔作用，消除房颤驱动的始发点和自主神经去神经化。这些机制中没有一个需要完全肺静脉隔离。因此，这些研究都对肺静脉完全隔离抑制房颤的作用产生质疑。

2004 年，有 2 个报道为另一种可能成功治疗局灶性、药物抵抗性房颤的方法提供了证据。在一个包括 26 例患者的小型研究中，Platt 等对包括交感及副交感神经的神经节（丛）进行了消融，这些神经节丛位于肺静脉与左房连接处。所有患者均未行电隔离术，结果显示，23 例达到消融终点，随访 6 个月，总成功率（89%）。在 23 例达到消融终点的患者中有 22 例（96%）随访中未出现房颤的复发。另一个较大样本的回顾性研究中，Pappone 等观察了 297 例环肺静脉消融的患者，对发生迷走反射（窦性心律减慢或房颤时心室率减慢）的 34% 患者在心房与每个肺静脉连接处的一些特殊点行射频消融。在 12 个月的随访中，那些未发生迷走反应的患者的成功率为 85%，而消融过程中引起迷走反射患者的成功率为 99%。据此作者得出结论：即术中出现迷走反射是肺静脉消融可能获得高成功率的重要标志。

另外一个术式是由 Nademanee 等发布的，即集中消融主要位于肺静脉－左房连接处以及房间隔的碎裂电位。消融有碎裂电位的区域后，1 年随访的成功率达 91%。有趣的是，最近 Lemery 等发现碎裂电位存在部位与神经节（丛）的位置存在空间上的一致性。

二、基础研究

为了探寻肺静脉异位起搏点这一独特作用的潜在机制，我们在正常犬心脏的初期试验显示：在心房不同部位，对处于心房不应期的心房肌给予高频刺激会诱发房颤。此效应可被 β 受体阻断剂减弱并可被阿托品消除，提示自主神经系统的关键作用。重要的是，诱发房颤的最低阈值的位置位于肺静脉的开口处。

我们假设神经节（丛）成簇的位于肺静脉－左房连接处的脂肪垫内，类似一个换能器，借此肺静脉内的异位局灶点或单发期前收缩可转化为房颤。在正常心脏犬的右上肺静脉给予多起搏刺激，房颤未被诱发；而当神经节（丛）被电活化后同样的起搏系统只需在右上肺静脉发放单个冲动即可诱发房颤。需要强调的是，此试验中的高频刺激（20 Hz，0.1 ms，0.7～7.0 V）没有引起心房激动，但是显示出迷走神经对于窦房结的优势效应，表现为心率减慢。高频刺激位于脂肪垫的神经节（丛）时，将利多卡因注射至脂肪垫阻止了房颤的诱发。因此，此项研究显示位于肺静脉－左房连接部神经节（丛）的活化可以作为肺静脉异位激动转化为房颤的基质。

作为我们最初理论的延伸，我们认为对神经元聚集位置（包括神经节（丛）和肺静脉－左房连接处，这些神经元提供对毗邻肺静脉的神经支配，包括副交感神经和交感神经）的激动活化，可诱发异常异位激动，这对起源于肺静脉的局灶性房颤有重要意义。在另一组试验中，取犬离体肺静脉，利用细胞内微电极记录到左上肺静脉肌袖部动作电位，随着高频刺激的电压幅度增加，复极 90% 的动作电位时程（APD90）显著缩短，阿托品和阿替洛尔可抑制这种变化。这些研究发现为乙酰胆碱诱导的，以动作电位时程缩短为特点的肺静脉局灶起源性房颤，以及早期后除极（可被肾上腺素能激动剂诱导）导致的触发活动诱发肺静脉局灶起源性房颤提供了一个基本的机制。

总之，从这些基础及临床研究中我们发现局部心脏自主神经在房颤的触发和维持中的作用需要进一步研究。不仅如此，我们还需要确定单纯对于神经节（丛）位点的靶向消融是否会得到更高（如95% 或者更高）的成功率，并且能够减少对正常心肌组织的损伤。

（李晓枫 译 方丕华 校）

摘自 Rory Childers. Journal of Electrocardiology，2006，39：174－179.

心房颤动心电图改变的电生理基础

　　1827 年，Robert Adams 首次提到"心房颤动"，他认为与二尖瓣狭窄有关。1913 年，Thomas Lewis 对房颤心电图特征作出了最完整的描述：P 波消失，代以形态、振幅、频率及重复性都不规律的颤动波，即小 f 波。而 F 波用于描述心房扑动。小 f 波最常见于 Ⅱ 和 V₁ 导联，其次是 Ⅲ 和 V₂ 导联，心房率在 320 ~ 520 bpm。f 波的可见性与心室率呈相反的改变，快速心室率见于运动、低氧血症、心衰、预激综合征、室性心动过速（如术后最初几个小时内）等。房颤时 RR 间期可规则或不规则，但并不以此特征作为诊断要点。f 波形态呈小驼峰（细颤）或稍高的尖峰（粗颤）状不等，其中小驼峰样的 f 波频率一般较快并且常见于慢性房颤。心率越快，RR 间期的变化越小。在 P 波或 f 波不可见的情况下，如在持续心室起搏时，房颤可被认为单纯的不规则心律。在传导系统受损或房室结不应期延长时可见心率减慢，一般为药物、增强的迷走神经反应等原因引起，尤其在急性下壁心肌梗死时常见。房颤时持续的快心室率（数周至数月）会导致心动过速性心肌病，但是平均心率小于 120 bpm 时一般不会。在心电图上，心率控制的"终点"心电图表现为最长的 RR 间期相等，出现交界性逸搏，开始为单发随后呈连续规律性的；或者出现三度房室阻滞。房颤时需要先排除一度房室阻滞、1 或 2 型二度房室阻滞的漏搏、房内传导障碍以及心房扩大的诊断；交界性期前收缩常难以识别，但识别逸搏并不难。

　　房颤 RR 间期的变化反映了周长依赖性的 T 波改变。当应用洋地黄使心室反应加速时，其导致的 ST 段压低更加明显。f 波的振幅与潜在的病理变化或心腔大小无关，但是似乎在短阵发作性房颤中较大。对于较重的未经处理的二尖瓣狭窄患者房颤是最终不可避免的结果。在冠状动脉旁路移植术或心包切除术后（一般大多数在第三天，心房传导最显著延长的时候）房颤的发病率为 30%。在主动脉瓣关闭不全及肥厚型心肌病患者不太常见，在大于 72 岁的患者中低于 5%。

　　粗颤型房颤形成的连串的心房波表现为圆底尖顶形，也可相反。这种心房波在一条心电图上方向可完全改变，中间常经历一段低电压区。这种变化会让人想起在尖端扭转性室速时 QRS 波群的表现。位于中间的心房低电压并不是因 f 波向量的空间变化形成，而是由于心肌内的相互抵消（intramyocardial cancellation）。这种波形的反转也许与新的较大子波加入有关。心电图上的这种变化并不预示着房颤的终止。当 f 波的频率达到 300bpm 但是仍不规则时，这种节律常称为房扑型房颤。这是由于双房节律不同而产生的，或者在右房节律是规则的。最近，房扑和房颤同时发生的看法被接受。如果房扑波完全起源于右心房，那么左心房的心电现象则被掩盖了，或许单心房房颤比我们想象中更加常见。

　　房颤频繁的长短 RR 间期变化为室内差异性传导提供了条件，最常见的是功能性右束支阻滞。

　　由于心房颤动反映全部心房肌细胞的异常电生理状态，所以它适于研究这种状态是如何逐渐或突然被诱发的，包括自发和医源性房颤。迷走神经活性在夜间达到最大，这时心率最慢，在这关键的时期，迷走神经性房颤可被诱发。对于这种相对特殊起源的房颤的研究显示：其发作与年轻男性、饭后、夜间有关，但是不发生在心率显著缓慢时。针对这种现象进行了时阈和频阈分析研究，虽然迷走神经对心率及房室结的传导的影响完全清楚，但是对于它的一些其他临床效应知之甚少，它使心房肌细胞膜电位超极化，因此增加动作电位的 dV/dT，缩短相对不应期。房扑时行颈动脉窦按摩可出现严重颈动脉窦过敏，这是这种生理现象的间接征象。另外，迷走神经会降低收缩功能因而减低心房的排血功能。当最大房室阻滞时心房率由 264bpm 增加至 300bpm，这种变化意味着房率是由每一个右房折返波阵面决定的，这些波阵面可接踵而至或到达时前面的波阵面的不应期已过。由于迷走神经作用心房肌的动作电位和心房不应期缩短，当颤动突然转为扑动时，心室率通常会加快。大剂量的洋地黄会使

70% 房扑转化为房颤。阵发性房扑与房内传导阻滞（增宽的窦性 P 波）的关联性比与房颤更大。50% 的房颤在 24 小时内转复为窦律，20% 在两天内转复，然而 25% 变为持续性。阵发性房颤经常自然终止，如果没有终止则为持续性房颤：即可被药物或电复律转复，仍会阵发性发作。永久性房颤是指药物或电复律转复失败者。关于左心房扩大以及心房疾病是否促进心房扩大即血栓形成的问题仍然有疑问。

关于复律的影响在犬心脏上进行了研究。心交感和迷走神经受到刺激后其神经末梢分别在心腔释放去甲肾上腺素和在心房及窦房结释放乙酰胆碱。心房的动作电位以及不应期即刻缩短，心房的兴奋性会有短暂的增加，表现为阈下刺激也可引起心房兴奋。房室结的阻滞功能增加，心肌细胞钾外流。乙酰胆碱的释放也会降低心房的收缩性。这些改变均很短暂，却反映了心房颤动发生前的电生理特性。有证据表明转复后心房泵血能力越强则越易维持窦性心律。而复律后心房不应期的缩短也解释了在房扑电转复失败时为什么心房率会加速。

在犬的房颤模型中，迷走神经刺激（可见心房蠕动显著减少）有时可成功的恢复窦律。随后突然停止对迷走神经的连续刺激，则房颤又复发。所释放的乙酰胆碱同时大量的分解会使细胞以某种模式进行调整而预备除极。在人类身上虽然很少但曾成功的应用此种试验方法。

首次完整描述甲状腺功能亢进也会累及心脏的是爱尔兰的一位医师 Robert Graves。引起房颤的机制也被报道：喂养甲状腺素的兔经过数周后发现心房肌动作电位时程显著缩短并且在起搏或期前刺激时短暂房颤发作的比例很高。房颤时窦房结是什么情况呢？心房冲动的数量对此结构的影响取决于窦房交界区或窦房结本身的不应期。而不应期随着心率缓慢的缩短。如果窦 - 房或房 - 窦阻滞发生在房颤之前，则很少有冲动可传至窦房结。随着心房起搏频率的增加，只要起搏不引起低血压，那么窦房结逸搏时间保持恒定，这与病态窦房结综合征形成鲜明的差异，即病窦时心率越快时，发生逸搏时间越长。在快 - 慢综合征患者（一种房性快速心律失常），也是最常见的房颤，当突然中止时可出现首个窦性逸搏显著延迟出现（可以是任何逸搏，如房性、交界性或室性）。

已确定日常的 QRS 波群的电压变异很大。从心电图诊断观点看，这种昼夜变化并不重要。虽然 P 波或 f 波的振幅变化也许与 ORS 波群的变化基于同一原因，但是 P 波和其他心房波的选择性低电压被忽视。当 P 波很难识别时会被计算机认为是交界区心律，当房颤波 f 或房扑波 F 的低电压很显著时，会影响诊断。

洋地黄中毒会使心房颤动波完全消失，过多的糖苷会完全抑制房室传导。在这些情况下，房颤伴完全房室阻滞在急诊室会被误认为单纯的交界区心律。除了极度缓慢的心律失常、洋地黄中毒、高钾血症、窦性心动过缓这些常见临床疾病外，出现选择性心房波电压降低的原因还没有被探究。

Neil Moore 等研究了房颤时心房冲动进入房室结后的结果。当房室结未脱离不应期大多数心房冲动不能下传，形成重复的隐匿性传导。

在讨论房颤易损性之前首先要回顾 Wiggers 和 Wegria 的重要研究，他们确定了心室受到强刺激发生室颤的易损期。虽电流强度未达到"纤颤阈值"，但他们发现了多形性室速现象，也称"心室多重反应"。房颤相当于发生了心房的多重反应。多重反应的数量取决于期前收缩之前毫秒级的变异。一种学说认为，当冲动进入心房易损期时发生多重反应，多重反应的不下传是由于重复性的隐匿性传导以及在房室结被阻滞，每一次传导会产生不应期从而阻滞了随后的冲动。

究竟什么机制引起房颤持续的问题仍不清楚。1981 年的一项临床研究中，对受试者施行短暂心房起搏，发现心房不应期不能适应频率改变与房颤的长间歇有关。后来 Alessie 等强调这种"不适应"的重要性，他们认为"短波长"（缓慢传导以及短不应期）为心律失常维持的主要因素。房颤有时可被快速心房起搏诱发，推测是形成了快速电重构。正如人工心室起搏器会有记忆性的（anamnestically）改变夺获的自身 QRS 波而引起异常增宽的 QRS 波群一样，同样的记忆现象也会发生在心房电重构中。虽然可恢复窦性心律，但是心房的复极化似乎记住了房颤时心房率维持在接近 400 的这种特征。重构的心房即是在窦律较慢的时候也维持这种短不应期和心率不适应性。这种在房颤中进展很快的效应会在恢复窦律后持续大概一周，使得房颤易复发。应用钙通道阻滞剂维拉帕米来改变或拮抗这种重构现象的希望尚未实现。

房颤的机制仍不清楚。很多人同意房颤是由完整和（或）不完整的微折返和大折返环参与的心律失常。彼此独立的子波在面临不同的终止方式会改变其兴奋的模式。关于房颤的假说包括单发的房性期前激动伴随激动扩布的改变，并且需一定数量的多形性子波来维持节律。正如 Moe 等提出的，房颤需要一定质量的大块心房肌来维持，在儿童或小动物身上房颤很少持续。在少数病例中，房颤的形成并不是源于一个房性的异位期前收缩而是直接源于阵发性房速或房扑。大多数情况下，触发期前收缩引起房颤的位置常在肺静脉口部，也许是由于其不应期短于左房顶部的心房肌。在解剖上，部分房颤或非典型性房扑与冠状窦周围覆盖的、连接左房与冠状窦的心肌有关。

应用 12 导联心电图观察异位起源的房性期前收缩受到限制，因其常位于前一窦性搏动的 T 波之中。在这方面，T 波的数字剪影技术可以帮助我们认识，而 12 导 Holter 却帮助不大。鉴别房性期前收缩确实起源于肺静脉很有必要。在 12 导心电图上，比较异位激动起源点的 P 波形态或异位激动在心房的传导终点位置的 P 波形态仍有困难。

房颤伴预激综合征经旁路下传时有致命的危险。在解剖上，正常的房室传导系统自上而下都存在不应期，房室结和三分支系统的不应期最长。Moe 认为靠这种延迟或传导阻滞，可以阻止房性期前收缩的 QRS 落在 T 波顶点而引起室颤。而在预激综合征患者中，不存在上述的传导受阻情况。激动经旁路下传会导致心室率达到 300bpm。当旁路的不应期很短时慢－快心率会导致 RonT 现象。R－R 间期小于 250 ms 是室颤发生的标志。心房颤动见于 1/3 的 WPW 患者，当旁路单向顺传时，房颤也许是这些患者唯一遇到的心律失常问题。窦性心律下预激的程度与发生房颤或猝死的可能性无关。WPW 患者易发生房颤是由于心房受折返性心动过速时快速心率的影响，发生重构，引起心房不应期的缩短，从而促进了发生房颤的倾向，而真正的触发因素是室性期前收缩经旁路传导冲动至处于心房易损期的心房肌。总之，心房或心室的易损性对于已经完全没有期前收缩的房颤患者几乎没有意义。

（李晓枫 译 方玉华 校）

摘自 Rory Childers. Journal of Electrocardiology. 2006，39：S174－S179.

 # 心力衰竭患者的室性心律失常

心力衰竭是临床上常见的综合征，是大多数心血管疾病的最终归宿。心力衰竭的主要死因为泵功能衰竭或心脏性猝死，其中75%以上由室性心律失常所致。

一、流行病学

心力衰竭是心脏收缩和/或舒张功能减退。美国大约有500万心力衰竭患者，每年新发55万病例。根据病因，通常分为缺血性如冠心病、心肌梗死和非缺血性如浸润性、感染性、代谢性和血流动力学改变等。室性心律失常在心力衰竭患者很常见。室性异位搏动的数目与心脏性猝死有关。既往有心肌梗死的患者，不论左室射血分数如何，有频发室性期前收缩（10个/h）和非持续室速患者心脏性猝死显著增加。尽管目前药物治疗有很大进展，但仍然有高达40%~70%的患者发生猝死。轻度心力衰竭患者总的死亡率较低，但猝死的相对比率却非常高。

二、病理生理学

研究表明，大部分缺血和非缺血性心脏病患者发生室速、室颤的机制为折返、自律性增加和触发活动。

缺血损伤区心内膜下的普肯耶氏纤维异常自律性增加导致室速的发生。触发机制是细胞动作电位通过异常的去极化引起后除极导致心律失常的发生。根据发生时间分为早期和晚期后除极，早期后除极通常在动作电位的2相晚期或3相，此时内向和外向电流不平衡导致净内向电流增加。早期后除极很容易在心率缓慢、长间歇等情况下，延迟整流钾通道的外向电流减少时发生。延迟后除极发生在动作电位3相晚期或4相早期，与细胞内钙浓度增加有关。儿茶酚胺和β受体激动剂通过增加细胞内环磷酸腺苷（cAMP）浓度导致细胞内钙增高激活钙－钠交换，导致短暂的内向钠离子流和延迟后除极。腺苷通过降低细胞内cAMP浓度，终止cAMP介导的触发性心律失常。而洋地黄中毒时通过抑制钠－钾－ATP酶导致细胞内钙增加引起延迟后除极，这可以解释腺苷可以终止cAMP介导的室速，而对洋地黄中毒发生的室速无效。

结构性心脏病发生室性心律失常的主要机制是折返。折返性室速的特征是程序刺激可反复诱发和终止、具有可激动间隙，室速折返环的大小和部位相对固定。折返性室性心律失常的标志是具有缓慢传导区。

与缺血性心脏病存在明显的瘢痕不同，非缺血性心脏病心室肌存在多处纤维化和肌原纤维紊乱，夹杂片状不同程度心肌肥厚和萎缩的区域。尸检发现，原发性扩张型心肌病内膜斑块和心肌纤维化很常见，但没有明显可见的瘢痕。病理研究显示，传导延缓和阻滞区存在广泛的间质纤维化和瘢痕形成。

张力感受器同样可以改变心力衰竭患者心肌的电生理特性。牵引和压迫正常心脏左室可缩短局部动作电位时程，增加局部自律性和触发活动。更为显著的动作电位时程差异使组织兴奋性和不应期离散性更大，增加单向传导阻滞。

束支折返性室速常见于器质性心脏病。发生束支折返性室速的前提是希浦系存在传导阻滞。心电图显示左束支阻滞或非特异性室内传导阻滞，少见的情况表现为右束支阻滞或分支型室速。束支折返性室速常见于扩张型心肌病。非缺血性心脏病患者40%的持续性室速为束支折返性室速，而在缺血性心肌病患者仅约6%。二尖瓣、主动脉换瓣术后和氟卡尼的促心律失常作用亦可发生束支折返性室速。束支折返性室速心电图表现与窦律时类似。电生理特征包括：QRS波群前有His或右束支电位；H－V

≥窦律 H－V；心动过速周长改变时，H－H 间期改变在 V－V 间期改变之前；右束支起搏可拖带心动过速。消融右束支或左束支可治愈束支折返性室速。

结节病是一种病因不明的肉芽肿性疾病，表现为多系统肉芽肿性浸润和纤维化。心脏结节病常发生室性心律失常，程序刺激可诱发室速提示为折返机制。

致心律失常右室发育不良/心肌病存在右心室纤维化和脂肪浸润。常发生于运动员。右心室受累可以为累及全心室或仅限于局部。最近有研究发现左心室亦可受累。表现为右心室弥漫性扩大和运动减弱，常见于右心室漏斗部、心尖和三尖瓣环下－膈肌区即致心律失常三角等特定部位。

Chagas 病是一种发生于中、南美洲的原虫性心肌病，感染后常发展为非缺血性心肌病，发生心律失常的基质是左心室下后壁运动异常。慢性 Chagas 心肌病患者常存在反复发生的单形性室速，可能系折返机制。

三、危险分层

结构性心脏病心脏性猝死的危险因素包括：射血分数低、频发室性期前收缩、QT 间期延长和 QT 离散度增加、T 波电交替、自主神经功能减退如心率变异性降低、信号平均心电图阳性等。电生理检查的诊断和预后意义取决于病理基质和自发的心律失常情况。可诱发出单形性室速是发生心脏性猝死的高危因素，特别是既往有心肌梗死、射血分数降低和晕厥的患者。

四、药物治疗

β 受体阻断剂是治疗心力衰竭的基础治疗药物，除了神经内分泌的益处外，还具有抗心律失常和抗室颤的作用。实验显示，多种 β 受体阻断剂如美托洛尔、卡维地洛等均能降低心肌梗死患者的死亡率。应用这类药物可降低 25%~40% 总死亡率和 32%~50% 心脏性猝死的发生。同样，β 受体阻断剂可降低非缺血性心脏病患者总死亡率、心血管事件和猝死的发生。

ACEI 可降低心肌梗死后收缩性心力衰竭患者总死亡率。ACEI 通过阻止进行性心脏结构的改变，阻止或延缓泵衰竭的发生降低死亡率。SOLVD 研究发现，雷米普利可减少心肌梗死后心力衰竭患者 30% 猝死的发生。

诸多试验如 CAST、DIAMOND 研究等显示，多种抗心律失常药物可致患者死亡率增加。胺碘酮是一种具有多种抗心律失常机制的药物。一般认为，胺碘酮对心力衰竭患者生存率和心功能无不良影响。EMIAT 和 AMIAT 研究中，胺碘酮可降低心律失常性死亡，但该有益作用因再梗和非心源性死亡率增加而抵消。而一些小样本研究发现，胺碘酮可降低死亡和猝死。

五、非药物治疗（ICD）

荟萃分析发现，ICD 降低心脏性猝死幸存者 57% 的心律失常性死亡和 30% 总死亡率。毫无疑问，ICD 可有效降低心脏性猝死。

六、射频消融治疗

既往外科手术方法治疗缺血性心肌病患者室速可有效防止心律失常的复发。目前更多的采用射频消融控制室速。常规标测室速的方法包括激动标测、起搏标测和拖带标测。激动标测是通过双极电图寻找最早的心室激动点，局部单极电图显示 QS 型。起搏标测是局部起搏复制与室速完全一致的 QRS 波形。该方法的原理是室速出口部位起搏可产生室速相同形态的体表心电图波形。拖带标测用于折返性心律失常，是确定室速折返环最可靠的方法。通过观察体表 QRS 形态、测量 PPI、S－QRS 时间等可确定室速折返环的入口、缓慢传导区、出口和旁观者等。但拖带标测要求室速持续发作，室速的波形稳定。通常因为起搏时室速加速、终止或变为其他形态的心律失常而限制了拖带技术的应用。

多数情况下，诱导出的室速波形不恒定或不允许长时间标测。基于瘢痕的消融方法可不诱发持续性室速而有效消融室速。这种基于基质的消融策略可有效终止或控制既往认为无法标测的瘢痕相关的折返性室速。电 - 解剖标测系统应用电压标测显示心肌瘢痕区的特征和分布，有助于瘢痕相关性室速的标测。室速环的入口和关键狭部主要位于瘢痕中心区，局部电压小于 0.5mV。而出口和外环主要分布在边缘区。绝大多数出口分布在心肌电压小于 1.5mV 的不正常区域。半数以上出口位于局部电压在 0.5～1.5mV 的边缘区。仔细分析局部电压特征有助于大致确定室速折返环。基质标测消融瘢痕边缘区可有效终止心肌梗死后室速。心内双极电图上孤立的延迟成分或后电位可认为系传导延缓。不同节律下分辨此类延迟的电位有助于定位瘢痕相关折返性心律失常。

标测瘢痕相关折返性室速仍然难度很大。成功率取决于基础的心脏疾病和室速折返环的分布。心内膜标测失败的一个重要原因是存在心外膜的折返环。非缺血性心肌病患者心内膜消融室速的成功率较缺血性心肌病患者低，这可能是室速的折返环在内膜的深层或外膜。心外膜标测可成功消融部分心内膜消融失败的病例，大约 1/3 非缺血性心肌病患者需要心外膜消融，结合心内膜和心外膜消融方法可提高室速消融成功率。心外膜标测途径和标测方法较心内膜消融困难，冠状静脉窦可到达部分心外膜，但导管的放置和标测明显受限。可采用剑突下经胸途径和外科方法。

七、总结

室性心动过速是心力衰竭患者死亡的重要原因。从药物治疗到器械治疗，临床处理室性心律失常措施不断进展。尽管置入 ICD 可有效降低猝死，但理想的药物治疗和其他处理措施在降低全因死亡率仍非常重要。射频消融室速是处理室速的有效措施之一。进一步理解不同心肌病发病的电解剖基质和确定室速折返环新的替代指标有助于提高室速消融成功率。电 - 解剖标测结合 CT、MRI 和超声等可提高标测和消融成功率。

（杨天伦　谢启应　摘译　方丕华　校）

摘译自 Ronald Lo, et al. Cardiol Clin, 2008, 26: 381 - 403.

 # ST 段抬高型急性心肌梗死再灌注的心电图标志

对 ST 段抬高型急性心肌梗死患者进行再灌注治疗（溶栓治疗或经皮冠状动脉介入治疗）可以减少心肌梗死的面积，保护心脏功能，降低心电不稳定性，并最终降低死亡率。对再灌注治疗失败的患者进行进一步干预，如补救性 PCI 等，可以明显改善预后。因此，积极评价冠状动脉和心肌的再灌注情况具有重要临床意义。目前，对冠状动脉和心肌再灌注进行评价的手段有多种，包括临床表现（心衰与否，心动过速，低血压等）以及各种影像学技术（超声心动图，放射性核素检查，心室造影等）。急诊冠状动脉造影可以清楚地显示罪犯血管的开通与否，但是具有其严格的适应证，且还存在着无再流问题，即使心外膜冠状动脉开通，其下游的微血管和心肌也可能得不到再灌注。因此，研究者对一些预测再灌注成功与否的无创标志进行了评价。在这些检测手段中，心电图在评估冠状动脉和心肌再灌注中的作用是不可替代的。预测缺血心肌组织再灌注情况的心电图指标有 4 种：①ST 段的测量；②T 波形态；③QRS 波变化；④再灌注心律失常。

一、ST 段回落

评价 ST 段回落有两种方法。①ST 段抬高幅度最大的单一导联上 ST 段回落，适用于 ST 段抬高显著的病例；②12 导联中所有 ST 段抬高导联的 ST 段回落幅度总和，适用于 ST 段抬高不明显的病例。

再灌注是一个动态过程，因此为评价 ST 段回落应进行持续记录 12 导联心电图。持续心电图监测可见 5 种不同的 ST 段演变方式：①迅速 ST 段回落不伴有再次抬高；②迅速 ST 段回落伴有延迟的 ST 段再次抬高；③持续的 ST 段抬高没有回落；④迅速 ST 段回落但再次迅速抬高；⑤ST 段抬高的峰值延迟出现，并伴有迅速 ST 段回落以及再次抬高。前 3 种 ST 段演变方式提示了梗死相关动脉的开通情况，后 2 种 ST 段演变方式对于梗死相关动脉的开通情况的提示意义不大，仅仅表明心肌组织的灌注是不稳定的，与梗死相关动脉的开通情况不相关。一些研究显示 ST 段向量变化预测梗死相关动脉开通情况的敏感性为 81% ~94%，特异性为 70% ~80%。

ST 段回落在急性 ST 段抬高型前壁心肌梗死和下壁心肌梗死中意义不同。ST 段回落对下壁心肌梗死的心外膜冠状动脉再灌注的预测意义大于前壁心肌梗死，其原因在于一些技术因素，如前壁导联 J 点的抬高。此外，急性 ST 段抬高型前壁心肌梗死往往梗死面积更大，组织损伤更重。因此，对于急性 ST 段抬高型前壁心肌梗死和下壁心肌梗死应采用不同的 ST 段回落标准。进行的敏感性分析结果提示急性 ST 段抬高的前壁心肌梗死，ST 段回落标准是 ≥50%；急性 ST 段抬高型下壁心肌梗死，ST 段回落标准是 ≥70%。为准确监测 ST 段回落，应尽早开始记录心电图（溶栓开始治疗之前），并且应持续检测至少 3 小时。

ST 段回落可评估心肌组织的再灌注。心肌的再灌注不是一分为二的，不论心外膜冠状动脉的 TIMI 血流分级如何，心肌组织的灌注可以是完全的、部分的或缺失的。分析 ST 段回落情况可以为心肌组织的灌注情况提供信息。完全的 ST 段回落（≥70%）患者心功能及总体预后好于部分回落（30% ~70%）以及不回落（<30%）的患者。因此 ST 段回落≥50% 是冠状动脉开通的标志，而 ST 段回落≥70% 才是心肌组织再灌注的标志。新近研究提示 ST 段回落结合血管造影的一些参数如心肌呈色分级和校正的 TIMI 帧数，可以更好的对微血管的再灌注进行分级，并且更准确预测急性 ST 段抬高型心肌梗死直接 PCI 术后 30 天和 6 个月的心血管事件。

二、T 波形态

目前认为，在 ST 段抬高型心肌梗死的不同阶段（再灌注治疗前后、出院前、随访期等），T 波形态变化的临床意义不同。再灌注治疗前，T 波倒置的临床意义不确定（与发病时间相关）；开始再灌注治疗后，T 波终末部分的早期倒置标志着再灌注治疗成功。Corbalan 研究显示，溶栓治疗的第 1 个 24 小时内，T 波倒置者院内死亡率最低（OR 值 0.25，95% 可信区间 0.10 ~ 0.56）。此外，研究显示，前壁 ST 段抬高型心肌梗死患者出院前心电图 T 波倒置，提示心肌梗死面积较小，左室射血分数较高，尤其是 ST 段完全回落的患者，提示意义更大。在随访期间，T 波恢复正常者说明左室功能和预后较好。

关于 T 波终末部分倒置、完全倒置以及巨大倒置 T 波的临床意义是否相同尚无定论。通常认为，ST 段回落的幅度主要受心外膜心肌缺血情况的影响，所以梗死相关动脉的血流恢复或侧支循环开放所致心外膜心肌缺血改善时，ST 段回落。T 波形态的变化与心内膜心肌的灌注情况相关。因为心肌坏死从心内膜开始，向心外膜扩展，再灌注治疗后 T 波形态的变化，与心功能以及预后的关系更为密切。

三、QRS 波变化

ST 段抬高型心肌梗死患者再灌注治疗的过程中可以观察到 QRS 波的动态变化，主要通过心电向量图来研究 QRS 波的变化。QRS 向量的变化预测再灌注的特异性差于 ST 向量的变化。再灌注治疗开始后早期出现的 Q 波动态变化对于预后意义尚不明确。通常认为，在 ST 段抬高型心肌梗死的数日后，R 波的消失以及新出现的 Q 波意味着心肌的坏死。但是在 ST 段抬高型心肌梗死的最初 48 小时内，可以观察到 R 波的恢复以及新出现 Q 波的消失，甚至在未接受再灌注治疗的患者也可以观察到，这种现象通常发生于小面积 ST 段抬高型心肌梗死。前壁 ST 段抬高型心肌梗死患者心电图 V_1 ~ V_3 导联缺少 S 波，提示更高的死亡率、更大的梗死面积、更高的无再流发生几率以及溶栓治疗后获益更少。S 波幅度的降低是否预示严重心肌缺血以及 S 波再次出现是否提示再灌注，尚无定论。

四、再灌注心律失常

加速性室性自主心律 即非持续性或持续性室性心动过速，频率 ≤120bpm，是 ST 段抬高心肌梗死患者中常见的心律失常。研究显示，50% 的再灌注患者会出现加速性室性自主心律。加速性室性自主心律是提示发生再灌注的特异性较高但是敏感性较低的指标。

Bezold - Jarisch 反射 研究发现，突发的伴有低血压的窦性心动过缓标志着供应下壁心肌的冠状动脉（大多数情况是右冠状动脉）的再灌注。这种现象是一种 Bezold - Jarisch 反射，是由于心脏压力感受器的迷走张力增高，而交感张力下降所激发。在 23% ~ 65% 的右冠状动脉再灌注的患者中可以观察到这种现象，因而可以作为提示再灌注的指标之一。

信号平均心电图检测晚电位 心室晚电位已经被作为预示急性 ST 段抬高心肌梗死后易发生室性心律失常的指标之一。研究显示，在 ST 段抬高型急性心肌梗死的患者中，梗死相关动脉开通者晚电位的阳性率显著低于未开通者。

总之，可以通过结合主观指标和客观指标来评价急性 ST 段抬高型心肌梗死患者的再灌注情况。Oude Ophuis 研究显示，结合心电图和一些临床标志能够很好地预测梗死相关动脉的开通以及心肌组织的再灌注状态。胸痛突然缓解（36%）是最常见的再灌注标志之一，其次是 ST 段回落 ≥50%（30%），最后是 ST 段抬高最明显导联的终末 T 波倒置（20%）。ST 段回落 ≥50% 和加速性室性自主心律对再灌注有最高的阳性预测价值。≥3 个无创的再灌注预测指标预测 TIMI Ⅲ 级血流的准确率可达 80%。其他指标如酶峰的提前，因其不能及时得到结果而限制其应用。急诊冠脉造影不能反应心肌组织的灌注，因而其预测再灌注的意义不大。

（宋卫华 译 方丕华 校）

摘自 Shaul Atar, et al. Cardiol Clin, 2006, 24 : 367 – 376.

 心电图诊断非 ST 段抬高型急性冠脉综合征

非 ST 段抬高型急性冠脉综合征包括非 ST 段抬高型心肌梗死（NSTEMI）和不稳定心绞痛（UA）。ST 段抬高型急性冠脉综合征的特点为心电图改变典型、治疗原则明确和易引起医生重视等。与之相比，非 ST 段抬高型急性冠脉综合征心电图改变多数不很典型，容易被忽视或误诊，并且部分 NSTEMI 患者行急诊冠脉介入治疗能否获益仍有争论。根据我们的临床冠脉造影结果统计，NSTEMI 这类患者多是由于多支冠脉血管病变、左主干病变或类似于左主干病变导致。因此在治疗前应给予危险分层，并选择不同的治疗方法，才能减少治疗患者的风险。危险分层主要依据临床症状、心电图表现和血清学生化测定等方面。而非 ST 段抬高型急性冠脉综合征患者发病早期血清学测定可以不发生改变，或者在出现症状较长时间（12 小时）之后出现升高，这往往会误诊或延误治疗。因此对于疑诊非 ST 段抬高型急性冠脉综合征患者的诊断工具中，心电图依然保持着重要的地位。

一、12 导联心电图

尽管冠脉造影技术、心肌 MRI 及 64 排或更先进的冠脉螺旋 CT 大大增加了非 ST 段抬高型急性冠脉综合征患者的早期诊断率，但不是所有的医院、诊室和急救车内都配备有这些大型仪器，而常规 12 导联心电图改变出现早、持续时间长、记录方法简单，因此可为临床医生提供最初的线索。

1. ST 段压低　心电图 ST 段的压低可见于临床很多情况，如高血压所至心脏改变、肥厚型心肌病、重度主动脉瓣狭窄、束支阻滞和预激综合征等患者，也可见于某些正常人群，特别是交感神经兴奋性增加的中年女性。心电图 ST 段的压低也是非 ST 段抬高型急性冠脉综合征的一个强烈指征，当患者心电表现为 ST 段下移 0.5mm 以上时，随着 ST 段压低程度及出现导联的增多，心梗诊断可能性也在增加，当 6 个或更多导联出现 ST 段下降 1mm 以上时，心梗的诊断率可达 96.5%。当压低发生在 V_2 ~ V_3 导联提示左冠脉病变（敏感度为 70%、特异性为 96%），特别是那些伴有 V_1 ~ V_2 导联 T 波高尖的病例。广泛的 ST 段压低，最低点位于 V_4 ~ V_6 导联时，提示可能出现左前降支次全闭塞导致的侧壁心梗，同时伴有 T 波高尖时特异性增强。以上 NSTEMI 患者中如果再出现侧壁（Ⅰ、aVL、V_5 和 V_6）导联 ST 段压低，其死亡率、出现冠脉三支病变或左主干病变的几率较不伴有这类改变的 NSTEMI 患者明显增加。

2. T 波倒置　低于 1mm 的 T 波倒置通常是非特异性的，可见于高血压所致心脏改变。而心尖肥厚型心肌病等患者 T 波倒置更为深大，这些患者与既往心电图比较多无动态改变。当 T 波倒置较为宽大时，则要考虑是否为晕厥性 T 波改变，这类患者近期多有室性心动过速或晕厥病史。对于使用心室起搏的患者，还可出现电张调节性 T 波改变。然而对于胸痛症状明显并伴有动态 T 波倒置改变的患者，要高度警惕非 ST 段抬高型急性冠脉综合征，对于深度超过 1mm 的对称性 T 波，若出现在胸前导联常与冠脉的左前降支病变相关。

3. aVR 导联　内科医生常忽视 aVR 导联在心电图中的诊断价值，后来发现 aVR 导联 ST 导联抬高预示着患者住院死亡率、三支病变或左主干病变发生率的增加（可达 66% 以上）。研究认为 aVR 导联对应右室流出道和室间隔基底部，aVR 导联 ST 段改变可见于以下几种情况：①左室侧壁导联（Ⅰ、aVL、V_5 和 V_6）心肌缺血或梗死时，aVR 导联作为对应导联出现镜像性 ST 段改变；②室间隔基底部缺血或梗死，导致这种情况出现的原因包括左主干病变、前降支近端病变和三支病变；③非缺血性改变，aVR 导联 ST 段改变还可见于肺栓塞和心律失常。

二、易混因素

ECG 诊断非 ST 段抬高型急性冠脉综合征的主要障碍是患者会合并出现以下易混因素：左束支阻滞（LBBB）、右束支阻滞（RBBB）、左心室高电压、起搏心电图。右束支阻滞（RBBB）不影响 QRS 起始向量，因而不影响病理性 Q 波的形成，左束支阻滞（LBBB）可影响 QRS 起始向量，因而可掩盖或改变 Q 波的形成。心梗合并有新发 LBBB 的患者存在很高的死亡率，因此这种高度提示冠脉阻塞的心电变化必须引起内科医师的重视并给予积极的治疗。Sgarbossa 等提出在 LBBB 患者中诊断心梗的三个独立征象：①在 QRS 主波向上的导联出现 ST 段上抬大于 1mm 以上；②$V_1 \sim V_3$ 导联 ST 段压低 1mm 以上；③QRS 主波向下的导联 ST 段抬高 5mm 以上。已经证实这些指标在临床诊断中具有很大帮助。Maynard 等提示一个通过反映心肌除极与复极向量空间关系的方法来分析这类患者，其研究得到的结论优于既往发布的标准。

三、增加导联

胸痛并伴有 12 导联正常的患者，约 10% 为 UA/NSTEMI 的患者，约 25% 的患者仅有非特异性的心电变化。因此获得更多的心电信息显得尤为重要，增加记录的导联数可以达到这一目的，增加后壁导联 $V_7 \sim V_9$ 可以提高对后壁心梗的诊断，增加 V_4R、V_8、V_9 三个导联可以使心梗的诊断率从 47% 提高到 59%，但不增加特异性。

可通过增加胸导联的检查范围来提高心电图诊断的敏感性，包括检测右室、高侧壁、后壁等范围的心电信号。随着非 ST 段抬高型急性冠脉综合征在急性冠脉综合征中比例的不断增长，临床中越来越重视这类疾病的早期诊断。心电图技术作为早期诊断工具，尽管其提供信息有限，但是由于其使用方便、及时、普及、经济，且在病房、急诊室、基层医院及急救车内普遍使用，所以心电图在非 ST 段抬高的 ACS 诊断中价值仍然是不可替代的，它可以帮助心内科及内科医师更好地诊断病情和评估患者的风险程度。

（黎　辉　摘译　方丕华　校）

摘译自 Colum G. Owens, et al. Journal of Electrocardiology, 2006, 40：271 - 274.

 针对结构重构和电重构的心力衰竭靶向治疗

心力衰竭是很多心血管疾病的最后共同转归，这些疾病包括持续性的压力负荷（例如高血压），缺血性心脏病/心肌梗死（例如冠心病），容量负荷（例如瓣膜疾病），先天性心脏疾病。在美国，心力衰竭影响着 520 万人的生活，并且估计每年有 55 万人被诊断为心力衰竭的新病例。而且，心力衰竭导致频繁的就医，并且是住院的主要原因，因此给保健系统带来了明显的经济负担。尽管心力衰竭在治疗方面有很大的进展，但仍有很大一部分心力衰竭是不可治愈的，伴有很高的死亡率。

近来，指南将心力衰竭定义为来源于一些对心室充盈能力或射血功能造成损害的结构性或功能性心脏疾病的一种复杂的临床综合征。心力衰竭的病理生理强调在心脏遭受结构性或功能性损害后，为了维持心脏的泵功能而发生心肌代偿。在维持心排出量早期的重要代偿机制中包括 Frank - Starling 机制和神经激素激活。长期的代偿机制包括持续性的神经激素激活和心肌重构。起初，这些代偿机制能代偿和维持心功能；但是，超过一定时间后，它们转变为失代偿。

理解心肌重构的细胞机制和分子机制对阐明可能存在的治疗靶向很重要。利用这些理解可以改良失代偿心肌重构时心力衰竭治疗方法，从而使心力衰竭可能治愈和/或不至于致命。本综述讨论心力衰竭心肌重构的机制和它们的临床意义。目前针对于这些机制的心力衰竭治疗方法和正在研究的治疗方法也将被讨论。

一、心肌重构—基因水平到临床

心肌重构是发生在结构性（例如心肌梗死）或功能性（高血压）心脏损害后的一种代偿性反应。心肌重构的分子和细胞机制很复杂，并且能给心力衰竭提供可能重要的治疗目标。心肌重构包括对收缩的完整性极为重要的各种生物分子的基因表达（收缩蛋白和细胞外基质）和电生理功能的改变（钙调控，离子通道，缝隙连接）。

（一）结构重构

出生后心脏的生长或者长期运动导致的心脏生长主要表现为心肌细胞大小的增加，经常被称为生理性肥大。生理性肥大是为了适应增加的代谢需要，它与由于心肌对应激信号和受损产生反应所出现的病理性肥大不同。病理性肥大是心力衰竭时结构重构的标志，并预示着预后差。起初，肥大是对心肌应激信号的代偿性反应，可以导致心脏泵功能改善和减少心壁压力。这个时期，临床上仅出现轻度的或没有心力衰竭症状。但通过心脏彩超，可以发现心壁增厚以及收缩和舒张功能改变。尽管如此，随着应激信号的持续存在，肥大变为失代偿，进展为左心室扩张。在这个进展期，临床症状变得越来越严重，并且伴随着收缩功能、舒张功能、瓣膜功能的恶化。

近来的研究为心肌肥厚的分子机制和细胞机制提供了重要的启示。病理性肥大是以心脏凋亡基因程序激活（例如 α 肌球蛋白重链的减少和 β 肌球蛋白重链蛋白的增加）和代谢从有氧氧化为主要状态转变为糖酵解代谢状态为特点。病理性肥大也伴随着异常的血管生长，严重的细胞外基质改变和纤维化。

几个应激信号在病理性肥大的激活中很重要，它们包括机械性压力，神经激素（如儿茶酚胺类，血管紧张素Ⅱ，醛固酮），炎症细胞因子（肿瘤坏死因子 α，活性氧族和其他生长因子例如生长激素/胰岛素样生长因子1）和肽段（例如内皮素）。应激信号激活多个信号通路，从而激活心脏凋亡基因程序。神经激素信号和机械压力信号对于促进病理性肥大特别重要。特别是神经激素通过 G 蛋白 Gαq 激活可以引起心肌肥厚的钙离子依赖信号通路。例如，持续高水平的钙离子可以激活钙调神经磷酸酶，

从而激活可以引起心肌肥厚的转录因子（例如活化 T 细胞核因子）。神经激素也激活在心肌肥厚形成过程中发挥重要作用的丝裂原活化蛋白激酶和各种钙离子激酶信号通路。而且，活性氧在心脏重构的发展过程中起激活作用，特别是活性氧可以促进心肌肥厚和内皮功能障碍，是一个很有吸引力的治疗目标。

机械压力改变是压力后负荷的共同特征。近来表明，机械性压力可以激活一组称为整联蛋白的表面受体。这些整合素激活 melusin - 激活磷脂酰肌醇 3 - 激酶/蛋白激酶 B（Akt）信号通路，从而通过激活活化 T 细胞核因子促进心肌肥厚。机械性压力也激活肌肉 LIM 蛋白 - 钙调神经磷酸酶信号通路促进心肌肥厚。如果这些信号通路的任何一个被损害，会导致不足够的心肌肥厚，以及由于机械性压力导致的心力衰竭不足以快速进展。

细胞外基质是心脏细胞生理特性的重要决定因素。大量的证据表明细胞外基质的重构在心力衰竭的发展中起重要作用。例如，局部胶原沉积的增加是心肌梗死后瘢痕形成的重要成分，这个过程至少部分是由醛固酮介导的。胶原累积也发生在心脏对压力后负荷的反应过程中，引起纤维化。这些变化明显的损害心脏的舒张功能。近来的研究表明一个能降解细胞外基质的酶家族，基质金属蛋白酶在心力衰竭细胞外基质重构过程中起重要作用。心力衰竭时基质金属蛋白酶的表达增加与左心室舒张功能和收缩功能障碍的发展相关，但具体的机制不明确。因此，似乎细胞外基质的重构很大一部分依赖于金属金属蛋白酶活性/组织金属蛋白酶活性的平衡。

从左室肥厚到左室扩张的转变是由细胞凋亡/心脏祖细胞的细胞再生比率增加部分介导的。例如，肿瘤坏死因子 α 通过不明机制诱导的心脏细胞凋亡。近来的数据表明白介素 - 6 激活糖蛋白 130 受体途径从而提高心肌细胞的存活率，提供心力衰竭的治疗靶。而且，内源性心房和脑钠尿肽的释放通过增加蛋白激酶 G 对环磷酸鸟苷的激活而抑制心脏肥厚。这个反应的机制不是很明确但是可能是一个重要的治疗目标。

（二）电重构

猝死是心力衰竭最严重的结果，每年有 30 万人死于猝死。心力衰竭时猝死和非致死性心律失常发生率增加的机制很复杂，不是很明确，但是可能与心肌的电重构相关。心力衰竭伴随着多种病理生理改变，从而影响心脏的电生理特性。除了大量的离子通道重构外，心力衰竭改变兴奋收缩耦联（例如，肌质网钙离子循环的改变）和细胞间的缝隙连接。

（三）离子通道重构

心力衰竭时离子通道的重构引起动作电位时程的延长和复极化异常，通过增加早期后除极和触发活动的易感性而可能致心律失常。动作电位时程和复极化异质性增加为折返性室性心律失常提供基质。心力衰竭时动作电位时程延长的机制虽然存在争议，但似乎是继发于外向钾离子电流重构（例如表达下降）。IKr、IKs 和 IK1 的重构是各种各样的，似乎与心力衰竭的病因有关（例如缺血性 vs 非缺血性）。心力衰竭时钾离子通道重构的机制不明确。此外，越来越多的证据表明 ICa - L 的表达增加是轻度到中度心肌肥厚时动作电位时程延长的重要机制。在肥厚过程中 ICa - L 增加的机制推测为钙调神经磷酸酶介导的。

（四）钙调控重构

心衰时出现钙调控异常已得到公认，它可以导致收缩力下降、舒张功能受损和室性心律失常易感性增加。心衰时，肌质网钙离子释放和再摄取都被损害，导致收缩功能和舒张功能障碍。心衰时肌质网钙离子释放的损害是因为雷诺定受体蛋白表达的各种改变使雷诺定复合体门控特性发生改变引起。重要的是，雷诺定受体释放特性的改变与延迟后除极和触发性室性心律失常相关。心衰时受损的肌质网钙离子再摄取与肌质网钙离子 - 三磷酸腺苷酶表达和功能下降有关。心衰时继发于 β 肾上腺素能敏感性下降的受磷蛋白磷酸化水平降低也增强肌质网钙离子 - 三磷酸腺苷酶受磷蛋白抑制。

钠钙交换体是一个生电性、双向性的转运蛋白（将 3 个钠离子移入胞内，将一个钙离子移出胞外），是舒张时钙离子移出的重要机制。在轻度到中度的肥厚，钠钙交换体的表达增加，但活性下降。

钠钙交换体活性的增加可能消耗了肌浆网的钙储存，因此损害收缩功能。而且，心衰时钠钙交换体的重构与延迟后除极的发展相关。

（五）缝隙连接重构

缝隙连接为心肌细胞连接处提供低阻抗性电耦联和允许离子和小分子在细胞间移动。缝隙连接的细胞间通道有2个半通道连接体组成，每个连接体有6个连接子蛋白亚单位组成。缝隙连接的重构已经在多个心衰模型中阐明，并有致心律失常作用。

二、针对心肌重构的心衰靶向治疗

目前心衰的治疗主要是控制心衰症状和延迟（或逆转）疾病的进展。针对结构重构和电重构机制的靶向治疗对心衰的优化治疗很关键。这些治疗可以是药理的、仪器相关的或者更新的基因和干细胞治疗。

（一）针对结构重构的靶向治疗

1. 药物治疗　各种神经激素途径（例如，儿茶酚胺类，血管紧张素Ⅱ，醛固酮）激活时左心室功能障碍是心肌结构重构的重要介质。针对神经激素活性的靶向治疗已经变成心衰治疗的主要支柱。大量的临床试验已经表明心衰时通过血管紧张素转换酶抑制剂、β受体阻断剂、血管紧张素Ⅱ受体阻断剂和醛固酮拮抗剂治疗可以获得明显的生存率优势。生存率优势的机制可能很复杂，但证据显示这些药物能延缓或甚至逆转心脏的结构重构。多个试验已经表明了心衰时通过β阻滞剂治疗而延缓或逆转重构的证据。

心房和脑钠尿肽能激活蛋白激酶G，从而抑制心衰时肥厚和胎儿基因型的激活。奈西立肽是目前唯一可利用的外源性钠尿肽，已经表明很安全以及在失代偿心衰患者具有很好的耐受性。奈西立肽对心肌重构的作用有待在临床试验中阐明。

凭借心脏NADPH而导致的活性氧增加与心肌细胞肥大相关。他汀类被认为通过阻止Rac-1的易位而抑制NADPH，是治疗后肥大被抑制的一个机制。针对活性氧的靶向治疗，包括他汀类的应用，目前正处于研究中。

其他针对结构重构的新治疗包括白介素-6-糖蛋白130-STAT3信号级联的激活剂、基质金属蛋白酶抑制剂、内皮素受体拮抗剂和血管加压素拮抗剂。一个近来的试验表明了住院心衰患者可以从血管加压素拮抗剂治疗中获益，但是对远期死亡率没有作用。还需要其他的研究来阐明这些药物干扰心衰结构重构的有效性。

2. 心脏再同步化治疗　心室非同步化即左室和右室收缩不协调在心衰时很常见。一般而言，认为非同步化的机制继发于左束支传导阻滞或其他的室间传导延迟。尽管如此，近来通过彩超表明机械性的非同步化在电非同步化不存在的情况下也出现。此外，心室非同步化改变心肌的机械性压力和可能导致心肌的结构重构。

为了恢复左右心室的协调性收缩，心脏再同步化治疗包括左右心室同时起搏。目前，心脏再同步治疗是最优药物治疗合并电非同步化的中到重度心衰患者的唯一指征（例如，QRS ≥ 120ms）。心脏再同步化治疗能迅速改善左室功能，增快室内压力上升速度和增加休克容量。近来证据显示慢性心脏再同步治疗（至少3个月）与心肌重构逆转相关，临床显示可以改善左室射血分数和二尖瓣关闭不全，减少舒张末期和收缩末期的容积。而且，目前有研究正在评估不存在电非同步而存在机械性非同步的轻度心力衰竭患者心脏再同步治疗的作用。这些研究对于将来心脏再同步治疗是否能减缓/终止心脏重构很重要。

3. 干细胞治疗　心肌梗死后的存活率上升已经变成心力衰竭发展的主要原因。同样，心力衰竭时干细胞治疗的可能作用已经变成一个热门领域。理论上说，利用干细胞去替代可见心肌的瘢痕可能改善心功能和延迟左室的结构重构。研究表明骨骼成肌细胞和间质干细胞对于缺血性心肌病是安全和可行的。早期的临床试验已经表明骨骼成肌细胞移植可能形成致心律失常基质。相反，最初的进行间质干细胞移植的试验未发现致心律失常作用。

（二）针对电重构的靶向治疗

1. 药物治疗 在以心肌梗死后患者为对象的具有里程碑意义的发现后，抗心律失常药物治疗在伴随左室功能障碍患者已经结束。CAST 试验阐明使用钠通道阻滞剂氟卡尼和恩卡尼使心律失常相关性死亡增加。相比之下，延长不应期的药物（例如胺碘酮）减少心律失常相关性症状但是不能降低死亡率。而且，AVID 试验表明相比抗心律失常治疗，ICD 治疗能更多的降低死亡率。抗心律失常治疗令人失望的结果可能是由于对心衰时致死性心律失常进展的机制理解不充分。

2. 仪器治疗 大量的心衰研究表明患者能从 ICD 治疗获得生存率改善的优势。尽管如此，虽然 ICD 改善生存率，但是它们仅仅治疗正在进行的恶性心律失常（例如室速/室颤），对改变基质或者改变疾病的进展没有作用。阐明猝死机制的研究对将来阻止恶性心律失常发展的治疗很关键。

3. 基因治疗 分子心脏病学的进展已经表明基因治疗的几个可能存在的靶点。心衰动物模型的预临床研究结果为直接基因治疗的可能性带来了希望。例如，在体外转基因使用的肌质网钙离子 - 三磷酸腺苷酶的过度表达使大鼠心衰模型钙瞬变和收缩功能正常。此外，在猪模型腺病毒介导的腺苷酸环化酶的转基因可增强左室功能和减少左室扩张。基因治疗向临床治疗成功过渡将要求安全有效的转基因载体和给药系统的发展。

令人兴奋的临床动物试验已经表明通过基因治疗方法治疗心律失常的可能性。在猪模型，在心肌梗死周边区域局部的进行转基因来沉默 KCNH2 钾通道已经表明可以终止室性心律失常。而且，在孤立的兔心室肌细胞 HERG 钾通道的过度表达可以缩短动作电位时程和减少早期后除极的频率。这种方法对于电重构引起钾通道下调的心衰治疗很有吸引性。其他研究需要证实人类心衰的靶向基因治疗的安全性和有效性。

三、结论

心力衰竭是对各种应激信号产生心肌重构反应为特点的一种进展性临床综合征。过去的几年里，在阐明心力衰竭结构重构和电重构的分子机制和细胞机制方面取得了明显的进展。对心肌重构分子机制的理解加深导致了心力衰竭治疗的改善并提出了可能的新治疗靶。将来的研究需要进一步阐明心肌重构的分子机制，从而使心衰可能被治愈，或为非致死性。

（李浩杰 译 方丕华 校）

摘自 Michael J, et al. Journal of Electrocardiology，2007，40：S1 - S7.